U0346131

孙思邈医学全书

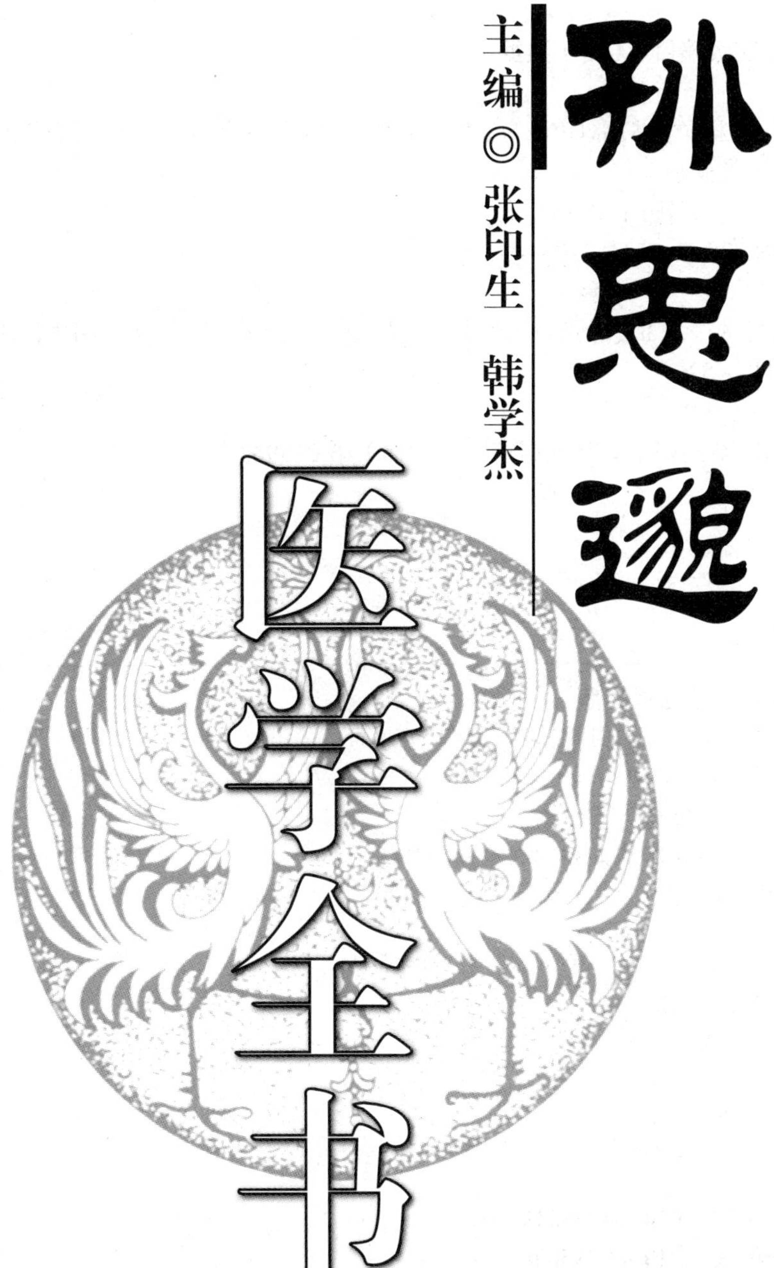

唐宋金元名医全书大成

总主编◎胡国臣

主编◎张印生　韩学杰

『十五』国家古籍整理重点图书

本书出版得到国家古籍整理出版专项经费资助

中国中医药出版社

图书在版编目（CIP）数据

孙思邈医学全书 / 张印生，韩学杰主编 .—2 版 .—北京：中国中医药出版社，2015.2（2024.3 重印）
（唐宋金元名医全书大成）
ISBN 978-7-5132-2303-4

Ⅰ . ①孙… Ⅱ . ①张… ②韩… Ⅲ . ①中国医药学－古籍－中国－唐代 Ⅳ . ① R2-52

中国版本图书馆 CIP 数据核字（2015）第 013962 号

中国中医药出版社出版
北京经济技术开发区科创十三街 31 号院二区 8 号楼
邮政编码 100176
传真 010-64405721
山东临沂新华印刷物流集团有限责任公司印刷
各地新华书店经销

开本 787×1092 1/16 印张 65 字数 1409 千字
2015 年 2 月第 2 版 2024 年 3 月第 6 次印刷
书号 ISBN 978-7-5132-2303-4

定价 298.00 元
网址 www.cptcm.com

服务热线 010-64405510
购书热线 010-89535836
维权打假 010-64405753

微信服务号 zgzyycbs
微商城网址 https://kdt.im/LIdUGr
官方微博 http://e.weibo.com/cptcm
天猫旗舰店网址 https://zgzyycbs.tmall.com

如有印装质量问题请与本社出版部联系（010-64405510）

唐宋金元名医全书大成编委会

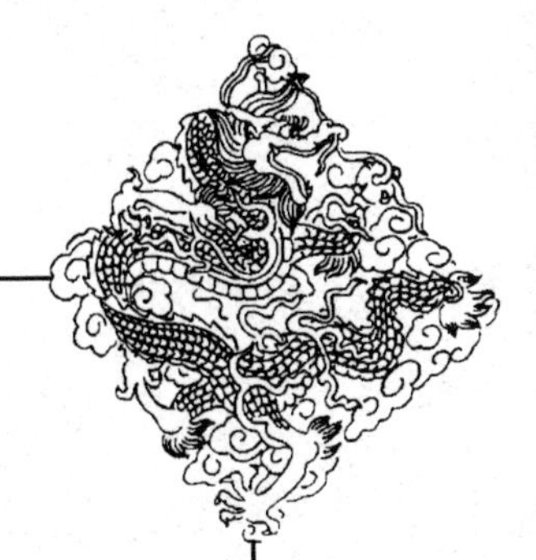

孙思邈医学全书编委会

主　　编　张印生　韩学杰

副 主 编　任春荣　张福敬

编　　委　连智华　陈　冬　张兰芹

韩学锋　徐　花　赵明君

沈　宁　李成卫　贾海骅

卫艺琴　赵颖林　裴瑞霞

张　欣　陈　淼　梁君昭

韩祖成　红　梅　薛爱芳

徐武清　王俊杰　卫兰香

乒玉林　陈　伟　肖　勇

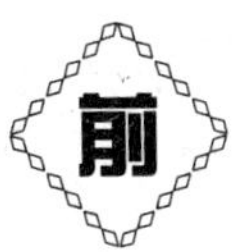

前言

《唐宋金元名医全书大成》是集唐宋金元4个朝代22位著名医学家医学著作而成的丛书。唐宋金元时期是中国封建社会发展中的鼎盛时期,国家统一,经济繁荣,科学文化发展迅猛,中医药学也同时得到巨大的发展。在继承古代医学成就的基础上,学术争鸣,新的学派不断涌现,使中医药学特别是在方剂学及临床各科都有长足的发展,为后世中医药学的发展奠定了坚实的基础,并做出了巨大贡献。

唐宋金元时期是继承与发扬中医药学的最佳时期,呈现出一派继承不泥古、发扬不离宗的空前学术繁荣景象。学术的争鸣,学派的创立,有力地推动了中医药学的迅猛发展。一是伤寒学派:以研究张仲景的《伤寒论》为指归,各自从不同角度用不同方法进行研究和发挥。如唐代医家孙思邈创制了"方证同条,比类相附"的研究方法,以揭示六经辨证的规律,更重视太阳病桂枝、麻黄、青龙三法的运用;朱肱重视经络的作用,著《南阳活人书》,称曰:"治伤寒须先识经络,不识经络,触途冥行,不知邪气之所在。"其又重视病与证的鉴别诊断,同时强调脉与证合参以辨阴阳表里;庞安时曾著《伤寒总病论》,强调冬伤于寒杀厉之气,即发病为伤寒,春发为温病,夏发为暑病,长夏发为湿病,于八节可为中风,又强调人的体质强弱、宿病之寒热、地域之高低南北、气候季节等对伤寒发病与转归的影响;许叔微对《伤寒论》的八纲辨证最有研究,著有《伤寒百证歌》《伤寒发微论》《伤寒九十论》等;成无己是注解《伤寒论》的第一家,著有《注解伤寒论》《伤寒明理论》,其注释以经释论,重视对伤寒症状的鉴别,其于定体、分形、析证、明理,颇有独到见解。综上诸家对伤寒学的研究,对外感热病的辨证论治体系的发展,具有深远的影响。二是寒凉学派:以刘完素为代表强调"六气皆能化火",治病善用寒凉,促进了病机学说的发展,著有《素问玄机原病式》《医方精要宣明论》《三消论》等,为攻邪派及养阴派学说的形成奠定了基础。三是补土学派:是以李东垣为代表,师承了张元素的脏腑辨证学说,专注脾胃的研究,创立了著名的"脾胃内伤,百病由生"的理论,提出了升阳泻火、甘温除热之法,创立了补中益气汤、升阳益胃汤等名方;其弟子王好古在其学术思想的基础上又提出了阴证学说,罗天益又揭示了脾胃与其他四脏以及营卫津液的关系,并重视三焦分治。这都丰富了中医学的脏腑学说,推动了脏腑病机、辨证治疗的发展。四是攻邪学派:以张子和为代表，强调邪留则正伤，邪去则正安之理，治病以攻击病邪为首任，提出了汗、吐、下三法，充实和发展了中医辨证论治体系。五是滋阴学派：以朱丹溪为代表，强调“阳常有余，阴常不足”论，治疗以滋阴降火为主，强调保存阴气对人体健康的重要意义，其“相火论”成为后来温补学派诸家论命门之火的理论依据。

方剂学在唐宋金元时期得到了空前的发展，官修民著纷纷面世，是方剂学发展史上内容最为丰富，观点最为新颖，理论最为系统的时期。尤其是唐代著名医学家孙思邈的巨著——《备急千金要方》凡三十卷，计233门，收载方剂约5300首，广泛搜集和保存了前代医家的大量方剂及当时流传于民间的许多有效良方；而其后的《千金翼方》中又有不少补充，使许多名方得以流传后世。宋代林亿赞之为：“上极文字之初，下迄有隋之世，或经或方，无不采摭，集诸家之秘要，去众说之所未至……厚德过于千金，遗法传于百代。”还有唐代王焘所著的《外台秘要》，凡四十卷，计1104门，其资料丰富，条理分明，方法严谨，体例统一，对所引用理论，以及6000余首医方等都一一注明原始出处和来源等，并注明校勘正误，唐以前医方赖《外台秘要》得以保存者甚多。宋代则出现了国家官修的大型方书，有《太平圣惠方》，全书为一百卷，1670门，收方16834首，为现存的第一部国家官修的方书。还有《圣济总录》《太平惠民和剂局方》。同时这一时期医家方书辈出，有陈无择的《三因极一病证方论》，载方1500余首，按“三因”和病证归类，强调了审证求因而施治。钱乙在《小儿药证直诀》一书中化裁和创制了许多治疗小儿疾病的新方。严用和强调不能概以古方治今病，结合自己30余年的临床经验将古人有效方剂总结而著成《济生方》《济生续方》，载方450首。许叔微的《普济本事方》选方300余首。金元四大家的学术思想更丰富了方剂学的内容，如刘完素创制具寒凉派特色的代表方剂桂苓甘露饮、益元散等；张子和创制的具有攻下特点的代表方剂三圣散、禹功散等；李东垣创制的具有补土派特点的代表方剂补中益气汤、升阳益胃汤等；朱丹溪创制的具有滋阴派特色的代表方剂大补阴丸、虎潜丸等，至今仍是临床医生常用的治疗方剂。总之，这一时期的方书为后世方剂学的发展作出了巨大的贡献。

妇科学在唐代得到了长足的发展，特别是孙思邈所著《备急千金要方》，把妇产一门列入卷首，并强调妇科必须另立一科的必要性，其曰：“妇人之别有方者，以其胎妊、生产、崩伤之异故也，是以妇人之病，比之男子十倍难疗……所以别立方也。”并以540余首方药对求子、妊娠、产难、胞衣不出、月经、带下、杂病等证候予以治疗。同时对难产、产后护理也作了精辟论述。宋代产科已发展为在太医局设置的九科中的独立专科，同时妇产科专著不断面世，尤其是陈自明的《妇人大全良方》，为当时妇产科的代表作。全书分8门，总260余论，系统论述了调经、众疾、求嗣、胎教、妊娠、坐月、难产、产后等病证的病因与治疗。对妇产科的发展影响颇大。金元四大家对妇产科各有独到之处,如刘河间对女子"不月"之治疗,提出"先泻心火,血自下也"。其还十分重视女性不同年龄阶段的生理特点,并强调肾、肝、脾三脏的作用,对当今研究女性青春、育龄、更年期都具有十分重要的意义。张子和对妇人精血不足,认为"当补之以食,大忌有毒之药,偏盛而成夭阏"。李东垣治妇科经、带疾病,以补脾益气、升阳摄血、升阳除湿等法,收效卓著。朱丹溪对妇科病强调"滋阴降火",反对滥用辛热,对胎前病提出"清热养血"法,以黄芩、白术为安胎圣药,至今对临床仍具有指导意义。

儿科学的独立发展,始于晋唐而盛于宋。唐宋时期儿科已为独立之科,称为少小科或小方脉科。唐·孙思邈在《备急千金要方》中载有儿科用方320首,并强调胎教、胎养。王焘的《外台秘要》中,"小儿诸疾"专卷,分86门,着重论述了小儿初生调护、喂养、保育以及惊悸、夜啼、中风、咳嗽、天行、伤寒等,载方400首。宋时专著日益增多,特别是北宋儿科专家钱乙,在《小儿药证直诀》中,明析儿科生理病理特点,发展了儿科诊断方法,确立儿科五脏辨证纲领。南宋刘昉的《幼幼新书》是现存的宋代儿科巨著,全书40卷,包括病源形色、禀受诸病、惊风急慢、斑疹麻痘以及眼目耳鼻、口唇、齿诸条,对痫痘、外伤尤为重视。金元四大家对儿科亦有不同创见,丰富了儿科内容。

外科学在唐宋金元时期有了很大发展,有多家专著或方论,但主要是陈自明的《外科精要》,强调外疡的整体疗法,创托里排脓诸方至今仍为医家所宗。及朱丹溪的《外科精要发挥》,特别是危亦林的《世医得效方》中,有关外科方面的内容非常丰富,其中有关正骨的篇章,可谓当代比较成熟的创伤外科学。

骨伤科学在唐宋金元时期的发展,集中反映在唐·蔺道人的《理伤续断方》中,特别是元代危亦林的《世医得效方》,其在《正骨兼金镞》里,充分反映了元代骨伤科的治疗水平,其对治疗损伤骨关节,要用草乌散使之"麻倒不识痛,或用刀割开,或用剪剪去骨锋者,以手整顿骨节归原……或用凿凿开取出,后用盐汤或盐水与服立醒。"并强调"服后麻不倒,可加曼陀罗花……若其人如酒醉,即不可加药。"在骨折的诊断技术和闭合复位手法上,其对关节脱臼的复位方面,除一般关节复位外,特别对髋关节脱臼创造性地提出了悬吊复位法。其最为突出的贡献为脊柱骨折悬吊复位法,这一创见在世界骨伤科学史上也是罕见的。

在这一时期,其他临床各科也都有所发展,特别是在养生学方面,有很多论述,尤其是孙思邈,不但在其著作中有很多有关养生的论述及养生方法,而且自己就活到了百岁以上。

唐宋金元时期是中医药学发展的昌盛时期，是中医药学派创立的关键时期，为后世中医药学发展奠定了坚实基础。为了让后人了解唐宋金元名医的成长过程，以及各位医家的学术思想，特编撰了《唐宋金元名医全书大成》。

全书共收录了22位医家，集成20册医学全书(钱乙、刘昉两位医家为一册，庞安时、朱肱两位医家为一册)，其中唐代3位医家，两宋时期9位医家，金元时期10位医家。收录原则:收入医家的全部存世著作;对该医家有争议的著作，当考镜源流，分辨正伪，尽量做到正本清源;在正本清源的基础上，对其弟子收集其遗论整理而成又确能反映其学术思想的亦可收入。

本书为国家新闻出版总署“十五”重点规划图书之一，在编写和论证过程中得到了国家中医药管理局李振吉副局长、洪净副司长，中国中医研究院医史文献研究所马继兴教授、余瀛鳌教授、李经纬教授，上海中医药大学严世芸教授，北京中医药大学鲁兆麟教授的指导帮助，在此表示衷心感谢。

本书由于作者较多，工程量较大，不足之处在所难免，望各位专家及读者多多指教。

《唐宋金元名医全书大成》编委会

内容提要

孙思邈（541～682年），隋唐著名医药学家。自号孙真人。世人尊称为"药王"。京兆华原(今陕西省耀县孙家塬)人。孙思邈聪颖过人，勤奋诚笃，7岁就学，"日诵千余言"，被人们赞为"神童"。10多岁时崇尚医学典籍，博涉经史文献，20岁左右就能谈论庄老、佛典及百家学说，拥有丰富的文史哲方面的知识。《旧唐书》称其"善谈庄老及百家之说，兼好释典。"对于"一事长于己者，不远千里，伏膺取决。"一生博学多闻，对中医学的研究尤为精深，专心行医，为乡邻亲友治病，每多良效，在民间享有很高的声誉。他不为利禄所惑，将毕生精力献给了医学事业。临证之余，著述立说，将自己的见解和临证经验，撰写成《备急千金要方》和《千金翼方》两书，虽明为方书，实乃各科兼备、理法俱备的医学巨著。

《备急千金要方》三十卷。主要包括医学总论、妇人、少小婴孺、伤寒、解毒、养性、平脉、针灸等，计232门，共载方5300余首，有纲有目，分门别类，内容博深，晖丽万有，具有许多独到、精辟的论述。首先，对医德方面作了较为全面的论述。同时，十分重视妇产科，以全书十分之一的篇幅论述妇人之胎、产、经、带诸病及围产期卫生和优生思想。在医理方面，博采群经，辑录了《内经》和扁鹊、仲景、华佗、王叔和、巢元方等名家论述，是研究魏、晋、隋、唐医药的重要文献；在方药方面，广泛裒集了前代医家的大量方剂，以及当时流传民间的许多有效方药，并参以己说，总结了用药经验，内容丰富，资料翔实，是我国现存的最早的一部医学类书。

《千金翼方》三十卷。主要包括妇人、小儿、养性、补益、色脉、针灸、本草、伤寒、中风、杂病和疮疡等，凡189门，合方、论、法2900余条，收载药物800余种。《千金翼方》是《备急千金要方》的续篇，取名《千金翼方》，寓有两部书"相辅相济，比翼交飞，互为所补"之意。体例与《备急千金要方》基本相同，内容虽有重复之处，但又新增了不少资料，如采集了仲景《伤寒论》的有关论述，对传播和推广《伤寒论》的学术内容，起到了积极的历史作用。还增加了“药录纂要”和“本草”，突出强调了采药时节、道地药材、临床处方用药的原则和方法，是我们研究唐代药物学的珍贵资料。

孙氏提出“一命至重，贵于千金，一方济之，德逾于此。”他把人的生命，看得比黄金还要贵重，因而将他的著作命名为《备急千金要方》和《千金翼方》。《备急千金要方》和《千金翼方》合称为《千金方》，广闻博采，内容丰富，它是继张仲景《伤寒杂病论》之后，医药学的又一次大总结，是我国现存最早的一部临床实用的医学“百科全书”。书中提出的许多重要理论、治疗原则和方法，对后世医学流派，如易水学派、伤寒学派的形成和发展产生了不可磨灭的影响。

《孙思邈医学全书》，是一部较全面、系统，有分析、有见解的总结、整理和研究孙氏学术思想、临证经验的书籍，有很高的实用价值。适合于各级各类中医工作者、中医院校师生及中医爱好者阅读参考。

校注说明

《孙思邈医学全书》，包括《备急千金要方》和《千金翼方》。孙氏著作很多，历代医籍文献记载有70余种，只可惜大多佚失。笔者原想把有关孙氏撰著、托名、辑录之医药文献一并整理，收录成册，以便于后学。但由于孙氏著作除《备急千金要方》和《千金翼方》一般被确认为孙氏所撰外，其余著作至今没有一个完整而公认的定论，所以这次整理，暂不收录。

孙氏《备急千金要方》和《千金翼方》的现存版本较多，历代医家多有校注。这次校点《备急千金要方》，选用日本江户医学影宋本为底本，该本是宋·林亿等校定，日本江户医学馆影摹后刊行，其中卷四及部分缺页据元刻本补入。主校本主要有：一是日本松本幸彦影摹《真本千金要方》(简称真本)，该本是唐宋间写本的重抄本影摹刊行的，仅有孙思邈序及卷一；二是宋《新雕孙真人千金方》(简称宋古本)，该本为宋代民间刊行，现存二十卷，即卷一～卷五，卷十一～卷十五，卷二十一～卷三十；三是日本天明五年(1785年)京都后藤敏氏《重刊孙真人备急千金要方》(简称后藤本)，该本虽与底本有一定差异，但因其刻印精良、讹误较少，故多有可取；四是北京图书馆藏元刻本(简称元刻本)；五是上海涵芬影印明《正统道藏》本(简称道藏本)。校点《千金翼方》，选用日本影刻元·大德十一年(1307年)梅溪书院刊本为底本，校本是明万历三十三年乙巳(公元1605年)王肯堂校刻本《千金翼方》(简称王本)。此外，他校本还包括《素问》、《灵枢》、《外台秘要》、《黄帝内经太素》、《伤寒论》、《金匮要略》、《诸病源候论》、《脉经》、《甲乙经》、《妇人大全良方》、《医方类聚》、《名医别录》、《新修本草》等等，均采用现今通行本。

综观各本一个共同的问题是编目不全，或有文无目，或卷目不全，对查阅十分不便。为了充分反映孙氏的治学所得和临证经验全貌，并便于后人研究参考。我们这次点校出版，以简明实用、保存原貌为基本出发点，不作过多的考证、注释，不轻易改动，力求提供给人们一个较为实用的好本子。具体整理方法如

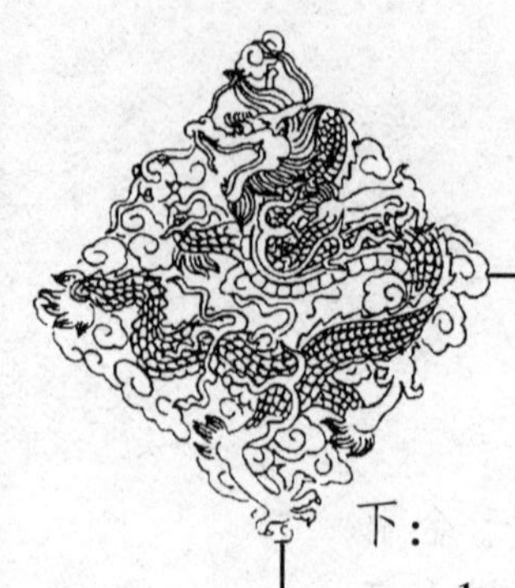

下：

1. 凡底本与校本不一致，但二者文义俱通，保持底本原貌，不出校注，亦不作改动。

2. 凡校本文字、文义均与底本不一致，而文义亦不同者，则不改变底本文字、出注说明。

3. 若底本文义不通，有明显错、讹、漏、缺者，改动底本文字，并出注说明。

4. 凡底本有脱、误、衍、倒者，则据校本补、改、删、正，一律出校记。

5. 繁体字、异体字、古今字、俗字，原则上一律改为标准简化字，不出校记。

6. 因将竖排改为横排，故底本中的方位词“左”、“右”一律径改为“下”、“上”。

7. 凡明显误字、坏字，予以径改。

8. 底本用字不统一者，予以律正，如“圆”、“丸”均改为“丸”，“差”、“瘥”均改为“瘥”。

9. 凡底本漫漶之处，若能用校本或直引各书订补者，直接补入，出校说明。

10.《备急千金要方》底本原有江户医学馆影摹时所附的“考异”一篇，今删去。

11. 凡属书名者，一律加书名号，不出注。

12. 凡需校注之处，均在该字、该句、该方或该题之后右上角，附以角码，按角码顺序注于该页之末。

由于时间仓促和学识所限，虽竭尽全力，错误或漏校之处在所难免，敬请读者批评指正。

孙思邈医学全书编委会

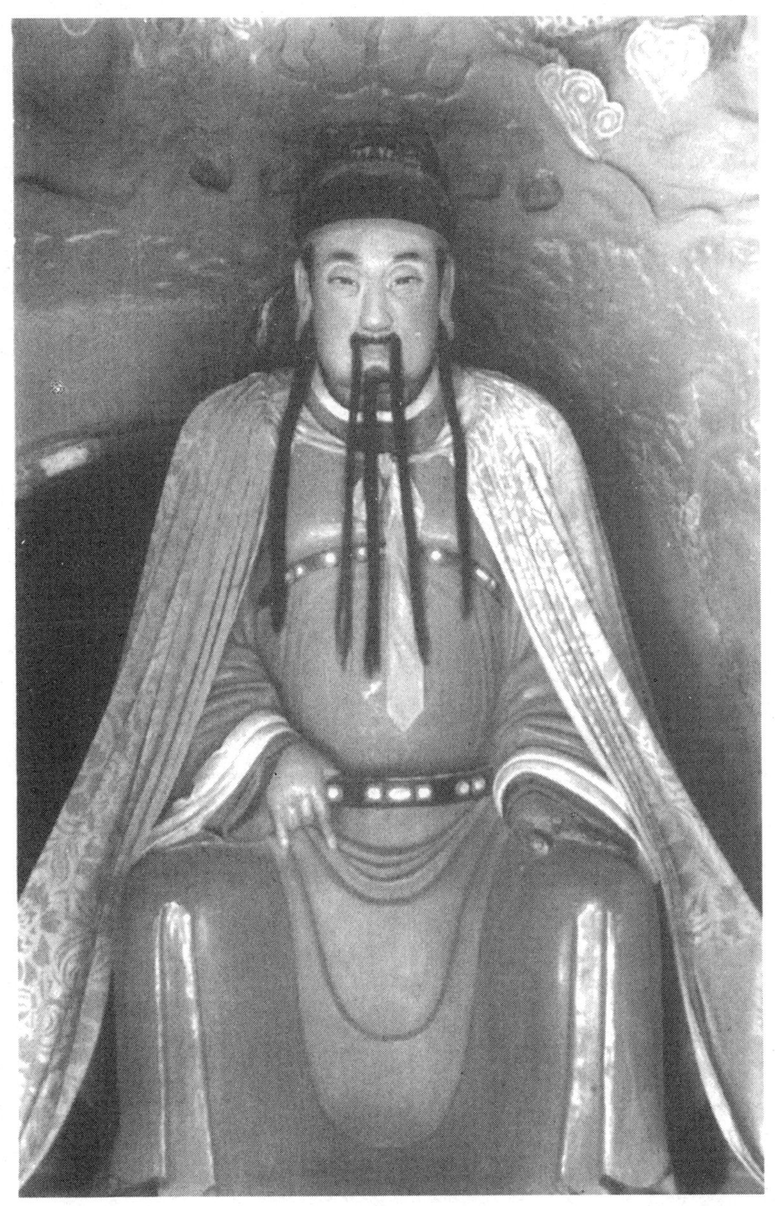

明代嘉靖年间药王大殿孙思邈塑像

总 目 录

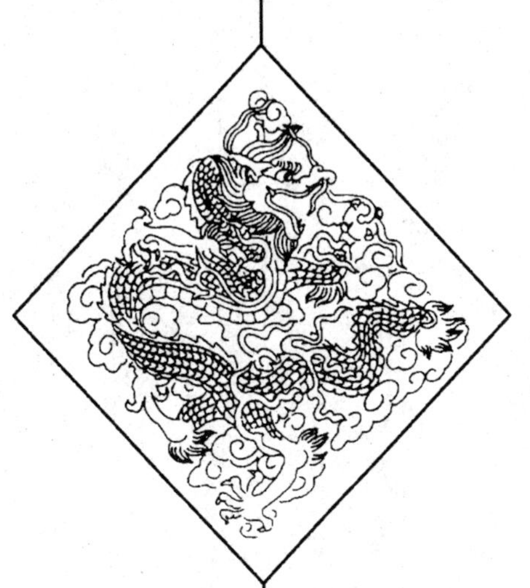

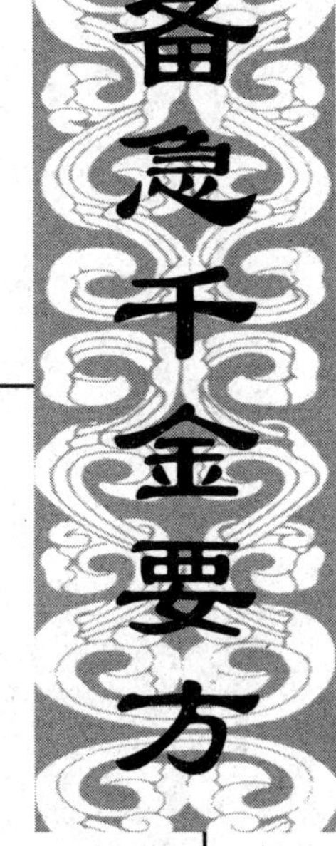

备急千金要方

唐·孙思邈 著

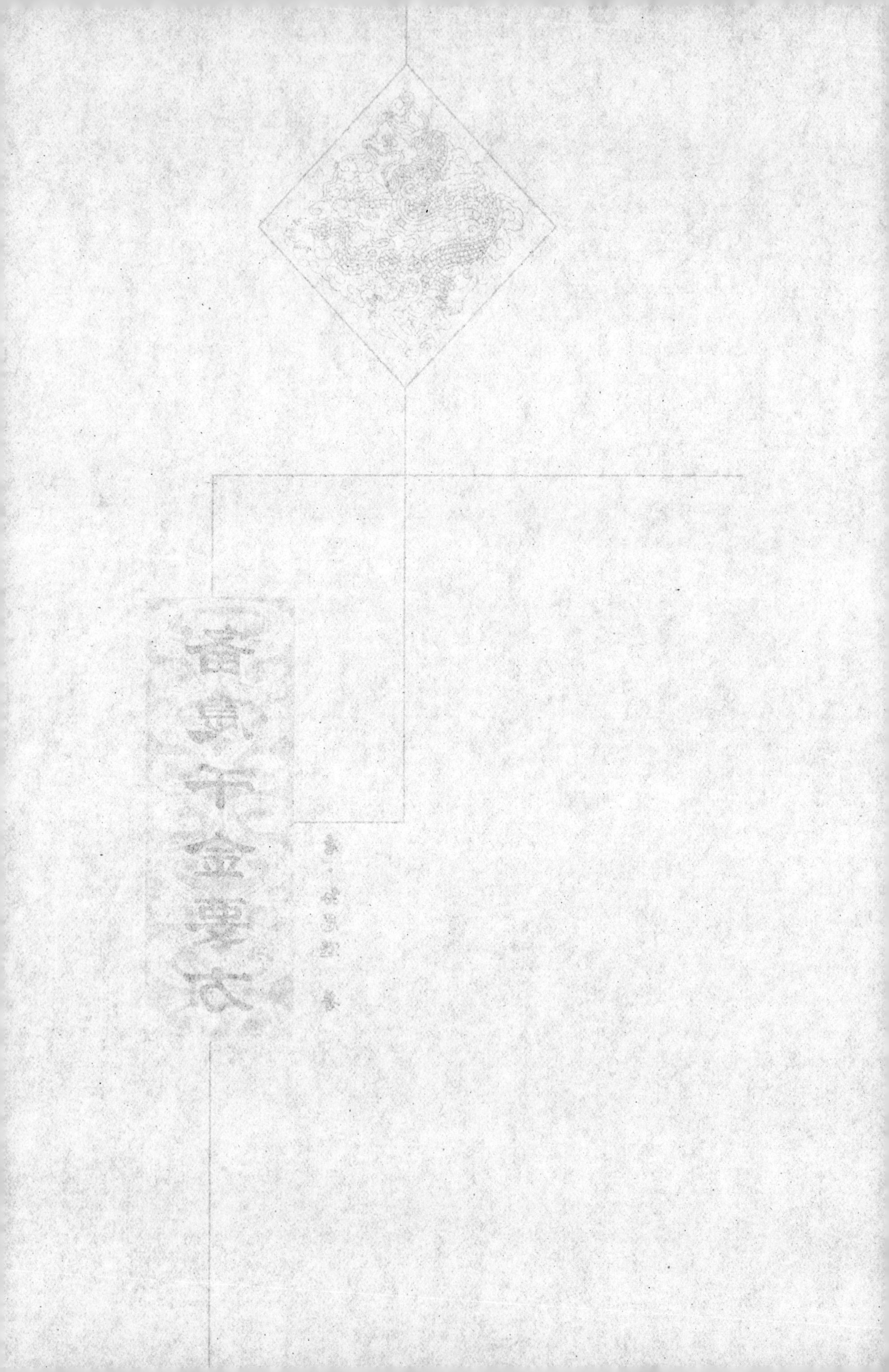
备急千金要方
唐·孙思邈 著

影宋本《备急千金要方》序

盖闻医经、经方，性命所系，固已为至巨至急，择于医经、经方之书，拔其精且善者，椠版以被之宇内，贻诸后世，其为深仁广泽更何如哉！我列[①]祖好生之德，根之天性，既图治于圣经，而尤深拳拳乎疾医一职。是以庆元鞬櫜以还，乃遍搜罗医籍，充诸书府，尔来世德作求，追享保中，屡刊布方书以贻后世，天下沐其深仁广泽，盖不唯如膏雨也。宽正初载，乃一新医学。比年以来，百度毕张，凡其所以教养劝勉之具，靡不至焉。但刊印医书费，皆出医官私赀，无有官刻也。臣等滥竽医僚，大惧经方至急，而不能择其书之精且善者，广布诸天下后世，无以称我大府列代好生至意也。尝窃考之，晋唐以降，医籍浩繁，其存而传于今者，亦复何限，求其可以扶翊长沙、绳尺百世者，盖莫若孙思邈《千金方》者焉。是书皇国向传唐代真本，惜仅存第一卷，其余寂无闻焉。若今世所传，系明人传刻道藏本，率意劖改，疑误宏多，强分卷帙，极失本真。世亦往往传元版，文字颇正，稍如可观，而仍不免时有疑误，则均未为精善也。独米泽大守上杉氏所藏宋椠一部，较诸元版，笔划端楷，更为清朗。检其缺讳，其为北宋刊本不疑。间有乾、淳间补刻，亦唯寥寥数纸，则仍是为林亿等校正之旧，厘然可覆按也。盖是本元明以后，久既属绝响，是以康熙中张璐撰《千金方衍义》，称照宋刻本，校其文字，却同明代坊刻。乾隆《四库全书目》亦特载道藏本，则知其既佚也。是本每卷有金泽文库印记，实系北条显时旧藏原本，距今五百余年。而此一部岿然独存，真为天壤间绝无仅有之秘笈矣。臣等窃以为孙氏书之传于今者，未有若是本精且善者，而及今不传，恐日后遂归晦昧湮灭，不可复问，宁不大旷厥职，上负大府列代好生至意乎？将同人共商，各捐私赀以付梓也。曾闻之朝，而不图朝旨为发帑金，俾刊之医学，臣等逢此盛举，尤属旷典，亟请好手影写，选子弟才俊者，雠对点勘，靡日或辍，于是仅半岁，剞劂告竣。其第四卷止存二页[②]，今从元版补完。其指义

① 列：原作“烈”，今改为通用字。

② 页：原作“叶”，今改为通用字。

参缕，疑尚有别风淮雨，宜从他本校治者，详加甄录，别为“考异”，以附其后。庶乎得失兼明，来者有所考信焉。盖病情万变，唯赖文字以见之，则一字或失，贻误不细，此录之所以不得已也。顾念臣等向校刊元版《千金翼方》，置之医学，尝叹为希觏，此刻之成也，孙氏之书双璧相合，再显我日域，不其伟欤！抑知物之显晦，虽有数存焉，固未必不应昌期，以焕发幽光，非偶然也。臣等不堪跃喜，敢忘驽钝，勉竭涓埃，窃幸医学之日以益盛，人材之日以益长，人人循真人之津梁，究长沙之奥突，则凡在医官莫不钦赖。而在海内为医者，得由以各明其术，尊其道焉，则大府列代之深仁广泽，天下莫不霑濡。当代绍述之功，衣被于宇内者，尤将永世而无穷矣。

嘉永二年二月二十五日

侍医尚药医学教谕法印　臣多纪元坚

西城侍医医学教谕兼督务法眼　臣多纪元昕　等谨序

内直医官医学教谕法眼　臣小岛尚质

新校《备急千金要方》序

昔神农遍尝百药，以辨五苦六辛之味，逮伊尹而汤液之剂备；黄帝欲创九针，以治三阴三阳之疾，得岐伯而砭艾之法精。虽大圣人有意于拯民之瘼，必待贤明博通之臣，或为之先，或为之后，然后圣人之所为，得行于永久也。医家之务，经是二圣二贤而能事毕矣。后之留意于方术者，苟知药而不知灸，未足以尽治疗之体；知灸而不知针，未足以极表里之变。如能兼是圣贤之蕴者，其名医之良乎。有唐真人孙思邈者，乃其人也，以上智之材，抱康时之志，当太宗治平之际，思所以佐乃后庇民之事，以谓上医之道，真圣人之政，而王官之一守也。而乃祖述[①]农黄之旨，发明岐挚之学，经掇扁鹊之难，方采仓公之禁，仲景黄素，元化绿帙，葛仙翁之必效，胡居士之经验，张苗之药对，叔和之脉法，皇甫谧之三部，陶隐居之百一，自余郭玉、范汪、僧垣[②]、阮炳，上极文字之初，下讫有隋之世，或经或方，无不采摭。集诸家之所秘要，去众说之所未至，成书一部，总三十卷，目录一通。脏腑之论，针艾之法，脉证之辨，食治之宜，始妇人而次婴孺，先脚气而后中风、伤寒、痈疽、消渴、水肿，七窍之疴，五石之毒，备急之方，养性之术，总篇二百三十二门，合方论五千三百首，莫不十全可验，四种兼包。厚德过于千金，遗法传于百代，使二圣二贤之美不坠于地，而世之人得以阶近而至远，上识于三皇之奥者，孙真人善述之功也。然以俗尚险怪，我道纯正，不述刳腹易心之异，世务径省。我书浩博，不可道听途[③]说而知，是以学寡其人，寖以纷靡，贤不继世，简编断缺，不知者以异端见黜，好之者以阙疑辍功。恭惟我朝以好生为德，以广爱为仁，乃诏儒臣，正是坠学。臣等术谢多通，职专典校，于是请内府之秘书，探《道藏》之别录，分私众本，搜访几遍，得以正其讹谬，补其遗佚，文之重复者削之，事之不伦者辑[④]之，编次类聚，

① 述：原作“迷”，据道藏本、后藤本改。

② 垣：原作“坦”，据道藏本改。

③ 途：原作“塗”，今改为通用字。

④ 辑：原作“缉”，今改为通用字。

期月功至。纲领虽有所立，文义犹或疑阻，是用端本以正末，如《素问》、《九墟》、《灵枢》、《甲乙》、《太素》、《巢源》、诸家本草、前古脉书、《金匮玉函》、《肘后备急》、谢士泰《删繁方》、刘涓子《鬼遗方论》之类，事关所出，无不研核；尚有所阙，而又溯流以讨源，如《五鉴经》、《千金翼》、《崔氏纂要》、《延年秘录》、《正元广利》、《外台秘要》、《兵部手集》、《梦得传信》之类，凡所派别，无不考理，互相质正，反复稽参，然后遗文疑义，焕然悉明，书虽是旧，用之惟新，可以济函灵，裨乃圣好生之治，可以传不朽。副上主广爱之心，非徒为太平之文致，实可佐皇极之锡福。校雠既成，缮写伊始，恭以上进，庶备亲览。

太子右赞善大夫　臣高保衡
尚书都官员外郎　臣孙奇　等谨上
尚书司封郎中充秘阁校理　臣林亿[①]

① 林亿：此下道藏本、后藤本有“尚书工部侍郎兼侍讲臣钱象先”十三字。

新校《备急千金要方》例

《千金方》旧有例数十条，散在诸篇。凡用一法，皆宜遍知之，虽素熟其书者，临事尚虑有所遗失，况仓卒遘疾，按证为治，不能无未达之惑。及新加撰次，不可无法。今撮集旧凡，并新校之意，为例一篇，次于今序之末，庶后之施用者无疑滞焉。

〇凡和剂之法，有斤、两、升、合、尺、寸之数，合汤药者不可不知。按吴有复秤、单秤，隋有大升、小升，此制虽复纷纭，正惟求之太深，不知其要耳。陶隐居撰《本草序录》，一用累黍之法，神农旧秤为定，孙思邈从而用之。孙氏生于隋末，终于唐永淳中，盖见隋志唐令之法矣。则今之此书，当用三两为一两、三升为一升之制。世之妄者，乃谓[1]古今之人大小有异，所以古人服药剂多，无稽之言，莫此为甚。今之用药，定以三两为今一两、三升为今一升。方中虽皆复有用尺寸处，旧例已有准折斤两法，今则不复重述也。

〇凡古方治疾，全用汤法，百十之中，未有一用散者。今世医工，汤散未辨，宜其多说异端，承疑传谬。按汤法㕮咀为各切如麻豆，散法治筛为治择捣筛。卒病贼邪，须汤以荡涤；长病痼疾，须散以渐渍。此古人用汤液、煮散之意也。后世医工，惟务力省，一切为散，遂忘汤法，传用既久，不知其非。一旦用汤，妄生疑讶，殊不知前世用汤药剂虽大，而日饮不过三数服，而且方用专一。今人治病，剂料[2]虽薄而数药竞进，每药数服。以古较今，岂不今反多乎?又昔人长将药者，多作煮散法，盖取其积日之功。故每用一方寸匕为一服，多不过三方寸匕，然而须以帛裹，煮时微微振动。是古人之意，岂须欲多服药哉。又服丸之法，大率如梧子者二十丸，多不过三十、四十丸。及服散者，少则刀圭钱五匕，多则方寸而已。岂服汤特多，煮散、丸散则少乎?是知世人既不知斤、两、升、合之制，又不知汤液、煮散之法。今从旧例，率定以药二十古两，水一小斗，煮取今一升五合，去滓滓，分三

---

① 谓：原作“为”，据道藏本、后藤本改。

② 料：原作“科”，据道藏本、后藤本改。

服。自余利汤欲少水而多取数，补汤欲多水而少取数，各依方下别法。

〇凡古经方用药，所有熬炼节度皆脚注之。今方则不然，撮合诸家之法而为合和一篇，更不于方下各注。各注则徒烦而不备，集出则详审而不烦。凡合和者，于第一卷检之。常用乌头，止言炮裂，此物大毒，难循旧制，当依治历节防己汤云：凡用乌头，皆去皮，熬令黑，乃堪用，不然至毒，人特宜慎之。又桂本畏火，所不可近，若妇人妊娠，又虑动胎，当依恶阻篇茯苓丸方云：妊娠忌桂，故熬而[①]用之。又方中用大黄者，当依治痈疽地黄丸云：薄切，五升米下蒸熟，曝干用之。

〇凡诸方用药，多出《神农本经》。但古今不同，详略或异，施于达者，不假缕陈，与众共之，事须诠诏。古文从简，则茱萸浑于山、吴，门冬隐于天、麦，椒不判于秦、蜀，荆罔分于牡、蔓。今则检从本草，各以一二而详之。又近世用药，相承其谬，若不辨正，为损滋多。求真朱者，罕知朱砂之为末，多以水银朱充用；择通草者，鲜知木通之别号，皆以通脱木为名；以杜蘅而当细辛，用黄芪而得苜蓿；白蒺藜、蒺藜之伪，以刺者为良；青木香、木香之佳，以土者为恶；桂心盖取其枝中之肉，狗脊何尚乎金色之毛；山栀子、栀子本为一物，诃黎勒、诃子原[②]无二条；槟榔、大腹，古昔用之无别；枳实、枳壳，后世曲生异端；蚱蝉以声而命名，用哑者则显知其谬；胡麻以国而为号，以乌者正得其真；天南星、虎掌名异而实同，茵陈蒿、茵陈名同而实异。斯实药家之消息，为医者可不留心？又如白术一物，古书惟只言术，近代医家咸以术为苍术，今则加以“白”字，庶乎临用无惑矣。

〇凡诸方中用药，间复有不出本草旧经者，咸名医垂记，或累世传良，或博闻有验，或自用得力，故孙氏不得而弃之，传之方来，岂小补哉。

---

① 而：道藏本作“后”。

② 原：原作“元”，今改为通用字。

〇凡古名贤治病，多用生命以济灾急。虽曰贱畜贵人，至于爱命，人畜一也。损彼益己，物情同患，况于人乎?夫杀生求生，去生更远，今之此方所以不用生命物为药也。其虻虫、水蛭辈，市有先死者，可市而用之，不在此例。又云用鸡子者，皆取先破者用之，完者无力。

〇凡古今病名，率多不同，缓急寻检，常致疑阻，若不判别，何以示众?且如世人呼阴毒伤寒最为剧病，尝深迹其由。然口称阴毒之名，意指少阴之证，病实阴易之候。命一疾而涉三病，以此为治，岂不远而，殊不知阴毒、少阴、阴易自是三候，为治全别。古有方证，其说甚明，今而混淆，害人最急。又如肠风、脏毒、咳逆、慢惊，遍稽方论，无此名称，深穷其状，肠风乃肠痔下血，脏毒乃痢之蛊毒，咳逆者哕逆之名，慢惊者阴痫之病。若不知古知今，何以为人司命。加以古之经方言多雅奥，以痢为滞下，以蹶为脚气，以淋为癃，以实为秘，以天行为伤寒，以白虎为历节，以膈气为膏肓，以喘嗽为咳逆，以强直为痉，以不语为癔，以缓纵为痱，以怔忪为悸，以痰为饮，以黄为瘅，诸如此类，可不讨论，而况病有数候相类、二病同名者哉!宜其视伤寒、中风、热病、温疫，通曰伤寒；腹胀、鼓胀、肠覃、石瘕，率为水气。疗中风专用乎痰药，指带下或以为劳疾，伏梁不辨乎风根，中风不分乎时疾，此今天下医者之公患也，是以别白而言之。

〇凡方后旧有禁忌法，或有或无，或详或略，全无类例，今则集诸药反、恶、畏、忌及诸杂忌为一篇，凡服饵者，于第一卷检之。

〇凡下丸散不云酒、水、饮者，本方如此，而别说用酒、水、饮，则是可通用三物服也。

〇凡诸方论，咸出前古诸家及唐代名医，加减为用而各有效。今则遍寻诸家，有增损不同者，各显注于方下，庶后人用之，左右逢其源也。

〇凡诸卷有一篇治数病者，今则各以类次，仍于卷首目下，注云“某病附”焉。

〇凡诸方与篇题各不相符者，卒急之际，难于寻检，今则改其诠次，庶几历然易晓。

〇凡诸方有一方数篇重出，主治不殊者，则去之；各有治疗者，则云方见某卷某篇。

〇凡诸篇类例之体，则论居首，脉次之，大方在前，单方次之，针灸法处末焉。缓急检之，繁而不杂也。

〇妇人卷中有虚损一篇、补益一篇，事涉相类，详而察之，亦自有条。诸丸大方，皆在补益；诸汤与煎，尽属虚损。又头面篇中，备载风眩之治；小肠腑卷，重出风眩一门，求之类例，不当复出，盖前篇杂疏诸家之法，广记而备言之；后篇特记徐嗣伯十方，欲后人知所适从耳。

〇凡妇人之病，比之男子，十倍难治，所以别立方也。若是四时节气为病，虚实冷热为患者，故与丈夫同也。其杂病与丈夫同者，散在诸卷。

〇凡小儿之病，与大人不殊，惟用药有多少为异。其惊痫、客忤、解颅、不行等八九篇合为一卷，自余下利等方，并散在诸篇中，可披而得也。

〇凡针灸孔穴，已具明堂篇中，其逐篇诸穴，多有不与明堂同者，及明堂中所无者，亦广记当时所传得效者耳，故不必尽同旧经也。

〇凡诸卷中用字，文多假借，如乾字作干、屎字作矢、锐字作兑，其类非一，今则各仍旧文，更不普加改定，亦从古之意也。

〇凡诸方论，今各检见所从来及所流派，比欲各加题别，窃为非医家之急，今但按文校定，其诸书之名，则隐而不出，以成一家之美焉。

《备急千金要方》序

夫清浊剖判，上下攸分，三才肇基，五行俶落，万物淳朴，无得而称。燧人氏出，观斗极以定方名，始有火化；伏羲氏作，因之而画八卦、立庖厨。滋味既兴，疴瘵萌起。大圣神农氏，愍黎元之多疾，遂尝百药以救疗之，犹未尽善。黄帝受命，创制九针，与方士岐伯、雷公之伦，备论经脉，旁通问难，详究义理，以为经论，故后世可得依而畅焉。春秋之际，良医和缓；六国之时，则有扁鹊；汉有仓公、仲景，魏有华佗，并皆探赜索隐，穷幽洞微，用药不过二三，灸炷不逾七八，而疾无不愈者。晋宋以来，虽复名医间出，然治十不能愈五六，良由今人嗜欲泰[①]甚，立心不常，淫放纵逸，有阙摄养所致耳。余缅寻圣人设教，欲使家家自学，人人自晓。君亲有疾不能疗之者，非忠孝也。末俗小人，多行诡诈，倚傍圣教而为欺绐，遂令朝野士庶咸耻医术之名，多教子弟诵短文，构小策，以求出身之道。医治之术，阙而弗论。吁，可怪也。嗟乎!深乖圣贤之本意。吾幼遭风冷，屡造医门，汤药之资，罄尽家产。所以青衿之岁，高尚兹典，白首之年，未尝释卷。至于切脉诊候，采药合和，服饵节度，将息避慎，一事长于己者，不远千里，伏膺取决。至于弱冠，颇觉有悟，是以亲邻中外有疾厄者，多所济益，在身之患，断绝医门，故知方药本草，不可不学。吾见诸方部帙[②]浩博，忽遇仓卒，求检至难，比得方讫，疾已不救矣。呜呼!痛夭枉之幽厄，惜堕学之昏愚。乃博群经，删裁繁重，务在简易，以为《备急千金要方》一部，凡三十卷。虽不能究尽病源，但使留意于斯者，亦思过半矣。以为人命至重，有贵千金，一方济之，德逾于此，故以为名也。未可传于士族，庶以贻厥私门。张仲景曰：当今居世之士，曾不留神医药，精究方术，上以疗君亲之疾，下以救贫贱之厄，中以保身长全，以养其生。而但竞逐荣势，企踵权豪，孜孜汲汲，惟名利是务；崇饰其末，而忽弃其本，欲华其表，而悴其

① 泰：通“太”。

② 帙：原作“秩”，据后藤本改。

内。皮之不存，毛将安附？进不能爱人知物，退不能爱躬知己，卒然遇邪风之气，婴非常之疾，患及祸至，而后震栗，身居厄地，蒙蒙昧昧，戆若游魂，降志屈节，钦望巫祝，告穷归天，束手受败。赍百年之寿命，将至贵之重器，委付庸医，恣其所措。咄嗟喑呜！厥身已毙，神明消灭，变为异物，幽潜重泉，徒为涕泣。痛夫！举世昏迷，莫能觉悟，自弃[1]若是，夫何荣势之云哉？此之谓也。

① 弃：原作“育”，据宋古本改。

备急千金要方目录

朝奉郎守太常少卿充秘阁校理判登闻
检院上护军赐绯鱼袋臣林亿等校正

① 病：原缺：据正文标题补。
② 诊：原缺：据正文标题补。

① 疡：原作“易”，据宋古本改。
② 癜：原作“殿”，今改为通用字。

① 阴癞：原作“癞病”，据正文标题改。
② 法：原缺，据正文标题补。
③ 脉：原缺，据正文标题补。
④ 针灸上：此三字原缺，据正文标题补。
⑤ 图第一：此三字原缺，据正文标题补。

备急千金要方卷第一 序例

大医习业第一

凡欲为大医，必须谙《素问》、《甲乙》、《黄帝针经》、明堂流注、十二经脉、三部九候、五脏六腑、表里孔穴、本草药对，张仲景、王叔和、阮河南、范东阳、张苗、靳邵等诸部经方。又须妙解阴阳禄命、诸家相法，及灼龟五兆、《周易》六壬，并须精熟，如此乃得为大医。若不尔者，如无目夜游，动致颠殒。次须熟读此方，寻思妙理，留意钻研，始可与言于医道者矣。又须涉猎群书，何者？若不读五经，不知有仁义之道；不读三史，不知有古今之事；不读诸子，睹事则不能默而识之；不读《内经》，则不知有慈悲喜舍之德；不读《庄》、《老》，不能任真体运，则吉凶拘忌，触涂而生。至于五行休王、七耀天文，并须探赜。若能具而学之，则于医道无所滞碍，尽善尽美矣。

大医精诚第二

张湛曰：夫经方之难精，由来尚矣。今病有内同而外异，亦有内异而外同，故五脏六腑之盈虚，血脉荣卫之通塞，固非耳目之所察，必先诊候以审之。而寸口关尺有浮沉弦紧之乱，腧穴流注有高下浅深之差，肌肤筋骨有厚薄刚柔之异，唯用心精微者，始可与言于兹矣。今以至精至微之事，求之于至粗至浅之思，其不殆哉！若盈而益之，虚而损之，通而彻之，塞而壅之，寒而冷之，热而温之，是重加其疾而望其生，吾见其死矣。故医方卜筮，艺能之难精者也。既非神授，何以得其幽微？世有愚者，读方三年，便谓天下无病可治；及治病三年，乃知天下无方可用。故学者必须博极医源，精勤不倦，不得道听途说，而言医道已了，深自误哉。

凡大医治病，必当安神定志，无欲无求，先发大慈恻隐之心，誓愿普救含灵之苦。若有疾厄来求救者，不得问其贵贱贫富，长幼妍蚩，怨亲善友，华夷愚智，普同一等，皆如至亲之想。亦不得瞻前顾后，自虑吉凶，护惜身命。见彼苦恼，若己有之，深心凄怆。勿避险巇，昼夜寒暑，饥渴疲劳，一心赴救，无作功夫形迹之心。如此可为苍生大医，反此则是含灵巨贼。自古名贤治病，多用生命以济危急，虽曰贱畜贵人，至于爱命，人畜一也。损彼益己，物情同患，况于人乎？夫杀生求生，去生更远。吾今此方，所以不用生命为药者，良由此也。其虻虫、水蛭之属，市有先死者，则市而用之，不在此例。只如鸡卵一物，以其混沌未分，必有大段要急之处，不得已隐忍而用之。能不用者，斯为大哲，亦所不及也。其有患疮痍下痢，臭秽不可瞻视，人所恶见者，但发惭愧、凄怜、忧恤之意，不得起一念蒂芥之心，是吾之志也。

夫大医之体，欲得澄神内视，望之俨然，宽裕汪汪，不皎不昧。省病诊疾，至意深心。详察形候，纤毫勿失。处判针药，无得参差。虽曰病宜速救，要须临事不惑。唯当审谛覃思，不得于性命之上，率尔自逞俊快，邀射名誉，甚不仁矣。又到病家，纵绮罗满目，勿左右顾眄；丝竹凑耳，无得似有所娱；珍羞迭荐，食如无味；醽醁兼陈，看有若无。所以尔者，夫一人向隅，满堂不乐，而况病人苦楚，不离斯须，而医者安然欢娱，傲然自得，兹乃人神之所共耻，至人之所不为，斯盖医之本意也。

夫为医之法，不得多语调笑，谈谑喧哗，道说是非，议论人物，炫耀声名，訾毁诸医，自矜己德。偶然治瘥一病，则昂头戴面，而有自许之貌，谓天下无双，此医人之膏肓也。老君[①]曰：人行阳德，人自报之；人行阴德，鬼神报之。人行阳恶，人自报之；人行阴恶，鬼神害之。寻此二途，阴阳报施岂诬也哉。所以医人不得恃己所长，专心经略财物，但作救苦之心，于冥运道中，自感多福者耳。又不得以彼富贵，处以珍贵之药，令彼难求，自炫功能，谅非忠恕之道。志存救济，故亦曲碎论之，学者不可耻言之鄙俚也。

治病略例第三

夫天布五行以植万类，人禀五常以为五脏，经络腑输，阴阳会通，玄冥幽微，变化难极。《易》曰：非天下之至赜，其孰能与于此？观今之医，不念思求经旨，以演其所知，各承家伎[②]，始终循旧，省病问疾，务在口给，相对斯须，便处汤药，按寸不及尺，握手不及足，人迎趺阳，三部不参，动数发息，不满五十，短期未知决诊，九候曾无仿佛，明堂阙庭，尽不见察，所谓窥管而已。夫欲视死别生，固亦难矣。此皆医之深戒，病者可不谨以察之，而自防虑也。

古来医人，皆相嫉害。扁鹊为秦太医令李醯所害，即其事也。一医处方，不得使别医和合，脱或私加毒药，令人增疾，渐以致困，如此者非一，特须慎之。宁可不服其药，以任天真，不得使愚医相嫉，贼人性命，甚可哀伤。

夫百病之本，有中风伤寒，寒热温疟，中恶霍乱，大腹水肿，肠澼下痢，大小便不通，奔豚上气，咳逆呕吐，黄疸消渴，留饮癖食，坚积癥瘕，惊邪癫痫，鬼疰，喉痹齿痛，耳聋目盲，金疮踒折，痈肿恶疮，痔瘘瘤瘿，男子五劳七伤、虚乏羸瘦，女子带下崩中、血闭阴蚀，虫蛇蛊毒所伤，此皆大略宗兆，其间变动枝叶，各依端绪以取之。又有冷热劳损，伤饱房劳，惊悸恐惧，忧恚怵惕；又有产乳落胎，堕下瘀血；又有贪饵五石，以求房中之乐。此皆病之根源，为患生诸枝叶也，不可不知其本末，但向医说，男女长幼之病，有半与病源相附会者，便可服药也。男子者，众阳所归，常居于燥，阳气游动，强力施泄，便成劳损，损伤之病，亦以众矣。若比之女人，则十倍易治。凡女子十四以上，则有月事，月事来日得风冷湿热，四时之病相协者，皆自说之，不尔与治，误相触动，更增困也。处方者，亦应问之。

凡用药，皆随土地所宜。江南岭表，其地暑湿，其人肌肤薄脆，腠理开疏，用药轻省。关中河北，土地刚燥，其人皮肤坚硬，腠理闭塞，用药重复。

世有少盛之人，不避风湿，触犯禁忌，暴竭精液，虽得微疾，皆不可轻以利药下之。一利大重，竭其精液，困滞著床，动经年月也。凡长宿病，宜服利汤，不须尽剂，候利之足则止。病源未除者，

---

① 君：宋古本作“子”。

② 伎：通“技”。

于后更合耳。稍有气力堪尽剂，则不论也。病源须服利汤驱除者，服利汤后，宜将丸散，时时助之。

凡病服利汤得瘥者，此后慎不中服补汤也。若得补汤，病势还复成也。更重泻之，则其人重受弊也。若初瘥，气力未甚平复者，但消息之；须服药者，当以平药和之。夫常患之人，不妨行走，气力未衰，欲将补益，冷热随宜丸散者，可先服利汤，泻除胸腹中拥积痰实，然后可服补药也。夫极虚劳应服补汤者，不过三剂即止。若治风病，应服治风汤者，皆非三五剂可知也。自有滞风洞虚，即服十数剂，乃至百余日可瘥也。故曰：实则泻之，虚则补之。

夫二仪之内，阴阳之中，唯人最贵。人者，禀受天地中和之气，法律礼乐，莫不由人。人始生，先成其精，精成而脑髓生。头圆法天，足方象地，眼目应日月，五脏法五星，六腑法六律，以心为中极。大肠长一丈二尺，以应十二时；小肠长二丈四尺，以应二十四气。身有三百六十五[①]络，以应一岁。人有九窍，以应九州。天有寒暑，人有虚实；天有刑德，人有爱憎；天有阴阳，人有男女；月有大小，人有长短。所以服食五谷不能将节，冷热咸苦更相抵触，共为攻击，变成疾病。

凡医诊候，固是不易。又问而知之，别病深浅，名曰巧医。仲景曰：凡欲和汤合药，针灸之法，宜应精思，必通十二经脉，知[②]三百六十孔穴，荣卫气行，知病所在，宜治之法，不可不通。古者上医相色，色脉与形不得相失，黑乘赤者死，赤乘青者生。中医听声，声合五音，火闻水声，烦闷干惊；木闻金声，恐畏相刑。脾者土也，生育万物，回助四傍，善者不见，死则归之。太过则四肢不举，不及则九窍不通。六识闭塞，犹如醉人。四季运转，终而复始。下医诊脉，知病元由，流转移动，四时逆顺，相害相生，审知脏腑之微，此乃为妙也。

诊候第四

夫欲理病，先察其源，候其病机，五脏未虚，六腑未竭，血脉未乱，精神未散，服药必活。若病已成，可得半愈。病势已过，命将难全。

夫诊候之法，常以平旦，阴气未动，阳气未散，饮食未进，经脉未盛，络脉调匀，气血未乱。精取其脉，知其逆顺，非其时不用也，深察三部九候而明告之。古之善为医者，上医医国，中医医人，下医医病。又曰：上医听声，中医察色，下医诊脉。又曰：上医医未病之病，中医医欲病之病，下医医已病之病。若不加心用意，于事混淆，即病者难以救矣。

何谓三部？寸关尺也。上部为天，肺也；中部为人，脾也；下部为地，肾也。何谓九候？部各有三，合为九候。上部天，两额动脉，主头角之气也；上部地，两颊动脉，主口齿之气也；上部人，耳前动脉，主耳目之气也。中部天，手太阴，肺之气也；中[③]部地，手阳明，胸中之气也；中部人，手少阴，心之气也。下部天，足厥阴，肝之气也；下部地，足少阴，肾之气也；下部人，足太阴，脾之气也。合为九候。

夫形盛脉细，少气不足以息者死；形瘦脉大，胸中多气者死；形气相得者生；参五不调者病；三部九候皆相失者死。愚

① 五：宋古本无。
② 知：后藤本作“辨”。
③ 中：原作“下”，据真本、后藤本改。

医不通三部九候及四时之经，或用汤药倒错，针灸失度，顺方治病，更增他疾，遂致灭亡。哀哉蒸民，枉死者半。可为[①]世无良医，为其解释。经说地水火风，和合成人。凡人火气不调，举身蒸热；风气不调，全身强直，诸毛孔闭塞；水气不调，身体浮肿，气满喘粗；土气不调，四肢不举，言无音声。火去则身冷，风止则气绝，水竭则无血，土散则身裂。然愚医不思脉道，反治其病，使脏中五行共相克切，如火炽燃，重加其油，不可不慎。凡四气合德，四神安和，一气不调，百一病生[②]。四神动作，四百四病，同时俱发。又云：一百一病，不治自愈；一百一病，须治而愈；一百一病，虽治难愈；一百一病，真死不治。

张仲景曰：欲疗诸病，当先以汤荡涤五脏六腑，开通诸脉，治道阴阳，破散邪气，润泽枯朽，悦人皮肤，益人气血。水能净万物，故用汤也。若四肢病久，风冷发动，次当用散，散能逐邪，风气湿痹，表里移走，居无常处者，散当平之。次当用丸，丸药者，能逐风冷，破积聚，消诸坚癖，进饮食，调和荣卫。能参合而行之者，可谓上工，故曰：医者，意也。又曰：不须汗而强汗之者，出其津液，枯竭而死；须汗而不与汗之者，使诸毛孔闭塞，令人闷绝而死。又不须下而强下之者，令人开肠洞泄，不禁而死；须下而不与下之者，使人心内懊侬，胀满烦乱，浮肿而死。又不须灸而强与灸者，令人火邪入腹，干错五脏，重加其烦而死；须灸而不与灸之者，令人冷结重凝，久而弥固，气上冲心，无地消散，病笃而死。

黄帝问曰：淫邪泮衍奈何？岐伯对曰：正邪从外袭内，而未有定舍，及淫于脏，不得定处，与荣卫俱行，而与魂魄飞扬，使人卧不得安而喜梦也。凡气淫于腑，则有余于外，不足于内；气淫于脏，则有余于内，不足于外。问曰：有余、不足有形乎？对曰：阴盛则梦涉大水而恐惧，阳盛则梦蹈大火而燔灼，阴阳俱盛则梦相杀毁伤；上盛则梦飞扬，下盛则梦堕坠；甚饱则梦与《巢源》云梦行，甚饥则梦取《巢源》云梦卧；肝气盛则梦怒，肺气盛则梦恐惧、哭泣，心气盛则梦喜笑及恐畏，脾气盛则梦歌乐、体重、手足不举，肾气盛则梦腰脊两解而不属。凡此十二盛者，至而泻之立已。厥气客于心，则梦见丘山烟火；客于肺，则梦飞扬，见金铁之器奇物；客于肝，则梦见山林树木；客于脾，则梦见丘陵大泽，坏屋风雨；客于肾，则梦见临渊，没居水中；客于膀胱，则梦见游行；客于胃，则梦见饮食；客于大肠，则梦见田野；客于小肠，则梦见聚邑、街衢；客于胆，则梦见斗讼、自刳；客于阴器，则梦交接斗内；客于项，则梦见斩首；客于胯，则梦见行走而不能前进，及池渠阱窌中居；客于股，则梦见礼节拜跪；客于胞脜，则梦见溲溺便利。凡此十五不足者，至而补之立已。善诊候者，亦可深思此意，乃尽善尽美矣。

《史记》曰：病有六不治：骄恣不论于理，一不治也；轻身重财，二不治也；衣食不能适，三不治也；阴阳并脏气不定，四不治也；形羸不能服药，五不治也；信巫不信医，六不治也。生候尚存，形色未改，病未入腠理，针药及时，能将节调理，委以良医，病无不愈。

处方第五

夫疗寒以热药，疗热以寒药，饮食不

---

① 为：道藏本作“谓”。

② 百一病生：宋古本作“百病发生”。

消以吐下药，鬼疰蛊毒以蛊毒药，痈肿疮瘤以疮瘤药，风湿以风湿药，风劳气冷各随其所宜。雷公云：药有三品，病有三阶。药有甘苦，轻重不同。病有新久，寒温亦异。重热腻滑、咸醋药石、饮食等，于风病为治，余病非对。轻冷粗涩、甘苦药草、饮食等，于热病为治，余病非对。轻热辛苦、淡药、饮食等，于冷病为治，余病非对。其大纲略显其源流，自余睹状可知，临事制宜，当识斯要。

《药对》曰：夫众病积聚，皆起于虚，虚生百病。积者，五脏之所积；聚者，六腑之所聚。如斯等疾，多从旧方，不假增损。虚而劳者，其弊万端，宜应随病增减。古之善为医者，皆自采药，审其体性所主，取其时节早晚，早则药势未成，晚则盛势已歇。今之为医，不自采药，且不委节气早晚，只共采取，用以为药。又不知冷热消息、分两多少，徒有疗病之心，永无必愈之效，此实浮惑。聊复审其冷热，记其增损之主耳。虚劳而苦头痛复热，加枸杞、萎蕤；虚而欲吐，加人参；虚而不安，亦加人参；虚而多梦纷纭，加龙骨；虚而多热，加地黄、牡蛎、地肤子、甘草；虚而冷，加当归、芎䓖、干姜；虚而损，加钟乳、棘刺、肉苁蓉、巴戟天；虚而大热，加黄芩、天门冬；虚而多忘，加茯神、远志；虚而惊悸不安，加龙齿、紫石英、沙参、小草，冷则用紫石英、小草，若客热即用沙参、龙齿，不冷不热无用之；虚而口干，加麦门冬、知母；虚而吸吸，加胡麻、覆盆子、柏子仁；虚而多气，兼微咳，加五味子、大枣；虚而身强，腰中不利，加磁石、杜仲；虚而多冷，加桂心、吴茱萸、附子、乌头；虚而小便赤，加黄芩；虚而客热，加地骨皮、白水黄芪；虚而冷，用陇西黄芪；虚而痰，复有气，加生姜、半夏、枳实；虚而小肠利，加桑螵蛸、龙骨、鸡肶胵；虚而小肠不利，加茯苓、泽泻；虚而溺白，加厚朴。诸药无有一一历而用之，但据体性冷热，的相主对，聊叙增损之一隅，入处方者宜准此。

用药第六

上药一百二十种，为君，主养命以应天。无毒，多服、久服不伤人。欲轻身益气，不老延年者，本上经。

中药一百二十种，为臣，主养性以应人。有毒无毒，斟酌其宜。欲遏病、补虚羸者，本中经。

下药一百二十五种，为佐使，主治病以应地。多毒，不可久服。欲除寒热邪气，破积聚、愈疾者，本下经。

三品合三百六十五种，法三百六十五度，每一度应一日，以成一岁。倍其数，合七百三十名也。

凡药有君臣佐使，以相宜摄。合和者，宜用一君、二臣、三佐、五使，又可一君、三臣、九佐使也。

又有阴阳配合，子母兄弟，根茎花实，草石骨肉。有单行者，有相须者，有相使者，有相畏者，有相恶者，有相反者，有相杀者。凡此七情，合和之时，用意视之，当用相须、相使者良，勿用相恶、相反者。若有毒宜制，可用相畏、相杀者，不尔，勿合用也。

又有酸、咸、甘、苦、辛五味，又有寒、热、温、凉四气，及有毒、无毒、阴干、曝干、采造时月、生熟、土地所出、真伪陈新，并各有法。其相使、相畏七情，列之如下，处方之日，宜善究之。

玉石上部

玉泉　畏款冬花。

玉屑　恶鹿角。

丹砂　恶磁石，畏咸水。

曾青　畏菟丝子。

石胆　水英为使，畏牡桂、菌桂、芫花、辛夷、白薇。

云母　泽泻为使，畏鮀甲及流水，恶徐长卿。

钟乳　蛇床子、菟丝子为使，恶牡丹、玄石、牡蒙，畏紫石英、蘘草。

朴硝　畏麦句姜。

硝石　火为使，恶苦参、苦菜，畏女菀。

芒硝　石韦为使，恶麦句姜。

矾石　甘草为使，恶牡蛎。

滑石　石韦为使，恶曾青。

紫石英　长石为使，畏扁青、附子，不欲鮀甲、黄连、麦句姜。

白石英　恶马目毒公。

赤石脂　恶大黄，畏芫花。

黄石脂　曾青为使，恶细辛，畏蜚蠊、扁青、附子。

白石脂　燕粪为使，恶松脂，畏黄芩。

太一余粮　杜仲为使，畏铁落、菖蒲、贝母。

玉石中部

水银　畏磁石。

殷孽　恶防已，畏术。

孔公孽　木兰为使，恶细辛。

阳起石　桑螵蛸为使，恶泽泻、菌桂、雷丸、蛇蜕皮，畏菟丝子。

凝水石　畏地榆，解巴豆毒。

石膏　鸡子为使，恶莽草、毒公。

磁石　柴胡为使，畏黄石脂，恶牡丹、莽草。

玄石　恶松脂、柏子仁、菌桂。

理石　滑石为使，畏麻黄。

玉石下部

青琅玕　得水银良，畏鸡骨，杀锡毒。

礜石　得火良，棘针为使，恶虎掌、毒公、鹜屎、细辛，畏水。

特生礜石　得火良，畏水。

方解石　恶巴豆。

代赭　畏天雄。

大盐　漏芦为使。

草药上部

六芝　薯蓣为使，得发良，恶恒山，畏扁青、茵陈。

天门冬　垣衣、地黄为使，畏曾青。

麦门冬　地黄、车前为使，恶款冬、苦瓠，畏苦参、青蘘。

术　防风、地榆为使。

女萎、萎蕤　畏卤咸。

干地黄　得麦门冬、清酒良，恶贝母，畏芜荑。

菖蒲　秦艽、秦皮为使，恶地胆、麻黄。

远志　得茯苓、冬葵子、龙骨良，杀天雄、附子毒，畏真珠、蜚蠊、藜芦、齐蛤。

泽泻　畏海蛤、文蛤。

薯蓣　紫芝为使，恶甘遂。

菊花　术、枸杞根、桑根白皮为使。

甘草　术、干漆、苦参为使，恶远志，反甘遂、大戟、芫花、海藻。

人参　茯苓为使，恶溲疏，反藜芦。

石斛　陆英为使，恶凝水石、巴豆，畏白僵蚕、雷丸。

牛膝　恶萤[1]火、龟甲、陆英，畏车前。

细辛　曾青、枣根为使，恶狼毒、山茱萸、黄芪，畏滑石、硝石，反藜芦。

独活　蠡实为使。

---

① 萤：原作"荧"，据真本、后藤本改。

柴胡　半夏为使，恶皂荚，畏女菀、藜芦。

菴䕡子　荆子、薏苡仁为使，恶细辛、干姜。

菥蓂子　得荆子、细辛良，恶干姜、苦参。

龙胆　贯众为使，恶防葵、地黄。

菟丝子　得酒良，薯蓣、松脂为使，恶雚菌。

巴戟天　覆盆子为使，恶朝生、雷丸、丹参。

蒺藜子　乌头为使。

防风　恶干姜、藜芦、白蔹、芫花，杀附子毒。

络石　杜仲、牡丹为使，恶铁落，畏菖蒲、贝母。

黄连　黄芩、龙骨、理石为使，恶菊花、芫花、玄参、白鲜皮，畏款冬，胜乌头，解巴豆毒。

沙参　恶防己，反藜芦。

丹参　畏咸水，反藜芦。

天名精　垣衣为使。

决明子　蓍实为使，恶大麻子。

芎䓖　白芷为使。

续断　地黄为使，恶雷丸。

黄芪　恶龟甲。

杜若　得辛夷、细辛良，恶柴胡、前胡。

蛇床子　恶牡丹、巴豆、贝母。

茜根　畏鼠姑。

飞廉　得乌头良，恶麻黄。

薇衔　得秦皮良。

五味子　苁蓉为使，恶萎蕤，胜乌头。

草药中部

当归　恶䕡茹，畏菖蒲、海藻、牡蒙。

秦艽　菖蒲为使。

黄芩　山茱萸、龙骨为使，恶葱实，畏丹砂、牡丹、藜芦。

芍药　雷丸为使，恶石斛、芒硝，畏硝石、鳖甲、小蓟，反藜芦。

干姜　秦椒为使，恶黄连、黄芩、天鼠粪，杀半夏、莨菪毒。

藁本　恶䕡茹。

麻黄　厚朴为使，恶辛夷、石韦。

葛根　杀野葛、巴豆、百药毒。

前胡　半夏为使，恶皂角，畏藜芦。

贝母　厚朴、白薇为使，恶桃花，畏秦艽、礜石、莽草，反乌头。

栝楼　枸杞为使，恶干姜，畏牛膝、干漆，反乌头。

玄参　恶黄芪、干姜、大枣、山枣、山茱萸，反藜芦。

苦参　玄参为使，恶贝母、漏芦、菟丝子，反藜芦。

石龙芮　大戟为使，畏蛇蜕皮、吴茱萸。

石韦　滑石、杏仁为使，得菖蒲良。

狗脊　萆薢为使，恶败酱。

萆薢　薏苡为使，畏葵根、大黄、柴胡、牡蛎、前胡。

瞿麦　蘘草、牡丹为使，恶桑螵蛸。

白芷　当归为使，恶旋覆花。

紫菀　款冬为使，恶天雄、瞿麦、雷丸、远志，畏茵陈。

白鲜皮　恶桑螵蛸、桔梗、茯苓、萆薢。

白薇　恶黄芪、大黄、大戟、干姜、干漆、大枣、山茱萸。

紫参　畏辛夷。

仙灵脾　薯蓣为使。

款冬花　杏仁为使，得紫菀良，恶皂荚、硝石、玄参，畏贝母、辛夷、麻黄、黄芩、黄连、黄芪、青葙。

牡丹　畏菟丝子。

防己　殷孽为使，恶细辛，畏萆薢，杀雄黄毒。

女菀　畏卤咸。

泽兰　防己为使。

地榆　得发良，恶麦门冬。

海藻　反甘草。

草药下部

大黄　黄芩为使。

桔梗　节皮为使，畏白及、龙胆、龙眼。

甘遂　瓜蒂为使，恶远志，反甘草。

葶苈　榆皮为使，得酒良，恶僵蚕、石龙芮。

芫花　决明为使，反甘草。

泽漆　小豆为使，恶薯蓣。

大戟　反甘草。

钩吻　半夏为使，恶黄芩。

藜芦　黄连为使，反细辛、芍药、五参，恶大黄。

乌头、乌喙　莽草为使，反半夏、栝楼、贝母、白蔹、白及，恶藜芦。

天雄　远志为使，恶腐婢。

附子　地胆为使，恶蜈蚣，畏防风、甘草、黄芪、人参、乌韭、大豆。

贯众　雚菌为使。

半夏　射干为使，恶皂荚，畏雄黄、生姜、干姜、秦皮、龟甲，反乌头。

虎掌　蜀漆为使，畏莽草。

蜀漆　栝楼为使，恶贯众。

恒山　畏玉札。

狼牙　芜荑为使，恶秦艽、地榆。

白蔹　代赭为使，反乌头。

白及　紫石英为使，恶理石、李核仁、杏仁。

雚菌　得酒良，畏鸡子。

蔄茹　甘草为使，恶麦门冬。

荩草　畏鼠妇。

夏枯草　土瓜为使。

狼毒　大豆为使，恶麦句姜。

鬼臼　畏垣衣。

木药上部

茯苓、茯神　马蔺为使，恶白蔹，畏牡蒙、地榆、雄黄、秦艽、龟甲。

柏子仁　牡蛎、桂心、瓜子为使，畏菊花、羊蹄、诸石、面曲。

杜仲　恶蛇蜕、玄参。

干漆　半夏为使，畏鸡子。

蔓荆子　恶乌头、石膏。

牡荆实　防风为使，恶石膏。

五加皮　远志为使，畏蛇蜕、玄参。

黄柏　恶干漆。

辛夷　芎䓖为使，恶五石脂，畏菖蒲、蒲黄、黄连、石膏、黄环。

酸枣仁　恶防己。

槐子　天雄、景天为使。

木药中部

厚朴　干姜为使，恶泽泻、寒水石、硝石。

山茱萸　蓼实为使，恶桔梗、防风、防己。

吴茱萸　蓼实为使，恶丹参、硝石、白垩，畏紫石英。

秦皮　大戟为使，恶吴[①]茱萸。

占斯　解狼毒毒。

栀子　解踯躅毒。

秦椒　恶栝楼、防葵，畏雌黄。

桑根白皮　续断、桂心、麻子为使。

木药下部

黄环　鸢尾为使，恶茯苓、防己。

石楠　五加皮为使。

巴豆　芫花为使，恶蘘草，畏大黄、黄连、藜芦，杀斑蝥毒。

蜀椒　杏仁为使，畏款冬。

---

①　吴：真本作“山”。

栾华　决明为使。

雷丸　荔实、厚朴为使，恶葛根。

溲疏　漏芦为使。

皂荚　柏子为使，恶麦门冬，畏空青、人参、苦参。

兽上部

龙骨　得人参、牛黄良，畏石膏。

龙角　畏干漆、蜀椒、理石。

牛黄　人参为使，恶龙骨、地黄、龙胆、蜚蠊，畏牛膝。

白胶　得火良，畏大黄。

阿胶　得火良，畏大黄。

兽中部

犀角　松脂为使，恶雚菌、雷丸。

羖羊角　菟丝子为使。

鹿茸　麻勃为使。

鹿角　杜仲为使。

兽下部

麋脂　畏大黄，恶甘草。

虫鱼上部

蜜蜡　恶芫花、齐蛤。

蜂子　畏黄芩、芍药、牡蛎。

牡蛎　贝母为使，得甘草、牛膝、远志、蛇床良，恶麻黄、吴茱萸、辛夷。

桑螵蛸　畏旋覆花。

海蛤　蜀漆为使，畏狗胆、甘遂、芫花。

龟甲　恶沙参、蜚蠊。

虫鱼中部

伏翼　苋实、云实为使。

猬皮　得酒良，畏桔梗、麦门冬。

蜥蜴　恶硫黄、斑蝥、芜荑。

露蜂房　恶干姜、丹参、黄芩、芍药、牡蛎。

䗪虫　畏皂荚、菖蒲。

蛴螬　蜚虫为使，恶附子。

鳖甲　恶矾石。

鮀鱼甲　蜀漆为使，畏狗胆、甘遂、芫花。

乌贼鱼骨　恶白蔹、白及。

蟹　杀莨菪毒、漆毒。

天鼠粪　恶白蔹、白薇。

虫鱼下部

蛇蜕　畏磁石及酒。

蜣螂　畏羊角、石膏。

斑蝥　马刀为使，畏巴豆、丹参、空青，恶肤青。

地胆　恶甘草。

马刀　得水良。

果上部

大枣　杀乌头毒。

果下部

杏仁　得火良，恶黄芪、黄芩、葛根，解锡、胡粉毒，畏荠草。

菜上部

冬葵子　黄芩为使。

菜中部

葱实　解藜芦毒。

米上部

麻蕡、麻子　畏牡蛎、白薇[①]，恶茯苓。

米中部

大豆及黄卷　恶五参、龙胆，得前胡、乌喙、杏仁、牡蛎良，杀乌头毒。

大麦　食蜜为使。

酱　杀药毒、火毒。

上一百九十七种有相制使，其余皆无，故不备录。

或曰：古人用药至少，分两亦轻，瘥病极多。观君处方，非不烦重，分两亦多，而瘥病不及古人者，何也？答曰：古者日月长远，药在土中，自养经久，气味

① 薇：真本作“蔹”。

真实，百姓少欲，禀气中和，感病轻微，易为医疗。今时日月短促，药力轻虚，人多巧诈，感病厚重，难以为医。病轻用药须少，疴重用药即多，此则医之一隅，何足怪也？又古之医者[①]，有自将采取、阴干、曝干，皆悉如法，用药必依土地，所以治十得九。今之医者，但知诊脉处方，不委采药时节，至于出处土地、新陈虚实，皆不悉，所以治十不得五六者，实由于此。夫处方者，常须加意，重复用药，药乃有力，若学古人，徒自误耳。将来学者，须详熟之。

凡紫石英、白石英、朱砂、雄黄、硫黄等，皆须光明映澈、色理鲜净[②]者为佳。不然令人身体干燥、发热口干而死。

凡草石药，皆须土地坚实，气味浓烈，不尔治病不愈。

凡狼毒、枳实、橘皮、半夏、麻黄、吴茱萸，皆欲得陈久者良，其余唯须精新也。

合和第七

问曰：凡合和汤药，治诸草石虫兽，用水升数，消杀之法则云何？答曰：凡草有根、茎、枝、叶、皮、骨、花、实，诸虫有毛、翅、皮、甲、头、足、尾、骨之属，有须烧炼炮炙，生熟有定，一如后法。顺之者福，逆之者殃。或须皮去肉，或去皮须肉，或须根茎，或须花实，依方炼治，极令净洁。然后升合称两，勿令参差。药有相生相杀，气力有强有弱，君臣相理，佐使相持。若不广通诸经，则不知有好有恶，或医自以意加减，不依方分，使诸草石强弱相欺，入人腹中不能治病，更加斗争，草石相反，使人迷乱，力甚刀剑。若调和得所，虽未能治病，犹得安利五脏，于病无所增剧。例曰：诸经方用药，所以熬炼节度，皆脚注之。今方则不然，于此篇具条之，更不烦[③]方下别注也。

凡药治择熬炮讫，然后称之以充用，不得生称。

凡用石药及玉，皆碎如米粒，绵裹纳汤酒中。

凡钟乳等诸石，以玉槌水研，三日三夜，漂炼务令极细。

凡银屑，以水银和成泥。

凡礜石，赤泥团之，入火半日，乃熟可用，仍不得过之。不炼，生入药，使人破心肝。

凡朴硝、矾石，烧令汁尽，乃入丸散。芒硝、朴硝，皆绞汤讫，纳汁中，更上火两三沸，烊尽乃服。

凡汤中用丹砂、雄黄者，熟末如粉，临服纳汤中，搅令调和服之。

凡汤中用完物，皆擘破，干枣、栀子之类是也。用细核物，亦打碎，山茱萸、五味子、蕤核、决明子之类是也。细花子物，正尔完用之，旋覆花、菊花、地肤子、葵子之类是也。米麦豆辈，亦完用之。

凡橘皮、吴茱萸、椒等，入汤不㕮咀。

凡诸果实仁，皆去尖及双仁者，汤柔挞去皮，仍切之。用栀子者去皮，用蒲黄者汤成下。

凡麦门冬、生姜入汤，皆切，三捣三绞，取汁，汤成去滓下之，煮五六沸，依如升数，不可共药煮之。一法薄切用。

凡麦门冬，皆微润，抽去心。

凡麻黄，去节，先别煮两三沸，掠去

① 者：原作“有”，据真本、道藏本改。
② 净，原作“静”，据真本、道藏本改。
③ 烦：后藤本作“须”。

沫，更益水如本数，乃纳余药，不尔令人烦，寸斩之。小草、瞿麦五分斩之，细辛、白前三分斩之，膏中细锉也。

凡牛膝、石斛等，入汤酒拍碎用之；石斛入丸散者，先以砧槌极打令碎，乃入臼，不尔捣不熟，入酒亦然。

凡桂、厚朴、杜仲、秦皮、木兰之辈，皆削去上虚软甲错，取里有味者称之。茯苓、猪苓，削除黑皮。牡丹[①]、巴戟天、远志、野葛等，皆槌破去心。紫菀，洗去土，曝干，乃称之。薤白、葱白，除青令尽。莽草、石楠、茵芋、泽兰，剔取叶及嫩茎，去大枝。鬼臼、黄连，皆除根毛。石韦、辛夷，拭去毛，辛夷又去心。蜀椒，去闭口者及目。用大枣、乌梅，皆去核。用鬼箭，削取羽皮。

凡茯苓、芍药，补药须白者，泻药唯赤者。

凡菟丝子，暖汤淘去沙土，干漉，暖酒渍，经一宿漉出，曝微白，捣之。不尽者，更以酒渍经三五日，乃出更晒微干，捣之，须臾悉尽，极易碎。

凡用甘草、厚朴、枳实、石楠、茵芋、藜芦、皂荚之类，皆炙之。而枳实去穰，藜芦去头，皂荚去皮子。

凡用椒实，微熬令汗出，则有势力。

凡汤、丸、散用天雄、附子、乌头、乌喙、侧子，皆煻灰炮令微拆，削去黑皮乃称之。唯姜附汤及膏酒中生用，亦削去皮乃称之，直理破作七八片。

凡半夏，热汤洗去上滑，一云十洗四破，乃称之，以入汤；若膏、酒、丸散，皆煻灰炮之。

凡巴豆，去皮、心、膜，熬令紫色。桃仁、杏仁、葶苈、胡麻诸有脂膏药，皆熬黄黑，别捣令如膏，指擵视泯泯尔，乃以向成散，稍稍下臼中，合研，捣令消散，乃复都以轻绢筛[②]之，须尽，又纳臼中，依法捣数百杵也。汤、膏中虽有生用者，并捣破。

凡用麦蘖[③]曲末、大豆黄卷、泽兰、芜荑，皆微炒。干漆炒令烟断。用乌梅入丸散者，熬之。用熟艾者，先炒，细擘，合诸药捣令细散不可筛者，纳散中和之。

凡用诸毛羽、齿牙、蹄甲，龟鳖、鲮鲤等甲、皮、肉、骨、角、筋，鹿茸等，皆炙之。蛇蜕皮微炙。

凡用斑蝥等诸虫，皆去足翅，微熬。用桑螵蛸，中破炙之。牡蛎，熬令黄色，僵蚕、蜂房，微炒之。

凡汤中用麝香、犀角、鹿角、羚羊角、牛黄，须末如粉，临服纳汤中，搅令调和服之。

凡丸散用胶，先炙，使通体沸起燥，乃可捣，有不沸处，更炙之；断下汤直尔用之，勿炙；诸汤中用阿胶，皆绞汤毕，纳汁中，更上火两三沸，令烊。

凡用蜜，先火煎，掠去沫，令色微黄，则丸经久不坏。掠之多少，随蜜精粗，遂至大稠，于丸弥佳。

凡丸中用蜡，烊，投少蜜中，搅调以和药。

凡汤中用饴糖，皆汤成下。诸汤用酒者，皆临熟下之。

凡药有宜丸者、宜散者、宜汤者、宜酒渍者、宜膏煎者，亦有一物兼宜者，亦有不入汤酒者，并随药性，不得违之。其不宜汤酒者，列之于下：

朱砂熟入汤　雌黄　云母　阳起石入酒　矾石入酒　硫黄入酒　钟乳入酒　孔公孽入酒　礜石入酒　银屑　白垩　铜镜鼻　胡粉　铅丹　卤咸入酒　石灰入酒　藜灰

① 牡丹：此下真本有“麦门冬、天门冬”六字。
② 筛：原作“簁”，据道藏本改。
③ 蘖：原作“糵”，据文义改。

上石类一十七种。

野葛　狼毒　毒公　鬼臼　莽草　蒴藋入酒　巴豆　踯躅入酒　皂荚入酒　藋茵　藜芦　蔄茹　贯众入酒　芫荑　雷丸　狼牙　鸢尾　蒺藜入酒　女菀　莫耳　紫葳入酒　薇衔入酒　白及　牡蒙　飞廉　蛇衔　占斯　辛夷　石楠入酒　楝实　虎杖入酒，单渍　虎掌　蓄[①]根　羊桃入酒　麻勃　苦瓠　瓜蒂　陟厘　狼跋子入酒　云实　槐子入酒　地肤子　蛇床子入酒　青葙子　茺蔚子　王不留行　菥蓂子　菟丝子入酒

上草木之类四十八种。

蜂子　蜜蜡　白马茎　狗阴　雀卵　鸡子　雄鹊　伏翼　鼠妇　樗鸡　萤火　蠮螉　僵蚕　蜈蚣　蜥蜴　斑蝥　芫青　亭长　蛇胆　虻虫　蜚蠊　蝼蛄　马刀　赭魁　虾蟆　猬皮　生鼠　生龟入酒　蜗牛　诸鸟兽入酒　虫鱼膏骨髓胆血屎溺

上虫兽之类二十九种。

古秤唯有铢两，而无分名。今则以十黍为一铢，六铢为一分，四分为一两，十六两为一斤，此则神农之秤也。吴人以二两为一两，隋人以三两为一两。今依四分为一两称为定。方家凡云等分者，皆是丸散，随病轻重，所须多少，无定铢两，三种五种，皆悉分两同等耳。凡丸散云若干分两者，是品诸药宜多宜少之分两，非必止于若干之分两也。假令日服三方寸匕，须瘥止，是三五两药耳。凡散药有云刀圭者，十分方寸匕之一，准如梧桐子大也。方寸匕者，作匕正方一寸，抄散，取不落为度。钱匕者，以大钱上全抄之。若云半钱匕者，则是一钱抄取一边尔，并用五铢钱也。钱五匕者，今五铢钱边五字者以抄之，亦令不落为度。一撮者，四刀圭也。十撮为一勺，两[②]勺为一合。以药升分之者，谓药有虚实、轻重，不得用斤两，则以升平之。药升方作，上径一寸，下径六分，深八分，纳散药，勿按抑之，正尔微动令平调耳。令人分药，不复用此。

凡丸药，有云如细麻大者，即胡麻也，不必扁扁，但令较略大小相称尔。如黍粟者亦然，以十六黍为一大豆也。如麻子者，即今大麻子，准三细麻也。如胡豆者，今青斑豆也，以二大麻子准之。如小豆者，今赤小豆也，粒有大小，以三大麻子准之。如大豆者，以二小豆准之。如梧桐子者，以二大豆准之。一方寸匕散，以蜜和得如梧桐子十丸为定。如弹丸及鸡子黄者，以十梧桐子准之。

凡方云巴豆若干枚者，粒有大小，当先去心皮，乃称之，以一分准十六枚。附子、乌头若干枚者，去皮毕，以半两准一枚。枳实若干枚者，去穰毕，以一分准二枚。橘皮一分准三枚。枣有大小，以三枚准一两。云干姜一累者，以半两为正《本草》云：一两为正。

凡方云半夏一升者，洗毕称，五两为正。椒一升，三两为正。吴茱萸一升，五两为正。菟丝子一升，九两为正。菴蕳子一升，四两为正。蛇床子一升，三两半为正。地肤子一升，四两为正。此其不同也。云某子一升者，其子各有虚实、轻重，不可通以秤准，皆取平升为正。

凡方云桂一尺者，削去皮毕，重半两为正。甘草一尺者，重二两为正。云某草一束者，重三两为正。一把者，重二两为正。

凡云蜜一斤者，有七合。猪膏一斤者，一升二合。

凡汤酒膏药，旧方皆云㕮咀者，谓称毕，捣之如大豆，又使吹去细末。此于事

---

① 蓄：真本作“茅”。

② 两：真本作“十”。

殊不允当，药有易碎、难碎，多末、少末，称两则不复均平。今皆细切之，较略令如㕮咀者，乃得无末，而片粒调和也。

凡云末之者，谓捣筛如法也。

凡丸散，先细切，曝燥，乃捣之。有各捣者，有合捣者，并随方所言。其润湿药，如天门冬、干地黄辈，皆先切，曝干，独捣令偏碎，更出细擘，曝干。若值阴雨，可微火烘之，既燥，小停冷，乃捣之。

凡湿药，燥皆大耗，当先增分两，须得屑乃称之为正，其汤酒中不须如此。

凡筛丸药，用重密绢，令细，于蜜丸即易熟。若筛散，草药用轻疏绢，于酒中服即不泥。其石药亦用细绢筛，令如丸药者。

凡筛丸散药毕，皆更合于臼中，以杵捣之数百过，视其色理和同为佳。

凡煮汤，当取井华水，极令净洁，升斗分量勿使多少，煮之调和，候火用心，一如炼法。

凡煮汤，用微火令小沸，其水数依方多少。大略二十两药用水一斗，煮取四升，以此为率。皆绞去滓，而后酌量也。然则利汤欲生，少水而多取汁者，为病须快利，所以少水而多取汁；补汤欲熟，多水而少取汁者，为病须补益，是以多水而少取汁。好详视之，不得令水多少。汤熟，用新布两人以尺木绞之，澄去垽浊。分再服、三服者，第二、第三服以纸覆令密，勿令泄气。欲服，以铜器于热汤上暖之，勿令器中有水气。

凡渍药酒，皆须切细，生绢袋盛之，乃入酒，密封，随寒暑日数，视其浓烈，便可漉出，不必待至酒尽也。滓可曝燥，微捣，更渍饮之，亦可散服。

凡建中、肾沥诸补汤滓，合两剂加水煮竭饮之，亦敌一剂新药，贫人当依此用，皆应先曝令燥也。

凡合膏，先以苦酒渍，令淹浃，不用多汁，密覆勿泄。云晬时者，周时也，从今旦至明旦。亦有止一宿。煮膏当三上三下，以泄其药势，令药味得出。上之，使匝匝沸，乃下之，取沸静良久乃止，宁欲小生。其中有薤白者，以两头微焦黄为候。有白芷、附子者，亦令小黄色为度。猪肪皆勿令经水，腊月者弥佳。绞膏亦以新布绞之。若是可服之膏，膏滓亦堪酒煮饮之，可摩之膏，膏滓则宜以敷病上。此盖欲兼尽其药力故也。

凡膏中有雄黄、朱砂辈，皆别捣，细研如面，须绞膏毕乃投中，以物疾搅至于凝强，勿使沉聚在下不调也。有水银者，于凝膏中研令消散，胡粉亦尔。

凡捣药法，烧香，洒扫净洁，不得杂语喧呼，当使童子捣之，务令细熟，杵数可至千万杵，过多为佳。

凡合肾气、薯蓣及诸大补、五石、大麝香丸、金牙散、大酒煎膏等，合时、煎时，并勿令妇人、小儿、产母、丧孝、痼疾、六根不具足人，及鸡、犬、六畜等见之，大忌，切宜慎之。其续命汤、麻黄等诸小汤，不在禁忌之限。比来田野下里家，因市得药，随便市上雇人捣合，非止诸不如法，至于石斛、菟丝子等难捣之药，费人功力，赁作捣者，隐主悉盗弃之。又为尘埃秽气入药中，罗筛粗恶，随风飘扬，众口尝之，众鼻嗅之，药之精气，一切都尽，与朽木不殊。又复服饵不能尽如法，服尽之后，反加虚损，遂谤医者处方不效。夫如此者，非医之咎，自缘发意甚误，宜熟思之也。

服饵第八

若用毒药治病，先起如黍粟，病去即

止，不去倍之，不去十之，取去为度。病在胸膈以上者，先食而后服药；病在心腹以下者，先服药而后食；病在四肢血脉者，宜空腹而在旦；病在骨髓者，宜饱满而在夜。

凡服丸散，不云酒、水饮者，本方如此，是可通用也。

凡服利汤，欲得侵早。

凡服汤，欲得稍热服之，即易消下不吐，若冷则吐呕不下，若太热即破人咽喉，务在用意。汤必须澄清，若浊令人心闷不解。中间相去如步行十里久再服，若太促数，前汤未消，后汤来冲，必当吐逆，仍问病者腹中药消散，乃可进服。

凡服汤法，大约皆分为三服，取三升[①]，然后乘病人谷气强进，一服最须多，次一服渐少，后一服最须少。如此即甚安稳，所以病人于后气力渐微，故汤须渐少。

凡服补汤，欲得服三升半，昼三夜一，中间间食，则汤气溉灌百脉，易得药力。凡服汤，不得太缓太急也，又须左右仰覆卧各一食顷，即汤势遍行腹中，又于室中行，皆可一百步许，一日勿出外，即大益。

凡服汤三日，常忌酒，缘汤忌酒故也。

凡服治风汤，第一服厚覆取汗，若得汗即须薄覆，勿令大汗，中间亦须间食，不尔令人无力，更益虚羸。

凡丸药皆如梧桐子，补者十丸为始，从一服渐加，不过四十丸，过亦损人。云一日三度服，欲得引日，多时不阙，药气渐渍，熏蒸五脏，积久为佳，不必顿服，早尽为善，徒弃名药，获益甚少。

凡人四十以下有病，可服泻药，不甚须服补药。必若有所损，不在此限。四十以上，则不可服泻药，须服补药。五十以上，四时勿阙补药。如此乃可延年，得养生之术耳。其方备在第二十七卷中。《素问》曰：实即泻之，虚即补之，不虚不实，以经调之。此其大略也。凡有脏腑积聚，无问少长，须泻则泻；凡有虚损，无问少长，须补即补。以意量度而用之。

凡服痔漏疳䘌等药，皆慎猪、鸡、鱼、油等，至瘥。

凡服泻药，不过以利为度，慎勿过多，令人下利无度，大损人也。

凡诸恶疮，瘥后皆百日慎口[②]，不尔即疮发也。

凡服酒药，欲得使酒气相接，无得断绝，绝则不得药力，多少皆以知为度。不可令至醉及吐，则大损人也。

凡服药，皆断生冷、醋滑、猪犬鸡鱼、油面、蒜及果实等。其大补丸散，切忌陈臭宿滞之物。有空青忌食生血物，天门冬忌鲤鱼，白术忌桃李及雀肉、胡荽、大蒜、青鱼、鲊等物，地黄忌芜荑，甘草忌菘菜、海藻，细辛忌生菜，菟丝子忌兔肉，牛膝忌牛肉，黄连、桔梗忌猪肉，牡丹忌胡荽，藜芦忌狸肉，半夏、菖蒲忌饴糖及羊肉，恒山、桂心忌生葱、生菜，商陆忌犬肉，茯苓忌醋物，柏子仁忌湿面，巴豆忌芦笋羹及猪肉，鳖甲忌苋菜。

凡服药，忌见死尸，及产妇秽污触之，兼及忿怒忧劳。

凡饵汤药，其粥食肉菜皆须大熟，熟即易消，与药相宜，若生则难消，复损药力。仍须少食菜及硬物，于药为佳。亦少进盐[③] 醋乃善。亦不得苦心用力及房室喜怒。是以治病用药力，唯在食治将息得

① 分为三服，取三升：真本作“分三升为三服”。

② 慎口：元刻本、道藏本后有“味”字。

③ 盐：真本作“姜”。

力，太半于药有益，所以病者务在将息节慎。节慎之至，可以长生，岂唯愈病而已。

凡服泻汤及诸丸、散、酒等，至食时须食者，皆先与一口冷醋饭，须臾乃进食为佳。

凡人忽遇风发，身心顿恶，或不能言，有如此者，当服大、小续命汤及西州续命、排风、越婢等汤，于无风处密室之中，日夜四五服，勿计剂数多少，亦勿虑虚，常使头面、手足、腹背汗出不绝为佳。服汤之时，汤消即食粥，粥消即服汤，亦少与羊肉臛将补。若风大重者，相续五日五夜服汤不绝，即经二日停汤，以羹臛自补，将息四体。若小瘥，即当停药，渐渐将息。如其不瘥，当更服汤攻之，以瘥为度。

凡患风服汤，非得大汗，其风不去，所以诸风方中皆有麻黄，至如西州续命即用八两，越婢六两，大、小续命或用一两、三两、四两，故知非汗不瘥。所以治风非密室不得辄服汤药，徒自误耳，惟更加增，未见损减矣。

凡人五十以上大虚者，服三石更生，慎勿用五石也。四时常以平旦服一二升，暖饮，终身勿绝，及一时勿食蒜、油、猪、鸡、鱼、鹅、鸭、牛、马等肉，即无病矣。

药藏第九

存不忘亡，安不忘危，大圣之至教。救民之瘼，恤民之隐，贤人之用心。所以神农鸠集百药，黄帝纂录《针经》，皆备预之常道也。且人疴瘵，多起仓卒，不与人期，一朝婴已，岂遑[①]知救。想诸好事者，可贮药藏用，以备不虞，所谓起心虽微，所救惟广。见诸世禄之家，有善养马者，尚贮马药数十斤，不见养身者，有蓄人药一锱铢，以此之类，极可愧矣。贵畜而贱身，诚可羞矣。伤人乎不问马，此言安用哉？至如人或有公私使命，行迈边隅，地既不毛，药物焉出？忽逢瘴疠，素不资贮，无以救疗，遂拱手待毙，以致夭殁者，斯为自致，岂是枉横。何者？既不能深心以自卫，一朝至此，何叹惜之晚哉！故置药藏法，以防危殆云尔。

石药、灰土药、水药、根药、茎药、叶药、花药、皮药、子药、五谷、五果、五菜，诸兽齿牙、骨角、蹄甲、皮毛、尿屎等药，酥髓、乳酪、醍醐、石蜜、沙糖、饴糖、酒醋、胶曲、糵豉等药。

上件药，依时收采以贮藏之。虫豸之药不收采也。

秤、斗、升、合、铁臼、木臼、绢罗、纱罗、马尾罗、刀砧、玉槌、瓷钵、大小铜铫、铛釜、铜铁匙等。

上合药所须，极当预贮。

凡药皆不欲数数晒曝，多见风日，气力即薄歇，宜熟知之。

诸药未即用者，候天大晴时，于烈日中曝之，令大干，以新瓦器贮之，泥头密封。须用开取，即急封之，勿令中风湿之气，虽经年亦如新也。其丸散以瓷器贮，密蜡封之，勿令泄气，则三十年不坏。诸杏仁及子等药，瓦器贮之，则鼠不能得之也。凡贮药法，皆须去地三四尺，则土湿之气不中也。

《备急千金要方》卷第一

① 遑：原作“逞”，据真本、后藤本改。

备急千金要方卷第二　妇人方上

求子第一论六首

方十五首　灸法六首　转女为男法三首

论曰：夫妇人之别有方者，以其胎妊、生产、崩伤之异故也。是以妇人之病，比之男子十倍难疗。经言：妇人者，众阴所集，常与湿居。十四以上，阴气浮溢，百想经心，内伤五脏，外损姿颜，月水去留，前后交互，瘀血停凝，中道断绝，其中伤堕，不可具论。生熟二脏，虚实交错，恶血内漏，气脉损竭。或饮食无度，损伤非一；或疮痍未愈，便合阴阳；或便利于悬厕之上，风从下入，便成十二痼疾，所以妇人别立方也。若是四时节气为病，虚实冷热为患者，故与丈夫同也。惟怀胎妊而挟病者，避其毒药耳。其杂病与丈夫同，则散在诸卷中，可得而知也。然而女人嗜欲多于丈夫，感病倍于男子，加以慈恋爱憎，嫉妒忧恚，染著坚牢，情不自抑，所以为病根深，疗之难瘥。故养生之家，特须教子女学习此三卷妇人方，令其精晓，即于仓卒之秋，何忧畏也？夫四德者，女子立身之枢机；产育者，妇人性命之长务。若不通明于此，则何以免于夭枉者哉？故敷母之徒，亦不可不学，常宜缮写一本，怀挟随身，以防不虞也。

论曰：人之情性，皆愿贤己而疾不及人，至于学问，则随情逐物，堕于事业，讵肯专一推求至理，莫不虚弃光阴，没齿无益。夫婚姻养育者，人伦之本，王化之基，圣人设教，备论厥旨，后生莫能精晓，临事之日，昏尔若愚，是则徒愿贤己而疾不及人之谬也。斯实不达贤己之趣，而妄徇虚声，以终无用。今具述求子之法，以贻后嗣，同志之士，或可览焉。

论曰：夫欲求子者，当先知夫妻本命，五行相生，及与德合，并本命不在子休废死墓中者，则求子必得；若其本命五行相克，及与刑杀冲破，并在子休废死墓中者，则求子了不可得，慎无措意。纵或得者，于后终亦累人。若其相生并遇福德者，仍须依法如方，避诸禁忌，则所诞儿子尽善尽美，难以具陈矣。禁忌法、受胎时日、推王相、贵宿日法，在二十七卷中。

论曰：凡人无子，当为夫妻俱有五劳七伤、虚羸百病所致，故有绝嗣之殃。夫治之法，男服七子散，女服紫石门冬丸，及坐药、荡胞汤，无不有子也。

七子散　治丈夫风虚目暗，精气衰少，无子，补不足方。

五味子　牡荆子　菟丝子　车前子　菥蓂子　石斛　薯蓣　干地黄　杜仲　鹿茸　远志各八铢　附子　蛇床子　芎䓖各六铢　山茱萸　天雄　人参　茯苓　黄芪　牛膝各三铢　桂心十铢　巴戟天十二铢　苁蓉十铢　钟乳粉八铢

上二十四味，治下筛。酒服方寸匕，日二，不知增至二匕，以知为度。禁如药法。不能酒者，蜜和丸服亦得。一方加覆盆子八铢。求子法，一依后房中篇。

朴硝荡胞汤　治妇人立身已来全不产，及断绪久不产三十年者方。

朴硝　牡丹　当归　大黄　桃仁生

用，各三铢 细辛 厚朴 桔梗 赤芍药 人参 茯苓 桂心 甘草 牛膝 橘皮各一铢 虻虫十枚 水蛭十枚 附子六铢

上十八味，㕮咀，以清酒五升、水五升合煮，取三升，分四服，日三夜一，每服相去三时，更服如常。覆被取少汗，汗不出，冬著火笼之，必下积血，及冷赤脓如赤小豆汁，本为妇人子宫内有此恶物令然。或天阴脐下痛，或月水不调，为有冷血，不受胎。若斟酌下尽，气力弱，大困，不堪更服，亦可二三服即止。如大闷不堪，可食醋饭冷浆，一口即止。然恐去恶物不尽，不大得药力。若能忍服尽，大好。一日后，仍著导药。《千金翼》不用桔梗、甘草。

治全不产及断绪，服前朴硝汤后，著**坐导药**方。

皂荚 山茱萸《千金翼》作苦瓠 当归各一两 细辛 五味子 干姜各二两 大黄 矾石 戎盐 蜀椒各半两

上十味，末之，以绢袋盛，大如指，长三寸，盛药令满。内妇人阴中，坐卧任意，勿行走急，小便时去之，更安新者。一日一度。必下青黄冷汁，汁尽止[①]，即可幸御，自有子。若未见病出，亦可至十日安之。一本别有葶苈、砒霜各半两。此药为服朴硝汤，恐去冷恶物出不尽，以导药下之。值天阴冷不疼，不须著导药。亦有著盐为导药者，然不如此药。其服朴硝汤后，即安导药，经一日外，服紫石门冬丸。

紫石门冬丸 治全不产及断绪方。

紫石英 天门冬各三两 当归 芎䓖 紫葳 卷柏 桂心 乌头 干地黄 牡蒙《千金翼》作牡荆，《外台》作牡蒙 禹余粮 石斛 辛夷各二两 人参 桑寄生 续断 细辛 厚朴 干姜 食茱萸 牡丹 牛膝各二十铢 柏子仁一两 薯蓣 乌贼骨 甘草各一两半

上二十六味，末之，蜜和丸。酒服如梧桐子大十丸，日三，渐增至三十丸，以腹中热为度。不禁房室，夫行不在不可服，禁如药法。比来服者，不至尽剂即有娠。

白薇丸 主令妇人有子方。

白薇 细辛 防风 人参 秦椒 白蔹一云白芷 桂心 牛膝 秦艽 芜荑 沙参 芍药 五味子 白僵蚕 牡丹 蛴螬各一两 干漆 柏子仁 干姜 卷柏 附子 芎䓖各二十铢 紫石英 桃仁各一两半 钟乳 干地黄 白石英各二两 鼠妇半两 水蛭 虻虫各十五枚 吴茱萸十八铢 麻布叩幞头一尺，烧

上三十二味，末之，蜜和丸。酒服如梧子大十五丸，日再，稍加至三十丸。当[②]有所去，小觉有异即停服。

论曰：古者求子，多用庆云散、承泽丸，今代人绝不用此，虽未试验，其法可重，故述之。

庆云散 主丈夫阳气不足，不能施化，施化无成方。

覆盆子 五味子各一升 天雄一两 石斛 白术各三两 桑寄生四两 天门冬九两 菟丝子一升 紫石英二两

上九味，治下筛。酒服方寸匕，先食，日三服。素不耐冷者，去寄生，加细辛四两；阳气不少而无子者，去石斛，加槟榔十五枚。

承泽丸 主妇人下焦三十六疾，不孕绝产方。

梅核仁 辛夷各一升 葛上亭长七枚 泽兰子五合 溲疏二两 藁本一两

上六味，末之，蜜和丸。先食服如大

---

① 汁尽止：宋古本作“二日中便止”。

② 当：宋古本作“若”。

豆二丸，日三，不知稍增。若腹中无坚癖积聚者，去亭长，加通草一两；恶甘者，和药先以苦酒搜散，乃纳少蜜和为丸。

大黄丸　主带下百病，无子，服药十日下血，二十日下长虫及清[①]黄汁，三十日病除，五十日肥白方。

大黄破如米豆，熬令黑　柴胡　朴硝各一升　芎䓖五两　干姜一升　蜀椒二两　茯苓如鸡子大一枚

上七味，末之，蜜和丸，如梧桐子大。先食服七丸，米饮下，加至十丸，以知为度，五日微下。

治女人积年不孕，**吉祥丸**方。

天麻一两　五味子二两　覆盆子一升　桃花二两　柳絮一两　白术二两　芎䓖二两　牡丹一两　桃仁一百枚　菟丝子一升　茯苓一两　楮实子一升　干地黄一两　桂心一两

上十四味，末之，蜜和丸，如豆大。每服空心，饮苦酒下五丸，日中一服，晚一服。

硝石大黄丸　治十二瘕癖，及妇人带下，绝产无子，并服寒食药而腹中有癖者，当先服大丸下之，乃服寒食药耳。大丸不下水谷，但下病耳，不令人虚极。方在第十一卷中。

治月水不利，闭塞，绝产十八年，服此药二十八日有子，**金城太守白薇丸**方。

白薇三十铢　人参　杜蘅《古今录验》用牡蛎　牡蒙各十八铢　牛膝半两　细辛三十铢　厚朴　半夏各十八铢　沙参　干姜各半两　白僵蚕十八铢　秦艽半两　蜀椒一两半　当归十八铢　附子一两半　防风一两半　紫菀十八铢

上十七味，末之，蜜和。先食服如梧子大三丸，不知，稍增至四五丸。此药不长将服，觉有娠则止，用之大验。崔氏有桔梗、丹参各十八铢。

白薇丸　主久无子或断绪，上热下冷，百病皆治之方。

白薇十八铢　紫石英三十铢　泽兰　太一余粮各二两　当归一两　赤石脂一两　白芷一两半　芎䓖一两　藁本　石膏　菴蕳子　卷柏各二十铢　蛇床子一两　桂心二两半　细辛三两　覆盆子　桃仁各二两半　干地黄　干姜　蜀椒　车前子各十八铢　蒲黄二两半　人参一两半　白龙骨　远志　麦门冬　茯苓各二两　橘皮半两

上二十八味，末之，蜜和。酒服十五丸如梧子大，日再，渐增，以知为度，亦可至五十丸。慎猪、鸡、生冷、醋滑、鱼、蒜、驴、马、牛肉等。觉有娠即停。三月正择食时，可食牛肝及心，至四月、五月不须，不可故杀，令子短寿，遇得者大良。

治妇人绝产，生来未产，荡涤腑脏，使玉门受子精，**秦椒丸**方。

秦椒　天雄各十八铢　玄参　人参　白蔹　鼠妇　白芷　黄芪　桔梗　露蜂房　白僵蚕　桃仁　蛴螬　白薇　细辛　芜荑各一两　牡蒙　沙参　防风　甘草　牡丹皮　牛膝　卷柏　五味子　芍药　桂心　大黄　石斛　白术各二十铢　柏子仁　茯苓　当归　干姜各一两半　泽兰　干地黄　芎䓖各一两十八铢　干漆　白石英　紫石英　附子各二两　钟乳二两半　水蛭七十枚　虻虫百枚　麻布叩幞[②]头七寸，烧

上四十四味，末之，蜜丸。酒服十丸如梧子，日再，稍加至二十丸。若有所去如豆汁、鼻涕，此是病出。觉有异即停。

妇人绝子，灸然谷五十壮，在内踝前直下一寸。

---

① 清：后藤本作“青”。

② 幞：原作“襆”，据宋古本、后藤本及前“白薇丸”方改。

妇人绝嗣不生，胞门闭塞，灸关元三十壮，报之。

妇人妊子不成，若堕落、腹痛、漏见赤，灸胞门五十壮，在关元左边二寸是也，右边二寸名子户。

妇人绝嗣不生，灸气门穴，在关元旁三寸，各百壮。

妇人子脏闭塞，不受精，疼，灸胞门五十壮。

妇人绝嗣不生，漏赤白，灸泉门十壮，三报之。穴在横骨当阴上际。

论曰：阴阳调和，二气相感，阳施阴化，是以有娠，而三阴所会则多生女。但妊娠二月名曰始膏，精气成于胞里。至于三月名曰始胎，血脉不流，象形而变，未有定仪，见物而化。是时男女未分，故未满三月者，可服药、方术转之，令生男也。

治妇人始觉有娠，养胎并转女为男，**丹参丸**方。

丹参　续断　芍药　白胶　白术　柏子仁各二两　人参　芎䓖　干姜各三十铢　当归　橘皮　吴茱萸各一两十八铢　白芷　冠缨烧灰，各一两　芜荑十八铢　干地黄一两半　甘草二两　犬卵一具，干　东门上雄鸡头一枚

上十九味，末之，蜜和丸。酒服十丸，日再，稍加至二十丸，如梧子大。

又方

取原蚕屎[①] 一枚，井花水服之，日三。

又方

取弓弩弦一枚，绛囊盛，带妇人左臂。一法以系腰下，满百日去之。

又方

取雄黄一两，绛囊盛，带之。要女者，带雌黄。

又方

以斧一柄，于产妇卧床下置之，仍系刃向下，勿令人知。如不信者，待鸡抱卵时，依此置于窠下，一窠儿子尽为雄也。

妊娠恶阻第二

论二首　方四首　法二首

论曰：何以知妇人妊娠？脉平而虚者，乳子法也。经云：阴搏阳别，谓之有子。此是血气和调，阳施阴化也。诊其手少阴脉动甚者，妊子也。少阴，心脉也，心主血脉。又肾名胞门、子户。尺中，肾脉也。尺中之脉按之不绝，法妊娠也。三部脉沉浮正等，按之无绝者，有娠也。

妊娠初时，寸微小，呼吸五至，三月而尺数也。

妊娠四月欲知男女者，左疾为男，右疾为女；左右俱疾，为产二子。又法：左手沉实为男，右手浮大为女；左右手俱沉实，猥生二男；俱浮大，猥生二女。尺脉若左偏大为男，右偏大为女；左右俱大，产二子。大者，如实状。又法：左手尺中浮大者男，右手尺中沉细者女；若来而断绝者，月水不利。又法：左右尺俱浮为产二男，不然女作男生；俱沉为产二女，不尔男作女生。又法：得太阴脉为男，得太阳脉为女。太阴脉沉，太阳脉浮。又，遣妊娠人面南行，还复呼之，左回首者是男，右回首者是女。又，看上圊时，夫从后急呼之，左回首是男，右回首是女。又，妇人妊娠，其夫左乳房有核是男，右乳房有核是女。

妊娠欲知将产者，怀妊离经其脉浮，设腹痛引腰脊为今出也。但离经者，不病也。又法，欲生，其脉离经，夜半觉痛，日中则生也。

---

① 屎：原作“矢”，通“屎”，今改。

论曰：凡妇人虚羸，血气不足，肾气又弱，或当风饮冷太过，心下有淡[①]水者，欲有胎而喜病阻。所谓欲有胎者，其人月水尚来，颜色、肌肤如常，但苦沉重愦闷，不欲食饮，又不知其患所在，脉理顺时平和，则是欲有娠也。如此经二月日后，便觉不通，则结胎也。阻病者，患心中愦愦，头重眼眩，四肢沉重懈惰，不欲执作，恶闻食气，欲啖咸酸果实，多卧少起，世谓恶食。其至三四月日以上，皆大剧吐逆，不能自胜举也。此由经血既闭，水渍于脏，脏气不宣通，故心烦愦闷，气逆而呕吐也。血脉不通，经络否涩，则四肢沉重，挟风则头目眩也。觉如此候者，便宜服半夏茯苓汤数剂，后将茯苓丸，淡水消除，便欲食也。既得食力，体强气盛，力足养胎，母便健矣。古今治阻病方有十数首，不问虚实、冷热、长少，殆死者，活于此方。

半夏茯苓汤　治妊娠阻病，心中愦闷，空烦吐逆，恶闻食气，头眩重，四肢百节疼烦沉重，多卧少起，恶寒汗出，疲极黄瘦方。

半夏三十铢　茯苓　干地黄各十八铢　橘皮　细辛　人参　芍药　旋覆花　芎䓖　桔梗　甘草各十二铢　生姜三十铢

上十二味，㕮咀，以水一斗，煮取三升，分三服。若病阻积月日不得治，及服药冷热失候，病变客热烦渴，口生疮者，去橘皮、细辛，加前胡、知母各十二铢；若变冷下痢者，去干地黄，入桂心十二铢；若食少，胃中虚，生热，大便秘[②]塞，小便赤少者，宜加大黄十八铢，去地黄，加黄芩六铢。余依方服一剂得下后，消息看气力、冷热增损，方调定，更服一剂汤，便急服茯苓丸，令能食便强健也。忌生冷、醋滑、油腻、菘菜、海藻。

茯苓丸　治妊娠阻病，患心中烦闷，头眩重，憎闻饮食气，便呕逆吐闷颠倒，四肢垂弱，不自胜持，服之即效。要先服半夏茯苓汤两剂后，可将服此方。

茯苓　人参　桂心熬　干姜　半夏　橘皮各一两　白术　葛根　甘草　枳实各二两

上十味，末之，蜜和为丸，如梧子。饮服二十丸，渐加至三十丸，日三。《肘后》不用干姜、半夏、橘皮、白术、葛根，只五味。又云：妊娠忌桂，故熬。

治妊娠恶阻，呕吐，不下食方。

青竹茹　橘皮各十八铢　茯苓　生姜各一两　半夏三十铢

上五味，㕮咀，以水六升，煮取二升半。分三服，不瘥频作。

治妊娠呕吐，不下食，**橘皮汤**方。

橘皮　竹茹　人参　白术各十八铢　生姜一两　厚朴十二铢

上六味，㕮咀，以水七升，煮取二升半。分三服，不瘥重作。

养胎第三论二首　方二十三首　禁忌一首　逐月养胎二十首

论曰：旧说凡受胎三月，逐物变化，禀质未定。故妊娠三月，欲得观犀象猛兽、珠玉宝物；欲得见贤人君子、盛德大师；观礼乐、钟鼓、俎豆，军旅陈设，焚烧名香；口诵诗书、古今箴诫；居处简静，割不正不食，席不正不坐；弹琴瑟，调心神，和情性，节嗜欲。庶事清净，生子皆良，长寿忠孝，仁义聪慧，无疾。斯盖文王胎教者也。

论曰：儿在胎，日月未满，阴阳未备，腑脏骨节皆未成足，故自初讫于将

① 淡：《医方类聚》作“痰”。

② 秘：原作“阏”，通“秘”，今改。

产，饮食居处，皆有禁忌。

妊娠食羊肝，令子多厄。

妊娠食山羊肉，令子多病。

妊娠食驴马肉，延月。

妊娠食骡肉，产难。

妊娠食兔肉、犬肉，令子无音声并缺唇。

妊娠食鸡子及干鲤鱼，令子多疮。

妊娠食鸡肉、糯米，令子多寸白虫。

妊娠食椹并鸭子，令子倒出，心寒。

妊娠食雀肉并豆酱，令子满面多皯黵黑子。

妊娠食雀肉、饮酒，令子心淫情乱，不畏羞耻。

妊娠食鳖，令子项短。

妊娠食冰浆，绝胎。

妊娠勿向非常地大小便，必半产杀人。

徐之才逐月养胎方。

妊娠一月，名始胚。饮食精熟，酸美受御，宜食大麦，无食腥辛，是谓才正。

妊娠一月，足厥阴脉养，不可针灸其经。足厥阴内属于肝，肝主筋及血。一月之时，血行否涩，不为力事，寝必安静，无令恐畏。

妊娠一月，阴阳新合为胎。寒多为痛，热多卒惊，举重腰痛，腹满胞急，卒有所下，当预安之，宜服**乌雌鸡汤**方。

乌雌鸡一只，治如食法　茯苓二两　吴茱萸一升　芍药　白术各三两　麦门冬五合　人参三两　阿胶二两　甘草一两　生姜一两

上十味，㕮咀，以水一斗二升煮鸡，取汁六升。去鸡下药，煎取三升，纳酒三升并胶，烊尽，取三升，放温。每服一升，日三。

若曾伤一月胎者，当预服**补胎汤**方。

细辛一两　干地黄　白术各三两　生姜四两　大麦　吴茱萸各五合　乌梅一升　防风二两

上八味，㕮咀，以水七升，煮取二升半。分三服，先食服。寒多者，倍细辛、茱萸；若热多渴者，去细辛、茱萸，加栝楼根二两；若有所思，去大麦，加柏子仁三合。一方有人参一两。

妊娠二月，名始膏。无食辛臊，居必静处，男子勿劳，百节皆痛，是为胎始结。

妊娠二月，足少阳脉养，不可针灸其经。足少阳内属于胆，主精。二月之时，儿精成于胞里，当慎护惊动也。

妊娠二月，始阴阳踞经。有寒多坏不成，有热即萎悴；中风寒，有所动摇，心满，脐下悬急，腰背强痛，卒有所下，乍寒乍热，**艾叶汤**主之方。

艾叶　丹参　当归　麻黄各二两　人参　阿胶各三两　甘草一两　生姜六两　大枣十二枚

上九味，㕮咀，以酒三升、水一斗，煮减半，去滓纳胶，煎取三升，分三服。一方用乌雌鸡一只，宿肥者，治如食法，割头取血，纳三升酒中相和；鸡以水一斗二升先煮取汁，去鸡纳药，煎取三升，纳血、酒并胶，煎取三升。分温三服。

若曾伤二月胎者，当预服**黄连汤**方。

黄连　人参各一两　吴茱萸五合　生姜三两　生地黄五两，一方用阿胶

上五味，㕮咀，以醋浆七升，煮取三升。分四服，日三夜一，十日一作。若颇觉不安，加乌梅一升。加乌梅者，不用浆，直用水耳。一方用当归半两。

妊娠三月，名始胎。当此之时，未有定仪，见物而化。欲生男者，操弓矢；欲生女者，弄珠玑。欲子美好，数视璧玉；欲子贤良，端坐清虚，是谓外象而内感者也。

妊娠三月，手心主脉养，不可针灸其经。手心主内属于心，无悲哀、思虑、惊动。

妊娠三月，为定形。有寒大便青，有热小便难，不赤即黄。卒惊恐、忧愁、嗔怒、喜顿仆，动于经脉，腹满，绕脐苦痛，或腰背痛，卒有所下，**雄鸡汤**方。

雄鸡一只，治如食法　甘草　人参　茯苓　阿胶各二两　黄芩　白术各一两　麦门冬五合　芍药四两　大枣十二枚，擘　生姜一两

上十一味，㕮咀，以水一斗五升[①]，煮鸡减半，出鸡纳药，煮取半，纳清酒三升并胶，煎取三升。分三服，一日尽之，当温卧。一方用当归、芎䓖各二两，不用黄芩、生姜。

若曾伤三月胎者，当预服**茯神汤**方。

茯神　丹参　龙骨各一两　阿胶　当归　甘草　人参各二两　赤小豆二十一粒　大枣二十一枚

上九味，㕮咀，以醋浆一斗，煮取三升。分四服，先食服，七日后服一剂。腰痛者，加桑寄生二两。《深师》有薤白二两、麻子一升。

妊娠四月，始受水精，以成血脉。食宜稻粳，羹宜鱼雁，是谓盛血气，以通耳目，而行经络。

妊娠四月，手少阳脉养，不可针灸其经。手少阳内输三焦。四月之时，儿六腑顺成。当静形体，和心志，节饮食。

妊娠四月，有寒，心下愠愠欲呕，胸膈满，不欲食；有热，小便难，数数如淋状，脐下苦急。卒风寒，颈项强痛，寒热。或惊动身躯，腰背腹痛，往来有时，胎上迫胸，心烦不得安，卒有所下，**菊花汤**方。

菊花如鸡子大一枚　麦门冬一升　麻黄　阿胶各三两　人参一两半　甘草　当归各二两　生姜五两　半夏四两　大枣十二枚

上十味，㕮咀，以水八升，煮减半，纳清酒三升并阿胶，煎取三升。分三服，温卧。当汗，以粉粉之，护风寒四五日。一方用乌雌鸡一只，煮水煎药。

若曾伤四月胎者，当预服**调中汤**方。

白芍药四两　续断　芎䓖　甘草各一两　白术　柴胡各三两　当归一两半　乌梅一升　生姜四两　厚朴　枳实　生李根白皮各三两

上十二味，㕮咀，以水一斗，煮取三升。分四服，日三夜一，八日后复服一剂。

妊娠五月，始受火精，以成其气。卧必晏起，沐浴浣衣，深其居处，厚其衣裳。朝吸天光，以避寒殃。其食稻麦，其羹牛羊，和以茱萸，调以五味，是谓养气，以定五脏。

妊娠五月，足太阴脉养，不可针灸其经。足太阴内输于脾。五月之时，儿四肢皆成，无大饥，无甚饱，无食干燥，无自炙热，无劳倦。

妊娠五月，有热苦头眩，心乱呕吐；有寒苦腹满痛，小便数。卒有恐怖，四肢疼痛，寒热，胎动无常处，腹痛，闷顿欲仆，卒有所下，**阿胶汤**主之方。

阿胶四两　旋覆花二合　麦门冬一升　人参一两　吴茱萸七合　生姜六两　当归　芍药　甘草　黄芩各二两

上十味，㕮咀，以水九升，煮药减半，纳清酒三升并胶，微火煎，取三升半。分四服，日三夜一，先食服便愈，不瘥再服。一方用乌雌鸡一只，割取咽血，纳酒中；以水煮鸡以煎药，减半，纳酒并胶，煎取三升半，分四服。

曾伤五月胎者，当预服**安中汤**方。

---

① 五升：后藤本作“三升”。

黄芩一两　当归　芎䓖　人参　干地黄各二两　甘草　芍药各三两　生姜六两　麦门冬一升　五味子五合　大枣三十五枚　大麻仁五合

上十二味，㕮咀，以水七升、清酒五升，煮取三升半。分四服，日三夜一，七日复服一剂。

妊娠六月，始受金精，以成其筋。身欲微劳，无得静处，出游于野，数观走犬，及视走马。食宜鸷鸟、猛兽之肉，是谓变腠理纫筋，以养其力，以坚背膂。

妊娠六月，足阳明脉养，不可针灸其经。足阳明内属于胃，主其口目。六月之时，儿口目皆成。调五味，食甘美，无大饱。

妊娠六月，卒有所动不安，寒热往来，腹内胀满，身体肿，惊怖，忽有所下，腹痛如欲产，手足烦疼，宜服**麦门冬汤**方。

麦门冬一升　人参　甘草　黄芩各二两　干地黄三两　阿胶四两　生姜六两　大枣十五枚

上八味，㕮咀，以水七升，煮减半，纳清酒二升并胶，煎取三升。分三服，中间进糜粥。一方用乌雌鸡一只，煮水以煎药。

若曾伤六月胎者，当预服**柴胡汤**方。

柴胡四两　白术　芍药一方作紫葳　甘草各二两　苁蓉一两　芎䓖二两　麦门冬二两　干地黄五两　大枣三十枚　生姜六两

上十味，㕮咀，以水一斗，煮取三升。分四服，日三夜一，中间进糜粥。勿食生冷及坚硬之物。七日更服一剂。

妊娠七月，始受木精，以成其骨。劳身摇肢，无使定止，动作屈伸，以运血气。居处必燥，饮食避寒，常食稻粳，以密腠理，是谓养骨而坚齿。

妊娠七月，手太阴脉养，不可针灸其经。手太阴内属于肺，主皮毛。七月之时，儿皮毛已成。无大言，无号哭，无薄衣，无洗浴，无寒饮。

妊娠七月，忽惊恐摇动，腹痛，卒有所下，手足厥冷，脉若伤寒，烦热，腹满，短气，常苦颈项及腰背强，**葱白汤**主之方。

葱白长三四寸，十四茎　半夏一升　生姜八两　甘草　当归　黄芪各三两　麦门冬一升　阿胶四两　人参一两半　黄芩一两　旋覆花一合[①]

上十一味，㕮咀，以水八升，煮减半，纳清酒三升及胶，煎取四升。服一升，日三夜一。温卧，当汗出。若不出者，加麻黄二两，煮、服如前法。若秋后，勿强责汗。一方以黄雌鸡一只，割咽取血，纳酒中，煮鸡取汁以煎药。

若曾伤七月胎者，当预服**杏仁汤**方。

杏仁　甘草各二两　麦门冬　吴茱萸各一升　钟乳　干姜各二两[②]　五味子五合　紫菀一两　粳米五合

上九味，㕮咀，以水八升，煮取三升半。分四服，日三夜一，中间进食，七日服一剂。一方用白鸡一只，煮汁煎药。

妊娠八月，始受土精，以成肤革。和心静息，无使气极，是谓密腠理，而光泽颜色。

妊娠八月，手阳明脉养，不可针灸其经。手阳明内属于大肠，主九窍。八月之时，儿九窍皆成。无食燥物，无辄失食，无忍大起。

妊娠八月，中风寒，有所犯触，身体尽痛，乍寒乍热，胎动不安，常苦头眩痛，绕脐下寒，时时小便白如米汁，或青或黄，或使寒栗，腰背苦冷而痛，目𥈭𥈭，**芍药汤**主之方。

① 一合：后藤本作“二合”。
② 二两：后藤本作“三两”。

芍药　生姜各四两　厚朴二两　甘草　当归　白术　人参各三两　薤白切，一升

上八味，㕮咀，以水五升、清酒四升合煮，取三升。分三服，日再夜一。一方用乌雌鸡，煮汁以煎药。

若曾伤八月胎者，当预服**葵子汤**方。

葵子二升　生姜六两　甘草二两　芍药四两　白术　柴胡各三两　大枣二十枚　厚朴二两

上八味，㕮咀，以水九升，煮取三升。分三服，日三，十[①]日一剂。一方用乌雌鸡一只，煮水以煎药。

妊娠九月，始受石精，以成皮毛，六腑百节，莫不毕备。饮醴食甘，缓带自持而待之，是谓养毛发、致才力。

妊娠九月，足少阴脉养，不可针灸其经。足少阴内属于肾，肾主续缕。九月之时，儿脉续缕皆成。无处湿冷，无著炙衣。

妊娠九月，若卒得下痢，腹满悬急，胎上冲心，腰背痛，不可转侧，短气，**半夏汤**方。

半夏　麦门冬各五两[②]　吴茱萸　当归　阿胶各三两　干姜一两　大枣十二枚

上七味，㕮咀，以水九升，煮取三升，去滓，内白蜜八合，微火上温。分四服，痢即止。一方用乌雌鸡一只，煮汁以煎药。

若曾伤九月胎者，当预服**猪肾汤**方。

猪肾一具　白术四两　茯苓　桑寄生　干姜　干地黄　芎䓖各三两　麦门冬一升　附子中者一枚　大豆三合

上十味，㕮咀，以水一斗，煮肾令熟，去肾，纳诸药，煎取三升半。分四服，日三夜一，十日更一剂。

妊娠十月，五脏俱备，六腑齐通，纳天地气于丹田，故使关节、人神皆备，但俟时而生。

妊娠一月始胚，二月始膏，三月始胞，四月形体成，五月能动，六月筋骨立，七月毛发生，八月脏腑具，九月谷气入胃，十月诸神备，日满即产矣。宜服滑胎药，入月即服。

养胎，临月服，令滑易产，**丹参膏**方。

丹参半斤　芎䓖　当归各三两[③]　蜀椒五合，有热者，以大麻仁五合代

上四味，㕮咀，以清酒溲湿，停一宿，以成煎猪膏四升，微火煎膏色赤如血，膏成，新布绞去滓。每日取如枣许，纳酒中服之，不可逆服。至临月乃可服，旧用常验。

甘草散　令易生，母无疾病，未生一月日预服，过三十日，行步动作如故，儿生堕地，皆不自觉方。

甘草二两[④]　大豆黄卷　黄芩一方作茯苓　干姜　桂心　麻子仁　大麦蘖一方用粳米　吴茱萸各三两

上八味，治下筛。酒服方寸匕，日三。暖水服亦得。

千金丸　主养胎，及产难颠倒、胞不出，服一丸；伤毁不下，产余病汗不出，烦满不止，气逆满，以酒服一丸良。一名**保生丸**方。

甘草　贝母　秦椒　干姜　桂心　黄芩　石斛　石膏　粳米一作糯米　大豆黄卷各六铢　当归十三铢[⑤]　麻子三合

上十二味，末之，蜜和丸，如弹子大。每服一丸，日三，用枣汤下。一方用蒲黄一两。

治妊娠养胎，令易产，**蒸大黄丸**方。

---

① 十：《妇人良方》作“一”。

② 五两：后藤本作“三两”。

③ 三两：后藤本作“二两”。

④ 二两：后藤本作“一两”。

⑤ 十三铢：后藤本作“十二铢”。

大黄三十铢，蒸　枳实　芎䓖　白术　杏仁各十八铢　芍药　干姜　厚朴各十二铢　吴茱萸一两

上九味，末之，蜜丸如梧桐子大。空腹酒下二丸，日三，不知稍加之。

滑胎，令易产方。

车前子一升　阿胶八两　滑石二两

上三味，治下筛。饮服方寸匕，日再。至生月乃服。药利九窍，不可先服。

妊娠诸病第四

此篇有十章　方八十九首　灸法三首

胎动及数堕胎第一方六首[①]，灸法一首

治妊娠二三月，上至八九月，胎动不安，腰痛，已有所见方。

艾叶　阿胶　芎䓖《肘后》不用芎　当归各三两　甘草一两[②]

上五味，㕮咀。以水八升，煮取三升，去滓，纳胶令消。分三服，日三。

治妊娠胎动去血，腰腹痛方。

芎䓖　当归　青竹茹各三两[③]　阿胶二两

上四味，㕮咀，以水一斗半，煮银二斤，取六升，去银纳药，煎取二升半，纳胶令烊。分三服，不瘥重作。一方用甘草二两。

治妊娠胎动不安，腹痛，**葱白汤**方。

葱白切，一升　阿胶二两　当归　续断　芎䓖各三两

上五味，㕮咀，以水一斗，先煮银六七两，取七升，去银纳药，煎取二升半，下胶令烊。分三服，不瘥重作。

治妊娠胎动，昼夜叫呼，口噤唇搴，及下重、痢不息方。

艾叶，㕮咀，以好酒五升，煮取四升，去滓更煎，取一升服。口闭者，格口灌之，药下即瘥。亦治妊娠腰痛及妊娠热病，并妊娠卒下血。

治妊娠六七月，胎不安，常服**旋覆花汤**方。

旋覆花一两　厚朴　白术　黄芩　茯苓　枳实各三两　半夏　芍药　生姜各二两

上九味，㕮咀，以水一斗，煮取二升半。分五服，日三夜二，先食服。

治妊娠数堕胎方。

赤小豆末，酒服方寸[④]，日二。亦治妊娠数月，月水尚来者。

又，妊娠三月，灸膝下一寸，七壮。

漏胞第二方四首

治妊娠下血如故，名曰漏胞，胞干便死方。

生地黄半斤，㕮咀，以清酒二升煮三沸，绞去滓。服之无时，能多服佳。姚大夫加黄雌鸡一头，治如食法；崔氏取鸡血和药中服。

治妊娠血下不止，名曰漏胞，血尽子死方。

干地黄，捣末。以三指撮酒服，不过三服。

又方

生地黄汁一升，以清酒四合，煮三四沸。顿服之，不止频服。

又方

干地黄四两　干姜二两

上二味，治下筛。以酒服方寸匕，日再三服。

子烦第三方二首

治妊娠常苦烦闷，此是子烦，**竹沥汤**方。

竹沥一升　防风　黄芩　麦门冬各三

---

① 首：原作“章”，据后藤本改。

② 一两：后藤本作“二两”

③ 三两：后藤本作“五两”。

④ 寸：元刻本、道藏本“寸”后并有“匕”字。

两　茯苓四两

上五味，㕮咀，以水四升，合竹沥，煮取二升。分三服，不瘥再作。

又方

时时服竹沥，随多少，取瘥止。

心腹腰痛及胀满第四方二十首

治妊娠心痛方。

青竹皮一升，以酒二升，煮三两沸，顿服之。

又方

破生鸡子一枚，和酒服之。

又方

青竹茹一升　羊脂八两　白蜜三两

上三味，合煎。食顷服如枣核大三枚，日三。

又方

蜜一升，和井底泥，泥心下。

又方

烧枣二七枚，末。尿服之，立愈。

治妊娠腹中痛方。

生地黄三斤，捣绞取汁，用清酒一升，合煎减半，顿服。

又方

烧车釭脂，纳酒中服。亦治妊娠咳嗽，并难产三日不出。

又方

顿服一升蜜，良。

治妊娠腹中满痛入心，不得饮食方。

白术六两　芍药四两　黄芩三两

上三味，㕮咀，以水六升，煮取三升。分三服，半日令药尽。微下水，令易生，月饮一剂为善。

治妊娠忽苦心腹痛方。

烧盐令赤热，三指撮，酒服之，立瘥[①]。

治妊娠伤胎结血，心腹痛方。

服[②]小儿尿二升，顿服之，立瘥，大良。

治妊娠中恶，心腹痛方。

新生鸡子二枚，破著杯中，以糯米粉和如粥，顿服。亦治妊娠卒胎动不安，或但腰痛，或胎转抢心，或下血不止。

又方

水三升洗夫靴，剔汁温服。

治妊娠中蛊，心腹痛方。

烧败鼓皮，酒服方寸匕。须臾，自呼蛊主姓名。

治妊娠腰痛方。

大豆二升，以酒三升，煮取二升，顿服之。亦治常人卒腰痛。

又方

麻子三升，以水五升，煮取汁三升，分五服。亦治心痛。

又方

榆白皮三两　豉二两

上二味，熟捣，蜜丸如梧桐子大，服二七丸。亦治心痛。

又方

烧牛屎焦，末。水服方寸匕，日三服。

又方

地黄汁八合，酒五合，合煎，分温[③]服。

治妊娠胀满方。

服秤锤酒良。烧之，淬酒中服。亦治妊娠卒下血。

伤寒第五方十六首

治妊娠伤寒，头痛壮热，肢节烦疼方。

石膏八两　前胡　栀子仁　知母各四两　大青　黄芩各三两　葱白切，一升

上七味，㕮咀，以水七升，煮取二升半，

① 瘥：原作“产”，据宋古本改。

② 服：元刻本、道藏本、后藤本作“取”。

③ 温：宋古本作“三”。

去滓，分五服。别相去如人行七八里再服，不利。

治妊娠头痛壮热，心烦呕吐，不下食方。

生芦根一升 知母四两 青竹茹三两 粳米五合

上四味，㕮咀，以水五升，煮取二升半。稍稍饮之，尽更作，瘥止。

治妊娠伤寒服汤后，头痛壮热不歇，宜用此拭汤方[1]。

麻黄半斤 竹叶切，一升 石膏末三升

上三味，以水五升，煮取一升，去滓。冷，用以拭身体，又以故布搶头额、胸心，燥则易之。患疟者，加恒山五两。

治妊娠伤寒方。

葱白十茎 生姜二两，切

上二味，以水三升，煮取一升半，顿服取汗。

治妊娠中风，寒热，腹中绞痛，不可针灸方。

鲫鱼一头，烧作灰，捣末。酒服方寸匕，取汗。

治妊娠遭时疾，令子不落方。

取灶中黄土，水和涂脐。干，复涂之。一方酒和涂，方五寸。又泔清和涂之，并佳。

又方

犬尿泥涂腹，勿令干。

治妊娠热病方。

车辖脂酒服，大良。

又方

葱白五两 豆[2] 豉二升

上二味，以水六升，煮取二升。分二服，取汗。

又方

葱白一把，以水三升，煮令熟，服之取汗，食葱令尽。亦主安胎。若胎已死者，须臾即出。

又方

水服伏龙肝一鸡子大。

又方

井底泥，泥心下三寸，立愈。

又方

青羊屎，涂脐上。

治大热烦闷者方。

葛根汁二升，分三服，如人行五里进一服。

又方

槐实烧灰，服方寸匕，酒和服。

又方

烧大枣七枚，末，酒和服。

疟病第六方二首

治妊娠患疟汤方。

恒山二两 甘草一两 黄芩三两 乌梅十四枚 石膏八两

上五味，㕮咀，以酒、水各一升半，合渍药一宿，煮三四沸，去滓。初服六合，次服四合，后服二合，凡三服。

又方

恒山 竹叶各三两 石膏八两 粳米一百粒，《崔氏》、《外台》作糯米，《集验》、《救急》作秫米

上四味，㕮咀，以水六升，煮取二升半，去滓。分三服：第一服，取未发前一食顷服之；第二服，取临欲发服之；余一服，用以涂头额及胸前、五心。药滓置头边，当一日勿近水及进饮食，过发后乃进粥食。

下血第七方十二首

治妊娠忽暴下血数升，胎燥不动方。

榆白皮三两 当归 生姜各二两 干地黄四两 葵子一升，《肘后》不用

上五味，㕮咀，以水五升，煮取二升

---

① 此拭汤方：后藤本作"此汤拭其身"。

② 豆：原作"头"，据元刻本、道藏本改。

半。分三服，不瘥，更作服之，甚良。

治妊娠卒惊奔走，或从高坠下，暴出血数升，**马通汤**方。

马通汁一升　干地黄四两　当归三两　阿胶四两　艾叶三两

上五味，㕮咀，以水五升，煮取二升半，去滓，纳马通汁及胶，令烊。分三服，不瘥重作。

治妊娠二三月，上至七八月，其人顿仆失踞，胎动不下[①]，伤损腰腹，痛欲死，若有所见，及胎奔上抢心，短气，**胶艾汤**方。

阿胶二两　艾叶三两　芎䓖　芍药　甘草　当归各二两　干地黄四两

上七味，㕮咀，以水五升、好酒三升合煮，取三升，去滓纳胶，更上火令消尽。分三服，日三，不瘥更作。

治妊娠卒下血方。

葵子一升，以水五升，煮取二升。分三服。瘥止。

又方

生地黄切一升，以酒五升，煮取三升，分三服。亦治落身后血。

又方

葵根茎烧作灰，以酒服方寸匕，日三。

治妊娠僵仆失据，胎动转上抢心，甚者血从口出，逆不得息，或注下血一斗五升，胎不出，子死则寒，熨人腹中，急如产状，虚乏少气，困顿欲死，烦闷反覆，服药母即得安，下血亦止，其当产者立生，**蟹爪汤**方。

蟹爪一升　甘草　桂心各二尺　阿胶二两

上四味，㕮咀，以东流水一斗，煮取三升，去滓，纳胶烊尽，能为一服佳。不能者，食顷再服之。若口急不能饮者，格口灌之，药下便活也，与母俱生；若胎已死，独母活也；若不僵仆，平安妊娠，无有所见，下血，服此汤即止。或云桂不安胎，亦未必尔。

治妊娠胎堕，下血不止方。

丹参十二两，㕮咀，以清酒五升，煮取三升。温服一升，日三。

又方

地黄汁和代赭末，服方寸匕。

又方

桑蝎虫屎烧灰，酒服方寸匕。

治半产，下血不尽，苦来去烦满欲死，**香豉汤**方。

香豉一升半，以水三升，煮三沸，漉去滓，纳成末鹿角一方寸[②]匕，顿服之。须臾血自下。鹿角烧亦得。

小便病第八方十五首　灸法一首

治妊娠小便不利方。

葵子一升　榆白皮一把，切

上二味，以水五升，煮五沸。服一升，日三。

又方

葵子　茯苓各一两

上二味，末之。以水服方寸匕，日三，小便利则止。仲景云：妊娠有水气，身重，小便不利，洒淅恶寒，起即头眩。

治妊娠患子淋方。

葵子一升，以水三升，煮取二升，分再服。

又方

葵根一把，以水三升，煮取二升，分再服。

治妊娠小便不通利方。

芜菁子十合，为末。水和服方寸匕，日三服。

治妊娠尿血方。

---

① 下：宋古本作“安”。

② 寸：原缺，据宋古本、元刻本、道藏本补。

黍穰烧灰，酒服方寸匕，日三服。

治妇人无故尿血方。

龙骨五两，治下筛，酒服方寸匕，空腹服，日三。久者，二十服愈。

又方

爪甲 乱发

上二味，并烧末，等分。酒服方寸匕，日三，饮服亦得。

又方

鹿角屑 大豆黄卷 桂心各一两

上三味，治下筛。酒服方寸匕，日三服。

又方

取夫爪甲烧作灰，酒服之。

又方：

取故舡上竹茹，曝干，捣末。酒服方寸匕，日三。亦主遗尿。

治妇人遗尿，不知出时方。

白薇 芍药各一两

上二味，治下筛。酒服方寸匕，日三。

又方

胡燕窠中草，烧末，酒服半钱匕。亦治丈夫。

又方

矾石 牡蛎各二两

上二味，治下筛，酒服方寸匕。亦治丈夫。

又方

烧遗尿人荐草灰，服之瘥。

又，灸横骨当阴门七壮。

下痢第九方八首 灸法一首

治妊娠下痢方。

酸石榴皮 黄芩 人参各三两 榉皮四两 粳米三合

上五味，㕮咀，以水七升，煮取二升半，分三服。

治妊娠患脓血赤滞、鱼脑白滞、脐腹绞痛不可忍者方。

薤白切，一升 酸石榴皮二两 阿胶二两 黄柏三两，《产宝》作黄连 地榆四两

上五味，㕮咀，以水七升，煮取二升半。分三服，不瘥更作。

治妊娠下痢方。

白杨皮一斤，㕮咀，以水一大升，煮取二小升，分三服。

又方

烧中衣带三寸，末，服之。

又方

羊脂如棋子大十枚，温酒一升，投中。顿服之，日三。

治妊娠注下不止方。

阿胶 艾叶 酸石榴皮各二两

上三味，㕮咀，以水七升，煮取二升，去滓，纳胶令烊，分三服。

治妊娠及产已，寒热下痢方。

黄连一升 栀子二十枚 黄柏一斤

上三味，㕮咀，以水五升，渍一宿，煮三沸。服一升，一日一夜令尽。呕者，加橘皮一两、生姜二两。亦治丈夫常痢。

治妇人痢，欲痢辄先心痛，腹胀满，日夜五六十行方。

曲 石榴皮 黄柏一作麦蘖 乌梅 黄连 艾各一两 防己二两 阿胶 干姜各三两 附子五两

上十味，末之，蜜和丸。饮服如梧子大二十丸，日三，渐加至三十、四十丸。

妇人水泄痢，灸气海百壮，三报。

水肿第十方五首

治妊娠体肿，有水气，心腹急满汤方。

茯苓 白术各四两，《崔氏》无术 黄芩三两 旋覆花二两 杏仁三两

上五味，㕮咀，以水六升，煮取二升半，分三服。

治妊娠腹大，胎间有水气，**鲤鱼汤**

方。

鲤鱼一头，重二斤　白术五两　生姜三两　芍药　当归各三两　茯苓四两

上六味，㕮咀，以水一斗二升，先煮鱼熟，澄清，取八升，纳药，煎取三升，分五服。

治妊娠毒肿方。

芜菁根净洗，去皮，捣，醋和如薄泥，勿令有汁，猛火煮之二沸，适性薄肿，以帛急裹之，日再易。寒时温覆，非根时用子，若肿在咽中，取汁含咽之。

又方

烧檏牛屎，醋和敷之，干则易。亦可服方寸匕，日三。

治妊娠手脚皆肿，挛急方。

赤小豆五升　商陆根一斤，切

上二味，以水三斗，煮取一斗，稍稍饮之，尽更作。一方加泽漆一斤。

产难第五

论一首八条　方二十一首　针法一首

论曰：产妇虽是秽恶，然将痛之时，及未产已产，并不得令死丧污秽家人来视之，则生难。若已产者，则伤儿也。

妇人产乳，忌反支月，若值此月，当在牛皮上，若灰上，勿令水血恶物著地，则杀人，及浣濯衣水，皆以器盛，过此忌月乃止。

凡生产不依产图，脱有犯触，于后母子皆死。若不至死，即母子俱病，庶事皆不称心。若能依图，无所犯触，母即无病，子亦易养。

凡欲产时，特忌多人瞻视，惟得三二人在旁，待总产讫，乃可告语诸人也。若人众看之，无不难产耳。

凡产妇第一不得匆匆忙怕，旁人极须稳审，皆不得预缓预急及忧悒，忧悒则难产。若腹痛，眼中生火，此儿回转，未即生也。儿出讫，一切人及母，皆忌问是男是女。儿始落地，与新汲井水五咽，忌与暖汤物，勿令母看视秽污。

凡产妇慎食热药、热面食，常识此，饮食当如人肌温温也。

凡欲临产时，必先脱寻常所著衣，以笼灶头及灶口，令至密，即易产也。

凡产难及子死腹中，并逆生与胞胎不出，诸篇方可通检用之。

治产难，或半生，或胎不下，或子死腹中，或著脊，及坐草数日不产，血气上抢心，母面无颜色，气欲绝者方。

成煎猪膏一升　白蜜一升　醇酒二升

上三味，合煎取二升，分再服；不能再服，可随所能服之。治产后恶血不除，上抢心痛，烦急者，以地黄汁代醇酒。

治难产方。

槐枝[1]切，二升　瞿麦　通草各五两　牛膝四两　榆白皮切　大麻仁各二升

上六味，㕮咀，以水一斗二升，煮取三升半，分五服。

治产难累日，气力乏尽，不能得生，此是宿有病方。

赤小豆二升　阿胶二两

上二味，以水九升，煮豆令熟，去滓，纳胶令烊。一服五合，不觉更服，不过三服即出。

又方

槐子十四枚　蒲黄一合

上二味，合纳酒中，温服。须臾不生，再服之。水服亦得。

又方

生地黄汁半升　生姜汁半升

上二味，合煎熟，顿服之。

治产难，及日月未足而欲产者方。

---

① 槐枝：宋古本作“槐白皮”。

知母一两，为末，蜜丸如兔屎，服一丸。痛不止，更服一丸。

治产难方。

吞皂荚子二枚。

治产难三日不出方。

取鼠头烧作屑，井花水服方寸匕，日三。

又方

车轴脂吞大豆许两丸。

又方

烧大刀环，以酒一杯沃之，顿服即出，救死不分娩者。

又方

烧药杵令赤，纳酒中，饮之。

治难产方。

取厕前已用草二七枚，烧作屑，水调服之。

又方

令夫唾妇口中二七过，立出。

难产，针两肩井，入一寸，泻之，须臾即分娩。

羚羊角散 治产后心闷，是血气上冲心方。

羚羊角一枚，烧作灰，下筛。以东流水服方寸匕。若未瘥，须臾再服，取闷瘥乃止。

又方

羖羊角烧作灰，以温酒服方寸匕。不瘥，须臾再服。《备急方》以治产难。

治产乳运绝方。

半夏一两，捣筛，丸如大豆，纳鼻孔中，即愈。此是扁鹊法。

又方

神曲末，水服方寸匕。亦治产难。

又方

赤小豆捣为散，东流水服寸匕，不瘥更服。

又方

含酽醋潠面，即愈。凡闷即潠之，愈。

又方

取酽醋和产血如枣许大，服之。

治心闷方。

产后心闷，眼不得开，即当顶上取发如两指大，强以人牵之，眼即开。

子死腹中第六

论一首　方十七首

论曰：凡妇人产难死生之候，母面赤舌青者，儿死母活；母唇口青，口两边沫出者，母子俱死；母面青舌赤，口中沫出者，母死子活。

治动胎及产难，子死腹中，并妊两儿一死一生，令死者出，生胎[①] 安，神验方。

蟹爪一升　甘草二尺　阿胶三两

上三味，以东流水一斗，先煮二物，得三升，去滓，纳胶令烊，顿服之。不能，分再服。若人困，拗口纳药，药入即活。煎药作东向灶，用苇薪煮之。

治子死腹中不出方。

以牛屎涂母腹上，立出。

治子死腹中方。

取灶下黄土三指撮，以酒服之，立出。土当著儿头上出。亦治逆生及横生不出，手足先见者。

治胎死腹中，**真朱汤**方。

熟真朱一两　榆白皮切，一升

上二味，以苦酒三升，煮取一升，顿服，死胎立出。

又方

服水银三两，立出。

又方

三家鸡卵各一枚，三家盐各一撮，三家水各一升，合煮，令产妇东向饮之，立

① 胎：宋古本、元刻本、后藤本作“者”。

出。

又方

取夫尿二升，煮令沸，饮之。

又方

吞槐子二七枚。亦治逆生。

又方

醋二升，拗口开，灌之即出。

治产难，子死腹中方。

瞿麦一斤，以水八升，煮取一升，服一升，不出再服。

治胎死腹中，干燥著背方。

葵子一升　阿胶五两

上二味，以水五升，煮取二升，顿服之，未出再煮服。

治妊娠未足月，而胎卒死不出，其母欲死方。

以苦酒浓煮大豆，一服一升，死胎立出。不能顿服，分再服。一方用醇酒煮大豆，亦治积聚成瘕。

治妊娠胎死腹中，若子生胞衣不出，腹中引腰背痛方。

甘草一尺　蒲黄二合　筒桂四寸　香豉二升　鸡子一枚

上五味，以水六升，煮取一升，顿服之，胎胞秽恶尽去，大良。

治妊娠得病须去胎方。

以鸡子一枚，盐三指撮，和服立下。此[①]与阮河南疗难产同。

又方

麦蘖一升，末，和蜜一升，服之立下。

又方

七月七日，神曲三升，醋一升，煮两沸。宿不食，旦顿服，即下。

又方

大麦曲五升，酒一斗，煮三沸。去滓，分五服，令尽，当宿勿食，其子如糜。令母肥盛无疾苦，千金不传。

逆生第七

论一首　方十四首

论曰：凡产难，或儿横生、侧生，或手足先出，可以针锥刺儿手足，入一二分许，儿得痛，惊转即缩，自当回顺也。

治逆生方。

以盐涂儿足底，又可急搔之，并以盐摩产妇腹上即愈。

又方

以盐和粉，涂儿足下即顺。《子母秘录》云：盐和胡粉。

又方

梁上尘，取如弹丸许二枚，治末三指撮，温酒服之。

治逆生及横生不出，手足先见者。

烧蛇蜕皮末，服一刀圭，亦云三指撮，面向东，酒服即顺。

又方

以蝉壳二枚，治为末，三指撮，温酒服。《崔氏》、《外台》、《子母秘录》作弹丸二枚，为末，酒服。

又方

取夫阴毛二七茎，烧，以猪膏和丸如大豆，吞之，儿手即持丸出，神验。

又方

蛇蜕皮烧灰，猪膏和丸，东向服。

又方

以手中指取釜底墨，交画儿足下，即顺生。

又方

取父名书儿足下，即顺生。

治横生及足先出者方。

取梁上尘、灶突墨，酒服之。

---

① 此：原作“凡”，据元刻本、道藏本、后藤本改。

又方

取车釭中脂，书儿脚下及掌中。

治纵横生不可出者方。

菟丝子末，酒若米汁服方寸匕，即生。车前子亦好，服如上法[①]。

又方

水若酒服灶突黑尘。

治产时子但趋谷道者方。

熬盐熨之，自止[②]。

胞胎不出第八方二十二首

治产儿胞衣不出，令胞烂，**牛膝汤**方。

牛膝　瞿麦各一两　滑石二两，一方用桂心一两　当归一两半　通草一两半　葵子半斤

上六味，㕮咀，以水九升，煮取三升，分三服。

治产难，胞衣不出，横倒者，及儿死腹中，母气欲绝方。

半夏　白蔹各二两

上二味，治下筛。服[③]方寸匕，小难一服，横生二服，倒生三服，儿死四服。亦可加代赭、瞿麦各二两，为佳。

治胎死腹中，若母病，欲下之方。

取榆白皮细切，煮汁三升，服之即下。难生者亦佳。

又方

牛膝三两　葵子一升

上二味，以水七升，煮取三升，分三服。

又方

生地黄汁一升，苦酒三合，令暖服之。不能顿服，分再服亦得。

又方

泽兰叶三两　滑石五合　生麻油二合

上三味，以水一升半煮泽兰，取七合，去滓，纳麻油、滑石，顿服之。

治胞衣不出方。

取小麦合小豆，煮令浓，饮其汁，立出。亦治横逆生者。

治逆生，胎不出方。

取灶屋上墨，以酒煮一两沸，取汁服。

治胞衣不出方。

取瓜瓣二七枚，服之立出，良。

又方

苦酒服真朱一两。

又方

服蒲黄如枣许，以井花水。

又方

生男吞小豆七枚，生女者十四枚，即出。

又方

取水煮弓弩弦，饮其汁五合，即出。亦可烧灰，酒和服。

又方

鸡子一枚，苦酒一合，和饮之，即出。

又方

墨三寸，末之，酒服。

又方

取宅中所埋柱，掘出，取坎底当柱下土大如鸡子，酒和服之，良。

治产后胞不时出方。

井底土如鸡子中黄，以井花水和服之，立出。

又方

取井中黄土，丸如梧桐子，吞之立出。又治儿不出。

治子死腹中，若衣不出，欲上抢心

---

① 上法：原作“法上”，据宋古本、元刻本、道藏本、后藤本改。

② 止：《医方类聚》作“正“。

③ 服：宋古本“服”上有“酒”字。

方。

急取蚁垤[1]土三升，熬之令热，囊盛熨心下，令胎不得上抢心，甚良。

又方

末灶突中墨三指撮，以水若酒服之，立出，当著儿头生。

又方

取炊蔽当户前烧，服之。

又方

取夫内衣盖井上，立出。

下乳第九方二十一首

治妇人乳无汁，**钟乳汤**方。

石钟乳　白石脂各六铢　通草十二铢　桔梗半两，切　硝石六铢，一方用滑石

上五味，㕮咀，以水五升，煮三沸，三上三下，去滓，纳硝石令烊，分服。

治妇人乳无汁，**漏芦汤**方。

漏芦　通草各二两　石钟乳一两　黍米一升

上四味，㕮咀，米[2]宿渍，揩挞取汁三升，煮药三沸，去滓，作饮饮[3]之，日三。

治妇人乳无汁，单行**石膏汤**方。

石膏四两，研，以水二升，煮三沸，稍稍服，一日令尽。

又方

通草　石钟乳

上二味，各等分，末，粥饮服方寸匕，日三，后可兼养两儿。通草，横心者是，勿取羊桃根，色黄无益。一方二味，酒五升，渍一宿，明旦煮沸，去滓，服一升，日三，夏冷服，冬温服。

治妇人无乳汁，**麦门冬散**方。

麦门冬　石钟乳　通草　理石

上四味，各等分，治下筛。先食，酒服方寸匕，日三。

治妇人乳无汁，**漏芦散方**。

漏芦半两　石钟乳　栝楼根各一两　蛴螬三合

上四味，治下筛。先食，糖水服方寸匕，日三。

又方

麦门冬　通草　石钟乳　理石　土瓜根　大枣　蛴螬

上七味，等分，治下筛。食毕，用酒服方寸匕，日三。

治乳无汁方。

石钟乳四两　甘草二两，一方不用　漏芦三两　通草五两　栝楼根五两

上五味，㕮咀，以水一斗，煮取三升，分三服。一云用栝楼实一枚。

又方

母猪蹄一具，粗切，以水二斗煮熟，得五六升汁饮之，不出更作。

又方

猪蹄二枚，熟炙，捶碎　通草八两，细切

上二味，以清酒一斗浸之，稍稍饮尽，不出更作。《外台》猪蹄不炙，以水一斗，煮取四升，入酒四升更煮，饮之。

又方

栝楼根切一升，酒四升，煮三沸，去滓，分三服。

又方

取栝楼子尚青色、大者一枚，熟捣，以白酒一斗，煮取四升，去滓。温服一升，日三。黄色、小者用二枚亦好。

又方

石钟乳　通草各一两　漏芦半两　桂

---

① 垤：原作“蛭”，据元刻本、后藤本改。又宋古本作“室”。

② 米：宋古本“米”下有“泔”字。

③ 饮饮：原缺一“饮”字，据宋古本、元刻本、后藤本补。

心　甘草　栝楼根各六铢

上六味，治下筛。酒服方寸匕，日三，最验。

又方

石钟乳　漏芦各二两

上二味，治下筛，饮服方寸匕，即下。

又方

烧鲤鱼头，末，酒服三指撮。

又方

烧死鼠作屑，酒服方寸匕，日三，立下。勿令知。

下乳汁，**鲫鱼汤**方。

鲫鱼长七寸　猪肪半斤　漏芦八两　石钟乳八两

上四味，切猪肪、鱼，不须洗治，清酒一斗二升合煮，鱼熟药成，绞去滓。适寒温，分五服，即乳下。饮其间相去须臾一饮，令药力相及。

治妇人乳无汁，单行**鬼箭汤**方。

鬼箭五两，以水六升，煮取四升，一服八合，日三。亦可烧作灰，水服方寸匕，日三。

治妇人乳无汁方。

栝楼根三两　石钟乳四两　漏芦三两　白头翁一两　滑石二两　通草二两

上六味，治下筛。以酒服方寸匕，日三。

治妇人乳无汁，**甘草散**方。

甘草一两　通草三十铢　石钟乳三十铢　云母二两半　屋上散草二把，烧成灰

上五味，治下筛。食后，温漏芦汤服方寸匕，日三，乳下止。

又方

土瓜根，治下筛，服半钱匕，日三，乳如流水。

《备急千金要方》卷第二

备急千金要方卷第三　妇人方中

虚损第一

论一首三条　方二十一首

论曰：凡妇人非止临产须忧，至于产后，大须将慎，危笃之至，其在于斯。勿以产时无他，乃纵心恣意，无所不犯。犯时微若秋毫，感病广于嵩岱。何则？产后之病，难治于余病也。妇人产讫，五脏虚羸，惟得将补，不可转泻。若其有病，不须快药。若行快药，转更增虚，就中更虚，向生路远。所以妇人产后百日以来，极须殷勤忧畏，勿纵心犯触，及即便行房。若有所犯，必身反强直，犹如角弓反张，名曰蓐风，则是其犯候也。若似角弓，命同转烛。凡百女人，宜好思之。苟或在微不慎，戏笑作病，一朝困卧，控告无所，纵多出财宝，遍处求医，医者未必解此。纵得医来，大命已去，何处追寻？学者于此一方，大须精熟，不得同于常方耳。特忌上厕便利，宜室中盆上佳。

凡产后满百日，乃可合会，不尔至死虚羸，百病滋长，慎之。

凡妇人皆患风气，脐下虚冷，莫不由此早行房故也。

凡产后七日内，恶血未尽，不可服汤，候脐下块散，乃进羊肉汤，有痛甚切者，不在此例。后三两日消息，可服泽兰丸，比至满月，丸尽为佳。不尔，虚损不可平复也。全极消瘦不可救者，服五石泽兰丸。凡在蓐，必须服泽兰丸补之，服法必七日外，不得早服也。

凡妇人因暑月产乳，取凉太多，得风冷，腹中积聚，百病竞起，迄至于老，百方治不能瘥，桃仁煎主之，出蓐后服之。妇人纵令无病，每至秋冬，须服一两剂，以至年内常将服之佳。

已[①]产讫，可服**四顺理中丸**方。

甘草二两　人参　白术　干姜各一两

上四味，末之，蜜和丸如梧子。服十丸，稍增至二十丸。新生脏虚，此所以养脏气也。

桃仁煎　治妇人产后百疾，诸气补益悦泽方。

桃仁一千二百枚，捣令细熟，以上好酒一斗五升，研滤三四遍，如作麦粥法，以极细为佳；纳长项瓷瓶中，密塞，以面封之，纳汤中煮一伏时，不停火，亦勿令火猛，使瓶口常出在汤上，无令没之，熟讫出。温酒服一合，日再服，丈夫亦可服之。

治妇人虚羸短气，胸逆满闷，风气，**石斛地黄煎**方。

石斛四两　生地黄汁八升　桃仁半升　桂心二两　甘草四两　大黄八两　紫菀四两　麦门冬二升　茯苓一斤　醇酒八升

上十味，为末，于铜器中，炭火上熬，纳鹿角胶一斤，耗得一斗；次纳饴三斤、白蜜三升和调，更于铜器中，釜上煎微耗，以生竹搅，无令著，耗令相得，药成。先食，酒服如弹子一丸，日三；不

① 已：原作“亦”，据道藏本、后藤本改。

知，稍加至二丸。一方用人参三两。

治妇人产后欲令肥白，饮食平调，**地黄羊脂煎**方。

生地黄汁一斗　生姜汁五升　羊脂二斤　白蜜五升

上四味，先煎地黄令得五升，次纳羊脂，合煎减半，纳姜汁复煎令减，合蜜，著铜器中煎如饴。取鸡子大一枚，投热酒中服，日三。

地黄酒　治产后百病，未产前一月当预酿之，产讫蓐中服之方。

地黄汁一升　好曲一斗　好米二升

上三味，先以地黄汁渍曲令发，准家法酝之至熟，封七日，取清服之。常使酒气相接，勿令断绝。慎蒜、生冷、醋滑、猪、鸡、鱼。一切妇人皆须服之。但夏三月热，不可合，春秋冬并得合服。地黄并滓纳米中炊合用之，一石十石一准，此一升为率，先服羊肉当归汤三剂，乃服之佳。

治产后虚羸，喘乏，白汗[①]出，腹中绞痛，**羊肉汤**方。

肥羊肉三斤，去脂　当归一两，《姚氏》用葱白　桂心二两　芍药四两，《子母秘录》作葱白　甘草二两　生姜四两　芎䓖三两，《子母秘录》作豉一升　干地黄五两

上八味，㕮咀，以水一斗半，先煮肉，取七升，去肉，纳余药，煮取三升，去滓。分三服，不瘥重作。《千金翼》有葱白一斤。《子母秘录》：若胸中微热，加黄芩、麦门冬各一两；头痛，加石膏一两；中风，加防风一两；大便不利，加大黄一两；小便难，加葵子一两；上气咳逆，加五味子一两。

治产后虚羸，喘乏，乍寒乍热，病如疟状，名为蓐劳，**猪肾汤**方。

猪肾一具，去脂，四破，无则用羊肾代　香豉绵裹　白粳米　葱白各一斗

上四味，以水三斗，煮取五升，去滓。任情服之，不瘥更作。《广济方》有人参、当归各二两，为六味。

羊肉黄芪汤　治产后虚乏，补益方。

羊肉三升　黄芪三两　大枣三十枚　茯苓　甘草　当归　桂心　芍药　麦门冬　干地黄各一两

上十味，㕮咀，以水二斗煮羊肉，取一斗，去肉，纳诸药，煎取三升，去滓。分三服，日三。

鹿肉汤　治产后虚羸劳损，补乏[②]方。

鹿肉四斤　干地黄　甘草　芎䓖各三两　人参　当归各二两　黄芪　芍药　麦门冬　茯苓各二两　半夏一升　大枣二十枚　生姜二两

上十三味，㕮咀，以水二斗五升煮肉，取一斗三升，去肉纳药，煎取五升，去滓。分四服，日三夜一。

治产后虚乏，五劳七伤，虚损不足，脏腑冷热不调，**獐骨汤**方。

獐骨一具　远志　黄芪　芍药　干姜　防风　茯苓一作茯神　厚朴各三两　当归　橘皮　甘草　独活　芎䓖各二两　桂心　生姜各四两

上十五味，㕮咀，以水三斗煮獐骨，取二斗，去骨纳药，煎取五升，去滓，分五服。

当归芍药汤　治产后虚损，逆害饮食方。

当归一两半　芍药　人参　桂心　生姜　甘草各一两　大枣二十枚　干地黄一两

上八味，㕮咀，以水七升，煮取三升，去滓。分三服，日三。

治产后虚气，**杏仁汤**方。

---

① 白汗：元刻本、道藏本、后藤本作“自汗”。下同。

② 乏：宋古本作“之”。

杏仁　橘皮　白前　人参各三两　桂心四两　苏叶一升　半夏一升　生姜十两　麦门冬一两

上九味，㕮咀，以水一斗二升，煮取三升半，去滓，分五服。

治产后上气，及妇人奔豚气，积劳，脏气不足，胸中烦躁，关元以下如怀五千钱状方。

厚朴　桂心　当归　细辛　芍药　石膏各三两　甘草　黄芩　泽泻各二两　吴茱萸五两，《千金翼》作大黄　干地黄四两　桔梗三两　干姜一两

上十三味，㕮咀，以水一斗二升，煮取三升，去滓。分三服，服三剂佳。

治产后七伤虚损，少气不足，并主肾劳寒冷，补益气，**乳蜜汤**方。

牛乳七升，无则用羊乳　白蜜一升半　当归　人参　独活各三两　大枣二十枚　甘草　桂心各二两

上八味，㕮咀，诸药以乳蜜中，煮取三升，去滓，分四服。

治产后虚冷七伤，时寒热，体痛乏力，补肾并治百病，**五石汤**方。

紫石英　钟乳　白石英　赤石脂　石膏　茯苓　白术　桂心　芎䓖　甘草各二两　薤白六两　人参　当归各三两　生姜八两　大枣二十枚

上十五味，五石并末之，诸药各㕮咀，以水一斗二升，煮取三升六合，去滓，分六服。若中风，加葛根、独活各二两；下痢，加龙骨一两。

三石汤　主病如前方。

紫石英二两　白石英二两半　钟乳二两半　生姜　当归　人参　甘草各二两　茯苓　干地黄　桂心各三两　半夏五两　大枣十五枚

上十二味，三石末之，㕮咀诸药，以水一斗二升，煮取三升，去滓，分四服。若中风，加葛根四两。

内补黄芪汤　主妇人七伤，身体疼痛，小腹急满，面目黄黑，不能食饮，并诸虚乏不足，少气，心悸不安方。

黄芪　当归　芍药　干地黄　半夏各三两　茯苓　人参　桂心　远志　麦门冬　甘草　五味子　白术　泽泻各二两　干姜四两　大枣三十枚

上十六味，㕮咀，以水一斗半，煮取三升，去滓。一服五合，日三夜一服。

治产后虚羸，盗汗，濇濇恶寒，**吴茱萸汤**方。

吴茱萸三两

以清酒三升渍一宿，煮如蚁鼻沸，减得二升许。中分之，顿服一升，日再，间日再作服。亦治产后腹中疾痛。

治产后体虚，寒热，自汗出，**猪膏煎**方。

猪膏一升　清酒五合　生姜汁一升　白蜜一升

上四味，煎令调和，五上五下膏成。随意以酒服方寸匕。当炭火上熬。

鲤鱼汤　主妇人体虚，流汗不止，或时盗汗方。

鲤鱼二斤[①]　葱白切，一升　豉一升　干姜二两　桂心二两

上五味，㕮咀四物，以水一斗煮鱼，取六升，去鱼，纳诸药，微火煮取二升，去滓。纳再服，取微汗即愈。勿用生鱼。

治产后风虚，汗出不止，小便难，四肢微急，难以屈伸者，**桂枝加附子汤**方。

桂枝　芍药各三两　甘草一两半　附子二枚　生姜三两　大枣十二枚

上六味，㕮咀，以水七升，煎取三升，分为三服。

---

① 斤：原作“升”，据宋古本、后藤本改。

虚烦第二方十一首

薤白汤 治产后胸中烦热逆气方。

薤白 半夏 甘草 人参 知母各二两 石膏四两 栝楼根三两 麦门冬半升

上八味，㕮咀，以水一斗三升，煮取四升，去滓。分五服，日三夜二。热甚，即加石膏、知母各一两。

竹根汤 治产后虚烦方。

甘竹根细切一斗五升，以水二斗，煮取七升，去滓，纳小麦二升、大枣二十枚，复煮麦熟三四沸，纳甘草一两、麦门冬一升，汤成去滓。服五合，不瘥更服，取瘥。短气亦服之。

人参当归汤 治产后烦闷不安方。

人参 当归 麦门冬 桂心 干地黄各一两 大枣二十个 粳米一升 淡竹叶三升 芍药四两

上九味，㕮咀，以水一斗二升，先煮竹叶及米，取八升，去滓纳药，煮取三升，去滓，分三服。若烦闷不安者，当取豉一升，以水三升，煮取一升，尽服之，甚良。

甘竹茹汤 治产后内虚，烦热短气方。

甘竹茹一升 人参 茯苓 甘草各一两 黄芩三两

上五味，㕮咀，以水六升，煮取二升，去滓。分三服，日三。

知母汤 治产后乍寒乍热，通身温壮，胸心烦闷方。

知母三两 芍药 黄芩各二两 桂心 甘草各一两

上五味，㕮咀，以水五升，煮取二升半，分三服。一方不用桂心，加生地黄。

竹叶汤 治产后心中烦闷不解方。

生淡竹叶 麦门冬各一升 甘草二两 生姜 茯苓各三两 大枣十四个 小麦五合

上七味，㕮咀，以水一斗，先煮竹叶、小麦，取八升，纳诸药，煮取三升，去滓，分三服。若心中虚悸者，加人参二两；其人食少无谷气者，加粳米五合；气逆者，加半夏二两。

淡竹茹汤 治产后虚烦，头痛，短气欲绝，心中闷乱不解，必效方。

生淡竹茹一升 麦门冬五合 甘草一两 小麦五合 生姜三两，《产宝》用干葛 大枣十四枚，《产宝》用石膏三两

上六味，㕮咀，以水一斗，煮竹茹、小麦，取八升，去滓，乃纳诸药，煮取一升，去滓。分二服，羸人分作三服。若有人参入一两；若无人参，纳茯苓一两半亦佳。人参、茯苓，皆治心胸烦闷及心虚惊悸，安定精神，有则为良，无自依方服一剂，不瘥更作。若气逆者，加半夏二两。

赤小豆散 治产后烦闷，不能食，虚满方。

赤小豆三七枚，烧作末，以冷水和，顿服之。

治产后烦闷，**蒲黄散**方。

蒲黄，以东流水和方寸匕服，极良。

蜀漆汤 治产后虚热往来，心胸烦满，骨节疼痛，及头痛壮热，晡时辄甚，又如微疟方。

蜀漆叶一两 黄芪五两 桂心 甘草 黄芩各一两 知母 芍药各二两 生地黄一斤

上八味，㕮咀，以水一斗，煮取三升，分三服。此汤治寒热，不伤人。

芍药汤 治产后虚热头痛方。

白芍药 干地黄 牡蛎各五两 桂心三两

上四味，㕮咀，以水一斗，煮取二升

半，去滓。分三服，日三。此汤不伤损人，无毒。亦治腹中拘急痛。若通身发热，加黄芩二两。

中风第三论一首　方三十首

论曰：凡产后角弓反张，及诸风病，不得用毒药，惟宜单行一两味，亦不得大发汗。特忌转泻吐利，必死无疑。大豆紫汤，产后大善。

治产后百病，及中风痱痉，或背强口噤，或但烦热苦渴，或头身皆重，或身痒，剧者呕逆直视。此皆因虚风冷湿，及劳伤所为，**大豆紫汤**方。

大豆五升　清酒一斗

上二味，以铁铛猛火熬豆，令极热，焦烟出，以酒沃之，去滓。服一升，日夜数过，服之尽，更合，小汗则愈。一以去风，二则消血结。如妊娠伤折，胎死在腹中三日，服此酒即瘥。

治产后百日中风痉，口噤不开，并治血气痛，劳伤，补肾，**独活紫汤**方。

独活一斤　大豆五升　酒一斗三升

上三味，先以酒渍独活再宿，若急，须微火煮之，令减三升，去滓，别熬大豆极焦，使烟出，以独活酒沃之，去豆。服一升，日三夜二。

小独活汤　治如前状方。

独活八两　葛根六两　甘草二两　生姜六两

上四味，㕮咀，以水九升，煮取三升，去滓。分四服，微汗佳。

甘草汤　治在蓐中风，背强不得转动，名曰风痉方。

甘草　干地黄　麦门冬　麻黄各二两　芎䓖　黄芩　栝楼根各三两　杏仁五十枚　葛根半斤

上九味，㕮咀，以水一斗五升、酒五升，合煮葛根，取八升，去滓，纳诸药，煮取三升，去滓。分再服，一剂不瘥，更合良。《千金翼》、《崔氏》有前胡三两。

独活汤　治产后中风，口噤不能言方。

独活五两　防风　秦艽　桂心　白术　甘草　当归　附子各二两　葛根三两　生姜五两　防己一两

上十一味，㕮咀，以水一斗二升，煮取三升，去滓，分三服。

鸡粪酒　主产后中风及百病，并男子中一切风，神效方。

鸡粪一升，熬令黄　乌豆一升，熬令声绝，勿焦

上二味，以清酒三升半，先淋鸡粪，次淋豆，取汁。服一升，温服取汗。病重者，凡四五日服之，无不愈。

治产后中风，发热，面正赤，喘气，头痛，**竹叶汤**方。

淡竹叶一握　葛根三两　防风二两　桔梗　甘草　人参各一两　大附子一枚　生姜五两　大枣十五枚　桂心一两

上十味，㕮咀，以水一斗，煮取二升半，去滓。分三服，日三，温覆使汗出[①]。若颈项强者，用大附子；若呕者，加半夏四两。

防风汤　治产后中风，背急，短气方。《千金翼》作里急短气。

防风五两　当归　芍药　人参　甘草　干姜各二两　独活　葛根各五两

上八味，㕮咀，以水九升，煮取三升，去滓。分三服，日三。

鹿肉汤　治产后风虚，头痛壮热，言语邪僻方。

鹿肉三斤　芍药三两　半夏一升　干地黄二两　独活三两　生姜六两　桂心

---

① 温覆使汗出：宋古本作“勿使得汗”。

芎䓖各一两 甘草 阿胶各一两 人参 茯苓各四两，《千金翼》作茯神 秦艽 黄芩 黄芪各三两

上十五味，㕮咀，以水二斗煮肉，得一斗二升，去肉纳药，煎服三升，去滓，纳胶令烊。分四服，日三夜一。

治产后中风，**独活酒**方。

独活一斤 桂心三两 秦艽五两

上三味，㕮咀，以酒一斗半，渍三日。饮五合，稍加至一升，不能多饮，随性服。

大豆汤 主产后卒中风，发病倒闷不知人，及妊娠挟风，兼治在蓐诸疾方。

大豆五升，炒令微焦 葛根 独活各八两 防己六两

上四味，㕮咀，以酒一斗二升煮豆，取八升，去滓纳药，煮取四升，去滓。分六服，日四夜二。

五石汤 主产后卒中风，发疾口噤，倒闷吐沫，瘛疭[①]眩冒不知人，及湿痹缓弱，身体痉，妊娠百病方。

白石英 钟乳 赤石脂 石膏各二两 紫石英三两 牡蛎 人参 黄芩 白术 甘草 栝楼 芎䓖 桂心 防己 当归 干姜各二两 独活三两 葛根四两

上十八味，末五石，㕮咀诸药，以水一斗四升，煮取三升半。分五服，日三夜二。一方有滑石、寒水石各二两，枣二十枚。

四石汤 治产后卒中风，发疾口噤，瘈疭闷满不知人，并缓急诸风毒痹，身体痉强，及挟胎中风，妇人百病方。

紫石英 白石英 石膏 赤石脂各三两 独活 生姜各六两 葛根四两 桂心 芎䓖 甘草 芍药 黄芩各二两

上十二味，㕮咀，以水一斗二升，煮取三升半，去滓。分五服，日三夜二。

治妇人在蓐得风，盖四肢苦烦热，皆自发露所为，若头痛，与小柴胡汤；头不痛，但烦热，与三物黄芩汤。

小柴胡汤方。

柴胡半斤 黄芩 人参 甘草各三两 生姜二两 大枣十二枚 半夏半升

上七味，㕮咀，以水一斗二升，煮取六升，去滓。服一升，日三服。

三物黄芩汤方。

黄芩 苦参各二两 干地黄四两

上㕮咀，以水八升，煮取二升，去滓。适寒温，服一升，日二，多吐下虫。

治产后腹中伤绝，寒热恍惚，狂言见鬼，此病中风内绝，脏气虚所为，**甘草汤**方。

甘草 芍药各五两 通草三两，《产宝》用当归 羊肉三斤

上四味，㕮咀，以水一斗六升煮肉，取一斗，去肉纳药，煮取六升，去滓。分五服，日三夜二。

羊肉汤 治产后中风，久绝不产，月水不利，乍赤乍白，及男子虚劳冷盛方。

羊肉二斤 成择大蒜去皮，切，三升 香豉三升

上三味，以水一斗三升，煮取五升，去滓，纳酥一升，更煮取三升，分温三服。

葛根汤 治产后中风，口噤痉痹，气息迫急，眩冒困顿，并产后诸疾方。

葛根 生姜各六两 独活四两 当归三两 甘草 桂心 茯苓 石膏 人参 白术 芎䓖 防风各二两

上十二味，㕮咀，以水一斗二升，煮取三升，去滓。分三服，日三。

治产后中风，**防风酒**方。

防风 独活各一斤 女萎 桂心各二两 茵芋一两 石斛五两

上六味，㕮咀，以酒二斗渍三宿。初

---

① 瘛疭：宋古本作“掣纵”，后藤本作“瘈疭”。

服一合，稍加至三四合，日三。

治产后中风，**木防己膏方**。

木防己半升　茵芋五两

上二味，㕮咀，以苦酒九升，渍一宿，猪膏四升，煎三上三下膏成，炙手摩千遍瘥。

治产后中柔风，举体疼痛，自汗出者，及除百疾方。

独活八两　当归四两

上二味，㕮咀，以酒八升，煮取四升，去滓。分四服，日三夜一，取微汗。葛氏单行独活，《小品》加当归。若上气者，加桂心二两，不瘥更作。

治产后中风流肿，浴汤方。

盐五升，熬令赤　鸡毛一把，烧作灰

上二味，以水一石，煮盐作汤，纳鸡毛灰著汤中。适冷暖以浴，大良。又浴妇人阴冷肿痛。凡风肿，面欲裂破者，以紫汤一服瘥，神效。紫汤，是炒黑豆作者。

治产后中风，头面手臂通满方。

大豆三升，以水六升，煮取一升半，去豆澄清，更煎取一升，纳白术八两、附子三两、独活三两、生姜八两，添水一斗，煎取五升，纳好酒五升，合煎取五升，去滓。分五服，日三夜二，间粥，频服三剂。

茯神汤　治产后忽苦心中冲悸[1]，或志意不定，恍恍惚惚，言语错谬，心虚所致方。

茯神四两　人参　茯苓各三两　芍药　甘草　当归　桂心各一两　生姜八两　大枣三十枚

上九味，㕮咀，以水一斗，煮取三升，去滓。分三服，日三，甚良。

远志汤　治产后忽苦心中冲悸不定，志意不安，言语错误，惚惚愦愦，情不自觉方。

远志　人参　甘草　当归　桂心　麦门冬各二两　芍药一两　茯苓五两　生姜六两　大枣二十枚

上十味，㕮咀，以水一斗，煮取三升，去滓。分三服，日三，羸者分四服。产后得此，正是心虚所致。无当归，用芎䓖；若其人心胸中逆气，加半夏三两。

茯苓汤　治产后暴苦心悸不定，言语谬错，恍恍惚惚，心中愦愦，此皆心虚所致方。

茯苓五两　甘草　芍药　桂心各二两　生姜六两　当归二两　麦门冬一升　大枣三十枚

上八味，㕮咀，以水一斗，煮取三升，去滓。分三服，日三。无当归，可用芎䓖；若苦心志不定，加人参二两，亦可纳远志二两；若苦烦闷短气，加生竹叶一升，先以水一斗三升煮竹叶，取一斗，纳药；若有微风，加独活三两、麻黄二两、桂心二两，用水一斗五升；若颈强苦急，背膊强者，加独活、葛根各三两，麻黄、桂心各二两，生姜八两，用水一斗半。

安心汤　治产后心冲悸不定，恍恍惚惚，不自知觉，言语错误，虚烦短气，志意不定，此是心虚所致方。

远志　甘草各二两　人参　茯神　当归　芍药各三两　麦门冬一升　大枣三十枚

上八味，㕮咀，以水一斗，煮取三升，去滓。分三服，日三。若苦虚烦短气者，加淡竹叶二升，水一斗二升。煮竹叶，取一斗，纳药；若胸中少气者，益甘草为三两善。

甘草丸　治产后心虚不足，虚悸，心神不安，吸吸乏气，或若恍恍惚惚，不自觉知者方。

甘草三两　人参二两　远志三两　麦门冬二两　菖蒲三两　泽泻一两　桂心一两

① 冲悸：宋古本作“惊悸”。下同。

干姜二两　茯苓二两　大枣五十枚

上十味，末之，蜜丸如大豆。酒服二十丸，日四五服，夜再服，不知稍加。若无泽泻，以白术代之；若胸中冷，增干姜。

人参丸　治产后大虚心悸，志意不安，不自觉，恍惚恐畏，夜不得眠，虚烦少气方。

人参　甘草　茯苓各三两　麦门冬　菖蒲　泽泻　薯蓣　干姜各二两　桂心一两　大枣五十枚

上十味，末之，以蜜、枣膏和丸，如梧子。未食酒服二十丸，日三夜一，不知稍增。若有远志，纳二两为善；若风气，纳当归、独活三两。亦治男子虚损心悸。

大远志丸　治产后心虚不足，心下虚悸，志意不安，恍恍惚惚，腹中拘急痛，夜卧不安，胸中吸吸少气，内补伤损，益气，安定心神，亦治虚损方。

远志　甘草　茯苓　麦门冬　人参　当归　白术　泽泻　独活　菖蒲各三两　薯蓣　阿胶各二两　干姜四两　干地黄五两　桂心三两

上十五味，末之，蜜和如大豆。未食温酒服二十丸，日三。不知，稍增至五十丸。若太虚，身体冷，少津液，加钟乳三两为善。

心腹痛第四方二十六首

蜀椒汤　治产后心痛，此大寒冷所为方。

蜀椒二合　芍药一两　当归　半夏　甘草　桂心　人参　茯苓各二两　蜜一升　生姜汁五合

上十味，㕮咀，以水九升，煮椒令沸，然后纳诸药，煮取二升半，去滓，纳姜汁及蜜，煎取三升。一服五合，渐加至六合。禁勿冷食。

大岩蜜汤　治产后心痛方。

干地黄　当归　独活　甘草　芍药　桂心　细辛　小草各二两　吴茱萸一升　干姜三两

上十味，㕮咀，以水九升，煮取三升，纳蜜五合重煮。分三服，日三。《胡治》不用独活、桂心、甘草，《千金翼》不用蜜。

干地黄汤　治产后两胁满痛，兼除百病方。

干地黄　芍药各三两　当归　蒲黄各二两　生姜五两　桂心六两　甘草一两　大枣二十枚

上八味，㕮咀，以水一斗，煮取二升半，去滓。分服，日三。

治产后苦少腹痛，**芍药汤**方。

芍药六两　桂心三两　甘草二两　胶饴八两　生姜三两　大枣十二枚

上六味，㕮咀，以水七升，煮取四升，去滓，纳胶饴令烊。分三服，日三。

当归汤　治妇人寒疝，虚劳不足，若产后腹中绞痛方。

当归二两　生姜五两　芍药二两，《子母秘录》作甘草　羊肉一斤

上四味，㕮咀，以水八升，煮羊肉熟，取汁煎药，得三升。适寒温服七合，日三。《金匮要略》、《胡治》不用芍药，名小羊肉汤。

治产后腹中疾痛，**桃仁芍药汤**方。

桃仁半升　芍药　芎䓖　当归　干漆　桂心　甘草各二两

上七味，㕮咀，以水八升，煮取三升，分三服。

羊肉汤　治产后及伤身大虚，上气腹痛，兼微风方。

肥羊肉二斤，如无，用獐、鹿肉　茯苓　黄芪　干姜各三两　甘草　独活　桂心　人参各二两　麦门冬七合　生地黄五两　大

枣十二枚

上十一味，㕮咀，以水二斗煮肉，取一斗，去肉纳药，煮取三升半，去滓。分四服，日三夜一。《千金翼》无干姜。

羊肉当归汤 治产后腹中、心下切痛，不能食，往来寒热，若中风乏气力方。

羊肉三斤 当归 黄芩《肘后》用黄芪 芎䓖 甘草 防风各二两，《肘后》用人参 芍药三两 生姜四两

上八味，㕮咀，以水一斗二升，先煮肉熟，减半，纳余药，取三升，去滓。分三服，日三。《胡洽》以黄芪代黄芩，白术代芍药，名大羊肉汤。《子母秘录》以桂心代防风，加大枣十七枚。

羊肉杜仲汤 治产后腰痛、咳嗽方。

羊肉四斤 杜仲 紫菀各三两 五味子 细辛 款冬花 人参 厚朴 芎䓖 附子 萆薢 甘草 黄芪各二两 当归 桂心 白术各三两 生姜八两 大枣三十枚

上十八味，㕮咀，以水二斗半煮肉，取汁一斗五升，去肉纳药，煎取三升半，去滓。分五服，日三夜二。

羊肉生地黄汤 治产后三日腹痛，补中益脏，强气力，消血方。

羊肉三斤 生地黄切，二升 桂心 当归 甘草 芎䓖 人参各二两 芍药三两

上八味，㕮咀，以水二斗煮肉，取一斗，纳药，煎取三升。分四服，日三夜一。

内补当归建中汤 治产后虚羸不足，腹中疠痛不止，吸吸少气，或苦小腹拘急，痛引腰背，不能饮食，产后一月，日得服四五剂为善，令人丁壮方。

当归四两 芍药六两 甘草二两 生姜六两 桂心三两 大枣十枚

上六味，㕮咀，以水一斗，煮取三升，去滓。分三服，一日令尽。若大虚，纳饴糖六两，汤成，纳之于火上，饴消；若无生姜，则以干姜三两代之；若其人去血过多，崩伤内竭不止，加地黄六两、阿胶二两，合八种，汤成去滓，纳阿胶；若无当归，以芎䓖代之。

内补芎䓖汤 治妇人产后虚羸，及崩伤过多，虚竭，腹中绞痛方。

芎䓖 干地黄各四两 芍药五两 桂心二两 甘草 干姜各三两 大枣四十枚

上七味，㕮咀，以水一斗二升，煮取三升，去滓。分三服，日三，不瘥复作，至三剂。若有寒，苦微下，加附子三两。治妇人虚羸，少气伤绝，腹中拘急痛，崩伤虚竭，面目无色，及唾吐血，甚良。

大补中当归汤 治产后虚损不足，腹中拘急，或溺血，少腹苦痛，或从高堕下犯内，及金疮血多内伤，男子亦宜服之方。

当归 续断 桂心 芎䓖 干姜 麦门冬各三两 芍药四两 吴茱萸一升 干地黄六两 甘草 白芷各二两 大枣四十枚

上十二味，㕮咀，以酒一斗，渍药一宿，明旦以水一斗合煮，取五升，去滓。分五服，日三夜二。有黄芪，入二两益佳。

桂心酒 治产后疹[①]痛，及卒心腹痛方。

桂心三两，以酒三升，煮取二升，去滓。分三服，日三。

生牛膝酒 治产后腹中苦痛方。

生牛膝五两，以酒五升，煮取二升，去滓，分二服。若用干牛膝根，以酒渍之一宿，然后可煮。

治产后腹中如弦，当[②]坚痛，无聊

---

① 疹：宋古本作“疼”。

② 当：宋古本作“常”，后藤本作“带”。

赖方。

当归末二方寸匕，纳蜜一升煎之，适寒温，顿服之。

吴茱萸汤 治妇人先有寒冷，胸满痛，或心腹刺痛，或呕吐食少，或肿，或寒，或下痢，气息绵惙欲绝，产后益剧，皆主之方。

吴茱萸二两 防风 桔梗 干姜 甘草 细辛 当归各十二铢 干地黄十八铢

上八味，㕮咀，以水四升，煮取一升半，去滓，分再服。

蒲黄汤 治产后余疾，胸中少气，腹痛，头疼，余血未尽，除腹中胀满欲死方。

蒲黄五两 桂心 芎䓖各一两 桃仁二十枚 芒硝一两 生姜 生地黄各五两 大枣十五枚

上八味，㕮咀，以水九升，煮取二升半，去滓，纳芒硝。分三服，日三，良验。

败酱汤 治产后疹痛，引腰腹中，如锥刀所刺方。

败酱三两 桂心 芎䓖各一两半 当归一两

上四味，㕮咀，以清酒二升、水四升，微火煮取二升，去滓。适寒温服七合，日三服，食前服之。《千金翼》只用败酱一味。

芎䓖汤 治产后腹痛方。

芎䓖 甘草各二两 蒲黄 女萎各一两半 芍药 大黄各三十铢 当归十八铢 桂心 桃仁 黄芪《千金翼》作黄芩 前胡各一两 生地黄一升

上十二味，㕮咀，以水一斗、酒三升合煮，取二升，去滓。分四服，日三夜一。

独活汤 治产后腹痛，引腰痛拘急痛方。

独活 当归 桂心 芍药 生姜各三两 甘草二两 大枣二十枚

上七味，㕮咀，以水八升，煮取三升，去滓。分三服，服相去如人行十里久进之。

芍药黄芪汤 治产后心腹痛方。

芍药四两 黄芪 白芷 桂心 生姜 人参 芎䓖 当归 干地黄 甘草各二两 茯苓三两 大枣十枚

上十二味，㕮咀，以酒、水各五升合煮，取三升，去滓。先食服一升，日三。《千金翼》无人参、当归、芎䓖、地黄、茯苓，为七味。

治产后腹胀痛，不可忍者方。

煮黍粘根为饮，一服即愈。

治妇人心痛方。

布裹盐如弹丸，烧作灰，酒服之愈。

又方

烧秤锤投酒中，服亦佳。

又方

炒大豆投酒中服，佳。

恶露第五方二十九首

干地黄汤 治产后恶露不尽，除诸疾，补不足方。

干地黄三两 芎䓖 桂心 黄芪 当归各二两 人参 防风 茯苓 细辛 芍药 甘草各一两

上十一味，㕮咀，以水一斗，煮取三升，去滓。分三服，日再夜一。

桃仁汤 治产后往来寒热，恶露不尽方。

桃仁五两 吴茱萸二升 黄芪 当归 芍药各三两 生姜 醍醐百炼酥 柴胡各八两

上八味，㕮咀，以酒一斗、水二斗合煮，取三升，去滓。适寒温，先食服一升，日三。

泽兰汤 治产后恶露不尽，腹痛不除，小腹急痛，痛引腰背，少气力方。

泽兰 当归 生地黄各二两 甘草一两半 生姜三两 芍药一两 大枣十枚

上七味，㕮咀，以水九升，煮取三升，去滓。分三服，日三。堕身欲死，服亦瘥。

甘草汤 治产乳余血不尽，逆抢心胸，手足逆冷，唇干，腹胀，短气方。

甘草 芍药 桂心 阿胶各三两 大黄四两

上五味，㕮咀，以东流水一斗，煮取三升，去滓，纳阿胶令烊。分三服，一服入腹中，面即有颜色，一日一夜尽此三升，即下腹中恶血一二升，立瘥，当养之如新产者。

大黄汤 治产后恶露不尽方。

大黄 当归 甘草 生姜 牡丹 芍药各三两 吴茱萸一升

上七味，㕮咀，以水一斗，煮取四升，去滓。分四服，一日令尽。加人参二两，名人参大黄汤。

治产后往来寒热，恶露不尽，**柴胡汤**方。

柴胡八两 桃仁五十枚 当归 黄芪 芍药各三两 生姜八两 吴茱萸二升

上七味，㕮咀，以水一斗三升，煮取三升，去滓。先食服一升，日三。《千金翼》以清酒一斗煮。

蒲黄汤 治产后余疾，有积血不去，腹大短气，不得饮食，上冲胸胁，时时烦愦逆满，手足痟疼，胃中结热方。

蒲黄半两 大黄 芒硝 甘草 黄芩各一两 大枣三十枚

上六味，㕮咀，以水五升，煮取一升，清朝服至日中。下若不止，进冷粥半盏即止；若不下，与少热饮自下。人羸者半之。《千金翼》名大黄汤，而不用芒硝。

治产后余疾，恶露不除，积聚作病，血气结搏，心腹疼痛，**铜镜鼻汤**方。

铜镜鼻十铢，烧末 大黄二两半 干地黄 芍药 芎䓖 干漆 芒硝各二两 乱发如鸡子大，烧 大枣三十枚

上九味，㕮咀，以水七升，煮取二升二合，去滓，纳发灰、镜鼻末，分三服。

小铜镜鼻汤 治如前状方。

铜镜鼻十铢，烧末 大黄 甘草 黄芩 芒硝 干地黄各二两 桃仁五十枚

上七味，㕮咀，以酒六升，煮取三升，去滓，纳镜鼻末，分三服。亦治遁尸心腹痛，及三十六尸疾。

治产后儿生处空，流血不尽，小腹绞痛，**栀子汤**方。

栀子三十枚，以水一斗，煮取六升，纳当归、芍药各二两，蜜五合，生姜五两，羊脂一两，于栀子汁中，煎取二升。分三服，日三。

治产后三日至七日，腹中余血未尽，绞痛强满，气息不通，**生地黄汤**方。

生地黄五两 生姜三两 大黄 芍药 茯苓 细辛 桂心 当归 甘草 黄芩各一两半 大枣二十枚

上十一味，㕮咀，以水八升，煮取二升半，去滓。分三服，日三。

治新产后有血，腹中切痛，**大黄干漆汤**方。

大黄 干漆 干地黄 桂心 干姜各二两

上五味，㕮咀，以水三升、清酒五升，煮取三升，去滓。温服一升，血当下；若不瘥，明旦服一升。满三服，病无不瘥。

治产后血不去，**麻子酒**方。

麻子五升，捣，以酒一斗渍一宿，明旦去滓。温服一升，先食服；不瘥，夜服

一升，不吐下。忌房事一月，将养如初产法。

治产后恶物不尽，或经一月、半岁、一岁，**升麻汤**方。

升麻三两，以清酒五升，煮取二升，去滓，分再服，当吐下恶物，勿怪，良。

治产后恶血不尽，腹中绞刺，痛不可忍方。

大黄　黄芩　桃仁各三两　桂心　甘草　当归各二两　芍药四两　生地黄六两

上八味，㕮咀，以水九升，煮取二升半，去滓。食前，分三服。

治产后漏血不止方。

露蜂房　败船茹

上二味，等分，作灰，取酪若浆服方寸匕，日三。

又方

大黄三两　芒硝一两　桃仁三十枚　水蛭十枚　虻虫三十枚　甘草　当归各二两　䗪虫四十枚

上八味，㕮咀，以水三升、酒二升合煮，取三升，去滓，分三服，当下血。

又方

桂心　蛴螬各二两　栝楼根　牡丹各三两　豉一升

上五味，㕮咀，以水八升，煮取三升，去滓，分三服。

治产后血不可止者方。

干菖蒲三两，以清酒五升渍，煮取三升，分再服，即止。

治产后恶血不除，四体并恶方。

续骨木二十两，破如算子大，以水一斗，煮取三升。分三服，相去如人行十里久，间食粥。或小便数，或恶血下，即瘥。此木得三遍煮。

治产后下血不尽，烦闷腹痛方。

羚羊角烧成炭，刮取三两　芍药二两，熬令黄　枳实一两，细切，熬令黄

上三味，治下筛，煮水作汤，服方寸匕，日再夜一，稍加至二匕。

又方

鹿角烧成炭，捣筛。煮豉汁服方寸匕，日三夜再，稍加至二匕。不能，用豉清煮水作汤用之。

又方

捣生藕取汁，饮二升，甚验。

又方

生地黄汁一升、酒三合和，温，顿服之。

又方

赤小豆捣散，取东流水和服方寸匕，不瘥更服。

治产后血瘕痛方。

古铁一斤，秤锤[①]、斧头、铁杵亦得，炭火烧令赤，纳酒五升中，稍热服之，神妙。

治妇人血瘕，心腹积聚，乳余疾，绝生，小腹坚满，贯脐中热，腰背痛，小便不利，大便难，不下食，有伏虫，胪胀，痈疽肿，久寒留热，胃脘有邪气方。

半夏一两六铢　石膏　藜芦　牡蒙　苁蓉各十八铢　桂心　干姜各一两　乌喙半两　巴豆六十铢，研如膏

上九味，末之，蜜丸如小豆。服二丸，日三。及治男子疝病。

治妇人血瘕痛方。

干姜一两　乌贼鱼骨一两

上二味，治下筛。酒服方寸匕，日三。

又方

末桂，温酒服方寸匕，日三。

---

① 锤：原作“铁”，据宋古本、元刻本、道藏本、后藤本改。

下痢第六方十九首

胶蜡汤 治产后三日内，下诸杂五色痢方。

阿胶一两 蜡如博棋三枚 当归一两半 黄连二两 黄柏一两 陈廪米一升

上六味，㕮咀，以水八升，煮米蟹目沸，去米纳药，煮取三升，去滓，纳胶、蜡令烊。分四服，一日令尽。

治产后余寒下痢，便脓血赤白，日数十行，腹痛，时时下血，**桂蜜汤**方。

桂心二两 蜜一升 附子一两 干姜 甘草各二两 当归二两 赤石脂十两

上七味，㕮咀，以水六升，煮取三升，去滓纳蜜，煎一两沸。分三服，日三。

治产后下赤白，腹中绞痛汤方。

芍药 干地黄各四两 甘草 阿胶 艾叶 当归各八两

上六味，㕮咀，以水七升，煮取二升半，去滓，纳胶令烊，分三服。

治产后赤白下久不断，身面悉肿方。

大豆一升，微熬 小麦一升 吴茱萸半升 蒲黄一升

上四味，以水九升，煮取三升，去滓，分三服，此方神验。亦可以水五升、酒一斗，煎取四升，分四服。

治产后痢赤白，心腹刺痛方。

薤白一两 当归二两 酸石榴皮三两 地榆四两 粳米五合

上五味，㕮咀，以水六升，煮取二升半，去滓，分三服。《必效方》加厚朴一两，阿胶、人参、甘草、黄连各一两半。

治产后下痢赤白，腹痛，**当归汤**方。

当归三两 干姜 白术各二两 芎䓖二两半 甘草 白艾熟者 附子各一两 龙骨三两

上八味，㕮咀，以水六升，煮取二升，去滓。分三服，一日令尽。

治产后下痢，兼虚极，**白头翁汤**方。

白头翁二两 阿胶 秦皮 黄连 甘草各二两 黄柏三两

上六味，㕮咀，以水七升，煮取二升半，去滓，纳胶令烊。分三服，日三。

治产后早起中风冷、泄痢及带下，**鳖甲汤**方。

鳖甲如手大 当归 黄连 干姜各二两 黄柏长一尺，广三寸

上五味，㕮咀，以水七升，煮取三升，去滓。分三服，日三。《千金翼》加白头翁一两。

龙骨丸 治产后虚冷下血，及谷下昼夜无数，兼治产后恶露不断方。

龙骨四两 干姜 甘草 桂心各二两

上四味，末之，蜜和。暖酒服二十丸如梧子，日三。一方用人参、地黄各二两。

阿胶丸 治产后虚冷洞下，心腹绞痛，兼泄泻不止方。

阿胶四两 人参 甘草 龙骨 桂心 干地黄 白术 黄连 当归 附子各二两

上十味，末之，蜜丸如梧子。温酒服二十丸，日三。

泽兰汤 治产后余疾，寒下冻脓，里急，胸胁满痛，咳嗽呕血，寒热，小便赤黄，大便不利方。

泽兰二十四铢 石膏二十四铢 当归十八铢 远志三十铢 甘草 厚朴各十八铢 藁本 芎䓖各十五铢 干姜 人参 桔梗 干地黄各十二铢 白术 蜀椒 白芷 柏子仁 防风 山茱萸 细辛各九铢 桑白皮 麻子仁各半升

上二十一味，㕮咀，以水一斗五升，先纳桑白皮，煮取七升半，去之，纳诸药，煮取三升五合，去滓，分三服。

治产后下痢，**干地黄汤**方。

干地黄三两　白头翁　黄连各一两　蜜蜡一方寸　阿胶如手掌大一枚

上五味，㕮咀，以水五升，煮取二升半，去滓，纳胶、蜡令烊。分三服，日三。《千金翼》用干姜一两。

治产后忽著寒热下痢，**生地黄汤方**。

生地黄五两　甘草　黄连　桂心各一两　大枣二十枚　淡竹叶二升，一作竹皮　赤石脂二两

上七味，㕮咀，以水一斗煮竹叶，取七升，去滓纳药，煮取二升半。分三服，日三。

治产后下痢，**蓝青丸**方。

蓝青熬　附子　鬼臼　蜀椒各一两半　厚朴　阿胶　甘草各二两　艾叶　龙骨　黄连　当归各三两　黄柏　茯苓　人参各一两

上十四味，末之，蜜和丸如梧子。空腹，每服以饮下二十丸。一方用赤石脂四两。

治产后虚冷下痢，**赤石脂丸**方。

赤石脂三两　当归　白术　黄连　干姜　秦皮　甘草各二两　蜀椒　附子各一两

上九味，末之，蜜丸如梧子。酒服二十丸，日三。《千金翼》作散，空腹，饮服方寸匕。

治产后下痢，**赤散**方。

赤石脂三两　桂心一两　代赭三两

上三味，治下筛。酒服方寸匕，日三，十日愈。

治产后下痢，**黑散**方。

麻黄　贯众　桂心各一两　甘草三两　干漆三两　细辛二两

上六味，治下筛。酒服五撮，日再，五日愈，麦粥下尤佳。

治产后下痢，**黄散**方。

黄连二两　黄芩　䗪虫　干地黄各一两

上四味，治下筛。酒服方寸匕，日三，十日愈。

治产后痢，**龙骨散**方。

五色龙骨　黄柏根皮蜜炙令焦　代赭　赤石脂　艾各一两半　黄连二两

上六味，治下筛。饮服方寸匕，日三。

淋渴第七方九首

治产后小便数兼渴，**栝楼汤**方。

栝楼根　黄连各二两　人参三两　大枣十五枚　甘草二两　麦门冬二两　桑螵蛸二十枚　生姜三两

上八味，㕮咀，以水七升，煮取二升半，分三服。

治产后小便数，**鸡膍胵汤**方。

鸡膍胵二十具[①]　鸡肠三具，洗　干地黄　当归　甘草各二两　麻黄四两　厚朴　人参各三两　生姜五两　大枣二十枚

上十味，㕮咀，以水一斗，煮膍胵及肠、大枣，取七升，去滓，纳诸药，煎取三升半，分三服。

治妇人结气成淋，小便引痛，上至小腹，或时溺血，或如豆汁，或如胶饴，每发欲死，食不生肌，面目萎黄，师所不能治方。

贝齿四枚，烧作末　葵子一升　石膏五两，碎　滑石二两，末

上四味，以水七升煮二物，取二升，去滓，纳二末及猪脂一合，更煎三沸。分三服，日三，不瘥再合服。

治产后卒淋、气淋、血淋、石淋，**石韦汤**方。

---

① 二十具：道藏本、后藤本作“二三具”。

石韦二两　榆皮五两　黄芩三两　大枣三十枚　通草二两　甘草二两　葵子二升　白术《产宝》用芍药　生姜各三两

上九味，㕮咀，以水八升，煮取二升半，分三服。《集验》无甘草、生姜，《崔氏》同，《产宝》不用姜、枣。

治产后淋涩，**葵根汤**方。

葵根二两　车前子一升　乱发烧灰　大黄各一两　冬瓜练七合，一作汁　通草三两　桂心　滑石各一两　生姜六两

上九味，㕮咀，以水七升，煮取二升半，分三服。《千金翼》不用冬瓜练。

治产后淋，**茅根汤**方。

白茅根一斤　瞿麦四两　地脉二两　桃胶　甘草各一两　鲤鱼齿一百枚　人参二两　茯苓四两　生姜三两

上九味，㕮咀，以水一斗，煮取二升半，分三服。

治产后淋，**滑石散**方。

滑石五两　通草　车前子　葵子各四两

上四味，治下筛。醋浆水服方寸匕，稍加至二匕。

治产后虚渴，少气力，**竹叶汤**方。

竹叶三升　甘草　茯苓　人参各一两　小麦五合　生姜三两　大枣十四枚　半夏三两　麦门冬五两

上九味，㕮咀，以水九升煮竹叶、小麦，取七升，去滓，纳诸药更煎，取二升半。一服五合，日三夜一。

治产后渴不止，**栝楼汤**方。

栝楼根四两　人参三两　甘草二两，《崔氏》不用　麦门冬三两　大枣二十枚　土瓜根五两，《崔氏》用芦根　干地黄二两

上七味，㕮咀，以水一斗二升，煮取六升，分六服。

杂治第八方五十九首　灸法九首

治妇人劳气、食气，胃满吐逆，其病头重结痛，小便赤黄，大下气方。

乌头　黄芩　巴豆各半两　半夏三两　大黄八两　戎盐一两半　䗪虫　桂心　苦参各十八铢　人参　硝石各一两

上十一味，末之，以蜜、青牛胆拌和，捣三万杵，丸如梧子。宿不食，酒服五丸，安卧，须臾当下。下黄者，小腹积也；青者，疝也；白者，内风也；如水者，留饮也；青如粥汁，膈上邪气也；血如腐肉者，伤也；赤如血者，乳余疾也；如虫刺者，蛊也。下已必渴，渴饮粥，饥食酥糜，三日后当温食，食必肥浓，三十日平复。亦名破积乌头丸，主心腹积聚气闷胀，疝瘕内伤，瘀血，产乳余疾，及诸不足。

治妇人汗血、吐血、尿血、下血，**竹茹汤**方。

竹茹二升　干地黄四两　人参　芍药　桔梗　芎䓖　当归　甘草　桂心各一两

上九味，㕮咀，以水一斗，煮取三升，分三服。

治妇人自少患风，头眩眼疼方。

石楠一方用石韦　细辛　天雄　茵芋各二两　山茱萸　干姜各三两　薯蓣　防风　贯众　独活　蘼芜各四两

上十一味，㕮咀，以酒三斗[①]渍五日。初饮二合，日三，稍稍加之。

治妇人经服硫黄丸，忽患头痛项冷，冷歇，又心胸烦热，眉骨、眼眦痒痛，有时生疮，喉中干燥，四体痛痒方。

栝楼根　麦门冬　龙胆各三两　大黄二两　土瓜根八两　杏仁二升

---

① 斗：宋古本作“升”。

上六味，末之，蜜丸。饮服如梧子十枚，日三服，渐加之。

治妇人患癖，按时如有三五个而作水声，殊不得寝食，常心闷方。

牵牛子三升，治下筛。饮服方寸匕，日一服，三十服后，可服好硫黄一两。

治妇人忽与鬼交通方。

松脂二两　雄黄一两，末

上二味，先烊松脂，乃纳雄黄末，以虎爪搅令相得。药成，取如鸡子中黄，夜卧以著熏笼中烧，令病人取自升[①]其上，以被自覆，惟出头，勿令过热及令气得泄也。

厚朴汤　治妇人下焦劳冷，膀胱肾气损弱，白汁与小便俱出者方。

厚朴如手大，长四寸，以酒五升，煮两沸，去滓；取桂一尺末之，纳汁中调和，一宿勿食，旦顿服之。

温经汤　主妇人小腹痛方。

茯苓六两　芍药三两　薏苡仁半斤　土瓜根三两

上四味，㕮咀，以酒三升渍一宿，旦加水七升，煎取二升，分再服。

治妇人胸满，心下坚，咽中帖帖，如有炙肉脔，吐之不出，咽之不下，**半夏厚朴汤**方。

半夏一升　厚朴三两　茯苓四两　生姜五两　苏叶二两

上五味，㕮咀，以水七升，煮取四升。分四服，日三夜一，不瘥频服。一方无苏叶、生姜。

治妇人气方。

平旦服乌牛尿，日一，止。

治妇人胸中伏气，**昆布丸**方。

昆布　海藻　芍药　桂心　人参　白石英　款冬花　桑白皮各二两　茯苓　钟乳　柏子仁各二两半　紫菀　甘草各一两　干姜一两六铢　吴茱萸　五味子　细辛各一两半　杏仁百枚　橘皮　苏子各五合

上二十味，末之，蜜和。酒服二十丸如梧子，日再，加至四十丸。

治妇人无故忧恚，胸中迫塞，气不下方。

芍药　滑石　黄连　石膏　前胡　山茱萸各一两六铢　大黄　细辛　麦门冬各一两　半夏十八铢　桂心半两　生姜一两

上十二味，末之，蜜丸如梧子。酒服二十丸，加至三十丸，日三服。

妇人断产方。

蚕子故纸方一尺，烧为末，酒服之，终身不产。

又方

油煎水银，一日勿息。空肚服枣大一枚，永断，不损人。

治劳损，产后无子，阴中冷溢出，子门闭，积年不瘥，身体寒冷方。

防风一两半　桔梗三十铢　人参一两　菖蒲　半夏　丹参　厚朴　干姜　紫菀　杜蘅各十八铢　秦艽　白蔹　牛膝　沙参各半两

上十四味，末之，白蜜和丸如小豆。食后服十五丸，日三服，不知增至二十丸。有身止，夫不在勿服之，服药后七日，方合阴阳。

治产后癖瘦，玉门冷，**五加酒**方。

五加皮二升　枸杞子二升　干地黄　丹参各二两　杜仲一斤　干姜三两　天门冬四两　蛇床子一升　乳床半斤

上九味，㕮咀，以绢袋子盛，酒三斗渍三宿。一服五合，日再，稍加至十合佳。

治子门闭，血聚腹中，生肉癥，脏寒所致方。

生地黄汁三升　生牛膝汁一斤　干漆

① 自升：宋古本作“鼻向”。

半斤

上三味，先捣漆为散，纳汁中搅，微火煎为丸。酒服如梧子三丸，日再。若觉腹中痛，食后服之。

治产劳，玉门开而不闭方。

硫黄四两　吴茱萸一两半　菟丝子一两六铢　蛇床子一两

上四味，为散，以水一升，煎二方寸匕，洗玉门，日再。

治产后阴道开不闭方。

石灰一斗，熬令烧草，以水二斗投之，适寒温，入汁中坐渍之，须臾复易，坐如常法。已效，千金不传。

治妇人阴脱，**黄芩散**方。

黄芩　猬皮　当归各半两　芍药一两　牡蛎　竹皮各二两半　狐茎一具《千金翼》用松皮

上七味，治下筛。饮服方寸匕，日三。禁举重、房劳，勿冷食。

治妇人阴脱，**硫黄散**方。

硫黄　乌贼鱼骨各半两　五味子三铢

上三味，治下筛，以粉其上良，日再三粉之。

治妇人阴脱，**当归散**方。

当归　黄芩各二两　芍药一两六铢　猬皮半两　牡蛎二两半

上五味，治下筛。酒服方寸匕，日三。禁举重，良。

治产后阴下脱方。

蛇床子一升，布裹炙熨之。亦治产后阴中痛。

治妇人阴下脱，若脱肛方。

羊脂煎讫，适冷暖以涂上。以铁精敷肛上，多少令调。以火炙布暖，以熨肛上，渐推纳之。末磁石，酒服方寸匕，日三。

治产后阴下脱方。

烧人屎为末，酒服方寸匕，日三。

又方

烧弊帚头为灰，酒服方寸匕。

又方

皂荚半两　半夏　大黄　细辛各十八铢　蛇床子三十铢

上五味，治下筛。以薄绢囊盛，大如指。纳阴中，日二易，即瘥。

又方

鳖头五枚，烧末，以井花水服方寸匕，日三。

又方

蜀椒　吴茱萸各一升，戎盐如鸡子大

上三味，皆熬令变色，治末，以绵裹如半鸡子大。纳阴中，日一易，二十日瘥。

治阴下挺出方。

蜀椒　乌头　白及各半两

上三味，治末，以方寸匕，绵裹纳阴中，入三寸，腹中热易之，日一度，明旦乃复著，七日愈。《广济方》不用蜀椒。

治产后脏中风，阴肿痛，**当归洗汤**方。

当归　独活　白芷　地榆各三两　败酱《千金翼》不用　矾石各二两

上六味，㕮咀，以水一斗半，煮取五升。适冷暖，稍稍洗阴，日三。

治产后阴肿痛方。

熟捣桃仁敷之良，日三度。

治男女阴疮，膏方。

米粉一酒杯　芍药　黄芩　牡蛎　附子　白芷各十八铢

上六味，㕮咀，以不中水猪膏一斤，煎之于微火上，三下三上，候白芷黄膏成，绞去滓，纳白粉，和令相得，敷疮上。并治口疮。

治阴中痛，生疮方。

羊脂一斤　杏仁一升　当归　白芷　芎䓖各一两

上五味，末之，以羊脂和诸药，纳钵中，置甑内蒸之三升米顷，药成。取如大豆，绵裹纳阴中，日一易。

治阴中痒，如虫行状方。

矾石十八铢 芎䓖一两 丹砂少许

上三味，治下筛。以绵裹药，著阴中，虫自死。

治男女阴蚀略尽方。

虾蟆 兔屎

上二味，等分，为末，以敷疮上。

又方

当归 芍药 甘草 蛇床子各一两，一方用芎䓖 地榆三两

上五味，㕮咀，以水五升，煮取二升，洗之，日三夜二。

又方

蒲黄一升 水银一两

上二味，研之，以粉上。

又方

肥猪肉十斤，以水煮取熟，去肉，盆中浸之，冷易，不过三两度。亦治阴中痒，有虫。

治男女阴中疮，湿痒方。

黄连 栀子 甘草 黄柏各一两 蛇床子二两

上五味，治下筛。以粉疮上，无汁，以猪脂和涂之。深者，用绵裹纳疮中，日二。

治阴中痒入骨困方。

大黄 黄芩 黄芪各一两 芍药半两 玄参 丹参各十八铢 吴茱萸三十铢

上七味，治下筛。酒服方寸匕，日三。

又方

狼牙两把，以水五升，煮取一升，洗之，日五六度。

治阴疮方。

芜荑 芎䓖 黄芩 甘草 矾石 雄黄 附子 白芷 黄连

上九味，各六铢，㕮咀，以猪膏四两合煎，敷之。

治女人交接辄血出方。

桂心 伏龙肝各二两

上二味，为末，酒服方寸匕，立止。

治童女交接，阳道违理，及为他物所伤，血出流漓不止方。

取釜底墨少许，研胡麻以敷之。

又方

烧青布并发灰敷之，立愈。

又方

烧茧絮灰敷之。

治合阴阳辄痛不可忍方。

黄连一两半 牛膝 甘草各一两

上三味，㕮咀，以水四升，煮取二升，洗之，日四度。

治女人伤于丈夫，四体沉重，嘘吸头痛方。

生地黄八两 芍药五两 香豉一升 葱白一升 生姜四两 甘草二两

上六味，㕮咀，以水七升，煮取二升半。分三服，不瘥重作，慎房事。《集验方》无生姜、甘草。

治妇人阴阳过度，玉门疼痛，小便不通，**白玉汤**方。

白玉一两半 白术五两 泽泻 苁蓉各二两 当归五两

上五味，㕮咀，先以水一斗，煎玉五十沸，去玉纳药，煎取二升。分再服，相去一炊顷。

治动胎见血，腰痛，小腹痛，月水不通，阴中肿痛方。

蒲黄二两 葱白一斤，切 当归二两，切 吴茱萸 阿胶各一两

上五味，以水九升，煮取二升半，去滓，纳胶令烊，分三服。

治妊娠为夫所动欲死，单行竹沥汁

方。

取淡竹断两头节，火烧中央，器盛两头得汁，饮之立效。

治伤丈夫，苦头痛，欲呕，心闷，**桑根白皮汤**方。

桑根白皮半两　干姜二两　桂心五寸　大枣二十枚

上四味，㕮咀，以酒一斗，煮取三升，去滓。分三服，适衣，无令汗出。

治嫁痛单行方。

大黄十八铢，以好酒一升，煮三沸，顿服之良。

治小户嫁痛连日方。

甘草三两　芍药半两　生姜十八铢　桂心六铢

上四味，㕮咀，以酒二升，煮三沸，去滓尽服，神效。

又方

牛膝五两，以酒三升，煮取半，去滓，分三服。

治小户嫁痛方。

乌贼鱼骨烧为屑，酒服方寸匕，日三。

治阴宽大，令窄小方。

兔屎　干漆各半两　鼠头骨二枚　雌鸡肝二个，阴干百日

上四味，末之，蜜丸如小豆。月初，七日合时，著一丸阴头，令徐徐纳之。三日知，十日小，五十日如十五岁童女。

治阴冷令热方。

纳食茱萸于牛胆中令满，阴干百日。每取二七枚，绵裹之，齿嚼令碎，纳阴中，良久热如火。

月水不利，奔豚上下，并无子，灸四满三十壮，穴在丹田两边相去各一寸半，丹田在脐下二寸是也。

妇人胞落颓，灸脐中三百壮。

又，灸身交五十壮，三报，在脐下横纹中。

又，灸背脊当脐五十壮。

又，灸玉泉五十壮，三报。

又，灸龙门二十壮，三报，在玉泉下，女人入阴内外之际。此穴卑，今废，不针灸。

妇人胞下垂，注阴下脱，灸侠玉泉三寸，随年壮，三报。

妇人阴冷肿痛，灸归来三十壮，三报，侠玉泉五寸是其穴。

妇人欲断产，灸右踝上一寸三壮，即断。

《备急千金要方》卷第三

备急千金要方卷第四　妇人方下

补益第一

论一首　方十四首

论曰：凡妇人欲求美色，肥白罕比，年至七十与少不殊者，勿服紫石英，令人色黑，当服钟乳泽兰丸也。

柏子仁丸　治妇人五劳七伤，羸冷瘦削，面无颜色，饮食减少，貌失光泽，及产后断绪无子，能久服，令人肥白，补益方。

柏子仁　黄芪　干姜　紫石英各二两　蜀椒一两半　杜仲　当归　甘草　芎䓖各四十二铢　厚朴　桂心　桔梗　赤石脂　苁蓉　五味子　白术　细辛　独活　人参　石斛　白芷　芍药各一两　泽兰二两六铢　藁本　芜荑各十八铢　干地黄　乌头一方作牛膝　防风各三十铢　钟乳　白石英各二两

上三十味，为末，蜜和。酒服二十丸如梧子，不知，加至三十丸。《千金翼》无乌头，有龙骨、防葵、茯苓、秦艽各半两，为三十三味，并治产后半身枯悴。

大五石泽兰丸　治妇人风虚寒中，腹内雷鸣，缓急风头痛，寒热，月经不调，绕脐恻恻痛，或心腹痞坚，逆害饮食，手足常冷，多梦纷纭，身体痹痛，荣卫不和，虚弱不能动摇，及产后虚损，并宜服此方。

钟乳　禹余粮　紫石英　甘草　黄芪各二两半　石膏　白石英　蜀椒　干姜各二两　泽兰二两六铢　当归　桂心　芎䓖　厚朴　柏子仁　地黄　细辛　茯苓　五味子　龙骨各一两半　石斛　远志　人参　续断　白术　防风　乌头各三十铢　山茱萸　紫菀各一两　白芷　藁本　芜荑各十八铢

上三十二味，为末，蜜和丸如梧子大。酒服二十丸，加至三十丸。《千金翼》有阳起石二两。

小五石泽兰丸　治妇人劳冷虚损，饮食减少，面无光色，腹中冷痛，经候不调，吸吸少气，无力，补益温中方。

钟乳　紫石英　矾石各一两半　白石英　赤石脂　当归　甘草各四十二铢　石膏　阳起石　干姜各二两　泽兰二两六铢　苁蓉　龙骨　桂心各二两半　白术　芍药　厚朴　人参　蜀椒　山茱萸各三十铢　柏子仁　藁本各一两　芜荑十八铢

上二十三味，为末，蜜和丸如梧子大。酒服二十丸，加至三十丸，日三。

增损泽兰丸　治产后百病，理血气，补虚劳方。

泽兰　甘草　当归　芎䓖各四十二铢　附子　干姜　白术　白芷　桂心　细辛各一两　防风　人参　牛膝各三十铢　柏子仁　干地黄　石斛各三十六铢　厚朴　藁本芜荑各半两　麦门冬二两

上二十味，为末，蜜和丸如梧子。空腹，酒下十五丸至二十丸。

大补益当归丸　治产后虚羸不足，胸中少气，腹中拘急疼痛，或引腰背痛，或所下过多，血不止，虚竭乏气，昼夜不得眠，及崩中，面目脱色，唇干口燥；亦治男子伤绝，或从高堕下，内有所伤，脏虚吐血，及金疮伤犯皮肉方。

当归　芎䓖　续断　干姜　阿胶　甘草各四两　白术　吴茱萸　附子　白芷各三两　桂心　芍药各二两　干地黄十两

上十三味，为末，蜜和丸如梧子大。酒服二十丸，日三夜一，不知，加至五十丸。若有真蒲黄，加一升[①]，绝妙。

白芷丸　治产后所下过多，及崩中伤损，虚竭少气，面目脱色，腹中痛方。

白芷五两　干地黄四两　续断　干姜　当归　阿胶各三两　附子一两

上七味，为末，蜜和丸如梧子大。酒服二十丸，日四五服。无当归，芎䓖代；入蒲黄一两，妙；无续断，大蓟根代。

紫石英柏子仁丸　治女子遇冬天时行温风，至春夏病热，头痛，热毒风虚，百脉沉重，下赤白，不思饮食，而头眩心悸，酸嘶[②]恍惚，不能起居方。

紫石英　柏子仁各三两　乌头　桂心　当归　山茱萸　泽泻　芎䓖　石斛　远志　寄生　苁蓉　干姜　甘草各二两　蜀椒　杜蘅一作杜仲　辛夷各一两　细辛一两半

上十八味，为末，蜜和丸如梧子。酒服二十丸，渐加至三十丸，日三服。一方用牡蛎一两。

钟乳泽兰丸　治妇人久虚羸瘦，四肢百体烦疼，脐下结冷，不能食，面目瘀黑，忧恚不乐，百病方。

钟乳三两　泽兰三两六铢　防风四十二铢　人参　柏子仁　麦门冬　干地黄　石膏　石斛各一两半　芎䓖　甘草　白芷　牛膝　山茱萸　薯蓣　当归　藁本各三十铢　细辛　桂心各一两　芜荑半两　艾叶十八铢

上二十一味，为末，蜜和丸如梧子。酒服二十丸，加至四十丸，日二服。

大泽兰丸　治妇人虚损，及中风余病，疝瘕，阴中冷痛；或头风入脑，寒痹，筋挛缓急，血闭无子，面上游风去来，目泪出，多涕唾，忽忽如醉；或胃中冷逆胸中，呕不止，及泄痢淋沥；或五脏六腑寒热不调，心下痞急，邪气咳逆；或漏下赤白，阴中肿痛，胸胁支满；或身体皮肤中涩如麻豆，苦痒，痰癖结气；或四肢拘挛，风行周身，骨节疼痛，目眩无所见；或上气恶寒，洒淅如疟；或喉痹，鼻齆，风痫癫疾；或月水不通，魂魄不定，饮食无味，并产后内衄，无所不治，服之令人有子。

泽兰二两六铢　藁本　当归　甘草各一两十八铢　紫石英三两　芎䓖　干地黄　柏子仁　五味子各一两半　桂心　石斛　白术各[③]一两六铢　白芷　苁蓉　厚朴　防风　薯蓣　茯苓　干姜　禹余粮　细辛　卷柏各一两　蜀椒　人参　杜仲　牛膝　蛇床子　续断　艾叶　芜荑各十八铢　赤石脂　石膏各二两，一方有枳实十八铢、门冬一两半

上三十二味，为末，蜜和为丸，如梧子大。酒服二十丸至四十丸。久赤白痢，去干地黄、石膏、麦门冬、柏子仁，加大麦糵、陈曲、龙骨、阿胶、黄连各一两半。有钟乳加三两良。

小泽兰丸　治产后虚羸劳冷，身体尪瘦方。

泽兰二两六铢　当归　甘草各一两十八铢　芎䓖　柏子仁　防风　茯苓各一两　白芷　蜀椒　藁本　细辛　白术　桂心　芜荑　人参　食茱萸　厚朴各十八铢　石膏二两

---

① 一升：宋古本作“一两”。
② 嘶：宋古本作“痛”。
③ 各：原缺，据宋古本补。

上十八味，为末，蜜和丸如梧子大。酒服二十丸，日三服，稍加至四十丸。无疾者，依此方春秋二时常服一剂，甚良。有病虚羸黄瘦者，服如前。一方无茯苓、石膏，有芍药、干姜。《胡治》十五味，无柏子仁、人参、食茱萸，除细辛、桂心生用外，尽熬令变色，为末，蜜丸如弹子大，纳暖酒中服之；《千金翼》无茯苓、食茱萸，有干姜一两。

紫石英天门冬丸　主风冷在子宫，有子常堕落，或始为妇便患心痛，仍成心疾，月水都未曾来，服之肥充，令人有子。

紫石英　天门冬　禹余粮各三两　芜荑　乌头　苁蓉　桂心　甘草　五味子　柏子仁　石斛　人参　泽泻一作泽兰　远志　杜仲各二两　蜀椒　卷柏　寄生　石楠　云母　当归一作辛夷　乌贼骨各一两

上二十二味，为末，蜜和为丸，梧子大。酒服二十丸，日二服，加至四十丸。

三石泽兰丸　治风虚不足，通血脉，补寒冷方。亦名石斛泽兰丸。

钟乳　白石英各四两　紫石英　防风　藁本　茯神各一两六铢　泽兰二两六铢　黄芪　石斛　石膏各二两　甘草　当归　芎䓖各一两十八铢　白术　桂心　人参　干姜　独活　干地黄各一两半　白芷　桔梗　细辛　柏子仁　五味子　蜀椒　黄芩　苁蓉　芍药　秦艽　防葵各一两　厚朴　芜荑各十八铢

上三十二味，为末，蜜和丸如梧子大。酒服二十丸，加至三十丸，日二三服。

大平胃泽兰丸①　治男子、女人五劳七伤诸不足，定志意，除烦满，手中虚冷羸瘦，及月水往来不调，体不能动等病方。

泽兰　细辛　黄芪　钟乳各三两　柏子仁　干地黄各二两半　大黄　前胡　远志　紫石英各二两　芎䓖　白术　蜀椒各一两半　白芷　丹参　栀子一本用枳实　芍药　桔梗　秦艽　沙参　桂心　厚朴　石斛　苦参　人参　麦门冬　干姜各一两　附子六两　吴茱萸　麦蘖各五合　陈曲一升　枣五十枚，作膏

上三十二味，为末，蜜和丸如梧子大。酒服二十丸，加至三十丸，令人肥健。一本无干姜，有当归三两。

泽兰散　治产后风虚方。

泽兰九分　禹余粮　防风各十分　石膏　白芷　干地黄　赤石脂　肉苁蓉　鹿茸　芎䓖各八分　藁本　蜀椒　白术　柏子仁各五分　桂心　甘草　当归　干姜各七分　芜荑　细辛　厚朴各四分　人参三分

上二十二味，治下筛。酒服方寸匕，日三，以意增之。

月水不通第二

方三十一首

桃仁汤　治妇人月水不通方。

桃仁　朴硝　牡丹皮　射干　土瓜根　黄芩各三两　芍药　大黄　柴胡各四两　牛膝　桂心各二两　水蛭　虻虫各七十枚

上十三味，㕮咀，以水九升，煮取二升半，去滓，分三服。

干姜丸　治妇人寒热羸瘦，酸消怠惰，胸中支满，肩背脊重痛，腹里坚满积聚，或痛不可忍，引腰、小腹痛，四肢烦疼，手足厥逆，寒至肘膝，或烦满，手足虚热，意欲投水中，百节尽痛，心下常苦悬痛，时寒时热，恶心，涎唾喜出，每爱咸酸甜苦之物，身体或如鸡皮，月经不通，大小便苦难，食不生肌。

干姜　芎䓖　茯苓　硝石　杏仁　水

① 大平胃泽兰丸：宋古本作“太平泽兰丸”。

蛭　虻虫　桃仁　蛴螬　䗪虫各一两　柴胡　芍药　人参　大黄　蜀椒　当归各二两

上十六味，为末，蜜和丸如梧子。空心饮下三丸，不知加至十丸。《千金翼》以疗妇人瘕结，胁肋下疾。

干漆汤　治月水不通，小腹坚痛不得近方。

干漆　萎蕤　芍药　细辛　甘草　附子各一两　当归　桂心　芒硝　黄芩各二两　大黄三两　吴茱萸一升

上十二味，㕮咀，以清酒一斗浸一宿，煮取三升，去滓，纳硝烊尽。分为三服，相去如一炊顷。

芒硝汤　治月经不通方。

芒硝　丹砂末　当归　芍药　土瓜根　水蛭各二两　大黄三两　桃仁一升

上八味，㕮咀，以水九升，煮服三升，去滓，内丹砂、芒硝，分为三服。

治月经不通，心腹绞痛欲死，通血止痛方。

当归　大黄　芍药各三两　吴茱萸　干地黄　干姜　芎䓖　虻虫　水蛭各二两　细辛　甘草　桂心各一两　栀子十四枚　桃仁一升

上十四味，㕮咀，以水一斗五升，煮取五升，分为五服。一本有牛膝、麻子仁各三两。

桃仁汤　治月经不通方。

桃仁一升　当归　土瓜根　大黄　水蛭　虻虫　芒硝各二两　牛膝　麻子仁　桂心各三两

上十味，㕮咀，以水九升，煮取三升半，去滓，纳硝令烊，分为三服。《肘后》无当归、麻子仁，用牡丹、射干、黄芩、芍药、柴胡各三两，为十三味；《千金翼》无虻虫。

前胡牡丹汤　治妇人盛实，有热在腹，月经瘀闭不通，及劳热热病后，或因月经来，得热不通方。

前胡　牡丹　玄参　桃仁　黄芩　射干　旋覆花　栝楼根　甘草各二两　芍药　茯苓　大黄　枳实各三两

上十三味，㕮咀，以水一斗，煮取三升，分为三服。

干地黄当归丸　治月水不通，或一月再来，或隔月不至，或多或少，或淋沥不断，或来而腰腹刺痛不可忍，四体嘘吸，不欲食，心腹坚痛，有青黄黑色水下，或如清水，不欲行动，举体沉重，惟思眠卧，欲食酸物，虚乏黄瘦方。

干地黄三两　当归　甘草各一两半　牛膝　芍药　干姜　泽兰　人参　牡丹各一两六铢　丹参　蜀椒　白芷　黄芩　桑耳　桂心各一两　䗪虫四十枚　芎䓖一两十八铢　桃仁二两　水蛭　虻虫各七十枚　蒲黄二合

上二十一味，为末，蜜和丸如梧子大。每日空心，酒下十五丸，渐加至三十丸，以知为度。一本无。

牡丹丸　治妇人女子诸病后，月经闭绝不通，及从小来不通，并新产后瘀血不消，服诸汤利血后，余疢未平，宜服之，取平复方。

牡丹三两　芍药　玄参　桃仁　当归　桂心各二两　虻虫　水蛭各五十枚　蛴螬三十枚　瞿麦　芎䓖　海藻各一两

上十二味，为末，蜜和丸如梧子大。酒下十五丸，加至二十丸。血盛者，作散，服方寸匕，腹中当转如沸，血自化成水去；如小便赤少，除桂心，用地肤子一两。

黄芩牡丹汤　治女人从小至大，月经未尝来，颜色萎黄，气力衰少，饮食无味方。

黄芩　牡丹　桃仁　瞿麦　芎䓖各二

两 芍药 枳实 射干 海藻 大黄各三两 虻虫七十枚 水蛭五十枚 蛴螬十枚

上十三味，㕮咀，以水一斗，煮取三升，分三服。服两剂后，灸乳下一寸黑圆际各五十壮。

治月经不通方。

取葶苈一升为末，蜜丸如弹子大，绵裹，纳阴中，入三寸。每丸一宿易之，有汁出止。

干漆丸 治月经不通，百疗不瘥方。

干漆 土瓜根 射干 芍药各一两半 牡丹 牛膝 黄芩 桂心 吴茱萸 大黄 柴胡各一两六铢 桃仁 鳖甲各二两 䗪虫 蛴螬各四十枚 水蛭 虻虫各七十枚 大麻仁四合 乱发鸡子大二枚 菴䕡子二合

上二十味，为末，以蜜和为丸。每日酒下十五丸梧子大，渐加至三十丸，日三。仍用后浸酒服前丸药。

浸酒方。

大麻子三升 菴䕡子二升 桃仁一升 灶屋炲煤四两 土瓜根 射干各六两 牛膝八两 桂心四两

上八味，㕮咀，以清酒三斗，绢袋盛药浸五宿，以一盏下前丸药，甚良。或单服之，亦好。

当归丸 治女人脐下癥结，刺痛，如虫所啮，及如锥刀所刺，或赤白带下，十二疾，腰背疼痛，月水或在月前，或在月后。

当归 葶苈 附子 吴茱萸 大黄各二两 黄芩 桂心 干姜 牡丹 芎䓖各一两半 细辛 秦椒 柴胡 厚朴各一两六铢 牡蒙一方无 甘草各一两 虻虫 水蛭各五十枚

上十八味，为末，蜜和丸如梧子大。空心酒下十五丸，日再。有胎勿服之。

鳖甲丸 治女人小腹中积聚，大如七八寸盘面，上下周流，痛不可忍，手足苦冷，咳噫腥臭，两胁热如火炙，玉门冷如风吹，经水不通，或在月前，或在月后，服之三十日便瘥，有孕，此是河内太守魏夫人方。

鳖甲 桂心各一两半 蜂房半两 玄参 蜀椒 细辛 人参 苦参 丹参 沙参 吴茱萸各十八铢 䗪虫 水蛭 干姜 牡丹 附子 皂荚 当归 芍药 甘草 防葵各一两 蛴螬二十枚 虻虫 大黄各一两六铢

上二十四味，为末，蜜和丸如梧子大。酒下七丸，日三，稍加之，以知为度。

又方 治妇人因产后虚冷，坚结积在腹内，月经往来不时，苦腹胀满，绕脐下痛，引腰背，手足烦，或冷热，心闷不欲食。

鳖甲一两半 干姜 赤石脂 丹参 禹余粮 当归 白芷一方用术 干地黄各一两六铢 代赭 甘草 鹿茸 乌贼骨 僵蚕各十八铢 桂心 细辛 蜀椒 附子各一两

上十七味，末，蜜和丸如梧子大。空心酒下五丸，加至十丸。

禹余粮丸 治妇人产后积冷坚癖方。

禹余粮 乌贼骨[①] 吴茱萸 桂心 蜀椒各二两半 当归 白术 细辛 干地黄 人参 芍药 芎䓖 前胡各一两六铢 干姜三两 矾石六铢 白薇 紫菀 黄芩各十八铢 䗪虫一两

上十九味，为末，蜜和丸如梧子。空心，酒若饮下二十丸，日二，不知则加之。

牡蒙丸 治妇人产后十二癥病，带下无子，皆是冷风寒气，或产后未满百日，

① 乌贼骨：宋古本作“乌头”。

胞络恶血未尽，便利于悬圊上及久坐，湿寒入胞里，结在小腹，牢痛为之积聚，小如鸡子，大者如拳，按之跳手隐隐然，或如虫啮，或如针刺，气时抢心，两胁支满，不能食，饮食不消化，上下通流，或守胃脘，痛连玉门、背膊，呕逆短气，汗出，少腹苦寒，胞中创[①]，咳引阴痛，小便自出，子门不正，令人无子，腰胯疼痛，四肢沉重淫跃，一身尽肿，乍来乍去，大便不利，小便淋沥，或月经不通，或下如腐肉，青黄赤白黑等如豆汁，梦想不祥方。亦名紫盖丸。

牡蒙　厚朴　硝石　前胡　干姜　䗪虫　牡丹　蜀椒　黄芩　桔梗　茯苓　细辛　葶苈　人参　芎䓖　吴茱萸　桂心各十八铢　大黄二两半　附子一两六铢　当归半两

上二十味，为末，蜜和，更捣万杵，丸如梧子大。空心酒服三丸，日三，不知则加之至五六丸。下赤白青黄物如鱼子者，病根出矣。

治月经不通，结成癥瘕如石，腹大骨立，宜此破血下癥方。

大黄　硝石各六两　巴豆　蜀椒各一两　代赭　柴胡熬变色　水蛭熬　丹参熬令紫色　土瓜根各三两　干漆　芎䓖　干姜　虻虫　茯苓各二两

上十四味，为末，巴豆别研，蜜和丸如梧子。空心酒服二丸，未知加至五丸，日再服。《千金翼》无柴胡、水蛭、丹参、土瓜根。

大虻虫丸　治月经不通六七年，或肿满气逆，腹胀瘕痛，宜服此，数有神验方。

虻虫四百枚　蛴螬一升　干地黄　牡丹　干漆　芍药　牛膝　土瓜根　桂心各四两　吴茱萸　桃仁　黄芩　牡蒙各三两　茯苓　海藻各五两　水蛭三百枚　芒硝一两　人参一两半　葶苈五合

上十九味，为末，蜜和丸如梧子大。每日空心酒下七丸，不知加之，日三服。《千金翼》无芒硝、人参。

桂心酒　治月经不通，结成癥瘕方。

桂心　牡丹　芍药　牛膝　干漆　土瓜根　牡蒙各四两　吴茱萸一升　大黄三两　黄芩　干姜各二两　虻虫二百枚　䗪虫　蛴螬　水蛭各七十枚　乱发灰　细辛各一两　僵蚕五十枚　大麻仁　灶突墨三升　干地黄六两　虎杖根　鳖甲各五两　菴蕳子二升

上二十四味，㕮咀，以酒四斗分两瓮，浸之七日，并一瓮盛，搅令调，还分作两瓮。初服二合，日二，加至三四合。

虎杖煎　治腹内积聚，虚胀雷鸣，四肢沉重，月经不通，亦治丈夫病方。

取高地虎杖根，细锉二斛，以水二石五斗，煮取一大斗半，去滓，澄滤令净，取好醇酒五升合煎，令如饧。每服一合，消息为度，不知则加之。

又方　治月经闭不通，结瘕，腹大如瓮，短气欲死方。

虎杖根百斤，去头、去土、曝干，切　土瓜根　牛膝各取汁二斗

上三味，㕮咀，以水一斛浸虎杖根一宿，明旦煎取二斗，纳土瓜、牛膝汁，搅令调匀，煎令如饧。每以酒服一合，日再夜一，宿血当下。若病去，止服。

桃仁煎　治带下[②]，经闭不通方。

桃仁　虻虫各一升　朴硝五两　大黄六两

上四味，为末，别治桃仁，以醇苦酒四升纳铜铛中，炭火煎取二升，下大黄、

① 胞中创：宋古本作“胞中有疮”。
② 带下：宋古本“下”后有“赤白”二字。

桃仁、虻虫等，搅勿住手；当欲可丸，下朴硝，更搅勿住手，良久出之，可丸乃止。取一丸如鸡子黄投酒中，预一宿勿食服之。至晡时，下如大豆汁，或如鸡肝、凝血、虾蟆子，或如膏，此是病下也。

治月经不通，脐下坚结，大如杯升，发热往来，下痢羸瘦，此为气瘕一作血瘕。若生肉癥，不可为也。疗之之方。

生地黄三十斤，取汁　干漆一斤，为末

上二味，以漆末纳地黄汁中，微火煎令可丸。每服酒下如梧子大三丸，不知加之，常以食后服。

治月经不通，甚极闭塞方。

牛膝一斤　麻子三升，蒸　土瓜根三两　桃仁二升

上四味，㕮咀，以好酒一斗五升，浸五宿。一服五合，渐加至一升，日三，能多益佳。

治产后风冷，留血不去，停结，月水闭塞方。

桃仁　麻子仁各二升　菴蕳子一升

上三味，㕮咀，以好酒三斗浸五宿。每服五合，日三，稍加至一升。

五京丸　治妇人腹中积聚，九痛七害，及腰中冷引小腹，害食，得冷便下方。

干姜　蜀椒各三两　附子一两　吴茱萸一升　当归　狼毒　黄芩　牡蛎各二两

上八味，为末，蜜和丸如梧子。初服三丸，日二，加至十丸。此出京氏五君，故名五京。久患冷困当服之。

鸡鸣紫丸　治妇人癥瘕积聚方。

皂荚一分　藜芦　甘草　矾石　乌喙　杏仁　干姜　桂心　巴豆各二分　前胡　人参各四分　代赭五分　阿胶六分　大黄八分

上十四味，为末，蜜丸如梧子。鸡鸣时服一丸，日益一丸，至五丸止，仍从一起。下白者，风也；赤者，癥瘕也；青微黄者，心腹病。

辽东都尉所上丸　治脐下坚癖，无所不治方。

恒山　大黄　巴豆各一分　天雄二枚　苦参　白薇　干姜　人参　细辛　狼牙　龙胆　沙参　玄参　丹参各三分　芍药　附子　牛膝　茯苓各五分　牡蒙四分　雚芦六分，一方云二两三分

上二十味，为末，蜜丸。宿勿食，服五丸，日三。大羸瘦，月水不调，当二十五日服之，下长虫，或下种种病出，二十五日，服中所苦悉愈，肌肤盛，五十日万病除，断绪者有子。

牡蛎丸　治经闭不通，不欲饮食方。

牡蛎四两　大黄一斤　柴胡五两　干姜三两　芎䓖　茯苓各二两半　蜀椒十两　葶苈子　芒硝　杏仁各五合　水蛭　虻虫各半两　桃仁七十枚

上十三味，为末，蜜丸如梧子大。饮服七丸，日三。

当归丸　治腰腹痛，月水不通利方。

当归　芎䓖各四两　虻虫　乌头　丹参　干漆各一两　人参　牡蛎　土瓜根　水蛭各二两　桃仁五十枚

上十一味，为末，以白蜜丸如梧子大。酒下三丸，日三服。

硝石汤　治血瘕，月水留，瘀血大不通，下病，散坚血方。

硝石　附子　虻虫各三两　大黄　细辛　干姜　黄芩各一两　芍药　土瓜根　丹参　代赭　蛴螬各二两　大枣十枚　桃仁二升　牛膝一斤　朴硝四两

上十六味，㕮咀，以酒五升、水九升，渍药一宿，明旦煎取四升，去滓，下朴硝、硝石烊尽。分四服，相去如炊顷。去病后，食黄鸭羹，勿见风。

赤白带下、崩中漏下第三

论二首　方六十五首　灸法八首

论曰：诸方说三十六疾者，十二瘕、九痛、七害、五伤、三痼不通是也。

何谓十二瘕？是所下之物，一曰状如膏，二曰如黑血，三曰如紫汁，四曰如赤肉，五曰如脓痂，六曰如豆汁，七曰如葵羹，八曰如凝血，九曰如清血，血似水，十曰如米泔，十一曰如月浣乍前乍却，十二曰经度不应期也。

何谓九痛？一曰阴中痛伤，二曰阴中淋沥痛，三曰小便即痛，四曰寒冷痛，五曰经来即腹中痛，六曰气满痛，七曰汁出阴中，如有虫啮痛，八曰胁下分痛，九曰腰胯痛。

何谓七害？一曰穹[①]孔痛不利，二曰中寒热痛，三曰小腹急坚痛，四曰脏不仁，五曰子门不端引背痛，六曰月浣乍多乍少，七曰害吐。

何谓五伤？一曰两胁支满痛，二曰心痛引胁，三曰气结不通，四曰邪思泄利，五曰前后痼寒。

何谓三痼？一曰羸瘦不生肌肤，二曰绝产乳，三曰经水闭塞。

病有异同，具治之方。

白垩丸　治女人三十六疾方。又方见后。

白垩　龙骨　芍药各十八铢　黄连　当归　茯苓　黄芩　瞿麦　白蔹　石韦　甘草　牡蛎　细辛　附子　禹余粮　白石脂　人参　乌贼骨　藁本　甘皮　大黄以上各半两

上二十一味，为末，蜜和丸如梧子大。空腹饮服十丸，日再，不知加之。二十日知，一月百病除。若十二瘕，倍牡蛎、禹余粮、乌贼骨、白石脂、龙骨；若九痛，倍黄连、白蔹、甘草、当归；若七害，倍细辛、藁本、甘皮，加椒、茱萸各一两；若五伤，倍大黄、石韦、瞿麦；若三痼，倍人参，加赤石脂、矾石、巴戟天各半两。合药时随病增减之。

治女人腹中十二疾，一曰经水不时，二曰经来如清水，三曰经水不通，四曰不周时，五曰生不乳，六曰绝无子，七曰阴阳减少，八曰腹苦痛如刺，九曰阴中寒，十曰子门相引痛，十一曰经来冻如葵汁状，十二曰腰急[②]痛。凡此十二病得之时，因与夫卧起，月经不去，或卧湿冷地，及以冷水洗浴，当时取快，而后生百疾，或疮痍未瘥，便合阴阳，及起早作劳，衣单席薄，寒从下入方。

半夏　赤石脂各一两六铢　蜀椒　干姜　吴茱萸　当归　桂心　丹参　白蔹　防风各一两　藿芦半两

上十一味，为末，蜜和丸如梧子大。每日空心，酒服十丸，日三，不知稍加，以知为度。

白石脂丸　治妇人三十六疾，胞中痛，漏下赤白方。

白石脂　乌贼骨　禹余粮　牡蛎各十八铢　赤石脂　干地黄　干姜　龙骨　桂心　石韦　白蔹　细辛　芍药　黄连　附子　当归　黄芩　蜀椒　钟乳　白芷　芎䓖　甘草各半两

上二十二味，为末，蜜和丸如梧子大。每日空心，酒下十五丸，日再。一方有黄柏半两。

小牛角䚡散　治带下五贲，一曰热病下血；二曰寒热下血；三曰经脉未断为房事，则血漏；四曰经来举重，伤任脉下血；五曰产后脏开经利。五贲之病，外实

---

① 穹：原作“穷”，通“穹”，今改为通用字。

② 急：宋古本作“背”。

内虚方。

牛角䚡一枚，烧令赤　鹿茸　禹余粮　当归　干姜　续断各二两　阿胶三两　乌贼骨　龙骨各一两　赤小豆二升

上十味，治下筛。空腹，以酒服方寸匕，日三。《千金翼》无鹿茸、乌贼骨。

龙骨散　治淳下十二病绝产，一曰白带，二曰赤带，三曰经水不利，四曰阴胎，五曰子脏坚，六曰脏癖，七曰阴阳患痛，八曰内强，九曰腹寒，十曰脏闭，十一曰五脏酸痛，十二曰梦与鬼交，宜服之。淳下，一本作腹下。

龙骨三两　黄柏　半夏　灶中黄土　桂心　干姜各二两　石韦　滑石各一两　乌贼骨　代赭各四两　白僵蚕五枚

上十一味，治下筛。酒服方寸匕，日三。白多者，加乌贼骨、僵蚕各二两；赤多者，加代赭五两；小腹冷，加黄柏二两；子脏坚，加干姜、桂心各二两。以上各随病增之。服药三月，有子即住药，药太过多，生两子。当审方取好药。寡妇、童女不可妄服。

治女人带下诸病方。

大黄蒸三斗米下　附子　茯苓　牡蒙　牡丹　桔梗　葶苈各三两　厚朴　芎䓖　人参　当归　虻虫　蜀椒　吴茱萸　柴胡　干姜　桂心各半两　细辛二两半

上十八味，为末，蜜和丸如梧子大。每日空心酒服二丸，不知加之，以腹中温温为度。一本有麻子三两、泽兰半两，而无蜀椒、葶苈。

治带下百病，无子，服药十四日下血，二十日下长虫，及清黄汁出，三十日病除，五十日肥白方。

大黄破如豆粒，熬令黑色　柴胡　朴硝各一斤　芎䓖五两　干姜　蜀椒各一升　茯苓如鸡子大一枚

上七味，为末，蜜丸如梧子大。先食米饮服七丸，不知加至十丸，以知为度。

治带下方。

枸杞根一斤　生地黄五斤

上二味，㕮咀，以酒一斗，煮取五升，分为三服。水煮亦得。

治妇人及女子赤白带方。

禹余粮　当归　芎䓖各一两半　赤石脂　白石脂　阿胶　龙骨　石韦一两六铢　乌贼骨　黄柏　白蔹　黄芩一作黄连　续断　桑耳　牡蛎各一两

上十五味，为末，蜜丸梧子大。空心饮下十五丸，日再，加至三十丸为度。

白马蹄丸　治妇人下焦寒冷，成带下赤白浣方。

白马蹄　鳖甲　鲤鱼甲　龟甲　蜀椒各一两　磁石　甘草　杜仲　萆薢　当归　续断　芎䓖　禹余粮　桑耳　附子各二两

上十五味，为末，蜜丸梧子大。以酒服十丸，加至三十丸，日三服。一本无龟甲。

白马㲎散　治带下方。下白者，取白马㲎；下赤者，取赤马㲎，随色取之。

白马㲎二两　龟甲四两　鳖甲十八铢　牡蛎一两十八铢

上四味，治下筛。空心酒下方寸匕，日三服，加至一匕半。

治五色带下方。

服大豆紫汤，日三服。方见前三卷风篇中。

又方

烧马左蹄为末，以酒服方寸匕，日三服。

又方

烧狗头和毛皮骨为末，以酒服方寸匕。

又方

煮甑带汁，服一杯良。

又方

烧马蹄底护，干为末，以酒服方寸

匕，日三。

云母芎䓖散 卫公治五崩身瘦，咳逆，烦满少气，心下痛，面生疮，腰痛不可俯仰，阴中肿，如有疮状，毛中痒，时痛，与子脏相通，小便不利，常拘急，头眩，颈项急痛，手足热，气逆冲急，心烦，不得卧，腹中急痛，食不下，吞醋噫苦，上下肠鸣，漏下赤白青黄黑汁，大臭，如胶污衣状，皆是内伤所致。中寒即下白，热即下赤，多饮即下黑，多食即下黄，多药即下青，或喜或怒，心中常恐，或忧劳便发动，大恶风寒。

云母 芎䓖 代赭 东门边木烧，各一两 白僵蚕 乌贼骨 白垩 猬皮各六铢 鳖甲一作龟甲 桂心 伏龙肝 生鲤鱼头各十八铢

上十二味，治下筛。酒服方寸匕，日三夜一。一方有龙骨、干葛。

慎火草散 治崩中漏下赤白青黑，腐臭不可近，令人面黑无颜色，皮骨相连，月经失度，往来无常，小腹弦急，或苦绞痛，上至心，两胁肿胀，食不生肌肤，令人偏枯，气息乏少，腰背痛连胁，不能久立，每嗜卧困懒。又方见后。

慎火草 白石脂 禹余粮 鳖甲 干姜 细辛 当归 芎䓖 石斛 芍药 牡蛎各二两 黄边 蔷薇根皮 干地黄各四两 熟艾 桂心各一两

上十六味，治下筛。空腹酒服方寸匕，日三，稍加至二匕。若寒多者，加附子、椒；热多者，加知母、黄芩各一两；白多者，加干姜、白石脂；赤多者，加桂心、代赭各二两。

禹余粮丸 治崩中，赤白不绝，困笃方。

禹余粮五两 白马蹄十两 龙骨三两 鹿茸二两 乌贼鱼骨一两

上五味，为末，蜜丸梧子大。以酒服二十丸，日再，以知为度。

增损禹余粮丸 治妇人劳损，因成崩中，状如月经来，去多不可禁止，积日不断，五脏空虚，失色黄瘦，崩竭暂止，少日复发，不耐动摇，小劳辄剧。治法且宜与汤，未宜与此丸也，发时服汤，减退即与此丸。若是疾久，可长与此方。

禹余粮 龙骨 人参 桂心 紫石英 乌头 寄生 杜仲 五味子 远志各二两 泽泻 当归 石斛 苁蓉 干姜各三两 蜀椒 牡蛎 甘草各一两

上十八味，为末，蜜丸梧子大。空心酒下十丸，渐加至二十丸，日三服。

治妇人白崩及痔病方。

槐耳 白蔹 艾叶 蒲黄 白芷各二两 黄芪 人参 续断 当归 禹余粮 橘皮 茯苓 干地黄 猬皮各三两 牛角鰓四两 猪后悬蹄二十个 白马蹄四两，酒浸一宿，熬

上十七味，为末，蜜丸。每日空心，酒下二十丸，日二，加之。

治妇人忽暴崩中，去血不断，或如鹅鸭肝者方。

小蓟根六两 当归 阿胶 续断 青竹茹 芎䓖各三两 生地黄八两 地榆 釜月下土各四两，绢裹 马通[1]一升，赤带用赤马，白带用白马

上十味，㕮咀，以水八升，和马通汁，煮取三升，分三服。不止，频服三四剂。未全止，续服后丸方。

续断 甘草 地榆 鹿茸 小蓟根 丹参各三十铢 干地黄二两半 芎䓖 赤石脂 阿胶 当归各一两半 柏子仁一两，《集验》作柏叶 龟甲 秦牛角鰓各三两，熬令黑

上十四味，为末，蜜丸梧子大。空心

① 通：据上下文，通后疑脱“汁”字。

以酒服十丸，日再，后稍加至三十丸。

治女人崩中，去赤白方。

白马蹄五两　蒲黄　鹿茸　禹余粮　白马鬐毛　小蓟根　白芷　续断各四两　人参　干地黄　柏子仁　乌贼骨　黄芪　茯苓　当归各三两　艾叶　苁蓉　伏龙肝各二两

上十八味，为末，蜜丸如梧子大。空心饮服二十丸，日再，加至四十丸。

当归汤　治崩中去血，虚羸方。

当归　芎䓖　黄芩　芍药　甘草各二两　生竹茹二升

上六味，㕮咀，以水一斗，煮竹茹，取六升，去滓，纳诸药，煎取三升半，分三服。忌劳动、嗔怒，禁百日房事。

治崩中昼夜十数行，众医所不能瘥者方。

芎䓖八两，㕮咀，以酒五升，煮取三升，分三服。不饮酒，水煮亦得。

治崩中下血，出血一斛，服之即断，或月经来过多，及过期不来者，服之亦佳方。

吴茱萸　当归各三两　芎䓖　人参　芍药　牡丹　桂心　阿胶　生姜　甘草各二两　半夏八两　麦门冬一升

上十二味，㕮咀，以水一斗，煮取三升，分为三服。

治暴崩中，去血不止方。

牡蛎　兔骨各二两半，炙

上二味，治下筛。酒服方寸匕，日三。

治女人白崩方。

芎䓖　桂心　阿胶　赤石脂　小蓟根各二两　干地黄四两　伏龙肝如鸡子大，七枚

上七味，㕮咀，以酒六升、水四升合煮，取三升，去滓，纳胶令烊尽，分三服，日三。《千金翼》只六味，无伏龙肝。

伏龙肝汤　治崩中，去赤白或如豆汁方。

伏龙肝如弹丸七枚　生地黄四升，一方五两　生姜五两　甘草　艾叶　赤石脂　桂心各二两

上七味，㕮咀，以水一斗，煮取三升。分四服，日三夜一。

大牛角中仁散　治积冷崩中，去血不止，腰背痛，四肢沉重，虚极方。

牛角仁一枚，烧　续断　干地黄　桑耳　白术　赤石脂　矾石　干姜　附子　龙骨　当归各三两　人参一两　蒲黄　防风　禹余粮各二两

上十五味，治下筛。以温酒，未食服方寸匕，日三，不知稍加。

治崩中去血，积时不止，起死方。

肥羊肉三斤　干姜　当归各三两　生地黄二升

上四味，㕮咀，以水二斗煮羊肉，取一斗三升，下地黄汁及诸药，煮取三升，分四服，即断。尤宜羸瘦人服之。

生地黄汤　治崩中漏下，日去数升方。

生地黄一斤　细辛三两

上二味，㕮咀，以水一斗，煮取六升。服七合，久服佳。

治崩中漏下，赤白不止，气虚竭方。

龟甲　牡蛎各三两

上二味，治下筛。酒服方寸匕，日三。

又方

烧乱发，酒和服方寸匕，日三。

又方

桑耳二两半　鹿茸十八铢

上二味，以醋五升渍，炙燥，渍尽为度，治下筛。服方寸匕，日三。

又方

烧鹿角为末，酒服方寸匕，日三。

又方

烧桃核为末，酒服方寸匕，日三。

又方

地榆　知母

上二味，各指大、长一尺者，㕮咀，以醋三升，东向灶中治极浓，去滓服之。

又方

桑木中蝎屎，烧灰，酒服方寸匕。

治崩中下血，羸瘦少气，调中补虚、止血方。

泽兰　蜀椒二两六铢　藁本　柏子仁　山茱萸　厚朴各十八铢　干地黄　牡蛎各一两半　代赭　桂心　防风　细辛　干姜各一两　甘草　当归　芎䓖各一两十八铢　芜荑半两

上十七味，治下筛。空心温酒服方寸匕，日三，神良。一方加白芷、龙骨各十八铢，人参一两十八铢，为二十味。

治崩中方。

白茅根三斤　小蓟根五斤

上二味，㕮咀，以水五斗，煎取四斗，稍稍服之。《外台》用酒煎。

丹参酒　治崩中去血，及产余疾方。

丹参　艾叶　地黄　忍冬　地榆各五斤

上五味，锉，先洗臼，熟舂，以水渍三宿，去滓，煮取汁，以黍米一斛炊饭酿酒，酒熟榨[1]之。初服四合，后稍稍添之。

牡丹皮汤　治崩中血盛，并服三剂即瘥方。

牡丹皮　干地黄　斛脉各三两　禹余粮　艾叶　龙骨　柏叶　厚朴　白芷　伏龙肝　青竹茹　芎䓖　地榆各二两　阿胶一两　芍药四两

上十五味，㕮咀，以水一斗五升，煮取五升，分五服，相去如人行十里久再服。

治崩中单方。

烧牛角末，以酒服方寸匕，日三服。亦治带下。

又方

桑耳烧令黑。为末，酒服方寸匕，日二服。亦治带下。

又方

生蓟根一斤半，捣取汁，温服。亦可酒煮服之。

又方

羊胰一具，以醋煮，去血服之，即止。忌猪、鱼、醋滑物，犯之便死。亦治带下。

治白崩方，灸小腹横纹当脐孔直下百壮。

又，灸内踝上三寸，左右各百壮。

论曰：治漏血不止，或新伤胎，及产后余血不消作坚，使胞门不闭，淋漓去血，经逾日月不止者，未可以诸断血汤，宜且与牡丹丸、散等，待血坚消便停也。坚血消者，所去淋沥便自止，亦渐变消少也。此后有余伤毁，不复处此，乃可作诸主治耳。妇人产乳去血多，伤胎去血多，崩中去血多，金疮去血多，拔牙齿去血多，未止，心中悬虚，心闷眩冒，头重目暗，耳聋满，举头便闷欲倒，宜且煮当归、芎䓖各三两，以水四升，煮取二升，去滓，分二服，即定。展转续次合诸汤治之。

白垩丸　治女人三十六疾，胞中病，漏下不绝方。又方见前。

邯郸白垩　禹余粮　白芷　白石脂　干姜　龙骨　桂心　瞿麦　大黄　石韦　白蔹　细辛　芍药　甘草　黄连　附子　当归　茯苓　钟乳　蜀椒　黄芩各半两　牡蛎　乌贼骨各十八铢

---

① 榨：原作“醉”，通“榨”，今改。

上二十三味，为末，蜜丸梧子大。空心酒服五丸，日再服，不知加至十丸。

治女人漏下，或瘥或剧，常漏不止，身体羸瘦，饮食减少，或赤，或白，或黄，使人无子者方。

牡蛎　伏龙肝　赤石脂　白龙骨　桂心　乌贼骨　禹余粮各等分

上七味，治下筛。空心酒服方寸匕，日二。白多者，加牡蛎、龙骨、乌贼骨；赤多者，加赤石脂、禹余粮；黄多者，加伏龙肝、桂心，随病加之。张文仲同，亦疗崩中；《肘后》无白龙骨，以粥饮服。

治妇人漏下不止，散方。

鹿茸　阿胶各三两　乌贼骨　当归各二两　蒲黄一两

上五味，治下筛。空心酒服方寸匕，日三夜再服。

治女人产后漏下，及痔病下血方。

矾石一两　附子一枚

上二味，为末，蜜丸如梧子大。空心酒下二丸，日三，稍加至五丸，数日瘥。能百日服之，永断。

芎䓖汤　治带下漏血不止方。

芎䓖　干地黄　黄芪　芍药　吴茱萸　甘草各二两　当归　干姜各三两

上八味，㕮咀，以水一斗，煮取三升，分三服。若月经后，因有赤白不止者，除地黄、吴茱萸，加杜仲、人参各二两。

治漏下去血不止方。

取水蛭，治下筛。酒服一钱许，日二，恶血消即愈。

治漏下神方。

取槐子烧末，酒服方寸匕，日三，立瘥。

治漏下去黑[①]方。

干漆　麻黄　细辛　桂心各一两　甘草半两

上五味，治下筛，以指撮著米饮中服之。

治漏下去赤[②]方。

白术二两　白薇半两　黄柏二两半

上三味，治下筛。空心酒服方寸匕，日三。

治漏下去黄[③]方。

黄连　大黄　桂心各半两　黄芩　䗪虫　干地黄各六铢

上六味，治下筛。空心酒服方寸匕，日三。

治漏下去青[④]方。

大黄　黄芩　白薇各半两　桂心　牡蛎各六铢

上五味，治下筛。空心酒服方寸匕，日三。

治漏下去白方。

鹿茸一两　白蔹十八铢　狗脊半两

上三味，治下筛。空心米饮服方寸匕，日三。

治女子漏下积年不断，困笃方。

取鹊重巢柴烧灰，作末。服方寸匕，日三服，三十日愈，甚良。重巢者，鹊去年在巢中产，今年又在上作重巢产者是也。

马通汤　治漏下血，积月不止方。

赤马通汁一升，取新马屎绞取汁，干者水浸绞取汁　生艾叶　阿胶各三两　当归　干姜各二两　好墨半丸

上六味，㕮咀，以水八升、酒二升，煮取三升，去滓，内马通汁及胶，微火煎，取二升，分再服，相去如人行十里久。

马蹄屑汤　治白漏不绝方。

---

① 去黑：宋古本作“黑血”。

② 去赤：宋古本作“赤血”。

③ 去黄：宋古本作“黄血”。

④ 去青：宋古本作“青血”。

白马蹄　赤石脂各五两　禹余粮　乌贼骨　龙骨　牡蛎各四两　附子　干地黄　当归各三两　甘草二两　白僵蚕一两

上十一味，㕮咀，以水二斗，煮取九升，分六服，日三。

马蹄丸　治白漏不绝方。

白马蹄　禹余粮各四两　龙骨三两　乌贼骨　白僵蚕　赤石脂各二两

上六味，为末，蜜丸梧子大。酒服十丸，不知加至三十丸。

慎火草散　治漏下方。又方见前。

慎火草十两，熬令黄　当归　鹿茸　阿胶各四两　龙骨半两

上五味，治下筛。先食，酒服方寸匕，日三。

蒲黄散　治漏下不止方。

蒲黄半升　鹿茸　当归各二两

上三味，治下筛。酒服五分匕，日三，不知稍加至方寸匕。

灸法

女人胞漏下血不可禁止，灸关元两旁相去三寸。

女人阴中痛引心下，及小腹绞痛，腹中五寒，灸关仪百壮，穴在膝外边上一寸宛宛中是。

女人漏下赤白及血，灸足太阴五十壮，穴在内踝上三寸，足太阴经内踝上三寸名三阴交。

女人漏下赤白，月经不调，灸交仪三十壮，穴在内踝上五寸。

女人漏下赤白，灸营池四穴三十壮，穴在内踝前后两边池中脉上，一名阴阳是。

女人漏下赤白，四肢酸削，灸漏阴三十壮，穴在内踝下五分微动脚脉上。

女人漏下赤白，泄注，灸阴阳[①]，随年壮，三报，穴在足拇趾下屈里表头白肉际是。

月经不调第四

方二十三首　灸法一首

白垩丸　治妇人月经一月再来，或隔月不来，或多或少，淋沥不断，或来而腰腹痛，嘘吸不能食，心腹痛，或青黄黑色，或如水，举体沉重方。

白垩　白石脂　牡蛎　禹余粮　龙骨　细辛　乌贼骨各一两半　当归　芍药　黄连　茯苓　干姜　桂心　人参　瞿麦　石韦　白芷　白蔹　附子　甘草各一两　蜀椒半两

上二十一味，为末，蜜丸如梧子大。空心酒下二十丸，日三。至月候来时，日四五服为佳。

桃仁汤　治产后及堕身，月水不调，或淋漓不断，断后复来，状如泻水，四体嘘吸，不能食，腹中坚痛，不可行动，月水或前或后，或经月不来，举体沉重，惟欲眠卧，多思酸物方。

桃仁五十枚　泽兰　甘草　芎䓖　人参各二两　牛膝　桂心　牡丹皮　当归各三两　芍药　生姜　半夏各四两　地黄八两　蒲黄七合

上十四味，㕮咀，以水二斗，煮取六升半，分六服。

杏仁汤　治月经不调，或一月再来，或两月、三月一来，或月前或月后，闭塞不通方。

杏仁二两　桃仁一两　大黄三两　水蛭　虻虫各三十枚

上五味，㕮咀，以水六升，煮取二升，分三服。一服当有物，随大小便有所下，下多者止之，少者勿止，尽三服。

大黄朴硝汤　治经年月水不利，胞中

① 阴阳：宋古本作“阴陵”。

有风冷所致，宜下之。

大黄 牛膝各五两 朴硝 牡丹 甘草 紫菀各三两，《千金翼》作紫葳 代赭一两 桃仁 虻虫 水蛭 干姜 细辛 芒硝各二两 麻仁五合

上十四味，㕮咀，以水一斗五升，煮取五升，去滓，纳硝令烊。分五服，五更为首，相去一炊顷，自下后将息，忌见风。

茱萸虻虫汤 治久寒月经不利，或多或少方。

吴茱萸三升 虻虫 水蛭 䗪虫 牡丹各一两 生姜一斤 小麦 半夏各一升 大枣二十枚 桃仁五十枚 人参 牛膝各三两 桂心六两 甘草一两半 芍药二两

上十五味，㕮咀，以酒一斗、水二斗，煮取一斗，去滓，适寒温，一服一升，日三。不能饮酒人，以水代之。汤欲成，乃纳诸虫。不耐药者，饮七合。

抵党汤 治月经不利，腹中满，时自减，并男子膀胱满急方。

虎掌《千金翼》作虎杖 大黄各二两 桃仁三十枚 水蛭二十枚

上四味，以水三升，煮取一升，尽服之，当下恶血为度。

七熬丸 治月经不利，手足烦热，腹满，默默不欲寤[①]，心烦方。

大黄一两半 前胡一作柴胡 芒硝熬，各五两 葶苈 蜀椒并熬，各六铢 生姜 芎䓖各十八铢 茯苓十五铢 杏仁九铢，熬 桃仁二十枚，熬 虻虫熬 水蛭各半合，熬

上十二味，为末，蜜丸梧子大。空腹饮服七丸，日三，不知加一倍《千金翼》无芎䓖。又一方有䗪虫、牡丹各二两，为十四味。

桃仁散 治月经来绕脐痛，上冲心胸，往来寒热如疟疰状。

桃仁五十枚 䗪虫二十枚 桂心五寸 茯苓一两 薏苡仁 牛膝 代赭各二两 大黄八两

上八味，治下筛。宿勿食，温酒服一钱匕，日三。

治月经往来，腹肿，腰腹痛方。

䗪虫四枚 蜀椒 干姜各六铢 大黄 女青 桂心 芎䓖各半两

上七味，治下筛。取一刀圭，先食酒服之，日三。十日微下，善养之。

治月经不调，或月头，或月后，或如豆汁，腰痛如折，两脚疼，胞中风寒，下之之方。

大黄 朴硝各四两 牡丹三两 桃仁一升 人参 阳起石 茯苓 甘草 水蛭 虻虫各二两

上十味，㕮咀，以水九升，煮取三升，去滓，纳朴硝令烊尽。分三服，相去如一饭顷。

阳起石汤 治月水不调，或前或后，或多或少，乍赤乍白方。

阳起石 甘草 续断 干姜 人参 桂心各二两 附子一两 赤石脂三两 伏龙肝五两 生地黄一升

上十味，以水一斗，煮取三升二合。分四服，日三夜一。

治妇人忧恚，心下支满，膈中伏热，月经不利，血气上抢心，欲呕，不可多食，懈怠不能动方。

大黄 芍药 虻虫各二两 土瓜根 蜀椒 黄芩 白术 干姜 地骨皮一作炭皮 芎䓖各一两 桂心 干漆各一两半

上十二味，为末，蜜丸如梧子。每服十丸，日三，不知加之。

牛膝丸 治产后月水往来，乍多乍少，仍复不通，时时疼痛，小腹里急，下引腰身重方。

牛膝 芍药 人参 大黄各三两 牡

---

① 寤：宋古本作“寐”。

丹皮　甘草　当归　芎䓖各二两　桂心一两　䗪虫　蛴螬　蜚蠊各四十枚　虻虫　水蛭各七十枚

上十四味，为末，蜜丸如梧子。酒服五丸，日三，不知稍增。

又方

鹿角末服之。

又方

生地黄汁三升，煮取二升，服之。

又方

饮人乳汁三合。

又方

烧月经衣，井花水服之。

又方

烧白狗粪[①]焦，作末，酒服方寸匕，日三。

又方

取白马尿服一升，良。

治月经不断方。

船茹一斤，净洗，河水四升半，煮取二升，分二服。

又方

服地黄酒良。

又方

服大豆酒亦佳。

又方

烧箕舌灰，酒服之。

又方

灸内踝下白肉际青脉上，随年壮。

《备急千金要方》卷第四

① 粪：宋古本作"茎"。

备急千金要方卷第五　少小婴孺方

序例第一五条　方二首

论曰：夫生民之道，莫不以养小为大。若无于小，卒不成大，故《易》称积小以成大，《诗》有厥初生民，《传》云声子生隐公。此之一义，即是从微至著，自少及长，人情共见，不待经史。故今斯方，先妇人、小儿，而后丈夫、耆老者，则是崇本之义也。然小儿气势微弱，医士欲留心救疗，立功差难。今之学者，多不存意，良由婴儿在于襁褓之内，乳气腥臊，医者操行英雄，讵肯瞻视。静而言之[①]，可为大息者矣。《小品方》云：凡人年六岁以上为小，十六以上为少，《巢源》、《外台》作十八以上为少，三十以上为壮；《巢源》、《外台》作二十以上为壮，五十以上为老。其六岁以下，经所不载，所以乳下婴儿有病难治者，皆为无所承据也。中古有巫妨《巢源》作巫方者，立小儿《颅囟经》以占夭寿，判疾病死生，世相传授，始有小儿方焉。逮于晋宋，江左推诸苏家，传习[②]有验，流于人间。齐有徐王者，亦有《小儿方》三卷，故今之学者，颇得传授。然徐氏位望隆重，何暇留心于少小？详其方意，不甚深细，少有可采，未为至秘。今博撰诸家及自经用有效者，以为此篇。凡百居家，皆宜达兹养小之术，则无横夭之祸也。

又曰：小儿病与大人不殊，惟用药有多少为异，其惊痫、客忤、解颅、不行等八九篇合为此卷，下痢等余方并散在诸篇，可披而得之。

凡生后六十日瞳子成，能咳笑应和人；百日任脉成，能自反覆；一作百五十日。百八十日尻骨成，能独坐；二百一十日掌骨成，能匍匐；三百日膑骨成，能独立；三百六十日膝骨成，能行。此其定法。若不能依期者，必有不平之处。

凡儿生三十二日一变，六十四日再变，变且蒸；九十六日三变，一百二十八日四变，变且蒸；一百六十日五变，一百九十二日六变，变且蒸；二百二十四日七变，二百五十六日八变，变且蒸；二百八十八日九变，三百二十日十变，变且蒸。积三百二十日小蒸毕后，六十四日大蒸，蒸后六十四日复大蒸，蒸后一百二十八日复大蒸。凡小儿，自生三十二日一变，再变为一蒸。凡十变而五小蒸，又三大蒸，积五百七十六日，大小蒸都毕，乃成人。小儿所以变蒸者，是荣其血脉，改其五脏，故一变竟辄觉情态有异。其变蒸之候，变者上气，蒸者体热。变蒸有轻重，其轻者，体热而微惊，耳冷尻冷，上唇头白泡起，如鱼目珠子，微汗出；其重者，体壮热而脉乱，或汗或不汗，不欲食，食辄吐哯，目白睛微赤，黑睛微白。又云：目白者重，赤黑者微，变蒸毕，目睛明矣，此其证也。单变小微，兼蒸小剧。凡蒸平者，五日而衰，远者十日而衰。先期

---

① 静而言之：宋古本作“退而言之”，后藤本作“静而思之”。

② 习：宋古本作“集”。

五日，后之五日，为十日之中，热乃除耳。儿生三十二日一变，二十九日先期而热，便治之如法，至三十六七日蒸乃毕耳。恐不解了，故重说之。且变蒸之时，不欲惊动，勿令旁多人。儿变蒸或早或晚，不如法者多。又初变之时，或热甚者，违日数不歇，审计变蒸之日，当其时有热微惊，慎不可治及灸刺，但和视之。若良久热不可已，少与紫丸微下，热歇便止。若于变蒸之中，加以时行温病，或非变蒸时而得时行者，其诊皆相似，惟耳及尻通热，口上无白泡耳。当先服黑散以发其汗，汗出，温粉粉之，热当歇，便就瘥。若犹不都除，乃与紫丸下之。儿变蒸时，若有寒加之，即寒热交争，腹腰夭纠，啼不止者，熨之则愈也。熨法出下篇，灸粉絮熨者是。变蒸与温壮伤寒相似，若非变蒸，身热耳热，尻亦热，此乃为他病，可作余治，审是变蒸，不得为余治也。

又一法，凡儿生三十二日始变，变者，身热也。至六十四日再变，变且蒸，其状卧端正也。至九十六日三变，定者，候丹孔出而泄。至一百二十八日四变，变且蒸，以能咳笑也。至一百六十日五变，以成机关也。至一百九十二日六变，变且蒸，五脏成也。至二百二十四日七变，以能匍匐也。至二百五十六日八变，变且蒸，以知欲学语也。至二百八十八日九变，以亭亭然也。凡小儿生至二百八十八日九变，四蒸也。当其变之日，慎不可妄治之，则加其疾。变且蒸者，是儿送迎月也。蒸者，甚热而脉乱，汗出是也，近者五日歇，远者八九日歇也。当是蒸上，不可灸刺妄治之也。

紫丸 治小儿变蒸，发热不解，并挟伤寒温壮，汗后热不歇，及腹中有痰癖，哺乳不进，乳则吐哯，食痫，先寒后热者方。

代赭 赤石脂各一两 巴豆三十枚 杏仁五十枚

上四味，末之，巴豆、杏仁别研为膏，相和，更捣二千杵，当自相得，若硬，入少蜜同捣之，密器中收。三十日儿服如麻子一丸，与少乳汁令下，食顷后，与少乳勿令多，至日中当小下，热除，若未全除，明旦更与一丸。百日儿服如小豆一丸，以此准量增减。夏月多热，喜令发疹，二三十日辄一服佳。紫丸无所不疗，虽下不虚人。

黑散 治小儿变蒸中挟时行温病，或非变蒸时而得时行者方。

麻黄半两 大黄六铢 杏仁半两

上三味，先捣麻黄、大黄为散，别研杏仁如脂，乃细细纳散，又捣令调和，纳密器中。一月儿服小豆大一枚，以乳汁和服，抱令得汗，汗出，温粉粉之，勿使见风。百日儿服如枣核，以儿大小量之。

择乳母法

凡乳母者，其血气为乳汁也。五情善恶，悉是血气所生也。其乳儿者，皆宜慎于喜怒，夫乳母形色所宜，其候甚多，不可求备。但取不胡臭、瘿瘘、气嗽[①]、瘑疥、痴癃[②]、白秃、疬疡、沈唇、耳聋、齆鼻、癫痫，无此等疾者，便可饮儿也。师见其故灸瘢，便知其先疾之源也。

初生出腹第二论二首 十二事

论曰：小儿初生，先以绵裹指，拭儿口中及舌上青泥恶血，此为之玉衡一作衡。若不急拭，啼声一发，即入腹成百病矣。

---

① 嗽：原作“敕”，据宋古本、元刻本、道藏本、后藤本改。

② 痴癃：宋古本作“癣瘙”。

儿生落地不作声者，取暖水一器灌之，须臾当啼。儿生不作声者，此由难产少气故也。可取儿脐带向身却捋之，令气入腹，仍呵之至百度，啼声自发。亦可以葱白徐徐鞭之，即啼。

儿亦[1]生，即当举之，举之迟晚，则令中寒，腹内雷鸣。乃先浴之，然后断脐，不得以刀子割之，须令人隔单衣物咬断，兼以暖气呵七遍，然后缠结，所留脐带，令至儿足趺上。短则中寒，令儿腹中不调，常下痢。若先断脐，然后浴者，则脐中水，脐中水则发腹痛。其脐断讫，连脐带中多有虫，宜急剔拨去之，不尔，入儿腹成疾。断儿脐者，当令长六寸，长则伤肌，短则伤脏。不以时断，若挼汁不尽，则令暖气渐微，自生寒，令儿脐风。

生儿宜用其父故衣裹之，生女宜以其母故衣，皆勿用新帛为善。不可令衣过厚，令儿伤皮肤，害血脉，发杂疮而黄。儿衣绵帛，特忌厚热，慎之慎之。凡小儿始生，肌肤未成，不可暖衣，暖衣则令筋骨缓弱。宜时见风日，若都不见风，则令肌肤脆软，便易中伤。皆当以故絮衣之，勿用新绵也。凡天和暖无风之时，令母将儿于日中嬉戏，数见风日，则血凝气刚，肌肉牢密，堪耐风寒，不至疾病。若常藏在帏帐之中，重衣温暖，譬犹阴地之草木，不见风日，软脆不堪风寒也。

凡裹脐法，捶治白练令柔软，方四寸，新绵厚半寸，与帛等合之，调其缓急，急则令儿吐哯。儿生二十日，乃解视脐。若十许日儿怒啼，似衣中有刺者，此或脐燥还刺其腹，当解之，易衣更裹。裹脐时，闭户下帐，燃火令帐中温暖，换衣亦然，仍以温粉粉之，此谓冬时寒也。若脐不愈，烧绛帛末粉之。若过一月，脐有汁不愈，烧虾蟆灰粉之，日三四度。若脐中水及中冷，则令儿腹绞痛，夭纠啼呼，面目青黑。此是中水之过，当炙粉絮以熨之，不时治护。脐至肿者，当随轻重，重者便灸之，乃可至八九十壮；轻者脐不大肿，但出汁，时时啼呼者，捣当归末，和胡粉敷之，炙絮日熨之，至百日愈，以啼呼止为候。若儿粪青者，冷也，与脐中水同。

儿洗浴、断脐竟，褓抱毕，未可与朱蜜，宜与甘草汤：以甘草如手中指一节许，打碎，以水二合，煮取一合，以绵缠蘸取，与儿吮之。连吮汁，计得一蚬壳入腹止，儿当快吐，吐去心胸中恶汁也。如得吐，余药更不须与。若不得吐，可消息计，如饥渴，须臾更与之。若前所服及更与并不得吐者，但稍稍与之，令尽此一合止。如得吐去恶汁，令儿心神智慧无病也。饮一合尽都不吐者，是儿不含恶血耳，勿复与甘草汤，乃可与朱蜜，以镇心神、安魂魄也。

儿新生三日中，与朱蜜者不宜多，多则令儿脾胃冷，腹胀，喜阴痫，气急，变噤痓而死。新生与朱蜜法：以飞炼朱砂如大豆许，以赤蜜一蚬壳和之，以绵缠箸头蘸取，与儿吮之。得三蘸止，一日令尽此一豆许，可三日与之，则用三豆许也。勿过此，则伤儿也。与朱蜜竟，可与牛黄如朱蜜多少也。牛黄益肝胆，除热，定精神，止惊，辟恶气，除小儿百病也。

新生三日后，应开肠胃，助谷神。可研米作厚饮，如乳酪厚薄，以豆大与儿咽之，频咽三豆许止，日三与之，满七日可与哺也。儿生十日始哺如枣核，二十日倍之，五十日如弹丸，百日如枣。若乳汁少，不得从此法，当用意小增之。若三十日而哺者，令儿无疾。儿哺早者，儿不胜谷气，令生病，头面、身体喜生疮，愈而

---

① 亦：宋古本、道藏本作“已”。

复发，令儿尪弱难养。三十日后虽哺勿多，若不嗜食，勿强与之。强与之不消，复生疾病。哺乳不进者，腹中皆有痰癖也。当以四物紫丸微下之，节哺乳，数日便自愈。小儿微寒热，亦当尔利之，要当下之，然后乃瘥。

凡乳儿不欲太饱，饱则呕吐。每候儿吐者，乳太饱也，以空乳乳之即消，日四。乳儿若脐未愈，乳儿太饱，令风中脐也。夏不去热乳，令儿呕逆；冬不去寒乳，令儿咳痢。母新房以乳儿，令儿羸瘦，交胫不能行。母有热以乳儿，令变黄、不能食。母怒以乳儿，令喜惊、发气疝，又令上气癫狂。母新吐下以乳儿，令虚羸。母醉以乳儿，令身热腹满。

凡新生小儿，一月内常饮猪乳大佳。

凡乳母乳儿，当先极挼，散其热气，勿令汁奔出，令儿噎，辄夺其乳，令得息，息已，复乳之。如是十返五返，视儿饥饱节度，知一日中几乳而足，以为常。又常捉去宿乳。儿若卧，乳母当以臂枕之，令乳与儿头平乃乳之，令儿不噎。母欲寐，则夺其乳，恐填口鼻，又不知饥饱也。

浴儿法

凡浴小儿，汤极须令冷热调和。冷热失所，令儿惊，亦致五脏疾也。凡儿冬不可久浴，浴久则伤寒；夏不可久浴，浴久则伤热。数浴背冷，则发痫。若不浴，又令儿毛落。新生浴儿者，以猪胆一枚，取汁投汤中以浴儿，终身不患疮疥，勿以杂水浴之。

儿生三日，宜用桃根汤浴：桃根、李根、梅根各二两，枝亦得，㕮咀之，以水三斗，煮二十沸，去滓，浴儿良，去不祥，令儿终身无疮疥。

治小儿惊，辟恶气，以金虎汤浴：金一斤，虎头骨一枚，以水三斗，煮为汤浴，但须浴即煮用之。

凡小儿初出腹有鹅口者，其舌上有白屑如米，剧者鼻外外一作中亦有之。此由儿在胞胎中受谷气盛故也，或妊娠时嗜糯米使之然。治之法：以发缠箸头，蘸井花水撩拭之，三日如此，便脱去也。如不脱，可煮栗荴汁令浓，以绵缠箸头拭之。若春夏无栗荴，可煮栗木皮，如用井花水法。

小儿初出腹有连舌，舌下有膜如石榴子中隔，连其舌下后，喜令儿言语不发不转也。可以爪摘断之，微有血出，无害；若血出不止，可烧发作灰末，敷之，血便止也。

小儿出腹六七日后，其血气收敛成肉，则口、舌、喉、颊里清净也。若喉里舌上有物，如芦箨盛水状者，若悬痈有胀起者，可以绵缠长针，留刃处如粟米许大，以刺决之，令气泄，去青黄赤血汁也。一刺即止，消息一日，未消者，来日又刺之，不过三刺自消尽。余小小未消，三刺亦止，自然得消也。有著舌下如此者，名重舌；有著颊里及上腭如此者，名重腭；有著齿龈上者，名重龈，皆刺去血汁也。

小儿生辄死治之法

当候视儿口中悬痈前上腭有胞者，以指摘取头，决令溃去血，勿令血入咽，入咽杀儿，急急慎之。

小儿初出腹，骨肉未敛，肌肉犹是血也，血凝乃坚成肌肉耳。其血沮败不成肌肉，则使面目绕鼻口左右悉黄而啼，闭目，聚口，撮面，口中干燥，四肢不能伸缩者，皆是血脉不敛也，喜不育。若有如此者，皆宜与龙胆汤也。方出下惊痫篇。

相儿命短长法

儿初生，叫声连延相属者，寿。

声绝而复扬急者，不寿。

啼声散，不成人。

啼声深，不成人。

脐中无血者，好。

脐小者，不寿。

通身软弱如无骨者，不寿。

鲜白长大者，寿。

自开目者，不成人。

目视不正，数动者，大非佳。

汗血者，多厄不寿。

汗不流，不成人。

小便凝如脂膏，不成人。

头四破，不成人。

常摇手足者，不成人。

早坐、早行、早齿、早语，皆恶性，非佳人。

头毛不周匝者，不成人。

发稀少者，强不听人。一作不聪。

额上有旋毛，早贵，妨父母。

儿生枕骨不成者，能言而死。

尻骨不成者，能倨而死。

掌骨不成者，能匍匐而死。

踵骨不成者，能行而死。

膑骨不成者，能立而死。

身不收者，死。

鱼口者，死。

股间无生肉者，死。

颐下破者，死。

阴不起者，死。

阴囊下白者，死；赤者，死。

卵逢通达，黑者，寿。

论曰：儿三岁以上、十岁以下，视其性气高下，即可知其夭寿大略。儿小时识悟通敏过人者多夭，大则项讬、颜回之流是也。小儿骨法，成就威仪，回转迟舒，稍费人精神雕琢者寿。其预知人意，回旋敏速者，亦夭，即杨修、孔融之徒是也。由此观之，夭寿大略可知也。亦犹梅花早发，不睹岁寒；甘菊晚成，终于年事。是知晚成者，寿之兆也。

惊痫第三论三首

候痫法一首　方十三首　灸法二十三首

论曰：少小所以有痫病及痉病者，皆由脏气不平故也。新生即痫者，是其五脏不收敛，血气不聚，五脉不流，骨怯不成也，多不全育。其一月四十日以上至期岁而痫者，亦由乳养失理，血气不和，风邪所中也。病先身热掣疭、惊啼叫唤，而后发痫。脉浮者为阳痫，病在六腑，外在肌肤，犹易治也；病先身冷、不惊掣、不啼呼，而病发时脉沉者，为阴痫，病在五脏，内在骨髓，极难治也。病发身软，时醒者，谓之痫也；身强直，反张如弓，不时醒者，谓之痉也。诸反张，大人脊下容侧手，小儿容三指者，不可复治也。凡脉浮之与沉，以判其病在阴阳表里耳。其浮沉复有大小、滑涩、虚实、迟快诸证，各依脉形为治。

《神农本草经》说：小儿惊痫有一百二十种，其证候微异于常，便是痫候也。初出腹，血脉不敛，五脏未成，稍将养失宜，即为病也，时不成人。其经变蒸之后有病，余证并宽，惟中风最暴卒也。小儿四肢不好惊掣，气息小异，欲作痫，及变蒸日满不解者，并宜龙胆汤也。

凡小儿之痫有三种：有风痫、有惊痫、有食痫。然风痫、惊痫时时有耳，十人之中，未有一二是食痫[①]者。凡是先寒后热发者，皆是食痫也。惊痫当按图灸之，风痫当与猪心汤，食痫当下乃愈，紫丸[②]佳。凡小儿所以得风痫者，缘衣暖

① 食痫：原作“风惊”，据《千金翼方·卷十一》改。

② 紫丸：宋古本作“紫双丸”，下同。

汗出，风因入也。风痫者，初得之时，先屈指如数，乃发作者，此风痫也。惊痫者，起于惊怖大啼，乃发作者，此惊痫也。惊痫微者，急持之，勿复更惊之，或自止也。其先不哺乳，吐而变热后发痫，此食痫，早下则瘥。四味紫丸，逐癖饮最良，去病速而不虚人，赤丸本无赤丸方，诸医方并无。按此服四味紫丸不得下者，当以赤丸，赤丸瘥快，疾重者当用之。今次后癖结胀满篇中第一方，八味名紫双丸者，用朱砂色当赤，用巴豆，又用甘遂，比紫丸当快，疑此即赤丸也瘥快，病重者当用之。

凡小儿不能乳哺，当与紫丸下之。小儿始生，生气尚盛，但有微恶，则须下之，必无所损，及其愈病，则致深益。若不时下，则成大疾，疾成则难治矣。凡下，四味紫丸最善，虽不损人，足以去疾。若四味紫丸不得下者，当以赤丸下之。赤丸不下，当倍之。若已下而有余热不尽，当按方作龙胆汤，稍稍服之，并摩赤膏方见此篇末，风痫亦当下之，然当以猪心汤下之。惊痫但按图灸之，及摩生膏方见此篇末，不可大下也。何者？惊痫心气不定一作足，下之内虚，益令甚尔。惊痫甚者，特为难治。故养小儿常慎惊，勿令闻大声，抱持之间当安徐，勿令怖也。又天雷时，当塞儿耳，并作余细声以乱之也。

凡养小儿，皆微惊以长血脉，但不欲大惊，大惊乃灸惊脉。若五六十日灸者，惊复更甚，生百日后灸惊脉乃善。儿有热，不欲哺乳，卧不安，又数惊，此痫之初也，服紫丸便愈，不愈复与之。儿眠时小惊者，一月辄一以紫丸下之，减其盛气，令儿不病痫也。

儿立夏后有病，治之慎勿妄灸，不欲吐下，但以除热汤浴之，除热散粉之，除热汤、散见下篇伤寒条中。除热赤膏摩之，又以膏涂脐中，令儿在凉处，勿禁水浆，常以新水饮之。

小儿衣甚薄，则腹中乳食不消，不消则大便皆醋臭，此欲为癖之渐，便将紫丸以微消之。服法：先从少起，常令大便稀，勿大下也。稀后便渐减之，不醋臭乃止药也。

凡小儿冬月下无所畏，夏月下难瘥。然有病者，不可不下，下后腹中当小胀满，故当节哺乳数日，不可妄下。又乳哺小儿，常令多少有常剂，儿渐大，当稍稍增之。若减少者，此腹中已有小不调也，便微服药，勿复哺之，但当与乳，甚者十许日，微者五六日止，哺自当如常。若都不肯食哺，而但欲乳者，此是有癖，为疾重，要当下之。不可不下，不下则致寒热或吐而发痫，或更致下痢，此皆病重，不早下之所为也，此即难治矣。但先治其轻时，儿不耗损而病速愈矣。

凡小儿屎黄而臭者，此腹中有伏热，宜微将服龙胆汤。若白而醋[①]者，此挟宿寒不消也，当服紫丸。微者少与药，令内消；甚者小增药，令小下，皆复节乳哺数日，令胃气平和。若不节乳哺，则病易复，复下之则伤其胃气，令腹胀满，再三下之尚可，过此伤矣。

凡小儿有癖，其脉大必发痫，此为食痫，下之便愈，当审候掌中与三指脉，不可令起。而不时下，致于发痫，则难疗矣。若早下之，此脉终不起也。脉在掌中尚可早疗，若至指则病增也。

凡小儿腹中有疾生，则身寒热，寒热则血脉动，动则心不定，心不定则易惊，惊则痫发速也。

候痫法

夫痫，小儿之恶病也，或有不及求医

① 醋：此后后藤本有“臭”字。

而致困者也。然气发于内，必先有候，常宜审察其精神而采其候也。

手白肉鱼际脉黑者，是痫候。鱼际脉赤者热。

脉青大者寒，脉青细为平也。

鼻口干燥，大小便不利，是痫候。

眼不明，上视喜阳，是痫候。

耳后完骨上有青络盛，卧不静，是痫候。青脉刺之，令血出也。

小儿发逆上，啼笑[①]面暗，色不变，是痫候。

鼻口青，时小惊，是痫候。

目闭青，时小惊，是痫候。

身热，头常汗出，是痫候。

身热，吐哯而喘，是痫候。

身热，目时直视，是痫候。

卧惕惕而惊，手足振摇，是痫候。

卧梦笑，手足动摇，是痫候。

意气下而妄怒，是痫候。

咽乳不利，是痫候。

目瞳子卒大黑于常[②]，是痫候。

喜欠，目上视，是痫候。

身热，小便难，是痫候。

身热，目视不精[③]，是痫候。

吐痢不止，厥痛时起，是痫候。

弄舌摇头，是痫候。

以上诸候二十条，皆痫之初也。见其候，便爪其阳脉所应灸，爪之皆重手，令儿骤啼。及足绝脉，亦依方与汤。直视瞳子动，腹满转鸣，下血身热，口噤不得乳，反张脊强，汗出发热，为卧不悟，手足掣疭喜惊，凡八条，痫之剧者也。如有此，非复汤爪所能救，便当时灸。

论曰：若病家始发便来诣师，师可诊候。所解为法，作次序治之，以其节度首尾取瘥也。病家已经杂治无次序，不得制病，病则变异其本候后，师便不知其前证虚实，直依其后证作治，亦不得瘥也。要应精问察之，为前师所配，依取其前踪迹以为治，乃无逆耳。前师处汤，本应数剂乃瘥，而病家服一两剂未效，便谓不验，已后更问他师。师不寻前人为治寒温次序，而更为治，而不次前师，治则弊也。或前已下之，后须平和疗以接之，而得瘥也。或前人未下之，或不去者，或前治寒温失度，后人应调治之，是为治败病，皆须邀射之，然后免耳。不依次第，及不审察，必及重弊也。

龙胆汤 治婴儿出腹，血脉盛实，寒热温壮，四肢惊掣，发热，大吐哯者。若已能进哺，中食实不消，壮热及变蒸不解，中客人鬼气，并诸惊痫，方悉主之。十岁已下小儿皆服之，小儿龙胆汤第一，此是新出腹婴儿方。若日月长大者，以次依此为例。若必知客忤及有魃气者，可加人参、当归，各如龙胆多少也。一百日儿加三铢，二百日儿加六铢，一岁儿加半两，余药皆准耳。

龙胆 钩藤皮 柴胡 黄芩 桔梗 芍药 茯苓一方作茯神 甘草各六铢 蜣螂二枚 大黄一两

上十味，㕮咀，以水一升，煮取五合为剂也。服之如后节度。药有虚实，虚药宜足数合水也。儿生一日至七日，分一合为三服；儿生八日至十五日，分一合半为三服；儿生十六日至二十日，分二合为三服；儿生二十日至三十日，分三合为三服；儿生三十日至四十日，尽以五合为三服。皆得下即止，勿复服也。

大黄汤 治少小风痫积聚，腹痛夭矫，二十五痫方。

大黄 人参 细辛 干姜 当归 甘

① 笑：宋古本、《外台》作“哭”。
② 黑于常：宋古本作“异常”。
③ 不精：宋古本作“不转睛”。

草各三铢

上六味，哎咀，以水一升，煮取四合。服如枣许，日三。

白羊鲜汤 治小儿风痫，胸中有疾方。

白羊鲜三铢 蚱蝉二枚 大黄四铢 甘草 钩藤皮 细辛各二铢 牛黄如大豆四枚 蛇蜕皮一寸

上八味，哎咀，以水二升半，煮取一升二合。分五服，日三。若服已尽而痫不断者，可更加大黄、钩藤各一铢，以水渍药半日，然后煮之。

增损续命汤 治小儿卒中风恶毒及久风，四肢角弓反张不遂，并軃瘫僻，不能行步方。

麻黄 甘草 桂心各一两 芎䓖 葛根 升麻 当归 独活各十八铢 人参 黄芩 石膏各半两 杏仁二十枚

上十二味，哎咀，以水六升煮麻黄，去上沫，乃纳诸药，煮取一升二合。三岁儿分四服，一日令尽。少取汗，得汗，以粉粉之。

石膏汤 治小儿中风恶痱，不能语，口眼了戾，四肢不遂方。

石膏一合 麻黄八铢 甘草 射干 桂心 芍药 当归各四铢 细辛一铢

上八味，哎咀，以水三升半，先煮麻黄三沸，去上沫，纳余药，煮取一升。三岁儿分为四服，日三。

治少小中风，状如欲绝汤方。

大黄 牡蛎 龙骨 栝楼根 甘草 桂心各十二铢 赤石脂 寒水石各六铢

上八味，哎咀，以水一升，纳药重半两，煮再沸，绞去滓。半岁儿服如鸡子大一枚，大儿尽服，入口中即愈。汗出粉之。药无毒，可服，日二。有热加大黄，不汗加麻黄。无寒水石，朴硝代之。

治少小中风，手足拘急，**二物石膏汤**方。

石膏如鸡子大一块，碎 真朱一两

上以水二升，煮石膏五六沸，纳真朱，煮取一升，稍稍分服之。

治少小中风，脉浮发热，自汗出，项强，鼻鸣干呕，**桂枝汤**方。

桂心一两 甘草一两 芍药一两 大枣四枚 生姜一两

上五味，哎咀三物，以水三升，煮取一升，分三服。此方与伤寒篇中方相重。

治少小新生中风，**二物驴毛散**方。

驴毛一把，取背前交脊上会中，拔取如手拇指大一把 麝香二豆大

上以乳汁和，铜器中微火煎令焦熟出，末之。小儿不能饮，以乳汁和之，苇筒贮，泻著咽中，然后饮乳，令入腹。

茵芋丸 治少小有风痫疾，至长不除，或遇天阴节变便发动，食饮坚强亦发，百脉挛缩，行步不正，言语不便者，服之永不发方。

茵芋叶 铅丹 秦艽 钩藤皮 石膏 杜蘅 防葵各一两 菖蒲 黄芩各一两半 松萝半两 蜣螂十枚 甘草二两

上十二味，末之，蜜丸如小豆大。三岁以下服五丸，三岁以上服七丸，五岁以上服十丸，十岁以上可至十五丸。

镇心丸 治小儿惊痫百病，镇心气方。

银屑十二铢 水银二十铢 牛黄六铢 大黄六分 茯苓三分 茯神 远志 防已 白蔹 雄黄 人参 芍药各二分 防葵 铁精 紫石英 真朱各四分

上十六味，先以水银和银屑如泥，别治诸药，和丸，三岁儿如麻子二丸，随儿大小增之。一方无牛黄一味。

治少小心腹热，除热，**丹参赤膏**方。

丹参 雷丸 芒硝 戎盐 大黄各二两

上五味，㕮咀，以苦酒半升，浸四种一宿，以成炼猪肪一斤，煎三上三下，去滓，乃纳芒硝。膏成，以摩心下，冬夏可用。一方但用丹参、雷丸，亦佳。

治少小新生，肌肤幼弱，喜为风邪所中，身体壮热，或中大风，手足惊掣，**五物甘草生摩膏**方。

甘草　防风各一两　白术二十铢　雷丸二两半　桔梗二十铢

上，㕮咀，以不中水猪肪一斤，煎为膏，以煎药，微火上煎之，消息视稠浊，膏成去滓，取如弹丸大一枚，炙手以摩儿百过，寒者更热，热者更寒。小儿虽无病，早起常以膏摩囟上及手足心，甚辟风寒。

灸法

论曰：小儿新生无疾，慎不可逆针灸之。如逆针灸，则忍痛动其五脉，因喜成痫。河洛关中土地多寒，儿喜病痉。其生儿三日，多逆灸以防之，又灸颊以防噤。有噤者，舌下脉急，牙车筋急。其土地寒，皆决舌下去血，灸颊以防噤也。吴蜀地温，无此疾也。古方既传之，今人不详南北之殊，便按方而用之，是以多害于小儿也。所以田舍小儿，任其自然，皆得无有夭横也。

小儿惊啼，眠中四肢掣动，变蒸未解，慎不可针灸爪之，动其百脉，仍因惊成痫也。惟阴痫噤痉，可针灸爪之。

凡灸痫，当先下儿使虚，乃承虚灸之。未下有实而灸者，气逼前后不通杀人。

痫发平旦者，在足少阳；晨朝发者，在足厥阴；日中发者，在足太阳；黄昏发者，在足太阴；人定发者，在足阳明；夜半发者，在足少阴。

上痫发时病所在，视其发早晚，灸其所也。

痫有五脏之痫、六畜之痫，或在四肢，或在腹内，审其候，随病所在灸之，虽少必瘥。若失其要，则为害也。

肝痫之为病，面青，目反视，手足摇。灸足少阳、厥阴各三壮。

心痫之为病，面赤，心下有热，短气，息微数。灸心下第二肋端宛宛中，此为巨阙也。又灸手心主及少阴各三壮。

脾痫之为病，面黄，腹大，喜痢。灸胃管三壮，侠胃管旁灸二壮，足阳明、太阴各二壮。

肺痫之为病，面目白，口沫出。灸肺俞三壮，又灸手阳明、太阴各二壮。

肾痫之为病，面黑，正[①]直视不摇如尸壮。灸心下二寸二分三壮，又灸肘中动脉各二壮。又灸足太阳、少阴各二壮。

膈痫之为病，目反，四肢不举。灸风府，又灸顶上、鼻人中、下唇承浆，皆随年壮。

肠[②]痫之为病，不动摇。灸两承山，又灸足心、两手劳宫，又灸两耳后完骨，各随年壮。又灸脐中五十壮。

上五脏痫证候。

马痫之为病，张口摇头，马鸣[③]，欲反折。灸项风府、脐中二壮。病在腹中，烧马蹄末服之良。

牛痫之为病，目下直视，腹胀。灸鸠尾骨及大椎各二壮，烧牛蹄末服之良。

羊痫之为病，喜扬目吐舌。灸大椎上三壮。

猪痫之为病，喜吐沫。灸完骨两旁各一寸七壮。

犬痫之为病，手屈拳挛。灸两手心一壮，灸足太阳一壮，灸肋户一壮。

---

① 正：《外台秘要》本“正”前有“目”字。
② 肠：宋古本作“腹”。
③ 马鸣：宋古本作“如马鸣”。

鸡痫之为病，摇头反折，喜惊自摇。灸足诸阳各三壮。

上六畜痫证候。

小儿暴痫，灸两乳头，女儿灸乳下二分。

治小儿暴痫者，身躯正直如死人，及腹中雷鸣，灸太仓及脐中上下两旁各一寸，凡六处，又灸当腹度取背，以绳绕颈下至脐中竭，便转绳向背，顺脊下行，尽绳头，灸两旁各一寸五壮。

若面白，啼声不变，灸足阳明、太阴。

若目反上视，眸子动，当灸囟中。取之法：横度口尽两吻际，又横度鼻下亦尽两边，折去鼻度半，都合口为度，从额上发际上行度之，灸度头一处，正在囟上未合骨中，随手动者是，此最要处也。次灸当额上入发二分许，直望鼻为正。次灸其两边，当目瞳子直上入发际二分许。次灸顶上回毛中。次灸客主人穴，在眉后际动脉是。次灸两耳门，当耳开口则骨解开动张陷是也。次灸两耳上，卷耳取之，当卷耳上头是也。一法大人当耳上横三指，小儿各自取其指也。次灸两耳后完骨上青脉，亦可以针刺令血出。次灸玉枕，项后高骨是也。次灸两风池，在项后两辕动筋外发际陷中是也。次灸风府，当项中央发际，亦可与风池三处高下相等。次灸头两角，两角当回毛两边起骨是也。

上头部凡十九处。儿生十日可灸三壮，三十日可灸五壮，五十日可灸七壮，病重者具灸之，轻者惟灸囟中、风池、玉枕也。艾使熟，炷令平正著肉，火势乃至病所也。艾若生，炷不平正，不著肉，徒灸多炷，故无益也。

若腹满短气转鸣，灸肺募，在两乳上第二肋间宛宛中，悬绳取之，当瞳子是。次灸膻中。次灸胸堂。次灸脐中。次灸薜息，薜息在两乳下，第一肋间宛宛中是也。次灸巨阙，大人去鸠尾下一寸，小儿去脐作六分分之，去鸠尾下一寸是也，并灸两边。次灸胃管。次灸金门，金门在谷道前，囊之后，当中央是也，从阴囊下度至大孔前，中分之。

上腹部十二处，胸堂、巨阙、胃管，十日儿可灸三壮，一月以上可五壮。阴下缝中可三壮，或云随年壮。

若脊强反张，灸大椎，并灸诸脏俞，及督脊上当中，从大椎度至穷骨，中屈，更从大椎度之，灸度下头，是督脊也。

上背部十二处，十日儿可灸三壮，一月以上可灸五壮。

若手足掣疭，惊者，灸尺泽，次灸阳明，次灸少商，次灸劳宫，次灸心主，次灸合谷，次灸三间，次灸少阳。

上手部十六处。其要者，阳明、少商、心主、尺泽、合谷、少阳也，壮数如上。

又灸伏兔，次灸三里，次灸腓肠，次灸鹿溪，次灸阳明，次灸少阳，次灸然谷。

上足部十四处，皆要可灸，壮数如上。

手足阳明，谓人四指，凡小儿惊痫皆灸之。若风病大动，手足掣疭者，尽灸手足十指端，又灸本节后。

客忤第四

论二首　方三十二首　灸法一首　咒法二首

论曰：少小所以有客忤病者，是外人来气息忤之，一名中人，是为客忤也。虽是家人或别房异户，虽是乳母及父母或从外还，衣服经履鬼神粗恶暴气，或牛马之气，皆为忤也。执[①] 作喘息，乳气未定

① 执：《外台秘要》本作“发”。

者，皆为客忤。其乳母遇醉及房劳，喘后乳儿最剧，能杀儿也，不可不慎。

凡诸乘马行，得马汗气臭，未盥洗易衣装，而便向儿边，令儿中马客忤。儿卒见马来，及闻马鸣惊，及马上衣物马气，皆令小儿中马客忤，慎护之，特重一岁儿也。

凡小儿衣布帛中不得有头发，履中亦尔。白衣青带，青衣白带，皆令中忤。

凡非常人及诸物从外来，亦惊小儿致病。欲防之法，诸有从外来人及有异物入户，当将儿避之，勿令见也。若不避者，烧牛屎，令常有烟气置户前则善。

小儿中客为病者，无时不有此病也。而秋初一切小儿皆病者，岂是一切小儿悉中客邪。夫小儿所以春冬少病、秋夏多病者，秋夏小儿阳气在外，血脉嫩弱；秋初夏末，晨夕时有暴冷，小儿嫩弱，其外则易伤，暴冷折其阳，阳结则壮热，胃冷则下痢，是故夏末秋初，小儿多壮热而下痢也，未必悉是中客及魃也。若治少小法，夏末秋初常宜候天气温凉也，有暴寒卒冷者，其少小则多患壮热而下痢也，慎不可先下之，皆先杀毒，后下之耳。

《玄中记》云：天下有女鸟，名曰姑获，《肘后》、《子母秘录》作乌获。一名天帝女，一名隐飞鸟，一名夜行游女，又名钓星鬼，喜以阴雨夜过飞鸣，徘徊人村里，唤得来者是也。鸟纯雌无雄，不产，阴气毒化生，喜落毛羽于人中庭，置儿衣中，便令儿作痫，病必死，即化为其儿也，是以小儿生至十岁，衣被不可露，七八月尤忌。

凡中客忤之为病，类皆吐下青黄白色，水谷解离，腹痛夭纠，面色变易，其候似痫，但眼不上插耳，其脉急数者是也，宜与龙胆汤下之，加人参、当归，各依如龙胆称分等多少也。

小儿中客，急视其口中悬痈左右，当有青黑肿脉，核如麻豆大，或赤或白或青，如此便宜用针速刺溃去之，亦可爪摘决之，并以绵缠钗头拭去血也。

少小中客之为病，吐下青黄赤白汁，腹中痛，及反倒偃侧，喘似痫状，但目不上插少睡耳，面变五色，其脉弦急。若失时不治，小久[①]则难治矣。欲疗之方。

用豉数合，水拌令湿，捣熟，丸如鸡子大。以摩儿囟上、手足心各五六遍毕，以丸摩儿心及脐，上下行转摩之。食顷，破视其中，当有细毛，即掷丸道中，痛即止。

治少小客忤，强项欲死方。

取衣中白鱼十枚，为末，以敷母乳头上，令儿饮之，入咽立愈。一方二枚，著儿母手，掩儿脐中，儿吐下愈。亦以摩儿项及脊强处。

治少小客忤，二物黄土涂头方。

灶中黄土、蚯蚓屎等分，捣，合水和如鸡子黄大，涂儿头上及五心良。一方云鸡子清和如泥。

又方

吞麝香如大豆许，立愈。

治少小犯客忤，发作有时者方。

以母月衣覆儿上，大良。

治小儿卒中忤方。

剪取驴前膊胛上旋毛，大如弹子，以乳汁煎之，令毛消。药成，著乳头饮之，下喉即愈。

又方

烧母衣带三寸并发，合乳汁服之。

又方

取牛鼻津服之。

又方

取牛口沫敷乳头，饮之。

---

① 久：宋古本作“变”。

治小儿寒热及赤气中人，一物猪蹄散方。

猪后脚悬蹄，烧末捣筛，以饮乳汁一撮，立效。

治少小卒中客忤，不知人者方。

取热马屎一丸，绞取汁饮儿，下便愈。亦治中客忤而嗄[1]啼、面青、腹强者。

治少小见人来，卒不佳，腹中作声者，二物烧发散方。

用向来者人囟上发十茎，断儿衣带少许，合烧灰，细末，和乳饮儿，即愈。

治小儿卒客忤方。

铜镜鼻烧令红，著少许酒中，大儿饮之。小儿不能饮者，含与之，即愈。

治少小中忤，一物马通浴汤方。

马通三升，烧令烟绝，以酒一斗煮三沸，去滓，浴儿即愈。

治小儿中人忤，嗄啼、面青，腹强者，一物猪通浴方。

猳猪通二升，以热汤灌之，适寒温浴儿。

小儿中马客忤而吐不止者，灸手心主、间使、大都、隐白、三阴交各三壮。可用粉丸如豉法，并用唾，唾而咒之。咒法如下：

咒客忤法 咒曰：摩家公，摩家母，摩家子儿苦客忤，从我始，扁鹊虽良不如善唾良。咒讫，弃丸道中。

又法 取一刀横著灶上，解儿衣，发其心腹讫，取刀持向儿咒之唾，辄以刀拟向心腹，啡啡曰音非，出唾貌：煌煌日，出东方，背阴向阳。葛公葛公，不知何公，子来不视，去不顾，过与生人忤。梁上尘，天之神，户下土，鬼所经。大刀镮犀对灶君，二七唾客愈儿惊，唾啡啡。如此二七啡啡，每唾以刀拟之。咒当三遍乃毕，用豉丸如上法，五六遍讫，取此丸破视，其中有毛，弃丸道中，客忤即愈矣。

小儿魃方

论曰：凡小儿所以有魃病者，是妇人怀娠，有恶神导其腹中胎，妒嫉他小儿令病也。魃者，小鬼也音奇。妊娠妇人不必悉招魃魅，人时有此耳。魃之为疾，喜微微下痢，寒热或有去来，毫毛鬓发，鬇鬡不悦，是其证也，宜服龙胆汤。凡妇人先有小儿未能行，而母更有娠，使儿饮此乳，亦作魃，令儿黄瘦骨立，发落壮热，是其证也。

治魃方。

炙伏翼熟，嚼哺之。

又方

烧伏翼末，饮服之。

又方

以水二升，煮萹蓄、冬瓜四两，取浴之。

治少小客魃挟实，**白鲜皮汤**方。

白鲜皮　大黄　甘草各一两　芍药　茯苓　细辛　桂心各十八铢

上七味，㕮咀，以水二升，煮取九合，分三服。

小儿夜啼方。

龙角丸 主小儿五惊夜啼方。

龙角三铢　牡蛎九铢，一作牡丹　黄芩半两　蚱蝉二枚　牛黄如小豆，五枚　川大黄九铢

上六味，末之，蜜丸如麻子。蓐裹儿服二丸，随儿大小，以意增减之。崔氏名五惊丸。

治小儿夜啼，至明即安寐，**芎䓖散**方。

芎䓖　白术　防己各半两

上三味，治下筛，以乳和，与儿服之，量多少。又以儿母手掩脐中，亦以摩儿头及脊，验。二十日儿未能服散者，以

---

[1] 嗄：后藤本作“嚘”。

乳汁和之，服如麻子一丸，儿大能服药者，以意斟酌之。

治少小夜啼，**一物前胡丸**方。

前胡随多少，捣末，以蜜和丸如大豆。服一丸，日三。稍加至五六丸，以瘥为度。

又方

以妊娠时食饮偏有所思者物，以此哺儿则愈。

又方

交道中土　伏龙肝各一把

上二味，治下筛，水和少许饮之。

又方

取马骨烧灰，敷乳上饮儿，啼即止。

治小儿夜啼不已，医所不治者方。

取狼屎中骨，烧作灰末，水服如黍米粒大二枚，即定。

治小儿惊啼方。

取鸡屎白熬末，以乳服之，佳。

又方

酒服乱发灰。

又方

腊月缚猪绳，烧灰服之。

又方

烧猬皮三寸灰，著乳头饮之。

又方

车辖脂如小豆许，纳口中及脐中。

千金汤　主小儿暴惊啼绝死，或有人从外来，邪气所逐，令儿得疾，众医不治方。

蜀椒　左顾牡蛎各六铢，碎

上二味，以酽浆水一升，煮取五合，一服一合。

伤寒第五

论一首　方三十五首　灸法一首

论曰：夫小儿未能冒涉霜雪，乃不病伤寒也。大人解脱之久，伤于寒冷，则不论耳。然天行非节之气，其亦得之。有时行疾疫之年，小儿出腹便患斑者也。治其时行节度，故如大人法，但用药分剂小异，药小冷耳。

治小儿未满百日伤寒，鼻衄，身热，呕逆，**麦门冬汤**方。

麦门冬十八铢　石膏　寒水石　甘草各半两　桂心八铢

上五味，㕮咀，以水二升半，煮取一升，分服一合，日三。

治少小伤寒，**芍药四物解肌汤**方。

芍药　黄芩　升麻　葛根各半两

上四味，㕮咀，以水三升，煮取九合，去滓，分服。期岁以上分三服。

治少小伤寒，发热咳嗽，头面热者，**麻黄汤**方。

麻黄　生姜　黄芩各一两　甘草　石膏　芍药各半两　杏仁十枚　桂心半两

上八味，㕮咀，以水四升，煮取一升半，分二服，儿若小，以意减之。

治小儿伤寒方。

葛根汁　淡竹沥各六合

上二味相合。二三岁儿分三服，百日儿斟酌服之。不宜生，煮服佳。

治小儿时气方。

桃叶三两捣，以水五升，煮十沸取汁。日五六遍淋之。若复发，烧雄鼠屎二枚，烧水调服之。

治小儿伤寒，病久不除，瘥后复剧，瘦瘠骨立，**五味子汤**方。

五味子十铢　甘草　当归各十二铢　大黄六铢　芒硝五铢　麦门冬　黄芩　前胡各六铢　石膏一两　黄连六铢

上十味，㕮咀，以水三升，煮取一升半，服二合，得下便止，计大小增减之。

治少小伤寒，**莽草汤浴**方。

莽草半斤　牡蛎四两　雷丸三十枚　蛇

床子一升　大黄一两

上五味，㕮咀，以水三斗，煮取一斗半。适寒温以浴儿，避眼及阴。

治小儿卒寒热，不佳，不能服药，**莽草汤浴**方。

莽草　丹参　桂心各三两　菖蒲半斤　蛇床子一两　雷丸一升

上六味，㕮咀，以水二斗，煮三五沸，适寒温以浴儿，避目及阴。

治小儿忽寒热，**雷丸汤**浴方。

雷丸二十枚　大黄四两　苦参三两　黄芩一两　丹参二两　石膏三两

上六味，㕮咀，以水二斗，煮取一斗半，浴儿，避目及阴。浴讫，以粉粉之，勿厚衣，一宿复浴。

治少小身热，**李叶汤**浴方。

李叶无多少，㕮咀，以水煮，去滓，将浴儿良。

治小儿生一月至五月，乍寒乍热方。

细切柳枝，煮取汁，洗儿。若渴，绞冬瓜汁服之。

青木香汤　浴小儿壮热羸瘠方。

青木香四两　麻子仁一升　虎骨五两　白芷三两　竹叶一升

上五味，㕮咀，以水二斗，煮取一斗；稍稍浴儿。

治小儿暴有热，得之二三日，**李根汤**方。

李根　桂心　芒硝各十八铢　甘草　麦门冬各一两

上五味，㕮咀，以水三升，煮取一升，分五服。

治少小身体壮热，不能服药，**十二物寒水石散粉**方。

寒水石　芒硝　滑石　石膏　赤石脂　青木香　大黄　甘草　黄芩　防风　芎䓖　麻黄根

上各等分，合治下筛，以粉一升、药屑三合相和，复以筛筛之，以粉儿身，日三。

升麻汤　治小儿伤寒，变热毒病，身热面赤，口燥，心腹坚急，大小便不利，或口疮者，或因壮热，便四肢挛掣惊，仍[①]成痫疾，时发时醒。醒后身热如火者，悉主之方。

升麻　白薇　麻黄　萎蕤　柴胡　甘草各半两　黄芩一两　朴硝　大黄　钩藤各六铢

上十味，㕮咀，以水三升，先煮麻黄，去上沫，纳诸药，煮取一升。儿生三十日至六十日，一服二合；六十日至百日，一服二合半；百日至二百日，一服三合。

治小儿肉中挟宿热，瘦瘠，热进退休作无时，**大黄汤**方。

大黄　甘草　芒硝各半两　桂心八铢　石膏一两　大枣五枚

上六味，㕮咀，以水三升，煮取一升，每服二合。

治小儿潮热，**蜀漆汤**方。

蜀漆　甘草　知母　龙骨　牡蛎各半两

上五味，㕮咀，以水四升，煮取一升，去滓。一岁儿少少温服半合，日再。

治小儿腹大短气，热有进退，食不安，谷为不化方。

大黄　黄芩　甘草　芒硝　麦门冬各半两　石膏一两　桂心八铢

上七味，㕮咀，以水三升，煮取一升半。分三服，期岁以下儿作五服。

治小儿夏月患腹中伏热，温壮来往，或患下痢，色或白或黄，三焦不利，**竹叶汤**方。

竹叶切，五合　小麦三合　柴胡半两

---

① 仍：宋古本作“乃”。

黄芩一两六铢　茯苓十八铢　人参　麦门冬　甘草各半两

上八味，㕮咀，以水四升，煮竹叶、小麦，取三升，去竹叶、麦，下诸药，煮取一升半，分三服。若小儿夏月忽壮热烧人手，洞下黄溏，气力惙然，脉极洪数，用此方加大黄二两，再服，得下即瘥。

竹叶汤　主五六岁儿温壮，腹中急满，息不利，或有微肿，亦主极羸，不下饮食，坚痞，手足逆冷方。

竹叶切，一升　小麦半升　甘草　黄芩　栝楼根　泽泻　茯苓　知母　白术　大黄各二两　桂心二株　生姜一两半　人参　麦门冬　半夏各一两　当归十八铢

上十六味，㕮咀，以水七升，煮小麦、竹叶，取四升，去滓，纳药，煎取一升六合，分四服。

小儿连壮热实滞不去，寒热往来，微惊悸方。

大黄一两　黄芩　栝楼根　甘草各十八铢　桂心半两　滑石二两　牡蛎　人参　龙骨　凝水石　白石脂　硝石各半两

上十二味，㕮咀，以水四升，煮取一升半。服三合，一日一夜令尽，虽吐亦与之。一本加紫石英半两。

调中汤　治小儿春秋[①]月晨夕中暴冷，冷气折其四肢，热不得泄，则壮热，冷气入胃，变下痢，或欲赤白滞起数去，小腹胀痛，极壮热，气脉洪大，或急数者，服之热便歇，下亦瘥也。但壮热不吐下者，亦主之方。

葛根　黄芩　茯苓　桔梗　芍药　白术　藁本　大黄　甘草各六铢

上九味，㕮咀，以水二升，煮取五合，服如后法：儿生一日至七日，取一合分三服；生八日至十五日，取一合半分三服；生十六日至二十日，取二合分三服；生二十日至三十日，取三合分三服；生三十日至四十日，取五合分三服。恐吃五合未得，更斟酌之。其百日至三百日儿，一如前篇龙胆汤加之。

治小儿寒热进退，啼呼腹痛，**生地黄汤**方。

生地黄　桂心各二两

上二味，㕮咀，以水三升，煮取一升。期岁以下服二合，以上三合。一方七味，有芍药、寒水石、黄芩、当归、甘草各半两。

治小儿伤寒发黄方。

捣土瓜根汁三合，服之。

又方

捣青麦汁服之。

又方

捣韭根汁，澄清，以滴儿鼻中，如大豆许，即出黄水瘥。

又方

小豆三七枚　瓜蒂十四枚　糯米四十粒

上三味，为末，吹鼻中。

治少小有热不汗，**二物通汗散**方。

雷丸四两　粉半斤

上捣和，下筛，以粉儿身。

治少小头汗，**二物茯苓粉散**方。

茯苓　牡蛎各四两

上治下筛，以粉八两，合捣为散，有热辄以粉，汗即自止。

治少小盗汗，**三物黄连粉**方。

黄连　牡蛎　贝母各十八铢

上以粉一升，合捣，下筛，以粉身良。

此由心脏热之所感，宜服**犀角饮子**方。

犀角十八铢　茯神一两　麦门冬一两半　甘草半两　白术六铢

上五味，㕮咀，以水九合，煎取四

① 秋：宋古本作“夏”字。

合，分服。加龙齿一两佳。

恒山汤 治小儿温疟方。

恒山一两，切 小麦三合 淡竹叶切，一升

上三味，以水一升半，煮取五合。一日至七日儿，一合为三服；八日至十五日儿，一合半为三服；十六日至二十日儿，二合为三服；四十日至六十日儿，六合为三服；六十日至百日儿，一服二合半；百日至二百日儿，一服三合。

又方

鹿角末，先发时便服一钱匕。

又方

烧鳖甲灰，以酒服一钱匕，至发时服三匕，并以火炙身。

又方

烧鸡膍胵中黄皮，末，和乳与服，男雄女雌。

小儿温疟，灸两乳下一指三壮。

咳嗽第六方十四首

小儿出胎二百许日，头身患小小疮，治护小瘥，复发，五月中忽小小咳嗽，微温和治之，因变痫，一日二十过发，四肢缩动，背脊䏚䠔，眼反，须臾气绝，良久复苏。已与常治痫汤，得快吐下，经日不间，尔后单与竹沥汁，稍进，一日一夕中合进一升许，发时小疏，明日与此竹沥汤，得吐下，发便大折，其间犹稍稍与竹沥汁。**竹沥汤**方。

竹沥五合 黄芩三十铢 木防己 羚羊角各六铢 大黄二两 茵芋三铢 麻黄 白薇 桑寄生 萆薢 甘草各半两 白术六铢，一方作白鲜

上十二味，㕮咀，以水二升半，煮取药减半，纳竹沥，煎取一升。分服二合，相去一食久，进一服。一方无萆薢。

紫菀汤 治小儿中冷及伤寒暴嗽，或上气，喉咽鸣，气逆，或鼻塞，清水出者方。

紫菀 杏仁各半两 麻黄 桂心 橘皮 青木香各六铢 黄芩 当归 甘草各半两 大黄一两

上十味，㕮咀，以水三升，煮取九合，去滓。六十日至百日儿，一服二合半；一百日至二百日儿，一服三合。

五味子汤 治小儿风冷入肺，上气气逆，面青，喘迫咳嗽，昼夜不息，食则吐不下方。

五味子 当归各半两 麻黄 干姜 桂心 人参 紫菀 甘草各六铢 细辛 款冬花各三铢 大黄一两半

上十一味，㕮咀，以水二升半，煮取九合，去滓。儿六十日至百日，一服二合半；一百日至二百日，一服三合。其大黄别浸一宿下。一方无款冬、大黄，有大枣三枚。

治小儿、大人咳逆短气，胸中吸吸，呵出涕唾，嗽出臭脓方。

烧淡竹沥，煮二十沸。小儿一服一合，日五服；大人一升，亦日五服，不妨食息乳哺。

治小儿寒热咳逆，膈中有澼，乳若吐，不欲食方。

干地黄四两 麦门冬 五味子 蜜各半升 大黄 硝石各一两

上六味，㕮咀，以水三升，煮取一升，去滓，纳硝石、蜜，煮令沸。服二合，日三，胸中当有宿乳汁一升许也，大者服五合。

射干汤 治小儿咳逆，喘息如水鸡声方。

射干一两 半夏五枚 桂心五寸 麻黄 紫菀 甘草 生姜各一两 大枣二十枚

上八味，㕮咀，以水七升，煮取一升五合，去滓，纳蜜五合，煎一沸。分温服二合，日三。

又方

半夏四两 紫菀二两 款冬花二合 蜜一合 桂心 生姜 细辛 阿胶 甘草各二两

上九味，㕮咀，以水一斗[①]煮半夏，取六升，去滓，纳诸药，煮取二升五合。五岁儿服一升，二岁服六合，量大小多少加减之。

杏仁丸 主大人、小儿咳逆上气方。

杏仁三升，熟捣如膏，蜜一升为三份，以一份纳杏仁捣，令强，更纳一份捣之如膏，又纳一份捣熟止。先食已含咽之，多少自在，日三。每服不得过半方寸匕，则利[②]。

又方

半夏二斤，去皮，河水洗六七度，完用 白矾一斤，末之 丁香 甘草 草豆蔻 川升麻 缩砂各四两，粗捣

上七味，以好酒一斗，与半夏拌和匀，同浸，春冬三七日，夏秋七日，密封口，日足取出，用冷水急洗，风吹干。每服一粒，嚼破，用姜汤下。或干吃，候六十日干，方得服。疑非孙思邈方。

治少小嗽，**八味生姜煎**方。

生姜七两 干姜四两 桂心二两 甘草三两 杏仁一升 款冬花 紫菀各三两 蜜一升

上合诸药，末之，微火上煎取如饴铺。量其大小多少与儿含咽之，百日小儿如枣核许，日四五服，甚有验。

治小儿嗽，日中瘥，夜甚，初不得息，不能复啼，**四物款冬丸**方。

款冬花 紫菀各一两半 桂心半两 伏龙肝六铢

上末之，蜜和如泥，取如枣核大敷乳头，令儿饮之，日三敷之，渐渐令儿饮之。

治小儿暴冷嗽，及积风冷嗽，兼气逆鸣，**菖蒲丸**方。

菖蒲 乌头 杏仁 矾石 细辛 皂荚各六铢 款冬花 干姜 桂心 紫菀各十八铢 蜀椒五合[③] 吴茱萸六合

上十二味，末之，蜜丸如梧子。三岁儿饮服五丸，加至十丸，日三。儿小以意减之，儿大以意加之，暴嗽数服便瘥。

治少小十日以上至五十日，卒得謦咳，吐乳，呕逆，暴嗽，昼夜不得息，**桂枝汤**方。

桂枝半两 甘草二两半 紫菀十八铢 麦门冬一两十八铢

上四味，㕮咀，以水二升，煮取半升，以绵著汤中，捉绵滴儿口中，昼夜四五过与之，节乳哺。

治少小卒肩息上气，不得安，此恶风入肺，**麻黄汤**方。

麻黄一两 甘草一两 桂心五寸 五味子半升 半夏 生姜各二两

上六味，㕮咀，以水五升，煮取二升。百日儿服一合，大小节度服之，便愈。

癖结胀满第七

方三十五首 灸法一首

紫双丸 治小儿身热头痛，食饮不消，腹中胀满；或小腹绞痛，大小便不利；或重下数起；小儿无异疾，惟饮食过度，不知自止，哺乳失节；或惊悸寒热，

① 斗：原作“升”，据道藏本、后藤本改。

② 利：原作“痢”，据元刻本、道藏本、后藤本改。

③ 五合：后藤本作“五铢”。

惟此丸治之。不瘥，更可重服。小儿欲下，是其蒸候，哺食减少，气息不快，夜啼不眠，是腹内不调，悉宜用此丸，不用他药。数用神验，千金不传方。臣亿等详序例中凡云服紫丸者，即前变蒸篇十四味者是也，云服紫丸不下者服赤丸，赤丸瘥快，病重者当用之，方中并无赤丸，而此用朱砂，又力紧于紫丸，疑此即赤丸也。

巴豆十八铢　麦门冬十铢　甘草五铢　甘遂二铢　朱砂二铢　蜡十铢　蕤核仁十八铢　牡蛎八铢

上八味，以汤熟洗巴豆，研，新布绞去油，别捣甘草、甘遂、牡蛎、麦门冬，下筛讫，研蕤核仁令极熟，乃纳散更捣二千杵，药燥不能相丸，更入少蜜足之。半岁儿服如荏子一双，一岁、二岁儿服如半麻子一双，三四岁者服如麻子二丸，五六岁者服如大麻子二丸，七岁、八岁服如小豆二丸，九岁、十岁微大于小豆二丸，常以鸡鸣时服，至日出时不下者，热粥饮数合即下。丸皆双出也，下甚者，饮以冷粥即止。

治小儿胎中宿热，乳母饮食粗恶辛苦，乳汁不起儿，乳哺不为肌肤，心腹痞满，萎黄瘦瘠，四肢痿躄缭戾，服之令充悦方。

芍药二两半　大黄一两　甘草半两　柴胡二两　鳖甲　茯苓各一两半　干姜半两，如热，以枳实代　人参一两

上八味，末之，蜜丸如大豆。服一丸，一岁以上乳服三丸，七岁儿服十丸，日二。

治小儿宿乳不消，腹痛惊啼，**牛黄丸**方。

牛黄三铢　附子二枚　真朱一两　巴豆一两　杏仁一两

上五味，捣附子、真朱为末，下筛，别捣巴豆、杏仁令如泥，纳药及牛黄，捣一千二百杵药成。若干，入少蜜足之。百日儿服如粟米一丸，三岁儿服如麻子一丸，五六岁儿服如胡豆一丸，日二，先乳哺了服之。膈上下悉当微转，药完出者病愈。散出者更服，以药完出为度。

治小儿宿食、癖气、痰饮，往来寒热，不饮食，消瘦，**芒硝紫丸**方。

芒硝　大黄各四两　半夏二两　代赭一两　甘遂二两　巴豆二百枚　杏仁一百二十枚

上七味，末之，别捣巴豆、杏仁，治如膏，旋纳药末，捣三千杵，令相和合，强者纳少蜜。百日儿服如胡豆一丸，过百日至一岁服二丸，随儿大小，以意节度，当候儿大便中药出为愈。若不出，更服如初。

治八岁以上儿，热结痰实，不能食，自下方。

芍药　栀子各二两　柴胡一两六株　升麻　黄连　黄芩各二两半　竹叶切，一升半　桔梗一两半　细辛十五铢　知母　大黄各二两

上十一味，㕮咀，以水六升，煮取一升八合，去滓，分四服，十岁儿为三服。一本有枳实、杏仁各一两半，而无桔梗、黄连。

治十五以下儿，热结多痰，食饮减，自下方。

大黄　柴胡　黄芩各三两　枳实一两十八铢　升麻　芍药　知母　栀子各二两半　生姜十八铢　杏仁二两　竹叶切，一升半

上十一味，㕮咀，以水六升半，煮取二升。十岁至十五岁，分三服。

治小儿结实，乳食不消，心腹痛，**牛黄双丸**方。

牛黄　太山甘遂各半两　真朱六铢　杏仁　芍药　黄芩各一两　巴豆十八铢

上七味，末之，蜜丸。一岁儿饮服如麻子二丸，但随儿大小加减之。

牛黄鳖甲丸 治少小癖实壮热，食不消化，中恶忤气方。

牛黄半两 鳖甲 麦曲 柴胡 大黄 枳实 芎䓖各一两 厚朴 茯苓 桂心 芍药 干姜各半两

上十二味，末之，蜜丸如小豆。日三服，以意量之。

治小儿心下痞，痰[①]癖结聚，腹大胀满，身体壮热，不欲哺乳，**芫花丸**方。

芫花一两 大黄 雄黄各二两半 黄芩一两

上四味，末之，蜜和，更捣一千杵。三岁儿至一岁以下服如粟米一丸。欲服丸，纳儿喉中，令母与乳。若长服消病者，当以意消息与服之，与乳哺相避。

治小儿痰实结聚，宿癖羸露，不能饮食，**真珠丸**方。

真珠半两 麦门冬一两 蕤仁二百枚 巴豆四十枚

上四味，末之，蜜丸。期岁儿服二丸如小豆大，二百日儿服如麻子二丸，渐增，以知为度。当下赤黄白黑葵汁，下勿绝药，病尽下自止。久服使小儿肥白，已试验。

鳖甲丸 治少小腹中结坚，胁下有疹，手足烦热方。

鳖甲 芍药 大黄各三十铢 茯苓 柴胡 干姜各二十四铢 桂心六铢 䗪虫 蛴螬各二十枚

上九味，末之，蜜和。服如梧子七丸，渐渐加之，以知为度。

治小儿痞气，胁下、腹中有积聚，坚痛，**鳖头丸**方。

鳖头一枚 虻虫 䗪虫 桃仁各十八铢 甘皮半两

上五味，末之，蜜丸。服如小豆二丸，日三。大便不利，加大黄十八铢，以知为度。

治小儿羸瘦惙惙，宜常服，不妨乳方。

甘草五两，末之，蜜丸。一岁儿服如小豆十丸，日三，服尽即更合。

治小儿五六日下食，气逆，**桂心橘皮汤**方。

桂心半两 橘皮三两 成箨薤五两 黍米五合 人参半两

上五味，㕮咀，以水七升先煮药，煎取二升，次下薤、米，米熟药成，稍稍服之。

治少小胃气不调，不嗜食，生肌肉，**地黄丸**方。

干地黄 大黄各一两六铢 茯苓十八铢 当归 柴胡 杏仁各半两

上六味，末之，以蜜丸如麻子大。服五丸，日三服。

治少小胁下有气，内痛，喘逆，气息难，往来寒热，羸瘦不食，**马通粟丸**方。

马通中粟十八铢 杏仁 紫菀 细辛各半两 石膏 秦艽 半夏 茯苓 五味子各六铢

上九味，末之，蜜丸。服如小豆十丸，日三服，不知加至二十丸。

治小儿下痢，腹大且坚方。

以故衣带多垢者，切一升，水三升，煮取一升，分三服。

又方

腹上摩衣中白鱼，亦治阴肿。

治少小腹胀满方。

烧父母指甲灰，乳头上饮之。

又方

韭根汁和猪脂煎，细细服之。

又方

车毂中脂和轮下土如弹丸，吞之立愈。

---

① 痰：原作“淡”，据《外台秘要》、宋古本改。

又方

米粉、盐等分，炒变色，腹上摩之。

小儿癖，灸两乳下一寸各三壮。

治小儿胎寒嗯啼，腹中痛，舌上黑，青涎下，**当归丸**，一名**黑丸**方。

当归九铢　吴茱萸一作杏仁　蜀椒各半两　细辛　干姜　附子各十八铢　狼毒九铢　豉七合　巴豆十枚

上九味，捣七种下筛，称药末令足，研巴豆如膏，稍稍纳末，捣令相得，蜜和，桑杯盛，蒸五升米饭下，出捣一千杵。一月儿服如黍米一丸，日一夜二，不知稍加，以知为度。亦治水癖。

马齿矾丸　治小儿胎寒嗯啼，惊痫腹胀，不嗜食，大便青黄，并大人虚冷内冷，或有实不可吐下方。

马齿矾一斤，烧半日，以枣膏和。大人服如梧子二丸，日三，小儿以意减之，以腹内温为度，有实实去，神妙。

治小儿忽患腹痛，夭矫汗出，名曰胎寒方。

煮梨叶浓汁七合，可三四度饮之。

治小儿暴腹满欲死，**半夏丸**方。

半夏随多少，微火炮之，捣末。酒和服如粟米粒大五丸，日三，立愈。

治小儿霍乱吐痢方。

人参一两　厚朴　甘草各半两　白术十八铢

上四味，㕮咀，以水一升二合，煮取半升。六十日儿服一合，百日儿分三服，期岁分二服，中间隔乳服之。乳母忌生冷、油腻等。一方加干姜一分，或加生姜三分。

治毒气吐下，腹胀，逆害乳哺，**藿香汤**方。

藿香一两　生姜三两　青竹茹　甘草各半两

上四味，㕮咀，以水二升，煮取八合。每服一合，日三。有热加升麻半两。

治孩子霍乱，已用立验方。

人参　芦箨各半两　扁豆藤二两　仓米一撮

上四味，㕮咀，以水二升，煮取八合，分温服。

又方

人参一两　木瓜一枚　仓米一撮

上三味，㕮咀，以水煮，分服，以意量之，立效。

治小儿霍乱方。

研尿滓，乳上服之。

又方

牛涎灌口中一合。

治少小吐痢方。

乱发半两，烧　鹿角六铢

上二味，末之，米汁服一刀圭，日三服。

又方

热牛屎含之。一作牛膝。

又方

烧特猪屎，水解取汁，少少服之。

痈疽瘰疬第八

论一首　方七十二首　灸法一首

漏芦汤　治小儿热毒痈疽，赤白诸丹毒，疮疖方。

漏芦　连翘《肘后》用白薇　白蔹　芒硝《肘后》用芍药　甘草各六铢　大黄一两　升麻　枳实　麻黄　黄芩各九铢

上十味，㕮咀，以水一升半，煎取五合。儿生一日至七日，取一合分三服；八日至十五日，取一合半分三服；十六日至二十日，取二合分三服；二十日至三十日，取三合分三服；三十日至四十日，取五合分三服。《肘后》治大人，各用二两，大黄三两，以水一斗，煮取三升，分三服，其丹毒须针镵去血。《经心录》无连翘，有知母、芍药、犀角各等分。

五香连翘汤 治小儿风热毒肿，肿色白，或有恶核瘰疬，附骨痈疽，节解不举，白丹走竟[①]身中，白疹瘙不已方。

青木香 熏陆香 鸡舌香 沉香 麻黄 黄芩各六铢 大黄二两 麝香三铢 连翘 海藻 射干 升麻 枳实各半两 竹沥三合

上十四味，㕮咀，以水四升，煮药减半，纳竹沥，煮取一升二合。儿生百日至二百日，一服三合；二百日至期岁，一服五合。一方不用麻黄。

连翘汤 治小儿无辜寒热，强健如故，而身体颈项结核瘰疬，及心胁腹背里有坚核不痛，名为结风气肿方。

连翘 桑白皮[②] 白头翁 牡丹 防风 黄柏 桂心 香豉 独活 秦艽各一两 海藻半两

上十一味，末之，蜜丸如小豆。三岁儿饮服五丸，加至十丸，五岁以上者，以意加之。

治丹毒，大赤肿，身壮热，百治不折方。

寒水石十六铢 石膏十三铢 蓝青十二铢，冬用干者 犀角 柴胡 杏仁各八铢 知母十铢 甘草五铢 羚[③]羊角六铢 芍药七铢 栀子十一铢 黄芩七铢 竹沥一升 生葛汁四合，澄清 蜜二升

上十五味，㕮咀，以水五升并竹沥，煮取三升三合，去滓，纳杏仁脂、葛汁、蜜，微火煎取二升。一二岁儿服二合，大者量加之。

治小儿丹肿，及风毒风疹，**麻黄汤**方。

麻黄一两半 独活 射干 甘草 桂心 青木香 石膏 黄芩各一两

上八味，㕮咀，以水四升，煮取一升。三岁儿分为四服，日再。

治小儿恶毒丹及风疹，**麻黄汤**方。

麻黄 升麻 葛根各一两 射干 鸡舌香 甘草各半两 石膏半合

上七味，㕮咀，以水三升，煮取一升。三岁儿分三服，日三。

治小儿数十种丹，**搨汤**方。

大黄 甘草 当归 芎䓖 白芷 独活 黄芩 芍药 升麻 沉香 清木香 木兰皮各一两 芒硝三两

上十三味，㕮咀，以水一斗一升，煮取四升，去滓，纳芒硝，以绵揾汤中，适寒温搨之，干则易之，取瘥止。

治小儿溺灶丹，初从两股及脐间起，走入阴头，皆赤方。

桑根皮切一斗，以水二斗，煮取一斗，以洗浴之。

治小儿丹毒方。

捣慎火草，绞取汁，涂之良。其丹毒方，俱在第二十二卷中。

治小儿赤游肿，若遍身，入心腹即杀人方。

捣伏龙肝为末，以鸡子白和敷，干易之。

又方

白豆末，水和敷之，勿令干。

治小儿半身皆红赤，渐渐长引者方。

牛膝 甘草

上二味，㕮咀，合得[④]五升，以水八升，煮三沸，去滓，和伏龙肝末敷之。

治小儿身赤肿起者方。

熬米粉令黑，以唾和敷之。

又方

伏龙肝 乱发灰

---

① 竟：《外台秘要》作“遍”。
② 桑白皮：宋古本作“白及”。
③ 羚：宋古本作“羖”。
④ 合得：宋古本作“各取”。

上二味，末之，以膏和敷之。

治小儿卒腹皮青黑方。

以酒和胡粉敷上。若不急治，须臾便死。

又，灸脐上下左右去脐半寸，并鸠尾骨下一寸，凡五处，各三壮。

五香枳实汤　治小儿著风热，痦㿔坚如麻豆粒，疮痒搔之，皮剥汁出，或遍身头面年年常发者方。

青木香九铢　麝香六铢　鸡舌香　熏陆香　沉香各半两　升麻　黄芩　白蔹　麻黄各一两　防风　秦艽各半两　枳实一两半　大黄一两十八铢　漏芦半两

上十四味，㕮咀，以水五升，煮取一升八合。儿五六岁者，一服四五合；七八岁者，一服六合；十岁至十四五者，加大黄半两，足水为一斗，煮取二升半，分三服。

治小儿火灼疮，一身尽有，如麻豆，或有脓汁，乍痛乍痒者方。

甘草　芍药　白蔹　黄芩　黄连　黄柏　苦参各半两

上七味，末之，以蜜和，敷之，日二夜一。亦可作汤洗之。

治小儿疮初起，熛浆似火疮，名曰熛疮，亦名烂疮方。

桃仁熟捣，以面脂和，敷之。亦治遍身赤肿起。

又方

马骨烧灰敷之。

治小儿热疮，水银膏方。

水银　胡粉　松脂各三两

上三味，以猪脂四升煎松脂，水气尽，下二物搅令匀，不见水银，以敷之。

治小儿上下遍身生疮方。

芍药　黄连　黄芩各三两　苦参八两　大黄二两　蛇床子一升　黄柏五两　拔葜一斤

上八味，㕮咀，以水二斗，煮取一斗，以浸浴儿。

苦参汤　治小儿身上下百疮不瘥方。

苦参八两　地榆　黄连　王不留行　独活　艾叶各三两　竹叶二升

上七味，㕮咀，以水三斗，煮取一斗，以浴儿疮上，浴讫，敷黄连散。

治三日小儿头面疮起，身体大热方。

升麻　柴胡　石膏各六铢　甘草　当归各十二铢　大黄　黄芩各十八铢

上七味，㕮咀，以水四升，煮取二升。分服，日三夜一，量儿大小用之。

治小儿身体、头面悉生疮方。

榆白皮随多少，曝令燥，下筛，醋和涂绵以敷疮上，虫自出。亦可以猪脂和涂之。

枳实丸　治小病风瘙，痒痛如疥，搔之汁出，遍身痦㿔如麻豆粒，年年喜发，面目虚肥，手足干枯，毛发细黄，及肌肤不光泽，鼻气不利。此则少时热盛极，体当风，风热相薄所得也。不早治之，成大风疾方。

枳实一两半　菊花　蛇床子　防风　白薇　浮萍　蒺藜子各一两　天雄　麻黄　漏芦各半两

上十味，末之，蜜和如大豆许。五岁儿饮服十丸，加至二十丸，日二，五岁以上者，随意加之，儿大者可为散服。

治小儿风瘙瘾疹方。

蒴藋　防风　羊桃　石楠　秦椒　升麻　苦参　茵芋　芫花一云茺蔚　蒺藜　蛇床子　枳实　矾石各一两

上十三味，㕮咀，以浆水三斗，煮取一斗，去滓，纳矾，令小沸，浴之。

又方

牛膝末，酒服方寸匕。漏疮多年不瘥，捣末敷之。亦主骨疽、癫疾、瘰疬，绝妙。

泽兰汤 主丹及瘾疹入腹杀人方。

泽兰 芎䓖 附子 茵芋 藁本 莽草 细辛各十二铢

上七味，㕮咀，以水三升，煮取一升半。分四服，先服此汤，然后作余治。

治小儿手足及身肿方。

以小便温暖渍之，良。

又方

巴豆五十枚，去心皮，以水三升，煮取一升，以绵纳汤中，拭病上，随手消。并治瘾疹。

论曰：小儿头生小疮，浸淫疽痒，黄膏出，不生痂，连年不瘥者，亦名妬头疮。以赤龙皮汤及天麻汤洗之，内服漏芦汤，外宜敷飞膏散，及黄连胡粉、水银膏散。方在第二十三卷。

治小儿一切头疮，久即疽痒不生痂，**藜芦膏**方。

藜芦 黄连 雄黄 黄芩 松脂各三两 猪脂半斤 矾石五两

上七味，末之，煎令调和，先以赤龙皮天麻汤洗讫，敷之。赤龙皮，槲木皮是也。

治小儿头疮经年不瘥方。

松脂 苦参 黄连各一两半 大黄 胡粉各一两 黄芩 水银各一两六铢 矾石半两 蛇床子十八铢

上九味，末之，以腊月猪脂和，研水银不见，敷之。

又方

取屋尘末和油瓶下滓，以皂荚汤洗，敷之。

又方

取大虫脂敷之。亦治白秃。

又方

发中生疮顶白者，皆以熊白敷之。

治小儿头疮方。

胡粉一两 黄连三两

上二味，末之，洗疮去痂，拭干，敷之即瘥。更发，如前敷之。

又方

胡粉 连翘各一两 水银半两

上三味，以水煎连翘，纳胡粉、水银和调，敷之。

又方

胡粉 白松脂各二两 水银一两 猪脂四两

上四味合煎，去滓，纳水银粉，调敷之。大人患同。

治小儿头疮，**苦参洗汤**方。

苦参 黄芩 黄连 黄柏 甘草 大黄 芎䓖各一两 蒺藜子三合

上八味，㕮咀，以水六升，煮取三升，渍布搨疮上，日数过。

治小儿头上恶毒肿痤疖诸疮方。

男子屎尖烧灰，和腊月猪脂，先以醋泔清净洗，拭干，敷之。

治小儿秃头疮方。

取雄鸡屎，陈酱汁，苦酒和，以洗疮了，敷之。

又方

芫花，腊月猪脂和如泥，洗去痂，敷之，日一度。

治小儿头秃疮方。

葶苈子细末，先洗，敷之。

又方

不中水芜菁叶烧作灰，和猪脂敷之。

治小儿头秃疮，无发苦痒方。

野葛末 猪脂 羊脂各一两

上三味，合煎令消，待冷，以敷之，不过三上。

治少儿头不生发，一物楸叶方。

楸叶捣取汁，敷头上，立生。

治小儿头不生发方。

烧鲫鱼灰末，以酱汁和，敷之。

治小儿瘘疮方。

家[1]中石灰敷之，厚著之良。

又方

烧桑根灰敷之，并烧乌羊角作灰，相和敷之。

治小儿疽瘘方。

丹砂二十铢　雄黄二十四铢　矾石十八铢，马齿者　雌黄二十四铢　大黄三十铢　黄连三十六铢　莽草十八铢　蔄茹二十四铢，漆头者

上八味，吹咀，以猪脂一升三合，微火煎三上三下，膏成，去滓，下诸石末搅凝，敷之。

治小儿恶疮方。

熬豉令黄，末之，敷疮上，不过三敷愈。

治小儿疽极，月初即生，常黄水出方。

醋和油煎令如粥，及热敷之，二日一易。欲重敷，则以皂荚汤洗疮，乃敷之。

治小儿月蚀疮，随月生死方。

以胡粉和酥敷之，五日瘥。

治月蚀，九窍皆有疮方。

烧蚯蚓屎末，和猪膏敷之。

又方

水和粉敷之。

治小儿浸淫疮方。

灶中黄土　发灰

上二味，各等分，末之，以猪脂和敷之。

治小儿黄烂疮方。

四交道中土　灶下土

上二味，各等分，末之以敷。亦治夜啼。

又方

烧艾灰敷之。

又方

烧牛屎敷之。亦灭瘢。

治小儿疥方。

烧竹叶为灰，鸡子白和敷之，日三。亦治瘑疮。

又方

烧乱发灰，和腊月猪脂，敷之。

又方

以臭酥和胡粉敷之。

治小儿头面疮疥方。

麻子五升，末之，以水和，绞取汁，与蜜和，敷之。若有白犬胆敷之，大佳。

治小儿湿癣方。

枸杞根捣作末，和腊月猪膏，敷之。

又方

桃青皮捣末，和醋敷之，日二。

又方

揩破，以牛鼻上津敷之。

又方

煎马尿洗之。

又方

烧狗屎灰，和猪脂涂之。

治小儿身上生赤疵方。

取马尿洗之，日四五度。

治小儿身上有赤黑疵方。

针父脚中，取血贴疵上，即消。

又方

取狗热屎敷之，皮自卷落。

治小儿疣目方。

以针及小刀子决目四面，令似血出，取患疮人疮中汁、黄脓敷之，莫近水三日，即脓溃根动自脱落。

小儿杂病第九

方一百二十一首　灸法十三首

治小儿脐中生疮方。

桑汁敷乳上，使儿饮之。

---

① 家：元刻本、道藏本、后藤本作“冢”。

又方

饮羖羊乳及血。

治小儿风脐，遂作恶疮，历年不瘥方。

取东壁上土敷之，大佳。若汁不止，烧苍耳子粉之。

又方

干蛴螬虫末粉之，不过三四度瘥。

治小儿脐不合方。

大车辖脂烧灰，日一敷之。

又方

烧蜂房灰末，敷之。

治小儿脐中生疮方。

烧甑带灰，和膏敷之。

治小儿脐赤肿方。

杏仁半两　猪颊车髓十八铢

上二味，先研杏仁如脂，和髓敷脐中肿上。

治小儿脐汁出不止，兼赤肿，**白石脂散**方。

以白石脂细研，熬令微暖，以粉脐疮，日三四度。

治小儿鹅口不能饮乳方。

鹅屎汁沥儿口中。

又方

黍米汁涂之。

又方

取小儿父母乱发，净洗，缠桃枝蘸取井花水，东向向日以发拭口中，得口中白乳以置水中，七过沥洗，三朝作之。

治小儿心热，口为生疮，重舌鹅口方。

柘根锉五升，无根弓材亦佳，以水五升，煮取二升，去滓更煎，取五合，细细敷之，数数为之良。

治口疮白漫漫方。

取桑叶汁，先以父发拭口，以桑汁涂之。

治重舌舌强[①]，不能放[②]唾方。

鹿角末如大豆许，安舌下，日三四度。亦治小儿不能乳。

又方

取蛇蜕烧末，以鸡毛蘸醇醋展[③]药，掠舌下愈。

治小儿重舌方。

田中蜂房烧灰，酒和，涂喉下愈。

又方

衣鱼涂舌上。

又方

灶下黄土末，苦酒和涂舌上。

又方

三家屠肉，切令如指大，摩舌上，儿立能啼。

又方

赤小豆末，醋和涂舌上。

又方

烧簸箕灰，敷舌上。

又方

黄柏以竹沥渍，取细细点舌上，良。

重舌，灸行间随年壮，穴在足大趾歧中。

又，灸两足外踝上三壮。

治小儿舌上疮方。

蜂房烧灰、屋间尘各等分，和匀敷之。

又方

桑白汁涂乳，与儿饮之。

又方

羊蹄骨中生髓，和胡粉敷之。

治舌肿强满方。

满口含糖醋良。

又方

饮羖羊乳即瘥。

治小儿口疮不得吮乳方。

---

① 强：宋古本作“肿”。

② 放：《外台秘要》、元刻本、后藤本作“收”。

③ 展：道藏本、后藤本作“点”。

大青十八铢　黄连十二铢

上二味，㕮咀，以水三升，煮取一升二合。一服一合，日再夜一。

又方

腊月猪脂一斤　蜜二升　甘草如指大三寸

上三味，合煎相得，含如枣大，稍稍咽之，日三。

又方

矾石如鸡子大，置醋中，涂儿足下二七遍愈。

治小儿燕口，两吻生疮方。

烧发灰和猪脂敷之。

治小儿口下黄肌疮方。

取羖羊髭烧作灰，和腊月猪脂敷之。角亦可用。

治口旁恶疮方。

乱发灰　故絮灰　黄连　干姜

上四味，等分，为散，以粉疮上，不过三遍。

治口噤，赤者心噤，白者肺噤方。

鸡屎白枣大，绵裹，以水一合，煮二沸，分再服。

治小儿口噤方。

鹿角粉　大豆末

上二味，等分，和乳涂乳上，饮儿。

又方

驴乳　猪乳各一升

上二味，合煎，得一升五合，服如杏仁许，三四服瘥。

雀屎丸　主小儿卒中风，口噤，不下一物方。

雀屎如麻子，丸之，饮下即愈，大良。鸡屎白亦佳。

治小儿口中涎出方。

以白羊屎纳口中。

又方

以东行牛口中沫，涂口中及颐上。

又方

桑白汁涂之瘥。

治小儿卒毒肿著喉颈，壮热妨乳方。

升麻　射干　大黄各一两

上三味，㕮咀，以水一升五合，煮取八合。一岁儿分五服，以滓薄肿上，冷更暖以薄，大儿以意加之。

升麻汤　治小儿喉痛，若毒气盛，便咽塞，并主大人咽喉不利方。

升麻　生姜　射干各二两　橘皮一两

上四味，㕮咀，以水六升，煮取二升，去滓，分三服。

治小儿喉痹肿方。

鱼胆二七枚，以和灶底土涂之，瘥止。

治小儿喉痹方。

桂心　杏仁各半两

上二味，末之，以绵裹如枣大，含咽汁。

治小儿解颅方。

熬蛇蜕皮，末之，和猪颊车中髓，敷顶上，日三四度。

又方

猪牙颊车髓敷囟上，瘥。

治小儿脑长，解颅不合，羸瘦色黄，至四五岁不能行，**半夏熨方**。

半夏　生姜　芎䓖各一升　细辛三两　桂心一尺　乌头十枚

上六味，㕮咀，以醇苦酒五升，渍之晬时，煮三服，绞去滓。以绵一片浸药中，适寒温以熨囟上，冷更温之，复熨如前，朝暮各三四熨乃止，二十日愈。

治小儿解颅，生蟹足敷方。

生蟹足　白蔹各半两

上二味，捣末，以乳汁和，敷颅上，立愈。

治小儿解颅，**三物细辛敷方**。

细辛　桂心各半两　干姜十八铢

上末之，以乳汁和，敷颅上，干复敷之，儿面赤即愈。

治小儿囟开不合方。

防风一两半　柏子　白及各一两

上三味，末之，以乳和敷囟上，十日知，二十日愈，日一。

又方

取猪牙车骨煎取髓，敷囟上愈。

小儿囟陷，灸脐上下各半寸，及鸠尾骨端，又足太阴各一壮。

治小儿狐疝，伤损生㿉方。

桂心十八铢　地肤子二两半　白术一两十八铢

上三味，末之，以蜜和丸。白酒服如小豆七丸，日三。亦治大人。

又方

芍药　茯苓各[①]十八铢　防葵一作防风　大黄各半两　半夏　桂心　蜀椒各六铢

上七味，末之，蜜和。服如大豆一丸，日五服，可加至三丸。

五等丸　治小儿阴偏大，又卵核坚㿉方。

黄柏　香豉　牡丹　防风　桂心各二两

上五味，末之，蜜丸如大豆。儿三岁饮服五丸，加至十丸，儿小以意酌量，著乳头上服之。

治小儿卵肿方。

取鸡翅六茎，烧作灰服之，随卵左右取翮。《古今录验》云：治阴大如斗。

治小儿㿉方。

蜥蜴一枚，烧末，酒服之。

治小儿气㿉方。

土瓜根　芍药　当归

上三味，各一两，㕮咀，以水二升，煎取一升，服五合，日二。

又方

三月上除日，取白头翁根捣之，随偏处敷之，一宿作疮，二十日愈。

气㿉，灸足厥阴大敦，左灸右，右灸左，各一壮。

治小儿阴疮方。

以人屎灰敷之，又狗屎灰敷之，又狗骨灰敷之，又马骨末敷之。

治小儿歧股间连阴囊生疮，汁出，先痒后痛，十日五日自瘥，一月或半月复发，连年不瘥者方。

灸疮，搔去痂，帛拭令干，以蜜敷，更溲面作烧饼，熟即以饧涂饼熨之，冷即止，再度瘥。

治小儿阴肿方。

狐茎炙，捣末，酒服之。

又方

捣芜菁薄上。

又方

猪屎五升，水煮沸，布裹安肿上。

又方

捣垣衣敷之。又以衣中白鱼敷之。

又方

斫桑木白汁涂之。

治小儿阴疮方。

取狼牙浓煮汁洗之。

又方

黄连、胡粉等分，以香脂油和，敷之。

治小儿核肿，壮热有实方。

甘遂　青木香　石膏各十八铢　麝香三铢　大黄　前胡各一两　黄芩半两　甘草十八铢

上八味，㕮咀，以水七升，煮取一升九合。每服三合，日四夜二。

小儿阴肿，灸大敦七壮。

鳖头丸　治小儿积冷久下，瘥后余脱肛不瘥，腹中冷，肛中疼痛，不得入者

---

① 各：原缺，据宋古本、道藏本、后藤本补。

方。

死鳖头二枚，炙令焦　小猬皮一枚，炙令焦　磁石四两　桂心三两

上四味，末之，蜜丸如大豆。儿三岁至五岁，服五丸至十丸，日三，儿大以意加之。

小儿脱肛，灸顶上旋毛中三壮，即入。

又，灸尾翠骨三壮。

又，灸脐中随年壮。

治小儿疳湿疮方。

铁衣著下部中，即瘥。

治小儿久痢脓湿䘌方。

艾叶五升，以水一斗，煮取一升半，分为三服。

治小儿疳疮方。

以猪脂和胡粉敷之，五六度。

又方

嚼麻子敷之，日六七度。

又方

羊胆二枚，和酱汁于下部灌之。猪脂亦佳。

治湿疮方。

浓煎地榆汁洗浴，每日二度。

除热结肠丸　断小儿热，下黄赤汁沫，及鱼脑杂血，肛中疮烂，坐䘌生虫方。

黄连　柏皮　苦参　鬼臼　独活　橘皮　芍药　阿胶各半两

上八味，末之，以蓝汁及蜜丸如小豆，日服三丸至十丸。冬无蓝汁，可用蓝子一合，舂蜜和丸。

小儿疳湿疮，灸第十五椎夹脊两旁七壮，未瘥，加七壮。

治小儿蛔虫方。

楝木削上苍皮，以水煮取汁饮之，量大小多少，为此有小毒。

治小儿羸瘦有蛔虫方。

萑芦二两，以水一升、米二合煮，取米熟去滓，与服之。

又方

萹蓄三两，水一升，煮取四合，分服之，捣汁服亦佳。

又方

东引吴茱萸根白皮四两　桃白皮三两

上二味，㕮咀，以酒一升二合，渍之一宿，渐与服，取瘥。

又方

取猪膏服之。一云治蛲虫。

又方

捣槐子纳下部中，瘥为度。一云治蛲虫。

又方

楝实一枚纳孔中。一方云治[1]蛲虫。

治寸白虫方。

东行石榴根一把，水一升，煮取三合，分服。

又方

桃叶捣绞取汁服之。

治小儿三虫方。

雷丸　芎䓖

上二味，各等分，为末。服一钱匕，日二。

治大便竟出血方。

鳖头一枚，炙令黄黑，末之。以饮下五分匕，多少量儿大小，日三服。

又方

烧车釭一枚令赤，纳一升水中，分二服。

又方

烧甑带末敷乳头上，令儿饮之。

治小儿尿血方。

烧鹊巢灰，井花水服之。亦治夜尿床。

---

① 治：原缺，据后藤本补。

又方

尿血，灸第七椎两旁各五寸，随年壮。

治小儿遗尿方。

瞿麦 龙胆 皂荚 桂心各半两 鸡肠草一两 车前子一两六铢 石韦半两 人参一两

上八味，末之，蜜丸。每食后服如小豆大五丸，日三，加至六七丸。

又方

小豆叶捣汁服。

又方

烧鸡肠末之，浆水服方寸匕，日三。一云面北斗服。

遗尿，灸脐下一寸半，随年壮。

又，灸大敦三壮。亦治尿血。

地肤子汤 治小儿热毒入膀胱中，忽患小便不通，欲小便则涩痛不出，出少如血，须臾复出方。

地肤子 瞿麦 知母 黄芩 枳实 升麻 葵子 猪苓各六铢 海藻 橘皮 通草各三铢 大黄十八铢

上十二味，㕮咀，以水三升，煮取一升。一日至七日儿，一合为三服；八日至十五日儿，一合半为三服；十六日至二十日儿，二合为三服；四十日儿以此为准；五十日以上、七岁以下，以意加药益水。

治小儿淋方。

车前子一升，水二升，煮取一升，分服。

又方

煮冬葵子汁服之。

又方

取蜂房、乱发烧灰，以水服一钱匕，日再。

治小儿小便不通方。

车前草切，一升 小麦一升

上二味，以水二升，煮取一升二合，去滓，煮粥服，日三四。

又方

冬葵子一升，以水二升，煮取一升，分服，入滑石末六铢。

治小儿吐血方。

烧蛇蜕皮末，以乳服之，并治重舌。

又方

取油三分、酒一分和之，分再服。

治小儿鼻塞生息肉方。

通草 细辛各一两

上二味，捣末，取药如豆，著绵缠头，纳鼻中，日二。

治小儿鼻塞不通，浊[①] 涕出方。

杏仁半两 蜀椒 附子 细辛各六铢

上四味，㕮咀，以醋五合，渍药一宿，明旦以猪脂五合煎，令附子色黄，膏成，去滓，待冷以涂絮导鼻孔中，日再，兼摩顶上。

治小儿聤耳方。

末石硫黄，以粉耳中，日一夜一。

治小儿耳疮方。

烧马骨灰敷之。

又方

烧鸡屎白，筒中吹之。

治小儿齿落，久不生方。

以牛屎中大豆二七枚，小开豆头以注齿根处，数度即生。

又方

取雄[②] 鼠屎三七枚，以一屎拭一齿根处，尽此止，二十一日即生。雄鼠屎头尖。

治小儿四五岁不语方。

末赤小豆，酒和敷舌下。

又，灸足两踝各三壮。

---

① 浊：原作“足”，据《外台秘要》改。

② 雄：宋古本作“雌”。

治小儿数岁不行方。

取葬家未开户，盗食来以哺之，日三，便起行。

治小儿不能乳方。

雀屎四枚，末之，著乳头饮儿，儿大十枚。

治小儿落床堕地，如有瘀血腹中，阴阳寒热，不肯乳哺，但啼哭叫唤，**蒲黄汤**方。

蒲黄　大黄　黄芩各十铢　甘草八铢　麦门冬十铢　芒硝七铢　黄连十二铢

上七味，㕮咀，以水二升，煮取一升，去滓，纳芒硝。分三服，消息视儿，羸瘦半之，大小便血即愈。忌冷食。

治小儿食不知饥饱方。

鼠屎二七枚，烧为末服之。

治小儿食土方。

取肉一斤，绳系曳地行数里，勿洗，火炙与吃之。

治小儿哕方。

生姜汁　牛乳各五合

上二味，煎取五合，分为二服。

又方

取牛乳一升，煎取五合，分五服。

治小儿疰方。

灶中灰、盐等分，相和，熬熨之。

治小儿误吞针方。

取磁石如枣核大，吞之及含之，其针立出。

治小儿误吞铁等物方。

艾蒿一把，锉，以水五升，煮取一升半，服之即下。

治小儿蠷螋咬，绕腹匝即死方。

捣蒺藜叶敷之。无叶，子亦可。

又方

取燕窠中土，猪脂和敷之，干即易之。

《备急千金要方》卷第五

备急千金要方卷第六　七窍病

目病第一论一首　证三条

方七十一首　咒法二首　灸法二十八首

论曰：凡人年四十五以后，渐觉眼暗，至六十以后，还渐自明。治之法，五十以前可服泻肝汤，五十以后不可泻肝。目中有疾，可敷石胆散药等，无病不可辄敷散，但补肝而已。自有肝中有风热，令人眼昏暗者，当灸肝俞，及服除风汤、丸、散数十剂，当愈。

生食五辛　接热饮食　热餐面食　饮酒不已　房室无节　极目远视　数看日月　夜视星火　夜读细书　月下看书　抄写多年　雕镂细作　博弈不休　久处烟火　泣泪过多　刺头出血过多

上十六件，并是丧明之本，养性之士，宜熟慎焉。又有驰骋田猎，冒涉风霜，迎风追兽，日夜不息者，亦是伤目之媒也。恣一时之浮意，为百年之痼疾，可不慎欤！凡人少时，不自将慎，年至四十，即渐眼昏，若能依此慎护，可得白首无他。所以人年四十已去，常须瞑目，勿顾他视，非有要事，不宜辄开，此之一术，护慎之极也。其读书、博弈等过度患目者，名曰肝劳，若欲治之，非三年闭目不视，不可得瘥，徒自泻肝，及作诸治，终是无效。人有风疹，必多眼暗，先攻其风，其暗自瘥。

足太阳、阳明、手少阳脉动，发目病。黄帝问曰：余尝上清零[①]之台，中陛而顾，匍匐而前，余私异之，窃内怪之，或独冥视，安心定气，久而不解，被发长跪，俯而视，复久之，又不已，卒然自止，何气使然？岐伯对曰：五脏六腑之精气，皆上注于目而为之睛，睛之果[②]者为眼，骨之精为瞳子，筋之精为黑眼，血之精为其路[③]果，气之精为白眼，肌肉之精为约束果契，筋骨血气之精而与脉并为系，上属于脑，后出于项中。故邪中于项，因逢身之虚，其入深则随眼系以入于脑，入于脑则转，转则引目系急，急则目眩以转矣。邪中其睛，则其睛所中者不相比，则睛散，睛散则歧，故见两物。目者，五脏六腑之精也，营卫魂魄之所营也，神气之所生也，故神劳则魂魄散、志意乱，是故瞳子黑眼法于阴，白眼赤脉法于阳，故阴阳合揣《灵枢》作俱转而精明矣。目者，心之使也；心者，神之舍也。故神分精乱而不专《灵枢》作转，卒然见非常之处，精神魂魄散不相得，故曰惑。帝曰：余疑何其然也？余每之东菀，未尝不惑，去之则复，余惟独为东菀劳神乎？何其异也？岐伯曰：不然。夫心有所喜，神有所恶，卒然相感，则精乱视误，故神惑，神移乃复，是故间者为迷，甚者为惑。

目眦外决于面者为锐眦，在内近鼻者，上为外眦，下为内眦。目赤色者，病在心；白色者，病在肺；青色者，病在

① 零：《灵枢·大惑论》、后藤本作“冷”。

② 果：后藤本作“窠”。下同。

③ 路：《灵枢·大惑论》作“络”。

肝；黄色者，病在脾；黑色者，病在肾；黄色不可名者，病在胸中。

诊目痛，赤脉从上下者，太阳病；从下上者，阳明病；从外走内者，少阳病。

夫鼻洞，鼻洞者浊下不止，传为鼽瞢瞑目，故得之气厥。足阳明有挟鼻入于面者，名曰悬颅，属口对入系目本。视有过者取之，损有余，益不足，反者益甚。足太阳有通项入于脑者，正属目本，名曰眼系，头目固痛，取之在项中两筋间，入脑乃别阴跻，阴阳相交，阳入阴出，阳交于锐眦。阳气盛则瞋目，阴气绝则眠。

神曲丸 主明目，百岁可读注书方。

神曲四两 磁石二两 光明砂一两

上三味，末之，炼蜜为丸如梧子。饮服三丸，日三。不禁。常服益眼力，众方不及，学者宜知，此方神验不可言，当秘之。

补肝，治眼漠漠不明，**瓜子散**方，亦名**十子散**方。

冬瓜子 青葙子 茺蔚子 枸杞子 牡荆子 蒺藜子 菟丝子 芜菁子 决明子 地肤子 柏子仁各二合 牡桂二两 蕤仁一合，一本云二两 细辛半两，一本云一两半 蘡薁根二两 车前子一两

上十六味，治下筛。食后以酒服方寸匕，日二，神验。

补肝丸 治眼暗方。

青葙子 桂心 葶苈子 杏仁 细辛 茺蔚子 枸杞子 五味子各一两 茯苓 黄芩 防风 地肤子 泽泻 决明子 麦门冬 蕤仁各一两六铢 车前子 菟丝子各二合 干地黄二两 兔肝一具

上二十味，末之，蜜丸。饮下二十丸如梧子，日再，加至三十丸。

补肝丸 治眼暗䀮䀮不明，寒则泪出，肝痹所损方。

兔肝二具 柏子仁 干地黄 茯苓 细辛 蕤仁 枸杞子各一两六铢 防风 芎䓖 薯蓣各一两 车前子二合 五味子十八铢 甘草半两 菟丝子一合

上十四味，末之，蜜丸。酒服如梧子二十丸，日再服，加至四十丸。

补肝散 治目失明漠漠方。

青羊肝一具，去上膜，薄切之，以新瓦瓶子未用者，净拭之，纳肝于中，炭火上炙之，令极干，汁尽末之 决明子半升 蓼子一合，熬令香

上三味，合治下筛。以粥饮，食后服方寸匕，日二，稍加至三匕，不过两剂。能一岁服之，可夜读细书。

补肝散 治三十年失明方。

细辛 钟乳粉炼成者 茯苓 云母粉炼成者 远志 五味子等分

上六味，治下筛。以酒服五分匕，日三，加至一钱匕。

补肝芜菁子散 常服明目方。

芜菁子三升，净淘，以清酒三升，煮令熟，曝干，治下筛。以井花水和服方寸匕，稍加至三匕。无所忌，可少少作服之，令人充肥，明目洞视。水煮酒服亦可。《千金翼》同，用水煎，三易水。

又方

胡麻一斗，蒸三十遍，治下筛。每日酒服一升。

又方

服小黑豆，每日空心吞二七粒。

又方

三月三日采蔓菁花，阴干，治下筛。空心井花水服方寸匕。久服长生明目，可夜读细书。

补肝散 治男子五劳七伤，明目方。

地肤子一斗，阴干，末之 生地黄十斤，捣取汁

上二味，以地黄汁和散，曝干，更为末。以酒服方寸匕，日二服。

又方

白瓜子七升，绢袋盛，搅沸汤中三遍，曝干，以醋五升浸一宿，曝干，治下筛。酒服方寸匕，日三。服之百日，夜读细书。

治肝实热，目眦痛如刺，**栀子仁煎方**。

栀子仁　蕤仁　决明子各一两　车前叶　秦皮各一两六铢　石膏二两，碎如小豆大　苦竹叶二合　细辛半两　赤蜜三合

上九味，㕮咀，以井花水三升，煮取七合，去滓下蜜，更煎取四合，以绵滤之，干器贮，密封，勿使草芥落中。以药汁细细仰卧以敷目中。

治眼赤，漠漠不见物，息肉生，**泻肝汤方**。

柴胡　芍药　大黄各四两　决明子　泽泻　黄芩　杏仁各三两　升麻　枳实　栀子仁　竹叶各二两

上十一味，㕮咀，水九升，煮取二升七合，分三服。热多体壮，加大黄一两；羸老，去大黄，加栀子仁五两。

泻肝汤　治眼风赤暗方。

前胡　芍药各四两　生地黄十两　芒硝　黄芩　茯苓　白芷　枳实各三两　人参　白术　泽泻　栀子仁各二两　甘草　细辛各一两　竹叶五升

上十五味，㕮咀，以水一斗二升，先煎竹叶，取九升，去滓，下诸药，煮取三升半，分三服。

治肝热不止冲眼，眼眦赤，赤脉息肉痛，闭不开，热势彭彭不歇，及目睛黄，**洗肝干蓝煎方**。

干蓝　车前叶　苦竹叶各三升　细辛　秦皮　蕤仁　栀子仁　芍药各三两　决明子四两　升麻二两

上十味，㕮咀，以水二斗，先煮干蓝、车前、竹叶，取一斗，去滓澄清，取八升，纳药，煮取三升，分三服。须利，加芒硝二两。

治目热眦赤，生赤脉侵睛，息肉急痛，闭不开，如芥在眼碜痛，**大枣煎方**。

大枣七枚，去皮核　黄连二两，碎，绵裹　淡竹叶切，五合

上三味，以水二升，煮竹叶，取一升，澄清取八合，纳枣肉、黄连，煎取四合，去滓令净。细细以敷目眦中。

治目中息肉方。

驴脂　石盐末

上二味，和合令调。注目两眦头，日三夜一，瘥。

又方

五加不闻水声者根，去土取皮，捣末一升，和上酒二升，浸七日外，一日两时服之。禁醋二七日，遍身生疮，若不出，未得药力，以生熟汤浴之，取[①]毒疮出瘥。

洗眼汤　治热上出攻，目生障翳，目热痛，汁出方。

秦皮　黄柏　决明子　黄连　黄芩　蕤仁各十八铢　栀子七枚　大枣五枚

上八味，㕮咀，以水二升浸，煮取六合，澄清，仰卧洗目，日一。

治目生翳方。

贝子十枚，烧灰，治下筛。取如胡豆著翳上，日二，正仰卧，令人敷之。炊久乃拭之。息肉者，加真珠如贝子等分。

治目赤及翳方。

乌贼骨　铅丹大小等分

上二味，合研细，和白蜜如泥，蒸之半食久，冷著眼四眦，日一。

又方

熟羊眼睛，曝干，治下筛，敷目两角。

---

① 取：宋古本作“讫”。

又方

白羊髓敷之。

又方

新生孩子胞衣，曝干，烧末，敷目眦中。

又方

古钱一枚　盐方寸匕

上二味，合治下筛，敷目眦中。

治目风泪出，浮翳多脓烂眦方。

干姜　矾石　蕤仁　细辛　黄连　戎盐　决明子各六铢　铜青三铢

上八味，㕮咀，以少许水浸一宿，明旦以好白蜜八合和之，著铜器中，绵盖器上，著甑中，以三斗麦屑蒸之，饭熟药成，绞去滓，以新死大雄鲤鱼胆二枚和纳药中，又以大钱七枚常著药底，兼常著铜器中。竹簪绵裹头，以注目眦头，昼夜三四，不避寒暑，数著，药干，又以鱼胆和好，覆药器头，勿令气歇。

治热翳漫睛方。

以羊筋漱口，熟嚼，夜卧，开目纳之，即闭目睡，去膜，明日即瘥。《千金翼》以治眼目不明。

治风翳方。

取死猪鼻烧灰，治下筛，日一，向日水服方寸匕。

治目热生肤赤白膜方。

取雄雀屎细直者，人乳和，熟研以敷之，当渐消烂。

又方

以蛔虫烧为末，敷之。

治人马白膜漫睛方。

以鸡翎截之，近黑睛及当白睛嗍之，膜自聚，钩针钩挽之，割去即见物，以绵当眼上，著血断，三日瘥。

治目白肤风泪下，**荡风散**方。《删繁方》名真珠散。

光明朱砂半两　贝齿五枚，炭上熟烧，为末　衣中白鱼七枚　干姜三铢

上四味，于新瓷钵内研之，厚帛三下为散。仰卧，令人取小指爪挑少许，敷目中，取瘥为度。《千金翼》名真珠散，主目翳覆瞳睛不见物。

治目中生息肉，肤翳稍长欲满目，闭瞳子，及生珠管方。

贝齿七枚，烧，末之　真珠等分

上二味，合治如粉，以注翳肉上，日三度，甚良，亦治目中眯不出。

治目生珠管方。

滑石一本作冷石　手爪甲烧　龙骨　贝齿　丹砂各等分

上五味，治下筛。以新笔点取当珠管上，日三度，良。

治毒病后，目赤痛有翳方。

以青布掩目上，以冷水渍青布，数易之。

治热病后生翳方。

豉二七枚，烧，末之，纳管中，以吹目中。

治热病后眼暗失明方。

以羊胆敷之，旦暮各一。

治风眼烂眦方。

竹叶　黄连各一两　柏白皮一两半

上三味，㕮咀，以水二升，煮取五合。稍用滴目两眦，日三四度。

治胎赤眼方。

取槐木枝如马鞭大，长二尺，齐头，油麻一匙，置铜钵中，旦使童子以木研之，至暝止。夜卧时，洗目敷眦，日三，良。

治目烂赤方。

取三指撮盐，置古文钱上，重重火烧赤，投少醋中，足淹钱。以绵沾汁，注目眦中。

治目中风冷泪出，眦赤痒，乳汁煎方。

黄连十八铢　蕤仁半两　干姜一两

上三味，㕮咀，以人乳汁一升，浸药一宿，明旦以微火煎，取二合，绵绞去滓。取如黍米许，纳目眦头，日再。《张文仲方》三味等分。

治目中风肿痛，除热揉眼方。

矾石三两，烧令汁尽，以枣膏和如弹丸。揉眼上下食顷，日三止。

洗眼汤 治目赤痛方。

甘竹叶二七枚 乌梅三枚 古钱三枚

上三味，以水二升，渍药半日，东向灶煮二沸，三上三下，得二合，临欲眠，注目眦。

治目卒肿方。

以醋浆水作盐汤洗之，日四五度。

治目卒痒痛方。

削干姜，令圆滑，纳眦中，有汁拭却，姜复纳之，味尽易之。

五脏客热上冲眼，内外受风，令目痛不明方。

地肤子 瓜子仁 青葙子 蒺藜子 茺蔚子 蓝子 菟丝子 蕤仁《千金翼》作车前子，各二合 柏子仁一合半 决明子五合 细辛一两六铢 桂心一两十八铢 大黄二两 黄连一两半 萤火六铢

上十五味，末之，蜜丸。每服如梧子三十丸，食后服，日三。《千金翼》无柏子仁。

治目赤痛方。

雄黄一铢 细辛 黄连 干姜各二铢

上四味，合治如粉，以绵裹钗股，唾濡头注药末，纳大眦头，急闭目，目中泪出，须臾止。勿将手近，勿将帛裛，勿洗之。

又方

雄黄 干姜 黄连 矾石各六铢

上四味，合治并如前方。一方加细辛六铢。

治眼赤暗方。

杏仁杏未熟时取仁，捣汁一合 古青钱三枚 青盐一两六铢

上三味，合纳垍器中，封头，勿泄气，百日后出。著目四眦头，日二三。避风冷。

治眼暗赤冷泪方。

蕤仁 波斯盐

上二味，等分，治下筛，以驴生脂和。每夜敷目四角以一粟大，密室中将息一月日瘥。忌五辛。失明者，三十日敷之。

治目痛及泪出不止方。

削附子作蚕屎大，纳目中卧良。

治目不明泪出方。

以乌鸡胆，临卧敷之。

治雀盲方。

地肤子五两 决明子一升

上二味，末之，以米饮汁和丸。食后服二十丸至三十丸，日二，尽即更合，瘥止。

治雀目术。

令雀盲人至黄昏时看雀宿处，打令惊起，雀飞乃咒曰：紫公紫公，我还汝盲，汝还我明。如此日日暝三过作之，眼即明，曾试有验。《肘后》云：《删繁》载支太医法。

治肝气虚寒，眼青䀮䀮不见物，**真珠散**方。

真珠一两，研 白蜜二合 鲤鱼胆一枚 鲤鱼脑一枚

上四味，和合，微火煎两沸，绵裹纳目中，当汁出，药歇[1] 更为之。

治目䀮䀮无所见方。

青羊肝一具，细切，以水一斗，纳铜器中煮，以曲饼覆上，上钻两孔如人眼，

① 歇：宋古本作“尽”。

正以目向[1]就熏目，不过再熏之，即瘥。《千金翼》治眼暮无所见，不用曲饼。

治眼暗方。

以铜器盛大醋三四升，煎七八日，覆器湿地，取铜青一合，以三月杏白仁一升取汁，和铜青敷之，日不过三四度，大良。

又方

古钱七枚　铜青　干姜　石盐　胡粉各中枣大　黄连三铢　乌头枣核大　蕤仁一百十枚　菥蓂子枣大　细辛五铢　醋二合　清酒五合　楸叶一把，取汁

上十三味，治下筛，合煎，取三分去一，盛瓷器中。若燥，取人乳和，敷目。慎风冷。

又方

每朝含黄柏一爪甲许，使津置掌中拭目讫，以水洗之，至百日眼明。此法乃可终身行之，永除眼疾，神良。

又方

柴胡六铢　决明子十八铢

上二味，治下筛，人乳汁和，敷目，可夜书，见五色。

治眼暗方。

七月七日生苦瓠中白，绞取汁一合，以醋一升，古文钱七枚浸之，微火煎之，减半。以米许大纳眦中。

治眼漠漠无所见方。

蕤仁　秦皮　黄连各十八铢　萤火七枚　决明子一合

上五味，㕮咀，以水八合，微火煎取三合。冷，以绵注洗目，日三度。

常服芜菁子，主轻身益气明目方。

芜菁子一升，以水四升，煮令汁尽出，曝干，复以水四升，煮如前法，三煮三曝，治下筛。饮服方寸匕。《千金翼》云：百日身热疮出，不久自瘥。

明目，令发不落方。

十月上巳日收槐子，纳新净瓮中，以盆密封口，三七日发封，洗去皮，取子。从月一日服一枚，二日二枚，日别加，计十日服五十五枚，一月日服一百六十五枚，一年服一千九百八十枚，小月减六十枚。此药主补脑，早服之，发不白，好颜色，长生益寿，先病冷人勿服之。《肘后》云：扁鹊方。

又方

牛胆中渍槐子，阴干百日，食后吞一枚，十日身轻，三十日白发再黑，至百日通神。

治目中眯不出方。

以蚕砂一粒，吞之即出。

治稻麦芒等入目中方。

取生蛴螬，以新布覆目上，持蛴螬从布上摩之，芒出著布良。

治砂石草木入目中不出方。

以鸡肝注之。

又方

以书中白鱼和乳汁，注目中。

治目中眯法。

旦起对门户跪拜云：户门狭小，不足宿客。乃便瘥。

治目为物所伤触青黑方。

煮羊肉令热，熨，勿令过热。猪肝亦得。

治目痛不得睡方。

暮炙新青布熨，并蒸大豆，袋盛枕之，夜恒令热。

目中赤痛，从内眦始，取之阴跻。

目中痛，不能视，上星主之，先取谚语，后取天牖、风池。

青盲，远视不明，承光主之。

目瞑，远视䀮䀮，目窗主之。

目䀮䀮赤痛，天柱主之。

---

[1] 就：宋古本作“下”。

目眩无所见，偏头痛引目外眦而急，颔厌主之。

目远视不明，恶风，目泪出，憎寒，头痛目眩瞢，内眦赤痛，远视䀮䀮无见，眦痒痛，淫肤白翳，精明主之。

青盲无所见，远视䀮䀮，目中淫肤，白幕覆瞳子，巨髎主之。

目不明，泪出，目眩瞢，瞳子痒，远视䀮䀮，昏夜无见，目瞤动，与项口参相引，㖞僻，口不能言，刺承泣。

目痛僻戾，目不明，四白主之。

目赤，目黄，颧髎主之。

睊目，水沟主之。

目痛不明，龂交主之。

目瞑，身汗出，承浆主之。

青盲䁾目，恶风寒，上关主之。

青盲，商阳主之。

䁾目䀮䀮，偏历主之。

眼痛，下廉主之。

䁾目䀮䀮，少气，灸五里，右取左，左取右。

目中白翳，前谷主之。

目痛泣出，甚者如脱，前谷主之。

白幕覆珠子，无所见，解溪主之。

眼暗，灸大椎下，数节第十当脊中，安灸二百壮，惟多为佳，至验。

肝劳邪气眼赤，灸当容[①]百壮，两边各尔。穴在眼小眦近后，当耳前三阳三阴之会处，以两手按之，有上下横脉则是，与耳门相对是也。

眼急痛，不可远视，灸当瞳子上入发际一寸，随年壮，穴名当阳。

风翳，患右目，灸右手中指本节头骨上五壮，如小麦大。左手亦如之。

风痒赤痛，灸人中近鼻柱二壮，仰卧灸之。

目卒生翳，灸大指节横纹三壮，在左灸右，在右灸左良。

鼻病第二

论一首　方五十五首　灸法六首

治鼻塞，脑冷，清涕出方。

通草　辛夷各半两　细辛　甘遂一作甘草　桂心　芎䓖　附子各一两

上七味，末之，蜜丸。绵裹纳鼻中，密封塞，勿令气泄。丸如大麻子，稍加，微觉小痛，捣姜为丸即愈，用白狗胆汁和之，更佳。

治鼻塞，常有清涕出方。

细辛　蜀椒　干姜　芎䓖　吴茱萸　附子各十八铢　桂心一两　皂荚屑半两　猪膏一升

上九味，㕮咀，以绵裹，苦酒渍一宿，取猪膏煎，以附子色黄为度，去滓，绵裹纳鼻孔中，并摩鼻上。

涕出不止，灸鼻两孔与炷齐七壮。

治鼻塞窒，**香膏**方。

白芷　芎䓖　通草各十八铢　当归　细辛　莽草《小品》并《翼》作熏草　辛夷各三十铢

上七味，㕮咀，以苦酒渍一宿，以不中水猪肪一升，煎三上三下，以白芷色黄膏成，去滓。绵沾如枣核大，纳鼻中，日三。《小品》加桂心十八铢。

治鼻不利，**香膏方**。

当归　熏草《古今录验》用木香　通草　细辛　蕤仁各十八铢　芎䓖　白芷各半两　羊髓四两，猪脂亦得

上八味，㕮咀，以微火合煎三上三下，白芷色黄膏成，去滓。取如小豆大，纳鼻中，日二，先患热，后鼻中生赤烂疮者，以黄芩、栀子代当归、细辛。

治鼻窒，气息不通方。

① 当容：宋古本作“天容”。

小蓟一把，㕮咀，以水三升，煮取一升，分二服。

又方

瓜蒂末少许，吹鼻中，亦可绵裹塞鼻中。

又方

槐叶五升　葱白切，一升　豉一合

上三味，以水五升，煮取三升，分温三服。

治鼻塞多年，不闻香臭，清水出不止方。

取当道车辗过蒺藜一把，捣，以水三升，煎取熟。先仰卧，使人满口含，取一合汁，灌鼻中使入，不过再度，大嚏，必出一两个息肉，似赤蛹。一方有黄连等分同煎。

治鼻齆方。

通草　细辛　附子

上三味，各等分，末之，以蜜和，绵裹少许，纳鼻中。

又方

甘遂　通草　细辛　附子等分

上四味，末之，以白雄犬胆和为丸，如枣核大，绵裹纳鼻中，辛热涕出四五升瘥。亦治息肉。

又方

炙皂荚，末之如小豆，以竹管吹鼻中。

又方

干姜末，蜜和，塞鼻中，吹亦佳。

又方

铁锁磨石，取末，以猪脂和，绵裹纳之，经日肉出瘥。

又方

以马新屎汁，仰头含满口，灌鼻中。

又方

伏面临床前，以新汲冷水淋玉枕上，后以瓜蒂末绵裹塞之。

治齆鼻有息肉，不闻香臭方。

瓜丁　细辛

上二味，各等分，末之，以绵裹如豆大许，塞鼻中，须臾即通。

治鼻中息肉不通利，**通草散方**。

通草半两　矾石一两　真珠一两

上三味，末之。捻绵如枣核，取药如小豆，著绵头，纳鼻中，日三易之。一方有桂心、细辛各一两，同煎捣末和使之。

治齆鼻，鼻中息肉不得息方。

矾石六铢　藜芦六铢　瓜蒂二七枚　附子十一铢

上四味，各捣筛，合和。以小竹管吹药如小豆许于鼻孔中，以绵絮塞鼻中，日再，以愈为度。《古今录验》葶苈半两。

治鼻中息肉方。

炙猬皮末，绵裹塞之三日。

又方

细筛釜底墨，水服之三五日。

治鼻中息肉，不闻香臭方。

烧矾石末，以面脂和。绵裹著鼻中，数日息肉随药消落。

又方

末瓜丁如小豆许，吹入鼻中必消，如此三数度。

又方

细辛　釜底墨

上二味，末之，水和服方寸匕。

又方

绵裹瓜蒂末，塞鼻中。

治鼻中息肉梁起，**羊肺散方**。

羊肺一具，干之　白术四两　苁蓉　通草　干姜　芎䓖各二两

上六味，末之。食后以米饮服五分匕，加至方寸匕。

又方

通草十三铢　真珠六铢　矾石　细辛各一两

上四味，末之。捻绵如枣核，沾散如小豆，并绵纳鼻中，日再三[①]。

鼻中息肉，灸上星三百壮，穴在直鼻入发际一寸。

又，灸夹上星两旁相去三寸，各一百壮。

治鼻中生疮方。

烧祀灶饭末，以敷鼻中。

又方

烧故马绊末，敷鼻中。

又方

偷孝子帽以拭之。

又方

乌牛耳垢敷之。

又方

以牛鼻津敷之。

又方

捣杏仁乳敷之。亦烧核，压取油敷之。

又方

烧牛狗骨灰，以腊月猪脂和，敷之。

治疳虫蚀鼻生疮方。

烧铜箸头，以醋淬之数过，取醋敷之。又以人屎灰涂之瘥。

治鼻痛方。

常以油涂鼻内外。酥亦得。

治卒食物，从鼻中缩入脑中，介介痛不出方。

牛脂若羊脂如指头大，纳鼻中，以鼻吸取脂，须臾脂消，则物逐脂俱出也。

论曰：鼻头微白者亡血，设令微赤非时者死。病人色白者，皆亡血也。凡时行衄不宜断之，如一二升以上，恐多者可断，即以龙骨末吹之。九窍出血者，皆用吹之。

治大便出血，及口鼻皆出血，血上胸心，气急，此是劳热所致方。

生地黄八两　蒲黄一升　地骨皮五两　黄芩　芍药　生竹茹各三两

上六味，㕮咀，以水八升，煮取二升七合，分温三服。

凡吐血、衄血、溺血，皆脏气虚，膈气伤，或起惊悸，治之方。

生竹皮一升　芍药二两　芎䓖　当归　桂心　甘草各一两　黄芩二两

上七味，㕮咀，以水一斗煮竹皮，减三升，下药，煎取二升，分三服。

治衄血方。

伏龙肝二枚，如鸡子大　生地黄六两　芎䓖一两　桂心三两　细辛六铢　白芷　干姜　芍药　吴茱萸　甘草各三两

上十味，㕮咀，以水三升、酒七升，煮取三升，分三服。

生地黄汤　主衄方。

生地黄八两　黄芩一两　阿胶二两　柏叶一把　甘草二两

上五味，㕮咀，以水七升，煮取三升，去滓纳胶，煎取二升半，分三服。

又方

生地黄三斤，切　阿胶二两　蒲黄六合

上三味，以水五升，煮取三升，分三服。

治鼻出血不止方。

干地黄　栀子　甘草等分

上三味，治下筛。酒服方寸匕，日三。如鼻疼者，加豉一合；鼻有风热者，以葱涕和服如梧子五丸。

治鼻衄方。

地黄汁五合，煮取四合，空腹服之。忌酒、炙肉，且服粳米饮。

又方

饮小蓟汁。

又方

以冷水净漱口，含水，以芦管吹二孔

① 三：原作“息”，据后藤本改。

中，即止。

又方

取乱发五两，烧作灰，以管吹鼻中枣核大，不止益吹之，以血断止。并水服方寸匕，日三，甚者夜二。已困不识人者，服亦佳。

又方

取人屎尖烧灰，水服，并吹少许鼻中止。

又方

五月五日取人屎烧作灰，冷水服五分匕。

又方

以胶贴鼻头上至顶及发际三寸止。

又方

新马屎汁灌鼻中，及饮之。

又方

以湿布薄胸上。

又方

醇醋和土，涂阴囊上，干即易之。

又方

韭根、葱根取汁，悬头著一枣大纳鼻中，少时更著，两三度瘥。葱白捣汁亦得。

治鼻出血不止方。

捣楮叶汁，饮三升，大良。

又方

张弓令弦向上，病儿仰卧枕弦，放四体如常卧法。

衄时痒痒，便灸足大趾节横理三毛中十壮，剧者百壮。衄不止，灸之，并治阴卵肿。

又，灸风府一穴四壮，不止又灸。

又，灸涌泉二穴各百壮。

口病第三

论一首　方五十九首　灸法二首

论曰：凡患口疮及齿，禁油面、酒、酱、酸醋、咸腻、干枣，瘥后仍慎之；若不久慎，寻手再发，发即难瘥。蔷薇根、角蒿为口疮之神药，人不知之。

凡口中面上息肉转大，以刀决溃去脓血，即愈。

治口中疮久不瘥，入胸中并生疮，三年以上，不瘥者方。

浓煎蔷薇根汁，含之，又稍稍咽之，日三夜一。冬用根，夏用茎叶。

又方

角蒿灰敷之，一宿知，二宿瘥，有汁吐之，不得咽也。

治口疮不歇方。

牛膝　生蘘荷根各三两　黄柏一两

上三味，㕮咀，以绵裹，酒三升渍一宿，微火煎一两沸，细细含之。

治膀胱热不已，口舌生疮，咽肿，**升麻煎**方。

升麻　玄参　蔷薇根白皮　射干各四两　大青　黄柏各三两　蜜七合

上七味，㕮咀，以水七升，煮取一升五合，去滓，下蜜更煎两沸，细细含咽之。

治口数生疮，连年不瘥方。

蔷薇根　黄芩　当归　桔梗　黄芪　白蔹　鼠李根皮　大黄　芍药　续断　黄柏　葛根各一两

上十二味，末之。以酒服方寸匕，日二服，亦可浆水服之。

治胃中客热，唇口干燥生疮方。

茯苓　黄芩　甘草　大黄　蔷薇根各三十铢　枳实　杏仁　黄连各二两　桂心半两　栝楼根十八铢

上十味，末之。食前浆水服方寸匕，日二。

治口热生疮方。

升麻三十铢　黄连十八铢，《古今录验》用黄柏上二味，末之。绵裹含咽汁，亦可去之。

治口疮方。

蔷薇根皮四两　黄柏三两　升麻三两　生地黄五两

上四味，㕮咀，以水七升，煮取三升，去滓含之，瘥止。含极，吐却更含。

治口中疮烂，痛不得食方。

杏仁二十枚　甘草一寸　黄连六铢

上三味，末之，合和。绵裹杏仁大含之，勿咽，日三夜一。

治口中疮，身体有热气痱瘰，**蔷薇丸**方。

蔷薇根　黄芩　鼠李根　当归　葛根　白蔹　石龙芮《千金翼》作黄连　黄柏　芍药　续断　黄芪各一两　栝楼根二两

上十二味，末之，蜜和。服如梧子十丸，日三服。

治口吻疮方。

以楸白皮及湿贴之，三四度瘥。

又方

取经年葵根，欲腐者弥佳，烧作灰，及热敷之。

又方

以新炊饭了甑，及热以唇口向甑唇上熨之，二七下，三两上，瘥止。

又方

栀子　甘草各十八铢　细辛三十铢　桂心十二铢　芎䓖一两

上五味，末之，蜜丸。食后服七丸，日再服，瘥止。

又方

芎䓖　白芷　橘皮　桂心　枣肉各一两半

上五味，末之，以蜜和为丸。食后服十五丸，又含之，以瘥为度。此方甚验。

治口肥疮方。

熬灶上饭令焦，末敷之。

治燕吻疮方。

白杨枯枝，铁上烧，取湁，及热敷之。

又方

以木履尾，纳煻灰中，令热，取柱两吻各二七遍。

治口旁恶疮方。

乱发灰　故絮灰　黄连末　干姜末

上四味，等分，合和为散。以粉疮上，不过三遍。

治口中疮，咽喉塞不利，口燥膏方。

猪膏　白蜜各一斤　黄连一两

上三味，合煎，去滓，搅令相得。含如半枣，日四五夜二。

治热病，口烂，咽喉生疮，水浆不得入膏方。

当归　射干　升麻各一两　附子半两　白蜜四两

上五味，㕮咀，以猪脂四两先煎之，令成膏，下著地，勿令大热，纳诸药，微火煎，令附子色黄药成，绞去滓，纳蜜，复上火一两沸，令相得，置器中冷凝。取如杏仁大含之，日四五遍，辄咽之。

治失欠颊车蹉，开张不合方。

一人以手指牵其颐，以渐推之，则复入矣。推当疾出指，恐误啮伤人指也。

治失欠颊车蹉方。

消蜡和水敷之。

失欠颊车蹉，灸背第五椎，一日二七壮。满三日未瘥，灸气冲二百壮，胸前喉下甲骨中是，亦名气堂。

又，灸足内踝上三寸宛宛中，或三寸五分，百壮，三报，此三阴交穴也。

治卒口噤不开方。

以附子捣末，内管中，强开口，吹口中。

治口中热干，**甘草丸**方。

甘草　人参　半夏　生姜　乌梅肉各

二两半　枣膏二两半

上六味，末之，蜜丸如弹子大。旋含咽汁，日三。

治口干方。

羊脂若猪脂鸡子大，擘之，纳半升醋中，渍一宿，绞取汁，含之。

治口干，除热下气方。

石膏五合，碎　蜜二升

上二味，以水三升煮石膏，取二升，纳蜜，煮取二升，去滓。含如枣核大，咽汁尽，更含之。

治虚劳口干方。

麦门冬二两，末[①]　大枣三十枚，肉

上二味，以蜜一升和，令熟，五升米下蒸之，任性服。

又方

羊脂如鸡子大，醇酒半升，枣七枚擘，合渍七日，取枣食之愈。

又方

酸枣一升　酸石榴子五合　葛根三两　麦门冬四两　覆盆子三合　乌梅五合　甘草　栝楼实各二两

上八味，末之，以蜜丸。含如枣大，以润为度。

五香丸　治口及身臭，令香，止烦散气方。

豆蔻　丁香　藿香　零陵香　青木香　白芷　桂心各一两　香附子二两　甘松香　当归各半两　槟榔二枚

上十一味，末之，蜜和丸。常含一丸如大豆，咽汁，日三夜一，亦可常含咽汁。五日口香，十日体香，二七日衣被香，三七日下风人闻香，四七日洗手水落地香，五七日把他手亦香。慎五辛，下气去臭。

治口气臭秽，常服含香丸方。

丁香半两　甘草三两　细辛　桂心各一两半　芎䓖[②]一两

上五味，末之，蜜和。临卧时服二丸如弹子大。

又方

常以月旦日未出时，从东壁取步，七步回，面垣立，含水噀壁七遍，口即美香。

又方

桂心　甘草　细辛　橘皮

上四味，等分，治下筛。以酒服一钱匕，瘥止。

又方

芎䓖　白芷　橘皮　桂心各四两　枣肉八两

上五味，末之，次纳枣肉，干则加蜜，和丸如大豆。服十丸，食前食后常含之或吞之，七日大香。

治口中臭方。

桂心《古今录验》用细辛　甘草各等分

上二味，末之。临卧以三指撮酒服，二十日香。

又方

细辛、豆蔻，含之甚良。

又方

蜀椒　桂心各等分

上二味，末之。酒服三指撮。

主口香，去臭方。

甘草三十铢　芎䓖二十四铢　白芷十八铢

上三味，治下筛。以酒服方寸匕，日三服，三十日口香。

又方

松根白皮　瓜子仁　大枣

上三味，治下筛。以酒服方寸匕，日二，一百日衣被香。

又方

瓜子仁　芎䓖　藁本　当归　杜蘅各

---

① 末：后藤本作“半”。

② 䓖：原缺，据道藏本、后藤本补。

六铢 细辛半两 防风二两

上七味，治下筛。食后饮服方寸匕，日三服。五日口香，十日身香，二十日肉香，三十日衣被香，五十日远闻香。一方加白芷十八铢。

又方

橘皮二十铢 桂心十八铢 木兰皮一两 大枣二十枚

上四味，治下筛。酒服方寸匕，日三，久服身香。亦可以枣肉丸之，服二十丸如梧子大，稍加至三十丸。一方有芎劳十八铢。

又方

浓煮细辛汁，含之，久乃吐之。

又方

井花水三升漱口，吐厕中良。

又方

香薷一把，水一斗，煎取三升，稍稍含之。

又方

甜瓜子作末，蜜和。每日空心洗漱讫，含一丸如枣核大，亦敷齿。

又方

熬大豆令焦，及热醋沃，取汁含之。

治七孔臭气，皆令香方。

沉香五两 藁本三两 白瓜瓣半升 丁香五合 甘草 当归 芎劳 麝香各二两

上八味，末之，蜜丸。食后服如小豆大五丸，日三。久服令举身皆香。

治身体臭，令香方。

白芷 甘子皮各一两半 瓜子仁二两 藁本 当归 细辛 桂心各一两

上七味，治下筛。酒服方寸匕，日三。五日口香，三七日身香。

又方

甘草 松根皮 甜瓜子 大枣

上四味，各等分，治下筛。食后服方寸匕，日三。七日知，一百日大香。

熏衣香方

鸡骨煎香 零陵香 丁香 青桂皮 青木香 枫香 郁金香各三两 熏陆香 甲香 苏合香 甘松香各二两 沉水香五两 雀头香 藿香 白檀香 安息香 艾纳香各一两 麝香半两

上十八味，末之，蜜二升半，煮肥枣四十枚，令烂熟，以手痛搦，令烂如粥，以生布绞去滓，用和香干湿如捺麨，捣五百杵成丸，密封七日乃用之。以微火烧之，以盆水纳笼下，以杀火气，不尔，必有焦气也。

又方

沉香 煎香各五两 雀头香 藿香 丁香各一两

上五味，治下筛，纳麝香末半两，以粗罗之。临熏衣时，蜜和用。

又方

兜娄婆香 熏陆香 沉香 檀香 煎香 甘松香 零陵香 藿香各一两 丁香十八铢 苜蓿香二两 枣肉八两

上十一味，粗下，合枣肉总捣，量加蜜，和用之。

湿香方

沉香二斤七两九铢 甘松 檀香 雀头香一作藿香 甲香 丁香 零陵香 鸡骨煎香各三两九铢 麝香二两九铢 熏陆香三两六铢

上十味，末之，欲用以蜜和。预和歇不中用。

又方

沉香三两 零陵香 煎香 麝香各一两半 甲香三铢 熏陆香 甘松香各六铢 檀香三铢 藿香 丁子香各半两

上十味，粗筛，蜜和，用熏衣瓶盛，埋之久窨佳。

百和香 通道俗用者方。

沉水香五两 甲香 丁子香 鸡骨香

兜娄婆香各二两 熏陆香 白檀香 熟捷香 炭末各二两 零陵香 藿香 青桂皮 白渐香柴也 青木香 甘松香各一两 雀头香 苏合香 安息香 麝香 燕香各半两

上二十味，末之，酒漉令软，再宿酒气歇，以白蜜和，纳瓷器中，蜡纸封，勿令泄。冬月开取用，大佳。

裛衣香方

零陵香 藿香各四两 甘松香 茅香各三两 丁子香一两 苜蓿香二两

上六味，各捣，加泽兰叶四两，粗下用之，极美。

又方

零陵香二两 藿香 甘松香 苜蓿香 白檀香 沉香 煎香各一两

上七味，合捣，加麝香半两，粗筛，用如前法。

又方

藿香四两 丁香七枚 甘松香 麝香 沉香各二两① 煎香一两②

上六味，粗筛，和为干香，以裛衣，大佳。

舌病第四方十一首

舌主心脏，热即应舌，生疮裂破，引唇揭赤，**升麻煎**泄热方。

蜀升麻 射干各三两 柏叶切，一升 大青二两 苦竹叶切，五合 赤蜜八合 生芦根 蔷薇根白皮各五两 生玄参汁三合 地黄汁五合

上十味，㕮咀，以水四升，煮取一升，去滓，下玄参汁，令两沸；次下地黄汁，两沸；次下蜜，煎取一升七合，绵惹取汁，安舌上含，细细咽之。

舌上疮，不得食，舌本强，颈两边痛，此是心虚热所致，治之方。

柴胡 升麻 芍药 栀子仁 通草各二两 黄芩 大青 杏仁各一两半 生姜 石膏各四两

上十味，㕮咀，以水一斗九升，煮取三升半。分四服，日三夜一。滓可重煎服之。

治舌卒肿，满口溢出如吹猪胞，气息不得通，须臾不治杀人方。

急以指刮破舌两边，去汁即愈。亦可以铍刀决两边破之，以疮膏敷之。

又方

刺舌下两边大脉血出，勿使刺著舌下中央脉，血出不止杀人。不愈，血出数升，则烧铁篦令赤，熨疮数过，以绝血也。

又方

半夏十二枚洗熟，以醋一升，煮取八合。稍稍含嗽之，吐出。加生姜一两佳。

治舌肿强满口方。

满口含糖醋少许时，热通即止。

治舌肿起如猪胞方。

釜下墨末，以醋厚敷舌上下，脱去更敷，须臾即消，若先决出血汁竟敷之弥佳。凡此患，人皆不识，或错治益困，杀人甚急，但看其舌下自有噤虫形状，或如蝼蛄，或如卧蚕，仔细看之有头尾，其头少白，烧铁钉烙头上使熟，即自消。

治舌胀满口不得语方。

䗪虫三十枚 盐一升

上二味，以水三升，煮三沸。含之，稍稍咽之，日三。

治舌强不得语方。

矾石 桂心

上二味，等分，末之。安舌下，立瘥。

舌上黑，有数孔，大如箸，出血如涌

① 各二两：原缺，据《外台秘要》补。

② 一两：原缺，据《外台秘要》补。

泉，此心脏病，治之方。

戎盐　黄芩一作葵子　黄柏　大黄各五两　人参　桂心　甘草各二两

上七味，末之，蜜和。以饮服十丸如梧子，日三。亦烧铁烙之。

治舌上出血如泉方。

烧铁篦熟烁孔中，良。

唇病第五

甲煎法二首　方二十首　灸法二首

润脾膏　治脾热唇焦枯无润方。

生地黄汁，一升　生麦门冬四两　生天门冬切，一升　萎蕤四两　细辛　甘草　芎䓖　白术各二两　黄芪　升麻各三两　猪膏三升

上十一味，㕮咀，诸药苦酒淹一宿，绵裹药，临煎下生地黄汁与猪膏，共煎取膏，鸣水气尽，去滓，取细细含之。

甲煎唇脂　治唇裂口臭方。

先以麻捣泥，泥两口好瓷瓶，容一斗以上，各厚半寸，曝令干。

甘松香五两　艾纳香　苜蓿香　茅香各一两　藿香三两　零陵香四两

上六味，先以酒一升、水五升相合作汤，洗香令净，切之，又以酒、水合一升，浸一宿，明旦内于一斗五升乌麻油中，微火煎之，三上三下，去滓，纳上件一口瓶中，令少许不满，然后取：

上色沉香三斤　雀头香三两　苏合香三两　白胶香五两　白檀五两　丁香一两　麝香一两　甲香一两

上八味，先酒水相和作汤，洗香令净，各别捣碎，不用绝细，以蜜二升、酒一升和香，纳上件瓷瓶中，令实满，以绵裹瓶口，又以竹篾交横约之，勿令香出；先掘地埋上件油瓶，令口与地平，以香瓶合覆油瓶上，令两口相当，以麻捣泥，泥两瓶口际，令牢密，可厚半寸许，用糠壅瓶上，厚五寸，烧之，火欲尽即加糠，三日三夜，勿令火绝，计糠十二石讫，停三日，令冷出之；别炼蜡八斤，煮数沸，纳紫草十二两，煎之数十沸，取一茎紫草向爪甲上研看，紫草骨白，出之；又以绵滤过，与前煎相和令调，乃纳朱砂粉六两，搅令相得，少冷未凝之间，倾竹筒中，纸裹筒上，麻缠之，待凝冷解之。任意用之，计此可得五十挺。

甲煎口脂　治唇白无血色及口臭方。

烧香泽法

沉香　甲香　丁香　麝香　檀香　苏合香　熏陆香　零陵香　白胶香　藿香　甘松香　泽兰

上十二味，各六两，胡麻油五升，先煎油令熟，乃下白胶、藿香、甘松、泽兰，少时下火，绵滤纳瓷瓶中，余八种香捣作末，以蜜和，勿过湿，纳著一小瓷瓶中令满，以绵幕口，竹十字络之，以小瓶覆大瓶上，两口相合，密泥泥之，乃掘地埋油瓶，令口与地平，乃聚干牛粪烧之七日七夜，不须急，满十二日烧之弥佳，待冷出之即成，其瓶并须熟泥匀，厚一寸，曝干，乃可用。一方用糠火烧之。

炼蜡合甲煎法

蜡二两　紫草二两

上先炼蜡令消，乃纳紫草煮之，少时候看，以紫草于指甲上研之，紫草心白即出之，下蜡，勿令凝，即倾弱一合甲煎于蜡中，均搅之讫，灌筒中，则勿触动之，冷凝乃取之，便成好口脂也。敷口面，日三。

治紧唇方

缠白布作大灯炷如指，安斧刃上，燃炷令刃汗出，拭取敷唇上，日二三度。故青布亦佳，并治沈唇。

又方

青布灰，以酒服之，亦可脂和涂。

又方

以蛇皮拭之，烧为灰敷之。

又方

水服蛴螬灰良。

又方

自死蝼蛄灰敷之。

又方

以火灸蜡，贴唇上瘥。

又方

灸松脂，贴唇上瘥。

紧唇，灸虎口，男左女右。

又，灸承浆三壮。

治沈唇方。

以干蛴螬烧末，和猪脂，临卧敷之。

又方

烧鳖甲及头，令烟尽，末敷之，日三。

治唇生疮方。

以头垢敷之，日三。

又方

以胡粉敷之。

治唇边生疮，连年不瘥方。

以八月蓝叶十斤，绞取汁，洗，不过三日瘥。

治唇生核方。

猪屎平量一升，以水投绞取汁，温服之。

治唇舌忽生疮方。

烧鸡屎白，末，以布裹著病上，含之。

治唇黑肿，痛痒不可忍方。

取大钱四文于石上，以腊月猪脂磨，取汁涂之。

又方

以竹弓弹之，出其恶血瘥。

又方

烧乱发及蜂房、六畜毛作灰，猪脂和敷之。亦治沈唇。

治冬月唇干坼血出方。

捣桃仁，以猪脂和，敷之。

治远行唇口面皴裂方。

熟煎猪脂，将行夜，常敷面卧，行万里，野宿不损。

齿病第六

论一首　方三十八首　灸法二首

论曰：凡齿龈宣露，多是疳䘌及月蚀，以角蒿灰夜敷龈间，使满，勿食油，不过二三夜瘥。食油及干枣即发，所以患齿者，忌油、干枣及桂心。每旦以一捻盐纳口中，以暖水含，揩齿及叩齿百遍，为之不绝，不过五日口齿即牢密。凡人齿龈不以食果菜者，皆由齿根露也，为此盐汤揩齿、叩齿法，无不愈也，神良。凡人好患齿病，多由月蚀夜食饮之所致也，识者深宜慎之，所以日月蚀未平时，特忌饮食，小儿亦然。

治龋齿及虫痛方。

白附子　知母　细辛各六铢　芎䓖　高良姜各十二铢

上五味，末之。以绵裹少许著齿上，有汁吐出，一日两度含之。亦治口气。

又方

切白马悬蹄如米许，以绵裹著痛处孔中，不过三度。

治䘌齿、虫齿，积年不瘥，从少至老方。

雀麦草，一名杜姥草，似牛毛草，以苦瓠叶四十枚，净洗，露一宿，平旦取草屈长二寸，广一寸，厚五分，以瓠叶裹缚之，作五六十裹子，取三年酽醋浸之，至日中取两裹纳火中，炮令极热，纳口中齿外边熨之，冷则易之。取铜器以水纳中，解裹于水中洗之，得虫长三分，老者黄赤色，小者白色，多者得三四十枚，少者得一二十枚。

治虫齿方

莨菪子三合，如无，葱子、韭子并得，以青钱七文，烧令赤，取小口罂子，令可口含得者，将钱纳罂子中，取一撮许莨菪子安钱上，令炮烢声，仍与半合许水淋，令气上从罂出，将口含罂口，令气莫出，用熏齿，冷复更作，取三合药尽为剂，非止虫齿得瘥，或风齿、龋齿、齿中病悉主之，口中多津即吐之。

又方

白杨叶切一升，水三升，煮取一升，含之。

又方

大醋一升，煮枸杞根白皮一升，取半升含之，虫立出。

又方

取桃仁少许，以钗头穿向灯上烧之，烟出，经少时吹灭，即纳入口，安虫齿上咬之，不过五六度。一方作胡桃仁。

治疳虫蚀齿根方。

地龙置石上，著一撮盐，须臾化为水，以面展取，却待凝厚，取以纳病上。又以皂荚去皮涂上，虫即出。

又方

纯麻子烛烬研，以井花水涂之。

又方

黑羖羊脂、莨菪子各等分，先烧铁锄斧銎令赤，纳其中，烟出，以布单覆头，令烟气入口熏之。

治齿龈肿痛，及虫痛方。

黄芩　甘草　桂心　当归　细辛　蛇床子各一两

上六味，㕮咀，以醋浆水七升，煮取三升，去滓含之，日三夜二。

治齿有孔，不得食，面肿方。

莽草十叶　猪椒附根皮长四寸者，七枚

上二味，㕮咀，以浆水二升，煮取一升，满口含，倦即吐却，日二三度。

治齿根肿方。

松叶一把，切　盐一合

上二味，以酒三升，煮取一升含之。

治齿根动，欲脱落方。

生地黄绵裹著齿上，咋之。又㕮咀，以汁渍齿根，日四五著之，并咽汁，十日大佳。

治齿根动痛方。

生地黄　独活各三两

上二味，㕮咀，以酒[①]一升渍一宿，以含之。

治齿龈间津液血出不止方。

生竹茹二两，醋煮含之。

又方

细辛二两　甘草一两

上二味，㕮咀，以醋二升，煎取一升，日夜旋含之。

又方

矾石一两，烧水三升，煮取一升，先拭血，乃含之。已后不用，朽人牙根，齿落，不用之可也。

治齿间血出方。

以苦竹叶浓煮之，与盐少许，寒温得所，含之，冷吐。

又方

温童子小便半升，取三合含之，其血即止。

治齿出血不止方。

刮生竹皮二两，苦酒浸之，令其人解衣坐，使人含噀其背上三过，仍取竹茹浓煮汁，勿与盐，适寒温含漱之，竟日为度。

治酒醉，牙齿涌血出方。

当归二两　桂心　细辛　甘草各一两　矾石六铢

---

① 酒：元刻本、道藏本、后藤本作“水”。

上五味，㕮咀，以浆水五升，煮取二升。含之，日五六夜三。

又方

烧钉令赤，注血孔中止。

治头面风，口齿疼痛不可忍方。

蜀椒二合　莽草十叶　雀李根　独活各二两　细辛　芎䓖　防风各一两

上七味，㕮咀，以酒二升半，煮三五沸，去滓。含之，冷吐，更含之，勿咽汁。张文仲有白术二两。

又方

鸡屎白烧灰，以绵裹置齿痛上，咬咋之。

又方

鸡屎白以醋渍煮，稍稍含之。

又方

煮枸杞汁含之。

又方

生地黄一节　蒜一瓣

上二味，熟捣，绵裹著痛上，咬之，勿咽汁，汁出吐之，日日为之，瘥止。

又方

含驴尿，须臾止。

风齿疼痛，灸外踝上高骨前交脉，三壮。

又，以线量手中指至掌后横纹，折为四分，量横纹后当臂中，灸二壮愈，随左右。

含漱汤　治齿痛方。

独活三两　黄芩　芎䓖　细辛　荜茇各二两　当归三两　丁香一两

上七味，㕮咀，以水五升，煮取二升半，去滓。含漱之，须臾闷乃吐，更含之。《古今录验》同，有甘草二两。

又方

含白马尿，随左右含之，不过三五口。

治齿痛，漱汤方。

腐棘刺二百枚，以水二升，煮取一升。旋旋含之，日四五度，以瘥止。

又方

芎䓖　细辛　防风　矾石　附子　藜芦　莽草

上七味，各等分，作末，绵裹如弹丸大，酒浸，安所患处，含之勿咽，日三，刺破极佳。

又方

蚯蚓粪，水和作稠泥团，以火烧之，令极赤如粉，以腊月猪膏和。敷齿龈上，日三两度，永瘥。

又方

取自死蚯蚓干者，捣末，著痛处，即止。

治齿断痛，不可食生果方。

生地黄　桂心

上二味，合嚼之，令味相得，咽之。

又方

马齿一把，嚼之，即瘥。

治牙痛塞，口噤不开方。

附子大者一枚　黄连十八铢　矾石一两

上三味，末之，纳管中。强开口，吹之入喉间，细细吹之。

喉病第七

证一条　方五十首　针灸法二首

凡卒喉痹不得语，服小续命汤，加杏仁一两。方出第八卷中。

喉咙者，脾胃之候。若脏热，喉则肿塞，神气不通，**乌翣膏**主之方。

生乌翣十两　升麻三两　羚羊角二两　蔷薇根切，一升　艾叶六铢，生者尤佳　芍药二两　通草二两　生地黄切，五合　猪脂二斤

上九味，㕮咀，绵裹，苦酒一升，淹浸一宿，纳猪脂中，微火煎，取苦酒尽，

膏不鸣为度，去滓。薄绵裹膏似大杏仁，纳喉中，细细吞之。

治喉肿痛，风毒冲心胸方。

豉一升半 犀角 射干 杏仁 甘草各二两 羚羊角一两半 芍药三两 栀子七枚 升麻四两

上九味，㕮咀，以水九升，煮取三升，去滓，纳豉煮一沸。分三服。

喉肿，胸胁支满，灸尺泽百壮。

治风毒，咽水不下，及瘰疬肿方。

升麻 芍药各四两 射干 杏仁 枫香 葛根 麻黄各三两 甘草二两

上八味，㕮咀，以水八升，煮取二升半，分三服。

又方

以水服莨菪子末两钱匕，神良。

治喉痹方。

荆沥稍稍咽之。

又方

腊月猪尾烧末，水服之。

又方

烧牛角末，酒服之。

又方

熬杏仁令黑，含或末服之。

又方

含鸡屎白。

又方

巴豆去皮，针线穿，咽入牵出。

又方

马蔺子半升，水二升，煮取一升半，服之。

又方

煮桃皮汁三升，服之。

又方

烧荆汁服之。又水三升，煮荆一握，取一升，分三服。

治喉痹及毒气方。

桔梗二两，水三升，煮取一升，顿服之。

又方

生姜二斤，捣取汁，蜜五合，微火煎相合。服一合，日五。

又方

附子一枚，破作大片，蜜涂，炙令黄。含咽汁，甘尽更涂，炙如前法。

又方

剥大蒜，塞耳鼻，日二易。

喉痹，刺手小指爪纹中，出三大豆许血，逐左右刺。皆须慎酒面毒物。

治喉痹卒不得语方。

浓煮桂汁，服一升。亦可末桂著舌下，渐咽之良。

又方

煮大豆汁，含之。无豆，用豉亦佳。

又方

以酒五合，和人乳汁半升，分二服。

又方

烧炊箅作灰三指撮，水服之。

又方

芥子末，水和薄之，干则易。

又方

商陆，苦酒熬令浓，热敷之。

又方

末桂心如枣核大，绵裹著舌下，须臾破。

治喉卒肿不下食方。

以韭一把，捣熬薄之，冷则易。

又方

含上好醋，口舌有疮亦佳。

治悬痈咽热，暴肿长方。

干姜、半夏等分，末，以少少著舌上。

又方

盐末，以箸头张口柱之，日五。

治悬痈，咽中生息肉，舌肿方。

日初出时向日张口，使妇人用左裙裾

柱其头上，七下瘥。

又方

羊蹄草煮取汁，口含之。

又方

盐、豉和涂之。

又方

取四五岁小儿尿，合盐，含之。

凡喉痹深肿连颊，吐气数者，名马喉痹，治之方。

马衔一具，水三升，煮取一升，分三服。

又方

毡中苍耳三七枚，烧末，水服之。

又方

马鞭草根一握，勿中风[①]，截去两头，捣取汁服。

又方

烧谷奴灰，酒服之，立破。

咽门者，肝胆之喉。若脏热，咽门则闭而气塞；若腑寒，咽门则破耐声嘶，**母姜酒**主之方。

母姜汁二升　酥　牛髓　油各一升　桂心　秦椒各一两　防风一两半　芎䓖　独活各一两六钱

上九味，末之，纳姜汁中，煎取相淹濡，下髓、酥、油等，令调，微火三上三下煎之。平旦温清酒一升，下二合膏，即细细吞之，日三夜一。

又方

丹参　升麻　雄黄　杏仁　鬼臼　甘草　射干各一两　麝香半两

上八味，末之，以蜜为丸如梧子。饮下一丸，加至五丸，日三。酒服亦佳。咽痛，失声不利，用之良。

治咽伤，语声不彻方。

酒一升　干姜二两半，末　酥一升　通草　桂心　石菖蒲各二两，末

上六味，合和。服一匕，日三。

又方

酒一升　酥一升　干姜末十两

上三味，以酒二合、酥一匕、姜末二匕，相合服，日三，食后服之。亦治肺痈。

治哑塞咳嗽方。

桂心六铢　杏仁十八铢

上二味，末之，以蜜丸如杏仁大。含之，细细咽汁，日夜勿绝。

治咽痛，逆气不能食方。

麻子一升，熬令黑，以酒一升淋取汁。空心一服一升，渐至二升。多汁好覆，勿触风冷。此方兼理产妇及丈夫中风，如角弓反张、口噤不开，大验，与紫汤气力同。

治卒咽痛方。

悬木枸烧末，水服方寸匕，日三。

又方

烧炊帚一枚，浆水服方寸匕。

治卒风咽肿面肿方。

杏仁末和鸡子黄，更捣，敷上，干复易之，七八度。若肿汁出，煮醋和伏龙肝敷，干更易之。

治卒咽[②]方。

烧履鼻绳为灰，暖水服之。

又方

烧麻子脂服之。

治咽喉不利，下气方。

射干　杏仁　人参　附子　桂心各一两

上五味，末之，蜜丸如指大。含一丸，稍稍咽之，令药味相接。

治咽喉中痛痒，吐之不出，咽之不入，似得虫[③]毒方。

---

① 中风：《外台秘要》作“见风”。
② 卒咽：后藤本作“尸咽”。
③ 虫：《医方类聚》作“蛊”。

含生姜五十日，瘥。

又方

以青布裹麻黄烧，以竹筒盛，烟熏咽中。

耳疾第八方五十五首

治肾热背急挛痛，耳脓血出，或生肉塞之，不闻人声方。

磁石　白术　牡蛎各五两　甘草一两　生麦门冬六两　生地黄汁一升　芍药四两　葱白一升　大枣十五枚

上九味，㕮咀，以水九升，煮取三升，分三服。

治肾热，面黑目白，肾气内伤，耳鸣吼闹，短气，四肢疼痛，腰背相引，小便黄赤方。

羊肾一具，治如食法　白术五两　生姜六两　玄参四两　泽泻二两　芍药　茯苓各三两　淡竹叶切，二升　生地黄切，一升

上九味，㕮咀，以水二斗，煮羊肾、竹叶，取一斗，去滓澄之，下药，煮取三升。分三服，不已，三日更服一剂。

治肾热，耳脓血出溜，日夜不止方。

鲤鱼脑一枚　鲤鱼肠一具，洗，细切　鲤鱼鲊三斤　乌麻子熬令香，一升

上四味，先捣麻子碎，次下余药，捣为一家，纳器中，微火熬暖，布裹薄耳，得两食顷开之，有白虫出，复更作药。若两耳并脓出，用此为一剂，薄两耳；若止一耳，分药为两剂薄，不过三薄，耳便瘥。慎风冷。

治肾虚寒，腰脊苦痛，阴阳微弱，耳鸣焦枯方。

生地黄汁二升　生天门冬汁　白蜜各三升　羊肾一具，炙　白术　麦曲各一斤　甘草　干姜　地骨皮各八两　桂心　杜仲　黄芪各四两　当归　五味子各三两

上十四味，末之，纳盆中，取前三物汁和研，微火上暖盆，取热更研，日曝干，常研，令离盆。酒服方寸匕，日再。

治耳聋鸣汁出，皆由肾寒，或一二十年不瘥方。

故铁二十斤，烧赤，水五斗浸三宿，去铁澄清　柘根三十斤，水一石，煮取五斗，去滓澄清　菖蒲切，五斗，水一石，煮取五斗，去滓澄清

上三味，合一石五斗，用米二石，并曲二斗，酿如常法，酒用一月封头开清，用磁石噏[①]铁者三斤，捣为末，纳酒中，浸三宿。饮之，日夜饮，常取小小醉而眠，取闻人语乃止药。

又方

服天门冬酒，百日瘥。方在第十四卷中。

又方

矾石少许，以生菖蒲根汁和，点入耳中。

治劳聋、气聋、风聋、虚聋、毒聋、久聋耳鸣方。

山茱萸　干姜　巴戟天　芍药　泽泻　桂心　菟丝子　黄芪　干地黄　远志　蛇床子　石斛　当归　细辛　苁蓉　牡丹　人参　甘草　附子各二两　菖蒲一两　羊肾二枚　防风一两半　茯苓三两

上二十三味，末之，蜜丸如梧子。食后服十五丸，日三，加至三四十丸止。皆缘肾虚耳，故作补肾方，又作薄利九窍药即瘥。

治耳聋方

生地黄极粗者，长一寸半　巴豆　杏仁各七枚　印成盐两颗　头发如鸡子大，烧灰

上五味，治下筛。以绵薄裹，纳耳中，一日一夜，若小损即去之，直以物塞

---

① 噏：义同吸。

耳，耳中黄水及脓出，渐渐有效，不得更著，不著一宿后，更纳一日一夜，还去之，依前。

又方

蓖麻仁五合　杏仁　菖蒲　磁石　桃仁各三分　巴豆一分　石盐三分　附子二分　熏陆香　松脂各十分　蜡八分　通草三分

上十二味，先捣草石令细，别研诸仁如脂，纳松脂、蜡，合捣数千杵，令可丸乃止。以如枣核大绵裹塞耳，一日四五度。出之转捻，不过三四日易之。

又方

磁石四两　天门冬　地骨皮　生姜各三两　山茱萸　茯苓　菖蒲　芎䓖　枳实　白芷　橘皮　甘草　土瓜根　牡荆子各二两　竹沥二升

上十五味，㕮咀，以水八升，煮减半，纳沥，煮取二升五合。分三服，五日一剂，三日乃著散，纳耳中，如后方。

石菖蒲　白蔹　牡丹　山茱萸　牛膝　土瓜根各二两　磁石四两

上七味，治下筛。绵裹塞耳，日一易之，仍服大三五七散佳。方在第十三卷中。

又方

熏陆香　蓖麻　松脂　蜡　乱发灰　石盐

上六味，等分，末之，作丸。绵裹塞耳，时易之，瘥止。

治耳聋方。

巴豆十四枚　成炼松脂半两

上二味，合治，丸如黍米大。绵裹，以簪头著耳中，一日一易。药如硬，微火炙之，以汗出乃愈，大效。

又方

雄鲤鱼脑二两　防风　菖蒲　细辛　附子　芎䓖各六铢

上六味，㕮咀，以鱼脑合煎三沸，三上三下之，膏香为成，滤去滓，冷，以一枣核灌耳中，以绵塞之。《古今录验》用疗风聋年久耳中鸣者，以当归代防风，以白芷代芎䓖。

又方

竹筒盛鲤鱼脑，炊饭处蒸之令烊，注耳中。

又方

菖蒲、附子各等分，末之，以麻油和。以绵裹纳耳中。《广济方》以疗耳卒痛求死①者，崔氏以苦酒和塞耳。

又方

矾石　甘草　菖蒲　当归　细辛　防风　芎䓖　白芷　附子　乌贼骨　皂荚各半两　巴豆十四枚

上十二味，薄切三升，醋渍一宿，以不中水鸡膏九合，煎三上三下，以巴豆黄膏成，去滓，纳雄黄末，搅调。取枣核大沥耳中，绵塞之，日三易。

又方

烧铁令赤，投酒中，饮之。仍以磁石塞耳中，日一易，夜去之，旦别著。

又方

蓖麻一百颗，去皮　大枣十五枚，去皮核

上二味，熟捣，丸如杏仁。纳耳中，二十日瘥。

又方

芥子捣碎，以男儿乳和。绵裹纳之。

又方

取柴胡苗汁灌耳中，再度瘥。

又方

作一坑，可容二升许，著炭火其中，坑似窨形，以砖覆口上，砖上作一孔子，容小指，砖孔上著地黄一升，以木盆覆之，以泥泥盆下，勿泄，盆底上钻一小孔，可容箸，其孔上著三重布，以耳孔当

① 求死：后藤本作“欲死”。

盆上熏，久若闷，去黄水，发裹盐塞之，不过二三度，神效。

又方

捣豉作饼，填耳内，以地黄长五六分，削一头令尖，纳耳中，与豉饼底齐，饼上著楸叶盖之，剜一孔如箸头，透饼于上，灸三壮。

又方

作泥饼子，厚薄如馄饨皮，覆耳上四边，勿令泄气，当耳孔上以草刺泥饼，穿作一小孔，于上以艾灸之百壮，候耳中痛不可忍即止，侧耳泻却黄水，出尽即瘥。当灸时，若泥干数易之。

又方

酒三升，碎牡荆子二升，浸七日，去滓。任性服尽。虽三十年久聋亦瘥。

又方

截箭簳二寸，纳耳中，以面拥四畔，勿令泄气，灸筒上七壮。

又方

硫黄、雄黄各等分，为末。绵裹纳耳中，数日闻人语声。

又方

桂心十八铢　野葛六铢　成煎鸡肪五两

上三味，㕮咀，于铜器中微火煎三沸，去滓，密贮勿泄，以苇筒盛如枣核大，火炙令少热，欹卧，倾耳灌之，如此十日，耵聍自出，大如指，长一寸。久聋不过三十日，以发裹膏深塞，莫使泄气，五日乃出之。《千金翼》云：治二十年耳聋。

治耳聋、齿痛，**赤膏方**。

桂心　大黄　白术　细辛　芎䓖各一两　干姜二两　丹参五两　蜀椒一升　巴豆十枚　大附子二枚

上十味，㕮咀，以苦酒二升，浸一宿，纳成煎猪肪三斤，火上煎三上三下，药成去滓。可服可摩。耳聋者，绵裹纳耳中；齿冷痛，则著齿间，诸痛皆摩。若腹中有病，以酒和服如枣许大；咽喉痛，取枣核大吞之。

又方

以绵裹蛇膏塞耳，神良。

又方

醇醋微火煎附子一宿，削令可入耳，以绵裹塞之。

治卒耳聋方。

细辛　菖蒲各六铢　杏仁　曲末各十铢

上四味，和捣为丸，干即著少猪脂，如枣核大，绵裹纳耳中，日一易，小瘥，二日一易，夜去旦塞之。

治三十年耳聋方。

故铁三十斤，以水七斗，浸三宿，取汁，入曲，酿米七斗，如常造酒法，候熟，取磁石一斤研末，浸酒中，三日乃可。饮取醉，以绵裹磁石纳耳中，好覆头卧，酒醒去磁石，即瘥。

治耳鸣聋方。

当归　细辛　芎䓖　防风　附子　白芷各六铢

上六味，末之，以鲤鱼脑八两，合煎三上三下，膏成去滓。以枣核大灌耳中，旦以绵塞耳孔。

治耳鸣如流水声，不治久成聋方。

生乌头掘得，乘湿削如枣核大，纳耳中，日一易之，不过三日愈。亦疗痒及卒风聋。

治耳鸣水入方。

通草　细辛　桂心各十八铢　菖蒲一两　附子六铢　矾石六铢　当归　甘草各十二铢　独活一两半

上九味，末之，以白鹅脂半合，稍稍和如枣核，绵裹纳耳中，日三，旋旋和用。一本用葱涕半合。

治耳聋有脓散方。

乌贼骨　釜底墨　龙骨　伏龙肝各半

两　附子一两　禹余粮六铢

上六味，末之。取皂荚子大，绵裹纳耳中，日一易取瘥。不瘥者有虫，加麝香一豆大。

治耳聋有脓，不瘥有虫方。

鲤鱼肠一具，切　醋三合

上二味，和捣。帛裹纳耳中，两食顷当闷痛，有白虫著药，去之，更入新者，虫尽乃止。药择去虫还可用。

又方

先以纸缠去耳中汁，以矾石末粉耳中，次石盐末粉其上，食久乃起，不过再度，永瘥。

又方

捣桂，和鲤鱼脑，纳耳中，不过三四度。

治聤耳出脓汁方。

矾石　乌贼骨　黄连　赤石脂

上四味，等分，末之。以绵裹如枣核纳耳中，日三。《小品》不用赤石脂，姚氏加龙骨一两，《千金翼》同姚氏。

治聤耳，耳中痛，脓血出方。

取釜月下灰，薄耳中，日三易之，每换以篦子去之，再著，取瘥止。

治聤耳方。

桃仁熟捣，以故绯绢裹，纳耳中，日三易，以瘥为度。

治底耳方。

黄矾烧，绵裹纳耳中，不过二三日愈。或以苇管吹耳中。《肘后》以疗耳卒肿出脓。

治耳聋，干耵聍不可出方。

捣自死白项蚯蚓，安葱叶中，面封头，蒸之令熟，并化为水。以汁滴入耳中，满即止，不过数度，即挑易出。瘥后，发裹盐塞之。《肘后》以疗蚰蜒入耳效。

又方

灌醋三年者最良，绵塞之半日许，必有物出。

治百虫入耳方。

末蜀椒一撮，以半升醋调，灌耳中，行二十步即出。

又方

取桃叶火熨，卷之以塞耳，立出。

又方

车肛脂敷耳孔，虫自出。《肘后》以疗聤耳脓血。

又方

以葱涕灌耳中，虫即出。亦治耳聋。

治蜈蚣入耳方。

炙猪肉令香，掩耳即出。

治蚰蜒入耳方。

炒胡麻，捣之，以葛袋盛，倾耳枕之，即出。

又方

以牛酪灌之，满耳即出，出当半消。若入腹中，空腹食好酪一二升，即化为黄水而出。不尽更服，手用神效。《千金翼》作牛乳。

治耳中有物不可出方。

以弓弦从一头，令散，敷好胶柱，著耳中物上停之，令相著，徐徐引出。

面药第九方八十一首

五香散　治皯疱黡䵴，黑运赤气，令人白光润方。

毕豆[①]四两　黄芪　白茯苓　萎蕤　杜若　商陆　大豆黄卷各二两　白芷　当归　白附子　冬瓜仁　杜衡　白僵蚕　辛夷仁　香附子　丁子香　蜀水花　旋覆花　防风　木兰　芎䓖　藁本　皂荚　白胶　杏仁　梅肉　酸浆　水萍　天门冬　白术　土瓜根各三两　猪胰二具，曝干

① 毕豆：即豌豆。

上三十二味，下筛。以洗面，二七日白，一年与众别。

洗手面，令白净悦泽，**澡豆**方。

白芷　白术　白鲜皮　白蔹　白附子　白茯苓　羌活　萎蕤　栝楼子　桃仁　杏仁　菟丝子　商陆　土瓜根　芎䓖各一两　猪胰两具大者，细切　冬瓜仁四合　白豆面一升　面三升，溲猪胰为饼，曝干捣筛

上十九味，合捣筛，入面、猪胰拌匀，更捣。每日常用，以浆水洗手面，甚良。

治面黑不净，**澡豆洗手面**方。

白鲜皮　白僵蚕　芎䓖　白芷　白附子　鹰屎白　甘松香　木香各三两，一本用藁本　土瓜根一两，一本用甜瓜子　白梅肉三七枚　大枣三十枚　麝香二两　鸡子白七枚　猪胰三具　杏仁三十枚　白檀香　白术　丁子香各三两，一本用细辛　冬瓜仁五合　面三升

上二十味，先以猪胰和面，曝干，然后合诸药捣末，又以白豆屑二升为散。旦用洗手面，十日色白如雪，三十日如凝脂，神验。《千金翼》无白僵蚕、芎䓖、白附子、大枣，有桂心三两。

洗面药，**澡豆**方。

猪胰五具，细切　毕豆面一升　皂荚三挺　栝楼实三两，一方不用　萎蕤　白茯苓　土瓜根各五两

上七味，捣筛，将猪胰拌和，更捣令匀。每旦取洗手面，百日白净如素。

洗面药方。

白芷　白蔹　白术　桃仁　冬瓜仁　杏仁　萎蕤各等分　皂荚倍多

上八味，绢筛。洗手面时即用。

洗面药，除皯䵴悦白方。

猪胰两具，去脂　豆面四升　细辛　白术各一两　防风　白蔹　白芷各二两　商陆三两　皂荚五挺　冬瓜仁半升

上十味，和土瓜根一两捣，绢罗，即取大猪蹄一具，煮令烂作汁，和散为饼，曝燥，更捣为末，罗过，洗手面，不过一年，悦白。

澡豆，治手干燥少润腻方。

大豆黄五升　苜蓿　零陵香子　赤小豆各二升，去皮　丁香五合　麝香一两　冬瓜仁　茅香各六合　猪胰五具，细切

上九味，细捣罗，与猪胰相合和，曝干，捣，绢筛，洗手面。

澡豆方

白芷　青木香　甘松香　藿香各二两　冬葵子一本用冬瓜仁　栝楼仁各四两　零陵香二两　毕豆面三升，大豆黄面亦得

上八味，捣筛，用如常法。

桃仁澡豆，主悦泽去皯䵴方。

桃仁　芜菁子各一两　白术六合　土瓜根七合　毕豆面二升

上五味，合和，捣筛，以醋浆水洗手面。

澡豆，主手干燥，常少润腻方。

猪胰五具，干之　白茯苓　白芷　藁本各四两　甘松香　零陵香各二两　白商陆五两　大豆末二升，绢下　蒴藋灰一两

上九味，为末，调和讫，与猪胰相合，更捣令匀。欲用，稍稍取以洗手面，八九月则合冷处贮之，至三月以后勿用，神良。

治面无光泽，皮肉皴黑，久用之令人洁白光润，**玉屑面膏**方。

玉屑细研　芎䓖　土瓜根　萎蕤　桃仁　白附子　白芷　冬瓜仁　木兰　辛夷各一两　菟丝子　藁本　青木香　白僵蚕　当归　黄芪　藿香　细辛各十八铢　麝香　防风各半两　鹰屎白一合　猪胰三具，细切　蜀水花一合　白犬脂　鹅脂　熊脂各一升　商陆一两　猪肪脂一升

上二十八味，先以水浸猪鹅犬熊脂，

数易水，浸令血脉尽乃可用，㕮咀诸药，清酒一斗渍一宿，明旦生擘猪鹅等脂安药中，取铜铛于炭火上，微微煎，至暮时乃熟，以绵滤，置瓷器中，以敷面。仍以练系白芷片，看色黄即膏成，其猪胰取浸药酒，挼取汁，安铛中，玉屑、蜀水花、鹰屎白、麝香末之，膏成，安药中，搅令匀。

面脂　主悦泽人面，耐老方。

白芷　冬瓜仁各三两　萎蕤　细辛　防风各一两半　商陆　芎䓖各三两　当归　藁本　蘼芜　土瓜根去皮　桃仁各两[1]　木兰皮　辛夷　甘松香　麝香　白僵蚕　白附子　栀子花　零陵香半两[2]　猪胰三具切，水渍六日，欲用时以酒挼取汁渍药

上二十一味，薄切，绵裹，以猪胰汁渍一宿，平旦以前，猪脂六升，微火三上三下，白芷色黄膏成，去滓入麝，收于瓷器中，取涂面。

炼脂法

凡合面脂，先须知炼脂法，以十二月买极肥大猪脂，水渍七八日，日一易水，煎取清脂没水中，炼鹅熊脂，皆如此法。

玉屑面脂方

玉屑　白附子　白茯苓　青木香　萎蕤　白术　白僵蚕　密陀僧　甘松香　乌头　商陆　石膏　黄芪　胡粉　芍药　藁本　防风　芒硝　白檀各一两　当归　土瓜根　桃仁　芎䓖各二两　辛夷　桃花　白头翁　零陵香　细辛　知母各半两　猪脂一升　羊肾脂一具　白犬脂　鹅脂各一合

上三十三味，切，以酒、水各一升，合渍一宿，出之，用铜器微火煎，令水气尽，候白芷[3]色黄，去滓，停一宿，旦以柳枝搅白，乃用之。

又方　令黑者皆白，老者皆少方。

玉屑　寒水石　珊瑚　芎䓖　当归　土瓜根　菟丝　藁本　辛夷仁　细辛　萎蕤　商陆　白芷　防风　黄芪　白僵蚕　桃仁　木兰皮　藿香　前胡　蜀水花　桂心　冬瓜仁　半夏　白蔹　青木香　杏仁　蘼芜　芒硝　旋覆花　杜衡　麝香　白茯苓　秦椒　白头翁　礜石　秦皮　杜若　蜀椒　芜菁子　升麻　黄芩　白薇　栀子花各六铢　栝楼仁一两　熊脂　白狗脂　牛髓　鹅脂　羊髓各五合　清酒一升　鹰屎白一合　丁香六铢　猪肪脂一升

上五十四味，㕮咀，酒渍一宿，内脂等合煎，三上三下，酒气尽膏成，绞去滓，下麝香末，一向搅至凝，色变止，瓷器贮，勿泄气。

面脂　治面上皴黑，凡是面上之疾，皆主之方。

丁香　零陵香　桃仁　土瓜根　白蔹　防风　沉香　辛夷　栀子花　当归　麝香　藁本　商陆　芎䓖各三两　萎蕤一本作白及　藿香一本无　白芷　甘松香各二两半　菟丝子三两　白僵蚕　木兰皮各二两半　蜀水花　青木香各二两　冬瓜仁四两　茯苓三两　鹅脂　羊肾脂各一升半　羊髓一升　生猪脂三大升

上二十九味，㕮咀，先以美酒五升，挼猪胰六具，取汁渍药一宿，于猪脂中极微火煎之，三上三下，白芷色黄，以绵一大两纳生布中，绞去滓，入麝香末，以白木篦搅之，至凝乃止。任性用之良。

面膏　去风寒，令面光悦，却老去皱方。

青木香　白附子　芎䓖　白蜡　零陵香　香附子　白芷各二两　茯苓　甘松各一两　羊髓一升半，炼

上十味，㕮咀，以水、酒各半升，浸药经宿，煎三上三下，候水、酒尽，膏

[1] 各两：道藏本、后藏本作“各一两”。
[2] 半两：《医方类聚》作“各半两”。
[3] 白芷：方中无白芷，疑白附子。

成，去滓。敷面作妆，如有皯黵皆落。

猪蹄汤 洗手面，令光润方。

猪蹄一具 桑白皮 芎䓖 萎蕤各三两 白术二两 白茯苓三两 商陆二两，一作当归 白芷三两

上八味，㕮咀，水三斗，煎猪蹄及药，取一斗，去滓。温一盏，洗手面，大佳。

令人面白净悦泽方。

白蔹 白附子 白术 白芷各二两 藁本三两 猪胰三具，水渍去汁尽，研

上六味，末之，先以芜菁子半升，酒、水各半升，相和，煎数沸，研如泥，合诸药，纳酒、水中，以瓷器贮，封三日。每夜敷面，旦以浆水洗之。

猪蹄浆 急面皮，去老皱，令人光净方。

大猪蹄一具，净治如食法，以水二升，清浆水一升，不渝釜中煮成胶，以洗手面。又以此药和澡豆，夜涂面，旦用浆水洗，面皮即急。

白面方

牡蛎三两 土瓜根一两

上二味，末之，白蜜和之。涂面即白如玉，旦以温浆水洗之。慎风日。

鹿角散 令百岁老人面如少女，光泽洁白方。

鹿角长一握 牛乳三升 芎䓖 细辛 天门冬 白芷 白附子 白术 白蔹各三两 杏仁二七枚 酥三两

上十一味，㕮咀，其鹿角先以水渍一百日，出，与诸药纳牛乳中，缓火煎，令汁尽，出角，以白练袋贮之，余药勿取，至夜取牛乳，石上摩鹿角。取涂面，旦以浆洗之。无乳，小便研之亦得。

令人面洁白悦泽，颜色红润方。

猪胰五具 芜菁子二两 栝楼子五两 桃仁三两

上四味，以酒和，熟捣[1]，敷之。慎风日。

又方

采三株桃花，阴干，末之。空心[2]饮服方寸匕，日三。并细腰身。

又方

以酒渍桃花，服之。好颜色，治百病。三月三日收。

桃花丸 治面黑皯，令人洁白光悦方。

桃花二升 桂心 乌喙 甘草各一两

上四味，末之，白蜜为丸。服如大豆许十丸，日二。十日易形。一方有白附子、甜瓜子、杏仁各一两，为七味。

铅丹散 治面黑，令人面白如雪方。

铅丹三十铢 真女菀六十铢

上二味，治下筛。酒服一刀圭，日三。男十日知，女二十日知，知则止。黑色皆从大便中出矣，面白如雪。

白杨皮散 治面与手足黑，令光泽洁白方。

白杨皮十八铢，一方用橘皮 桃花一两 白瓜子仁三十铢

上三味，治下筛。温酒服方寸匕，日三。欲白，加瓜子；欲赤，加桃花。三十日面白，五十日手足俱白。

治面皯黵，内外治方。

成炼松脂为末，温酒服三合，日三，服尽三升，无不瘥。

治外膏方

白芷 白蜡各二两 白附子 辛夷 防风 乌头 藿香各半两 藁本一两 萎蕤 零陵香各半两 商陆 麝香各六铢 牛脂 鹅脂各一升 羊脂五合 麻油二合

上十六味，薄切，醋渍浃浃然一宿，合煎，候白芷色黄，膏成。以皂荚汤洗

---

① 熟捣：《外台秘要》作“捣如膏”。

② 空心：《外台秘要》作“以酒”。

面，敷之，日三。

又方

白矾　石硫黄　白附子各六铢

上三味，为末，以醋一盏，渍之三日。夜净洗面，敷之。莫见风日，三七日慎之，白如雪。

又方

鸡子三枚　丁香一两　胡粉一两，细研

上三味，先以醋一升，渍七日后，取鸡子白调香粉，令匀。以浆水洗面，敷之。

治面皯方

李子仁末，和鸡子白，敷一宿即落。

又方

白羊乳二升　羊胰二具，水浸去汁，细擘　甘草二两，末

上三味，相和一宿。先以醋浆洗面，生布拭之，夜敷药两遍，明旦以猪蹄汤洗却，每夜洗之。

又方

白附子末，酒和，敷之即落。

又方

桂心　石盐　蜜各等分

上三味，末之，相和以敷。

治人面皯黯黑，肤色粗陋，皮厚状丑方。

羖羊胫骨末，以鸡子白和，敷之，旦以白粱米泔洗之，三日白如珂雪。

又方

白蜜和茯苓粉，敷之，七日愈。

又方

杏仁末之　鸡子白

上二味，相和，夜涂面，明旦以米泔洗之。

又方

杏仁酒浸皮脱，捣，绢袋盛。夜拭面。

又方

酒浸鸡子三枚，密封四七日成。敷面，白如雪。

治面皯黯，令悦泽光白润好，及手皴方。

猪蹄两具治如食法　白粱米一斗，洗令净

上二味，以水五斗，合煮猪蹄烂，取清汁三斗，用煮后药。

白茯苓　商陆各五两　萎蕤一两　白芷　藁本各二两

上五味，㕮咀，以前药汁三斗，并研桃仁[①]一升，合煮，取一斗五升，去滓，瓷瓶贮之，纳甘松、零陵香末各一两入膏中，搅令匀，绵裹之，每夜用涂手面。

面多皯黯，面皮粗涩，令人不老，皆主之方。

朱砂　雄黄各二两　水银霜半两　黄鹰粪二升　上胡粉二两

上五味，并细研如粉，以面脂和。净洗面，夜涂之，以手细摩，令热，明旦不废作妆，然须五日一洗面。一涂不过三遍，所有恶物一切皆除，数倍少嫩，慎风日。不传，神秘。

治皯黯乌靥，令面洁白方。

马珂二两　珊瑚　白附子　鹰屎白各一两

上四味，研成粉，和匀，用人乳调，以敷面，夜夜著之，明旦以温浆水洗之。

治面黑生皯疱方。

白蔹十二铢　生礜石《救急方》无礜石　白石脂各六铢　杏仁二铢

上四味，研，和鸡子白。夜卧涂面上，旦用井花水洗之。

治面皯疱，令人悦白方。

栝楼子六合　麝香半两　白石脂五合　雀屎二合，去黑

上四味，捣筛，别研麝香、雀粪、白

① 桃仁：元刻本、道藏本、后藤本作“杏仁”。

石脂，和合，取生菟丝苗汁，和之如薄泥。先用澡豆洗去面上腻，以涂皯上，日夜三四过，旦以温浆水洗之，任意作妆。

治皯子面不净方。

以上朱砂研细如粉，和白蜜。涂之，旦以醋浆洗之，大验。

又方

白附子　香附子　白檀　马珂　紫檀各两

上五味，末之，白蜜和如杏仁大，阴干。用时以水研涂面，旦以温水洗。忌风油。七日面如莲花。

治面皯䵟方。

沉香　牛黄　熏陆香　雌黄　鹰屎　丁香　玉屑各十二铢　水银十铢

上八味，末之，蜜和，以敷。

治面黑皯䵟，皮皱皴散方。

白附子　密陀僧　牡蛎　茯苓　芎䓖各二两

上五味，末之，和以羖羊乳。夜涂面，以手摩之，旦用浆水洗。不过五六度，一重皮脱，皯瘥矣。

治面皯方。

水和丹砂末，服方寸匕，男七日，女二七日，色白如雪。

白瓜子丸　治面皯䵟，令色白方。

白瓜子二两　藁本　远志　杜衡各一两　天门冬三两　白芷　当归　车前子　云母粉各一两　柏子仁　细辛　橘皮　栝楼仁　铅丹　白石脂各半两

上十五味，末之，蜜和。空腹服如梧子二十丸，日三。

去面上靥子黑痣方。

夜以暖浆水洗面，以生布揩靥子令赤痛，水研白旃檀，取汁令浓，以涂靥子上，旦以暖浆水洗之，仍以鹰屎白粉其上。

治粉滓皯䵟方。

白蔹十二铢　白石脂六铢

上二味，捣筛，以鸡子白和。夜卧涂面，旦用井花水洗。

去粉滓皯䵟皴疱及茸毛，令面悦泽光润如十四五时方。

黄芪　白术　白蔹　萎蕤　土瓜根　商陆　蜀水花　鹰屎白各一两　防风一两半　白芷　细辛　青木香　芎䓖　白附子　杏仁各二两

上十五味，末之，以鸡子白和作挺，阴干，石上研之。以浆水涂面，夜用，旦用水洗。细绢罗如粉，佳。

治面粉滓方。

熬矾石，以清酒和，敷之，不过三上。

又方

捣生菟丝苗汁涂，不过三上。

治面疱方。

羖羊胆　牛胆各一具　醇酒一升

上三味，合煮三五沸。敷之。

治年少气盛，面生疱疮方。

胡粉半两　水银一两

上二味，以腊月猪脂和，熟研，令水银消散。向暝以粉面，旦起布拭之，慎勿水洗，至暝又涂之，不过三上瘥。一方有真朱。

白膏　治面瘡疱疥痈恶疮方。

附子十五枚　野葛一尺五寸　蜀椒一升

上三味，㕮咀，以醋渍一宿，猪膏一斤煎，令附子黄，去滓。涂之，日三。

栀子丸　治酒瘡鼻疱方。

栀子仁三升　芎䓖四两　大黄六两　豉三升　木兰皮半两　甘草四两

上六味，末之，蜜和。服十丸如梧桐子，日三，稍加至十五丸。

薄鼻疱方。

蒺藜子　栀子仁　豉各一升　木兰皮半斤，一本无上四味，末之，以醋浆水和如泥。夜涂上，日未出时暖水洗之。亦灭瘢痕。

治面瘡疱方。

鸬鹚屎一升，末之，以腊月猪脂和，令匀。夜敷之。

治面上风方①。

玉屑　密陀僧　珊瑚各二两　白附子三两

上四味，末之，以酥和。夜敷面上，旦洗之。亦灭瘢痕。

治面疱甚者方。

冬葵子　柏子仁　茯苓　冬瓜子

上四味，各等分，末之。酒服方寸匕，食后服，日三。

治面疱方。

荠苨　肉桂各二两

上二味，末之。以醋浆服方寸匕，日一。亦治皯黯，及灭瘢去黑痣。

又方

枸杞根一十斤　生地黄三斤

上二味，先捣筛枸杞，又捣碎地黄，曝干，合筛。空腹酒服方寸匕，日三。久服，颜如童子，秘之。

治面瘡方。

木兰皮一斤，以三年醋渍，令没百日，曝干，末之。温酒服方寸匕，日三。

治面有热毒恶疮方。

胡粉熬　黄柏炙　黄连各等分

上三味，末之。以粉上，取瘥止。若疮干，以面脂调涂之，日三。

灭瘢痕方。

以猪脂三斤饲乌鸡一只，令三日使尽后，取白屎，纳白芷、当归各一两煎，白芷色黄，去滓，纳以鹰屎白半两，搅令调，敷之，日三。

又方

禹余粮、半夏等分，末之，以鸡子黄和。先以新布拭瘢令赤，以涂之，勿见风，日二，十日瘥，十年者亦灭。

又方

鹰屎白一合　辛夷一两　白附子　杜若　细辛各半两

上五味，㕮咀，以酒五合，浸一宿，以羊髓五两，微火煎三上三下，去滓，小伤瘢上敷之，日三。

灭瘢痕，无问新旧必除方。

以人精和鹰屎白敷之，日二。白蜜亦得。

治瘢痕凸出方。

春夏以大麦麨，秋冬以小麦麨，好细绢下筛，以酥和封上。

又方

鹰屎白一两　衣白鱼二七枚

上二味，末之，蜜和以敷，日三五度良。

又方

以热瓦熨之。

又方

以冻凌熨之。

又方

鹰屎白二两　白僵蚕二两半

上二味，末之，以白蜜和敷上，日三。慎五辛生菜。

又方

腊月猪脂四升，煎大鼠一枚，令消尽。以生布拭上皮令赤，涂之，不过四五上。

治身及面上印纹方。

针刺字上破，以醋调赤土薄之，干又易，以黑灭即止。

又方

以未满月儿屎敷上，一月即没。

《备急千金要方》卷第六

---

① 风方：后藤本作“风毒方”。

备急千金要方卷第七　风毒脚气

论风毒状第一十六章

论曰：考诸经方，往往有脚弱之论，而古人少有此疾，自永嘉南渡，衣缨士人多有遭者。岭表江东有支法存、仰道人等，并留意经方，偏善斯术。晋朝仕望多获全济，莫不由此二公。又宋齐之间，有释门深师道人述法存等诸家旧方为三十卷，其脚弱一方近百余首。魏周之代，盖无此病，所以姚公《集验》殊不殷勤，徐王撰录未以为意。特以三方鼎峙，风教未一，霜露不均，寒暑不等，是以关西河北不识此疾。自圣唐开辟，六合无外，南极之地，襟带是重，爪牙之寄，作镇于彼，不习水土，往者皆遭。近来，中国士大夫虽不涉江表，亦有居然而患之者，良由今代天下风气混同，物类齐等所致之耳。然此病发，初得先从脚起，因即胫肿，时人号为脚气。深师云脚弱者，即其义也。深师述支法存所用永平山敷、施连、范祖耀、黄素等诸脚弱方，凡八十余条，皆是精要。然学者寻览，颇觉繁重，正是方集耳，卒欲救急，莫测指南。今取其所经用灼然有效者，以备仓卒，余者不复具述。

论何以得之于脚

问曰：风毒中人，随处皆得，作病何偏著于脚也？答曰：夫人有五脏，心肺二脏，经络所起在手十指；肝肾与脾三脏，经络所起在足十趾。夫风毒之气，皆起于地，地之寒暑风湿，皆作蒸气，足当[①]履之，所以风毒之中人也，必先中脚。久而不瘥，遍及四肢腹背头项也。微时不觉，痼滞乃知。经云次传、间传是也。

论得已便令人觉不

凡脚气病，皆由感风毒所致。得此病，多不令人即觉，会因他病，一度乃始发动，或奄然大闷，经三两日不起，方乃觉之。诸小庸医，皆不识此疾，漫作余病治之，莫不尽毙。故此病多不令人识也。始起甚微，食饮嬉戏，气力如故，惟卒起脚屈弱不能动，有此为异耳。黄帝云：缓风湿痹是也。

论风毒相貌

夫有脚未觉异，而头项臂膊已有所苦；有诸处皆悉未知，而心腹五内已有所困。又风毒之中人也，或见食呕吐、憎闻食臭，或有腹痛下痢，或大小便秘涩不通，或胸中冲悸，不欲见光明，或精神昏愦，或喜迷妄、语言错乱，或壮热头痛，或身体酷冷疼烦，或觉转筋，或肿不肿，或髀[②]腿顽痹，或时缓纵不随，或复百节挛急，或小腹不仁，此皆脚气状貌也，亦云风毒脚气之候也。其候难知，当须细意察之。不尔，必失其机要。一朝病成，难可以理，妇人亦尔。又有妇人产后，春夏取凉，多中此毒，宜深慎之。其热闷掣疭，惊悸心烦，呕吐气上，皆其候也。又但觉脐下冷痛，愊愊然不快，兼小便淋沥，不同生平，即是脚气之候，顽弱名缓风，疼痛为湿痹。

---

① 当：元刻本、道藏本作“常”。

② 髀：原作“胜”，今改为通用字。

论得之所由

凡四时之中，皆不得久立久坐湿冷之地，更不得因酒醉汗出，脱衣靴袜，当风取凉，皆成脚气。若暑月久坐久立湿地者，则热湿之气蒸入经络，病发必热，四肢酸疼烦闷；若寒月久坐久立湿冷地者，则冷湿之气上入经络，病发则四体酷冷转筋；若当风取凉得之者，病发则皮肉顽痹，诸处瞤动，渐渐向头。凡常之日，忽然暴热，人皆不能忍得者，当于此时，必不得顿取于寒以快意也，卒有暴寒复不得受之，皆生病也。世有勤功力学之士，一心注意于事，久坐行立于湿地，不时动转，冷风来击，入于经络，不觉成病也。故风毒中人，或先中手足十指，因汗毛孔开，腠理疏通，风如击[①]箭，或先中足心，或先中足趺，或先中膝以下腨胫表里者。若欲使人不成病者，初觉即灸所觉处三二十壮，因此即愈，不复发也。黄帝云：当风取凉，醉已入房，能成此疾。

论冷热不同

问曰：何故得者有冷有热？答曰：足有三阴、三阳，寒中三阳，所患必冷；暑中三阴，所患必热，故有表里冷热。冷热不同，热者治以冷药，冷者疗以热药，以意消息之。脾受阳毒即热烦，肾受阴湿即寒痹。

论因脚气续生诸病

虽患脚气不妨乳石动发，皆须服压石药疗之。夫因患脚气续生诸病者，则以诸药治之。或小便不利，则以猪苓、茯苓及诸利小便药治之；大便极坚者，则以五柔麻仁丸等治之；遍体肿满成水病者，则取治水方中诸治水之药治之。余皆仿此，更无拘忌。五柔麻仁丸出第十五卷中。

论须疗缓急

凡小觉病候有异，即须大怖畏，决意急治之。伤缓气上入腹，或肿或不肿，胸胁逆满，气上肩息，急者死不旋踵，宽者数日必死，不可不急治也。但看心下急，气喘不停，或白汗数出，或乍寒乍热，其脉促短而数，呕吐不止者，皆死。

论虚实可服药不可服药

凡脚气之疾，皆由气实而死，终无一人以服药致虚而殂。故脚气之人，皆不得大补，亦不可大泻，终不得畏虚，故预止汤不服也。如此者皆死不治也。

论看病问疾人

世间大有病人亲朋故旧交游问疾，其人曾不经一事，未读一方，自聘了了，诈作明能，谈说异端，或言是虚，或道是实，或云是风，或云是蛊，或道是水，或云是痰，纷纭谬说，种种不同，破坏病人心意，不知孰是，迁延未定，时不待人，欻然致祸，各自散走。是故大须好人及好名医，识病深浅，探赜方书，博览古今，是事明解者看病。不尔，大误人事，窃悲其如此者众，故一一显析，具述病之由状，令来世病者读之以自防备也。但有一状相应，则须依方急治，勿取外人言议，自贻忧悔，但详方意，人死不难，莫信他言以自误也。余尝为人撰门冬煎，此方治脚气大有验，病者须用之。方在第十二卷中。

论脉候法

凡脚气，虽复诊候多途[②]，而三部之脉，要须不违四时者为吉，其逆四时者勿治。余如《脉经》所说，此中不复具载。其人本黑瘦者易治，肥大肉厚赤白者难愈。黑人耐风湿，赤白不耐风。瘦人肉硬，肥人肉软，肉软则受疾至深，难已也。

论肿不肿

凡人久患脚气不自知，别于后因有他

① 击：元刻本、道藏本作“急”。

② 途：原作“涂”，今改为通用字。

病发动，治之得瘥后，直患呕吐而复脚弱。余为诊之，乃告为脚气。病者曰：某平生不患脚肿，何因名为脚气？不肯服汤。余医以为石发，狐疑之间，不过一旬而死。故脚气不得一向以肿为候，亦有肿者，有不肿者。其以小腹顽痹不仁者，脚多不肿。小腹顽后不过三五日，即令人呕吐者，名脚气入心，如此者，死在旦夕。凡患脚气到心难治，以其肾水克心火故也。

论须慎不慎

凡脚气之病，极须慎房室、羊肉、牛肉、鱼、蒜、蕺菜、菘菜、蔓菁、瓠子、酒、面、酥油、乳糜、猪鸡、鹅鸭。有方用鲤鱼头，此等并切禁，不得犯之。并忌大怒。惟得食粳粱粟米、酱豉葱韭、薤椒姜橘皮。又不得食诸生果子、酸酽之食，犯者，皆不可瘥。又大宜生牛乳、生栗子矣。

论善能治者几日可瘥

凡脚气病，枉死者众。略而言之，有三种：一觉之伤晚，二骄狠恣傲，三狐疑不决。此之三种，正当枉死之色。故世间诚无良医，虽有良医，而病人有生灵堪受入者，更复鲜少。故虽有骐骥，而不遇伯乐；虽有尼父，而人莫之师。其为枉横亦犹此也。今有病者，有受入性依法，使余治之，不过十日，可得永瘥矣。若无受入性者，亦不须为治，纵令治之，恐无瘥日也。非但脚气，诸病皆然。良药善言，触目可致，不可使人必服。法为信者施，不为疑者说。

论灸法

凡脚气，初得脚弱，使速灸之，并服竹沥汤，灸讫可服八风散，无不瘥者，惟急速治之。若人但灸而不能服散，服散而不灸，如此者半瘥半死，虽得瘥者，或至一二年复更发动，觉得便依此法速灸之及服散者，治十十愈。此病轻者，登时虽不即恶，治之不当，根源不除，久久期于杀人，不可不精以为意。

初灸风市，次灸伏兔，次灸犊鼻，次灸膝两眼，次灸三里，次灸上廉，次灸下廉，次灸绝骨。凡灸八处。

第一风市穴，可令病人起，正身平立，垂两臂直下，舒十指掩著两髀便点，当手中央指头髀大筋上是。灸之百壮，多亦任人。轻者不可减百壮，重者乃至一处五六百壮。勿令顿灸，三报之佳。

第二伏兔穴，令病人累夫端坐，以病人手夫掩横膝上，夫下旁与曲膝头齐上旁侧夫际当中央是。灸百壮，亦可五十壮。

第三犊鼻穴，在膝头盖骨上际，外骨边平处，以手按之得节解则是。一云在膝头下近外三骨箕踵中，动脚以手按之得屈解是。灸之五十壮，可至百壮。

第四膝眼穴，在膝头骨下两旁陷者宛宛中是。

第五三里穴，在膝头骨节下一夫附胫骨外是。一云在膝头骨节下三寸。人长短大小当以病人手夫度取。灸之百壮。

第六上廉穴，在三里下一夫，亦附胫骨外是。灸之百壮。

第七下廉穴，在上廉下一夫，一云附胫骨外是，灸之百壮。

第八绝骨穴，在脚外踝上一夫，亦云四寸是。

凡此诸穴，灸不必一顿灸尽壮数，可日日报，灸之三日之中，灸令尽壮数为佳。凡病一脚则灸一脚，病两脚则灸两脚。凡脚弱病皆灸两脚。又一方云：如觉脚恶，便灸三里及绝骨各一处，两脚恶者，合四处灸之，多少随病轻重，大要虽轻不可减百壮。不瘥，速以次灸之，多多益佳。一说灸绝骨最要。人有患此脚弱，不即治，及入腹，腹肿大上气，于是乃须大法灸，随诸输及诸管开[①]节腹背尽灸之，并服八风散，往往得瘥者。诸管输节解法，并在第二十九卷中。觉病入腹，若病人不堪痛，不能尽作大灸，但灸胸心腹诸穴，及两脚诸穴，亦有得好瘥者。凡量一夫之法，覆手并舒四指，对度四指上中节上横过为一夫。夫有两种，有三指为一夫者，此脚弱灸以四指为一夫也，亦依支法存旧法。梁丘、犊鼻、三里、上廉、下廉、解溪、太冲、阳陵泉、绝骨、昆仑、阴陵泉、三阴交、足太阴、伏溜、然谷、涌泉、承山、束骨等，凡一十八穴。旧法多灸百会、风府、五脏六腑俞募，顷来灸者，悉觉引气向上，所以不取其法。气不上者可用之。其要病已成恐不救者，悉须灸之。其足十趾去趾奇一分，两足凡八穴，曹氏名曰八冲。极下气有效。其足十趾端名曰气端。日灸三壮，并大神要，其八冲可日灸七壮，气下即止。病者非深相委悉，慎勿为人灸之。慎之慎之。凡灸八冲，艾炷须小作之。

论服汤药色目

风毒之气入人体中，脉有三品，内外证候相似，但脉有异耳。若脉浮大而缓，宜服续命汤两剂应瘥；若风盛，宜作越婢汤加白术四两；若脉浮大紧转快，宜作竹沥汤；若病人脉微而弱，宜服风引汤。此人脉多是因虚而得之。若大虚短气力乏，可其间作补汤，随病冷热而用之，若未愈，更服竹沥汤。若病人脉浮大而紧快，此是三品之中最恶脉也。或沉细而快者，此脉正与浮大而紧者同是恶脉也。浮大者，病在外；沉细者，病在内。治亦不异，当消息以意耳。其形尚可，而手脚未容至弱，数日之中，气上即便命终。如此之脉，往往有人得之，无一存者，急服竹沥汤，日服一剂，切要。汤势常令相及，勿令半日之中空无汤也。此汤竹汁多服之。若不极热，辄停在胸心，更为人患，每服当使极热。若服竹沥汤得下者，必佳也。若已服三剂竹沥汤，病及脉势未折，而苦胀满，可以大鳖甲汤下之。汤势尽而不得下，可以丸药助汤令下。下后更服竹沥汤，趣令脉势折，气息料理便停服。三十二物八风散佳。又初得病便摩野葛膏，日再，顽痹脚弱都愈乃止。若服竹沥汤，脉势折如未病时，气力转胜，脚故未能行，体力充足，然后渐微行步。病重者，瘥后半年始能扶人行耳。既觉脉及体内瘥，但当勤服八风散，勿以脚未能行轻加余治，余治未必全得要，更生诸恶，失此诸治也。猥人边亦勿行野葛膏。有人闻竹沥汤云恐伤腰脚者，即勿与，治宜知此法，此人无受入性，不可与医故也。不为疑者说，此之谓也。竹沥汤有三首，轻者服前方，重者次第服后者。此风毒乃相注易病人，宜将空缺服小金牙散，以少许涂鼻孔、耳门。病困人及新亡人、喜易人、强健人宜将服之，亦以涂耳鼻，乃可临近亡人，及视疾者，绛囊带一方寸匕男左女右臂上，此散毒，服宜从少为始。金牙散方在第十二卷中。病人惟宜饮赤小豆饮，冬服侧子金牙酒，续命汤治风毒，病初得似时行毒病，而脉浮缓，终不变快，此不治，或数日而死，或十日而死。或得便不识人，或发黄，或发斑，或目赤，或下部穿烂者，此最急，得之即先服续命汤一剂，须服葛根汤、麻黄汤下之。若故不折，更与续命汤两三剂必瘥。此病大急，常令汤势相接，不可使半日阙汤，即便杀人。续命汤方在第八卷中。

---

① 开：元刻本、道藏本、后藤本作“关”。

汤液第二方三十八首

第一**竹沥汤** 治两脚痹弱或转筋，皮肉不仁，腹胀起如肿，按之不陷，心中恶，不欲食，或患冷方。

竹沥五升 甘草 秦艽 葛根 黄芩 麻黄 防己 细辛 桂心 干姜各一两 防风 升麻各一两半 茯苓二两 附子二枚 杏仁五十枚

上十五味，㕮咀，以水七升，合竹沥，煮取三升。分三服，取汗。《千金翼》无茯苓、杏仁，有白术一两。

第二**大竹沥汤** 治卒中风，口噤不能言，四肢缓纵，偏痹挛急，风经五脏，恍惚恚怒无常，手足不随方。

竹沥一斗四升 独活 芍药 防风 茵芋 甘草 白术 葛根 细辛 黄芩 芎䓖各二两 桂心 防己 人参 石膏 麻黄各一两 生姜 茯苓各三两 乌头一枚

上十九味，㕮咀，以竹沥煮取四升，分六服。先未汗者，取汗。一状相当即服。

第三**竹沥汤** 治风毒入人五内，短气，心下烦热，手足烦疼，四肢不举，皮肉不仁，口噤不能语方。

竹沥一斗九升 防风 茯苓 秦艽各三两 当归 黄芩《千金翼》作芍药 人参 芎䓖《千金翼》作防己 细辛 桂心 甘草 升麻《千金翼》作通草 麻黄 白术各二两 附子二枚 蜀椒一两 葛根五两 生姜八两

上十八味，㕮咀，以竹沥煮取四升，分五服，初得病即须摩膏，日再，痹定止。《千金翼》无麻黄、蜀椒、生姜。

治恶风毒气，脚弱无力，顽痹，四肢不仁，失音不能言，毒气冲心。有人病者，但一病相当即服，第一服此**麻黄汤**，次服第二、第三、第四方。

麻黄一两 大枣二十枚 茯苓三两 杏仁三十枚 防风 白术 当归 升麻 芎䓖 芍药 黄芩 桂心 麦门冬 甘草各二两

上十四味，㕮咀，以水九升，清酒二升合煮，取二升半。分四服，日三夜一。覆令小汗，粉之，莫令见风。

第二服**独活汤**方。

独活四两 干地黄三两 生姜五两 葛根 桂心 甘草 芍药 麻黄各二两

上八味，㕮咀，以水八升，清酒二升合煎，取二升半。分四服，日三夜一。脚弱，特忌食瓠子、蕺菜，犯之一世治不愈。

第三服兼补**厚朴汤，**并治诸气咳嗽，逆气呕吐方。

厚朴 芎䓖 桂心 干地黄 芍药 当归 人参各二两 黄芪 甘草各三两 吴茱萸二升 半夏七两 生姜一斤

上十二味，㕮咀，以水二斗，煮猪蹄一具，取汁一斗二升，去上肥，纳清酒三升，合煮取三升。分四服，相去如人行二十里久。

第四服**风引独活汤**兼补方。

独活四两 茯苓 甘草各三两 升麻一两半 人参 桂心 防风 芍药 当归 黄芪 干姜 附子各二两 大豆二升

上十三味，㕮咀，以水九升、清酒三升合煮，取三升半。分四服，相去如人行二十里久，更进服。

治脚痹**防风汤，**并主毒气上冲心胸，呕逆宿癖，积气疝气，一病相当即服之方。

防风 麻黄 芎䓖 人参 芍药 当归 茯苓 半夏 甘草各一两 鳖甲 生姜 桂心各二两 杏仁一两半 赤小豆一升 贝子五枚 乌梅五枚 大枣二十枚 吴茱

萸五合　犀角　羚羊角各半两　橘皮一两　薤白十四枚

上二十二味，㕮咀，以水一斗，煮取三升。分三服，一日令尽。一方用水一斗二升，间食糜。一方云半夏三两，随时用。

治脚痹，**独活汤**方。

独活四两　当归　防风　茯苓　芍药　黄芪　葛根　人参　甘草各二两　大豆一升　附子一枚　干姜三两

上十二味，㕮咀，以水一斗，清酒二升合煮，取三升，分三服。

越婢汤　治风痹脚弱方。

麻黄六两　石膏半升　白术四两　大附子一枚　生姜三两　甘草二两　大枣十五枚

上七味，㕮咀，以水七升，先煮麻黄，再沸掠去沫，入诸药，煮取三升，分三服，覆取汗。《胡洽方》只五味，若恶风者加附子一枚，多淡[①] 水者加白术四两。

治脚弱神验方。

防己　蜀椒　细辛　桂心　麻黄　石膏各一两　独活　防风　黄芩　茵芋　葛根　芎䓖　芍药　甘草各一两　生姜　茯苓各三两　乌头二枚

上十七味，㕮咀，以竹沥一斗，煮取四升。分六服，令一日一夜服尽。其间可常作赤小豆饮。有人脚弱，先服常用竹沥汤四剂，未觉，增损作此方，后觉得力。又云：脉沉细快，风在内者，作此汤也。

风引汤　治两脚疼痹肿，或不仁，拘急屈不得行方。

麻黄　石膏　独活　茯苓各二两　吴茱萸　秦艽　细辛　桂心　人参　防风　芎䓖　防己　甘草各一两　干姜一两半　白术三两　杏仁六十枚　附子一两

上十七味，㕮咀，以水一斗六升，煮取三升，分三服，取汗佳。

大鳖甲汤　治脚弱风毒，挛痹气上，及伤寒恶风、温毒、山水瘴气、热毒，四肢痹弱方。

鳖甲二两　防风　麻黄　白术　石膏　知母　升麻　茯苓　橘皮　芎䓖　杏仁　人参　半夏　当归　芍药　萎蕤　甘草　麦门冬各一两　羚羊角六铢　大黄一两半　犀角　青木香　雄黄各半两　大枣一十枚　贝齿　乌头各七枚　生姜三两　薤白十四枚　麝香三铢　赤小豆三合　吴茱萸五合

上三十一味，㕮咀，以水二斗，煮取四升。分六服，相去十里久，得下止。一方用大黄半两，畏下可只用六铢。一方用羚羊角半两，毒盛可用十八铢。《胡洽》有山茱萸半升，为三十二味。《千金翼》无知母、升麻、橘皮、芎䓖、人参、当归、萎蕤。

小鳖甲汤　治身体虚胀如微肿，胸心痞满，有气，壮热，小腹厚重，两脚弱方。

鳖甲　黄芩　升麻　麻黄　羚羊角　桂心　杏仁各三两　前胡四两　乌梅二十枚　薤白三十枚

上十味，㕮咀，以水一斗，煮取二升七合，分三服。此常用。若体强壮，欲须利者，加大黄二两。

风缓汤　治脚弱，举体痹不仁，热毒气入脏，胸中满塞不通，食即呕吐方。

独活　麻黄　犀角各三两，一方用羚羊角　半夏一升　大枣　乌梅[②] 二十枚　桂心　鳖甲　升麻　橘皮　枳实　甘草　吴茱萸　大黄各一两　生姜　石膏各六两　贝齿七枚

上十七味，㕮咀，以水一斗四升，煮取四升。分五服，日三夜二，不瘥，至三剂必瘥。

治脚气初发，从足起至膝胫骨肿疼者

① 淡：后藤本作“痰”。

② 乌梅：此后后藤本有“各”字。

方。

取蜱麻叶切，捣蒸，薄裹之，日二三易即消。蜱麻子似牛蜱虫，故名蜱麻也。若冬月无蜱麻，取蒴藋根捣碎，和酒糟三分，根一分，合蒸热，及热封裹肿上，如前法，日二即消。亦治不仁顽痹。此方非汤，不当见此，然以前后三方俱出苏长史，更不分出。

若肿已入胜，至小腹胀，小便涩少者方。

取乌特牛尿一升，一服，日二，取消乃止。《千金翼》云：羸瘦人，二分尿、一分牛乳合煮，乳浮结乃服之。

若肿已消，仍有此候者，急服此汤方。苏长史方，神验。

麻黄　射干　人参　茯苓　防己　前胡　枳实各二两　半夏　犀角　羚羊角　青木香　橘皮　杏仁　升麻各一两　生姜五两　独活三两　吴茱萸一升

上十七味，㕮咀，以水一斗一升，煮取四升。分五服，相去二十里久，中间进少粥，以助胃气，此汤两日服一剂，取病气退乃止，以意消息之。若热盛喘烦者，加石膏六两、生麦门冬一升，去吴茱萸；若心下坚，加鳖甲一两。

夫脚气之疾，先起岭南，稍来江东，得之无渐，或微觉疼痹，或两胫肿满，或行起涩弱，或上入腹不仁，或时冷热，小便秘涩，喘息，气冲喉，气急欲死，食呕不下，气上逆者，皆其候也。若觉此证，先与犀角旋覆花汤方。

犀角　旋覆花各二两　橘皮　茯苓　生姜各三两　大枣十一枚　香豉一升　紫苏茎叶一握

上八味，㕮咀，以水八升，煮取二升七合。分三服，相去十里久服之，以气下，小便利为度。崔氏名小犀角汤。如其不下，服后大犀角汤。

大犀角汤　疗脚气，毒冲心变成水，身体遍肿，闷绝欲死者方。

犀角　旋覆花　白术　桂心　防己　黄芩各二两　香豉一升　生姜　橘皮　茯苓各二两　前胡　桑白皮各四两　紫苏茎叶一握　大枣十枚

上十四味，㕮咀，以水九升，煮取二升七合。分三服，相去十里久，取下气为度。若得气下，小便利，脚肿即消，能食；若服汤竟不下，气急不定，仍服后犀角麻黄汤。崔氏又以白前代白术，无防己、黄芩、桑白皮，名旋覆花汤。

犀角麻黄汤方

犀角　麻黄　防风　独活崔氏用茯苓　防己　芎䓖　白术　当归　羚羊角崔氏用附子　黄芩各二两　石膏四两　生姜　甘草　杏仁崔氏用细辛　桂心各三两

上十五味，㕮咀，以水二斗，煮麻黄，去沫，取汁八升，下药煎取三升。分三服，相去十里久。服讫，覆取汗。若不瘥，五日后更一剂，取汗同前。

茱萸汤　治脚气入腹，困闷欲死，腹胀方。苏长史方。

吴茱萸六升　木瓜两颗，切

上二味，以水一斗三升，煮取三升。分三服，相去如人行十里久进一服。或吐、或汗、或利、或大热闷即瘥。此起死人方。

小风引汤　治中风，腰脚疼痛弱者方。胡洽名大风引汤。

独活　茯苓　人参各三两　防风　当归　甘草　干姜胡洽作桂心　石斛各二两，胡洽作黄芪　附子一枚　大豆二升

上十味，㕮咀，以水九升、酒三升，煮取三升。分四服，服别相去如人行十里久。胡洽云：南方治脚弱与此别，用升麻一两，半夏、芍药各二两，合十三味。本方只有十味，减当归、石斛，名小风引汤。《删繁方》无石

斛，以疗肉极寒，肌肉挛，舌萎，名曰恶风腰痛脚弱。

风湿相薄，骨节烦疼，四肢拘急，不可屈伸，近之则痛，白汗出而短气，小便不利，恶风不欲去衣，或头面手足时时浮肿，**四物附子汤**主之方。

附子二枚　桂心四两　白术三两　甘草二两

上四味，㕮咀，以水六升，煮取三升，分三服，微汗愈。大汗烦者，一服五合。体肿者，加防己四两；悸气，小便不利，加茯苓三两，既有附子，今加生姜三两。

治脚弱风毒实，及岭南瘴气面肿，乍寒乍热似疟状，脚肿，气上心闷，咳嗽，瘫[①]缓顽痹方。

麻仁　升麻　麻黄　射干　菖蒲　芒硝　甘草　大黄各半两　豉三合

上九味，㕮咀，以水六升，煮取二升半，内芒硝，又煎三沸。分三服，微利一二行，解毒热。有肿，滓薄之。凡觉气满，辄服一剂佳。

道人深师增损肾沥汤　治风虚劳损挟毒，脚弱疼痹或不随，下焦虚冷，胸中微有客热，心虚惊悸不得眠，食少失气味，日夜数过心烦，迫不得卧，小便不利，又时复下。湘东王至江州，王在岭南病悉如此，极困笃，余作此汤令服，即得力。病似此者，服无不瘥，随宜增损之方。

黄芪　甘草　芍药　麦门冬　人参　肉苁蓉　干地黄　赤石脂　地骨白皮　茯神　当归　远志　磁石　枳实　防风　龙骨各一两　桂心　芎䓖各二两　生姜四两　五味子三合　半夏一升　白羊肾一具　大枣三十枚

上二十三味，㕮咀，以水二斗，煮羊肾，取汁一斗二升，纳诸药，煮取四升，分为五服。不利下者，除龙骨、赤石脂；小便涩，以赤茯苓代茯神，加白术三两；多热，加黄芩一两；遗溺，加桑螵蛸二十枚。《胡洽方》无黄芪、苁蓉、赤石脂、地骨皮、磁石、枳实、防风、龙骨、半夏，有黄芩，为十五味。

石膏汤　治脚气风毒，热气上冲头面，面赤矜急，鼻塞去来，来时令人昏愦，心胸恍惚，或苦惊悸，身体战掉，手足缓纵，或酸痹，头目眩重，眼反鼻辛，热气出口中，或患味甜，诸恶不可名状者方。

石膏　龙胆　升麻　芍药　贝齿　甘草　鳖甲　黄芩　羚羊角各一两　橘皮　当归各二两

上十一味，㕮咀，以水八升，煮取三升，分为三服。

半夏汤　治脚气上入腹，腹急上冲胸，气急欲绝方。

半夏一升　桂心八两　干姜五两　甘草　人参　细辛　附子各二两　蜀椒二合

上八味，㕮咀，以水一斗，煮取三升。分为三服，初稍稍进，恐气冲上，格塞不得下，小小服，通人气耳。

乌头汤　治风冷脚痹疼痛，挛弱不可屈伸方。

乌头　细辛　蜀椒各一两　甘草　秦艽　附子　桂心　芍药各二两　干姜　茯苓　防风　当归各三两　独活四两　大枣二十枚

上十四味，㕮咀，以水一斗二升，煮取四升，分五服。若热毒，多服益佳。

连毒汤　治脚弱风热，上入心腹，烦闷欲绝方。

半夏四两　黄芪　甘草　当归　人参　厚朴　独活　橘皮各一两　枳实　麻黄　干地黄　芍药各二两　桂心三两　生姜

---

① 瘫：原作“摊”，据后藤本改。

四两　贝子七枚　大枣二十枚

上十六味，㕮咀，以水一斗二升，煮取三升六合。分四服，日三夜一。

治脚弱，体痹不仁，毒气上入脏，胸中满塞不通，食辄吐失味，旧说脚弱上气，**风缓汤**主之方。

独活　甘草　石膏各三两　犀角半两　麻黄　防风　当归　升麻　橘皮　吴茱萸　桂心　半夏　鳖甲各二两　羚羊角半两　枳实一两　生姜六两　大枣二十枚　贝齿七枚　乌头二两，一作乌梅十枚

上十九味，㕮咀，以水一斗四升，煮取四升，一服一升。若有少虚热者，加干地黄二两。

紫苏子汤　治脚弱上气。昔宋湘东王在南州，患脚气困笃，服此汤大得力方。

紫苏子一升　前胡　厚朴　甘草　当归各一两　半夏一升　橘皮三两　大枣二十枚　生姜一斤　桂心四两

上十味，㕮咀，以水一斗三升，煮取二升半。分为五服，日三夜二。

附子汤　治湿痹缓风，身体疼痛如欲折，肉如锥刺刀割方。

附子三枚　芍药　桂心　甘草　茯苓　人参各三两　白术四两

上七味，㕮咀，以水八升，煮取三升，分三服。

防风汤　治肢体虚风微痓[①]发热，肢节不随，恍惚狂言，来去无时，不自觉悟。南方支法存所用，多得力，温和不损人，为胜于续命、越婢、风引等汤。罗广州一门，南州士人常用。亦治脚弱甚良方。

防风　麻黄　秦艽　独活各二两　当归　远志　甘草　防己　人参　黄芩　升麻　芍药各一两　石膏半两　麝香六铢　生姜　半夏各二两，一方用白术一两

上十六味，㕮咀，以水一斗三升，煮取四升。一服一升，初服，厚覆取微汗，亦当两三行下，其间相去如人行十里久更服。有热加大黄二两；先有冷心痛疾者，倍当归，加桂心三两，不用大黄。

甘草汤　治脚弱，举身洪肿，胃反，食谷吐逆，胸中气结不安而寒热，下痢不止，小便难。服此汤即益，亦服**女曲散**利小便，肿消，服大散、摩膏，有验方。

甘草　人参各一两　半夏一升　桂心　蜀椒各二两　小麦八合　大枣二十枚　生姜八两　吴茱萸二升

上九味，㕮咀，以水一斗三升，煮小麦，取一斗，去小麦，纳诸药，煮取三升，分为六服。女曲散出第十五卷第八篇中。

若寒热日再三发，可服此**恒山甘草汤**方。

恒山三两　甘草一两半

上二味，㕮咀，以水四升，煮取一升半。分三服，相去五里一服。

丹参牛膝煮散　治脚痹弱，气满，身微肿方。

丹参　牛膝　桑白皮　杏仁　升麻　猪苓　茯苓各四两　犀角　黄芩　橘皮　防己　白前　泽泻　桂心　秦艽各三两　生姜　李根白皮各二两　大麻仁一升

上十八味，捣粗筛，以水一升半，纳散方寸匕，煮取七合，轻绢滤去滓。顿服，日再。夏月热，不得服丸散，此煮散顷年常用，大验。

治腰髂不随，两脚挛肿方。

蜀椒四升，以水四斗，煮取二斗半，瓮盛，下著火暖之，悬板为桥，去汤二寸许，以脚踏板柱脚坐，以绵絮密塞，勿令泄气，若疲即出，入被以粉摩之一食久，更入瓮。常令瓮下火不绝，勿使汤冷。如此消息，不过七日得伸展，并肿亦消。

① 痓：元刻本、道藏本、后藤本作“痉”。

诸散第三方七首

例曰：大法春秋宜服散。

八风散　治风虚面青黑土色，不见日月光，脚气痹弱。准经面青黑主肾，不见日月光主肝，补肾治肝方。

菊花三两　石斛　天雄各一两半　人参　附子　甘草各一两六铢　钟乳　薯蓣　续断　黄芪　泽泻　麦门冬　远志　细辛　龙胆　秦艽　石韦　菟丝子　牛膝　菖蒲　杜仲　茯苓　干地黄　柏子仁　蛇床子　防风　白术　干姜　萆薢　山茱萸各一两　五味子　乌头各半两　苁蓉二两

上三十三味，治下筛。酒服方寸匕，日三服，不知，加至二匕。

大八风散　治诸缓风湿痹脚弱方。

巴戟天　黄芪　桂心　细辛　天雄　萆薢　苁蓉　牡荆子　薯蓣　菊花　萎蕤　山茱萸　秦艽　黄芩　石斛　白术　礜石一作矾石　厚朴　龙胆　人参　蜀椒各半两　附子　五味子各十八铢　菖蒲　茯苓　牛膝《千金翼》作干姜　乌喙　远志各一两　桔梗三十铢　芎䓖　白蔹　芍药各六铢

上三十二味，治下筛。酒服半寸匕，日三，不知稍增，令微觉。《胡洽》无桔梗。

内补石斛秦艽散　治风虚脚弱，手足拘挛，疼痹不能行，脚趺肿上膝，小腹坚如绳约，气息常如忧恚，不能食饮者，皆由五劳七伤，肾气不足，受风湿故也，悉主之方。

石斛　附子　天雄　桂心　独活　天门冬各一两　秦艽　乌头　人参　干姜　当归　防风　杜仲各三十铢　山茱萸　莽草　桔梗　细辛　麻黄　前胡　五味子各十八铢　蜀椒　白芷　白术各半两

上二十三味，治下筛。酒服方寸匕，日再服，不知，稍增至二匕。虚人三建皆炮，实人亦可生用。风气者，本因肾虚，既得病后，毒气外满，则灸泄其气，内满则药驰之，当其救急，理必如此。至于风消退，四体虚弱，余毒未除，不可便止，宜服此散，推陈致新，极为良妙，此既人情可解，无可疑焉。

秦艽散　治风无久新，卒得不知人，四肢不仁，一身尽痛，偏枯不随，不能屈伸，洗洗寒热，头目眩倒，或口面㖞僻方。

秦艽　干姜　桔梗　附子各一两　天雄　当归　天门冬　人参　白术　蜀椒各三十铢　乌头　细辛各十八铢　甘草　白芷　山茱萸　麻黄　前胡　防风　五味子各半两

上十九味，治下筛。酒服方寸匕，日三，若老人少服之。《胡洽》无天门冬、前胡，有莽草、桂心、防己、萆薢、白蔹、黄芪，为二十三味。

单服松脂，治一切风及大风，脚弱风痹方。熏陆法亦同。

松脂三十斤，以棕皮袋盛，系头，铛底布竹木，置袋于上，以石三五颗压之，下水于铊中令满，煮之，膏浮出得尽以后量，更二十沸，接置于冷水中，易袋洗铊，更煮，如此九遍药成，捣筛为散，以粗罗下之。用酒服一方寸匕，日二。初和药以冷酒，药入腹后，饮热酒行药，以知为度。如觉热即减，不减令人大小便秘涩。若涩宜食葱羹，仍自不通，宜服生地黄汁，令取泄痢，除忌大麻子以外无所禁。若欲断米，加茯苓与松脂等分，蜜中[①]为丸，但食淡面馎饦，日两度食，一食一小碗，勿多食也。作馎饦法：硬和面热挼，煮五十沸漉出，冷水淘，更置汤

① 中：《外台秘要》及后藤本作“和”。

中煮十余沸，然后漉出食之。服松脂三十日后，即觉有验，两脚如似水流下是效。如恐秘涩，和一斤松脂、茯苓与枣栗许大，酥即不涩。服经一百日后，脚气当愈。《仙经》曰：服松脂一年增寿一年，服二年增寿二年，及服之十年增寿十年。

淮南八公石斛万病散 主风湿疼，腰脚不随方。

防风 茯苓 菊花 细辛 蜀椒 干姜 云母 苁蓉 人参 干地黄 附子 石斛 杜仲 远志 菟丝子 天雄 萆薢 桂心 牛膝 蛇床子 白术 薯蓣 巴戟 菖蒲 续断 山茱萸各一两 五味子半两

上二十七味，治下筛。酒服方寸匕，日再。

茱萸散 主冷风，脚跛偏枯，半身不遂，昼夜呻吟，医所不治方。

吴茱萸 干姜 白蔹 牡荆《千金翼》作牡桂 附子 天雄 狗脊 干漆 薯蓣 秦艽 防风各半两

上十一味，治下筛。先食服方寸匕，日三。药入肌肤中淫淫然，三日知，一月瘥。

酒醴第四例一首 方十六首

例曰：凡合酒，皆薄切药，以绢袋盛药，纳酒中，密封头，春夏四五日，秋冬七八日，皆以味足为度，去滓，服酒尽后，其滓捣。酒服方寸匕，日三。大法冬宜服酒，至立春宜停。

石斛酒 治风虚气满，脚疼痹，挛弱不能行方。

石斛 丹参 五加皮各五两 侧子 秦艽 杜仲 山茱萸 牛膝各四两 桂心 干姜 羌活 芎䓖 橘皮 黄芪 白前 蜀椒 茵芋 当归各三两 薏苡仁一升 防风二两 钟乳八两，捣碎，别绢袋盛，系大药袋内

上二十一味，㕮咀，以清酒四斗，渍三日。初服三合，日再，稍稍加，以知为度。

乌麻酒方

乌麻五升，微熬，捣碎，以酒一斗，渍一宿。随所能饮之，尽更作，甚良。

治风虚劳损，脚疼冷痹，羸瘦挛弱不能行，**钟乳酒**方。

钟乳八两 丹参六两 石斛 杜仲 天门冬各五两 牛膝 防风 黄芪 芎䓖 当归各四两 附子 桂心 秦艽 干姜各三两 山茱萸 薏苡仁各一升

上十六味，㕮咀，以清酒三斗，渍之三日。初服三合，日再，稍稍加之，以知为度。

枸杞菖蒲酒 治缓、急风，四肢不遂，行步不正，口急及四体不得屈伸方。

枸杞根一百斤 菖蒲五斤

上二味，细锉，以水四石，煮取一石六斗，去滓，酿二斛米酒熟，稍稍饮之。

虎骨酒 治骨髓疼痛，风经五脏方。

虎骨一具，炭火炙令黄色，槌刮取净，捣碎，得数升，清酒六升，浸五宿，随性多少稍饮之。《易》云：虎啸风生，龙吟云起。此亦有情与无情相感，治风之效，故亦无疑。

蓼酒 治胃脘冷，不能饮食，耳目不聪明，四肢有气，冬卧脚冷。服此酒十日后，目既精明，体又充壮方。

八月三日，取蓼曝燥，把之如五升大六十把，水六石，煮取一石，去滓，以酿酒如常法。随多少饮之，已用讫，效甚速。

小黄芪酒 大治风虚痰癖，四肢偏枯，两脚弱，手不能上头，或小腹缩痛，胁下挛急，心下有伏水，胁下有积饮，夜

喜梦，悲愁不乐，恍惚善忘，此由风虚，五脏受邪所致，或久坐腰痛，耳聋，卒起眼眩头重，或举体流肿疼痹，饮食恶冷，濇濇恶寒，胸中痰满，心下寒疝，药皆主之，及妇人产后余疾，风虚积冷不除者方。

黄芪　附子　蜀椒　防风　牛膝　细辛　桂心　独活　白术　芎䓖　甘草各三两　秦艽　乌头《集验》用薯蓣三两　大黄　葛根　干姜　山茱萸各二两　当归二两半

上十八味，㕮咀，少壮人无所熬练，虚老人微熬之，以绢袋中盛，清酒二斗渍之，春夏五日，秋冬七日可。先食服一合，不知可至四五合，日三服。此药攻痹甚佳，亦不令人吐闷。小热，宜冷饮食也；大虚，加苁蓉二两；下痢加女萎三两；多忘，加石斛、菖蒲、紫石各二两；心下多水者，加茯苓、人参各二两，薯蓣三两。酒尽，可更以酒二斗重渍滓。服之不尔，可曝滓，捣，下酒，服方寸匕，不知稍增之。服一剂得力，令人耐寒冷，补虚，治诸风冷神良。

黄芪酒　治风虚脚疼，痿弱气闷，不自收摄，兼补方。

黄芪　乌头　附子　干姜　秦艽　蜀椒　芎䓖　独活　白术　牛膝　苁蓉　细辛　甘草各三两　葛根　当归　菖蒲各两半　山茱萸　桂心　钟乳　柏子仁　天雄　石斛　防风各二两　大黄　石楠各一两

上二十五味，㕮咀，无所熬练，清酒三斗渍之。先食服一合，不知可至五合，日三。以攻痹为佳。大虚加苁蓉，下痢加女萎，多忘加菖蒲各三两。《胡洽》有泽泻三两、茯苓二两，人参、茵芋、半夏、栝楼、芍药各一两，无秦艽、芎䓖、牛膝、苁蓉、甘草、葛根、当归、菖蒲、钟乳、大黄，为二十二味，名大黄芪酒。

茵芋酒　治大风，头眩重，目瞀无所见，或仆地气绝，半日乃苏，口㖞噤不开，半身偏死，拘急痹痛，不能动摇，历节肿痛，骨中酸疼，手不得上头，足不得屈伸，不能蹑履，行欲倾跛，皮中动，淫淫如有虫啄，疹痒搔之生疮，甚者狂走。有此诸病，药皆主之方。

茵芋　乌头　石楠　防风　蜀椒　女萎　附子　细辛　独活　卷柏　桂心　天雄　秦艽　防已各一两　踯躅二两

上十五味，㕮咀，少壮人无所熬练，虚老人薄熬之，清酒二斗渍之，冬七日，夏三日，春秋五日。初服一合，不知，加至二合，宁从少起，日再，以微痹为度。《胡洽》无蜀椒、独活、卷柏，为十二味。

大金牙酒　治瘴疠毒气中人，风冷湿痹，口㖞面戾，半身不遂，手足拘挛，历节肿痛，甚者小腹不仁，名曰脚气，无所不治方。

金牙一斤　侧子　附子　天雄　人参　苁蓉　茯苓　当归　防风　黄芪　薯蓣　细辛　桂心　萆薢　萎蕤　白芷　桔梗　黄芩　远志　牡荆子　芎䓖　地骨皮　五加皮　杜仲　厚朴　枳实　白术各三两　独活半斤　茵芋　石楠　狗脊各二两　牛膝　丹参各三两　磁石十两　薏苡仁　麦门冬各一升　生石斛八两　蒴藋四两　生地黄切，二升

上三十九味，㕮咀，以酒八斗，渍七日。温服一合，日四五夜一。石药细研，别绢袋盛，共药同渍。药力和善，主治极多，凡是风虚，四体小觉有风疴者，皆须将服之，无所不治也。服者一依方合之，不得辄信人大言，浪有加减。

钟乳酒　治虚损，通顺血脉，极补下气方。

钟乳五两　附子　甘菊各二两　石斛　苁蓉各五两

上五味，㕮咀，以清酒三斗渍。服二合，日再，稍增至一升。

秦艽酒 治四肢风，手臂不收，髀脚疼弱，或有拘急，挛缩屈指，偏枯痿躄痟小，不仁顽痹者，悉主之方。

秦艽　牛膝　附子　桂心　五加皮　天门冬各三两　巴戟天　杜仲　石楠　细辛各二两　独活五两　薏苡仁一两

上十二味，㕮咀，以酒二斗渍之，得气味可。服三合，渐加至五六合，日三夜一服。

术膏酒 治脚弱风虚，五劳七伤，万病皆主之方。

生白术净洗，一石五斗，捣取汁三斗，煎取半　湿荆二十五束，束别三尺围，各长二尺五寸，径头二寸，烧取沥三斗，煎取半　青竹三十束，束别三尺围，各长二尺五寸，径一寸，烧取沥三斗，煎取半　生地黄根五大斗粗大者，捣取汁三斗，煎取半　生五加根三十六斤净洗讫，锉于大釜内，以水四石，煎之，去滓澄清，取汁七斗，以铜器中盛，大釜内水上煎之，取汁三斗五升。其煎诸药法，一准五加例

上件白术等五种药，总计得汁九斗五升。好糯米一石五斗，上小麦曲八斤，曝干末之，以药汁六斗，浸曲五日，待曲起，第一投净淘米七斗，令得三十遍，下米置净席上，以生布拭之，勿令不净，然后炊之，下馈，以余药汁浸馈，调强弱更蒸之，待馈上痂生，然后下于席上，调强弱冷热如常酿酒法，酝之瓮中，密盖头，三日后第二投，更淘米四斗，一如前法投之，三日后即加药如下。

桂心　甘草　白芷　细辛　防风　当归　麻黄　芎䓖各六两　附子五两　牛膝九两　干姜　五加皮各一斤

上十二味，㕮咀讫，第三投以米四斗，净淘如前法，还以余汁浇馈重蒸，待上痂生，下置席上，调冷热如常酿法，和上件药投之，三日外然后尝甘苦得中讫，密封头二七日，乃押取清酒。一服四合，日再服，细细加，以知为度。温酒不得过热，慎生冷、醋、滑、猪、鲤鱼、蒜、牛肉等。

松叶酒 主脚弱，十二风痹不能行，服更生散数剂，及众治不得力，服此一剂，便能远行，不过两剂方。

松叶六十斤，㕮咀之，以水四石，煮取四斗九升，以酿五斗米，如常法，别煮松叶汁以渍米并馈饭，泥酿封头，七日发，澄饮之取醉，得此力者甚众，神妙。

治脚气方

好豉三斗，蒸一石米下，曝干，如是三上，以酒五斗，渍七日，去滓饮，惟醉为佳。酒尽，更以二斗半渍之，饮如初。

侧子酒 治风湿痹不仁，脚弱不能行方。

侧子　牛膝　丹参　山茱萸　蒴藋根　杜仲　石斛各四两　防风　干姜　蜀椒　细辛　独活　秦艽　桂心　芎䓖　当归　白术　茵芋各三两　五加皮五两　薏苡仁二升

上二十味，㕮咀，绢袋盛，清酒四斗，渍六宿。初服三合，稍加以知为度。患目昏头眩者弥精。

膏第五例一首　方八首

例曰：凡作膏，常以破除日，无令丧孝、污秽、产妇、下贱人、鸡犬禽兽见之。病在外，火炙摩之；在内，温酒服如枣核许。

神明白膏 治百病，中风恶气及头面诸病，青盲风，目烂眦管翳，耳聋，鼻塞，龋齿，齿根挺痛，及痈、痔疮、癣疥等，悉主之方。

吴茱萸　蜀椒　芎䓖　白术　白芷　前胡各一升，《崔氏》作白前　附子三十枚

桂心　当归　细辛各二两

上十味，㕮咀，醇苦酒于铜器中，淹浸诸药一宿，以成煎猪膏十斤，炭火上煎三沸，三上三下，白芷色黄为候。病在腹内，温酒服如弹丸一枚，日三；目痛，取如黍米纳两眦中，以目向风，无风可以扇扇之；诸疮痔、䘌齿、耳鼻百病主之，皆以膏敷；病在皮肤，炙手摩病上，日三。《肘后》九味，无桂心。

卫侯青膏　治百病，久风头眩，鼻塞，清涕泪出，霍乱吐逆，伤寒咽痛，脊背头项强，偏枯拘挛，或缓或急，或心腹久寒，积聚疼痛，咳逆上气，往来寒热，鼠漏瘰疬，历节疼肿，关节尽痛，男子七伤，胪胀腹满，羸瘦不能饮食，妇人生产余疾诸病，病疥恶疮，痈肿阴蚀，黄疸发背，马鞍牛领疮肿方。

当归　栝楼根　干地黄　甘草　蜀椒各六两　半夏七合　桂心　芎䓖　细辛　附子各四两　黄芩　桔梗　天雄　藜芦　皂荚各一两半　厚朴　乌头　莽草　干姜　人参　黄连　寄生　续断　戎盐各三两　黄野葛二分　生竹茹六升　巴豆二十枚　石楠　杏仁各一两　猪脂三斗　苦酒一斗六升

上三十一味，㕮咀诸药，以苦酒渍一宿，以猪脂微火上煎之，三下三上，膏成。病在内，以酒服如半枣；在外，摩之，日三。

神明青膏　治鼻中干，灌之并摩服方。

蜀椒五合　皂荚　黄芩　石楠　黄连　雄黄　桂心　藜芦各三铢　白术　芎䓖　大黄各七铢　乌头　莽草　续断各五铢　泽泻七铢　半夏　当归各十二铢　干地黄十一铢　萎蕤　细辛各十铢　附子　桔梗各二铢　干姜六铢　人参五铢　戎盐杏子大一枚

上二十五味，㕮咀，以苦酒一斗渍之，羊髓一斤，为东南三隅灶，纳诸药，炊以苇薪，作三聚新好土，药沸即下，置土聚上，三沸三下讫药成，以新布绞去滓。病在外，火炙摩之；在内，温酒服如枣核，日三，稍稍益，以知为度。

太敷白膏　治百病，伤寒喉咽不利，头项强痛，腰脊两脚疼，有风痹湿肿，难屈伸，不能行步，若风头眩，鼻塞，有附息肉生疮，身体隐疹风瘙，鼠漏瘰疬，诸疽恶疮，马鞍牛领肿疮，及久寒结坚在心，腹痛胸痹，烦满不得眠，饮食咳逆上气，往来寒热，妇人产后余疾，耳目鼻口诸疾，悉主之，亦曰太一神膏方。

蜀椒一升　附子三两　升麻切，一升　巴豆　芎䓖各三十铢　杏仁五合　狸骨　细辛各一两半　白芷半两　甘草二两　白术六两，一方用当归三两

上十二味，㕮咀，苦酒淹渍一宿，以猪脂四斤微火煎之，先削附子一枚，以绳系著膏中，候色黄膏成，去滓。伤寒心腹积聚，诸风肿疾，颈项腰脊强，偏枯不仁，皆摩之，日一；痈肿恶疮，鼠漏瘰疬，炙手摩之；耳聋，取如大豆灌之；目痛炙缈缥，白翳如珠当瞳子，视无所见，取如穄米敷白上，令其人自以手掩之，须臾即愈，便以水洗，视如平复，且勿当风，三十日后乃可行；鼻中痛，取如大豆纳鼻中，并以摩之；䘌齿痛，以绵裹如大豆，著痛齿上咋之；中风，面目鼻口㖞僻，以摩之；若晨夜行，辟霜雾，眉睫落，数数以铁浆洗，用膏摩之。

曲鱼膏　治风湿疼痹，四肢亸弱，偏跛不仁，并痈肿恶疮方。

大黄　黄芩　莽草　巴豆　野葛　牡丹　踯躅　芫花　蜀椒　皂荚　附子　藜芦各一两

上十二味，㕮咀，以苦酒渍药一宿，

以成煎猪膏三斤，微火煎三沸一下，别纳白芷一片，三上三下，白芷色黄药成，去滓。微火炙手摩病上，日三。

野葛膏 治恶风毒肿，疼痹不仁，瘰疬恶疮，痈疽肿胫，脚弱偏枯，百病方。

野葛 犀角 蛇衔 莽草《外台》作茵芋 乌头 桔梗 升麻 防风 蜀椒 干姜 鳖甲 雄黄 巴豆各一两 丹参三两 踯躅花一升

上十五味，㕮咀，以苦酒四升，渍之一宿，以成煎猪膏五斤，微火煎，三上三下，药色小黄去滓，以摩病上。此方不可施之猥人，慎之。《胡洽》无丹参、踯躅，有细辛。又《苏恭》以白芷、防己、吴茱萸、附子、当归，代巴豆、雄黄、蛇衔、防风、鳖甲。

苍梧道士陈元膏 主一切风湿骨肉疼痹方。

当归 细辛各一两 桂心五寸 天雄三十枚 生地黄三斤 白芷一两半 芎䓖一两 丹砂二两 干姜十累 乌头三两 松脂八两 猪肪十斤

上十二味，㕮咀，以地黄汁渍药一宿，煎猪肪，去滓纳药，煎十五沸，去滓，纳丹砂末熟搅。用火炙手摩病上，日千遍瘥。《胡洽》有人参、防风各三两，附子三十枚，雄黄二两，为十五味。《肘后》、《千金翼》有附子二十二铢、雄黄二两半、大醋三升，为十五味。《崔氏》与《千金翼》同。

裴公八毒膏 主卒中风毒，腹中绞刺痛，飞尸入脏，及魇寐不寤，尸厥，奄忽不知人，宿食不消，温酒服如枣核大，得下止；若毒气甚，咽喉闭塞不能咽者，折齿，纳葱叶口中，以膏灌葱叶中令下；病肿者，向火摩肿上；若岁中多温，欲省病及行雾露中，酒服之，纳鼻中亦得方。

蜀椒 当归 雄黄 丹砂各二两 乌头 巴豆各一升 薤白一斤 莽草四两

上八味，㕮咀，苦酒三升，渍一宿，用猪脂五斤，东向灶，苇薪火煎之，五上五下，候薤白黄色，绞去滓，研雄黄、丹砂如粉，纳之，搅至凝乃止，膏成，盛不津器中。诸蜈蚣蛇蜂等毒者，以膏置疮上，病在外，悉敷之摩之，以破除日合。一方用礜石一两、蜈蚣二枚，是名八毒膏。《肘后》不用巴豆、莽草，名五毒膏。

《备急千金要方》卷第七

备急千金要方卷第八　诸风

论杂风状第一

岐伯曰：中风大法有四，一曰偏枯，二曰风痱，三曰风懿，四曰风痹。夫诸急卒病多是风，初得轻微，人所不悟，宜速与续命汤，依腧穴灸之。夫风者，百病之长。岐伯所言四者，说其最重也。

偏枯者，半身不遂，肌肉偏不用而痛，言不变，智不乱，病在分腠之间。温卧取汗，益其不足，损其有余，乃可复也。《甲乙经》云：温卧取汗，则巨取之。

风痱者，身无痛，四肢不收，智乱不甚，言微可知则可治，甚即不能言，不可治。

风懿者，奄忽不知人，咽中塞，窒窒然《巢源》作噫噫然有声，舌强不能言，病在脏腑，先入阴后入阳。治之，先补于阴，后泻于阳，发其汗，身转软者生。汗不出，身直者，七日死。《巢源》作眼下及鼻人中左右白者，可治；一黑一赤吐沫者，不可治。

风痹、湿痹、周痹、筋痹、脉痹、肌痹、皮痹、骨痹、胞痹，各有证候，形如风状，得脉别也，脉微涩，其证身体不仁。

凡风多从背五脏俞入，诸脏受病，肺病最急，肺主气息，又冒诸脏故也。肺中风者，其人偃卧而胸满，短气冒闷汗出者，肺风之证也。视目下鼻上两边下行至口色白者，尚可治，急灸肺俞百壮，服续命汤，小儿减之；若色黄者，此为肺已伤，化为血矣，不可复治，其人当妄言，掇空指地，或自拈衣寻缝，如此数日死。若为急风邪所中，便迷漠恍惚，狂言妄语，或少气惙惙，不能复言，若不求师即治，宿昔而死，即觉便灸肺俞及膈俞、肝俞数十壮，急服续命汤，可救也。若涎唾出不收者，既灸当并与汤也。诸阳受风，亦恍惚妄语，与肺病相似，然著缓可经久而死。

肝中风者，其人但踞坐，不得低头，绕两目连额上，色微有青者，肝风之证也。若唇色青、面黑，尚可治，急灸肝俞百壮，服续命汤；若大青黑，面一黄一白者，此为肝已伤，不可复治，数日而死。

心中风者，其人但得偃卧，不得倾侧，闷乱冒绝汗出者，心风之证也。若唇正赤尚可治，急灸心俞百壮，服续命汤；若唇或青或白或黄或黑者，此为心已坏为水，面目亭亭，时悚动者，不可复治，五六日死。一云旬日死。

脾中风者，其人但踞坐而腹满，身通黄，吐咸汁出者，尚可治，急灸脾俞百壮，服续命汤；若目下青，手足青者，不可复治。

肾中风者，其人踞坐而腰痛，视胁左右未有黄色如饼粢大者，尚可治，急灸肾俞百壮，服续命汤；若齿黄赤鬓发直，面土色者，不可复治。

大肠中风者，卧而肠鸣不止，灸大肠俞百壮，可服续命汤。

贼风邪气所中则伤于阳，阳外先受之，客于皮肤，传入于孙脉，孙脉满则入传于络脉，络脉满则输于大经中成病，归于六腑则为热，不时卧止为啼哭，其脉坚大为实，实者[①]外坚，充满不可按之，按之则痛也。经络诸脉旁支去者，皆为孙脉也。

凡风之伤人，或为寒中，或为热中，或为疠风，或为偏枯，或为贼风。故以春甲乙伤于风者为肝风，以夏丙丁伤于风者为心风，以四季戊己伤于风者为脾风，以秋庚辛伤于风者为肺风，以冬壬癸伤于风者为肾风。风中五脏六腑之俞，亦为脏腑之风，各入其门户所中，则为偏风。风气循风府而上，则为脑风。风入头，则为目风眼寒。饮酒中风，则为酒风。入房汗出中风，则为内风。新沐中风，则为首风。久风入房中风，则为肠风。外在腠理，则为泄风。故曰：风者，百病之长也。至其变化，乃为他病，无常方焉。是知风者，善行而数变，在人肌肤中，内不得泄，外不得散，因人动静，乃变其性。有风遇寒则食不下，遇热则肌肉消而寒热；有风遇阳盛则不得汗，遇阴盛则汗自出。肥人有风，肌肉厚则难泄，喜为热中目黄；瘦人有风，肌肉薄则常外汗，身中寒，目泪出。有风遇于虚，腠理开则外出，凄凄然如寒状，觉身中有水淋状，时如竹管吹处，此是其证也；有风遇于实，腠理闭则内伏，令人热闷，是其证也。

新食竟取风为胃风，其状恶风，颈多汗，膈下塞不通，食饮不下，胀满形瘦，腹大失衣则愤满，食寒即洞泄。新热食竟入水自渍及浴者，令人大腹为水病。

因醉取风为漏风，其状恶风，多汗少气，口干善[②]渴，近衣则身如火烧，临食则汗流如雨，骨节懈惰，不欲自劳。

新沐浴竟取风为首风，其状恶风而汗，多头痛。新房室竟取风为内风，其状恶风，汗流沾衣。劳风之为病，法在肺下，使人强上而目脱，唾出若涕，恶风而振寒，候之三日及五日中不精明者是也，七八日，微有青黄脓涕如弹丸大，从口鼻出为善，若不出则伤肺。

风邪客于肌肤，虚痒成风疹瘙疮。风邪入深，寒热相搏则肉枯。邪客半身入深，真气去则偏枯。邪客关机中即挛，筋中亦然。邪淫于脏，梦脏大形小；淫于腑，梦脏小形大。邪随目系入脑，则目转眩。邪中睛，则散视见两物。风邪入脏，寒气客于中，不能发则喑哑喉痹舌缓，不时服药针灸，风逐脉流入脏，使人卒然喑，缓纵噤痉致死也。风入阳经则狂，入阴经则癫。阳邪入阴，病则静；阴邪入阳，病则怒。

若因热食汗浴，通腠理得开，其风自出，则觉肉中如针刺，步行运力欲汗，亦如此也。

凡觉肌肉中如刺，皆由腠理闭，邪气在肌中闭，因欲出也，宜解肌汤则安。

夫眼瞤动，口唇动偏喎，皆风入脉，故须急服小续命汤，将八风散，摩神明白膏、丹参膏[③]，亦依经针灸之。

诸痹由风寒湿三气，并客于分肉之间，迫切而为沫，得寒则聚，聚则排分肉，肉裂则痛，痛则神归之，神归之则热，热则痛解，痛解则厥，厥则他痹发，发则如是，此内不在脏，而外未发于皮肤，居分肉之间，真气不能周，故为痹也。其风最多者，不仁则肿为行痹，走无常处；其寒多者，则为痛痹；其湿多者，则为著痹；冷汗濡，但随血脉上下，不能左右去者，则为周痹也；痹在肌中，更发更止，左以应左，右以应右者，为偏痹

---

① 实者：原作“实有”，据后藤本改。

② 善：后藤本作“喜”。

③ 膏：原缺，据元刻本、道藏本、后藤本补。

也。

夫痹，其阳气少而阴气多者，故令身寒从中出；其阳气多而阴气少者，则痹且热也。

诸痹风胜者则易愈，在皮间亦易愈，在筋骨则难痊也。久痹入深，令荣卫涩，经络时疏，则不知痛。

风痹病不可已者，足如履冰，时如入汤，腹中股胫淫泺，烦心头痛，伤脾肾；时呕眩，时时汗出[①]，伤心；目眩，伤肝；悲恐，短气不乐，伤肺；不出三年死。一云三日。

太阳中风，重感于寒湿，则变痓也。痓者，口噤不开，背强而直，如发痫之状，摇头马鸣，腰反折，须臾十发，气息如绝，汗出如雨，时有脱，易得之者，新产妇人及金疮血脉虚竭、小儿脐风，大人凉湿得痓风者皆死。温病热盛入肾、小儿痫热盛皆痓，痓、喑、厥、癫皆相似，故久厥成癫。审察之，其重者患耳中策策痛，皆风入肾经中也。不治，流入肾，则喜卒然体痓直如死，皆宜服小续命汤两三剂也。若耳痛肿、生汁、作痈疖者，乃无害也，惟风宜防耳，针耳前动脉及风府神良。

诸风第二方二十九首　灸法四十首

小续命汤　治卒中风欲死，身体缓急，口目不正，舌强不能语，奄奄忽忽，神情闷乱，诸风服之皆验，不令人虚方。

麻黄　防己《崔氏》、《外台》不用防己　人参　黄芩　桂心　甘草　芍药　芎䓖　杏仁各一两　附子一枚　防风一两半　生姜五两

上十二味，㕮咀，以水一斗二升，先煮麻黄三沸，去沫，纳诸药，煮取三升。分三服，甚良；不瘥，更合三四剂必佳。取汗，随人风轻重虚实也。有人脚弱，服此方至六七剂得瘥。有风疹家，天阴节变，辄合服之，可以防喑。一本云：恍惚者，加茯神、远志；如骨节烦疼，本有热者，去附子，倍芍药。《小品》、《千金翼》同。《深师》、《古今录验》有白术，不用杏仁。《救急》无芎䓖、杏仁，止十味。《延年》无防风。

大续命汤　治肝厉风，卒然喑哑，依古法用大、小续命二汤，通治五脏偏枯贼风方。

麻黄八两　石膏四两　桂心　干姜　芎䓖各二两　当归　黄芩各一两　杏仁七十枚　荆沥一升

上九味，㕮咀，以水一斗，先煮麻黄两沸，掠去沫，下煮药，煮取四升，去滓，又下荆沥煮数沸，分四服。能言未瘥，后服小续命汤。旧无荆沥，今增之效如神。《千金翼》有甘草。

小续命汤　治中风冒昧，不知痛处，拘急不得转侧，四肢缓急，遗失便利，此与大续命汤同，偏宜产后失血，并老小人方。

麻黄　桂心　甘草各二两　生姜五两　人参　芎䓖　白术　附子　防己　芍药　黄芩各一两　防风一两半

上十二味，㕮咀，以水一斗二升，煮取三升，分三服。《古今录验》无桂，名续命汤。《胡洽》、《千金翼》同。

治风历年岁，或歌或哭、大笑，言语无所不及，宜服**小续命汤**方。

麻黄三两　人参　桂心　白术各二两　芍药　甘草　防己　黄芩　芎䓖　当归各一两

上十味，㕮咀，以水一斗二升，煮取三升，分三服，日三，覆取汗。

大续命汤　治大风经脏，奄忽不能

① 汗出：此前后藤本有“自”字。

言，四肢垂曳，皮肉痛痒不自知方。

独活　麻黄各三两　芎䓖　防风　当归　葛根　生姜　桂心各一两　茯苓　附子　细辛　甘草各一两

上十二味，㕮咀，以水一斗二升，煮取四升。分五服，老小半之。若初得病便自大汗者，减麻黄；不汗者依方；上气者，加吴茱萸二两、厚朴一两；干呕者，倍加附子一两；啘者，加橘皮一两；若胸中吸吸少气者，加大枣十二枚；心下惊悸者，加茯苓一两；若热者，可除生姜，加葛根。初得风未须加减，便且作三剂，停四五日以后，更候视病虚实平论之，行汤行针，依穴灸之。

西州续命汤　治中风痱一作入脏，身体不知自收，口不能言语，冒昧不识人，拘急背痛，不得转侧方。

麻黄六两　石膏四两　桂心二两　甘草　芎䓖　干姜　黄芩　当归各一两　杏仁三十枚

上九味，㕮咀，以水一斗二升，煮麻黄，再沸掠去上沫，后下诸药，煮取四升。初服一升，犹能自觉者，勿熟眠也，可卧，厚覆，小小汗出已，渐减衣，勿复大覆，可眠矣。前服不汗者，后服一升汗，后稍稍五合一服，安稳乃服，勿顿服也，汗出则愈，勿复服。饮食如常，无禁忌，勿见风，并治上气咳逆。若面目大肿，但得卧，服之大善。凡服此汤不下者，人口嘘其背，汤则下过矣。病人先患冷汗者，不可服此汤。若虚羸人，但当稍与五合为佳。有辄行此汤与产妇及羸人，喜有死者，皆为顿服三升，伤多且汤浊不清故也，但清澄而稍稍服，微取汗者，皆无害也。《胡洽方》、《古今录验》名大续命汤。

大续命汤　治与前大续命汤，宜产妇及老小等方。

麻黄　芎䓖各三两　干姜　石膏　人参　当归　桂心　甘草各一两　杏仁四十枚

上九味，㕮咀，以水一斗，煮取三升，分三服。《外台》名续命汤，《范汪》同，云是张仲景方，本欠两味。

续命煮散　主风无轻重，皆治之方。

麻黄　芎䓖　独活　防己　甘草　杏仁各三两　桂心　附子　茯苓　升麻　细辛　人参　防风各二两　石膏五两　白术四两

上十五味，粗筛下，以五方寸匕，纳小绢袋子中，以水四升，和生姜三两，煮取二升半。分三服，日日勿绝。慎风冷，大良。吾尝中风，言语謇涩，四肢痑曳，处此方日服四服，十日十夜服之不绝，得愈。

大续命散　主八风十二痹，偏枯不仁，手足拘急，疼痛不得伸屈，头眩不能自举，起止颠倒，或卧苦惊如堕状，盗汗，临事不起，妇人带下无子，风入五脏，甚者恐怖，见鬼来收录，或与鬼神交通，悲愁哭泣，忽忽欲走方。

麻黄　乌头　防风　桂心　甘草　蜀椒　杏仁　石膏　人参　芍药　当归　蔄茹《千金翼》作芎䓖　黄芩　茯苓　干姜各一两

上十五味，治下筛。以酒服方寸匕，日再，稍加，以知为度。

排风汤　治男子、妇人风虚湿冷，邪气入脏，狂言妄语，精神错乱。其肝风发，则面青，心闷乱，吐逆呕沫，胁满，头眩重，耳不闻人声，偏枯筋急，曲蜷而卧也；其心风发，则面赤，翕然而热，悲伤嗔怒，目张呼唤也；其脾风发，则面黄，身体不仁，不能行步，饮食失味，梦寐倒错，与亡人相随也；其肺风发，则面白，咳逆，唾脓血，上气奄然而极也；其肾风发，则面黑，手足不遂，腰痛难以俯仰，痹冷骨疼也。诸有此候，令人心惊，志意不定，恍惚多忘，服此汤安心定志，聪耳明目，通脏腑，诸风疾悉主之方。

白鲜皮 白术 芍药 桂心 芎䓖 当归 杏仁 防风 甘草各二两 独活 麻黄 茯苓各三两 生姜四两

上十三味，㕮咀，以水一斗，煮取三升。每服一升，覆取微汗，可服三剂。

大八风汤 主毒风顽痹亸曳，手脚不遂，身体偏枯，或毒弱不任，或风入五脏，恍恍惚惚，多语喜忘，有时恐怖，或肢节疼痛，头眩烦闷，或腰脊强直，不得俯仰，腹满不食，咳嗽，或始遇病时，卒倒闷绝，即不能语使失喑，半身不遂，不仁沉重，皆由体虚，恃少不避风冷所致，治之方。

当归一两半 升麻 五味子各一两半 乌头 黄芩 芍药 远志 独活 防风 芎䓖 麻黄 秦艽 石斛 人参 茯苓 石膏 黄芪 紫菀各一两 杏仁四十枚 甘草 桂心 干姜各二两 大豆一升，《翼》云二合

上二十三味，㕮咀，以水一斗三升、酒二升，合煮取四升。强人分四服，羸人分六服。

八风散 主八风十二痹，猥退，半身不遂，历节疼痛，肌肉枯燥，皮肤瞤动，或筋缓急痛，不在一处，卒起目眩，失心恍惚，妄言倒错，身上瘖癗，面上疱起，或黄汗出，更相染渍，或燥或湿，颜色乍赤乍白，或青或黑，角弓反张，乍寒乍热方。

麻黄 白术各一斤 栝楼根 甘草 栾荆 天雄 白芷 防风 芍药 石膏 天门冬各十两 羌活二斤 山茱萸 食茱萸 踯躅各五升 茵芋十四两 黄芩一斤五两 附子三十枚 大黄半斤 细辛 干姜 桂心各五两 雄黄 朱砂 丹参各六两

上二十五味，治下筛。酒服方寸匕，日一，三十日后，日再服。五十日知，百日瘥，一年平复。长服不已佳，先食服。

小八风散 治迷惑如醉，狂言妄语，惊悸恐怖，恍惚见鬼，喜怒悲忧，烦满颠倒，邑邑短气不得语，语则失忘，或心痛彻背，不嗜饮食，恶风不得去帷帐，时复疼热，恶闻人声，不知痛痒，身悉振摇汗出，猥退，头重浮肿，爪之不知痛，颈项强直，口面㖞戾，四肢不随，不仁偏枯，挛掣不得屈伸，悉主之方。

天雄 当归 人参各五分 附子 防风 天门冬 蜀椒 独活各四分 乌头 秦艽 细辛 白术 干姜各三分 麻黄 山茱萸 五味子 桔梗 白芷 柴胡 莽草各二分

上二十味，治下筛，合相得。酒服半方寸匕，渐至全匕，日三服，以身中觉如针刺者，则药行也。

乌头汤 主八风五尸，恶气游走胸心，流出四肢，来往不住，短气欲死方。

乌头 芍药 干姜 桂心 细辛 干地黄 当归 吴茱萸各一两 甘草二两

上九味，㕮咀，以水七升，煮取二升半，分三服。

治诸风莫耳散方

当以五月五日午时，干地刈取莫耳叶，洗曝燥，捣下筛。酒若浆服一方寸匕，日三，作散。若吐逆，可蜜和为丸，服十丸，准前计一方寸匕数也。风轻易治者，日再服；若身体有风处皆作粟肌出，或如麻豆粒，此为风毒出也，可以铍针刺溃去之，皆黄汁出尽乃止。五月五日多取阴干之，著大瓮中，稍取用之。此草辟恶，若欲看病省疾者，便服之，令人无所畏；若时气不和，举家服之。若病胃胀满，心闷发热，即服之。并杀三虫肠痔，能进食，一周年服之佳。七月七、九月九

皆可采用。

治心风虚热，发即恍惚烦闷，半身不仁，挛急方。

荆沥五升　竹沥五升　枸杞根白皮一升　香豉三合　生麦门冬一升　人参　茯苓　栀子仁　黄芩　芎䓖　桂心　细辛　杏仁　白鲜皮　防风各二两　生姜　石膏　甘草各三两

上十八味，㕮咀，以水二斗，和沥，煮取三升。分四服，相去如人行六七里。凡五剂，间三日服一剂。一本用防己三两。

治虚热恍惚，惊邪恐惧方。

荆沥三升　竹沥三升　牛黄十八铢　人参　生麦门冬各三两　香豉三合　升麻　铁精各一两　龙齿　天门冬　茯苓　栀子各二两

上十二味，㕮咀，以水二斗，煮取三升，去滓，下牛黄、铁精，更煎五六沸，取一升七合。分温三服，相去十里久。

地黄煎　主热风心烦闷，及脾胃间热，不下食，冷补方。

生地黄汁二升　生姜汁一升　枸杞根汁三升　荆沥　竹沥各五升　酥三升　人参　天门冬各八两　茯苓六两　栀子仁　大黄各四两

上十一味，捣筛五物为散，先煎地黄等汁成煎，次纳散药搅调。一服一匕，日二，渐加至三匕，觉利减之。

又方

羚羊角五两　干蓝　黄芩　芍药　鼠尾草各三两　生葛　栀子仁各六两　豉一升，绵裹

上八味，㕮咀，以水七升，煮取二升五合，分三服。

治积热风方

地骨皮　萎蕤　丹参　黄芪　泽泻　麦门冬各三两　清蜜一合　生地黄汁一升　姜汁一合

上九味，㕮咀，以水六升，煮取二升，去滓，纳地黄汁，更缓火煮，减一升，纳蜜及姜汁，又煮一沸，药成。温服三合，日再。

大防风汤　治中风，发热无汗，肢节烦，腹急痛，大小便不利方。

防风　当归　麻黄　白术　甘草各十八铢　黄芩三十铢　茯苓　干地黄　附子　山茱萸各一两

上十味，㕮咀，以水九升，煮取二升半，一服七合。大小便不利，纳大黄、人参各十八铢，大枣三十枚，生姜三两，煮取三升，分三服。《深师》加天门冬一两。

治中风发热，**大戟洗汤**方。

大戟　苦参

上二味，等分，末之，以药半升，白醋浆一斗，煮三沸，适寒温洗之，从上下寒乃止，立瘥。小儿三指撮，浆水四升煮，洗之。

金牙酒　疗积年八风五疰，举身亸曳，不得转侧，行步跛躄，不能收摄。又暴口噤失音，言语不正，四肢背脊筋急肿痛，流走不常，劳冷积聚少气，乍寒乍热，三焦不调，脾胃不磨，饮澼结实，逆害饮食，醋咽呕吐，食不生肌，医所不能治者，悉主之方。

金牙碎如米粒，用小绢袋盛　细辛　地肤子无子用茎，《苏恭》用蛇床子　附子　干地黄　防风　莽草　蒴藋根各四两　蜀椒四合　羌活一斤，《胡洽》用独活

上十味，㕮咀，盛以绢袋，以酒四斗，瓷罂中渍，密闭头，勿令泄气，春夏三四宿，秋冬六七宿，酒成去滓，日服一合。此酒无毒，及可小醉，常令酒气相接，下尽一剂，病无不愈。又令人肥健。酒尽自可加诸药各三两，惟蜀椒五两，用酒如前，勿加金牙也。冷加干姜四两。服此酒胜灸刺，起三十年诸风亸曳，神验。

《肘后》、《备急》用升麻、干姜各四两，人参二两，石斛、牛膝各五两，不用蒴藋根，为十四味。《苏恭》不用地黄，为十三味。一方用蒺藜四两，黄芪三两。《胡治》用续断四两，为十一味。《千金翼》用茵芋四两，无莽草。

常山太守马灌酒 除风气，通血脉，益精华，定六腑，明耳目，悦泽颜色，头白更黑，齿落更生，服药二十日力势倍，六十日志气充盈，八十日能夜书，百日致神明，房中强壮如三十时，力能引弩。年八十人服之，亦当有子。病在腰膝，药悉主之方。

天雄二两，生用 蜀椒 商陆根各一两 乌头一枚，大者 桂心 白蔹 茵芋 干姜各一两 附子五枚 踯躅一两

上十味，㕮咀，以绢袋盛，酒三斗渍，春夏五日，秋冬七日，去滓。初服半合，稍加至两三合。捣滓为散，酒服方寸匕，日三，以知为度。夏日恐酒酸，以油单覆之，下井中，近水令不酸也。《千金翼》无商陆、桂心，为八味。

蛮夷酒 主久风枯挛，三十年著床，及诸恶风，眉毛堕落方。

独活 丹参 礜石 干地黄各一两 附子 麦门冬各二两 白芷 乌喙 乌头 人参 狼毒 蜀椒 防风 细辛 矾石 寒水石 牛膝 麻黄 芎䓖 当归 柴胡 芍药 牡蛎 桔梗 狗脊《千金翼》作枸杞 天雄各半两 苁蓉 茯神《千金翼》作茯苓 金牙 薯蓣 白术 杜仲 石楠 款冬各十八铢 干姜 芜荑各一合 山茱萸 牡荆子各十八铢 芫花 柏子仁各一合 石斛 桂心各六铢 甘遂二两 苏子一升 赤石脂二两半

上四十五味，㕮咀，以酒二斗渍，夏三日，春秋六日，冬九日，一服半合。密室中合药，勿令女人、六畜见之，三日清斋乃合。《千金翼》无芎䓖，云加大枣四十枚更佳。

蛮夷酒 治八风十二痹，偏枯不随，宿食，久寒虚冷，五劳七伤，及妇人产后余疾，月水不调，皆主之方。

矾石 桂心 白术 狼毒 半夏 石楠 白石脂 龙胆 续断 芫花 白石英 代赭 蔄茹 石韦 玄参 天雄 防风 山茱萸 桔梗 藜芦 卷柏 细辛 寒水石 乌头 踯躅 蜀椒 白芷 秦艽 菖蒲各一两 矾石[1] 附子 远志各二两 石膏二两半 蜈蚣二枚

上三十四味，㕮咀，以酒二斗，渍四日。服一合，日再。十日后去滓，曝干，捣筛为散。酒服方寸匕，日再，以知为度。《胡治》四十二味，无桂心、细辛、乌头、踯躅、蜀椒，而有芒硝、恒山、黄芩、黄连、大黄、麻黄、地黄、前胡、甘草、菟丝子、芍药、紫菀各一两，杏仁二十枚，同捣筛，绢袋盛，用水三斗，面三斤，黍米三斗，作饭依如酒法，以药袋酿中，春秋七日，冬十日，夏三日，酒成。服半鸡子壳，日三。并曝药，末之，酒服方寸匕，以身体暖为度。

鲁王酒 治风眩心乱，耳聋目暗泪出，鼻不闻香臭，口烂生疮，风齿瘰疬，喉下生疮，烦热厥逆上气，胸胁肩胛痛，手不上头，不自带衣，腰脊不能俯仰，脚酸不仁，难以久立，八风十二痹，五缓六急，半身不遂，四肢偏枯，筋挛不可屈伸，贼风咽喉闭塞，哽哽不利，或如锥刀所刺，行人皮肤中，无有常处，久久不治，入人五脏，或在心下，或在膏肓，游走四肢，偏有冷处，如风所吹，久寒积聚，风湿五劳七伤，虚损百病，悉主之方。

茵芋 乌头 踯躅各三十铢 天雄 防己 石斛各二十四铢 细辛 柏子仁

---

① 矾石：此与前矾石重，疑为礜石之讹。

牛膝　甘草　通草　桂心　山茱萸　秦艽　黄芩《胡洽》作黄芪　茵陈　附子　瞿麦　杜仲　泽泻　王不留行《胡洽》作天门冬，《千金翼》作王荪　石楠　防风　远志　干地黄各十八铢

上二十五味，㕮咀，以酒四斗，渍之十日。一服一合，加至四五合，以知为度。《千金翼》名此为鲁公酒，有干姜。《胡洽》无防己，以绢囊盛药，用水二斗，法曲二斗，同渍之三四宿，出药囊，炊二斗黍米，纳汁酿之，酒熟，饮如鸡子大，日二，稍稍饮之，以知为度。

鲁公酿酒　主风偏枯半死，行劳得风，若鬼所击，四肢不遂，不能行步，不自带衣，挛躄，五缓六急，妇人带下，产乳中风，五劳七伤方。

干姜　踯躅　桂心　甘草　芎䓖　续断　细辛　附子　秦艽　天雄　石膏　紫菀各五两　葛根　石龙芮　石斛　通草　石楠　柏子仁　防风　巴戟天　山茱萸各四两　牛膝　天门冬各八两　乌头二十枚　蜀椒半升

上二十五味，㕮咀，以水五升，渍三宿，法曲一斤合渍，秫米二斗合酿三宿，去滓，炊糯米一斗，酿三宿药成。先食服半合，日再。待米极消尽，乃去滓，曝干，末服。

独活酒　治八风十二痹方。

独活　石楠各四两　防风三两　附子　乌头　天雄　茵芋各二两

上七味，㕮咀，以酒二斗，渍七日。服半合，日三，以知为度。

扁鹊云：治卒中恶风，心闷烦毒欲死，急灸足大趾下横纹，随年壮，立愈。

若筋急不能行者，内踝筋急，灸内踝上四十壮；外踝筋急，灸外踝上三十壮，立愈。

若眼戴睛上插，灸目两眦后二七壮。

若不能语，灸第三椎上百壮。

若不识人，灸季肋头七壮。

若眼反口噤，腹中切痛，灸阴囊下第一横理十四壮。灸卒死亦良。

治久风、卒风、缓急诸风，卒发动不自觉知，或心腹胀满，或半身不遂，或口噤不言，涎唾自出，目闭耳聋，或举身冷直，或烦闷恍惚，喜怒无常，或唇青口白戴眼，角弓反张，始觉发动，即灸神庭一处七壮，穴在当鼻直上发际是。

次灸曲差二处各七壮，穴在神庭两旁各一寸半是。

次灸上关二处各七壮，一名客主人，穴在耳前起骨上廉陷者中是。

次灸下关二处各七壮，穴在耳前下廉动脉陷者中是。

次灸颊车二穴各七壮，穴在曲颊陷者中是。

次灸廉泉一处七壮，穴在当头直下骨后陷者中是。

次灸囟会一处七壮，穴在神庭上二寸是。

次灸百会一处七壮，穴在当顶上正中央是。

次灸本神二处各七壮，穴在耳正直上入发际二分是。又作四分。

次灸天柱二处各七壮，穴在项后两大筋外入发际陷者中是。

次灸陶道一处七壮，穴在大椎节下间是。

次灸风门二处各七壮，穴在第二椎下两旁各一寸半是。

次灸心俞二处各七壮，穴在第五椎下两旁各一寸半是。

次灸肝俞二处各七壮，穴在第九椎下两旁各一寸半是。

次灸肾俞二处各七壮，穴在第十四椎下两旁各一寸半是。

次灸膀胱俞二处各七壮，穴在第十九椎下两旁各一寸半是。

次灸曲池二处各七壮，穴在两肘外曲头陷者，屈肘取之是。

次灸肩髃二处各七壮，穴在两肩头正中两骨间陷者中是。

次灸支沟两处各七壮，穴在手腕后臂外三寸两骨间是。

次灸合谷二处各七壮，穴在手大指虎口两骨间隐者中是。

次灸间使二处各七壮，穴在掌后三寸两筋间是。

次灸阳陵泉二处各七壮，穴在膝下外尖骨前隐者中是。

次灸阳辅二处各七壮，穴在外踝上绝骨端陷者中是。

次灸昆仑二处各七壮，穴在外踝后跟骨上陷者中是。

治风，灸上星二百壮，前顶二百四十壮，百会二百壮，脑户三百壮，风府三百壮。

治大风，灸百会七百壮。

治百种风，灸脑后项大椎平处两厢，量二寸三分，须取病人指寸量，两厢各灸百壮，得瘥。

治风，耳鸣，从耳后量八分半里许有孔，灸一切风，得瘥。狂者亦瘥。两耳门前后各灸一百壮。

治卒病恶风，欲死不能语，及肉痹不知人，灸第五椎，名曰脏输，百五十壮，三百壮便愈。

心俞穴在第五节一云第七节，对心横三间寸。主心风，腹胀满，食不消化，吐血酸削，四肢羸露，不欲食饮，鼻衄，目眴䀮䀮不明，肩头胁下痛，小腹急，灸二三百壮。

大肠俞在十六椎两边相去一寸半，治风，腹中雷鸣，肠澼泄利，食不消化，小腹绞痛，腰脊疼强，或大小便难，不能饮食，灸百壮，三日一报。

掖门在腋下攒毛中一寸，名太阳阴，一名掖间，灸五十壮，主风。

绝骨在外踝上三寸，灸百壮，治风，身重心烦，足胫疼。

贼风第三

论一首　方三十二首　灸法六首

治肝虚寒，卒然喑哑不声，踞坐不得，面目青黑，四肢缓弱，遗失便利，厉风所损，**桂枝酒**主之方。

桂枝　芎䓖　独活　牛膝　薯蓣　甘草各三两　附子二两　防风　茯苓　天雄　茵芋　杜仲　白术　蒴藋根各四两　干姜五两　大枣四十枚　踯躅一升　猪椒叶根皮各一升

上十八味，㕮咀，以酒四斗，渍七日。服四合，日二，加至五六合。

肝风占候，其口不能言，当灸鼻下人中，次灸大椎，次灸肝俞第九椎下是五十壮，余处随年壮。眼暗人，灸之得明，二三百壮良。

心气虚悸恍惚，**大定心汤**主之。方在第十四卷中。

治心虚寒风，半身不遂，骨节离解，缓弱不收，便利无度，口面㖞邪，**干姜附子汤**方。

干姜　附子各八两　桂心　麻黄各四两　芎䓖三两

上五味，㕮咀，以水九升，煮取三升。分三服，三日后服一剂。

治心寒，或笑或呻口欹，侧子酒主之。方在第七卷中。

芎䓖汤　主卒中风，四肢不仁，善笑不息方。

芎䓖一两半　黄芩　石膏一方用黄连

当归 秦艽 麻黄 桂心各一两 杏仁二十一枚 干姜 甘草各一两

上十味，㕮咀，以水九升，煮取三升，分三服。

治心虚寒，阴气伤寒损心，惊掣悸语，声宽急混浊，口㖞冒昧，好自笑，厉风伤心，**荆沥汤**主之方。

荆沥三升 麻黄 白术 芎䓖各四两 防风 桂心 升麻 茯苓 远志 人参 羌活 当归各二两 母姜切，一升，取汁 防己 甘草各二两

上十五味，㕮咀，以水一斗五升，煎麻黄两沸，去沫，次下诸药，煮取三升，去滓，下荆沥、姜汁，煎取四升。分四服，日三夜一。

治心虚寒，气性反常，心手不随，语声冒昧，其所疾源厉风损心，具如前方所说无穷，**白术酿酒**补心志定气方。

白术切 地骨皮 荆实各五斗 菊花二斗

上四味，以水三石，煮取一石五斗，去滓澄清，取汁酿米一石，用曲如常法，酒熟，多少随能饮之，常取半醉，勿令至吐。

凡心风寒，灸心俞各五十壮，第五节两边各一寸半是。

治脾虚寒，厉风所伤，举体消瘦，语音沉涩，如破鼓之声，舌强不转而好咽唾，口噤唇黑，四肢不举，身重，大小便利无度，依源麻黄汤主之。方在第七卷中。方本阙。

治脾寒言声忧惧，舌本卷缩，嗔喜无度，惛闷恍惚胀满，**温中下气半夏汤**方。

半夏 生姜各一升 芍药 茯苓 桂心 橘皮 五味子各三两 附子五两 白术四两 甘草二两 大枣三十枚 大麻仁一升，熬研为脂

上十二味，㕮咀，以水一斗二升，煮取三升，去滓，下大麻脂，更上火一沸，分三服。

治脾虚寒，身重不举，言音沉鼓，厉风伤痛，便利无度，补脾安胃，调气止痛，**当归丸**方。

当归八两 天雄六两 干姜 酸枣仁各八两 黄芪 地骨皮各七两 芎䓖 干地黄各六两 桂心 防风 附子 白术各五两 甘草 厚朴 秦艽各四两 大枣二十枚 吴茱萸五合 秦椒叶四两

上十八味，末之，蜜丸如梧子。酒服三十丸至四十丸，日再服。

脾风占候，声不出，或上下手，当灸手十指头，次灸人中，次灸大椎，次灸两耳门前脉，去耳门上下行一寸是，次灸两大指节上下各七壮。

治脾风，灸脾俞挟脊两边各五十壮。凡人脾俞无定，所随四季月应病，即灸脏输是脾穴，此法甚妙，脾风者总呼为八风。

治肺虚寒，厉风所中，嘘吸战掉，声嘶塞而散下，气息短惫，四肢痹弱，面色青葩，遗失便利，冷汗出，依源**麻黄续命汤**方。

麻黄六两 大枣五十枚 杏仁 白术 石膏各四两 桂心 人参 干姜 茯苓各三两 当归 芎䓖 甘草各一两

上十二味，㕮咀，以水一斗二升煮麻黄，去沫，次下诸药，煎取三升，去滓，分三服。旧方无术、茯苓，今方无黄芩，转以依经逐病增损。

治肺寒虚伤，言音嘶下，拖气用力，战掉，缓弱虚瘠，厉风入肺，**八风防风散**方。

防风 独活 芎䓖 秦椒 干姜 黄芪 附子各四十二铢 天雄 麻黄 石膏 五味子 山茱萸各三十六铢 秦艽 桂心 薯蓣 细辛 当归 防己 人参 杜

仲各三十铢　甘草十一铢　贯众二枚　甘菊　紫菀各二十四铢

上二十四味，治下筛。每服方寸匕，酒调，进至两匕，日再服。

治肺虚寒，羸瘦缓弱，战掉嘘吸，胸满肺痿，**温中生姜汤**方。

生姜一斤　桂心四两　甘草　麻黄各三两　橘皮四两

上五味，㕮咀，以水一斗，煮取二升半，分三服。先煎麻黄两沸，去沫，然后入诸药合煮。

治肺寒，灸肺俞百壮。

治肾寒虚为厉风所伤，语音謇吃，不转偏枯，胻脚偏跛蹇，缓弱不能动，口㖞，言音混浊，便利仰人，耳偏聋塞，腰背相引，**肾沥汤**，依源增损，随病用药方。

羊肾一具　磁石五两　玄参　茯苓　芍药各四两　芎䓖　桂心　当归　人参　防风　甘草　五味子　黄芪各三两　地骨皮二升，切　生姜八两

上十五味，㕮咀，以水一斗五升，煮羊肾取七升，下诸药，取三升，去滓。分三服，可服三剂。

治耳聋口㖞等，**茵芋酒**主之。方在第七卷中。

治肾虚，呻吟喜恚怒，反常心性，阳气弱，腰背强急，髓冷，**干地黄丸**方。

干地黄一两半　茯苓　天雄　钟乳各二两　杜仲　牛膝　苁蓉　柏子仁各四十二铢　桂心　续断　山茱萸　天门冬各一两半　松脂　远志　干姜各三十铢　菖蒲　薯蓣　甘草各一两

上十八味，末之，蜜丸梧子大。酒服三十丸，日二服，加至四十丸。

治肾寒，灸肾俞百壮。

大岩蜜汤　主贼风，腹中绞痛，并飞尸遁注，发作无时，发即抢心胀满，胁下如锥刀刺，并主少阴伤寒方。

栀子十五枚　甘草　干地黄　细辛　羊脂青羊角亦得　茯苓　吴茱萸　芍药《小品》用芎䓖　干姜　当归　桂心各一两

上十一味，㕮咀，以水八升，煮取三升，去滓，纳脂令烊。温分三服，相去如人行十里顷。若痛甚者，加羊脂三两，当归、芍药、人参各一两；心腹胀满坚急者，加大黄三两。《胡洽》不用栀子、羊脂、茯苓、桂心，名岩蜜汤。

小岩蜜汤　主恶风，角弓反张，飞尸入腹，绞痛闷绝，往来有时，筋急，少阴伤寒，口噤不利方。

大黄二两　雄黄　青羊脂各一两　吴茱萸二两　当归　干地黄　干姜　桂心　芍药　甘草　细辛各四两

上十一味，㕮咀，以水一斗，煮取六升，分六服。重者加药，用水三斗，煮取九升，分十服。

排风汤　主诸毒风邪气所中，口噤闷绝不识人，及身体疼烦，面目暴肿，手足肿者方。

犀角　羚羊角　贝子　升麻各一两

上四味，治下筛，为粗散，以水二升半，纳四方寸匕，煮取一升，去滓，服五合。杀药者，以意增之。若肿，和鸡子敷上，日三；老小以意加减之，神良。亦可多合用之。

乌头汤　主寒疝，腹中绞痛，贼风入腹攻五脏，拘急不得转侧，叫呼发作，有时使人阴缩，手足厥逆方。

乌头十五枚，《要略》用五枚　芍药四两　甘草二两　大枣十枚　老姜一斤　桂心六两

上六味，㕮咀，以水七升，煮五物取三升，去滓，别取乌头去皮四破，蜜二升微火煎，令减五六合，纳汤中煮两小沸，去滓。服一合，日三，间食，强人三合，

以如醉状为知，不知增之。

治贼风所中，腹内挛急方。

麻黄四两 甘草一尺 石膏鸡子大 鬼箭羽鸡子大

上四味，㕮咀，以东流水二升，煮取一升，顿服之。

论曰：夫历节风著人久不治者，令人骨节蹉跌，变成癫病，不可不知。古今以来，无问贵贱，往往苦之，此是风之毒害者也。治之虽有汤药，而并不及松膏、松节酒，若羁旅家贫不可急办者，宜服诸汤，犹胜不治，但于痛处灸三七壮佳。

防风汤 治身体四肢节解如堕脱，肿，按之皮陷，头眩短气，温温闷乱欲吐者方。

防风 白术 知母各四两 生姜 半夏各五两 芍药 杏仁 甘草 芎䓖各三两 桂心四两

上十味，㕮咀，以水一斗，煮取三升。分四服，日三夜一。《古今录验方》无半夏、杏仁、芎䓖，用附子二枚，为八味。

羌活汤 治中风，身体疼痛，四肢缓弱不遂，及产后中风方。

羌活 桂心 芍药 葛根 麻黄 干地黄各三两 甘草二两 生姜五两

上八味，㕮咀，以清酒三升、水五升，煮取三升。温服五合，日三服。

防己汤 治风历节，四肢疼痛如槌锻，不可忍者方。

防己 茯苓 白术 桂心 生姜各四两 乌头七枚 人参二两 甘草三两

上八味，㕮咀，以苦酒一升、水一斗，煮取三升半。一服八合，日三夜一。当觉焦热，痹忽忽然，慎勿怪也。若不觉，复合服，以觉乃止。凡用乌头皆去皮，熬令黑乃堪用，不然，至毒人，宜慎之。《翼》不用苦酒。

治湿风体痛欲折，肉如锥刀所刺方。

附子 干姜 芍药 茯苓 人参 甘草 桂心各三两 白术四两

上八味，㕮咀，以水八升，煮取三升，日三服。一方去桂，用干地黄二两。

大枣汤 治历节疼痛方。

大枣十五枚 黄芪四两 附子一枚 生姜二两 麻黄五两 甘草一尺

上六味，㕮咀，以水七升，煮取三升。服一升，日三服。

犀角汤 治热毒流入四肢，历节肿痛方。

犀角二两 羚羊角一两 前胡 栀子仁 黄芩 射干各三两 大黄 升麻各四两 豉一升

上九味，㕮咀，以水九升，煮取三升，去滓，分三服。

治历节诸风，百节酸痛不可忍方。

松脂三十斤，炼五十遍，酒煮十遍。不能五十遍，二十遍亦可。炼酥三升温，和松脂三升，熟搅，令极调匀。旦空腹以酒服方寸匕，日三。数数食面粥为佳，慎血腥、生冷物、醋果子。百日以后瘥。

松节酒 主历节风，四肢疼痛犹如解落方。

松节三十斤，细锉，水四石，煮取一石

猪椒叶三十斤，锉，煮如松节法

上二味，澄清，合渍干曲五斤①，候发，以糯米四石五斗酿之，依家酿法四酘，勿令伤冷热。第一酘时下后诸药。

柏子仁 天雄 萆薢 芎䓖各五两 防风十两 人参四两 独活十五两 秦艽六两 茵芋四两 磁石十二两，末

上十味，㕮咀，纳饭中炊之，如常酘法，酘足讫，封头四七日，押取清。适性服之，勿至醉吐。

治历节风方。

① 斤：《外台秘要》作“斗”。

松膏一升，酒三升，浸七日。服一合，日再，数剂愈。

又方

松叶三十斤，酒二石五斗，渍三七日。服一合，日五六度。

逐风毒，**石膏汤**方。

石膏鸡子大三枚　麻黄三两　杏仁四十枚　鸡子二枚　甘草一尺

上五味，㕮咀，以水三升，破鸡子纳水中，烊令相得，纳药，煮取一升，服之。覆取汗，汗不出，烧石熨取汗出。

偏风第四方十二首　针灸法五首

防风汤　主偏风，甄权处疗安平公方。

防风　芎䓖　白芷　牛膝　狗脊　萆薢　白术各一两　羌活　葛根　附子《外台》作人参　杏仁各二两　麻黄四两　生姜五两　石膏　薏苡仁　桂心各三两

上十六味，㕮咀，以水一斗二升，煮取三升。分三服，服一剂觉好，更进一剂，即一度针，九剂九针即瘥，灸亦得。

针风池一穴、肩髃一穴、曲池一穴、支沟一穴、五枢一穴、阳陵泉一穴、巨虚下廉一穴，凡针七穴即瘥。

仁寿宫备身患脚奉敕。

针环跳、阳陵泉、巨虚下廉、阳辅，即起行。

大理赵卿患风，腰脚不随，不能跪起行。

针上髎一穴、环跳一穴、阳陵泉一穴、巨虚下廉一穴，即得跪。

库狄钦患偏风不得挽弓。

针肩髃一穴，即得挽弓，甄权所行。

治猥退风，半身不遂，失音不语者方。

杏仁去双仁及皮尖三斗，洗，入臼捣二斗令碎，研如寒食粥法，取汁八升，煎取四升，口尝看香滑即熟，未及此为不熟，惟熟为妙，停极冷，然后纳好曲一斗六升，煎取八升，第一遍酘馈也。次一炊复取杏仁三升，取一斗二升汁，煎取六升，第二酘也。次一炊准第二酘取杏仁汁多少，为第三酘也。若疑米不足，别更取二升杏仁，研取八升汁，煎取四升，更斟酌炊米酘之。若犹不足，更研杏仁二升，取八升汁，煎取四升，更酘之，以熟为限，一石米，杏仁三斗，所以节次研杏仁者，恐并煎汁醋故也。若冬日，任意并煎。准计三斗杏仁，取汁一石六斗，煎取八斗四升，渍曲，以分之酘馈，酒熟封四七日，开澄取清，然后押糟，糟可干末，和酒服之大验，秘方。

又方

蓖麻子脂一升，酒一斗，铜钵盛，著酒中一日，煮之令熟，服之。

猥退风，半身不遂，失音不语者，灸百会，次灸本神，次灸承浆，次灸风府，次灸肩髃，次灸心俞，次灸手五里，次灸手髓孔，次灸手少阳，次灸足五里，次灸足髓孔，次灸足阳明各五百壮。

治大风半身不遂方。

蚕沙两石，熟蒸，作直袋三枚，各受七斗，热盛一袋著患处，如冷，即取余袋一依前法，数数换，百不禁，瘥止。须羊肚、酿、粳米、葱白、姜、椒、豉等混煮，热吃，日食一枚，十日止。千金不传。

又方

蒸鼠壤土，袋盛熨之，瘥即止。

治四肢缓弱，身体疼痛不遂，妇人产后中柔风及气满，**葛根汤**方。

葛根　干地黄　芍药　桂心　羌活各三两　麻黄　甘草各二两　生姜六两

上八味，㕮咀，以清酒三升、水五

升，煮取三升。温服五合，日三。

麻子汤 治大风，周身四肢挛急，风行在皮肤，身劳强，服之不虚人，又主精神蒙昧者方。

秋麻子三升，净择，水渍一宿 防风 桂心 生姜 石膏用绵裹 橘皮各二两 麻黄三两 竹叶一握 葱白一握 香豉一合

上十味，㕮咀，先以水二斗半，煮麻子，令极熟，漉去滓，取九升，别煮麻黄两沸，掠去末，纳诸药汁中，煮取三升，去滓。空腹，分三服。服讫当微汗，汗出以粉涂身。极重者不过三两剂，轻者一两剂瘥。有人患大风、贼风、刺风，加独活三两，比小续命汤准，当六七剂。

治中风，手足拘挛，百节疼痛，烦热心乱，恶寒，经日不欲饮食，**仲景三黄汤**方。

麻黄三十铢 黄芪十二铢 黄芩十八铢 独活一两 细辛十二铢

上五味，㕮咀，以水五升，煮取二升。分二服，一服小汗，两服大汗。心中热，加大黄半两；胀满，加枳实六铢；气逆，加人参十八铢；心悸，加牡蛎十八铢；渴，加栝楼十八铢；先有寒，加八角附子一枚。此方秘不传。

白蔹薏苡汤 治风拘挛不可屈伸方。

白蔹 薏苡仁 芍药 桂心 牛膝 酸枣仁 干姜 甘草各一升 附子三枚

上九味，㕮咀，以醇酒二斗，渍一宿，微火煎三沸。服一升，日三，扶杖起行。不耐酒，服五合。《千金翼》有车前子。

治腰背痛**独活寄生汤** 夫腰背痛者，皆由肾气虚弱，卧冷湿地当风所得也，不时速治，喜流入脚膝，为偏枯冷痹缓弱疼重，或腰痛挛脚重痹，宜急服此方。

独活三两 寄生《古今录验》用续断 杜仲 牛膝 细辛 秦艽 茯苓 桂心 防风 芎䓖 人参 甘草 当归 芍药 干地黄各二两

上十五味，㕮咀，以水一斗，煮取三升。分三服。温身勿冷也。喜虚下利者，除干地黄。服汤，取蒴藋叶火燎，厚安席上，及热眠上，冷复燎之。冬月取根，春取茎熬，卧之佳，其余薄熨，不及蒴藋蒸也。诸处风湿亦用此法。新产竟便患腹痛不得转动，及腰脚挛痛不得屈伸痹弱者，宜服此汤，除风消血也。《肘后》有附子一枚大者，无寄生、人参、甘草、当归。

菊花酒 主男女风虚寒冷腰背痛，食少羸瘦无色，嘘吸少气，去风冷，补不足方。

菊花 杜仲各一斤 附子 黄芪 干姜 桂心 当归 石斛各四两 紫石英 苁蓉各五两 萆薢 独活 钟乳各八两 茯苓三两 防风四两

上十五味，㕮咀，以酒七斗，渍五日。一服二合，稍稍加至五合，日三。《千金翼》不用干姜。

杜仲酒 主腰脚疼痛不遂，风虚方。

杜仲八两 石楠二两 羌活四两 大附子五枚

上四味，㕮咀，以酒一斗，渍三宿。服二合，日再，偏宜冷病妇人服。

风痱第五

论三首 方八首 灸法一首

论曰：夫风痱者，卒不能语，口噤，手足不遂而强直者是也。治之以伏龙肝五升末，冷水八升，和搅取其汁，饮之，能尽为善。《肘后》此方治心烦恍惚，腹中痛满，绝而复苏。自此以下九方，皆是主此风，用之次第，宜细寻之。

论曰：凡欲医此病，知先后次第，不得漫投汤药以失机宜，非但杀人，因兹遂为痼疾，亦既得之，当进三味竹沥饮，少

似有胜于常，更进汤也。竹沥饮子，患热风者，必先用此制其热毒。

竹沥汤 主四肢不收，心神恍惚不知人，不能言方。

竹沥二升 生葛汁一升 生姜汁三合

上三味，相合，温暖。分三服，平旦、日晡、夜各一服，服讫觉四体有异似好，次进后汤方。

麻黄 防风各一两半 芎䓖 防己 附子 人参 芍药 黄芩 甘草 桂心各一两 生姜四两 石膏六两 杏仁四十枚 竹沥一升 羚羊角二两 生葛汁五合

上十六味，㕮咀，以水七升，煮减半，纳沥，煮取二升五合。分三服，取汗，间五日更服一剂，频与三剂，渐觉少损，仍进后方。

竹沥三升 防己 升麻 桂心 芎䓖 羚羊角各二两 麻黄三两 防风二两

上八味，㕮咀，以水四升合竹沥，煮取二升半。分三服，两日服一剂，常用加独活三两最佳。此方神良，频进三剂。若手足冷者，加生姜五两、白术二两。若未除，更进后汤方。

防风 麻黄 芍药各一两半 防己 桂心 黄芩 白术 附子一本作杏仁四十枚[①] 羚羊角 竹沥一升 甘草一本作葛根二两 人参 芎䓖 独活 升麻各一两 生姜 石膏各二两

上十七味，㕮咀，以水八升，煮减半，纳沥，煮取二升半。分三服，相去如人行十里更服。若有气者，加橘皮、牛膝、五加皮各一两。

凡风痱服前汤得瘥讫，可常服煮散除余风方。

防风 独活 防己 秦艽 黄芪 芍药 人参 白术 茯神 芎䓖 远志 升麻 石斛 牛膝 羚羊角 丹参 甘草 厚朴 天门冬 五加皮 桂心 黄芩《千金翼》作薯蓣 地骨皮各一两，一云各四两 橘皮 生姜 麻黄 干地黄各三两 槟榔《千金翼》作甘草 藁本《千金翼》作山茱萸 薏苡仁一升 石膏六两，一云三两

上三十三味，捣筛为粗散，和搅令匀，每以水三升、药三两，煮取一升，绵滤去滓。顿服之，取汗，日一服。若觉心中热烦，以竹沥代水煮之。

凡患风，人多热，常宜服**荆沥方**。

荆沥 竹沥 生姜汁各三合

上三味，相和暖之，为一服。每日旦服煮散，午后服此，平复好瘥乃止。

独活煮散 主诸风痱方。

独活八两 芎䓖 芍药 茯苓 防风 防己 葛根各一两 当归 人参 桂心 羚羊角 石膏 麦门冬各四两 磁石十两 甘草三两 白术三两

上十六味，各切如豆，分二十四份，份安生姜、生地黄切一升，杏仁二七枚，以水二升，煮取七合。日晚或夜中服之，日一服，间日服。无所忌。

凡风，服汤药多患虚热翕翕然，**五补丸**除热方。

防风 人参 苁蓉 干地黄 羚羊角 麦门冬 天门冬各一两半 芍药 独活 干姜 白术 丹参 食茱萸一本云山茱萸 甘草 茯神 升麻 黄芪 甘菊花 地骨皮 五加皮 石斛 牛膝 薯蓣各三十铢 秦艽 芎䓖 生姜屑 桂心 防己 黄芩各一两 寒水石三两 附子十八铢 石膏三两

上三十二味，末之，白蜜和。生姜蜜汤服如梧子大二十丸，日三，稍加至三十丸。忌油、面、蒜、生冷、醋滑、猪、羊、鸡、鱼等。

论曰：古人立方，皆准病根冷热制

---

① 四十枚：此后后藤本有“各二两”三字。

之，今人临急造次，寻之即用，故多不验。所以欲用方者，先定其冷热，乃可检方，用无不效也。汤酒既尔，丸散亦然。凡此风之发也，必由热盛，故有竹沥、葛汁等诸冷药焉。后之学者，不能仔细识其方意，故有兹论具而述之。其人无密室者，不得与疗风。强人居室不密尚中风，况服药人？

治风痱不能语，手足不遂灸法。

度病者手小指内歧间至指端为度，以置脐上直望心下，以丹注度上端毕，又作两度，续所注上合其下，开其上取其本，度横置其开上令三合，其状如倒作“厶”字形，男度左手，女度右手，嫌不分了，故上丹注，三处同时起火，各一百壮愈。

风懿第六

论三首　方二十三首　针灸法六首

治风懿不能言，四肢不收，手足亸曳，**独活汤**方。

独活四两　桂心　芍药　栝楼根　生葛各二两　生姜六两　甘草三两

上七味，㕮咀，以水五升，煮取三升。分三服，日三。

论曰：脾脉络胃挟咽，连舌本，散舌下。心之别脉系舌本。今心脾二脏受风邪，故舌强不得语也。

治中风口噤不能言方。

防己　桂心　麻黄各二两　葛根三两　甘草　防风　芍药各一两　生姜四两

上八味，㕮咀，以水六升，煮取二升半，分三服。喑哑不语，皆治之。

石楠汤　治六十四种风注走入皮肤中，如虫行，腰脊强直，五缓六急，手足拘挛，隐疹搔之作疮，风尸身痒，卒风面目肿起，手不出头，口噤不能言方。

石楠　干姜　黄芩　细辛　人参各一两　桂心　麻黄　当归　芎䓖各一两半　干地黄十八铢　甘草二两　食茱萸三十铢

上十二味，㕮咀，以水六升、酒三升，煮取三升。分三服，大汗勿怪。

治中风口噤不知人方。

白术四两，以酒三升，煮取一升，顿服之。

又方

服荆沥一升。

又方

服淡竹沥一升。

又方

芥子一升　醋三升

上二味，煮取一升，薄头以布裹之，一日一度。《肘后》以治卒不得语。

又方

豉五升　吴茱萸一升

上二味，以水七升，煮取三升，渐渐饮之。《肘后》以治不能语。

卒中风，口噤不得开，灸机关《千金翼》名颊车二穴，穴在耳下八分小近前，灸五壮即得语。又灸随年壮，僻者逐僻，左右灸之。

中风失音，不能言语，缓纵不随，先灸天窗五十壮，息火仍移灸百会五十壮毕，还灸天窗五十壮者，始发先灸百会，则风气不得泄，内攻五脏，喜闭伏仍失音也，所以先灸天窗，次百会佳，一灸五十壮，悉泄火势，复灸之，视病轻重，重者一处三百壮，大效。凡中风，服药益剧者，但是风穴悉皆灸之三壮，无不愈也，神良。决定勿疑惑也，不至心者，勿浪尽灸。

论曰：风寒之气客于中，滞而不能发，故音不能言，及喑哑失声，皆风邪所为也，入脏皆能杀人，故附之于治风方末。凡尸厥而死，脉动如故，此阳脉下坠，阴脉上争，气闭故也，针百会入三分，补之，灸熨斗熨两胁下。又灶突墨弹丸大，浆水和饮之。又针足中趾头去甲如韭叶，又刺足大趾甲下内侧去甲三分。

桂汤 治卒失音方。

浓煮桂汁，服一升，覆取汗。亦可末桂著舌下，渐渐咽汁。

又方

浓煮大豆汁含亦佳，无豆用豉。

治卒不得语方。

酒五合，和人乳汁中半分，为二服。

论曰：夫眼瞤动，口唇偏㖞，皆风入脉，急与小续命汤、附子散，摩神明膏、丹参膏，依穴灸之，喉痹舌缓亦然。风入脏使人喑[①]哑卒死，口眼相引，牙车急，舌不转，㖞僻者，与伏龙肝散和鸡冠血及鳖血涂，干复涂，并灸吻边横纹赤白际，逐左右，随年壮报之，至三报。三日不瘥，更报之。

附子散 主中风，手臂不仁，口面㖞僻方。

附子 桂心各五两 细辛 防风 人参 干姜各六两

上六味，治下筛。酒服方寸匕，日三，稍增之。

甘草汤 治偏风积年不瘥，手脚枯细，面口㖞僻，精神不定，言语倒错方。

甘草 桂心 芎䓖 麻黄 当归 芍药各一两 附子二枚 独活 防己各三两 生姜 石膏 茯神各四两 白术 黄芩 细辛各一两 秦艽 防风各一两半 侧子二枚 菊花一升 淡竹沥四升 人参二两

上二十一味，㕮咀，以水一斗，先煮麻黄去沫，取七升，纳竹沥及药，煮取三升。分四服，服三服讫，间一杯粥，后更服，待药势自汗。慎风冷、醋、蒜、面、乳酪、鱼等。

治凡风著人面，引口偏著耳，牙车急，舌不得转方。

生地黄汁一升 竹沥一升 独活三两

上三味，合煎取一升，顿服之，即愈。

治中风，面目相引，口偏僻，牙车急，舌不可转方。

牡蛎 矾石 灶下黄土 附子各等分

上四味，末之，取三岁雄鸡冠血，和药敷其上，预持镜候之，才欲复故，便急洗去之，不速去，便过不复还也。《千金翼》云：偏右涂左，偏左涂右。

又方

青松叶一斤，捣令汁出，清酒一斗渍二宿，近火一宿。初服半升，渐至一升，头面汗出即止。

又方

竹沥三升 防风 防己 升麻 桂心 芎䓖各二两 羚羊角三两 麻黄四两

上八味，㕮咀，以水四升，合竹沥，煮取一升半。分三服，日服一剂，常用效。

又方

酒煮桂取汁，以故布搨病上，正则止。左㖞搨右，右㖞搨左。秘不传，余常用大效。

治口耳僻方。

防风二两 柏实三两 独活 生姜各四两 麻黄三两 杏仁三十枚 附子 葛根各二两

上八味，㕮咀，以水一斗、酒二升，煮取三升。分四服。

治口㖞不止方。

取空青末如豆一枚，含之即愈。

治卒中风口㖞方。

炒大豆三升令焦，以酒三升淋取汁，顿服之。《肘后》以治口噤不开。

又方

大皂荚一两，去皮子，下筛，以三年

① 喑：原作“瘖”，据道藏本、后藤本改。

大醋和。左㖞涂右，右㖞涂左，干更涂之。

枳茹酒 主诸药不能瘥者方。

枳实上青刮取末，欲至心止，得茹五升，微火炒去湿气，以酒一斗渍，微火暖令得药味，随性饮之。主口僻眼急大验，治缓风、急风并佳。《肘后》以治身直不得屈伸反覆者，枳树皮亦得。

治卒中风口㖞方。

以苇筒长五寸，以一头刺耳孔中，四畔以面密塞之，勿令泄气，一头纳大豆一颗，并艾烧之令燃，灸七壮即瘥，患右灸左，患左灸右。千金不传。耳病亦灸之。

中风口㖞，灸手交脉三壮，左灸右，右灸左，其炷如鼠屎形，横安之两头下火。

角弓反张第七方六首

治卒半身不遂，手足拘急，不得屈伸，身体冷，或智或痴，或身强直不语，或生或死，狂言不可名状，角弓反张，或欲得食，或不用食，或大小便不利，皆疗之方。

人参 桂心 当归 独活 黄芩 干姜 甘草各十八铢 石膏一两半 杏仁四十枚

上九味，㕮咀，以井华水九升，煮取三升。分三服，日二，覆取汗，不汗更合，加麻黄五两合服。《古今录验》名八风续命汤。

仓公当归汤 主贼风口噤，角弓反张，痉者方。

当归 防风各十八铢 独活一两半 麻黄三十铢 附子一枚 细辛半两

上六味，㕮咀，以酒五升、水三升，煮取三升。服一升，口不开者，格口纳汤，一服当苏，二服小汗，三服大汗。

又方

单服荆沥良。

又方

酒一斗，胶二斤，煮令烊，得六升。一服一升，稍服愈。

秦艽散 治半身不遂，言语错乱，乍喜乍悲，角弓反张，皮肤风痒方。

秦艽 独活《胡洽》用乌头 黄芪 人参 甘菊花各二两，《胡洽》用蜀椒 茵芋十八铢，《胡洽》用茵草 防风 石斛《胡洽》用萆薢 桂心 山茱萸各二两半 附子 芎䓖《胡洽》用桔梗 细辛 当归 五味子 甘草 白术 干姜 白鲜皮《胡洽》用白蔹，各三十铢 麻黄 天雄 远志各一两，《胡洽》用防己

上二十二味，治下筛。酒服方寸匕，日再，渐渐加至二匕。又云治风无新久，并补。

吴秦艽散 治风注甚良，角弓反张，手足酸疼，皮肤习习，身体都痛，眉毛堕落，风注入肢体百脉，身肿，耳聋，惊悸心满，短气，魂志不定，阴下湿痒，大便有血，小便赤黄，五劳七伤，万病皆主之方。

秦艽 蜀椒 人参 茯苓 牡蛎 细辛 麻黄 栝楼根各十八铢 干姜 附子 白术 桔梗 桂心 独活 当归各一两 黄芩 柴胡 牛膝各半两 芎䓖 防风各一两半 石楠 杜仲 莽草 乌头 天雄各半两 甘草一两半

上二十六味，治下筛，盛以苇袋。食前温酒一升服方寸匕，日三服，急行七百步，更饮酒一升。忌如常法。

风痹第八论一首 方九首

论曰：血痹病从何而得之？师曰：夫尊荣人骨弱、肌肤盛，因疲劳汗出，卧不

时动摇，加被微风遂得之，形如风状。《巢源》云：其状如被微风所吹。但以脉自微涩，涩在寸口，关上紧，宜针引阳气，令脉和，紧去则愈。

治风湿脉浮，身重汗出恶风方。

汉防己四两　甘草二两　黄芪五两　生姜　白术各三两　大枣十二枚

上六味，㕮咀，以水六升，煮取三升，分三服。服了坐被中，欲解如虫行皮中，卧取汗。

治三阴三阳，厥逆寒食，胸胁支满，病不能言，气满，胸中急，肩息，四肢时寒热不随，喘悸烦乱，吸吸少气，言辄飞扬，虚损，**铁精汤**方。

黄铁三十斤，以流水八斗，扬之三千遍　炭五十斤，烧铁令赤投冷水，复烧七遍如此，澄清，取汁二斗煮药　半夏　麦门冬各一升　白薇　黄芩　甘草　芍药各四两　人参三两　大枣二十枚　石膏五两　生姜二两

上十味，㕮咀，纳前汁中，煮取六升。服一升，日三，两日令尽。

黄芪汤　治血痹，阴阳俱微，寸口关上微，尺中小紧，身体不仁，如风状方。

蜀黄芪　人参　芍药　桂心各二两　大枣十二枚　生姜六两

上六味，㕮咀，以水六升，煮取二升。服七合，日三服尽。《要略》五物，无人参。

治游风行走无定，肿或如盘大，或如瓯，或著腹背，或著臂，或著脚，悉主之方。

海藻　茯苓　防风　独活　附子　白术各三两　大黄五两　鬼箭　当归二两，一本作当陆

上九味，㕮咀，以酒二斗，渍之五日。初服二合，加之，以知为度。

白蔹散　治风痹肿，筋急辗转易常处方。

白蔹半两　附子六铢

上二味，治下筛。酒服半刀圭，日三，不知增至一刀圭，身中热行为候，十日便觉。

治风痹游走无定处，名曰血痹，大易方。

萆薢　薯蓣　牛膝　泽泻各二两　白术　地肤子各半两　干漆　蛴螬　天雄　狗脊　车前子各十铢　茵芋六铢　山茱萸三十铢　干地黄二两半

上十四味，末之，蜜和。酒下如梧子十丸，日三，稍稍加之。

治诸风痹方。

防风　甘草　黄芩　桂心　当归　茯苓各一两　秦艽　葛根各二两　生姜五两　大枣三十枚　杏仁五十枚

上十一味，㕮咀，以水、酒各四升，煮取三升。分三服，取汗。

附子酒　主大风冷痰癖胀满，诸痹方。

大附子一枚重二两者亦云二枚，酒五升渍之，春五日。一服一合，日二，以痹为度。

麻子酒　主虚劳百病，伤寒风湿，及妇人带下，月水往来不调，手足疼痹著床，服之令人肥健方。

麻子一石　法曲一斗

上二味，先捣麻子成末，以水两石著釜中，蒸麻子极熟，炊一石米，须出滓，随汁多少如家酿法，候熟，取清酒随性饮之。

《备急千金要方》卷第八

备急千金要方卷第九　伤寒上

伤寒例第一

论曰：《易》称天地变化，各正性命。然则变化之迹无方，性命之功难测，故有炎凉寒懊、风雨晦冥、水旱妖灾、虫蝗怪异。四时八节，种种施化不同；七十二候，日月运行各别。终其晷度，方得成年，是谓岁功毕矣。天地尚且如然，在人安可无事？故人生天地之间，命有遭际，时有否泰，吉凶悔吝，苦乐安危，喜怒爱憎，存亡忧畏，关心之虑，日有千条，谋身之道，时生万计，乃度一日。是故天无一岁不寒暑，人无一日不忧喜，故有天行温疫病者，即天地变化之一气也，斯盖造化必然之理，不得无之。故圣人虽有补天立极之德，而不能废之，虽不能废之，而能以道御之。其次有贤人，善于摄生，能知撙节，与时推移，亦得保全。天地有斯瘴疠，还以天地所生之物以防备之，命曰知方，则病无所侵矣。然此病也，俗人谓之横病，多不解治，皆云日满自瘥，以此致枉者，天下大半。凡始觉不佳，即须救疗，迄至于病愈，汤食竞进，折其毒势，自然而瘥。必不可令病气自在，恣意攻人，拱手待毙，斯为误矣。今博采群经以为上、下两卷，广设备拟，好养生者，可得详焉。

《小品》曰：古今相传，称伤寒为难治之疾，时行温疫是毒病之气，而论治者，不判伤寒与时行温疫为异气耳，云伤寒是雅士之辞，天行温疫是田舍间号耳，不说病之异同也。考之众经，其实殊矣。所宜不同，方说宜辨，是以略述其要。

经言：春气温和，夏气暑热，秋气清凉，冬气冰冽，此四时正气之序也。冬时严寒，万类深藏，君子周密，则不伤于寒，或触冒之者，乃为伤寒耳。其伤于四时之气，皆能为病，而以伤寒为毒者，以其最为杀厉之气也。中而即病，名曰伤寒。不即病者，其寒毒藏于肌骨中，至春变为温病，至夏变为暑病。暑病热极，重于温也。是以辛苦之人，春夏多温病、热病者，皆由冬时触冒寒冷之所致，非时行之气也。凡时行者，是春时应暖而反大寒，夏时应热而反大冷，秋时应凉而反大热，冬时应寒而反大温，此非其时而有其气。是以一岁之中，病无长少，多相似者，此则时行之气也。伤寒之病，逐日深浅以施方治。今世人得伤寒，或始不早治，或治不主病，或日数久淹，困乃告师，师苟依方次第而疗，则不中病，皆宜临时消息制方，乃有效耳。

华佗曰：夫伤寒始得，一日在皮，当摩膏火灸之即愈。若不解，二日在肤，可依法针，服解肌散发汗，汗出即愈。若不解，至三日在肌，复一发汗即愈；若不解者，勿复发汗也。至四日在胸，宜服藜芦丸，微吐之则愈；若病困，藜芦丸不能吐者，服小豆瓜蒂散，吐之则愈也；视病尚未醒，醒者，复一法针之。五日在腹，六日入胃，入胃乃可下也。若热毒在外，未入于胃，而先下之者，其热乘虚入胃，即烂胃也。然热入胃，要须下去之，不可留于胃中也。胃若实热为病，三死一生，皆不愈。胃虚热入，烂胃也，其热微赤，赤斑出，此候五死一生；剧者黑斑出者，此候十死一生。但论人有强弱，病有难易，得效相倍也。

得病无热，但狂言烦躁不安，精彩言语不与人相主当者，勿以火迫之，但以猪苓散一方寸匕服之，当逼与新汲水一升，若二升，强饮之，令以指刺喉中吐之，病随手愈。若不能吐者，勿强与水，水停则结心下也，当更以余药吐之，皆令相主，不尔更致危矣。若此病辈，不时以猪苓散吐解之者，其死殆速耳。亦可先以去毒物及法针之，尤佳。

夫饮膈实者，此皆难治，此三死一生也。病者过日不以时下，则热不得泄，亦胃烂斑出。春夏无大吐下，秋冬无大发汗。发汗法：冬及始春大寒时，宜服神丹丸，亦可摩膏火炙。若春末及夏月、始秋，此热月不宜火炙及重覆，宜服六物青散，若崔文行度瘴散、赤散、雪煎亦善。若无丸散及煎者，但单煮柴胡数两。伤寒、时行，亦可服以发汗。至再三发汗不解，当与汤，实者转下之。其脉朝夕快者，为澼实也。朝平夕快者，非澼也。转下汤为可早与，但当少与，勿令大下耳，少与当数其间也。

诸虚烦热者，与伤寒相似，然不恶寒，身不疼痛，故知非伤寒也，不可发汗。头不痛，脉不紧数，故知非里实，不可下也。如此内外皆不可攻，而强攻之，必遂损竭，多死难全也。此虚烦，但当与竹叶汤；若呕者，与橘皮汤一剂，不愈，为可重与也。此法数用，甚有效验。伤寒后虚烦，亦宜服此汤。

王叔和曰：夫阳盛阴虚《外台》作表和里病，汗之则死，下之则愈。阳虚阴盛《外台》作里和表病，下之则死，汗之则愈。夫如是则神丹安可以误发？甘遂何可以妄攻？虚盛之治《外台》作表里之治，相背千里，吉凶之机，应若影响。然则桂枝下咽，阳盛则毙《外台》作表和则毙；承气入胃，阴盛以亡《外台》作里平以亡。若此阴阳虚实之交错，其候至微；发汗吐下之相反，其祸至速。而医术浅狭，不知不识，病者殒没，自谓其分，至令冤魂塞于冥路，夭死盈于旷野。仁爱鉴兹，能不伤楚！

夫伤寒病者，起自风寒入于腠理，与精气分争，荣卫否隔，周行不通。病一日至二日，气在孔窍、皮肤之间，故病者头痛恶寒，腰背强重，此邪气在表，发汗则愈。三日以上，气浮在上部，填塞胸心，故头痛，胸中满，当吐之则愈。五日以上，气沉结在脏，故腹胀身重，骨节烦疼，当下之则愈。明当消息病之状候，不可乱投汤药，虚其胃气也。经言脉微不可吐，虚细不可下，又夏月亦不可下也。此医之大禁也。脉有沉浮，转能变化，或人得病数日，方以告医，虽云初觉，视病已积日在身，其疹瘵结成，非复发汗解肌所除，当诊其脉，随时形势，救解求免也。不可苟以次第为固，失其机要，乃致祸矣。此伤寒次第，病三日以内发汗者，谓当风解衣，夜卧失覆，寒温所中，并时有疾疫贼风之气而相染易，为恶邪所中也。至于人自饮食生冷过多，腹藏不消，转动稍难，头痛身温，其脉实大者，便可吐下之，不可发汗也。

陈廪丘云：或问得病连服汤药发汗，汗不出如之何？答曰：医经云：连发汗汗不出者，死病也。吾思之，可蒸之如蒸中风法。热湿之气于外迎之，不得不汗出也。后以问张苗，苗云：曾有人作事，疲极汗出，卧单簟中冷得病，但苦寒倦，诸医与丸散汤，四日之内，凡八过发汗，汗不出。苗令烧地布桃叶蒸之，即得大汗，于被中就粉敷身，使极燥乃起，便愈。后数以此发汗，汗皆出也。人性自有难汗者，非惟病使其然也，蒸之则无不汗出也。诸病发热恶寒、脉浮洪者，便宜发汗，温粉粉之，勿令遇风。当发汗而其人适失血及大下利，则不可大汗也。数方与桂枝汤，使体润絷絷，汗出连日，当自解也。

论曰：凡人有少苦，似不如平常，即须早道。若隐忍不治，冀望自瘥，须臾之间，以成痼疾，小儿、女子益以滋甚。若时气不和，当自戒勒。若小有不和，即须治疗，寻其邪由，及在腠理，以时早治，鲜不愈者。患人忍之数日乃说，邪气入脏则难可制止，虽和缓亦无能为也。痈疽疔肿，喉痹客忤，尤为其急，此自养生之要也。

凡作汤药，不可避晨夜时日吉凶，觉病须臾，即宜便治，不等早晚，则易愈矣。服药当如方法，若纵意违师，不须治之也。

凡伤寒，多从风寒得之。始表中风寒，入里则不消矣，未有温覆而当不消也。凡得时气病，五六日而渴欲饮水，饮不能多，不当与也。所以尔者，腹中热尚少，不能消之，便更为人作病矣。若至七八日，大渴欲饮水者，犹当依证而与之，与之勿令极意也。言能饮一斗者，与五升。若饮而腹满，小便涩，若喘若哕，不可与之。忽然大汗出者，欲自愈也。人得病能饮水，欲愈也。

凡温病，可针刺五十九穴。又，身之穴六百五十有五，其三十六穴灸之有害，七十九穴刺之为灾。

论曰：夫寻方学之要，以救速为贵，是以养生之家，常须预合成熟药，以备仓卒之急，今具之如下。

辟温第二

方三十六首　湿䘌病证一条

辟疫气，令人不染温病及伤寒，**岁旦屠苏酒**方。

大黄十五铢　白术十八铢　桔梗　蜀椒各十五铢　桂心十八铢　乌头六铢　菝葜十二铢，一方有防风一两

上七味，㕮咀，绛袋盛，以十二月晦日日中悬沉井中，令至泥，正月朔日平晓出药，置酒中煎数沸，于东向户中饮之。屠苏之饮，先从小起，多少自在。一人饮，一家无疫；一家饮，一里无疫。饮药酒得，三朝还滓置井中，能仍岁饮，可世无病。当家内外有井，皆悉著药，辟温气也。

辟温气，**太一流金散**方。

雄黄三两　雌黄二两　矾石一两半　鬼箭羽一两半　羖羊角二两，烧

上五味，治下筛，三角绛袋盛一两，戴心前，并挂门户上。若逢大疫之年，以月旦青布裹一刀圭，中庭烧之。温病人亦烧熏之。

辟温气，**雄黄散**方。

雄黄五两　朱砂一作赤术　菖蒲　鬼臼各二两

上四味，治下筛，以涂五心、额上、鼻人中及耳门。

天气不和，疾疫流行，预备**一物柏枝散**方。

取南向社中柏东南枝，曝令干，捣末，酒服方寸匕，神良。

辟温病，**粉身散**，常用方。

芎䓖　白芷　藁本各等分

上三味，治下筛，纳米粉中，以粉身。

辟温气，杀鬼，烧药方。

雄黄　丹砂　雌黄各一斤　羚羊角羖羊角亦得　芜荑　虎骨　鬼臼　鬼箭羽　野丈人　石长生　猳猪屎　马悬蹄各三两　青羊脂　菖蒲　白术各八两　蜜蜡八斤

上十六味，末之，以蜜蜡和为丸，如弹许大。朝暮及夜中，户前微火烧之。

辟温，**虎头杀鬼丸**方。

虎头五两　朱砂　雄黄　雌黄各一两半　鬼臼　皂荚　芜荑各一两

上七味，末之，以蜜蜡和为丸，如弹子大，绛袋盛，系臂，男左女右，及悬屋四角，晦望夜半，中庭烧一丸。

辟温杀鬼丸　熏百鬼恶气方。

雄黄　雌黄各二两　羖[①]羊角　虎骨各七两　龙骨　龟甲　鲮鲤甲　猬皮各三两　樗鸡十五枚　空青一两　芎䓖　真珠各五两　东门上鸡头一枚

上十三味，末之，烊蜡二十两，并手丸如梧子。正旦，门户前烧一丸，带一丸，男左女右。辟百恶，独宿、吊丧、问病各吞一丸小豆大；天阴、大雾日，烧一丸于户牖前，佳。

汉建宁二年，太岁在酉，疫气流行，死者极众，即有书生丁季回从蜀青城山来，东过南阳，从西市门入，见患疫疠者颇多，遂于囊中出药，人各惠之一丸。灵药沾唇，疾无不瘥。市中疫鬼数百千余，见书生施药，悉皆惊怖而走。乃有鬼王见书生，谓有道法，兼自施药，感众鬼等奔走若是，遂诣书生，欲求受其道法，书生曰：吾无道法，乃囊中之药。呈于鬼王，鬼王睹药，惊惶叩头，乞命而走。此方药带之入山，能辟虎狼虫蛇，入水能除水怪蛟蜃。**雄黄丸**方。

雄黄　雌黄　曾青　鬼臼　真珠　丹砂　虎头骨　桔梗　白术　女青　芎䓖　白芷　鬼督邮　芜荑　鬼箭羽　藜芦　菖蒲　皂荚各一两

上十八味，末之，蜜丸如弹子大。绢袋盛，男左女右戴之。卒中恶及时疫，吞如梧子一丸，烧一弹丸户内。

赤散　辟温疫气，伤寒热病方。

藜芦　踯躅花各一两　附子　桂心　真珠各一铢　细辛　干姜各十八铢　牡丹皮　皂荚各一两六铢

上九味，末之，内真珠合治之，分一方寸匕，置绛囊中戴之，男左女右，著臂自随。觉有病之时，便以粟米大内著鼻中，又酒服一钱匕，覆取汗，日三服，当取一过汗耳。

又方

正月旦，取东行桑根大如指、长七寸，以丹涂之，悬门户上，又令人戴之。

断温病，令不相染著方。

汲水瓶绠长七寸，盗著病人卧席下，良。

又方

以绳度所住户中壁，屈绳即断之。

治温，令不相染方。

桃树蠹屎末之，水服方寸匕。

又方

术、豉等分，酒渍，服之妙。

又方

正旦吞麻子、赤小豆各二七枚，又以二七枚投井中。

又方

新布袋盛大豆一升，纳井中，一宿出，服七枚。

又方

新布袋盛赤小豆，纳井中，三日出，举家服二七枚。

又方

松叶末之，酒服方寸匕，日三服。

---

①　羖：元刻本、道藏本、后藤本作“羚”。

又方

常以七月七日合家吞赤小豆，向日吞二七枚。

又方

常以七月七日，男吞大豆七枚，女吞小豆二七枚。

又方

神仙教人立春后有庚子日，温芜菁菹汁，合家大小并服，不限多少。

断温疫转相染著，乃至灭门，延及外人，无收视者方。

赤小豆　鬼箭羽　鬼臼　丹砂　雄黄各二两

上五味，末之，以蜜和服如小豆一丸，可与病人同床传衣。

治疫病方。

药子二枚，末，水服之。

又方

白蜜和上色朱砂粉一两，常以太岁日平旦，大小勿食，向东方立，吞服三七丸，如麻子大，勿令齿近之，并吞赤小豆七枚，投井泉中，终身勿忘此法。

又方

凡时行疫疠，常以月望日细锉东引桃枝，煮汤浴之。

治瘴气方。

蒜五子，并皮碎之　豉心一升

上二味，以三岁男儿尿二升，煮五六沸，去滓服之良。

又方

青竹茹二升，以水四升，煮取三升，分三服。

治患雾气者，心内烦闷少气，头痛项急，起则眼眩欲倒，身微热，战掉不安，时复憎寒，心中欲吐，吐时无物方。

新猪屎二升半，纳好酒一升，搅令散，以生布绞取汁，更以绵滤，顿服之取尽，即地铺暖卧覆盖，铺前著火，当汗出。若得汗，当细细去上衣，勿使心寒，寒即不瘥，看汗自干乃起，慎风冷。亦治疟及风劳蛊毒。

治肝腑脏温病阴阳毒，颈背双筋牵，先寒后热，腰强急缩，目中生花方。

桂心一两　白术　芒硝　大青　栀子各三两　柴胡五两　石膏　生姜各八两　生地黄　香豉各一升

上十味，㕮咀，以水九升，煮取三升，分三服。

治肝腑脏温病阴阳毒，先寒后热，颈筋牵挛，面目赤黄，身中直强方。

玄参一两　细辛二两　栀子　黄芩　升麻　芒硝各三两　石膏三两　车前草曝，切，二升　竹叶切，五升

上九味，㕮咀，以水一斗半，煮竹叶、车前，取七升，去滓，下诸药，煎至三升，下芒硝，分三服。

治心腑脏温病阴阳毒，战掉不定，惊动方。

大青　黄芩　栀子　知母　芒硝各三两　麻黄四两　玄参六两　石膏　生葛根各八两　生地黄切，一升

上十味，㕮咀，以水九升，煮取三升，去滓，下芒硝，分三服。

治脾腑脏温病阴阳毒，头重颈直，皮肉痹，结核隐起方。

大青　羚羊角　升麻　射干　芒硝各三两　栀子四两　寒水石五两　玄参八两

上八味，㕮咀，以水七升，煮取三升，分三服。

治肺腑脏温病阴阳毒，咳嗽连续，声不绝，呕逆方。

麻黄　栀子　紫菀　大青　玄参　葛根各三两　桂心　甘草各二两　杏仁　前胡各四两　石膏八两

上十一味，㕮咀，以水九升，煮取三升，分三服。

治肺腑脏温病阴阳毒，热暴气，斑点方。

栀子　大青　升麻　芒硝各三两　葱须切，四两　豉一升　石膏　生葛各八两，一作生姜

上八味，㕮咀，以水七升，煮取三升，下芒硝，分三服。

治肾腑脏温病，身面如刺，腰中欲折，热毒内伤方。

茵陈蒿　栀子　芒硝各三两　苦参　生葛各四两　生地黄　石膏各八两　葱白　豉各一升

上九味，㕮咀，以水九升，煮取二升半，下硝，分三取。

温风之病，脉阴阳俱浮，汗出体重，其息必喘，其形状不仁，嘿嘿但欲眠，下之者则小便难，发其汗者必谵言，加烧针者则耳聋、难言，但吐下之则遗失便利，如此疾者，宜服**萎蕤汤**方。

萎蕤　白薇　麻黄　独活　杏仁　芎䓖　甘草　青木香各二两　石膏三两

上九味，㕮咀，以水八升，煮取三升，去滓，分三服，取汗。若一寒一热，加朴硝一分，及大黄三两下之；如无木香，可用麝香一分。《小品方》云：萎蕤汤治冬温及春月中风伤寒，则发热头眩痛，喉咽干，舌强，胸内疼，心胸痞满，腰背强，亦治风温。

夫䘌病与百合、狐惑、湿风、温病、鬼魅皆相类，宜精察节气，其新故二气相搏，喜成此疾。

伤寒膏第三方三首

治伤寒，头痛项强，四肢烦疼，**青膏**方。

当归　芎䓖　蜀椒　白芷　吴茱萸　附子　乌头　莽草各三两

上八味，㕮咀，以醇苦酒渍之再宿，以猪脂四斤，煎令药色黄，绞去滓。以温酒服枣核大三枚，日三服，取汗，不知稍增。可服可摩，如初得伤寒一日，苦头痛背强，宜摩之佳。

治伤寒敕色，头痛项强，贼风走风，**黄膏**方。

大黄　附子　细辛　干姜　蜀椒　桂心各半两　巴豆五十枚

上七味，㕮咀，以醇苦酒渍一宿，以腊月猪脂一斤煎之，调适其火，三上三下药成。伤寒赤色发热，酒服梧子大一枚，又以火摩身数百过。兼治贼风绝良，风走肌肤，追[①]风所在，摩之神效。千金不传，此赵泉方也。

白膏　治伤寒头痛，向火摩身体，酒服如杏核一枚，温覆取汗。摩身当千过，药力乃行。并治恶疮，小儿头疮、牛领马鞍皆治之，先以盐汤洗疮，以布拭之，敷膏。痈肿，火炙摩千过，日再，自消者方。

天雄　乌头　莽草　羊踯躅各三两

上四味，㕮咀，以苦酒三升渍一夕，作东向露灶，又作十二聚湿土各一升许大；取成煎猪脂三斤，著铜器中，加灶上炊，以苇薪令释，纳所渍药，炊令沸，下著土聚上，沸定复上，如是十二过，令土尽遍药成，去滓。伤寒咽喉痛，含如枣核一枚，日三。摩时勿令近目。

发汗散第四方十一首

度瘴发汗青散　治伤寒敕色，恶寒发热，头痛项强，体疼方。

麻黄二两半　桔梗　细辛　吴茱萸　防风　白术各一两　乌头　干姜　蜀椒　桂心各一两六铢

---

① 追：道藏本、后藤本作"游"。

上十味，治下筛。温酒服方寸匕，温覆取汗，汗出止。若不得汗，汗少不解，复服如法。若得汗足，如故头痛发热，此为内实，当服玦豉丸，若翟氏丸。如得便头重者，可以二大豆许，纳鼻孔中，觉燥，涕出，一日可三四度，必愈。兼辟时行病。

五苓散 主时行热病，但狂言，烦躁不安，精彩言语不与人相主当者方。

猪苓 白术 茯苓各十八铢 桂心十二铢 泽泻三十铢

上五味，治下筛。水服方寸匕，日三。多饮水，汗出即愈。

崔文行解散 治时气不和，伤寒发热者方。

桔梗 细辛各四两 白术八两 乌头一斤

上四味，治下筛。若中伤寒，服钱五匕，覆取汗解。若不觉，复小增之，以知为度。若时气不和，旦服钱五匕。辟恶气，欲省病，服一服。皆酒服。

六物青散 治伤寒敕色，恶寒方。

附子 白术各一两六铢 防风 细辛各一两十八铢 桔梗 乌头各三两十八铢

上六味，治下筛。以温酒服钱五匕，不知稍增之。服后食顷不汗出者，进温粥一杯以发之，温覆，汗出漐漐可也，勿令流漓，勿出手足也，汗出止。若汗大出不止者，温粉粉之，微者不须粉。不得汗者，当更服之。得汗而不解者，当服神丹丸。方出下篇发汗丸门。

青散 治春伤寒，头痛发热方。

苦参 厚朴 石膏各三十铢 大黄 细辛各二两 麻黄五两 乌头五枚

上七味，治下筛。觉伤寒头痛发热，以白汤半升，和药方寸匕，投汤中，熟讫去滓。尽服，覆取汗，汗出，温粉粉之良久。一服不除，宜重服之。或当微下利者，有大黄故也。

诏书发汗白薇散 治伤寒二日不解者方。

白薇十二铢 杏仁 贝母各十八铢 麻黄一两八侏

上四味，治下筛。酒服方寸匕，自覆卧，汗出即愈。

治伤寒，头痛身热，腰背强引颈，及风口噤，疟不绝，妇人产后中风寒，经气腹大，**华佗赤散**方。

丹砂十二铢 蜀椒 蜀漆 干姜 细辛 黄芩 防己 桂心 茯苓 人参 沙参 桔梗 女萎 乌头各十八铢 雄黄二十四铢 吴茱萸十铢 麻黄 代赭各二两半

上十八味，治下筛。酒服方寸匕，日三，耐药者二匕，覆令汗出。欲治疟，先发一时所，服药二匕半，以意消息之。细辛、姜、桂、丹、砂、雄黄不熬，余皆熬之。

赤散 治伤寒，头痛项强，身热，腰脊痛，往来有时方。

干姜 防风 沙参 细辛 白术 人参 蜀椒 茯苓 麻黄 黄芩 代赭 桔梗 吴茱萸各一两 附子二两

上十四味，治下筛。先食，酒服一钱匕，日三。

乌头赤散 治天行疫气病方。

乌头一两半 皂荚半两 雄黄 细辛 桔梗 大黄各一两

上六味，治下筛。清酒若井华水服一刀圭，日二，不知稍增，以知为度。除时气疫病，若牛马六畜中水行疫，亦可与方寸匕。人始得病一日时，服一刀圭，取两大豆许吹著两鼻孔中。

治时行头痛，壮热一二日，**水解散**方。

桂心 甘草 大黄各二两 麻黄四两

上四味，治下筛。患者以生熟汤浴

讫，以暖水服方寸匕，日三，覆取汗或利，便瘥。丁强人服二方寸匕。《延年秘录》有黄芩、芍药各二两；《古今录验》无甘草，有芍药，治天行热病，生疱疮，疼痛，解肌出汗。

治时病，表里大热欲死方。

大黄　寒水石　芒硝　石膏　升麻　麻黄　葛根

上八味，等分，治下筛。水服方寸匕，日三。

发汗汤第五

例一首　桂枝证十三首　方十九首

例曰：大法春夏宜发汗。凡发汗，欲令手足皆周至，絷絷然一时间许益佳，但不可令如水流漓霡霂耳。若病不解，当更重发汗。汗出多则亡阳，阳虚不可重发汗也。凡服汤药发汗，中病便止，不必尽剂也。凡云可发汗无汤者，丸散亦可用，要以汗出为解，然不及汤随证良验。凡病无故自汗出，复发其汗愈，卫复和故也。

夫脉浮者病在外，可发汗，宜桂枝汤。

夫阳脉浮大而数者，亦可发汗，为宜桂枝汤。

病常自汗出者，此为荣气和，荣气和而外不解，此为卫气不和也。荣行脉中，卫行脉外，复发其汗，卫和则愈，宜桂枝汤。

病人脏无他病，时时发热、自汗出，而不愈者，此卫气不和故也，先其时发汗则愈，宜桂枝汤。

太阳病发热汗出者，此为荣弱卫强，故令汗出，欲救邪风，宜桂枝汤。

太阳病，头痛发热，汗出，恶风寒，宜桂枝汤。

太阳病，下之微喘者，表未解也，宜桂枝加厚朴杏仁汤。

太阳病，外证未解者，不可下，宜桂枝汤。

太阳病，先发其汗，不解而下之，其脉浮者不愈，浮为在外而后下之，故令不愈。今脉浮，故在外，当须解其表则愈，宜桂枝汤。

太阳病，下之气上冲者，可与桂枝汤，不上冲，不可与。

凡桂枝本为解肌，若脉浮紧，发热无汗者，勿与之，常知此，勿误也。

凡酒客，勿与桂枝汤，若用必呕。

凡服桂枝汤吐者，后必吐脓血也。

桂枝汤　治中风，其脉阳浮而阴弱，阳浮者热自发，阴弱者汗自出，濇濇恶风，淅淅恶寒，嗡嗡发热，鼻鸣干呕方。

桂枝　芍药　生姜各三两　甘草二两　大枣十二枚

上五味，㕮咀三物，切姜、擘枣，以水七升，煮枣令烂，去滓，乃纳诸药，水少者益之，煮令微沸，得三升，去滓。服一升，日三，小儿以意减之。初服少多便得汗出者，小阔其间；不得汗者，小促其间，令药势相及。汗出，自护如法，特须避风。病若重，宜夜服。若服一剂不解，疾证不变者，当复服之。至有不肯汗出，服两三剂乃愈。服此药食顷，饮热粥以助药力。

治伤寒头及腰痛，身体骨节疼，发热恶寒，不汗而喘，**麻黄汤**方。

麻黄三两　桂心　甘草各一两　杏仁七十枚，喘不甚，用五十枚

上四味，㕮咀，以水九升煮麻黄，减二升，去沫，纳诸药，煮取二升半，绞去滓。服八合，覆令汗。

大青龙汤　治中风伤寒，脉浮紧，发热恶寒，身体疼痛，汗不出而烦躁方。

麻黄六两　桂心　甘草各二两　石膏

如鸡子一枚，碎　生姜三两　杏仁四十枚　大枣十二枚

上七味，㕮咀，以水九升煮麻黄，去沫，乃纳诸药，煮取三升。分服一升，厚覆，当大汗出，温粉粉之即止，不可再服。服之则筋惕肉瞤，此为逆也。不汗乃再服。

阳毒汤　治伤寒一二日便成阳毒，或服药吐下之后，变成阳毒。身重，腰背痛，烦闷不安，狂言，或走，或见鬼，或吐血、下痢，其脉浮大数，面赤斑斑如锦文，咽喉痛，唾脓血，五日可治，至七日不可治，宜服升麻汤方。

升麻　甘草各半两　当归　蜀椒　雄黄　桂心各六铢

上六味，㕮咀，以水五升，煮取二升半。分三服，如人行五里进一服，温覆手足，毒出则汗，汗出则解。不解，重作服之，得吐亦佳。仲景无桂心，有鳖甲手大一片；《肘后》与《千金》同；《古今录验》有栀子六铢、鳖甲如手一片。

阴毒汤　治伤寒初病一二日，便结成阴毒，或服药六七日以上至十日，变成阴毒。身重背强，腹中绞痛，咽喉不利，毒气攻心，心下坚强，短气不得息，呕逆，唇青面黑，四肢厥冷，其脉沉细紧数，仲景云此阴毒之候，身如被打，五六日可治，至七日不可治也。**甘草汤**方。

甘草　升麻各半两　当归　蜀椒各六铢　鳖甲一两

上五味，㕮咀，以水五升，煮取二升半。分三服，如人行五里顷更进一服。温覆取汗，毒当从汗出，汗出则愈。若不汗则不除，重作服。仲景方去蜀椒。

阴旦汤　治伤寒，肢节疼痛，内寒外热，虚烦方。

芍药　甘草各二两　干姜　黄芩各三两　桂心四两　大枣十五枚

上六味，㕮咀，以水一斗，煮取五升，去滓。温服一升，日三夜再，覆令小汗。

阳旦汤　治伤寒中风，脉浮，发热往来，汗出恶风，头项强，鼻鸣干呕，桂枝汤主之，随病加减如下。

以泉水一斗，煮取四升，分服一升，日三。自汗者，去桂枝，加附子一枚；渴者，去桂，加栝楼根三两；利者，去芍药、桂，加干姜三累、附子一枚炮；心下悸者，去芍药，加茯苓四两；虚劳里急，正阳旦主之，煎得二升，纳胶饴半斤，为再服；若脉浮紧，发热者，不可与之。

六物解肌汤　治伤寒发热，身体疼痛方。

葛根四两　茯苓三两　麻黄　牡蛎　生姜各二两　甘草一两

上六味，㕮咀，以水八升，煮取三升。分三服，再服后得汗，汗通即止。《古今录验》无生姜、甘草。

解肌汤　治伤寒温病方。

葛根四两　麻黄一两　黄芩　芍药　甘草各二两　大枣十二枚

上六味，㕮咀，水一斗，煮取三升。饮一升，日三服。三四日不解，脉浮者，宜重服发汗；脉沉实者，宜以驶豉丸下之。《延年秘录》有桂心一两。

治伤寒、时气温疫，头痛壮热，脉盛，始得一二日者方。

丹砂一两，末之，以水一斗，煮取一升。顿服之，覆取汗。

治疫气伤寒，三日以前不解者方。

好豉一升，绵裹　葱白切，一升　小男儿尿三升

上三味，先熬豉、葱，令相得，则投小便，煮取二升。分再服，徐徐服之，覆令汗，神验。

解肌升麻汤　治时气三四日不解方。

升麻　芍药　石膏　麻黄　甘草各一两　杏仁三十枚　贝齿二枚，一作贝母十八铢

上七味，㕮咀，以水三升，煮取一升。尽服，温覆发汗便愈。

葛根龙胆汤　治伤寒三四日不瘥，身体烦毒而热方。

葛根八两　龙胆　大青各半两　升麻　石膏　萎蕤各一两　甘草　桂心　芍药　黄芩　麻黄各二两　生姜二两

上十二味，㕮咀，以水一斗煮葛根，取八升，纳余药，煮取三升。分四服，日三夜一。

治伤寒四五日，头痛壮热，四肢烦疼，不得饮食方。

栀子仁　黄连　黄柏　大黄各半两　好豉一升　葱白七茎

上六味，㕮咀，以水八升，煮上四物六七沸，纳后葱白、豉，煮得三升。顿服一升，日三。服汤讫，温覆令汗出，粉之，得汗便止，后服勿复取汗。不得汗者，复服重发。此药无忌，特宜老小，神良。

治夏月伤寒，四肢烦疼，发热，其人喜烦，呕逆支满，剧如祸祟，寒热相搏，故令喜烦，**七物黄连汤**方。

黄连　茯苓　黄芩各十八铢　芍药　葛根各一两　甘草一两六铢　小麦三合

上各㕮咀，以水七升，煮取三升。冷，分三服，不能一升者，可稍稍服之，汤势安乃卧。药主毒气，服汤之后，胸中热及咽喉痛，皆瘥。其明日复煮一剂，如法服之。服此药无毒，但除热下气，安病人。小儿服者，取三分之一，以水四升，煮得二升，稍稍服。

三匕汤　治伤寒中风，得之三日至七八日不解，胸胁痛，四肢逆，干呕，水浆不下，胸中有宿食不消，重下血，一日数十行方。

茯苓如鸡子大　黄芩　人参各三两　栝楼根四两　芒硝　干地黄各一升　大黄　麻黄　寒水石各半斤

上九味，捣筛令相得，以散三方寸匕，水一升，煮令三沸，绞去滓。服之，日三，温覆汗出即愈。病剧，与六七匕。

五香麻黄汤　治伤寒忽发肿，或著四肢，或在胸背，虚肿浮如吹状，亦著头面、唇口、颈项，剧者偏著脚胫外，如轴大而不痛不赤，著四肢者，乃欲不遂，悉主之方。

麝香半两　熏陆香　鸡舌香各一两　沉香　青木香　麻黄　防风　独活　秦艽　萎蕤　甘草各二两　白薇　枳实各二两

上十三味，㕮咀，以水九升，煮取三升。分三服，覆取汗后，外摩防己膏。

治伤寒三日外，与前药不瘥，脉势仍数者，阳气犹在经络，未入脏腑方。

桂枝　黄芩　甘草各二两　升麻　葛根　生姜各三两　芍药六两　石膏八两　栀子二七枚

上九味，㕮咀，以水九升，煮取二升七合，分二服，相去十里久。若前两服讫即得汗，后服即停；不得汗，更进一服，得汗即止。不得汗者，明日去栀子，加麻黄二两，足水二升，再依方服。

治伤寒**雪煎**方。

麻黄十斤　杏仁一斗四升　大黄一斤十三两，如金色者

上三味，㕮咀，以雪水五斛四斗，渍麻黄于东向灶釜中三宿，纳大黄，搅令调，炊以桑薪，煮得二斛汁，去滓，复纳釜中，捣杏仁纳汁中，复炊之，可余六七斗汁，绞去滓，置铜器中，又以雪水三斗合煎之，搅令调，得二斗四升，药成可丸，冷凝，丸如弹丸。有病者，以三沸白汤五合，研一丸入汤中，适寒温服之，立

汗出。若不愈者，复服一丸。密盛药，勿令泄气。

发汗丸第六方二首

神丹丸 治伤寒敕濇，恶寒发热，体疼者方。

附子 乌头各四两 人参 茯苓 半夏各五两 朱砂一两

上六味，末之，蜜丸，以真丹为色。先食服如大豆二丸，生姜汤下，日三，须臾，进热粥二升许，重覆，汗出止。若不得汗，汗少不解，复服如前法。若得汗足，应解而不解者，当服桂枝汤。此药多毒，热者令饮水，寒者温饮解之。治疟，先发服二丸。《要略》用细辛，不用人参，别有射罔枣大一枚，名赤丸，主寒气厥逆。

治伤寒五六日以上不解，热在胸中，口噤不能言，惟欲饮水，为坏伤寒，医所不能治，为成死人，精魂已竭，心下才温，以杖发其口开，灌药咽中，药得下则愈，**麦奴丸**，一曰**黑奴丸**，二曰**水解丸**方。

釜底墨 灶突墨 梁上尘 大黄 麦奴 黄芩 芒硝各一两 麻黄二两

上八味，末之，蜜丸如弹子大。以新汲水五合，研一丸破，渍置水中，当药消尽服之。病者渴欲饮水，极意不问升数，欲止复强饮，能多饮为善，不欲饮水当强饮之。服药须臾当寒，寒竟汗出便解。若服药日移五尺许不汗，复服如前法，不过再三服佳。小麦黑勃，名麦奴。

宜吐第七

例一首 证五条 方五首

例曰：大法春宜吐。凡服吐药，中病便止，不必尽剂也。

病如桂枝证，头不痛，项不强，而脉寸口浮，胸中硬满，气上冲喉咽不得息者，此以内有久痰，宜吐之。

病胸上诸寒，胸中郁郁而痛，不能食，欲得使人按之，按之反有涎出，下利日十余行，而其人脉迟、寸脉微滑者，此宜吐之，吐之利即止。

少阴病，饮食入口则吐，心中愠愠然，欲吐复不能吐者，宜吐之，宿食在上脘，宜吐之。

病手足逆冷，脉乍结者，客气在胸中，心下满而烦，饥不能食者，以病在胸中，宜吐之。

病如桂枝证，头不痛，项不强，寸脉微浮，胸中痞坚，气上撞咽喉，不得息者，此为胸有寒也，宜吐之，**瓜蒂散**方。

瓜蒂 赤小豆各一两

上二味，治下筛。取一钱匕，香豉一合，熟汤七合，煮作稀粥，去滓取汁，和散温顿服之。不吐者，少少加，得快吐乃至。《张文仲》以白汤三合，和服。

水导散 治时气病，烦热如火，狂言妄语，欲走方。

甘遂半两 白芷一两

上二味，治下筛。水服方寸匕，须臾令病人饮冷水，腹满即吐之，小便当赤。一名濯肠汤，此治大急者。

藜芦丸 治伤寒不得吐方。

藜芦 附子各一两

上二味，末之，蜜和如扁豆大。伤寒不食，服二丸，不知增之。此谓得病一日以上、四日以来。服药后日移三丈不吐，进热粥汁发之。

治伤寒温病三四日，胸中恶，欲令吐者，服**酒胆方**。

醇苦酒半升 猪胆一具

上二味，尽和饮之，吐即愈。

又方

取比轮钱一百五十七枚，以水一斗，

煮取七升，分服汁尽。须臾，复以水五升更煮钱，令得一升，复以水二升投中，合三升，出钱饮之，当吐毒即愈。

宜下第八

例一首　诸证十二条　方八首

例曰：大法秋宜下。凡下以汤胜丸散也，中病便止，不必尽剂也。

伤寒有热而小腹满，应小便不利，今反利者，此为有血也，当须下之，宜抵当丸。

太阳病，身黄，脉沉结，小腹坚满，小便不利者，为无血也，小便自利，其人如狂者，为血证谛也，属[1]**抵党**[2]汤下之。

太阳病不解，热结在膀胱，其人如狂，其血自下即愈。其外不解，尚未可攻，当先解其外；外已解，但小腹结者，可攻之。

阳明病，脉迟，虽汗出不恶寒，体必重，短气，腹满而喘，有潮热者，此外欲解，可攻里也。手足濈[3]然汗出者，大便已坚，宜承气汤。若汗多而微热恶寒者，为外未解也，桂枝汤主之。其热不潮，未可与承气。若腹大满而不大便者，可少与承气汤，微和其胃气，勿令大下。

阳明病，潮热，大便微坚，与承气汤；不坚者，不可与之。若不大便六七日，恐有燥屎，欲知之法，少与承气汤。腹中转矢气者，为有燥屎，乃可攻之；若不转气者，此为头坚后溏，不可攻之也，攻之必胀满不能食。欲饮水者，即哕，其后发热者，大便必复坚，宜与小承气和之。不转气者，慎勿攻之。

阳明证，其人喜忘者，必有蓄血，所以然者，本有久瘀血，故令喜忘，屎虽坚，大便必黑。宜抵党汤下之。

阳明病发热汗出者，此为越热，不能发黄，但头汗出，身无汗，齐颈而还，小便不利，渴引水浆者，此为瘀热在里，身必发黄，宜下，以茵陈汤。方出第十卷中。

少阴病，得之二三日，口燥咽干，急下之，宜承气汤。

少阴病，得之六七日，腹满，不大便者，急下之，宜承气汤。

夫实则评语，虚则郑声。郑声，重语也。直视、评语、喘满者死，下痢者亦死。

伤寒四五日，脉沉喘满，沉为在里，而反发汗，津液越出，大便为难，表虚里实，久则评语。

大承气汤　主热盛，腹中有燥屎，评语者方。

大黄四两　厚朴八两　枳实五枚　芒硝五合

上四味，㕮咀，以水一斗，先煮二物，取五升，去滓；纳大黄，煎取二升，去滓；纳芒硝，更煎一两沸。分再服，得快利止。

抵党丸方

水蛭二十枚　桃仁二十三枚　虻虫二十枚　大黄三两

上四味，末之，蜜和合，分为四丸。以水一升，煮一丸，取七合，顿服之，晬时当下血，不下更服。

抵党汤方

水蛭三十枚　桃仁二十三枚　虻虫二十枚　大黄三两

上四味，㕮咀，以水五升，煮取三升，去滓。服一升，不下更服。

承气汤方

---

①　属：《外台秘要》作“宜”。

②　党：《伤寒论》作“当”。下同。

③　濈：原作“戢”，据《伤寒论》改。

枳实五枚　大黄四两　芒硝半升　甘草二两

上四味，㕮咀，以水五升，煮取二升，去滓。适寒温，分三服，如人行五里进一服，取下利为度。若不得利，尽服之。

生地黄汤　治伤寒有热，虚羸少气，心下满，胃中有宿食，大便不利方。

生地黄三斤　大黄四两　大枣二枚　甘草一两　芒硝二合

上五味，合捣令相得，蒸五升米下，熟绞取汁，分再服。

伤寒七八日不解，默默心烦，腹中有干粪，谵语，**大柴胡加萎蕤知母汤**方。

柴胡半斤　黄芩　芍药各三两　半夏半斤　生姜五两　大黄　甘草各一两　人参三两　萎蕤　知母各二两

上十味，㕮咀，以水一斗，煮取三升，去滓。服一升，日三，取下为效。《集验》用枳实四枚，不用芍药。

伤寒，头痛壮热，百节疼痛方。

柴胡四两　升麻　黄芩　大青　杏仁各三两　芍药　知母　栀子仁各四两　香豉一升　石膏八两

上十味，㕮咀，以水九升，煮取二升七合，分温三服。若热盛，加大黄四两。

治伤寒留饮，宿食不消，**驶豉丸**方。

豆豉一升　巴豆三百枚，今用二百枚　杏仁六十枚　黄芩　黄连　大黄　麻黄各四两　芒硝　甘遂各三两

上九味，末之，以蜜和丸如大豆，服二丸。不得下者，增之。《崔氏》云：此黄素方。

发汗吐下后第九

脉证七条　方十七首　灸法一首

伤寒已解半日许，复心烦热，其脉浮数者，可更发汗，宜**桂枝汤**。

凡发汗后饮水者，必喘，宜慎也。

治发汗后，表里虚烦，不可攻者，但当与**竹叶汤**方。

竹叶二把　人参　甘草各二两　半夏半升　石膏一斤　麦门冬一升　生姜四两

上七味，㕮咀，以水一斗，煮取六升，去滓，纳粳米半升，米熟去之。分服一升，日三。《张文仲》无生姜。

服桂枝汤大汗后，脉洪大者，与桂枝汤。若形如疟，一日再发，汗出便解者，属**桂枝二麻黄一汤**方。

桂枝一两十七铢　麻黄十六铢　芍药一两六铢　甘草一两二铢　杏仁十六枚　大枣五枚　生姜一两六铢

上七味，㕮咀，以水五升，煮麻黄再服，去沫，纳诸药，煮取二升。适寒温，分再服，取微汗而已。

小青龙汤　治伤寒表未解，心下有水气，干呕，发热而咳，或渴，或痢，或噎，或小便不利，小腹满，或喘者，**小青龙汤**方。

桂心三两　半夏　五味子各半两　麻黄　甘草　干姜　芍药　细辛各三两

上八味，㕮咀，以水一斗煮麻黄，减二升，去上沫，纳诸药，煮取三升，分三服，相去十里顷复服之。若渴者，去半夏，加栝楼根三两；若微痢，去麻黄，加荛花如一鸡子，熬令赤色；若噎，加附子一枚；若小便不利，小腹满者，去麻黄，加茯苓四两；若喘，去麻黄，加杏仁半升。数用神效。

治伤寒，发汗出而喘，无大热，**麻黄杏仁石膏甘草汤**方。

麻黄四两　杏仁五十枚　石膏半斤　甘草二两

上四味，㕮咀，以水七升，先煮麻黄，令减二升，纳诸药，煎取三升，分三

服。

发汗若下后，烦热，胸中窒，气逆抢心者，**栀子汤**方。

栀子十四枚 香豉四合，绵裹

上二味，以水四升煮栀子，取二升半，纳豉，煮取一升半。分二服，温进一服。得快吐，止后服。

治发汗后，腹胀满，**厚朴汤**方。

厚朴八两 半夏半升 生姜八两 甘草二两 人参一两

上五味，㕮咀，以水一斗，煮取三升，分三服。

太阳病发汗，汗出不解，其人仍发热，心下悸，头眩，身瞤动，振振欲擗地，属**玄武汤**方。

茯苓 芍药 生姜各三两 白术二两 附子一枚

上五味，㕮咀，以水八升，煮取二升，温服七合。

太阳病反下之，利遂不止，脉促者，表未解，喘而汗出者，**葛根黄连汤**方。

葛根半斤 黄芩 黄连各三两 甘草二两

上四味，㕮咀，以水八升，先煮葛根，减二升，纳诸药，煮取三升，去滓，分再服。

伤寒发汗吐下后，心下逆满，气上冲胸，起即头眩，其脉沉紧，发汗则动经，身为振摇者，**茯苓汤**方。

茯苓四两 白术 桂心各三两 甘草二两

上四味，㕮咀，以水六升，煮取三升，去滓，分三服。

凡寸口脉浮，关上自沉，为结胸。《巢源》作沉细。

凡伤寒病发于阳，而反下之，热入，因作结胸。

结胸病，项亦强，如柔痉状，下之则和，宜**大陷胸丸**方。

大黄八两 芒硝 杏仁 葶苈各五合

上四味，捣筛二物，别研杏仁、芒硝如脂，和散，取如弹丸大一枚，甘遂末一钱匕，白蜜二合，水一升，煮取八合。温顿服之，病乃自下；如不下，更服，取下为效。

伤寒六七日，结胸热实，其脉沉紧，心下痛，按之正坚，宜**大陷胸汤**。

太阳病，重发汗而复下之，不大便五六日，舌上干而渴，日晡所小有潮热，心胸大烦，从心下至小腹，坚满而痛不可近，宜**大陷胸汤**方。

甘遂末一钱匕 大黄六两，切 芒硝一升

上三味，以水六升，先煮大黄，取二升，去滓，纳芒硝，一沸，纳甘遂。分再服，一服得快利，止后服。

伤寒中风，医反下之，其人下痢，日数十行，谷不化，腹中雷鸣，心下痞坚结满，干呕心烦，不能得安。师见心下痞，谓病不尽，复下之，其痞益甚。此非结热，但以胃中虚，客气上逆使之然也，宜**甘草泻心汤**方。

甘草四两 黄芩 干姜各二两 黄连一两 半夏半升 大枣十二枚

上六味，㕮咀，以水一斗，煮取六升，去滓。分服一升，日三。加人参三两乃是。

治伤寒发汗后，胃中不和，心下痞坚，干噫食臭，胁下有水气，腹中雷鸣，下利者，属**生姜泻心汤方**。

生姜四两 甘草三两 半夏半升 黄连一两 干姜一两 人参三两 黄芩三两 大枣十二枚

上八味，㕮咀，以水一斗，煮取六升，去滓。分服一升，日三。

伤寒吐下后，七八日不解，结热在

里，表里俱热，时时恶风，大渴，舌上干燥而烦，欲饮水数升，宜**白虎汤**方。

石膏一升　知母六两　甘草二两　粳米六合

上四味，㕮咀，以水一斗煮，米熟去滓。分服一升，日三。诸亡血及虚家，不可与白虎汤。若立夏后至立秋前，得用之，立秋后不可服。春三月尚凛冷，亦不可与之，与之则呕利腹痛。

伤寒无大热，而口干渴，心烦，背微恶寒，宜白虎汤。

伤寒脉浮，发热无汗，其表不解，不可与白虎汤。渴欲饮水，无表证，宜白虎汤。

治伤寒后，结热在内，烦渴，**青葙子丸**方。

青葙子五两　黄芩　苦参　栝楼根各一两　黄柏二两　龙胆　黄连　栀子仁各三两

上八味，末之，蜜丸。先食服如梧子大七丸，日三，不知稍加。一本云饧和为丸。

伤寒热病十日以上，发汗不解，及吐下后，诸热不除，及下利不止，斑出，皆治之，**大青汤**方。

大青四两　甘草　阿胶各二两　豆豉一升

上四味，㕮咀，以水八升，煮取三升，去滓，煮三沸，去豉，纳阿胶令烊。顿服一升，日三服。欲尽复作，常使有余，渴者当饮。但除热，止吐下，无毒。《深师》治劳复，《肘后》有赤石脂三两，《胡洽》、《集验》同。

治伤寒后不了了，朝夕有热，如疟状方。

知母二两　麻黄　甘草　芍药　黄芩　桂心各一两

上六味，㕮咀，以水七升，煮取二升半。服五合，日三，温覆令微汗。若心烦不得眠，其人欲饮水，当稍稍饮之，令胃中和则愈。

江南诸师，秘仲景要方不传。

初得病或先头痛，身寒热，或濇濇欲守火，或腰背强直，面目如饮酒状，此伤寒初得一二日，但烈火[①]灸心下三处：第一处，去心下一寸，名巨阙；第二处，去心下二寸，名上管；第三处，去心下三寸，名胃管。各灸五十壮。然或人形大小不同，恐寸数有异，可绳度，随其长短寸数最佳。取绳从心头骨名鸠尾头度，取脐孔，中屈绳取半，当绳头名胃管，又中屈半绳，更分为二分，从胃管向上度一分即是上管，又上度取一分即是巨阙。大人可灸五十壮，小儿可三壮，亦随其年。灸之大小，以意斟量也。若病者三四日以上，宜先灸胸上二十壮。以绳度鼻正上尽发际，中屈绳，断去半，便从发际入发中，灸绳头名曰天聪，又灸两颞颥，又灸两风池，又灸肝俞百壮，余处各二十壮，又灸太冲三十壮，神验。

《备急千金要方》卷第九

① 烈火：原作“列火”，据元刻本、道藏本、后藤本改。

备急千金要方卷第十　伤寒下

伤寒杂治第一

论一首　方五十首　灸法一首

论曰：凡除热解毒，无过苦醋之物，故多用苦参、青葙、艾、栀子、葶苈、苦酒、乌梅之属，是其要也。夫热盛，非苦醋之物不解也。热在身中，既不时治，治之又不用苦醋之药，此如救火不以水也，必不可得脱免也。

又曰：今诸疗多用辛甘，姜、桂、人参之属，此皆贵价难得，常有比行求之，转以失时。而苦参、青葙、葶苈、艾之属，所在尽有，除热解毒最良，胜于向贵价药也，前后数参并用之。得病内热者，不必按药次也，便以青葙、苦参、艾、苦酒疗之，但稍与促其间，无不解也。

扁鹊曰：病在腠理，汤熨之所及；病在血脉，针石之所及；病在骨髓，无可奈何。而凡医治病，或言且待使病成乃顿去之，此为妄矣。当预约束家中及所部曲，具语解此意，使有病者知之为要。

治温气病欲死方

苦参一两，以酒二升，煮取一升，尽饮之。当吐则除诸毒病，服之覆取汗，皆愈。《张文仲》及《肘后》云：治热毒气垂死，破棺千金汤。

治热病五六日以上，**苦参汤**方。

苦参三两　黄芩二两　生地黄八两

上三味，㕮咀，以水八升，煎取二升。适寒温服一升，日再。

凝雪汤　治时行毒病七八日，热积聚胸中，烦乱欲死，起死人，搨汤方。

芫花一升，以水三升，煮取一升半。渍故布薄胸上，不过三薄，热即除。当温暖四肢，护厥逆也。

治伤寒中风五六日以上，但胸中烦，干呕，**栝楼汤**方。

栝楼实一枚　黄芩　甘草各三两　生姜四两　大枣十二枚　柴胡半斤

上六味，㕮咀，以水一斗二升，煮取五升，绞去滓。适寒温服一升，日三。

治伤寒后，呕哕反胃，及干呕不下食，**芦根饮子**方。

生芦根切　青竹茹各一升　粳米三合　生姜三两

上四味，以水七升，先煮千里鞋底一只，取五升，澄清下药，煮取二升半。随便饮，不瘥，重作取瘥。

治伤寒后呕哕方

通草三两　生芦根切，一升　橘皮一两　粳米三合

上四味，㕮咀，以水五升，煮取二升。随便稍饮，不瘥更作，取瘥止。

治伤寒后虚羸少气，呕吐方。

石膏一升　竹叶二把　麦门冬一升　人参二两　半夏一升

上五味，㕮咀，以水一斗，煮取六升，去滓，纳粳米一升，米熟汤成。饮一升，日三服。一方加生姜五两。此方正是仲景竹叶汤方，前卷汗后门中已有此方，仍少甘草，分两小别。

治毒热攻手足，赤肿焮热，疼痛欲脱方。

煮马屎若羊屎汁，渍之，日三度。

又方

猪膏和羊屎涂之，亦佳。

又方

浓煮虎杖根，适寒温，以渍手足，令至踝上一尺止。

又方

取酒煮取苦参，以渍之。

又方

稻穰灰汁渍之。

又方

取常思草，绞取汁以渍之。一名苍耳。

漏芦连翘汤　治时行热毒，变作赤色痈疽，丹疹毒肿，及眼赤痛，生障翳方。

漏芦　连翘　黄芩　麻黄　白蔹　升麻　甘草各二两　枳实　大黄各三两

上九味，㕮咀，以水九升，煮取三升。分三服，相去五里久更服。热盛者，可加芒硝二两。

治伤寒五六日斑出，**猪胆汤**方。

猪胆　苦酒各三合　鸡子一枚

上三味，合煎三沸，强人尽服之。羸人须煎六七沸，分为二服，汗出即愈。

治人及六畜时气热病，豌豆疮方。

浓煮黍穰汁洗之。一茎是穄穰，即不瘥。疮若黑者，捣蒜封之。

又方

煮芸薹洗之。

治热病后，发豌豆疮方。

黄连三两，以水二升，煮取八合，顿服之。

又方

真波斯青黛大如枣，水服之瘥。

又方

青木香二两，以水三升，煮取一升，顿服之。

又方

若赤黑发如芥大一作疾火者，煎羊脂摩敷之。

又方

小豆屑，鸡子白和敷。

又方

妇人月水帛拭之。

又方

小儿著，取月水汁和水浴之。

治疮出烦疼者，**木香汤**方。

青木香二两　熏陆香　丁香　矾石各一两　麝香半两

上五味，㕮咀，以水四升，煮取一升半，分再服。热毒盛者，加犀角一两，无犀角，以升麻代；病轻者，去矾石。神验。

又方

疮上与芒硝和猪胆涂，勿动，痂落无痕，仍卧黄土末上良。此病小便涩、有血者，内坏，疮皆黑靥[1]，不出脓者，死不治也。

治内发疮盛方。

醋四合　大猪胆一具

上二味，合煎三沸。服一合，日五服之，良验。

治豌豆疮，初发觉欲作者方。

煮大黄五两，服之愈。

治时行病发疮方。

取好蜜遍身摩疮上。亦可以蜜煎升麻摩之，并数数食之。

热病后发豌豆疮，灸两手腕研子骨尖上三壮，男左女右。

治伤寒鼻衄，肺间有余热故也，热因血自上不止，用此方。

牡蛎一两半　石膏一两六铢

上二味，治下筛。酒服方寸匕，日三四。亦可蜜丸，服如梧子大。用治大病瘥

① 靥：原作“厌”，据《外台秘要》、《医方类聚》改。

后，小劳便鼻衄。

治伤寒热病，喉中痛，闭塞不通方。

生乌扇一斤，切　猪脂一斤

上二味，合煎，药成去滓，取如半鸡子，薄绵裹之，纳喉中，稍稍咽之，取瘥。

又方

升麻三两　通草四两　射干二两　芍药　羚羊角各三两　生芦根切，一升

上六味，㕮咀，以水七升，煮取二升半，分三服。

治热病，口中苦，下气除热，喉中鸣，煎方。

石膏半斤　蜜一升

上二味，以水三升煮石膏，取二升，乃纳蜜复煎，取如饧，含如枣核，尽复合之，大良。

治伤寒热病后，口干喜唾，咽痛方。

大枣二十枚　乌梅十枚

上二味，合捣，蜜和。含如杏核大，咽其汁，甚验。

伤寒服汤药而下利不止，心下痞坚，服泻心汤竟，复以他药下之，利不止，医以理中与之而利益甚。理中治中焦，此利在下焦，**赤石脂禹余粮汤**主之方。

赤石脂　禹余粮各一斤，碎

上二味，以水六升，煮取二升，分三服。若不止，当利小便。

治伤寒后下利脓血方。

阿胶一两　黄柏二两　黄连四两　栀子仁四枚

上四味，㕮咀，以水六升，煮取二升，去滓，纳阿胶，更煎令消，分为三服。《甲乙》方无黄柏，有黄芩。

治赤白下脓，小儿得之三日皆死，此有䘌虫在下部方。

麝香　矾石　巴豆　附子　真珠　雄黄

上六味，等分，治合，取桑条如箭竿，长三寸，以绵缠头二寸，唾濡绵，展取药，著绵上，纳谷道中，半日复易之，日再，神效。

治伤寒六七日，其人大下后，脉沉迟，手足厥逆，下部脉不至，咽喉不利，唾脓血，泄利不止，为难治，**麻黄升麻汤**方。

麻黄　知母　萎蕤一作菖蒲　黄芩各三两　升麻　芍药　当归　干姜　石膏　茯苓　白术　桂心　甘草　麦门冬各二两

上十四味，㕮咀，以水一斗，先煮麻黄，减二升，去上沫，纳诸药，煮取三升。分服一升，微取汗愈。

治温毒及伤寒内虚，外热攻胃，下黄赤汁及烂肉汁，赤滞下，伏气腹痛，诸热毒方。

栀子二十枚　豉一升　薤白一握

上三味，以水四升，煮栀子、薤白令熟，纳豉，煮取二升半。分三服，频服取瘥。

治病后虚肿方。

豉五升，醇酒一斗，煮三沸，及热顿服。不耐酒者，随性，覆取汗。

治汗不止方。

地黄三斤切，以水一斗，煮取三升，分三服。

又方

白术叶作饮，饮之。

又方

白术方寸匕，以饮服之。

治卒得汗不止方。

温酒服牛羊脂。

又方

服尿亦止。

治盗汗及汗无时方。

韭根四十九枚，水二升，煮一升，顿服。

又方

豉一升，以酒二升，渍三日服，不瘥，更合服，不过三剂止。

又方

死人席缘灰煮汁，洗身瘥。

止汗方

杜仲　牡蛎等分

上二味，治下筛，夜卧以水服五钱匕。

又方

麻黄根　牡蛎　雷丸各三两　干姜　甘草各一两　米粉二升

上六味，治下筛，随汗处粉之。

牡蛎散　治卧即盗汗，风虚头痛方。

牡蛎　白术　防风各三两

上三味，治下筛。酒服方寸匕，日二。止汗之验，无出于此方，一切泄汗服之，三日皆愈，神验。

劳复第二

论二首　食忌九条　方二十一首

论曰：凡热病新瘥，及大病之后，食猪肉及羊血、肥鱼、油腻等，必当大下利，医所不能治也，必至于死。若食饼饵、粢黍、饴脯、脍炙、枣栗诸果物脯脩，及坚实难消之物，胃气尚虚弱，不能消化，必更结热。适以药下之，则胃气虚冷，大利难禁，不下之必死，下之复危，皆难救也。热病及大病之后，多坐此死，不可不慎也。

病新瘥后，但得食糜粥，宁少食令饥，慎勿饱，不得他有所食，虽思之，勿与之也。引日转久，可渐食羊肉白糜，若羹汁、雉兔、鹿肉，不可食猪狗肉也。

新瘥后，当静卧，慎勿早起梳头洗面，非但体劳，亦不可多言语，用心使意劳烦，凡此皆令人劳复。故督邮顾子献得病已瘥未健，诣华旉视脉曰：虽瘥尚虚，未得复，阳气不足，慎勿劳事，余劳尚可，女劳则死，当吐舌数寸。其妇闻其夫瘥，从百余里来省之，经宿交接，中间三日，发热口噤，临死舌出数寸而死。病新瘥未满百日，气力未平复，而以房室者，略无不死。有士盖正者，疾愈后六十日，已能行射猎，以房室则吐涎而死。及热病房室，名为阴阳易之病，皆难治，多死。近者有一士大夫，小得伤寒，瘥已十余日，能乘马行来，自谓平复，以房室即小腹急痛，手足拘拳而死。

时病瘥后未满五日，食一切肉面者，病更发大困。

时病瘥后新起，饮酒及韭菜，病更复。

时病新瘥，食生鱼鲊，下利必不止。

时病新瘥食生菜，令颜色终身不平复。

时病新汗解，饮冷水者，损心包，令人虚不复。

时病新瘥，食生枣及羊肉者，必膈上作热蒸。

时病新瘥，食犬羊等肉者，作骨中蒸热。

时疾新瘥，食鱼肉与瓜、生菜，令人身热。

时疾新瘥，食蒜脍者，病发必致大困。

黄龙汤　治伤寒瘥后，更头痛壮热烦闷方。仲景名小柴胡汤。

柴胡一斤　半夏半升　黄芩三两　人参　甘草各二两　生姜四两　大枣十二枚

上七味，㕮咀，以水一斗，煮取五升，去滓。服五合，日三。不呕而渴者，去半夏，加栝楼根四两。

补大病后不足，虚劳方万病虚劳同用。

取七岁以下、五岁以上，黄牛新生者

乳一升，以水四升，煎取一升。如人体温，稍稍饮之，不得过多，十日服，不绝为佳。

治伤寒温病后劳复，或食、或饮、或动作方。

栀子仁三七枚　石膏五两　鼠屎尖头大者，二十枚　香豉一升

上四味，㕮咀，以水七升，煮取三升，分三服。

治病后劳复，或因洗手足，或梳头，或食等劳复方。

取洗手足汁饮一合，又取头中垢如枣核大，吞一枚。

枳实栀子汤　治大病瘥后劳复者方。

枳实三枚　栀子十四枚　豉一升，绵裹

上三味，㕮咀，以醋浆七升，先煎减三升，次纳枳实、栀子，煮取二升；次纳豉，煮五六沸，去滓。分再服，覆取汗。如有宿食者，纳大黄如博棋子五六枚。

治病新瘥，遇美饮食，食过多，食复者方。

取所食余烧作末，饮调服二钱匕，日三服。

治新瘥早起，及食多劳复方。

豉五合　鼠屎二十一枚，尖头者

上二味，以水二升，煮去一升。尽服之，温卧，令小汗愈。《崔氏》加栀子七枚，尤良。《肘后》有麻子仁，纳一升，加水一升，亦可纳枳实三枚，葱白一虎口。

治重病新瘥，早起劳及饮食多，致复欲死方。

烧鳖甲末，服方寸匕。

治食大饱不消，劳复脉实者方。

豉一升　鼠屎二十一枚　栀子七枚　大黄三两

上四味，㕮咀，以水六升，煮取二升。分三服，微取汗，应小鸭溏者止，不溏者复作。

治劳复垂死方。

暖汤三合，洗四五岁女子阴，取汁纳口中服即愈。小男儿亦得。

治劳复，起死人，**麦门冬汤**，气欲绝用有效方。

麦门冬一两　京枣二十枚　竹叶切，一升　甘草二两

上四味，㕮咀，以水七升，煮粳米一升令熟，去米，纳诸药，煎取三升，分三服。不能服者，绵滴汤口中。

治食劳方。

曲一升，煮取汁服之。

又方

杏仁五十枚，以醋二升，煎取一升，服之取汗。

又方

烧人屎灰，水服方寸匕。

欲令病人不复方。

烧头垢，如梧子大服之。

治伤寒瘥后一年，心下停水，不能食方。

生地黄五斤　白术一斤　好曲二斤

上三味，合捣相得，曝干下筛。酒服方寸匕，日三，加至二匕。

论曰：妇人温病虽瘥，未若平复，血脉未和，尚有热毒，而与之交接得病者，名为阴阳易之病。其人身体重，热上冲胸，头重不能举，眼中生眵瞸，四肢一作膝胫拘急，小腹绞痛，手足拳，皆即死。其亦有不即死者，病苦少腹里急，热上冲胸，头重不欲举，百节解离，经脉缓弱，血气虚，骨髓竭，便嘘嘘吸吸，气力转少，著床不能动摇，起止仰人，或引岁月方死。医者张苗说：有婢得病，瘥后数十日，有六人奸之，皆死。

妇人得病易丈夫，丈夫得病亦易妇人，治之方。

取女人中裈近隐处，烧服方寸匕，日

三，小便即利，阴头微肿，此为愈矣。女人病可取男裈，一如此法。

治交接劳复，阴卵肿缩，腹中绞痛，便欲死方。

取所交接妇人衣裳，以覆男子，立愈。

令病人不复方。

取女人手足爪二十枚，女人中衣带一尺，烧，以酒若米饮汁服。

治男子新病起，近房内复者方。

取女人月经赤帛烧，服方寸匕。亦治阴卵肿缩入腹，绞痛欲死。

治病后头乱不可理，通头法。

生麻油二升，将头发解开，安铜沙罗中，用油淹渍之，细细将钗子领发，斯须并自通。

百合第三论二首　方七首

论曰：百合病者，谓无经络，百脉一宗，悉致病也。皆因伤寒虚劳大病，已后不平复，变成斯病。其状恶寒而呕者，病在上焦也，二十三日当愈；其状腹满微喘，大便坚，三四日一大便，时复小溏者，病在中焦也，六十三日当愈；其状小便淋沥难者，病在下焦也，三十三日当愈。各随其证以治之。百合之为病，令人意欲食，复不能食，或有美时，或有不用闻饮食臭时，如有寒其实无寒，如有热其实无热，常默默欲卧，复不得眠，至朝口苦，小便赤涩，欲行复不能行，诸药不能治，治之即剧吐利，如有神灵所为也。百合病，身形如和，其脉微数，其候每溺时即头觉痛者，六十日乃愈。百合病，候之溺时头不觉痛，淅淅然寒者，四十日愈。百合病，候之溺时觉快然，但觉头眩者，二十日愈。百合病证，其人或未病而预见其候者，或已病四五日而出，或病一月二十日后见其候者，治之喜误也，依证治之。

论曰：百合病，见在于阴而攻其阳，则阴不得解也，复发其汗为逆也；见在于阳而攻其阴，则阳不得解也，复下之其病不愈。《要略》云：见于阴者，以阳法救之；见于阳者，以阴法解之。见阳攻阴，复发其汗，此为逆，其病难治。见阴攻阳，乃复下之，此亦为逆，其病难治。

治百合病已经发汗之后，更发者，**百合知母汤**方。

百合七枚，擘　知母三两

上二味，以泉水先洗渍百合一宿，当沫出水中，明旦去水取百合，更以泉水二升煮百合，取一升汁置之；复取知母，切，以泉水二升，煮取一升汁，合和百合汁中，复煮取一升半，分再服。不瘥，更依法合服。

治百合病已经下之后，更发者，**百合滑石代赭汤**方。

百合七枚，擘　滑石三两　代赭一两

上三味，先以泉水渍百合一宿，去汁，乃以水二升煮百合，取一升，去滓，又以水二升煮二物，取一升，纳百合汁，如前法复煎，取一升半，分再服。

治百合病已经吐之后，更发者，**百合鸡子汤**方。

百合七攻，擘，浸一宿，去汁，以泉水二升，煮取一升；取鸡子黄一枚，纳汁中，搅令调，分再服。

治百合病，始不经发汗、吐、下，其病如初者，**百合地黄汤**方。

百合七枚，擘，浸一宿，去汁，以泉水二升，煮取一升，纳生地黄汁二升，复煎取一升半，分再服。大便当去恶沫为候也。

治百合病经月不解，变成渴者方。

百合根一升，以水一斗，渍之一宿，

以汁先洗病人身也。洗身后，食白汤饼，勿与盐豉也。渴不瘥，可用栝楼根并牡蛎等分，为散，饮服方寸匕，日三。

治百合病，变而发热者方。

百合根一两，干之　滑石三两

上二味，治下筛。饮服方寸匕，日三，当微利，利者止，勿复服，热即除。一本云：治百合病，小便赤涩，脐下坚急。

治百合病，变腹中满痛者方。

但取百合根随多少，熬令黄色，捣筛为散。饮服方寸匕，日三，满消痛止。

伤寒不发汗变成狐惑病第四

论一首　方三首

论曰：狐惑之病，其气如伤寒。嘿嘿欲眠，目不得闭，起卧不安，其毒在喉咽为惑病，在阴肛者为狐病。狐惑之病，并恶食饮，不欲食闻食臭[①]，其面目翕赤、翕白、翕黑。毒蚀于上者则声噶也一作嗄，毒蚀下部者则干咽也。此由温毒气所为。蚀于上者，泻心汤主之；蚀于下者，苦参汤淹洗之；蚀于肛外者，熏之，并用雄黄三片，稍置瓦瓶中，炭火烧，向肛熏之，并服汤也。

治狐惑汤方。

黄连　薰草各四两

上二味，㕮咀，白醋浆一斗，渍之一宿，煮取二升，分为三服。

其人脉数无热，微烦，嘿嘿但欲卧，汗出，初得之三四日，眼赤如鸠眼，得之七八日，其四眦黄黑，能食者，脓已成也，**赤小豆当归散**主之方。

以赤小豆三升，渍之令生牙足，乃复干之，加当归三两，为末。浆水服方寸匕，日三，即愈。

其病形不可攻、不可灸，因火为邪，血散脉中，伤脉尚可，伤脏则剧，井输益肿，黄汁出，经合外烂，肉腐为痈脓，此为火疽，医所伤也。夫脉数者不可灸，因火为邪即为烦，因虚逐实，血走脉中，火气虽微，内攻有力，焦骨伤筋，血难复也，应在泻心。泻心汤兼治下痢不止，腹中愊坚而呕吐肠鸣者方。

半夏半升　黄芩　人参　干姜各三两　黄连一两　甘草三两　大枣十二枚

上七味，㕮咀，以水一斗，煮取六升。分服一升，日三。仲景名半夏泻心，《要略》用甘草泻心。

伤寒发黄第五

论一首　证五条　方三十四首　灸图三首

论曰：黄有五种，有黄汗、黄疸、谷疸、酒疸、女劳疸。黄汗者，身体四肢微肿，胸满不渴，汗出如黄柏汁，良由大汗出，卒入水中所致。黄疸者，一身面目悉黄如橘，由暴得热以冷水洗之，热因留胃中，食生黄瓜熏上所致。若成黑疸者多死。谷疸者，食毕头眩，心忪怫郁不安而发黄，由失饥大食，胃气冲熏所致。酒疸者，心中懊痛，足胫满，小便黄，面发赤斑黄黑，由大醉当风入水所致。女劳疸者，身目皆黄，发热恶寒，小腹满急，小便难，由大劳大热而交接竟入水所致，但依后方治之。

黄汗之为病，身体洪肿，发热汗出，不渴，状如风水，汗染衣，色正黄如柏汁，其脉自沉，从何得之？此病以汗出入水中浴，水从汗孔入得之。

治黄汗，**黄芪芍药桂心苦酒汤**方。

黄芪五两　芍药三两　桂心三两

以三味，㕮咀，以苦酒一升、水七

① 不欲食闻食臭：《金匮要略》作“不欲饮食，恶闻食臭”。

升，合煎取三升。饮二升，当心烦也，至六七日稍稍自除。心烦者，苦酒阻故也。

黄疸之病，疸而渴者，其病难治；疸而不渴，其病可治。发于阴部，其人必呕；发于阳部，其人振寒而微热。

诸病黄疸，宜利其小便，假令脉浮，当以汗解，宜**桂枝加黄芪汤**方。

桂枝　芍药各三两　甘草二两　生姜三两　大枣十二枚　黄芪五两

上六味，㕮咀，以水八升，微火煎取三升，去滓。温服一升，覆取微汗；须臾不汗者，饮稀热粥以助汤；若不汗，更服汤。

治伤寒热出表，发黄疸，**麻黄醇酒汤**方。

麻黄三两，以醇酒五升，煮取一升半，尽服之，温覆汗出即愈。冬月寒时，用清酒，春月宜用水。

治黄疸方

瓜蒂　赤小豆　秫米各二七枚

上三味，治下筛。病重者，取如大豆二枚，纳著鼻孔中，痛缩鼻，须臾当出黄汁，或从口中出汁升余则愈；病轻者如一豆，不瘥，间日复用。又下里间，以筒使人极吹鼻中，无不死，大慎之。《删繁》疗天行毒热，通贯脏腑，沉伏骨髓之间，或为黄疸、黑疸、赤疸、白疸、谷疸、马黄等病，喘息须臾不绝。

治黄疸，**大黄丸**方。

大黄　葶苈子各二两

上二味，末之，蜜和丸如梧子。未食服十丸，日三，病瘥止。

又方

大黄二两　黄连三两　黄柏一两　黄芩一两　曲衣五合

上五味，末之，蜜和丸如梧子。先食服三丸，日三。不知加至五丸。

茵陈汤　主黄疸，身体面目尽黄方。

茵陈　黄连各三两　黄芩二两　大黄　甘草　人参各一两　栀子二七枚

上七味，㕮咀，以水一斗，煮取三升。分三服，日三。亦治酒疸、酒癖。

治黄疸，身体面皆黄，**三黄散**方。

大黄　黄连　黄芩各四两

上三味，治下筛。先食服方寸匕，日三。亦可为丸。

五苓散　主黄疸，利小便方。

猪苓　茯苓　泽泻　白术　桂心各三十铢

上五味，捣筛为散。渴时水服方寸匕，极饮水，即利小便及汗出愈。此方与第九卷相重，以分两不同，故再出之。

秦椒散　主黄疸，饮少溺多方。

秦椒六铢　瓜蒂半两

上二味，治下筛。水服方寸匕，日三。《古今录验》用治膏瘅。

黄疸，小便色不异，欲自利，腹满而喘者，不可除热，热除必哕，哕者，**小半夏汤**主之方。

半夏半斤　生姜半斤

上二味，㕮咀，以水七升，煮取一升五合，分再服。有人常积气结而死，其心上暖，以此半夏汤少许，汁入口遂活。

黄疸变成黑疸，医所不能治者方。

土瓜根捣汁一小升，顿服，日一服，平朝服，至食时病从小便出。先须量病人气力，不得多服，力衰则起不得。

治黄疸方

取生小麦苗，捣绞取汁。饮六七合，昼夜三四饮，三四日便愈。无小麦，穬麦亦得用。

治发黄，身面眼悉黄如金色，小便如浓煮柏汁，众医不能疗者方。

茵陈　栀子各二两　黄芩　柴胡　升麻　大黄各三两　龙胆二两

上七味，㕮咀，以水八升，煮取二升

七合，分三服。若身体羸，去大黄，加栀子仁五六两、生地黄一升。《延年秘录》无茵陈，有栀子四两、栝楼三两、芒硝二两；《近效方》加枳实二两。夫黄发已久，变作桃皮色，心下有坚，呕逆，不下饮食，小便极赤少，四肢逆冷，脉深沉极微细迟者，不宜服此方，得下必变啘也。宜与大茵陈汤，除大黄，与生地黄五两，服汤尽，消息看脉小浮出，形小见，不甚沉微，便可治也。脉浮见者，黄当明，不复作桃皮色，心下自宽也。大茵陈汤，方出次后十一味者是。

治人无惭，忽然振寒发黄，皮肤黄曲尘出，小便赤少，大便时秘，气力无异，食饮不妨，已服诸汤散，余热不除，久黄者，**苦参散**吐下之方。

苦参　黄连　瓜蒂　黄柏　大黄各一两　葶苈二两

上六味，治下筛。饮服方寸匕，当大吐，吐者日一服，不吐日再，亦得下。服五日知可消息，不觉退，更服之，小折便消息之。

治发黄方

茵陈　黄柏　栀子　大黄各二两　黄连二两

上五味，㕮咀，以水九升，煮取三升，分三服。先服汤，后服丸方。

大黄五两　茵陈　栀子各三两　黄芩　黄柏　黄连各二两

上六味，末之，以蜜丸。白饮服如梧子二十丸，令得微利。

治伤寒瘀热在里，身体必发黄，**麻黄连翘赤小豆汤**方。

麻黄　连翘　甘草各二两　生姜三两　大枣十二枚　杏仁三十枚　赤小豆一升　生梓白皮切，二升

上八味，㕮咀，以劳水一斗，先煮麻黄，去沫，纳诸药，煎取三升，分三服。

治伤寒七八日，内实瘀热结，身黄如橘，小便不利，腹微胀满，**茵陈汤**下之方。

茵陈六两　栀子十四枚　大黄三两

上三味，㕮咀，以水一斗二升煮茵陈，得五升，去滓，内栀子、大黄，煎取三升。分服一升，日三。小便当利如皂荚沫状，色正赤，当腹减，黄悉随小便去也。《范汪》用疗谷疸，《小品方》用石膏一斤。

黄家腹满，小便不利而赤，自汗出，此为表和里实，当下之，**大黄黄柏栀子芒硝汤**方。

大黄三两　黄柏四两　栀子十五枚　芒硝四两

上四味，㕮咀，以水六升，煮取二升，去滓，纳芒硝，复煎取一升，先食顿饮之。

治时行病急黄，并瘴疠疫气及痎疟，**茵陈丸**方。

茵陈　栀子　芒硝　杏仁各三两　巴豆一两　恒山　鳖甲各二两　大黄五两　豉五合

上九味，末之，以饧为丸。饮服三丸如梧子，以吐利为佳，不知加一丸，神方。初觉体气有异，急服之即瘥。

治急黄，热气骨蒸，两目赤脉方。

大黄一两半，末　生地黄汁八合　芒硝一两

上三味，合和。一服五合，日二，以利为度，不须二服。

风疸，小便或黄或白，洒洒寒热，好卧不欲动方。

三月生艾一束，捣取汁，铜器中煎如漆，密封之　大黄　黄连　凝水石　栝楼根　苦参　葶苈各六铢

上六味，末之，以艾煎和。先食服如梧子五丸，日二，可至二十丸。有热加苦参，渴加栝楼，小便涩加葶苈，小便多加

凝水石，小便白加黄连，大便难加大黄。

湿疸之为病，始得之一身尽疼，发热，面色黑黄，七八日后壮热，热在里有血，当下，去之如豚肝状，其小腹满者，急下之。亦一身尽黄，目黄腹满，小便不利方。

矾石　滑石各五两

上二味，治下筛。大麦粥汁服方寸匕，日三，当先食服之。便利如血者已，当汗出瘥。

寸口脉浮而缓，浮则为风，缓则为痹，痹非中风，四肢苦烦，其色必黄，瘀热以行。趺阳脉紧而数，数则为热，热则消谷，紧则为寒，食则满也。尺脉浮为伤肾，趺阳脉紧为伤脾，风寒相薄，食谷即眩，谷气不消，胃中苦浊，浊气下流，小便不通，阴被其寒，热流膀胱，身故尽黄，名曰谷疸。

治劳疸、谷疸，丸方。

苦参三两　龙胆一两

上二味，末之，牛胆和为丸。先食以麦粥饮服如梧子五丸，日三，不知稍加之。《删繁方》加栀子仁三七枚，以猪胆和丸。

夫酒疸，其脉浮者先吐之，沉弦者先下之。夫人病酒疸者，或无热，靖言了了，腹满欲吐呕者，宜吐之，方煎苦参散七味者是。酒疸必小便不利，其候当心中热，足下热，是其证也。夫酒疸下之，久久为黑疸，目青面黑，心中如啖蒜齑状，大便正黑，皮肤爪甲不仁，其脉浮弱，虽黑微黄故知之。

治伤寒饮酒，食少饮多，痰结发黄酒疸，心中懊侬而不甚热，或干呕，**枳实大黄栀子豉汤**方。

枳实五枚　大黄三两　豆豉半斤　栀子七枚

上四味，㕮咀，以水六升，煮取二升，分三服。心中热疼、懊侬皆主之。

凝水石散　治肉疸，饮少，小便多，如白泔色，此病得之从酒。

凝水石　白石脂　栝楼根　桂心各三十铢　菟丝子　知母各十八铢

上六味，治下筛。麦粥饮服五分匕，日三服，五日知，十日瘥。

茯苓丸　治心下纵横，坚而小便赤，是酒疸者方。

茯苓　茵陈　干姜各一两　白术熬　枳实各三十铢　半夏　杏仁各十八铢　甘遂六铢　蜀椒　当归各十二铢

上十味，为末，蜜和丸如梧子大。空腹服三丸，日三，稍稍加，以小便为度。《千金翼》加黄连一两、大黄十八铢，名茵陈丸，治黑疸，身体暗黑，小便涩。

半夏汤　治酒澼荫，胸心胀满，骨肉沉重，逆害饮食，乃至小便赤黄，此根本虚劳风冷，饮食冲心，由脾胃内痰所致方。

半夏一升　生姜　黄芩　茵陈　当归各一两　前胡　枳实　甘草　大戟各二两　茯苓　白术各三两

上十一味，㕮咀，以水一斗，煮取三升，分三服。

牛胆丸　治病疸，身黄曲尘出方。

牛胆一枚　芫花一升　荛花半升　瓜蒂三两　大黄八两

上五味，四味㕮咀，以清酒一斗渍一宿，煮减半，去滓，纳牛胆，微火煎令可丸，如大豆，服一丸，日移六七尺不知，复服一丸至八丸，膈上吐，膈下下，或不吐而自愈。

大茵陈汤　治内实热盛发黄，黄如金色，脉浮大滑实紧数者。夫发黄多是酒客劳热，食少，胃中热，或温毒内热者，故黄如金色方。

茵陈　黄柏各一两半　大黄　白术各三两　黄芩　栝楼根　甘草　茯苓　前胡

枳实各一两　栀子二十枚

上十一味，㕮咀，以水九升，煮取三升，分三服。得快下，消息三四日更治之。

茵陈丸　治气淋，胪胀腹大，身体面目悉黄，及酒疸短气不得息方。

茵陈　栀子　天门冬各四两　大黄　桂心各三两　通草　石膏各二两　半夏半升

上八味，蒸大黄、通草、天门冬、半夏、栀子，曝令干，合捣筛，蜜丸。服如大豆三丸，日三。忌生鱼，以豆羹服，不得用酒。一方去石膏，纳滑石二两。不知，加至十丸。

黄家至日晡所发热而反恶寒，此为女劳得之，当膀胱急，小腹满，体尽黄，额上黑，足下热，因作黑疸。其腹胪胀而满，如欲作水状，大便必黑，时溏泄，此女劳疸，非水也。腹满者难治。

治女劳疸，**硝石矾石散**方。

硝石　矾石各半两

上二味，治下筛。大麦粥汁服方寸匕，日三，重衣覆取汗。病随大小便出，小便正黄，大便正黑。

黄疸之为病，日晡所发热恶寒，小腹急，身体黄，额黑，大便溏黑，足下热，此为女劳。腹满者难治，治之方。

滑石　石膏各等分

上二味，治下筛。以大麦粥汁服方寸匕，日三，小便极利则瘥。

针灸黄疸法

正面图第一寅门　上龈里　上腭　舌下　唇里　颞颥　侠人中　侠承浆　巨阙　上脘　阴缝

寅门穴　从鼻头直入发际度取通绳，分为三断，绳取一分，入发际，当绳头针是穴，治马黄、黄疸等病。

上龈里穴　正当人中及唇，针三锃，治马黄、黄疸等病。

上腭穴　入口里边，在上缝赤白脉是，针三锃，治马黄、黄疸、四时等病。

舌下穴　侠舌两边，针，治黄疸等病。

唇里穴　正当承浆里边，逼齿龈，针三锃，治马黄、黄疸等寒暑温疫等病。

颞颥穴　在眉眼尾中间，上下有来去络脉是，针灸之，治四时寒暑所苦，疸气，温病等。

侠人中穴　火针，治马黄、黄疸疫，通身并黄，语音已不转者。

侠承浆穴　去承浆两边各一寸，治马黄、急疫等病。

巨阙穴　在心下一寸，灸七壮，治马黄、黄疸、急疫等病。

上脘穴　在心下二寸，灸七壮，治马黄、黄疸等病。

男阴缝穴　拔阴反向上，灸，治马黄、黄疸等病。若女人，玉门头是穴，男女针灸无在。

覆面图第二风府　热府　肺俞　心俞　肝俞　脾俞　肾俞　脚后跟

风府穴　在项后入发际一寸，去上骨一寸，针之，治头中百病、马黄、黄疸等病。

热府穴　在第一节下，两旁相去各一寸五分，针灸无在，治马黄、黄疸等病。

肺俞穴　从大椎数，第三椎两旁相去各一寸五分，灸，主黄疸，通治百毒病。

心俞穴　从肺俞数，第二椎两旁相去各一寸五分。

肝俞穴　从心俞数，第四椎两旁相去各一寸五分。

脾俞穴　从肝俞数，第二椎两旁相去各一寸五分。

肾俞穴　从脾俞数，第三椎两旁相去各一寸五分。

脚后跟穴　在白肉后际，针灸随便，

治马黄、黄疸、寒暑诸毒等病。

侧面图第三耳中　颊里　手太阳　臂石子头　钱孔　太冲

耳中穴　在耳门孔上横梁是，针灸之，治马黄、黄疸、寒暑疫毒等病。

颊里穴　从口吻边入往对颊里去口一寸，针，主治马黄、黄疸、寒暑温疫等病，颊两边同法。

手太阳穴　手小指端，灸，随年壮，治黄疸。

臂石子头穴　还取病人手自捉臂，从腕中太泽泽当作渊纹向上一夫接白肉际，灸七壮，治马黄、黄疸等病。

钱孔穴　度乳至脐中，屈肋头骨是，灸百壮，治黄疸。

太冲穴　针灸随便，治马黄、温疫等病。

温疟第六论一首　方三十四首　灸刺法十九首　禳疟法一首　符二首

论曰：夫疟者，皆生于风。夏伤于暑，秋为痎疟也。问曰：疟先寒而后热者何也？对曰：夫寒者阴气也，风者阳气也。先伤于寒，而后伤于风，故先寒而后热也。病以时作，名曰寒疟。问曰：先热而后寒者何也？对曰：先伤于风，而后伤于寒，故先热而后寒也。亦以时作，名曰温疟。其但热而不寒者，阴气先绝，阳气独发，则少气烦闷，手足热而欲呕，名曰瘅疟。问曰：夫病温疟与寒疟而皆安舍？舍于何脏？对曰：温疟者，得之冬中于风，寒气藏于骨髓之中，至春则阳气大发，邪气不能自出，因遇大暑，脑髓铄，肌肉消，腠理发泄，因有所用力，邪气与汗皆出，此病邪气先藏于肾，其气先从内出之于外也。如是则阴虚而阳盛，盛则病矣；衰则气复反入，入则阳虚，虚则寒矣，故先热而后寒，名曰温疟。问曰：瘅疟何如？对曰：瘅疟者，肺素有热，气盛于身，厥逆上冲，中气实而不外泄，因有所用力，腠理开，风寒舍于皮肤之内，分肉之间，发则阳气盛，阳气盛而不衰则病矣，其气不及于阴，故但热而不寒，气内藏于心，而外舍于分肉之间，令人消铄脱肉，故命曰瘅疟。夫疟之且发也，阴阳之且移也，必从四末始也，阳已伤，阴从之，故气未并。先其时一食顷，用细左索紧束其手足十指，令邪气不得入，阴气不得出，过时乃解。

夫疟脉自弦也，弦数者多热，弦迟者多寒。弦小紧者可下之，弦迟者可温之，若脉紧数者可发汗、针灸之，脉浮大者吐之瘥，脉弦数者风发也，以饮食消息止之。

疟岁岁发至三岁，或连月发不解者，以胁下有痞也，治之不得攻其痞，但得虚其津液，先其时发其汗，服汤已，先小寒者，引衣自覆，汗出、小便利即愈。疟者，病人形瘦，皮上必粟起也，病疟以月一日发，当以十五日愈。设不瘥，当月尽解也，今不愈，当云何？师曰：此病结为癥瘕，名曰疟母，急当治之，**鳖甲煎丸**方。

成死鳖十二斤，治如食法，《要略》作鳖甲三两　半夏　人参　大戟各八铢　瞿麦　阿胶　紫葳一作紫菀　牡丹皮　石韦　干姜　大黄　厚朴　桂心　海藻《要略》作赤硝　葶苈　蜣螂各十二铢　蜂窠　桃仁　芍药各一两　乌羽烧，一作乌扇　黄芩各十八铢　䗪虫　虻虫各三十铢，《要略》作鼠妇　柴胡一两半

上二十四味，末之，取锻灶下灰一斗，清酒一斛五斗，以酒渍灰，去灰取酒，著鳖其中，煮鳖尽烂，泯泯如漆，绞去滓，下诸药煎，为丸如梧子。未食服七

丸，日三。仲景方无大戟、海藻。

疟而发渴者，与**小柴胡去半夏加栝楼根汤**方。

柴胡八两　黄芩　人参　甘草　生姜各三两　大枣十二枚　栝楼根四两

上七味，㕮咀，以水一斗二升，煮取六升，去滓更煎，取三升。温服一升，日三。

牡疟者多寒，**牡蛎汤**主之方。

牡蛎　麻黄各四两　蜀漆三两，无，以恒山代之　甘草二两

上四味，先洗蜀漆三过去腥，㕮咀，以水八升煮蜀漆、麻黄，得六升，去沫，乃纳余药，煮取二升。饮一升，即吐出，勿复饮之。

多寒者，牡疟也，**蜀漆散**主之方。

蜀漆　云母　龙骨

上三味，等分，治下筛。先未发一炊顷，以醋浆服半钱，临发服一钱。温疟者，加蜀漆半分，云母取火烧之三日三夜。《要略》不用云母，用云实。

有瘅疟者，阴气孤绝，阳气独发，而脉微，其候必少气烦满，手足热、欲呕，但热而不寒，邪气内藏于心，外舍于分肉之间，令人消铄脱肉也。有温疟者，其脉平，无寒时，病六七日，但见热也，其候骨节疼烦，时呕，朝发暮解，暮发朝解，名温疟，**白虎加桂汤**主之方。

石膏一斤　知母六两　甘草二两　粳米六合

上四味，㕮咀，以水一斗二升，煮米烂，去滓，加桂心三两，煎取三升。分三服，覆令汗，先寒发热汗出者愈。

麻黄汤　治疟须发汗方。

麻黄　栝楼根　大黄各四两　甘草一两

上四味，㕮咀，以水七升，煮取二升半。分三服，未发前食顷一服，临发一服，服后皆厚覆取汗。

治疟，或间日发者，或夜发者方。

恒山　竹叶各二两　秫米一百粒　石膏八两

上四味，㕮咀，以水八升，铜器中渍药，露置星月下高净处，横刀其上，明日取药，于病人房门，以铜器缓火煎取三升。分三服，清旦一服，未发前一食顷一服，临欲发一服。三服讫，静室中卧，莫共人语，当一日勿洗手面及漱口，勿进食，取过时不发，乃澡洗进食，并用药汁涂五心、胸前、头面，药滓置头边，曾用神验。《救急方》用乌梅二七枚。

又方

先作羊肉臛面饼，饱食之，并进少酒随所能，其令欣欣有酒气，入密室里，燃炭火，厚覆取大汗，即瘥。

又方

烧黑牛尾头毛作灰，酒服方寸匕，日三。

恒山丸　治痎疟不可具方。

恒山　知母　甘草　大黄各十八铢　麻黄一两

上五味，末之，蜜和丸。未食服五丸如梧子，日二，不知渐增，以瘥为度。《肘后》无大黄。

栀子汤　主疟经数年不瘥者，两剂瘥，一月以来一剂瘥方。

栀子十四枚　恒山三两　车前叶二七枚，炙干　秫米十四粒

上四味，㕮咀，以水九升，煮取三升。分三服，未发一服，发时一服，发后一服，以吐利四五行为瘥，不止，冷饭止之。

丸方

恒山三两，末之，以鸡子白和，并手丸如梧子，置铜碗中，于汤中煮之令熟，杀腥气则止。以竹叶饮服二十丸，欲吐但

吐，至发令得三服，时早可断食，时晚不可断食，可竹叶汁煮糜少食之。

治老疟久不断者方

恒山三两 鳖甲 升麻 附子 乌贼骨各一两

上五味，㕮咀，绢袋盛，以酒六升渍之，小令近火，转之一宿成。一服一合，比发可数服，或吐下。

治疟无问新久者方

小便一升半 蜜三匕

上二味，煮三沸，顿服。每发日平旦时服，自至发勿食，重者渐退，不过三服瘥。

又方

鼠尾草 车前子各一虎口

上二味，㕮咀，以水五升，煮取二升，未发前服尽。

又方

马鞭草汁五合，酒三合，分三服。

又方

服翘摇汁。

又方

捣莨菪根烧为灰，和水服一合，量人大小强弱用之。

又方

瓜蒂二七枚，捣，水渍一宿服之。

又方

水服桃花末方寸匕。

又方

常以七月上寅日采麻花，酒服末方寸匕。

又方

故鞋底去两头，烧作灰，井华水服之。

治疟方

鳖甲方寸 乌贼骨二方寸 附子 甘草各一两 恒山二两

上五味，㕮咀，以酒二升半渍之，露一宿，明日涂五心手足，过发时疟断。若不断，可饮一合许，瘥。

蜀漆丸 治劳疟并治积劳寒热，发有时，似疟者方。

蜀漆 麦门冬 知母 白薇 地骨皮 升麻各三十铢 甘草 鳖甲 乌梅肉 萎蕤各一两 恒山一两半 石膏二两 豉一合

上十三味，为末，蜜和丸如梧子大。饮服十丸，日再服之，稍稍加至二三十丸。此神验，无不瘥也。加光明砂一两。

乌梅丸 治寒热劳疟久不瘥，形体羸瘦，痰结胸膛，食欲减少，或因行远，久经劳疫，患之积年不瘥，服之神效方。

乌梅肉 豆豉各一合 升麻 地骨皮 柴胡 鳖甲 恒山 前胡各一两 肉苁蓉 玄参 百合 蜀漆 桂心 人参 知母各半两 桃仁八十一枚

上十六味，为末，蜜丸。空心煎细茶下三十丸，日二服，老少孩童量力，通用无所忌。

治劳疟积时不断，众治无效者方。

生长大牛膝一握，切，以水六升，煮取二升。分再服，第一服取未发前食顷，第二服取临发时。

大五补汤 治时行后变成瘴疟方。

桂心三十铢 远志 桔梗 芎䓖各二两 茯苓 干地黄 芍药 人参 白术 当归 黄芪 甘草各三两 竹叶五两 大枣二十枚 生枸杞根 生姜各一斤 半夏 麦门冬各一升

上十八味，㕮咀，以水三斗，煮竹叶、枸杞，取二斗，次纳诸药，煎取六升。分六服，一日一夜令尽。

鲮鲤汤 治乍寒乍热，乍有乍无，山瘴疟方。

鲮鲤甲十四枚 鳖甲 乌贼骨各一两 恒山三两 附子一枚

上五味，㕮咀，以酒三升渍一夕。发前稍稍啜之，勿绝，吐也。兼以涂身，断食，过时乃食饮之。

治肝邪热为疟，令人颜色苍苍，气息喘闷，战掉，状如死者，或久热劳微动如疟，积年不瘥，**乌梅丸**方。

乌梅肉　蜀漆　鳖甲　萎蕤　知母　苦参各一两　恒山一两半　石膏二两　甘草　细辛各十八铢　香豉一合

上十一味，末之，蜜丸如梧子。酒服十丸，日再，饮服亦得。

治心热为疟不止，或止后热不歇，乍来乍去，令人烦心甚，欲饮清水，反寒多不甚热者方。

甘草一两　蜀漆三两　恒山四两　石膏五两　鳖甲四两　香豉一升　栀子　乌梅各三七枚　淡竹叶切，二升

上九味，㕮咀，以水九升，煮取三升，分三服。

治脾热为疟，或渴或不渴，热气内伤不泄，令人病寒，腹中痛，肠中鸣，汗出，**恒山丸**方。

恒山三两　甘草半两　知母　鳖甲各一两

上四味，末之，蜜丸如梧子。未发前酒服十丸，临发时一服，正发时一服。

治肺热痰聚胸中，来去不定，转为疟，其状令人心寒，寒甚则发热，热甚则善惊，如有所见者，**恒山汤**方。

恒山三两　秫米二百二十粒　甘草半两

上三味，㕮咀，以水七升，煮取三升，分三服，至发时令三服尽。

治肾热发为疟，令人凄凄然，腰脊痛宛转，大便难，目眴眴然，身掉不定，手足寒，**恒山汤**方。

恒山三两　乌梅三七枚　香豉八合　竹叶切，一升　葱白一握

上五味，㕮咀，以水九升，煮取三升。分三服，至发令尽。

五脏并有疟候，六腑则无，独胃腑有之。胃腑疟者，令人旦病也，善饥而不能食，食而支满腹大，**藜芦丸**主之方。

藜芦　皂荚　恒山　牛膝各一两　巴豆二十枚

上五味，先熬藜芦、皂荚色黄，合捣为末，蜜丸如小豆大。旦服一丸，正发时一丸。一日勿饱食。《肘后》无恒山、牛膝。

肝疟，刺足厥阴见血。

心疟，刺手少阴。

脾疟，刺足太阴。

肺疟，刺手太阴、阳明。

肾疟，刺足少阴、太阳。

胃疟，刺足太阴、阳明横脉出血。

凡灸疟者，必先问其病之所先发者，先灸之。从头项发者，于未发前预灸大椎尖头，渐灸，过时止；从腰脊发者，灸肾俞百壮；从手臂发者，灸三间。

疟，灸上星及大椎，至发时令满百壮，灸艾炷如黍米粒，俗人不解取穴，务大炷也。

觉小异，即灸百会七壮。若后更发，又七壮。极难愈者，不过三灸。

以足踏地，以线围足一匝，中折，从大椎向百会，灸线头三七壮，炷如小豆。

又，灸风池二穴，三壮。

一切疟，无问远近，正仰卧，以线量两乳间，中屈，从乳向下，灸度头，随年壮，男左女右。

五脏一切诸疟，灸尺泽七壮，穴在肘中约上动脉是也。

诸疟而脉不见者，刺十指间出血，血去必已，先视身之赤如小豆者，尽取之。

疟，刺足少阴，血出愈。

痎疟，上星主之，穴在鼻中央直发际一寸陷容豆是也，灸七壮。先取譩譆，后取天牖、风池。

疟日西而发者，临泣主之，穴在目眦上入发际五分陷者，灸七壮。

疟实则腰背痛，虚则鼽衄，飞扬主之，穴在外踝上七寸，灸七壮。

疟多汗，腰痛不能俯仰，目如脱，项如拔，昆仑主之，穴在足外踝后跟骨上陷中，灸三壮。

禳疟法

未发前，抱大雄鸡一头著怀中，时时惊动，令鸡作大声，立瘥。

治疟符，凡用二符

疟小儿父字石拔，母字石锤，某甲著患人姓名患疟，人窃读之曰：一切天地山水城隍，日月五星皆敬灶君，今有一疟鬼小儿骂灶君作黑面奴，若当不信，看文书急急如律令。

上件符必须真书，前后各留白纸一行，拟著灶君额上，瓦石压之，不得压字上，勿令人近符，若得专遣一人看符大好，亦勿令灰土敷符上，致使字不分明出见，著符次第如后。若明日日出后发，须令人夜扫灶君前及额上令净，至发日旦，令患人整衣帽，立灶前读符，使人自读，必须分明，读符勿错一字。每一遍，若别人读一遍，患人跪一拜，又以手捉患人一度；若患人自读，自捉衣振云人姓某甲，如此是凡三遍读，三拜了，以净瓦石压两角，字向上，著灶额上，勿令压字上。若疟日西发，具如上法三遍读符，至午时更三遍读如上法。如夜发，日暮更三遍读并如上法。其灶作食亦得，勿使动此符。若有两灶，大灶上著符；若有露地灶，屋里灶上著；止有露灶，依法著，仍须手捉符，其符法如后。若有客患，会须客经停过三度，发三度，委曲著符如上法，符亦云客姓名患疟，乞拘录疟鬼小儿如下。凡治久患者，一著符，一渐瘥，亦可五度著符如始，可全瘥，又须手把符如下。

王良符，张季伯书之，急急如律令。

上王良符，依法长卷，两手握，念佛端坐，如须行动，检校插著胸前，字头向上。

上二符，各依法一时用，不得阙一符。万一不瘥，但得一发轻，后发日更读即瘥。一一仔细依法，若字参差即不瘥。

诊溪毒证第七

江东江南诸溪源间有虫，名短狐溪毒，亦名射工。其虫无目，而利耳能听，在山源溪水中闻人声，便以口中毒射人，故谓射工也。其虫小毒轻者，及相逐者，射著人影者，皆不即作疮。先病寒热，身不喜冷，体强筋急，头痛目疼，张口欠咳，呼吸闷乱，朝旦少苏醒，晡夕辄复寒热，或似伤寒发石散动，亦如中尸，便不能语，病候如此。自非其土地人，不常数行山水中，不知其证，便谓是伤寒发石散动，作治乖僻；毒盛发疮，复疑是瘭疽，乃至吐下去血，复恐疑蛊毒，是以致祸耳。今说其状类，以明其证与伤寒别也。方在第二十五卷中。

《备急千金要方》卷第十

备急千金要方卷第十一　肝脏

肝脏脉论第一

论曰：夫人禀天地而生，故内有五脏、六腑、精气、骨髓、筋脉，外有四肢、九窍、皮毛、爪齿、咽喉、唇舌、肛门、胞囊，以此总而成躯。故将息得理，则百脉安和；役用非宜，即为五劳七伤六极之患。有方可救，虽病无他；无法可凭，奄然永往。所以此之中帙，卷卷皆备述五脏六腑等血脉根源、循环流注，与九窍应会处所，并论五脏六腑等轻重大小、长短阔狭、受盛多少，仍列对治方法，丸、散、酒、煎、汤、膏、摩、熨，及灸针孔穴，并穷于此矣。其能留心于医术者，可考而行之，其冷热虚实风气，准药性而用之，则内外百疴无所逃矣。凡五脏在天为五星，在地为五岳，约时为五行，在人为五脏。五脏者，精、神、魂、魄、意也。论阴阳，察虚实，知病源，用补泻，应禀三百六十五节，终会通十二经焉。

论曰：肝主魂，为郎官。随神往来谓之魂，魂者，肝之藏也。目者，肝之官，肝气通于目，目和则能辨五色矣。左目甲，右目乙，循环紫宫，荣华于爪，外主筋，内主血。肝重四斤四两，左三叶，右四叶，凡七叶，有六童子、三玉女守之，神名蓝蓝，主藏魂，号为魂脏，随节应会，故云肝藏血，血舍魂，在气为语，在液为泪。肝气虚则恐，实则怒。肝气虚则梦见园苑生草得其时，梦伏树下不敢起；肝气盛则梦怒；厥气客于肝，则梦山林树木。

凡人卧血归于肝，肝受血而能视，足受血而能步，掌受血而能握，指受血而能摄。

凡肝脏象木，与胆合为腑，其经足厥阴，与少阳为表里，其脉弦，相于冬，王于春，春时万物始生，其气来濡而弱，宽而虚，故脉为弦，濡即不可发汗，弱则不可下。宽者开，开者通，通者利，故名曰宽而虚。

春脉如弦，春脉肝也，东方木也，万物之所以始生也，故其气来濡弱，轻虚而滑，端直以长，故曰弦，反此者病。何如而反？其气来实而弦，此谓太过，病在外；其气来不实而微，此谓不及，病在内。太过则令人善忘忘当作怒，忽忽眩冒而癫疾；不及则令人胸痛引背，两胁胠满。

肝脉来濡弱招招，如揭竿末梢曰平《巢源》作绰绰如按琴瑟之弦，如揭长竿。春以胃气为本，肝脉来盈实而滑，如循长竿，曰肝病；肝脉来急而益劲，如新张弓弦，曰肝死。

真肝脉至内外急，如循刀刃责责然《巢源》作赜赜然，如按琴瑟弦《巢源》作如新张弓弦，色青白不泽，毛折乃死。

春胃微弦曰平，弦多胃少曰肝病，但弦无胃曰死，胃而有毛曰秋病，毛甚曰今病。

肝藏血，血舍魂。悲哀动中则伤魂，魂伤则狂妄，其精不守一作狂妄不精，不敢正当人。令人阴缩而挛筋，两胁肋骨举一作不举，毛悴色夭，死于秋。

足厥阴气绝，则筋缩引卵与舌。厥阴者，肝脉也。肝者，筋之合也。筋者，聚于阴器，而脉络舌本。故脉弗营则筋缩急，筋缩急则引卵与舌，故唇青、舌卷、卵缩则筋先死，庚笃辛死，金胜木也。

肝死脏，浮之弱，按之中如索不来，或曲如蛇行者死。

春肝木王，其脉弦细而长曰平。反得沉濡而滑者，是肾之乘肝，母之归子，为虚邪，虽病易治；反得浮大而洪者，是心之乘肝，子之乘母为实邪，虽病自愈；反得微涩而短《千金翼》云：微浮而短涩者，是肺之乘肝，金之克木，为贼邪，大逆，十死不治；反得大而缓者，是脾之乘肝，土之陵木，为微邪，虽病即瘥。心乘肝必吐利，肺乘肝即为痈肿。

左手关上阴绝者，无肝脉也，若癃，遗溺，难言，胁下有邪气，善吐，刺足少阳治阳。

左手关上阴实者，肝实也，苦肉中痛，动善转筋，吐，刺足厥阴治阴。

肝脉来濯濯如倚竿，如琴瑟弦，再至曰平，三至曰离经病，四至脱精，五至死，六至命尽，足厥阴脉也。

肝脉急甚为恶言一作妄言，微急为肥气在胁下，如覆杯；缓甚为呕，微缓为水瘕痹；大甚为内痈，善呕衄，微大为肝痹缩，咳引少腹；小甚为多饮，微小为消瘅；滑甚为癞疝，微滑为遗溺；涩甚为痰饮，微涩为瘈疭筋挛。

肝脉搏坚而长，色不青，当病坠；若搏因血在胁下，令人喘逆；其濡而散，色泽者，当病溢饮。溢饮者，渴暴多饮，而溢入肌皮肠胃之外也。《素问》溢入作易人。

青[①]脉之至也，长而左右弹，有积气在心下，支胠，名曰肝痹，得之寒湿，与疝同法，腰痛足清头痛。

扁鹊云：肝有病则目夺精，虚则寒，寒则阴气壮，壮则梦山树等；实则热，热则阳气壮，壮则梦怒。

肝在声为呼，在变动为握，在志为怒。怒伤肝，精气并于肝则忧，肝虚则恐，实则怒，怒而不已，亦生忧矣。

色主春，病变于色者，取之荥。

病先发于肝者，头目眩，胁痛支满，一日至脾，闭塞不通，身痛体重；二日至胃而腹胀；三日至肾，少腹腰脊痛，胫酸；十日不已，死，冬日入，夏早食。

病在肝，平旦慧，下晡甚，夜半静。

假令肝病，西行若食鸡肉得之，当以秋时发病，以庚辛日也。家有血腥死，女子见之，以明要为灾，不者，若感金银物得之。

凡肝病之状，必两胁下痛引少腹，令人善怒，虚则目䀮䀮无所见，耳无所闻，善恐，如人将捕之。若欲治之，当取其经，足厥阴与少阳。气逆则头目痛，耳聋不聪，颊肿，取血者。

肝脉沉之而急，浮之亦然，苦胁痛有气，支满引少腹而痛，时小便难，苦目眩头痛，腰背痛，足为寒，时癃，女人月事不来，时亡时有，得之少时有所堕坠。

肝病其色青，手足拘急，胁下苦满，或时眩冒，其脉弦长，此为可治，宜服防风竹沥汤、秦艽散。春当刺大敦，夏刺行间，冬刺曲泉，皆补之；季夏刺太冲，秋刺中郄，皆泻之。又当灸期门百壮，背第九椎五十壮。

邪在肝，则两胁中痛，寒中，恶血在内胻，善瘈，节时肿，取之行间以引胁下，补三里以温胃中，取血脉以散恶血，取耳间青脉以去其瘈。

---

① 青：宋古本作“春”。

凡有所堕坠，恶血留内，若有所大怒，气上而不能下，积于左胁下，则伤肝。

肝中风者，头目瞤，两胁痛，行常伛，令人嗜甘，如阻妇状。

肝中寒者，其人洗洗恶寒，翕翕发热，面翕然赤，漐漐有汗，胸中烦热。

肝中寒者，其人两臂不举，舌本又作大燥，善太息，胸中痛，不得转侧，时盗汗，咳，食已吐其汁。

肝主胸中，喘，怒骂，其脉沉，胸中又窒，欲令人推按之，有热，鼻窒。

肝伤，其人脱肉。又卧口欲得张，时时手足青，目瞑瞳仁痛，此为肝脏伤所致也。

肝水者，其人腹大，不能自转侧，而胁下腹中痛，时时津液微生，小便续通。

肝胀者，胁下满，而痛引少腹。

肝著，其病人常欲蹈其胸上，先未苦时，但欲饮热。

诊得肝积，脉弦而细，两胁下痛，邪气走心下，足胫寒，胁痛引少腹，男子积疝，女子瘕淋，身无膏泽，善转筋，爪甲枯黑，春瘥秋剧，色青也。

肝之积，名曰肥气，在左胁下，如覆杯，有头足，如龟鳖状。久久不愈，发咳逆，痎疟，连岁月不已。以季夏戊已日得之何也？肺病传肝，肝当传脾，脾适以季夏王，王者不受邪，肝复欲还肺，肺不肯受，因留结为积，故知肥气以季夏得之。

肝病胸满胁胀，善恚怒叫呼，身体有热而复恶寒，四肢不举，面白，身体滑，其脉当弦长而急，今反短涩，其色当青而反白者，此是金之克木，为大逆，十死不治。

襄公问扁鹊曰：吾欲不诊脉，察其音，观其色，知其病生死，可得闻乎？答曰：乃圣道之大要，师所不传，黄帝贵之过于金玉。入门见病，观其色，闻其呼吸，则知往来出入吉凶之相。角音人者，主肝声也，肝声呼，其音琴，其志怒，其经足厥阴。厥逆少阳则荣卫不通，阴阳交杂，阴气外伤，阳气内击，击则寒，寒则虚，虚则卒然喑哑不声，此为厉风入肝，续命汤主之。方在第八卷中。但踞坐不得低头，面目青黑，四肢缓弱，遗失便利，甚则不可治，赊则[1]旬月之内，桂枝酒主之。方在第八卷中。又呼而哭，哭而反吟，此为金克木，阴击阳，阴气起而阳气伏，伏则实，实则热，热则喘，喘则逆，逆则闷，闷则恐畏，目视不明，语声切急，谬说有人，此为邪热伤肝，甚则不可治。若唇色虽青，向眼不应，可治，地黄煎主之。方在下肝虚实篇中。

肝病为疟者，令人色苍苍然，太息，其状若死者，乌梅丸主之。方在第十卷中。若其人本来少于悲恚，忽尔嗔怒，出言反常，乍宽乍急，言未竟，以手向眼，如有所畏，若不即病，祸必至矣，此肝病声之候也。若其人虚则为寒风所伤，若实则为热气所损，阳则泻之，阴则补之。

青为肝，肝合筋，青如翠羽者吉。肝主目，目是肝之余。其人木形，相比于上角。苍色，小头长面，大肩平背，直身，小手足，有材好劳，心小力多，忧劳于事，耐春夏，不耐秋冬，秋冬感而生病，足厥阴佗佗然。胁广合坚脆倾正，则肝应之。正青色小理者则肝小，小则脏安，无胁下之病；粗理者则肝大，大则虚，虚则寒，逼胃迫咽，善膈中且胁下痛。广胁反骹者则肝高，高则实，实则肝热，上支贲加胁下急为息贲。合胁危一作兔骹者则肝下，下则逼胃，胁下空，空则易受邪。胁坚骨者则肝坚，坚则脏安难伤。胁骨弱者

① 赊则：宋古本作“大者”。

则肝脆，脆则善病消瘅易伤。胁腹好相者则肝端正，端正则和利难伤。胁骨偏举者则肝偏倾，偏倾则胁下偏痛。

凡人分部陷起者，必有病生。胆少阳为肝之部，而脏气通于内外，部亦随而应之。沉浊为内，浮清为外。若色从外走内者，病从外生，部处起；若色从内出外者，病从内生，部处陷。内病前治阴，后治阳；外病前治阳，后治阴。阳主外，阴主内。

凡人死生休否，则脏神前变形于外。人肝前病，目则为之无色。若肝前死，目则为之脱精。若天中等分，墓色应之，必死不治。看应增损斟酌赊促，赊则不出四百日内，促则不延旬月之间。肝病少愈而卒死。何以知之？曰：青白色如拇指大黶点见颜颊上，此必卒死。肝绝八日死，何以知之？面青目赤，但欲伏眠，视而不见人，汗出如水不止一日二日死。面黑目青者不死，青如草滋死。吉凶之色在于分部，顺顺而见，青白入目必病，不出其年。若年上不应，三所之中祸必应也。

春木肝脉，色青，主足少阳脉也，春取络脉分肉。春者，木始治，肝气始生。肝气急，其风疾，经脉常深，其气少，不能深入，故取络脉分肉之间，其脉根本并在窍阴之间，间在窗笼之前。窗笼者，耳前上下脉，以手按之动者是也。

其筋起于小趾次趾之上，结外踝，上循胻外廉。结于膝外廉。其支者，别起于外辅骨，上走髀，前者结伏兔之上，后者结于尻。其直者，上眇，乘季胁，上走腋前廉，侠于膺乳，结于缺盆。直者上出腋，贯缺盆，出太阳之前，循耳后，上额角，交巅上，下走颔，上结于鼽。其支者，结于目外眦，为外维。

其脉起于目锐眦，上抵头角，下耳后，循颈，行手少阳之前，至肩上，却交出手少阳之后，入缺盆。其支者，从耳后入耳中，出走耳前，至锐眦后。其支者，别锐眦，下大迎，合手少阳于顗，下加颊车，下颈，合缺盆，以下胸中，贯膈，络肝，属胆，循胁里，出气街，绕毛际，横入髀厌中。其直者，从缺盆下腋，循胸，过季胁，下合髀厌中，以下循髀阳，出膝外廉，下外辅骨之前，直下抵绝骨之端。下出外踝之前，循足跗上，出小趾次趾之端。其支者，别跗上，入大趾之间，循大趾歧内出其端，还贯入爪甲，出三毛，合足厥阴为表里。厥阴之本在行间上五寸，应在背俞，同会于手太阴。

其足少阳之别，名曰光明，去踝五[①]寸是也。别走厥阴，下络足趺。主肝生病，病实则胆热，热则厥，厥则阳病，阳脉反逆大于寸口一倍，病则胸中有热，心胁头颔痛，缺盆腋下肿；虚则胆寒，寒则痿躄，躄则阴病，阴脉反小于寸口，病则胸中有寒，少气口苦，身体无膏泽，外至胻绝骨、外踝前及诸节皆痛。若阴阳俱静与其俱动，如引绳俱顿者，病也。此尽是足少阳胆经筋脉支别为病，今取足厥阴肝经附于后。

足厥阴之脉，起于大趾聚毛之际，上循足趺上廉，去内踝一寸，上踝八寸，交出太阴之后，上腘内廉，循股阴，入毛中，环阴器，抵少腹，挟胃，属肝，络胆，上贯膈，布胁肋，循喉咙之后，上入颃颡，连目系，上出额，与督脉会于巅。一本云：其支者，从少腹与太阴、少阳结于腰髁下第三、第四骨空中。其支者，从目系下颊里，环唇内。其支者，复从肝别贯膈，上注肺中。是动则病腰痛，不可以俯仰，丈夫㿗疝，妇人少腹肿，甚则嗌干，面尘脱色。是主肝所生病者，胸满呕逆，洞泄

① 五：原作“半”，据《灵枢·经脉》改。

狐疝，遗溺闭癃，盛者则寸口大一倍于人迎，虚者则寸口反小于人迎也。

足厥阴之别，名曰蠡沟，去内踝上五寸，别走少阳，其别者，循经上睾，结于茎。其病气逆，则睾肿卒疝，实则挺长，热；虚则暴痒，取之所别。

足厥阴之筋，起于大趾之上，上结于内踝之前，上循胻，上结内辅之下，上[①]循阴股，结于阴器，结络诸筋。

春三月者，主肝胆青筋牵病也。其源从少阴而涉足少阳，少阳之气始发，少阴之气始衰，阴阳怫郁于腠理，皮毛之病俱生，表里之疴因起，从少阳发动反少阴气，则脏腑受疠而生，其病相反。若腑虚则为阴邪所伤，腰背强急，脚缩不伸，胻中欲折，目中生花；若脏实则为阳毒所损，濇濇前寒而后热，颈外双筋牵不得屈伸，颈直背强，眼赤黄，若欲转动合身回侧，故曰青筋牵病。方在《伤寒》上卷。

扁鹊曰：灸肝肺二俞，主治丹毒牵病，当依源处治，调其阳，理其阴，脏腑之疾不生矣。

肝虚实第二

脉四条　方十一首　灸法一首

肝实热

左手关上脉阴实者，足厥阴经也。病苦心下坚满，常两胁痛，息忿忿如怒状，名曰肝实热也。

治肝实热，阳气伏，邪热喘逆闷恐，目视物无明，狂悸，非意而言，**竹沥泄热汤**方。

竹沥一升　麻黄三分　石膏八分　生姜　芍药各四分　大青　栀子仁　升麻　茯苓　玄参　知母各三分　生葛八分

上十二味，㕮咀，以水九升，煮取二升半，去滓，下竹沥，煮两三沸，分三服。须利，下芒硝三分，去芍药，加生地黄五分。《删繁方》无石膏、生姜、芍药、生葛，用人参三分。

治肝实热，目痛胸满，气急塞，泻肝，**前胡汤**方。

前胡　秦皮　细辛　栀子仁　黄芩　升麻　蕤仁　决明子各三两　苦竹叶切，一升　车前叶切，一升　芒硝三两

上十一味，㕮咀，以水九升，煮取三升，去滓，下芒硝，分三服。又一方有柴胡三两，共十二味。

治肝实热，梦怒虚惊，**防风煮散**方。

防风　茯苓　萎蕤　白术　橘皮　丹参各一两三分　细辛二两　甘草一两　升麻　黄芩各一两半　大枣三七枚　射干一两　酸枣仁三分

上十三味，治下筛，为粗散，以方寸两匕，帛裹，以井花水二升煮，时时动裹子，煎取一升。分服之，日二。

治肝邪热，出言反常，乍宽乍急，**远志煮散**方。

远志　射干　杏仁　大青各一两半　茯神　葛根　甘草　麦门冬各一两　芍药二两三分　桂心三分　石膏二两　知母　升麻各五分

上十三味，治下筛，为粗散，以水二升五合，煮竹叶一升，取汁用，煮药一匕[②]半，煎取八合，为一服，日二。以绵裹散煮之。

治邪热伤肝，好生悲怒，所作不定，自惊恐，**地黄煎**方。

生地黄　淡竹叶　生姜　车前草　干蓝各切，一升　丹参　玄参各四两　茯苓二两　石膏五两　赤蜜一升

---

① 下，上：原作“上，下”，据《灵枢·经筋》、宋古本改。

② 匕：宋古本作“升”。

上十味，㕮咀，以水九升，煮取三升，去滓，停冷下蜜，更煎三两沸，分三服。

肝胆俱实

左手关上脉阴阳俱实者，足厥阴与少阳经俱实也。病苦胃胀呕逆，食不消，名曰肝胆俱实也。

肝虚寒

左手关上脉阴虚者，足厥阴经也。病苦胁下坚，寒热，腹满不欲饮食，腹胀，悒悒不乐，妇人月经不利，腰腹痛，名曰肝虚寒也。

治肝气不足，两胁下满，筋急，不得太息，四肢厥冷，发抢心腹痛，目不明了，及妇人心痛，乳痈，膝热消渴，爪甲枯，口面青者，**补肝汤**方。

甘草　桂心　山茱萸各一两，《千金翼》作乌头　细辛　桃仁《千金翼》作蕤仁　柏子仁　茯苓　防风各二两　大枣二十四枚

上九味，㕮咀，以水九升，煮取五升，去滓，分三服。

补肝散　治左胁偏痛久，宿食不消，并目䀮䀮，昏风泪出，见物不审，而逆风寒偏甚，消食破气，止泪方。

山茱萸　桂心　薯蓣　天雄　茯苓　人参各五分　芎䓖　白术　独活　五加皮　大黄各七分　防风　干姜　丹参　厚朴　细辛　桔梗各一两半　甘菊花　甘草各一两　贯众半两　橘皮三分　陈麦曲　大麦糵各一升

上二十三味，治下筛。酒下方寸匕，日二。若食不消，食后服；若止痛，食前服之。

补肝酒　治肝虚寒，或高风眼泪等杂病，酿松膏酒方。

松脂十斤，细锉，以水淹浸一周日，煮之，细细接取上膏，水竭更添之，脂尽，更水煮如前，烟尽去，火停冷，脂当沉下；取一斤，酿米一石，水七斗，好曲末二斗，如家常酿酒法，仍冷下饭，封一百日，脂、米、曲并消尽，酒香满一室，细细饮之。此酒须一倍加曲。

又方

取枸杞子捣碎，先纳绢袋中，率一斗枸杞子，二斗酒，渍讫，密封泥瓮勿泄，曝干，天阴勿出，三七日满。旦温酒服，任性饮，忌醋。

治肝虚寒，目䀮䀮，视物不明，谛视生花，**防风补煎**方。

防风　细辛　芎䓖　白鲜皮　独活　甘草各三两　橘皮二两　大枣三七枚　甘竹叶切，一斗　蜜五合

上十味，㕮咀，以水一斗二升，先煮九味，取四升，去滓，下蜜更煎两沸。分四服，日三夜一。若五六月，以燥器贮，冷水藏之。

治肝虚寒，胁下痛，胀满气急，目昏浊，视物不明，**槟榔汤**方。

槟榔二十四枚　母姜七两　附子七枚　茯苓　橘皮　桂心各三两　桔梗　白术各四两　吴茱萸五两

上九味，㕮咀，以水九升，煮取三升，去滓，分温三服。若气喘者，加芎䓖三两，半夏四两，甘草二两。

肝虚目不明，灸肝俞二百壮。小儿斟酌，可灸三七壮。

肝胆俱虚

左手关上脉阴阳俱虚者，足厥阴与少阳经俱虚也。病如恍惚，尸厥不知人，妄见，少气不能言，时时自惊，名曰肝胆俱虚也。

肝劳第三论一首　方二首

论曰：肝劳病者，补心气以益之，心旺则感于肝矣。人逆春气则足少阳不生，

而肝气内变，顺之则生，逆之则死，顺之则治，逆之则乱，反顺为逆，是谓关格，病则生矣。

治肝劳虚寒，关格劳涩，闭塞不通，毛悴色夭，**猪膏酒**方。

猪膏　姜汁各四升

上二味，以微火煎，取三升，下酒五合和煎，分为三服。

治肝虚寒劳损，口苦，关节骨疼痛，筋挛缩，烦闷，**虎骨酒补**方。

虎骨一升，炙焦，碎如雀头　丹参八两　干地黄七两　地骨皮　干姜　芎䓖各四两　猪椒根　白术　五加皮　枳实各五两

上十味，㕮咀，绢袋盛，以酒四斗浸四日。初服六七合，渐加至一升，日再服。

筋极第四

论三首　方七首　灸法七首

论曰：夫六极者，天气通于肺，地气通于嗌，风气应于肝，雷气动于心，榖气感于脾《素问》榖作谷，雨气润于肾。六经为川，肠胃为海，九窍为水注之气，所以窍应于五脏。五脏邪伤，则六腑生极，故曰五脏六极也。

论曰：凡筋极者，主肝也，肝应筋，筋与肝合。肝有病，从筋生。又曰：以春遇病为筋痹，筋痹不已，复感于邪，内舍于肝，则阳气入于内，阴气出于外。若阴气外出，出则虚，虚则筋虚，筋虚则善悲，色青苍白见于目下，若伤寒则筋不能动，十指爪皆痛。数好转筋。其源以春甲乙日得之伤风，风在筋为肝虚风也。若阳气内发，发则实，实则筋实，筋实则善怒，嗌干。伤热则咳，咳则胁下痛，不能转侧，又脚下满痛，故曰肝实风也。然则因其轻而扬之，因其重而减之，因其衰而彰之，审其阴阳，以别柔刚，阳病治阴，阴病治阳。善治病者，病在皮毛、肌肤、筋脉而治之，次治六腑，若至五脏，则半死矣。

扁鹊云：筋绝不治，九日死，何以知之？手足爪甲青黑，呼骂口不息，筋应足厥阴，足厥阴气绝，则筋缩引卵与舌，筋先死矣。

治筋实极则咳，咳则两胁下缩痛，痛甚则不可转动，**橘皮通气汤**方。

橘皮四两　白术　石膏各五两　细辛　当归　桂心　茯苓各二两　香豉一升

上八味，㕮咀，以水九升，煮取三升，去滓，分三服。

治筋实极，则两脚下满，满而痛，不得远行，脚心如割，筋断折，痛不可忍，**丹参煮散**方。

丹参三两　芎䓖　杜仲　续断　地骨皮各二两　当归　通草　干地黄　麦门冬　升麻　禹余粮　麻黄各一两十八铢　牛膝二两六铢　生姜切，炒取焦干　牡蛎各二两　甘草　桂心各一两六铢

上十七味，治下筛，为粗散，以绢袋子盛散二方寸匕，以井花水二升煮，数动袋子，煮取一升，顿服，日二。

治筋实极，手足爪甲或青、或黄、或黑乌黯，四肢筋急，烦满，**地黄煎**方。

生地黄汁三升　生葛汁　生玄参汁各一升　大黄　升麻各二两　栀子仁　麻黄　犀角各三两　石膏五两　芍药四两

上十味，㕮咀，以水七升煮七物，取二升，去滓，下地黄汁，煎一两沸，次下葛汁等，煎取三升。分三服，日再。

治筋虚极，筋痹，好悲思，颜色苍白，四肢嘘吸，脚手拘挛，伸动缩急，腹中转痛，**五加酒**方。

五加皮一斤　枳刺二升　大麻仁三升　猪椒根皮　丹参各八两　桂心　当归

甘草各三两　天雄　秦椒　白鲜　通草各四两　干姜五两　薏苡仁半升　芎藭五两

上十五味，㕮咀，以绢袋盛，清酒四斗渍，春夏四日，秋冬六七日。初服六七合，稍稍加，以知为度。

治筋虚极，则筋不能转，十指爪皆痛，数转筋，或交接过度，或病未平复，交接伤气，内筋绝，舌卷唇青，引卵缩，䏚脉疼急，腹中绞痛，或便欲绝，不能饮食，**人参酒**方。

人参　防风　茯苓　细辛　秦椒　黄芪　当归　牛膝　桔梗各一两半　干地黄　丹参　薯蓣　钟乳　矾石各三两　山茱萸　芎藭各二两　白术　麻黄各二两半　大枣三十枚　五加皮一升　生姜切，炒干　乌麻碎，各二升

上二十二味，㕮咀，钟乳别以小袋子盛，以清酒二斗半浸五宿，温取三合，日再。无所闻，随意增进。一本无乌麻，用杜仲二两半。

治交接损，卵缩筋挛方。

烧妇人月经衣灰，服方寸匕。

治筋绝方。

熬蟹脑足髓，纳疮中，筋即续。

劳冷气逆，腰髋冷痹，脚屈伸难，灸阳跷一百壮，在外踝下容爪。

腰背不便，转筋，急痹筋挛，灸第二十一椎，随年壮。

转筋，十指筋挛急，不得屈伸，灸脚外踝骨上七壮。

失精筋挛，阴缩入腹，相引痛，灸中封五十壮，在内踝前筋里宛宛中。

失精筋挛，阴缩入腹，相引痛，灸下满各五十壮，老人加之，小儿随年壮。又云：此二穴，喉肿厥逆，五脏所苦，鼓胀，并悉主之。

转筋，胫骨痛不可忍，灸屈膝下廉横筋上三壮。

腹胀转筋，灸脐上一寸二十壮。

坚癥积聚第五

论一首　方四十四首　灸法六首

论曰：病有积有聚，何以别之？答曰：积者，阴气也；聚者，阳气也。故阴沉而伏，阳浮而动。气之所积名曰积，气之所聚名曰聚。故积者五脏之所生，聚者六腑之所成。故积者阴气也，其始发有常处，其痛一作病不离其部，上下有所终始，左右有所穷已。聚者阳气也，其始发无根本，上下无所留止，其痛无常处，谓之聚也，故以是别知积聚也。

经络受病，入于肠胃，五脏积聚，发伏梁、息贲、肥气、否气、奔豚。积聚之始生，至其已成奈何？曰：积之始生，得寒乃生，厥止乃成积。人之善病肠中积者，何以候之？曰：皮薄而不泽，肉不坚而淖泽，如此则肠胃伤恶，恶则邪气留止积聚，乃作肠胃之积，寒温不次，邪气稍止，至其蓄积留止，大聚乃起病。有身体腰髀股䯒皆肿，环脐而痛，是为何病？曰：病名伏梁。此风根也，不可动，动之为水溺涩之病。少腹盛，左右上下皆有根者，伏梁也。裹脓血居肠胃之外，不可治，治之每切按之致死。此下则因阴，必下脓血，上则迫胃脘，生王冰云：当作出膈，侠胃脘内痈，此久病也，难疗。居脐上为逆，慎勿动，亟夺其气，溢于大肠而著于肓，肓之原在脐下，故环脐而痛。

三台丸　治五脏寒热积聚，胪胀肠鸣而噫，食不生肌肤，甚者呕逆。若伤寒寒疟已愈，令不复发，食后服五丸；饮多者，吞十丸。常服令大小便调和，长肌肉方。

大黄熬　前胡各二两　硝石　葶苈　杏仁各一升　厚朴　附子　细辛　半夏各

一两　茯苓半两

上十味，末之，蜜和，捣五千杵。服如梧子五丸，稍加至十丸，以知为度。

治男子、女人百病，虚弱劳冷，宿寒久癖，及癥瘕积聚，或呕逆不下食，并风湿诸病，无不治之者，**五石乌头丸**方。

钟乳炼　紫石英　硫黄　赤石脂　矾石　枳实　甘草　白术　紫菀　山茱萸　防风　白薇　桔梗　天雄　皂荚　细辛　苁蓉　人参　附子　藜芦各一两六铢　干姜　吴茱萸　蜀椒　桂心　麦门冬各二两半　乌头三两　厚朴　远志　茯苓各一两半　当归二两　枣膏五合　干地黄一两十八铢

上三十二味，末之，蜜和，捣五千杵。酒服如梧子十丸，日三，稍加之。

治男子、女人寒冷，腹内积聚，邪气往来，厥逆抢心，心痛痹闷，吐下不止，妇人产后羸瘦，**乌头丸**方。

乌头十五枚　吴茱萸　蜀椒　干姜　桂心各二两半　前胡　细辛　人参　芎䓖　白术各一两六铢　皂荚　紫菀　白薇　芍药各十八铢　干地黄一两半

上十五味，末之，蜜丸。酒下如梧子十丸，日三，稍加之，以知为度。

治心腹疝瘕，胁下及小腹满，坚痛有积，寒气入腹，使人腹中冷，发甚则上抢心，气满，食饮喜呕方。

大黄　茯苓各一两半　吴茱萸　桂心　黄芩　细辛　人参　蜀椒　干姜各一两六铢　牡丹　甘草　芎䓖　苁蓉　䗪虫各十八铢　芍药　防葵　虻虫　厚朴　半夏各一两　男发灰半两

上二十味，末之，以蜜丸。服如梧子五丸，日再，渐加之。

恒山丸　治胁下邪气积聚，往来寒热如温疟方。

恒山　蜀漆　白薇　桂心　鲩甲　白术　附子　鳖甲　䗪虫　贝齿各一两半　蜚虻六铢

上十一味，末之，蜜丸如梧子。以米汁服五丸，日三。

又方

蒸鼠壤土熨之，冷即易。腹中切痛，炒盐半升令焦，纳汤中饮之，大吐瘥。若手足痛者，烧青布，纳小口器中，熏痛处。

神明度命丸　治久患腹内积聚，大小便不通，气上抢心，腹中胀满，逆害饮食，服之甚良方。

大黄　芍药各二两

上二味，末之，蜜丸。服如梧子四丸，日三；不知，可加至六七丸，以知为度。

治万病积聚方。

七八月收蒺藜子，不限多少，以水煮过熟，取滓，曝令干，捣筛，蜜丸。酒服如梧子七丸，以知为度。其汁煎如饴服之。

治胸中心下结积，食饮不消，**陷胸汤**方。

大黄　栝楼实　黄连各二两　甘遂一两

上四味，㕮咀，以水五升，煮取二升五合，分三服。

太一神明陷冰丸　治诸疾，破积聚，心下支满，寒热鬼注，长病咳逆唾噫，辟除众恶，杀鬼逐邪气，鬼击客忤中恶，胸中结气，咽中闭塞，有进有退，绕脐恻恻，随上下按之挑手，心中愠愠，如有虫状，毒注相染灭门方。

雄黄油煮一日　丹砂　礜石　当归　大黄各二两　巴豆一两　芫青五枚　桂心三两　真珠　附子各一两半　蜈蚣一枚　乌头八枚　犀角　鬼臼　射罔　藜芦各一两　麝香　牛黄　人参各半两　杏仁四十枚　蜥蜴一枚　斑蝥七枚　樗鸡三七枚　地胆三

七枚

上二十四味，末之，蜜和，捣三万杵，丸如小豆。先食饮服二丸，日二，不知稍加之。以药二丸，安门户上，令众恶不近。伤寒服之，无不即瘥，若至病家及视病人，夜行独宿，服二丸，众恶不敢近。此方与第十七卷尸疰篇方重。

蜥蜴丸 治癥坚水肿，蜚尸遁尸，百注尸注，骨血相注，恶气鬼忤，蛊毒邪气往来，梦寤存亡，留饮结积，虎狼所啮，猘犬所咋，鸠毒入人五脏，服药已消，杀其毒，食不消，妇人邪鬼忤，亦能遣之方。

蜥蜴二枚 蜈蚣二枚 地胆五十枚 䗪虫三十枚 杏仁三十枚 蜣螂十四枚 虻虫三十枚 朴硝一两十八铢 泽漆 桃奴 犀角 鬼督邮 桑赤鸡各十八铢 芍药 虎骨各一两半 甘草一两 巴豆一两十八铢 款冬花十八铢 甘遂一两六铢 干姜一两

上二十味，末之，别治巴豆、杏仁如膏，纳药末研调，下蜜，捣二万杵，丸如麻子。先食饮服三丸，日一，不知加之。不敢吐下者，一丸，日一服。有人风冷注，癖坚二十年者得瘥。此方与第十七卷尸疰篇方重。

大五明狼毒丸 治坚癖，痞在人胸胁，或在心腹方。

狼毒 干地黄各四两 附子 大黄 茯苓 人参 当归各一两 半夏二两 干姜 桂心各一两半 细辛 五味子 蜀椒 蔄茹熬令烟尽，各一两 芫花 莽草 厚朴 防己 旋覆花各半两 巴豆二十四枚 杏仁三十枚

上二十一味，末之，蜜和。服如梧子二丸，日二夜一，以知为度。

小狼毒丸 治病与前同方。

狼毒三两 旋覆花二两 附子 半夏 白附子 蔄茹各二两

上六味，末之，蜜和，捣五千杵。饮服如梧子三丸，加至十丸，日三。《肘后方》无半夏、白附子、蔄茹，只三味。

狼毒丸 治坚癖方。

狼毒五两 半夏 杏仁各二两 桂心四两 附子 蜀椒 细辛各二两

上七味，末之，别捣杏仁，蜜和，饮服如大豆二丸。

治暴坚久痞，腹有坚，**甘遂汤**方。

甘遂 黄芩 芒硝 桂心 细辛各一两 大黄三两

上六味，㕮咀，以水八升，煮取二升半，分三服。

治卒暴癥，腹中有物坚如石，痛如斫刺，昼夜啼呼，不治，百日必死方。

牛膝二斤，㕮咀，曝之令干，以酒一斗浸之，密塞器口，煎取半。服半升，一服便吐去宿食，神效。

治卒暴癥方。

取商陆根捣碎，蒸之，以新布籍腹上，以新药铺著布上，以衣物覆其上，冷复易之，数日用之，旦夕勿息。

又方

蒜十片，取五月五日户上者，去皮 桂一尺二寸 灶中黄土如鸡子大一枚

上三味，合捣，以醇苦酒和，涂布上，以掩病处，不过三日消。凡蒜亦佳。《肘后方》不用桂。

野葛膏 治暴癥方。

野葛一尺 当归 附子 雄黄油煮一日 细辛各一两 乌头二两 巴豆一百枚 蜀椒半两

上八味，㕮咀，以大醋浸一宿，猪膏二斤，煎附子色黄，去滓，纳雄黄粉，搅至凝，敷布上，以掩癥上，复以油重布上，复安十重纸，以熨斗盛火著上，常令热，日三夜二，须膏干益良。

硝石大丸 治十二癥瘕，及妇人带

下，绝产无子，并欲服寒食散，而腹中有癥瘕实者，当先服大丸下之，乃服寒食散，大丸不下水谷，但下病耳，不令人困方。

硝石六两，朴硝亦得　大黄八两　人参　甘草各二两

上四味，末之，以三年苦酒三升，置铜器中，以竹箸柱器中，一升作一刻，凡三升作三刻，以置火上，先纳大黄，常搅不息，使微沸尽一刻，乃纳余药，又尽一刻，有余一刻，极微火使可丸，如鸡子中黄。欲合药，当先斋戒一宿，勿令小儿、女人、奴婢等见之。欲下病者，用二丸。若不能服大丸者，可分作小丸，不可过四丸也。欲令大，不欲令细，能不分为善。若人羸者可少食，强者不须食，二十日五度服，其和调半日乃下。若妇人服之下者，或如鸡肝，或如米汁，正赤黑，或一升或三升，下后慎风冷，作一杯粥食之，然后作羹臛，自养如产妇法，六月则有子。禁生鱼、猪肉、辛菜。若寒食散者，自如药法，不与此同日一服。

土瓜丸　治诸脏寒气积聚，烦满，热饮食，中蛊毒，或食生物，及水中虫[①]卵生入腹，而成虫蛇，若为鱼鳖留饮宿食；妇人产瘕，带下百病，阴阳不通利，大小便不节，绝伤堕落，寒热交结，唇口焦黑，身体消瘦，嗜卧少食，多魇，产乳胞中余疾，股里热，心腹中急结，痛引阴中方。

土瓜根末　桔梗末，各半升　大黄一斤，蒸二升米下，曝干　杏仁一升

上四味，末之，蜜丸如梧子。空腹饮服三丸，日三，不知加之，以知为度。

治凡所食不消方。

取其余类烧作末，酒服方寸匕，便吐去宿食，即瘥。有食桃不消作病者，以时无桃，就树间得槁桃烧服之，登时吐病出，甚良。

治卒食不消，欲成癥积方。

煎艾汁如饴，取半升一服之，便刺吐去宿食，神良。《古今录验方》：白艾五尺围一束，薏苡根一大把，二味煎。

治食鱼肉等成癥结在腹内，并诸毒气方。

狗屎五升，烧末，绵裹之，以酒一斗浸再宿，滤取清，分十服，日三服，三日使尽，随所食癥结即便出矣。

治杂中食瘀实不消，心腹坚痛者方。

以水三升，煮白盐一升，令消，分三服，刺吐去食也，并治暴癥。

治癥坚，心下有物大如杯，不得食，食则腹满，心腹绞痛方。

葶苈子　大黄各二两　泽漆四两

上三味，末之，别研葶苈为膏，下二味，捣五百杵，入蜜更捣千杵。服如梧子五丸，不知加之，日三服。

治少腹坚，大如盘，胸中胀，食不消，妇人瘦瘠者方。

暖水服发灰一方寸匕，日再服，并灸肋端。

又方

饮服上好曲末方寸匕，日三，瘥。又灸三焦俞随年壮。

治伏梁气方。

白马尿铜器中承取，平[②]旦服一升。

治癥瘕方。

槲树白皮煎令可丸，服之，取知病动若下，减之。

治患癥结病，及爪病似爪形、日月形，或在脐左右，或在脐上下，若鳖在左右胁下，或当心，如合子大，复有手脚，治之法：先针其足，以椒熨之方。

① 虫：原作“蛊”，据元刻本、道藏本改。
② 平：原作“旦”，据宋古本改。

取一新盆子受一斗者，盆底钻一百二十孔，孔上著椒三合，上著一重纸，纸上著冷灰一升，灰上著热灰半升，上著刚炭火一斤，经一食顷，盆底热彻，当病上；初安毡一重，即安火盆，火盆大热，以渐更加一重，若火更热不可忍，加至三重，暂歇，一口冷饮，还上火，消二分许即停，经三日勿著，及至七日决得顿瘥，然后食美食自补。若小不瘥，作露宿丸服之。方在第十六卷中。

治腹中积癥方。

葶苈子一升，熬，酒五升浸七日。服三合，日三。

治蛇癥方。

白马尾切，长五分，以酒服方寸匕，大者自出；更服二分者一方寸匕，中者亦出；更服三分者一方寸匕，小者复出。不可顿作一服，杀人。马尾，一本作马毛。

治蛇癥，**大黄汤**方。

大黄　茯苓各半两，一本作黄芩　乌贼骨二枚　皂荚六枚，如猪牙者　甘草如指大者一尺　芒硝如鸡子一枚

上六味，㕮咀，以水六升，煮三沸，去滓纳硝，适寒温尽服之。十日一剂，作如上法，欲服之，宿无食，平旦服，当下病根也。

治鳖癥腹坚硬，肿起大如盘，睡卧不得方。

取蓝一斤，捣，水三升，绞取汁。服一升，日二。

又方

蒴藋根白皮一握，研取汁，以水和，顿服之。

又方

白马尿一升，鸡子三枚取白，合煎取二合，空腹顿服之，不移时当吐病出。

治食中得病为鳖癥，在心下坚强方。

鸡屎一升，炒令黄，取五合，以酒一升浸，更取半，捣为末，以所浸酒服方寸匕，日二，三日中作一剂。

治蛟龙病，开皇六年三月八日，有人食芹得之，其人病发似癫痫，面色青黄，因食寒食饧过多，便吐出蛟龙，有头及尾。从兹有人患此疾，令服寒食饧三斗，大验。

山野人有啮虱，在腹生长为虱癥病，治之方。

故败篦子一枚　故败梳一枚

上二物，各破为两份，各取一份烧为末；又取一份，以水五升，煮取一升，以服前烧末，顿服，斯须出矣。

治米癥，常欲食米，若不得米，则胸中清水出方。

鸡屎一升　白米五合

上二味，合炒令米焦，捣末，以水二升，顿服取尽，须臾吐出病如研米，若无米，当出痰，永憎米，不复食。

治肉癥，思肉不已，食讫复思者方。

空腹饮白马尿三升，吐肉出，肉不出必死。

治发癥，由人因食而入，久即胸间如有虫，上下去来，惟欲饮油，一日之中，乃至三二升，不欲饮食者方。

油一升，以香泽煎之，大镂劳贮之，安病人头边，令口鼻临油上，勿令得饮，敷鼻面令有香气，当叫唤取饮，不得与之，必当疲极大睡，其发癥当从口出饮油，人专守视之，并置石灰一裹，见癥出，以灰粉手捉癥抽出，须臾抽尽，即是发也。初从腹中出，形如不流水中浓菜，随发长短，形亦如之。

又方

酒三升，煮猪脂二升三沸，一服一升，日二。白马尿服之亦佳，无马，白牛亦得。

癥瘕，灸内踝后宛宛中，随年壮。

又，灸气海百壮。

久冷，及妇人癥瘕，肠鸣泄利，绕脐绞痛，灸天枢百壮，三报之。万勿针，穴在侠脐两边各二寸。

积聚坚满，灸脾募百壮，穴在章门季肋端。

心下坚，积聚冷胀，灸上脘百壮，三报之，穴在巨阙下一寸许。

积聚坚大如盘，冷胀，灸胃管二百壮，三报之，穴在巨阙下二寸。

《备急千金要方》卷第十一

备急千金要方卷第十二　胆腑

胆腑脉论第一

论曰：胆腑者，主肝也，肝合气于胆。胆者，中清之腑也《难经》云：胆者，清净之腑。《甲乙》云：中精之腑。号将军决曹吏。重三两三铢，长三寸三分，在肝短叶间下，贮水精汁二合《难经》作三合，能怒能喜，能刚能柔。目下果大，其胆乃横。凡胆、脑、髓、骨、脉、女子胞，此六者，地气之所生也，皆藏于阴而象于地，故藏而不泻，名曰奇恒之腑。若胃、大肠、小肠、三焦、膀胱，此五者，天气之所生也，其气象天，故泻而不藏，此受五脏浊气，名曰传化之腑，此不能久留，输泻者也。所谓五脏者，藏精气《甲乙》作神而不泻，故满而不能实；六腑者，传化物而不藏，故实而不能满。所以然者，水谷入口，则胃实而肠虚，食下则肠实而胃虚，故曰实而不满，满而不实也。

左手关上阳绝者，无胆脉也。苦膝疼，口中苦，眯目善畏如见鬼，多惊少力，刺足厥阴治阴，在足大趾间，或刺三毛中。

左手关上阳实者，胆实也。苦腹中不安，身躯习习也，刺足少阳治阳，在足上第二趾本节后一寸是。

胆病者，善太息，口苦，呕宿汁，心澹澹，恐如人将捕之，咽中介介然，数唾，候在足少阳之本末，亦见其脉之陷下者，灸之。其寒热，刺阳陵泉。若善呕有苦，长太息，心中澹澹，善悲，恐如人将捕之，邪在胆，逆在胃，胆液则口苦，胃气逆则呕苦汁，故曰呕胆，刺三里以下；胃气逆，刺足少阳血络以闭胆，却调其虚实，以去其邪也。

胆胀者，胁下痛胀，口苦太息。

肝前受病，移于胆，肝咳不已，则呕胆汁。

厥气客于胆，则梦斗讼。《甲乙》云：梦斗讼自刳。

肝应筋，爪厚色黄者胆厚，爪薄色红者胆薄，爪坚色青者胆急，爪软色赤者胆缓，爪直色白无约者胆直，爪恶色黑多败者胆结。

扁鹊云：足厥阴与少阳为表里，表清里浊，其病若实极则伤热，热则惊动精神而不守，卧起不定；若虚则伤寒，寒则恐畏，头眩，不能独卧，发于玄水，其根在胆，先从头面起，肿至足。方在治水篇。

胆有病则眉为之倾，病人眉系倾者，七日死。

足少阳之脉，是动则病口苦，善太息，心胁痛，不能反侧，甚则面微尘，体无膏泽，足外反热，是为阳厥。是主骨所生病者，头痛，角颔痛，目锐眦痛，缺盆中肿痛，腋下肿，马刀挟瘿，汗出，振寒疟，胸中、胁肋、髀膝、外至胻、绝骨、外踝前及诸节皆痛，小趾次趾不用。盛者则人迎大一倍于寸口，虚者则人迎反小于寸口也。其经脉、经筋、支别，已具第十一卷肝脏部中。

胆虚实第二

脉二条　方九首　灸法二首

胆实热

左手关上脉阳实者，足少阳经也。病

苦腹中气满，饮食不下，咽干头痛，洒洒恶寒，胁痛，名曰胆实热也。

治胆腑实热，精神不守，泻热，**半夏千里流水汤**方。

半夏 宿姜各三两 生地黄五两 酸枣仁五合 黄芩一两 远志 茯苓各二两 米一升

上八味，㕮咀，以长流水五斗煮秫米，令蟹目沸，扬之三千遍，澄清，取九升煮药，取三升半，分三服。《集验方》治虚烦闷不得眠，无地黄、远志，有麦门冬、桂心各二两，甘草、人参各二两。

胸中胆病，灸浊浴随年壮，穴在侠胆俞旁行相去五寸。

胆虚寒

左手关上脉阳虚者，足少阳经也。病苦眩厥痿，足趾不能摇，躄不能起，僵仆，目黄失精䀮䀮，名曰胆虚寒也。

治大病后，虚烦不得眠，此胆寒故也，宜服**温胆汤**方。

半夏 竹茹 枳实各二两 橘皮三两 生姜四两 甘草一两

上六味，㕮咀，以水八升，煮取二升，分三服。

胆虚，灸三阴交各二十壮，穴在内踝上一夫。

千里流水汤 治虚烦不得眠方。

半夏 麦门冬各三两 茯苓四两 酸枣仁二升 甘草 桂心 黄芩 远志 萆薢 人参 生姜各二两 秫米一升

上十二味，㕮咀，以千里流水一斛煮米，令蟹目沸，扬之万过，澄清，取一斗煮药，取二升半，分三服。

酸枣汤 治虚劳烦扰，奔气在胸中，不得眠方。

酸枣仁三升 人参 桂心 生姜各二两 石膏四两 茯苓 知母各三两 甘草一两半

上八味，㕮咀，以水一斗，先煮酸枣仁，取七升，去滓下药，煮取三升。分三服，日三。

治虚劳烦闷不得眠方。

大枣二七枚 葱白七茎

上二味，以水三升，煮取一升，去滓顿服。

治大下后，虚劳不得眠，剧者颠倒懊侬欲死，**栀子汤**方。仲景云：发汗吐下后，虚烦不得眠，若剧者，必反覆颠倒，心中懊侬，栀子汤主之。

大栀子十四枚 豉七合

上二味，以水四升，先煮栀子，取二升半，纳豉，更煮三沸，去滓。一服一升，安者勿更服。若上气呕逆，加橘皮二两，亦可加生姜二两。

治烦闷不得眠方。

生地黄 枸杞白皮各五两 麦门冬 甘草 前胡各五两 茯苓 知母各四两 人参二两 豉 粟米各五合

上十味，㕮咀，以水八升，煮取三升七合，分三服。

治虚劳不得眠方。

酸枣 榆叶各等分

上二味，末之，蜜丸。服如梧子十五丸，日再。

又方

干姜四两，末，汤和顿服，覆取汗，病愈。

咽门论第三

论曰：夫咽门者，应五脏六腑，往还神气，阴阳通塞之道也。喉咙胞囊舌者，并津液，调五味之气本也，不可不研乎。咽门者，肝胆之候也。其重十两，广二寸五分，至胃管长一尺六寸。主通五脏六腑津液神气，应十二时。若脏热，咽门则闭而气塞；若腑寒，则咽门破而声嘶，母姜酒主之。方在第六卷中。热则通之，寒则补之。若寒热调和，病不生矣。

髓虚实第四论一首 方二首

论曰：髓虚者脑痛不安，髓实者勇悍。凡髓虚实之应，主于肝胆。若其腑脏有病从髓生，热则应脏，寒则应腑。

治髓虚，脑痛不安，胆腑中寒，**羌活补髓丸**方。

羌活 芎䓖 当归各三两 桂心二两 人参四两 枣肉研如脂 羊髓 酥各一升 牛髓二升 大麻仁二升，熬研如脂

上十味，先捣五种干药为末，下枣膏、麻仁又捣，相濡为一家，下二髓并酥，纳铜钵中，重汤煎之，取好为丸如梧子。酒服三十丸，日二服，稍加至四十丸。

治髓实勇悍，惊热，主肝热，**柴胡发泄汤**方。

柴胡 升麻 黄芩 细辛 枳实 栀子仁 芒硝各三两 淡竹叶 生地黄各一升 泽泻四两

上十味，㕮咀，以水九升，煮取三升，去滓下硝，分三服。

风虚杂补酒煎第五方十八首

巴戟天酒 治虚羸阳道不举，五劳七伤百病，能食下气方。

巴戟天 牛漆各三斤 枸杞根皮 麦门冬 地黄 防风各二斤

上六味，并生用，无可得，用干者亦得。㕮咀，以酒一石四斗浸七日，去滓温服。常令酒气相及，勿至醉吐，慎生冷、猪鱼、油蒜。春六日，秋冬二七日，夏勿服。先患冷者，加干姜、桂心各一斤；好忘，加远志一斤；大虚劳，加五味子、苁蓉各一斤；阴下湿，加五加根皮一斤；有石斛加一斤佳。每加一斤药，则加酒七升。此酒每年入九月中旬即合，入十月上旬即服。设服余药，以此酒下之大妙。滓曝干捣末，以此酒服方寸匕，日三，益佳。常加甘草十两佳，虚劳加黄芪一斤。

又方

巴戟天 生牛膝各三斤

上二味，㕮咀，以酒五斗浸之，服如前法。

治虚劳不足，**五加酒**方。

五加皮 枸杞根皮各一斗

上二味，㕮咀，以水一石五斗，煮取汁七斗，分取四斗，浸曲一斗，余三斗用拌饭，下米多少如常酿法，熟压取服之，多少任性。禁如药法，倍日将息。

天门冬大煎 治男子五劳、七伤、八风、十二痹，伤中六极：一气极，则多寒痹腹痛，喘息惊恐，头痛；二肺极，则寒痹腰痛，心下坚，有积聚，小便不利，手足不仁；三脉极，则颜色苦青，逆意喜恍惚失气，状似悲泣之后，苦舌强，咽喉干，寒热恶风，不可动，不嗜食，苦眩，喜怒妄言；四筋极，则拘挛，少腹坚胀，心痛，膝寒冷，四肢骨节皆疼痛；五骨极，则肢节厥逆，黄疸消渴，痈疽妄发重病，浮肿如水病状；六肉极，则发疰如得击，不复言，甚者至死复生，众医所不能治。此皆六极七伤所致，非独房室之为也。忧恚积思，喜怒悲欢，复随风湿结气，咳时呕吐食，以变大小便不利，时泄利重下，溺血，上气吐下，乍寒乍热，卧不安席，小便赤黄，时时恶梦，梦与死人共食饮，入冢神室，魂飞魄散。筋极则伤肝，伤肝则腰背相引，难可俯仰。气极则伤肺，伤肺则小便有血，目不明。髓极则阴痿不起，住而不交。骨极则伤肾，伤肾

则短气，不可久立，阴疼恶寒，甚者卵缩，阴下生疮，湿痒搔之不欲住，汁出，此皆为肾病，甚者多遭风毒，四肢烦①痹，手足浮肿，名曰脚弱，一名脚气，医所不治，此悉主之方。

天门冬切，三斗半，捣压取汁尽　生地黄切，三斗半，捣压如门冬　枸杞根切，三斗净洗，以水二石五斗，煮取一斗三升，澄清　獐骨一具，碎，以水一石煮取五斗，澄清　酥三升，炼　白蜜三升，炼

上六味，并大斗，铜器中微火先煎地黄、门冬汁，减半，乃合煎，取大斗二斗，下后散药，煎取一斗，纳铜器重釜煎，令隐掌可丸。平旦空腹，酒服如桐子二十丸，日二，加至五十丸。慎生冷、醋滑、猪鸡、鱼蒜、油面等。择四时王相日合之，其合和一如第一卷合和篇说。散药如下。

茯苓　柏子仁　桂心　白术　萎蕤　菖蒲　远志　泽泻　薯蓣　人参　石斛　牛膝　杜仲　细辛　独活　枳实　芎䓖　黄芪　苁蓉　续断　狗脊　萆薢　白芷　巴戟天　五加皮　覆盆子　橘皮　胡麻仁　大豆黄卷　茯神　石楠各二两　甘草六两　蜀椒　薏苡仁各一升　阿胶十两　大枣一百枚，煮作膏　鹿角胶五两　蔓荆子三两

上三十八味，治下筛，纳煎中，有牛髓、鹿髓各加三升，大佳。小便涩，去柏子仁，加秦艽二两、干地黄六两；阴痿失精，去萎蕤，加五味子二两；头风，去柏子仁，加菊花、防风各二两；小便利，阴气弱，去细辛、防风，加山茱萸二两；腹中冷，去防风，加干姜二两；无他疾，依方合之。凡此煎，九月下旬采药，立冬日合而服之，至五月上旬止。若十二月腊日合者，经夏至七月下旬止。若停经夏不坏，当于舍北阴处入地深六尺，填沙，置药中，上加沙覆之，则经夏不损也。女人先患热者得服，患冷者勿服。

填骨万金煎　治内劳少气，寒疝里急，腹中喘逆，腰脊痛，除百病方。

生地黄三十斤，取汁　甘草　阿胶　肉苁蓉各一斤　桑根白皮切，八两　麦门冬　干地黄各二斤　石斛一斤五两　牛髓三斤　白蜜十斤　清酒四斗　麻子仁三升　大枣一百五十枚　当归十四两　干漆二十两　蜀椒四两　桔梗　五味子　附子各五两　干姜　茯苓　桂心各八两　人参五两

上二十三味，先以清酒二斗六升，纳桑根白皮、麻子仁、枣、胶，为刻识之，又加酒一斗四升，煮取至刻，绞去滓，纳蜜、髓、地黄汁，汤上铜器煎，纳诸药末，半日许使可丸，止，大瓮盛。饮吞如弹丸一枚，日三。若夏月暑热，煮煎转味，可以蜜、地黄汁和诸药成末，为丸如梧子，服十五丸，不知稍加至三十丸。

治男子风虚劳损，兼时气方。

甘草一斤　石斛　防风　苁蓉　山茱萸　茯苓　人参　薯蓣各四两　桂心　牛膝　五味子　菟丝子　巴戟天　芎䓖各三两，并为末　生地骨皮切，一升　丹参二两　胡麻二升，以水二斗，煮取四升，去滓　牛髓三升　生地黄汁一升　生姜汁一升　白蜜三升　生麦门冬汁三升

上二十二味，先煎地黄、地骨皮、胡麻汁减半，纳牛髓、蜜、姜、门冬等汁，微火煎，余八升，下诸药散，和令调，纳铜钵中，汤上煎，令可丸。酒服三十丸如梧子，日二，加至五十丸。

小鹿骨煎一云獐骨　治一切虚羸皆服之方。

鹿骨一具，碎　枸杞根切，二升

上二味，各以水一斗，别器各煎汁五

① 烦：宋古本、元刻本、道藏本作“顽”。

升，去滓澄清，乃合一器共煎，取五升，日二服尽，好将慎。皆用大斗。

地黄小煎 治五劳七伤，羸瘦干削方。

干地黄末一升 蜜二升 猪脂一斤 胡麻油半斤

上四味，以铜器中煎，令可丸。饮服三丸如梧子，日三，稍加至十丸。久久常服，弥有大益，瘦黑者肥充。

治虚冷枯瘦，身无精光，虚损诸不足，**陆抗膏**方。

牛髓 羊脂各二升 白蜜 生姜汁 酥各三升，《经心录》用猪脂

上五味，先煎酥令熟，次纳姜汁，次纳蜜，次纳羊脂、牛髓，后微火煎之，三上三下，令姜汁水气尽，即膏成，搅令凝止。温酒服之，随人能否，不限多少，令人肥健、发热也。《经心录》云：治百病，劳损风湿，补益神效，男女通服之。

枸杞煎 补虚羸，久服轻身不老，神验方。

九月十日取生湿枸杞子一升，清酒六升，煮五沸，出取研之，熟滤取汁，令其子极净，曝子令干，捣末，和前汁，微火煎令可丸。酒服二方寸匕，日二，加至三匕。亦可丸服五十丸。

夏姬杏仁方

杏仁三升，纳汤中，去皮尖双仁，熟捣，盆中水研，取七八升汁，以铁釜置塘火上，取羊脂四斤摩釜消之，纳杏仁汁，温之四五日，色如金状。饵如弹子，日三。百日肥白，易容，人不识。

治枯瘦方

杏仁熬黄，去皮尖，捣。服如梧子，日三。令人润泽，无所禁。咳逆上气，喉中百病，心下烦，不得咽者，得茯苓、款冬、紫菀并力大良，生热熟冷。其药，喉中如有息肉者亦服。

桃仁煎方

桃仁一斤，末 胡麻一升，末 酥半斤 牛乳五升 地黄十斤，取汁 蜜一斤

上六味，合煎如饧，旋服。

治五劳七伤方。

白羊头蹄一具，净治，更以草火烧令黄赤，以净绵急塞鼻及脑孔 胡椒 荜茇 干姜各一两 葱白一升 豉二升

上七物，先以水煮头蹄半熟，即纳药物，煮令极烂，去药。冷暖任性食之，日一具，七日用七具。禁生冷、醋滑、五辛、陈臭等物。

治虚劳补方。

羊肚一具，切 白术一升

上二味，以水二斗，煮取六升。一服二升，日三服。

又方

豉一升，蒸三遍 薤白一斤，切

上二味，以水七升，煮取三升，分三服，小取汗。

治羸瘦**膏煎方**。

不中水猪肪，煎取一升，纳葱白一握，煎令黄，出，纳盆中，看如人肌。平旦空腹服讫，暖覆卧，晡时食白粥，粥不得稀，过三日服补药。方如下。

羊肝一具 羊脊膂肉一条 曲末半斤 枸杞根十斤

上四味，以水三斗煮枸杞，取一斗，去滓，细切肝等，纳汁中煮，葱、豉、盐著如羹法，合煎，看如稠糖即好，食之七日，禁如药法。

猪肚补虚方。

猪肚一具 人参五两 蜀椒一两 干姜二两半 葱白七两 白粱米半升，《千金翼》用粳米

上六味，㕮咀，诸药相得，和米纳肚中，缝合，勿泄气，取四斗半水，缓火煮烂，空腹食之大佳，兼下少饭。

吐血第六

论一首　方三十首　灸法十五首

论曰：廪丘云：吐血有三种，有内衄，有肺疽，有伤胃。内衄者，出血如鼻衄，但不从鼻孔出，是近从心肺间津液出，还流入胃中，或如豆羹汁，或如切衉，血凝停胃中，因即满闷便吐，或去数斗至于一石者是也，得之于劳倦，饮食过常所为也。肺疽者，或饮酒之后毒满闷，吐之时，血从吐后出，或一合、半升、一升是也。伤胃者，因饮食大饱之后，胃中冷则不能消化，不能消化便烦闷，强呕吐之，所食之物与气共上冲蹙，因伤裂胃，口吐血色鲜正赤，腹绞痛，白汗出，其脉紧而数者，为难治也。

问曰：病胸胁支满，妨于食，病至则先闻腥臊[①]臭，出清液，先唾血，四肢清，目眩，时时前后血，病名为何？何以得之？对曰：病名血枯，此得之年少时，有所大夺血，若醉以入房，中气竭而肝伤，故使月事衰少不来也。治以乌贼骨、䕡茹二物，并合丸以雀卵，大如小豆，以五丸为后饭，饮以鲍鱼汁，利肠中及伤肝也。

凡吐血之后，体中但自蝇蝇然，心中不闷者，辄自愈，假令烦躁，心中闷乱，纷纷呕吐，颠倒不安，医工又与黄土汤、阿胶散，益加闷乱，卒至不济，如此闷者，当急吐之方。

瓜蒂三分　杜衡　人参各一分

上三味，治下筛，服一钱匕。水浆无在，得下而已。羸人小减之，吐去青黄，或吐血一二升无苦。

黄土汤　治吐血方。

伏龙肝鸡子大二枚　桂心　干姜　当归　芍药　白芷　甘草　阿胶　芎䓖各一两　细辛半两　生地黄二两　吴茱萸二升

上十二味，㕮咀，以酒七升、水三升，合煮取三升半，去滓纳胶，煮取三升，分三服。亦治衄血。

生地黄汤　治忧恚呕血，烦满少气，胸中痛方。

生地黄一斤　大枣五十枚　阿胶　甘草各三两

上四味，㕮咀，以水一斗，煮取四升。分四服，日三夜一。

坚中汤　治虚劳内伤，寒热呕逆，吐血方。

糖三斤　芍药　半夏　生姜　甘草各三两　桂心二两　大枣五十枚

上七味，㕮咀，以水二斗，煮取七升，分七服，日五夜二。《千金翼》无甘草、桂心，有生地黄。

治噫止唾血方。

石膏四两　厚朴三两　麻黄　生姜　半夏　五味子　杏仁各二两　小麦一升

上八味，㕮咀，以水一斗，煮麻黄，去沫，澄取七升，纳药，煮取二升半，分再服。

治吐血，胸中塞痛方。

芍药　干姜　茯苓　桂心　当归　大黄　芒硝各三两　阿胶　甘草　人参各二两　麻黄一两　干地黄四两　虻虫　水蛭各八十枚　大枣二十枚　桃仁百枚

上十六味，㕮咀，以水一斗七升，煮取四升，分五服，日三夜二。

治吐血内崩，上气，面色如土方。

干姜　阿胶　柏叶各二两　艾一把

上四味，㕮咀，以水五升，煮取一升，纳马通汁一升，煮取一升，顿服。仲景名柏叶汤，不用阿胶。《小品》不用柏叶，

---

① 臊：原作"膘"，据《素问·腹中论》、后藤本改。

《肘后》同。

治吐血，酒客温疫，中热毒，干呕心烦者方。

蒲黄 栝楼根 犀角 甘草各二两 桑寄生 葛根各三两

上六味，㕮咀，以水七升，煮取三升，分三服。

泽兰汤 治伤中里急，胸胁挛痛，欲呕血，时寒时热，小便赤黄，此伤于房劳也，主之方。

泽兰 糖各一斤 桂心 人参各三两 远志二两 生姜五两 麻仁一升 桑根白皮三两

上八味，㕮咀，以醇酒一斗五升，煮取七升，去滓纳糖。未食服一升，日三夜一，勿劳动。

治忽吐血一两口，或是心衄，或是内崩方。

蛴螬五枚 牛漆 牡丹 王不留行 麦门冬各二两 干地黄 萆薢 芍药各四两 续断 阿胶各三两

上十味，㕮咀，以生地黄汁五升、赤马通汁三升，煮取三升，分三服。不瘥，更合数剂，取瘥。

又方

熟艾三鸡子许，水五升，煮取二升，顿服。

又方

烧乱发灰，水服方寸匕，日三。《集验》云：治舌上忽出血如簪孔者，亦治小便出血。

治吐血方。

生地黄肥者五升，捣，以酒一升，煮沸三上三下，去滓，顿服之。

又方

凡是吐血，服桂心末方寸匕，日夜可二十服。《肘后》云：亦疗下血。

治虚劳吐血方。

生地黄五斤，绞取汁，微火煎之三沸，投白蜜一升又煎，取三升。服半升，日三。主胸痛百病，久服佳。

又方

柏叶一斤，以水六升，煮取三升，分三服。

又方

生地黄汁半升 川大黄末一方寸匕

上二味，温地黄汁一沸，纳大黄搅之，空腹顿服，日三，瘥。

犀角地黄汤 治伤寒及温病，应发汗而不汗之，内蓄血者，及鼻衄吐血不尽，内余瘀血，面黄，大便黑，消瘀血方。

犀角一两 生地黄八两 芍药三两 牡丹皮二两

上四味，㕮咀，以水九升，煮取三升，分三服。喜妄如狂者，加大黄二两、黄芩三两；其人脉大来迟，腹不满，自言满者，为无热，但依方，不须加也。

治五脏热结，吐血、衄血方。

伏龙肝如鸡子一枚 生竹茹一升 芍药 当归 黄芩 芎䓖 甘草各二两 生地黄一斤

上八味，㕮咀，以水一斗三升，先煮竹茹，减三升，下药，取三升，分三服。《千金翼》有桂心。

治衄血、吐血，**当归汤**方。

当归 干姜 芍药 阿胶各二两 黄芩三两

上五味，㕮咀，以水六升，煮取二升，分三服。

黄土汤 治卒吐血及衄血方。

伏龙肝半升 甘草 白术 阿胶 干姜仲景作地黄 黄芩各三两

上六味，㕮咀，以水一斗，煮取三升，去滓下胶，分三服。仲景有附子三两，为七味。

治上焦热，膈伤，吐血、衄血或下血

连日不止，欲死，并主之方。

艾叶一升　阿胶如手掌大　竹茹一升　干姜二两

上四味，㕮咀，以水三升，煮取一升，去滓，纳马通汁半升，煮取一升，顿服之。取新马屎与少水和绞取汁。一方不用竹茹，加干姜成七两。

治虚劳崩中、吐血、下血，上气短气欲绝，面黑如漆方。

黄芪　芍药　芎䓖　甘草各四两　生姜一斤

上五味，㕮咀，以酒五升浸一宿，明旦更以水五升，煮取四升。分四服，日三夜一。下阴中毒，如汤沃雪也。凡夏月不得宿浸药，酒客劳热，发痔下血，谷道热者，去生姜，用生地黄代之。凡进三两剂。

治吐血、汗血、大小便下血，**竹茹汤**方。

竹茹二升　甘草　芎䓖　黄芩　当归各六分　芍药　白术　人参　桂心各一两

上九味，㕮咀，以水一斗，煮取三升。分四服，日三夜一。

治九孔出血方。

捣荆叶汁，酒服二合。一作荆芥。

治吐血、蛊毒痔血，女子腰腹痛，大便后出清血者方。

取东向蘘荷根，捣绞取汁二升，顿服之，立瘥。

诸下血，先见血后见便，此为远血，宜服黄土汤；先见便后见血，此为近血，宜服赤小豆散。黄土汤方见次前，七味仲景方是。

赤小豆散方

赤小豆三升，熬令拆　当归三两

上二味，治下筛。服方寸匕，日三。

干地黄丸　治血虚劳，胸腹烦满疼痛，瘀血往来，脏虚不受谷，气逆不得食，补中理血方。

干地黄三两　当归　干姜　甘草　麦门冬　黄芩各二两　厚朴　干漆　枳实　防风　大黄　细辛　白术各一两　茯苓五两　前胡六分　人参五分　虻虫　䗪虫各五十枚

上十八味，末之，蜜丸。先食服如梧子十丸，日三，稍加之。

治凡下血虚极，**麦门冬汤**方。

麦门冬　白术各四两　甘草一两　牡蛎　芍药　阿胶各三两　大枣二十枚

上七味，㕮咀，以水八升，煮取二升，分再服。

胸中瘀血榰满，胁膈痛，不能久立，膝痿寒，三里主之。

心膈下呕血，上脘主之。

呕血，肩胁痛，口干，心痛与背相引，不可咳，咳引肾痛，不容主之。

唾血，振寒，嗌干，太渊主之。

呕血，大陵及郄门主之。

呕血上气，神门主之。

内伤唾血，不足，外无膏泽，刺地五会。

虚劳吐血，灸胃管二百壮。亦主劳，呕逆吐血，少食多饱，多唾百病。多唾，一作多睡。

吐血、唾血，灸胸堂百壮，不针。

吐血，腹痛雷鸣，灸天枢百壮。

吐血、唾血，上气咳逆，灸肺俞，随年壮。

吐血酸削，灸肝俞百壮。

吐血呕逆，灸手心主五十壮。《千金翼》云大陵，是。

凡口鼻出血不止，名脑衄，灸上星五十壮，入发际一寸是。

大便下血，灸第二十椎，随年壮。

万病丸散第七论述三首　方十三首

论曰：圣人之道，以慈济物，博求众药，以戒不虞，仓卒之际，应手皆得，故有万病方焉。余以此方散在群典，乃令学者难用讨寻，遂鸠撮要妙，以为斯品，庶其造次可得，好事君子，安不忘危，无事之暇，可预和合，以备痾瘵也。

芫花散　治一切风冷痰饮，癥癖痎疟，万医所不治者，皆治之。一名登仙酒。一名三建散方。

芫花　桔梗　紫菀　大戟　乌头　附子　天雄　白术　荛花　狼毒　五加皮　莽草　王不留行　栝楼根　栾荆　踯躅　麻黄　白芷　荆芥　茵芋各十分　石斛　车前子　人参　石长生　石楠各七分　萆薢　牛膝　蛇床子　菟丝子　狗脊　苁蓉　秦艽各四分　藜芦五分　薯蓣　细辛　当归　薏苡仁　干地黄　芎䓖　杜仲　厚朴　黄芪　干姜　芍药　山茱萸　桂心　吴茱萸　黄芩　防己　五味子　柏子仁　远志　蜀椒　独活　牡丹　橘皮　通草　柴胡　藁本　菖蒲　茯苓　续断　巴戟天　食茱萸各二分

上六十四味《千金翼》中有麻黄、半夏、赤车使者、高良姜、紫葳，无白术、食茱萸，并不制、不择、不炙、不熬，但振去尘土，捣，以粗罗下之，即与人服，无所忌。凡是猪鸡、五辛、生冷、醋滑，任意食之弥佳。惟不得食诸豆，皆杀药，故不得食。

药散三两　糯米三升　细曲末二升　真酒五升

先以三大斗水，煮米作粥极熟，冬月扬去火气，春月稍凉，夏月扬绝大冷，秋稍温；次下曲末，搦使和柔相得；重下药末，搦使突突然好熟，乃下真酒，重搦使散；盛不津器中，以一净杖搅散，经宿即饮。直以布盖，不须密封。

凡服药，旦空心服之，以知为度。微觉发动流入四肢，头面习习然为定，勿更加之。如法服之，常常内消；非理加增，必大吐利。

服散者，细下筛，服一方寸匕，和水酒浆饮无在，稍增，以知为度。服丸者，细下筛，蜜丸如梧子，一服七丸。但服此药者，丸及散等并得，惟不得作汤。若欲得补，不令吐泻，但取内消，甚大补益，胜于五石，兼逐诸痾，功效一等。然作酒服，佳于丸散，美而易服，流行迅疾。

若有患人抱病多时，积痾宿食，大块久气，癥瘕积聚，一切痼结者，即须一两度增，令使吐下，泄去恶物尽后，少腹内消，便为补益。

凡服药，慎勿早食，早食触药，必当大吐，吐亦无损，须臾还定，但令人咽喉痛，三两日后始瘥，服者宜知之。平旦服药，至午时待药势定，宜先食冷饭菹，饮冷浆水，午后药势好定，任食热食无忌。若药势未定时，不得强起行，行即运闷旋倒，眼花暗然迷绝，此是逐风所致，不须疑怪，风尽之后，纵令多服更佳。不然闷时但卧但坐，须臾醒然，不异于常。若是定后，在[①]意饮之。若必便，旋当策杖如厕，少觉闷乱，即须坐住，坐住即醒，醒乃可行。

病在膈上，久冷痰痾，积聚癥结疝瘕，宿食坚块，咳逆上气等一切痼结重病，终日吐唾，逆气上冲胸喉，此皆胃口积冷所致，三焦肠间宿冷，以成诸疾。如此例，便当吐却此等恶物，轻者一度下，转药令吐却；若重者，三五度下之令尽。其吐状法，初吐冷气沫，次吐醋水，须臾

① 在：宋古本、后藤本作“任”。

吐黄汁，大浓甚苦，似牛涎。病若更多者，当吐出紫痰，似紫草汁，非常齿龂有此者，例入死道，不久定死。若有疰者吐血，陈久黑血，新者鲜血，吐罢永瘥，一世不发。下此吐药，当吐时大闷，须臾自定，即不虚惙，得冷饮食已，耳不虚聋，手足不痹。若胃口有前件等病势久成者，正当吐时，有一块物塞胸喉，吐复不出，咽复不入，当有异种大闷，更加一二合药酒重投，药下少时，即当吐出块物如拳大，真似鰕鸡子中黄，著地，以刀斫碎，重者十块，轻者三五枚。凡人有上件等病，若服药时不吐却者，当时虽得渐损，一二年后还发为此，故须下吐药。欲服取吐者，当以春三月服之，春宜吐故也。

凡膈上冷，少腹满，肠鸣，膀胱有气，冷利多者，须加利药于此酒内服之，便去恶物。利法，出泔淀如清水，如黄汁，如青泥。轻者一两度下利药，得利以尽病源；重者五度下利药，令使频得大利，以尽病根。利法，旦起服药，比至晡时可得两三行，即断后服。

凡长病人、瘦弱虚损、老人贵人，此等人但令少服，积日渐渐加，令多内消，瘥。除久病，不加吐利也。药若伤多，吐利困极不止者，服方寸匕生大豆末，水服之即定，及蓝叶、乌豆叶嚼以咽之，登时即定。此据大困时用之，小小时不须。

凡在世人，有虚损阳衰，消瘦骨立者，服之非常补益，旬月之间，肌肤充悦，颜色光泽，髓溢精满，少壮一等，凡众疴万病皆除之。

治一切风病，历节风，二十两，和酒五斗；贼风、热风、大风，上同；偏风、㾓瘟风、瘫缓风，十二两，和酒三斗，此七种，并带热，须加冷药，押使常数便利。贼风掣疭，八两，和酒二斗；湿风周痹，八两，和酒二斗；腰脚挛痛，十二两，和酒三斗；筋节拘急，八两，和酒二斗。重病后汗不流，初觉三服，一服一盏，年久服一升。食热食如锥刀刺者，八两，和酒二斗，口㖞面戾，一眼不合者，初得四两，和酒一斗，年久十二两，和酒三斗。头面风似虫行，又似毛发在面上者，八两，和酒二斗。起即头旋，良久始定者，四两，和酒一斗。心闷呕逆，项强者，风在心脏，欲风欲雨，便即先发者，八两，和酒二斗。因疮得风，口强，脊脉急者，五服即定，一服一盏。

治一切冷病，积冷痫瘦者，四两，和酒一斗，强者六两，和酒一斗半。痰饮疝瘕，六两，和酒一斗半。宿食呕吐，四两，和酒一斗。癥瘕肠鸣，噫，八两，和酒二斗。癞痔块坚，冷嗽上气，二十两，和酒五斗。奔豚冷气，六两，和酒一斗半。噎，六两，和酒一斗半。久疰，八两，和酒二斗。冷痢，六两，和酒一斗半。久劳，八两，和酒二斗。卒中恶疰忤，心腹胀，气急欲死者，三服定，一服一盏。大吐出鲜血，瘴气，三服定，一服一盏。蛊毒，五服定，一服一盏。温疟，五服定，一服一盏。痎疟，五服永瘥，一服一盏。

治妇人诸风、诸病等，并依前件。带下，十二两，和酒三斗。崩中，六两，和酒一斗半。月闭不通，六两，和酒一斗半。冷病不产，六两，和酒一斗半。断绪不产，八两，和酒二斗。月水前后不调，乍多乍少，亦令人绝产，四两，和酒一斗。产后风冷不产，六两，和酒二斗；若重者，八两，和酒二斗；甚者十六两，和酒三斗；大重者，子宫下垂，十六两，和酒四斗。

论曰：遐览前古，莫睹此方。有高人李孝隆者，自云隋初受之于定州山僧惠通道人，此后用之大有效验，秘而不传，但得其药，其方不可得而闻。始吾得之于静智道人，将三纪于兹矣，时俗名医未之许也，然比行之，极有神验。其用药殊不伦次，将服节度大不近人情，至于救急，其验特异，方知神物效灵，不拘常制，至理关感，智不能知，亦犹龙吟云起，虎啸风生，此其不知所然而然，虽圣人莫之辨也。故述之篇末，以贻后嗣，好学君子详之，非止救物兼深，抑亦庶几于博见矣。

耆婆万病丸 治七种癖块，五种癫病，十种疰忤，七种飞尸，十二种蛊毒，五种黄病，十二时疟疾，十种水病，八种大风，十二种痛痹，并风入头，眼暗漠漠，及上气咳嗽，喉中如水鸡声，不得眠卧，饮食不作肌肤，五脏滞气，积聚不消，拥闭不通，心腹胀满，及连胸背，鼓气坚结，流入四肢，或复叉心膈气满，时定时发，十年、二十年不瘥，五种下痢，疳虫、寸白诸虫，上下冷热，久积痰饮，令人多睡，消瘦无力，荫入骨髓，便成滞患，身体气肿，饮食呕逆，腰脚酸疼，四肢沉重，不能久行立；妇人因产，冷入子脏，脏中不净，或闭塞不通，胞中瘀血冷滞，出流不尽，时时疹痛为患，或因此断产；并小儿赤白下痢；及胡臭、耳聋、鼻塞等病。此药以三丸为一剂，服药不过三剂，万病悉除，说无穷尽，故称万病丸；以其牛黄为主，故一名牛黄丸；以耆婆良医，故名**耆婆丸**方。

牛黄　麝香　犀角一方云一铢，今各一分　朱砂　雄黄　黄连　禹余粮　大戟　芫花　芫青六枚　人参　石蜥蜴一寸　茯苓　干姜　桂心　当归　芎䓖　芍药　甘遂　黄芩　桑白皮　蜀椒　细辛　桔梗　巴豆　前胡　紫菀　蒲黄　葶苈　防风各一分　蜈蚣三节

上三十一味《崔氏》无黄芩、桑白皮、桔梗、防风，为二十七味，并令精细，牛黄、麝香、犀角、朱砂、雄黄、禹余粮、巴豆别研，余者合捣，重绢下之，以白蜜和，更捣三千杵，密封之。破除日平旦，空腹酒服三丸如梧子，取微下三升恶水为良。若卒暴病，不要待平旦，无问早晚，即服，以吐利为度；若不吐利，更加一丸，或至三丸、五丸，须吐利为度，不得限以丸数，病强药少即不吐利，更非他故。若其发迟，以热饮汁投之；若吐利不止，即以醋饭两三口止之。服药忌陈臭、生冷、醋滑、粘食、大蒜、猪鱼鸡狗马驴肉、白酒，行房七日外始得。一日服，二日补之，得食新米，韭骨汁作羹粥臛饮食之，三四顿大良，亦不得全饱。产妇勿服之。吐利以后，常须闭口少语，于无风处温床暖室将息。若旅行卒暴，无饮，以小便送之佳。若一岁以下小儿有疾者，令乳母服两小豆，亦以吐利为度。近病及卒病皆用多，积久疾病即少服，常取微溏利为度。

卒病欲死，服三丸如小豆，取吐利即瘥。

卒得中恶口噤，服二丸如小豆，暖水一合灌口令下，微利即瘥。

五疰，鬼刺客忤，服二丸如小豆，不瘥，后日更服三丸。

男女邪病，歌哭无时，腹大如妊娠，服二丸如小豆，日二夜一，间食服之。

猫鬼病，服三丸如小豆，未瘥更服。

蛊毒吐血，腹痛如刺，服二丸如小豆，不瘥更服。

疟病，未发前服一丸如小豆，不瘥，后日更服。

诸有痰饮者，服三丸如小豆。

冷癖，服三丸如小豆，日三，皆间食，常令微溏利。

宿食不消，服二丸如小豆，取利。

癥瘕积聚，服二丸如小豆，日三服，皆间食，以利瘥止。

拘急，心腹胀满，心痛，服三丸如小豆，不瘥更服。

上气喘逆，胸满，不得卧，服二丸如小豆，不瘥更服。

大痢，以一丸如小豆，日三。

疳湿，以一丸如杏仁，和醋二合灌下部，亦服二丸如小豆。

水病，服三丸如小豆，日二，皆间食服之，瘥止。人弱隔日服。

头痛恶寒，服二丸如小豆，覆取汗。

伤寒时行，服二丸如小豆，日三，间食服之。

小便不通，服二丸如小豆，不瘥，明日更服。

大便不通，服三丸如小豆，又纳一丸下部中，即通。

耳聋聤耳，以绵裹一丸如小枣核，塞之瘥。

鼻衄，服二丸如小豆，即瘥。

痈肿疔肿，破肿，纳一丸如麻子，日一敷，其根自出，瘥。

犯疔肿血出，猪脂和敷，有孔纳孔中，瘥止。

胸背腰胁肿，以醋和敷肿上，日一易，又服二丸如小豆。

癞疮，以醋泔洗之，取药和猪脂敷之。

瘘疮有孔，以一丸如小豆，纳孔中，且和猪脂敷之。

痔疮，涂绵箸上，纳孔中，日别易，瘥止。

瘰疬，以醋和敷上，瘥。

诸冷疮，积年不瘥者，以醋和涂其上，亦饼贴，瘥。

癣疮，以布揩令汁出，以醋和敷上，日别一易，立瘥。

恶刺，以一丸纳疮孔中，即瘥。

蝮蛇螫，取小许纳螫处。若毒入腹，心闷欲绝者，服三丸如小豆。

蝎螫，以少许敷螫处。

蜂螫，以少许敷螫处。

妇人诸疾，胞衣不下，服二丸如小豆，取吐利即出。

小儿客忤，服二丸如米，和乳汁敷乳头，令嗍之。

小儿惊痫，服二丸如米，涂乳头，令嗍之，看儿大小量之。

小儿乳不消，心腹胀满，服二丸如米，涂乳头，令嗍之，不瘥更服。

治一切蛊毒，妖邪鬼疰病者，有进有退，积聚坚结，心痛如啮，不得坐卧，及时行恶气，温病风热，瘴气相染灭门，或时热如痎疟，咽喉肿塞，不下食饮，或烦满短气，面目时赤。或目中赤黄，或干呕，或吐逆，或下痢赤白，或热气如云，或欲狂走自杀，或如见鬼，或手足清冷，或热饮冷水而不知足，或使手掇空，或面目痈肿生疮，或耳目聋暗、头项背脊强、不得屈伸，或手足卒痒，或百鬼恶疰狐魅走入皮肤，痛无常处方。

麝香　马目毒公　特生礜石　丹砂　马齿矾　雄黄各一两　巴豆九十枚　青野葛一两，一本不用

上八味，末之，别捣巴豆如膏，合捣五千杵，纳蜜，更捣一万杵，丸如小豆。强人服二丸，弱人一丸，入腹，云行四布，通彻表里，从头下行，周遍五脏六腑，魂魄静定，情性得安，病在膈上吐，膈下利，或蛇虫诸毒五色热水，或不吐下，便微渐除瘥。万虫妖精，狐狸鬼魅，诸久固癖块，皆消散。在表汗出，在里直下。忌名其药，故此方无名也。

仙人玉壶丸方

雄黄　藜芦　丹砂　礜石一方矾石　巴豆　八角附子各二两

上六味，先捣巴豆三千杵；次纳礜

石，又捣三千杵；次纳藜芦，三千杵；次纳附子，三千杵；次纳雄黄，三千杵；次纳丹砂，三千杵；纳蜜，又捣万杵佳。若不用丹砂者，纳真朱四两无在。每纳药，辄治五百杵，纳少蜜，恐药飞扬。治药用王相吉日良时，童子斋戒为良。天晴明日，无云雾，白昼药成，密器中封之，勿泄气，著清洁处，大人丸如小豆。服药欲下病者，宿勿食，旦服二丸，不知者，以暖粥饮发之令下，下不止，饮冷水以止之。病在膈上吐，膈下利，或但噫气而已。

即若欲渐除，及将服消病者，服如麻子丸二丸。

卒中恶欲死，不知人，以酒若汤和二丸，强开口灌喉中。

鬼疰病，百种不可名，浆水服二丸，日再。

男女与鬼交通，歌哭无常，或腹大绝经，状如妊娠，浆服二丸如胡豆大，日三夜一。又苦酒和之如饴，旦旦敷手间使、心主，心主在手腕后第一约横纹当中指，至暮又敷足三阴三阳及鼻孔，七日愈。又浆服麻子大一丸，日三，三十日止。

恶风逆心，不得气息，服一丸。

若腹中如有虫欲钻胁出，状急痛，一止一作，此是恶风，服二丸。

忧恚气结在胸心，苦连噫及咳，胸中刺痛，服如麻子三丸，日三。

心腹切痛，及心中热，服一丸如麻子，日三，五日瘥。

腹痛胀满，不食，服一丸。

澼饮痰饮，旦服一丸。

风疝、寒疝、心疝、狐疝，每发腹中急痛，服二丸。

卒上气，气但出不入，并逆气冲喉，胃中暴积聚者，服二丸，日再。

癥结坚痞，服一丸，日三，取愈。

积寒热老痞，服二丸。

食肉有消，腹坚胀，服一丸，立愈。

腹中三虫，宿勿食，明旦进牛羊炙三脔，须臾便服三丸如胡豆，日中当下虫。过日中不下，更服二丸，心有烂虫下。

卒关格，不得大小便，欲死。服二丸。

卒霍乱，心腹痛，烦满吐下，手足逆冷，服二丸。

下痢重下者，服一丸，取断。

疟未发服一丸，已发二丸，便断。

若寒热往来，服一丸。

伤寒敕涩，时气热病，温酒服一丸，厚覆取汗，若不汗，更服，要取汗。

若淋沥，瘦瘠，百节酸疼，服一丸，日三。

头卒风肿，以苦酒若膏和敷之，絮裹之。

痈疽痤疖，瘰疬，及欲作瘘，以苦酒和敷之。

若恶疮不可名病、疥、疽，以膏若苦酒和，先以盐汤洗疮去痂，拭干敷之。

鼠瘘，以猪脂和敷疮，取驳舌狗子舐之。

中水毒，服二丸。若已有疮，苦酒和三丸敷疮。

耳聋，脓血汁出，及卒聋，以赤縠皮裹二丸，纳之。

风目赤或痒，视物漠漠，泪出烂眦，蜜解如饴，涂注目眦。

齿痛，绵裹塞孔中。

若为蛊毒所中，吐血，腹内如刺，服一丸如麻子，稍加之如胡豆，亦以涂鼻孔中，又以膏和，通涂腹背，亦烧之熏口鼻。

若蛇蝮诸毒所中，及猘犬、狂马所咋，苦酒和敷，水服二丸。

妇人产后余疾，及月水不通，往来不

时，服二丸，日再。

妇人胸中苦滞气，气息不利，少腹坚急，绕脐绞痛，浆服如麻子一丸，稍加之如小豆大。

小儿百病，惊痫痞塞，及有热，百日、半岁者，以一丸如黍米大，置乳头与服之；一岁以上，如麻子一丸，日三，以饮服。

小儿大腹，及中热恶毒，食物不化，结成积聚，服一丸。

小儿寒热，头痛身热，及吐哯，服一丸如麻子。

小儿羸瘦，丁奚，不能食，食不化，浆水服二丸，日三。又苦酒和如梧子，敷腹上良。

一切万病，量之不过一二丸，莫不悉愈。

欲行、问孝、省病，服一丸，一丸系颈上，行无所谓，至丧家带一丸，辟百鬼。若独止宿山泽、冢墓、社庙、丛林之中，烧一丸，百鬼走去不敢近人。以蜡和一丸如弹丸，著绛囊，系臂上，男左女右，山精鬼魅皆畏之。

张仲景三物备急丸 司空裴秀为散，用治心腹诸卒暴百病方。

大黄 干姜 巴豆各等分

上皆须精新，多少随意，先捣大黄、干姜，下筛为散，别研巴豆如脂，纳散中，合捣千杵，即尔用之，为散亦好，下蜜为丸，密器贮之，莫令歇气。若中恶客忤，心腹胀满刺痛，口噤气急，停尸卒死者，以暖水若酒服大豆许三枚，老小量之，扶头起，令得下喉，须臾未醒，更与三枚，腹中鸣转，得吐利便愈。若口已噤，可先和成汁倾口中，令从齿间得入，至良。

治万病，**大理气丸**方。

牛膝 甘草 人参 茯苓 远志 恒山 苦参 丹参 沙参 龙胆 芍药 牡蒙 半夏 杏仁 紫菀 龙骨 天雄 附子 葛根 橘皮 巴豆 狼牙各二两 大黄 牡蛎 白术各三两 白薇六分 玄参十分 萑芦一枚，大者 生姜屑，五两

上二十九味，捣筛二十七味，生药令熟，又捣巴豆、杏仁如膏，然后和使相得，加白蜜，捣五千杵，丸如梧子，空腹酒服七丸。日三。痂瘕癥结，五十日服，永瘥。吾常用理气，大觉有效。

大麝香丸 治鬼疰飞尸，万病皆主之方。

麝香三分 牛黄 附子 鬼臼 真珠 莽草 犀角 矾石 细辛 桂心 獭肝 藜芦各二分 蜈蚣 蜥蜴各一枚 丹砂二两 雄黄一两 巴豆 杏仁各五十枚 地胆《外台》作蚺蛇胆 芫青 亭长 斑蝥各七枚 礜石八分

上二十三味，末之，蜜和合，更捣三千杵。饮服如小豆一丸，日二，渐加至三丸，虫毒所螫，摩之，以知为度。若欲入毒疫疠乡死丧病处，及恶鬼冢墓间，绛袋盛之，男左女右肘后系之，又以少敷鼻下人中，及卧不魇。

小麝香丸 治病与大麝香丸同方。

麝香三分 雄黄 当归《外台》不用 丹砂各四分 干姜 桂心 芍药各五分 莽草 犀角 栀子仁各二分 巴豆五十枚 附子 乌头各五枚 蜈蚣一枚

上十四味，末之，加细辛五分，蜜和合，捣千杵。服如小豆三丸，日三，可至五丸。一切尸疰痛，悉皆主之。

治诸热不调，**紫葛丸**方。

紫葛 石膏 人参 丹参 细辛 紫参 苦参 玄参 齐盐 代赭 苁蓉 巴豆 乌头各三分 干姜 桂心 独活各五分

上十六味，末之，蜜和，更捣一万

杵。服如小豆六丸，食前三丸，食后三丸。忌五辛、猪、鸡、鱼、蒜，余不在禁限。若觉体中大热，各减一丸。服之令人肥悦，好颜色，强阳道，能食。服药后十日，得利黄白汁大佳。妇人食前、食后只服二丸，两岁以下儿服米粒大。令人能饮酒，除百病，药之功能损益，备述如下。

腹中积聚、心腹满、心下坚、宿食、痰饮食吐逆、上气、咳嗽、咽喉鸣、短气、黄疸久疟、面肿、四肢烦重、身浮肿、坐起体重、热病湿䘌、下部痒、大肠出、热淋、关格不通、下利、颜色不定、羸瘦无力、弱房少精、精冷、体疮痒、身体斑驳、从高堕下绝伤、堕胎后伤损血、皮肉焦烂、月水不定、或后或前、月水断、心下闷满、肩膊沉重、小儿百病、小儿癖气、乳不消、小儿身常壮热、腹内有病。

所录诸病，皆紫葛丸治之。若积日服之未愈，消息准方服之，取瘥止，秘不传。药性冷，尤宜患热人服之。

太一神精丹 主客忤霍乱，腹痛胀满，尸疰恶风，癫狂鬼语，蛊毒妖魅，温疟，但是一切恶毒，无所不治方。

丹砂 曾青 雌黄 雄黄 磁石各四两 金牙二两半

上六味，各捣，绢下筛，惟丹砂、雌黄、雄黄三味，以酽醋浸之，曾青用好酒铜器中渍，纸密封之，日中曝之百日，经夏[①]。急五日亦得，无日，以火暖之。讫，各研令如细粉，以酽醋拌，使干湿得所，内土釜中，以六一泥固际，勿令泄气；干，然后安铁环施脚高一尺五寸。置釜上，以渐放火，无问软硬炭等皆得，初放火，取熟两称炭各长四寸，置于釜上，待三分二分尽即益，如此三度，尽用熟火，然后用益生炭，其过三上熟火以外，皆须加火渐多，及至一伏时，其火已欲近釜，即便满，其釜下益炭，经两度即罢；火尽极冷，然后出之，其药精飞化凝著釜上，五色者上，三色者次，一色者下，虽无五色，但色光明皎洁如雪最佳；若飞上不尽，更令与火如前；以雄鸡翼扫取，或多或少不定，研如枣膏，丸如黍粒。一本云丹砂、曾青、雄黄、雌黄各二斤，丹砂以大醋瓷器中渍，曾青美酒渍，纸密封闭，日曝一百日，雄黄、雌黄各油煎九日九夜，去油腻讫，更捣数千杵，皆勿研之，别以大醋拌之，令浥浥然，纳药土釜中，以雄黄在下，次下雌黄，次曾青，次丹砂，以甘土泥涂，勿令余毫毛许，干，以刚炭火烧之，九日九夜去釜五寸，九日九夜至釜底，九日九夜浸釜腹三寸，三九二十七日，冷之一日一夜，以刀子于釜际利著一匝，开之取丹，丹成讫，细研如粉，以枣膏和。一切丹，不得用蜜，皆用枣膏，学者宜知此术，旧不用磁石、金牙，今加而用之。

治偏风、大风、恶疾癫痫、历节鬼打等最良。服之法，平旦空腹，服一丸如黍米为度。其疟病积久，百方不瘥，又加心腹胀满上气，身面脚等并肿，垂死者，服一丸，吐即瘥，亦有不吐瘥者；若不吐复不瘥者，更服一丸半；仍不瘥者，后日增半丸，渐服无有不瘥，气亦定，当吐出青黄白物，其因疟，两胁下有癖块者，亦当消除。若心腹不胀满者，可与一丸，日日加之，以知为度，不必专须吐，亦可一丸即瘥，勿并与服，亦可三日一服，皆须以意斟酌，量得其宜，或腹内有水，便即下者，勿怪。若患疟日近，精神健，亦可斟酌病人、药性，并与两丸作一丸，顿服之，皆至午后食，勿使冷，勿使热，豉浆粥任意食之。若病疟，盗汗虚弱者，日服一丸，三日，吐即止。若患疟不汗，气复不流，脚冷者，服一丸，至三日；若不汗，气复，脚即暖，有润汗，不至三日，

---

① 夏：原作“忧”，据宋古本改。

吐即止。若患疟，无颜色者，服药后三日，即有颜色。亦有须吐瘥者，亦有服少许而瘥者，亦有杀药，强人服三四丸始觉药行者，凡人禀性不同，不可一概与之。但作黍米大服之为始，渐加，以知为度。药力验壮，勿并多服，特慎油面、鱼肉、蒜，当清净服之。若有患久不瘥在床，羸瘦，并腹胀满及肿，或下痢者多死，但与药救之，十人中或瘥三四人也。又一说，癥瘕积聚，服一刀圭，以饮浆水送之。

治诸卒死，中恶客忤，霍乱腹满，体带五尸疰，恶风疰忤，大病相易，死亡灭门，狂癫鬼语，已死气绝，心上微暖者，扶起其头，以物校开口，不可开，琢去两齿，以浆饮送药，药下即活。诸久病者，日服一刀圭，覆令汗，汗出即愈；不愈者，不过再服。亦有不汗而瘥，复有不汗不愈者，服如上法，加半刀圭，以瘥为度。常以绛囊带九刀圭散，男左女右，小儿系头上，辟瘴毒、恶时气、射公。小儿患，可以苦酒和之，涂方寸纸上，著儿心腹上，令药在上治之。亦有已死者，冬二日，夏一日，与此药服，得药下便活，若不得入腹不活。若加金牙、磁石者，服至五服内，必令人吐逆下利，过此即自定，其药如小豆大为始，从此渐小，不得更大。大风恶癞，可二十服；偏风历节，诸恶风癫病等，可二十服；自余诸恶病者，皆止一二服，量人轻重强弱，不得多与。若欲解杀药，但烂煮食肥猪肉。服此药后，小应头痛身热，一二日来，大不能得食味，后之渐渐得气味，五日后便能食，若贪食过多者，宜节之。若服药下闷乱，可煮木防己汤，服之即定。凡言刀圭者，以六粟为一刀圭。一说云，三小豆为一刀圭。

作土釜法

取两个瓦盆，各受二大斗许，以甘土涂其内，令极干。又一法：作一瓦釜，作一熟铁釜，各受九升，瓦在上，铁在下，其状大小随药多少，不必依此说。一本云：捣好甘土，绢筛，水和作泥，硬软如坯瓦泥，泥一升，纳细纸均停，可受十斤，亦可随药多少作之，阴干三十日，置日中曝之三十日，日夕翻[1] 转向日，干讫，以糠五石内釜，糠中四向土栏拥之，令糠遍釜，周回上下各厚七寸，以火从下放之，五日五夜，勿令人近之，去灰待冷，一日一夜乃取，扫拭令净，以黄丹、醋和如稀粥，扫其中令厚一分乃纳药。凡合九丹、八石、招魂、太清、神仙诸大丹，皆用此釜作之，万成终不落节，其古釜、六一泥及铁釜，皆除去之，勿更用也，此釜一具，前后数十回用不动，久久转牢。此法师甚秘之，余欲令当来天下学士得解之，所以委曲具而述之。

作六一泥法

赤石脂　牡蛎　滑石　礜石　黄矾　蚯蚓屎　卤土各二两

上取酴醋，以足为度，若无卤土，以盐代之，先作甘土泥，以泥各别裹前黄矾等五种，作团裹之，勿令泄气，以火烧周三日最好，一日亦得，出火破团，取药各捣碎，绢筛；然后与蚯蚓屎、卤土等分，以醋和之如稠粥，既得好醋，可用二分醋、一分水和用，取前瓦盆，以此泥涂之。曾青如蚯蚓屎、如黄连佳，世少此者，好昆仑碌亦得瘥病，丹砂亦妙，粟砂亦得，旧不用磁石、金牙，今加之。

用治万种恶风神良。凡有患连年积岁不可治者，宜须合。此一篇，皆以王相日，天晴明，斋戒沐浴，如法合之。

述曰：古之仙者，以此救俗，特为至秘。余以大业年中，数以合和，而苦雄黄、曾青难得。后于蜀中遇雄黄大贱，又于飞乌玄武大获曾青，蜀人不识曾青，今须识者，随其大小，但作蚯蚓屎者即是，

① 翻：原作“番”，据后藤本改。

如此千金可求，遂于蜀县魏家合成一釜。以之治病，神验不可论。宿癥风气，百日服者皆得痊愈，故叙而述焉。凡雄黄，皆以油煎九日九夜，乃可入丹，不尔有毒，慎勿生用之，丹必热毒不堪服，慎之。

仓公散方

特生礜石　皂荚　雄黄　藜芦各等分

上四味，治下筛。主卒鬼击、鬼痱、鬼刺，心腹痛如刺，下血便死不知人，及卧魇啮脚踵不觉者，诸恶毒气病，取前散如大豆，纳管中，吹病人鼻，得嚏[①]则气通便活，若未嚏，复更吹之，以得嚏为度。此药起死人，汉文帝时太仓令醇于意方。

小金牙散　治南方瘴疠疫气，脚弱，风邪鬼疰方。

金牙五分　雄黄　萆薢　黄芩　蜀椒　由跋　桂心　莽草　天雄　朱砂　麝香　乌头各二分　牛黄一分　蜈蚣一枚，六寸者　细辛　萎蕤　犀角　干姜各三分　黄连四分

上十九味，治下筛，合牛黄、麝香，捣三千杵。温酒服钱五匕，日三夜二，以知为度。绛袋盛带，男左女右，一方寸匕，省病问孝，不避夜行，涂人中，晨昏雾露亦涂之。

大金牙散　主一切蛊毒，百疰不祥，医所不治方。

金牙　鹳骨　石膏各八分　大黄　鳖甲　栀子仁　鬼督邮　龟甲　桃白皮　铜镜鼻　干漆各四分　桂心　芍药　射干　升麻　徐长卿　鸢尾　蜂房　细辛　干姜　芒硝　由跋　马目毒公　羚羊角　犀角　甘草　狼毒　蜣螂　龙胆　狼牙　雄黄　真珠各三分　地胆　樗鸡　芫青各七枚　桃奴　巴豆各二七枚　雷丸　龙牙　白术　胡燕屎　活草子各六分　铁精　赤小豆各二合　芫花　莽草　射罔　乌梅各一分　蛇蜕皮一尺　斑蝥七分

上五十味，治下筛。服一刀圭，稍加至二刀圭，带之辟百邪，治九十九种疰。一本有麝香，无白术。

《备急千金要方》卷第十二

① 嚏：原作“嚔”，据宋古本改。下同。

备急千金要方卷第十三　心脏

心脏脉论第一

论曰：心主神。神者，五脏专精之本也，为帝王，监领四方，夏王七十二日，位在南方，离宫火也。有生之来谓之精，两精相搏谓之神，所以任物谓之心。神者，心之藏也。舌者，心之官。故心气通于舌，舌和则能审五味矣。心在窍为耳。夫心者火也，肾者水也，水火相济。心气通于舌，舌非窍也，其通于窍者，寄见于耳。左耳丙，右耳丁，循环炎宫，上出唇，口知味，荣华于耳，外主血，内主五音，心重十二两，中有三毛七孔，盛精汁三合，神名呴呴，主藏神，号五神居，随节应会，故云心藏脉，脉舍神。在气为吞，在液为汗。心气虚则悲不已，实则笑不休。心气虚则梦救火，阳物得其时则梦燔灼；心气盛则梦喜笑及恐畏；厥气客于心，则梦丘山烟火。

凡心脏象火，与小肠合为腑。其经手少阴，与太阳为表里。其脉洪，相于春，王于夏。夏时万物洪盛，垂枝布叶，皆下垂如曲，故名曰钩。心脉洪大而长，洪则卫气实，实则气无从出，大则荣气萌，萌洪相薄，可以发汗，故名曰长。长洪相得，即引水浆溉灌经络，津液皮肤。太阳洪大皆是母躯，幸得戊己，用牢根株。阳气上出，汗见于头，五内干枯，胞中空虚，医又下之，此为重虚。脉浮有表无里，阳无所使，不但危身，并中其母。

夏脉如钩，夏脉心也，南方火出，万物之所以盛长也。故其气来盛去衰，故曰钩，反此者病。何如而反？其气来盛去亦盛，此谓太过，病在外；其来不盛去反盛，此谓不及，病在内。太过则令人热而肤痛，为浸淫；不及则令人烦心，上见咳唾，下为气泄。

心脉来累累如连珠，如循琅玕，曰平。夏以胃气为本，心脉来喘喘连属，其中微曲，曰心病。心脉来前曲后居如操带钩，曰心死。

真心脉至坚而搏，如循薏苡子累累然，色赤黑不泽，毛折乃死。

夏胃微钩曰平，钩多胃少曰心病，但钩无胃曰死，胃而石曰冬病，石甚曰今病。

心藏脉，脉舍神。怵惕思虑则伤神，神伤则恐惧自失，破䐃脱肉，毛悴色夭，死于冬。

手少阴气绝则脉不通。少阴者，心脉也。心者，脉之合也。脉不通则血不流，血不流则发色不泽，而黑如漆柴者，血先死，壬笃癸死，水胜火也。

心死脏，浮之实，如豆麻击手，按之益躁疾者死。

夏心火旺，其脉浮大而散一作洪，曰平。反得弦细而长者，是肝之乘心，母之归子，为虚邪，虽病易治。反得大而缓者，是脾之乘心，子之乘母，为实邪，虽病自愈。反得沉濡而滑者，是肾之乘心，水之克火，为贼邪，大逆，十死不治。反得微涩而短者，是肺之乘心，金之凌火，为微邪，虽病即瘥。肾乘心必癃。

左手关前寸口阴绝者，无心脉也，苦心下热痛，掌中热，时时善呕，口中伤烂，刺手少阳治阳。

左手关前寸口阴实者，心实也，是心下有水气，忧恚发之，刺手心主治阴。

心脉来，累累如贯珠滑利，再至曰平，三至曰离经病，四至脱精，五至死，六至命尽，手少阴脉也。

心脉急甚为瘈疭，微急为心痛引背，食不下。缓甚为狂笑，微缓为伏梁在心下，上下行，有时唾血。大甚为喉介，微大为心痹引背，善泪出。小甚为善哕，微小为消瘅。滑甚为善渴，微滑为心疝引脐，少腹鸣。涩甚为喑，微涩为血溢维厥，耳鸣癫疾。

心脉搏坚而长，当病舌卷不能言；其濡而散者，当病痟渴自已。渴，一作环。

赤脉之至也，喘而坚，诊曰有积气在中，时害于食，名心痹，得之外疾思虑而心虚，故邪从之。

扁鹊曰：心有病，则口生疮腐烂。

心在声为笑，在变动为忧，在志为喜。喜伤心，精气并于心则喜。心虚则悲，悲则忧；实则笑，笑则喜。

时主夏病者，时间时甚。知其源，取其输，观其应，审其害。

病先发于心者，心痛，一日之肺，喘咳；三日之肝，胁痛支满；五日之脾，闭塞不通，身痛体重。三日不已，死，冬夜半，夏日中。

病在心，日中慧，夜半甚，平旦静。

假令心病，北行若食豚鱼得之，不者，当以冬时发，得病以壬癸日也。

风心病之状，胸内痛，胁支满，两胁下痛，膺背肩胛间痛，两臂内痛。虚则胸腹大，胁下与腰背相引而痛，取其经手少阴、太阳舌下血者；其变病，刺郄中血者。

心脉沉之小而紧，浮之不喘，苦心下聚气而痛，食不下，喜咽唾，时手足热烦满，时忘不乐，喜太息，得之忧思。

心病其色赤，心痛短气，手掌烦热，或啼笑骂詈，悲思愁虑，面赤身热，其脉实大而数，此为可治。宜服缺宜服者药。春当刺中冲，夏刺劳宫，季夏刺大陵，皆补之；秋刺间使，冬刺曲泽，皆泻之。此是手心主心包络经。又当灸巨阙五十壮，背第五椎百壮。

邪在心，则病心痛善悲，时眩仆，视有余不足而调之其俞。

愁忧思虑则伤心，心伤则苦惊喜忘善怒。

心中风者，翕翕发热不能起，心中饥而欲食，食则呕。

心中寒者，其人病心如啖蒜齑状，剧则心痛彻背，背痛彻心，如蛊注。其脉浮者，自吐乃愈。

心伤，其人劳倦，头面赤而下重，心中痛彻背，自烦发热，当脐跳手，其脉弦，此为心脏伤所致也。

邪哭使魂魄不安者，血气少也。血气少者属于心，心气虚者，其人即畏，合目欲眠，梦远行而精神离散，魂魄妄行，阴气衰者即为癫，阳气衰者即为狂。五脏者，魂魄之宅舍，精神之所依托也，魂魄飞扬者，其五脏空虚也。即邪神居之，神灵所使鬼而下之，脉短而微。其脏不足则魂魄不安。魂属于肝，魄属于肺。肺主津液，即为涕泣出，肺气衰者即泣出。肝气衰者魂则不安，肝主善怒，其声呼。

心水者，其人身体肿一作重而少气，不得卧，烦而躁，其阴大肿。

真心痛，手足青至节，心痛甚，旦发夕死，夕发旦死。

心腹痛懊侬，发作肿聚，往来上下行，痛有休作，心腹中热，善渴涎出者，是蛔咬也。以手聚而坚持之，无令得移，以大针刺之，久持之，虫不动乃出针。肠中有虫蛔咬，皆不可取以小针。心胀者，烦心短气，卧不安。

凡心脉急，名曰心疝，少腹当有形，其以心为牡藏，小肠为之使，故少腹当有形。

诊得心积，沉而芤，时上下无常处，病胸满悸。腹中热，面赤咽干，心烦，掌中热，甚则唾血，身瘛疭，主血厥，夏瘥冬剧，色赤也。

心之积名曰伏梁，起于脐上，上至心，大如臂，久久不愈。病烦心心痛，以秋庚辛日得之何也？肾病传心，心当传肺，肺适以秋王，王者不受邪。心复欲还肾，肾不肯受，因留结为积，故知伏梁，以秋得之。

心病烦闷少气，大热，热上汤心，呕咳吐逆，狂语，汗出如珠，身体厥冷，其脉当浮，今反沉濡而滑，其色当赤而反黑者，此是水之克火，为大逆，十死不治。

徵音人者，主心声也。心声笑，其音竽，其志喜，其经手少阴。厥逆太阳则荣卫不通，阴阳反错，阳气外击，阴气内伤，伤则寒，寒则虚，虚则惊掣心悸，定心汤主之。方在第十四卷中。语声前宽后急，后声不续，前混后浊，口㖞冒昧好自笑，此为厉风入心，荆沥汤主之。方在第八卷中。心虚风寒，半身不遂，骨节离解，缓弱不收，便痢无度，口面㖞斜，姜附汤主之。方在第八卷中。此病不盈旬日，宜急治之。又笑而呻，呻而反忧，此为水克火，阴击阳，阴起而阳伏，伏则实，实则伤热，热则狂，闷乱冒昧，言多谬误，不可采听，此心已伤，若其人口唇正赤可疗，其青黄白黑不可疗也。

心病为疟者，令人心烦甚，欲得清水，反寒多不甚热。方在第十卷中。若其人本来心性和雅，而忽弊急反于常，白术酒主之。方在第八卷中。或言未竟便住，以手剔脚爪，此人必死。祸虽未及，名曰行尸，此心病声之候也。虚则补之，实则泻之，不可治者，明而察之。

赤为心，心合脉，赤如鸡冠者吉。心主舌，舌是心之余。其人火形，相比于上徵，赤色，广䏰，兑面，小头，好肩背髀腹，小手足，行安地，疾行摇肩背，肉满有气，轻财，少信多虑，见事明了，好顾急心，不寿暴死，耐春夏，不耐秋冬。秋冬感而中病，主手少阴窍窍然。髃骬长短倾正则心应之。正赤色小理者，则心小，小则邪弗能伤，易伤以忧；粗理者则心大，大则虚，虚则寒，寒则忧不能伤，易伤于邪。无髃骬者则心高，高则实，实则热，热则满于肺中，闷而善忘，难开以言。髃骬小短举者则心下，下则脏外，易伤于寒，易恐以言。髃骬长者则心坚，坚则脏安守固。髃骬弱以薄者则心脆，脆则善病消瘅热中。髃骬直下不举者则心端正，端正则和利难伤。髃骬向一方者则心偏倾，偏倾则操持不一，无守司也。一云：若髃骬小短薄弱而下则心下，下则虚，虚则伤寒，病忧恚内损，心暴痛而好唾清涎，口臭，虫齿痛侵唇齿。若髃骬高起则心高，高则实，实则热，热则满于心，闷而善忘，恐悸，喉燥口痛，牙痈舌伤，小儿则便秘，口重舌，鹅口，声嘶。方在头面篇中。

凡人部分陷起者，必有病生。小肠太阳为心之部，其处陷起即病生矣。脏舍内上，部亦内外。沉浊属内，浮清居外。若外病内入，小腹满起；内病时出，所部陷没。外入内，前治阳，后补阴；内出外，前补阴，后泻阳。阳则实热，阴则虚寒。在阳主外，在阴主内。

凡人死生休咎，则藏神前变形于外。人心前病，则口为之开张；若心前死，则枯黑，语声不转。若天中等分，暮色应之，必死不治。看应增损，斟酌赊促。赊则不出四百日内，促则不延旬月之间。心病少愈而卒死，何以知之？曰：赤黑色黯点如博棋，见颜度年上，此必卒死。心绝一日死，何以知之？两目回回直视，肩息，立死。凡面赤目白，忧恚思虑，心气内索，面色反好，急求棺椁，不过十日死。又面黄目赤不死，赤如衃血死。吉凶之色，若在于分部，朏朏而见，赤黑入口，此必死，不出其年，名曰行尸。若年上无应，三年之中病必死矣。

夏、火、心脉、色赤，主手太阳也，夏取盛经分腠。夏者火始治，心气始长，脉瘦气弱，阳气留溢，热熏分腠，内至于经，故取盛经分腠绝肤而病去者，邪居浅也。所谓盛经者，阳脉也。

其脉本在外踝之后，应在命门之上三寸。命门者，在心上一寸也。脉根在少泽，少泽在手小指端。

其筋起于小指之上，结于腕上，循臂内廉，结肘内锐骨之后，弹之应小指之上，入结腋下。其支者，后走腋后廉，上绕肩胛，循颈出足太阳之筋前，结于耳后完骨。其支者，入耳中，直出耳上，下结于颔上，属目外眦。

其脉起于小指之端，循手外侧上腕，出踝中直上，循臂骨下廉，出肘内侧两骨之间，上循臑外后廉，出肩解，绕肩胛，交肩上，入缺盆，向腋络心，循咽下膈，抵胃属小肠。其支者，从缺盆循颈上颊，至目锐眦，却入耳中。其支者，别颊，上頔抵鼻，至目内眦，斜络于颧。合手少阴为表里，少阴本在锐骨之端，应在背后，同会于手太阴。

其手太阳之别，名曰支正，上腕五寸，内注少阴。其别者，上走肘，络肩髃，主心生病。病实则小肠热，热则节弛，弛则阳病，阳脉大反逆于寸口再倍，病则嗌痛颔肿，耳聋目黄，卧不能言，闷则急坐。虚则小肠寒，寒则生肬，肬则阴病，阴脉反小于寸口过于一倍，病则短气，百节痛，筋急颈痛，转顾不能。此尽是手太阳小肠经筋脉支别为病，今取心主包络、少阴心经附于后。

手心主之别，名曰内关，去腕五寸《甲乙》作二寸，出于两筋间，循经以上系于心包，络心系。气实则心痛，虚则为烦心，取之两筋间。

手心主之脉起于胸中，出属心包，下膈，历络三焦。其支者，循胸出胁，下腋三寸，上抵腋，下循臑内，行太阴、少阴之间，入肘中下臂，行两筋之间，入掌中，循中指出其端。其支者，别掌中，循小指次指出其端。是动则病手心热，肘臂挛急，腋肿，甚则胸胁支满，心中澹澹大动，面赤目黄，善笑不休。是主脉所生病者，烦心心痛，掌中热，为此诸病，盛则泻之，虚则补之，热则疾之，寒则留之，陷下则灸之，不盛不虚，以经取之，盛者则寸口大一倍于人迎，虚者则寸口反小于人迎。

手少阴之别，名曰通里，在腕后一寸，别而上行，循经入咽中，系舌本，属目系。其实则大膈，虚则不能言。取之掌后一寸，别走太阳。

手少阴之脉起于心中，出属心系，上膈，络小肠。其支者，从心系上侠咽，系目系。系目系，一作循胸出胁。其直者，复从心系却上肺，出腋下，下循臑内后廉，行太阴心主之后，下肘内廉，循臂内后廉，抵掌后锐骨之端，入掌后内廉，循小指之内，出其端。是动则病嗌干心痛，渴而欲饮，是为臂厥，掌中热痛。为此诸病，盛则泻之，虚则补之。盛者则寸口大再倍于人迎，虚者则寸口反小于人迎。

手少阴之脉独无腧，何也？曰：少阴者，心脉也。心者，五脏六腑之大主也，为帝王精神之所舍，其脏坚固，邪不能容[1]，容之则伤心，心伤则神去，神去则身死矣。故诸邪在于心者，皆在心之包络。包络者，心主之脉也。故少阴无腧也。少阴无腧，心不病乎？曰：其外经腑病，脏不病，故独取其经于掌后锐骨之端也。

夏三月，主心小肠，赤脉攒病也，其源从少阴太阳之气相搏而停，则荣卫不通，皮肉痛，起太阳动发少阴，淫邪之气因而作，则脏腑随时受夏疫病也。其病相反[2]，若腑虚则阴邪气所伤，身战脉掉，捉所不禁；若脏实则为阳毒所侵，肉热，口开舌破，咽塞声嘶，故曰赤脉攒病。方在伤寒卷中。

扁鹊云：灸肾肝心三俞，主治丹一作瘅毒病，当依源为治，表治阴阳，调和脏腑，疾不生矣。

心虚实第二

脉四条　方十一首　灸法一首

心实热

左手寸口人迎以前脉阴实者，手少阴经也。病苦闭，大便不利，腹满，四肢重，身热，名曰心实热也。

治心热实或欲吐，吐而不出，烦闷喘急头痛，**石膏汤**方。

石膏一斤　地骨皮五两　栀子仁三七枚　淡竹叶一升　茯苓三两　小麦三升　香豉一升

上七味，㕮咀，先以水一斗五升，煮小麦、竹叶，取八升，澄清，下诸药，煮取二升，去滓。分三服。《外台》名泻心汤。

治老小下痢，水谷不消，肠中雷鸣，心下痞满，干呕不安，**泻心汤**方。

人参一两　半夏三两　黄连二两　黄芩　甘草各一两　干姜一两半　大枣十二枚

上七味，㕮咀，以水八升，煮取二升半，分三服。并治霍乱。若寒加附子一枚，若渴加栝楼根二两，呕加橘皮一两，痛加当归一两，客热以生姜代干姜。

心小肠俱实

左手寸口人迎以前脉阴阳俱实者，手少阴与巨阳经俱实也。病苦头痛身热，大便难，心腹烦满，不得卧，以胃气不转，水谷实也，名曰心小肠俱实也。

治心实热，惊梦喜笑，恐畏悸惧不安，**竹沥汤**方。

淡竹沥一升　石膏八两　芍药　白术　栀子仁　人参各三两　知母　茯神　赤石脂　紫菀各二两　生地黄汁一升

上十一味，㕮咀，以水九升，煮十味，取二升七合，去滓，下竹沥更煎，取三升。若须利，入芒硝二两，去芍药。分三服。

治心实热，口干烦渴，眠卧不安，**茯神煮散**方。

茯神　麦门冬各三十六铢　通草　升麻各三十铢　紫菀　桂心各十八铢　知母一两　赤石脂四十二铢　大枣二十枚　淡竹茹鸡子大一枚

上十味，治下筛，为粗散，以帛裹方寸匕，井华水二升半，煮取九合，时动裹子。为一服，日再。

泻心汤　治心气不定，吐血衄血方。

大黄二两　黄连　黄芩各一两

上三味，㕮咀，以水三升，煮取一升服之。亦治霍乱。

---

① 容：《太素》卷九作“客”。

② 反：原缺，据卷十一、卷十五、卷十七、卷十九“肝、脾、肺、肾”文例补。

治心热满烦闷惊恐，**安心煮散**方。

远志　白芍药　宿姜各二两　茯苓　知母　紫菀　赤石脂　石膏　麦门冬各四十二铢　桂心　麻黄　黄芩各三十铢　萎蕤三十六铢　人参二十四铢　甘草十铢

上十五味，治下筛，为粗散，先以水五升，淡竹叶一升，煮取三升，去滓，煮散一方寸匕，牢以绢裹煮，时动之。煎取八合为一服，日再。

不能食，胸中满，膈上逆气，闷热，灸心俞二七壮，小儿减之。

心虚寒

左手寸口人迎以前脉阴虚者，手少阴经也。病苦悸恐不乐，心腹痛难以言，心如寒，恍惚，名曰心虚寒也。

治心气不足，善悲愁恚怒，衄血，面黄，烦闷，五心热，或独语不觉，咽喉痛，舌本强，冷涎出一作汗出，善忘恐，走不定，妇人崩中，面色赤，**茯苓补心汤**方。

茯苓四两　桂心二两　大枣二十枚　紫石英一两　甘草二两　人参一两　赤小豆十四枚　麦门冬三两

上八味，㕮咀，以水七升，煮取二升半，分三服。

治心虚寒，心中胀满，悲忧，或梦山丘平泽，**半夏补心汤**方。

半夏六两　宿姜五两　茯苓　桂心　枳实　橘皮各三两　白术四两　防风　远志各二两

上九味，㕮咀，以水一斗，煮取三升，分三服。

牛髓丸　通治百病，虚瘠羸乏等方。

牛髓　羊髓　白蜜　酥　枣膏各一升　茯苓一云茯神　麦门冬　芎䓖　桂心　当归　甘草　羌活各二十铢　干姜　干地黄各二十六铢　人参　五味子　防风各一两　细辛十八铢　白术四十二铢

上十九味，切捣十四味，再筛，别研，枣膏和散，次与诸髓、蜜和散，搅令相得，纳铜钵中，于釜汤中铫之，取堪为丸。酒服，丸如梧子大三十丸，稍加至四十丸，日再服。

心小肠俱虚

左手寸口人迎以前脉阴阳俱虚者，手少阴与巨阳经俱虚也。病苦洞泄，若寒少气，四肢厥，肠澼，名曰心小肠俱虚也。

大补心汤　治虚损不足，心气弱悸，或时妄语，四肢损变气力，颜色不荣方。

黄芩　附子各一两　甘草　茯苓　桂心各三两　石膏　半夏　远志各四两　生姜六两　大枣二十枚　饴糖一斤　干地黄　阿胶　麦门冬各三两

上十四味，㕮咀，以水一斗五升，煮取五升，分四服，汤成下糖。

补心丸　治脏虚善恐怖如魇状，及女人产后余疾，月经不调方。

当归　防风　芎䓖　附子　芍药　甘草　蜀椒　干姜　细辛　桂心　半夏　厚朴　大黄　猪苓各一两　茯苓一方用茯神　远志各二两

上十六味，末之，蜜丸如梧子。酒服五丸，日三，不知加至十丸。冷极加热药。

心劳第三论一首　方一首

论曰：心劳病者，补脾气以益之，脾王则感于心矣。人逆夏气，则手太阳不长，而心气内洞，顺之则生，逆之则死，顺之则治，逆之则乱，反顺为逆，是谓关格，病则生矣。

治心劳热，口为生疮，大便苦难，闭涩不通，心满痛，小肠热，**大黄泄热汤**方。

大黄　泽泻　黄芩　栀子仁　芒硝各

三两　桂心二两　石膏八两　甘草一两　通草二两　大枣二十枚

上十味，㕮咀，以水九升，先以水一升别渍大黄一宿，以余八升水煮诸药，取二升五合，去滓，下大黄煮两沸，去滓，下芒硝令烊，分三服。

脉极第四

论一首　方一首　灸法二首

论曰：凡脉极者，主心也。心应脉，脉与心合，心有病从脉起。又曰：以夏遇病为脉痹，脉痹不已，复感于邪，内舍于心，则食饮不为肌肤，咳，脱血，色白不泽，其脉空虚，口唇见赤色。

凡脉气衰，血焦发堕，以夏丙丁日，得之于伤风损脉，为心风。心风之状，多汗恶风，若脉气实则热，热则伤心，使人好怒，口为色赤，甚则言语不快，血脱色干燥不泽，食饮不为肌肤；若脉气虚则寒，寒则咳，咳则心痛，喉中介介如哽，甚则咽肿喉痹，故曰心风，虚实候也。若阳经脉病治阴络，阴络脉病治阳经，定其血气，各守其乡。脉实宜泻，气虚宜补。善治病者，定其虚实，治之取痊。病在皮毛肌肤筋脉则全治之，若至六腑五脏，则半死矣。

扁鹊云：脉绝不治三日死。何以知之？脉气空虚，则颜焦发落，脉应手少阴，手少阴气绝，则脉不通，血先死矣。

治脉热极则血气脱，色白干燥不泽，食饮不为肌肤，**生地黄消热止极强胃气煎**[①]方。

生地黄汁　赤蜜各一升　人参　茯苓　芍药　白术各三两　甘草二两　生麦门冬一升　石膏六两　生萎蕤四两　干地黄三两　莼心一升，一作豉　远志二升

上十三味，㕮咀，以水一斗二升，煮十一味，取二升七合，去滓，下地黄、蜜更煎，取三升五合，分四服。

胸中痛，引腰背心下呕逆，面无滋润，灸上门随年壮，穴在侠巨阙两边相去各半寸一云一寸。

颜色焦枯，劳气失精，肩臂痛，不得上头，灸肩髃百壮，穴在肩外头近后，以手按之有解宛宛中。

脉虚实第五

论一首　方三首　针灸法二首

论曰：凡脉虚者，好惊跳不定，脉实者洪满。凡脉虚实之应，主于心小肠。若其腑脏有病，从热生则应脏，寒则应腑也。

治脉虚惊跳不定，乍来乍去，主小肠腑寒，补虚调中，**防风丸**方。

防风　桂心　通草　茯神　远志　甘草　人参　麦门冬　白石英各三两

上九味，末之，白蜜和丸如梧子大。酒服三十丸，日再，加至四十丸。

治脉实洪满，主心热病，**升麻汤**方。

升麻　栀子仁　子芩　泽泻　淡竹叶　芒硝各三两　生地黄切，一升

上七味，㕮咀，以水九升，煮取三升，去滓，下芒硝，分二服。

治心脉厥大寸口，小肠热，齿龋嗌痛，**麻黄调心泄热汤**方。

麻黄　生姜各四两　细辛　子芩　茯苓　芍药各五两　白术二两　桂心一两　生地黄切，一升

上九味，㕮咀，以水九升，煮取三升，去滓，分三服。须利，加芒硝三两。

脉不出，针不容，穴在幽门两旁各一

① 生地黄消热止极强胃气煎：《医方类聚》作“生地黄煎”。

寸五分。

心闷痛，上气牵引小肠，灸巨阙二七壮。

心腹痛第六论二首　方二十九首　蒸熨法一首　灸法二十五首

论曰：寒气卒客于五脏六腑，则发卒心痛胸痹。感于寒，微者为咳，甚者为痛、为泄。厥心痛与背相引，善瘈，如物从后触其心，身伛偻者，肾心痛也；厥心痛腹胀满，心痛甚者，胃心痛也；厥心痛如以针锥刺其心，心痛甚者，脾心痛也；厥心痛，色苍苍如死灰状，终日不得太息者，肝心痛也；厥心痛，卧若从心间痛，动作痛益甚，色不变者，肺心痛也。真心痛，手足青至节，心痛甚，旦发夕死，夕发旦死。蛔心痛，心腹中痛，发作肿聚，往来上下行，痛有休止，腹中热，善涎也，是蛔咬也。以手按而坚持之，勿令得移，以大针刺之，久持之，虫不动，乃出针。心下不可刺，中有成聚，不可取于腧。肠中有虫蛔咬，皆不可取以小针。

治寒气卒客于五脏六腑中，则发痛方。

大黄　芍药　柴胡各四两　升麻　黄芩　桔梗　朱砂各三两　鬼箭羽　鬼臼　桂心　朴硝各二两

上十一味，㕮咀，以水九升，煮取二升七合。分三服，先分朱砂作三份，一服纳朱一份，搅令匀服之。得快利，痛不止，宜服后方。

赤芍药六两　桔梗　杏仁各五两

上三味，㕮咀，以水六升，煮取三升，分三服。

九痛丸　治九种心痛：一虫心痛，二注心痛，三风心痛，四悸心痛，五食心痛，六饮心痛，七冷心痛，八热心痛，九去来心痛。此方悉主之，并疗冷冲上气，落马堕车，血疾等方。

附子　干姜各二两　巴豆　人参　吴茱萸各一两　生狼毒四两

上六味，末之，蜜和。空腹服如梧子一丸，卒中恶腹胀痛，口不能言者二丸，日一服。连年积冷流注心胸者，亦服之，好好将息，神验。

治九种心痛方。

取当太岁上新生槐枝一握，去两头，㕮咀，以水三升，煮取一升，顿服。

治心中痞，诸逆悬痛，**桂心三物汤**方。

桂心二两　胶饴半斤　生姜二两

上㕮咀，以水六升，煮取二升，去滓纳饴，分三服。仲景用枳实五枚，不用胶饴；《肘后》用枳实五枚，白术二两，为五味。

治心痛彻背，背痛彻心，乌头丸方。

乌头六铢　附子　蜀椒各半两　赤石脂　干姜各一两

上五味，末之，蜜丸，先食服如麻子三丸，日三，不知稍增之。范汪不用附子，服如梧子三丸，崔氏用桂半两，为六味。

治心痛方。

桃白皮煮汁，空腹以意服之。崔氏用疗疰心痛。

治暴心痛，或如中恶，口中涎出不可禁止，回回欲吐方。

苦参十斤，以水一石，煮取二斗，去滓，下苦酒二斗更煎，取五升，纳大豆黄末熬，和汁中煎，取可丸，并手丸如梧子大，酒一升，进三四十丸，日一服。当倒腹吐，不吐下利，更酒渍二斤苦参，进丸弥佳，非止腹痛、心暴痛、骭骨等痛，凡是腹中之疾皆悉主之。又治冷血宿结癖，频用有效，非复一条，大良。

治中恶心痛腹胀，大便不能，**走马汤**方。

巴豆两粒　杏仁二枚

上二味，绵裹，捣令细，以热汤二合著小杯中，以两指搦取白汁令尽。顿服，一食顷下去即愈，老小量之。亦治卒疝飞尸鬼击。

治卒中恶心痛方。

苦参三两，㕮咀，以好醋一升半，煮取八合。强人顿服，老小二服。

又方

桂心八两，㕮咀，以水四升，煮取一升半，分二服。

论曰：心腹中痛，发作肿聚，往来上下，痛有休止，多热喜涎出，是蛔虫咬也。并宜温中当归汤，服两三剂后，若不效有异，宜改方增损，服取瘥。

温中当归汤方

当归　人参　干姜　茯苓　厚朴　木香　桂心　桔梗　芍药　甘草各二两

上十味，㕮咀，以水八升，煮取三升。分温五服，日三。不耐木香者，以犀角一两代之。

增损当归汤方

当归三两　黄芩　朴硝　桔梗　柴胡各四两　升麻三两　芍药一两半

上七味，㕮咀，以水八升，煮取二升半，分二服。一方有厚朴一两。

治虫心痛方

鹤虱末之，蜜和梧子大。服四十丸，日三服。慎酒肉，蜜汤下，可加至五十丸。

又方

鹤虱一两，末之，空腹温醋一盏和服之，虫当吐出。

又方

服漆一合。方在第二十七卷养生服饵篇中。凡虫心痛，皆用漆主之。

治心腹冷痛，**五辛汤**方。

蜀椒　细辛　桂心　干姜　吴茱萸　芍药　防风　苦参　干地黄　甘草　当归各一两　栀子　乌梅　大枣各二七枚

上十四味，㕮咀，以水九升，煮取三升，分四服。

治久心痛、腹痛积年不定，不过一时间还发，甚则数日不能食。又便出干血，穷天下方不能瘥，甄立言处此方，数日即愈。

犀角丸方。

犀角　麝香　雄黄　桔梗　莽草　鬼臼　桂心　芫花各半两　附子六铢　甘遂一两半　光明砂六铢　赤足蜈蚣一枚　贝齿五枚　巴豆二十枚

上十四味，末之，蜜丸如梧子，饮服一丸，日二渐加至三丸，以微利为度。《古今录验》无雄黄。

治卒心腹绞痛如刺，两胁支满，烦闷不可忍，**高良姜汤**方。

高良姜五两　厚朴二两　当归　桂心各三两

上四味，㕮咀，以水八升，煮取一升八合，分三服，日二。若一服痛止，便停，不须更服。若强人为二服，劣人分三服。

治心腹绞痛，诸虚冷气满痛，**当归汤**方。

当归　芍药　厚朴　半夏各二两　桂心　甘草　黄芪　人参各三两　干姜四两　蜀椒一两

上十味，㕮咀，以水一斗，煮取三升二合。分四服，羸劣人分六服。《小品方》云：大冷加附子一枚。

治心腹蕴蕴然痛方。

芍药六两　黄芩　朴硝　桔梗　柴胡各四两　当归　升麻各三两

上七味，㕮咀，以水八升，煮取二升半，分三服。

治虚冷腹痛，不下饮食，食复不消，

胪胀，**当归汤**方。

当归　茯苓各五分　黄芪　紫菀各四分　高良姜　干姜各六分　肉苁蓉　鹿茸　桂心　昆布　橘皮各三分　甘草二两　桃仁一百枚　地骨皮　法曲　大麦蘖各一升　乌头一两　大枣四十枚

上十八味，㕮咀，以水一斗五升，煮取四升二合，分为五服。下利加赤石脂、龙骨各三分，渴加麦门冬一升。

治腹冷绞痛，**羊肉当归汤**方。

当归四分　干姜　橘皮　黄芪　芍药　芎䓖　桂心　独活　防风各一分　人参　吴茱萸　甘草　干地黄　茯苓各一分　生姜六分　大枣三十枚　羊肉半斤

上十七味，㕮咀，以水一斗半煮肉，取一斗二升，出肉纳诸药，煮取三升，分三服，日三。覆取温暖。

治寒冷腹中痛，**当归汤**方。

当归二两　吴茱萸二升　甘草　人参　桂心各一两　生姜五两　半夏　小麦各一升

上八味，㕮咀，以水一斗五升，煮取三升。分三服，日三。亦治产后虚冷。《小品》名吴茱萸汤。

治腹痛，脐下绞结绕脐不止，**温脾汤**方。

当归　干姜各三两　附子　人参　芒硝各二两　大黄五两　甘草三两

上七味，㕮咀，以水八升，煮取二升半，分三服，日三。

治冷气，胁下往来冲胸膈，痛引胁背闷，**当归汤**方。

当归　吴茱萸　桂心　人参　甘草　芍药　大黄各二两　茯苓　枳实各一两　干姜三两

上十味，㕮咀，以水八升，煮取二升半，分三服，日三。治尸疰亦佳。《外台》仲景方无茯苓、枳实。

治久寒疾，胸腹中痛，时下痢，**当归汤**方。

当归二两　甘草　柑皮各二两　附子一枚　干姜四两

上五味，㕮咀，以水八升，煮取二升。分三服，日三。

治久寒宿疾，胸腹中痛，短气，时滞下痢，**当归汤**方。

当归　桂心各二两　干姜四两　附子五两

上四味，㕮咀，以水八升，煮取二升。分三服，日三。范汪无附子，甘草二两，云虚冷激痛甚者，加黄芪、芍药各二两。

治胸腹中卒痛，**生姜汤**方。

生姜一斤，取汁　食蜜八两　醍醐四两

上三味，微火上耗令相得。适寒温服三合，日三。

凡心腹冷痛，熬盐一斗熨，熬蚕沙烧砖石蒸熨，取其里温暖止。蒸土亦大佳。

邪在心，则病心痛，善悲，时眩仆，视有余不足而调其腧。

肾心痛，先取京骨、昆仑发针，不已取然谷。

胃心痛，取大都、太白。

脾心痛，取然谷、太溪。

肝心痛，取行间、太冲。

肺心痛，取鱼际、太渊。

心痛引腰脊欲呕，刺足少阴。

心痛引背不得息，刺足少阴，不已取手少阴。

心痛腹胀，濇濇然大便不利，取足太阴。

心痛，少腹上下无常处，溲便难，刺足厥阴。

心痛短气不足以息，刺手太阴。

心痛不可按，烦心，巨阙主之。

心痛有三虫，多涎，不得反侧，上脘主之。

心痛身寒，难以俯仰，心疝冲冒死不知人，中脘主之。

心腹中卒痛，石门主之。

心疝暴痛，取足太阴。

心懊侬，微痛烦逆，灸心俞百壮。

心痛如锥刀刺，气结，灸膈俞七壮。

心痛冷气上，灸龙颔百壮，在鸠尾头上行一寸半，不可刺。

心痛恶气上，胁急痛，灸通谷五十壮，在乳下二寸。

心痛暴绞急绝欲死，灸神府百壮，在鸠尾正心，有忌。

心痛暴恶风，灸巨阙百壮。

心痛坚烦气结，灸太仓百壮。

心痛，灸臂腕横纹三七壮，又灸两虎口白肉际七壮。

胸痹第七

论二首　方十三首　灸法五首

论曰：胸痹之病，令人心中坚满，痞急痛，肌中苦痹，绞急如刺，不得俯仰，其胸前皮皆痛，手不得犯，胸中愊愊而满，短气，咳唾引痛，咽塞不利，习习如痒，喉中干燥，时欲呕吐，烦闷，白汗出，或彻引背痛，不治之，数日杀人。

论曰：夫脉当取太过与不及，阳微阴弦，即胸痹而痛，所以然者，责其极虚故也，今阳虚知在上焦。所以胸痹心痛者，以其人脉阴弦故也。平人无寒热，短气不足以息者，实也。

治胸痹，心中痞气结在胸，胸满胁下逆抢心，**枳实薤白桂枝汤**方。

枳实四两　厚朴三两　薤白一斤　栝楼实一枚　桂枝一两

上五味，㕮咀，以水七升，煮取二升半，分再服。仲景方厚朴用四两，薤白半斤，水五升，煮取二升。

胸痹之病，喘息咳唾，胸背痛，短气，寸脉沉而迟，关上小紧数，**栝楼汤**主之方。

栝楼实一枚　薤白一斤　半夏半升　生姜四两　枳实二两

上五味，㕮咀，以白截浆一斗，煮取四升，服一升，日三。仲景、《肘后》不用生姜、枳实、半夏。

胸痹之候，胸中愊愊如满，噎塞习习如痒，喉中涩燥唾沫，宜此方。

橘皮一斤　枳实四枚　生姜半斤

上三味，㕮咀，以水五斗三升，煮取二升，去滓，分再服。

治胸痹，治中汤。方出第二十卷中。

治胸中气塞短气，**茯苓汤**方。

茯苓三两　甘草一两　杏仁五十枚

上三味，㕮咀，以水一斗三升，煮取六升，去滓。为六服，日三，未瘥，再合服。

治胸满短气噎塞，**通气汤**方。

半夏八两　生姜六两　橘皮三两　吴茱萸四十枚

上四味，㕮咀，以水八升，煮取三升，分三服。一方用桂二两，无橘皮。

治胸痹达背痛、短气，**细辛散**方。

细辛　甘草各二两　枳实　生姜　白术　栝楼实　干地黄各三两　桂心　茯苓各二两

上九味，治下筛，酒服方寸匕，日三。

治胸痹达背，**蜀椒散**方。

蜀椒　食茱萸各一两　桂心　桔梗各三两　乌头半两　豉六铢

上六味，治下筛，食后酒服方寸匕，日三。

前胡汤　主胸中逆气，心痛彻背，少气不食方。

前胡　甘草　半夏　芍药各二两　黄

芩　当归　人参　桂心各一两　生姜三两　大枣三十枚　竹叶一升

上十一味，㕮咀，以水九升，煮取三升，分四服。

又方

前胡　人参　生姜　麦门冬　饧　半夏　甘草　芍药　茯苓各三两　桂心　黄芩　当归各一两　大枣三十枚

上十三味，㕮咀，以水一斗四升，煮取三升，去滓，分为三服。

治胸背疼痛而闷，**熨背散**方。

乌头　细辛　附子　羌活　蜀椒　桂心各五两　芎䓖一两六铢

上七味，治下筛，帛裹，微火炙令暖，以熨背上。取瘥乃止。慎生冷如常法。

治胸腹背闭满，上气喘息，**下气汤**方。

大腹槟榔二七枚　杏仁四七枚

上二味，㕮咀，以童子小便三升，煮取一升半，分再服。曾患气发，辄合服之。

破胸背恶气，音声塞闭，**槟榔汤**方。

槟榔四枚，极大者　槟榔八枚，小者

上二味，㕮咀，以小儿尿二升半，煮减一升，去滓。分三服。频与五剂永定。

胸痹引背时寒，间使主之。

胸痹心痛，天井主之。

胸痹心痛不得息，痛无常处，临泣主之。

胸痹心痛，灸膻中百壮，穴在鸠尾上一寸。忌针。

胸胁满，心痛，灸期门随年壮。穴在第二肋端乳直下一寸半。

头面风第八

方一百二首　拔白法一首

治脑风头重，颈项强，眼䀮䀮泪出，善欠，目欲眠睡，憎风，剧者耳鸣满，眉眼疼闷，吐逆眩倒不自禁，诸风乘虚经，五脏六腑皆为癫狂，诸邪病悉主之，**芎䓖酒**方。

芎䓖　辛夷　天雄　人参　磁石　石膏　茵芋　桂心　秦艽　天门冬　柏子仁　山茱萸　白头翁各三两　松萝　细辛　薯蓣　羚羊角　菖蒲　甘草各二两　云母一两，烧之令赤，末之为粉　防风四两

上二十一味，㕮咀，以酒二斗，渍之七日。初服二合，渐加至五合，日三。有女人少时患风眩，发则倒地；为妇积年无儿，服此酒并将紫石门冬丸服之，眩瘥，生儿子平复也。紫石门冬丸方出妇人方中。

治头眩屋转，眼不得开方。《翼》名人参汤。

人参　当归　防风　黄芪　芍药　麦门冬各二两　独活　白术　桂心各三两

上九味，㕮咀，以水一斗，煮取三升，分三服。

防风汤　治风眩呕逆，水浆不下，食辄呕，起却眩倒，发有时，手足厥冷方。

防风　防己　附子　干姜　甘草各一两　桂心各二两

上七味，㕮咀，以水四升，煮取二升。分三服，日三。《古今录验》用白术一两。

治风虚眩眼暗，**茵芋汤**方。

茵芋一分　人参　甘草　苁蓉　黄芪　茯苓　秦艽　厚朴各一两　防风十两　乌喙二两　松实　山茱萸各三两

上十二味，㕮咀，以水一斗，煮取二升半。分三服，强人令日夜尽，劣人分五服，二日尽。

治头风眩欲倒，眼旋屋转，脑痛，**防风汤**方。

防风　枳实　杏仁　芎䓖各三两　茯神　麻黄　前胡　生姜　半夏各四两　细辛二两　竹沥三升

上十一味，㕮咀，以水六升合竹沥，煎取二升七合。分三服，顿服三两剂。

治风头眩转，面上游风，**鸱头酒**方。

飞鸱头五枚 防风 芎䓖 薯蓣 茯神各四两，一方无 葛根 桂心 细辛 人参 天雄 干姜 枳实 贯众 蜀椒各二两 麦门冬一作天门冬 石楠各五两，一作石膏 山茱萸一升 独活二两

上十八味，㕮咀，绢囊盛，清酒四斗渍六宿。初服二合，日再服，稍加，以知为度。

治头风眩，口㖞目斜，耳聋，**大三五七散**方。

天雄 细辛各三两 山茱萸 干姜各五两 薯蓣 防风各七两

上六味，治下筛，清酒服五分匕，日再，不知稍加。《翼》云：亦治面骨疼。

治头风目眩耳聋，**小三五七散**方。

天雄三两 山茱萸各五两 薯蓣七两①

上三味，治下筛，以清酒服五分匕，日再，不知稍增，以知为度。

治风眩倒屋转，吐逆，恶闻人声，**茯神汤**方。

茯神 独活各四两 黄芪 远志 防风五两 生姜各三两 甘草 人参 当归 牡蛎 白术 苁蓉 附子各二两

上十三味，㕮咀，以劳水一斗三升，煮取三升。服五合，昼夜尽。

治头面风在眉间，得热如虫行，或头眩，目中泪出，**防风散**方。

防风五两 桂心 天雄 细辛 朱砂 干姜 人参 乌头 附子各三两 莽草 茯苓 当归各二两

上十二味，治下筛。酒服方寸匕，日三。

治风头眩恶风，吐冷水，心闷，**防风散**方。

防风二两 泽泻一本作泽兰 细辛 附子 薯蓣 茯苓 天雄各一两，《翼》作人参 白术二两半 桂心一两半 干姜半两

上十味，治下筛，酒服方寸匕，当令酒气相接，则脱巾帽，解发梳头百过，复投一升酒，便洗手足，须臾自热，解发以粉粉之，快然便熟眠愈，亦可洗头面汗出。《翼》云：如服寒食散法。

治风眩翻倒无定方。

独活六两 枳实三两，一方用松实 石膏 蒴藋各四两

上四味，㕮咀，以清酒八升，煮取四升，顿服之。以药滓熨头，覆眠取汗，觉冷又纳铛中炒令热，熨之。

治患头眩运，经久得瘥后，四体渐羸，食无味，好食黄土方。

白术三斤 曲二斤

上二味，末之，酒和，并手丸和梧子大，曝干。饮服三十丸，日三。断食土为效。

治头中五十种病方。

巴戟 菊花 芎䓖 干姜 防风 石楠 白术 乌头 附子 细辛 薯蓣 蜀椒 人参 桔梗 秦艽 栝楼根 泽泻 甘草 山茱萸 干地黄 天雄 羌活各等分

上二十二味，治下筛，以酒服方寸匕，日三。

治头面胀满，脑瘦偏枯，发作有时，状似刀刺，失声，阴阴然疼，面目变青，入顶散方。

山茱萸 芎䓖 防风 独活各一两半 细辛 莽草 白术 薯蓣 牛膝 石楠 甘草各一两 乌头 通草 菖蒲 附子 麻黄 天雄 蜀椒 桔梗各一两六铢

上十九味，治下筛。酒服方寸匕，日三。

治上气头面风，头痛，胸中气满，奔

① 七两：原作“十两”，据宋古本及方名改。

豚，气上下往来，心下烦热，产妇金疮百病，**杏仁膏**方。

杏仁一升捣研，以水一斗，滤取汁令尽，以铜器煻火上从旦煮至日入，当熟如脂膏，下之。空腹酒服一方寸匕，日三。不饮酒者，以饮服之。

治头风大豆酒方。

大豆三升，炒令无声，先以一斗二升瓶盛清酒九升，乘豆热即倾著酒中，密泥头七日，温服之。

治中风头痛，发热，耳颊急方。

麻黄　葛根　石膏　桂心各三两　附子　芍药　甘草　秦艽　防风各二两　生姜五两

上十味，㕮咀，以水一斗，煮取三升，分三服，覆取汗。

治头目有风，牵引目睛疼痛，偏视不明，**薯蓣散**方。

薯蓣三两　细辛一两半　秦艽　天雄各二两　独活　桂心　山茱萸各二两半

上七味，治下筛。酒服方寸匕，日三服。

治头中痛，身热风热方。

竹沥二升　升麻　生姜　杏仁各三两　芍药　柴胡各四两　石膏　生葛根各八两

上八味，㕮咀，以水六升，合竹沥，煮取二升七合，分三服。

治头面游风，**菊花散**方。

菊花一两　细辛　附子　桂心　干姜　巴戟　人参　石楠　天雄　茯苓　秦艽　防己各二两　防风　山茱萸　白术　薯蓣各三两　蜀椒五合

上十七味，治下筛。酒服方寸匕，日三。

治头风方。

服荆沥不限多少，取瘥止。

又方

捣蒴藋根一升，酒二升渍服，汗出止。

又方

末蔓荆子二升，酒一斗，绢袋盛，浸七宿。温服三合，日三。

又方

腊月乌鸡屎一升，炒令黄，末之，绢袋盛，以酒三升浸，温服任性，常令醺酣。

又方

七月七日，麻勃三斗，麻子一石，末，相和蒸之，沸汤一石五斗，三遍淋之，煮取一石，神曲二十斤，渍之令发，以黍米两石五斗酿之熟，封三七日。服清一升，百日身中涩皮八风、胸膈五脏骨髓伏风，百病悉去。

治头中五十种病，**摩头散**方。

蔄茹　半夏　蜀椒各六分　乌头八分　莽草四分　桂心七分　附子　细辛各一两

上八味，治下筛，以大醋和摩头，记日数，三日头肤痛，四五日后，一著药如前，十日以醋浆洗头，复摩药即愈。若生息肉，并喉咽中息肉大如枣，欲塞，以药摩之即愈，耳鼻齿有疾，并用之良。

头风散方

附子一枚，中形者　盐如附子大

上二味，治下筛，沐头竟，以方寸匕摩顶上，日三。

治头面上风方

松脂　石盐　杏仁　蜜腊各一两　薰陆香二两　蓖麻仁三两

上六味，熟捣作饼，净剃百会上发，贴膏，膏上安纸，三日一易。若痒刺，药上不久风定。

治卒中恶风头痛方

捣生乌头，以大醋和涂故布上，薄痛上，须臾痛止，日夜五六薄，逐痛处薄之。去皮捣乌头。

又方

油二升，盐一升末，油煎一宿令消

尽，涂头。石盐尤良。

又方

芥子末，醋和敷头一周时。

治肺劳热，不问冬夏老少，头生白屑，瘙痒不堪，然肺为五脏之盖，其劳损伤肺，气冲头顶致使头痒，多生白屑，搔之随手起，人多患此，皆从肺来，世呼为头风也，**沐头汤**方。

大麻子　秦椒各三升　皂荚屑五合

上三味，熟研，纳泔中一宿渍，去滓，木匕搅百遍，取劳乃用沐头发际，更别作皂荚汤濯之，然后敷膏。《肘后》无皂荚。

又方

菊花　独活　茵芋　防风　细辛　蜀椒　皂荚　杜蘅　莽草　桂心各等分

上十味，可作汤沐及熨之。

风头沐汤方

猪椒根三两　麻黄根　防风各二两　细辛　茵芋各一两

上五味，㕮咀，以水三斗，煮取一斗，去滓，温以沐头。

又方

葶苈子煮，沐不过三四度愈。

又方

蜀椒二升，以水煮取汁，沐发良。

又方

以桑灰汁沐头，去白屑，神良。

治头项强，不得顾视方。

蒸好大豆一斗。令变色，纳囊中枕之。

又方

常以九月九日取菊花作枕袋，枕头良。

又方

八月后取荆芥铺床，又作枕枕头，立春日去之。

又方

穿地作小坑，烧令赤，以水沃之，令小冷，纳生桃叶满其上，布席卧之。令项当药上，以衣著项两边，令气蒸病上，汗出良久愈。若病大者，作地坑亦大。

治风毒热头面肿，**犀角汤**方。

犀角　生姜各二两　栝楼根　苦参各一两　石膏六两　竹叶两撮　黄芩　升麻　青木香各三两　防己一两半　防风一两

上十一味，㕮咀，以水七升，煮取二升。分三服，相去十里久，内消不利。

治头面遍身风肿方，**防风散**方。

防风二两　白芷一两　白术三两

上三味，治下筛，酒服方寸匕，日三服。

治卒中风，头面肿方。

捣杏仁如膏，以鸡子黄合捣，令相得，敷帛上，厚裹之，自干，不过八九敷瘥。

令白发还黑方。

乌麻九蒸九曝，末之，以枣膏丸，久服之佳。

又方

陇西白芷　旋覆花　秦椒各一升　桂心一尺

上四味，治下筛，以井花水服方寸匕，日三，三十日白发还黑。禁房室。

治头发落不止，**石灰酒**方。

石灰三升，细筛，水拌令湿，极熟蒸之，炒令至焦，以木札投之，火即著为候，停冷取三升，绢袋贮之，以酒三斗渍三宿，初服半合，日三四夜二，稍加至一合，甚神验。

治脉极虚寒，鬓发堕落，令发润泽沐头方。

桑根白皮切三升，以水五升淹渍，煮五六沸，去滓，洗沐发，数数为之，自不复落。

又方

麻子三升，碎　白桐叶切，一把

上二味，以米泔汁二斗，煮五六沸，去滓，以洗沐，则鬓不落而长，甚有验。

鬓发堕落，令生长方。

生柏叶切，一升　附子四枚　猪膏三升

上三味，末之，以膏和为三十丸，用布裹一丸，纳煎沐头泔汁中，沐发长不落，其药密收贮，勿令泄气。

又方

麻叶　桑叶

上二味，以泔煮，去滓，沐发七遍，长六尺。

又方

羊粪灰淋汁洗之，三日一洗，不过十洗，大生。

治头中二十种病，头眩，发秃落，面中风，以膏摩之方。

蜀椒　莽草各二两　桂心　蔺茹　附子　细辛各一两半　半夏　干姜各一两

上八味，㕮咀，以猪生肪二十两合捣，令肪消尽，药成。沐头令净，以药摩囟上，日一即愈。如非十二月合，则用生乌麻油和涂头皮，沐头令净乃揩之，一顿生如昔也。《必效方》无蜀椒、莽草、半夏、干姜。

治头中风痒白屑，**生发膏**方。

蔓荆子　附子　细辛　续断　皂荚　泽兰　零陵香　防风　杏仁　藿香　白芷各二两　松叶　石楠各三两　莽草一两　松膏　马鬐膏　猪脂各二升　熊脂二升

上十八味，㕮咀，以清醋三升渍药一宿，明旦以马鬐膏等微火煎，三上三下，以白芷色黄膏成，用以泽发。

治头风痒白屑，**生发膏**方。

乌喙三两　莽草　石楠　细辛　续断　皂荚　泽兰　白术　辛夷　防风　白芷各二两　竹叶　松叶　柏叶各半升　猪脂四升

上十五味，㕮咀，以清醋三升渍一宿，明旦微火以脂煎，三上三下，白芷色黄膏成。去滓滤取，沐发了涂之。一方用生油三大升。《千金翼》无石楠，用杏仁，不用白芷灰汁，洗头去白屑神良。

生发膏方

丁香　甘松香各一两　零陵香　吴藿香　细辛　蜀椒各二两　白芷　泽兰　大麻子　桑白皮　桑寄生　牡荆子　苜蓿　辛夷仁　杏仁　芎䓖　防风　莽草各一两　胡麻油一升　竹叶　松叶　柏叶各半升　腊猪膏一升　乌鸡肪　雁肪各一合

上二十五味，㕮咀，以醋渍一宿，纳油膏中，微火三上三下，白芷色黄膏成，去滓，涂头上发生，日二夜一。

鬓发堕落，令生长方。

附子　蔓荆子　柏子仁各三分

上三味，以乌鸡膏和捣三千杵，贮新瓷器中，封百日出。以马鬐膏和，以敷头讫，巾裹之，勿令见风，日三即生。《肘后》不用柏子仁，以酒渍泽沐。

发鬓秃落，**生发膏**方。

莽草一两　防风　升麻　白芷　荠苨各二两　蜣螂四个　驴鬐膏　豹膏一作狗膏　马鬐膏　熊膏一作雄鸡膏　猪膏

上十一味，诸膏成煎各半升，合煎诸药，沸则下，停冷，复上火三五沸止，绞去滓，敷头当泽用之。

发落生发方

白芷　附子　防风　芎䓖　莽草　辛夷　细辛　黄芩　当归各一两　大黄一两半　蔓荆子一升　蜀椒一两

上十二味，㕮咀，以马鬐膏五合，腊月猪膏三升，合诸药微火煎，白芷色黄膏成。先洗头，后用膏敷，如常泽法。勿近面，面生毛也。亦治眉落。

治风头毛发落不生方

铁上生衣，研，以腊月猪脂和涂之，日三。亦治眉毛落。

发落不生令长方

麻子一升熬黑，压取脂以敷头，长发妙。

又方

雁肪敷之。

又方

多取乌麻花、瓷瓮盛，密盖深埋之，百日出，用涂发，令发易长而黑。

生眉毛方

墙上青衣　铁生衣

上二味，等分，末之，以水和涂即生。

又方

七月乌麻花阴干，末之，以生乌麻油渍之，二日一涂。

眉毛鬓发火烧疮瘢，毛不生方。

蒲灰、正月狗脑和敷即生。

治秃顶方

芜菁子末，醋和敷之，日三。

又方

东行枣根长三尺，以中央安甑中心蒸之，以器承两头汁，涂头发即生。《肘后》作桑根。

又方

麻子三升熬焦，末之，以猪脂和涂之，发生为度。

拔白发良日

正月四日　二月八日　三月十二日　四月十六日　五月二十日　六月二十四日　七月二十八日　八月十九日　九月二十五日一作十五日　十月十日　十一月十日　十二月十日

上并以日正午拔之，当日不饮酒、食肉五辛，经一拔黑者更不变。

令发不生方

除日自拔毛，以鳖脂涂之。又猪狗胆涂之。又狗乳亦涂之。

又方

用白蜜敷发孔，即不复生也。

又方

蚌灰、鳖脂相和，新拔毛即涂毛孔上，永不生。

染须发方

胡粉三两　石灰六两，绢筛，火熬令黄

上二味，以榆皮作汤，和之如粉，先以皂荚汤洗发，令极净，不得令有腻气，好曝干，夜即以药涂发上，令匀讫，取桑叶相缀，著头巾上遍，以裹发一夜，至旦取醋浆热暖三遍，净洗发。又以醋泔热暖洗发，又取生胡麻苗捣，取三升汁，和水煮一二沸，净滤以濯发讫。又用油汤濯之，百日黑如漆。

又方

生油渍乌梅，常用敷头良。

又方

黑椹水渍之，涂发令黑。

又方

以盐汤洗沐，生麻油和蒲苇灰敷之。

发黄方

腊月猪脂和羊屎灰、蒲灰等分封头，三日一为之。

又方

大豆五升，醋浆水二斗，煮取五升，沐之。

治鬓发黄赤方

烧梧桐作灰，用乳汁和涂敷鬓并肤肉，发鬓即黑。

鬓黄方

剪爪甲搔令毛孔少血出，以蜜涂之，生黑毛。

治头疮及白秃，**松沥煎方**。

松沥七合　丹砂[①]　雄黄　水银研，各二两　矾石一两，一云硝粉　黄连三两

上六味，治上筛，纳沥中搅研令调，以涂之。先以泔清洗发及疮，令无痂，然后敷药，二日一敷，三敷后当更作脓，脓

① 丹砂：宋古本作“丹参”。

讫更洗之。凡经三度脓出讫，以甘草汤洗去药毒，前后十度许洗，即瘥。

治白秃发落生白痂，终年不瘥方。

五味子 蛇床子 远志各三分 菟丝子五分 苁蓉 松脂各二分 雄黄 雌黄 白蜜各一分 鸡屎白半分

上十味，治下筛，以猪膏一升二合，先纳雄黄，次纳雌黄，次纳鸡屎白，次纳蜜、松脂，次纳诸药煎之，膏成，先以桑灰洗头，燥，敷之。

治白秃及头面久疮，去虫止痛，**王不留行汤**方。

王不留行 桃东南枝 东引茱萸根皮各五两 蛇床子 牡荆子 苦竹叶 蒺藜子各三升 大麻仁一升

上八味，㕮咀，以水二斗半，煮取一斗洗疮，日再。并疗痈疽、妬乳、月蚀疮烂。

治白秃及痈疽百疮，**松脂膏**方。

松脂六两 矾石 杜蘅一作牡荆 雄黄 附子 大黄 石楠 秦艽 真珠 苦参 水银 木兰各一两

上十二味，㕮咀，以醋渍一宿，猪膏一斤半煎之，以附子色黄，去滓，乃纳矾石、雄黄、水银，更著火三沸，安湿地，待凝，以敷上，日三。

白秃方

羊肉湿脯炙令香，及热速搭上，不过三四度，痒勿搔之。牛肉亦得。

又方

新破猪肚去粪，及热速搭上，痒慎勿搔，当缚两手，日中卧半日去之。

又方

皂荚汤净洗，干拭，以陈久油滓涂之，日三。

又方

盐汤洗之，生油和故蒲苇灰敷之，日三。

治白秃方

煮桃皮汁饮之，并洗。

又方

曲、豆豉两种，治下筛，醋和薄上。

又方

炒大豆令焦，末之，和腊月猪脂，热暖匙抄封上遍，即裹著，勿见风。

又方

桃花末之，和猪脂封上。《必效方》与桑椹末同和敷之。

秃无发者方

黑熟椹二升，纳罂中，日中曝三七日，化为水，洗疮上三七日，发生神效。

治赤秃方

捣黑椹，取三升服之，日三。

又方

桑灰汁洗头，捣椹封之，日中曝头睡。

又方

烧牛角灰和猪脂敷。

又方

马蹄灰末，腊月猪脂和敷之。

治鬼舐头方

烧猫儿屎，腊月猪脂和敷之。

又方

猫儿毛灰膏和敷之。

又方

砖末和蒜捣敷，日一。

《备急千金要方》卷第十三

备急千金要方卷第十四　小肠腑

小肠腑脉论第一

论曰：小肠腑者，主心也，舌是其候也。心合于小肠，小肠者，受盛之腑也，号监仓吏。重二斤十四两，长二丈四尺，广二寸四分。《难经》、《甲乙》云：长二丈二尺，大二寸半，径八分分之少半。后附脊，左回叠积，其注于回肠者，外敷脐上，回运环反十六曲，常留水谷二斗四升，其一斗二升是水，一斗二升是谷，应主二十四气也。《难经》云：十六曲，盛谷二斗四升，水六升三合，合之大半。《甲乙》云：受三斗三合，合之大半。唇厚，人中长，以候小肠。

小肠病者，少腹痛，腰脊控睾而痛，时窘之，复耳前热。若寒甚，独肩上热，及手小指次指之间热。若脉滑者《脉经》作陷，《甲乙》同，此其候也。

小腹控睾，引腰脊，上冲心，邪在小肠者，连睾系，属于脊，贯肝肺，络心系，气盛则厥逆上冲肠胃，动肝肺，散于肓[1]，结于脐[2]。故取之肓原以散之，刺太阴以与之，取厥阴以下之，取巨虚下廉以去之，按其所过之经以调之。

左手关前寸口阳绝者，无小肠脉也，苦脐痹，小腹中有疝瘕，主月[3]即冷上抢心，刺手心主治阴，心主在掌后横纹中入一分。

左手关前寸口阳实者，小肠实也，苦心下急，热痹，小肠内热，小便赤黄，刺手太阳治阳，手太阳在手小指外侧本节陷中。

小肠有寒，其人下重，便脓血；有热，必痔。

小肠有宿食，常暮发热，明日复止。

小肠胀者，少腹䐜胀，引腹而痛。

心前受病，移于小肠，心咳不已，则气与咳俱出。

厥气客于小肠，梦聚邑街衢。

心应皮，皮厚者脉厚，脉厚者小肠厚；皮薄者脉薄，脉薄者小肠薄；皮缓者脉缓，脉缓者小肠大而长；皮薄而脉冲小者，小肠小而短；诸阳经脉皆多纡屈者，小肠结。

扁鹊云：手少阴与太阳为表里，所以表清里浊，清实浊虚，故食下肠实而胃虚，故腑实而不满。实则伤热，热则口张，口为之生疮；虚则伤寒，寒则便泄脓血，或发里水，其根在小肠，先从腹起。方在治水篇中。

小肠绝不治，六日死。何以知之？发直如干麻，不得屈伸，白汗不止。

手太阳之脉，是动则嗌肿痛，颔肿，不可以顾，肩似拔，臑似折。是主液所生病者，耳聋目黄，颊颔肿，颈肩臑肘臂外后廉痛。经脉支别已见心脏部中。

小肠虚实第二

脉二条　方三首　灸法三首

小肠实热

左手寸口人迎以前脉阳实者，手太阳

① 肓：宋古本作“胸”。
② 脐：宋古本作“舌厌”。
③ 主月：宋古本作“五月”，后藤本作“王月”。

经也。病苦身热，来去汗不出，心中烦满，身重，口中生疮，名曰小肠实热也。

治小肠热胀，口疮，**柴胡泽泻汤**方。

柴胡　泽泻　橘皮一方用桔梗　黄芩　枳实　旋覆花　升麻　芒硝各二两　生地黄切，一升

上九味，㕮咀，以水一斗，煮取三升，去滓，下芒硝，分三服。

大黄丸 调小肠热结满不通方。

大黄　芍药　葶苈各二两　大戟　朴硝各三两　杏仁五十枚　巴豆七枚

上七味，末之，蜜和丸，饮服如梧子大，大人七丸，小儿二三丸，日二，热去，日一服。

小肠热满，灸阴都随年壮，穴侠中脘两边相去一寸。

小肠泄痢脓血，灸魂舍一百壮，小儿减之。穴在侠脐两边相去各一寸。《翼》云：相去一寸。

又，灸小肠俞七壮。

小肠虚寒

左手寸口人迎以前脉阳虚者，手太阳经也。病苦颇际偏头痛，耳颊痛，名曰小肠虚寒也。

小肠虚寒痛，下赤白，肠滑，肠中懊侬，补之方。

干姜三两　当归　黄柏　地榆各四两　黄连　阿胶各二两　石榴皮三枚

上七味，㕮咀，以水七升，煮取二升五合，去滓下胶煮，取胶烊尽，分三服。

舌论第三

论曰：凡舌者，心主小肠之候也。舌重十两，长七寸，广二寸半，善用机衡，能调五味也。凡有所啖，若多食咸则舌脉凝而变色，多食苦则舌皮槁而外毛焦枯，多食辛则舌筋急而爪枯干，多食酸则舌肉肥而唇揭，多食甘则舌根痛而外发落。又曰：心欲苦，肺欲辛，肝欲酸，脾欲甘，肾欲咸，此五味内合五脏之气也。若脏热则舌生疮，引唇揭赤；若腑寒则舌本缩，口噤唇青，寒宜补之，热宜泻之，不寒不热，依脏腑调之。舌缩口噤唇青，升麻煎主之。方在第六卷中。

风眩第四

前卷既有头面风方，风眩不当分出，思邈盖以此是徐嗣伯方，不可以余方相杂，故此特立风眩方条，专出徐氏方焉。叙论三首，方十首，灸禁法二首。

徐嗣伯曰：余少承家业，颇习经方，名医要治，备闻之矣。自谓风眩多途，诸家未能必验，至于此术，鄙意偏所究也，少来用之，百无遗策。今年将衰暮，恐奄忽不追，故显明证论，以贻于后云尔。

夫风眩之病，起于心气不定[①]，胸上蓄实，故有高风面热之所为也。痰热相感而动风，风心相乱则闷瞀，故谓之风眩。大人曰癫，小儿则为痫，其实是一。此方为治，万无不愈，但恐证候不审，或致差违。大都忌食十二属肉。而奔豚为患，发多气急，气急则死，不可救。故此一汤是轻重之宜，勿因此便谓非患可治。风眩汤散丸煎，凡有十方。凡人初发，宜急与续命汤也。困急时但度灸穴，便火针针之，无不瘥者，初得针竟使灸，最良，灸法次列于后。余业之以来，三十余年，所救活者数十百人，无不瘥矣。后人能晓得此方，幸勿参以余术焉。

治风眩发，则烦闷无知，口沫出，四体角弓，目反上，口噤不得言，**续命汤**方。

---

① 不定：宋古本作“不足”。

竹沥一升二合　生地黄汁一升　龙齿　生姜　防风　麻黄各四两　防己三两　附子三分　石膏七两　桂心二两

上十味，㕮咀，以水一斗，煮取三升，分三服。有气加附子成一两，紫苏子五合，橘皮半两。已服续命汤，口开，四肢尚未好定，而心中尚不除者，紫石汤主之。方在下第五篇，紫石煮散是也。

治气奔急欲绝者，**奔豚汤方**。

吴茱萸一升　桂心　芍药　生姜各四分　石膏　人参　半夏　芎䓖各三分　生葛根　茯苓各六分　当归四两　李根皮一斤

上十二味，㕮咀，以水七升，清酒八升，煮取三升，分作三服。

治语狂错，眼目霍霍，或言见鬼，精神昏乱，**防己地黄汤**方。

防己二两　生地黄五斤，别切，勿合药渍，疾小轻用二斤　甘草二两　桂心　防风各三两

上五味，㕮咀，以水一升渍之一宿，绞汁，著一面，取其滓，著竹箦上，以地黄著药滓上，于三斗米下蒸之，以铜器承取汁，饭熟，以向前药汁合绞取之，分再服。

治心中惊悸而四肢缓，头面热，心胸痰满，头目眩冒如欲摇动者，**薯蓣汤**方。

薯蓣　人参　麦门冬各四两　前胡　芍药　生地黄各八分　枳实　远志　生姜各三分　茯苓六分　半夏五分　甘草　黄芩　竹叶各一分　茯神六分　秫米三合

上十六味，㕮咀，取江水，高举手扬三百九十下，量取三斗煮米，减一斗，纳半夏，复减九升，去滓下药，煮取四升，分四服。无江水处，以千里东流水代之，挍手令上头也。秦中无江，泾渭可用，诸旧灌剑，曰尚取之。

服前汤后，四体尚不凉冷，头目眩动者，**防风汤**主之。此汤大都宜长将服，但药中小小消息之，随冷暖耳，仍不除瘥者，依此方。

防风　赤石脂　石膏　人参　生姜　白石脂　寒水石　龙骨　茯苓各三分　桂心二分　紫石一分

上十一味，㕮咀，以水八升，煮取三升，分三服。凡用井华水者，取清净也。今有江水，无泥又无砂秽。源泉远涉，顺势归海，不逆上流，用以治头，必归于下故也。

薯蓣煎方

薯蓣二十分　甘草十四分　泽泻　人参　黄芩各四分　当归　白蔹　桂心　防风　麦门冬各三分　大豆黄卷　桔梗　芍药　山茱萸　紫菀　白术　芎䓖　干姜　蜀椒　干地黄各二分，以上二十味捣筛　生地黄十八斤，捣绞取汁，煎令余半　麻子仁三升，研　大枣八十枚　蜜三升　獐鹿杂髓八两　鹿角胶八两　桑根皮五升，忌冈上自出土者，大毒，大忌近蓠屋垣墙下沟渎边者，皆不中用

上二十七味，以清酒二斗四升，煮桑白皮、麻子、枣得一斗，去滓，乃下地黄汁、胶、髓、蜜，煎减半，纳前诸药末煎之，令可丸如鸡子黄。饮服一枚，日三，稍加至三丸。

治头目眩冒，心中烦郁，惊悸狂癫，**薯蓣丸**方。

薯蓣二十八分　桂心　大豆黄卷　鹿角胶各七分　当归　神曲　人参　干地黄各十分　防风　黄芩　麦门冬　芍药　白术各六分　甘草二十分　柴胡　桔梗　茯苓　杏仁　芎䓖各五分　白蔹　干姜各三分　大枣一百枚，取膏

上二十三味，末之，合白蜜、枣膏丸如弹丸。先食服一丸，日三服。

治头目眩晕屋转旋倒者，**天雄散**方。

天雄　防风　芎䓖　人参　独活　桂

心 葛根各三分 白术 远志 薯蓣 茯神 山茱萸各六分 莽草四分

上十三味，治下筛，先食，以菊花酒服方寸匕，日二，渐加至三匕，以知为度。

菊花酒法

九月九日，取邓州甘菊花曝干，作末，以米馈中蒸作酒。

治心中时恍惚不定者，**人参丸**方。

上党人参 铁精 牛黄 丹砂 雄黄 菖蒲 防风 大黄各一两 赤足蜈蚣 蜥蜴各一枚 鬼臼一两

上十一味，末之，蜜丸如梧子。一服七丸，日三夜一，稍增之。合药皆忌见妇人、青衣人、犬鼠，勿用青纸，凡合药皆忌浊秽、鸡犬六畜、丧孝、不具足人见之。用菊花酒下佳。

灸法

以绳横度口至两边，既得口度之寸数，便以其绳一头更度鼻，尽其两边两孔间，得鼻度之寸数中屈之，取半，合于口之全度中屈之，先觅头上回发，当回发灸之，以度度四边左右前后，当绳端而灸，前以面为正，并依年壮多少，一年凡三灸，皆须疮瘥又灸，壮数如前。若连灸，火气引上其数处回发者，则灸其近当鼻也，若回发近额者，亦宜灸。若指面为癖则灸其面处。然病重者，亦不得计此也。

食禁

虎、兔、龙、蛇、马、羊、猴、鸡、犬、猪、鼠、牛。

上十二相属肉物，皆不得食及以为药。牛黄、龙骨齿用不可废。

嗣伯启：嗣伯于方术岂有效益，但风眩最是愚衷小瘥者，常自宝秘，誓不出手而为作治，亦不令委曲得法。凡有此病，是嗣伯所治未有不瘥者，若有病此而死，不逢嗣伯故也。伏愿问人，立知非嗣伯之自夸。殿下既须此方，谨封上呈，嗣伯鄙志尚存，谨自书写，年老目闇，多不成字，伏愿怒亮，谨启。

风癫第五

论六首 方三十四首 针灸法四十八首

论曰：黄帝问曰：人生而病癫疾者，安所得之？岐伯对曰：此得之在腹中时，其母有所数大惊也，气上而不下，精气并居，故令子发为癫疾。病在诸阳脉，且寒且热，诸分且寒且热，名曰狂，刺之虚脉，视分尽热病已而止。病癫初发，岁一发不治，月一发不治，四五日一发名曰癫疾，刺诸分，其脉尤寒者，以针补之，病已止。癫疾始生，先不乐，头重直视，举目赤，其作极已而烦心，候之于颜，取手太阳、阳明、太阴血变而已。癫疾始发，身反强，因而脊痛，候之足太阳、阳明、太阴、手太阳血变而已。癫疾始作，而引口啼呼《甲乙》作喘悸者，候之手阳明、太阳，右强者攻其左，左强者攻其右，血变而止。治癫疾者，常与之居，察其所当取之处，病至视之有过者即泻之，置其血于瓠壶中。至其发时，血独动矣，不动，灸穷骨二十壮。穷骨者，尾骶也。

骨癫疾者，颔齿诸输分肉皆满，而骨倨强直，汗出烦闷，呕多涎沫，气下泄，不疗。

筋癫疾者，身拳挛急，脉大，刺项大经之本杼。呕多涎沫，气下泄，不疗。

脉癫疾者，暴仆，四肢之脉皆胀而纵[①]满脉尽，刺之出血；不满挟项，灸太阳，又灸带脉，于腰相去三寸诸分肉本输；呕多涎沫，气下泄，不疗。

治癫者，病发而狂，面皮厚敦敦者

① 纵：原作“从”，据《灵枢·癫狂》改。

死，不疗。

凡癫发则卧地，吐涎沫无知，若强掠起如狂，及遗粪者，难疗。

癫疾脉搏大滑久自已；脉沉小急实死，不疗；小牢急亦不可治；脉虚可疗，实则死矣。厥成为癫疾，五脏不平，六腑闭塞之所生也。厥成为癫，故附厥于此条也。阴衰发热厥，阳衰发寒厥。

论曰：黄帝问曰：厥之寒热者何也？岐伯对曰：阳气衰于下则为寒厥，阴气衰于下则为热厥。问曰：热厥必起于足下者何也？对曰：阳气起于足五趾之表，集于足下而聚于足心，故阳胜则足下热也。问曰：寒厥必起于五趾而上于膝者何？对曰：阴气起于五趾之里，集于膝而聚于膝上，故阴气胜则从五趾至膝上寒。其寒也，不从外，皆从内也。厥或令人腹满，或令人暴不知人，或至半日，远至一日乃知人者，何也？阴气盛于上则下虚，下虚则腹满，腹满则下气，重上而邪气逆，逆则阳气乱，乱则不知人。巨阳之厥，肿首头重，足不能行，发为眴仆。阳明之厥，癫疾欲走呼，腹满不得卧，面赤而热，妄见而妄言。少阳之厥，暴聋，颊肿而热，胁痛，髀不可以运。太阴之厥，腹满䐜胀，后不利，不欲食，食则呕，不得卧。少阴之厥，舌干尿赤，腹满心痛。厥阴之厥，少腹肿痛，腹胀，泾溲不利，好卧屈膝，阴缩，肿胻内一作外热。盛则泻之，虚则补之，不盛不虚，以经取之。上寒下热，先刺其项太阳，久留之，已则火熨项与肩胛，令热下冷乃止，所谓推而上之者也。上热下寒，视其虚脉而陷下于经络者，取之气下而止，所谓引而下之者也。刺热厥者，留针反为寒；刺寒厥者，留针反为热。刺热厥者二阴一阳，刺寒厥者二阳一阴。所谓二阴者，二刺阴也；所谓二阳者，二刺阳也。

论曰：温病热入肾中亦为痉。小儿病痫热盛亦为痉。凡风喑暴尸厥，及鬼[1]魇不寤皆相似，甲粉察之，故经言久厥则成癫，是以知似也。

论曰：癫病有五：一曰阳癫，发时如死人，遗尿，有顷乃解；二曰阴癫，坐初生小时脐疮未愈，数洗浴，因此得之；三曰风癫，发时眼目相引，牵纵反急强，羊鸣，食顷方解，由执作汗出当风，因以房室过度，醉饮饱满行事，令心气逼迫，短气脉悸得之；四曰湿癫，眉头痛，身重，坐热沐发，湿结脑，汁未止得之；五曰马癫，发时反目口噤，手足相引，身皆热，坐小时膏气脑热不和得之。

治五癫方

铜青　雄黄　空青　水银各一两　石长生　茯苓　猪苓　白芷　白蔹　白薇　人参各二两　卷柏　乌扇各半两　硫黄一两半　东门上鸡头一两

上十五味，末之，以青牛胆和著铜器中，于甑中五斗大豆上蒸之。药成服如麻子三十丸，日再夜一，服者先食。

治风癫掣疭，口眼张大，口中出白沫，或作声，或死不知人，**虎睛丸**方。

虎睛一具，酒浸一宿，炙之　防风　秦艽　防葵　龙齿　黄芩　雄黄　防己　山茱萸　茯苓　铁精　鬼臼　人参　干地黄一方云干姜　大黄　银屑　牛黄各四分　独活　远志　细辛　贯众　麝香　白蔹一作白薇　升麻　白鲜皮各三两　茯神　石膏　天雄各五两　鬼箭羽　露蜂房各二分　寒水石六分　蛇蜕一尺

上三十二味，末之，蜜和，酒服十五丸梧子大，日再，稍加至二十五丸，神方。《千金翼》名大镇心丸，主诸痫所不疗者。

① 及鬼：原作“叁服”，据宋古本、元刻本、后藤本改。

凡癫发之候，其状多端，口边白沫，动无常者方。

秦艽 人参 防葵一作防风 茯神一作牡丹 甘草各二两 铅丹二两 贯众一枚

上七味，㕮咀，以水九升，煮取三升半，分三服。

治风癫失性，颠倒欲死，五癫惊痫，**雄雌丸**方。

雄黄 雌黄 真珠各一两 铅二两，熬令成屑 丹砂一分 水银八分

上六味，末之，以蜜捣三万杵，丸如胡豆。先食服二丸，日二，稍加，以知为度。《古今录验》云：疗五癫，牛癫则牛鸣，马癫则马鸣，狗癫则狗鸣，羊癫则羊鸣，鸡癫则鸡鸣。病五癫狂病者，腑脏相引，盈气起，寒厥不识人，气静瘈疭吐沫久而得苏者。

续命风引汤 治中风癫眩，不知人，狂言，舌肿出方。

麻黄 芎䓖 石膏 人参 防风各三两 甘草 桂心 独活各二两 防己 附子 当归各一两 杏仁三十枚 陈姜五两，一本无陈字

上十三味，㕮咀，以酒三升，水一斗，合煎取四升。分四服，日三夜一。

紫石煮散 治大人风引，小儿惊痫瘈疭，日数十发，医所不药者方。

紫石英 滑石 白石脂 凝水石 石膏 石脂各六两 大黄 龙骨 干姜各四两 甘草 桂心 牡蛎各三两

上十二味，治下筛，为粗散，盛以韦囊，悬于高凉处，欲用取三指撮，以新汲井水三升，煮取一升二合，大人顿服，未百日儿服一合，未能者，绵沾著口中，热多者日四五服，以意消息之。《深师方》只龙骨、干姜、牡蛎、滑石、白石脂五味。

治百二十种风，癫痫惊狂，及发即吐沫不识人者，四月五月宜服**煮散**方。

紫石英 芍药 龙骨一本用黄芩 麻黄 青石脂 当归 甘草 桂心 人参 栝楼根 白鲜皮各二两 牡蛎三两 大黄五两

上十三味，治下筛，为粗散，分作七裹，每以大枣十枚，水三升，煮取二升半，下一裹大枣汁中，煎取一升，去滓。顿服，相去七日一服，服讫即瘥。

治癫痫厥时发作方

防葵 代赭 人参 铅丹 钩藤 茯神 雷丸 虎骨 远志 桂心 防风 白僵蚕 生猪齿各六分 卷柏 莨菪子 光明砂 升麻 附子 牡丹 龙齿各一分 牛黄二分 蚱蝉十四枚 蛇蜕皮 白马眼睛各一具 白蔹四分

上二十五味，治下筛。酒服方寸匕。日二。亦可为丸，服良验。

芎䓖汤 治风癫引胁牵痛，发作则吐，耳如蝉鸣方。

芎䓖 藁本 蔄茹各五两

上三味，㕮咀，纳酒一斗，煮取三升。顿服之，羸者分再服，取大汗。

治风癫方

葶苈子 铅丹 栝楼根 虎掌 乌头各三分 白术一分 蜀椒 大戟 甘遂 天雄各二分 䴔头一枚 铁精 蔄茹各一两

上十三味，末之，蜜丸如梧子。服二丸，日三，汤酒下之。《经心录》名䴔头丸。

治癫痫瘈疭方

飞䴔头二枚 铅丹一斤

上二味，末之，蜜丸。先食服三丸，日三，剧者夜一，稍加之。

治风癫方

莨菪子三升，捣筛，酒一斗，渍半日，绞去之，汤中煎之，可丸，先食服如小豆二丸，加至梧子二丸，以知为度。额上手中从纹理中赤起，是知也，无此候且服，病日发者三日愈，间日发者十日愈，五日发者二十日愈，半岁发者一月愈。

又方

天门冬十斤　地黄三十斤

上二味，捣取汁作煎，服之瘥。

天门冬酒　通治五脏六腑大风洞泄虚弱，五劳七伤，癥结滞气，冷热诸风，癫痫恶疾，耳聋头风，四肢拘挛，猥退历节，万病皆主之。久服延年轻身，齿落更生，发白更黑方。

天门冬与百部相似，天门冬味甘两头方，百部细长而味苦，令人利。捣绞取汁一斗，渍曲二升，曲发，发糯米二斗，准家酝法造酒。春夏极冷下饭，秋冬温如人肌酘之，酒熟，取清服一盏，常令酒气相接，勿至醉吐。慎生冷、醋滑、鸡猪、鱼蒜，特慎鲤鱼，亦忌油腻。此是一斗汁法，余一石二石亦准此为大率。服药十日觉身体隐疹大痒，二十日更大痒，三十日乃渐止，此皆是风气出去故也。四十日即觉身心朗然大快，似有所得，五十日更觉大快，当风坐卧，觉风不著人，身中诸风悉尽。

用米法：先净淘米，曝炕令干，临欲用时，更别取天门冬汁渍米，干漉炊之，余汁拌饭，甚宜密封。

取天门冬汁法：净洗天门冬，去心皮，干漉去水，切捣压，取汁三四遍，令滓干如草乃止。此酒初熟味酸，仍作臭泔腥气，但依式服之，久停则香美，余酒皆不及也。封四七日佳。凡八月九月即少少合，至十月多合，拟到来年五月三十日以来，相续服之。春三月亦得合，入四月不得合。服酒时若得散服，得力更倍速，散方如下：

天门冬去心皮，曝干，捣筛作末。以上件酒服方寸匕，日三，加至三匕，久服长生，凡酒亦得服。

大人癫，小儿惊痫，灸背第二椎及下穷骨两处，以绳度，中折绳端一处，是脊骨上也。凡三处毕，复断绳作三折，令各等而参合如“厶”字，以一角注中央灸，下二角侠脊两边，便灸之，凡五处也，故画图法以丹注所灸五处，各百壮。削竹皮为度，胜绳也。

卒癫，灸阴茎上宛宛中三壮，得小便通，即瘥。《千金翼》云：去尿孔上是穴。

又，灸阴茎头三壮。

又，灸足大趾上聚毛中七壮。

又，灸囊下缝二七壮。

又，灸两乳头三壮。

又，灸督脉三十壮，三报，穴在直鼻中上入发际。

又，灸天窗、百会，各渐灸三百壮，炷惟小作。

又，灸耳上发际各五十壮。

论曰：黄帝问曰：有病怒狂者，此病安生？岐伯对曰：生于阳。曰：阳何以使人狂？曰：阳气因暴折如[①]难决，故善怒，病名曰阳厥。问曰：何以知之？对曰：阳明常动太阳，少阳不动，不动而动，大疾，此其候也。曰：治之奈何？曰：衰其食即已。夫食入于阴，长气于阳，故夺之食即已，使之服以生铁落为后饭。夫生铁落者，下气疾。

论曰：凡发狂则欲走，或自高贤，称神圣，皆须备诸火灸，乃得永瘥耳。若或悲泣呻吟者，此为邪，非狂，自依邪方治之。邪入于阳则为狂，邪入于阴则为血痹。邪入于阳，传即为癫痉；邪入于阴，传则为痛喑。阳入于阴病静；阴入于阳病怒。

鳖甲汤　治邪气，梦寐寤时涕泣，不欲闻人声，体中酸削，乍寒乍热，腰脊强痛，腹中拘急，不欲饮食；或因疾病之后，劳动疲极；或触犯忌讳，众诸不节，妇人产生之后，月经不利，时下青赤白，

① 如：《素问·病能论》作“而”。

肌体不生，肉虚羸瘦，小便不利；或头身发热，旋复解散；或一度交接，弥日困极，药皆主之方。

鼍甲七枚　甘草　白薇一作白芷　贝母　黄芩各二两　防风三两　麻黄　芍药　白术各二两半　凝水石　桂心　茯苓　知母各四两　石膏六两

上十四味，㕮咀，以水二斗，煮取四升。温服一升，日三夜一。

治男子得鬼魅欲死，所见惊怖欲走，时有休止，皆邪气所为，不能自绝，**九物牛黄丸**方。

牛黄土精，一云火精　荆实人精　曾青苍龙精　玉屑白虎精　雄黄地精　空青天精　赤石脂朱雀精　玄参玄武精　龙骨水精，各一两

上九味，名曰九精，上通九天，下通九地，下筛，蜜和，服如小豆，先食吞一丸，日三服，稍加，以知为度。《千金翼》云：凡邪病，当服五邪汤、九精丸瘥。

十黄散　治五脏六腑血气少，亡魂失魄，五脏觉不安，忽忽喜悲，心中善恐怖，如有鬼物，此皆发于大惊及当风，从高堕下落水所致，悉主之方。

雄黄　人参各五分　黄芩　大黄　桂心　黄芪　黄柏　细辛各三分　黄连　黄昏[①]　蒲黄　麻黄各一分　黄环　泽泻　山茱萸各二分

上十五味，治下筛，未食温酒服方寸匕，日三。不知，加至二匕，羸劣者更加人参五分，合十分。一方有生黄[②]二分。崔氏有蜀椒五分、干姜四分。

别离散　治男女风邪，男梦见女，女梦见男，悲愁忧恚，怒喜无常，或半年数月一发动者方。

桑上寄生　白术各三两　桂心　茵芋　天雄　菖蒲　细辛　茜根　附子　干姜各一两

上十味，治下筛。酒服方寸匕，日三。合药勿令妇人、鸡犬及病者、病者家人知见，令邪气不去，禁之为验。

治鬼魅，**四物鸢头散**方。

东海鸢头是由跋根　黄牙石一名金牙　莨菪子　防葵各一分

上四味，治下筛。酒服方寸匕，欲令病人见鬼，加防葵一分，欲令知鬼主者，复增一分，立有验。防葵、莨菪并令人迷惑恍惚如狂，不可多服。

五邪汤　主邪气啼泣，或歌或哭方。

禹余粮　防风　桂心　芍药　远志　独活　甘草　白术　人参　石膏　牡蛎　秦艽各二两　防己　菖蒲　雄黄《深师》作黄丹　茯神　蛇蜕各一两

上十七味，㕮咀，以水二斗，煮取四升，分四服。亦可如煮散法服之。

茯神汤　主五邪气入人体中，见鬼妄语，有所见闻，心悸跳动，恍惚不定方。

茯神　人参　菖蒲　茯苓各三两　赤小豆四十枚

上五味，㕮咀，以水一斗，煮取二升半，分三服。

人参汤　主风邪鬼气，往来发作，有时或无时节方。

人参　防风　乌头　干姜　泽泻　狗脊　远志　附子　栝楼根《千金翼》作桔梗　黄芩　独活各五分　秦艽　牡蛎　五味子　前胡　细辛　石膏　芎䓖　蜀椒　牛膝　甘草　石楠　桂心　麻黄　竹皮　白术　山茱萸　橘皮　桑根白皮各十八铢　茯苓　鬼箭各十二铢，《千金翼》作泽兰　大枣十六枚

上三十二味，㕮咀，以水六升，酒六升合煮，取四升。分五服，日三夜二。

---

① 黄昏：《神农本草经》名“合欢”。

② 生黄：《考异》曰：“‘生’恐‘牛’讹。”

虎睛汤　主狂邪发无常，被头大唤欲杀人，不避水火方。

虎睛一具　茯苓　桂心　防风各三两　独活　甘草　人参　天雄各一两　露蜂房一具　鸱头一具　石长生十分　枫上寄生五分

上十二味，㕮咀，以水一斗二升，煮取三升。分四服，日三夜一。

又方

防葵　人参　贯众各五两　防风　桂心各三两

上五味，㕮咀，以水一斗，煮取三升。分四服，亦可稍服。

又方

单服苦参五斤，蜜和丸，如酸枣十丸。

治风邪方

商陆根三十斤，去皮细切，以水八斗，东向灶，煎减半，去滓更煎，令可丸，服如梧子一丸。勿令一切人见合时，莨菪方亦良，又服大豆紫汤，汗出佳。莨菪方出此篇前，紫汤方出第八卷中。

又方

烧虾蟆末，水服方寸匕，日三。

又方

烧人屎灰酒服。慎生冷、醋滑、猪鸡、鱼蒜等。

又方

以水服伏龙肝方寸匕，日三。

治百邪鬼魅方

服头垢小豆大。

治魅方

水服鹿角末方寸匕，日三。

又方

水服獭肝末，日三。

治狐狸诸色精魅与人作种种恶怪，令人恐怖狂癫风邪方。

雄黄六斤　油一斗二升

上二味，破雄黄如棋子大，铛中以盆合头作灶，微火九日九夜煎之，不得少时火绝，亦不得火冷火热，火微不绝，神验。

治卒发狂方。

卧其人著地，以冷水淋其面，终日淋之良。

治诸横邪癫狂针灸图诀

论曰：凡诸百邪之病，源起多途，其有种种形相示表癫邪之端，而见其病，或有默默而不声；或复多言而漫说；或歌或哭，或吟或笑；或眠坐沟渠，啖食粪秽；或裸形露体；或昼夜游走；或嗔骂无度；或是蜚蛊精灵，手乱目急。如斯种类癫狂之人，今针灸与方药并主治之。凡占风之家，亦以风为鬼断。

扁鹊曰：百邪所病者，针有十三穴也。凡针之体，先从鬼宫起，次针鬼信，便至鬼垒，又至鬼心，未必须并针，止五六穴即可知矣。若是邪蛊之精，便自言说，论其由来，往验由实，立得精灵，未必须尽其命，求去与之。男从左起针，女从右起针，若数处不言，便遍穴针也，依诀而行针灸等处并备主之。仍须依掌诀捻目治之，万不失一。黄帝掌诀，别是术家秘要，缚鬼禁劾五岳四渎，山精鬼魅，并悉禁之。有目在人两手中十指节间。第一针人中，名鬼宫，从左边下针右边出。第二针手大指爪甲下，名鬼信，入肉三分。第三针足大趾爪甲下，名鬼垒，入肉二分。第四针掌后横纹，名鬼心，入半寸即太渊穴也。第五针外踝下白肉际足太阳，名鬼路，火针七锃，锃三下即申脉穴也。第六针大椎上入发际一寸，名鬼枕，火针七锃，锃三下。第七针耳前发际宛宛中，耳垂下五分，名鬼床，火针七锃，锃三下。第八针承浆，名鬼市，从左出右。第九针手横纹上三寸两筋间，名鬼路即劳宫穴也。第十针直鼻上入发际一寸，名鬼堂，火针七锃，锃三下即上星穴也。第十一针阴下缝，灸三壮，女人即玉门头，名鬼藏。第十二针尺泽横纹外头接白肉际，名鬼臣，火针七锃，锃三下此即曲池。第十三针舌头一寸，当舌中下缝，刺贯出舌上，名鬼封，仍以一板横口吻，安针头，令舌不得动。以前若是手足皆相对针两穴，若是孤穴，即单针之。

邪鬼妄语，灸悬命十四壮，穴在口唇里中央弦弦者是也，一名鬼禄，又用刚力决断弦弦乃佳。

邪病卧瞑瞑不自知，风府主之，一名鬼穴。

邪病大唤骂詈走，灸十指端，去爪一分，一名鬼城。

邪病鬼癫，四肢重，囟上主之，一名鬼门。

邪病犬唤骂走远，三里主之，一名鬼邪。

邪病四肢重痛诸杂候，尺泽主之。尺中动脉，一名鬼受。邪病语不止诸杂候，人中主之，一名鬼客厅。凡人中恶，先押鼻下是也。

仓公法：狂痫不识人，癫病眩乱，灸百会九壮。

狂走掣疭，灸玉枕上三寸，一法顶后一寸灸百壮。

狂走癫疾，灸顶后二寸十二壮。

狂邪鬼语，灸天窗九壮。

狂痫哭泣，灸手逆注三十壮，穴在左右手腕后六寸。

狂走惊痫，灸河口五十壮，穴在腕后陷中动脉是，此与阳明同也。

狂癫风痫吐舌，灸胃管百壮，不针。

狂走癫疾，灸大幽百壮。

狂走癫痫，灸季肋端三十壮。

狂言恍惚，灸天枢百壮。

狂邪发无常，被头大唤欲杀人，不避水火，及狂言妄语，灸间使三十壮，穴在腕后五寸，臂上两骨间。亦灸惊恐歌哭。

狂走喜怒悲泣，灸臣觉一作巨搅随年壮，穴在背上胛内侧反手所不及者，骨芒穴上捻之痛者是也。

狂邪鬼语，灸伏兔百壮。

悲泣鬼语，灸天府五十壮。

悲泣邪语，鬼忙歌哭，灸慈门五十壮。

狂邪惊痫病，灸承命三十壮，穴在内踝后上行三寸动脉上。亦灸惊狂走。

狂癫风惊厥逆心烦，灸巨阳五十壮。

狂癫鬼语，灸足太阳四十壮。

狂走惊恍惚，灸足阳明三十壮。

狂癫痫易疾，灸足少阳随年壮。

狂走癫厥如死人，灸足大趾三毛中九壮。《翼》云：灸大敦。

狂走易骂，灸八会随年壮，穴在阳明下五分。

狂癫惊走风，恍惚嗔喜，骂笑歌哭鬼语，悉灸脑户、风池、手阳明、太阳、太阴、足阳明、阳跷、足跟，皆随年壮。

惊怖心忪，少力，灸大横五十壮。

狂疯骂詈挝斫人，名为热阳风，灸口两吻边燕口处赤白际各一壮。

又灸阴囊缝三十壮，令人立以笔正注当下，已卧核卵上灸之，勿令近前中卵核，恐害阳气也。

狂走刺人或欲自死，骂詈不息，称神鬼语，灸口吻头赤白际一壮，又灸两肘内屈中五壮。又灸背胛中间三壮，报灸之。仓公法，神效。

卒狂言鬼语，以甑带急合缚两手大指，便灸左右胁下，对屈肋头两处火俱起，各七壮，须臾鬼自道姓名，乞去，徐徐问之，乃解其手焉。

卒中邪魅恍惚振噤，灸鼻下人中及两

手足大指爪甲下，令艾丸半在爪上半在肉上，各七壮，不止，十四壮，炷如雀屎大。

卒狂鬼语，针其足大拇趾爪甲下，入少许即止。

风邪，灸间使随年壮，又灸承浆七壮，又灸心俞七壮，及灸三里七壮。

鬼魅，灸入发一寸百壮，又灸间使、手心各五十壮。

狐魅，合手大指缚指，灸合间三七壮，当狐鸣，即瘥。

风虚惊悸第六方二十三首

远志汤 主心气虚，惊悸喜忘，不进食，补心方。

远志 干姜 铁精[①] 桂心 黄芪 紫石各三两 防风 当归 人参 茯苓 甘草 芎䓖 茯神 羌活各二两 麦门冬 半夏各四两 五味子二合 大枣十二枚

上十八味，㕮咀，以水一斗三升，煮取三升半。分五服，日三夜二。

远志汤 治中风心气不定，惊悸，言语谬误，恍惚愦愦，心烦闷，耳鸣方。

远志 黄芪 茯苓 甘草 芍药 当归 桂心 麦门冬 人参各二两 独活四两 生姜五两 附子一两

上十二味，㕮咀，以水一斗二升，煮取四升，服八合，人羸可服五合，日三夜一。一方无桂。

茯神汤 治风经五脏，大虚惊悸，安神定志方。

茯神 防风各三两 人参 远志 甘草 龙骨 桂心 独活各二两 细辛 干姜各六两 白术一两 酸枣一升

上十二味，㕮咀，以水九升，煮取三升，分三服。

治风虚满，颈项强，心气不定，不能食，**茯神汤**方。

茯神 麦门冬各四两 人参 羌活 远志 当归 甘草 紫石 五味子各一两 半夏 防风 黄芪各三两 生姜五两 酸枣三升

上十四味，㕮咀，以水一斗三升煮酸枣，取一斗，去枣，纳余药，煎取三升半。一服七合，日三夜二。

补心汤 主心气不足，其病苦惊悸汗出，心中烦闷短气，喜怒悲忧，悉不自知，常苦咽喉痛，口唇黑，呕吐血，舌本强，不通水浆方。

紫石英 茯苓 人参 远志 当归 茯神《深师》作桂 甘草 紫菀各二两 麦门冬一升 赤小豆三合 大枣三十枚

上十一味，㕮咀，以水一斗二升，煮取三升，分三服。

补心汤 主心气不足，多汗，心烦喜独语，多梦不自觉，咽喉痛，时吐血，舌本强，水浆不通方。

紫石英研 茯苓 人参 桂心各二两 麦门冬三两 紫菀 甘草各一两 赤小豆二十四枚 大枣七枚

上九味，㕮咀，以水八升，煮取二升半，分三服，春夏服之佳。

补心汤 治奄奄忽忽，朝瘥暮剧，惊悸，心中憧憧，胸满，不下食，阴阳气衰，脾胃不磨，不欲闻人声，定志下气方。

人参 甘草 枳实 当归 龙齿 桔梗各三两 半夏 桂心各五两 黄芪四两 生姜六两 茯神二两 大枣二十枚 茯苓 远志各三两

上十四味，㕮咀，以水一斗二升，先煮粳米五合，令熟，去滓纳药，煮取四升。分服八合，日三夜二。

---

① 铁精：后藤本作“白术”。

补心汤 主心气不足，心痛惊恐方。

远志 蒲黄一方用菖蒲 人参 茯苓各四两

上四味，㕮咀，以水一斗，煮取三升半，分三服。

伤心汤 治心气不足，腹背相引痛，不能俯仰方。

茯神 黄芩 远志 干地黄各三两 甘草 阿胶 糖各一两 半夏 附子 桂心 生姜各二两 石膏 麦门冬各四两 大枣三十枚

上十四味，㕮咀，以水一斗，煮取三升，去滓，纳糖、阿胶更煎，取二升二合，分三服。此方与前卷心虚实篇大补心汤方相重，分两不同。

小定心汤 治虚羸，心气惊弱，多魇方。

茯苓四两 桂心三两 甘草 芍药 干姜 远志 人参各二两 大枣十五枚

上八味，㕮咀，以水八升，煮取二升。分四服，日三夜一。

大定心汤 治心气虚悸，恍惚多忘，或梦寤惊魇，志少不足方。

人参 茯苓 茯神 远志 龙骨 干姜 当归 甘草 白术 芍药 桂心 紫菀 防风 赤石脂各二两 大枣二十枚

上十五味，㕮咀，以水一斗二升，煮取二升半。分五服，日三夜二。

治惊劳失志方

甘草 桂心各二两 龙骨 麦门冬 防风 牡蛎 远志各一两 茯神五两 大枣二十枚

上九味，㕮咀，以水八升，煮取二升，分二服，相去如行五里许。

治心虚惊悸不定，羸瘦病，服**荆沥方**。

荆沥二升 白鲜皮 茯神各三两 人参二两 白银十两，以水一斗，煮取三升

上五味，㕮咀，以荆沥银汁中，煮取一升四合，三服，相去如人缓行十里，更进一服。

又方

荆沥二升，缓火煎之，取一升六合。分温一服四合，日三夜一。

镇心汤 主风虚劳冷，心气不足，喜忘恐怖，神志不定方。

防风 当归 大黄各五分 泽泻四分 白蔹四分，一云三两 菖蒲 人参 桔梗各三分 白术 甘草各十分 紫菀 茯苓各二分，一云各三两 秦艽六分 桂心 远志 薯蓣 石膏各三分 大豆卷四分 麦门冬五分，一云五两 粳米五合 大枣十五枚 干姜二分 附子 茯神各二两

上二十四味，㕮咀，以水一斗二升，先煮粳米令熟，去滓纳药，煮取四升。分服八合，日三夜一。《翼》不用粳米，蜜丸，酒服梧子大十丸，加至二十丸。

大镇心散 治心虚惊悸，梦寤恐畏方。

紫石英 茯苓 防风 人参 甘草 泽泻各八分 秦艽 白术 薯蓣 白蔹各六分 麦门冬 当归各五分 桂心 远志 大黄 石膏 桔梗 柏子仁各四分 蜀椒 芍药 干姜 细辛各三分 黄芪六分 大豆卷四分

上二十四味，治下筛，酒服二方寸匕，日三服。一方无紫石、茯苓、泽泻、干姜，有大枣四分，蜜丸如梧子，酒下十五丸，日三。

大镇心散 治风虚心气惊弱，恍惚失常，忽嗔忿悲，志意不乐方。

紫石英 白石英 朱砂 龙齿 人参 细辛 天雄 附子 远志 干姜 干地黄一本无 茯苓 白术 桂心 防风各二两

上十五味，治下筛，酒服两方寸匕，

日三。

小镇心散 治心气不足，虚悸恐畏，悲思恍惚，心神不定，惕惕然而惊方。

人参 远志 白术 附子 桂心 黄芪 细辛 干姜 龙齿 防风 菖蒲 干地黄 赤小豆各二两 茯苓四两

上十四味，治下筛。酒服二方寸匕，日三。

镇心丸 治男子妇人虚损，梦寤惊悸，或失精神，妇人赤白注漏，或月水不利，风邪鬼注，寒热往来，腹中积聚，忧恚结气，诸病皆悉主之方。

紫石英 茯苓 菖蒲 苁蓉 远志 大黄 大豆卷 麦门冬 当归 细辛 卷柏 干姜各三分 防风 人参 泽泻 秦艽 丹参各六分 石膏 芍药 柏子仁各三分 乌头 桂心 桔梗 甘草 薯蓣各七分 白蔹 铁精 银屑 前胡 牛黄各二分 白术 半夏各八分 干地黄十二分 䗪虫十二枚 大枣五十枚

上三十五味，末之，蜜枣和捣五千杵，酒服如梧子五丸，日三，加至二十丸。一本无大豆卷、大枣。

大镇心丸 所治与前方大同，凡是心病，皆悉主之方。

干地黄六分 牛黄五分，一方用牛膝 杏仁 蜀椒各五分 泽泻 黄芪 茯苓 大豆卷 薯蓣 茯神 前胡 铁精 柏子仁各二分 羌活 桂心 秦艽 芎䓖 人参 麦门冬 远志 丹砂 阿胶 甘草 大黄 银屑各八分 桑螵蛸十二枚 大枣四十枚 白蔹 当归 干姜 紫石英 防风各八分

上三十二味，末之，白蜜、枣和丸。酒服七丸，日三，加至二十丸。

小镇心丸 治心气少弱，惊虚振悸，胸中逆气，魇梦参错，谬忘恍惚方。

紫石英 朱砂 茯神 银屑 雄黄 菖蒲 人参 桔梗 干姜 远志 甘草 当归 桂心各二两 防风 细辛 铁精 防己各一两

上十七味，末之，蜜丸，饮服十丸如大豆，日三，渐加至二十丸。一方用茯苓二分，为十八味。

定志小丸 主心气不定，五脏不足，甚者忧愁悲伤不乐，忽忽喜忘，朝瘥暮剧，暮瘥朝发狂眩方。

菖蒲 远志各二两 茯苓 人参各三两

上四味，末之，蜜丸。饮服如梧子大七丸，日三。加茯神为茯神丸，散服亦佳。

紫石酒 主久风虚冷，心气不足，或时惊怖方。

紫石英一斤 钟乳四两 麻黄 茯苓 白术各三两 防风 远志 桂心各四两 甘草三两

上九味，㕮咀，以酒三斗渍，春三日。服四合，日三，亦可至醉，常令有酒气。

好忘第七方十六首

孔子大圣智枕中方

龟甲 龙骨 远志 菖蒲

上四味，等分，治下筛，酒服方寸匕，日三，常服令人大聪。《翼》云：食后水服。

令人不忘方

菖蒲二分 茯苓 茯神 人参各五分 远志七分

上五味，治下筛。酒服方寸匕，日三夜一，五日后智神良。

又方

苁蓉 续断各一分 远志 菖蒲 茯苓各三分

上五味，治下筛。酒服方寸匕，日三，至老不忘。

开心散 主好忘方。

远志 人参各四分 茯苓二两 菖蒲一两

上四味，治下筛。饮服方寸匕，日三。

菖蒲益智丸方

菖蒲 远志 人参 桔梗 牛膝各五分 桂心三分 茯苓七分 附子四分

上八味，末之，蜜丸如梧子。一服七丸，加至二十丸，日二夜一。主治喜忘恍惚，破积聚，止痛安神定志，聪明耳目，禁如药法。

养命开心益智方

干地黄 人参 茯苓各二两 苁蓉 远志 菟丝子各三两 蛇床子二分

上七味，治下筛。服方寸匕，日二，忌兔肉，余无忌。

北平太守八味散方

天门冬六分 干地黄四分 桂心 茯苓各一两 菖蒲 五味子 远志 石韦各三分

上治下筛，酒水任服方寸匕，后食服三十日力倍，六十日气力强，志意足。

治健忘方

天门冬 远志 茯苓 干地黄等分

上四味，末之，蜜丸，酒服二十丸如梧子，日三服，加至三十丸，常服之勿绝。

治好忘，久服聪明益智方。

龙骨 虎骨 远志各等分

上三味，治下筛。食后方寸匕，日三。

又方

七月七日取菖蒲，酒服三方寸匕，饮酒不醉。

又方

常以甲子日取石上菖蒲一寸，九节者，阴干百日，治合下筛，服方寸匕，日三。耳目聪明不忘。出衢州石桥寺南山。

又方

七月七日麻勃一升，人参二两，末之，蒸令气遍，夜欲卧，服一刀圭，尽知四方之事。

又方

戊子日取东边桃枝二七枚，缚著卧床中枕之，不忘。

又方

常以五月五日取东向桃枝，日未出时作三寸木人著衣带中，令人不忘。

又方

丁酉日自至市买远志，裹著衣中角头还，末服之，不复忘。

治人心昏塞，多忘喜误方。

七月七日取蜘蛛网，著衣领中，勿令人知，不忘。

《备急千金要方》卷第十四

备急千金要方卷第十五　脾脏

脾脏脉论第一

论曰：脾主意。脾脏者，意之舍。意者，存忆之志也。为谏议大夫，并四脏之所受。心有所忆谓之意，意之所存谓之志，因志而存变谓之思，因思而远慕谓之虑，因虑而处物谓之智。意者，脾之藏也。口唇者，脾之官，脾气通于口，口和则能别五谷味矣。故云口为戊，舌唇为己，循环中宫，上出颐颊，次候于唇，下回脾中，荣华于舌，外主肉，内主味。脾重二斤三两，扁广三寸，长五寸，有散膏半斤。主裹血，温五脏，神名俾俾，主藏营一作意，秩禄号为意脏，随节应会，故曰脾藏营，营舍意，在气为噫，在液为涎。脾气虚则四肢不用，五脏不安；实则腹胀，泾溲不利。脾气虚，则梦食饮不足；得其时，则梦筑垣盖屋。脾气盛，则梦歌乐，体重，手足不举。厥气客于脾，则梦丘陵大泽，坏屋风雨。

凡脾脏象土，与胃合为腑，其经足太阴，与阳明为表里，其脉缓，相于夏，王于季夏。脾者土也，敦而福，敦者厚也。万物众色不同，故名曰得福者广。万物悬根住茎，其叶在巅，蜎蜚蠕动，蚑蠷喘息，皆蒙土恩。德则为缓，恩则为迟，故令太阴缓而迟，尺寸不同。酸咸苦辛，大妙而生，互行其时，而以各行，皆不群行，尽可常服。土寒则温，土热则凉。土有一子，名之曰金，怀挟抱之，不离其身，金乃畏火，恐热来熏，遂弃其母，逃于水中，水为金子，而藏火神。闭门塞户，内外不通，此谓冬时，土失其子，其气衰微，水为洋溢，浸渍其地，走击皮肤，面目浮肿，归于四肢。愚医见水，直往下之，虚脾空胃，水遂居之。肺为喘浮，肝反畏肺，故下沉没，下有荆棘，恐伤其身，避在一边，以为水流。心衰则伏，肝微则沉，故令脉伏而沉。上医远一作来占，因转孔穴，利其溲便，遂通水道。甘液下流，停其阴阳，喘息则微，汗出正流。肝著其根，心气因起，阳行四肢，肺气亭亭，喘息则安。肾为安声，其味为咸，倚坐母败，蜎臭如腥，土得其子，即成为山，金得其母，名曰丘矣。

四时之序，逆顺之变异也。然脾脉独何主？脾脉者土也，孤脏以灌四旁者也。其善者不可得见，恶者可见。恶者何如其来？如水之流者，此谓太过；病在外，如鸟之喙者，此谓不及，病在中，太过则令人四肢沉重不举，不及则令人九窍壅塞不通，名曰重强。

脾脉来而和柔相离，如鸡践地，曰平。长夏以胃为本，脾脉来实而盈数，如鸡举足，曰脾病。脾脉来坚锐如鸡之喙鸡一作鸟，如鸟之距，如屋之漏，如水之流，曰脾死。

真脾脉至弱而乍疏乍散正作数，色黄青不泽，毛折乃死。

长夏胃微濡弱曰平，弱多胃少曰脾病，但代无胃曰死，濡弱有石曰冬病，石甚曰今病。

脾藏营，营舍意。愁忧不解则伤意，

意伤则闷乱，四肢不举，毛悴色夭，死于春。

足太阴气绝，则脉不营其口唇，口唇者，肌肉之本也。脉弗营则肌肉濡，肌肉濡则人中满，人中满则唇反，唇反者肉先死。甲笃乙死，木胜土也。

脾死脏，浮之大缓一作坚，按之中如覆杯絜絜，状如摇者死。

六月季夏建未也，坤未之间，土之位，脾王之时，其脉大阿阿而缓曰平。反得浮大而洪者，是心之乘脾，母之归子，为虚邪，虽病易治。反得微涩而短者是肺之乘脾，子之乘母，为实邪，虽病自愈。反得弦而长者，是肝之乘脾，木之克土，为贼邪，大逆，十死不治。反得沉濡而滑者，是肾之乘脾，水之陵土，为微邪，虽病即瘥。

右手关上阴绝者，无脾脉也，苦少气下利，腹满身重，四肢不欲动，善呕，刺足阳明治阳。

右手关上阴实者，脾实也，苦肠中伏伏如坚状，大便难，刺足太阴治阴。

脾脉长长而弱，来疏去概正作数，再至曰平，三至曰离经病，四至脱精，五至死，六至命尽，足太阴脉也。

脾脉急甚为瘈疭；微急为膈中满，食饮入而还出，后沃沫。缓甚为痿厥；微缓为风痿，四肢不用，心慧然若无疾。大甚为击仆；微大为脾疝，气裹大脓血在肠胃之外。小甚为寒热；微小为消瘅。滑甚为㿗癃；微滑为虫毒，蛔肠鸣热。涩甚为肠㿗；微涩为内溃，多下脓血。

脾脉搏坚而长，其色黄，当病少气。其软而散，色不泽者，当病足骭，肿若水状。

黄脉之至也，大而虚，有积气在腹中，有厥气，名曰厥疝，女子同法，得之疾使四肢汗出当风。

扁鹊曰：脾有病则色萎黄，实则舌本强直，虚则多癖善吞，注利其实，若阳气壮则梦饮食之类。

脾在声为歌，在变动为噫，在志为思。思伤脾，精气并于脾则饥。音主长夏，病变于音者取之经，恐惧而不解则伤精，精伤则骨酸痿厥，精时自下则病精，是故五脏主藏精者也，不可伤，伤则守失而阴虚，虚则无气，无气则死。

病先发于脾，闭塞不通，身痛体重。一日之胃而腹胀；二日之肾，少腹腰脊痛，胫酸；三日之膀胱，背膂筋痛，小便闭，十日不已，死，冬人定，夏晏食。

病在脾，日昳慧，平旦甚，日中持，下晡静。《素问》作日出甚。王冰云：日中持者缪也。

假令脾病，东行若食雉兔肉及诸木果实得之，不者，当以春时发，得病以甲乙日也。

凡脾病之状，必身重，善饥，足痿不收，《素问》作善肌肉痿，足不收。《甲乙》作苦饥，肌肉痿，足不收。行善瘈，脚下痛。虚则腹满，肠鸣飧泄，食不化，取其经足太阴、阳明、少阴血者。

脾脉沉之而濡，浮之而虚，苦腹胀烦满，胃中有热，不嗜食，食而不化，大便难，四肢苦痹，时不仁，得之房内，月使不来，来而频并。

脾病其色黄，饮食不消，腹苦胀满，体重节痛，大便不利，其脉微缓而长，此为可治，宜服平胃丸、泻脾丸、茱萸丸、附子汤。春当刺隐白，冬刺阴陵泉，皆泻之；夏刺大都，季夏刺公孙，秋刺商丘，皆补之。又当灸章门五十壮，背第十一椎百壮。

邪在脾胃，肌肉痛，阳气有余，阴气不足，则热中；善饥，阳气不足，阴气有余，则寒中；肠鸣腹痛，阴阳俱有余；若俱不足，则有寒有热，皆调其三里。

有所击仆，若醉饱入房，汗出当风，则伤脾，脾伤则中气，阴阳离别，阳不从阴，故以三分候死生。

脾中风者，翕翕发热，形如醉人，腹中烦重，皮肉瞤瞤而短气也。

脾中寒[①]。

脾水者，其人腹大，四肢苦重，津液不生，但苦少气，小便难。

脾胀者，善哕，四肢急一作实，体重不能衣一作收。

趺阳脉浮而涩，浮则胃气强，涩则小便数，浮涩相搏，大便则坚，其脾为约。脾约者，其人大便坚，小便利，而反不渴。

脾气弱，病利下白，肠垢，大便坚，不能更衣，汗出不止，名曰脾气弱，或五液注下青黄赤白黑。

寸口脉弦而滑，弦则为痛，滑则为实，痛即为急，实即为踊，痛踊相搏，即胸胁抢急。

趺阳脉浮而涩，浮即胃气微，涩即脾气衰，微衰相捕，即呼吸不得，此为脾家失度。

寸口脉双紧即为入，其气不出，无表有里，心下痞坚。

趺阳脉微而涩，微即无胃气，涩则伤脾，寒在于膈而反下之，寒积不消，胃微脾伤，谷气不行，食已自噫，寒在胸膈，上虚下实，谷气不通，为秘塞之病。

寸口脉缓而迟，缓则为阳，其气长，迟则为阴，荣气促一云不足，荣卫俱和，刚柔相得，三焦相承，其气必强。

趺阳脉滑而紧，滑即胃气实，紧即脾气伤，得食而不消者，此脾不治也。能食而腹不满，此为胃气有余。腹满而不能食，心下如饥，此为胃气不行，心气虚也。得食而满者，此为脾家不治。

病人鼻下平者胃病也，微赤者病发痈，微黑者有热，青者有寒，白者不治，唇黑者胃先病，微燥而渴者可治，不渴者不可治。脐反出者此为脾先落一云先终。

凡人病脉以解，而反暮微烦者，人见病者瘥安而强与谷，脾胃气尚弱，不能消谷，故令微烦，损谷则愈。

诊得脾积，脉浮大而长，饥则减，饱则见膜起与谷争减，心下累累如桃李，起见于外，腹满呕泄肠鸣，四肢重，足胫肿，厥不能卧，是主肌肉损，色黄也。

脾之积名曰痞气，在胃脘覆如大盘，久久不愈。病四肢不收，黄瘅，食饮不为肌肤，以冬壬癸日得之。肝病传脾，脾当传肾，肾适以冬王，王者不受邪，脾复欲还肝，肝不肯受，因留结为积，故知痞气，以冬得之。

脾病其色黄，体青失溲，直视，唇反张，爪甲青，饮食吐逆，体重节痛，四肢不举，其脉当浮大而缓，今反弦急，其色当黄，而反青者，此是木之克土，为大逆，十死不治。

宫音人者，主脾声也。脾声歌，其音鼓，其志愁，其经足太阴。厥逆阳明则荣卫不通，阴阳翻祚，阳气内击，阴气外伤，伤则寒，寒则虚，虚则举体消瘦，语音沉涩，如破鼓之声，舌强不转，而好咽唾，口噤唇黑，四肢不举，身重如山，便利无度，甚者不可治。依源麻黄汤主之。方在第八卷中。又言声忧惧，舌本卷缩，此是木克土，阳击阴，阴气伏，阳气起，起则实，实则热，热则闷乱，体重不能转侧，语声拖声，气深不转而心急，此为邪热伤脾，甚则不可治。若唇虽萎黄，语音若转，可治。

脾病为疟者，令人寒，腹中痛，热则

---

① 寒：此下似有缺文，待考。

肠中鸣，鸣已汗出，恒山丸主之。方在第十卷中。若其人本来少于瞋怒，而忽反常，瞋喜无度，正言而鼻，笑不答于人，此脾病声之候也。不盈旬月，祸必至矣。阴阳之疾，经络之源，究寻其病，取其所理，然后行治，万无遗一也。

黄为脾，脾合肉，黄如鳝腹者吉。脾主口唇，唇是脾之余。其人土形，相比于上宫，黄色，大头，圆面，美肩，背大，腹好，股胻小，手足多肉，上下相称，行安地，举足心平，好利人，不喜权势，喜附人，耐秋冬，不耐春夏，春夏感而生病，主足太阴敦敦然。脾应月，月有亏盈，脾小大随人唇大小。上唇厚，下唇薄，无腭龈，唇缺破，此人脾不正。揭耸唇者则脾高，高则实，实则热，热则季胁痛满。唇垂而大不坚者，则脾下，下则虚，虚则危，危则寒，寒则身重，不能行步。唇坚者则脾坚，坚则脏安，安则不病。唇上下好者则脾端正，端正则脾胃和，利人无病。唇偏举者，则脾偏痛好胀。

凡人分部中陷起者，必有病生。胃阳明为脾之部，而脏气通于内外，部亦随而应之。沉浊为内，浮清为外。若表病外入，所部则起，起则前泻阳，后补阴；若里病内出，所部则陷，陷则前治阴，后治阳。阳则实热，阴则虚寒，寒主外，热主内。

凡人死生休否，则脏神前变形于外。人脾前病，唇则焦枯无润；若脾前死，唇则干青白渐缩急，齿噤不开。若天中等分，墓色应之，必死不治。看色厚薄，决判赊促，赊则不盈四百日内，促则旬朔之间。脾病少愈而卒死，何以知之？曰：青黑如拇指靥点见颜颊上，此必卒死。脾绝十二日死。何以知之？口冷足肿，腹热胪胀，泄利不觉其出时，一曰五日死，面青目黄者五日死。病人著床，心痛气短，脾竭内伤，百日复愈，欲起傍徨，因坐于地，其亡倚床，能治此者，可谓神良。又面黄目赤不死，黄如枳实死。吉凶之色在于分部，霏霏而见，黑黄入唇，必病，不出其年。其穴在鼻上，当两眼，是分部位也。若年上不应，三年之内，祸必应也。

季夏土，脾脉色黄，主足太阴脉也。其脉本在中封前上四寸之中，应在背俞与舌本。中封在内踝前一寸大筋里宛宛中，脉本从中封上四寸是也。其脉根于隐白，隐白在足大趾端内侧是也。

其筋起于足大趾之端，内侧上结于内踝，其直者上结于膝内辅骨上，循阴股结于髀，聚于阴器，上腹，结于脐，循腹里，结于胁，散于胸中，其内者著于脊。

其脉起于足大趾之端，循趾内侧白肉际，过核骨后，上内踝前廉，上腨内，循胻骨后，交出厥阴之前，上循膝股内前廉，入腹，属脾络胃，上膈挟咽，连舌本，散舌下。其支者，复从胃别上膈，注心中。合足阳明为表里。阳明之本，在厉兑，足趺上大趾间上三寸骨解中也，同会于手太阴。

其足太阴之别，名曰公孙，去本节后一寸，别走阳明。其别者，入络肠胃。主脾生病，实则胃热，热则腹中切痛，痛则阳病，阳脉反大于寸口三倍。病则舌强，筋转卵缩，牵阴股，引髀痛，腹胀身重，食饮不下，烦心，心下急，注脾，脾病。虚则胃寒，寒则腹中鼓胀，胀则阴病，阴脉反小于寸口一倍。病则泄水，不能卧而烦，强立，股膝内痛，若筋折纽之，纽之者，脉时缀缀动也，发动甚者死不治。

四季之月，各余十八日，此为四季之余日，主脾胃黄肉随病也一作内阳病。其源从太阴阳明相格，节气相移。三焦寒湿不调，四时关格而起，则脏腑伤疴，随时受疠。阳气外泄，阴气内伏，其病相反。若腑虚则阴邪所加，头重颈直，皮肉强痹。若脏实则阳疫所伤，蕴而结核，起于喉颈之侧，布毒热于皮肤分肉之中，上散入发际，下贯颞颥，隐隐而热，不相断离，故曰黄肉随病也。

扁鹊曰：灸肝脾二俞，主治丹毒，四时随病，当依源补泻。虚实之疴，皮肉随热，则须镰破、薄贴、方咒促治，疾无逃矣。

脾虚实第二论一首

脉四条 方二十三首 灸法一首

脾实热

右手关上脉阴实者，足太阴经也。病苦足寒胫热，腹胀满，烦扰不得卧，名曰脾实热也。

治舌本强直，或梦歌乐而体重不能行，宜**泻热汤方**。

前胡 茯苓 龙胆 细辛 芒硝各三两 杏仁四两 玄参 大青各二两 苦竹叶切，一升

上九味，㕮咀，以水九升，煮取三升。分三服，食后服。

射干煎方 主治同前。

射干八两 大青三两 石膏十两，一作一升 赤蜜一升

上四味，㕮咀，以水五升，煮取一升五合，去滓，下蜜煎，取二升，分三服。

治脾热，面黄目赤，季胁痛满方。

半夏八两 枳实 栀子 茯苓 芒硝各三两 细辛五两 白术 杏仁各四两 生地黄切，一升 淡竹叶切，一升 母姜八两

上十一味，㕮咀，以水九升，煮取三升，去滓，下芒硝，分三服。

治脾横方

若赤黑，发如瓜大，煎羊脂摩之。

又方

末赤小豆和鸡子白敷之。

四肢寒热，腰疼不得俯仰，身黄，腹满，食呕，舌根直，灸第十一椎上及左右各一寸五分，三处各七壮。

脾胃俱实

右手关上脉阴阳俱实者，足太阴与阳明经俱实也。病苦脾胀腹坚，抢胁下痛，胃气不转，大便难，时反泄利，腹中痛，上冲肺肝，动五脏，立喘鸣，多惊，身热汗不出，喉痹精少，名曰脾胃俱实也。**泻热方**。

大黄 麻黄 黄芩各四两 杏仁 赤茯苓 甘草 橘皮 芒硝 泽泻各三两

上九味，㕮咀，以水九升，煮取三升，绞去滓，纳大黄，煮两沸，去滓，下芒硝，分三服。

治脾脉厥逆大，腹中热切痛，舌强腹胀，身重，食不下，心注脾急痛，**大黄泻热汤**方。

大黄三两，细切，水一升半别渍一宿 泽泻 茯苓 黄芩 细辛 芒硝各二两 甘草三两 橘皮二两

上八味，㕮咀，以水七升，煮取三升三合，去滓，下大黄，更煎两沸，去滓，下芒硝，分三服。

治脾热胁痛，热满不歇，目赤不止，口唇干裂方。

石膏一斤，碎 生地黄汁 赤蜜各一升 淡竹叶切，五升

上四味，先以水一斗二升煮竹叶，取七升，去滓澄清，煮石膏，取一升五合，去滓，下地黄汁，两沸，次下蜜，煎取三升，细细服之。

治脾热，偏一边痛，胸满胁偏胀方。

茯苓 橘皮 泽泻各三两 芍药 白术各四两 人参 桂心各二两 石膏八两 半夏六两 生姜切，一升 桑根白皮一升

上十一味，㕮咀，以水一斗二升，煮取三升，去滓，分三服。若须利下，加芒硝二两佳。

脾虚冷

右手关上脉阴虚者，足太阴经也。病苦泄注，腹满气逆，霍乱呕吐，黄瘅，心烦不得卧，肠鸣，名曰脾虚冷也。

治虚胀，胁痛肩息，有时发作，悉补之方。

五加根皮一斤　猪椒根皮二斤　丹参　橘皮各一斤　地骨皮　干姜　白术各八两　干地黄　芎䓖　附子各五两　桂心　桔梗各四两　大枣五十枚　甘草三两

上十四味，㕮咀，以酒四斗，渍五七日，服七八合，加至一升，日再服。

治脾寒，饮食不消，劳倦气胀，噫满，忧恚不乐，**槟榔散**方。

槟榔八枚，皮子并用　人参　茯苓　陈曲　厚朴　麦蘖　白术　吴茱萸各二两

上八味，治下筛。食后酒服二方寸匕，日再。一方用橘皮一两半。

温脾丸　治久病虚羸，脾气弱，食不消，喜噫方。

黄柏　大麦蘖　吴茱萸　桂心　干姜　细辛　附子　当归　大黄　曲　黄连各一两

上十一味，末之，蜜丸加梧子。每服十五丸，空腹酒服，日三。

麻豆散　主脾气弱，不下食，饵此以当食方。

大豆黄二升　大麻子三升，熬令香

上二味，治下筛。饮和服一合，日四五，任情多少。

脾胃俱虚

右手关上脉阴阳俱虚者，足太阴与阳明经俱虚也。病苦胃中如空状，少气不足以息，四逆寒，泄注不已，名曰脾胃俱虚也。

治腹胀善噫，食则欲呕，泄澼溏下，口干，四肢重，好怒，不欲闻人声，忘误，喉痹，补之方。

黄连一两　禹余粮二两　白术三两　大麻子五两　干姜三两　桑白皮八两　大枣二十枚

上七味，㕮咀，以水一斗二升，煮取二升，分四服。

治脾胃俱虚，苦饥寒痛方。

人参　当归　桂心　茯苓　桔梗　芎䓖各五两　厚朴　甘草　橘皮　吴茱萸各二两　白术五两　麦蘖一升

上十二味，㕮咀，以水一斗二升，煮取三升，分三服。

治脾胃俱虚冷，**白术散**方。

白术　厚朴　人参　吴茱萸　茯苓　麦蘖　曲　芎䓖各三两

上八味，治下筛。酒服方寸匕，食后，日三。一方加大腹、橘皮。

凡身重不得食，食无味，心下虚满，时时欲下，喜卧者，皆针胃管、太仓，服建中汤及服此平胃丸方。建中汤方出第十九卷中。

杏仁五十枚　丹参三两　苦参　葶苈　玄参各二两　芎䓖　桂心各一两[①]

上七味，末之，蜜丸如梧子。酒服五丸，日三，以知为度。

崔文行平胃丸　治丈夫小儿食实不消，胃气不调，或温壮热结，大小便不利者。有病冷者，服露宿丸热药后，当进此丸调胃方。

大黄二两　小草　甘草　芍药　芎䓖　葶苈各一两　杏仁五十枚

上七味，末之，蜜丸，饮服如梧子五丸，日三，一岁儿二丸，渐加之。《千金

---

① 一两：此下宋古本有“大黄四两”，方由八味组成。

翼》有菖蒲、当归、干姜、茯苓、麦门冬、细辛，为十三味，无杏仁。

论曰：凡病宿食，在上脘当吐之。脉数而滑者实也，有宿食不消，下之愈。胃中有澼，食冷物即痛。不能食，有热物即欲食，大腹有宿食。寒栗发热如疟状，宿食在小腹者，当暮发热，明旦复止，寸脉紧即头痛风寒，或腹中宿食不化。寸口脉紧者，如转索左右无常。脾胃中有宿食不消，寸口脉浮而大，按之反涩，尺中微而涩，故知宿食。

大曲糵丸 主消谷断下，温和又寒冷者，长服不患霍乱方。

大麦糵 曲各一升 附子 干姜 当归 人参各三两 赤石脂一两 桔梗 女萎各二两 吴茱萸 皂荚各五两 蜀椒二两半 乌梅五十枚

上十三味，末之，蜜醋中半渍梅一宿，蒸三斗米下，去核，捣如泥，和药蜜和捣三千杵。服十丸，日三。下甚者，加龙骨、阿胶、艾各三两。

消食断下丸 寒冷者，常服之方。

曲 大麦糵各一升 吴茱萸四两

上三味，末之，蜜和。服十五丸如梧子，日三。

干姜散 治不能食，心意冥然忘食方。

法曲 干姜 豉 蜀椒 大麦糵各一升

上五味，合治下筛。食后服五方寸匕，日三，以能食为度。

消食丸 治数年不能食方。

小麦糵 曲各一升 干姜 乌梅各四两

上四味，末之，蜜和。服十五丸，日再，加至四十丸。寒在胸中及反胃翻心者，皆瘥。

曲糵散 主消谷能食，除肠中水气胪胀方。

法曲 杏仁 麦糵各五两

上三味，治下筛。食后酒服一合，日三。

脾劳第三论一首 方二首

论曰：凡脾劳病者，补肺气以益之。肺王则感于脾，是以圣人春夏养阳气，秋冬养阴气，以顺其根本矣。肝心为阳，脾肺肾为阴。逆其根则伐其本，阴阳四时者，万物之终始也。

治脾劳实，四肢不用，五脏乖反胀满，肩息气急不安，承气泄实热**半夏汤**方。

半夏 宿姜各八两 茯苓 白术 杏仁各三两 竹叶切，一升 橘皮 芍药各四两 大枣二十枚

上九味，㕮咀，以水一斗，煮取三升，分四服。

治脾虚寒劳损，气胀噫满，食不下，通噫消食膏酒方。

猪膏三升 宿姜汁五升 吴茱萸一升 白术一斤

上四味，捣茱萸、术等二物，细细下筛为散，纳姜汁膏中煎，取六升。温清酒一升，进方寸匕，日再。

肉极第四

论一首 方六首

论曰：凡肉极者主脾也。脾应肉，肉多肌合[1]。若脾病，则肉变色。又曰：至阴遇病为肌痹，肌痹不已，复感于邪，内舍于脾，体痒淫淫，如鼠走其身上，津液

① 肉多肌合：宋古本、元刻本、道藏本、后藤本作“肉与脾合”。

脱，腠理开，汗大泄，鼻端色黄，是其相也。凡风气藏于皮肤，肉色则败。以季夏戊己日伤于风为脾风，脾风之状多汗。阴动伤寒，寒则虚，虚则体重怠堕，四肢不欲举，不嗜饮食，食则咳，咳则右胁下痛，阴阴引肩背，不可以动转，名曰厉风，里虚外实。若阳动伤热，热则实，实则人身上如鼠走，唇口坏，皮肤色变，身体泽，液脱，腠理开，汗大泄，名曰恶风。而须决其纲纪，知其终始，阴阳动静，肉之虚实，实则泻之，虚则补之。能治其病者，风始入肉皮毛肌肤筋脉之间，即须决之。若入六腑五脏，则半死矣。

扁鹊曰：肉绝不治，五日死，何以知之？皮肤不通，外不得泄。凡肉应足太阴，太阴气绝，则脉不营其肌肉。唇反者，气尽则肉先死，使良医妙药终不治也。

治肉热极，肌痹淫淫，如鼠走身上，津液脱，腠理开，汗大泄，为脾风，风气藏于皮肤，肉色败，鼻见黄色，**麻黄止汗通肉解风痹汤**方。

麻黄　枳实　细辛　白术　防己各三两，一作防风　生姜　附子各四两　甘草　桂心各二两　石膏八两

上十味，㕮咀，以水九升煮麻黄，去沫，下诸药，煮取三升，分三服。

治肉极虚热，肌痹淫淫，如鼠走身上，津液开泄，或痹不仁，四肢急痛，**西州续命汤**方。

麻黄　生姜各三两　当归　石膏各二两　芎䓖　桂心　甘草　黄芩　防风　芍药各一两　杏仁四十枚

上十一味，㕮咀，以水九升，先煮麻黄，除沫，下诸药，煮取三升，去滓。分四服，日再。

治肉极热，则身体津液脱，腠理开，汗大泄，厉风气下焦脚弱，**越婢汤**。方出第七卷中。

治肉热极，则体上如鼠走，或如风痹，唇口坏，皮肤色变，**石楠散**，主诸风大病方。

石楠三十铢　薯蓣　天雄　桃花一作桃仁　甘菊花　芍药各一两，一本作甘草　黄芪十八铢　山茱萸一两十八铢　真珠十八铢　石膏二两　升麻　萎蕤各一两半

上十二味，治下筛。酒服方寸匕，日再，食后服。

治肉极虚寒，为脾风，阴动伤寒，体重怠堕，四肢不欲举，关节疼痛，不嗜饮食，虚极所致，**大黄芪酒**方。

黄芪　桂心　巴戟天　石斛　泽泻　茯苓　柏子仁　干姜　蜀椒各三两　防风　独活　人参各二两　天雄　芍药　附子　乌头　茵芋　半夏　细辛　白术　黄芩　栝楼根　山茱萸各一两

上二十三味，㕮咀，绢袋贮，以清酒三斗渍之，秋冬七日，春夏三日。初服三合，渐渐加，微痹为度，日再。

治肉极虚寒，卒中风，口噤不能言，四肢缓纵，偏挛急痛，注五脏，恍惚喜怒无常，手脚不随方。

独活　茵芋　黄芩各三两　甘草　防风　芍药　芎䓖　麻黄　葛根各二两　人参一两　乌头三枚

上十一味，㕮咀，以水一斗、竹沥四升合，煮取四升。分四服，日三夜一。

肉虚实第五论一首　方二首

论曰：夫肉虚者，坐不安席，身危[①]变动。肉实者，坐安不动，喘气。肉虚实不应，主于脾。若其腑脏有病从肉生，热则应脏，寒则应腑。

治肉虚坐不安席，好动，主脾病，寒

① 身危：宋古本作“身色”。

气所伤，**五加酒**方。

五加皮　枸杞皮各二升　干地黄　丹参各八两　杜仲　石膏各一斤，一方作石床　干姜四两　附子三两

上八味，㕮咀，以清酒二斗，渍三宿。一服七合，日再。

治肉实，坐安席不能动作，喘气，主脾病，热气所加关格，**半夏汤**除喘方。

半夏　宿姜各八两　杏仁五两　细辛　橘皮各四两　麻黄一两　石膏七两　射干二两

上八味，㕮咀，以水九升，煮取三升，分三服。须利，下芒硝三两。

秘涩第六

论一首 方四十一首 灸法十五首

论曰：有人因时疾瘥后，得秘塞不能，遂致夭命，大不可轻之，所以备述。虽非死病，凡人不明药饵者，拱手待毙，深可痛哉。单复诸方，以虞仓卒耳。凡大便不通，皆用滑腻之物及冷水并通也。凡候面黄者，即知大便难。

趺阳脉浮而涩，浮则胃气强，涩则小便数，浮涩相搏，大便则坚，其脾为约。脾约者，其人大便坚，小便利而不渴，**麻子仁丸**方。

麻子仁二升　枳实八两　杏仁一升　芍药八两　大黄一斤　厚朴一尺

上六味，末之，蜜丸如梧子。饮服五丸，日三，渐加至十丸。《肘后》、《外台》无杏仁。

治关格，大便不通方。

芒硝二两　乌梅　桑白皮各五两　芍药　杏仁各四两　麻仁二两　大黄八两

上七味，㕮咀，以水七升，煮取三升，分三服。一本无乌梅，加枳实、干地黄各二两。

治大便秘塞不通神方。

猪羊胆无在，以筒灌三合许，令深入即出矣，出不尽，须臾更灌。一方加冬葵子汁和之，亦妙。又椒豉汤五升，和猪膏三合灌之佳，临时易可得即用之。又煎蜜成煎如人指大，深纳谷道佳。又无灰浓酒半升，盐三钱匕，炼成，如上法。

三黄汤　治下焦热结，不得大便方。

大黄三两　黄芩二两　甘草一两　栀子二七枚

上四味，㕮咀，以水五升，煮取一升八合。分三服。若大秘，加芒硝二两。

淮南五柔丸　治秘涩及虚损不足，饮食不生肌肤，三焦不调，和荣卫，利腑脏，补三焦方。

大黄一升，蒸三斗米下　前胡二两　半夏　苁蓉　芍药　茯苓　当归　葶苈　细辛各一两

上九味，末之，蜜和，合捣万杵，为丸梧子大。食后服十五丸，稍增之，日再。《崔氏》云：令人喜饭，消谷益气，有忧者加松实半两、菴蕳半两，服之缓中，不如意便服之，又有黄芩一两。

大五柔丸　主脏气不调，大便难，通荣卫，利九窍，消谷益气力方。

大黄　芍药　枳实　苁蓉　葶苈　甘草　黄芩　牛膝各二两　桃仁一百枚　杏仁四十枚

上十味，末之，蜜和丸如梧子。一服三丸，日三，加至二十丸，酒下。

濡脏汤　主大便不通六七日，腹中有燥屎，寒热烦迫，短气汗出，胀满方。

生葛根二升　猪膏二升　大黄一两

上三味，㕮咀，以水七升，煮取五升，去滓，纳膏，煎取三升，澄清。强人顿服，羸人再服。亦治大小便不通。

治大便不通方。

商陆　牛膝各三斤　大戟一斤　大豆

五升

上四味，㕮咀，以水五升，煮取二升，以大豆五升煎令汁尽，至豆干。初服三枚，以通为度。

又方

蜜和胡燕屎纳大孔中，即通。

又方

水四升，蜜一升，合煮熟，冷，灌下部中，一食顷即通。

又方

盐半合，蜜三合，合煎如饧，出之，著冷水中，丸如槟榔，形如指许大。深纳下部中，立通。

治大便难方

单用豉清、酱清、羊酪、土瓜根汁灌之，立通。

又方

以酱清渍乌梅，灌下部中。

又方

桑根白皮　榆根白皮各一把

上二味，㕮咀，以水三升，煮取一升半，分三服。

又方

桃皮三升，水五升，煮取一升，顿服。

又方

水一升，煮羊蹄根一把，取半升，顿服。

又方

常煮麻子，取汁饮。

又方

猪脂和陈葵子末为丸，如梧子。每服十丸，通即止。

又方

水服桃花方寸匕。无桃花，白皮亦得。

又方

常服车前子及叶并良。

又方

捣葵根汁生服。

又方

好胶三寸　葱白一把

上二味，以水四升，煮取一升半，顿服之，即下。

又方

葵子　牛酥各一升，猪脂亦用得

上二味，以水三升煮葵子，取一升，纳酥，煮一沸，待冷，分二服。

又方

葵子汁和乳汁等分服之，立出。

又方

酱清三升　麻油二升　葱白三寸

上三味，合煮令黑，去滓待冷，顿服之。一方不用酱清。

芒硝丸　治胀满不通方。

芒硝　芍药各一两半　黄芩一两六铢　杏仁　大黄各二两

上五味，末之，蜜丸如梧子。饮服十五丸，加至二十丸，取通利为度，日三。

又方

通草　朴硝各四两　郁李仁　黄芩　瞿麦各三两　车前子五合，一方六两，一方二升

上六味，㕮咀，以水八升，煮取二升半，分二服。一方用绢袋盛煮，顿服二升。

又方

独头蒜烧熟去皮，绵裹，纳下部中，气立通。又削姜裹盐导之，乃干姜、盐、杏仁捣丸导之，并佳。

治胀满闭不下方

吴茱萸一升　干姜　大黄　当归　桂心　芍药　甘草　芎䓖各二两　人参　细辛各一两　桃白皮一把　真珠半两　雄黄十八铢

上十三味，㕮咀，以水一斗，煮取三升，去滓，纳雄黄、真珠末，酒一升，微

火煮三沸。服一升，得下即止。

走马汤　主一切卒中恶，心痛腹胀，大便不通。方出第十三卷心腹痛篇。

巴豆丸　主寒癖宿食，久饮饱不消，大秘不通方。

巴豆仁一升，清酒五升，煮三日三夕，碎，大熟，合酒微火煎，令可丸如胡豆，欲取吐下者，服二丸。

练中丸　主宿食不消，大便难方。

大黄八两　葶苈　杏仁　芒硝各四两

上四味，末之，蜜丸如梧子，食后服七丸，日二，稍加。《肘后》名承气丸。

大便难，灸第七椎两旁各一寸，七壮。

又，灸承筋二穴各三壮，在腨中央陷内。

大便不通，灸夹玉泉相去各二寸，名曰肠遗，随年壮。一云二寸半。

又，灸大敦四壮，在足大趾聚毛中。

大便闭塞，气结，心坚满，灸石门百壮。

后闭不通，灸足大都随年壮。

治老人、小儿大便失禁，灸两脚大趾去甲一寸，三壮。

又，灸大趾歧间各三壮。

治大小便不通方。

葵子末，一升　青竹叶一把

上二味，以水三升，煮五沸，顿服。

又方

葵子一升　榆皮切，一升

上二味，以水五升，煮取二升，分三服。

又方

葵子一升，以水三升，煮取一升，去滓，纳猪脂一升，空腹分二服。

又方

甑带煮取汁，和蒲黄方寸匕，日三服。

又方

猪脂一斤，以水二升，煮三沸，饮汁立通。

治大小便不利方。

葵子一升　硝石二两

上二味，以水五升，煮取二升，分再服。

治小儿大小便不通方。

捣白花胡葵子末，煮汁服之。

又方

末鸡屎白，服一钱匕。

大小便不利，欲作腹痛，灸荣卫四穴百壮，穴在背脊四面各一寸。

腹热闭时，大小便难，腰痛连胸，灸团冈百壮，穴在小肠俞下二寸，横三间寸灸之。

大小便不通，灸脐下一寸三壮。

又，灸横纹百壮。

大小便不利，灸八髎百壮，穴在腰目下三寸，夹脊相去四寸，两边各四穴，计八穴，故名八髎音辽。

小儿大小便不通，灸口两吻各一壮。

小便不利，大便数注，灸屈骨端五十壮。

小便不利，大便注泄，灸天枢百壮，穴在夹脐相去三寸。魂魄之舍不可针，大法在脐旁一寸，合脐相去可三寸也。

热痢第七 论一首　脉证二十四条　方二十六首　灸法十首

论曰：余立身以来，二遭热痢，一经冷痢，皆日夜百余行，乃至移床就厕，其困笃如此，但率意自治者，寻手皆愈，乃知此疾天下易治。但中性之徒，率情骄倨，良药苦口，不能克己早饵，朝遇暮过，望其自瘥，疾热日增，胃气渐弱，心力俱微，食饮与药皆不能进，既不时愈，便称痢病难治，斯皆自误也，学者须深达斯旨。然此病随宜服一物，皆得瘥之，惟须力意苦已服食，以瘥为限，则无不愈也。又大须慎口味，重者瘥后百日，次者一月日。所以常哀骄恣者，不能自慎，兴言于此，以为至概[①]矣。古今痢方千万首，不可具载，此中但撮其效者七八而已。虽然弘之在人也，何则？陟厘丸、乌梅丸、松皮散等，暴痢服之，何有不瘥；其温脾汤、健脾丸方出下冷痢篇，久下得之，焉能不愈？大凡痢有四种，谓冷、热、疳、蛊。冷则白；热则赤；疳则赤白相杂，无复节度，多睡眼涩；蛊则纯痢瘀血。热则多益黄连，去其干姜；冷则加以热药；疳则以药吹灌下部；蛊毒则以蛊法治之。药既主对相当，痢者复自勉励服饵，焉有不愈者也。

凡服止痢药，初服皆剧，愚人不解，即止其药不服，此特不可。但使药与病源的相主对，虽剧但服，不过三服渐渐自知，惟非其主对者本勿服也。

凡痢病，通忌生冷醋滑、猪鸡鱼油、乳酪酥干、脯酱粉咸。所食诸食，皆须大熟烂为佳。亦不得伤饱。此将息之大经也。若将息失所，圣人不救也。

下利脉滑而数，有宿食，当下之。

下利脉迟而滑者，实也，利为未止，急下之。

下利脉反滑，当有所去，下乃愈。

下利，不欲食者，有宿食，当下之。

下利而腹痛满为寒实，当下之。

下利，腹中坚者，当下之。

下利而谵语者，腹内有燥屎，宜下之。

下利，三部皆平一作浮，按其心下坚者，急下之。

下利瘥，至其年月日时复发者，此为下不尽，更下之愈。

风寒下者，不可下，下之后，心下坚痛脉迟一作浮，此为寒，但当温之。脉沉紧下之亦然。脉大浮弦，下之当已。下利脉浮大，此为虚，以强下之故也。设脉浮革者，因尔肠鸣，当温之。

下利，脉迟紧为痛，未欲止，当温之。得冷者，满而便肠垢。

下利，身躯疼痛，急救里，诸温之属，可与理中、四逆、附子汤热药辈。

下利，大孔痛者，当温暖之。

下利，腹胀满身体疼痛者，先温其里，乃攻其表。

下利清谷，不可攻其表，汗出必胀满。

下利气者，当利其小便。

下利，脉反浮数，尺中自涩，其人必清脓血。

下利，脉数而渴者，今自愈。设不瘥，必清脓血，有热故也。

下利，脉沉弦者下重，其脉大者为未止，脉微弱数者为欲自止，虽发热不死。

下利，脉沉而迟，其人面少赤，身有微热，下利清谷，必郁冒汗出而解，病人必微厥，所以然者，面戴阳下虚故也。

下利，有微热而渴，脉弱者，今自愈。

下利脉数，有微热，汗出，今自愈，设脉紧为未解。

下利，脉反弦，发热身汗者，自愈。

下利，脉大浮弦，下当已。

下利，舌黄燥而不渴，胸中实，下不止者，死。

下利后脉绝，手足厥冷，晬时脉还，手足温者生，不还不温者死。

下利，手足厥冷无脉者，灸之不温，若脉不还，反微喘者死。少阴负趺阳者为

① 至概：宋古本作“夭横”。

顺。

凡六腑气绝于外者，手足寒，上气脚缩；五脏气绝于内者，下不自禁，下甚者手足不仁也。细寻取之，万不失一。下病体略例如此耳。

《素问》曰：春伤于风，夏为脓血，凡下多滞下也；夏伤于风，秋必洞泄，秋多下水也，患是冷也。夫积冷积热，及水谷实而下者，以大黄汤下之，强人勿过两剂，皆消息五六日，更进一剂。其补涩汤不效者，三两日可进一剂。

陟厘丸 治百病下痢，及伤寒身热，头痛目赤，四肢烦疼不解，协热下痢；或医已吐下之，腹内虚烦，欲得冷饮，饮不能消，腹中急痛，温食则吐，乍热乍冷，状如温疟；或小便不利，气满呕逆，下痢不止方。

水中陟厘五两 汉中木防己六两 紫石英三两 厚朴一两 陇西当归四两 黄连二两 三岁醇苦酒五升 上好豉三升

上八味，皆取真新者。以苦酒二升渍防己，极令润出之，留苦酒，置以利刀切防己，厚令一分，使厚薄悉等，以板瓦覆著炭火上，以厚纸藉瓦上，布成切防己著纸上讫，从头依次反，周而复始，令色槁燥，复渍向余苦酒中，更出，著瓦上熬之，如此尽苦酒止，勿令火猛，徐徐熬令极燥，各捣下筛毕，都合捣千杵。以余二升苦酒渍豉一宿，明旦以瓦盆盛之，以一盆覆之，蒸五升土下，须土气通流，熟出之，于盆中研豉，以新布绞其浓汁，如枣膏法以和药，捣三千杵，顿丸皆如水中鸡头子大，分著数囊中，悬令阴干，取燥，乃更盛著，亟以蜡密封其际，勿令见风尘。此药以三丸为一剂，平旦以井华水服一剂，昼服一剂，暮服一剂，皆以水服之，初服宁少食，当餔食水飧；欲服药若食饮消，腹中调和者，日可一服；若已瘥者，二三日可一服，消息以意；若病重药力未行者，但益服之，日可四五剂；或时下不止者，当复更增，令腹中有药力，饮食消，是其效也。新服药未安调，当水飧助药力，心中了然，然后可作羹臛，但当冷食之耳；若有时不喜冷食者，正是药力尽耳，复益服药，至一宿许，则复欲进冷也。若欲不复药者，但稍温食，药力自尽矣。服药不必须强多饮水也，自随体调耳。久下虚，服之如法。禁热食生鱼、猪肉、蒜、生菜、酒，缘酒发药力，令病者烦热也。又禁辛物，及诸肥腻难消物，皆勿食也。若有风病，加防风一两；人虚羸，可加石斛一两；若宿有下痢，肠胃损弱者，可加太一余粮二两半，取石中黄软香者；若妇人产后疾，加石硫黄二两；小便黄赤不利，加蒲黄一两，依方消息之，无不得效也。《胡洽》云：旧有五石：赤石脂、白石英、钟乳、矾石并禹余粮各四两，常以二月合之。

下痢热，诸治不瘥方。

乌梅一升 黄连一斤，金色者

上二味，末之，蜜和。服如梧子二十丸，日三夜二，神妙。

治积久三十年常下痢神方。

赤松皮去上苍皮，切一斗，为散，面粥和一升服之，日三，瘥即止，不过服一斗永瘥，三十年痢服之，百日瘥。

治热毒痢，**苦参橘皮丸**方。

苦参 橘皮 独活 阿胶 蓝青 黄连 鬼臼一作鬼箭羽 黄柏 甘草

上九味，等分，末之，以蜜烊胶和，并手丸之如梧子，干之。饮服十丸，日三，稍加之，卒下注痢者大良。

治诸热毒下黄汁，赤如烂血，滞如鱼脑，腹痛壮热方。

黄柏 黄芩 升麻 石榴皮各六分 白头翁 寄生 当归 牡蛎 犀角 甘

草各一两　黄连二两　艾叶二分

上十二味，㕮咀，以水六升，煮取三升，分三服。

龙骨丸　主下血痢，腹痛方。

龙骨　当归　龙胆　附子　干姜　黄连　羚羊角各三十铢　赤石脂　矾石各一两半　犀角　甘草　熟艾各十八铢

上十二味，末之，蜜和。先食，服如小豆十五丸，日三，加至二十丸。

又方

牛角䚡　当归　龙骨　干姜　熟艾各三两　附子　黄柏　赤石脂　芎䓖　阿胶　厚朴　甘草　橘皮　芍药　石榴皮各二两　大枣二十枚　黄连五合　升麻一两半　蜀椒一两

上十九味，㕮咀，以水一斗三升，煮取四升，去滓，纳牛角䚡末，阿胶消，以绵绞去滓。分七服，日四夜三。《千金翼》无橘皮。

治血痢方

蒲黄三合　干地黄　桑耳　甘草　芒硝　茯苓　人参　柏叶　阿胶　艾叶各二两　赤石脂五分　禹余粮　黄连各一两　生姜二两

上十四味，㕮咀，以水一斗，煮取四升，分温五服，神效。

治下杂血方

干蓝　犀角　地榆各二两　蜜二合

上四味，㕮咀，以水五升，煮取一升半，去滓下蜜，煎取五合，分三服。此治热毒蛊妙。

治热毒下黑血，五内绞切痛，日夜百行，气绝死方。

黄连一升　龙骨　白术各二两　阿胶　干姜　当归　赤石脂各三两　附子一两

上八味，㕮咀，以水一斗，煮取五升，分五服。余以贞观三年七月十二日，忽得此热毒痢，至十五日，命将欲绝，处此方药，入口即定。

治下血，日夜七八十行方。

黄连　黄柏各四两

上二味，㕮咀，醇醋五升，煮取一升半，分再服。

白头翁汤　治赤滞下血，连月不瘥方。

白头翁　厚朴　阿胶　黄连　秦皮　附子　黄柏　茯苓　芍药各二两　干姜　当归　赤石脂　甘草　龙骨各三两　大枣三十枚　粳米一升

上十六味，㕮咀，以水一斗二升，先煮米令熟，出米纳药，煮取三升，分四服。

治下赤连年方

地榆　鼠尾草各一两

上二味，㕮咀，以水二升，煮取一升，分二服。如不止，取屋尘水渍去滓，一升分二服。《古今录验方》云：服屋尘汁一小杯。

又方

鼠尾草　蔷薇根　秦皮如无，用槲皮代之

上三味，等分，㕮咀，以水淹煎，去滓，铜器重釜煎，成丸如梧子，服五六丸，日三，稍增，瘥止，亦可浓汁服半升。

治大热毒纯血痢，不可瘥者方。

黄连六两，㕮咀，以水七升，煮取二升半，夜露著星月下。旦起，空腹顿服之，卧将息，即止。不瘥，加黄芩二两，更作服之，仍不瘥者，以痟痢法治之。

治下久赤白连年不止，及霍乱，脾胃冷实不消，**温脾汤**方。

大黄四两　人参　甘草　干姜各二两　附子一枚，大者

上五味，㕮咀，以水八升，煮取二升半，分三服，临熟，下大黄，与后温脾汤

小异，须大转泻者，当用此方神效。

治热痢水谷方

黄连　阿胶各二两　乌梅四十枚　黄柏一两　栀子三十枚

上五味，㕮咀，以水五升，煮取二升半，分三服。亦治䘌，神良。

治下痢绞痛，肠滑不可瘥方。

黄连六两　阿胶　鼠尾草　当归　干姜各三两

上五味，㕮咀，若大冷白多，以清酒一斗，煮取三升，分三服；若热及不痛者，去干姜、当归，以水煮之。

黄连汤　治赤白痢方。

黄连　黄柏　干姜　石榴皮　阿胶各三两　当归二两　甘草一两

上七味，㕮咀，以水七升，煮取三升，分三服。

茯苓汤　治因[①]下空竭欲死，滞下脓血，日数十行，羸笃垂死，老少并宜服方。

茯苓　黄柏　黄连　龙骨　人参　干姜　黄芩　桂心　芍药　当归　栀子仁　甘草各半两　赤石脂一两　大枣十二枚

上十四味，㕮咀，以水五升，煮取二升。分再服，不瘥，满三剂。此方主风虚冷痢最佳。

女萎丸　治热病时气，下赤白痢，遂成䘌方。

女萎三分　乌头　桂心各四分　黄连　云实各二分　藜芦三分　代赭一分

上七味，末之，蜜和为丸，如梧子大，服二丸。大下痢，宿勿食，清旦以冷水服之，勿饮食，至日中过后，乃饮食。若得药力，明旦更服如前。亦可长服。虚羸，昼夜百行脓血，亦瘥。亦名云实丸。

治赤白下痢，大孔虫生，悉皆瘥，此名圣汤方。

鼠尾草二两　豉一升　生姜　栀子仁各六两　桃皮一握

上五味，㕮咀，以水七升，煮取二升半，分三服。一本单用桃皮，以酒煮服之。

治赤白滞下方

成煎猪膏三合　清酒五合

上二味，缓火煎十沸。适寒温，顿服之，取瘥止。

又方

酒四升，煮钱四十文，取二升，分三服。

又方

乱发鸡子大，烧末水服，不过三服。

治冷热不调，或水或脓，或五色血者方。

醋石榴五枚，合壳子捣，绞取二升汁。服五合，瘥止。

泄痢食不消，不作肌肤，灸脾俞随年壮。

泄注五痢，便脓血，重下腹痛，灸小肠俞百壮。

泄痢久下，失气劳冷，灸下腰百壮，三报。穴在八魁正中央脊骨上，灸多益善也。三宗骨是，忌针。

泄痢不禁，小腹绞痛，灸丹田百壮，三报。穴在脐下二寸，针入五分。

泄痢不嗜食，食不消，灸长谷五十壮，三报。穴在夹脐相去五寸，一名循际。

泄痢赤白漏，灸足太阴五十壮，三报。

久泄痢，百治不瘥，灸足阳明下一寸高骨之上陷中，去大趾歧三寸，随年壮。

又，屈竹量正当两胯脊上点讫，下量一寸，点两旁各一寸，复下量一寸当脊上，合三处，一灸三十壮，灸百壮以上，一切痢皆断，亦治湿䘌冷。脊上当胯点处

① 因：宋古本、道藏本作“困”。

不灸。

又，灸脐中稍稍二三百壮。

又，灸关元三百壮，十日灸。并治冷痢腹痛。在脐下三寸也。

赤白下，灸穷骨，惟多为佳。

冷痢第八论一首 方三十二首

论曰：旧治痢，于贵胜用建脾丸多效。今治积久冷痢，先以温脾汤下讫，后以建脾丸补之，未有不效者。贫家难以克办，亦无可将息也。

温脾汤 治积久冷热赤白痢者方。

大黄 桂心各三两 附子 干姜 人参各一两

上五味，㕮咀，以水七升，煮取二升半。分三服。与前温脾汤小异。

建脾丸 治虚劳羸瘦，身体重，脾胃冷，饮食不消，雷鸣腹胀，泄痢不止方。

钟乳粉三两 赤石脂 好曲 大麦糵 当归 黄连 人参 细辛 龙骨 干姜 茯苓 石斛 桂心各二两 附子一两 蜀椒六两

上十五味，末之，白蜜丸如梧子。酒服十丸，日三，加至三十丸，弱者饮服。此方通治男女。《集验》无细辛、龙骨。

增损建脾丸 治丈夫虚劳，五脏六腑伤败受冷，初作滞下，久变五色，赤黑如烂肠极臭秽者方。

钟乳粉 赤石脂各三两 礜石一方用矾石 干姜 苁蓉 桂心 石斛 五味子 泽泻 远志 寄生 柏子仁 人参 白头翁 天雄 当归 石榴皮 牡蛎 龙骨 甘草各二两

上二十味，末之，蜜丸。酒服二十丸，日三，加至四十丸。此二方止痢神验。

驻车丸 治大冷，洞痢肠滑，下赤白如鱼脑，日夜无节度，腹痛不可堪忍者方。

黄连六两 干姜二两 当归 阿胶各三两

上四味，末之，以大醋八合，烊胶合之，并手丸如大豆许，干之。大人饮服三十丸，小儿百日以还三丸，期年者五丸，余以意加减，日三服。

大桃花汤 治冷白滞痢腹痛方。

赤石脂 干姜 当归 龙骨 牡蛎各三两 附子二两 白术一升 甘草 芍药各一两 人参一两半

上十味，㕮咀，以水一斗二升煮术，取九升，纳诸药，煮取二升，分三服。脓者加厚朴三两，呕者加橘皮三两。

又方

龙骨六两 厚朴 当归各二两 赤石脂五两

上四味，㕮咀，以水七升，煮取二升半，分三服。热加白头翁二两半、牡蛎三两。

桃花丸 治下冷，脐下搅痛方。

赤石脂 干姜各十两

上二味，蜜丸如豌豆。服十丸，日三服，加至二十丸。

仓米汤 治小腹冷气积聚，结成冷痢，日夜三四十行方。

仓粳米半升，净淘干漉 薤白一握，去青切细 羊脂一升，熬 香豉三升，以水一斗，煎取五升，澄清

上四味，先以羊脂煎薤白令黄，并米纳豉汁中煎，取四升。旦空腹温服一升，如行十里，更进一升，得快利止。若利不止，更服如前，利后进粳米豉粥。若复作，更服一剂，永瘥。

附子汤 治暴下积，日不住，及久痢方。

龙骨 甘草 芍药 干姜 黄连各一

两　石榴皮一具，大者　阿胶二两　附子一枚　黄芩半两　粳米三合

上十味，㕮咀，以水八升，煮取三升，分三服。

治卒下痢汤方

黄连五两　生姜一斤

上二味，㕮咀，以水五升，煮取一升，顿服。未止，更合服，必定。

治久冷痢下纯白者，此由积卧冷处，经久病发，遂令脾胃俱冷，日夜五六十行，大小腹痛不可忍，凡白痢属冷，赤痢属热方。

好曲米五升，微熬令香，粥清、醇酒令热，和曲末[①]一升，空腹顿服之，日三服。若至食时，捣蒜一升，令至熟，下姜椒末，调和如常食之法，惟须稠，勿加盐；以水和曲二升，作馀饼，极烂煮之，干漉，热内蒜齑，臼中相和，一顿食之，少与余食。至饥时，仍准前食曲末酒，至瘥来，少食余食。以此法治，不过两日，无有不瘥。

治久冷，或痢不痢，但患腰腹苦冷方。

上新蜀椒三升，醋宿渍之，以曲三升，和椒一升，紧拌煮作粥，空腹顿服之，加葱豉盐任性调和，不瘥更作，以瘥为限，不过三升椒即愈。此不但治冷，大治诸虚损冷，极有所益，久当自知耳。

马蔺子丸　治积冷痢，下白脓方。

马蔺子一升，熟熬之　附子二两　干姜　甘草各二两半　神曲　麦蘖　阿胶各五两　黄连三两　蜀椒五合

上九味，末之，蜜丸如梧子。服二十丸，日二，以知为度。酒调散服方寸匕，亦佳。

治三十年痢不止，**厚朴汤方**。

厚朴　干姜　阿胶各二两　黄连五两　石榴皮　艾叶各三两

上六味，㕮咀，以水七升，煮取二升。分再服。

四续丸　治三十年注痢，骨立痿黄，肠滑不瘥方。一名蜡煎丸。

云实五合，熬令香　龙骨三两　附子　女萎各二两　白术二两半

上五味，末之，以蜡煎烊，以丸药如梧子大。服五丸，日三，不过五六服瘥。

椒艾丸　治三十年下痢，所食之物皆不消化，或青或黄，四肢沉重，起即眩倒，骨肉消尽，两足逆冷，腹中热，苦筋转，起止须扶，阴冷无子方。

蜀椒三百粒　熟艾一升　干姜三两　赤石脂二两　乌梅一百枚

上五味，椒、姜、艾下筛，梅著一斗米下蒸，令饭熟，去核，内椒、姜末，合捣三千杵，蜜和丸如梧子。服十丸，日三服。不瘥，至二十丸，加黄连一升。

下痢丸　治数十年痢，下气消谷，令人能食，夏月长将服之不霍乱方。

法曲一升　附子　干姜　黄连　黄柏　桂心各三两　蜀椒半两　乌梅二升半　大麦蘖一升　吴茱萸四两

上十味，末之，蜜和。食后服如梧子十丸，日三，加至二十丸，三食三服，亦可至四十丸。

曲蘖丸　治数十年下痢不止，消谷下气，补虚羸方。

好曲　大麦蘖各一升　附子　当归　桂心各二两　蜀椒一两　黄连　吴茱萸　乌梅肉　干姜各四两

上十味，末之，蜜丸如梧子，食已服二十丸，日三服。

乌梅丸　治久痢，诸药不瘥数十年者，消谷下气，补虚方。

乌梅四两　当归三两　桂心二两　黄

① 末：原作“米”，据元刻本、道藏本改。

连 吴茱萸 干姜各四两 蜀椒一两半

上七味，末之，蜜丸如梧子。食后服十丸，日三。

治下痢肠滑，饮食及服药俱完出，**猪肝丸**方。

猪肝一斤，熬令干 黄连 乌梅肉 阿胶各二两 胡粉七棋子

上五味，末之，蜜丸如梧子。酒服二十丸，日三，亦可散服方寸匕。

乌梅丸 治冷痢久下方。

乌梅三百枚 干姜 黄连各十两 当归 蜀椒各四两 细辛 附子 桂心 黄柏一方用麦糵 人参各六两

上十味，末之，以苦酒渍乌梅一宿，去核，蒸五升米下，别捣如泥，盘中搅令相得，蜜和捣二千杵。食前服如梧子十丸，日三服，稍增至二十丸。

七味散 治痢下久不瘥，神验方。

黄连八分 龙骨 赤石脂 厚朴各二分 乌梅肉二分 甘草一分 阿胶三分

上治下筛，浆水服二方寸匕，日二，小儿一钱匕。

羊脂煎 大治诸久痢不瘥方。

乱发灰汁洗去垢腻，烧末 黄连末，各一升 乌梅肉二两 醋七合，煎取稠 白蜡两棋子 羊脂一棋子 蜜七合，煎取五合

上七味，合纳铜器中，汤上煎之，搅可丸，饮服如梧子大三十丸，日三，棋子大小，如方寸匕。

又方

黍米二升 蜡 羊脂 阿胶各二两

上四味，合煮作粥，一服令尽，即瘥。

治大下后腹中空竭，胸中虚满，不下食方。

芍药 甘草 半夏各一两 厚朴 当归各三两 生姜五两 桂心三两

上七味，㕮咀，以水八升，煮取三升。分三服，服二剂最佳。

治下痢，心胸满不快，腹中雷鸣，或呕吐方。

黄连五两 橘皮 甘草各二两 龙骨三两 大枣十五枚 人参一两 生姜 半夏各三两

上八味，㕮咀，以水一斗，先煮水一大沸，乃纳药，煮取三升，分四服。并妊身良。

断痢汤 治胸心下伏水方。

半夏一升 生姜五两 茯苓 甘草 龙骨各二两 附子一两 人参 黄连各三两 大枣十二枚

上九味，㕮咀，以水八升，煮取三升。分三服。

治下后烦气暴上，**香苏汤**方。

香豉五两 生苏一把，冬用苏子三两

上二味，以水五升，煮取二升，顿服之。

治卒大下痢热，唇干口燥，呕逆引饮，**泻心汤**方。

人参 甘草 黄芩 橘皮 栝楼根各一两 黄连二两 半夏三两 干姜一两半

上八味，㕮咀，以水六升，煮取二升，分三服。《胡洽》云：治老小利，水谷不化，腹中雷鸣，心下痞满，干呕不安，无橘皮、栝楼。若寒加附子一枚，渴加栝楼一两，呕加橘皮一两，痛加当归一两。仲景用大枣二十枚。

治夏月暴冷，忽则壮热泄痢，引饮热汤，下断变通身浮肿，成冷下结，脉沉细小数方。

泽漆一两半 吴茱萸 茯苓 白术 桔梗 当归 犀角 青木香 海藻 芍药 大黄各二两

上十一味，㕮咀，以水九升，煮取三升，分三服。下后消息五六日许，可与女曲散。

女曲散 治利后虚肿，水肿者，服此

药小便利得止，肿亦消方。

女曲一升　干姜　细辛　椒目　附子　桂心各一两

上六味，治下筛。酒服方寸匕，不知，加至二三匕，日三。产后虚满者大良。

治卒暴冷下，下部疼闷方。

烧砖令热，大醋沃之，三重布覆，坐上即瘥。

疳湿痢第九论二首　方十首

论曰：凡疳湿[①]之病，皆由暑月多食肥浓油腻，取冷眠睡之得也。《礼》云：君子盛暑之月，薄滋味，无食肥浓煮饼。此时不利人也，养生者宜深戒之。不尔，多患疳湿耳。

凡所患处，或著口龈咽喉，下部疳与月蚀并不痛，令人不觉。其治用五月五日虾蟆，角蒿，救月木，寒食泔淀，但得一事单用之，烧作灰，和腊月猪脂敷之，逐手便瘥，极须慎口味耳。

凡疳，在慎盐、酱、醋、酥、油、枣等，一切皆忌。惟白饭、豉、苜蓿、苦苣、芜菁，在不禁限。

凡吹药入下部，没中指许深，即止。

治疳湿下黑，医不能治，垂死者方。

髑髅灰　熏黄　朱砂　青黛　石盐　丁香　麝香　矾石　栀子　莨菪子　铁衣　干姜　故靴底灰　干虾蟆五月五日者　细辛　土瓜根　芥子　蜀椒　葶苈　菖蒲各等分

上二十味，治下筛，以竹筒吹杏仁大著大孔中，所有患疳疮上悉敷之。其丁香、麝香别研捣，著药中合之。一方有寒食泔淀、救月木、楸叶，为二十三味。若病大者，用灌方如下。

麝香　丁香　甘草　犀角各三分

上四味，治下筛，合和以盐三合，蜀椒三合，豉二合，以水二升，煮取一升，去滓，纳四味散合和。分作二分，灌大孔，旦一灌，酉一灌之。凡久下一月不瘥，成疳候，大孔必宽者是，以此主之。

凡下血者是蛊也，以**八物茜根汤**主之。在蛊方中。

治疳湿久下痢赤白，百疗不瘥者方。

兔头骨　蛇头　菥蓂子　故绯并灰　葶苈子　狸骨一作狐骨　蜣螂　百草五月五日收　倒挂草　床中桃木　青黛　晚蚕蛾　青矾　丁香　蝎虫屎　麝香　苦参　黄柏　干姜　角蒿　朱砂　印成盐　救月木　桂心　铁衣　芒硝　虾蟆　黄矾　荏子各等分

上二十九味，治下筛。以筒子纳下部吹著，日三度，神方。

治疳湿不能食，身重心热，脚冷，百节疼痛方。

黄芩　芍药　苦参　甘草　当归　蜀椒　甘松一作甘淀　青黛　熏黄　豉各二两　葱白一握　东引桃根一握　盐一合　麝香半两　猪胆二枚

上十五味，㕮咀，以水一斗八升，煮取四升，分为二分。一度灌一分，汤如人体，然后著麝香、猪胆一枚，即灌，灌了作葱豉粥食之，后日更将一分如前灌之。七日忌生冷毒物等，但是油腻、酱乳、醋，三十日忌之大佳。

治疳蚀人诸处，但是赤血痢久不瘥，立著即瘥，秘之方。

五月五日虾蟆一枚，作灰末　金银土埚　人屎灰各五两，一作发灰　麝香一分　银末小豆许

上五味，治下筛。敷疮上，即瘥。三

① 疳湿：元刻本、道藏本、后藤本“湿”后有“痢”字。

七日忌如前。痢者，吹下部。

治疳痢不止方

苦参　甘草　熏黄各二两　豉一升半　葱白五茎　蜀椒三十粒

上六味，以苦参等三物各捣下筛，以水五升煮葱白、豉、椒，取三升，以三指撮苦参末等各一撮，纳汁中，冷暖如人体。先饮少许豉汁，食一口饭，乃侧卧，徐徐灌之讫，多时卧不出为佳。大急，乃出之于净地，当有疳湿虫如白马尾状，头黑，是其效也。其重者，肛大难瘥，当取桃枝绵裹头，用前件汁，适寒温烙之，近脊烙之，以上三十度烙乃瘥，神验。

又方　崔氏云：晋代之地多五疳蚀人五脏，通见脊骨，下脓血，手足烦疼，四肢无力，夜卧烦躁不安，面失血色，肩胛疼，面及手足有浮气或下血乃死，治之方。

雄黄　青葙各二两　苦参三两　矾石　雌黄　铁衣　藜芦各一两　麝香二分，别研

上八味，治下筛。以竹管纳大孔中酸枣许，吹纳下部中，日一，不过三，小儿以大豆许。此方极救死。

又方

大麻子　胡麻各一升半

上二味，并熬令黄，以三升瓦瓶，泥表上，厚一寸，待泥干，纳大麻等令满，以四五枚苇管插口中，密泥之，掘地作灶，倒立灶口，底著瓦器承之，密填灶孔中，地平聚炭瓶四面，著墼垒之，日没，放火烧之，至明旦开取，适寒温，灌疳湿者下部中一合，寻觉咽中有药气者为佳，亦不得过多，多则伤人，隔日一灌之，重者再三灌之，旦起灌至日夕，极觉体中乏，勿怪也，非但治疳湿，凡百异同疮疥癣并洗涂之。

论曰：凡日月蚀时，忌食饮。腹中生䘌虫，及房室生子不具足，必患月蚀疮，亦不得与儿乳，日月生后，乃不忌，令人口臭，齿龈宣露，常有血出，舌上生疮者，皆由犯此所致耳。日月蚀时须救，不救出行，逢暴雨，其救月杖须收取治䘌之神药，预备患此者施之救疗。

治月蚀恶疮息肉方

硫黄　蔄茹　斑蝥各等分

上三味，治下筛。敷疮上，干者以猪脂和敷之，日三夜一。

又方

吴茱萸根　蔷薇根　地榆根各三两

上三味，治下筛，以盐汤洗疮，敷之，日三。

小儿痢第十方三十七首

温中汤　治小儿夏月积冷，洗浴过度，及乳母亦将冷洗浴，以冷乳饮儿，儿壮热忽值暴雨，凉加之，儿下如水，胃虚弱，则面青肉冷，眼陷干呕者，宜先与此调其胃气，下即止方。

干姜　厚朴各一分　当归　桂心　甘草各三分　人参　茯苓　白术　桔梗各三分

上九味，㕮咀，以水二升，煮取九合，六十日至百日儿服二合半，余皆随儿大小。

温中大黄汤　治小儿暴冷，水谷下；或乳冷下青结不消；或冷实吐下，干呕烦闷，及冷滞赤白下者良。若已服诸利汤方去实，胃中虚冷，下如水，干呕眼陷，烦忧，不宜利者，可除大黄；若中乳，乳母洗浴，水气未消，饮儿为霍乱者，但用大黄也；小儿诸霍乱宜利者，便用大黄；不须利宜温和者，则除之方。

干姜　桂心　厚朴　甘草各一分　当归　人参　茯苓　白术各二分　大黄六分

桔梗三分

上十味，㕮咀，以水二升半，煮取八合。凡儿三十日至六十日，一服二合；七十日至一百日，一服二合半；二百日以来，一服三合。

黄柏汤 治小儿夏月伤暴寒，寒折大热，热入胃，下赤白滞如鱼脑，壮热头痛，身热，手足烦，此太阳之气外伤寒，使热气便入胃也，服此方良。若误以利药下之，或以温脾汤下之，则热痢以利药下之，便数去赤汁如烂肉者；或下之不瘥，后以涩热药断之，下既不止，倍增壮热者，服之即效；或是温病热盛，复遇暴寒折之，热入腹中，下血如鱼脑者，服之良方。

黄柏 黄连 白头翁一作白蔹 升麻 当归 牡蛎 石榴皮 黄芩 寄生 甘草各二分 犀角 艾叶各一分

上十二味，㕮咀，以水三升，煮取一升二合。百日儿至二百日，一服三合；二百余日至期岁，一服二合半。

治中结阳丸 断冷滞下赤白青色如鱼脑，脱肛出积，曰腹痛经时不断者方。

赤石脂五分 吴茱萸三分 干姜 附子 当归 厚朴 白术 木兰皮 白头翁 黄连 黄柏 石榴皮各一分

上十二味，末之，蜜丸如大豆。三岁儿服五丸，三岁以上服十丸，十岁以上二十丸。暴下者服少许，便瘥；积下者，尽一剂，更合之。

治少小热痢不止，**栀子丸**方。

栀子七枚 黄柏三分 黄连五分 矾石四分 大枣四枚，炙令黑

上五味，末之，蜜丸如小豆大，服五丸，日三夜二，服不知，稍加至十丸。

治少小泄清痢，**藜芦丸**方。

藜芦二分 黄连二分 附子一分

上三味，末之，蜜丸如麻子大。以粥饮服二丸，立验。

治少小泄注，**四物粱米汤**方。

粱米 稻米 黍米各三升 蜡如弹子大

上四味，以水五升，东向灶煮粱米三沸，去滓；复以汁煮稻米三沸，去滓；复以汁煮黍米三沸，去滓；以蜡纳汁中和之，蜡消取以饮之，数试有效。

治少小壮热，渴引饮，下痢，**龙骨汤**方。

龙骨 甘草 大黄 赤石脂 石膏 桂心 寒水石 栝楼根各二两

上八味，治下筛，以酒水各五合，煮散二合，二沸，去滓，量儿大小服之。

治少小下痢，若热不食，伤饱不乳，**大黄汤**方。

大黄 甘草 麦门冬各一两

上三味，㕮咀，以水二升，煮取一升。二三岁儿，分三四服。

生金牛黄汤 主小儿积下不止，因发痫方。

生金二铢，一方用六铢，无生金用熟金亦得，法应作屑，今方用成器者 牛黄三铢 干姜一分 细辛半分 人参一分 麻黄二分 黄连一分 甘草一分

上八味，㕮咀，以水一升六合，煮取八合，去滓。临服，研牛黄以煮汤中。嫌儿热者，用生姜代干姜。今世乏生金，但用成器金亦善，二三两皆得用也。

泽漆茱萸汤 治小儿夏月暴寒，寒入胃则暴下如水，四肢被寒所折，则壮热经日，热不除，经月许日变，通身虚满，腹痛，其脉微细，服此汤一剂，得数后渐安神方。

泽漆 海藻 青木香各二分 吴茱萸三分 茯苓 白术 桔梗 芍药 当归各五分 大黄一分

上十味，㕮咀，以水四升，煮取一升半。二百日至一岁儿，一服二合半；一岁

以上至二岁，一服四合。

治少小久痢淋沥，水谷不调，形羸不堪大汤药者，宜此**枳实散**方。

枳实二两，治下筛。三岁以上饮服方寸匕，若小儿以意服，日三。

治少小洞注下痢方

蒺藜子二升，捣汁温服，以瘥为度。

又方

木瓜取汁饮之。

又方

炒仓米末饮服之。

又方

酸石榴烧灰，末，服半钱匕，日三服。

又方

狗头骨灰，水和服之。

又方

羊骨灰　鹿骨灰

上二味，并水和服之，随得一事，即用之。

又方

炒豉令焦，水淋汁服之，神验，冷则酒淋服。

又方

五月五日百草末，吹下部。

治小儿赤白滞下方

薤白一把　豉一升

上二味，以水三升，煮取二升，分三服。

又方

柏叶一升　麻子末，一升

上二味，以水五升，煮取三沸，百日儿每服三合。

又方

捣石榴汁服之。

又方

乱发灰　鹿角灰等分

上二味，三岁儿以水和服三钱匕，日三。

又方

牛角鰓灰，水和服三方寸匕。

又方

烧蜂房灰，水和服之。

治小儿赤白痢方

白蘘荷根汁　生地黄汁各五合

上二味，微火上煎一沸，服之。

又方

单服生地黄汁一合。

又方

五月五日虾蟆灰，饮服半钱匕。

治小儿热痢方

煮木瓜叶饮之。

治小儿冷痢方

蓼菜捣汁，量大小饮之。一作芥菜。

又方

捣蒜，薄两足下。

治小儿暴痢方

小鲫鱼一头，烧末服之，亦治大人。

又方

烧鲤鱼骨末服之。一方作龙骨。

又方

赤小豆末，酒和，涂足下，日三，油和亦得。

治小儿蛊毒痢方。

蓝青汁一升二合，分为四服。

治小儿渴痢方

单捣冬瓜汁饮之。

《备急千金要方》卷第十五

备急千金要方卷第十六　胃腑

胃腑脉论第一

论曰：胃腑者，主脾也。口唇者，是其候也。脾合气于胃，胃者，水谷之腑也，号仓库守内啬吏。重二斤十四两，迂曲屈伸，长二尺六寸，大一尺五寸，径五寸，受水谷三斗五升，其中当留谷二斗、水一斗五升。广胲、大颈、张胸，五谷乃容而满，上焦泄气，出其精微，慓悍滑疾。下焦下溉，泄诸小肠。此肠胃所受水谷之数也。平人则不然，胃满则肠虚，肠满则胃虚，更满更虚，气得上下，五脏安定，血脉和利，精神乃居。故神者，水谷精气也。五脏不足调于胃，故肠胃之中，当留谷二斗四升，水一斗一升。故人一日再至后《甲乙》作圊，后二升半，一日中五升，七日五七三斗五升，而留水谷尽。故平人不饮不食七日而死者，水谷精气津液皆尽，故七日而死矣。

右手关上阳绝者，无胃脉也，苦吞酸头痛，胃中有冷，刺足太阴治阴，在足大趾本节后一寸。

右手关上阳实者，胃实也，苦肠中伏伏一作愊愊不思食，得食不能消，刺足阳明治阳，在足上动脉。脉浮而芤，浮则为阳，芤则为阴，浮芤相搏，胃气生热，其阳则绝。

趺阳脉浮大者，此胃家微虚烦，圊必日再行，动作头痛重，热气朝者，属胃。

胃脉搏坚而长，其色赤，当病折髀。其软而散者，当病食痹髀痛。病先发于胃，胀满，五日之肾，少腹腰脊痛，胫酸；三日之膀胱，背膂筋痛，小便闭。五日上之心脾，心痛闭塞不通，身痛体重，《灵枢》云上之心。三日不已，死，冬夜半后，夏日昳。

胃病者，腹䐜胀，胃脘当心而痛，上支两胁，膈咽不通，饮食不下，下取三里。

饮食不下，膈塞不通，邪在胃脘。在上脘，则抑而刺之；在下脘，则散而去之。

胃胀者，腹满，胃脘痛，鼻闻焦臭，妨于食，大便难。

胃疟，令人且病也，善饥而不能食，食而支满腹大，刺足阳明、太阴横脉出血。

胃中有癖食冷物者，痛不能食，食热则能食。脾前受病移于胃，脾咳不已，呕吐长虫。

厥气客于胃，则梦饮食。

诊得胃脉，病形何如？曰：胃脉实则胀，虚则泄。脾应肉䐃，肉䐃坚大者胃厚；肉䐃麽者胃薄；肉䐃小而麽者胃不坚；肉䐃不称其身者胃下，胃下者脘约；肉䐃不坚者胃缓；肉䐃无小果累标紧者胃急；肉䐃多小果累者胃结，胃结者，胃上脘约不利。

扁鹊云：足太阴与阳明为表里，脾胃若病，实则伤热，热则引水浆，常渴；虚则伤寒，寒则苦饥常痛，发于风水，其根在胃，先从四肢起，腹满大，通身肿。方在治水篇中。

胃绝不治五日死，何以知之？舌肿，溺血，大便赤泄。

足阳明之脉，起于鼻，交頞中，旁约太阳之脉，下循鼻外，入上齿中，还出夹口，环唇，下交承浆，却循颐后下廉，出大迎，循颊车，上耳前，过客主人，循发际，至额颅。其支者，从大迎前下人迎，循喉咙，入缺盆，下膈，属胃络脾。其直者，从缺盆下乳内廉，下夹脐，入气街中。其支者，起胃下口，循腹里，下至气街中而合，以下髀关，抵伏兔，下膝入膑中，下循胻外廉，下足跗，入中趾内间。其支者，下膝三寸而别，以下入中趾外间。其支者，跗上入大趾间，出其端。是动则病悽悽振寒，善伸数欠颜黑，病至讴人与火，闻木音则惕然而惊，心动，欲独闭户牖而处，甚则欲上高而歌，弃衣而走，贲响腹胀，是为骭厥。是主血所生病者，狂疟温淫，汗出鼽衄，口祸唇紧，颈肿喉痹，大腹水肿，膝膑肿痛，循膺、乳、街、股、伏兔、骭外廉、足跗上皆痛，中趾不用。气盛则身以前皆热，其有余于胃，则消谷善饥，溺色黄；气不足则身以前皆寒栗，胃中寒则胀满，盛者则人迎大三倍于寸口，虚者则人迎反小于寸口。

胃虚实第二

脉二条　方三首　灸方一首

胃实热

右手关上脉阳实者，足阳明经也。病苦头痛《脉经》作腹中坚痛而热，汗不出，如温疟，唇口干，善哕，乳痈，缺盆腋下肿痛，名曰胃实热也。

泻胃热汤方

栀子仁　射干　升麻　茯苓各二两　芍药四两　白术五两　生地黄汁　赤蜜各一升

上八味，㕮咀，以水七升，煮取一升半，去滓，下地黄汁，煮两沸，次下蜜，煮取三升，分三服。老小以意加减。

胃中热病，灸三里三十壮，穴在膝下三寸。

胃虚冷

右手关上脉阳虚者，足阳明经也。病苦胫寒不得卧，恶风寒洒洒，目急，腹中痛，虚鸣《外台》作耳虚鸣，时寒时热，唇口干，面目浮肿，名曰胃虚冷也。

治少气口苦，身体无泽，**补胃汤**方。

防风　柏子仁　细辛　桂心　橘皮各二两　芎䓖　吴茱萸　人参各三两　甘草一两

上九味，㕮咀，以水一斗，煮取三升，分为三服。

补胃虚寒，身枯绝，诸骨节皆痛，**人参散**方。

人参　甘草　细辛各六两　麦门冬　桂心　当归各七分　干姜二两　远志一两　吴茱萸二分　蜀椒三分

上十味，治下筛。食后，温酒服方寸匕。

喉咙论第三

论曰：喉咙者，脾胃之候也，重十二两，长一尺二寸，广二寸，其层围十二重，应十二时，主通利水谷之道，往来神气。若脏热，喉则肿塞，气不通，乌翣膏主之。方在第六卷中。若腑寒，喉则耿耿如物欲窒，痒痹涎唾。热则开之，寒即通之，不热不寒，依脏调之。其方具第六卷中。

反胃第四

脉三条　方十六首　灸法三首

寸紧尺涩，其人胸满，不能食而吐，

吐出者，为下之，故不能食。设言[①] 未止者，此为胃反，故尺为之微涩。

趺阳脉浮而涩，浮即为虚，涩即伤脾，脾伤即不磨，朝食暮吐，暮食朝吐，宿谷不化，名为胃反，趺阳脉紧而涩，其病难治。

治胃虚反，食下喉便吐方。

人参一两　泽泻　甘草　桂心各二两　橘皮　干姜各三两　茯苓四两　青竹茹五两　大黄六两

上九味，㕮咀，以水八升，煮取三升。一服七合，日三夜一。已利者，去大黄。

治反胃而渴方。

茯苓　泽泻　半夏各四两　桂心　甘草各三两

上五味，㕮咀，以水五升，煮取二升，分三服。一方入生姜四两。

治胃反吐逆，不消食，吐不止方。

人参　泽泻　桂心各二两　茯苓四两　橘皮　甘草　黄芪各三两　大黄一两半　生姜八两　半夏一升　麦门冬三升

上十一味，㕮咀，以水一斗二升，煮取三升二合。一服八合，日三夜一，羸人六合。已利，去大黄。

治胃反，朝食暮吐，食讫腹中刺痛，此由久冷方。

橘皮三两　甘草　厚朴　茯苓　桂心　细辛　杏仁　竹皮各二两　槟榔十枚　前胡八两　生姜五两　人参一两

上十二味，㕮咀，以水一斗三升，煮取三升，分三服。一方有甘皮二两。

又方

橘皮三两　白术　人参各二两　蜀椒一百二十粒　桂心一两　薤白一握

上六味，㕮咀，以水二升渍一宿，纳羊肚中缝合，以三升水煮，水尽出之，决破去滓，分三服。

治反胃大验方。

前胡　生姜各四两　阿胶一两　大麻仁五合　橘皮三两　吴茱萸四合　桂心三两　甘草五寸　大枣十枚

上九味，㕮咀，以水三升、酒二升，煮取一升七合，分二服。

华佗治胃反　胃反为病，朝食暮吐，心下坚如杯升，往为寒热，吐逆不下食，此为关上寒澼所作，将成肺痿，治之方。

真珠　雄黄　丹砂各三两　朴硝五两　干姜十累

上五味，末之，蜜丸。先食服如梧子三丸。若小烦者，饮水即解。然无所忌，神良无比。一方用桂心一两。

治胃反，食即吐方。

捣粟米作面，水和作丸，如楮子大七枚，烂煮，纳醋中，细细吞之，得下便已。面亦得用之。

治胃反不受食，食已即呕吐，**大半夏汤方**。

半夏三升　人参二两　白蜜一升　白术一升　生姜三两

上五味，㕮咀，以水五升，和蜜，扬之二三百下，煮取一升半，分三服。

治胃反，食即吐出，上气方。

芦根　茅根各二两，细切

上二味，以水四升，煮取二升。顿服之，得下良。

又方

烧先死鸡膍胵灰，酒服，男雄女雌。

又方

饮白马尿即止。

又方

淘小芥子，曝干为末。酒服方寸匕，日三。

反胃，食即吐出，上气，灸两乳下各

---

① 言：疑为“吐”。

一寸，以瘥为度。

又，灸脐上一寸，二十壮。

又，灸内踝下三指稍斜向前有穴，三壮。《外台秘要》三指作一指。

治醋咽方

曲末一斤　地黄三斤

上二味，合捣，日干。以酒服三方寸匕，日三服。

治噫醋咽方

吴茱萸半斤　生姜三两　人参二两　大枣十二枚

上四味，㕮咀，以水六升，煮取二升。先食服一升，日再。

治食后吐酸水，**治中散**方。

干姜　食茱萸各二两

上二味，治下筛，酒服方寸匕，日二。胃冷，服之立验。

呕吐哕逆第五

脉一条　论一首　方二十七首　灸法十五首

夫吐家，脉来形状如新卧起，阳紧阴数，其人食已即吐，阳浮而数亦为吐。寸口脉紧而芤，紧即为寒，芤即为虚，寒虚相搏，脉为阴结而迟，其人即噎。关上数，其人则吐。趺阳脉微而涩，微即下利，涩即吐逆，谷不得入。趺阳脉浮者，胃气虚，寒气在上，忧气在下，二气并争，但出不入，其人即呕而不得食，恐怖如死，宽缓即瘥。呕而脉弱，小便复利，身有微热，则厥难治。

论曰：凡服汤呕逆不入腹者，先以甘草三两，水三升，煮取二升，服之得吐，但服之，不吐益佳。消息定，然后服余汤，即流利更不吐也。凡呕者，多食生姜，此是呕室[①] 圣药。

半夏汤　主逆气，心中烦闷，气满，呕吐气上方。

半夏一升　生姜一斤　茯苓　桂心各五两

上四味，㕮咀，以水八升，煮取二升半，分三服。若少气，加甘草二两。一名小茯苓汤。

前胡汤　主寒热呕逆，少气，心下结聚，彭亨满，不得食，寒热消渴，补不足方。

前胡　生姜各二两　甘草　朴硝各二两　大黄别浸，各二两　茯苓　麦门冬　当归　半夏　芍药　滑石　石膏　栝楼根　黄芩　附子　人参各一两

上十六味，㕮咀，以水一斗二升，煮取六升，分四服。

治呕吐，四肢痹冷，上气腹热，三焦不调方。

前胡　芎䓖　甘草　当归　石膏　人参　桂心　橘皮各二两　芍药三两　半夏四两　生姜五两　大枣三十枚

上十二味，㕮咀，以水一斗三升，下黄芩三两合煮，取三升，分三服。一方不用黄芩。

治呕吐不止，**小麦汤**方。

小麦一升　人参　厚朴各四两　甘草一两　生姜汁三合　青竹茹二两半　茯苓三两

上七味，㕮咀，以水八升，煮取三升，去滓，分三服。

治呕而膈上寒，**猪苓散**方。

猪苓　茯苓　白术各三两

上三味，治下筛，以饮服方寸匕，日三。渴者多饮水。

治呕逆，胃气虚邪风热，不下食，**犀角人参饮子**方。

犀角　人参各三两　薤白五两　粟米一合

---

① 室：后藤本作“家”。

上四味，㕮咀，以水四升半，煮取一升七合，下米煮令米熟。分四服，相去七里久进一服。

治春夏时行伤寒，寒伤于胃，胃冷变啘方。

白茅根一升　橘皮　桂心　葛根各二两

上四味，㕮咀，以水六升，煮取三升。分三服，数进服，尽更合。有热去桂。

治诸呕哕，心下坚痞，膈间有水痰，眩悸者，小半夏加茯苓汤。方出第十八卷中。

治呕哕方

人参一两　胡麻仁八合　橘皮一分　枇杷叶八两

上四味，㕮咀，以水一斗，煮枇杷叶，取五升，下药，煮取三升，纳麻仁，稍饮之。

治气厥呕哕不得息方

豉一升　半夏八两　生姜二两　人参　前胡　桂心　甘草各一两

上七味，㕮咀，以水九升，煮取三升，分三服。

又方

大枣十五枚　橘皮二两　豉一升　附子一枚　生姜　甘草各一两

上六味，㕮咀，以水九升，煮取三升。分三服，日三。

治呕哕方

芦根切，三升

以水一斗，煮取四升，分四服。

治卒呕哕厥逆方

饮新汲冷水三升，佳。

治干呕哕，若手足厥冷者，**橘皮汤**方。

橘皮四两　生姜半斤

上二味，㕮咀，以水七升，煮取三升。分三服，不止，更合服之。

治伤寒后哕，干呕不下食方。

生芦根切，一升　青竹茹一升　粳米三合　生姜一两

上四味，㕮咀，以水五升，煮取二升。分三服，不止，服三剂。

又方

通草　橘皮各二两　生芦根切，一升　粳米三合

上四味，㕮咀，以水四升，煮取一升半，分三服。

治干呕吐逆，涎沫出者方。

半夏　干姜各等分

上二味，㕮咀，以浆水一升半，煮取七合。顿服之，日三。

治病人干呕方。

取羊乳汁，饮一杯。

治干呕方。

酒浸马屎一宿，取汁服之。

干呕不止，粥食、汤药皆吐不停，灸手间使三十壮。若四厥，脉沉绝不至者，灸之便通，此起死人法。

干呕，灸心主、尺泽亦佳。

又，灸乳下一寸三十壮。

治哕方。

煮豉三升，饮汁佳。

又方

空腹饮姜汁一升。

又方

浓煮芦根汁饮之。

哕，灸承浆七壮，炷如麦大。

又，灸脐下四指七壮。

治恶心方

苦瓠穰并子一升，碎，以酒水三升，煮取一升，顿服。须臾吐，并下如虾蟆衣三升。

又方

服小便百日，佳。

又方

麻子一升，熬令香，熟捣，取酒三升，熟研，滤取一升，饮尽，日二服，尽一石瘥。一切病自能食饮，不能酒，任性多少。

治食已吐其食方。

大黄四两　甘草二两

上二味，㕮咀，以水三升，煮取一升半，分再服。

治食饮辄吐方。

顿服生熟汤三升，即止。

吐逆呕不得食，灸心俞百壮。

吐呕逆不得不食，今日食，明日吐者，灸膈俞百壮。

吐逆不得下食，灸胸堂百壮。

吐逆不得食，灸巨阙五十壮。

吐逆食不住，灸胃管百壮，三报。

吐逆，饮食却出，灸脾募百壮，三报。章门穴也。

吐呕宿汁，吞酸，灸神光，一名胆募，百壮，三报。《甲乙经》云：日月，胆募也，在期门下五分。

吐逆，霍乱吐血，灸手心主五十壮。

噫哕，膈中气闭塞，灸腋下聚毛下附胁宛宛中五十壮。

哕噫呕逆，灸石关百壮。

噎塞第六论一首　方三十八首[①]

五噎丸　主胸中久寒，呕逆逆气，食饮不下，结气不消方。《古今录验》云：五噎者，气噎、忧噎、劳噎、食噎、思噎。气噎者，心悸，上下不通，噫哕不彻，胸胁苦痛。忧噎者，天阴苦厥逆，心下悸动，手足逆冷。劳噎者，苦气膈胁下支满，胸中填塞，令手足逆冷，不能自温。食噎者，食无多少，惟胸中苦塞，常痛，不得喘息。思噎者，心悸动、喜忘，目视䀮䀮。此皆忧恚嗔怒，寒气入胸胁所致也。

干姜　蜀椒　食茱萸　桂心　人参各五分　细辛　白术　茯苓　附子各四分　橘皮六分

上十味，末之，蜜和丸如梧子大。以酒服三丸，日三服；不知，稍加至十丸。

五噎丸　主五种之气，皆令人噎方。

人参　半夏　桂心　防风一作防葵　小草　附子　细辛　甘草各二两　紫菀　干姜　食茱萸　芍药　乌头各六分　枳实一两

上十四味，末之，蜜丸。以酒服如梧子五丸，日三，不知加至十五丸。乌头、半夏相反，但去一味合之。

竹皮汤　治噎声不出方。

竹皮一方用竹叶　细辛各二两　甘草　生姜　通草　人参　茯苓　麻黄　桂心　五味子各一两

上十味，㕮咀，以水一斗煮竹皮，减二升，去竹皮，下药，煮取三升，分三服。

干姜汤　主饮食辄噎方。

干姜　石膏各四两　栝楼根《集验》作桔梗　人参　桂心各二两　半夏一升　吴茱萸二升　小麦一升　甘草一两　赤小豆三十粒

上十味，㕮咀，以酒五升，水一斗，煮枣二十枚，去滓，合煮取三升，分三服。《集验》名半夏汤。

通气汤　主胸满气噎方。

半夏八两　生姜六两　桂心三两　大枣三十枚

上四味，㕮咀，以水八升，煮取三升。分五服，日三夜二服。

羚羊角汤　治噎不通，不得食方。

羚羊角　通草　橘皮各二两　厚朴

① 三十八首：原作“二十八首”，据后藤本及本篇方数改。

干姜　吴茱萸各三两　乌头五枚

上七味，㕮咀，以水九升，煮取三升。分三服，日三。

又方

杏仁　桂心各三两

上二味，末之，蜜丸如枣大。稍稍咽之，临食先含，弥佳。

治卒噎方

满口著蜜，食之即下。

又方

捻取饭盆边零饭一粒，食之即下。

又方

刮舂杵头细糠，含之即下，神验。

治诸噎方

常食干粳米饭，即不噎。

又方

末火炭，蜜丸如弹子大。含，少少咽，即下。

又方

老牛涎，枣核大，水中饮之，终身不复噎。

论曰：凡疗病者，皆以其类。至如治哽之法，岂宜以鸬鹚主骨哽，狸虎主鱼哽耶？至于竹篾、薤白、爵筋、绵、蜜等事，乃可通为诸哽用耳。

治诸哽方

取鹿筋，渍之令濡，合而萦之，大如弹丸，以线系之，持筋端吞之入喉，推至哽处，徐徐引之，哽著筋出。

又方

作竹篾，刮令滑，绵裹，纳咽中，令至哽处，可进退引之，哽即随出。

又方

用绵二两，以蜜煎，使热的的尔，从外薄哽所在处，灼瓠以熨绵上。若故未出，复煮一段绵，以代前，并以皂荚屑，少少吹鼻中，使得嚏，哽出。《肘后方》云：治哽百日不出者。

又方

煮薤白令半熟，小嚼之，以线系薤中央，捉线吞薤，下喉至哽处，牵引，哽即出矣。

治哽咽方

以虎骨末，若狸骨，服方寸匕。

又方

瞿麦末，服方寸匕。

治鱼骨哽方。

鸬鹚屎，服方寸匕。

又方

口称“鸬鹚，鸬鹚”，则下。

又方

服橘皮汤。

又方

服砂糖水。

又方

烧鱼网灰，服方寸匕。《必效方》云：取鱼网覆头，立下。

治骨鲠在喉，众治不出方。

取饴糖，丸如鸡子黄，吞之。不去更吞，渐大作丸，可至十丸止。

又方

烧虎狼屎服之。

又方

吞猪膏如鸡子。不瘥更吞，瘥止。

治食中吞发，咽下去，绕喉方。

取乱发烧末，酒服一钱匕。

治吞钱方。

艾蒿五两，以水五升，煮取一升。顿服之，即下。

又方

末火炭，酒服方寸匕。水服亦得。

又方

服蜜二升，即出。

治吞金银环及钗方。

白糖二斤，一顿渐渐食之，多食益佳也。

又方

吞水银一两，再服之。

误吞环及指弧方。

烧雁毛二七枚，末，服之。鹅羽亦得。

误吞钗方。

曝韭令萎，蒸熟，勿切，食一束，即出。或生麦叶筋缕，如韭法，皆可用，但力意多食自消。

误吞铜铁而哽者方。

烧铜弩牙令赤，纳酒中，饮之立愈。

误吞钉、针及箭镞等方。

但多食脂肥肉，令饱，自裹出。

治误吞针方。

取悬针磁石末，饮方寸匕，即下。《古今录验》云：今吞针在喉中而服磁石末入腹，若含磁石口中，或吸针出耳。

胀满第七

论一首　方八首　灸法十一首

论曰：病者腹满，按之不痛者为虚，按之痛者为实也。夫腹中满不减，减不惊人，此当下之。舌黄，未下者，下之黄自去。腹满时减，复如故，此为寒，当得温药。腹满，口中苦干燥，腹间有水，是饮。趺阳脉微弦，法当腹满不满者，必下部闭塞，大便难，两胠下疼痛，此虚寒，气从下向上，当以温药服之取瘥，腹满转痛，来趋少腹，为欲自下利也。一云腹中痛，若转气，下趋少腹，为欲自利。

温胃汤　主胃气不平，时胀咳，不能食方。

附子　当归　厚朴　人参　橘皮　芍药　甘草各一两　干姜五分　蜀椒三合

上九味，㕮咀，以水九升，煮取三升，分三服。

大半夏汤　主胃中虚冷，腹满塞，下气方。

半夏一升　大枣二十枚　甘草　附子　当归　人参　厚朴各二两　桂心五两　生姜八两　茯苓　枳实各二两　蜀椒二百粒

上十二味，㕮咀，以水一斗，煮取三升，分三服。

附子粳米汤　主腹中寒气胀满，肠鸣切痛，胸胁逆满，呕吐方。

附子一枚　半夏　粳米各半升　甘草一两　大枣十枚

上五味，㕮咀，以水八升，煮米熟，去滓。一服一升，日三。《集验》加干姜二两。

厚朴七物汤　治腹满气胀方。仲景云：治腹满发热数十日，脉浮数，饮食如故者。

厚朴半斤　甘草　大黄各三两　大枣十枚　枳实五枚　桂心二两　生姜五两

上㕮咀，以水一斗，煮取五升，去滓，纳大黄，煮取四升。服八合，日三。呕逆者，加半夏五合；利者，去大黄；寒多者，加生姜至半斤。

厚朴三物汤　治腹满发热数十日，脉浮而数，饮食如故方。

厚朴半斤　大黄四两　陈枳实大者，五枚

上㕮咀，以水一斗二升，煮取五升，纳大黄，煎取三升，去滓。服一升，腹中转动者，勿服；不动者，更服。一方加芒硝二两。

治久寒，胸胁逆满，不能食，**吴茱萸汤**方。

吴茱萸　半夏　小麦各一升　甘草　人参　桂心各一两　大枣二十枚　生姜八两

上八味，㕮咀，以酒五升、水三升，煮取三升，分三服。

治虚羸，胸膈满，**大桂汤**方。

桂心一斤　半夏一升　生姜一斤　黄芪四两

上四味，㕮咀，以水一斗半，煮取五升。分五服，日三夜二。

治男子卒劳内伤，汗出中风，腹胀，大饥，食不下，心痛，小便赤黄，时白，大便不利方。

大黄　葶苈　寒水石　栝楼根　苦参　黄连各等分

上六味，末之，蜜丸。以豉汁和饮服，如梧子二丸，日三，加至十丸。

胪胀，胁腹满，灸膈俞百壮，三报。

胸满，心腹积聚，痞痛，灸肝俞百壮，三报。

胀满，水肿，灸脾俞，随年壮，三报。

腹中气胀，引脊痛，食欲多，身羸瘦，名曰食晦，先取脾俞，后取季胁。

脏腑积聚，胀满，羸瘦，不能饮食，灸三焦俞，随年壮。

胀满，雷鸣，灸大肠俞百壮，三报。

胀满，气聚寒冷，灸胃管百壮，三报。穴在鸠尾下三寸。

腹胀满，绕脐结痛，坚不能食，灸中守[①]百壮，穴在脐上一寸，一名水分。

胀满瘕聚，滞下疼冷，灸气海百壮，穴在脐下一寸，忌不可针。

胀满气，如水肿状，小腹坚如石，灸膀胱募百壮，穴在中极脐下四寸。

胀满肾冷，瘕聚泄利，灸天枢百壮，穴在脐旁相对，横去脐两旁各二寸。

痼冷积热第八

论四首　方三十首　灸法一首

论曰：凡人中寒者，喜欠，其人清涕出，发热，色和者，善嚏。凡胆病者，未脉望之，口燥，清涕出，善嚏欠，此人中寒，其人下利，以里虚故也。欲嚏不能，此人腹中痛，凡寒，脉沉弦。脉双弦者，寒也。弦脉，状如张弓弦，按之不移。脉数弦者，当下其寒。脉双弦而迟者，心下坚。脉大而紧者，阳中有阴，可下之，右手寸口脉弦者，即胁下拘急而痛，其人濇濇恶寒。师曰：迟者为寒，涩为无血。寸口脉微，尺中紧而涩，紧即为寒，微即为虚，涩即为血不足，故知发汗而复下之。大露宿丸，主寒冷百病。方在第十七卷中。

匈奴露宿丸　治寒冷积聚方。

礜石　桂心　附子　干姜各二两

上四味，末之，蜜丸如梧子。一服十丸，日三服，稍加之。

露宿丸　主遇冷气，心下结紧，呕逆，寒食不消，并主伤寒，晨夜触寒冷恶气方。

附子　乌头　桂心　礜石各四两

上四味，末之，蜜丸。以酒服如胡豆三丸，日三，加至十丸。药耐寒冷，忌热食、近火，宜冷食饮。

治痼冷，风眩，寒中手足冷，胃口寒，脐下冷，百病，五劳七伤。第一令人能食，二强盛，三益气，四有子，神验方。

生地黄十五斤，取汁　乌头一百五十枚　大豆三升半

上三味，以除日㕮咀乌头，以酒一斗半，和地黄汁，浸乌头，至破日，绞去滓，纳豆药汁中，至除日出，曝之；有汁，再浸而曝之，至汁尽药成。初服，从二豆起，可至二十豆，酒服之；有病，空腹服；无病，食后服。四时合，并得二月三月为上时。药令人能食，益气，强盛，有子，发白更黑，齿落更生。先病热人不可服。

治心腹痼冷，百治不瘥方。

曲末三升　白术五两　干姜　桂心各

① 中守：《外台秘要》作“中脘”。

三两　吴茱萸　蜀椒各二两

上六味，治下筛。以米饮服方寸匕，日二。不过五剂，诸冷顿愈。无忌，空腹服之。

治积年冷病方。

蜀椒二两　香豉一升

上二味，捣椒为末，和豉，更捣三千杵。酒服如弹丸大七丸，日一服，食前服。

治诸冷极，医所不治方。

马蔺子九升，净治去土。空腹服一合，日三，饮及酒下之，服讫须臾，以食压之，服取瘥乃止。

赤丸　主寒气厥逆方。

茯苓　桂心各四两　细辛一两　乌头　附子各二两　射罔加大枣一枚

上六味，末之，内真珠为色，蜜丸，如麻子，空腹酒服一丸，日再夜一服，不知加至二丸，以知为度。一方用半夏四两，而不用桂。

治胸满有气，心腹中冷，**半夏汤**方。

半夏一升　桂心四两　生姜八两

上三味，㕮咀，以水七升，煮取二升。一服七合，日三服。

温中下气，**生姜汤**方。

生姜一斤　甘草三两　桂心四两

上三味，㕮咀，以水六升，煮取一升半。服五合，日三服。

甘草汤　主虚羸惙惙，气欲绝方。

甘草　生姜　五味子各二两　人参一两　吴茱萸一升

上五味，㕮咀，以水四升煮茱萸，令小沸，去滓纳药，煮取一升六合。分二服，服数剂佳。

茱萸硝石汤　主久寒，不欲饮食，数十年澼饮方。

吴茱萸八合　硝石一升　生姜一斤

上三味，以酒一斗，水解令得二斗，煮药取四升。服二升，病即下，去勿更服也。初下如泔，后如污泥，若如沫滓。吐者，更可服之。养如乳妇法。

大建中汤　主心胁中大寒大痛，呕不能饮食，饮食下咽，自知偏从一面下流，有声决决然。若腹中寒气上冲皮起，出见有头足，上下而痛，其头不可触近方。

蜀椒二合　干姜四两　人参二两　饴糖一升

上四味，㕮咀，以水四升，煮取二升，去滓纳糖，微火煮，令得一升半。分三服，服汤如炊三斗米久，可饮粥二升许，更服。当一日食糜，温覆之。

大黄附子汤　治胁下偏痛，发热，其脉紧弦，此寒也，当以温药下之方。

大黄三两　附子三枚　细辛三两

上三味，㕮咀，以水五升，煮取二升，分再服。

论曰：寸口脉弦而紧，弦即卫气不行，卫气不行即恶寒；紧则不欲饮食；弦紧相搏，即为寒疝。趺阳脉浮而迟，浮即为风虚，迟即为寒疝。凡瘦人绕脐痛，必有风冷，谷气不行而反下之，其气必冲。不冲者，心下则痞。

寒疝绕脐苦痛，发即白汗出，手足厥寒，其脉沉弦，**大乌头汤**主之方。

乌头十五枚，熬黑，不切，以水三升，煮取一升，去滓，纳白蜜二斤，煎令水气尽，得二升。强人服七合，羸人五合，未瘥，明日更服，日止一服，不可再也。仲景名二物乌头煎。

乌头桂枝汤　主大寒疝，腹中痛，逆冷，手足不仁，若一身尽痛，灸刺、诸药不能治方。

秋干乌头实中者五枚，除去角　白蜜一斤

上二味，以蜜煎乌头，减半，去滓，以桂枝汤五合解之，令得一升许。初服二合，不知，更进三合，复不知，加至五合。其知者，如醉状，得吐者，为中病也。其桂枝汤方在伤寒中。《外台》方云：以水二升半煮桂，取一升，以桂汁和蜜煎合煎之，得一升许服。又云：《范汪方》云：以桂枝汤合前乌头煎服。

论曰：凡人患大热，皆须候脉。若大大热者，不得一准方用药，皆准病用药。大热不可那者，当两倍、三倍。大大热者，乃至十倍用之，乃可制之尔。有人苦热不已，皆由服石所致，种种服饵不能制止，惟朴硝煎可以定之。武德中有贵高人师，市奴谓之金石凌，非也。此方直用二硝、寒水石、石膏可也，即不劳金。有金者，贵高人所加也。

朴硝煎方

朴硝一斤　芒硝八两　寒水石四两　石膏二两　金二两

上五味，先纳二硝于八升汤中，搅之令消，以纸密封一宿，澄取清，纳铜器中，别捣寒水石、石膏，碎如豆粒，以绢袋盛之，纳汁中，以微火煎之，候其上有沫起，以箸投中，著箸如凌雪凝白，急下泻著盆中，待凝取出，烈日曝干。积热困闷不已者，以方寸匕蜜一合，和冷水五合，搅和令消，顿服之，日三。热定即止。

五石汤　主胃间热，热病后不除，烦闷，口中干渴方。

寒水石　硝石　赤石脂　龙骨　牡蛎　甘草　黄芩　栝楼根各五分　知母　桂心　石膏各三分　大黄二分

上十二味，㕮咀，以水七升，煮取三升。分四服，日三夜一。诸本只有四石。

竹叶汤　主五心热，手足烦疼，口干唇燥，胸中热方。

竹叶　小麦各一升　知母　石膏各三两　黄芩　麦门冬各二两　人参一两半　生姜五两　甘草　栝楼根　半夏各一两　茯苓二两

上十二味，㕮咀，以水一斗二升，煮竹叶、小麦，取八升，去滓纳药，煮取三升。分三服，老小五服。

半夏汤　主胸中客热，心下烦满气上，大小便难方。

半夏一升　生姜八两　前胡四两　茯苓五两　甘草一两　黄芩　人参各二两　杏仁　枳实各三两　白术五两

上十味，㕮咀，以水九升，煮取三升，分三服。胸中大热者，沉冷服之。大小便涩，加大黄三两。一方用栀子仁二两，为十一味。

承气汤　主气结胸中，热中胃脘，饮食呕逆，渴方。

前胡　枳实　桂心　大黄　寒水石　知母　甘草各一两　硝石　石膏　栝楼根各二两

上十味，㕮咀，以水一斗，煮取三升，分三服。

治热气，手足心烦热如火方。

竹叶二升　枳实三两　青葙子　白前各一两　吴茱萸　黄芩各二分　栝楼根　麦门冬各二两　生姜六两　前胡一作芍药　半夏各五两

上十一味，㕮咀，以水八升，煮取二升，分三服。

地黄煎　主热方。

地黄汁四升三合　茯神　知母　萎蕤各四两　栝楼根五两　竹沥三合，一方用竹叶　生姜汁　白蜜　生地骨皮切，各二升　石膏八两　生麦门冬汁，一升

上十一味，㕮咀，以水一斗二升，先煮诸药，取汁三升，去滓，下竹沥、地黄、麦门冬汁，微火煎四五沸，下蜜、姜汁，微火煎，取六升。初服四合，日三夜一，加至六七合。四月、五月作散服之。

治积热方

枳实 黄芩 大黄 黄连各三两 芒硝二两

上五味，末之，蜜丸。空心酒服如梧子大三十丸，加至四十丸，日一服。

治膈上热方

苦参十两 玄参五两 麦门冬三两 车前子二两

上四味，末之，以蜜丸和梧子。一服十五丸，日二服。

细丸 主客热结塞不流利方。

大黄 葶苈各三两 香豉三合 杏仁 巴豆各三分

上五味，末之，蜜丸。饮服如梧子二丸，日一服，以利为度。

治骨蒸热，羸瘦，烦闷短气，喘息鼻张，日西即发方。

龙胆 黄连 栝楼根各四分 芒硝二分 栀子十枚 苦参 大黄 黄芩 芍药 青葙子各二两

上十味，末之，蜜丸。饮服如梧子二丸，日二，以知为度。一方无苦参以下，只五味。张文仲为散，饮服方寸匕。

治骨蒸方

天灵盖如梳大，炙令黄，碎，以水五升，煮取二升，分三服。起死人。神方。

又方

水服芒硝一方寸匕，日二服，神良。

又方

取人屎灰，以酒服方寸匕，日二服。

五脏热及身体热，脉弦急者，灸第十四椎，与脐相当，五十壮。老小增损之。若虚寒，至百壮，横三间寸灸之。

《备急千金要方》卷第十六

备急千金要方卷第十七　肺脏

肺脏脉论第一

论曰：肺主魄，魄脏者，任物之精也，为上将军使，在上行，所以肺为五脏之华盖。并精出入谓之魄，魄者，肺之藏也。鼻者，肺之官，肺气通于鼻，鼻和则能知香臭矣，循环紫宫，上出于颊，候于鼻下，回肺中，荣华于发[①]，外主气，内主胸，与乳相当，左乳庚，右乳辛。肺重三斤三两，六叶两耳，凡八叶，有十四童子、七女子守之，神名鸟鸿。主藏魄，号为魄脏，随节应会，故云肺藏气，气舍魄，在气为咳，在液为涕。肺气虚则鼻息利少气；实则喘喝，胸凭仰息。肺气虚则梦见白物，见人斩血藉藉，得其时则梦见兵战；肺气盛则梦恐惧哭泣。厥气客于肺，则梦飞扬，见金铁之器奇物。

凡肺脏象金，与大肠合为腑，其经手太阴与阳明为表里。其脉浮，相于季夏，王于秋，秋时万物之所终，宿叶落柯，萋萋枝条，其杌[②]然独在。其脉为微浮，卫气迟，荣气数，数则在上，迟则在下，故名曰毛。阳当陷而不陷，阴当升而不升，为邪所中二气感激，故为风寒所中。阳中邪则卷，阴中邪则紧；卷则恶寒，紧则为栗，寒栗相薄，故名曰疟。弱则发热，浮乃来出，旦中旦发，暮中暮发。脏有远近，脉有迟疾，周有度数，行有漏刻，迟在上伤毛采，数在下伤下焦。中焦有恶则见，有善则匿，阳气下陷，阴气则温，阳反在下，阴反在巅，故名曰长而且留。

秋脉如浮，秋脉肺也，西方金也，万物之所以收成也，故其气来轻虚而浮，来急去散，故曰浮，反此者病，何如而反？其气来毛而中央坚，两旁虚，此谓太过，病在外。其气来毛而微，此谓不及，病在中。太过则令人气逆而背痛，愠愠然。不及则令人喘，呼吸少气而咳，上气见血，下闻病音。

肺脉来厌厌聂聂如落榆荚，曰肺平。秋以胃气为本，肺脉来不上不下如循鸡羽，曰肺病。《巢源》无不字。肺脉来如物之浮，如风吹毛，曰肺死。

真肺脉至大而虚，如以毛羽中人，肤色白赤不泽，毛折乃死。

秋胃微毛曰平，毛多胃少曰肺病，但毛无胃曰死，毛而有弦曰春病，弦甚曰今病。

肺藏气，气舍魄，喜乐无极则伤魄，魄伤则狂。狂者意不存，人皮革焦、毛悴、色夭，死于夏。

手太阴气绝，则皮毛焦。太阴者，行气温皮毛者也，气弗营则皮毛焦，皮毛焦则津液去，津液去则皮节伤，皮节伤者则爪一作皮枯毛折，毛折者则气先死，丙笃丁死，火胜金也。

肺死脏，浮之虚，按之弱如葱叶，下无根者死。秋金肺王，其脉微涩而短曰平。反得大而缓者，是脾之乘肺，母之归

---

① 荣华于发：原作“荣叶于鬓”，据道藏本改。

② 杌：原作“fiw”，据元刻本、道藏本、后藤本改。

子，为虚邪，虽病易治。反得沉濡而滑者，是肾之乘肺，子之乘母，为实邪，虽病自愈。反得浮大而洪者，是心之乘肺，火之克金，为贼邪，大逆，十死不治。反得弦细而长者，是肝之乘肺，木之凌金，为微邪，虽病即瘥。肝乘肺，必作虚。

右手关前寸口阴绝者，无肺脉也，苦短气咳逆，喉中塞，噫逆，刺手阳明治阳。

右手关前寸口阴实者，肺实也，苦少气，胸中满膨膨，与肩相引，刺手太阴治阴。

肺脉来，泛泛轻如微风吹鸟背上毛，再至曰平，三至曰离经病，四至脱精，五至死，六至命尽，手太阴脉也。

肺脉急甚为癫疾，微急为肺寒热，怠惰，咳唾血，引腰背胸，若鼻息肉不通。缓甚为多汗，微缓为痿，漏风一作偏风，头以下汗出不可止。大甚为胫肿，微大为肺痹，引胸背，起腰内。小甚为飧泄，微小为消瘅。滑甚为息贲上气，微滑为上下出血。涩甚为呕血，微涩为鼠瘘，在颈肢腋之间，下不胜其上，其能喜酸。

肺脉搏坚而长，当病唾血。其濡而散者，当病漏一作灌汗，至今不复散发。

白脉之至也，喘而浮，上虚下实，惊有积气在胸中。喘而虚，名曰肺痹寒热，得之醉而使内也。

黄帝问曰：经脉十二，而手太阴之脉独动不休何也？手太阴本在寸口中。岐伯对曰：足阳明，胃脉也。胃者，五脏六腑之海，胃脉在足趺上大趾间，上行三寸骨解中是。是精气上清，注于肺，肺气从太阴而行之。其行之也，以息往来，故人一呼脉再动，一吸脉亦再动，呼吸不已，脉动不止。

黄帝问曰：气口何以独为五脏主？岐伯曰：胃者，水谷之海，六腑胃居其大，五味入于口，藏于胃，以养五脏气。气口者，太阴是也，脏腑之气味皆出于胃，变见于气口，气口属腑脏主，即呼寸口者也。

扁鹊曰：肺有病则鼻口张，实热则喘逆，胸凭仰息。其阳气壮，则梦恐惧等。虚寒则咳息，下利，少气。其阴气壮，则梦涉水等。肺在声为哭，在变动为咳，在志为忧。忧伤肺，精气共于肺则悲。味主秋，结满而血者，病在胸，及以饮食不节得病者，取之合，故命曰味主合。

病先发于肺，喘咳。三日之肝，胁痛支满；一日之脾，闭塞不通，身痛体重；五日之胃，腹胀；十日不已，死。冬日入，夏日出。

病在肺，下晡慧，日中甚，夜半静。

假令肺病，南行若食马肉及獐肉得之，不者，当以夏时发，得病以丙丁日也，宜赤药。

凡肺病之状，必喘咳逆气，肩息背痛，汗出，尻阴股膝挛，髀腨胻足皆痛。虚则少气不能报息，耳聋嗌干。取其经手太阴，足太阳之外，厥阴内，少阴血者。

肺脉沉之而数，浮之而喘，苦洗洗寒热，腹满，肠中热，小便赤，肩背痛，从腰已上汗出，得之房内汗出当风。

肺病其色白，身体但寒无热，时时咳，其脉微迟，为可治，宜服五味子大补肺汤、泻肺散。春当刺少商，夏刺鱼际，皆泻之；季夏刺太渊，秋刺经渠，冬刺尺泽，皆补之。又当灸膻中百壮，背第三椎二十五壮。

邪在肺则皮肤痛，发寒热，上气气喘，汗出，咳动肩背。取之膺中外俞，背第三椎之旁，以手痛[①]按之快然，乃刺之，取之缺盆中以越之。

---

① 痛：后藤本作“重”。

形寒寒饮则伤肺，以其两寒相感，中外皆伤，故气逆而上行。肺伤，其人劳倦，则咳唾血，其脉细紧浮数，皆吐血，此为躁扰嗔怒得之，肺伤气拥所致也。

肺中风者，口燥而喘，身运而重，冒而肿胀。

肺中寒者，其人吐浊涕。

肺水者，其人身体肿而小便难，时时大便鸭溏。

肺胀者，虚而满，喘咳，目如脱状，其脉浮大。

趺阳脉浮缓，少阳脉微紧，微为血虚，紧为微寒，此为鼠乳。

诊得肺积，脉浮而手①，按之辟易，胁下时时痛，逆背相引痛，少气，善忘，目瞑，结痈，皮肤寒，秋愈夏剧，主皮中时痛，如虱缘之状，甚者如针刺之状，时痒，色白也。

肺之积，名曰息贲，在右胁下，覆大如杯，久久不愈。病洒洒寒热，气逆喘咳，发肺痈。以春甲乙日得之，何也？心病传肺，肺当传肝，肝适以春王，王者不受邪，肺复欲还心，心不肯受，因留结为积，故知息贲以春得之。

肺病，身当有热，咳嗽短气，唾出脓血，其脉当短涩，今反浮大，其色当白而反赤者，此是火之克金，为大逆，十死不治。

商音人者，主肺声也，肺声哭，其音磬，其志乐，其经手太阴，厥逆阳明，则荣卫不通，阴阳反祚，阳气内击，阴气外伤，伤则寒，寒则虚，虚则厉风所中，嘘吸战棹②，语声嘶塞而散，下气息短惫，四肢僻弱，面色青葩，遗矢便利，甚则不可治，依源麻黄续命汤主之。方在第八卷中。

又言音喘急，短气好唾，此为火克金，阳击阴，阴气沉，阳气升，升则实，实则热，热则狂，狂则闭眼，悸，言非常所说，口赤而张，饮无时度，此热伤肺，肺化为血，不治。若面赤而鼻不欹，可治也。

肺病为疟者，令人心寒，寒甚则热，热间善惊，如有所见者，恒山汤主之。方在第十卷中。若其人本来语声雄烈，忽尔不亮，椸③气用力方得出言，而反于常，人呼共语，直视不应，虽曰未病，势当不久，此则肺病声之候也，察观疾病，表里相应，依源审治，乃不失也。

白为肺，肺合皮，白如豕膏者吉。肺主鼻，鼻是肺之余，其人金形，相比于上商，白色，小头，方面，小肩背，小腹，小手足，发动身轻，精瘦，急心静悍，性喜为吏，治④秋冬不耐春夏，春夏感而生病，主壬。太阴廉廉然，肩膺厚薄正竦，则肺应之。正白色小理者则肺小，小则少饮，不病喘喝；粗理者则肺大，大则虚，虚则寒，喘鸣，多饮，善病胸喉痹，逆气；巨肩反膺，陷喉者，则肺高，高则实，实则热，上气肩急，咳逆；合腋张胁者则肺下，下则逼贲迫肝，善胁下痛，鼻塞，或壅而涕，生息肉；好肩背厚者则肺坚，坚则不病咳上气；肩背薄者则肺脆，脆则易伤于热，喘息，鼻衄；肩膺好者则肺端正，端正则和利难伤；膺偏欹者则肺偏倾，偏倾则病胸偏痛，鼻亦偏疾。

凡人分部陷起者，必有病生。大肠阳明为肺之部，而脏气通于内外，部亦随而应之。沉浊为内，浮清为外。若外病内入，则所部起；内病里出，则所部陷。外入前治阳，后治阴；内出前治阴，后治阳，实泻虚补。阳主外，阴主内。

---

① 手：元刻本、道藏本、后藤本作“毛”。
② 棹：后藤本作“掉”。
③ 椸：后藤本作“拖”。
④ 治：后藤本作“耐”。

凡人死生休否，则脏神前变形于外。人肺前病，鼻则为之孔开焦枯。若肺前死，鼻则为之梁折孔闭，青黑色。若天中等分，墓色应之，必死不治。看色深浅斟酌赊促，远不出一年，促不延时月，肺疾少愈而卒死，何以知之？曰：赤黑如拇指黡点见颜颊上，此必卒死，肺绝三日死，何以知之？口张，但气出而不还，面白目青，是谓乱经。饮酒当风，风入肺经，胆气妄泄，目则为青，虽有天救，不可复生。面黄目白如枯骨，死。吉凶之色，在于分部顺，顺而[①]见赤白入鼻，必病，不出其年，若年上不应，三年之中祸必应也。

秋金，肺脉色白，主手太阴脉也，秋取经输，秋者金始治，肺将收杀，金将胜火。阳气在合，阴气初胜，湿气及体，阴气未盛，未能深入，故取输以泻阴邪，取合以虚阳邪。阳气始衰，故取于合。其脉本在寸口之中，掌后两筋间二寸中，应在腋下动脉，其脉根于太仓，太仓在脐上三寸，一夫是也。

其筋起于手大指之上，循指上行，结于鱼后，行寸口外侧，上循臂，结肘中，上臑内廉，入腋下，上出缺盆，结肩髃前，上结缺盆，下结胸里，散贯贲下，抵季胁。

其脉起于中焦，下络大肠，还循胃口，上膈，属肺。从肺系横出腋下，下循臑内，行少阴心主之前，下肘中，后循臂内上骨下廉，入寸口，上鱼，循鱼际，出大指之端。其支者，从腕后直次指内廉，出其端。合手阳明为表里。阳明之本在肘骨中，同会于手太阴。

太阴之别名列缺，起于腕上[②]分间，并太阴之经直入掌中，散入于鱼际，别走手阳明，主肺生病，病实则大肠热，热则手兑掌起，起则阳病，阳脉反逆大于寸口三倍，病则咳，上气喘喝，烦心胸满，臑臂内前廉痛，掌中热。气盛有余，则肩背痛风，汗出中风。虚则大肠寒，寒则欠呿，小便遗数，数则阴病，阴脉反小于寸口一倍，病则肩背寒痛，少气不足以息，季胁空痛，尿色变，卒遗矢无度。

秋三月者，主肺、大肠，白气狸病也，其源从太阳击手太阴，太阴受淫邪之气，则经络拥滞，毛皮紧竖，发泄邪生，则脏腑伤温，随秋受疠，其病相反。若腑虚，则为阴邪所伤，乍寒乍热，损肺伤气，暴嗽呕逆。若脏实，则为阳毒所损，体热生斑，气喘引饮，故曰白气狸病也。

扁鹊云：灸心肺二俞，主治丹毒白狸病。当依源为疗，调其阳，理其阴，则脏腑之病不生矣。

肺虚实第二

脉四条　方一十首　灸法二首

肺实热

右手寸口气口以前脉阴实者，手太阴经也。病苦肺胀，汗出若露，上气喘逆，咽中塞如欲呕状，名曰肺实热也。

治肺实热，胸凭仰息，泄气除热方。

枸杞根皮切，二升　石膏八两　白前　杏仁各三两　橘皮　白术各五两　赤蜜七合

上七味，㕮咀，以水七升，煮取二升，去滓下蜜，煮三沸，分三服。

治肺热，言音喘息短气，好唾脓血方。

生地黄切，二升　石膏八两　麻黄五两　杏仁四两　淡竹茹鸡子大一枚　升麻　羚

① 而：原作“面”，据元刻本、道藏本、后藤本改。

② 腕上：原作“腋下”，据《灵枢·经脉》改。

羊角 芒硝各三两 赤蜜一升

上九味，㕮咀，以水七升，煮取二升，去滓下蜜，煮两沸，分三服。

治肺热闷不止，胸中喘急，惊悸，客热来去，欲死，不堪服药，泄胸中喘气方。

桃皮 芫花各一升

上二味，㕮咀，以水四斗，煮取一斗五升，去滓，以故布手巾纳汁中。薄胸，温四肢，不盈数日即歇。

治肺热气上，咳息奔喘，**橘皮汤**方。

橘皮 麻黄各三两 干紫苏 柴胡各二两 宿姜 杏仁各四两 石膏八两

上七味，㕮咀，以水九升，煮麻黄两沸，去沫，下诸药，煮取三升，去滓。分三服，不瘥，与两剂。

治肺热喘息，鼻衄血方。

羚羊角 玄参 射干 鸡苏 芍药 升麻 柏皮各三两 淡竹茹鸡子大一枚 生地黄切，一升 栀子仁四两

上十味，㕮咀，以水九升，煮取三升，分三服。须利者，下芒硝三两，更煮三沸。

治肺热，饮酒当风，风入肺，胆气妄泄，目青，气喘方。

麻黄四两 五味子 甘草各三两 杏仁五十枚 母姜五两 淡竹叶切，一升

上六味，㕮咀，以水七升，先煮麻黄，去沫，下诸药，煮取二升，去滓，分三服。

泻肺散 治酒客劳倦，或出当风，喜怒气舍于肺，面目黄肿，起即头眩，咳逆上气，时忽忽欲绝，心下弦急，不能饮食，或吐脓血，胸痛引背，支满欲呕方。

百部 五味子各二两半 茯苓 附子 苁蓉 当归 石斛 远志 续断各一两 细辛 甘草各七分 防风 蜀椒 紫菀 桂心 款冬花 干姜各一两半 桃仁六十枚 杏仁三十枚

上十九味，治下筛。以酒服方寸匕，日三，稍加至二匕。

肺胀，气抢胁下热痛，灸阴都随年壮。穴在挟胃管两边相去一寸。胃管在心下三寸。

肺胀胁满，呕吐上气等病，灸大椎并两乳上第三肋间，各止七壮①。

肺与大肠俱实

右手寸口气口以前脉阴阳俱实者，手太阴与阳明经俱实也。病苦头痛目眩，惊狂，喉痹痛，手臂卷，唇吻不收，名曰肺与大肠俱实也。

治肺与大肠俱实，令人气凭满，煮散方。

茯苓 麻黄各六分 黄芪 大青 桂心各三分 细辛 杏仁各五分 石膏二两 丹参半两 五味子 甘草 贝母 橘皮 芎䓖各一两 枳实三枚

上十五味，治下筛，为粗散，帛裹一方寸匕，井华水一升五合，煮取七合为一服，日再。

肺虚冷

右手寸口气口以前脉阴虚者，手太阴经也。病苦少气不足以息，嗌干不津液，名曰肺虚冷也。

治肺虚冷，声嘶伤，语言用力，战掉缓弱，虚瘠，风入肺方。

防风 独活 芎䓖 秦椒 干姜 黄芪各四十二铢 天雄 麻黄 五味子 山茱萸 甘草各三十六铢 秦艽 桂心 薯蓣 杜仲 人参 细辛 防已各三十铢 紫菀 甘菊花各二十四铢 贯众二枚 附子七分

上二十二味，治下筛。以酒服方寸匕，日二服。一方有石膏六分、当归五分。

① 壮：原缺，据元刻本、道藏本、后藤本补。

治肺虚寒，厉风所伤，语声嘶塞，气息喘惫，咳唾，酥蜜膏酒止气嗽通声方。

酥　崖蜜　饴糖　姜汁　百部汁　枣肉　杏仁各一升，研　甘皮五具，末

上八味，合和，微火煎，常搅，三上三下，约一炊久，取姜汁等各减半止。温酒一升服方寸匕，细细咽之，日二夜一。

又方

猪胰三具　大枣百枚

上二味，以酒五升渍之，秋冬七日，春夏五日出，布绞去滓，七日服尽。二七日忌盐。羊胰亦得。治咳嗽，胸胁支满，多喘上气，尤良。《肘后方》治久咳上气二十年，诸治不瘥者。

治肺寒损伤，气嗽及涕唾鼻塞方。

枣肉二升，研作脂　杏仁一升，熬研为脂　酥　生姜汁　白糖　生百部汁　白蜜各一升

上七味，合和，以微火煎，常搅，作一炊久，下之，细细温清酒服二合，日二。

补肺汤　治肺气不足，逆满上气，咽中闷塞，短气，寒从背起，口中如含霜雪，言语失声，甚者吐血方。

五味子三两　干姜　桂心　款冬花各二两　麦门冬一升　大枣一百枚　粳米一合　桑根白皮一斤

上八味，㕮咀，以水一斗，先煮桑白皮五沸，下药，煮取三升，分三服。

又方

黄芪五两　甘草　钟乳　人参各二两　桂心　干地黄　茯苓　白石英　厚朴　桑白皮　干姜　紫菀　橘皮　当归　五味子　远志　麦门冬各三两　大枣二十枚

上十八味，㕮咀，以水一斗四升，煮取四升。分五服，日三夜二。

补肺汤　治肺气不足，咳逆上气，牵绳而坐，吐沫唾血，不能食饮方。

苏子一升　桑白皮五两　半夏六两　紫菀　人参　甘草　五味子　杏仁各二两　射干　款冬花各一两　麻黄　干姜　桂心各三两　细辛一两半

上十四味，㕮咀，以水一斗二升，煮取三升半。分五服，日三夜二。

补肺汤　治肺气不足，咳逆短气，寒从背起，口中如含霜雪，语无音声而渴，舌本干燥方。

五味子　苏子各一升　白石英　钟乳各三两　竹叶　款冬花　橘皮　桂心　桑白皮　茯苓　紫菀各二两　粳米二合　生姜五两　杏仁五十枚　麦门冬四两　大枣十枚

上十六味，㕮咀，以水一斗三升，先煮桑白皮、粳米、大枣，米熟去滓，纳诸药，煮取五升。分六服，日三。

补肺汤　治肺气不足，心腹支满，咳嗽，喘逆上气，唾脓血，胸背痛，手足烦热，惕然自惊，皮毛起，或哭，或歌，或怒，干呕心烦，耳中闻风雨声，面色白方。

款冬花　桂心各二两　桑白皮一斤　生姜　五味子　钟乳各三两　麦门冬四两　粳米五合　大枣十枚

上九味，㕮咀，以水一斗二升，先煮粳米、枣，令熟，去之纳药，煎取二升。分三服，温服之。一方用白石英二两。《广济》用紫菀、人参各二两，名紫菀汤。

治肺气不足，咳唾脓血，气短不得卧，**麻子汤**方。

麻子一升　桂心　人参各二两　阿胶　紫菀各一两　生姜三两　干地黄四两　桑白皮一斤　饧一斤

上九味，㕮咀，以酒一斗五升、水一斗五升，合煮取四升，分五服。

治肺气不足，咽喉苦干，宜服饧煎方。

作饧任多少，取干枣一升，去核，熟捣，水五升，和使相得，绞去滓，澄去上清，取浊，纳饴中搅，火上煎，勿令坚。令连连服如鸡子，渐渐吞之，日三夜二。

凡肺风气痿绝，四肢满胀，喘逆胸满，灸肺俞各二壮，肺俞对乳引绳度之，在第三椎下两旁相去各一寸五分。

肺与大肠俱虚

右手寸口气口以前脉阴阳俱虚者，手太阴与阳明经俱虚也。病苦耳鸣嘈嘈，时妄见光明，情中不乐，或如恐怖，名曰肺与大肠俱虚也。

治肺与大肠俱不足，虚寒乏气，小腹拘急，腰痛羸脊，百病，**小建中汤**方。

大枣十二枚　生姜三两　甘草二两　桂心三两　芍药六两

上五味，㕮咀，以水八升，煮取三升，去滓，纳糖八两，煮三沸，分三服。《肘后》用黄芪、人参各二两，名黄芪建中汤。

肺劳第三

论一首　方三首　灸法一首

论曰：凡肺劳病者，补肾气以益之，肾王则感于肺矣。人逆秋气，则手太阴不收，肺气焦满。顺之则生，逆之则死，顺之则治，逆之则乱。反顺为逆，是谓关格，病则生矣。

肺劳实，气喘鼻张，面目苦肿，**麻黄引气汤**方。

麻黄　杏仁　生姜　半夏各五分　石膏八两　紫苏四分　白前　细辛　桂心各三分　竹叶切，一升　橘皮二分

上十一味，㕮咀，以水一斗，煮取三升，去滓，分三服。

治肺劳虚寒，心腹冷，气逆游气，胸胁气满，从胸达背痛，忧气往来，呕逆，饮食即吐，虚乏不足，**半夏汤**方。

半夏一升　生姜一斤　桂心四两　甘草　厚朴各二两　人参　橘皮　麦门冬各三两

上八味，㕮咀，以水一斗，煮取四升，去滓，分四服。腹痛加当归二两。

治肺劳风虚冷，痰澼水气，昼夜不得卧，头不得近枕，上气胸满，喘息气绝，此痰水盛溢，**厚朴汤**方。

厚朴　麻黄　桂心　黄芩　石膏　大戟　橘皮各二两　枳实　甘草　秦艽　杏仁　茯苓各三两　细辛一两　半夏一升　生姜十两　大枣十五枚

上十六味，㕮咀，以水一斗三升，煮取四升，分为五服。

喉痹，气逆咳嗽，口中涎唾，灸肺俞七壮，亦可随年壮至百壮。

气极第四

论一首　方六首　灸法二首

论曰：凡气极者，主肺也。肺应气，气与肺合。又曰：以秋遇病为皮痹，皮痹不已，复感于邪，内舍于肺，则寒湿之气客于六腑也。若肺有病，则先发气，气上冲胸，常欲自恚。以秋庚辛日伤风邪之气，为肺风。肺风之状，多汗。若阴伤则寒，寒则虚，虚则气逆咳，咳则短气，暮则甚，阴气至，湿气生，故甚。阴畏阳气，昼日则瘥。若阳伤则热，热则实，实则气喘息上，胸臆，甚则唾血也。然阳病治阴，阴是其里。阴病治阳，阳是其表。是以阴阳表里衰王之源，故知以阳调阴，以阴调阳，阳气实则决，阴气虚则引。善治病者，初入皮毛、肌肤、筋脉则治之，若至六腑五脏，半死矣。

扁鹊曰：气绝不治，喘一作奔而冷汗出，二日死。气应手太阴，太阴气绝则皮毛焦，气先死矣。

治气极虚寒，阴畏阳气，昼瘥暮甚，气短息寒，**钟乳散**。亦治百病，令人丁强，能食饮，去风冷方。

钟乳别研 干姜 桔梗 茯苓 细辛 桂心 附子 人参各一两六铢 白术一两 防风 牡蛎 栝楼根各二两半

上十二味，治下筛。以酒服方寸匕，日三，渐加至二匕。五十以上，可数服，得力乃止。《千金翼》云：有冷加椒，有热加黄芩各三两。

治气极虚寒，皮毛焦，津液不通，虚劳百病，气力损乏，**黄芪汤**方。

黄芪四两 人参 白术 桂心各二两 大枣十枚 附子三十铢 生姜八两

上七味，㕮咀，以水八升，煮取三升，去滓，分四服。一方不用附子。

治气极虚寒，皮痹不已，内舍于肺，寒气入客于六腑，腹胀虚满，寒冷积聚百病，**大露宿丸**方。

礜石《肘后》作矾石 干姜 桂心 皂荚 桔梗 附子各三两

上六味，末之，蜜丸。酒服如梧子十丸，日三，渐加之。慎热及近火等。

治气极虚寒澼饮，胸中痰满，心腹痛，气急，不下饮食，**硫黄丸**方。

硫黄 礜石 干姜 附子 乌头 桂心 细辛 白术 桔梗 茯苓各二两

上十味，末之，蜜丸如梧子。酒服十丸，日三，渐加之，以知为度。《肘后》无白术、桔梗、茯苓，用吴茱萸、蜀椒、人参、皂荚、当归十二种为丸，用治人大冷，夏月温饮食，不解衣者。

治气极伤热，喘息冲胸，常欲自恚，心腹满痛，内外有热，烦呕不安，**大前胡汤**方。

前胡八两 半夏 麻黄 芍药各四两 枳实四枚 生姜五两 黄芩三两 大枣十二枚

上八味，㕮咀，以水九升，煮取三升，去滓，分温三服。

治气极伤热，气喘，甚则唾血，气短乏，不欲食，口燥咽干，**竹叶汤**方。

竹叶二升 麦门冬 小麦 生地黄各一升 生姜六两 麻黄三两 甘草一两 石膏六两 大枣十枚

上九味，㕮咀，以水一斗，煮取三升，去滓，分三服。

呕吐上气，灸尺泽，不三则七壮。尺泽者，在腕后肘中横纹。

腹中雷鸣相逐，食不化，逆气，灸上脘下一寸名太仓七壮。

积气第五

论二首 方五十一首 灸法二十四首

论曰：七气者，寒气，热气，怒气，恚气，喜气，忧气，愁气，凡七种气，积聚坚大如杯，若盘在心下，腹中疾痛，饮食不能，时来时去，每发欲死，如有祸祟，此皆七气所生。寒气，即呕逆恶心；热气，即说物不竟而迫；怒气，即上气不可忍，热痛上抢心，短气欲死不得息；恚气，即积聚在心下，不得饮食；喜气，即不可疾行，不能久立；忧气，即不可闲作[①]，暮卧不安；愁气，即喜忘，不识人语，置物四方，还取不得去处，若闻急，即四肢胕肿，手足筋挛，捉不能举。如得病此，是七气所生，男子卒得，饮食不时所致，妇人即产后中风诸疾也。

七气丸方

乌头 大黄各七分 紫菀 半夏 前胡 细辛 丹参 茯苓 芎䓖 桃仁《胡洽》作杏仁 菖蒲一作芍药 石膏 吴茱萸

---

① 不可闲作：元刻本、道藏本、后藤本作“不可剧作”。

桂心　桔梗各三分　人参　甘草　防葵各一两　干姜　蜀椒各半两

上二十味，末之，蜜丸。酒服如梧子三丸，日三，加至十丸。一方去半夏，加甘遂三分。《胡洽》无丹参[①]、甘草。

七气丸　主七气。七气者，寒气、热气、怒气、恚气、喜气、忧气、愁气。此之为病，皆生积聚，坚牢如杯，心腹绞痛，不能饮食，时去时来，发则欲死。心寒气状，吐逆心满；热气状，恍惚，眩冒，失精；怒气状，不可当热，痛上荡心，短气欲绝，不得息；恚气状，积聚心满，不得食饮；喜气状，不可疾行久立；忧气状，不可苦作，卧不安席；愁气状，平故如怒，喜忘，四肢胕肿，不得举止。亦治产后中风余疾方。

大黄二两半　人参　半夏　吴茱萸　柴胡　干姜　细辛　桔梗　菖蒲各二分　茯苓　芎䓖　甘草　石膏　桃仁　蜀椒各三分，一方用桂心

上十五味，末之，蜜丸如梧子大。每服酒下三丸，日进三服，渐加至十丸。《千金翼》十味，无茯苓、芎䓖、甘草、石膏、桃仁。

七气汤　主忧气、劳气、寒气、热气、愁气，或饮食为膈气，或劳气内伤，五脏不调，气衰少力方。

干姜　黄芩　厚朴《深师》作桂心　半夏　甘草　栝楼根《深师》作橘皮　芍药　干地黄各一两　蜀椒三两，《深师》作桔梗　枳实五枚　人参一两　吴茱萸五合

上十二味，㕮咀，以水一斗，煮取三升。分三服，日三。

七气汤　主虚冷上气，劳气等方。

半夏一升　人参　生姜　桂心　甘草各一两

上五味，㕮咀，以水一斗，煮取三升。分三服，日三。

五膈丸　治忧膈、气膈、食膈、饮膈、劳膈。五病同药服，以忧恚、思虑、食饮得之，若冷食及生菜便发。其病苦心满，不得气息，引背痛如刺之状，食即心下坚，大如粉絮，大痛欲吐，吐即瘥，饮食不得下，甚者及手足冷，上气咳逆，喘息短气方。

麦门冬　甘草各五两　蜀椒　远志　桂心　细辛各三两　附子一两半　人参四两　干姜二两

上九味，末之，蜜和丸。微使淖，先食含如弹丸一枚，细细咽之，喉中、胸中当热，药力稍尽，复合一丸，日三夜二，服药七日愈。《延年方》云：若不能含者，可分一大丸作七小丸，益[②]服之，夏月含益麦门冬、甘草、人参。《胡洽》云：亦可梧子大十丸，酒服之。《经心录》以吴茱萸代桂心，酒服如梧子五丸，空腹服之，治寒冷则心痛，咽中有物，吐之不出，咽之不入，食饮少者。

治结气冷癥积在胁下，及脚气上入少腹，腹中胀满百病方。

大蒜去心皮，三升，捣令极熟，以水三升和令调，绞取汁，更捣余滓令熟，更以水三升和令调，绞取汁，更捣余滓令熟，更以水三斗[③]和令调，绞取汁，合得九升，所得滓可桃颗大，弃却，以微火煎取三升，下牛乳三升，合煎，取三升。旦起空腹一顿温服之，令尽，至申时食。三日服一剂，三十日服十剂止。

大蒜煎　治疝瘕积聚，冷癖痰饮，心腹胀满，上气咳嗽，刺风，风癫偏风，半身不遂，腰疼膝冷，气息否塞百病方。

蒜六斤四两，去皮，以水四斗，煮取一斗，去滓　酥一升，纳蒜汁中　牛乳二升　荜茇　胡椒　干姜各三两　石蜜　阿魏

---

① 参：原作“一”，据《医方类聚》改。

② 益：后藤本作“尽”。

③ 斗：元刻本、道藏本、后藤本作“升”。

戎盐各二两　石上菖蒲　木香各一两　干蒲桃四两

上十二味，末之，合纳蒜汁中，以铜器微火煎取一斗。空腹酒下一两，五日以上稍加至三两，二十日觉四体安和，更加至六两，此治一切冷气，甚良。

治气上下否塞不能息，**桔梗破气丸**方。

桔梗　橘皮　干姜　厚朴　枳实　细辛　葶苈各三分　胡椒　蜀椒　乌头各二分　荜茇十分　人参　桂心　附子　茯苓　前胡　防葵　芎䓖各五分　甘草　大黄　槟榔　当归各八分　白术　吴茱萸各六分

上二十四味，末之，蜜丸如梧子大。酒服十丸，日三。有热者，空腹服之。

治气实若积聚，不得食息，**槟榔汤**方。

槟榔三七枚　细辛一两　半夏一升　生姜八两　大黄　紫菀　柴胡各三两　橘皮　甘草　紫苏冬用子　茯苓各二两　附子一枚

上十二味，㕮咀，以水一斗，煮取三升。分三服，相去如行十里久。若有癥结坚实如石，加鳖甲二两、防葵二两。气上，加桑白皮切二升，枳实、厚朴各二两。消息气力强弱，进二剂，后隔十日，更服前桔梗破气丸。

治积年患气，发作有时，心腹绞痛，忽然气绝，腹中坚实，医所不治，复谓是蛊方。

槟榔大者，四七枚　柴胡三两　半夏一升　生姜八两　附子一枚　橘皮　甘草　桂心　当归　枳实各二两

上十味，㕮咀，以水一斗，煮取三升。分三服，五日一剂。服三服，永除根本。

治逆气心腹满，气上胸胁痛，寒冷心腹痛，呕逆及吐不下食，忧气结聚，**半夏汤**方。

半夏一升　生姜　桂心各五两　橘皮四两

上四味，㕮咀，以水七升，煮取三升。分四服，日三夜一。人强者，作三服。亦治霍乱后吐逆腹痛。

治逆气心中烦满，气闷不理，气上，半夏汤。方出第十六卷呕吐篇四味者是。

治上气咽喉窒塞，短气不得卧，腰背痛，胸满不得食，面色萎黄，**贝母汤**方。

贝母一两　生姜五两　桂心　麻黄　石膏　甘草各三两　杏仁三十枚　半夏三合

上八味，㕮咀，以水一斗，煮取三升。分为三服，日三。

治上气，脉浮，咳逆，喉中水鸡声，喘息不通，呼吸欲死，**麻黄汤**方。

麻黄八两　甘草四两　大枣三十枚　射干如博棋子二枚

上四味，㕮咀，以井花水一斗，煮麻黄三沸，去沫纳药，煮取四升。分四服，日三夜一。

奔气汤　治大气上奔，胸膈中诸病，发时迫满，短气不得卧，剧荏[①]便悁欲死，腹中冷湿气，肠鸣相逐，成结气方。

半夏　吴茱萸各一升　生姜一斤　桂心五两　人参　甘草各二两

上六味，㕮咀，以水一斗，煮取三升，分四服。

枳实汤　下气，治胸中满闷方。

枳实三枚　大枣十四枚　半夏五两　附子二枚　人参　甘草　白术　干姜　厚朴各二两

上九味，㕮咀，以水七升，煮取二升半。一服八合，日三。

治气满腹胀，下气方。

---

① 荏：《外台秘要》、后藤本作“者”。

半夏一升 生姜一斤 人参一两半 橘皮三两

上四味，㕮咀，以水七升，煮取三升，去滓。分三服，日三。一方无人参，只三味。

治气，两胁满急风冷方。

杏仁 茯苓 防葵各八分 吴茱萸 橘皮 桂心 防风 泽泻各五分 白术 射干 芍药 苏子 桔梗 枳实各六分

上十四味，末之，蜜丸如梧子大。酒服十丸，日二，加至三十丸。

治气满闭塞不能食，喘息方。

诃梨勒十枚，末之，蜜丸如梧子。食后服三丸。不忌，得利即止。

治上气咳逆方。

苏子一升 五味子五合 麻黄 细辛 紫菀 人参 黄芩 甘草各二两 桂心 当归各一两 生姜五两 半夏三两

上十二味，㕮咀，以水一斗，煮取三升，分三服。

治气上不得卧，神秘方。

橘皮 生姜 紫苏 人参 五味子各五两，一作桔梗

上五味，㕮咀，以水七升，煮取三升，分三服。

治热发气上冲不得息，欲死不得卧方。

桂心半两 白石英 麦门冬 枳实 白鲜皮 贝母 茯神 槟榔仁 天门冬各二两半 车前子一两 人参 前胡 橘皮 白薇 杏仁各一两半 郁李仁三两 桃仁五分

上十七味，末之，蜜和。以竹叶饮服十丸如梧子，日二，加至三十丸。

竹叶饮方

竹叶 紫苏子各二升 紫菀 白前各二两 百部 甘草 生姜各三两

上七味，㕮咀，以水八升，煮取三升，温以下前丸，药尽更合之。

安食下气，理胸胁，并治客热，**人参汤方**。

人参 麦门冬 干姜 当归 茯苓 甘草 五味子 黄芪 芍药 枳实各一两 桂心三两 半夏一升 大枣十五枚

上十三味，㕮咀，以水九升，煮取三升，去滓。一服九合，从旦至晡令尽，皆热服，慎勿冷。

治风虚支满，膀胱虚冷，气上冲肺息奔，令咽喉气闷往来，下气，**海藻橘皮丸方**。

海藻 橘皮各三分 杏仁 茯苓各二分 人参 吴茱萸 白术 葶苈各一两 桑根白皮 枣肉 昆布各二两 芍药 桂心各五分 白前三分 苏子五合

上十五味，末之，蜜丸。饮服如梧子大十丸，日二，加至十五丸，以利小便为度。

治气上方

硇砂 细辛 牛膝各等分

上三味，末之。气发，酒服方寸匕，后三日忌酒，余禁如药法。

治上气方

上酥一升 独头蒜五颗

上二味，先以酥煎蒜，蒜黄出之，生姜汁一合，共煎令熟。空腹服一方寸匕，温服之。

治上气呕吐方

芥子二升，末之，蜜丸。寅时井花水服如梧子七丸，日二服。亦可作散，空腹服之。及可酒浸服。并治脐下绞痛。

治劳气方

小芥子三升，捣末，绢袋盛，酒三斗浸之，密封七日，去滓。温服半升，渐至一升半，得力更合。忌如药法。

治上气三十年不瘥方

大枣一百枚 豉一百二十粒 蜀椒二百

粒 杏仁一百枚

上四味，先捣杏仁、豉令熟后，纳枣、椒更捣，作丸如枣核大。含之，稍稍咽之，日三夜一。

治积年上气不瘥，垂死者方。

莨菪子熬色变 熟羊肝薄切，曝干

上二味，各捣，等分，以七月七日神醋拌令相著。夜不食，空腹服二方寸匕，须拾针，两食间以冷浆白粥二匕止之，隔日一服，永瘥。四十日内，得煮饭汁作芜菁羹食之，以外一切禁断。

下气方

生姜五两 小麦一升

上二味，以水七升，煮取一升，顿服。

又方

紫苏茎叶切，一升 大枣二七枚

上二味，以酒三升，煮取一升半，分再服。水煮亦得。一方加橘皮半两。《肘后方》无枣，用橘皮。

治气方

桃皮二斤，去黄者，㕮咀，以水五升，煮取三升。一服一升，瘥即止。

又方

酒服驴脂二合，日二，瘥止。

又方

黄牛乳二升，煎取一升，和生乳一升。空腹服之，日二。

又方

驴乳，初服三合，三日后，日别五合，后至七合，七日后至一升。忌葵菜、猪、鱼、油等。

又方

空腹服尿，但尿则服之，百日止，治一切病。

又方

空腹服乌牛尿，日再，至三升止。

补气虚逆方

大枣三升 甘皮去脉，十具 干地黄八两 干姜二两

上四味，治下筛，酒四升，渍枣三宿，漉出枣，取酒为炊汁，将枣纳甑中，微火蒸之，令枣膏，入釜中酒里，煎酒令余二升许，甑中枣候皮核在止火[①]，贮器中，将前散及热下，搅之令调，大略与糖相似。以酒服二合，日再，非止补气，亦通治一切短气，并形体瘦，甚良。

大补气方

羊肚一具，治如食法，去膏膋 羊肾一具，去膏，四破 干地黄五两 甘草 秦椒各一两 白术 桂心 人参 厚朴 海藻各二两 干姜 昆布 地骨皮各四两

上十三味，治下筛，纳羊肚中，合肾缝塞肚口，蒸极熟为度，及热，木臼合捣，取肚、肾与诸药为一家，曝干，更捣为散。酒服方寸匕，日二。

白石英散 治气及补五劳七伤，无所不治，明目，利小便方。

炼成白石英十两，白石英无多少，以锤子砧上细硗，向明选去黡翳色暗黑黄赤者，惟取白净者为佳，捣，绢下之，瓷器研令极细熟，以生绢袋于铜器中水飞之，如作粉法，如此三度，研讫，澄之，渐渐去水，水尽至石英曝得干，看上有粗恶不净者去之，取中央好者，在下有恶者亦去之，更研，堪用者，使熟，白绢袋子盛，著瓷碗中，以瓷碗盖之，于三斗米下蒸之，饭熟讫出取，悬之使干，更以瓷器中研之，为成 石斛 苁蓉各六分 茯苓 泽泻 橘皮各一两 菟丝子三两

上七味，治下筛，总于瓷器中，研令相得，重筛之。酒服方寸匕，日二，不得过之。忌猪、鱼、鹅、鸭、蒜、冷、醋、滑。

补伤散 主肺伤，善泄咳，善惊恐，不能动筋，不可以远行，膝不可久立，汗出鼻干，少气喜悲，心下急痛，痛引胸

---

① 甑中枣候皮核在止火：后藤本作“候甑中枣只留皮核在，乃止火。”

中，卧不安席，忽忽喜梦，寒热，小便赤黄，目不远视，唾血方。

天门冬一升 防风 泽泻 人参各一两半 白蔹一两 大豆卷 前胡 芍药 栝楼根 石膏 干姜各二两 紫菀一两 桂心 白术各四两 甘草 干地黄 薯蓣 当归各二两半 阿胶一两半

上十九味，治下筛。食上酒服方寸匕，日三。

白石英丸 补养肺气方。

白石英一作白石脂 磁石 阳起石 苁蓉 菟丝子 干地黄各二两半 石斛 白术 五味子 栝楼根各一两 巴戟天五分 桂心 人参各一两 蛇床子半两 防风五分

上十五味，末之，蜜丸如梧子。酒服十五丸，加至三十丸，日二服。

治气不足，**理气丸**方。

杏仁 桂心各一两 益智子 干姜各二两

上四味，末之，蜜丸如梧子。未食服三丸，以知为度。

治冷气，气短方。

蜀椒五两，绢袋盛，以酒一斗，浸之二七日，服之任意多少。

治读诵劳极，疲乏困顿方。

酥 白蜜 油 糖 酒各二升

上五味，合于铜器中，微火煎二十沸，下之，准七日七夜，服之令尽。慎生冷。

又方

人参 甘草 茯苓 当归各两[①] 大枣二十枚 地骨皮 芎䓖 芍药 黄芪 干地黄各三两

上十味，㕮咀，以水一斗，煮取三升，分三服。一方用桂心三两。

治卒短气方

捣韭汁，服一升，立瘥。《肘后方》治卒上气鸣息便欲绝。

治乏气方

枸杞叶 生姜各二两

上二味，㕮咀，以水三升，煮取一升，顿服。

治少年房多短气方

栀子二七枚 豉七合

上二味，以水二升煮豉，取一升半，去豉，纳栀子，煮取八合。服半升，不瘥更服。

凡上气冷发，腹中雷鸣转叫，呕逆不食，灸太冲，不限壮数，从痛至不痛，从不痛至痛止。

上气厥逆，灸胸堂百壮，穴在两乳间。

胸膈中气，灸阙俞，随年壮。扁鹊云：第四椎下两旁各一寸半，名阙俞。

心腹诸病，坚满烦痛，忧思结气，寒冷霍乱，心痛吐下，食不消，肠鸣泄利，灸太仓百壮。太仓一穴，一名胃募，在心下四寸，乃胃管下一寸。

结气囊裹，针药所不及，灸肓募随年壮。肓募二穴，从乳头斜度至脐，中屈去半，以乳下行，度头是穴。

下气，灸肺俞百壮，又灸太冲五十壮。

凡脐下绞痛，流入阴中，发作无时，此冷气，灸关元百壮。穴在脐下三寸。

短气不得语，灸天井百壮，穴在肘后两筋间。

又，灸大椎随年壮。

又，灸肺俞百壮。

又，灸肝俞百壮。

又，灸尺泽百壮。

又，灸小指、第四指间交脉上七壮。

---

① 各两：元刻本、道藏本、后藤本作“各二两”。

又，灸手十指头，合[①] 十壮。

乏气，灸第五椎下随年壮。

少年房多，短气，灸鸠尾头五十壮。

又，盐灸脐孔中二七壮。

论曰：凡卒厥逆上气，气攻两胁，心下痛满，奄奄欲绝，此为奔豚气，即急作汤以浸两手足，数数易之。

奔豚，腹肿，灸章门百壮。章门，一名长平，二穴在大横外，直脐季肋端。

奔豚，灸气海百壮。穴在脐下三寸。

又，灸关元百壮，穴在脐下三寸。

奔豚抢心不得息，灸中极五十壮。中极，一名玉泉，在肺下四寸。

奔豚上下，腹中与腰相引痛，灸中府百壮。穴在乳上三肋间。

奔豚，灸期门百壮。穴直两乳下第二肋端旁一寸五分。

奔豚上下，灸四满二七壮。穴夹丹田两旁相去三寸，即心下八寸，脐下横纹是也。

肺痿第六论一首　方五首

论曰：寸口脉数，其人病咳，口中反有浊唾涎沫出，何也？师曰：此为肺痿之病。何从得之？师曰：病热在上焦，因咳为肺痿，或从汗出，或从呕吐，或从消渴，小便利数，或从便难，数被駃药下，重亡津液，故得肺痿。又寸口脉不出而反发汗，阳脉早索，阴脉不涩，三焦踟蹰，入而不出。阴脉不涩，身体反冷，其内反烦，多唾唇燥，小便反难，此为肺痿。伤于津液，便如烂瓜，下如豚脑，但坐发汗故也。其病欲咳不得咳，咳出干沫，久久小便不利，其脉平弱。肺痿吐涎沫而不咳者，其人不渴，必遗溺，小便数，所以然者，上虚不能制下故也，此为肺中冷，必眩。师曰：肺痿咳唾，咽燥，欲[②] 者自愈。自张口者，短气也。

治肺痿，多涎唾，小便数，肺中冷，必眩，不渴，不咳，上虚，其下不能制溲，甘草干姜汤以温其脏。服汤已，小温覆之，若渴者，属消渴，法**甘草干姜汤**方。

甘草四两　干姜二两

上二味，㕮咀，以水三升，煮取一升半，去滓。分二服。《集验》、《肘后》有大枣十二枚。

治肺痿，涎唾多，出血，心中温温液液，**甘草汤**方。《千金翼》名温液汤。

甘草二两，㕮咀，以水三升，煮取一升半，去滓，分三服。

治肺痿，咳唾涎沫不止，咽燥而渴，**生姜甘草汤**方。

生姜五两　甘草四两　人参三两　大枣十二枚

上四味，㕮咀，以水七升，煮取三升，去滓，分三服。

治肺痿，吐涎沫不止，**桂枝去芍药加皂荚汤**方。

桂枝　生姜各三两　甘草二两　皂荚一挺[③]　大枣十二枚

上五味，㕮咀，以水七升，煎取三升，去滓，分三服。

治肺胀，咳而上气，咽燥而喘，脉浮者，心下有水，**麻黄汤**方。

麻黄　芍药　生姜仲景用干姜　细辛　桂心各二两　半夏　五味子各半升　石膏四两

上八味，㕮咀，以水一斗，煮取三升，分三服。仲景名此为小青龙加石膏汤，用甘草三两，为九味。

---

① 合：《外台秘要》作“各”。

② 欲：此后《外台秘要》有“饮水”二字，元刻本、道藏本、后藤本有“饮”字。

③ 挺：后藤本作“两”。

肺痈第七论一首　方五首

论曰：病咳唾脓血，其脉数，实者属肺痈，虚者属肺痿。咳而口中自有津液，舌上苔滑，此为浮寒，非肺痿。若口中辟辟燥，咳即胸中隐隐痛，脉反滑数，此为肺痈也。问曰：病者咳逆，师脉之，何以知为肺痈？当有脓血，吐之则死，后竟吐脓死。其脉何类？何以别之？师曰：寸口脉微而数，微则为风，数则为热，微则汗出，数则恶寒，风中于卫，呼气不入，热过于荣，吸而不出，风伤皮毛，热伤血脉。风舍于肺，其人则咳，口干喘满，咽燥不渴，多唾浊沫，时时振寒。热之所过，血为凝滞，蓄结痈脓，吐如米粥。始萌可救，脓已成，则难治。寸口脉数，趺阳脉紧，寒热相搏，故振寒而咳。趺阳脉浮缓，胃气如经，此为肺痈。师曰：振寒发热，寸口脉滑而数，其人饮食起居如故，此为痈肿病，医反不知，而以伤寒治之，不应愈也。何以知有脓，脓之所在，何以别知其处？师曰：假令脓在胸中者，为肺痈，其脉数，咳唾有脓血。设脓未成，其脉自紧数，紧去但数，脓为已成也。

治咳，胸中满而振寒，脉数，咽干而不渴，时时出浊唾腥臭，久久吐脓如粳米粥，是为肺痈，**桔梗汤**方。

桔梗三两，《集验》用二两，《古今录验》用一枚　甘草二两

上二味，㕮咀，以水三升，煮取二升，去滓，分二服，必吐脓血也。一方有款冬花一两半。

治肺痈，喘不得卧，**葶苈大枣泻肺汤**方。

葶苈三两，末之　大枣二十枚

上二味，先以水三升煮枣，取二升，去枣，纳药一枣大，煎取七合，顿服令尽。三日服一剂，可服三四剂。

治肺痈，胸胁胀，一身面目浮肿，鼻塞，清涕出，不闻香臭，咳逆上气，喘鸣迫塞，葶苈大枣泻肺汤主之。用前方，先服小青龙汤一剂，乃进之。小青龙汤方，出第十八卷咳嗽篇中。

治咳有微热，烦满，胸心甲错，是为肺痈，**黄昏汤**方。

黄昏手掌大一片，是合昏皮也，㕮咀，以水三升，煮取一升，分二服。

又方

苇茎切，二升，以水二斗，煮取五升，去滓　薏苡仁半升　瓜瓣半升　桃仁三十枚

上四味，㕮咀，纳苇汁中，煮取二升，服一升，当有所见吐脓血。

飞尸鬼疰第八

论一首　方四十五首　灸法十二首

论曰：凡诸心腹痛，服众方热药，入腹寂然不动，但益气息急者，此尸疰病也。宜先服甘草汁一升，消息少时，服瞿麦汤尽剂，得下便觉宽也。并暴癥坚结，宿食，及女人血坚痛，发作无定者，神良。

五疰汤　治卒中贼风，遁尸鬼邪，心腹刺痛，大胀急方。

大黄　甘草各三两　当归　芍药各二两　乌头十枚　生姜　蜜各一斤　桂心四两

上八味，㕮咀，别渍大黄，以水九升，煮取三升，乌头别纳蜜中煎，令得一升，投汤中，去滓。分服三合，如人行二十里久，更进一服，日三，不知加至四合。

蜈蚣汤　治恶疰邪气往来，心痛彻背，或走入皮肤，移动不定，苦热，四肢烦痛，羸乏短气方。

蜈蚣一枚　牛黄一分　大黄二两　丹砂　人参各三分　细辛　鬼臼　当归　桂心　干姜各一两　黄芩　麝香各半两　附子四枚

上十三味，㕮咀，以水一斗，煮取三升，去滓，下牛黄、麝香末，分三服。

治卒中恶，贼风寒冷，入腹便绞痛，或飞尸、遁尸，发作无时，抢心胸满，胁痛如刀刺，口噤者方。

甘草　干姜　干地黄　茯苓　羊脂　当归　细辛各一两　芍药　吴茱萸　桂心各二两　栀子仁十五枚

上十一味，㕮咀，以水八升，煮取三升，去滓，纳脂烊尽，分三服。欲利者，加大黄二两。

治卒中恶风，角弓反张，或飞尸、遁尸，心腹绞痛者方。

茯苓　芎䓖　当归　干地黄　甘草各一两　桂心　吴茱萸　干姜　芍药各二两　栀子仁十四枚

上十味，㕮咀，以水八升，煮取三升，分三服。痛甚者，加羊脂三两，当归、人参、芍药各一两；心腹坚急，加大黄三两。

桃皮汤　治中恶气，心腹痛，胸胁胀满，短气方。

桃白皮一握，东引者　真珠　附子各一两　栀子仁十四枚　当归三两　豉五合　桂心二两　吴茱萸五合

上八味，㕮咀，以水五升，煮取二升，去滓，纳真珠末，分作二服。一方无当归以下四味。

桃奴汤　治中恶毒气蛊疰，心腹卒绞痛方。

桃奴　当归　人参　干姜各二两　芎䓖　甘草各三两　丹砂　麝香　茯苓　犀角　鬼箭羽　桂心各一两

上十二味，㕮咀，以水九升，煮取二升半，去滓。分三服，未食服。大便不通，腹满者，加大黄三两，芒硝二两。《胡洽》有雄黄一两，无丹砂、芎䓖。

治卒中风，寒冷温气入腹，虚胀急满，抢心，胸胁叉痛，气息不通，脉弦紧，汗不出，及得伤寒方。

吴茱萸　当归　麻黄　独活　甘草　桔梗　茯苓各二两　桂心　青木香　石膏　大黄　犀角各二两

上十二味，㕮咀，以水九升，煮取六升。分三服，日三。

治风冷气入腹，忽然绞痛，坚痛，急如吹，大小便闭，小腹有气结如斗大，胀满起，其脉弦，老者沉迟方。

瞿麦　当归　鬼箭羽　猪苓　桔梗　防已　海藻　吴茱萸　芎䓖各二两　桂心　大黄各三两

上十一味，㕮咀，以水九升，煮取三升，分三服。亦可用犀角二两。

治诸杂疰相连续死，亦治三十年众疰方。

桃根白皮一斤，㕮咀，以水二斗，煮取一斗，去滓。分八九服，二日服之令尽。崔氏用桃根白皮，治疰在心腹，痛不可忍者。

又方

捣桃仁二七枚，研，酒服之。

又方

小芥子，末之，鸡子白和敷。

尸疰、鬼疰者，即五尸之中尸疰，又挟鬼邪为害者也。其变动乃有三十六种至九十九种，大略令人寒热淋沥，沉沉嘿嘿，不的知其所苦，而无处不恶，累年积月，渐就顿滞，以至于死，死后复注易旁人，乃至灭门。觉如此候者，宜急疗之方。

獭肝一具，阴干，治下筛。水服一方寸匕，日三。如一具不瘥，更作。

小附著散　治飞尸贼风，发时急痛，不在一处，针则移发，一日半日乃瘥，须臾复发方。

细辛　天雄　甘草各一分，作莽草　桂心三分　附子一两　乌头一两　干姜一两　雄黄　真珠各半两

上九味，治下筛，酒服方寸匕。不知稍增，以知为度。《胡洽》有蜀椒四分，不用桂心、附子。

大附著散　治五尸疰忤，与前状同方。

黄芩　由跋各一两　金牙　犀角　麝香　牛黄各一分　天雄　桂心各半两　椒目　细辛　雄黄　干姜　黄连各一两　真珠三分　蜈蚣一枚

上十五味，治下筛。酒服一钱匕，日三，以知为度。

大金牙散　主一切疰。方在第十二卷中。

金牙散　主鬼疰风邪，鬼语尸疰，或在腰脊胸胁，流无常处，不喜见人，志意不定，面目脱色，目赤鼻张，唇干甲黄方。

金牙一分　蜈松　蜥蜴　附子各一枚　蜣螂　亭长各七枚　芫青　徐长卿　斑蝥各十四枚　贝母二枚　人参　狼牙各四分　雄黄　铁精　野葛　芎䓖　大黄　甘草　蛇蜕皮　露蜂房　曾青　真珠　丹砂　蔄茹　干漆各一分　桔梗　鬼臼　石长生　椒目　乌头　狼毒　芜荑　鬼督邮　鬼箭羽　藜芦　狸骨一作鹳骨　雷丸　鳖甲　滑石各二分，一作硝石　毒公三分　石膏五分　寒水石　桂心各四分　牛黄　胡燕屎各二分

上四十五味，治下筛。先食以酒服一刀圭，日再，不知渐加之，虫随大小便出。崔氏名蜀金牙散。

白术散　治风入脏腑，闷绝，常自躁痛，或风疰入身，令[①]疰鬼疰，飞尸恶气，肿起，或左或右，或前或后，或内或外，针灸流移，无有常处，惊悸，腹胀，气满叉心，头痛，或恍惚悲惧，不能饮食，或进或退，阴下湿痒，或大便有血，小便赤黄，房中劳极方。

白术十四枚　附子　秦艽　人参　牡蛎　蜀椒　细辛　黄芩　芎䓖　牛膝各三分　干姜　桂心　防风各五分　茯苓　桔梗　当归　独活　柴胡各四分　乌头　甘草　麻黄　石楠　莽草　栝楼根　天雄　杜仲各二分

上二十六味，治下筛。平旦酒服五分匕，讫，如人行七里久，热欲解，更饮酒五合为佳。

太乙备急散　治卒中恶客忤，五尸入腹，鬼刺鬼痱，及中蛊疰，吐血下血，及心腹卒痛，腹满，伤寒热毒病六七日方。

雄黄　桂心　芫花各二两　丹砂　蜀椒各一两　藜芦　巴豆各一分　野葛三分　附子五分

上九味，巴豆别治如脂，余合治下筛，以巴豆合和，更捣合和调，置铜器中密贮之，勿泄。有急疾，以水服钱五匕，可加至半钱匕，老少半之。病在头当鼻衄，在膈上吐，在膈下利，在四肢当汗出。此之所为如汤沃雪，手下皆愈。方宜秘之，非贤不传。

龙牙散　治百疰邪气，飞尸万病方。

龙牙　茯苓各二两半　雄黄　枣膏　芍药各五分　干地黄　石斛　胡燕屎各三分　铜镜鼻　甘草　橘皮　芎䓖　鬼督邮　远志　鳖甲各半两　狸阴二具　蜈蚣一枚　鬼箭羽　乌头　羌活　露蜂房　曾青　真珠　桂心　杏仁　防风　桃奴　鬼臼　鹳骨各一两　人参　大黄各一两半　苏子四

---

① 令：道藏本、后藤本作“冷”。

合 白术二两

上三十三味，治下筛。酒服一刀圭，以知为度，当有虫从便出。

治鬼疰蛊疰，毒气变化无常方。

鲛鱼皮 犀角 麝香 丹砂 雄黄 蜈蚣 丁香 蘘荷根 鹿角 龙骨 蜀椒 干姜各一分 贝子十枚

上十三味，治下筛，酒服方寸匕，加至二匕，日三。

备急散 主卒中恶风，气忤迷绝不知人。方出第十二卷。三味备急丸是。

治暴心痛，面无颜色，欲死者方。

以布裹盐，如弹丸大，烧令赤，置酒中消，服之，痢即愈。

治蛊疰方

烧猫儿屎灰，水服之。用雄猫儿。

治卒得恶疰，腹胀，**墨奴丸**方。

釜下墨一合 盐二合

上二味，合治下，以水一升半，煮取八合。一服使尽，须臾吐下，即瘥。

治哭疰方

梳齿间刮取垢，水服之。

又方

腊月猪脂一合 乱发一两

上二味，煎发令消烊，服之，虫死矣。

又方

熬大豆，帛裹熨之。

治一切病食疰方

釜下土鸡子大，末之，醋泔清一升和服。行五十步，吐即瘥。

治凡食上得病，名为食疰方

还取本食，种数多少相似，各少许，和合，布裹烧灰，取杏仁大，水服之。

鹳骨丸 主遁尸，飞尸，积聚，胸痛连背，走无常处，或在脏，或肿在腹，或奄奄然而痛方。

鹳骨三寸 雄黄 莽草 丹砂一作丹参 牡蛎各四分，一作牡丹 藜芦 桂心 野葛各二分 斑蝥十四枚 巴豆四十枚 蜈蚣一枚 芫青十四枚

上十二味，末之，蜜丸。服如小豆大二丸，日三，以知为度。

蜥蜴丸 主癥坚水肿，蜚尸遁尸，寒尸丧尸，尸注，骨血相注，恶气鬼忤，蛄毒邪气往来，梦寤存亡，流饮结积，虎狼所啮，猘犬所咋，鸩毒入人五脏。服药以杀其毒，毒即消。妇人邪鬼忤亦能遣之方。

蜥蜴二枚 地胆五十枚 䗪虫四十枚 杏仁二十枚 蜣螂十四枚 虻虫三十枚 朴硝七分 泽漆二分 芍药五分 虎骨六分 甘草一两 桃奴二分 犀角二分 巴豆七分 鬼督邮二分 干姜四分 桑赤鸡二分 款冬花三分 甘遂五分 蜈蚣二枚

上二十味，别治巴豆、杏仁如膏，纳诸药末，研调，下蜜，捣二万杵，丸如麻子大。食前服三丸，日一，不下加之。不取吐下者，一丸旦服。有人风冷注，癖坚二十年，得愈。与积聚篇重。

治诸疰病，毒疰，鬼疰，食疰，冷疰，痰饮宿食不消，酒癖，**桔梗丸**。

桔梗 藜芦 皂荚 巴豆 附子各二两

上五味，末之，蜜和，捣万杵。宿不食，旦起饮服二丸如梧子大，仰卧，服勿眠。至食时，膈上吐，膈下下，去恶物如蝌蚪虾蟆子，或长一二尺。下后当大虚，口干，可作鸡羹，饮五合，大极饮一升，食粥三四日。病未尽，更服。忌如药法。

十疰丸 主十种疰：气疰，劳疰，鬼疰，冷疰，生人疰，死人疰，尸疰，食疰，水疰，土疰等方。

雄黄 巴豆各二两 人参 甘草 细辛一作藁本 桔梗 附子 皂荚 蜀椒 麦门冬各一两

上十味，末之，蜜丸。空腹服如梧子大五丸，日二，稍加，以知为度。

太一神明陷冰丸　主诸病，破积聚，心下支满，寒热鬼疰，长病咳逆唾噫，辟除众恶，鬼逐邪气，鬼击客忤，中恶，胸中结气，咽中闭塞，有进有退，绕脐绞痛恻恻，随上下按之挑手，心中愠愠如有虫状，毒注相染灭门方。

雄黄二两　芫青五枚　桂心二两　真珠一两半　麝香　人参　犀角　鬼臼各一两　附子一两半　蜈蚣一枚　乌头八枚　杏仁三十枚　射罔一两　丹砂二两　蜥蜴一枚　斑蝥七枚　藜芦　矾石各二两，一作礜石　樗鸡七枚　地胆七枚　牛黄一两　当归三两　巴豆一分　大黄二两

上二十四味，末之，以蜜和，捣三万杵，丸如小豆大。先食服二丸，日再，不知稍增。以药二丸著门上，令众邪不近。伤寒服之，无不愈。若至病家及视病人，夜行独宿，服二丸，众鬼不能近也。《胡洽》无芫青、桂心、真珠、麝香、人参、犀角、乌头、射罔、蜥蜴、樗鸡、牛黄、当归，只十二味，与积聚篇重。

江南度世丸　主万病，癥结积聚，伏尸，长病寒热，疰气流行皮中，久病著床，肌肉消尽，四肢烦热，呕逆不食，伤寒，时气恶疰，汗出，口噤不开，心痛方。

蜀椒三两　人参　细辛　甘草各二两　茯苓　真珠　大黄　干姜　丹砂　野葛　桂心　雄黄　鬼臼　麝香各一两　乌头　牛黄各二分　附子　紫菀各六分　巴豆六十枚　蜈蚣二枚

上二十味，末之，蜜丸。饮服小豆大二丸，加至四丸，日一。加獭肝一具，尤良。

大度世丸　主万病，与前状同方。

牛黄　大黄　雄黄　细辛　附子　真珠　甘草　人参　射罔　丹砂　鬼臼　莽草各一两　蜀椒　麝香　鬼箭羽　茯苓　桂心　紫菀各二两　干姜三两　野葛一尺　蜥蜴　蜈蚣各一枚　巴豆仁八十枚　地胆五十枚　芫青二十枚　樗鸡二十枚

上二十六味，末之，蜜丸。以饮服如小豆二丸，日二，先食服之。

治疰病相染易，及霍乱中恶，小儿客忤长病方。

獭肝一具　雄黄　莽草　丹砂　鬼臼　犀角　巴豆各一两　麝香一分　大黄　牛黄各一两　蜈蚣一枚

上十一味，末之，蜜丸，空腹服如麻子大二丸，加至三丸，以知为度。

雷氏千金丸　主行诸气，宿食不消，饮实[1]中恶，心腹痛如刺及疟方。

大黄五分　巴豆仁六十枚　桂心　干姜各二两　硝石三分

上五味，末之，蜜丸，捣三千杵。服如大豆二丸，神验无比。已死者，折齿灌之。

治卒得尸疰毒痛往来方

乱发灰　杏仁

上二味，等分，研如脂，酒服梧子三丸，日三。《姚氏》以猪膏和丸。

治遁尸，尸疰，心腹刺痛不可忍者方。

桂心　干姜各一两　巴豆仁二两

上三味，治下筛，以上醋和如泥。敷病上，干即易之。

芥子薄　主遁尸，飞尸，又主暴风毒肿流入四肢、头面方。

白芥子一升，蒸熟，捣，以黄丹二两搅之，分作两分，疏布袋盛之，更蒸使热，以薄痛上，当更迭蒸袋，常使热薄之，如此三五度即定。

治遁尸，尸疰，心腹及身有痛处不得

---

[1] 实：元刻本、道藏本、后藤本作“食”。

近方。

取艾小挼令碎，著痛上，厚一寸余，热汤和灰令强，热置艾上，冷即易，不过二三度瘥。

治人皮肤中痛，名曰癥疰方。

醋和燕窠土，敷之。

治走疰方

烧车釭令热，暂入水，以湿布裹，熨病上。

治三十年气疰方

豉心半升　生椒一合

上二味，以水二升，煮取半升，适寒温，用竹筒缩取汁。令病者侧卧，手擘大孔射灌之，少时当出恶物。此法垂死悉治，得瘥百千，不可具说。

凡五尸者，飞尸，遁尸，风尸，沉尸，尸疰也，今皆取一方兼治之。其状腹痛胀急不得气息，上冲心胸，旁攻两胁，或垒块踊起，或挛引腰背。治之法，灸乳后三寸，男左女右，可二七壮。不止者，多其壮，取愈止。

又，灸两手大拇指头各七壮。

又，灸心下三寸十壮。

又，灸乳下一寸，随病左右多其壮数。

又，以细绳量患人两乳头内，即裁断，中屈之，又从乳头向外量，使当肋罅于绳头，灸三壮或七壮，男左女右。

卒疰忤攻心胸，灸第七椎随年壮。

又，灸心下一寸三壮。

又，灸手肘纹随年壮。

一切病食疰，灸手小指头，随年壮，男左女右。

五毒疰，不能饮食，百病，灸心下三寸胃管十壮。

水疰，口中涌水，经云肺来乘肾，食后吐水，灸肺愈，又灸三阴交，又灸期门。期门在乳下二肋间，泻肺补肾也。各随年壮。

一切疰，无新久，先仰卧，灸两乳边斜下三寸，第三肋间，随年壮，可至三百壮。又治诸气，神良。一名注市。

《备急千金要方》卷第十七

备急千金要方卷第十八　大肠腑

大肠腑脉论第一

论曰：大肠腑者，主肺也，鼻柱中央是其候也。肺合气于大肠。大肠者，为行道传泻之腑也，号监仓掾。重二斤十二两，长一丈二尺，广六寸，当脐右回叠积还反十二曲，贮水谷一斗二升，主十二时，定血脉，和利精神。《千金》、《明堂》、《外台》同。《难经》云：长二丈一尺，大四寸，径一寸之少半，十六曲，盛谷一斗，水七升半。鼻遂以长，以候大肠。

右手关前寸口阳绝者，无大肠脉也。苦少气，心下有水气，立秋节即咳。刺手太阴治阴，在鱼际间。

右手关前寸口阳实者，大肠实也。苦肠中切痛，如针刀所刺，无休息时。刺手阳明治阳，在手腕中，泻之。

大肠病者，肠中切痛而鸣濯濯，冬日重感于寒则泄，当脐而痛，不能久立，与胃同候。取巨虚上廉。

肠中雷鸣，气上冲胸，喘，不能久立，邪在大肠。刺肓之原、巨虚上廉、三里。

大肠胀者，肠鸣而痛，寒则泄，食不化。

大肠有寒鹜溏，有热便肠垢。

大肠有宿食，寒栗发热有时，如疟状。

肺前受病，移于大肠，肺咳不已，咳则遗失便利。厥气客于大肠，则梦田野。

肺应皮，皮厚者，大肠厚；皮薄者，大肠薄；皮缓腹裹大者，大肠缓而长；皮急者，大肠急而短；皮滑者，大肠直；皮肉不相离者，大肠结。

扁鹊云：手太阴与阳明为表里，大肠若病，实则伤热，热则胀满不通，口为生疮。食下入肠，肠实而胃虚，食下胃，胃实而肠虚，所以实而不满，乍实乍虚，乍来乍去。虚则伤寒，寒则肠中雷鸣，泄青白之利而发于气水，根在大肠。方在治水篇中。

大肠绝，不治，何以知之？泄利无度，利绝则死。

手阳明之脉，起于大指次指之端外侧，循指上廉，出合谷两骨之间，上入两筋之中，循臂上廉，上入肘外廉，循臑外前廉，上肩，出髃骨之前廉，上出柱骨之会上，下入缺盆，络肺，下膈，属大肠。其支者，从缺盆直而上颈，贯颊，入下齿缝中，还出夹口，交人中，左之右，右之左，上夹鼻孔。是动则病齿痛颊肿。是主津所生病者，目黄口干，鼽衄，喉痹，肩前臑痛，大指次指痛不用。气盛有余，则当脉所过者热肿，虚则寒栗不复。盛者则人迎大三倍于寸口，虚者则人迎反小于寸口也。

大肠虚实第二

脉二条　方二首　灸法七首

大肠实热

右手寸口气口以前脉阳实者，手阳明经也。病苦肠满，善喘咳，面赤身热，喉咽中如核状，名曰大肠实热也。

治大肠实热，腹胀不通，口为生疮者，**生姜泄肠汤**方。

生姜　橘皮　青竹茹　黄芩　栀子仁　白术各三两　桂心一两　茯苓　芒硝各三两　生地黄十两　大枣十四枚

上十一味，㕮咀，以水七升，煮取三升，去滓，下芒硝，分三服。

肠中胪胀不消，灸大肠俞四十九壮。

大肠有热，肠鸣腹满，夹脐痛，食不化，喘，不能久立，巨虚上廉主之。

大肠虚冷

右手寸口气口以前脉阳虚者，手阳明经也。病苦胸中喘，肠鸣虚渴，唇干目急，善惊泄白，名曰大肠虚冷也。

治大肠虚冷，痢下青白，肠中雷鸣相逐，**黄连补汤**方。

黄连四两　茯苓　芎䓖各三两　酸石榴皮五片　地榆五两　伏龙肝鸡子大一枚

上六味，㕮咀，以水七升，煮取二升半，去滓，下伏龙肝末，分三服。

肠中雷鸣相逐，痢下，灸承满五十壮。穴在夹巨阙相去五寸。巨阙在心下一寸，灸之者，夹巨阙两边各二寸半。

食饮不下，腹中雷鸣，大便不节，小便赤黄，阳纲主之。

腹胀肠鸣，气上冲胸，不能久立，腹中痛濯濯，冬日重感于寒则泄，当脐而痛，肠胃间游气切痛，食不化，不嗜食，身肿，夹脐急，天枢主之。

肠中常鸣，时上冲心，灸脐中。

肠鸣而痛，温溜主之。

肛门论第三

论曰：肛门者，主大行道，肺、大肠候也。号为通事令史。重十二两，长一尺二寸，广二寸二分，应十二时。若脏伤热，则肛门闭塞，大行不通，或肿，缩入生疮。若腑伤寒，则肛门开，大行洞泻，肛门凸出，良久乃入。热则通之，寒则补之，虚实和平，依经调之。方在第二十四卷中。

皮虚实第四论一首　方二首

论曰：夫五脏六腑者，内应骨髓，外合皮毛肤肉。若病从外生，则皮毛肤肉关格强急；若病从内发，则骨髓痛疼。然阴阳表里，外皮内髓，其病源不可不详之也。皮虚者寒，皮实者热。凡皮虚实之应，主于肺、大肠，其病发于皮毛，热则应脏，寒则应腑。

治皮虚，主大肠病，寒气关格，**蒴藋蒸汤**方。

蒴藋根叶切，三升　菖蒲叶切，二升　桃叶皮枝锉，三升　细糠一斗　秫米三升

上五味，以水一石五斗煮，取米熟为度，大盆器贮之，于盆上作小竹床子罩盆，人身坐床中，四面周回将席荐障风，身上以衣被盖覆。若气急，时开孔对中泄气，取通身接汗，可得两食久许。如此三日，蒸还温药足汁用之。若盆里不过热，盆下安炭火。非但治寒，但是皮肤一切劳冷，悉皆治之。

治皮实，主肺病热气，**栀子煎**方。

栀子仁　枳实　大青　杏仁　柴胡　芒硝各二两　生地黄　淡竹叶切，各一升　生玄参五两　石膏八两

上十味，㕮咀，以水九升，煮取三升，去滓，下芒硝，分为三服。

咳嗽第五

论二首　证七条　方六十首　灸法十四首

论曰：经云：五脏六腑皆令咳。肺居

外而近上，合于皮毛，皮毛喜受邪，故肺独易为咳也。邪客于肺，则寒热上气喘，汗出，咳动肩背，喉鸣，甚则唾血。肺咳经久不已，传入大肠，其状咳则遗粪。肾咳者，其状引腰背痛，甚则咳涎；肾咳经久不已，传入膀胱，其状咳则遗尿。肝咳者，其状左胁痛，甚者不得转侧；肝咳经久不已，传入胆，其状咳则清苦汁出。心咳者，其状引心痛，喉中介介如梗，甚者喉痹咽肿；心咳经久不已，传入小肠，其状咳则矢气。脾咳者，其状右胁痛，阴阴引肩背，甚者不得动，动则咳剧；经久不已，传入胃，其状咳而呕，呕甚则长虫出。久咳不已，三焦受之，三焦咳之状，咳而腹满，不能食饮，此皆聚于胃，关于肺，使人多涕唾而面浮肿，气逆也。右顺时有风寒冷，人触冒解脱，伤皮毛间，入腑脏为咳上气，如此也。有非时忽然暴寒，伤皮肤中与肺合，则咳嗽上气，或胸胁叉痛，咳唾有血者，是其热得非时之寒，暴薄之不得渐散，伏结深，喜肺痈也。因咳服温药，咳尤剧及壮热，吐脓血，汗出，恶寒是也。天有非时寒者，急看四时方也。

问曰：咳病有十，何谓也？师曰：有风咳，有寒咳，有支咳，有肝咳，有心咳，有脾咳，有肺咳，有肾咳，有胆咳，有厥阴咳。问曰：十咳之证，以何为异？师曰：欲语因咳，言不得竟，谓之风咳。饮冷食寒，因之而咳，谓之寒咳。心下坚满，咳则支痛，其脉反迟，谓之支咳。咳则引胁下痛，谓之肝咳。咳而唾血，引手少阴，谓之心咳。咳而涎出，续续不止，引少腹，谓之脾咳。咳引颈项而唾涎沫，谓之肺咳。咳则耳无所闻，引腰并脐中，谓之肾咳。咳而引头痛，口苦，谓之胆咳。咳而引舌本，谓之厥阴咳。风咳者，不下之；寒咳、支咳、肝咳，刺足太冲；心咳，刺手神门；脾咳，刺足太白；肺咳，刺手太渊；肾咳，刺足太溪；胆咳，刺足阳陵泉；厥阴咳，刺手大陵。

夫久咳为瘀，咳而时发热，脉在九菽一作卒弦者，非虚也，此为胸中寒实所致也，当吐之。

夫咳家，其脉弦，欲行吐药，当相人强弱而无热，乃可吐耳。

咳家，其人脉弦为有水，可与大枣汤下之，方见下。不能卧出者，阴不受邪故也。留饮咳者，其人咳不得卧，引项上痛，咳者如小儿掣纵状。夫酒客咳者，必致吐血，此坐久极饮过度所致也，其脉沉者不可发汗。久咳数岁，其脉弱者可治，实大数者死，其脉虚者，必善冒，其人本有支饮在胸中故也，治属饮家。上气汗出而咳，属饮家。咳而小便利，若失溺，不可发汗，汗出即厥逆冷。

夫病吐血，喘咳上气，其脉数，有热不得卧者死；寒家咳而上气，其脉数者死，谓其人形损故也。脉大而散，散者为气实而血虚，名曰有表无里。上气、面胕肿、肩息，其脉浮大不治，加痢尤甚。上气躁而喘者，属肺胀，欲作风水，发汗愈。

咳逆倚息不得卧，**小青龙汤**主之方。

麻黄 芍药 细辛 桂心 干姜 甘草各三两 五味子 半夏各半升

上八味，㕮咀，以水一斗，先煮麻黄减二升，去上沫，乃纳诸药，煮取三升，去滓，分三服，弱者服半升。若渴，去半夏，加栝楼根三两。若微痢，去麻黄，加荛花如鸡子大。若食饮噎者，去麻黄，加附子一枚。若小便不利，小腹满者，去麻黄，加茯苓四两。若喘者，去麻黄，加杏仁半升。

青龙汤不已，多唾口燥，寸脉沉，尺脉微，手足厥冷，气从少腹上冲胸咽，手足痹，其面翕热如醉状，因复下流阴股，小便难，时复冒者，与**茯苓桂心甘草五味子汤**，治其气冲方。

茯苓四两　桂心　甘草各三两　五味子半升

上四味，㕮咀，以水八升，煮取三升，去滓，分温三服。

冲气即低，而反更咳胸满者，用茯苓甘草五味子去桂加干姜细辛，以治其咳满方。

茯苓四两　甘草　干姜　细辛各三两　五味子半升

上五味，㕮咀，以水八升，煮取三升，去滓。温服半升，日三。

咳满即止而更复渴，冲气复发者，以细辛、干姜为热药也，服之当遂渴，而渴反止者，为支饮也，支饮法当冒，冒者必呕，呕者复纳半夏，以去其水方。

半夏半升　茯苓四两　细辛　干姜　甘草各二两　五味子半升

上六味，㕮咀，以水八升，煮取三升，去滓。温服半升，日三服。

水去呕止，其人形肿者，应纳麻黄。以其人遂痹，故不纳麻黄，纳**杏仁方**。

杏仁　半夏　五味子各半升　茯苓四两　细辛　干姜　甘草各三两

上七味，㕮咀，以水一斗，煮取三升，去滓，温服半升，日三。若逆而纳麻黄者，其人必厥。所以然者，以其人血虚，麻黄发其阳故也。

若面热如醉，此为胃热上冲熏耳[①]面，加大黄利之方。

大黄　干姜　细辛　甘草各三两　茯苓四两　五味子　半夏　杏仁各半升

上八味，㕮咀，以水一斗，煮取三升，去滓。温服半升，日三。

咳而上气，肺胀，其脉浮，心下有水气，胁下痛引缺盆。设若有实者，必躁，其人常倚伏，**小青龙加石膏汤**主之方。

石膏　干姜　桂心　细辛各二两　麻黄四两　芍药　甘草各三两　五味子一升　半夏半升

上九味，㕮咀，以水一斗，先煮麻黄减二升，下药，煮取二升半。强人服一升，羸人减之，小儿四合。仲景用治肺胀，咳而上气，烦躁而喘，脉浮者，心下有水。《外台》同。

夫上气，其脉沉者，**泽漆汤**方。

泽漆三斤，细切，以东流水五斗，煮取一斗五升，去滓，澄清　半夏半升　紫菀一作紫参　生姜　白前各五两　甘草　黄芩　桂心　人参各三两

上九味，㕮咀，纳泽漆汁中，煮取五升。一服五合，日三夜一。

大逆上气，咽喉不利，止逆下气，**麦门冬汤**方。

麦门冬汁，三升　半夏一升　人参　甘草各三两　粳米二合　大枣二十枚

上六味，㕮咀，以水一斗二升，煮取六升，去滓。服半升，日三夜一。

咳而上气，喉中如水鸡声，**射干麻黄汤**主之方。

射干　紫菀　款冬花各三两　麻黄　生姜各四两　细辛三两　半夏　五味子各半升　大枣七枚

上九味，㕮咀，以东流水一斗二升，先煮麻黄去上沫，纳药，煮取三升，去滓。分三服，日三。

咳而大逆，上气胸满，喉中不利如水鸡声，其脉浮者，**厚朴麻黄汤**方。

厚朴五两　麻黄四两　细辛　干姜各二两　石膏三两　杏仁　半夏　五味子各半升　小麦一升

上九味，㕮咀，以水一斗二升，煮小

① 耳：《外台秘要》作“其”。

麦熟，去麦纳药，煮取三升，去滓。分三服，日三。

治上气胸满者，**麻黄石膏汤**方。

麻黄四两　石膏一枚，如鸡子大　小麦一升　杏仁半升　厚朴五两

上五味，㕮咀，以水一斗，先煮小麦熟，去之，下药，煮取三升，去滓，分三服。《深师方》用治久逆上气，喉中如水鸡鸣，名小投杯汤。咳者加五味子、半夏各半升，干姜三累。

咳逆上气，时时唾浊，但坐不得卧，**皂荚丸**方。

皂荚八两，末之，蜜和丸如梧子大。以枣膏和汤服三丸，日三夜一。《必效》以酥炙皂荚。

夫有支饮家，咳烦胸中痛者，不卒死，至一百日、一岁，可与**十枣汤**方。

甘遂　大戟　芫花各等分

上三味，捣为末，以水一斗五合，煮大枣十枚，取八合，去滓，纳药末。强人一钱匕，羸人半钱，顿服之，平旦服而不下者，明旦更加药半钱。下后自补养。

咳而引胁下痛者，亦十枣汤主之，用前方。

食饱而咳，**温脾汤**主之方。

甘草四两　大枣二十枚

上二味，㕮咀，以水五升，煮取二升。分三服，温服之。若咽中痛声鸣者，加干姜二两。

治嗽，日夜不得卧，两眼突出，**百部根汤**方。

百部根　生姜各半斤　细辛　甘草各三两　贝母　白术　五味子各一两　桂心四两　麻黄六两

上九味，㕮咀，以水一半二升，煮取三升，去滓，分三服。《古今录验》用杏仁四两，紫菀三两。

咳而不利，胸中痞而短气，心中时悸，四肢不欲动，手足烦，不欲食，肩背痛，时恶寒，**海藻汤**主之方。

海藻四两　半夏　五味子各半升　细辛二两　杏仁五十枚　生姜一两　茯苓六两

上七味，㕮咀，以水一斗，煮取三升，去滓。分三服，日三。一方无五味子、生姜。

白前汤　治水咳逆上气，身体肿，短气胀满，昼夜倚壁不得卧，咽中作水鸡鸣方。

白前　紫菀　半夏　大戟各二两

上四味，㕮咀，以水一斗浸一宿，明旦煮，取三升，分三服。

治九种气嗽，欲死百病方。

干姜　半夏　细辛　紫菀　吴茱萸　荛花一作芫花　茯苓　甘草　甘遂　防葵　人参　乌头　大黄　杏仁各一份　葶苈二分　巴豆　厚朴　白薇各三分　五味子　远志　前胡　菖蒲　枳实　蜀椒　皂荚　当归　大戟　桂心各半分

上二十八味，末之，蜜丸，先食服如梧子大二丸。日三服，以知为度，不知增之。

麻黄散　主上气嗽方。

麻黄半斤　杏仁百枚　甘草三两　桂心一两

上四味，治下筛，别研杏仁如脂，纳药末和合。临气上时服一方寸匕，食久气未下，更服一方寸匕，日至三匕。气发便服，即止。一方去桂心、甘草。

太医令王叔和所撰御服甚良**蜀椒丸**，治上气咳嗽方。

蜀椒五分　乌头　杏仁　菖蒲　皂荚　礜石各一分，一云矾石　细辛　款冬花　紫菀　干姜各三分　吴茱萸　麻黄各四分

上十二味，末之，蜜丸。暮卧吞二丸如梧子。治二十年咳，不过三十丸。

通气丸　主久上气咳嗽，咽中腥臭，

虚气搅心痛，冷疼，耳中嘈嘈，风邪毒注，时气，食不生肌，胸中膈塞，呕逆，多唾，恶心，心下坚满，饮多食少，恶疰，淋痛病方。

饴糖三斤　蜀椒二升　乌头七分　桂心六分　干姜　人参各四分　杏仁一升　天门冬十分　蜈蚣五节　大附子五枚

上十味，末之，别治杏仁如脂，稍稍纳药末，捣千杵，烊糖，乃纳药末中，令调和。含如半枣一枚，日六七，夜三四服。以胸中温为度。若梦与鬼交通及饮食者，全用蜈蚣；食不消，加杏仁五合；少腹急，腰痛，加天门冬、杜仲；有风，加乌头三枚，附子一枚，立夏后勿加也；有留饮，加葶苈一两。

治咳嗽上气方

麦门冬十分　昆布　海藻　干姜　细辛各六分　海蛤　蜀椒　桂心各四分

上八味，末之，蜜丸。饮服如梧子十丸，加至二十丸，日三服。有人风虚中冷，胸中满，上气，喉中如吹管声，吸吸气上欲咳，服此方得瘥。

治咳嗽，胸胁支满，多唾，上气方。

蜀椒五合　干姜五分　吴茱萸四分　款冬花　紫菀　杏仁各三分　细辛　黄环各二分　礜石一作矾石　乌头一方不用　菖蒲各一分

上十一味，末之，蜜丸，著牙上一丸如梧子，咽汁，日五六服，剧者常含不止。

又方

酒一升半，浸肥皂荚两挺，经宿，煮取半升。分三服，七日忌如药法。若吐多，以醋饭三四口止之。

又方

姜汁一升半　砂糖五合

上二味，煎姜汁减半，纳糖更煎，服之。

又方

白糖五合　皂荚末，方寸匕

上二味，先微暖，糖令消，纳皂荚末，合和相得。先食服如小豆二丸。

又方

巴豆炮去皮，勿伤破肉，白饮吞之，初日二枚，二日三枚。

又方

服豆子七丸，以油酒下之。

射干煎　治咳嗽上气方。

生射干　款冬花各二两　紫菀　细辛　桑白皮　附子　甘草各二分　饴糖五两　生姜汁一升，一云干姜五两　白蜜一升　竹沥一升

上十一味，以射干先纳白蜜并竹沥中，煎五六沸，去之，㕮咀六物，以水一升，合浸一宿，煎之七上七下，去滓，乃合饴、姜汁煎如馎。服如酸枣一丸，日三，剧者夜二。不知加之，以知为度。

治冷嗽上气，鼻中不利，**杏仁煎**方。

杏仁五合　五味子　款冬花各三合　紫菀二两　甘草四两　干姜二两　桂心二两　麻黄一斤

上八味，以水一斗，煮麻黄取四升，治末诸药，又纳胶饴半斤，白蜜一斤，合纳汁中，搅令相得，煎如饴。先食服如半枣，日三服。不知加之，以知为度。

治上气咳嗽，**苏子煎**方。

苏子　白蜜　生姜汁　地黄汁　杏仁各二升

上五味，捣苏子，以地黄汁、姜汁浇之，以绢绞取汁，更捣，以汁浇，又绞令味尽，去滓，熬杏仁令黄黑，治如脂，又以向汁浇之，绢绞往来六七度，令味尽，去滓，纳蜜合和，置铜器中，于汤上煎之，令如饴。一服方寸匕，日三夜一。崔氏无地黄汁。

又方

干姜三两，末之　胶饴一斤

上二味，和令调，蒸五升米下，冷[①]，以枣大含，稍稍咽之，日五夜二。

治忽暴嗽失声，语出，**杏仁煎**方。

杏仁　蜜　砂糖　姜汁各一升　桑根白皮五两　通草　贝母各四两　紫菀　五味子各三两

上九味，㕮咀，以水九升，煮取三升，去滓，纳杏仁脂、姜汁、蜜、糖和搅，微火煎取四升。初服三合，日再夜一。稍稍加之。

通声膏方

五味子　通草　款冬花各三两　人参　细辛　桂心　青竹皮　菖蒲各二两　酥五升　枣膏三升　白蜜二升　杏仁　姜汁各一升

上十三味，㕮咀，以水五升，微火煎，三上三下，去滓，纳姜汁、枣膏、酥、蜜，煎令调和，酒服枣大二丸。

治暴热嗽，**杏仁饮子**方。

杏仁四十枚　柴胡四两　紫苏子一升　橘皮一两

上四味，㕮咀，以水一斗，煮取三升。分三服，常作饮服。

芫花煎　治新久嗽方。

芫花　干姜各二两　白蜜一升

上三味，末之，纳蜜中令相和，微火煎令如糜。一服如枣核一枚，日三夜一，以知为度。欲痢者，多服。《深师》以治冷饮嗽，又治三十年嗽者，以水五升煮芫花，取三升，去滓，纳姜加蜜，合煎如糜，服之。

治新久嗽，**款冬煎**方。

款冬花　干姜　紫菀各三两　五味子二两　芫花一两，熬令赤

上五味，㕮咀，先以水一斗，煮三味，取三升半，去滓，纳芫花、干姜末，加蜜三升，合投汤中令调，于铜器中微火煎令如糖。一服半枣许，日三。

治三十年咳嗽，或饮或咳，寒气嗽，虽不同，悉主之方。

细辛　款冬花　防风　紫菀各三两　藜芦二两　蜀椒五合

上六味，㕮咀，取藜芦先著铜器中，次紫菀，次细辛，次款冬，次椒，以大枣百枚，间著诸药间，以水一斗二升，微火煮令汁尽，出枣，曝令燥。鸡鸣时取半枣，不知，明旦服一枚，以胸中温温为度。若强人欲嗽吐者，可小增，服之便吐脓囊裹结，吐后勿冷饮食。咳愈止药，药势静乃食，不尔，令人吐不已。

治三十年嗽方

百部根二十斤，捣取汁，煎如饴。服一方寸匕，日三服。《外台》和饴一斤煎成煎，以点摩[②]饮调下。《深师方》以白蜜二升，更煎五六沸，服三合。

治三十年咳嗽方

白蜜一斤　生姜二斤，取汁

上二味，先称铜铫知斤两讫，纳蜜复称知数，次纳姜汁，以微火煎令姜汁尽，惟有蜜斤两在，止。旦服如枣大，含一丸，日三服。禁一切杂食。

治三十年嗽方

紫菀二两　款冬花三两

上二味，治下筛。先食以饮服一方寸匕，日三服，七日瘥。

治久嗽不瘥方

兔屎四十枚　胡桐律一分　硇砂二分

上三味，末之，蜜和。服如梧子大三丸，以粥饮下，日三。吐令物尽，即瘥。

治积年咳嗽，喉中呀声，一发不得坐卧方。

紫菀　桑根白皮　贝母　半夏　五味

① 冷：《外台秘要》作“令热”。
② 点摩：后藤本作“温粥”。

子　射干　百部各五分　款冬花　皂荚　干姜　橘皮　鬼督邮　细辛各四分　杏仁　白石英各八分　蜈蚣二枚

上十六味，末之，蜜丸。饮服十丸如梧子大，日再，稍加至二十丸。《崔氏》无半夏、射干、干姜、橘皮、鬼督邮、细辛、白石英，用麻黄二两，芫根白皮二两半，以煮枣汤送之。

款冬丸　治三十年上气嗽，咳唾脓血，喘息不得卧方。

款冬花　干姜　蜀椒　吴茱萸　桂心　菖蒲各三分　人参　细辛　荛花　紫菀　甘草　桔梗　防风　芫花　茯苓　皂荚各三分

上十六味，末之，蜜丸。酒服如梧子三丸，日三。

又方

款冬花　紫菀　细辛　石斛　防风　芎䓖　人参　当归　藁本　甘草　蜀椒　白术　半夏　天雄　菖蒲　钟乳　桂心　麻黄各三两　独活二两　桃仁二十枚　大枣二十五枚　芫花　附子　乌头各一两

上二十四味，末之，蜜丸。酒服如梧子大二十丸，日二服，不知加之。酒渍服亦得。

又方

蜀椒五合　吴茱萸六合　款冬花　干姜　桂心　紫菀各三分　杏仁　皂荚　礜石一作矾石　菖蒲　乌头各一分　细辛二分

上十二味，末之，蜜丸。以酒服如梧子大五丸，日三夜一。二十年嗽，不过五十日愈。患咳嗽喉鸣上气，服一剂永瘥。

治肺伤，咳唾脓血，肠涩背气不能食，恶风，目暗䀮䀮，足胫寒方。

白胶五两　干地黄切，半斤　桂心二两　桑白皮切，二升　芎䓖　大麻仁　饴糖各一升　紫菀二两　大枣二十枚　人参二两　大麦二升　生姜五两

上十二味，㕮咀，以水一斗五升，煮麦取一斗，去麦下药，煮取三升，分五服。

治唾中有脓血，牵胸胁痛，**五味子汤**方。

五味子　桔梗　紫菀　甘草　续断各二两　地黄　桑根白皮各五两　竹茹三两　赤小豆一升

上九味，㕮咀，以水九升，煮取二升七合，分为三服。

竹皮汤　治咳逆下血不息方。

生竹皮三两　紫菀二两　饴糖一斤　生地黄切，升①

上四味，㕮咀，以水六升，煮取三升，去滓，分三服。

百部丸　治诸嗽不得气息，唾脓血方。

百部根三两　升麻半两　桂心　五味子　甘草　紫菀　干姜各一两

上七味，末之，蜜和。服如梧子大三丸，日三，以知为度。

治上气咳嗽喘息，喉中有物，唾血方。

杏仁　生姜汁各二升　糖　蜜各一升　猪膏二合

上五味，先以猪膏煎杏仁，黄出之，以纸拭令净，捣如膏，合姜汁、蜜、糖等合煎令可丸。服如杏核一枚，日夜六七服，渐渐加之。

治一切肺病咳嗽脓血，及唾血不止方。

好酥三十斤，三遍炼，停取凝，当出醍醐。服一合，日三服，瘥止。一切药皆不出此神方。

---

① 生地黄切，升：《外台秘要》作“生地黄汁一升”。

又方

三炼酥，如鸡子黄。适寒温，灌鼻中，日再夜一。

吸散，治寒冷咳嗽，上气胸满，唾脓血，**钟乳七星散**方。

钟乳　矾石　款冬花　桂心各等分

上四味，治下筛，作如大豆七聚，七星形。以小筒吸取酒送之，先食服之，日三，不知加之。数试大验。又云临井吸服之。

又方

细辛　天雄　紫菀　石膏　钟乳　款冬花各等分

上六味，治下筛，取如大豆七聚如前，吸之，日二。只得食粥，七日嗽愈乃止。若大豆聚不知，小益之，勿太多。

治三十年咳嗽，**七星散**方。

桑根白皮　款冬花　紫菀　代赭　细辛　伏龙肝各一两

上六味，治下筛，作七星聚，聚如藊豆者，以竹筒口当药上，一一吸咽之，令药入腹中，先食日三丸，服四日，日复作七星聚，以一脔肉炙熟，以转展药聚上，令药悉遍在肉上，仰卧，咀嚼肉，细细咽汁，令药力歆歆割割然，毒气入咽中，药力尽总咽，即取瘥止。未瘥，作之如初。羊、牛、鹿肉皆可，勿用猪肉。

治嗽熏法

以熟艾薄薄布纸上，纸广四寸，后以硫黄末薄布艾上，务令调匀，以荻一枚如纸长，卷之，作十枚，先以火烧缠下去荻。烟从孔出，口吸烟咽之，取吐止，明旦复熏之如前。日一二止，自然瘥。得食白粥，余皆忌之。恐是熏黄如硫黄，见火必焰矣。

又方

熏黄研令细一两，以蜡纸并上熏黄，令与蜡相入，调匀，卷之如前法，熏之亦如上法，日一二止，以吐为度，七日将息后，以羊肉羹补之。

又方

烂青布广四寸，布上布艾，艾上布青矾末，矾上布少熏黄末，又布少盐，又布少豉末，急卷之，烧令著，纳燥罐中，以纸蒙头，更作一小孔，口吸取烟，细细咽之，以吐为度。若心胸闷时，略歇，烟尽止，日一二用，用三卷不尽，瘥。三七日慎油腻。

论曰：凡上气，多有服吐药得瘥，亦有针灸得除者，宜深体悟之。

嗽，灸两乳下黑白际各百壮，即瘥。

又，以蒲当乳头周匝围身，令前后正平，当脊骨解中，灸十壮。

又，以绳横量口中，折绳从脊，灸绳两头边各八十壮，三报之，三日毕。两边者，是口合度。

灸从大椎数下行第五节下第六节上，穴在中间，随年壮。并主上气。此即神道穴。

上气咳嗽，短气，气满食不下，灸肺募五十壮。

上气咳逆短气，风劳百病，灸肩井二百壮。

上气短气，咳逆，胸背痛，灸风门热府百壮。

上气咳逆短气，胸满多唾，唾恶冷痰，灸肺俞五十壮。

上气气闭，咳逆咽冷，声破喉猜猜，灸天瞿五十壮。一名天突。

上气胸满短气，咳逆，灸云门五十壮。

上气咳逆，胸痹背痛，灸胸堂百壮，不针。

上气咳逆，胸满短气，牵背痛，灸巨阙、期门各五十壮。

嗽，灸手屈臂中有横纹外骨捻头得痛

处十四壮，良。

逆气，虚劳，寒损，忧恚，筋骨挛痛，心中咳逆，泄注腹满，喉痹，颈项强，肠痔，逆气，痔血，阴急，鼻衄，骨痛，大小便涩，鼻中干，烦满，狂走，易气，凡二十二病，皆灸绝骨五十壮。穴在外踝上三寸宛宛中。

痰饮第六

论一首　方四十一首　灸法一首

论曰：夫饮有四，何谓？师曰：有痰饮，有悬饮，有溢饮，有支饮。问曰：四饮之证，何以为异？师曰：其人素盛今瘦，水走肠间，沥沥有声，谓之痰饮。饮后水流在胁下，咳唾引痛，谓之悬饮。饮水过多，水行归于四肢，当汗出而汗不出，身体疼重，谓之溢饮。其人咳逆倚息，短气不得卧，其形如肿，谓之支饮。

凡心下有水者，筑筑而悸，短气而恐，其人眩而癫，先寒即为虚，先热即为实。故水在于心，其人心下坚，筑筑短气，恶水而不欲饮。水在于肺，其人吐涎沫，欲饮水。水在于脾，其人少气，身体尽重。水在于肝，胁下支满，嚏而痛。水在于肾，心下悸。

夫病人卒饮水多，必暴喘满。凡食少饮多，水停心下，甚者则悸，微者短气。脉双弦者，寒也，皆大下后喜虚耳。脉偏弦者，饮也。肺饮不弦，但喜喘短气；支饮亦喘而不能眠，加短气，其脉平也。留饮形不发作，无热，脉微，烦满不能食，脉沉滑者，留饮病。病有留饮者，胁下痛引缺盆，嗽转甚，其人咳而不得卧，引项上痛，咳者如小儿掣疭状。夫胸中有留饮，其人短气而渴。四肢历节痛，其脉沉者，有留饮也。心下有留饮，其人背寒冷大如手。病人肩息上引，此皆有溢饮在胸中，久者缺盆满，马刀肿，有剧时，此为气饮所致也。膈上之病，满喘咳吐，发则寒热，背痛恶寒，目泣自出，其人振振身瞤剧，必有伏饮。病人一臂不随，时复转移在一臂，其脉沉细，此非风也，必有饮在上焦，其脉虚者，为微劳，荣卫气不周故也，冬自瘥。一本作久久自瘥。

病痰饮者，当以温药和之。

病心腹虚冷，游痰气上，胸胁满，不下食，呕逆，胸中冷者，**小半夏汤**主之方。

半夏一升　生姜一斤　橘皮四两

上三味，㕮咀，以水一斗，煮取三升，分三服。若心中急及心痛，纳桂心四两；若腹满痛，纳当归三两。羸弱及老人，尤宜服之。一方用人参二两。仲景无橘皮、人参。

又方

半夏一升　生姜一斤　桂心三两　甘草一两

上四味，㕮咀，以水七升，煮取二升半，分三服。

心下痰饮，胸胁支满，目眩，**甘草汤**主之方。

甘草二两　桂心　白术各三两　茯苓四两

上四味，㕮咀，以水六升宿渍，煮取三升，去滓。服一升，日三。小便当利。

病悬饮者，十枣汤主之。方在咳嗽篇中。上气汗出而咳者，此为饮也，十枣汤主之。若下后，不可与也。

病溢饮者，当发其汗，小青龙汤主之。方在咳嗽篇中。范汪用大青龙汤。

膈间有支饮，其人喘满，心下痞坚，面黧黑，其脉沉紧，得之数十日，医吐下之不愈，**木防己汤**主之方。

木防己三两　桂心二两　人参四两　石膏鸡子大十二枚

上四味，㕮咀，以水六升，煮取二升，分二服。虚者即愈，实者三日复发，发则复与。若不愈，去石膏，加茯苓四两，芒硝三合，以水六升，煮取二升，去滓，下硝令烊，分二服。微下利即愈。一方不加茯苓。

夫酒客咳者，必致吐血，此坐久饮过度所致也。其脉虚者必冒，其人本有支饮在胸中也。支饮胸满，**厚朴大黄汤**主之方。

厚朴一尺　大黄六两　枳实四两

上三味，㕮咀，以水五升，煮取二升。分为二服，温服之。

支饮不得息，葶苈大枣泻肺汤主之。方在肺痈篇中。

呕家不渴，渴者为欲解。本渴今反不渴，心下有支饮故也，小半夏汤主之。宜加茯苓者，是先渴却呕，此为水停心下，小半夏加茯苓汤主之。卒呕吐，心下痞，膈间有水，目眩悸，**小半夏加茯苓汤**主之方。

半夏一升　生姜半斤　茯苓三两

上三味，㕮咀，以水七升，煮取一升五合，去滓，分温再服。《胡洽》不用茯苓，用桂心四两。

假令瘦人脐下有悸者，吐涎沫而癫眩，水也，五苓散主之。方在第九卷中。

腹满口干燥，此肠间有水气，**椒目丸**主之方。

椒目　木防己　大黄各一两　葶苈二两

上四味，末之，蜜丸如梧子大，先食饮服一丸，日三，稍增，口中有津液止。渴者加芒硝半两。

病者脉伏，其人欲自利，利者反快，虽利，心下续坚满，此为留饮欲去故也，**甘遂半夏汤**主之方。

甘遂大者三枚　半夏十二枚，水一升，煮取半升　芍药三枚　甘草一枚如指大，水一升，煮取半升

上四味，以蜜半升，纳二药汁，合得一升半，煎取八合，顿服之。

大茯苓汤　主胸中结痰饮澼结，脐下弦满，呕逆不得食，亦主风水方。

茯苓　白术各三两　当归　橘皮　附子各二两　生姜　半夏　桂心　细辛各四两，一作人参

上九味，㕮咀，以水一斗，煮取三升，去滓，分三服。服三剂良。

茯苓汤　主胸膈痰满方。

茯苓四两　半夏一升　生姜一升　桂心八两

上四味，㕮咀，以水八升，煮取二升半，分四服。冷极者，加大附子四两；若气满者，加槟榔三七枚。此方与第十六卷呕吐篇方相重，分两、加减法不同。

大半夏汤　主痰冷澼饮，胸膈中不理方。

半夏一升　白术三两　生姜八两　茯苓　人参　桂心　甘草　附子各二两

上八味，㕮咀，以水八升，煮取三升，分三服。

半夏汤　主痰饮澼气吞酸方。

半夏　吴茱萸各三两　生姜六两　附子一枚

上四味，㕮咀，以水五升，煮取二升半。分三服，老小各半，日三。

干枣汤　主肿及支满澼饮方。

芫花　荛花各半两　甘草　大戟　甘遂　大黄　黄芩各一两　大枣十枚

上八味，㕮咀，以水五升，煮取一升六合。分四服，空心服，以快下为度。

治留饮，宿食不消，腹中积聚转下，**当归汤**方。

当归　人参　桂心　黄芩　甘草　芍药　芒硝各二两　大黄四两　生姜　泽泻

各三两

上十味，㕮咀，以水一斗，煮取三升，分三服。

治痰饮，饮食不消，干呕方。

泽泻　白术　杏仁　枳实各一两　茯苓　柴胡　生姜　半夏　芍药各三两　人参　旋覆花　橘皮　细辛各一两

上十三味，㕮咀，以水九升，煮取三升七合，分三服，日三。

治胸中痰饮，肠中水鸣，食不消，呕吐水方。

槟榔十二枚　生姜　杏仁　白术各四两　半夏八两　茯苓五两　橘皮三两

上七味，㕮咀，以水一斗，煮取三升，去滓，分三服。

治胸中积冷，心中嘈烦满汪汪，不下饮食，心胸应背痛，**吴茱萸汤**方。

吴茱萸三两　半夏四两　桂心　人参各二两　甘草一两　生姜三两　大枣二十枚

上七味，㕮咀，以水九升，煮取三升，去滓。分三服，日三。

治胸膈心腹中痰水冷气，心下汪洋嘈烦，或水鸣多唾，口中清水自出，胁肋急胀痛，不欲食，此皆胃气弱受冷故也，其脉喜沉弦细迟，悉主之方。

旋覆花　细辛　橘皮　桂心　人参　甘草　桔梗各二两　茯苓四两　生姜五两　芍药三两　半夏五两

上十一味，㕮咀，以水一斗，煮取三升，分三服。病先有时喜水下者，用白术三两，去旋覆花。若欲得利者，加大黄二两。须微调者，用干地黄。

治冷热久澼实，不能饮食，心下虚满如水状方。

前胡　生姜　茯苓　半夏各四两　甘草　枳实　白术各三两　桂心二两

上八味，㕮咀，以水八升，煮取三升。分三服。

前胡汤　治胸中久寒澼实，隔塞胸痛，气不通利，三焦冷热不调，食饮损少无味，或寒热身重，卧不欲起方。

前胡三两　黄芩　麦门冬　吴茱萸各一两　生姜四两　大黄　防风各一两　人参　当归　甘草　半夏各二两　杏仁四十枚

上十二味，㕮咀，以水一斗，煮取三升，去滓，分三服。《深师方》云：若胁下满，加大枣十二枚。此利水亦佳。

旋覆花汤　主胸膈痰结，唾如胶，不下食者方。

旋覆花　细辛　前胡　甘草　茯苓各二两　生姜八两　半夏一升　桂心四两　乌头三枚

上九味，㕮咀，以水九升，煮取三升，去滓，分三服。

姜椒汤　主胸中积聚痰饮，饮食减少，胃气不足，咳逆呕吐方。

姜汁七分　蜀椒三合　半夏三两　桂心　附子　甘草各一两　橘皮　桔梗　茯苓各二两

上九味，㕮咀，以水九升，煮取二升半，去滓，纳姜汁，煮取二升。分三服，服三剂佳。若欲服大散、诸五石丸，必先服此汤及进黄芪丸佳。一方不用甘草。

姜附汤　主痰冷澼气，胸满短气，呕沫，头痛，饮食不消化方。

生姜八两　附子四两，生用，四破

上二味，㕮咀，以水八升，煮取二升。分四服。亦主卒风。

撩膈散　主心上结痰饮实，寒冷心闷方。

瓜丁二十八枚　赤小豆二七枚　人参　甘草各一分

上四味，治下筛。酒服方寸匕，日二。亦治诸黄。

断膈汤　主胸中痰澼方。

恒山三两　甘草　松萝各一两　瓜蒂

二十一枚

上四味，㕮咀，以水、酒各一升半，煮取一升半。分三服，后服渐减之。得快吐后，须服半夏汤。半夏汤方见前篇。

松萝汤 治胸中痰积热皆除方。

松萝二两 乌梅 栀子各十四枚 恒山三两 甘草一两

上五味，㕮咀，以酒三升，浸药一宿，平旦以水三升，煮取一升半，去滓。顿服之，亦可分二服。一服得快吐，即止。

杜蘅汤 主吐百病方。

杜蘅 松萝各三两 瓜丁三七枚

上三味，㕮咀，以酒一升五合渍二宿，去滓，分二服。若一服即吐者，止；未吐者更服，相去如行十里久，令药力尽，服一升稀糜即定。老小用之亦佳。

蜜煎 主寒热方。

恒山 甘草各一两

上二味，㕮咀，以水一斗，煮取二升，去滓，纳蜜五合。温服七合，吐即止；不吐更服七合。勿与冷水。一方用甘草半两服。

又方

蜜二合 醋八合

上二味，调和，平旦顿服。须臾猥猥然欲吐，擿之。若意中不尽，明旦更服。无不大呕，安稳。

治卒头痛如破，非中冷，又非中风，其痛是胸膈中痰厥气上冲所致，名为厥头痛，吐之即瘥方。

单煮茗作饮二三升许，适冷暖，饮二升，须臾擿即吐，吐毕又饮，如此数过。剧者须吐胆[①] 乃止。不损人，而渴则瘥。

葱白汤 治冷热膈痰，发时头痛，闷乱欲吐不得者方。

葱白二七茎 乌头 甘草 真珠 恒山各半两 桃叶一把，一作枇杷叶

上六味，㕮咀，以水、酒各四升合煮，取三升，去滓纳朱，一服一升，吐即止。

大五饮丸 主五种饮：一曰留饮，停水在心下；二曰澼饮，水澼在两胁下；三曰痰饮，水在胃中；四曰溢饮，水溢在膈上、五脏间；五曰流饮，水在肠间，动摇有声。夫五饮者，由饮酒后及伤寒饮冷水过多所致方。

远志 苦参 乌贼骨 藜芦 白术 甘遂 五味子 大黄 石膏 桔梗 半夏 紫菀 前胡 芒硝 栝楼根 桂心 芫花 当归 人参 贝母 茯苓 芍药 大戟 葶苈 黄芩各一两 恒山 薯蓣 厚朴 细辛 附子各三分 巴豆三十枚 苁蓉一两 甘草三分

上三十三味，末之，蜜和丸梧子大。饮服三丸，日三，稍稍加之，以知为度。

旋覆花丸 治停痰澼饮，结在两胁，腹胀满，羸瘦不能食，食不消化，喜唾，干呕，大小便或涩或利，腹中动摇作水声，腹内热，口干，好饮水浆，卒起头眩欲倒，胁下痛方。

旋覆花 桂心 枳实 人参各五分 干姜 芍药 白术各六分 茯苓 狼毒 乌头 礜石各八分 细辛 大黄 黄芩 葶苈 厚朴 吴茱萸 芫花 橘皮各四分 甘遂三分

上十二味，末之，蜜丸。酒服如梧子大五丸，日二，加之，以知为度。《延年方》无白术、狼毒、乌头、礜石、细辛、黄芩、厚朴、吴茱萸、芫花、橘皮、甘遂，有皂荚、附子各二分，蜀椒、防葵、杏仁各三两，干地黄四分。

中军候黑丸 主澼饮停结，满闷目暗方。黑又作里。

---

① 胆：《外台秘要》作“胆汁”。

芫花三两　巴豆八分　杏仁五分　桂心　桔梗各四分

上五味，末之，蜜丸。服如胡豆三丸，日一，稍增，得快下止。

顺流紫丸　主心腹积聚，两胁胀满，留饮痰癖，大小便不利，小腹切痛，膈上塞方。

石膏五分　代赭　乌贼骨　半夏各三分　桂心四分　巴豆七枚

上六味，末之，蜜丸。平旦服一丸如胡豆，加至二丸。《胡洽》有苁蓉、藜芦、当归各三分。《范汪方》无石膏、半夏，有当归一分，茯苓三分，苁蓉二分，藜芦五分。

治停痰澼饮，结在两胁，腹满羸瘦，不能饮食，食不消，喜唾，干呕，大小便或涩或利方。

旋覆花　大黄　附子　茯苓　椒目　桂心　芫花　狼毒　干姜　芍药　枳实　细辛各八两

上十二味，末之，蜜丸。饮下如梧子三丸，日三服，渐增之。

治风气膈上痰饮方

不开口苦瓠，汤煮五沸，以物裹，熨心膈上。

结积留饮澼囊，胸满，饮食不消，灸通谷五十壮。

九虫第七论三首　方四十五首

论曰：人腹中有尸虫，此物与人俱生，而为人大害。尸虫之形，状似大马尾，或如薄筋，依脾而居，乃有头尾，皆长三寸。又有九虫，一曰伏虫，长四分；二曰蛔虫，长一尺；三曰白虫，长一寸；四曰肉虫，状如烂杏；五曰肺虫，状如蚕；六曰胃虫，状如虾蟆；七曰弱虫，状如瓜瓣；八曰赤虫，状如生肉；九曰蛲虫，至细微，形如菜虫状。伏虫，则群虫之主也。蛔曰贯心则杀人。白虫相生，子孙转多，其母转大，长至四五丈，亦能杀人。肉虫令人烦满。肺虫令人咳嗽。胃虫令人呕吐，胃逆喜哕。弱虫又名膈虫，令人多唾。赤虫令人肠鸣。蛲虫居胴肠之间，多则为痔，剧则为癞，因人疮痍，即生诸痈、疽、癣、瘘、㾭、疥、龋。虫无所不为，人亦不必尽有，有亦不必尽多，或偏有，或偏无，类妇人常多。其虫凶恶，人之极患也，常以白筵草沐浴佳，根叶皆可用，既是香草，且是尸虫所畏也。

论曰：凡欲服补药及治诸病，皆须去诸虫并痰饮宿澼，醒醒除尽，方可服补药，不尔，必不得药力。

治肝劳，生长虫在肝为病，恐畏不安，眼中赤方。

鸡子五枚，去黄　干漆四两　蜡　吴茱萸东行根皮各二两　粳米粉半斤

上五味，捣茱萸皮为末，和药，铜器中煎，可丸如小豆大。宿勿食，旦饮服一百丸，小儿五十丸，虫当烂出。《集验方》无茱萸根，名鸡子丸。

治心劳热伤心，有长虫，名曰蛊，长一尺，贯心为病方。

雷丸　橘皮　石蚕　桃仁各五分，一作桃皮　狼牙六分　贯众二枚　僵蚕三七枚　吴茱萸根皮十分　芜荑　青葙　干漆各四分　乱发如鸡子大，烧

上十二味，末之，蜜丸，饮若酒空腹服如梧子七丸，加至二七丸，日二服。一方无石蚕。

治脾劳热，有白虫在脾中为病，令人好呕，茱萸根下虫方。

东引吴茱萸根大者一尺　大麻子八升　橘皮二两

上三味，㕮咀，以水煎服，临时量之，凡合，禁声勿语道作药，虫当闻便不下，切忌之。

治肺劳热，生虫在肺为病方。

狼牙三两　东行桑根白皮切，一升　东行吴茱萸根白皮五合

上三味，㕮咀，以酒七升，煮取一升，平旦顿服之。

治肾劳热，四肢肿急，蛲虫如菜中虫，在肾中为病方。

贯众三枚　干漆二两　吴茱萸五十枚　杏仁四十枚　芜荑　胡粉　槐皮各一两

上七味，治下筛。平旦井花水服方寸匕，加至一匕半，以瘥止。

治蛲虫方

以好盐末二两，苦酒半升，合铜器中煮数沸。宿不食，空心顿服之。

又方

真珠二两　乱发鸡子大，烧末

上二味，治下筛，以苦酒调。旦起顿服之。《肘后》以治三虫。

蘼芜丸　治少小有蛔虫，结在腹中，数发腹痛，微下白汁，吐闷，寒热，饮食不生肌，皮肉痿黄，四肢不相胜举方。

蘼芜　贯众　雷丸　山茱萸　天门冬　狼牙各八分　藋芦　甘菊花各四分

上八味，末之，蜜丸如大豆。三岁饮服五丸，五岁以上，以意加之，渐至十丸。加藋芦六分，名藋芦丸，治老小及妇人等万病，腹内冷热不通，急满痛，胸膈坚满，手足烦热，上气不得饮食，身体气肿，腰脚不遂，腹内状如水鸡鸣，妇人月经不调，无所不治。

治蛔虫方

藋芦末，以饮臛和，服方寸匕，不觉加之。《备急》以治蛲虫。

治热患有蛔虫懊侬方

藋芦十分　干漆　扁竹各二分

上三味，治下筛。米饮和一合服之，日三。

治蛔虫在胃口，渐渐羸人方。

醇酒　白蜜　好漆各一升，《外台》作好盐

上三味，纳铜器中，微火煎之，令可丸如桃核一枚，温酒中，宿勿食，旦服之，虫必下，未下更服。《外台》治蛲虫。

又方

取楝实，醇苦酒中浸再宿，以绵裹，纳谷道中入三寸，一日易之。《集验方》用治长虫。

治蛔虫攻心腹痛方

薏苡根二斤，锉之，以水七升，煮取三升。先食服之，虫即死出。

又方

苦酒空腹服方寸匕鹤虱，佳。

又方

七月七日采蒺藜子，阴干烧灰。先食服方寸匕，日三，即瘥。

治寸白虫方

榧子四十九枚，去皮。以月上旬旦空腹服七枚，七日服尽，虫消成水，永瘥。

又方

吴茱萸细根一把，熟捣　大麻子三升，熬，捣末

上二味，以水三升，和搦取汁。旦顿服之，至巳时，与好食令饱，须臾虫出。不瘥，明旦更合服之，不瘥，三日服。《肘后》治三虫，以酒渍取汁服。

又方

取吴茱萸北阴根，干去土，切一升，以酒一升浸一宿。平旦分二服。凡茱萸皆用细根，东引北阴者良，若如指以上大，不任用。

又方

用石榴根如茱萸法，亦可水煮。

又方

芜荑六分　狼牙四分　白蔹二分

上三味，治下筛，以苦酒二合和一宿，空腹服之。

又方

研大麻取汁五升，分五服。亦治小儿蛔虫。

又方

以好麻油二升，煎令熟，纳葱白三寸，葱白黑便熟，冷，顿服之。

又方

熬饧令速速燥，作末，羊肉臛，以药方寸匕，纳臛中服。

又方

桑根白皮切三升，以水七升，煮取二升。宿勿食，空腹顿服之。《肘后》云：卒大行中见是腹中已多虫故也，宜速理之。

又方

胡麻一升　胡粉一两

上二味，为末。明旦空腹，以猪肉臛汁啖尽之，即瘥。

又方

槟榔二七枚，治下筛，以水二升半，先煮其皮，取一升半，去滓纳末，频服，暖卧，虫出。出不尽，更合服，取瘥止。宿勿食，服之。

论曰：凡得伤寒及天行热病，腹中有热，又人食少肠胃空虚，三虫行作求食，蚀人五脏及下部。若齿龈无色，舌上尽白，甚者唇里有疮，四肢沉重，忽忽喜眠，当数看其上唇，内有疮，唾血，唇内如粟疮者，心内懊侬痛闷，此虫在上，蚀其五脏。下唇内生疮者，其人喜眠，此虫在下，蚀其下部，人不能知。可服此蚀虫药，不尔，䘌虫杀人。又曰：凡患湿䘌者，多是热病后，或久下不止，或有客热结在腹中，或易水土温凉气著，多生此病。亦有干䘌，不甚泄痢，而下部疮痒，不问干湿，久则杀人。凡湿得冷而苦痢。单煮黄连及艾叶、苦参之属，皆可用之。若病人齿龈无色，舌上白者，或喜眠，烦愦不知痛痒处，或下痢，急治下部。不晓此者，但攻其上，不以下部为意，下部生疮，虫蚀其肛，肛烂见五脏便死，烧艾于竹筒熏之。

治伤寒䘌病方

取生鸡子，小头叩出白，入漆一合，熟和搅令极调，当沫出，更纳著壳中，仰吞之，食顷，或半日乃吐下虫。剧者再服，虫尽热除病愈。

治湿䘌方

黄连　生姜各十两　艾叶八两　苦参四两

上四味，㕮咀，以水一斗，煮取三升，分三服。久者服三剂，良。

懊侬散　主湿䘌疮烂，杀虫除䘌方。

扁竹半两　蔄芦　雷丸　青葙　女青　桃仁各三两

上六味，治下筛。粥汁服方寸匕，日三，加至二匕。亦酒服。

青葙散　主热病有䘌，下部生疮方。

青葙子一两　藋芦四两　狼牙三分　橘皮　扁竹各二两　甘草一分

上六味，治下筛，米饮和一合服之，日三，不知稍加之。《小品》无甘草。

治湿䘌，姜蜜汤方。

生姜汁五合　白蜜三合　黄连三两

上三味，以水二升，别煮黄连，取一升，去滓，纳姜、蜜更煎，取一升二合。五岁儿平旦空腹服四合，日二。

治䘌虫蚀下部，痒，谷道中生疮方。

阿胶　当归　青葙子各二两　艾叶一把

上四味，㕮咀，以水八升，煮取二升半，去滓，分三服。

治䘌，杏仁汤方。

杏仁五十枚　苦酒二升　盐一合

上三味，和煮，取五合，顿服之。小儿以意量服。

治蛲虫、蛔虫及痔，䘌虫食下部生疮，桃皮汤方。

桃皮　艾叶各一两　槐子三两　大枣三十枚

上四味，㕮咀，以水三升，煮取半升。顿服之，良。

猪胆苦酒汤　主热病有䘌，上下攻移杀人方。

猪胆一具，苦酒半升，和之，火上煎令沸，三上三下药成放温。空腹饮三满口，虫死便愈。

治温病，下部有疮，虫蚀人五脏方。

雄黄　皂荚各一分　麝香　朱砂各二分

上四味，末之，蜜和捣万杵。初得病，酒服如梧子大一丸，日二。若下部有疮，取如梧子，末，纳下部，日二。

治下部生疮方

浓煮桃皮煎如糖，以纳下部；口中有疮，含之。

治湿䘌方

青黛二两　黄连　黄柏　丁香各一两　麝香二分

上五味，治下筛。以小枣大纳下部中，日一。重者枣大，和车脂二三合，灌下部中，日二。

治时气病䘌，下部生疮，**雄黄兑散**方。

雄黄半两　桃仁一两　青葙子　黄连　苦参各三两

上五味，末之，绵裹如枣核大，纳下部。亦可枣汁服方寸匕，日三。

治病䘌虫方

烧马蹄作灰末，以猪脂合，敷绵绳上，以纳下部中，日四五度。

治大孔虫痒方

蒸大枣，取膏，以水银和捻长三寸，以绵裹，宿纳大孔中，明旦虫皆出。水银损肠，宜慎之。

治虫蚀下部方

胡粉　雄黄

上二味，各等分，末，著谷道中。亦治小儿。

治湿䘌方

取生姜，刮去皮，断理切之，极熟，研取汁一升半，又以水一升半，合和相得。旦空腹服之，仍削生姜二枚如茧大，以楸叶、苦桃叶数重裹之，于煻灰火中烧之令极热，纳下部中，食顷，若湿盛者，频三旦作之[1]，无有不瘥者。

治伤寒热病多睡，变成湿䘌，四肢烦疼，不得食方。

羊桃十斤，切，捣令熟，暖汤三斗，淹浸之。日正午时入中坐一炊久，不过三度瘥。

治热病蛄毒，令人喜寐，不知痛处，面赤如醉，下利脓血，当数视其人下部，大小之孔稷稷然一云搜搜然赤，则䘌疮者也，剧因[2]杀人，见人肝肺，服药不瘥，可熏之方。

以泥作小罂，令受一升，竹筒一枚如指大，以竹筒一头横穿入罂腹中，一头入人谷道中，浅入，可取熟艾如鸡子大，著罂中燃之，于罂口吹烟，令入人腹，艾尽乃止。大小可益艾，小儿减之。羸者不得多，多亦害人。日再熏，不过三作，虫则死下断。亦可末烧雄黄，如此熏之。

《备急千金要方》卷第十八

---

① 频三旦作之：元刻本、道藏本、后藤本作“三日一作，频服”。

② 因：后藤本作“困”。

备急千金要方卷第十九　肾脏

肾脏脉论第一

论曰：肾主精。肾者，生来精灵之本也，为后宫内宫，则为女主。所以天之在我者德也，地之在我者气也，德流气薄而生者也。故生之来谓之精，精者，肾之藏也。耳者，肾之官，肾气通于耳，耳和则能闻五音矣，肾在窍为耳。然则肾气上通于耳，下通于阴也。左肾壬，右肾癸，循环玄宫，上出耳门，候闻四远，下回玉海，夹脊左右，与脐相当，经于上焦，荣于中焦，卫于下焦，外主骨，内主膀胱。肾重一斤一两，有两枚。神名鄙鄙，主藏精，号为精脏，随节应会，故云肾藏精，精舍志。在气为欠，在液为唾。肾气虚则厥逆，实则胀满，四肢正黑。虚则使人梦见舟船溺人，得其时梦伏水中，若有畏怖。肾气盛，则梦腰脊两解不相属；厥气客于肾，则梦临渊没居水中。

凡肾脏象水，与膀胱合为腑。其经足少阴，与太阳为表里。其脉沉，相于秋，王于冬。冬时万物之所藏，百虫伏蛰，阳气下陷，阴气上升，阳气中出，阴气冽为霜，遂不上升，化为霜雪，猛兽伏蛰，蜾虫匿藏。其脉为沉，沉为阴，在里，不可发汗，发汗则蜾虫出，见其霜雪。阴气在表，阳气在脏，慎不可下，下之者伤脾，脾土弱，即水气妄行。下之者，如鱼出水，蛾入汤。重客在里，慎不可熏，熏之逆客，其息则喘，无持客热，令口烂疮。阴脉且解，血散不通，正阳遂厥，阴不往从，客热狂入，内为结胸，脾气遂弱，清溲痢通。

冬脉如营，冬脉者，肾也，北方水也，万物之所以合藏也，故其气来沉以搏，故曰营，反此者病。何如而反？其气来如弹石者，此谓太过，病在外；其去如数者，此谓不及，病在中。太过则令人解㑊脊脉痛，而少气不欲言，不及则令人心悬如病饥，眇中清，脊中痛，少腹满，小便变赤黄。

肾脉来喘喘累累如勾，按之而坚，曰平。冬以胃气为本，肾脉来如引葛，按之益坚，曰肾病。肾脉来发如夺索，辟辟如弹石，曰肾死。

真肾脉至搏而绝，如以指弹石辟辟然，色黄黑不泽，毛折乃死。

冬胃微石曰平，石多胃少曰肾病，但石无胃曰死，石而有勾曰夏病，勾甚曰今病。凡人以水谷为本，故人绝水谷则死，脉无胃气亦死。所谓无胃气者，但得真脏脉，不得胃气也。所谓脉不得胃气者，肝不弦，肾不石也。

肾藏精，精舍志，盛怒不止则伤志，志伤则善忘其前言，腰脊痛，不可以俯仰屈伸，毛悴色夭，死于季夏。

足少阴气绝则骨枯。少阴者，冬脉也，伏行而濡滑骨髓者也。故骨不濡，则肉不能著骨也。骨肉不相亲，即肉濡而却。肉濡而却，故齿长而垢，发无泽，发无泽者，骨先死，戊笃己死，土胜水也。

肾死脏，浮之坚，按之乱如转丸，益下入尺中者死。

冬肾水王，其脉沉濡而滑曰平。反得微涩而短者，是肺之乘肾，母之归子，为虚邪，虽病易治。反得弦细而长者，是肝之乘肾，子之乘母，为实邪，虽病自愈。反得大而缓者，是脾之乘肾，土之克水，为贼邪，大逆，十死不治。反得浮大而洪者，是心之乘肾，火之凌水，为微邪，虽病即瘥。

左手关后尺中阴绝者，无肾脉也。苦足下热，两髀里急，精气竭少，劳倦所致，刺足太阳治阳。

左手关后尺中阴实者，肾实也。苦恍惚健忘，目视䀮䀮，耳聋怅怅善鸣，刺足少阴治阴。

右手关后尺中阴绝者，无肾脉也。苦足逆冷，上抢胸痛，梦入水见鬼，善魇寐，黑色物来掩人上，刺足太阳治阳。

右手关后尺中阴实者，肾实也。苦骨疼腰脊痛，内寒热，刺足少阴治阴。

肾脉沉细而紧，再至曰平，三至曰离经病，四至脱精，五至死，六至命尽，足少阴脉也。

肾脉急甚为骨痿癫疾，微急为奔豚，沉厥，足不收，不得前后。缓甚为折脊，微缓为洞下，洞下者，食不化，入咽还出。大甚为阴痿，微大为石水，起脐下，以至少腹肿垂垂然，上至胃脘，死不治。小甚为洞泄，微小为消瘅。滑甚为癃癞，微滑为骨痿，坐不能起，目无所见，视见黑花。涩甚为大痈，微涩为不月水，沉痔。

肾脉搏坚而长，其色黄而赤，当病折腰。其软而散者，当病少血。

黑脉之至也，上坚而大，有积气在少腹与阴，名曰肾痹，得之沐浴清水而卧。

扁鹊曰：肾有病则耳聋。肾在窍为耳，然则肾气上通于耳，五脏不和，则九窍不通，阴阳俱盛，不得相营，故曰关格。关格者，不得尽期而死也。

肾在声为呻，在变动为栗，在志为恐。恐伤肾，精气并于肾则恐。脏主冬病，在脏者取之井。

病先发于肾，少腹腰脊痛，胫酸。一日之膀胱，背膂筋痛，小便闭；二日上之心，心痛；三日之小肠，胀；四日不已，死，冬大晨，夏晏晡。

病在肾，夜半慧，日乘四季甚，下晡静。

假令肾病，中央若食牛肉及诸土中物得之，不者，当以长夏时发，得病以戊己日也。

凡肾病之状，必腹大，胫肿痛，喘咳身重，寝汗出，憎风。虚即胸中痛，大腹小腹痛，清厥，意不乐，取其经足少阴、太阳血者。

肾脉沉之而大坚，浮之而大紧，苦手足骨肿，厥而阴不兴，腰脊痛，少腹肿，心下有水气，时胀闭，时泄。得之浴水中，身未干而合房内，及劳倦发之。

肾病其色黑，其气虚弱，吸吸少气，两耳苦聋，腰痛，时时失精，饮食减少，膝以下清，其脉沉滑而迟，少[①]为可治，宜服内补散、建中汤、肾气丸、地黄煎。春当刺涌泉，秋刺复溜，冬刺阴谷，皆补之；夏刺然谷，季夏刺太溪，皆泻之。又当灸京门五十壮，背第十四椎百壮。

邪在肾，则骨痛阴痹。阴痹者，抚之而不得，腹胀腰痛，大便难，肩背颈项强痛，时眩，取之涌泉、昆仑，视有血者，尽取之。

有所用力举重，若入房过度，汗出如浴水，则伤肾。

肾中风𤸷。

肾中寒𤸷。

---

① 少：元刻本、道藏本、后藤本作“此”。

肾水者，其人腹大脐肿，腰痛，不得溺，阴下湿如牛鼻头汗，其足逆寒，大便反坚。一云面反瘦。

肾胀者，腹满引背央央然，腰髀一作痹并痛。

肾著之病，其人身体重，腰中冷如冰状一作如水洗状。一作如坐水中，形如水状。反不渴，小便自利，食饮如故，是其证也。病属下焦，从身劳汗出，衣里冷湿，故久久得之。

肾著之为病，从腰以下冷，腰重如带五千钱。

诊得肾积，脉沉而急，苦脊与腰相引痛，饥则见，饱则减，少腹里急，口干咽肿伤烂，目䀮䀮，骨中寒，主髓厥，善忘，色黑也。

肾之积名曰奔豚，发于少腹，上至心下，如豚奔走之状，上下无时。久久不愈，病喘逆，骨痿少气。以夏丙丁日得之，何也？脾病传肾，肾当传心，心适以夏王，王者不受邪，肾复欲还脾，脾不肯受，因留结为积，故知奔豚，以夏得之。

肾病手足逆冷，面赤目黄，小便不禁，骨节烦疼，少腹结痛，气冲于心，其脉当沉细而滑，今反浮大，其色当黑而反黄，此是土之克水，为大逆，十死不治。

羽音人者，主肾声也。肾声呻，其音瑟，其志恐，其经足少阴。厥逆太阳则荣卫不通，阴阳翻祚，阳气内伏，阴气外升，升则寒，寒则虚，虚则厉风所伤，语音謇吃，不转偏枯，脚偏跛蹇。若在左则左肾伤，右则右肾伤。其偏枯风，体从鼻而分半边至脚，缓弱不遂，口亦欹，语声混浊，便利仰人，耳偏聋塞，腰背相引，甚则不可治，肾沥汤主之。方在第八卷中。又呻而好恚，恚而善忘，恍惚有所思，此为土克水，阳击阴，阴气伏而阳气起，起则热，热则实，实则怒，怒则忘，耳听无闻，四肢满急，小便赤黄，言音口动而不出，笑而看人。此为邪热伤肾，甚则不可治。若面黑黄，耳不应，亦可治。

肾病为疟者，令人悽悽然，腰脊痛宛转，大便难，目眴眴然，身掉不定，手足寒，恒山汤主之。方在第十卷中。若其人本来不吃，忽然謇吃而好嗔恚，反于常性，此肾已伤，虽未发觉，已是其候，见人未言而前开口笑，还闭口不声，举手栅腹一作把眼，此肾病声之候也。虚实表里，浮沉清浊，宜以察之，逐以治之。

黑为肾，肾合骨，黑如乌羽者吉。肾主耳，耳是肾之余。其人水形，相比于上羽，黑色，大头，曲面，广颐，小肩，大腹，小手足，发行摇身，下尻长，背延延也，不敬畏，善欺殆，人戮死。耐秋冬，不耐春夏，春夏感而生病，主足少阴污污然。耳大小、高下、厚薄、扁圆，则肾应之。正黑色小理者，则肾小，小即安难伤；粗理者，则肾大，大则虚，虚则肾寒，耳聋或鸣，汗出，腰痛不得俯仰，易伤以邪。耳高者，则肾高，高则实，实则肾热，背急缀痛，耳脓血出，或生肉塞耳。耳后陷者，则肾下，下则腰尻痛，不可以俯仰，为狐疝。耳坚者，则肾坚，坚则肾不受病，不病腰痛。耳薄者，则肾脆，脆则伤热，热则耳吼闹，善病消瘅。耳好前居牙车者，则肾端正，端正则和利难伤，耳偏高者，则肾偏欹，偏欹则善腰尻偏痛。

凡人分部骨陷者，必死不免。夹膀胱并太阳为肾之部。骨当其处陷也。而脏气通于内外，部亦随而应之。沉浊为内，浮清为外。若色从外走内者，病从外生，部处起。若色从内出外者，病从内生，部处陷。内病前治阴，后治阳；外病前治阳，后治阴。阳主外，阴主内。

凡人生死休否，则脏神前变形于外。

人肾前病，耳则为之焦枯；若肾前死，耳则为之黫黑焦癖。若天中等分，墓色应之，必死不治。看应增损斟酌赊促，赊不出四百日内，促则旬日之间。肾病少愈而卒死，何以知之？曰：黄黑色黡点如拇指应耳，此必卒死。肾绝，四日死，何以知之？齿为暴黑，面为正黑，目中黄，腰中欲折，白汗出如流，面黑目青一作白，肾气内伤，病因留积，八日当亡，是死变也。面黄目黑不死，黑如炲死，吉凶之色，天中等分，左右发色不正，此是阴阳官位，相法若不遭官事而应死也；其人面目带黄黑，连耳左右，年四十以上百日死；若偏在一边，最凶，必死；两边有，年上无，三年之内祸必至矣。

冬水，肾脉色黑，主足少阴脉也。少阴何以主肾？曰：肾者主阴，阴水也，皆生于肾，此脉名曰太冲，凡五十七穴，冬取其井荥。冬者水始治，肾方闭，阳气衰少，阴气坚盛，太阳气伏沉，阳脉乃法。故取井以下阴气逆，取荥以通《素问》作实阳气。其脉本在内踝下二寸，应舌下两脉，其脉根于涌泉。涌泉在脚心下，大拇趾筋是。

其筋起于小趾之下，入足心，并太阴之筋而斜走内踝之下，结于踵，与太阳之筋合而上结于内辅下，并太阴之筋而上循阴股，结于阴器，循脊内夹膂，上至项，结于枕骨，与太阳之筋合。

其脉起于小趾之下，斜趋足心，出然骨之下，循内踝之后，别入跟中，以上腨内，出腘中内廉，上股内后廉，贯脊属肾，络膀胱。其直者，从肾上贯肝膈，入肺中，循喉咙，夹舌本。其支者，从肺出，络心，注胸中。合足太阳为表里。太阳本在跟以上五寸中，同会于手太阴。

其足少阴之别，名曰大钟，当踝后，绕跟别走太阳。其别者，并经上走于心包，下贯腰脊。主肾生病，病实则膀胱热，热则闭癃，癃则阳病，阳脉反逆大于寸口再倍，其病则口热舌干，咽肿上气，嗌干及痛，烦心心痛，黄瘅肠澼，脊骨内后廉痛，痿厥、嗜卧，足下热而痛，灸则强食而生灾，缓带被发，大杖重履而步。虚则膀胱寒，寒则腰痛，痛则阴脉反小于寸口，其病则饥而不欲食，面黑如炭色，咳唾则有血，喉鸣而喘，坐而欲起，目𥆨𥆨无所见，心悬若病饥状，气不足则善恐，心惕惕若人将捕之，是为骨厥。

冬三月者，主肾膀胱黑骨温病也，其源从太阳少阴相搏，蕴积三焦，上下拥塞，阴毒内行，脏腑受客邪之气，则病生矣。其病相反，若腑虚则为阴毒所伤，里热外寒，意欲守火而引饮，或腰中痛欲折；若脏实则阳温所损，胸胁切痛，类如刀刺，不得动转，热彭彭，若服冷药过瘥而便洞泻，故曰黑骨温病也。

扁鹊曰：灸脾肝肾三俞，主治丹金毒黑温之病，当依源为理，调脏理腑，清浊之病不生矣。

肾虚实第二

脉四条　方四首　灸法一首

肾实热

左手尺中神门以后脉阴实者，足少阴经也。病苦舌燥咽肿，心烦嗌干，胸胁时痛，喘咳汗出，小腹胀满，腰背强急，体重骨热，小便赤黄，好怒好忘，足下热疼，四肢黑，耳聋，名曰肾实热也。《脉经》云：肾实热者，病苦膀胱胀闭，少腹与腰脊相引痛也。

右手尺中神门以后脉阴实者，足少阴经也。病苦痹，身热心痛，脊胁相引痛，足逆热烦，名曰肾实热也。

治肾实热，小腹胀满，四肢正黑，耳

聋，梦腰脊离解及伏水等，气急，**泻肾汤**方。

芒硝三两　大黄切，一升，水密器中宿渍　茯苓　黄芩各三两　生地黄汁　菖蒲各五两　磁石八两，碎如雀头　玄参　细辛各四两　甘草二两

上十味，㕮咀，以水九升煮七味，取二升半，去滓，下大黄纳药汁中更煮，减二三合，去大黄，纳地黄汁微煎一两沸，下芒硝，分三服。

治肾热，好怒好忘，耳听无闻，四肢满急，腰背转动强直方。

柴胡　茯神《外台》作茯苓　黄芩　泽泻　升麻　杏仁各一两　磁石四两，碎　羚羊角一两　地黄　大青　芒硝各三两　淡竹叶切，一升

上十二味，㕮咀，以水一斗，煮取三升，去滓，下芒硝，分三服。

治肾热，小便黄赤不出，如栀子汁，或如黄柏汁，每欲小便即茎头痛方。

榆白皮切，一升　滑石八两，碎　子芩　通草　瞿麦各三两　石韦四两　冬葵子一升　车前草切，一升

上八味，㕮咀，以水二斗[①]，先煮车前草，取一斗，去滓澄清，取九升，下诸药，煮取三升五合，去滓，分四服。

肾膀胱俱实

左手尺中神门以后脉阴阳俱实者，足少阴与太阳经俱实也。病苦脊强反折，戴眼，气上抢心，脊痛不能自反侧，名曰肾膀胱俱实也。

右手尺中神门以后脉阴阳俱实者，足少阴与太阳经俱实也。病苦癫疾，头重与目相引，痛厥欲走，反眼，大风多汗，名曰肾膀胱俱实也。

肾虚寒

左手尺中神门以后脉阴虚者，足少阴经也。病苦心中闷，下重足肿不可以按地，名曰肾虚寒也。

右手尺中神门以后脉阴虚者，足少阴经也。病苦足胫小弱，恶寒，脉代绝，时不至，足寒，上重下轻，行不可按地，小腹胀满，上抢胸痛引胁下，名曰肾虚寒也。

治肾气虚寒，阴痿，腰脊痛，身重缓弱，言音混浊，阳气顿绝方。

生干地黄五斤　苁蓉　白术　巴戟天　麦门冬　茯苓　甘草　牛膝　五味子　杜仲各八两　车前子　干姜各五两

上十二味，治下筛。食后酒服方寸匕，日三服。

治肾风虚寒，灸肾俞百壮。对脐两边，向后夹脊相去各一寸五分。

肾膀胱俱虚

左手尺中神门以后脉阴阳俱虚者，足少阴与太阳经俱虚也。病苦小便利，心痛背寒，时时少腹满，名曰肾膀胱俱虚也。

右手尺中神门以后脉阴阳俱虚者，足少阴与太阳经俱虚也。病苦心痛，若下重不自收，篡反出，时时苦洞泄，寒中泄，肾心俱痛，名曰肾膀胱俱虚也。

肾劳第三论一首　方五首

论曰：凡肾劳病者，补肝气以益之，肝王则感于肾矣。人逆冬气，则足少阴不藏，肾气沉浊，顺之则生，逆之则死，顺之则治，逆之则乱，反顺为逆，是谓关格，病则生矣。

治肾劳实热，小腹胀满，小便黄赤，末有余沥，数而少，茎中痛，阴囊生疮，**栀子汤**方。

栀子仁　芍药　通草　石韦各三两　石膏五两　滑石八两　子芩四两　生地黄

---

① 二斗：原作"一斗"，据元刻本、道藏本、后藤本改。

榆白皮　淡竹叶切，各一升

上十味，㕮咀，以水一斗，煮取三升，去滓，分三服。

治肾劳热，阴囊生疮，**麻黄根粉**方。

麻黄根　石硫黄各三两　米粉五合

上三味，治下筛，安絮如常用粉法搭疮上，粉湿更搭之。

治肾劳热，妄怒，腰脊不可俯仰屈伸，**煮散方**。

丹参　牛膝　葛根　杜仲　干地黄　甘草　猪苓各二两半　茯苓　远志　子芩各一两十八铢　石膏　五加皮各三两　羚羊角　生姜　橘皮各一两　淡竹茹鸡子大

上十六味，治下筛，为粗散，以水三升，煮两方寸匕，帛裹之，时时动。取八合为一服，日二服。

治虚劳，阴阳失度，伤筋损脉，嘘吸短气，漏溢泄下，小便赤黄，阴下湿痒，腰脊如折，颜色随一云堕落方。

生地黄　萆薢　枣肉　桂心　杜仲　麦门冬各一斤

上六味，㕮咀，以酒一斗五升，渍三宿，出曝干，复渍，如此候酒尽取干，治下筛。食后酒服方寸匕，日三。

治肾劳虚冷，干枯，忧恚内伤，久坐湿地，则损肾方。

秦艽　牛膝　芎䓖　防风　桂心　独活　茯苓各四两　杜仲　侧子各五两　石斛六两　丹参八两　干姜一作干地黄　麦门冬　地骨皮各三两　五加皮十两　薏苡仁一两　大麻子二升

上十七味，㕮咀，以酒四斗渍七日。服七合，日二服。

精极第四

论一首　方十九首　灸法十二首

论曰：凡精极者，通主五脏六腑之病候也。若五脏六腑衰，则形体皆极，眼视而无明，齿焦而发落，身体重则肾水生，耳聋，行步不正。凡阳邪害五脏，阴邪损六腑，阳实则从阴引阳，阴虚则从阳引阴。若阳病者主高，高则实，实则热，眼视不明，齿焦发脱，腹中满，满则历节痛，痛则宜泻于内。若阴病者主下，下则虚，虚则寒，体重则肾水生，耳聋，行步不正，邪气入内，行于五脏则咳，咳则多涕唾，面肿，气逆，邪气逆于六腑，淫虚厥于五脏，故曰精极也。所以形不足温之以气，精不足补之以味。善治精者，先治肌肤筋脉，次治六腑，若邪至五脏，已半死矣。

扁鹊曰：五阴气俱绝不可治。绝则目系转，转则目精夺，为志先死，远至一日半日，非医所及矣。宜须精研，以表治里，以左治右，以右治左，以我知彼，疾皆瘥矣。

治精极实热，眼视无明，齿焦发落，形衰体痛，通身虚热，**竹叶黄芩汤**方。

竹叶切，二升　黄芩　茯苓各三两　甘草　麦门冬　大黄各二两　生地黄切，一升　生姜六两　芍药四两

上九味，㕮咀，以水九升，煮取三升，去滓，分三服。

治精极，五脏六腑俱损伤，虚热，遍身烦疼，骨中痟痛烦闷方。

生地黄汁，二升　麦门冬汁　赤蜜各一升　竹沥一合　石膏八两　人参　芎䓖　桂心　甘草　黄芩　麻黄各三两　当归四两

上十二味，㕮咀，以水七升，先煮八味，取二升，去滓，下地黄等汁，煮取四升。分四服，日三夜一。

治五劳六极，虚羸心惊，尪弱多魇，忘汤方。

茯苓四两　甘草　芍药　桂心　干姜

各三两 大枣五枚 远志 人参各二两

上八味，㕮咀，以水八升，煮取三升，分三服。

治虚劳少精方

鹿角末，白蜜和为丸，如梧子大。每服七丸，日三，十日大效。

又方

浆水煮蒺藜子令熟，取汁洗阴，二十日知。

棘刺丸 治虚劳诸气不足，梦泄失精方。

棘刺 干姜 菟丝子各二两 天门冬 乌头 小草 防葵 薯蓣 石龙芮 枸杞子 巴戟天 萆薢 细辛 萎蕤 石斛 厚朴 牛膝 桂心各一两

上十八味，末之，蜜丸如梧子大。酒服五丸，日三。《深师方》以蜜杂鸡子白各半和丸，若患风痿痹气，体不便，热烦满，少气，消渴，加萎蕤、天门冬、菟丝子；身黄汗，小便赤黄不利，加石龙芮、枸杞子；关节腰背痛，加萆薢、牛膝；寒中气胀，时泄，数唾，吐呕，加厚朴、干姜、桂心；阴囊下湿，精少，小便余沥，加石斛，以意增之。《古今录验》以干地黄代干姜，以麦门冬代天门冬，以杜仲代薯蓣，以柏子仁代枸杞子，以苁蓉代萎蕤，用治男子百病，小便过多，失精。

治梦中泄精，尿后余沥，及尿精方。

人参 麦门冬 赤石脂 远志 续断 鹿茸各一两半 茯苓 龙齿 磁石 苁蓉各二两 丹参 韭子 柏子仁各一两六铢 干地黄三两

上十四味，末之，蜜丸如梧子。酒服十二丸，日再，稍加至三十丸。

治虚损小便白浊，梦泄方。

韭子 菟丝子 车前子各一升 附子 芎䓖各二两 当归 矾石各一两 桂心一两

上八味，末之，蜜丸如梧子。酒服五丸，日三。

又方

黄芪 人参 甘草 干姜 当归 龙骨 半夏 芍药各二两 大枣五十枚 韭子五合

上十味，末之，蜜丸如梧子。酒服五丸，日三服。

治小便失精，及梦泄精，**韭子散**方。

韭子 麦门冬各一升 菟丝子 车前子各二合 芎䓖三两 白龙骨三两

上六味，治下筛。酒服方寸匕，日三。不知稍增，甚者夜一服。《肘后》用泽泻一两半。

枣仁汤 治大虚劳，梦泄精，茎核微弱，血气枯竭，或醉饱伤于房室，惊惕忪悸，小腹里急方。

枣核仁二合 人参二两 芍药 桂心各一两 黄芪 甘草 茯苓 白龙骨 牡蛎各二两 生姜二斤 半夏一升 泽泻一两

上十二味，㕮咀，以水九升，煮取四升。一服七合，日三。若不能食，小腹急，加桂心六两。

韭子丸 治房室过度，精泄自出不禁，腰背不得屈伸，食不生肌，两脚苦弱方。

韭子一升 甘草 桂心 紫石英 禹余粮 远志 山茱萸 当归 天雄 紫菀 薯蓣 天门冬 细辛 茯苓 菖蒲 僵蚕 人参 杜仲 白术 干姜 芎䓖 附子 石斛各一两半 苁蓉 黄芪 菟丝子 干地黄 蛇床子各二两 干漆四两 牛髓四两 大枣五十枚

上三十一味，末之，牛髓合白蜜、枣膏合捣三千杵。空腹服如梧子大十五丸，日再，可加至二十丸。

治梦泄失精方

韭子一升，治下筛。酒服方寸匕，日再，立效。

治虚劳尿精方

韭子二升 稻米三升

上二味，以水一斗七升，煮如粥，取汁六升，为三服。精溢同此。

又方

石榴皮《外台》作柘白皮　桑白皮切，各五合

上二味，以酒五升，煮取三升，分三服。

又方

干胶三两，末之，以酒二升和。分温为三服，瘥止。一方用鹿角胶。

又方

新韭子二升，十月霜后采者，好酒八合渍一宿，明旦日色好，童子向南捣一万杵。平旦温酒五合，服方寸匕，日二。

禁精汤　治失精羸瘦，酸削少气，目视不明，恶闻人声方。

韭子二升　粳米一合

上二味，合于铜器中熬之。米黄黑及热，以好酒一升投之，绞取汁七升。每服一升，日三，尽二剂。

羊骨汤　治失精多睡，目䀮䀮方。

羊骨一具　生地黄　白术各三斤　桂心八两　麦门冬　人参　芍药　生姜　甘草各三两　茯苓四两　厚朴　阿胶　桑白皮各一两　大枣二十枚　饴糖半斤

上十五味，㕮咀，以水五斗，煮羊骨，取三斗汁，去骨煮药，取八升，汤成下胶饴，令烊。平旦服一升，后旦服一升。

虚劳尿精，灸第七椎两旁各三十壮。

又，灸第十椎两旁各三十壮。

又，灸第十九椎两旁各二十壮。

又，灸阳陵泉、阴陵泉各随年壮。

梦泄精，灸三阴交二七壮，梦断神良。内踝上大脉并四指是。

丈夫梦失精，及男子小便浊难，灸肾俞百壮。

男子阴中疼痛，溺血，精出，灸列缺五十壮。

失精，五脏虚竭，灸屈骨端五十壮。阴上横骨中央宛曲如却月中央是也，此名横骨。

男子虚劳失精，阴上缩，茎中痛，灸大赫三十壮。穴在屈骨端三寸。

男子腰脊冷疼，溺多白浊，灸脾募百壮。

男子失精，膝胫疼痛冷，灸曲泉百壮。穴在膝内屈纹头。

男子虚劳失精，阴缩，灸中封五十壮。

骨极第五

论一首　方一首　灸法二首

论曰：骨极者，主肾也。肾应骨，骨与肾合。又曰：以冬遇病，为骨痹。骨痹不已，复感于邪，内舍于肾。耳鸣，见黑色，是其候也。若肾病则骨极，牙齿苦痛，手足痟疼，不能久立，屈伸不利，身痹脑髓酸。以冬壬癸日中邪伤风，为肾风，风历骨，故曰骨极。若气阴，阴则虚，虚则寒，寒则面肿垢黑，腰脊痛，不能久立，屈伸不利。其气衰则发堕齿槁，腰背相引而痛，痛甚则咳唾甚。若气阳，阳则实，实则热，热则面色炲，隐曲膀胱不通，牙齿脑髓苦痛，手足痠痟，耳鸣色黑，是骨极之至也。须精别阴阳，审其清浊，知其分部，视其喘息。善治病者，始于皮肤筋脉，即须治之，若入脏腑，则半死矣。

扁鹊云：骨绝不治，痟而切痛，伸缩不得，十日死。骨应足少阴，少阴气绝则骨枯，发无泽，骨先死矣。

治骨极，主肾热病，则膀胱不通，大小便闭塞，颜焦枯黑，耳鸣虚热，**三黄汤**方。

大黄切，别渍水一升　黄芩各三两　栀子十四枚　甘草一两　芒硝二两

上五味，㕮咀，以水四升，先煮三物，取一升五合，去滓，下大黄，又煮两沸，下芒硝，分三服。

腰背不便，筋挛痹缩，虚热，闭塞，灸第二十一椎两边相去各一寸五分，随年壮。

小便不利，小腹胀满，虚乏，灸小肠俞随年壮。

骨虚实第六

论一首　方六首　灸法一首

论曰：骨虚者，酸疼不安，好倦。骨实者，苦烦热。凡骨虚实不应，主于肾膀胱，若其腑脏有病，从骨生，热则应脏，寒则应腑。

治骨虚酸疼不安，好倦，主膀胱寒，**虎骨酒**方。

虎骨一具，通炙取黄焦汁尽，碎之如雀头大，酿米三石，曲四斗，水三石，如常酿酒法。所以加水、曲者，其骨消曲而饮水，所以加之也。酒熟封头五十日，开饮之。

治骨实苦，酸疼烦热煎方。

葛根汁　生地黄汁　赤蜜各一升　麦门冬汁，五合

上四味，相合搅调，微火上煎之三四沸。分三服。

治骨髓中疼方

芍药一斤　生干地黄五斤　虎骨四两

上三味，㕮咀，以清酒一斗渍三宿，曝干，复入酒中，如此取酒尽为度，捣筛。酒服方寸匕，日三。

治骨髓冷，疼痛方。

地黄一石取汁，酒二斗，相搅重煎。温服，日三。补髓。

治虚劳冷，骨节疼痛无力方。

豉二升　地黄八斤

上二味，再遍蒸，曝干，为散，食后以酒一升，进二方寸匕，日再服之。亦治虚热。

又方

天门冬为散，酒服方寸匕，日三。一百日瘥。

骨髓冷疼痛，灸上廉七十壮，三里下三寸是穴。

腰痛第七

论一首　方十八首　导引法一首　针灸法七首

论曰：凡腰痛有五，一曰少阴，少阴肾也，十月万物阳气皆衰，是以腰痛；二曰风痹，风寒著腰，是以腰痛；三曰肾虚，役用伤肾，是以腰痛；四曰臂腰，坠堕伤腰，是以腰痛；五曰取寒，眠地[①] 地气所伤，是以腰痛，痛不止，引牵腰脊痛。

治肾脉逆小于寸口，膀胱虚寒，腰痛，胸中动，通四时用之，**杜仲酒**方。

杜仲　干姜各四两，一云干地黄　萆薢　羌活　天雄　蜀椒　桂心　芎䓖　防风　秦艽　乌头　细辛各三两　五加皮　石斛各五两　续断　栝楼根　地骨皮　桔梗　甘草各一两

上十九味，㕮咀，以酒四斗，渍四宿。初服五合，加至七八合下，日再。通治五种腰痛。

又方

桑寄生　牡丹皮　鹿茸　桂心

上四味，等分，治下筛。酒服方寸匕，日三。

又方

单服鹿茸与角，亦愈。

① 地：此后后藤本有“为”字。

治肾虚腰痛方

牡丹皮二分　萆薢　桂心　白术各三分

上四味，治下筛。酒服方寸匕，日三。亦可作汤服，甚良。

又方

牡丹皮　桂心各一两　附子二分

上三味，治下筛。酒服一刀圭，日再，甚验。

肾著之为病，其人身体重，腰中冷如水洗状，不渴，小便自利，食欲如故，是其证也。从作劳汗出，衣里冷湿久久得之。腰以下冷痛，腹重如带五千钱，**肾著汤**主之方。

甘草二两　干姜三两　茯苓　白术各四两

上四味，㕮咀，以水五升，煮取三升。分三服，腰中即温。《古今录验》名甘草汤。

肾著散方

桂心三两　白术　茯苓各四两　甘草　泽泻　牛膝　干姜各二两　杜仲三两

上八味，治下筛，为粗散。一服三方寸匕，酒一升，煮五六沸，去滓，顿服，日再。

治腰痛不得立方

甘遂　桂心一作附子　杜仲　人参各二两

上四味，治下筛，以方寸匕纳羊肾中，炙之令熟，服之。

杜仲丸，补之方。

杜仲二两　石斛二分　干地黄　干姜各三分

上四味，末之，蜜丸如梧子。酒服二十丸，日再。

治腰痛并冷痹，**丹参丸**方。

丹参　杜仲　牛膝　续断各三两　桂心　干姜各二两

上六味，末之，蜜丸如梧子。服二十丸，日再夜一。禁如药法。

治腰痛方

萆薢　杜仲　枸杞根各一斤

上三味，㕮咀，好酒三斗渍之，纳罂中，密封头，于铜器中煮一日，服之，无节度，取醉。

腰背痛者，皆是肾气虚弱，卧冷湿当风所得也，不时速治，喜流入脚膝，或为偏枯，冷痹，缓弱疼重，若有腰痛挛脚重痹急，宜服独活寄生汤。方在第八卷中。

治腰脊苦痛不遂方

大豆三斗，熬一斗，煮一斗，蒸一斗，酒六斗，瓮一口，蒸令极热，豆亦热，纳瓮中，封闭口，秋冬二七日，于瓮下作孔，出取，服五合，日夜二三服之。

又方

地黄花末，酒服方寸匕，日三。

又方

鹿角去上皮取白者，熬令黄，末之，酒服方寸匕，日三。特禁生鱼，余不禁。新者良，陈者不任服，角心中黄处亦不中服。大神良。

又方

羊肾作末，酒服二方寸匕，日三。

又方

三月三日收桃花，取一斗一升，井花水三斗，曲六升，米六斗，炊之一时酿熟，去糟。一服一升，日三服。若作食饮，用河水。禁如药法。大神良。

治丈夫腰脚冷，不随，不能行方。

上醇酒三斗，水三斗，合著瓮中，温渍脚至膝，三日止。冷则瓮下常着灰火，勿使冷。手足烦者，小便三升，盆中温渍手足。

腰背痛导引法

正东坐，收手抱心，一人于前据蹑其两膝，一人后捧其头，徐牵令偃卧，头到地，三起三卧，止便瘥。

腰臀痛，宜针决膝腰勾画中青赤路脉，出血便瘥。

腰痛不得俯仰者，令患人正立，以竹柱地度至脐，断竹乃以度背脊，灸竹上头处随年壮。灸讫，藏竹勿令人得知。

腰痛，灸脚跟上横纹中白肉际十壮，良。

又，灸足巨阳七壮，巨阳在外踝下。

又，灸腰目髎七壮，在尻上约左右是。

又，灸八髎及外踝上骨约中。

腰卒痛，灸穷骨上一寸七壮，左右一寸，各灸七壮。

补肾第八

论一首　方五十九首　灸法一首

论曰：补方通治五劳、六极、七伤虚损。五劳，五脏病。六极，六腑病。七伤，表里受病。五劳者，一曰志劳，二曰思劳，三曰忧劳，四曰心劳，五曰疲劳。六极者，一曰气极，二曰血极，三曰筋极，四曰骨极，五曰髓极，六曰精极。七伤者，一曰肝伤，善梦；二曰心伤，善忘；三曰脾伤，善饮；四曰肺伤，善痿；五曰肾伤，善唾；六曰骨伤，善饥；七曰脉伤，善嗽。凡远思强虑伤人，忧恚悲哀伤人，喜乐过度伤人，忿怒不解伤人，汲汲所愿伤人，戚戚所患伤人，寒暄失节伤人。故曰五劳、六极、七伤也。论伤甚众，且言其略，此方悉主之也。

建中汤　治五劳七伤，小腹急痛，膀胱虚满，手足逆冷，食饮苦吐酸痰呕逆，泄下，少气，目眩耳聋口焦，小便自利方。

胶饴半斤　黄芪　干姜　当归各三两　大枣十五枚　附子一两　人参　半夏　橘皮　芍药　甘草各二两

上十一味，㕮咀，以水一斗，煮取三升半，汤成下胶饴烊沸，分四服。《深师》有桂心六两，生姜一斤，无橘皮、干姜。

建中汤　治虚损少气，腹胀内急，拘引小腹至冷，不得屈伸，不能饮食，寒热头痛，手足逆冷，大小便难，或复下痢，口干，梦中泄精，或时吐逆，恍惚，面色枯瘁，又复微肿，百节疼酸方。

人参　甘草　桂心　茯苓　当归各二两　黄芪　龙骨　麦门冬各三两　大枣三十枚　芍药四两　附子一两　生地黄一斤　生姜六两　厚朴一两　饴糖八两

上十五味，㕮咀，以水一斗二升，煮取四升，去滓，纳饴糖。服八合，日三夜一。咳者，加生姜一倍。

建中汤　治五劳七伤，虚羸不足，面目黧黑，手足疼痛，久立腰疼，起则目眩，腹中悬急，而有绝伤，外引四肢方。

生姜　芍药　干地黄　甘草　芎䓖各五两　大枣三十枚

上六味，㕮咀，以水六升，渍一宿，明旦复以水五升合煮，取三升，分三服。药入四肢百脉，似醉状，是效。无生姜，酒渍干姜二两一宿用之。常行此方，神妙。

大建中汤　治虚劳寒澼，饮在胁下，决决有声，饮已如从一边下，决决然也，有头并冲皮起引两乳，内痛里急，善梦失精，气短，目䀮䀮忽忽多忘方。

甘草二两　人参三两　半夏一升　生姜一斤　蜀椒二合　饴糖八两

上六味，㕮咀，以水一斗，煮取三升，去滓，纳糖消，服七合。里急拘引，加芍药、桂心各三两；手足厥，腰背冷，加附子一枚；劳者，加黄芪一两。

大建中汤　治五劳七伤，小腹急，脐下彭亨，两胁胀满，腰脊相引，鼻口干燥，目䀮䀮，愦愦不乐，胸中气急，逆不下食饮；茎中策策痛，小便黄赤，尿有余沥，梦与鬼神交通去精，惊恐虚乏方。

饴糖半斤　黄芪　远志　当归《千金翼》无　泽泻各三两　芍药　人参　龙骨　甘草各二两　生姜八两　大枣二十枚

上十一味，㕮咀，以水一斗，煮取二升半，汤成纳糖令烊。一服八合，消息又一服。《深师》无饴糖、远志、泽泻、龙骨，有桂心六两，半夏一升，附子一枚。

凡男女因积劳虚损，或大病后不复常，苦四体沉滞，骨肉疼酸，吸吸少气，行动喘惙，或少腹拘急，腰背强痛，心中虚悸，咽干唇燥，面体少色，或饮食无味，阴阳废弱，悲忧惨戚，多卧少起。久者积年，轻者百日，渐致羸削，五脏气竭，则难可复振，治之以**小建中汤**方。

甘草一两　桂心三两　芍药六两　生姜三两　大枣十二枚　胶饴一升

上六味，㕮咀，以水九升，煮取三升，去滓，纳胶饴。一服一升，日三。间三日，复作一剂，后可将[①]诸丸散。仲景云：呕家不可服。《肘后》云：加黄芪、人参各二两为佳。若患痰满及溏泻，可除胶饴。《胡洽方》有半夏六两，黄芪三两。《古今录验》名芍药汤。

前胡建中汤　治大劳虚劣，寒热，呕逆；下焦虚热，小便赤痛；客热上熏，头痛目疼，骨肉痛，口干方。

前胡二两　黄芪　芍药　当归　茯苓　桂心各二两　甘草一两　人参　半夏各六分　白糖六两　生姜八两

上十一味，㕮咀，以水一斗二升，煮取四升，去滓，纳糖，分四服。

治虚劳里急诸不足，**黄芪建中汤**方。

黄芪　桂心各三两　甘草二两　芍药六两　生姜三两　大枣十二枚　饴糖一升

上七味，㕮咀，以水一斗，煮取二升，去滓，纳饴令消。温服一升，日三。间日可作。呕者，倍生姜；腹满者，去枣，加茯苓四两。佳。仲景、《古今录验》并同。《深师》治虚劳腹满，食少，小便多者，无饴糖，有人参二两，半夏二升。又治大虚不足，小腹里急劳，寒拘引脐，气上冲胸，短气，言语谬误，不能食，吸吸气乏闷乱。《必效方》治虚劳，下焦虚冷，不[②]甚渴，小便数者，有人参、当归各二两，若失精，加龙骨、白蔹各一两。《古今录验》治虚劳里急，小腹急痛，气引胸胁痛，或心痛短气者，以干姜代生姜，加当归四两。

黄芪汤　治虚劳不足，四肢烦疼，不欲食，食即胀，汗出方。

黄芪　芍药　桂心　麦门冬各三两　五味子　甘草　当归　细辛　人参各一两　大枣二十枚　前胡六两　茯苓四两　生姜　半夏各八两

上十四味，㕮咀，以水一斗四升，煮取三升。每服八合，日二服。《深师方》治虚乏，四肢沉重，或口干，吸吸少气，小便利，诸不足者，无麦门冬、五味子、细辛、前胡，有桑螵蛸一十枚，治丈夫虚劳风冷少损，或大病后未平复而早牵劳，腰背强直，脚中疼弱，补诸不足者，无五味子、细辛，有远志、橘皮各二两，蜀椒一两，乌头三枚。《小品方》治虚劳少气，小便过多者，无五味子、细辛、人参、前胡、茯苓、半夏，有黄芩一两，地黄二两，以水九升，煮取三升，治虚劳，胸中客气，寒冷癖痞，宿食不消，吐噫，胁间水气，或流饮肠鸣，食不生肌肉，头痛上重下轻，目䀮䀮忽忽，去来躁热，卧不得安，小腹急，小便赤余沥，临事不起，阴下湿，或小便白浊，伤多者，无麦门冬、五味子、当归、细辛、前胡、茯苓、半夏，有厚朴二两。《胡洽方》治五脏内伤者，无麦门冬、五味子、当归、细辛、前胡、茯苓，名大黄芪汤。《延年秘录方》主补虚损，强肾气

---

① 将：后藤本作“与”。

② 不：原作“下”，据元刻本、道藏本、后藤本改。

者，无麦门冬、五味子、细辛、前胡，有防风、芎藭各三两。

乐令黄芪汤 治虚劳少气，胸心淡冷，时惊惕，心中悸动，手脚逆冷，体常自汗，补诸不足，五脏六腑虚损，肠鸣风湿，荣卫不调百病，又治风里急方。

黄芪 人参 橘皮 当归 桂心 细辛 前胡 芍药 甘草 茯苓 麦门冬各一两 生姜五两 半夏二两半 大枣二十枚

上十四味，㕮咀，以水二斗，煮取四升。一服五合，日三夜一服。《深师方》无橘皮、细辛、前胡、甘草、麦门冬，有乌头三两，蜀椒二两，远志二两。《胡洽》、《崔氏方》有蜀椒一两、乌头五枚。《崔氏》名乐令大黄芪汤。

治虚劳损羸乏，咳逆短气，四肢烦疼，腰背相引痛，耳鸣，面黧黯，骨间热，小便赤黄，心悸，目眩，诸虚乏，**肾沥汤**方。

羊肾一具 桂心一两 人参 泽泻 甘草 五味子 防风 芎藭 黄芪 地骨皮 当归各二两 茯苓 玄参 芍药 生姜各四两 磁石五两

上十六味，㕮咀，以水一斗五升，先煮肾取一斗，去肾入药，煎取三升，分三服。可常服之。《广济方》治虚劳百病者，无人参、甘草、芎藭、当归、芍药、生姜、玄参，有苁蓉三两，牛膝、五加皮各二两。《胡洽》治大虚伤损，梦寤惊悸，上气肩息，肾中风湿，小腹里急，引腰脊，四肢常苦寒冷，大小便涩利无常，或赤或白，足微肿，或昏僻善忘者，无泽泻、防风、黄芪、玄参、磁石、地骨皮，有黄芩一两，麦门冬、干地黄、远志各三两，大枣二十枚。崔氏治肾脏虚劳所伤，补益者，无芎藭、玄参、磁石、地骨，有黄芩、远志各二两，干地黄三两，麦门冬四两，大枣二十枚。治五劳六极，八风十二痹，补诸不足者，无泽泻、甘草、五味子、防风、芍药、生姜、玄参、地骨，有附子、牡丹皮、牡荆子各一两，干地黄三两，大枣十五枚，名羊肾汤。《近效方》除风下气，强腰脚，明耳目，除痰饮，理荣卫，永不染时疾诸风著，无当归、芍药、磁石，有独活、牛膝各一两半，麦门冬二两，丹参五两，为煮散，都分二十四帖，每帖入生姜一分，杏仁十四枚，水三升，煮取一升。

又方

羖羊肾一具，切，去脂，以水一斗六升，煮取一斗三升 大枣二十枚 桑白皮六两 黄芪 五味子 苁蓉 防风 秦艽 泽泻 巴戟天 人参 桂心 薯蓣 丹参 远志 茯苓 细辛 牛膝各三两 石斛 生姜各五两 杜仲 磁石各八两

上二十二味，㕮咀，纳肾汁中，煮取三升。分三服，相去如人行五里，再服。

增损肾沥汤 治大虚不足，小便数，嘘吸焦燏引饮，膀胱满急。每年三伏中常服此三剂，于方中商量用之。

羊肾一具 人参 石斛 麦门冬 泽泻 干地黄 栝楼根 地骨皮各四两 远志 生姜 甘草 当归 桂心 五味子 桑白皮一作桑寄生 茯苓各二两 大枣三十枚

上十七味，㕮咀，以水一斗五升，先煮肾，取一斗二升，去肾纳药，煮取三升，去滓，分三服。《小品方》无石斛、栝楼、地骨、桑皮、茯苓，有芎藭、黄连、龙骨各二两，螵蛸二十枚。又治肾气不足，消渴引饮，小便过多，腰背疼痛者，无石斛、栝楼、地骨、桑白皮、甘草，有芎藭二两，黄芩、芍药各一两，桑螵蛸二十枚，鸡膍胵黄皮一两。《崔氏》治脏损虚劳，李子豫增损者，无石斛、栝楼、地骨、桑白皮，有黄芪、黄芩、芍药、防风各二两。

治左胁气冲膈上满，头上有风如虫行，手中顽痹，鼻塞，脚转筋，伸缩不能，两目时肿痛方。

猪肾一具 防风 芎藭 橘皮 泽泻 桂心 石斛各一两 生姜 丹参 茯苓 通草 半夏各二两 干地黄三两

上十三味，㕮咀，以水一斗半，煮

肾，减三升，去肾下药，煮取二升七合，去滓，分三服。

五补汤 治五脏内虚竭，短气，咳逆伤损，郁悒[①]不足，下气通津液方。

桂心 甘草 五味子 人参各二两 麦门冬 小麦各一升 枸杞根白皮一斤 薤白一斤 生姜八两 粳米三合

上十味，㕮咀，以水一斗二升，煮取三升。每服一升，日三。口燥者，先煮竹叶一把，水减一升，去叶，纳诸药煮之。《千金翼》无生姜。

凝唾汤 治虚损短气，咽喉凝唾不出，如胶塞喉方。

茯苓 人参各半两 前胡三两 甘草一两 大枣三十枚 麦门冬五两 干地黄 桂心 芍药各一两

上九味，㕮咀，以水九升，煮取三升，分温三服。一名茯苓汤。

补汤方

防风 桂心各二两 车前子二两 五加皮三两 丹参 鹿茸 巴戟天 干地黄 枸杞皮各五两

上九味，㕮咀，以水八升，煮取三升，去滓，分三服。

人参[②]汤 治男子五劳七伤，胸中逆满，害食，乏气，呕逆，两胁下胀，少腹急痛，宛转欲死，调中平脏、理绝伤方。

人参 麦门冬 当归 芍药 甘草 生姜 白糖各二两 前胡 茯苓 蜀椒 五味子 橘皮各一两 桂心二两 大枣十五枚 枳实三两

上十五味，㕮咀，取东流水一斗半，渍药半日，用三岁陈芦梢以煎之，取四升，纳糖，复上火煎令十沸。年二十以上，六十以下，一服一升；二十以下，六十以上，服七八合；虽年盛而久羸者，亦服七八合，日三夜一。不尔，药力不接，则不能救病也。要用劳水、陈芦，不则水强火盛猛，即药力不出也。贞观初有人久患羸瘦殆死，余处此方一剂则瘥，如汤沃雪，所以录记之。余方皆尔，不能一一俱记。

内补散 治男子五劳六绝，其心伤者，令人善惊，妄怒无常；其脾伤者，令人腹满喜噫，食竟欲卧，面目萎黄；其肺伤者，令人少精，腰背痛，四肢厥逆；其肝伤者，令人少血面黑；其肾伤者，有积聚，少腹腰背满痹，咳唾，小便难。六绝之为病，皆起于大劳脉虚，外受风邪，内受寒热，令人手足疼痛，膝以下冷，腹中雷鸣，时时泄痢，或闭或痢，面目肿，心下愦愦不欲语，憎闻人声方。

干地黄五分 巴戟天半两 甘草 麦门冬 人参 苁蓉 石斛 五味子 桂心 茯苓 附子各一两半 菟丝子 山茱萸各五分 远志半两 地麦五分

上十五味，治下筛。酒服方寸匕，日三，加至三匕。无所禁。

石斛散 治大风，四肢不收，不能自反覆，两肩中疼痛，身重胫急筋肿，不可以行，时寒时热，足腨如似刀刺，身不能自任。此皆得之饮酒，中大风露，卧湿地，寒从下入，腰以下冷，不足无气，子精虚，众脉寒，阴下湿，𢀖[③]消，令人不乐，恍惚时悲。此方除风、轻身、益气、明目、强阴，令人有子，补不足方。

石斛十分 牛膝二分 附子 杜仲各四分 芍药 松脂 柏子仁 石龙芮 泽泻 萆薢 云母粉 防风 山茱萸 菟丝子 细辛 桂心各三分

上十六味，治下筛。酒服方寸匕，日

---

① 悒：原作"邑"，据后藤本改。

② 参：原作"三"，据元刻本、道藏本、后藤本改。

③ 𢀖：元刻本、道藏本、后藤本作"茎"。

再。阴不起，倍菟丝子、杜仲。腹中痛，倍芍药；膝中疼，倍牛膝；背痛，倍萆薢；腰中风，倍防风；少气，倍柏子仁；蹶不能行，倍泽泻；随病所在倍三分。亦可为丸，以枣膏丸如梧子，酒服七丸。

肾沥散 治虚劳百病方。

羖羊肾一具，阴干 茯苓一两半 五味子 甘草 桂心 巴戟天 石龙芮 牛膝 山茱萸 防风 干姜 细辛各一两 人参 石斛 丹参 苁蓉 钟乳粉 附子 菟丝子各五分 干地黄二分

上十二味，治下筛，合[1]钟乳粉和搅，更筛令匀。平旦清酒服方寸匕，稍加至二匕，日再。

肾沥散 治男子五劳、七伤、八风、十二痹，无有冬夏，悲忧憔悴，凡是病皆须服之方。

羊肾一具，阴干 厚朴 五味子 女萎 细辛 芍药 石斛 白蔹 茯苓 干漆 矾石 龙胆 桂心 芎䓖 苁蓉 蜀椒 白术 牡荆子 菊花 续断 远志 人参 黄芪 巴戟天 泽泻 萆薢 石龙芮 黄芩 山茱萸各一两 干姜 附子 防风 菖蒲 牛膝各一两半 桔梗二两半 薯蓣 秦艽各二两

上三十七味，治下筛。酒服方寸匕，日三。忌房室。

又方

石龙芮 续断 桔梗 干姜 山茱萸 菖蒲 茯苓各二两 蜀椒 芍药 人参 龙胆 女萎 厚朴 细辛 巴戟天 萆薢 附子 石斛 黄芪 芎䓖 白蔹 乌头 天雄 桂心 肉苁蓉各一两半 秦艽 五味子 白术 矾石一作礜石 牡荆子 菊花 牛膝各一两 远志二两半 羊肾一具，阴干 薯蓣一两半 干漆三两

上三十六味，治下筛。酒服方寸匕，日三。此方比前方无泽泻、黄芩、防风，有乌头、天雄各一两半，余并同。

薯蓣散 补丈夫一切病不能具述方。

薯蓣 牛膝 菟丝子各一两 苁蓉一两 巴戟天 杜仲 续断各一两，一方用远志 五味子二分 荆实一两，一方用枸杞子 山茱萸一分，一方用防风 茯苓一两，一方用茯神 蛇床仁二分

上十二味，治下筛。酒服方寸匕，日二夜一。惟禁醋、蒜，自外无忌。服后五夜知觉，十夜力生，十五夜力壮如盛年，二十夜力倍。若多忘加远志、茯苓；体涩加柏子仁。服三两剂益肌肉。亦可丸，一服三十丸，日二夜一。以头面身体暖为度。其药和平不热，调五脏，久服健力不可当，妇人服者，面生五色。

治五劳六极七伤虚损方

苁蓉 续断 天雄 阳起石 白龙骨各七分 五味子 蛇床子 干地黄 牡蛎[2] 桑寄生 天门冬 白石英各二两 车前子 地肤子 韭子 菟丝子各五合 地骨皮八分

上十七味，治下筛。酒服方寸匕，日三服。

补五劳方

五月五日采五加茎，七月七日采叶，九月九日取根，治下筛。服方寸匕，日三。长服去风劳，妙。

地黄散 主益气、调中、补绝，令人嗜食，除热方。

生地黄三十斤，细切曝干，取生者三十斤捣取汁，渍之，令相得，出曝干，复如是，九反曝，捣末。酒服方寸匕，食后服，勿令绝。

钟乳散 治五劳七伤，虚羸无气力，伤极方。

---

① 合：原作“令”，据后藤本改。
② 牡蛎：原作“牡砺”，据道藏本改。

钟乳六两，无问粗细，以白净无赤黄黑为上，铜铛中可盛三两斗，并取粟粗糠二合许纳铛中，煮五六沸，乃纳乳煮，水欲减，添之如故，一晬时出，以暖水净淘之，曝干，玉碓研不作声止，重密绢水下澄取之用　铁精一两　鹿角一两，白者　蛇床仁[①]三两　人参　磁石　桂心　僵蚕　白马茎别研　硫黄别研　石斛各一两

上十一味，末之，以枣膏和捣三千杵。酒服三十丸如梧子，日再。慎房及生冷、醋滑、鸡、猪、鱼、陈败。

寒食钟乳散　治伤损乏少气力，虚劳百病，令人丁强饮食，去冷风。方在第十七卷气极篇中。

三石散　主风劳毒冷，百治不瘥，补虚方。

钟乳　紫石英　白石英各五分　人参　栝楼根　蜀椒　干姜　附子　牡蛎　桂心　杜仲　细辛　茯苓各十分　白术　桔梗　防风各五分

上十六味，治下筛。酒服方寸匕，日三。行十数步至五十步以上服此大佳，少年勿用之。自余补方通用老少，皆宜冬服之。《千金翼》名更生散，用赤石脂，不用紫石英、蜀椒、杜仲、茯苓，为十三味。

黄帝问五劳七伤于高阳负，高阳负曰：一曰阴衰，二曰精清，三曰精少，四曰阴消，五曰囊下湿，六曰腰一作胸胁苦痛，七曰膝厥痛冷不欲行，骨热，远视泪出，口干，腹中鸣，时有热，小便淋沥，茎中痛，或精自出。有病如此，所谓七伤。一曰志劳，二曰思劳，三曰心劳，四曰忧劳，五曰疲劳，此谓五劳。黄帝曰：何以治之？高阳负曰：**石韦丸**主之方。

石韦　蛇床子　肉苁蓉　山茱萸　细辛　礜石　远志　茯苓　泽泻　柏子仁　菖蒲　杜仲　桔梗　天雄　牛膝　续断　薯蓣各二两　赤石脂　防风各三两

上十九味，末之，枣膏若蜜和丸。酒服如梧子三十丸，日三。七日愈，二十日百病除，长服良。崔氏无礜石、茯苓、泽泻、桔梗、薯蓣，有栝楼根二两半，云白水候方。

五补丸　治肾气虚损，五劳七伤，腰脚酸疼，肢节苦痛，目暗䀮䀮，心中喜怒，恍惚不定，夜卧多梦，觉则口干，食不得味，心常不乐，多有恚怒，房室不举，心腹胀满，四体疼痹，口吐酸水，小腹冷气，尿有余沥，大便不利，方悉主之。久服延年不老，四时勿绝，一年万病除愈方。

人参　五加皮　五味子　天雄　牛膝　防风　远志　石斛　薯蓣　狗脊各四分　苁蓉　干地黄各十二分　巴戟天六分　茯苓　菟丝子各五分　覆盆子　石龙芮各八分　萆薢　石楠　蛇床子　白术各二分　天门冬七分　杜仲六分　鹿茸十五分

上二十四味，末之，蜜丸如梧子。酒服十丸，日三。有风加天雄、芎䓖、当归、黄芪、五加皮、石楠、茯神、独活、柏子仁、白术各三分；有气加厚朴、枳实、橘皮各三分；冷加干姜、桂心、吴茱萸、附子、细辛、蜀椒各三分；泄精加韭子、白龙骨、牡蛎、鹿茸各三分；泄痢加赤石脂、龙骨、黄连、乌梅肉各三分。春依方服，夏加地黄五分，黄芩三分，麦门冬四分，冷则去此，加干姜、桂心、蜀椒各三分，若不热不寒，亦不须增损，直尔服之。三剂以上，即觉庶事悉佳。慎醋、蒜、脍、陈臭、大冷、醉吐，自外百无所慎。稍加至三十丸，不得增，常以此为度。

治诸虚劳百损，**无比薯蓣丸**方。

薯蓣二两　苁蓉四两　五味子六两　菟丝子　杜仲各三两　牛膝　泽泻　干地

---

① 仁：疑为“子”。

黄 山茱萸 茯神一作茯苓 巴戟天 赤石脂各一两

上十二味，末之，蜜丸如梧子。食前以酒服二十丸至三十丸，日再。无所忌，惟禁醋蒜陈臭之物。服之七日后令人健，四体润泽，唇口赤，手足暖，面有光悦，消食，身体安和，音声清明，是其验也。十日后，长肌肉，其药通中入脑鼻，必酸疼，勿怪。若求大肥，加敦煌石膏二两；失性健忘，加远志一两；体少润泽，加柏子仁一两。《古今录验》有白马茎二两，共十六味，治丈夫五劳七伤，头痛目眩，手足逆冷，或烦热有时，或冷痹肩疼，腰髋不随，食虽多不生肌肉，或少食而胀满，体涩无光泽，阳气衰绝，阴气不行。此药能补十二经脉，起阴阳，通内制外，安魂定魄，开三焦，破积气，厚肠胃，销五痞邪气，除心内伏热，强筋练骨，轻身明目，除风去冷，无所不治，补益处广，常须服饵为佳，七十老人服之尚有非常力，况少者乎。

大薯蓣丸 主男子女人虚损伤绝，头目眩，骨节烦痛，饮食微少，羸瘦百病方。

薯蓣 人参 泽泻 附子各八分，《古今录验》作茯苓 黄芩 天门冬 当归各十分 桔梗 干姜 桂心各四分 干地黄十分 白术 芍药 白蔹《古今录验》作防风 石膏 前胡各三分 干漆 杏仁 阿胶各二分 五味子十六分 大豆卷五分，《古今录验》作黄芪 甘草二十分 大枣一百枚 大黄六分

上二十四味，末之，蜜和枣膏，捣三千杵，丸如梧子。酒服五丸，日三，渐增至十丸。张仲景无附子、黄芩、石膏、干漆、五味子、大黄，有神曲十分，芎䓖、防风各六分，茯苓三分，丸如弹丸。每服一丸，以一百丸为剂。

肾气丸 治虚劳，肾气不足，腰痛阴寒，小便数，囊冷湿，尿有余沥，精自出，阴痿不起，忽忽悲喜方。

干地黄八分 苁蓉六分 麦门冬 远志 防风 干姜 牛膝 地骨皮 萎蕤 薯蓣 石斛 细辛 甘草 附子 桂心 茯苓 山茱萸各四分 钟乳粉十分 羖羊肾一具

上十九味，末之，蜜丸。以酒服如梧子大五丸，日三，稍加至三十丸。《古今录验》无远志、防风、干姜、牛膝、地骨、萎蕤、甘草、钟乳，有狗脊一两，黄芪四两，人参三两，泽泻、干姜各二两，大枣一百枚。

肾气丸 主男子妇人劳损虚羸，伤寒冷乏少，无所不治方。

石斛二两 紫菀 牛膝 白术各五分 麻仁一分 人参 当归 茯苓 芎䓖 大豆卷 黄芩 甘草各六分 杏仁 蜀椒 防风 桂心 干地黄各四分 羊肾一具

上十八味，末之，蜜丸。酒服如梧子十丸，日再，渐增之。一方有苁蓉六分。

肾气丸 胜胡公肾气丸及五石丸方。

干地黄 茯苓 玄参各五两 山茱萸 薯蓣 桂心 芍药各四两 附子一两 泽泻四两

上九味，末之，蜜丸。酒服如梧子二十丸，加至三十丸，以知为度。《千金翼》有牡丹皮四两，为十味。

八味肾气丸 治虚劳不足，大渴欲饮水，腰痛，小腹拘急，小便不利方。

干地黄八两 山茱萸 薯蓣各四两 泽泻 牡丹皮 茯苓各三两 桂心 附子各二两

上末之，蜜丸如梧子。酒下十五丸，日三，加至二十五丸。仲景云：常服去附子，加五味子。姚公云：加五味子三两，苁蓉四两。张文仲云：五味子、苁蓉各四两。《肘后方》云：地黄四两，附子、泽泻各一两，余各二两。

肾气丸 主肾气不足，羸瘦日剧，吸吸少气，体重，耳聋眼暗，百病方。

桂心四两　干地黄一斤　泽泻　薯蓣　茯苓各八两　牡丹皮六两　半夏二两

上七味，末之，蜜丸如梧子大。酒服十丸，日三。

黄芪丸　治五劳七伤诸虚不足，肾气虚损，目视䀮䀮，耳无所闻方。

黄芪　干姜　当归　羌活一作白术　芎䓖　甘草　茯苓　细辛　桂心　乌头　附子　防风　人参　芍药　石斛　干地黄　苁蓉各二两　羊肾一具　枣膏五合

上十九味，末之，以枣膏与蜜为丸。酒服如梧子十五丸，日二，加之三十丸。一方无干姜、当归、羌活、芎䓖，只十四味。《古今录验》无羊肾，有羌活、钟乳、紫石英、石硫黄、赤石脂、白石脂、矾石各二分，名五石黄芪丸。

黄芪丸　疗虚劳方。

黄芪　鹿茸　茯苓　乌头　干姜各三分　桂心　芎䓖　干地黄各四分　白术　菟丝子　五味子　柏子仁　枸杞白皮各五分　当归四分　大枣三十枚

上十五味，末之，蜜丸如梧子。旦酒服十丸，夜十丸，以知为度。禁如药法。

神化丸　主五劳七伤，气不足，阴下湿痒或生疮，小便数，有余沥，阴头冷疼，失精自出，少腹急，绕脐痛，膝重不能久立，目视漠漠，见风泪出，胫酸，精气衰微，卧不欲起，手足厥冷，调中利食方。

苁蓉　牛膝　薯蓣各六分　山茱萸　续断　大黄各五分　远志　泽泻　天雄　人参　柏子仁　防风　石斛　杜仲　黄连　菟丝子　栝楼根　白术　甘草　礜石　当归各一两　桂心　石楠　干姜　萆薢　茯苓　蛇床子　细辛　赤石脂　菖蒲　芎䓖各二两

上三十一味，末之，蜜丸梧子大。酒服五丸，日三，加至二十丸。

三仁九子丸　主五劳七伤，补益方。

酸枣仁　柏子仁　薏苡仁　菟丝子　菊花子　枸杞子　蛇床子　五味子　菴蔄子　地肤子　乌麻子　牡荆子　干地黄　薯蓣　桂心各二两　苁蓉三两

上十六味，末之，蜜丸如梧子。酒服二十丸，日二夜一。

填骨丸　主五劳七伤，补五脏，除万病方。

石斛　人参　巴戟天　当归　牡蒙　石长生　石韦　白术　远志　苁蓉　紫菀　茯苓　干姜　天雄　蛇床子　柏子仁　五味子　牛膝　牡蛎　干地黄　附子　牡丹　甘草　薯蓣　阿胶各二两　蜀椒三两

上二十六味，末之，白蜜和丸如梧子大。酒服三丸，日三。

通明丸　主五劳七伤六极，强力行事举重，重病后骨髓未满房室，所食不消，胃气不平方。

麦门冬三斤　干地黄　石韦各一斤　紫菀　甘草　阿胶　杜仲　五味子　肉苁蓉　远志　茯苓　天雄各半斤

上十二味，末之，蜜丸如梧子。食上饮若酒服十丸，日再，加至二十丸。

补虚益精大通丸　主五劳七伤百病方。

干地黄八两　天门冬　干姜　当归　石斛　肉苁蓉　白术　甘草　芍药　人参各六两　麻子仁半两　大黄　黄芩各五两　蜀椒三升　防风四两　紫菀五两　茯苓　杏仁各三两　白芷一两

上十九味，末之，白蜜枣膏丸如弹子。空腹服一丸，日三，神效。

赤石脂丸　主五劳七伤，每事不如意，男子诸疾方。

赤石脂　山茱萸各七分　防风　远志　栝楼根　牛膝　杜仲　薯蓣各四分　蛇床仁六分　柏子仁　续断　天雄　菖蒲各

五分　石韦二分　肉苁蓉二分

上十五味，末之，蜜枣膏和丸如梧子。空腹服五丸，日三，十日知。久服不老，加菟丝四分佳。

鹿角丸　补益方。

鹿角　石斛　薯蓣　人参　防风　白马茎　干地黄　菟丝子　蛇床子各五分　杜仲　泽泻　山茱萸　赤石脂　干姜各四分　牛膝　五味子　巴戟天各六分　苁蓉七分　远志　石龙芮各三分　天雄二分

上二十一味，末之。酒服如梧子三十丸，日二。忌米醋。一方无干姜、五味子。

治五脏虚劳损伤，阴痹，阴下湿痒或生疮，茎中痛，小便余沥，四肢虚吸，阳气绝，阳脉伤，苁蓉补虚益气方。

苁蓉　薯蓣各五分　远志四分　蛇床子　菟丝子各六分　五味子　山茱萸各七分　天雄八分　巴戟天十分

上九味，末之，蜜丸如梧子。酒服二十丸，日二服，加至二十五丸。

治五劳七伤六极，脏腑虚弱，食欲不下，颜色黧黯，八风所伤，干地黄补虚益气能食资颜色长阳方。

干地黄七分　蛇床子六分　远志十分　茯苓七分　苁蓉十分　五味子四分　麦门冬五分　杜仲十分　阿胶八分　桂心五分　天雄七分　枣肉八分　甘草十分

上十三味，末之，蜜丸如梧子。酒下二十丸，日再，加至三十丸。常服尤佳。

治虚劳不起，囊下痒，汗出，小便淋沥，茎中数痛，尿时赤黄，甚者失精，剧苦溺血，目视𥉂𥉂，得风泪出，茎中冷，精气衰，两膝肿，不能久立，起则目眩，补虚方。

蛇床子　细辛　天雄　大黄　杜仲　柏子仁　菟丝子　茯苓　防风　萆薢　菖蒲　泽泻各四两　栝楼根三分　桂心　苁蓉　薯蓣　山茱萸　蜀椒　石韦　白术各三分　远志　牛膝各六分

上二十二味，末之，蜜丸如梧子。酒服十五丸，日再，渐加至五十丸。十五日身体轻，三十日聪明，五十日可御五女。

覆盆子丸　主五劳七伤羸瘦，补益令人充健方。

覆盆子十二分　苁蓉　巴戟天　白龙骨　五味子　鹿茸　茯苓　天雄　续断　薯蓣　白石英各十分　干地黄八分　菟丝子十二分　蛇床子五分　远志　干姜各六分

上十六味，末之，蜜丸如梧子。酒服十五丸，日再，细细加至三十丸。慎生冷、陈臭。《张文仲方》无龙骨、鹿茸、天雄、续断、石英，有石斛、白术、桂心、枸杞子、人参、柏子仁、泽泻各六分，牛膝四分，山茱萸五分，赤石脂、甘草各八分，细辛四分。

治五劳七伤，虚羸无气力伤极方。

菟丝子　五味子各二两　蛇床子一两

上三味，末之，蜜丸如梧子。一服三丸，日三。禁如常法。

补益方

干漆　柏子仁　山茱萸　酸枣仁各四分

上四味，末之，蜜丸如梧子大。服二七丸，加至二十丸，日二。

曲囊丸　治风冷，补虚弱，亦主百病方。

干地黄　蛇床子　薯蓣　牡蛎　天雄　远志　杜仲　鹿茸　五味子　桂心　鹿衔草　石斛　车前子　菟丝子　雄鸡肝　肉苁蓉　未连蚕蛾

上十七味，各等分，欲和，任意捣末，蜜丸如小豆大。酒服三丸，加至七丸，日三夜一。禁如常法。须常有药气，大益人。服药十日以后，少少得强。

翟平世[①] **治五劳七伤方**

钟乳粉　萆薢各一分　干姜三分，一作

① 翟平世：后藤本作“崔平世”。

干地黄　巴戟天　菟丝子　苁蓉各二分

上六味，末之，蜜丸如梧子。酒服七丸，日三。服讫，行百步，服酒三合，更行三百步，胸中热定，即食干饭、牛、羊、兔肉任为羹，去肥腻，余不忌。

明目益精，长志倍力，久服长生耐老方。

远志　茯苓　细辛　木兰　菟丝子　续断　人参　菖蒲　龙骨　当归　芎䓖　茯神

上十二味，各五分，末之，蜜丸如梧子。服七丸至十丸，日二夜一，满三年益智。

磁石酒　疗丈夫虚劳冷，骨中疼痛，阳气不足，阴下疥一作痛热方。

磁石　石斛　泽泻　防风各五两　杜仲　桂心各四两　桑寄生　天雄　黄芪　天门冬各三两　石楠二两　狗脊八两

上十二味，㕮咀，酒四斗浸之。服三合，渐加至五合，日再服。亦可单渍磁石服之。

石英煎　主男子女人五劳七伤，消枯羸瘦，风虚痼冷，少气力，无颜色，不能动作，口苦咽燥，眠中不安，恶梦惊惧，百病方。

紫石英　白石英各一斤，碎如米，以醇酒九升，铜器中微火煎取三升，以竹篦搅，勿住手，去滓澄清　干地黄一斤　石斛五两　柏子仁　远志各一两　茯苓　人参　桂心　干姜　白术　五味子　苁蓉　甘草　天雄　白芷　细辛　芎䓖　黄芪　山茱萸　麦门冬　防风　薯蓣各二两　白蜜三升　酥一升　桃仁三升

上二十四味，治下筛，纳煎中，如不足，加酒取足为限，煎之令可丸，丸之。酒服三十丸，如梧子，日三，稍加至四十丸为度。无药者可单服煎。令人肥白充实。

麋角丸方

取当年新角连脑顶者为上，看角根有斫痕处亦堪用，退角根下平者，是不堪。诸麋角丸方，凡有一百一十方，此特出众方之外，容成子羔服而羽化。夫造此药，取角五具，或四具、三具、两具、一具为一剂，先去尖一大寸，即各长七八寸，取势截断，量把镑得，即于长流水中以竹器盛悬，浸可十宿。如无长流水处，即于净盆中满著水浸，每夜易之，即将出，削去皱皮，以利镑镑取白处至心即止，以清粟米泔浸之，经两宿，初经一宿即干，握去旧水，置新绢上曝干，净择去恶物粗骨皮及镑不匀者，即以无灰美酒于大白瓷器中浸经两宿，其酒及器物随药多少，其药及酒俱入净釜中，初武火煮一食久后，即又著火微煎，如蟹目沸，以柳木篦长四尺、阔三指徐搅之，困即易人，不得住，时时更添美酒，以成煎为度，煎之皆须平旦下手，不得经两宿，仍看屑消似稀胶，即以牛乳五大升，酥一斤，以次渐下后药。

秦艽　人参　甘草　肉苁蓉　槟榔　麋角一条，炙令黄为散，与诸药同制之　通草　菟丝子酒浸两宿，待干别捣之，各一两

上捣为散，如不要补，即不须此药共煎，又可一食时候，药似稠粥即止火，少时歇热气，即投诸药散相合，搅之相得，仍待少时渐稠堪作丸，即以新器中盛之，以众手一时丸之如梧子大，若不能众手丸，旋暖渐丸亦得，如粘手，着少酥涂手。其服法，空腹取三果浆以下之，如无三果浆，酒下亦得，初服三十丸，日加一丸，至五十丸为度，日二服。初服一百日内，忌房室。服经一月，腹内诸疾自相驱逐，有微痢勿怪，渐后多泄气，能食，明耳目，补心神，安脏腑，填骨髓，理腰脚，能久立，发白更黑，貌老还少。其患

气者，加枳实、青木香，准前各一大两。若先曾服丹石等药，即以三黄丸食上压令宣泄。如饮酒、食面口干，鼻中气粗，眼涩，即以蜜浆饮之，即止。如不止，加以三黄丸使微利，诸如此，一度发动已后方始调畅。服至二百日，面皱自展光泽。一年，齿落更生，强记，身轻若风，日行数百里。二年，常令人肥饱少食，七十以上却成后生。三年，肠作筋髓，预见未明。四年，常饱不食，自见仙人。三十以下服之不辍，颜一定。其药合之时须净室中，不得令鸡、犬、女人、孝子等见。妇人服之亦佳。

五脏虚劳 小腹弦急胀热，灸肾俞五十壮，老小损之。若虚冷，可至百壮，横三间寸灸之。

《备急千金要方》卷第十九

备急千金要方卷第二十　膀胱腑

膀胱腑脉论第一

论曰：膀胱者，主肾也，耳中是其候也。肾合气于膀胱。膀胱者，津液之腑也，号水曹掾，名玉海。重九两二铢，左回叠积，上下纵，广九寸，受津液九升九合，两边等，应二十四气。鼻空在外，膀胱漏泄。

黄帝曰：夫五脏各一名一形，肾乃独两，何也？岐伯曰：膀胱为腑有二处，肾亦二形，应腑有二处。脏名一，腑名二，故五脏六腑也。一说肾有左右，而膀胱无二。今用当以左肾合膀胱，右肾合三焦。

左手关后尺中阳绝者，无膀胱脉也。病苦逆冷，妇人月使不调，王月则闭，男子失精，尿有余沥，刺足少阴经治阴，在足内踝下动脉是也。

右手关后尺中阳绝者，无子户脉也。病苦足逆寒，绝产，带下无子，阴中寒，刺足少阴经治阴。

左手关后尺中阳实者，膀胱实也。病苦逆冷，胁下邪气相引痛，刺足太阳经治阳，在足小趾外侧本节后陷中。

右手关后尺中阳实者，膀胱实也。病苦少腹满，腰痛，刺足太阳经治阳。

病先发于膀胱者，背膂筋痛，小便闭，五日之肾，少腹腰脊痛，胫酸；一日之小肠，胀；一日之脾，闭塞不通，身痛体重；二日不已，死，冬鸡鸣，夏下晡。一云日夕。

膀胱病者，少腹偏肿而痛，以手按之，则欲小便而不得，肩上热，若脉陷，及足小趾外侧及胫踝后皆热。若脉陷，取委中。

膀胱胀者，少腹满而气癃。

肾前受病，传于膀胱。肾咳不已，咳则遗尿。

厥气客于膀胱，则梦游行。

肾应骨，密理厚皮者，三焦、膀胱厚；粗理薄皮者，三焦、膀胱薄；腠理疏者，三焦、膀胱缓；急皮而无毫毛者，三焦、膀胱急；毫先美而粗者，三焦、膀胱直；稀毫者，三焦、膀胱结也。

扁鹊云：六腑有病彻面形，肾、膀胱与足少阴、太阳为表里，膀胱总通于五脏，所以五脏有疾即应膀胱，膀胱有疾即应胞囊。伤热则小便不通，膀胱急，尿苦黄赤；伤寒则小便数，清白，或发石水，根在膀胱，四肢小，其腹独大也。方在治水篇中。

骨绝不治，齿黄落，十日死。

足太阳之脉，起于目内眦，上额，交巅上。其支者，从巅至耳上角。其直者，从巅入络脑，还出别下项，循肩髆内，侠脊抵腰中，入循膂，络肾，属膀胱。其支者，从腰中下会于后阴，下贯臀，入腘中。其支者，从髆内左右别下贯胛一作髋，过髀枢，循髀外后廉，下合腘中，以下贯腨内，出外踝之后，循京骨，至小趾外侧。是动则病冲头痛，目似脱，项似拔，脊痛，腰似折，髀不可以曲一作回，腘如结，腨如裂[1]，是为踝厥。是主筋所生病

① 裂：原作“列”，据后藤本改。

者，痔疟狂癫疾，头脑项痛，目黄，泪出，鼽衄，项背、腰尻、腘腨脚皆痛，小趾不用。盛者则人迎大再倍于寸口，虚者则人迎反小于口也。

膀胱虚实第二

脉四条 方六首 灸法一首

膀胱实热

左手尺中神门以后脉阳实者，足太阳经也。病苦逆满，腰中痛，不可俯仰，劳也，名曰膀胱实热也。

右手尺中神门以后脉阳实者，足太阳经也。病苦胞转不得小便，头眩痛，烦满，脊背强，名曰膀胱实热也。

治膀胱实热方

石膏八两 栀子仁一作瓜子仁 茯苓 知母各三两 蜜五合 生地黄 淡竹叶各切一升

上七味，㕮咀，以水七升，煮取二升，去滓下蜜，煮二沸，分三服。须利，加芒硝三两。

治膀胱热不已，舌干咽肿方。

升麻 大青各三两 蔷薇根白皮 射干 生玄参 黄柏各四两 蜜七合

上七味，㕮咀，以水七升，煮取一升，去滓下蜜，煮二沸，细细含之。

膀胱虚冷

左手尺中神门以后脉阳虚者，足太阳经也。病苦脚中筋急，腹中痛引腰背，不可屈伸，转筋，恶风偏枯，腰痛，外踝后痛，名曰膀胱虚冷也。

右手尺中神门以后脉阳虚者，足太阳经也。病苦肌肉振动，脚中筋急，耳聋忽忽不闻，恶风飕飕作声，名曰膀胱虚冷也。

治膀胱虚冷，饥不欲饮食，面黑如炭，腰胁疼痛方。

磁石六两 黄芪 茯苓各三两 杜仲 五味子各四两 白术 白石英各五两

上七味，㕮咀，以水九升，煮取三升，分三服。

治膀胱冷，咳唾则有血，喉鸣喘息方。

羊肾一具 人参 玄参 桂心 芎䓖 甘草各三两 茯苓四两 地骨皮 生姜各五两 白术六两 黄芪三两

上十一味，㕮咀，以水一斗一升，先煮肾，减三升，去肾下药，煮取三升，去滓，分为三服。

龙骨丸 治膀胱肾冷，坐起欲倒，目䀮䀮，气不足，骨痿方。

龙骨 柏子仁 甘草 防风 干地黄各五分 桂心 禹余粮 黄芪 茯苓 白石英各七分 人参 附子 羌活 五味子各六分 玄参 芎䓖 山茱萸各四分 磁石 杜仲 干姜各八分

上二十味，末之，蜜丸如梧子。空腹，酒服三十丸，日二，加至四十丸。

治膀胱寒，小便数，漏精稠厚，如米白泔方。

赤雄鸡肠两具 鸡膍胵两具 干地黄三分 桑螵蛸 牡蛎 龙骨 黄连各四分 白石脂五分 苁蓉六分 赤石脂五分

上十味，治下筛，纳鸡肠及膍胵中缝塞，蒸之令熟，曝干，合捣为散，以酒和方寸匕，日三服。

治膀胱，灸之如肾虚法。

胞囊论第三

论一首 方十六首 灸法八首

论曰：胞囊者，肾、膀胱候也，贮津液并尿。若脏中热病者，胞涩小便不通，尿黄赤；若腑有寒病，则胞滑小便数而多白。若至夜则尿偏甚者，夜则内阴气生。故热则泻之，寒则补之，不寒不热，依经调之，则病不生矣。

凡尿不在胞中，为胞屈僻，津液不通，以葱叶除尖头，纳阴茎孔中，深三寸，微用口吹之，胞胀，津液大通便愈。

治肾热应胞囊涩热，小便黄赤，苦不通，**榆皮通滑泄热煎方**。

榆白皮　葵子各一[①]升　车前子五升　赤蜜一升　滑石　通草各三两

上六味，㕮咀，以水三斗，煮取七升，去滓下蜜，更煎取三升，分三服。妇人难产，亦同此方。

治膀胱急热，小便黄赤，**滑石汤方**。

滑石八两　子芩三两　榆白皮四两　车前子　冬葵子各一升

上五味，㕮咀，以水七升，煮取三升，分三服。

治虚劳尿白浊方

榆白皮切二斤，水二斗，煮取五升，分五服。

又方

捣干羊骨末，服方寸匕，日二。

虚劳尿白浊，灸脾俞一百壮。

又，灸三焦俞百壮。

又，灸肾俞百壮。

又，灸章门百壮，在季肋端。

凡饱食讫忍小便，或饱食走马，或忍小便大走及入房，皆致胞转，脐下急满不通，治之方。

乱发急缠如两拳大，烧末，醋四合，和二方寸匕，服之讫，即炒熟黑豆叶蹲坐上。

治胞转方

榆白皮一升　石韦一两　鬼箭三两　滑石四两　葵子　通草　甘草各一两

上七味，㕮咀，以水一斗，煮取三升，分三服。

治丈夫、妇人胞转，不得小便八九日方。

滑石　寒水石各一斤　葵子一升

上三味，㕮咀，以水一斗，煮取五升，分三服。

治胞转，小便不得方。

葱白四七茎　阿胶一两　琥珀三两　车前子一升

上四味，㕮咀，以水一斗，煮取三升，分三服。

又方

阿胶三两，水二升，煮取七合，顿服之。

又方

豉五合，以水三升，煮数沸，顿服之。

又方

麻子煮取汁，顿服之。

又方

连枷关烧灰，水服之。

又方

笔头灰水服之。

又方

纳白鱼子茎孔中。

又方

烧死蜣螂二枚，末，水服之。

又方

酒和猪脂鸡子大，顿服之。

腰痛，小便不利，苦胞转，灸玉泉七壮，穴在关元下一寸。大人从心下度取八寸是玉泉穴，小儿斟酌以取之。

又，灸第十五椎五十壮。

又，灸脐下一寸。

又，灸脐下四寸，各随年壮。

三焦脉论第四

论曰：夫三焦者，一名三关也。上焦名三管反射，中焦名霍乱，下焦名走哺。合而为一，有名无形，主五脏六腑，往还神道，周身贯体，可闻不可见。和利精

---

① 一：原缺，据道藏本补。

气，决通水道，息气肠胃之间，不可不知也。三焦名中清之腑，别号玉海，水道出属膀胱合者，虽合而不同。上中下三焦同号为孤腑，而荣出中焦，卫出上焦。荣者，络脉之气道也；卫者，经脉之气道也。其三焦形相厚薄大小，并同膀胱之形云。

三焦病者，腹胀气满，小腹尤坚，不得小便，窘急，溢则为水，留则为胀，候在足太阳之外大络，在太阳少阳之间，亦见于脉，取委阳。

小腹肿痛，不得小便，邪在三焦，约取太阳大络，视其结脉与厥阴小络结而血者，肿上及胃脘，取三里。

三焦胀者，气满于皮肤，壳壳而不坚疼。一云壳壳而坚。

久咳不已，传之三焦，咳而腹满，不欲饮食也。

手少阳之脉，起于小指次指之端，上出两指之间，循手表腕，出臂外两骨之间，上贯肘，循臑外上肩，而交出足少阳之后，入缺盆，交膻中，散络心包，下膈，遍属三焦。其支者，从膻中上出缺盆，上项，侠耳后直上，出耳上角，以屈下额至䪼。其支者，从耳后，入耳中，出走耳前，过客主人前，交颊，至目锐眦。是动则病耳聋煇煇焞焞，嗌肿喉痹。是主气所生病者，汗出，目锐眦痛，颊肿，耳后、肩臑、肘臂外皆痛，小指次指不用。为此诸病，盛则泻之，虚则补之，热则疾之，寒则留之，陷下则灸之，不盛不虚，以经取之。盛者人迎大再倍于寸口，虚者人迎反小于寸口也。

三焦虚实第五

论三首　方十八首　灸法七首

论曰：夫上焦如雾雾者，霏霏起上也，其气起于胃上脘《难经》、《甲乙》、《巢源》作上口并咽，以上贯膈，布胸中，走腋，循足太阴之分而行，还注于手阳明，上至舌，下注足阳明，常与荣卫俱行于阳二十五度，行于阴二十五度，为一周，日夜五十周身，周而复始，大会于手太阴也。主手少阳心肺之病，内而不出，人有热，则饮食下胃，其气未定，汗则出，或出于面，或出于背，身中皆热。不循卫气之道而出者何？此外伤于风，内开腠理，毛蒸理泄，卫气走之，固不得循其道。此气慓悍滑疾，见开而出，故不得从其道，名曰漏气。其病则肘挛痛，食先吐而后下，其气不续，膈间厌闷，所以饮食先吐而后下也。寒则精神不守，泄下便痢，语声不出，若实则上绝于心，若虚则引气于肺也。

治上焦饮食下胃，胃气未定，汗出面背，身中皆热，名曰漏气，通脉泻热，**泽泻汤**方。

泽泻　半夏　柴胡　生姜各三两　地骨皮五两　石膏八两　竹叶五合　莼心一升　茯苓　人参各二两　甘草　桂心各一两

上十二味，㕮咀，以水二斗，煮取六升，分五服。一云水一斗，煮取三升，分三服。

治上焦热，腹满而不欲食，或食先吐而后下，肘挛痛，**麦门冬理中汤**方。

麦门冬　生芦根　竹茹　廪米各一斤　生姜四两　白术五两　莼心五合　甘草　茯苓各二两　橘皮　人参　萎蕤各三两

上十二味，㕮咀，以水一斗五升，煮[1]取三升，分三服。

胸中膈气，聚痛好吐，灸厥阴俞随年壮，穴在第四椎两边各相去一寸五分，灸随年壮。

---

[1] 煮：原缺，据元刻本、道藏本、后藤本补。

治上焦虚寒，短气不续，语声不出，**黄芪理中汤**方。

黄芪 桂心各二两 丹参 杏仁各四两 桔梗 干姜 五味子 茯苓 甘草 芎䓖各三两

上十味，㕮咀，以水九升，煮取三升，分为三服。

治上焦冷，下痢，腹内不安，食好注下，**黄连丸**方。

黄连 乌梅肉各八两 桂心二两 干姜 附子 阿胶各四两 榉皮 芎䓖 黄柏各三两

上九味，末之，蜜丸如梧子大，饮下二十丸，加至三十丸。

治上焦闭塞，干呕，呕而不出，热少冷多，好吐白沫清涎，吞酸，**厚朴汤**方。

厚朴 茯苓 芎䓖 白术 玄参各四两 生姜八两 吴茱萸八合 桔梗 附子 人参 橘皮各三两

上十一味，㕮咀，以水二斗，煮取五升，分五服。

论曰：中焦如沤沤者，在胃中如沤也，其气起于胃中脘《难经》作中口，《甲乙》、《巢源》作胃口，在上焦之后。此受气者，主化水谷之味，秘糟粕，蒸津液，化为精微，上注于肺脉，乃化而为血，奉以生身，莫贵于此，故独得行于经隧，名曰营气，主足阳明。阳明之别号曰丰隆，在外踝上，去踝八寸，别太阴，络诸经之脉，上下络太仓，主腐熟五谷，不吐不下。实则生热，热则闭塞不通，上下隔绝；虚则生寒，寒则腹痛，洞泄，便痢霍乱，主脾胃之病。夫血与气异形而同类，卫气是精，血气是神，故血与气异名同类焉。而脱血者无汗，此是神气；夺汗者无血，此是精气。故人有两死《删繁》作一死，而无两生，犹精神之气隔绝也。若虚则补于胃，实则泻于脾，调其中，和其源，万不遗一也。

治中焦实热闭塞，上下不通，隔绝关格，不吐不下，腹满膨膨，喘急，开关格，通隔绝，**大黄泻热汤**方。

蜀大黄切，以水一升浸 黄芩 泽泻 升麻 芒硝各三两 羚羊角 栀子各四两 生玄参八两 地黄汁一升

上九味，㕮咀，以水七升，煮取二升三合，下大黄，更煮两沸，去滓下硝，分三服。

治中焦热，水谷下痢，**蓝青丸**方。

蓝青汁三升 黄连八两 黄柏四两 乌梅肉 白术 地榆 地肤子各二两 阿胶五两

上八味，末之，以蓝青汁和，微火煎，丸如杏仁大，饮服三丸，日二。七月七日合大良，当并手丸之。

治中焦寒，洞泄下痢，或因霍乱后，泻黄白无度，腹中虚痛，**黄连煎**方。

黄连 酸石榴皮 地榆 阿胶各四两 黄柏 当归 厚朴 干姜各三两

上八味，㕮咀，以水九升，煮取三升，去滓，下阿胶，更煎取烊，分三服。

四肢不可举动，多汗洞痢，灸大横随年壮，穴在侠脐两边各二寸五分。

论曰：下焦如渎渎者，如沟水决泄也，其气起于胃下脘，别回肠，注于膀胱而渗入焉，故水谷者常并居于胃中，成糟粕而俱下于大肠。主足太阳，灌渗津液，合膀胱，主出不主入，别于清浊，主肝肾之病候也。若实则大小便不通利，气逆不续，呕吐不禁，故曰走哺；若虚则大小便不止，津液气绝。人饮酒入胃，谷未熟而小便独先下者何？盖酒者，熟谷之液也，其气悍以滑，故后谷入而先谷出也。所以热则泻于肝，寒则补于肾也。

治下焦热，大小便不通，**柴胡通塞汤**方。

柴胡 黄芩 橘皮 泽泻 羚羊角各三两 生地黄一升 香豉一升，别盛 栀子四两 石膏六两 芒硝二两

上十味，㕮咀，以水一斗，煮取三升，去滓，纳芒硝，分三服。

治下焦热，或下痢脓血，烦闷恍惚，**赤石脂汤**方。

赤石脂八两 乌梅二十枚 栀子十四枚 白术 升麻各三两 廪米一升 干姜二两

上七味，㕮咀，以水一斗，煮米取熟，去米下药，煮取二升半，分为三服。

治下焦热，气逆不续，呕吐不禁，名曰走哺，**止呕人参汤**方。

人参 萎蕤 黄芩 知母 茯苓各三两 白术 橘皮 生芦根 栀子仁各四两 石膏八两

上十味，㕮咀，以水九升，煮取三升，去滓，分三服。

治下焦热毒痢，鱼脑杂痢赤血，脐下少腹绞痛不可忍，欲痢不出，**香豉汤**方。

香豉 薤白各一升 栀子 黄芩 地榆各四两 黄连 黄柏 白术 茜根各三两

上九味，㕮咀，以水九升，煮取三升，分三服。

膀胱三焦津液下，大小肠中寒热，赤白泄痢，及腰脊痛，小便不利，妇人带下，灸小肠俞五十壮。

治下焦虚冷，大小便洞泄不止，**黄柏止泄汤**方。

黄柏 人参 地榆 阿胶各三两 黄连五两 茯苓 榉皮各四两 艾叶一升

上八味[1]，㕮咀，以水一斗，煮取三升，去滓，下胶消尽，分三服。

治下焦虚寒，津液不止，短气欲绝，**人参续气汤**方。

人参 橘皮 茯苓 乌梅 麦门冬 黄芪 干姜 芎䓖各三两 白术 厚朴各四两 桂心二两 吴茱萸三合

上十二味，㕮咀，以水一斗二升，煮取三升，分三服。

治下焦虚寒损，腹中瘀血，令人喜忘，不欲闻人语，胸中噎塞而短气，**茯苓丸**方。

茯苓 干地黄 当归各八分 甘草 人参 干姜各七分 杏仁五十枚 厚朴三分 桂心四分 黄芪六分 芎䓖五分

上十一味，末之，蜜丸如梧子。初服二十丸，加至三十丸为度，日二，清白饮下之。

治下焦虚寒损，或先见血后便转，此为近血，或利、不利，**伏龙肝汤**方。

伏龙肝五合，末 干地黄五两，一方用黄柏 阿胶三两 发灰二合 甘草 干姜 黄芩 地榆 牛膝各三两，一作牛蒡根

上九味，㕮咀，以水九升，煮取三升，去滓，下胶煮消，下发灰，分为三服。

治下焦虚寒损，或先便转后见血，此为远血，或利或不利，好因劳冷而发，宜**续断止血方**。

续断 当归 桂心各一两 干姜 干地黄各四两 甘草二两 蒲黄 阿胶各一两

上八味，㕮咀，以水九升，煮取三升半，去滓，下胶取烊，下蒲黄，分三服。

治三焦虚损，或上下发泄、吐唾血，皆从三焦起，或热损发，或因酒发，宜**当归汤**方。

当归 干姜 干地黄 柏枝皮 小蓟 羚羊角 阿胶各三两 芍药 白术各四两 黄芩 甘草各二两 蒲黄五合 青竹茹半升 伏龙肝一鸡子大 发灰一鸡子

上十五味，㕮咀，以水一斗二升，煮

---

[1] 上八味：原作“右九味”，据道藏本改，与本方药味组成相合。

取三升半，去滓，下胶取烊，次下发灰及蒲黄，分三服。

五脏六腑，心腹满，腰背疼，饮食吐逆，寒热往来，小便不利，羸瘦少气，灸三焦俞随年壮。

腹疾腰痛，膀胱寒澼饮注下，灸下极俞随年壮。

三焦寒热，灸小肠俞随年壮。

三焦膀胱肾中热气，灸水道随年壮，穴在侠屈骨相去五寸。屈骨在脐下五寸屈骨端，水道侠两边各二寸半。

霍乱第六

论二首　证四条　方二十八首　灸法十八首

论曰：原夫霍乱之为病也，皆因食饮，非关鬼神，夫饱食肫脍，复餐乳酪，海陆百品，无所不啖，眠卧冷席，多饮寒浆，胃中诸食结而不消，阴阳二气拥而反戾，阳气欲升，阴气欲降，阴阳乖隔，变成吐痢，头痛如破，百节如解，遍体诸筋皆为回转，论时虽小，卒病之中最为可畏，虽临深履危，不足以喻之也。养生者，宜达其旨趣，庶可免于夭横矣。

凡霍乱，务在温和将息，若冷即遍体转筋。凡此病定，一日不食为佳，仍须三日少少吃粥，三日以后可恣意食息，七日勿杂食为佳，所以养脾气也。

大凡霍乱，皆中食脍酪，及饱食杂物过度，不能自裁，夜卧失覆，不善将息所致，以此殒命者众。人生禀命，以五脏为主。夫五脏者，即是五行，内为五行，外为五味，五行五味，更宜扶抑，所以春夏秋冬，逆理之食啖不可过度。凡饮食于五脏相克者，为病相生无他。经曰：春无食辛，夏无食咸，季夏无食酸，秋无食苦，冬无食甘。此不必全不食，但慎其太甚耳。谚曰：百病从口生，盖不虚也。四时昏食，不得太饱，皆生病耳，从夏至秋分，忌食肥浓。然热月人自好冷食，更与肥浓，兼食果菜无节，极遂逐冷眠卧，冷水洗浴，五味更相克贼，虽欲无病，不可得也。所以病苦，人自作之，非关运也。书曰：非天夭人，人中自绝命。此之谓也。

凡诸霍乱，忌与米饮，胃中得米即吐不止，但与厚朴葛根饮，若冬瓜叶饮，沾渍咽喉而不可多与。若服汤时随服吐者，候吐定乃止。诊脉绝不通，以桂合葛根为饮。吐下心烦，内热汗不出，不转筋，脉急数者，可犀角合葛根为饮。吐下不止，发热心烦，欲饮水，可少饮米粉汁为佳。若不止，可与葛根荠苨饮服之。

问曰：病有霍乱者何？师曰：呕吐而利，此为霍乱。

问曰：病者发热头痛，身体疼痛，恶寒而复吐利，当属何病？师曰：当为霍乱，霍乱吐利，止而复发热也。伤寒其脉微涩，本是霍乱，今是伤寒，却四五日至阴经，上转入阴必利。本呕下利者，不可治也。霍乱吐多者，必转筋不渴，即脐上筑。霍乱而脐上筑者，为肾气动，当先治其筑，治中汤主之，去术加桂心。去术者，以术虚故也；加桂者，恐作奔豚也。霍乱而脐上筑，吐多者，若下多者，霍乱而惊悸，霍乱而渴，霍乱而腹中痛，呕而吐利，呕而利欲得水者，皆用治中汤主之。

治中汤　主霍乱吐下胀满，食不消，心腹痛方。

人参　干姜　白术　甘草各三两

上四味，㕮咀，以水八升，煮取三升，分三服。不瘥，顿服三两剂。远行防霍乱，依前作丸如梧子，服三十丸。如作散，服方寸匕，酒服亦得。若转筋者，加石膏三两。仲景云：若脐上筑者，肾气动也，去术加桂心四两；吐多者，去术加生姜三两；

下多者，复用术；悸者，加茯苓二两；渴欲得水者，加术合前成四两半；腹中痛者，加人参合前成四两半；若寒者，加干姜合前成四两半；腹满者，去术加附子一枚。服汤后一食顷，服热粥一升，微自温，勿发揭衣被也。

吐利止而身体痛不休者，当消息和解，其外以桂枝汤小和之。方见伤寒中。

四顺汤 治霍乱转筋，肉冷汗出，呕啘者方。

人参 干姜 甘草各三两 附子一两

上四味，㕮咀，以水六升，煮取二升，分三服。《范汪》云：利甚加龙骨二两妙。

四逆汤 主多寒手足厥冷，脉绝方。

吴茱萸二升 生姜八两 当归 芍药 细辛 桂心各三两 大枣二十五枚 通草 甘草各二两

上九味，㕮咀，以水六升、酒六升，合煮取五升，分五服。旧方用枣三十枚，今以霍乱病法多痞，故除之。如退枣，入葛根二两佳。霍乱四逆，加半夏一合、附子小者一枚；恶寒乃与大附子。

吐下而汗出，小便复利，或下利清谷，里寒外热，脉微欲绝，或发热恶寒，四肢拘急，手足厥，**四逆汤**主之方。

甘草二两 干姜一两半 附子一枚

上三味，㕮咀，以水三升，煮取一升二合，温分再服，强人可与大附子一枚，干姜至三两。《广济方》：若吐之后吸吸少气，及下而腹满者，加人参一两。

吐利已断，汗出而厥，四肢拘急不解，脉微欲绝，**通脉四逆汤**主之方。

大附子一枚 甘草一两半 干姜三两，强人四两

上三味，㕮咀，以水三升，煮取一升二合，分二服，脉出即愈。若面色赤者，加葱白九茎；腹中痛者，去葱加芍药二两；呕逆，加生姜二两；咽痛，去芍药，加桔梗一两，利止脉不出者，去桔梗，加人参二两。皆与方相应乃服之。仲景用通脉四逆加猪胆汁汤。

霍乱吐利，已服理中、四顺，热不解者，以**竹叶汤**主之方。

竹叶一握 生姜十累 白术三两 小麦一升 橘皮 当归 桂心各二两 甘草 人参 附子 芍药各一两

上十一味，㕮咀，以水一斗半，先煮竹叶、小麦，取八升，去滓下药，煮取三升，分三服。上气者，加吴茱萸半升，即瘥。理中、四顺皆大热，若有热，宜竹叶汤。《古今录验》无芍药。

治妇人霍乱，呕逆吐涎沫，医反下之，心下即痞，当先治其涎沫，可服小青龙汤。涎沫止，次治其痞，可服**甘草泻心汤**方。

甘草四两 半夏半升 干姜 黄芩各三两 黄连一两 大枣十二枚

上六味，㕮咀，以水一斗，煮取六升，分六服。

治妇人霍乱呕吐，小青龙汤。方出第十八卷。

治霍乱四逆，吐少呕多者，**附子粳米汤**主之方。

中附子一枚 粳米五合 半夏半升 干姜 甘草各一两 大枣十枚

上六味，㕮咀，以水八升，煮药取米熟，去滓，分三服。仲景无干姜。

治年老羸劣，冷气恶心，食饮不化，心腹虚满，拘急短气，霍乱呕逆，四肢厥冷，心烦气闷，流汗，**扶老理中散**方。

麦门冬 干姜各六两 人参 白术 甘草各五两 附子 茯苓各三两

上七味，治下筛，以白汤三合，服方寸匕。常服，将蜜丸，酒服如梧子二十丸。

人参汤 主毒冷霍乱，吐利烦呕，转筋，肉冷汗出，手足指肿，喘息垂死，绝

语音不出，百方不效，脉不通者，服此汤取瘥乃止，随吐续更服勿止，并灸之方。

人参　附子　厚朴　茯苓　甘草　橘皮　当归　葛根　干姜　桂心各一两

上十味，㕮咀，以水七升，煮取二升半，分三服。

霍乱蛊毒，宿食不消积冷，心腹烦满，鬼气方。

极咸盐汤三升，热饮一升，刺口令吐宿食使尽，不吐更服，吐讫复饮，三吐乃住静止。此法大胜诸治，俗人以为田舍浅近法，鄙而不用，守死而已。凡有此病，即须先用之。

治霍乱方

扁豆一升　香薷一升

上二味，以水六升，煮取二升，分服，单用亦得。

霍乱洞下不止者方

艾一把，水三升，煮取一升，顿服之，良。

又方

香葇一把，水四升，煮取一升，顿服之。青木香亦佳。

霍乱吐下腹痛方

以桃叶，冬用皮，煎汁服一升，立止。

霍乱引饮，饮辄干呕方。

生姜五两，㕮咀，以水四升，煮取二升半，分二服。高良姜大佳。

治霍乱，**杜若丸**，久将远行防备方。

杜若　藿香　白术　橘皮　干姜　木香　人参　厚朴　瞿麦　桂心　薄荷　女萎　茴香　吴茱萸　鸡舌香

上十五味，等分，末之，蜜丸如梧子，酒下二十丸。

治霍乱，使百年不发丸方。

虎掌　薇衔各二两　枳实　附子　人参　槟榔　干姜各三两　厚朴六两　皂荚三寸　白术五两

上十味，末之，蜜丸如梧子，酒下二十丸，日三。武德中，有德行尼名净明，患此已久，或一月一发，或一月再发，发即至死，时在朝太医蒋许甘巢之徒亦不能识，余以霍乱治之，处此方得愈，故疏而记之。

凡先服石人，因霍乱吐下，服诸热药吐下得止，因即变虚，心烦，手足热，口干燥，欲得水，呕逆迷[①]闷，脉急数者，及时行热病后毒未尽，因霍乱吐下，仍发热，心胸欲裂者，以此解之方。

荠苨　人参　厚朴　知母　栝楼根　茯苓　犀角　蓝子　枳实　桔梗　橘皮　葛根　黄芩　甘草各一两

上十四味，㕮咀，以水一斗，煮取三升，分三服。

中热霍乱，暴利心烦，脉数，欲得冷水者方。

新汲井水，顿服一升，立愈。先患胃口冷者，勿服之。

治霍乱医所不治方

童女月经衣合血烧末，酒服方寸匕，秘之，百方不瘥者用之。

治霍乱转筋方

蓼一把，去两头，以水二升，煮取一升，顿服之。一方作梨叶。

又方

烧故木梳灰，末之，酒服一枚小者，永瘥。

又方

车毂中脂涂足心下，瘥。

治霍乱转筋入腹，不可奈何者方。

极咸作盐汤，于槽中暖渍之。

又方

以醋煮青布搨之，冷复易之。

---

① 迷：原作"遂，据元刻本、道藏本、后藤本改。

治转筋不止者方

若男子，以手挽其阴牵之；女子，挽其乳近左右边。

论曰：凡霍乱灸之，或时虽未立瘥，终无死忧，不可逆灸。或但先腹痛，或先下吐后，当随病状灸之。

若先心痛及先吐者，灸巨阙七壮，在心下一寸，不效更灸如前数。

若先腹痛者，灸太仓二七壮，穴在心厌下四寸，脐上一夫，不止更灸如前数。

若先下利者，灸谷门二七壮，在脐旁二寸，男左女右，一名大肠募，不瘥更灸如前数。

若吐下不禁，两手阴阳脉俱疾数者，灸心蔽骨下三寸，又灸脐下三寸，各六七十壮。

若下不止者，灸大都七壮，在足大趾本节后内侧白肉际。

若泄利所伤，烦欲死者，灸慈宫二十七壮，在横骨两边各二寸半，横骨在脐下横门骨是。

若干呕者，灸间使各七壮，在手腕后三寸两筋间，不瘥更灸如前数。

若呕啘者，灸心主各七壮，在掌腕上约中，吐不止，更灸如前数。

若手足逆冷，灸三阴交各七壮，在足内踝直上三寸廉骨际。未瘥，更灸如前数。

转筋在两臂及胸中者，灸手掌白肉际七壮，又灸膻中、中府、巨阙、胃管、尺泽，并治筋拘头足，皆愈。

走哺转筋，灸踵踝白肉际各三七壮，又灸小腹下横骨中央随年壮。

转筋四厥，灸两乳根黑白际各一壮。

转筋，灸涌泉六七壮，在足心下当拇趾大筋上，又灸足大趾下约中一壮。

转筋不止，灸足踵聚筋上白肉际七壮，立愈。

转筋入腹，痛欲死，四人持手足，灸脐上一寸十四壮，自不动，勿复持之。又灸股里大筋去阴一寸。

霍乱转筋，令病人合面正卧，伸两手着身，以绳横量两肘尖头，依绳下侠脊骨两边相去各一寸半，灸一百壮，无不瘥。《肘后》云：此华佗法。

霍乱已死有暖气者，灸承筋，取绳量围足从趾至跟匝，捻取等折一半以度，令一头至跟踏地处，引絚上至度头即是穴，灸七壮，起死人。又以盐纳脐中，灸二七壮。

杂补第七论一首　方三十首

论曰：彭祖云：使人丁壮不老，房室不劳损气力，颜色不衰者，莫过麋角。其法：刮之为末十两，用生附子一枚合之，酒服方寸匕，日三，大良。亦可熬令微黄，单服之，亦令人不老，然迟缓不及附子者，又以雀卵和为丸，弥佳，服之二十日大有效。

琥珀散　主虚劳百病，除阴痿精清，力不足，大小便不利，如淋状，脑门受寒，气结在关元，强行阴阳，精少余沥，腰脊痛，四肢重，咽干口燥，食无常味，乏气力，远视䀮䀮，惊悸不安，五脏虚劳，上气喘闷方。

琥珀研，一升　松子　柏子　荏子各三升　芜菁子　胡麻子　车前子　蛇床子　菟丝子　枸杞子　菴蕳子　麦门冬各一升　橘皮　松脂　牡蛎　肉苁蓉各四两　桂心　石韦　石斛　滑石　茯苓　芎䓖　人参　杜蘅　续断　远志　当归　牛膝　牡丹各三两　通草十四分

上三十味，各治下筛，合捣二千杵，盛以韦囊，先食服方寸匕，日三夜一，用牛羊乳汁煎令熟。长服令人志性强，轻体

益气，消谷能食，耐寒暑，百病除愈，可御十女不劳损，令精实如膏，服后七十日可得行房。久服老而更少，发白更黑，齿落重生。

苁蓉散 主轻身益气，强骨，补髓不足，能使阴气强盛方。

肉苁蓉一斤 生地黄三十斤，取汁 慎火草二升，切 楮子二升 干漆二升 甘草一斤 远志 五味子各一斤

上八味，以地黄汁浸一宿，出曝干，复渍令汁尽，为散。酒服方寸匕，空腹服，日三。三十日力倍常，可御十女。

秃鸡散方

蛇床子 菟丝子 远志 防风 巴戟 五味子 杜仲 苁蓉各二两

上八味，治下筛。酒下方寸匕，日二，常服勿绝。无室勿服。

治五劳七伤，阴痿不起，衰损，**天雄散**方。

天雄 五味子 远志各一两 苁蓉十分 蛇床子 菟丝子各六两

上六味，治下筛。以酒下方寸匕，日三，常服勿止。

治阴下湿痒，生疮，失精阴痿方。

牡蒙 菟丝子 柏子仁 蛇床子 苁蓉各二两

上五味，治下筛。以酒下方寸匕，日三，以知为度。

治阴痿精薄而冷方

苁蓉 钟乳 蛇床子 远志 续断 薯蓣 鹿茸各三两

上七味，治下筛。酒下方寸匕，日二服。欲多房室，倍蛇床；欲坚，倍远志；欲大，倍鹿茸；欲多精，倍钟乳。

治五劳七伤，庶事衰恶方。

薯蓣 巴戟天 天雄 蛇床子各二分 雄蚕蛾十枚 石斛 五味子 苁蓉各三分 菟丝子 牛膝 远志各二分

上十一味，治下筛。以酒服方寸匕，日三。

石硫黄散 极益房，补虚损方。

石硫黄 白石英 鹿茸 远志 天雄 僵蚕 女萎 蛇床子 五味子 白马茎 菟丝子各等分

上十一味，治下筛。酒服方寸匕，日三，无房禁服。

又方

萝摩六两 五味子 酸枣仁 柏子仁 枸杞根皮 干地黄各三两

上六味，治下筛，酒服方寸匕，日三。

又方

车前子茎叶根，治下筛，服方寸匕，强阴益精。

常饵补方

苁蓉 石斛 干姜各八两 远志 菟丝子 续断各五两 枸杞子一斤 天雄三两 干地黄十两

上九味，治下筛。酒服方寸匕，日二服。不忌，服药十日，候茎头紫色，乃可行房。

治男子阴气衰，腰背痛，苦寒，茎消少精，小便余沥出，失精，囊下湿痒，虚乏，令人充实，肌肤肥悦方。

巴戟天 菟丝子 杜仲 桑螵蛸 石斛

上五味，等分，治下筛。酒服方寸匕，日一，常服佳。

又方

薯蓣 丹参 山茱萸 巴戟 人参各五分 蛇床子 五味子各四分 天雄 细辛各三分 桂心二分 干地黄七分

上十一味，治下筛。酒服方寸匕，日二夜一服。

又方

五味子 蛇床子各二两 续断 牛膝

各三两　苁蓉　车前子各四两

上六味，治下筛。酒服方寸匕，日二。

治男子羸瘦短气，五脏痿损，腰痛，不能房室，益气补虚，**杜仲散方**。

杜仲　蛇床子　五味子　干地黄各六分　木防己五分　菟丝子十分　苁蓉八分　巴戟天七分　远志八分

上九味，治下筛。食前酒服方寸匕，日三，长服不绝，佳。

治阳气不足，阴囊湿痒，尿有余沥，漏泄虚损，云为不起，**苁蓉补虚益阳方**。

苁蓉　续断各八分　蛇床子九分　天雄　五味子　薯蓣各七分　远志六分　干地黄　巴戟天各五分

上九味，治下筛。酒服方寸匕，日三。凡病皆由醉饱之后并疲极而合阴阳，致成此病也。

白马茎丸　主空房独怒，见敌不兴，口干汗出，失精，囊下湿痒，尿有余沥，卵偏大引疼，膝冷胫酸，目中䀮䀮，少腹急，腰脊强，男子百病方。

白马茎　赤石脂　石韦　天雄　远志　山茱萸　菖蒲　蛇床子　薯蓣　杜仲　肉苁蓉　柏子仁　石斛　续断　牛膝　栝楼根　细辛　防风各八分

上十八味，末之，白蜜丸如梧子大。酒服四丸，日再服，七日知，一月日百病愈，加至二十丸。

治阴痿方

雄鸡肝一具　鲤鱼胆四枚

上二味，阴干百日，末之，雀卵和，吞小豆大一丸。

又方

菟丝子一升　雄鸡肝二具，阴干百日

上二味，末之，雀卵和丸，服如小豆一丸，日三。

又方

干漆　白术　甘草　菟丝子　巴戟天　五味子　苁蓉　牛膝　桂心各三两　石楠　石龙芮各一两　干地黄四两

上十二味，末之，蜜和丸如梧桐子，酒服二十丸，日三。

治阳不起方

原蚕蛾未连者一升，阴干，去头足毛羽，末之，白蜜丸如梧子，夜卧服一丸，可行十室，菖蒲酒止之。

又方

蛇床子　菟丝子　杜仲各五分　五味子四分　苁蓉八分

上五味，末之，蜜丸如梧子，酒服十四丸，日二夜一。

又方

磁石五斤，研，清酒三斗，渍二七日，一服三合，日三夜一[①]。

又方

常服天门冬亦佳。

又方

五味子一斤新好者，治下筛，酒服方寸匕，日三，稍加至三匕。无所慎，忌食猪鱼、大蒜、大醋，服一斤尽，即得力，百日以上可御十女，服药常令相续不绝，四时勿废，功能自如。

又方

菟丝子　五味子　蛇床子各等分

上三味，末之，蜜丸如梧子。饮服三丸，日三。

壮阳道方

蛇床子末，三两　菟丝汁，二合

上二味，相合涂，日五遍。

冷暖适性方

苁蓉　远志各三分　附子一分　蛇床子三分

上四味，末之，以唾和丸如梧子，安

① 日三夜一：原作“日夜一”，据元刻本、道藏本、后藤本改。

茎头内玉泉中。

一行当百思想不忘方

蛇床子三分 天雄 远志各三分 桂心一分 无食子一枚

上五味，末之，唾丸如梧子，涂茎头内玉泉中，稍时遍体热。

阴痿不起方

蜂房灰，夜卧敷阴上，即热起，无妇不得敷之。

《备急千金要方》卷第二十

备急千金要方卷第二十一　消渴　淋闭　尿血　水肿

消渴第一

论六首　方五十三首　灸法六首

论曰：凡积久饮酒，未有不成消渴，然则大寒凝海而酒不冻，明其酒性酷热，物无以加。脯炙盐咸，此味酒客耽嗜，不离其口，三觞之后，制不由己，饮啖无度，咀嚼鲊酱，不择酸咸，积年长夜，酣兴不解，遂使三焦猛热，五脏干燥。木石尤且焦枯，在人何能不渴？治之愈否，属在病者。若能如方节慎，旬月而瘳，不自爱惜，死不旋踵。方书医药，实多有效，其如不慎者何？其所慎者有三：一饮酒，二房室，三咸食及面。能慎此者，虽不服药而自可无他；不知此者，纵有金丹亦不可救，深思慎之。

又曰：消渴之人愈与未愈，常须思虑有大痈，何者？消渴之人，必于大骨节间发痈疽而卒，所以戒之在大痈也，当预备痈药以防之。

有人病渴利始发于春，经一夏，服栝楼豉汁得其力，渴渐瘥，然小便犹数甚，昼夜二十余行，常至三四升，极瘥不减二升也，转久便止，渐食肥腻，日就羸瘦，喉咽唇口焦燥，吸吸少气，不得多语，心烦热，两脚酸，食乃兼倍于常，故不为气力者，然[①] 此病皆由虚热所为耳。治法：栝楼汁可长将服以除热，牛乳、杏酪善于补，此法最有益。

治消渴，除肠胃热实方。

麦门冬　茯苓　黄连　石膏　萎蕤各八分　人参　龙胆　黄芩各六分　升麻四分　枳实五分　枸杞子《外台》用地骨皮　栝楼根　生姜屑，各十分

上十三味，末之，丸如梧子大。以茅根、粟米汁服十丸，日二。若渴则与此饮至足。大麻亦得。饮方如下。

茅根切，一升　粟米三合

上二味，以水六升煮，取米熟，用下前药。

又方

栝楼根　生姜各五两　生麦门冬用汁　芦根切，各二升　茅根切，三升

上五味，㕮咀，以水一斗，煮取三升，分三服。

治胃腑实热，引饮常渴，泄热止渴，**茯神汤**方。

茯神二两，《外台》作茯苓　栝楼根　生麦门冬各五两　生地黄六两　萎蕤四两　小麦二升　淡竹叶切，三升　大枣二十枚　知母四两

上九味，㕮咀，以水三斗，煮小麦、竹叶，取九升，去滓下药，煮取四升，分四服。服不问早晚，但渴即进，非但正治胃渴，通治渴患，热即主之。

猪肚丸　治消渴方。

猪肚一枚，治如食法　黄连　粱米各五两　栝楼根　茯神各四两　知母三两　麦门冬二两

---

① 然：后藤本作“当知”。

上七味，为末，纳猪肚中缝塞，安甑中蒸之极烂，接热及药木臼中，捣可丸，若强，与蜜和之，丸如梧子。饮服三十丸，日二，加至五十丸，随渴即服之。

又方

栝楼根　麦门冬　铅丹各八分　茯神一作茯苓　甘草各六分

上五味，治下筛。以浆水服方寸匕，日三服。《外台》无茯神。

又方

黄芪　茯神　栝楼根　甘草　麦门冬各三两　干地黄五两

上六味，㕮咀，以水八升，煮取二升半，去滓。分三服，日进一剂，服十剂佳。

治消渴，**浮萍丸**方。

干浮萍　栝楼根等分

上二味，末之，以人乳汁和丸如梧子。空腹饮服二十丸，日三。三年病者三日愈，治虚热大佳。

治消渴，日饮一石水者方。

栝楼根三两　铅丹二两　葛根三两　附子一两

上四味，末之，蜜丸如梧子。饮服十丸，日三，渴则服之。春夏减附子。

治渴，**黄连丸**方。

黄连一斤　生地黄一斤，张文仲云十斤

上二味，绞地黄取汁，浸黄连，出曝之燥，复纳之，令汁尽干之，捣末，蜜丸如梧子。服二十丸，日三，食前后无在。亦可为散，以酒服方寸匕。

栝楼粉　治大渴秘方。

深掘大栝楼根，厚削皮至白处止，以寸切之，水浸一日一夜，易水，经五日取出，烂捣碎，研之，以绢袋滤之，如出粉法，干之，水服方寸匕，日三四。亦可作粉粥乳酪中食之，不限多少，取瘥止。

治渴方

栝楼粉和鸡子曝干，更杵为末，水服方寸匕，日三。丸服亦得。

又方

水和栝楼散，服方寸匕。亦可蜜丸，服三十丸如梧子大。

又方

取七家井索近桶口结，烧作灰，井花水服之，不过三服必瘥。

又方

取豉渍汁，任性多少饮之。

又方

浓煮竹根取汁饮之，以瘥止。

又方

以青粱米煮取汁饮之，以瘥止。

论曰：寻夫内消之为病，当由热中所作也。小便多于所饮，令人虚极短气。夫内消者，食物消作小便也，而又不渴。贞观十年，梓州刺史李文博，先服白石英久，忽然房道强盛，经月余渐患渴，经数日，小便大利，日夜百行以来，百方治之，渐以增剧，四体羸惙，不能起止，精神恍惚，口舌焦干而卒。此病虽稀，甚可畏也。利时脉沉细微弱，服枸杞汤即效，但不能长愈。服铅丹散亦即减，其间将服除热宣补丸。

枸杞汤方

枸杞枝叶一斤　栝楼根　石膏　黄连　甘草各三两

上五味，㕮咀，以水一斗，煮取三升。分五服，日三夜二。剧者多合，渴即饮之。

铅丹散　主消渴，止小便数兼消中方。

铅丹　胡粉各二分　栝楼根　甘草各十分　泽泻　石膏　赤石脂　白石脂各五分，《肘后》作贝母

上八味，治下筛。水服方寸匕，日三，壮人一匕半。一年病者一日愈，二年病者二日愈。渴甚者夜二服，腹痛者减

之。丸服亦佳，一服十丸，伤多令人腹痛。张文仲云：腹中痛者，宜浆水汁下之。《备急方》云：不宜酒下，用麦汁下之。《古今录验方》云：服此药了，经三两日，宜烂煮羊肝肚，空腹服之，或作羹亦得，宜汤淡食之，候小便得减，更即服苁蓉丸兼煮散将息。苁蓉丸及煮散方，出《外台》第十一卷中。

茯神丸方

茯神　黄芪　栝楼根　麦门冬　人参　甘草　黄连　知母各三两　干地黄　石膏各六两　菟丝子三合　苁蓉四两

上十二味，末之，以牛胆三合，和蜜丸如梧子，以茅根汤服三十丸，日二服，渐加至五十丸。《集验》名宣补丸，治肾消渴，小便数者。

口含酸枣丸　治口干燥内消方。

酸枣一升五合　醋安石榴子五合，干子　葛根　覆盆子各三两　乌梅五十枚　麦门冬四两　茯苓　栝楼根各三两半　桂心一两六铢　石蜜四两半

上十味，末之，蜜丸。含如酸枣许，不限昼夜，以口中津液为度，尽复更合，无忌。

消中日夜尿七八升方

鹿角炙令焦，末，以酒服五分匕，日二，渐加至方寸匕。

又方

沤麻汁服一升，佳。

又方

葵根如五升盆大两束《外台》云：五十斤，以水五斗，煮取三斗，宿不食，平旦一服三升。

论曰：强中之病者，茎长兴盛，不交精液自出也。消渴之后，即作痈疽，皆由石热。凡如此等，宜服猪肾荠苨汤，制肾中石热也，又宜服白鸭通汤。方见下解石毒篇。

猪肾荠苨汤方

猪肾一具　大豆一升　荠苨　石膏各三两　人参　茯神一作茯苓　磁石绵裹　知母　葛根　黄芩　栝楼根　甘草各二两

上十二味，㕮咀，以水一斗五升，先煮猪肾、大豆，取一斗，去滓下药，煮取三升，分三服，渴乃饮之。下焦热者，夜辄合一剂，病势渐歇即止。

增损肾沥汤　治肾气不足，消渴，小便多，腰痛方。

羊肾一具　远志　人参　泽泻　干地黄　桂心　当归　茯苓　龙骨　黄芩　甘草　芎䓖各二两　生姜六两　五味子五合　大枣二十枚　麦门冬一升

上十六味，㕮咀，以水一斗五升煮羊肾，取一斗二升，下药，取三升，分三服。

治下焦虚热注脾胃，从脾注肺，好渴利方。

小麦　地骨白皮各一升　竹叶切，三升　麦门冬　茯苓各四两　甘草三两　生姜　栝楼根各五两　大枣三十枚

上九味，㕮咀，先以水三斗煮小麦，取一斗，去滓澄清，取八升，去上沫，取七升，煮药取三升，分三服。

治渴利虚热，引饮不止，消热止渴方。

竹叶切，二升　地骨皮　生地黄切，各一升　石膏八两　茯神一作茯苓　萎蕤　知母　生姜各四两　生麦门冬一升半　栝楼根八两

上十味，㕮咀，以水一斗二升，下大枣三十枚并药，煮取四升，分四服。

治面黄、手足黄，咽中干燥，短气，脉如连珠，除热、止渴利、补养，**地黄丸**方。

生地黄汁　生栝楼根汁，各二升　牛[①]羊脂三升　白蜜四升　黄连一斤，末之

① 牛：宋古本作“生”。

上五味，合煎令可丸。饮服如梧子大五丸，日二，加至二十丸。若苦冷渴，渴瘥即别服温药也。

治渴，小便数方

贝母六分，一作知母 栝楼根 茯苓各四两 铅丹一分 鸡膍胵中黄皮十四枚

上五味，治下筛。饮服方寸匕，日三。瘥后常服甚佳。去铅丹，以蜜丸之，长服勿绝，以麦饮服。

治渴利方

生栝楼根三十斤，切，以水一石，煮取一斗半，去滓，以牛脂五合，煎取水尽，以温酒先食服如鸡子大，日三服。

治渴小便利，复非淋方。

榆白皮二斤，切，以水一斗，煮取五升，一服三合，日三。

又方

小豆藿一把，捣取汁，顿服三升。

又方

蔷薇根水煎服之佳。《肘后》治睡中遗尿。

又方

三年重鹊巢烧末，以饮服之。《肘后》治睡中遗尿。

又方

桃胶如弹丸，含之咽津。

又方

蜡如鸡子大，以醋一升，煮之二沸，适寒温顿服之。

论曰：凡人生放恣者众，盛壮之时，不自慎惜，快情纵欲，极意房中，稍至年长，肾气虚竭，百病滋生。又年少惧不能房，多服石散，真气既尽，石气孤立，惟有虚耗，唇口干焦，精液自泄；或小便赤黄，大便干实；或渴而且利，日夜一石；或渴而不利；或不渴而利，所食之物皆作小便。此皆由房室不节之所致也。

凡平人夏月喜渴者，由心王也，心王便汗，汗则肾中虚燥，故渴而小便少也。冬月不汗，故小便多而数也。此为平人之证也，名为消渴。但小便利而不饮水者，肾实也。经云：肾实则消。消者，不渴而利是也。所以服石之人，于小便利者，石性归肾，肾得石则实，实则能消水浆，故利。利多则不得润养五脏，脏衰则生诸病。张仲景云：热结中焦则为坚，热结下焦则为溺血，亦令人淋闭不通，明知不必悉患小便利信矣。内有热者则喜渴，除热则止渴，兼虚者，须除热补虚则瘥矣。

治不渴而小便大利，遂至于死者方。

牡蛎五两，以患人尿三升，煎取二升，分再服，神验。

治小便不禁多，日便一二斗或如血色方。

麦门冬 干地黄各八两 干姜四两 蒺藜子 续断 桂心各二两 甘草一两

上七味，㕮咀，以水一斗，煮取二升五合，分三服。《古今录验》云：治消肾，脚瘦细，数小便。

九房散 主小便多或不禁方。

菟丝子 黄连 蒲黄各三两 硝石一两 肉苁蓉二两

上五味，治下筛，并鸡膍胵中黄皮三两，同为散。饮服方寸匕，日三，如人行十里服之。《千金翼》有五味子三两，每服空腹[①]进之。

又方

鹿茸二寸 踯躅 韭子各一升 桂心一尺 附子大者三枚 泽泻三两

上六味，治下筛。浆服五分匕，日三，加至一匕。

黄芪汤 治消中，虚劳少气，小便数方。

黄芪 芍药 生姜 桂心 当归 甘

---

① 空腹：原作“腹空”，据《医方类聚》改。

草各二两　麦门冬　干地黄　黄芩各一两　大枣三十枚

上十味，㕮咀，以水一斗，煮取三升。分三服，日三。

棘刺丸　治男子百病，小便过多，失精方。

棘刺　石龙芮　巴戟天各二两　麦门冬　厚朴　菟丝子　萆薢《外台》作草鞋　柏子仁　萎蕤　小草　细辛　杜仲　牛膝　苁蓉　石斛　桂心　防葵　干地黄各一两　乌头三两

上十九味，末之，蜜和更捣五六千杵。以饮服如梧子十丸，日三，加至三十丸，以知为度。

治尿数而多方

羊肺一具作羹，纳少羊肉和盐豉，如食法，任性食，不过三具。

治消渴阴脉绝，胃反而吐食方。

茯苓八两　泽泻四两　白术　生姜　桂心各三两　甘草一两

上六味，㕮咀，以水一斗，煮小麦三升，取三升，去麦下药，煮取二升半，服八合，日再服。

又方

取屋上瓦三十年者，碎如雀脑三升，东流水二石，煮取二斗，纳药如下。

生白术　干地黄　生姜各八两　橘皮　人参　甘草　黄芪　远志各三两　桂心　当归　芍药各二两　大枣三十枚

上十二味，㕮咀，纳瓦汁中，煮取三升，分四服。单饮瓦汁亦佳。

治热病后虚热渴，四肢烦疼方。

葛根一斤　人参　甘草各一两　竹叶一把

上四味，㕮咀，以水一斗五升，煮取五升，渴即饮之，日三夜二。

治虚劳渴无不效，**骨填煎**方。

茯苓　菟丝子　山茱萸　当归　牛膝　附子　五味子　巴戟天　麦门冬　石膏[①]各三两　石韦　人参　桂心　苁蓉各四两，《外台》作远志　大豆卷一升　天门冬五两

上十六味，为末，次取生地黄、栝楼根各十斤，捣绞取汁，于微火上煎之，减半，便作数分，纳药，并下白蜜二斤、牛髓半斤，微火煎之，令如糜，如鸡子黄大，日三服。亦可饮服之。

治虚热四肢羸乏，渴热不止，消渴，补虚，**茯神煮散**方。

茯神　苁蓉　萎蕤各四两　生石斛　黄连各八两　栝楼根　丹参各五两　甘草　五味子　知母　人参　当归各三两　麦蘖三升，《外台》作小麦

上十三味，治下筛。以三方寸匕，水三升，煮取一升，以绢袋盛煮之，日二服，一煮为一服。

治虚劳，口中苦渴，骨节烦热或寒，**枸杞汤**方。

枸杞根白皮切，五升　麦门冬三升　小麦二升

上三味，以水二斗，煮麦熟药成，去滓。每服一升，日再。

巴郡太守奏三黄丸　治男子五劳七伤，消渴，不生肌肉，妇人带下，手足寒热者方。

春三月黄芩四两　大黄三两　黄连四两

夏三月黄芩六两　大黄一两　黄连七两

秋三月黄芩六两　大黄二两　黄连三两

冬三月黄芩三两　大黄五两　黄连二两

上三味，随时和捣，以蜜为丸如大

---

① 石膏：宋古本、《外台秘要》作“石斛”。

豆。饮服五丸，日三，不知稍加至七丸，取下而已。服一月病愈，久服走逐奔马，常试有验。一本云夏三月不服。

治热渴，头痛壮热，及妇人血气上冲，闷不堪方。

茅根切二升，三捣，取汁令尽，渴即饮之。

治岭南山瘴，风热毒气入肾中，变寒热脚弱，虚满而渴方。

黄连不限多少　生栝楼根汁　生地黄汁　羊乳汁

上四味，以三汁和黄连末为丸，空腹饮服三十丸如梧子大，渐加至四十丸，日三。重病五日瘥，小病三日瘥。无羊乳，牛乳、人乳亦得。若药苦难服，即煮小麦粥饮服之亦得，主虚热大佳。张文仲名黄连丸，一名羊乳丸。

阿胶汤　治虚热，小便利而多，服石散人虚热，当风取冷，患脚气，喜发动，兼渴消肾，脉细弱，服此汤立减方。

阿胶二挺　干姜二两　麻子一升　远志四两　附子一枚

上五味，㕮咀，以水七升，煮取二升半，去滓，纳胶令烊，分三服。说云：小便利多白，日夜数十行至一石，五日频服良。

论曰：凡消渴病经百日以上者，不得灸刺，灸刺则于疮上漏脓水不歇，遂致痈疽羸瘦而死。亦忌有所误伤，但作针许大疮，所饮之水，皆于疮中变成脓水而出。若水出不止者，必死，慎之慎之。初得患者，可如方灸刺之佳。

消渴咽喉干，灸胃管下俞三穴各百壮，穴在背第八椎下，横三寸，间寸灸之。

消渴口干不可忍者，灸小肠俞百壮，横三间寸灸之。

消渴咳逆，灸手厥阴随年壮。

消渴咽喉干，灸胸堂五十壮，又灸足太阳五十壮。

消渴口干烦闷，灸足厥阴百壮，又灸阳池五十壮。

消渴小便数，灸两手小指头，及足两小趾头，并灸项椎佳。又灸当脊梁中央解间一处，与腰目上灸两处，凡三处。又灸背上脾俞下四寸，当侠脊梁灸之两处，凡诸灸皆当随年壮。又灸肾俞二处，又灸腰目，在肾俞下三寸，亦侠脊骨两旁各一寸半左右，以指按取。关元一处，又两旁各二寸二处。阴市二处，在膝上当伏兔上行三寸，临膝取之，或三二列灸相去一寸名曰肾系者。《黄帝经》云：伏兔下一寸。曲泉、阴谷、阴陵泉、复溜，此诸穴断小行最佳，不损阳气，亦云止遗溺也。太溪、中封、然谷、太白、大都、趺阳、行间、大敦、隐白、涌泉，凡此诸穴，各一百壮。腹背两脚凡四十七处，其肾俞、腰目、关元、水道，此可灸三十壮，五日一报之，各得一百五十壮佳。涌泉一处，可灸十壮。大敦、隐白、行间，此处可灸三壮。余者悉七壮，皆五日一报之，满三灸可止也。若发如此，灸诸阴而不愈，宜灸诸阳。诸阳在脚表，并灸肺俞、募，按流注孔穴，壮数如灸阴家法。

小便数而少且难，用力辄失精者，令其人舒两手，合掌，并两大指令齐，急逼之令两爪甲相近，以一炷灸两爪甲本肉际，肉际方后自然有角，令炷当角中小侵入爪上，此两指共用一炷也。亦灸脚大趾，与手同法，各三炷而已。经三日又灸之。

淋闭第二

论一首　证二条　方五十三首　灸法十五首

论曰：热结中焦则为坚，热结下焦则为溺血，令人淋闭不通。此多是虚损之人服大散，下焦客热所为。亦有自然下焦热者，但自少可善候之。

凡气淋之为病，溺难涩，常有余沥；石淋之为病，茎中痛，溺不得卒出，治之如气淋也；膏淋之为病，尿似膏自出，治之如气淋也；劳淋之为病，劳倦即发，痛引气冲下，治与气淋同；热淋之为病，热即发，甚则尿血，余如气淋方。

凡人候鼻头色黄，法小便难也。

治下焦结热，小便赤黄不利，数起出少，茎痛，或血出，温病后余热，及霍乱后当风取热，过度饮酒房劳，及行步冒热，冷饮逐热，热结下焦，及散石热动关格，小腹坚，胞胀如斗，诸有此淋，皆悉治之立验，**地肤子汤**方。

地肤子三两　知母　黄芩　猪苓　瞿麦　枳实一作松实　升麻　通草　葵子　海藻各二两

上十味，㕮咀，以水一斗，煮取三升，分三服。大小便皆闭者，加大黄三两；女人房劳，肾中有热，小便难不利，小腹满痛，脉沉细者，加猪肾一具。《崔氏》云：若加肾，可用水一斗半，先煮肾，取一斗汁，然后纳药煎之。《小品方》不用枳实。

治百种淋，寒淋、热淋、劳淋，小便涩，胞中满，腹急痛方。

通草　石韦　王不留行　甘草各二两　滑石　瞿麦　白术　芍药　冬葵子各三两

上九味，㕮咀，以水一斗，煎取三升，分五服。《古今录验》有当归二两，治下筛，以麦粥清服方寸匕，日三。

又方

栝楼根　滑石　石韦各二两

上三味，治下筛。大麦饮服方寸匕，日三。

治诸种淋方

葵根八两　大麻根[1]五两　甘草一两　石首鱼头石三两　通草二两　茅根三两　贝子五合

上七味，㕮咀，以水一斗二升，煮取五升，分五服，日三夜一。亦主石淋。

又方

细白沙三升，熬令极热，以酒三升，淋取汁，服一合。

又方

榆皮一斤　车前子　冬瓜子各一升　鲤鱼齿　桃胶　通草　地脉各二两　瞿麦四两

上八味，㕮咀，以水一斗，煮取三升，分三服，日三。

治淋痛方

滑石四两　贝子七枚，烧碎　茯苓　白术　通草　芍药各二两

上六味，治下筛，酒服方寸匕，日二，十日瘥。

又方

葵子五合　茯苓　白术　当归各二两

上四味，㕮咀，以水七升，煮取二升，分三服，日三。

又方

猪脂酒服三合，日三，小儿服一合，腊月者。

治小便不利，茎中疼痛，小腹急痛方。

通草　茯苓各三两　葶苈二两

上三味，治下筛。以水服方寸匕，日三服。

又方

蒲黄　滑石等分

上二味，治下筛。酒服方寸匕，日三服。

治小便不通利，膀胱胀，水气流肿方。

① 大麻根：元刻本、道藏本、后藤本作“天麻根”。

水上浮萍曝干，末，服方寸匕，日三服。

治小便不通方

滑石三两　葵子　榆白皮各一两

上三味，治下筛，煮麻子汁一升半，取一升，以散二方寸匕和，分二服，即通。

又方

水四升，洗甑带取汁，煮葵子，取二升半，分三服。

又方

胡燕屎、豉各一合，和捣，丸如梧子，服三丸，日三服。

又方

发去垢烧末一升，葵子一升，以饮服方寸匕，日三服。

又方

石首鱼头石末，水服方寸匕，日三。

又方

石槽塞灰土，井华水服之，日三。

又方

鲤鱼齿烧灰末，酒服方寸匕，日三。

又方

服车前子末方寸匕，日三，百日止。

治卒不得小便方

车前草一把　桑白皮半两

上二味，㕮咀，以水三升，煎取一升，顿服之。

又方

吞鸡子白，立瘥。《葛氏》云：吞黄。

治妇人卒不得小便方。

杏仁二七枚，熬末，服之立下。

又方

紫菀末，井华水服三指撮，立通，血出四五度服之。

治黄疸后小便淋沥方

猪肾一具，切　茯苓一斤　瞿麦六两　车前根切，三升　黄芩三两　泽泻　地肤子各四两　椒目三合，绵裹

上八味，㕮咀，以水二斗煮车前，取一斗六升，去滓下肾，煮取一斗三升，去肾下药，煮取三升，分三服。

治气淋方

水三升，煮缸底苔如鸭子大，取二升，顿服。

又方

水三升，煮豉一升，一沸去滓，纳盐一合，顿服。亦可单煮豉汁服。

又方

水一斗，煮比轮钱三百文，取三升，温服之。

又方

捣葵子末，汤服方寸匕。

又方

空腹单茹蜀葵一满口止。

又方

熬盐热熨少腹，冷复易，亦治小便血。《肘后方》治小便不通。

又方

脐中著盐，灸之三壮。《葛氏》云：治小便不通。

气淋，灸关元五十壮。又灸侠玉泉相去一寸半三十壮。

治石淋方

车前子二升，绢袋盛，水九升，煮取三升，顿服之，石即出，先经宿不得食。《备急方》云：治热淋。

又方

取浮石使满一手，下筛，以水三升、醋一升，煮取二升，澄清，服一升，不过三服石出。亦治嗽，醇酒煮之。

又方

桃胶枣许大，夏以三合冷水，冬以三合汤，和一服，日三，当下石子如石卵，石尽止。亦治小便出血。

石淋，脐下三十六种病，不得小便，

灸关元三十壮。又灸气门三十壮。

石淋，小便不得，灸水泉三十壮，足大敦是也。

治膏淋方

捣葎草汁二升，醋二合和，空腹顿服之，当尿小豆汁也。又浓煮汁饮，亦治淋沥。苏澄用疗尿血。

治五劳七伤，八风十二痹，结以为淋，劳结为血淋，热结为肉淋，小便不通，茎中痛，及小腹痛，不可忍者方。

滑石　王不留行　冬葵子　桂心　通草　车前子各二分　甘遂一分　石韦四分

上八味，治下筛。服方寸匕，以麻子饮五合和服，日三，尿沙石出也。一方加榆白皮三分。

劳淋，灸足太阴百壮，在内踝上三寸，三报之。

治热淋方

葵根一升，冬用子，夏用苗，切　大枣二七枚

上二味，以水三升，煮取一升二合，分二服。热加黄芩一两，出难加滑石二两末，血者加茜根三两，痛者加芍药二两。加药，水亦加之。

又方

白茅根切四斤，以水一斗五升，煮取五升。服一升，日三夜二。

又方

常煮冬葵根作饮服之。

治血淋，小便碜痛方。

鸡苏二两　滑石五两　生地黄半斤　小蓟根一两　竹叶一把　通草五两

上六味，㕮咀，以水九升，煎取三升，去滓，分温三服，不利。

治血淋，**石韦散**方。

石韦　当归　蒲黄　芍药各等分

上四味，治下筛，酒服方寸匕，日三服。

又方

以水五升，煮生大麻根十枚，取二升，顿服之。亦治小便出血。

又方

以水四升，煮大豆叶一把，取二升，顿服之。

又方

以水三升，煮葵子一升取汁，日三服。亦治虚劳尿血。

血淋，灸丹田随年壮。又灸复溜五十壮，一云随年壮。

五淋不得小便，灸悬泉十四壮，穴在内踝前一寸斜行小脉上，是中封之别名。

五淋，灸大敦三十壮。

卒淋，灸外踝尖七壮。

淋病不得小便，阴上痛，灸足太冲五十壮。

淋病，九部诸疾，灸足太阳五十壮。

腹中满，小便数数起，灸玉泉下一寸名尿胞，一名屈骨端，灸二七壮，小儿以意减之。

治遗尿，小便涩方。

牡蛎　鹿茸各四两　桑耳三两　阿胶二两

上四味，㕮咀，以水七升，煮取二升。分二服，日二。《古今录验》云：无桑耳。

又方

防己　葵子　防风各一两

上三味，㕮咀，以水五升，煮取二升半，分三服。散服亦佳。

遗尿，灸遗道，侠玉泉五寸，随年壮；又灸阳陵泉随年壮；又灸足阳明随年壮。

遗尿失禁，出不自知，灸阴陵泉随年壮。

治小便失禁方

以水三升煮鸡肠，取一升，分三服。

小便失禁，灸大敦七壮。又灸行间七

壮。

治失禁不觉尿方

豆酱汁和灶突墨如豆大，纳尿孔中。《范汪方》治胞转，亦治小儿。

治尿床方

取羊肚系盛水令满，线缚两头，熟煮即开，取中水顿服之，立瘥。

又方

取鸡膍胵一具并肠，烧末，酒服，男雌女雄。

又方

取羊胞盛水满中，炭火烧之尽，肉空腹食之，不过四五顿瘥。

又方

以新炊热饭一盏，泻尿床处拌之，收与食之，勿令知，良。

尿床，垂两手两髀上，尽指头上有陷处，灸七壮。

又，灸脐下横纹七壮。

尿血第三方十三首

治房损伤中尿血方

牡蛎　车前子　桂心　黄芩等分

上四味，治下筛。以饮服方寸匕，稍加至二匕，日三服。

治小便血方

生地黄八两　柏叶一把　黄芩　阿胶各二两

上四味，㕮咀，以水八升，煮取三升，去滓下胶，分三服。一方加甘草二两。

又方

蒲黄　白芷　荆实　菟丝子　干地黄　芎䓖　葵子　当归　茯苓　酸枣各等分，《小品》作败酱

上十味，末之，蜜丸。服如梧子，饮送五丸，日三，稍加至十丸。

治溺血方

戎盐六分　甘草　蒲黄　鹿角胶　芍药各二两　矾石三两　大枣十枚

上七味，㕮咀，以水九升，煮取二升，分三服。

又方

胡麻三升，捣细末，以东流水二升渍一宿，平旦绞去滓，煮两沸，顿服之。

治小便去血方

龙骨细末之，温水服方寸匕，日五六服。张文仲云：酒服。

又方

捣荆叶取汁，酒服二合。

又方

酒三升，煮蜀当归四两，取一升，顿服之。

治小便出血方

煮车前根、叶、子，多饮之为佳。

又方

刮滑石末，水和敷，绕少腹及绕阴际佳。《葛氏》云：治小便不通。

又方

豉二升，酒四升，煮取一升，顿服。

又方

酒服乱发灰。苏澄用水服。

又方

酒服葵茎灰方寸匕，日三。

水肿第四

论一首　证八条　方四十九首　灸法二首

论曰：大凡水病难治，瘥后特须慎于口味。又复病水人多嗜食不廉，所以此病难愈也。代有医者，随逐时情，意在财物，不本性命，病人欲食肉于贵胜之处，劝令食羊头蹄肉，如此者，未见有一愈者。又此病百脉之中气水俱实，治者皆欲令泻之使虚，羊头蹄极补，哪得瘳愈？所

以治水药多用葶苈子等诸药。《本草》云：葶苈久服令人大虚，故水病非久虚，不得绝其根本。又有蛊胀，但腹满不肿，水胀，胀而四肢面目俱肿大。有医者不善诊候，治蛊以水药，治水以蛊药，或但见胀满，皆以水药，如此者，仲景所云愚医杀之。今录慎忌如下。其治蛊方，俱在杂方篇第二十四卷中。

丧孝　产乳　音乐　房室　喧戏　一切鱼　一切肉　生冷　醋滑　蒜　粘食米豆油腻

上以前并禁不得食之，及不得用心，其不禁者，并具本方之下。其房室等，犹三年慎之，永不复重发。不尔者，瘥而更发，重发不可更治也。古方有十水丸，历验多利大便而不利小便，所以不能述录也。

黄帝问岐伯曰：水与肤胀、鼓胀、肠覃、石瘕何以别之？岐伯曰：水之始起也，目果[①]上微肿《灵枢》、《太素》作微拥，如新卧起之状，颈脉动，时咳，阴股间寒，足胫肿，腹仍[②]大，其水已成也。以手按其腹，随手而起，如裹水之状，此其候也。

肤胀何以候之？肤胀者，寒气客于皮肤之间，壳壳然而坚《太素》、《外台》作不坚，腹大，身尽肿，皮厚，按其腹陷《太素》作胁而不起，腹色不变，此其候也。

鼓胀如何？鼓胀者，腹胀，身肿大，大与肤胀等，其色苍黄，腹脉起，此其候也。

肠覃何如？肠覃者，寒气客于肠外，与胃《太素》作卫气相薄，正气不得荣。因有所系，瘕而内著，恶气乃起，息肉乃生，始也如鸡卵，稍以益大，至其成也，若怀子之状，久者离岁月，按之即坚，推之则移，月事时下，此其候也。

石瘕如何？石瘕者，生于胞中，寒气客于子门，子宫闭塞，气不得通，恶血当泻不泻，衃以留止，日以益大，状如怀子，月事不以时下，皆生于女子，可导而下之。

曰：肤胀、鼓胀可刺耶？曰：先泻其腹之血络，后调其经，刺去其血脉。

师曰：病有风水、有皮水、有正水、有石水、有黄汗。风水，其脉自浮，外证骨节疼痛，其人恶风；皮水，其脉亦浮，外证浮肿，按之没指，不恶风，其腹如鼓《要略》、《巢源》作如故[③]，不满不渴，当发其汗；正水，其脉沉迟，外证自喘；石水，其脉自沉，外证腹满《脉经》作痛，不喘；黄汗，其脉沉迟，身体发热，胸满，四肢头面并肿，久不愈，必致痈脓。心水者，其人身体重一作肿而少气，不得卧，烦而躁，其人阴大肿；肝水者，其人腹大，不能自转侧，而胁下腹中痛，时时津液微生，小便续通；脾水者，其人腹大，四肢苦重，津液不生，但苦少气，小便难也；肺水者，其人身体肿，而小便难，时时鸭溏；肾水者，其人腹大，脐肿腰痛，不得溺，阴下湿如牛鼻上汗，足为逆冷，其面反瘦。师曰：治水者，腰以下肿当利小便，腰以上肿当发汗，即愈。

问曰：有病下利后渴饮水，小便不利，腹满因肿，何故？师云：此法当病水，若小便自利及汗出者，自当愈一作满月当愈。

凡水病之初，先两目上肿起如老蚕色，夹颈脉动，股里冷，胫中满，按之没指，腹内转侧有声，此其候也。不即治之，须臾身体稍肿，腹中尽胀，按之随手起，水为已成，犹可治也。此病皆从虚损。

大病或下利后，妇人产后饮水不即

---

① 果：《灵枢·水胀》、宋古本作“窠”。
② 仍：《灵枢·水胀》作“乃”。
③ 故：原作“女”，据后藤本改。

消，三焦决漏，小便不利，仍相结，渐渐生聚，遂流诸经络故也。

水有十种，不可治者有五：第一，唇黑伤肝；第二，缺盆平伤心；第三，脐出伤脾；第四，背平伤肺；第五，足下平满伤肾。此五伤，必不可治。

凡水病，忌腹上出水，出水者月死，大忌之。

中军候黑丸 治胆玄水，先从头面至脚肿，头眩痛，身虚热，名曰玄水，体肿，大小便涩，宜此方。方出第十八卷中。

治小肠水，少腹满，暴肿，口苦，干燥方。

巴豆三十枚，和皮㕮咀，水五升，煮取三升，绵纳汁中拭肿上，随手减矣，日五六拭，莫近目及阴。《集验》治身体暴肿如吹。

治大肠水，乍虚乍实，上下来去方。

赤小豆五升 桑白皮切，二升 鲤鱼重四斤 白术八两

上四味，㕮咀，以水三斗，煮取鱼烂，去鱼食取尽，并取汁四升许，细细饮下。鱼勿用盐。

又方

羊肉一斤 当陆切，一升

上二味，以水二斗，煮令当陆烂，去滓，下肉为臛，葱、豉、醋事事如臛法。《肘后》云：治卒肿满，身面洪大。

治膀胱石水，四肢瘦，腹肿方。

桑白皮 谷白皮 泽漆叶各三升 大豆五升 防已 射干 白术各四两

上七味，㕮咀，以水一斗五升，煮取六升，去滓，纳好酒三升，更煮取五升，每日二服，夜一服，余者明日更服。《集验》无泽漆、防已、射干，只四味。

又方

桑白皮六两 射干 黄芩 茯苓 白术各四两 泽泻三两 防已二两 泽漆切，一升 大豆三升

上九味，㕮咀，以水五斗，煮大豆，取三斗，去豆澄清，取汁一斗，下药，煮取三升，空腹分三服。

治胃[1]水，四肢肿，腹满方。

猪肾一具 茯苓四两 防已 橘皮 玄参 黄芩 杏仁 泽泻一作泽漆 桑白皮各二两 猪苓 白术各三两 大豆三升

上十二味，㕮咀，以水一斗八升，煮肾、桑白皮、大豆、泽泻取一斗，澄清，去滓纳药，煮取三升，分三服。若咳，加五味子三两，凡服三剂，间五日一剂，常用有效。

有人患气虚损久[2]不瘥，遂成水肿，如此者众，诸皮中浮水攻面目，身体从腰以上肿，皆以此汤发汗，悉愈方。

麻黄四两 甘草二两

上二味，㕮咀，以水五升煮麻黄，再沸去沫，纳甘草，取三升，分三服，取汗愈，慎风冷等。

治面肿，小便涩，心腹胀满方。

茯苓 杏仁各八分 橘皮 防已 葶苈各五分 苏子三合

上六味，末之，蜜丸如小豆，以桑白皮汤送十丸，日二，加至三十丸。

治面目手足有微肿，常不能好者方。

楮叶切二升，以水四升，煮取三升，去滓，煮米作粥，食如常，作勿绝。冬则预取叶干之，准法作粥，周年永瘥，慎生冷一切食物。

治大腹水肿，气息不通，命在旦夕者方。

牛黄二分 昆布 海藻各十分 牵牛子 桂心各八分 葶苈子六分 椒目三分

---

① 胃：宋古本作"肾"。

② 气虚损久：宋古本、元刻本、道藏本、后藤本作"气急积久"。

上七味，末之，别捣葶苈如膏，合和丸之如梧子，饮十丸，日二，稍加，小便利为度，大良。贞观九年，汉阳王患水，医所不治，余处此方，日夜尿一二斗，五六日即瘥。瘥后有他犯，因而殂矣。计此即是神方。《崔氏》云：蜜和为丸，蜜汤服。

有人患水肿，腹大，四肢细，腹坚如石，小劳苦足胫肿，小饮食便气急，此终身疾，不可强治，徒服利下药，极而不瘥，宜服此药，将以微除风湿，利小便，消水谷，岁久服之，乃可得力耳，瘥后可长服之方。

丹参　鬼箭羽　白术　独活各五两　秦艽　猪苓各三两　知母　海藻　茯苓　桂心各二两

上十味，㕮咀，以酒三斗，浸五日，服五合，日三，任性量力渐加之。

治水肿，利小便，酒客虚热，当风饮冷水，腹肿，阴胀满方。

当归四两　甘遂一两　芒硝　吴茱萸　芫花各二两

上五味，末之，蜜丸，服如梧子，饮服三丸，日三。一方有大黄、荛花各二两，无茱萸，加麝香、猪苓各一两。

治久水，腹肚如大鼓者方。

乌豆一斗，熬令香，勿令大熟，去皮，为细末，筛下，饧粥皆得服之，初服一合，稍加之。若服初多后即嫌臭，服尽则更造，取瘥止，不得食肥腻，渴则饮羹汁，慎酒、肉、猪、鸡、鱼、生冷、醋滑、房室，得食浆粥、牛羊兔鹿肉。此据大饥渴得食之，可忍亦勿食也。此病难治，虽诸大药丸散汤膏，当时虽瘥，过后发，惟此大豆散瘥后不发，终身服之，终身不发矣。其所禁之食，常须少啖，莫恣意咸物诸杂食等。

又方

葶苈末二十匕　苍耳子灰二十匕

上二味，调和，水服之，日二。

又方

椒目水沉者，取熬之，捣如膏，酒服方寸匕。

又方

水煮马兜铃服之。

治水气肿，鼓胀，小便不利方。

莨菪子一升　羖羊肺一具，青羊亦佳

上二味，先洗羊肺，汤微渫之，薄切，曝干，作末；以三年大醋，渍莨菪子一晬时，出熬令变色，熟捣如泥；和肺末，蜜和捣三千杵，作丸。食后一食久，以麦门冬饮服如梧子四丸，日三，以喉中干、口粘、浪语为候，数日小便大利佳。山连疗韦司业得瘥，司业侄云表所送，云数用神验。

麦门冬饮方

麦门冬二十五个　米二十五元[①]

上二味，以水一升，和煮米熟，去滓，以下前丸药，每服即作之。

徐王煮散　治水肿，服辄利小便方。

防己　羌活　人参　丹参　牛膝　牛角䚡　升麻　防风　秦艽　谷皮　紫菀　杏仁　生姜屑　附子　石斛各三两　橘皮一两　桑白皮六两　白术　泽泻　茯苓　猪苓　黄连　郁李仁各一两

上二十三味，治下筛，为粗散，以水一升五合，煮三寸匕，取一升，顿服，日再。不能者，但一服。二三月以前可服，主利多而小便涩者，用之大验。

褚澄汉防己煮散　治水肿上气方。

汉防己　泽漆叶　石韦　泽泻各三两　白术　丹参　赤茯苓　橘皮　桑根白皮　通草各三两　郁李仁五合　生姜十两

上十二味，治下筛，为粗散，以水一升半，煮散三方寸匕，取八合，去滓。顿

① 元：宋古本、道藏本作“粒”。

服，日三，取小便利为度。

治水肿，**茯苓丸**，甄权为安康公处者方。

茯苓　白术　椒目各四分　木防己　葶苈　泽泻各五分　甘遂十一分　赤小豆　前胡　芫花　桂心各二分　芒硝七分，别研

上十二味，末之，蜜和，蜜汤服如梧子五丸，日一，稍加，以知为度。

治水肿利小便方

大黄　白术一作葶苈　木防己各等分

上三味，末之，蜜丸。饮下如梧子十丸，利小便为度，不知加之。

又方

葶苈四两，生用　桂心一两

上二味，末之，蜜丸。饮下梧子大七丸，日二，以知为度。

又方

牵牛子末之，水服方寸匕，日一，以小便利为度。

又方

郁李仁末　面各一升

上二味，和作饼子七枚，烧熟。空腹热食四枚，不知更加一枚，不知加至七枚。

又方

水银三两，三日三夜煮　葶苈子　椒目各一升　衣鱼二十枚　水萍　瓜蒂　滑石各一两　芒硝三两

上八味，捣葶苈令细，下水银更捣，令不见水银止，别捣椒目令细，捣瓜蒂、水萍，下筛，合和余药，以蜜和，更捣三万杵成丸。初服一丸如梧子，次服二丸，次服三丸，次服四丸，次服五丸，次服六丸，至七日，还从一丸起，次服二丸，如是，每至六丸，还从一丸起。始服药，当咽喉上有历子肿起，颊车肿满，齿龈皆肿，唾碎血出，勿怪也，不经三五日即消，所苦皆瘥，亦止服药。若下多，停药以止利，药至五下止。病未瘥更服，病瘥止。此治诸体肉肥厚，按之不陷，甚者臂粗，著衣袖不受，及十种大水医不治者，悉主之，神良。《深师》、《集验》、《陶氏》、《古今录验》无衣鱼、水萍、瓜蒂、滑石。

泽漆汤　治水气，通身洪肿，四肢无力，或从消渴，或从黄疸、支饮，内虚不足，荣卫不通，气不消化，实皮肤中，喘息不安，腹中响响胀满，眼不得视方。

泽漆根十两　鲤鱼五斤　赤小豆二升　生姜八两　茯苓三两　人参　麦门冬　甘草各二两

上八味，㕮咀，以水一斗七升，先煮鱼及豆，减七升，去之纳药，煮取四升半，一服三合，日三，人弱服二合。再服，气下喘止，可至四合，晬时小便利，肿气减，或小溏下。若小便不利，还从一合始，大利便止。若无鲤鱼，鲖鱼亦可用。若水甚不得卧，卧不得转侧，加泽漆一斤；渴加栝楼根二两；咳嗽加紫菀二两、细辛一两、款冬花一合、桂三两，增鱼汁二升。《胡洽》无小豆、麦门冬，有泽泻五两、杏仁一两。《古今录验》无小豆，治水在五脏，令人咳逆喘上气，腹大响响，两脚肿，目下有卧蚕状，微渴，不得安卧，气奔短气，有顷乃复，小便难，少而数，肺病，胸满隐痛，宜利小便，水气迫肿，翕翕寒热。

猪苓散　主虚满，通身肿，利三焦，通水道方。

猪苓　葶苈　人参　玄参　五味子　防风　泽泻　桂心　狼毒　椒目　白术　干姜　大戟　甘草各二两　苁蓉二两半　女曲三合　赤小豆二合

上十七味，治下筛。酒服方寸匕，日三夜一，老小一钱匕，以小便利为度。

治水气通身洪肿，百药治之不瘥，待死者方。

大麻子一石，皆取新肥者佳　赤小豆一石，不得一粒杂

上二味，皆以新精者，净拣择，以水淘洗，曝干，蒸麻子使熟，更曝令干，贮于净器中。欲服取五升麻子熬令黄香，惟须缓火，勿令焦，极细作末，以水五升搦取汁令尽，净密器贮之。明旦欲服，今夜以小豆一升，净淘浸之，至旦干漉去水，以新水煮豆，未及好熟，即漉出令干，纳麻子汁中，煮令大烂熟为佳，空腹恣意食之，日三服，当小心闷少时即止，五日后小便数，或赤而唾粘、口干，不足怪之。服讫，常须微行，未得即卧，十日后针灸三里、绝骨下气，不尔气不泄，尽服药。后五日逆不可下者，取大鲤鱼一头先死者，去鳞尾等，以汤脱去滑，净洗、开肚、去脏，以上件麻汁和小豆，完煮令熟作羹，葱、豉、橘皮、生姜、紫苏调和食之，始终一切断盐。渴即饮麻汁，秋冬暖饮，春夏冷饮。常食不得至饱，止得免饥而已。慎房室、瞋恚、大语、高声、酒、面、油醋、生冷、菜茹、一切鱼肉、盐酱、五辛。治十十瘥，神验。并治一切气病，服者皆瘥，凡作一月日服之。麻子熟时多收，新瓮贮，拟施人也。

又方

吴茱萸　荜茇　昆布　杏仁　葶苈各等分

上五味，末之，蜜丸如梧子，气急服五丸，勿令饱食，食讫饱闷气急，服之即散。

苦瓠丸　主大水，头面遍身大肿、胀满方。

苦瓠白穰实，捻如大豆，以面裹，煮一沸，空腹吞七枚，至午当出水一升，三四日水自出不止，大瘦乃瘥。三年内慎口味也。苦瓠须好，无厌翳，细理，研净者，不尔有毒不堪用。《崔氏》用子作馄饨，服二七枚，若恐虚者，牛乳服之，如此隔日作服，渐加至三七枚，以小便利为度，小便若太多，即一二日停。

治水通身肿方

煎猪椒枝叶如饧，空腹服一匕，日三。痒，以汁洗之。

又方

苦瓠膜二分　葶苈子五分

上二味，合捣为丸，服如小豆大五丸，日三。

又方

煎人尿令可丸，服如小豆大，日三。

又方

葶苈　桃仁各等分

上二味，皆熬，合捣为丸服之，利小便。一方用杏仁。

又方

大枣肉七枚，苦瓠膜如枣核大，捣丸，一服三丸，如十五里又服三丸，水出更服一丸，即止。

又方

葶苈子生捣，醋和服之，以小便数为度。

又方

烧姜石令赤，纳黑牛尿中令热，服一升，日一。

又方

单服牛尿大良。凡病水，服无不瘥，服法先从少起，得下为度。

水通身肿，灸足第二趾上一寸，随年壮。

又，灸两手大指缝头七壮。

麻黄煎　主风水，通身肿欲裂，利小便方。

麻黄　茯苓各四两　防风　泽漆　白术各五两　杏仁　大戟　清酒各一升　黄芪　猪苓各三两　泽泻四两　独活八两　大豆二升，水七升，煮取一升

上十三味，㕮咀，以豆汁、酒及水一斗，合煮，取六升，分六七服，一日一夜令尽，当小便极利为度。

大豆汤 治风水，通身大肿，眼合不得开，短气欲绝方。

大豆 杏仁 清酒各一升 麻黄 防风 木防己 猪苓各四两 泽泻 黄芪 乌头各三两 生姜七两 半夏六两 茯苓 白术各五两 甘遂 甘草各二两

上十六味，㕮咀，以水一斗四升煮豆，取一斗，去之，纳药及酒合煮，取七升。分七服，日四夜三，得小便快利为度，肿消停药，不必尽剂。若不利小便者，加生大戟一升、葶苈二两，无不快利，万不失一。《深师方》无猪苓、泽泻、乌头、半夏、甘遂。

治风水肿方

大豆三升 桑白皮五升

以水二斗，煮取一斗，去滓，纳后药。

茯苓 白术各五两 防风 橘皮 半夏 生姜各四两 当归 防己 麻黄 猪苓各三两 大戟一两 葵子一升 鳖甲三两

上十三味，㕮咀，纳前汁中，煮取五升。一服八合，日三服，每服相去如人行十里久。

麻子汤 治遍身流肿方。

麻子五升 当陆一斤 防风三两 附子一两 赤小豆三升

上五味，㕮咀，先捣麻子令熟，以水三斗煮麻子，取一斗三升，去滓，纳药及豆，煮取四升，去滓，食豆饮汁。

治男子、女人新久肿，得暴恶风入腹，妇人新产上圊，风入脏，腹中如马鞭者，嘘吸短气咳嗽，**大豆煎方**。

大豆一斗，净择，以水五斗，煮取一斗五升，澄清，纳釜中，以一斗半美酒纳中更煎，取九升，宿勿食，旦服三升，温覆取汗，两食顷当下，去风气肿减，慎风冷，十日平复也。除日合服之，若急不可待，逐急合服。肿不尽，加之，肿瘥更服三升。若醒醒瘥，勿服之。亦可任性饮之，常使酒气相接。《肘后》云：肿瘥后渴，慎勿多饮。

又方

楮皮枝叶一大束，切，煮取汁，随多少酿酒，但服醉为佳，不过三四日肿减，瘥后可常服之。一方用猪椒皮枝叶。

又方

鲤鱼长一尺五寸，以尿渍令没一宿，平旦以木从口中贯至尾，微火炙令微熟，去皮，宿勿食，空腹顿服之。不能者分再服，勿与盐。

凡肿病，须百方内外攻之，不可一概，摩膏主表方。

生当陆一斤 猪膏一斤，煎可得二升

上二味，和煎令黄，去滓，以摩肿。亦可服少许，并涂，以纸覆之，燥辄敷之，不达三日瘥。

治妇人短气虚羸，遍身浮肿，皮肤急，人所稀见，**麝香散方**。

麝香三铢 雄黄六铢 芫花 甘遂各二分

上四味，治下筛。酒服钱五匕，老小以意增减。亦可为丸，强人小豆大，服七丸。《小品》无雄黄。《深师》以蜜丸如大豆，服二丸，日三，治三焦决漏，水在胸外，名曰水病，腹独大，在腹表用大麝香丸。《华佗方》、《肘后》有人参二分，为丸服。

虚劳浮肿，灸太冲百壮，又灸肾俞。

《备急千金要方》卷第二十一

备急千金要方卷第二十二　疔肿痈疽

疔肿第一论一首

证十五条　方二十九首　灸法一首

论曰：夫禀形之类，须存摄养，将息失度，百病萌生。故四时代谢，阴阳递兴。此之二气更相击怒，当是时也，必有暴气。夫暴气者，每月之中必有。卒然大风、大雾、大寒、大热，若不时避，人忽遇之，此皆入人四体，顿折皮肤，流注经脉，遂使腠理拥隔，荣卫结滞，阴阳之气不得宣泻，变成痈疽、疔毒、恶疮诸肿。至于疔肿，若不预识，令人死不逮辰。若著讫乃欲求方，其人已入木矣。所以养生之士，须早识此方，凡是疮痍，无所逃矣。

凡疗疔肿，皆刺中心至痛，又刺四边十余下令血出，去血敷药，药气得入针孔中佳。若不达疮里，疗不得力。

又其肿好著口中颊边舌上，看之赤黑如珠子，碜痛应心是也，是秋冬寒毒久结皮中，变作此疾。不即疗之，日夜根长，流入诸脉数道，如箭入身，捉人不得动摇。若不慎口味房室，死不旋踵。经五六日不瘥，眼中见火光，心神昏，口干心烦即死也。

一曰麻子疔，其状肉上起头，大如黍米，色稍黑，四边微赤，多痒。忌食麻子，及衣麻[①]布并入麻田中行。

二曰石疔，其状皮肉相连，色乌黑，如黑豆甚硬，刺之不入，肉内阴阴[②]微痛。忌瓦砾砖石之属。

三曰雄疔，其状疱头黑靥，四畔仰，疮疱浆起，有水出色黄，大如钱孔，形高。忌房事。

四曰雌疔，其状疮头稍黄，向里靥，亦似灸疮，四畔疱浆起，心凹色赤，大如钱孔。忌房事。

五曰火疔，其状如汤火烧灼，疮头黑靥，四边有疱浆，又如赤粟米。忌火炙烁。

六曰烂疔，其状色稍黑，有白斑，疮中溃，溃有脓水流出，疮形大小如匙面。忌沸热食、烂臭物。

七曰三十六疔，其状头黑浮起，形如黑豆，四畔起大赤色。今日生一，明日生二，至三日生三乃至十。若满三十六，药所不能治。如未满三十六者，可治。俗名黑疱。忌嗔怒，蓄积愁恨。

八曰蛇眼疔，其状疮头黑，皮上浮，生形如小豆，状似蛇眼，大体硬。忌恶眼人看之，并嫉妒人见，及毒药。

九曰盐肤疔，其状大如匙面，四边皆赤，有黑粟粒起。忌咸食。

十曰水洗疔，其状大如钱形，或如钱孔大，疮头白，里黑黶，汁出中硬。忌饮浆水、水洗、渡河。

十一曰刀镰疔，其状疮阔狭如薤叶大，长一寸，左侧肉黑如烧烁。忌刺及刀镰切割、铁刃所伤，可以药治。

十二曰浮沤疔，其状疮体曲圆，少许不合，长而狭如薤叶大，内黄外黑，黑处

---

① 麻：原缺，据《外台秘要》、宋古本补。

② 阴阴：宋古本作“隐隐”，义同。

刺不痛，内黄处刺之则痛。

十三曰牛拘疔，其状肉疱起，掐不破。

上十三种疮，初起必先痒后痛，先寒后热，热定则寒，多四肢沉重，头痛，心惊眼花。若大重者则呕逆，呕逆者难治。其麻子疔一种，始末惟痒，所录忌者，不得犯触，犯触者即难疗，其浮沤疔、牛拘疔两种，无所禁忌，纵不疗，亦不能杀人，其状寒热与诸疔同，皆以此方疗之，万不失一。欲知犯触，但脊强、疮痛极甚不可忍者，是犯触之状也。

治十三种疔方

用枸杞。其药有四名：春名天精，夏名枸杞，秋名却老，冬名地骨。春三月上建日采叶，夏三月上建日采枝，秋三月上建日采子，冬三月上建日采根。凡四时初逢建日，取枝、叶、子、根等四味，并曝干。若得五月五日午时合和大良。如不得依法采者，但得一种亦得。用绯缯一片以裹药，取匝为限，乱发鸡子大，牛黄梧子大，反钩棘针二十七枚末，赤小豆七粒末，先于绯上薄布乱发，以牛黄末等布发上，即卷绯缯作团，以发作绳十字缚之，熨斗中急火熬之令沸，沸定后自干，即刮取捣作末，绢筛，以一方寸匕，取枸杞四味合捣，绢筛取二匕，和合前一匕，共为三匕，令相得，又分为二份，早朝空腹酒服一份，日三。

治凡是疔肿皆用之，此名**齐州荣姥**方。

白姜石一斤，软黄者　牡蛎九两，烂者　枸杞根皮二两　钟乳二两　白石英一两　桔梗一两半

上六味，各捣，绢筛之，合和令调，先取伏龙肝九升末之，以清酒一斗二升，搅令浑浑然，澄取清二升，和药捻作饼子，大六分，厚二分；其浊滓仍置盆中，布饼子于笼上，以一张纸藉盆上，以泥酒气蒸之，仍数搅令气散发，经半日药饼子干，乃纳瓦坩中，一重纸一重药遍布，勿令相著，密以泥封三七日，干以纸袋贮之，干处举之。用法：以针刺疮中心，深至疮根，并刺四畔令血出，以刀刮取药如大豆许，纳疮上。若病重困，日夜三四度著，其轻者一二度著。重者二日根始烂出，轻者半日、一日烂出。当看疮浮起，是根出之候。若根出已烂者，勿停药，仍著之。药甚安稳，令生肌易。其病在口咽及胸腹中者，必外有肿异相也，寒热不快，疑是此病，即以饮或清水和药如二杏仁许，服之，日夜三四服，自然消烂。或以物剔吐，根出即瘥，若根不出亦瘥，当看精神，自觉醒悟。合药以五月五日为上时，七月七日次，九月九日、腊月腊日并可合。若急须药，他日亦得，要不及良日也。合药时须清净烧香，不得触秽、毋令[1]孝子、不具足人、产妇、六畜鸡犬等见之。凡有此病，忌房室、猪、鸡、鱼、牛、生韭、蒜、葱、芸薹、胡荽、酒、醋、面、葵等。若犯诸忌而发动者，取枸杞根汤和药服，并如后方。其二方本是一家，智者评论，以后方[2]最是真本。

赵娆方

姜石二十五两　牡蛎十两，《崔氏》七两　枸杞根皮四两　茯苓三两

上四味，各捣筛，合和。先取新枸杞根合皮，切六升，水一斗半，煎取五升，去滓，纳狗屎《崔氏》云尿二升，搅令调，澄取清和前药，熟捣，捻作饼子，阴干。病者，以两刃针当头直刺疮，痛彻拔出针，刮取药末塞疮孔中，拔针出即纳药，勿令歇气，并遍封疮头上，即胀起，针挑

---

① 毋令：原缺，据道藏本补。

② 方：原缺，据宋古本、元刻本、道藏本、后藤本补。

根出。重者，半日以上即出，或已消烂，挑根不出亦自瘥，勿忧之。其病在内者，外当有肿相应，并皆恶寒发热。疑有疮者，以水半盏，刮取药如桐子大五枚，和服之，日夜三度服，即自消也。若须根出，服药经一日，以鸡羽剔吐，即随吐根出。若不出根，亦自消烂。在外者，亦日夜三度敷药，根出后常敷勿住，即生肉易瘥。若犯诸忌而发动者，取枸杞根合皮骨切三升，以水五升，煎取二升，去滓，研药末一钱匕，和枸杞汁一盏服之，日二三服，并单饮枸杞汁两盏弥佳。又以枸杞汁搅白狗屎，取汁服之更良。合讫即用，不必待干。所言白狗屎，是狗食骨，其屎色如石灰，直言狗白屎也。如预造，取五月五日、七月七日、九月九日、腊月腊日造者尤良，神验。或有人忽患喉中痛，乍寒乍热者，即是其病，当急以此药疗之。无故而痛，恶寒发热者，亦是此病，但依前服之立瘥。前后二方同是一法，用一同，亦主痈疽甚效。

治疔肿病，忌见麻勃，见之即死者方。

胡麻　烛烬　针沙各等分

上三味，末之，以醋和敷之。

又方

针刺四边及中心，涂雄黄末，立可愈，神验。一云涂黄土。

又方

马齿菜二分　石灰三分

上二味，捣，以鸡子白和敷之。

又方

鼠新坌土，和小儿尿敷之。

又方

铁衣末，和人乳汁敷之，立可。

又方

以小豆花为末，敷之瘥。

又方

以人屎尖敷之，立瘥。

又方

以四神丹一枚，当头上安，经宿即根出矣。方在第十二卷中。

治一切疔肿方

苍耳根、茎、苗、子，但取一色烧为灰，醋泔淀和如泥涂上，干即易之。不过十度即拔根出，神良。余以贞观四年，忽口角上生疔肿，造甘子振母为贴药，经十日不瘥，余以此药涂之得愈。以后常作此药以救人，无有不瘥者，故特论之，以传后嗣也。疔肿方殆有千首，皆不及此方，齐州荣姥方亦不胜，此物造次易得也。

又方

取铁浆，每饮一升，立瘥。

又方

面和腊月猪脂封上，立瘥。

又方

蒺藜子一升，烧为灰，酽醋和封上，经宿便瘥。或针破头封上，更佳。

又方

皂荚子取仁作末敷之，五日内瘥。

贞观初，衢州徐使君访得治疔肿人玉山韩光方。

艾蒿一担，烧作灰，于竹筒中淋取汁，以一二合和石灰如面浆，以针刺疮中至痛，即点之，点三遍，其根自拔，亦大神验。贞观中治得三十余人瘥，故录之。

鱼脐疔疮似新火针疮，四边赤，中央黑色，可针刺之。若不大痛即杀人，治之方。

以腊月鱼头灰和发灰等分，以鸡溏屎和敷上。此疮见之甚可而能杀人。《外台》不用发灰，以鸡子清和涂。

又方

以寒食饧敷之良。又硬者，烧灰涂贴即瘥。

治鱼脐疮，其头白似肿，痛不可忍者方。

先以针刺疮上四畔作孔，捣白苣[①]取汁，滴著疮孔内。

又方

敷水獭屎，大良。

治赤根疔方

熬白粉令黑，蜜和敷之良。

又方

以新坌鼠壤，水和涂之，热则易之。

又方

捣马牙齿末，腊月猪脂和敷之，拔根出。亦烧灰用。

犯疔疮方

芜菁根　铁生衣

上二味，各等分，和捣，以大针刺作孔，复削芜菁根如针大，以前铁生衣涂上，刺孔中，又涂所捣者封上，仍以方寸匕绯帛涂贴上。有脓出易之，须臾拔根出，立瘥。忌油腻、生冷、醋滑、五辛、陈臭粘食。

又方

刺疮头及四畔，令汁极出，捣生栗黄敷上，以面围之，勿令黄出，从旦至午根拔出矣。

又方

以面围疮如前法，以针乱刺疮，铜器煮醋令沸，泻著面围中，令容一盏。冷则易之，三度即拔根出。

又方

取蛇蜕皮如鸡子大，以水四升，煮三四沸，去滓顿服，立瘥。

又方

烧蛇蜕皮灰，以鸡子清和涂之瘥。

又方

取苍耳苗，捣取汁一二升饮之，滓敷上，立瘥。

疔肿，灸掌后横纹后五指，男左女右，七壮即瘥。已用得效。疔肿灸法虽多，然此一法甚验，出于意表也。

痈疽第二脉七条

论一首　方八十七首　禁法二首　灸法三首

脉数，身无热，即内有痈。

诸浮数脉当发热，而反洗洗恶寒，若有痛处，当结为痈。

脉微而迟必发热，脉弱而数此为振寒，当发痈肿。

脉浮而数，身体无热，其形嘿嘿，胃中微燥，不知痛处，其人当发痈肿。

脉滑而数，滑则为实，数则为热，滑即为荣，数即为卫，荣卫相逢，即结为痈。热之所过，即为痈脓。身体有痛处，时时苦，有疮。

问曰：寸口脉微而涩，法当亡血若汗出，设不汗者，当云何？答曰：若身有疮，被刀器所伤，亡血故也。

趺阳脉滑而数，法当下重。少阴脉滑而数，妇人阴中生疮。

论曰：夫痈疽初发至微，人皆不以为急。此实奇患，惟宜速治。若疗稍迟，乃即病成，以此致祸者不一。但发背，外皮薄为痈，外皮厚为疽，宜急治之。

凡痈疽始发，或似小疖，或复大痛，或复小痛，或发如米粒大白脓子，此皆微候，宜善察之。见有小异，即须大惊忙，急须攻之及断口味，速服诸汤，下去热毒。若无医药处，即灸当头百壮。其大重者，灸四面及中央二三百壮，数灸不必多也，复薄冷药。种种救疗，必速瘥也。

凡用药贴法，皆当疮头处，其药开孔，令泄热气。亦当头以火针针入四分，即瘥。

---

① 白苣：《外台秘要》作“白芷”，宋古本作“白豆”。

凡痈疽、瘤、石痈、结筋、瘰疬，皆不可就针角。针角者，少有不及祸也。

凡痈无问大小，已[①]觉即取胶如手掌大，暖水浸令软，纳纳然，称大小，当头上开一孔如钱孔大，贴肿上令相当，须臾干急。若未有脓者，即定不长。已作脓者，当自出。若以锋针当孔上刺至脓，大好，至瘥乃洗去胶。

凡肿根广一寸以下名疖，一寸以上名小痈，如豆粒大者名疱子。皆始作，急服五香连翘汤下之，数剂取瘥乃止。

凡痈高而光大者，不大热，其肉正平无尖而紫者，不须攻之，但以竹叶黄芪汤申其气耳。肉正平，为无脓也。痈卒痛，以八味黄芪散敷之，大痈七日，小痈五日。其自有坚强者，宁生破，发乳若热，手不可得近者，先内服王不留行散，外摩发背膏。若背生破无苦，在乳宜令极热。候手按之随手即起者，疮熟也，须针之。针法要得著脓，以意消息，胸背不过一寸。斟量不得脓，即与食肉膏散著锐[②]头，纳痈口中。如体气热歇，即服木占斯散。五日后，痈欲著痂者，即服排脓内塞散。

凡痈破之后，便绵惙欲死，内寒外热文阙。肿自有似痈而非者，当以手按肿上，无所连，乃是风毒耳，勿针之，宜服升麻汤，外摩膏破痈口，当令上留三分，近下一分针之，务极令热，热便不痛。破后败坏不瘥者，作猪蹄汤洗之，日二，夏用二日，冬用六七日，用汤半剂亦可。夫痈坏后有恶肉者，宜猪蹄汤洗去秽，次敷蚀肉膏散。恶肉尽后，敷生肉膏散及摩四边，令好肉速生。当断绝房室，忌风冷，勿自劳烦。待筋脉平复，乃可任意耳。缘新肉易伤，伤则里溃，溃则重发，发即难救也，慎之慎之，白痂最忌。

凡诸暴肿，一一不同，无问近远，皆服五香连翘汤，刺去血，小豆末敷之，其间数数以针刺去血。若失疗已溃烂者，犹服五香汤及漏芦汤下之，随热多少，依方用之，外以升麻汤搨洗熨之。方在丹毒篇。摩升麻膏。方在丹毒篇。若生息肉者，以白蔄茹散敷之，青黑肉去尽，即停之。好肉生，敷升麻膏。如肌不生，敷一物黄芪散。若敷白蔄茹，青黑恶肉不尽者，可以漆头蔄茹散半钱，和三钱白蔄茹散，稍稍敷之。其散各取当色，单捣筛之，直尔成散用之。此数法，《集验》用治缓疽。

或身中忽有痛处，如似打扑之状，名曰气痛。痛不可忍，游走不住，发作有时，痛则小热，痛定则寒。此皆由冬时受温气，至春暴寒，风来折之，不成温病，乃作气痛。宜先服五香连翘汤，摩丹参膏，又以白酒煎杨柳皮，及暖熨之。有赤气点点者，即刺出血也。其五香连翘汤及小竹沥汤可服数剂，勿以一剂未差便住，以谓无效，即祸至矣。中间将白薇散佳。又有气肿痛，其状如痈，肿无头，虚肿色不变，但皮急痛不得手近，亦须服此五香汤，次白针泻之，次与蒺藜散敷之。

胸中痛，短气者，当入暗室中，以手中指捺左眼，视若见光者，胸中有结痈；若不见光者，是瘰疽内发出也。

经云：气宿于经络中，血气俱涩不行，壅结为痈疽也。不言热之所作，其后成痈。又阳气凑集，寒化为热，热盛则肉腐为脓也。由人体有热，被寒冷搏之，而脉凝结不行，热气壅结成痈疽。方有灸法，亦有温治法，以其中冷未成热之时，其用冷药贴薄之，治热已成，以消热令不成脓也。赤色肿有尖头者，藜芦膏敷之。一云醋和蚌蛤灰涂，干则易之。

---

① 已：原作“亦”，据《医方类聚》改。
② 锐：原作“兑”，通“锐”，今改。

余平生数病痈疽，得效者皆即记之。考其病源，多是药气所作，或有上世服石，遂令子孙多有此疾。食中尤不宜食面及酒、蒜，又慎温床厚被，能慎之者，可得终身无它。此皆躬自验之，故特论之也。

五香连翘汤 凡一切恶核、瘰疬、痈疽、恶肿患，皆主之方。

青木香 沉香 熏陆香 丁香 麝香 射干 升麻 独活 寄生 连翘 通草各二两 大黄三两

上十二味，㕮咀，以水九升，煮取四升，纳竹沥二升更煮，取三升，分三服，取快利。《肘后方》有紫葛、甘草，无通草，治恶肉、恶脉、恶核、风结肿气痛。《要籍喻义》有黄芪、甘草、芒硝各六分。《千金翼》云：未瘥，中间常服佳。与小儿篇方相重，小有异处。

治痈疽发背，**黄芪竹叶汤**方。

黄芪 甘草 麦门冬 黄芩 芍药各三两 当归 人参 石膏 芎䓖 半夏各二两 生姜五两 生地黄八两 大枣三十枚 淡竹叶一握

上十四味，㕮咀，以水一斗二升，先煮竹叶，取一斗，纳余药，煮取三升。分四服，相去如人行三十里间食，日三夜一。

八味黄芪散 敷之方。

黄芪 芎䓖 大黄 黄连 芍药 莽草 黄芩 栀子仁各等分

上治下筛，鸡子白和如泥，涂故帛上，随肿大小敷之，干则易之。若已开口，封疮上，须开头令歇气。

王不留行散 治痈肿不能溃，困苦无聊赖方。

王不留行子三合，《千金翼》作一升 龙骨二两 野葛皮半分 当归二两 干姜 桂心各一两 栝楼根六分

上七味，治下筛。食讫，温酒服方寸匕，日三，以四肢习习为度，不知稍加之，令人安稳，不觉脓自溃，即著疮痂平复，神良。此浩仲堪方，隋济阇黎所名为神散，痈肿即消，极安稳。《千金翼》云：治痈疽及诸杂肿已溃，皆服之。

内补散 治痈疽发背，妇人乳痈，诸疖，未溃者便消，不消者令速溃疾愈方。

木占斯 人参 干姜一云干地黄 桂心 细辛 厚朴 败酱 防风 桔梗 栝楼根 甘草各一两

上十一味，治下筛。酒服方寸匕，药入咽觉流入疮中。若痈疽灸之不能发坏者，可服之。疮未坏者去败酱，已发脓者纳败酱。服药日七八服，夜二三服，以多为善。若病在下，当脓血出，此为肠痈也。诸病在里，惟服此药，即觉其力，痛者即不痛。长服治诸疮及疽痔。疮已溃便早愈，医人不知用此药。发背无有治者，惟服此耳。若始觉背上有不好而渴者，即勤服之。若药力行，觉渴止，便消散。若虽已坏，但日夜服之勿住也，服之肿自消散，不觉去时，欲长服者，当去败酱。妇人乳痈，宜速服之。一方无桂心。一名木占斯散，主痈肿坚结，若已坏者速愈，未坏者使不成痈便消。张文仲无桂心，刘涓子云此是华佗方。

治大疮热退，脓血不止，疮中肉虚疼痛，**排脓内塞散**方。

防风 茯苓 白芷 桔梗 远志 甘草 人参 芎䓖 当归 黄芪各一两 桂心二分 附子二枚 厚朴二两 赤小豆五合，酒浸熬之

上十四味，治下筛。酒服方寸匕，日三夜一。

治痈疽发背，**猪蹄汤**方。

猪蹄一具，治如食法 黄芪 黄连 芍药各三两 黄芩二两 蔷薇根 狼牙根各八

两

上七味，㕮咀，以水三斗，煮猪蹄令熟，澄清取二斗，下诸药，煮取一斗，去滓，洗疮一食顷，以帛拭干，贴生肉膏，日二。如痛，加当归、甘草各二两。

治痈疽发十指，或起膀胱，及发背后生恶肉者方。

猪蹄一具，治如食法　当归　大黄　芎䓖　芍药　黄芩　独活　莽草各一两

上八味，㕮咀，以水三斗煮猪蹄，取八升，去之，纳诸药，煮取四升，去滓，以渍疮两食顷，洗之，拭令干，敷麝香膏。

治痈疽及发背诸恶疮，去恶肉，**麝香膏**方。

麝香　雄黄　矾石　蔄茹各一两，一作真珠

上四味，治下筛，以猪膏调如泥涂之，恶肉尽止，却敷生肉膏。

食恶肉膏方

大黄　芎䓖　莽草　真珠　雌黄　附子生用，各一两　白蔹　矾石　黄芩　蔄茹各二两　雄黄半两

上十一味，㕮咀，以猪脂一升半，煎六沸，去滓，纳蔄茹、石[①]末，搅调敷疮中，恶肉尽乃止。

治痈肿恶肉不尽者方

蒴藋灰一作藋灰　石灰《肘后》作白炭灰

上二味，各淋取汁，合煎如膏，膏成敷之[②]，食恶肉，亦去黑子。此药过十日后不中用。

又方

生地黄汁煎如胶，作饼子贴之，日四五度。

食恶肉散方

硫黄　马齿矾　漆头蔄茹　丹砂　麝香　雄黄　雌黄　白矾各二分

上八味，治下筛，以粉之，吮食恶肉。《千金翼》薄贴篇无白矾、雌黄，有藜芦，云赤膏和敷之，又处疗痈疽篇无丹砂。《广济方》疗痈肿脓溃，疮中有紫肉破不消，以此散兑头纳蚀之。

又方

蔄茹　矾石　雄黄　硫黄各二分

上四味，治下筛，纳疮中，恶肉尽即止，不得过好肉也。

治痈疽发背坏后，**生肉膏**方。

生地黄一斤　辛夷二两　独活　当归　大黄　黄芪　芎䓖　白芷　芍药　黄芩　续断各一两　薤白五两

上十二味，㕮咀，以腊月猪脂四升煎，取白芷黄下之，去滓，敷之立瘥。

生肉膏　治痈疽发背溃后，令生肉方。

甘草　当归　白芷　苁蓉　蜀椒　细辛各二两　乌喙六分，生用　蛇衔一两　薤白二十茎　干地黄三两

上十味，㕮咀，以醋半升渍一宿，猪膏二斤煎令沸，三上三下膏成，涂之立瘥。

蛇衔生肉膏　主痈疽、金疮败坏方。

蛇衔　当归各六分　干地黄三两　黄连　黄芪　黄芩　大黄　续断　蜀椒　芍药　白及　芎䓖　莽草　白芷　附子　甘草　细辛各一两　薤白一把

上十八味，㕮咀，醋渍再宿，腊月猪脂七升，煎三上三下，醋尽下之，去滓，敷之。日三夜一。《崔氏》有大戟、独活各一两，无地黄、黄连、黄芪、续断、白及、芎䓖、白芷、甘草。

五香汤　主热毒气，卒肿痛，结作核，或似痈疖而非，使人头痛，寒热气急

---

① 石：元刻本、道藏本、后藤本作“矾石”。

② 敷之：原缺，据元刻本、道藏本、后藤本补。

者，数日不除杀人方。

青木香 藿香 沉香 丁香 熏陆香各一两

上五味，㕮咀，以水五升，煮取二升，分三服。不瘥更服之，并以滓薄肿上。《千金翼》以麝香代藿香。

漏芦汤方

漏芦 白及 黄芩 麻黄 白薇 枳实 升麻 芍药 甘草各二两 大黄二两

上十味，㕮咀，以水一斗，煮取三升，分三服，快下之。无药处，单用大黄下之良。《肘后》云：治痈疽、丹疹、毒肿、恶肉。《千金翼》无白薇。《刘涓子》无芍药，有连翘，治时行热毒，变作赤色痈疽、丹疹、毒肿及眼赤痛生瘴翳。若热盛者，可加芒硝二两。《经心录》无白薇，有知母、犀角、芒硝各二两。此方与小儿篇方相重，分两服法异。

丹参膏方

丹参 蒴藋 莽草 蜀椒 踯躅各二两 秦艽 独活 白及 牛膝 菊花 乌头 防已各一两

上十二味，㕮咀，以醋二升浸一宿，夏半日，如急要，便煎之。猪脂四升，煎令醋气歇，慢火煎之，去滓，用敷患上，日五六度。《肘后》用防风，不用防已，治恶肉、恶核、瘰疬、风结诸肿，云此膏亦可服。

治气痛，**小竹沥汤**方。

淡竹沥一升 射干 杏仁 独活 枳实 白术 防已 防风 秦艽 芍药 甘草 茵芋 茯苓 黄芩 麻黄各二两

上十五味，㕮咀，以水九升，煮取半，下沥，煮取三升，分四服。

白薇散方

白薇 防风 射干 白术各六分 当归 防已 青木香 天门冬 乌头 枳实 独活 山茱萸 萎蕤各四分 麻黄五分 柴胡 白芷各三分 莽草 蜀椒各一分 秦艽五分

上十九味，治下筛。以浆水服方寸匕，日三，加至二匕。

治气肿痛，**蒺藜散**方。

蒺藜子一升，熬令黄，为末，以麻油和之如泥，炒令焦黑，以敷故熟布上，如肿大小，勿开孔贴之。无蒺藜，用小豆末和鸡子如前，干易之，甚妙。

治赤色肿有尖头者，**藜芦膏**方。

藜芦二分 黄连 矾石 雄黄 松脂 黄芩各八分

上六味，末之，猪脂二升二合煎令烊，调和以敷上，瘑癣、头疮极效，又治浅疮，经年抓搔成痒孔者。

瞿麦散 治痈，排脓、止痛、利小便方。

瞿麦一两 芍药 桂心 赤小豆酒浸，熬 芎䓖 黄芪 当归 白蔹 麦门冬各二两

上九味，治下筛。先食，酒下方寸匕，日三。《千金翼》用细辛、薏苡仁、白芷，不用桂心、麦门冬、白蔹，治诸痈溃及未溃，疮中疼痛，脓血不绝，不可忍者。

薏苡仁散 治痈肿，令自溃长肉方。

薏苡仁 桂心 白蔹 当归 苁蓉 干姜各二两

上六味，治下筛。先食[1]，温酒服方寸匕，日三夜再。

痈疽溃后脓太多，虚热，**黄芪茯苓汤**方。

黄芪 麦门冬各三两 芎䓖 茯苓 桂心各二两 生姜四两 五味子四合 大枣二十枚

上八味，㕮咀，以水一斗半，煮取四升，分六服。《千金翼》有远志、当归、人参各二两，甘草六两。

内消散 治凡是痈疽，皆宜服此方。

---

[1] 先食：宋古本作“食后”。

赤小豆一升，醋浸熬　人参　甘草　瞿麦　当归　猪苓　黄芩各二两　白蔹　黄芪　薏苡仁各三两　防风一两　升麻四两

上十二味，治下筛。以酒服方寸匕，日三夜一，长服取瘥。

治痈疽脓血内漏，诸漏坏败，男发背女乳房，及五痔，**猬皮散**方。

猬皮一具　蜂房一具　地榆　附子　桂心　当归　续断各五分　干姜　蜀椒　藁本各四分　厚朴六分

上十一味，治下筛。空腹以酒服方寸匕，日三，取瘥。加斑蝥七枚，益良。

凡患肿，皆因宿热所致，须服冷药，瘥后有患冷利不止者方。

赤石脂　人参　龙骨　甘草　干姜各二两　附子一枚

上六味，㕮咀，以水八升，煮取二升半。分三服，每服八合。

栀子汤　主表里俱热，三焦不实，身体生疮，及发痈疖，大小便不利方。

栀子仁二七枚　芒硝二两　黄芩　甘草　知母各三两　大黄四两

上六味，㕮咀，以水五升，煮减半，下大黄，取一升八合，去滓，纳芒硝，分三服。

五利汤　主年四十已还强壮，常大患热，发痈疽无定处，大小便不通方。

大黄三两　栀子仁五两　升麻　黄芩各二两　芒硝一两

上五味，㕮咀，以水五升，煮取二升四合，去滓，下芒硝。分四服，快利即止。《刘涓子》名大黄汤。

干地黄丸　壮热人长将服之，终身不患痈疽，令人肥悦耐劳苦方。

干地黄五两　芍药　甘草　桂心　黄芪　黄芩　远志各二两　石斛　当归　大黄各三两　人参　巴戟天　栝楼根各一两　苁蓉　天门冬各四两

上十五味，末之，蜜丸。酒服如梧子大十丸，日三，加至二十丸。

干地黄丸　主虚热，消疮疖方。

干地黄四两　大黄六分　芍药　茯苓　王不留行　甘草　远志　麦门冬　人参　升麻　黄芩各三两　桂心六两

上十二味，末之，蜜和。酒服如梧子十丸，日三，加至二十丸。长服令人肥健。一方有枳实三两。《外台》无甘草、远志、麦门冬、人参、升麻、黄芩。

干地黄丸　主虚劳客热，数发痈肿疮疖，经年不除方。

干地黄四两　天门冬五两　黄芪　黄芩　大黄　黄连　泽泻　细辛各三两　甘草　桂心　芍药　茯苓　干漆各二两　人参一两

上十四味，末之，蜜丸。酒服如梧子大十丸，日三夜一，加至二十丸。久服延年，终身不发痈疽。凡方中用大黄，薄切，五升米下蒸熟，曝干用之。热多，倍大黄。《要籍喻义》无泽泻。

地黄煎　补虚除热，散乳石，去痈疖痔疾，悉宜服之方。

生地黄随多少，三捣三压，取汁令尽，铜器中汤上煮，勿盖令泄气，得减半出之，布绞去粗碎结浊滓秽，更煎之令如饧。酒服如弹丸许，日三，勿加之。百日，痈疽永不发。

枸杞煎　主虚劳，轻身益气，令人有力，一切痈疽永不发方。

枸杞三十斤，锉。叶生至未落可用茎叶，落至未生可用根。以水一石，煮取五斗，去滓淀。将滓更入釜，与水依前，煮取五斗，并前为一斛，澄之去淀，釜中煎之，取二斗许。更入小铜锅子煎，令连连如饧去，或器盛，重汤煮更好。每日早朝服一合半，日再。初服一合，渐渐加之。

主风湿体痛，不能饮食，兼痈疽后补

虚羸方。

蔷薇根　枸杞根各一百斤　生地黄　食蜜各十斤

上四味，㕮咀，以水煮二根令味浓，取二斛，去淀，纳地黄煮令烂，绞去滓，微火煎令如粥，纳蜜，耗令相得，每食后服如弹丸许。

搨肿方

大黄　黄芩　白蔹　芒硝各三分

上四味，㕮[1]咀，以水六升，煮取三升汁，故帛四重纳汁中，以搨肿上，干即易之，无度数，昼夜为之。

治痈疽始作，肿赤焮热，长甚速方。

青木香　犀角　大黄　升麻　黄芩　栀子仁　黄连　甘草　芒硝　射干　黄柏　紫檀香　羚羊角　白蔹各二分　地黄汁五合　麝香二分，研入

上十六味，㕮咀，以水五升，煮取二升，小冷，故帛两重纳汤中，搨肿上，干易之，日夜数百度。

治颈项及胸背有大肿赤发，即封令不成脓方。

生干地黄半斤　香豉半斤　朴硝五两

上三味，合捣，令地黄烂熟，敷肿上，厚二分，日三四易，至瘥止。此兼治一切肿。

治痈肿痛烦闷方

生楸叶十重贴之，以帛包令缓急得所，日二易。止痛兼消肿，蚀脓甚良，胜于众物。如冬月先收干者，用时盐润之，亦可薄削楸皮用之。

治痈始觉肿，令消方。

大黄　通草　葶苈　莽草各等分

上四味，为末，以水和敷上，干则易之。

又方

以莨菪末三指撮，水和服之，日三，神良。

治痈方

芫花为末，胶和如粥敷之。

治痈疽发腹背阴匿处，通身有数十痈者方。

取干牛粪烧灰，下筛，以鸡子白涂之，干复易。

若已结脓，使聚长者方。

栝楼根末之，苦酒和敷上，燥复易。赤小豆亦佳。

治大人小儿痈肿方

生猪脑敷纸上贴之，干则易，日三四度。

又方

芥子末，汤和敷纸上贴之。《千金翼》以猪胆和涂之。

又方

白姜石末，蒜和捣敷上瘥。

又方

马鞭草捣敷上，即头出。

大人小儿痈肿，灸两足大拇趾歧中，立瘥，仍随病左右。

治疖子方

凡疖无头者，吞葵子一枚，不得多服。

又方

烧葛蔓灰封上自消，牛粪灰封之亦佳。

又方

鼠粘根叶贴之。

又方

水和雀屎敷之。

又方

生椒末　釜下土

上二味，等分，醋和涂之。《千金翼》有曲末，为三味。

又方

狗头骨　芸薹子

---

① 㕮：原缺，据道藏本补。

上二味，等分，末之，醋和敷上。

治痈有脓令溃方

鸡羽三七枚，烧末，服之即溃。

又方

人乳和面敷上，比晓脓血出并尽，不用近手。

又方

箔经绳烧末，腊月猪脂和敷下畔即溃，不须针灸。

治痈肿发背初作，及经十日以上，肿赤焮热毒气盛，日夜疼痛，百药不效方。

鰕鸡子一枚　新出狗屎如鸡子大

上二味，搅调和，微火熬令稀稠得所，捻作饼子。可肿头坚处贴之，以纸贴上，以帛抹之，时时看之，觉饼子热即易，勿令转动及歇气，经一宿定。如多日患者，三日贴之，一日一易，瘥止。此方秽恶，不可施之贵胜。然其愈疾，一切诸方皆不可及。自外诸方，还复备员设仪注而已，觉者当晓斯方，亦备诸急尔。

乌麻膏　主诸漏恶疮，一十三般疔肿，五色游肿，痈疖毒热，狐刺蛇毒，狂犬虫狼六畜所伤不可识者，二十年漏，金疮中风，皆以此膏贴之，恶脓尽即瘥，止痛生肌，一贴不换药，惟一日一度，拭去膏上脓再贴之，以至瘥乃止方。

生乌麻油一斤　黄丹四两　蜡四分，皆大两大升

上三味，以腊日前一日从午，纳油铜器中，微火煎之，至明旦看油减一分，下黄丹消尽，下蜡令沫消，药成，至午时下之。惟男子合之，小儿、女人、六畜不得见之。

治诸肿，**紫葛贴**方。

紫葛十分　大黄五分　白蔹　玄参　黄芩　黄连　升麻　榆白皮　由跋各三分　赤小豆一合　青木香一分

上十一味，治下筛，以生地黄汁和如泥，敷肿上，干易之。无地黄汁，与米醋和之。

又贴膏方

松脂一斤　大黄一两　猪脂半斤　细辛　防风　黄芩　芎䓖　白蔹　当归　白芷　芍药　莽草　黄柏　黄连各半两　白蜡四两

上十五味，㕮咀，先煎脂蜡令烊，乃纳诸药，三上三下，绞以绵及布，以著水中为饼，取少许火炙之，油纸上敷之，贴疮上。《千金翼》有黄芪一两。

青龙五生膏　治痈疽痔漏恶疮脓血者，皆以导之方。

生梧桐白皮　生龙胆　生桑白皮　生青竹茹　生柏白皮各五两　蜂房　猬皮　蛇蜕皮各一具　雄黄　雌黄各一两　蜀椒　附子　芎䓖各五分

上十三味，㕮咀，以三年苦酒二斗，浸药一宿，于炭火上炙干，捣，下细筛，以猪脂二升半，于微火上煎，搅令相得如饴，著新未中水白瓷器中盛。稍稍随病深浅敷之，并以清酒服如枣核，日一。

治痈疽痔漏恶疮，妇人妒乳，**漆疮**方。

野葛　芍药　薤白　当归　通草各二分　附子一分

上六味，㕮咀，醋浸半日，先煎猪脂八合，令烟出，纳乱发二分令消尽，下之待冷。又纳松脂八分、蜡二分，更著火上令和，即纳诸药，煎令沸，三上三下，去滓。故帛敷药贴肿上，干即易之。如春，去附子。其发须洗去垢，不尔令人疮痛。

治痈肿，**松脂膏**方。

黄芩　当归　黄芪　黄连　芍药　大黄　蜡　芎䓖各一两

上八味，㕮咀，合松脂一斤半，猪脂一合半，微火煎之三上三下，绵布绞去滓，火炙敷纸上，随肿大小贴之，日三易之，即瘥。

治诸色痈肿恶疮瘥后有瘢，**灭瘢膏**方。

矾石　安息香一作女萎　狼毒　乌头　羊踯躅　附子　野葛　白芷　乌贼骨　赤石脂　皂荚　干地黄　天雄　芍药　芎䓖　大黄　当归　莽草　石膏　地榆　白术　续断　鬼臼　蜀椒　巴豆　细辛各一两

上二十六味，捣末，以成煎猪脂四斤和药，以此为准，煎之三上三下，以好盐一大匙下之，膏成。须服者与服之，须摩者与摩之，摩之忌近眼，服之忌妊娠人。若灭瘢者，以布揩令伤敷之。鼻中息肉，取如大豆纳鼻中；如瘀血，酒服如枣核大；痔漏，以绵裹如梅子纳下部；若中风，摩患上取瘥。崩中亦纳。若灭瘢，取少许和鹰屎白敷之。取腊日合之，神效。《千金翼》有礜石一两。

治脓溃后疮不合方

烧鼠皮一枚作末，敷疮孔中。

又方

熟嚼大豆以敷之。

又方

炒乌麻令黑熟，捣以敷之。

又方

以牛屎敷之，干即易之。

又方

烧破蒲席灰，腊月猪脂和，纳孔中。

治痈久不瘥方

马齿菜捣汁，煎以敷之。

治痈疖溃后脓不断，及诸物刺伤，疮不瘥方。

石硫黄粉二分　箸一片，碓头碎

上二味，少湿箸，纳硫黄中以刺疮孔，疮瘥为度。

治痈肉中如眼，诸药所不效者方。

取附子削令如棋子，安肿上，以唾贴之，乃灸之，令附子欲焦，复唾湿之，乃重灸之。如是三度，令附子热气彻内即瘥。此法极妙。

治诸疮著白痂复发方

大蒜　鼠屎　书墨

上三味，等分，为末敷之，日三。

禁肿法

凡春初雷始发声时，急以两手指雷声，声止乃止，后七日勿洗手，于后有一切肿及蝎螫恶注肿疮，摩之寻手瘥。

书肿方

太乙甲一不生　未乙一不成，壬癸死

上以丹书，闭气书肿上，立瘥。

治恶毒肿，或著阴卵，或著一边，疼痛挛急，引小腹不可忍，一宿杀人方。

取茴香草捣取汁，饮一升，日三四服，滓薄肿上。冬中[①]根亦可用。此是外国神方，从永嘉年末用之，起死人神验。

治风劳毒肿，疼痛挛急，或牵引小腹及腰髀痛方。

桃仁一升，研如常法，以酒三升搅和，顿服之，厚衣盖令汗，不过三剂。

若从脚肿向上至腹者，即杀人，治之方。

赤小豆一斗，以水三斗煮令烂，出豆，以汁浸脚至膝，每日一度，瘥止。若已入腹，不须浸，但煮豆食之。忌盐、菜、米、面等。渴饮汁，瘥乃止。

麻子小豆汤　治毒肿无定处，或赤色恶寒，或心腹刺痛烦闷者，此是毒气深重方。

麻子　赤小豆各五升　生商陆二升　升麻四两　附子二两　射干三两

上六味，㕮咀，以水四斗，先煮四味，取二斗半，去滓，研麻子碎，和汁煮一沸，滤去滓，取汁煮豆烂，取汁。每一服五合，日二夜一。当利小便为度，肿退

① 中：道藏本作“月”。

即瘥，并食豆。

治一切毒肿，疼痛不可忍者方。

取蓖麻子捣敷之，即瘥。

治痈有坚如石核者，复大色不变，或作石痈，**练石散方**。

粗理黄石一斤　鹿角八两，烧　白蔹三两

上三味，以醋五升，先烧石令赤，纳醋中，不限数，醋半止。总捣末，以余醋和如泥厚敷之。干则易，取消止，尽更合。诸漏及瘰疬，其药悉皆用之。仍火针针头破，敷药。又单磨鹿角、半夏末和敷之，不如前方佳也。

治石痈坚如石，不作脓者方。

生商陆根捣敷之，干即易之，取软为度。又治湿漏诸痈疖。

又方

蜀桑根白皮阴干捣末，烊胶，以酒和药敷肿，即拔出根。

又方

醋和莨菪子末敷头[①]上，即拔出根矣。

又方

蛇蜕皮贴之，经宿便瘥。

又方

栎子一枚，以醋于青石上磨之，以涂肿上，干更涂，不过十度即愈。

又方

梁上尘　葵根茎灰等分

上二味，醋和敷之，即瘥。

凡发肿至坚有根者，名曰石痈。治之法：当上灸之百壮，石子当碎出。如不出，益壮乃佳。

发背第三论一首　方十五首

论曰：凡发背，皆因服食五石寒食更生散所致，亦有单服钟乳而发背者，又有生平不服而自发背者，此是上代有服之者。其候率多于背两胛间起，初如粟米大，或痛或痒，仍作赤色，人皆初不以为事，日渐长大，不过十日遂至于死。其临困之时，以阔三寸、高一寸，疮有数十孔，以手按之，诸孔中皆脓出，寻时失音。所以养生者，小觉背上痒痛有异，即火急取净土，水和为泥，捻作饼子，厚二分、阔一寸半，以粗艾大作炷，灸泥上，贴著疮上灸之，一炷一易饼子。若粟米大时，可灸七饼子即瘥；如榆荚大，灸七七饼炷即瘥；如钱大，可日夜灸之，不限炷数。仍服五香连翘汤及铁浆诸药攻之，乃愈。又法：诸发背未作大脓，可以冷水射之，浸石令冷熨之，日夜莫住，瘥乃止。此病忌面、酒、五辛等。亦有当两肩上发者。

凡服石人，皆须劳役四体，无令自安。如其不尔者，多有发动。亦不得遂便恣意取暖。称已适情，必须遗欲以取寒冻，虽当时不宁，于后在身多有所益，终无发动之虑耳。

凡肿起背胛中，头白如黍粟，四边相连，肿赤黑，令人闷乱，即名发背也。禁房室、酒肉、蒜面。若不灸治，即入内杀人。若灸，当疮上七八百壮。有人不识，多作杂肿治者，皆死。

治发背及痈肿已溃未溃方

香豉三升，少与水和，熟捣成强泥，可肿作饼子，厚三分以上。有孔勿覆孔上，布豉饼，以艾列其上，灸之使温温而热，勿令破肉。如热痛，即急易之，患当减。快得安稳，一日二度灸之。如先有疮孔，孔中得汁出即瘥。

治发背，背上初欲结肿，即服此方。

---

① 头：元刻本、道藏本、后藤本“头”前有“疮”字。

大黄　升麻　黄芩　甘草各三两　栀子三七枚

上五味，㕮咀，以水九升，煮取三升，分三服。取快利便止，不通更进。

治痈疽发背，已溃未溃，及诸毒肿方。

栝楼根　榆白皮　胡燕窠　鼠坌土

上四味，等分，末之。以女人月经衣，水洗取汁和如泥，封肿上，干易。溃者四面封之，已觉即封，从一日至五日，令瘥。

内补散　治痈疽发背已溃，排脓生肉方。

当归　桂心各二两　人参　芎䓖　厚朴　防风　甘草　白芷　桔梗各一两

上九味，治下筛。酒服方寸匕，日三夜二。未瘥更服，勿绝。《外台》无防风、甘草、白芷。

内补散　治痈疮发背方。

蜀椒　干姜各二分　白蔹一两　黄芩　人参各二分　桂心一分　甘草一两　小豆一合半　附子　防风各一两　芎䓖二两

上十一味，治下筛。酒服方寸匕，日三夜二。

治痈疽发背及小小瘰疬，**李根皮散**方。

李根皮一升　通草　白蔹　桔梗　厚朴　黄芩　附子各一两　甘草　当归各二两　葛根三两　半夏五两　桂心　芍药各四两　芎䓖六两　栝楼根五两

上十五味，治下筛。酒服方寸匕，日三。疮大困者，夜再服之。曾有人患骨从疮中出，兼有三十余痈疖，服此散得瘥。

治发背痈肿经年，瘥后复发。此因大风或结气在内，经脉闭塞，至夏月以来出攻于背，久不治，积聚作脓血为疮，内漏，**大内塞排脓散**方。

山茱萸　五味子　茯苓　干姜各一分　当归　石韦　芎䓖各四分　附子二分　苁蓉　巴戟天　远志　麦门冬　干地黄各八两　桂心　芍药各三分　地胆　菟丝子各三分　石斛　人参　甘草各五分

上二十味，治下筛。酒服方寸匕，日三夜一，稍加之。长服终身不患痈疖。

治发背方

乱发灰酒服方寸匕。亦治瘭疽。

又方

饮铁浆二升，取利。

又方

三年醋滓，微火煎令稠，和牛脂敷上，日一易。

又方

猪[①]狗牙烧灰，醋和敷上，日三四易之。

又方

猪脂敷上，日四五。亦治发乳。《救急方》云：取猪羊脂切作片，冷水浸，贴上，暖易之，五六十片瘥。若初贴少许即寒，寒定好眠，甚妙。

又方

蛇头灰醋和敷之，日三易。

又方

烧鹿角灰，醋和敷之，日四五。

又方

烧古蚌灰，鸡子白和敷之，日三易。

丹毒第四论一首　方三十八首

论曰：丹毒一名天火，肉中忽有赤如丹涂之色，大者如手掌，甚者遍身有痒有肿，无其定色。有血丹者，肉中肿起，痒而复痛，微虚肿如吹状，隐疹起也。有鸡冠丹者，赤色而起，大者如连钱，小者如麻豆粒状，肉上粟粟如鸡冠肌理也，一名茱萸丹。有水丹者，由遍体热起，遇水湿

① 猪：《外台秘要》、宋古本无。

搏之，结丹晃晃黄赤色，如有水在皮中，喜著股及阴处。此虽小疾，不治令人至死。治之皆用升麻膏也。

升麻膏方

升麻　白薇《肘后》作白蔹　漏芦　连翘　芒硝　黄芩各二两　蛇衔　枳实各三两　栀子四十枚　蒴藋四两

上十味，微捣之，水三升浸半日，以猪膏五升煎，令水气尽，去滓，膏成敷，诸丹皆用之，日三，及热疮肿上。《经心录》无枳实，以治诸毒肿。

治丹毒，**升麻搨汤**方。

升麻　漏芦　芒硝各二两　栀子二十枚　黄芩三两　蒴藋五两

上六味，㕮咀，以水一斗浸良久，煮取七升，冷，以故帛染汁搨诸丹毒上，常令湿，搨后须服饮子并漏芦汤，方并在前痈肿条中，但服之立瘥。《小品》用治丹疹、赤毒肿。

治丹毒单用药方

水苔　生蛇衔　生地黄　生菘菜　蒴藋叶　慎火草　五叶藤　豆叶　浮萍　大黄　栀子　黄芩　芒硝

上十三味，但以一味单捣，涂之立瘥。大黄以下水和用。

又方

凡天下极冷，无过藻菜最冷。但有患热毒肿并丹等，取渠中藻菜细切，熟捣敷丹上，厚三分，干易之。

治诸丹神验方

以芸薹菜熟捣，厚封之，随手即消。如余热气未愈，但三日内封之，陵[①]醒醒好瘥止，纵干亦封之勿歇，以绝本。余以贞观七年三月八日于内江县饮多，至夜睡中觉四体骨肉疼痛，比至晓，头痛目眩，额左角上如弹丸大肿痛，不得手近，至午时至于右角，至夜诸处皆到，其眼遂闭合不得开，几至殒毙。县令周公以种种药治不瘥。经七日，余自处此方，其验如神，故疏之以传来世云耳。

五色油丹，俗名油肿，若犯者多致死，不可轻之方。

缚母猪枕头卧之，甚良。

又方

牛屎涂之，干易。

赤流肿丹毒方

取榆根白皮作末，鸡子白和敷之。《千金翼》又用鸡子白和蒲席灰敷。

又方

捣大麻子，水和敷之。

又方

以羊脂煎了摩之。得青羊脂最良。《集验方》云：治人面目身体卒赤黑丹，起如疥状，不治日剧，遍身即杀人。

治小儿丹毒方

捣马齿苋一握，取汁饮之，以滓薄之。

又方

捣赤小豆五合，水和，取汁饮之一合良，滓涂五心。

又方

浓煮大豆汁涂之良，瘥亦无瘢痕。

又方

腊月猪脂和釜下土敷之，干则易。

治小儿五色丹方

捣蒴藋叶敷之。

又方

猪槽下烂泥敷之，干则易。《集验》治卒赤黑丹。

又方

服黄龙汤二合，并敷患上。

治小儿白丹方

烧猪屎灰，鸡子白和敷之良。

治小儿赤丹方

芸薹叶汁服三合，滓敷上良。《千金

① 陵：元刻本、道藏本、后藤本作“使”。

翼》云：末芸薹，以鸡子白和涂之。

治小儿赤丹斑驳方

唾和胡粉，从外向内敷之。

又方

铜[①] 铁屎，以猪脂和敷之。

又方

屋尘和腊月猪脂敷之。

治小儿火丹，赤如朱走皮中方

以醋和豉，研敷之。

又方

鲤鱼血敷之良。

又方

捣荏子敷之良。

又方

猪屎水和绞取汁，服少许良。

治小儿天火丹，肉中有赤如丹色，大者如手，甚者遍身，或痛或痒或肿方。

赤小豆二升，末之，鸡子白和如薄泥敷之，干则易便瘥。一切丹并用此方皆瘥。

又方

生麻油涂之。

治小儿骨火丹，其疮见骨方

捣大小蒜厚封之，著足踝者是。

治小儿殃火丹，毒著两胁及腋下者方

伏龙肝末和油敷之，干则易。若入腹及阴，以慎火草取汁服之。

治小儿尿灶丹，初从两股起，及脐间走入阴头，皆赤色者方。

水二升，桑皮切二升，煮取汁浴之良。

又方

烧李根为灰，以田中流水和敷之良。

治小儿朱田火丹，病一日一夜即成疮，先从背起渐至遍身，如枣大，正赤色者方。

浓煮棘根汁洗之。已成疮者，赤小豆末敷之。未成疮者，鸡子白和小豆末敷之。凡方中用鸡子者，皆取先破者用之，完者无力。

治小儿天灶火丹，病从髀间起，小儿未满百日，犯行路灶君，若热流下，令阴头赤肿血出方。

伏龙肝捣末，鸡子白和敷之，日三良。

又方

鲫鱼肉锉，五合　赤小豆末五合

上二味，和捣，少水和敷之良。

治小儿野火丹，病遍身皆赤者方

用油涂之。

治小儿茱萸丹，病初从背起，遍身如细缬，一宿成疮者方。

赤小豆作末，以粉之。如未成疮者，鸡子白和敷之。

治小儿废灶火丹，初从足趺起，正赤色者方。

以枣根煮汁，沐浴五六度。

隐疹第五

论一首　方二十九首　灸法一首

论曰：《素问》云：风邪客于肌中则肌虚，真气发散，又被寒搏皮肤，外发腠理，开毫毛，淫气妄行之，则为痒也，所以有风疹瘙痒，皆由于此。又有赤疹者，忽起如蚊蚋啄，烦痒剧者重沓垄起，搔之逐手起。又有白疹者，亦如此。赤疹热时即发，冷即止；白疹天阴即发。白疹宜煮矾石汁拭之，或煮蒴藋和少酒以浴之良《姚氏》治赤疹。或煮石楠汁拭之良，或水煮鸡屎汁，或煮枳实汁拭之良。余一切如治丹方法。俗呼为风屎，亦名风尸。

石楠汤　治六十四种风，淫液走人皮

---

① 铜：宋古本、元刻本、道藏本、后藤本作“锻”。

中如虫行，腰脊强直，五缓六急，手足拘挛，隐疹搔之作疮，风尸身痒，卒面目肿起，手不得上头，口噤不得言。方出第八卷中。此方但是隐疹，宜服之瘥。

治风瘙隐疹，心迷闷乱方。

天雄　牛膝　桂心　知母各四分　防风六分　干姜　细辛各三分　人参二分　栝楼根　白术各五分

上十味，治下筛。酒服半钱匕，加至一匕为度。

治瘙痒皮中风虚方

枳实三升　独活　苁蓉　黄芪　秦艽各四两　丹参　蒴藋各五两　松叶切，一升

上八味，㕮咀，以酒二斗，浸六宿。每服二合，日二，稍稍加之。

治风瘙隐疹方

大豆三升，酒六升，煮四五沸。每服一盏，日三。

又方

牛膝为末，酒下方寸匕，日三。并治骨疽、癞病及瘖瘟。

又方

芥子末，浆水服方寸匕，日三。

又方

白术末，酒服方寸匕，日三。

又方

白术三两　戎盐　矾石各半两　黄连　黄芩　细辛　芎䓖　茵芋各一两

上八味，㕮咀，以水一斗，煮取三升，洗之良，日五。

又方

马蔺子　蒴藋　茺蔚子　矾石　蒺藜子　茵芋　羊桃　扁竹各二两

上八味，㕮咀，以浆水二斗，煮取一斗二升，纳矾石，洗之，日三。

又方

蒴藋　防风　羊桃　石楠　茵芋　芫花　蒺藜　矾石

上八味，各一两，㕮咀，以浆水一斗，煮取五升，去滓，纳矾石令小沸，温浴之。

治隐疹痒痛方

大黄　升麻　黄柏　当归　防风　芍药　黄芩　青木香　甘草各二两　枫香五两　芒硝一两　地黄汁一升

上十二味　㕮咀，以水一斗，煮取三升半，去滓，下芒硝令消。帛染搨病上一炊久，日四五度。

治举体痛痒如虫啮，痒而搔之，皮便脱落作疮方。

蒺藜子三升　蛇床子　茺蔚子各二升　防风五两　大戟一斤　大黄二两　矾石三两

上七味，㕮咀，酒四升、水七升，煮取四升，去滓，纳矾石，帛染拭之。

治风瘙肿疮，痒在头面，**大黄搨洗方**。

大黄　芒硝各四分　莽草二分，一作甘草三两　黄连六分　黄芩八分　蒺藜子五合

上六味，㕮咀，以水七升，煮取三升，去滓，下硝。以帛染搨之，日一度，勿近目。

治风瘙隐疹方

蛇床子二升　防风二两　生蒺藜二斤

上三味，㕮咀，以水一斗，煮以五升。拭病上，日三五遍。

治身体赤隐疹而痒，搔之随手肿起方。

莽草二分　当归　芎䓖　大戟　细辛　芍药　芫花　蜀椒　附子　踯躅各四分　猪膏二升半

上十一味，㕮咀，以酒渍药一宿，猪膏煎之，候附子色黄膏成，去滓。以敷病上，日三。

青羊脂膏　主风热赤疹，搔之逐手作疮方。

青羊脂四两　甘草　芍药各三两　白芷　寒水石　防风　黄芩　白及　黄芪　升麻各四分　石膏一升　竹叶切，一升

上十二味，㕮咀，先以水八升煮石膏、竹叶，取四升，去滓，浸诸药，以不中水猪脂二升合煎，膏成敷病上良。

治风瘙隐疹方

石灰淋取汁，洗之良。

又方

白芷根叶，煮汁洗之。

又方

醋和盐熟煮摩之，手下即消，良妙。

治隐疹，百疗不瘥者方。

景天一斤，一名慎火草，细捣取汁敷上。热炙手摩之，再三度瘥。

又方

芒硝八两，水一斗，煮取四升，适寒温绵拭。

又方

黄连切　芒硝各五两

上二味，以水六升，煮取半，去滓洗之，日四五。

治风瘙隐疹，心迷闷乱方。

巴豆二两，以水七升，煮取三升。故帛染汁拭之，大人小儿加减之。

又方

矾石二两末，酒三升渍令消，帛染拭病上。

又方

吴茱萸一升，酒五升，煮取一升半，帛染拭病上。

治暴气在表，攻皮上，隐疹作疮方。

煮槐枝叶洗之。

治小儿患隐疹入腹，体肿强而舌干方。

芜菁子末，酒服方寸匕，日三。

又方

车前子作末，粉之良。

又方

蚕沙二升，水二升煮，去滓，洗之良。

又方

盐汤洗了，以蓼子挼敷之。

举体痛痒如虫啮，痒而搔之，皮便脱落作疮，灸曲池二穴，随年壮。发即灸之，神良。

瘭疽第六

论一首　证十五条　方九十四首①

论曰：瘭疽者，肉中忽生点子如豆粒，小者如黍粟，剧者如梅李，或赤或黑，或青或白，其状不定，有根不浮肿，痛伤之应心，根深至肌，经久便四面悉肿，疱黯熟紫黑色，能烂坏筋骨。若毒散，逐脉入脏杀人，南人名为搨著毒。厚肉处即割去之，亦烧铁烙之，令焦如炭，或灸百壮，或饮葵根汁，或饮蓝青汁，若犀角汁，及升麻汁、竹沥、黄龙汤等诸单方，治专去其热取瘥。其病喜著十指，故与代指相似，人不识之，呼作代指。不急治之，亦逐脉上入脏杀人。南方人得之，皆斩去其指。初指头先作黯疱，后始肿赤黑黯，瘆痛入心是也。

代指者，先肿焮热痛，色不黯，缘爪甲边结脓，剧者爪皆脱落，此谓之代指病也。但得一物冷药汁搨渍之佳。若热盛，服漏芦汤及搨渍之，敷升麻膏亦可，针去血不妨，洗渍涂膏也。

复有恶肉病者，身上忽有肉如赤豆粒，突出便长，推出如牛马乳，上如鸡冠状，不治，自长出不止，亦不痛痒。此由春冬时受恶风入肌脉中，变成此疾。治之

① 方九十四首：原作“方十五条”，据本篇方证条数改。

宜服漏芦汤，外烧铁烙之，日日为之令焦尽，即以升麻膏敷之，积日乃瘥。

又有赤脉病，身上忽有赤脉络起，陇耸如死蚯蚓之状，看之如有水在脉中，长短皆逐脉所处。此由春冬受恶风，入络脉中，其血肉瘀所作也，宜五香连翘汤及竹沥等治之，刺去其血，仍敷丹参膏，亦用白鸡屎涂之良。

恶核病者，肉中忽有核累累如梅李核，小者如豆粒，皮肉碜痛，壮热瘰索恶寒是也，与诸疮根瘰疬结筋相似。其疮根瘰疬，因疮而生，是缓无毒。恶核病卒然而起，有毒，若不治，入腹烦闷杀人。皆由冬月受温风，至春夏有暴寒相搏，气结成此毒也。但服五香汤主之，又以小豆末敷之，亦煮汤渍，时时洗之。消后以丹参膏敷之，令余核总消尽。凡恶核初似被射工毒，无常定处，多恻恻然痛，或时不痛。人不痛者便不忧，不忧则救迟，迟治即杀人，是以宜早防之。尤忌牛肉、鸡、猪、鱼、马、驴等肉。其疾初如粟米，或似麻子，在肉里而坚似疱，长甚速，初得多恶寒，须臾即短气。取吴茱萸五合作末，水一升和之，绞取汁顿服之，以滓敷上，须臾服此汁，令毒散止，即不入腹也。入腹则致祸矣，切慎之。

凡㿉病喜发四肢，其状赤脉起如编绳，急痛壮热，其发于脚，喜从腨起至踝，亦如编绳，故云㿉病也。发于肾，喜著腋下，皆由久劳热气盛，为湿凉所折，气结筋中成此病也。若不即治，其久溃脓，亦令人筋挛缩也。若不消溃，其热气不散，多作𤺌病，漏芦汤主之。泻后锋针数针，去恶血气，针泻其根，核上敷小豆末，取消为度。又用治丹法治之，亦用治痈三味甘草散敷之。若溃，敷膏散如痈法。

恶核、㿉病、瘭疽等多起岭表，中土鲜有。南方人所食，杂类繁多，感病亦复不一。仕人往彼，深须预防之，防之无法，必遭其毒，惟须五香汤、小豆散、吴茱萸，皆是其要药。

凡附骨疽者，以其无破《外台》作故附骨成脓，故名附骨疽。喜著大节解中，丈夫产妇喜著胜中，小儿亦著脊背。大人急著者，先觉痛不得动摇，按之应骨痛，经日便觉皮肉渐急，洪肿如肥状是也。小儿才手近便大啼呼，即是肢节有痛候也。大人缓者，先觉肌烘烘然，经日便觉痛痹不随。小儿四肢不能动摇，变如不随状。看肢节解中若有肌烘烘处，不知是附骨疽，令遍身成肿不至溃，体皆有青黯。大人亦有不别，呼为贼风风肿，不知是疽也。凡人身体患热，当风取凉，风入骨解中，风热相搏，便成附骨疽，其候嗜眠沉重，忽忽耳鸣。又秋夏露卧，为冷所折，风热伏结而作此疾。急者热多风少，缓者风多热少。小儿未知取风冷，何故而有此疾？由其血盛肌嫩，为风折之，即使凝结故也。凡初得附骨疽，即须急服漏芦汤下之，敷小豆散得消，可服五香连翘汤。方在痈疽条中。

凡贼风，其人体卒无热，中暴风冷，即骨解深痛，不废转动，按之应骨痛也。久即结痛或结瘰疬。其附骨疽久即肿而结脓，以此为异耳。若治附骨作贼风，则增益病深脓多。若治贼风作附骨，即加风冷，遂成瘰疬、偏枯、挛曲之疾也。疗之为效，都在其始耳，此非天下至精，其孰能与于此？若候附骨与贼风为异者，附骨之始未肿，但痛而已，其贼风但痛不热，附骨则其上壮热，四体乍寒乍热，小便赤，大便涩而无汗，若得下却热，并开发腠理，便得消也，纵不消尽，亦得浮浅近外。凡贼风但夜痛，骨不可按抑，不得回转，痛处不壮热，亦不乍寒乍热，多觉身体索索然冷，欲得热熨痛处即小宽，时复有汗出，此为贼风证也，宜针灸、熨焫，诸服治风药即愈。方在风条中。

又有热毒相搏为肿，其状先肿上生瘭浆，如火灼处，名曰风热毒，治之一如丹法。

又有洪烛疮，身上忽生瘭浆如沸汤洒，剧者遍头面，亦有胸胁腰腹肿缓，通体如火汤灼，瘭起者是也。治之法，急服漏芦汤下之，外以升麻膏敷之。其间敷升麻膏若无效，一依敷丹方。

凡热疮起便生白脓黄烂，疮起即浅，但出黄汁，名肥疮。

浸淫疮者，浅搔之蔓延长不止，瘙痒者，初如疥，搔之转生，汁相连著是也。

瘑疮者，初作亦如肥疮，喜著手足，常相对生，随月生死，痛痒拆裂，春夏秋冬随瘥剧者是也。

有久痈余疮败为深疽者，在腨胫间喜生疮，中水、恶露、寒冻不瘥，经年成骨疽，亦名胻疮。深烂青黑，四边坚强，中央脓血汁出，百药不瘥，汁溃好肉处皆虚肿，亦有碎骨出者，可温赤龙皮汤渍。方见下卷肠痈篇。夏月日日洗，冬天四日一洗，青肉多，可敷白蔄茹散，食却恶肉，可三日敷之止，后长敷家猪屎散，得瘥止。取猪屎烧作灰，末如粉，致疮中令满，白汁出吮去，随更敷之，瘥止。若更青肉，复著白蔄茹散如前法，家猪屎[①]散取平复。

凡骨疽百疗不瘥者，可疮上以次灸之，三日三夜便瘥。如疮不瘥，瘥而复发，骨从孔中出者，名为骨疽。取先死乌雌鸡一只，去肉取骨，熬焦如炭，取三家牛棓木刮取屑，三家甑箅各一两，皆烧成炭，合导疮中，碎骨当出数片瘥。

治瘭疽秘方，世所不传，神良无比方。

射干　甘草　枳实　干地黄　升麻　黄芩各二两　大黄十分　麝香二分　犀角六分　前胡三分

上十味，㕮咀，以水九升，煮取三升，下大黄一沸，去滓，纳麝香。分三服，瘥止，不限剂数。《外台》无黄芩，云《翼》、《深师》加黄芩、麻黄、白薇、枳实、升麻、松叶。

治瘭疽诸疽，十指头焮赤痛而痒方。

白芷　大黄　芎䓖　黄芩　黄连　甘草　细辛　藁本　当归　藜芦　莽草各一两

上十一味，㕮咀，以水二斗，煮猪蹄一具，取一斗煮药，取五升，浸疮即瘥。《千金翼》名猪蹄汤。

治瘭疽浸淫多汁，日渐大方。

胡粉　甘草　蔄茹各二分　黄连二两

上四味，治下筛，以粉疮上，日三四。

凡瘭疽著手足肩背，累累如米起，色白，刮之汁出，瘥后复发方。

黄芪六分　款冬花二分　升麻四分　附子　苦参　赤小豆各一分

上六味，治下筛。酒服方寸匕，加之，日三。《范汪》无苦参。

又方

虎屎白者，以马屎和之，曝干，烧为灰，粉之良。

又方

胡粉一两　青木香　滑石　龙骨各三两　米粉一升

上五味，为末，稍以粉病上，日三。

又方

灶屋尘　灶突墨　釜下土各一升

上三味，合研令匀，以水一斗煮三沸，取汁洗疮，日三四度。

---

① 屎：原缺，据元刻本、道藏本、后藤本补。

治瘭疽著手足肩背，忽发累累如赤豆，剥之汁出者方。

芜菁子熬捣，帛裹展转敷上良。

又方

以麻子熬作末，摩上良。

又方

酒和面敷之。

又方

鲫鱼长三寸者　乱发鸡子大　猪脂一升

上三味，煎为膏敷之。

又方

剥去疮痂，温醋泔清洗之，以胡燕窠和百日男儿屎如膏，敷之。

又方

乱发灰服方寸匕，日三。亦治发背。

又方

煮芸薹菜，取汁一升服之，并食干熟芸薹数顿，少与盐酱。冬月研其子，水和服之。

又方

以猪胆敷之良。

又方

枸杞根、葵根叶煮汁煎如糖，服之随意。

又方

腊月糖昼夜浸之，数日乃愈。

治疽溃后方

以盐汤洗拭了，烧皂荚灰，粉上良。

又方

梁上尘和车釭中脂敷之。

又方

以牛耳中垢敷之良。

又方

以生麻油滓，绵裹布疮上，虫出。

又方

以沸汤灌疮中三四遍。汤一作锡[①]。

凡疽似痈而小有异，今日去脓了，明日还满，脓如小豆汁者方。

芸薹熟捣，湿布袋盛之，埋热灰中，更互熨之，即快得安。不过再三即瘥，冬用干者。

又方

皂荚煎汤洗疮拭干，以柏皮末敷，勿令作痂。

凡疽卒著五指，筋急不得屈伸者，灸踝骨中央数十壮，或至百壮。

治浸淫疮，**苦瓠散**方。

苦瓠一两　蛇蜕皮　蜂房各半两　梁上尘一合　大豆半合

上五味，治下筛，以粉为粥和敷纸上，贴之，日三。《古今录验》无大豆。

又方

以煎饼承热搨之。亦治细癣。

疮表里相当，名浸淫疮方。

猪牙车骨年久者，椎破烧令脂出，热涂之。

又方

取苦楝皮若枝，烧作灰敷，干者猪膏和涂。并治小儿秃疮及诸恶疮。

治病疮方

醋一升温令沸，以生薤一把纳中，封疮上，瘥为度。

又方

捣桃叶和鲤鱼鲊糁封之，亦可以鲊薄之。

又方

炒腊月糖薄之。

又方

烧故履系末敷之。

又方

烧松根取脂涂之。

治燥病方。

醋和灰涂之。

---

① 锡：元刻本、道藏本、后藤本作“饧”。

又方

热牛屎涂之。

治湿病方。

烧干虾蟆，猪脂和敷之。

治病疥百疗不瘥方

楝实一升　地榆根　桃皮　苦参各五两

上四味，㕮咀，以水一斗，煮取五升，稍温洗之，日一。

治久病疥湿疮，浸淫日广，痒不可堪，搔之黄汁出，瘥后复发方。

羊蹄根净去土，细切，熟熬，以醋和熟捣，净洗疮，敷上一时间，以冷水洗之，日一。又阴干作末，痒时搔汁出，以粉之。又以生葱根揩之。《千金翼》无葱字。

一切病疮，灸足大趾歧间二七壮，灸大趾头亦佳。

治脚腨及曲脉中痒，搔之黄汁出，是风疽方。

以青竹筒一枚，径一寸半、长三尺，当中著大豆一升，以糠、马屎二物烧为火，当竹筒中烧之，以器承两头取汁。先以泔清和盐热洗疮了，即涂豆汁，不过三度，极效。

又方

嚼胡麻敷，以绵裹之，日一易之，神良。

治石疽，状如痤疖而皮厚方。

捣榖子敷之。亦治金疮。

治久痈疮败坏成骨疽方

末龙骨粉疮，四面厚二分，以膏著疮中，日二易之，虫出如发，尽愈。膏方如下。

大虾蟆一枚，自死者　乱发一块，鸡子大　猪脂一斤

上三味，纳脂中煎之，二物略消尽，下待冷，更纳盐一合，搅和之，充前用。

治疮久不瘥，瘥而复发，骨从孔中出，名为骨疽方。

以猪胆和楸叶捣封之。

又方

捣白杨叶末敷之。

又方

芜菁子捣敷之，帛裹，一日一易。

又方

穿地作坑，口小里大，深二尺。取干鸡屎二升，以艾及荆叶捣碎，和鸡屎令可燃火，坑中烧之令烟出，纳疽于坑中熏之，以衣拥坑口，勿泄气。半日当有虫出，甚效。

治久疽方

鲫鱼破腹勿损，纳白盐于腹中，以针缝之，于铜器中，火上煎之令干，作末敷疽疮中。无脓者，以猪脂和敷之，小疼痛无怪也，十日瘥。

治附骨疽方

槲皮烧末，饮服方寸匕。

又方

新剥鼠皮如钱孔大，贴肿上，即脓出，已溃者，取猪脊上脂贴之，则脓出。

附骨疽，灸间使后一寸，随年壮，立瘥。

治诸疮因风致肿方

烧白芋灰，温汤和之，厚三分，敷疮上，干即易，不过五度瘥。

又方

栎根皮三十斤，锉，水三斛煮令热。下盐一把，令的的然热以浸疮，当出脓血，日日为之，瘥止。

治恶露疮方

捣薤菜敷疮口，以大艾炷灸药上，令热入内，即瘥。

治反花疮，并治积年诸疮方。

取牛蒡根熟捣，和腊月猪脂封上，瘥止。并治久不瘥诸肿、恶疮、漏疮等，皆瘥。

又方

取马齿菜捣封，瘥止。

又方

取蜘蛛膜贴疮上，数易之，瘥止。

治恶疮方

矾石 蜡 松脂 乱发各二分 猪膏四两

上五味，煎发消，纳矾石，次纳松脂，次纳蜡，去滓。先刮洗疮以涂之，日再三。不痛久疮时愈、新疮迟愈、瘑疥痒疮、头秃皆即愈生发，胜飞黄膏。

又方

烧扁竹灰，和楮白汁涂之。

又方

羊屎麻根烧烟断，膏和封，有汁者干敷之。

又方

面一升作饼，大小覆疮，灸上令热，汁出尽瘥。

治恶疮似火烂，**洗汤**方。

白马屎曝干，以河水和煮十沸，绞取汁洗之。

治恶疮名曰马疥，其大如钱方。

以水渍自死蛇一头，令烂去骨，以汁涂之，手下瘥。

治身疮及头疮不止方

菖蒲末敷上，日三夜二。

治疮久不瘥方

芜荑 藜芦各一两 姜黄 青矾 雄黄各一分 苦参 沙参各三分 附子一枚

上八味，治下筛，先以蓝汁洗疮去痂，干拭敷之。小儿一炊久剥去之，大人半日剥之，再敷，不过三四度愈。

治恶疮十年不瘥，似癞者方。

蛇蜕皮一枚烧之，末下筛，猪脂和敷之，醋和亦得。

又方

苦瓠一枚，㕮咀，煮取汁洗疮，日三。又煎以涂癣，甚良。皆先以泔净洗乃涂，三日瘥。

又方

盐汤洗，捣地黄叶贴之。

又方

烧豭猪屎敷之。

又方

烧莨菪子末敷之。

又方

烧鲫鱼灰和酱清敷之。

治诸疮久不瘥，并治六畜方。

枣膏三升，水三斗，煮取一斗半，数洗取愈。

乌膏 主恶疮方。

雄黄 雌黄 芎䓖 升麻 乌头 及己[①] 竹灰 黄连 黄柏 水银各二分 杏仁三十枚 胡粉一分 巴豆二十枚 松脂 乱发各一鸡子大 蜡三两

上十六味，㕮咀，以猪膏三升急煎，令发消，去滓，停小冷，以真珠二钱匕投，搅令相得以敷之。凡用膏，先净疮，拭干乃敷之。敷讫，以赤石脂黄连散粉之。《千金翼》无竹灰、水银、蜡。

乌膏 治种种诸疮不愈者方。

水银一两 黄连二两 经墨三分

上三味，治下筛，以不中水猪膏和之敷上，不过再三愈，神良。若欲多作任人，惟不治金疮，水银大须熟研。

治代指方

甘草二两，㕮咀，水五升，煮取一分[②]半，渍之。若无，用芒硝代之。

又方

以唾和白硇砂，搜面作饼子。盛唾着硇砂如枣许，以爪指着中，一日瘥。

又方

以毛杂黄土作泥，泥指上，令厚五分，纳煻灰中煨之，令热可忍，泥干易，不过数度瘥。

---

① 及己：后藤本作“防己”。

② 分：元本刻、道藏本、后藤本作“升”。

又方

刺指热饭中二七遍。

又方

以麻沸汤渍之即愈。

又方

单煮地榆作汤，渍之半日。

又方

先刺去脓血，炙鱼鲊皮令温，以缠裹周匝，痛止便愈。

又方

以蜀椒四合，水一升，煮三沸，以渍之。

又方

取萎黄葱叶煮沸渍之。

治指痛欲脱方

猪脂和盐煮令消，热纳指中，食久住。《翼》和干姜。

治手足指掣痛不可忍方

酱清和蜜温涂之。

又，灸指端七壮，立瘥。

治手足指逆胪方

此缘厕上搔头，还坐厕上，以指到捋二七下即瘥。

又方

青珠一分　干姜二分

上二味，捣，以粉疮上，日三。

治冻指瘃欲堕方

马屎三升，以水煮令沸，渍半日愈。

治手足皴裂逆胪代指方

酒搦猪胰洗之，慎风冷。

治手足皴劈破裂，血出疼痛方

猪脂著热酒中洗之。

治冬月冒涉，冻凌面目，手足皴瘃，及始热痛欲瘃者方。

取麦窠煮令浓，热洗之。

治手足皴痛方

煮茄子根洗之。

又方

芎䓖三分　蜀椒二分　白芷　防风　盐各一两

上五味，㕮咀，以水四升，煎浓涂之。猪脂煎更良。

治人脚无冬夏常拆裂，名曰尸脚方。

鸡屎一升，水二升，煮数沸，停小冷，渍半日，瘥止。亦用马屎。

又方

烊胶，胶干帛贴上。

割甲侵肉不瘥方

硇砂、矾石末裹之，以瘥为候。

又方

捣鬼针草苗汁、鼠粘草根和腊月猪脂敷之。

《备急千金要方》卷第二十二

备急千金要方卷第二十三　痔漏

九漏第一

论一首　方八十三首　灸法十六首

论曰：夫九漏之为病，皆寒热瘰疬在于颈腋者，何气使生？此皆鼠瘘寒热之毒气也，堤留于脉而不去者也。鼠瘘之本皆根在于脏，其末上出于颈腋之下。其浮于脉中而未著于肌肉，而外为脓血者易去。去之奈何？曰：请从其末引其本，可使衰去而绝其寒热，审按其道以予之，徐往来以去之。其小如麦者，一刺知，三刺已。决其死生奈何？曰：反其目视其中，有赤脉从上下贯瞳子，见一脉，一岁死；见一脉半，一岁半死；见二脉，二岁死；见二脉半，二岁半死；见三脉，三岁死。赤脉不下贯瞳子，可治。

凡项边腋下先作瘰疬者，欲作漏也。宜禁五辛、酒面及诸热食。凡漏有似石痈累累然作疬子，有核在两颈及腋下，不痛不热，治者皆练石散敷其外，内服五香连翘汤下之。已溃者，治如痈法。诸漏结核未破者，火针针使著核结中，无不瘥者。何谓九漏？一曰狼漏，二曰鼠漏，三曰蝼蛄漏，四曰蜂漏，五曰蚍蜉漏，六曰蛴螬漏，七曰浮沮漏，八曰瘰疬漏，九曰转脉漏。

治狼漏，始发于颈，肿无头有根，起于缺盆之上，连延耳根肿大。此得之忧恚，气上不得下，其根在肝一作肺。空青主之，商陆为之佐，**散方**。

空青　猬脑各二分　猬肝一具，干之　芎䓖半分　独活　乳妇蓐草　黄芩　鳖甲　斑蝥　干姜　商陆　地胆　当归　茴香　矾石各一分　蜀椒三十粒

上十六味，治下筛。以酒服方寸匕，日三，十五日服之。

治鼠漏，始发于颈，无头尾，如鼷鼠，使人寒热脱肉。此得之食于鼠毒不去，其根在胃。狸骨主之，知母为之佐，**散方**。

狸骨　鲮鲤甲　知母　山龟壳　甘草　桂心　雄黄　干姜各等分

上八味，治下筛。以饮服方寸匕，日三。仍以蜜和，纳疮中，无不瘥。先灸作疮，后以药敷之，已作疮，不用灸。

治蝼蛄漏，始发于颈项，状如肿，此得之食瓜果，实毒不去，其根在大肠，荏子主之，桔梗为之佐，**丸方**。

荏子　龙骨各半两　附子一两　蜀椒百粒　桂心　干姜　桔梗　矾石　独活　芎䓖各一分

上十味，末之，以枣二十枚合捣，醋浆和丸如大豆，温浆下五丸到十丸。

治蜂漏，始发于颈，瘰疬三四处，俱相连以溃。此得之饮流水，水有蜂毒不去，其根在脾，雄黄主之，黄芩为之佐，**散方**。

雄黄　黄芩各一两　蜂房一具　鳖甲　茴香　吴茱萸　干姜各半两　蜀椒二百枚

上八味，治下筛。敷疮口上，日一，十日止。

治蚍蜉漏，始发于颈，初得如伤寒。

此得之因食中有蚍蜉毒不去，其根在肾。礜石主之，防风为之佐，**散方**。

礜石 防风 桃白皮 知母 雌黄 干地黄 独活 青黛 斑蝥 白芷 松脂一作柏脂 芍药 海藻 当归各一分 白术 猬皮各四分 蜀椒百粒

上十七味，治下筛。饮服一钱匕，日三服。

治蛴螬漏，始发于颈下，无头尾，如枣核块累移在皮中，使人寒热心满。此得之因喜怒哭泣，其根在心。矾石主之，白术为之佐，**散方**。

矾石 白术 空青 当归各二分 细辛一两 猬皮 斑蝥 枸杞 地胆各一分 干乌脑三大豆许

上十味，治下筛。服方寸匕，日三，以醋浆服之。病在上侧轮卧，在下高枕卧，使药流下。

治浮沮漏，始发于颈，如两指，使人寒热欲卧。此得之因思虑忧懑，其根在胆。地胆主之，甘草为之佐，**散方**。

地胆 雄黄 干姜 石决明 续断 菴蕳根 龙胆各三分 细辛二分 大黄半分 甘草一分

上十味，治下筛。敷疮日四五度。《古今录验》无雄黄，有硫黄。

治瘰疬漏，始发于颈，有根，初苦痛令人寒热。此得之因新沐湿结发，汗流于颈所致，其根在肾。雌黄主之，芍药为之佐，**丸方**。

雌黄 茯苓 芍药 续断 干地黄 空青 礜石 干姜 桔梗 蜀椒 恒山 虎肾 狸肉 乌脑 斑蝥各一分 矾石一分 附子一两

上十七味，末之，蜜丸。以酒服十丸如大豆，日二。

治转脉漏，始发于颈，濯濯脉转，苦惊惕身振寒热。此得之因惊卧失枕，其根在小肠《集验》作心。斑蝥主之，白芷为之佐，**丸方**。

斑蝥 白芷 绿青 大黄各二分 人参 当归 桂心各三两 麦门冬 白术各一两 升麻 钟乳 甘草 防风 地胆 续断 麝香 礜石各一分

上十七味，末之，蜜丸。酒服十丸如大豆，日三服。勿食菜，慎房室百日。《外台》无大黄、桂心、麦门冬、白术、钟乳。

治九漏方

空青 商陆 知母 狸骨 桔梗 防风 荏子 矾石 黄芩 白芷 芍药 甘草 雌黄 白术 礜石 地胆 斑蝥 雄黄各等分

上十八味，末之，蜜丸。以醋服如大豆三丸，三十日知，四十日愈，六十日平复，一百日慎房室。一方为散，醋服一刀圭，日三，老小半之。

又方

猬皮半枚 蜀椒 附子 当归 蜂房 地榆 桂心 通草 干漆 薏苡仁 牡丹 蒺藜子 漏芦一作藿芦 龙胆一作龙骨 土瓜各二分 斑蝥四分 苦参 蛇床子 大黄 雄黄 蔄茹 细辛 蛇蜕皮各二分 鹤骨六分 鲮鲤甲 樗鸡各四枚 蜥蜴 蜈蚣各一枚

上二十八味，治下筛。酒服五分匕，以知为度，日二服。

又方

斑蝥七十枚 猬皮 真珠 雄黄各一分

上四味，治下筛。酒服半钱匕，日三。

又方

未成炼松脂填疮孔令满，日三四度，七日瘥，大有神验。

又方

斑蝥二七枚 雄黄 桂心 犀角各一

两

上四味，治下筛。酒服一钱匕，病从小便出，日再。

又方

马齿苋阴干　腊月烛烬各等分

上二味，为末。腊月猪脂和，先以暖泔清洗疮，拭干敷之，日三。

又方

干牛屎　干人屎①

上二味，捣，先幕绵疮上，绵上著屎，虫闻屎香出。若痒，即举绵去之，更别取屎绵著如前，候虫出尽乃止。

又方

苦瓠四枚，大如盏者，各穿一孔如指大，置汤中煮十数沸。取一竹筒长一尺，纳一头瓠孔中，一头注疮孔上，冷则易之，遍止。

治一切漏方

斑蝥四十枚　豉四十九枚　芫青二十枚　地胆十枚　蜈蚣一寸半　犀角枣核大　牛黄枣核大　生大豆黄十枚

上八味，末之，蜜丸。饮服如梧子二丸，须臾多作酸浆粥冷饮之，病从小便出，尿盆中看之，如有虫形状，又似胶汁，此病出也。隔一日一服，饮粥如常。小弱者隔三四日，候无虫出，疮渐瘥。特忌油腻，一切器物皆须灰洗，乃作食。《崔氏》云：治九漏初服药，少夜食，明旦服二丸，至七日，甚虚闷，可煮食蔓菁菜羹，自余脂腻醋口味果子之类，并不得食。人强隔日一服，人弱两三日一服。瘥后仍作二十日将息，不能将息便不须服。

又方

煮盐花，以面拥病上，纳盐花面匡中厚二寸，其下以桑叶三重籍盐，候冷热得所可忍，冷则无益，热则破肉，一日一度，候瘰疬根株势消则止。若已作疮者，捣穄谷为末粉之。

又方

槲北阴白皮三十斤，锉之，以水一石，煮取一斗，去滓，煎如糖。又取都厕上雌雄鼠屎各十四枚，烧令汁尽，末，纳煎中，温酒一升，投煎中合搅之。羸人五合，服之当有虫出。

治漏作疮孔方

末露蜂房，腊月猪脂和敷孔上。

治漏发心胸以下者方

武都雄黄　松脂各三两

上二味，和为块，刀子刮为散。饮服一方寸匕，日二，不瘥更合。

治漏方

煅落铁屑　狗颊车连齿骨炙　虎粪　鹿皮合毛烧灰

上四味，等分，治下筛。以猪膏和纳疮中，须臾易之，日五六度。

治诸漏方

霜下瓠花曝干，末敷之。

又方

捣土瓜根薄之，燥则易，不限时节。

又方

死蛇去皮肉，取骨末之，合和封疮上。大痛，以杏仁膏摩之止。

又方

死蛇和腊月猪脂，合烧作灰，末之，纳孔中。

又方

烧死蜣螂末，醋和涂。又死蛇灰醋和敷。

又方

故布裹盐如弹丸，烧令赤，末，酒服。

又方

服白马屎汁一升。

又方

正月雄狐屎阴干，杵末，水和服。

---

① 干人屎：此后后藤本有“各等分”三字。

又方

盐面和烧灰敷之。

又方

水研杏仁服之。

又方

猪脂一升、酒五合煎沸，顿服之。

治一切冷瘘方

烧人吐出蛔虫为灰，先以甘草汤洗疮，后著灰，无不瘥者。慎口味。

治鼠漏疮瘥复发，及不愈，出脓血不止方。

以不中水猪脂，㕮咀生地黄纳脂中，令脂与地黄足相淹和，煎六七沸。桑灰汁洗疮去恶汁，以地黄膏敷疮上，日一易。

治鼠漏方

得蛇虺所吞鼠烧末，服方寸匕，日再，不过三服，此大验，自难遇耳。并敷疮中。

又方

死鼠一枚，中形者　乱发如鸡子大一枚

上二味，以腊月猪脂取令淹鼠发，煎之令鼠发消尽，膏成分作二份。一份稍稍涂疮，一份稍稍以酒服之，则瘥矣。鼠子当从疮中出，良秘方。

治鼠瘘肿核痛，未成脓方。

以柏叶敷著肿上，熬盐著叶上熨之，令热气下即消。

治风漏及鼠漏方

赤小豆　白蔹　黄芪　牡蛎各等分

上四味，治下筛。酒服方寸匕，日三。

治蝼蛄瘘方

槲叶灰，先以泔清煮槲叶取汁，洗拭干，纳灰疮中。

治蜂瘘初生时，状如桃而痒，搔之则引大如鸡子，如覆手者方。

熬盐熨之三宿，四日不瘥，至百日成瘘，其状大如四五寸石，广三寸，中生蜂作孔，乃有数百。以石硫黄随多少，燃烛烧令汁出，著疮孔中，须臾间见蜂数十，惟蜂尽瘥。

治蜂瘘方

鸦头灰敷之。

又方

人屎、蛇蜕灰，腊月猪膏和敷之。

又方

蜂窠灰、腊月猪膏和敷孔中。

治蚁漏孔容针，亦有三四孔者。

猬皮肝心灰末，酒服一钱匕。

又方

死蛇腹中鼠，腊月猪脂煎使焦，去滓敷之。

又方

取大鳖鲊，烧耕垡土令赤，以苦酒浸垡土时合壁土故热，以鳖鲊着壁土上，展转令热，以敷疮上。

又方

鲮鲤甲二七枚，烧末，猪膏和敷疮上。

又方

半夏一枚，捣末，以鸭脂和敷疮上。

瘰疬瘘横阔作头状若杏仁形，亦作瘰疬方。

用雄鸡屎灰，腊月猪脂和封之。

治蜣螂瘘方

牛屎灰和腊月猪脂敷之。

又方

蜣螂丸末敷，即蜣螂所食屎也。

又方

干牛屎末敷，痒即拨去，更厚封，瘥乃止。

又方

热牛屎涂之，数数易，应有蜣螂出。

治蚯蚓瘘方

蚯蚓屎　鸡屎

上二味，末之，用社猪下颌髓和敷

之。

治蝎瘘五六孔皆相通者方

捣茅根汁著孔中。

治虾蟆瘘方

五月五日，蛇头及野猪脂同水衣封之佳。

治蛇瘘方

蛇蜕皮灰，腊月猪脂和封之。

治蛙瘘方

蛇腹中蛙灰封之。

治颠当瘘方

捣土瓜根敷至瘥。慎口味。

治雀瘘方

母猪屎灰，和腊月猪膏敷，虫出如雀形。

治脓瘘方

桃花末和猪脂封之佳。

治石瘘两头出者，其状坚实，令人寒热方。

以大铍针破之，鼠粘叶二分末，和鸡子白一枚封之。

又方

捣槐子和井花水封之。

灸漏方

葶苈子二合　豉一升

上二味，和捣令极熟，作饼如大钱，厚二分许，取一枚当疮孔上，作大艾炷如小指大，灸饼上，三炷一易，三饼九炷，隔三日复一灸之。《外台》治瘰疬。《古今录验》云：不可灸头疮，葶苈气入脑杀人。

又方

捣生商陆根，捻作饼子如钱大，厚三分，安漏上，以艾灸上，饼干易之，灸三四升艾瘥。《外台》灸瘰疬。

又方

七月七日，日未出时取麻花，五月五日取艾，等分，合捣作炷用，灸疮上百壮。《外台》灸瘰疬。

寒热胸满颈痛，四肢不举，腋下肿，上气，胸中有音，喉中鸣，天池主之。

寒热酸痟痛，四肢不举，腋下肿瘘，马刀喉痹，髀膝胫骨摇，酸痹不仁，阳辅主之。

胸中满，腋下肿，马刀瘘，善自啮舌颊，天牖中肿，寒热，胸胁腰膝外廉痛，临泣主之。

寒热，颈颔肿，后溪主之。

寒热，颈腋下肿，申脉主之。

寒热，颈肿，丘墟主之。

寒热，颈瘰疬，大迎主之。

腋下肿，马刀，肩肿吻伤，太冲主之。

九漏，灸肩井二百壮。

漏，灸鸠尾骨下宛宛中七十壮。

诸漏，灸瘘周四畔瘥。

诸恶漏中冷息肉，灸足内踝上各三壮，二年六壮。

治鼠漏及瘰疬，**五白膏**方。

白马　白牛　白羊　白猪　白鸡等屎各一升　漏芦二斤

上六味，各于石上烧作灰，研，绢筛之，以猪膏一升三合，煎乱发一两半，令极沸消尽，乃纳诸末，微微火上煎五六沸，药成。去疮痂，以盐汤洗，新帛拭干，然后敷膏。若无痂，犹须汤洗，日再。若著膏，当以帛裹上，勿令中风冷也，神验。

治寒热瘰疬及鼠瘘，**曾青散**方。

曾青　荏子　礜石一作矾石　附子各半两　当归　防风　栝楼根　芎䓖　黄芪　黄芩　狸骨　甘草　露蜂房各二两　细辛　干姜各一两　斑蝥　芫青各五枚

上十七味，治下筛。以酒服一方寸匕，日再服。

治寒热瘰疬，散方。

连翘　土瓜根　龙胆　黄连　苦参

栝楼根　芍药　恒山各一两

上八味，治下筛。酒服五分匕，日三服。《千金翼》、《外台》有狸骨一枚。又《千金翼》一方有当归，无栝楼、恒山。

治身体有热气瘰疬，及常有细疮，并口中生疮，**蔷薇丸**方。

蔷薇根三两　石龙芮　黄芪　鼠李根皮　芍药　黄芩　苦参　白蔹　防风一作防己　龙胆　栝楼根各一两　栀子仁四两

上十二味，末之，蜜丸。饮服如梧子大十五丸，日再服。《千金翼》有黄柏一两。

治瘰疬方

白僵蚕治下筛，水服五分匕，日三服，十日瘥。

又方

狸头一枚，炙，捣筛，饮服方寸匕，日二。

又方

故鞋内毡替烧末五匕，和酒一升，旦向日服之，强行，须臾吐鼠出，三朝服。《外台》不同。

又方

狸头蹄骨等炙黄，捣筛为散，饮服一钱匕，日二。

又方

猫两眼阴干烧灰，井花水服方寸匕，日再。

又方

干猫舌末敷疮上。

又方

狼屎灰敷之。

又方

五月五日，取一切种种杂草，煮取汁洗之。

又方

狐头、狸头灰敷上。

又方

猫脑　莽草

上二味，等分，为末，著孔中。

灸一切瘰疬在项上，及触处但有肉结凝，似作瘘及痈疖者方。

以独头蒜截两头留心，大作艾炷，称蒜大小贴疬子上灸之，勿令上破肉，但取热而已，七壮一易蒜，日日灸之，取消止。

一切瘰疬，灸两胯里患疬处宛宛中，日一壮，七日止，神验。

又，灸五里、人迎各三十壮。

又，灸患人背两边腋下后纹上，随年壮。

又，灸耳后发际直脉七壮。

肠痈第二

论三首　方三十三首　灸法二首

论曰：卒得肠痈而不晓其病候，愚医治之，错则杀人。肠痈之为病，小腹重而强，抑之则痛，小便数似淋，时时汗出，复恶寒，其身皮皆甲错，腹皮急如肿状，其脉数者，小有脓也。《巢源》云：洪数者，已有脓也。其脉迟紧者，未有脓出。甚者腹胀大，转侧闻水声，或绕脐生疮，或脓从脐中出，或小便出脓血。

问曰：宫羽林妇病，医脉之，何以知妇人肠中有脓，为下之即愈？师曰：寸口脉滑而数，滑则为实，数则为热，滑则为荣，数则为卫，卫数下降，荣滑上升，荣卫相干，血为浊败，少腹痞坚，小便或涩，或复汗出，或复恶寒，脓为已成。设脉迟紧，即为瘀血，血下则愈。

治肠痈，**大黄牡丹汤**方。

大黄四两　牡丹三两　桃仁五十枚　瓜子[①]一升　芒硝二两

上五味，㕮咀，以水五升，煮取一

① 瓜子：宋古本作"冬瓜仁"。下同。

升，顿服之，当下脓血。《删繁方》用芒硝半合、瓜子五合。刘涓子用硝石三合，云肠痈之病，少腹痞坚，或偏在膀胱左右，其色或白，坚大如掌热，小便欲调，时白汗出。其脉迟坚者，未成脓，可下之，当有血。脉数脓成，不复可下。《肘后》名瓜子汤。

治肠痈汤方

牡丹　甘草　败酱　生姜　茯苓各二两　薏苡仁　桔梗　麦门冬各三两　丹参　芍药各四两　生地黄五两

上十一味，㕮咀，以水一斗，煮取三升。分三服，日三。

又方

薏苡仁一升　牡丹皮　桃仁各三两　瓜瓣仁二升

上四味，㕮咀，以水六升，煮取二升，分再服。《姚氏》不用桃仁，用李仁。《崔氏》有芒硝二两，云腹中疞痛，烦躁不安，或胀满不思饮食，小便涩，此病多是肠痈，人多不识，妇人产后虚热者，多成斯病，纵非痈疽，疑是便服此药，无他损也。

又方

雄鸡顶上毛并屎烧作末，空心酒服之。

又方

截取担头尖少许，烧作灰，水和服，当作孔出脓血愈。

凡肠痈，其状两耳轮纹理甲错，初患腹中苦痛，或绕脐有疮如粟，皮热，便脓血出似赤白下，不治必死方。

马蹄灰，鸡子白和涂，即拔气，不过再。

又方

瓜子三升捣末，以水三升，煮取一升五合，分三服。

又方

死人冢上土作泥涂之。

治内痈未作头者方

服伏鸡屎即瘥。

又方

马牙灰和鸡子涂之，干则易。

肠痈，屈两肘，正灸肘头锐骨各百壮，则下脓血即瘥。

论曰：产后宜勤挤[①]乳，不宜令汁蓄积，蓄积不去，便结不复出，恶汁于内，引热温壮，结坚牵掣痛，大渴引饮，乳急痛，手不得近，成妒乳，非痈也。急灸两手鱼际各二七壮，断痈状也，不复恶手近乳，汁亦自出，便可两手助迮捋之，则乳汁大出，皆如脓状。内服连翘汤，外以小豆薄涂之，便瘥。

妇人女子乳头生小浅热疮，痒搔之黄汁出，浸淫为长百种，治不瘥者，动经年月，名为妒乳。妇人饮儿者乳皆欲断，世谓苟抄乳是也。宜以赤龙皮汤及天麻汤洗之，敷二物飞乌膏及飞乌散佳。若始作者，可敷黄芩漏芦散及黄连胡粉散并佳。

赤龙皮汤方

槲皮切三升，以水一斗，煮取五升。夏冷用之，冬温用之，分以洗乳，亦洗诸深败烂久疮，洗竟敷膏散。

天麻汤方

天麻草切五升，以水一斗半，煮取一斗，随寒热分洗乳，以杀痒也。此草叶如麻，冬生、夏著花，赤如鼠尾花也。亦以洗浸淫黄烂热疮，痒疽湿阴蚀，小儿头疮，洗竟敷膏散。

飞乌膏方

倾粉是烧朱砂作水银上黑烟也，一作湘粉　矾石各二两

上二味，为末，以甲煎和如脂，以敷乳疮，日三敷。作散者不须和，汁自著者可用散。亦敷诸热疮，及黄烂疮淫汁痒、丈夫阴蚀痒湿疮、小儿头疮、月蚀口边肥疮、㾦疮等并敷之。

---

① 挤：原作“济”，据《外台秘要·卷三十四》改。

黄连胡粉散方

黄连二两　胡粉十分　水银一两

上三味，黄连为末，以二物相和，软皮果熟搜之，自和合也。纵不得成一家，且得水银细散入粉中也，以敷乳疮、诸湿疮、黄烂肥疮等。若干，著甲煎为膏。

治妒乳，乳生疮方。

蜂房　猪甲中土　车辙中土等分

上三味末，苦酒和敷之。

妇人乳生疮，头汗出，疼痛欲死不可忍，**鹿角散**方。

鹿角三分　甘草一分

上二味，治下筛，和鸡子黄于铜器中，置于温处，炙上敷之，日再即愈，神验不传。

治妒乳方

取葵茎灰捣筛，饮服方寸匕，日三即愈。《集验方》直捣为散，不为灰。

又方

烧自死蛇灰，和猪膏涂，大良。

妒乳，以蒲横度口，以度从乳上行，灸度头二七壮。

论曰：产后不自饮儿，并失儿无儿饮乳，乳蓄喜结痈。不饮儿令乳上肿者，以鸡子白和小豆散敷乳房，令消结也。若饮儿不泄者，数捻去之，亦可令大孩子含水使口中冷，为嗍取滞乳汁吐去之，不含水漱去热，喜令乳头作疮乳孔塞也。

凡女人多患乳痈，年四十以下治之多瘥，年五十以上慎不治，治之多死，不治自得终天年。

治妒乳乳痈，**连翘汤**方。

连翘　芒硝各二两　芍药　射干　升麻　防己　杏仁　黄芩　柴胡　甘草各三两

上十一味，㕮咀，以水九升，煮取二升五合，分三服。

治乳痈方

麦门冬一升　黄芩　芍药　茯苓各二两　饴糖八两　大枣五枚　人参　黄芪　防风　桑寄生　甘草各三两

上十一味，㕮咀，以水一斗，煮取三升，去滓，纳糖一沸，分四服。

乳痈，先服前件汤，五日后服此丸即愈方。

天门冬五两　泽兰五分　大黄十分　升麻六分　羌活　防风　人参　黄芪　干地黄　白芷　桑寄生　通草各二分　黄芩　枳实　茯神　天雄　芎䓖　当归　五味子各一两

上十九味，末之，蜜丸。酒服二十丸，日二，加至四十丸。

治乳痈始作方。《广济方》云：治乳痈大坚硬，赤紫色，手不得近，痛不可忍者。

大黄　楝实　芍药　马蹄

上四味，等分，治下筛。饮服方寸匕，取汁出瘥。《广济方》云：酒服方寸匕，覆取汗，当睡着觉后肿处散，不痛，经宿乃消。

排脓散　治乳痈方。

苁蓉　铁精　桂心　细辛　黄芩　芍药　防己一作防风　人参　干姜　芎䓖　当归各三分　甘草五分

上十二味，治下筛。酒服方寸匕，日三夜一。服药十日，脓血出多，勿怪之，其恶肉除也。

又方

生地黄三升　芒硝三合　豉一升

上三味，同捣薄之，热即易之，取瘥止。一切痈肿皆用之。一方单用地黄薄。

治妒乳、乳痈肿方

取研米槌二枚，炙令热，以絮及故帛搶乳上，以槌更互熨之，瘥止。已用立验。

治乳痈坚方

以水罐中盛醋泔清，烧石令热，纳中沸止。更烧如前少热，纳乳渍之，冷更烧石纳渍，不过三烧石即愈。

又方

黄芩　白蔹　芍药各等分

上三味，为末。以浆水饮服半钱匕，日三。若左乳汁结者，即捋去右乳汁；若右乳汁结者，可捋去左乳汁。《小品》云：治妒乳。

治乳痈方

大黄　鼠屎新者，各一分　黄连二分

上三味，捣黄连、大黄末，合鼠屎共治，以黍米粥清和，敷乳四边，痛止即愈。无黍米，粟米、粳米亦得。

又方

取葱白捣敷之，并绞汁一升，顿服即愈。

治乳痈二三百日，众疗不瘥，但坚紫色青，柳根熨方。

柳根削取上皮，捣令熟，熬令温，盛著练囊中熨乳上，干则易之，一宿即愈。

治乳痈方

大黄　莽草　生姜各二分　伏龙肝十二分

上四味，捣末，以醋和涂，乳痛即止，有效。

又方

鹿角下筛，以猪脂上清汁服方寸匕，不过再服。亦可以醋浆水服。

妇人乳肿痛，除热，**蒺藜丸**方。

蒺藜子　大黄各一两　败酱一分　桂心　人参　附子　薏苡仁　黄连　黄芪　鸡骨　当归　枳实　芍药　通草各三分

上十四味，末之，蜜丸。未食以饮服如梧子三丸，不知益至五丸，日三。无所忌。一方无大黄、败酱、黄连、通草，为散，酒服方寸匕。

五痔第三

论一首　方二十六首　灸法二首

论曰：夫五痔者，一曰牡痔，二曰牝痔，三曰脉痔，四曰肠痔，五曰血痔。牡痔者，肛边如鼠乳，时时溃脓血出；牝痔者，肛肿痛生疮；脉痔者，肛边有疮痒痛；肠痔者，肛边核痛，发寒热；血痔者，大便清血，随大便污衣。又五痔有气痔，寒温劳湿即发，蛇蜕皮主之。牡痔生肉如鼠乳在孔中，颇出[1]见外，妨于更衣，鳖甲主之。牝痔《集验》作酒痔从孔中起，外肿五六日，自溃出脓血，猬皮主之。肠痔更衣挺出，久乃缩，母猪左足悬蹄甲主之。脉痔更衣出清血，蜂房主之。五药皆下筛，等分，随其病倍其主药，为三分，旦以井花水服半方寸匕，病甚者旦暮服之，亦可四五服。禁寒冷食、猪肉、生鱼、菜、房室，惟得食干白肉，病瘥之后百日乃通房内。又用药导下部，有疮纳药疮中，无疮纳孔中。又用野葛烧末，刀圭纳药中，服药五日知，二十日若三十日愈。痔痛通忌莼菜。

治五痔，众医所不能愈者方。

秦艽　白芷　厚朴　紫参　乱发　紫菀各一两　雷丸　藁本各二两　石楠　䗪虫各半两　贯众三两　猪后悬蹄十四枚　虻虫半升

上十三味，合捣下筛，以羊髓脂煎，和服如梧子，空腹饮下十五丸，日二，若剧者，夜一服，四日肛边痒止，八日脓血尽，鼠乳悉瘥。满六十日，终身不复发，久服益善。忌鱼、猪肉等。

槐子丸　主燥湿痔，痔有雄雌，皆主之方。

槐子　干漆　吴茱萸根白皮各四两　秦艽　白芷　桂心　黄芩　黄芪　白蔹　牡蛎　龙骨　雷丸　丁香　木香　蒺藜　附子各二两

上十六味，末之，蜜丸。饮服二十丸

---

[1] 颇出：宋古本作“头”。

如梧子，日三。《千金翼》无白蔹。《深师》无黄芪，云治苦暴干燥肿痛者，有崩血无数者，有鼠乳附核者，有肠中烦痒者，三五年皆杀人，主忌饮酒及作劳，犯之即发。

小槐实丸 主五痔十年者方。

槐子三斤 白糖二斤 矾石 硫黄各一斤 大黄 干漆 龙骨各十两

上七味，捣筛四味，其二种石及糖并细切，纳铜器中，一石米下蒸之，以绵绞取汁以和药，令作丸，并手丸之，大如梧子，阴干。酒服二十丸，日三，稍增至三十丸。

槐子酒 主五痔十年不瘥者方。

槐东南枝细锉，一石 槐东南根锉，三石 槐子二斗

上三味，以大釜中，安十六斛水，煮取五斛，澄取清，更煎取一石六斗，炊两斛黍米，上曲二十斤酿之，搅令调，封泥七日。酒熟，取清饮适性，常令小小醉，合时，更煮滓取汁，淘米洗器不得用水，须知此事忌生水故也。

治痔猬皮丸方

猬皮一具 矾石 当归 连翘 干姜 附子 续断 黄芪各三两 干地黄五两 槐子三两

上十味，末之，蜜丸。饮服如梧子大十五丸，亦[1]再加至四十丸。亦治漏。《集验方》无矾石、地黄。

治痔方

取槐耳赤鸡一斤，为末，饮服方寸匕，日三。即是槐檽也。

又方

以蒲黄水服方寸匕，日三，良妙。《外台》云：治肠痔，每大便常有血者。

又方

取桑耳作羹，空腹饱食之，三日食之。

猬皮丸 主崩中及痔方。

猬皮 人参 茯苓 白芷 槐耳 干地黄 禹余粮 续断各三两 蒲黄 黄芪 当归 艾叶 橘皮 白蔹 甘草各二两 白马蹄酒浸一宿，熬令黄 牛角䚡各四两 鳗鲡鱼头二十枚 猪悬蹄甲二十一枚，熬

上十九味，末之，蜜丸。酒服如梧子二十丸，日再，稍加。

治痔下血及新产漏下方

好矾石一两 附子一两

上二味，末之，白蜜丸。酒服二丸如梧子，日三，稍加。不过数日便断，百日服之，终身不发。《崔氏方》有干姜一两。

治五痔十年不瘥方

涂熊胆取瘥止，神良。一切方皆不及此。

又方

七月七日多采槐子，熟捣取汁，纳铜器中，重绵密盖，著宅中高门上，曝之二十日以上，煎成如鼠屎大，纳谷道中，日三。亦主瘘[2]百种疮。

又方

取生槐白皮十两，熟捣，丸如弹丸，绵裹纳下部中。此病常食扁竹叶及煮羹粥大佳。

又方

取三具鲤鱼肠，以火炙令香，以绵裹之纳谷道中，一食久，虫当出食鱼肠，数数易之。尽三枚瘥。一方炙肠令香，坐上虫出，经用有效。

又方

虎头 犀角

上二味，各末之，如鸡子大，和不中水猪脂，大如鸡子，涂疮上取瘥。

治五痔及脱肛方

槐白皮二两 熏草 辛夷 甘草 白芷各半两 野葛六铢 巴豆七枚 漆子十枚

---

① 亦：宋古本、元刻本、道藏本、后藤本作“日”。

② 瘘：此后《医方类聚》有“及”字。

桃仁十枚　猪脂半斤

上十味，㕮咀，煎三上三下，去滓，以绵沾膏塞孔中，日四五过，虫死瘥。止痒痛大佳。

治外痔方

真珠　雄黄　雌黄各一两　竹茹三两　猪膏一斤

上五味，末之，纳猪膏中和调，又和乱发，切半鸡子大，东向煎三上三下，发焦出。盐汤洗，拭干敷之。亦治恶疮、瘑疮。

治五痔方

取槐根煮洗之。

又方

用桃根煮洗。

又方

猬皮方三指大，切　熏黄[①]枣大，末　熟艾鸡子大

上三味，穿地作孔调和，取便熏之，口中熏黄，烟气出为佳，火气消尽即停，停三日将息更熏之，凡三度，永瘥。勿犯风冷，羹臛将补，慎猪、鸡等。

治痔下部出脓血，有虫，旁生孔窍方。

槐白皮一担，锉，纳釜中煮令味极出，置大盆中，适寒温坐其中如浴状，虫悉出，冷又易之，不过二三即瘥。

治谷道痒痛，绕缘肿起，里许欲生肉突出方。

槐白皮三升　甘草三两　大豆三升，以水七升，急火煮取四升

上三味，以豆汁煮取二升，浸故帛薄之，冷即易之，日三五度。

治谷道痒痛，痔疮，**槐皮膏**方。

槐皮　楝实各五两，《外台》作尘豉　甘草《删繁》用蜂房　白芷各一两　桃仁六十枚　当归三两　赤小豆二合

上七味，㕮咀，以成煎猪膏一斤，微火煎白芷黄，药成摩疮上，日再，并导下部。《删繁方》无当归，治肾劳虚，或酒醉当风所损肾脏，病所为肛门肿生疮，因酒劳伤发泻清血，肛门疼痛，蜂房膏。

治谷道痛方

菟丝子熬黄黑，和鸡子黄以敷之，日二。

又方

取杏仁熬令黄，捣作脂以敷之。

治大便孔卒痛，如鸟啄方。

以大小豆各一斗捣，纳两袋中蒸之令热，更互坐之瘥。

久冷五痔便血，灸脊中百壮。

五痔便血失屎，灸回气百壮，穴在脊穷骨上。

疥癣第四

论二首　方六十首　灸法四首

论曰：凡疮疥，小秦艽散中加乌蛇肉二两主之。黄芪酒中加乌蛇脯一尺亦大效。《千金翼》云：黄芪酒中加乌蛇脯一尺，乌头、附子、茵芋、石楠、莽草各等分。大秦艽散中加之，亦有大效。小小疥瘙，十六味小秦艽散亦相当。黄芪酒出第七卷中。

凡诸疥瘙，皆用水银、猪脂研令极细涂之。

治凡有疮疥，腰胯手足皆生疵疥者方。

蔷薇根　黄连　芍药　雀李根皮　黄柏各三两　石龙芮　苦参　黄芪　黄芩各二两　大黄　当归　续断各一分　栝楼根四两

上十三味，末之，蜜丸如梧子。以蔷薇饮服二十丸，日三，加至三十丸，疮疥瘥乃止。干疥、白癣勿服。《千金翼》云：所长痈疽，皆须服之。

治寒热疮及风疥

千年韭根　好矾石　雄黄　藜芦　瓜

---

① 熏黄：宋古本作“姜黄”。

蒂 胡粉各一分 水银三分

上七味，以柳木研水银使尽，用猪脂一升煮藜芦、韭根、瓜蒂三沸，去滓，纳诸药和调令相得即成，以敷之神良。《救急方》用治癣疥。

蔄茹膏方

蔄茹 狼牙 青葙 地榆 藜芦 当归 羊蹄根 萹蓄各二两 蛇床子 白蔹各六分 漏芦二分

上十一味捣，以苦酒渍一宿，明旦以成煎猪膏四升煎之，三上三下膏成，绞去滓。纳后药如下。

雄黄 雌黄 硫黄 矾石 胡粉 松脂各二两 水银二两

上七味，细研，看水银散尽，即倾前件膏中，以十只箸搅数百遍止。用瓷器贮之，密举勿令泄气。煎膏法必微火，急即不中用。一切恶疮、疥癣、疽漏、瘑悉敷之，不可近目及阴。先研雄黄等令细，候膏小冷即和搅，敷之。

治疥疽诸疮方

水银 胡粉各六分 黄连 黄柏各八分 姜黄十分 矾石 蛇床子 附子 苦参各三分

上九味，水银、胡粉别研如泥，余为末，以成煎猪膏合和，研令调，以敷之。《千金翼》无姜黄。

治久疥癣方

丹砂 雄黄 雌黄《刘涓子》无 乱发 松脂 白蜜各一两 蔄茹三两 巴豆十四枚 猪脂二升

上九味，先煎发消尽，纳松脂蜜，三上三下去滓，纳诸末中更一沸止，以敷之。《千金翼》用蜡，不用蜜。

又方

水银 礜石一作矾石 蛇床子 黄连各一两，一作雄黄

上四味，为末，以猪脂七合和搅，不见水银为度，敷之。一方加藜芦一两，又云蔄茹。

治诸疮疥癣久不瘥者方

水银一斤 腊月猪脂五斤

上二味，以铁器中垒灶，用马通火七日七夜勿住火，出之停冷取膏，去水银不妨别用。以膏敷一切疮，无不应手立瘥。《千金翼》又用水银粉和猪脂涂之。

又方

取特牛尿五升 羊蹄根五升

上二味，渍一宿，日曝干，复纳，取尿尽止，作末，敷诸疮等。《千金翼》云：和猪脂用更精。

又方

拔取生乌头十枚，切，煮汁洗之瘥。

论曰：凡诸疮癣，初生时或始痛痒，即以种种单方救之，或嚼盐涂之，又以谷汁敷之，又以蒜墨和敷之《千金翼》蒜作酥。又以姜黄敷之，又以鲤鱼鲊糁敷之，又以牛李子汁敷之。若以此救不瘥，乃以前诸大方治之。

治细癣方

蛇床子 白盐一作白垩 羊蹄根各一升 赤葛根 苦参 菖蒲各半斤 黄连 莽草各三两

上八味，㕮咀，以水七升，煮取三升，适寒温以洗身，如炊一石米顷为佳，清澄后用。当微温之，满三日止。

又方

羊蹄根于磨石上，以苦酒磨之，以敷疮上，当先刮疮，以火炙干后敷，四五过。《千金翼》云：捣羊蹄根著瓷器中，以白蜜和之，刮疮令伤，先以蜜和者敷之，如炊一石米久拭去，更以三年大醋和涂之。若刮疮处不伤，即不瘥。

又方

羊蹄根五升，以桑柴灰汁煮四五沸，洗之。凡方中用羊蹄根，皆以日未出采之

佳。

又方

菖蒲末五斤，以酒三升渍，釜中蒸之使味出。先绝酒，一日一服，一升若半升。

又方

用干荆子烧中央，承两头取汁涂之。先刮上令伤，后敷之。

治癣方

捣刺蓟汁服之。

又方

服地黄汁佳。

又方

烧蛇蜕一具，酒服。

又方

服驴尿良。

又方

捣莨菪根，蜜和敷之。《千金翼》无根字。

又方

热搨煎饼，不限多少，日一遍薄之良。亦治浸淫疮。

又方

醋煎艾涂之。

又方

捣羊蹄根和乳涂之。

又方

净洗疮，取酱瓣、雀屎和敷之，瘥止。《千金翼》云：取酱瓣尿和涂之。

又方

水银、芜荑和酥敷之。

又方

日中捣桃叶汁敷之。

治湿癣肥疮方

用大麻湁敷之，五日瘥。

治癣久不瘥者方

取自死蛇烧作灰，猪脂和涂即瘥。

灸癣法

日中时，灸病处影上，三姓[①]灸之，咒曰：癣中虫，毛戎戎，若欲治，待日中。

又法

八月八日日出时，令病人正当东向户长跪，平举两手持户两边，取肩头小垂际骨解宛宛中灸之，两火俱下，各三壮若七壮，十日愈。

治小儿癣方

以蛇床实捣末，和猪脂以敷之。

治瘙痒方

以水银和胡粉敷之。

治身体瘙痒白如癣状方

楮子三枚　猪胰一具　盐一升　矾石一两

上四味，以苦酒一升，合捣令熟，以拭身体，日三。

治疬易方

以三年醋磨乌贼骨，先布摩肉赤敷之。

又方

醋磨硫黄涂之，最上。《集验》又磨附子、硫黄，上使熟，将卧以布拭病上，乃以药敷之。

又方

取途中先死蜣螂，捣烂涂之，当揩令热，封之一宿瘥。

又方

白蔹　熏陆香

上二味，揩上作末，水服瘥。

又方

硫黄　水银[②]　槲皮烧　蛇蜕一具

上四味，各等分，捣筛，以清漆合和之，薄涂白处。欲涂时，以巴豆半截拭白处，皮微破，然后敷之。不过三两度。

又方

硫黄　水银　矾石　灶墨

上四味，各等分，捣筛，纳坩子中，

① 姓：《考异》曰："按'姓'恐'炷'讹。"

② 水银：宋古本、后藤本作"雌黄"。

以葱叶中涕和研之，临卧时敷病上。

九江散 主白癜风及二百六十种大风方。

当归七分 石楠六分 踯躅 秦艽 菊花 干姜 防风 雄黄 麝香 丹砂 斑蝥各四两 蜀椒 鬼箭羽 连翘 石长生 知母各八分 蜈蚣三枚 虻虫 地胆各十枚 附子四两 鬼臼十一分 人参 石斛 天雄 王不留行 乌头 独活 防己 莽草各十二分 水蛭百枚

上三十味，诸虫皆去足翅，熬炙令熟，为散。以酒服方寸匕，日再。其病入发令发白，服之百愈，发还黑。

又方

天雄 白蔹 黄芩各三两 干姜四两 附子一两 商陆 踯躅各一升

上七味，治下筛。酒服五分匕，日三。

治白癜风方

矾石 硫黄

上二味，各等分，为末，醋和敷之。

又方

平旦以手掉取韭头露涂之，极效。

又方

以酒服生胡麻油一合，日三，稍稍加至五合，慎生肉、猪、鸡、鱼、蒜等，百日服五斗，瘥。

又方

罗摩草煮以拭之。亦揩令伤，擿白汁涂之。

又方

石灰松脂酒主之。方在卷末。

又方

以蛇蜕皮熬摩之数百过，弃置草中。

又方

树空中水洗桂末，唾和涂之，日三。

又方

以水银拭之令热即消瘥，数数拭之，瘥乃止。

白癜风，灸左右手中指节去延外宛中三壮，未瘥报之。

凡身诸处白驳渐渐长似癣，但无疮，可治之方。

鳗鲡鱼取脂涂之，先揩病上使痛，然后涂之。

治皮中紫赤疵痣，去黡秽方。

干漆 雌黄 矾石各三两 雄黄五两 巴豆十五枚 炭皮一斤

上六味，治下筛。以鸡子白和涂故帛贴病上，日二易。

治赤疵方

用墨、大蒜、鳝血合涂之。

治赘疵痣方

雄黄 硫黄 真珠 矾石 巴豆 蔄茹 藜芦各一两

上七味，治下筛。以真漆合和如泥，以涂点病上须成疮。及去面皯皮中紫，不耐漆人不得用，以鸡子白和之。

去疣目方

七月七日，以大豆一合拭疣目上三遍。病疣人自种豆于南屋东头第二霤中，豆生四叶，以汤沃杀，即瘥。

又方

松柏脂合和涂之，一宿失矣。

又方

石硫黄揩六七遍。

又方

以猪脂痒处揩之，令少许血出即瘥，神验不可加。

又方

每月十五日月正中时，望月以秃条帚扫三七遍瘥。

又方

苦酒渍石灰六七日，滴取汁点疣上，小作疣即落。

又方

杏仁烧令黑，研膏涂上。

又方

取牛口中涎，数涂自落。

疣目，着艾炷疣目上，灸之三壮即除。

恶疾大风第五论一首　方十首

论曰：恶疾大风，有多种不同。初得虽遍体无异而眉须已落，有遍体已坏而眉须俨然，有诸处不异好人，而四肢腹背有顽处，重者手足十指已有堕落。有患大寒而重衣不暖，有寻常患热，不能暂凉；有身体枯槁者；有津汁常不止者；有身体干痒彻骨，搔之白皮如麸，手下作疮者；《外台》作卒不作疮。有疮痍荼毒，重叠而生，昼夜苦痛不已者；有直置顽钝不知痛痒者。其色亦有多种，有青黄赤白黑，光明枯暗。此候虽种种状貌不同，而难疗易疗皆在前人[①]，不由医者，何则？此病一著，无问贤愚，皆难与语。何则？口顺心违，不受医教，直希望药力，不能求己，故难疗易疗属在前人，不关医药。予尝手疗六百余人，瘥者十分有一，莫不一一亲自抚养，所以深细谙委之。且共语看，觉难共语不受入，即不须与疗，终有触损，病既不瘥，乃劳而无功也。

又《神仙传》有数十人皆因恶疾而致仙道，何者？皆由割弃尘累，怀颍阳之风，所以非止瘥病，乃因祸而取福也。故余所睹病者，其中颇有士大夫，乃至有异种名人，及遇斯患，皆爱恋妻孥，系著心髓，不能割舍，直望药力，未肯近求诸身。若能绝其嗜欲，断其所好，非但愈疾，因兹亦可自致神仙。余尝问诸病人，皆云自作不仁之行，久久并为极猥之业，于中仍欲更作云，为虽有悔言而无悔心。但能自新，受师教命，餐进药饵，何有不除？余以贞观年中，将一病士入山，教服松脂，欲至百日，须眉皆生。由此观之，惟须求之于己，不可一仰医药者也。然有人数年患身体顽痹，羞见妻子，不告之令知，其后病成，壮貌分明，乃云犯药卒患，此皆自误。然斯疾虽大，疗之于微，亦可即瘥。此疾一得，远者不过十年皆死，近者五六岁而亡。然病者自谓百年不死，深可悲悼。一遇斯疾，即须断盐，常进松脂，一切公私物务释然皆弃，犹如脱屣。凡百口味，特须断除，渐渐断谷，不交俗事，绝乎庆吊，幽隐岩谷，周年乃瘥。瘥后终身慎房，犯之还发。兹疾有吉凶二义，得之修善即吉，若还同俗类，必是凶矣。今略述其由，致以示后之学者，可览而思焉。

蔺豆治恶疾方

细粒乌豆，择取摩之皮不落者，取三月四月天雄乌头苗及根，净去土勿洗，捣绞取汁，渍豆一宿，漉出曝干，如此七反，始堪服。一服三枚，渐加至六七枚，日一。禁房室、猪、鱼、鸡、蒜，毕身毛发即生，犯药不瘥。

岐伯神圣散　治万病，痈疽，癞疹，癣，风痿，骨肉疽败，百节痛，眉毛发落，身体淫淫跃跃痛痒，目痛眦烂，耳聋齿龋，痔瘘方。

天雄　附子　茵芋《外台》作蔄草　踯躅　细辛　乌头　石楠　干姜各一两　蜀椒　防风　菖蒲各二两　白术　独活各三两

上十三味，治下筛。酒服方寸匕，日三，勿增之。

治恶疾，**狼毒散**方。

狼毒　秦艽等分

上二味，治下筛。酒服方寸匕，日三，五十日愈。

---

① 前人：《外台秘要》作“病人”。

又方

炼松脂投冷水中二十遍，蜜丸，服二两，饥便服之，日三。鼻柱断离者，二百日服之瘥。断盐及杂食、房室。又天门冬酒服百日愈。

石灰酒 主生毛发眉须，去大风方。

石灰一石，拌水和湿，蒸令气足 松脂成炼十斤，末之 上曲一斗二升 黍米一石

上四味，先于大铪内炒石灰，以木札著灰中，火出为度。以枸杞根锉五斗，水一石五升，煮取九斗，去滓，以淋石灰三遍，澄清，以石灰汁和渍曲，用汁多少一如酿酒法，讫，封四七日开服。恒令酒气相及为度，百无所忌，不得触风。其米泔及饭糟一事已上，不得使人畜犬鼠食之，皆令深埋却。此酒九月作，二月止。恐热，膈上热者，服后进三五口冷饭压之。妇人不能食饮，黄瘦积年及蓐风，不过一石即瘥。其松脂末初酘酿酒，摊饭时均散著饭上，待饭冷乃投之。此酒饭宜冷，不尔即醋，宜知之。

治大风眉须落，赤白癞病，八风十二痹，筋急肢节缓弱，飞尸遁注水肿，痈疽疥癣恶疮，脚挛手折，眼暗洞泄，痰饮宿澼寒冷方。

商陆根二十五斤，马耳切之 曲二十五斤

上二味，合于瓮中，水一斛渍之，炊黍米一石，酿之如家法，使曲米相淹三酘毕，密封三七日。开看曲浮酒熟，澄清，温服三升，轻者二升。药发吐下为佳，宜食弱煮饭、牛羊鹿肉羹，禁生冷、醋滑及猪、鸡、鱼、犬等。

治风，身体如虫行方。

盐一斗，水一石煎减半，澄清，温洗浴三四遍。并疗一切风。

又方

以醇灰汁洗面，不过一日。

又方

以大豆渍饭浆水，旦旦温洗面，洗头发。不净加少面，勿以水濯之，不过十度洗。

又方

成炼雄黄、松脂等分，蜜和饮服十丸如梧桐子大，日三，百日愈。慎酒、盐豉等。

《备急千金要方》卷第二十三

备急千金要方卷第二十四
解毒并杂治

解食毒第一

论一首　方三十九首

论曰：凡人跋涉山川，不谙水土，人畜饮啖，误中于毒，素不知方，多遭其毙，岂非枉横也！然而大圣久设其法，以救养之。正为贪生嗜乐，忽而不学，一朝逢遇，便自甘心，竟不识其所以。今述神农、黄帝解毒方法，好事者可少留意焉。

治诸食中毒方

饮黄龙汤及犀角汁，无不治也。饮马尿亦良。

治食百物中毒方

掘厕旁地深一尺，以水满坑中，取厕筹七枚，烧令烟，以投坑中，乃取水汁饮四五升即愈。急者不可得，但掘地著水，即取饮之。

又方

含贝子一枚，须臾吐食物瘥。

又方

服生韭汁数升。

治饮食中毒烦懑方

苦参三两，㕮咀，以酒二升半，煮取一升，顿服之，取吐愈。

治食六畜肉中毒方

各取六畜干屎末，水服之佳。若是自死六畜肉毒，水服黄柏末方寸匕，须臾复与佳。

又方

烧小豆一升末，服三方寸匕，神良。

又方

水服灶底黄土方寸匕。

治食生肉中毒方

掘地深三尺，取下土三升，以水五升，煮土五六沸，取上清，饮一升立愈。

治食牛肉中毒方

狼牙灰水服方寸匕良。一作猪牙。

又方

温汤服猪脂良。

又方

水煮甘草汁饮之。

治食牛马肉中毒方

饮人乳汁良。

治食马肉血洞下欲死方

豉二百粒　杏仁二十枚

上二味，㕮咀，蒸之五升米下，饭熟捣之，再服令尽。

又方

芦根汁饮以浴，即解。

治食狗肉不消，心中坚，或腹胀，口干大渴，心急发热，狂言妄语，或洞下方。

杏仁一升，合皮研，以沸汤三升和，绞取汁，分三服。狗肉皆完片出即静，良验。

治食猪肉中毒方

烧猪屎末，服方寸匕。犬屎亦佳。

治食百兽肝中毒方

顿服猪脂一斤佳，亦治陈肉毒。

治生食马肝，毒杀人方

牡鼠屎二七枚，两头尖者是，以水研饮之，不瘥更作。

治食野菜、马肝肉、诸脯肉毒方

取头垢如枣核大吞之，起死人。

又方

烧狗屎灰，水和绞取汁，饮之立愈。

又方

烧猪骨末之，水服方寸匕，日三服。

治漏脯毒方　张文仲云：茅室漏水沾脯为漏脯。

捣韭汁服之良，大豆汁亦得。

治郁肉湿脯毒方　张文仲云：肉闭在密器中经宿者，为郁肉。

烧狗屎末，水服方寸匕。凡生肉、熟肉皆不用深藏，密盖不泄气，皆杀人。又肉汁在器中密盖气不泄者，亦杀人。

治脯在黍米中毒方

曲一两，以水一升、盐两撮煮，服之良。

治中射罔脯毒方

末贝子，水服如豆佳，不瘥又服。食饼臛中毒亦同用之。

人以雉肉作饼臛，因食皆吐下，治之方。

服犀角末方寸匕，得静甚良。

凡食鹅鸭肉成病，胸满面赤，不下食者，治之方。

服秫米泔良。

治食鱼中毒方

煮橘皮，停极冷，饮之立验。《肘后方》云：治食鱼中毒，面肿烦乱者。

治食鱼中毒，面肿烦乱，及食鲈鱼中毒欲死者方。

锉芦根，舂取汁，多饮良。并治蟹毒。亦可取芦苇茸汁饮之，愈。

治食鱼脍及生肉，住胸膈中不化，吐之不出，便成癥瘕方。

厚朴三两　大黄二两

上二味，㕮咀，以酒二升，煮取一升，尽服立消。人强者加大黄，用酒三升，煮取二升，再服之。

治食鱼脍不消方

大黄三两，切　朴硝二两

上二味，以酒二升，煮取一升，顿服之。仲景方有橘皮一两。《肘后方》云：治食猪肉遇冷不消必成癥，下之方，亦无橘皮。

又方

舂马鞭草，饮汁一升，即消去也。生姜亦良。《肘后方》云：亦宜服诸吐药。

又方

鲐鱼皮烧灰，水服之，无完皮坏刀装取之，一名鲛鱼皮。《古今录验》云：治食鯸鮧鱼伤毒。

又方

烧鱼皮灰，水服方寸匕。

又方

烧鱼鳞，水服方寸匕。食诸鲍鱼中毒亦用之。

治食蟹中毒方

冬瓜汁服二升，亦可食冬瓜。

治食诸菜中毒方

甘草　贝齿　胡粉

上三种，各等分，治下筛，以水和服方寸匕。小儿尿、乳汁共服二升，亦好。

治食山中树菌毒方

人屎汁，服一升良。

解百药毒第二

论一首　解毒二十八条　方十二首

论曰：甘草解百药毒，此实如汤沃雪有同神妙。有人中乌头、巴豆毒，甘草入腹即定。中藜芦毒，葱汤下咽便愈。中野葛毒，土浆饮讫即止。如此之事，其验如反掌，要使人皆知之，然人皆不肯学，诚可叹息。方称大豆汁解百药毒，余每试之，大悬绝不及甘草，又能加之为甘豆汤，其验尤奇。有人服玉壶丸治呕[①]不能已，百药与之不止，蓝汁入口即定。如

① 治呕：《外台秘要》作“呕吐”。

此之事，皆须知之，此则成规，更不须试练也。解毒方中条例极多，若不指出一二，学者不可卒知，余方例尔。

百药毒：甘草、荠苨、大小豆汁、蓝汁及实汁、根汁。

石药毒：白鸭屎、人参汁。

雄黄毒：防己。

礜石毒：大豆汁、白鹅膏。

金银毒：服水银数两即出，鸭血及屎汁、鸡子汁及屎白，烧猪脂和服，水淋鸡屎汁煮葱汁。

铁粉毒：磁石。

防葵[①]毒：葵根汁。

桔梗毒：白粥。

甘遂毒：大豆汁。

芫花毒：防己、防风、甘草、桂汁。

大戟毒：菖蒲汁。

野葛毒：鸡子清、葛根汁、甘草汁、鸭头热血、猪膏、鸡屎、人屎。

藜芦毒：雄黄、煮葱汁、温汤。

乌头、天雄、附子毒：大豆汁、远志、防风、枣肉、饴糖。

射罔毒：蓝汁、大小豆汁、竹沥、大麻子汁、六畜血、贝齿屑、蚯蚓屎、藕荠汁。

半夏毒：生姜汁及煮干姜汁。

踯躅毒：栀子汁。

莨菪毒：荠苨、甘草、犀角、蟹汁、升麻。

狼毒毒：杏仁、蓝汁、白蔹、盐汁、木占斯。

巴豆毒：煮黄连汁、大豆汁、生藿汁《肘后》云：小豆藿、菖蒲汁、煮寒水石汁。

蜀椒毒：葵子汁、桂汁、豉汁、人尿、冷水、土浆、蒜、鸡毛烧吸烟及水调服。

鸡子毒：醇醋。

斑蝥、芫青毒：猪膏、大豆汁、戎盐、蓝汁、盐汤煮猪膏、巴豆。

马刀毒：清水。

杏仁毒：蓝子汁。

野芋毒：土浆、人粪汁。

诸菌毒：掘地作坑，以水沃中，搅之令浊，澄清饮之，名地浆。

解一切毒药发，不问草石，始觉恶即服此方。

生麦门冬　葱白各八两　豉二升

上三味，㕮咀，以水七升，煮取二升半，分三服。

解诸毒，**鸡肠草散**方。

鸡肠草三分　荠苨　升麻各四分　芍药　当归　甘草各一分　蓝子一合　坌土一分

上八味，治下筛。水服方寸匕，多饮水为佳。若为蜂、蛇等众毒虫所螫，以针刺螫上，血出著药如小豆许于疮中，令湿瘥。为射罔箭所中，削竹如钗股，长一尺五寸，以绵缠绕，水沾令湿，取药纳疮中，随疮深浅令至底止，有好血出即休。若服药有毒，水服方寸匕，毒解痛止愈。

解毒药散方

荠苨一分　蓝并花，二分

上二味，七月七日取蓝，阴干捣筛。水和服方寸匕，日三。

又方

中毒者，取秦燕毛二七枚，烧灰服。

解一切毒方

母猪屎水和服之。又水三升三合，和米粉饮之。

解鸩毒及一切毒药不止，烦懑方。

甘草　蜜各四分　粱米粉一升

上三味，以水五升煮甘草，取二升，去滓，歇大热，纳粉汤中，搅令匀调，纳白蜜更煎，令熟如薄粥。适寒温，饮一升

① 防葵：宋古本作“防己”。

佳。

治食莨菪闷乱，如卒中风，或似热盛狂病，服药即剧方。

饮甘草汁、蓝青汁，即愈。

治野葛毒已死口噤者方

取青竹去两节，柱两胁脐上，纳冷水注之，暖即易之，须臾口开，开即服药，立活。惟须数易水。

治钩吻毒，困欲死，面青口噤，逆冷身痹方。《肘后方》云：钩吻、茱萸、食芹相似，而所生之旁无他草，又茎有毛，误食之杀人。

荠苨八两，㕮咀，以水六升，煮取三升，冷如人体，服五合，日三夜二。凡煮荠苨，惟令浓佳。

又方

煮桂汁饮之。

又方

啖葱涕。葱涕治诸毒。

治腹中有铁方

白折炭刮取末，井花水服三钱，不过再服。

服药过剂闷乱者方

吞鸡子黄、饮蓝汁、水和胡粉、地浆、蘘荷汁、粳米汁、豉汁、干姜、黄连、饴糖、水和葛粉。

解五石毒第三

论三首　方三十五首　证二十八条

论曰：人不服石，庶事不佳。恶疮、疥癣、温疫、疟疾，年年常患，寝食不安，兴居常恶，非止已事不康，生子难育。所以石在身中，万事休泰，要不可服五石也。人年三十以上可服石药，若素肥充，亦勿妄服；四十以上，必须服之；五十以上，三年可服一剂；六十以上，二年可服一剂；七十以上，一年可服一剂。

又曰：人年五十以上，精华消歇，服石犹得其力。六十以上转恶，服石难得力，所以常须服石，令人手足温暖，骨髓充实，能消生冷，举措轻便，复耐寒暑，不著诸病，是以大须服。凡石皆熟炼用之。凡石之发，当必恶寒、头痛、心闷，发作有时，状如温疟。但有此兆，无过取冷水淋之，得寒乃止，一切冷食，惟酒须温。其诸解法备如后说。其发背疽肿，方在第二十二卷中。

又曰：凡服石人，甚不得杂食口味，虽百品具陈，终不用重食其肉。诸杂既重，必有相贼，聚积不消，遂动诸石。如法持心，将摄得所，石药为益，善不可加。余年三十八九，尝服五六两乳，自是以来深深体悉。至于将息节度，颇识其性，养生之士，宜留意详焉。然其乳石必须土地清白光润，罗纹鸟翮一切皆成，乃可入服。其非土地者，慎勿服之，多皆杀人，甚于鸩毒。紫石、白石极须外内映彻，光净皎然，非此亦不可服。寒石五石更生散方，旧说此药方，上古名贤无此，汉末有何侯者行用，自皇甫士安以降有进饵者，无不发背解体而取颠覆。余自有识性以来，亲见朝野仕人遭者不一，所以宁食野葛，不服五石。明其大大猛毒，不可不慎也。有识者遇此方，即须焚之，勿久留也。今但录主对以防先服者，其方以从烟灭，不复须存，为含生害也。

钟乳对术，又对栝楼，其治主肺，上通头胸。术动钟乳，胸塞短气。钟乳动术，头痛目疼。又钟乳虽不对海蛤，海蛤能动钟乳，钟乳动则目疼短气，有时，术动钟乳，直头痛胸塞。然钟乳与术为患不过此也，虽所患不同，其治一矣。发动之始，要有所由，始觉体中有异，与上患相应，便速服此**葱白豉汤方**。

葱白半斤　豉二升　甘草　人参各三

两，《外台》用吴茱萸一升

上四味，㕮咀，先以水一斗五升，煮葱白作汤，澄取八升，纳药煮取三升，分三服。才服便使人按摩摇动，口中嚼物，然后仰卧，覆以暖衣，汗出去衣，服汤热歇，即便冷涛[1]饭燥脯而已。若服此不解，复服**甘草汤**方。

甘草三两 桂心二两 豉二升 葱白半斤

上四味，合服如上法。若服此已解，肺家犹有客热余气，复服**桂心汤**方。

桂心 麦门冬各三两 人参 甘草各二两 葱白半斤 豉二升

上六味，合服如前法。此方与次后散发身体生疮，麦门冬汤方用重，分两小异。

硫黄对防风，又对细辛，其治主脾肾，通主腰脚。防风动硫黄，烦热，脚疼腰痛，或嗔忿无常，或下利不禁。防风、细辛能动硫黄，而硫黄不能动彼。始觉发，便服**杜仲汤**方。

杜仲三两 枳实 甘草 李核仁各二两 栀子仁十四枚 香豉二升

上六味，合服如上法。若不解，复服**大麦奴汤**方。

大麦奴四两 甘草 人参 芒硝 桂心各二两 麦门冬半斤

上六味，合服如上法。若服此已解，脾肾犹有余热气，或冷，复服**人参汤**方。

人参 干姜 甘草 当归各一两 附子一枚

上五味，合服如上法。

白石英对附子，其治主胃，通主脾肾。附子动白石英，烦热腹胀。白石英动附子，呕逆不得食，或口噤不开，或言语难，手脚疼痛。如觉发，宜服**生麦门冬汤**方。

生麦门冬四两 甘草 麻黄各二两 豉二升

上四味，合服如上法。不解，更服**大黄汤**方。

大黄三两 豉二升 甘草二两 栀子仁三十枚

若烦，加细辛五两。

上五味，合服如上法，频频服之。得下便止，不下服尽。若热势未除，视瞻高而患渴，复服**栝楼根汤**方。

栝楼根 大麦奴各四两 甘草二两 葱白半斤 豉二升

上五味，合服如上法。稍稍一两合服之，隐约得一升许，便可食少糜动口。若已解，胃中有余热，复服**芒硝汤**方。

芒硝 桂心各二两 通草 甘草各三两 白术一两 李核仁二十一枚 大枣二十枚

上七味，合服如上法。若腹胀，去芒硝，用人参二两。

紫石英对人参，其治主心肝，通主腰脚。人参动紫石英。《外台》云：细辛、人参动紫石，心急而痛，或惊悸不得眠卧，恍惚忘误，失性发狂，昏昏欲眠，或愦愦喜嗔，或瘥或剧，乍寒乍热，或耳聋耳目暗。又防风虽不对紫石英，紫石英犹动防风。《巢源》、《外台》云：防风虽不对紫石英，而能动紫石英，为药中亦有人参，缘防风动人参，转相发动，令人亦心痛烦热，头项强。始觉，服此**人参汤方**。《外台》服麻黄汤。

人参 白术各三两 甘草《外台》无 桂心各二两 细辛一两 豉三升

上六味，合服如上法。若嗔盛，加大黄、黄芩、栀子各三两。若忘误狂发犹未除，服**麦门冬汤**方。《外台》此方治礜石发。

生麦门冬半斤 甘草三两 人参一两 豉二升 葱白半斤

---

① 涛：元刻本、道藏本、后藤本作“淘”。下同。

上五味，合服如上法。温床暖覆，床下著火，口中嚼物，使遍身汗，一日便解。若心有余热气，更服**人参汤**方。

人参　防风　甘草各三两　桂心二两　生姜　白术各一两

上六味，合服如上法。

赤石脂对桔梗，其治主心，通至胸背。桔梗动石脂，心痛寒噤，手脚逆冷，心中烦闷。赤石脂动桔梗，头痛目赤，身体壮热。始觉发，宜温清酒饮之，随能否，须酒势行则解。亦可服大麦麨方。

大麦熬令汗出，燥止，勿令大焦，舂去皮，细捣绢筛，以冷水和服之。《千金翼》云：炒去皮，净淘，蒸令熟，曝干熬令香，乃末之。

礜石无所偏对，其治主胃。发则令人心急口噤，骨节疼强，或节节生疮。始觉发，即服**葱白豉汤**方。《外台》云：服麦门冬汤。

葱白半斤　豉二升　甘草二两

上三味，以水六升，煮取二升半，分三服。

若散发身体卒生疮，宜服**生麦门冬汤**方。

生麦门冬五两　甘草三两　桂心二两　人参一两半　葱白半斤　豉二升

上六味，服如解钟乳汤法。

术对钟乳，术发则头痛目疼，或举身壮热，解如钟乳法。

附子对白石英，亦对赤石脂。附子发则呕逆，手脚疼，体强骨节痛，或项强，面目满肿，发则饮酒服麨自愈。若不愈，与白石英同解。

人参对紫石英。人参发则烦热头项强，解与紫石英同。

桔梗对赤石脂，又对茯苓，又对牡蛎。桔梗发则头痛目赤，身体壮热，解与赤石脂同。茯苓发则壮热烦闷，宜服**大黄黄芩汤**方。

大黄　黄芩　栀子仁各三两　豉一升　葱白切，一升

上五味，㕮咀，以水六升，煮取二升半，分三服。

牡蛎发则四肢壮热，心腹烦闷，极渴，解与赤石脂同。干姜无所偏对。

海蛤对栝楼。海蛤先发则手足烦热，栝楼先发则噤寒清涕出，宜服**栝楼根汤**方。

栝楼根　甘草各二两　大黄一两　栀子仁十四枚

上四味，合服如解钟乳法。

石硫黄发，通身热兼腰膝痛。

白石英发，先腹胀后发热。

紫石英发，乍寒乍热。

赤石脂发，心噤身热，头[①]目赤。

礜石发，遍身发热兼口噤。

牡蛎发，头痛而烦满热。

海蛤发，心中发热。

茯苓发，直头痛。

桔梗发，头面热。

石硫黄、礜石、桔梗、牡蛎、茯苓，此五物发宜浴，白石英亦可小浴，其余皆不宜浴。礜石发，宜用生熟汤。茯苓发，热多攻头，即以冷水洗身渍之。

浴法：初热先用暖水，后用冷水，浴时慎不可洗头垂沐，可以二三升灌之。凡药宜浴便得解即佳。不瘥，可余治之。

赤石脂、紫石英发，宜饮酒，得酒即解。凡药发，或有宜冷，或有宜饮酒，不可一概也。

又一法云：寒食散发动者，云草药气力易尽。石性沉滞，独主胃中，故令数发。欲服之时，以绢袋盛散一匕，著四合酒中，塞其口，一宿之后，饮尽之。其酒

---

① 头：宋古本“头”后有“痛”字。

用多少，将御节度自如旧法。此则药石之势俱用。石不住胃中，何由而发？事甚验也。

治食宿饭、陈臭肉及羹宿菜发者，宜服**栀子豉汤**方

栀子三七枚　香豉三升　甘草三两

上三味，㕮咀，以水八升，煎取三升，分三服。亦可加人参、葱白。

失食发，宜服葱白豉汤；饮酒过醉发，亦宜服**葱白豉汤**方。

葱白一升　豉二升　干姜五两　甘草二两

上四味，㕮咀，以水七升，煮取三升，分三服。服汤不解，宜服**理中汤**方。

人参　甘草　白术各三两　干姜二两

上四味，㕮咀，以水六升，煮取二升半，分三服。

瞋怒太过发，宜服**人参汤**方。

人参　枳实　甘草各九分　栝楼根　干姜　白术各六分

上六味，㕮咀，以水九升，煮取三升，分三服。若短气者，稍稍数饮。《千金翼》云：主散发气逆，心腹绞痛，不得气息，命在转烛者。

情色过多发，宜服**黄芪汤**。方本阙。

将冷太过发，则多壮热。以冷水洗浴，然后用生熟汤五六石灌之，已，食少暖食，饮少热酒，行走自劳。

将热太过发，则多心闷，时时食少冷食。若夏月大热之时散发动，多起于渴饮多所致。水和麨少服之。不瘥复作，以瘥为度。

若大小便秘塞不通，或淋沥溺血，阴中疼痛，此是热气所致。熨之即愈。

熨法：前以冷物熨少腹已，又以热物熨之，又以冷物熨之。若小便数，此亦是取冷所为，暖将理自愈。

若药发下利者，干服豉即断，能多益佳。

凡服散之后，忽身体浮肿，多是取冷过所致，宜服**槟榔汤**方。

槟榔三十枚，捣碎，以水八升，煮取二升，分再服。《千金翼》云：子捣作末，下筛，㕮咀其皮，以汤七升，煮取三升，去滓，纳子末，为再服。

凡散发疮肿方

蔓菁子熬　杏仁　黄连　胡粉各一两　水银二两

上五味，别捣蔓菁子、杏仁如膏，以猪脂合研，令水银灭，以涂上，日三夜一。

散发赤肿者，当以膏摩之方。

生地黄五两　大黄一两　杏仁四十枚　生商陆三两

上四味，切，醋渍一宿，猪膏一升，煎商陆令黑，去滓摩之，日三夜一。

散发生细疮方

黄连　芒硝各五两

上二味，㕮咀，以水八升煮黄连，取四升，去滓，纳芒硝令烊。渍布取贴疮上，数数易之，多少皆著之。

散发疮痛不可忍方

冷石三两，下筛。粉疮上，日五六度，即燥，痛须臾定。

治服散忽发动方

干姜五两，㕮咀，以水五升，煮取三升，去滓，纳蜜一合和绞，顿服之，不瘥重作。

解散除热，**鸭通汤**方。

白鸭通五升，沸汤二斗半淋之，澄清取二斗汁　麻黄八两　豉三升　冷石二两　甘草五两　石膏三两　栀子仁二十枚

上六味，㕮咀，以鸭通汁煮六升，去滓，纳豉三沸，分服五合。若觉体冷，小便快，阔其间；若热犹盛，小便赤，促服之，不限五合。宜小劳之，渐进食，不可

令食少，但勿便多耳。

解散 治盛热实，大小便赤方。

升麻 大黄 黄连 甘草 黄柏各三两 芍药六两 白鸭通五合 黄芩四两 栀子仁十四枚 竹叶切 豉各一升

上十一味，㕮咀，以水三斗，先煮鸭通、竹叶，取一斗二升，去滓澄清。取一斗，纳药煮取三升，分三服。若上气者，加杏仁五合；腹满，加石膏三两。

下散法 主药发热困方。《千金翼》云：凡散数发热，无赖，下去之。又云：诸丹及金石等同用之。

黍米二升作糜，以成煎猪脂一斤和之令调，宿不食，旦空腹食之，令饱，晚当下药神良。不尽热发，更合服之。

又方

肥猪肉五斤 葱白 薤各半斤

上三味，治如食法，合煮之。宿不食，顿[①] 服之令尽。不尽，明日更服。

压药发动，数数患热困，下之方。

猪肾脂一具，不令中水，以火炙之，承取汁，适寒温。一服三合，一日夜五六服，多至五六升。二日，药稍稍随大便下出。

又方

作肥猪肉臛一升，调如常法。平旦空肚顿服令尽。少时腹中雷鸣，鸣定药下。随下以器盛取，用水淘之得石。不尽，更作如前服之。

蛊毒第四论一首 方二十首

论曰：蛊毒千品，种种不同。或下鲜血；或好卧暗室，不欲光明；或心性反常，乍嗔乍喜；或四肢沉重，百节酸疼。如此种种状貌，说不可尽。亦有得之三年乃死，急者一月或百日即死。其死时，皆于九孔中或于胁下肉中出去。所以出门常须带雄黄、麝香、神丹诸大辟恶药，则百蛊、猫鬼、狐狸、老物精魅，永不敢著人。养生之家，大须虑此。俗亦有灸法，初中蛊，于心下捺便大炷灸一百壮，并主猫鬼，亦灸得愈。又当足小趾尖上灸三壮，当有物出。酒上得者有酒出，饭上得者有饭出，肉菜上得者有肉菜出即愈，神验，皆于灸疮上出。

凡中蛊毒，令人心腹绞切痛，如有物啮，或吐下血皆如烂肉。若不即治，蚀人五脏尽乃死矣。欲验之法，当令病人唾水，沉者是蛊，不沉者非蛊也。

凡人患积年，时复大，便黑如漆，或坚或薄，或微赤者，皆是蛊也。

凡人忽患下血，以断下方治更增剧者，此是蛊毒也。

凡卒患血痢，或赤或黑，无有多少，此皆是蛊毒。粗医以断痢药处之，此大非也。

世有拙医，见患蛊胀者，遍身肿满，四肢如故，小便不甚涩，以水病治之，延日服水药，经五十余日望得痊愈，日复增加，奄至陨殁。如此者不一，学者当细寻方意，消息用之，万不失一。医方千卷，不尽其理，所以不可一一备述云耳。

凡人中蛊，有人行蛊毒以病人者。若服药知蛊主姓名，当使呼唤将去。若欲知蛊主姓名者，以败鼓皮烧作末，以饮服方寸匕，须臾自呼蛊主姓名，可语令去则愈。又有以蛇涎合作蛊药著饮食中，使人得瘕病，此二种积年乃死，疗之各自有药。江南山间人有此，不可不信之。

太上五蛊丸 治百蛊吐血伤中，心腹结气，坚塞咽喉，语声不出，短气欲死，饮食不下，吐逆上气，去来无常，状如鬼祟，身体浮肿，心闷烦疼，寒战，梦与鬼

---

① 顿：后藤本作“旦”。

交，狐狸作魅，卒得心痛，上叉胸胁，痛如刀刺，经年累岁，著床不起，悉主之方。

雄黄　椒目　巴豆　莽草　芫花　真珠《外台》用木香　鬼臼　矾石　藜芦各四分　斑蝥三十枚　蜈蚣二枚　獭肝一分　附子五分

上十三味，末之，蜜和更捣二千杵，丸如小豆。先食饮服一丸，余密封，勿泄药气，十丸为一剂。如不中病，后日增一丸，以下痢为度。当下蛊种种，状貌不可俱述。下后七日将息，服一剂，三十年百病尽除。忌五辛。

太一追命丸　治百病，若中恶气，心腹胀满，不得喘息，心痛积聚，胪胀疝瘕，宿食不消，吐逆呕宛，寒热瘰疬，蛊毒，妇人产后余疾方。

蜈蚣一枚　丹砂　附子　矾石一作礜石　雄黄　藜芦　鬼臼各一分　巴豆二分

上八味，末之，蜜丸如麻子。一服二丸，日一服。伤寒一二日服一丸，当汗出，绵裹两丸塞两耳中。下利服一丸，一丸塞下部。蛊毒服二丸，在外膏和摩病上。在膈上吐，膈下利。有疮，一丸涂之，毒自出。产后余疾服一丸，耳聋，绵裹塞耳。

治人得药杂蛊方

斑蝥六枚　桂心如指大　釜月下土如弹丸大　藜芦如指大

上四味，治下筛。水服一钱匕，下虫蛇、虾蟆、蜣螂，毒俱出。

治蛊注，四肢浮肿，肌肤消索，咳逆，腹大如水状，死后转易家人，一名蛊胀方。《小品》名雄黄丸，一名万病丸。

雄黄　巴豆　莽草　鬼臼各四两　蜈蚣三枚

上五味，末之，蜜和捣三千杵，密封勿泄气。勿宿食，旦服如小豆一丸。一炊不知，更加一丸。当先下清水，次下虫长数寸，及下蛇，又下鰕鸡子或白如膏。下后作葱豉粥补之，百种暖将息。

治中蛊毒，腹内坚如石，面目青黄，小便淋沥，病变无常处方。《肘后》、《古今录验方》俱云用铁精、乌鸡肝和丸如梧子，以酒服三丸，日再。甚者不过十日。《千金》用后方，疑《千金》误。

羖[①]羊皮方五寸　犀角　芍药　黄连　牡丹各一两　栀子仁七枚　蘘荷四两半

上七味，㕮咀，以水九升，煮取三升，分三服。《葛氏》、《崔氏》同，无芍药、牡丹、栀子，用苦参、升麻、当归。

犀角丸　治蛊毒百病，腹暴痛，飞尸恶气肿方。

犀角屑　羚羊角屑　鬼臼屑　桂心末各四钱匕　天雄　莽草　真珠　雄黄各一两　贝子五枚，烧　蜈蚣五节　射罔如鸡子黄大一枚　巴豆五十枚　麝香二分

上十三味，末之，合捣，蜜丸如小豆。服一丸，日二，含咽，不知少增之。卒得腹满蜚尸，服如大豆许二丸。若恶气肿，以苦酒和涂之。缝袋子盛药系左臂，辟不祥、鬼疰蛊毒，可以备急。

治蛊毒方

茜根　蘘荷根各三两

上二味，㕮咀，以水四升，煮取二升，顿服。《肘后方》云：治中蛊吐血，或下血皆如烂肝者，自知蛊主姓名。

又方

槲树北阴白皮　桃根皮各五两　猬皮灰　乱发灰各一方寸匕　生麻子汁五升

上五味，先煮槲皮、桃根，取浓汁一升，和麻子汁、发灰等令匀。患人少食，旦服大升一升，须臾著盆水，以鸡翎擿，吐水中如牛涎、犊胎及诸虫并出。

① 羖：《外台秘要》作"羚"。

治蛊毒方

槲树北阴白皮一大握，长五寸，水三升，煮取一升，空腹服，即吐虫出。亦治中蛊下血。

又方

猬皮灰水服方寸匕，亦出虫。

又方

五月五日桃白皮《必效方》云：以东引者火烘之　大戟各四分　斑蝥一分

上三味，治下筛。旦空腹以水一鸡子许服八捻，用二指相著如开，顿服之。若指头相离取药太多，恐损人矣。《肘后方》云：服枣核大，不瘥，十日更一服。《必效方》云：服半方寸匕，其毒即出，不出更一服。李饶州云：若以酒中得则以酒服，以食中得以饮服之。

蛇毒入菜果中，食之令人得病，名曰蛇蛊方。

大豆末以酒渍，绞取汁，服半升。

治诸热毒或蛊毒，鼻中及口中吐血，医所不治方。

取人屎尖七枚，烧作火色，置水中研之，顿服即愈。亦解百毒，时气热病之毒，服已，温覆取汗。勿轻此方，极神验。

治蛊吐下血方

榉皮广五寸，长一尺　芦荻根五寸，如足大趾，《小品方》用蔷薇根

上二味，㕮咀，以水二升，煮取一升，顿服，极下蛊。

治中蛊下血，日数十行方。

巴豆二七枚　藜芦　芫青　附子　矾石各二分

上五味，末之，别治巴豆，合筛，和相得。以绵裹药如大豆，纳下部中，日三，瘥。

又方

苦瓠一枚，以水二升，煮取一升，稍稍服之。当下蛊及吐虾蟆、蝌蚪之状，一月后乃尽。《范汪方》云：苦瓠毒当临时量用之。《肘后方》云：用苦酒一升煮。

治下血状如鸡肝，腹中绞痛难忍者方。

茜根　升麻　犀角各三两　桔梗　黄柏　黄芩各一两　地榆　白蘘荷各四两

上八味，㕮咀，以水九升，煮取二升半，分三服。此蛊利血用之。

又方

桔梗　犀角

上二味，各等分，为末，酒服方寸匕，日三。不能自服，绞口与之，药下心中当烦，须臾自静，有顷下，服至七日止。可食猪脾脏自补养。治蛊下血如鸡肝，日夜不解欲死者，皆可用之。

治肠蛊，先下赤，后下黄白沫，连年不瘥方。

牛膝一两，捶碎，切之，以醇清酒一升渍一宿。旦空腹服之，再服便愈。

北地太守酒　主万病蛊毒风气寒热方。

乌头　甘草　芎䓖　黄芩　桂心　藜芦　附子各四两　白蔹　桔梗　半夏　柏子仁　前胡　麦门冬各六两

上十三味，七月曲十斤，秫米一斛，如酝酒法，㕮咀药，以绢袋盛之，沉于瓮底。酒熟去糟，还取药滓，青布袋盛之，沉著酒底，泥头，秋[①]七日、夏五日、冬十日。空肚服一合，日三，以知为度。药有毒，故以青布盛之。服勿中止，二十日大有病出，其状如漆，五十日病悉愈。有妇人年五十，被病连年，腹中积聚，冷热不调，时时切痛，绕脐绞急，上气胸满，二十余年。服药二七日，所下三四升即愈。又有女人病偏枯绝产，服二十日，

① 秋：宋古本作“春秋”。

吐黑物大如刀带，长三尺许，即愈，其年生子。又有女人小得癫病，服十八日，出血二升半愈。有人被杖，崩血肉瘀，卧著九年，服药十三日，出黑血二三升愈。有人耳聋十七年，服药三十五日，鼻中出血一升，耳中出黄水五升便愈。上方云：熹平二年，北地太守臣光上。然此偏主蛊毒，有人中蛊毒者，服无不愈。极难瘥，不过二七日，所有效莫不备出。曾有一女人，年四十余，偏枯羸瘦不能起，长卧床枕，耳聋一无所闻，两手不收已经三年。余为合之，遂得平复如旧。有人中蛊毒而先患风，服茵芋酒伤多，吐出蛊数十枚遂愈。何况此酒而不下蛊也，嘉其功效有异常方，故具述焉。

胡臭漏腋第五论一首　方十五首

论曰：有天生胡臭，有为人所染臭者。天生臭者难治，为人所染者易治，然须三年醋敷矾石散勿止，并服五香丸，乃可得瘥，勿言一度敷药即瘥，止可敷药时暂得一瘥耳。五香丸在第六卷中。凡胡臭人通忌食芸薹、五辛，治之终身不瘥。

治胡臭方

辛夷　芎䓖　细辛　杜衡　藁本各二分

上五味，㕮咀，以醇苦酒渍之一宿，煎取汁敷之，欲敷取临卧时，以瘥为度。

石灰散　主胡臭方。

石灰一升　青木香　枫香一作沉香　熏陆香　丁香各二两　橘皮　阳起石各三两　矾石四两

上八味，治下筛。以绵作篆子，粗如指，长四寸，展取药使著篆上，以绢袋盛，著腋下。先以布揩令痛，然后夹之。

又方

青木香　附子　白灰各一两　矾石半两

上四味，为散，著粉中，常粉之。《肘后》无矾石。

又方

赤铜屑以醋和，银器中炒极热，以布裹熨腋下，冷复易。

又方

槲叶切三升，以水五升，煮取一升，用洗腋下。即以白苦瓠烧令烟出熏之，数数作。

又方

辛夷　细辛　芎䓖　青木香各四分

上四味，治下筛，熏竟粉之。

又方

马齿菜一束捣碎，以蜜和作团，以绢袋盛之，以泥纸裹，厚半寸，曝干，以火烧熟，破取。更以少许蜜和，使热勿令冷。先以生布揩之，夹药腋下，药痛久忍之，不能，然后以手中勒两臂。

又方

牛脂　胡粉各等分

上二味，煎令可丸，涂腋下，一宿即愈。不过三剂。《肘后方》云：合椒以涂。

又方

伏龙肝作泥敷之。

又方

三年苦醋和石灰敷之。

治漏腋，腋下及足心、手掌、阴下、股里常如汗湿臭者，**六物敷方**。

干枸杞根　干蔷薇根《肘后》作蓄根　甘草各半两　商陆根　胡粉　滑石各一两

上件药，治下筛。以苦酒少少和涂，当微汗出，易衣复更涂之。不过三著便愈，或一岁复发，发复涂之。

又方

水银　胡粉《外台》作粉霜

上二味，以面脂研和涂之，大良验。

又方

银屑一升，一作铜屑　石灰三升

上二味，合和，绢囊盛，汗出粉之妙。

又方

正旦以尿洗腋下，神妙。

又方

黄矾石烧令汁尽，治末，绢袋盛，粉之即瘥。

脱肛第六 方十三首　灸法三首

肛门主肺，肺热应肛门，热则闭塞，大行[①]不通，肿缩生疮，**兑通方**。

白蜜三升煎令燥，冷水中调可得为丸，长六七寸许，纳肛门中。倒身向上，头面[②]下，少时取烊，斯须即通洞泄。

肛门主大肠，大肠寒应肛门。寒则洞泻，肛门滞出，**猪肝散方**。

猪肝一斤，熬令燥　黄连　阿胶　芎䓖各二两　乌梅肉五两　艾叶一两

上六味，治下筛。温清酒一升，服方寸匕，半日再。若不能酒，与清白米饮亦得。

治肛门滞出，**壁土散方**。

故屋东壁土一升，碎　皂荚三梃，各长一尺二寸

上二味，捣土为散。挹粉肛头出处，取皂荚炙暖，更递熨，取入则止。

又方

炙故麻履底按令入，频按令入，永瘥。

又方

故败麻履底　鳖头各一枚

上二味，烧鳖头捣为散，敷肛门滞出头，将履底按入，即不出矣。

治肛出方

磁石四两　桂心一尺　猬皮一枚

上三味，治下筛，饮服方寸匕，日一服即缩。慎举重及急带衣，断房室周年乃佳。《肘后方》云：治女人阴脱出外，用鳖头一枚，为四味。

又方

女萎一升，以器中烧，坐上熏之即入。

治脱肛方

蒲黄二两，以猪脂和敷肛上，纳之二三愈。

治肠随肛出转广不可入方

生栝楼根取粉，以猪脂为膏，温涂，随手抑按，自得缩入。

治积冷利脱肛方

枳实一枚，石上磨令滑泽，钻安柄，蜜涂。炙令暖熨之，冷更易之，取缩入止。

又方

铁精粉纳上，按令入即愈。

治脱肛历年不愈方

生铁三斤，以水一斗，煮取五升，出铁，以汁洗，日再。

又方

用死鳖头一枚，烧令烟绝[③]，治作屑。以敷肛门上，进以手按之。

病寒冷脱肛出，灸脐中随年壮。

脱肛历年不愈，灸横骨百壮。

又，灸龟尾七壮，龟尾即后穷骨是也。

瘿瘤第七

方十三首　证一条　灸法十一首

治石瘿、气瘿、劳瘿、土瘿、忧瘿等方

海藻　龙胆　海蛤　通草　昆布　礜

---

① 大行：宋古本作“大便”。

② 面：元刻本作“向”。

③ 绝：原作“缩”，据宋古本、后藤本改。

石一作矾石　松萝各三分　麦曲四分　半夏二分

上九味，治下筛。酒服方寸匕，日三。禁食鱼、猪肉、五辛、生菜诸难消之物。十日知，二十日愈。

五瘿丸方

取鹿靥，以佳酒浸令没，炙干，纳酒中更炙令香，含咽汁，味尽更易，尽十具愈。

又方

小麦面一升　特生礜石十两　海藻一两

上三味，以三年米醋渍小麦面，曝干，各捣为散，合和，服一方寸匕，日四五服，药含极乃咽之。禁姜、五辛、猪鱼、生菜、大吹、大读诵、大叫语等。

又方

昆布　松萝　海藻各三两　桂心　海蛤　通草　白蔹各二两

上七味，治下筛。酒服方寸匕，日三。

又方

海藻　海蛤各三两　昆布　半夏　细辛　土瓜根　松萝各一两　通草　白蔹　龙胆各二两

上十味，治下筛。酒服方寸匕，日再。不得作重用方。

又方

昆布二两，洗，切如指大，醋渍含咽，汁尽愈。

又方

海藻一斤，《小品》三两　小麦面一升

上二味，以三年醋一升溲面末，曝干，往反醋尽，合捣为散。酒服方寸匕，日三。忌努力。《崔氏》云：疗三十年瘿瘤。

又方

菖蒲二两　海蛤　白蔹　续断　海藻　松萝　桂心　蜀椒　半夏　倒挂草各一两　神曲三两　羊靥百枚

上十二味，治下筛，以羊牛髓脂为丸如梧子，日服三丸。

瘿上气短气，灸肺俞百壮。

瘿上气胸满，灸云门五十壮。

瘿恶气，灸天府五十壮。《千金翼》云：又灸胸堂百壮。

瘿劳气，灸冲阳随年壮。

瘿，灸天瞿三百壮，横三间寸灸之。

瘿气面肿，灸通天五十壮。

瘿，灸中封随年壮，在两足趺上曲尺宛宛中。

诸瘿，灸肩髃左右相对宛宛处，男左十八壮，右十七壮；女右十八壮，左十七壮，或再三，取瘥止。

又，灸风池百壮，夹项两边。

又，灸两耳后发际一百壮。

又，灸头冲一作颈冲，头冲在伸两手直向前，令臂著头对鼻所注处，灸之各随年壮。《千金翼》云：一名臂臑。

凡肉瘤勿治，治则杀人，慎之。《肘后方》云：不得针灸。

陷肿散　治二三十年瘿瘤，及骨瘤、脂瘤、石瘤、肉瘤、脓瘤、血瘤，或息肉大如杯杅升斗，十年不瘥，致有漏溃，令人骨消肉尽，或坚或软或溃，令人惊悸，寤寐不安，身体瘈缩，愈而复发方。

乌贼骨　石硫黄各一分　白石英　紫石英　钟乳各二分　丹参三分　琥珀　附子　胡燕屎　大黄　干姜各四分

上十一味，治下筛，以韦囊盛，勿泄气。若疮湿即敷，疮干猪脂和敷，日三四，以干为度，若汁不尽者，至五剂十剂止药，令人不痛。若不消，加芒硝二两佳。

治瘿瘤方

海藻　干姜各二两　昆布　桂心　逆流水柳须各一两　羊靥七枚，阴干上六味，末之，蜜丸如小弹子大。含一丸，咽津。

又方

矾石　芎䓖　当归　大黄　黄连　芍药　白蔹　黄芩各二分　吴茱萸一分

上九味，治下筛。鸡子黄和之，涂细故布上，随瘤大小厚薄贴之，干则易。著药熟，常作脓脂细细从孔中出也，探却脓血尽，著生肉膏。若脓不尽，复起如故。

生肉膏　主痈瘤溃漏及金疮、百疮方。

当归　附子　甘草　白芷　芎䓖各一两　薤白二两　生地黄三两

上七味，㕮咀，以猪脂三升半，煎白芷黄，去滓。稍以敷之，日三。

又方

以狗屎、鰕鸡子敷之，去脓水如前方说，敷生肉膏取瘥。方在第二十二卷。

阴癞第八

论二首　方二十七首　灸法十八首

论曰：癞有四种，有肠癞、卵胀、气癞、水癞。肠癞、卵胀难瘥，气癞、水癞针灸易治。

治癞丸方

桃仁五十枚　桂心　泽泻　蒺藜子　地肤子　防风　防葵　橘皮　茯苓　五味子　芍药各二两　细辛　牡丹皮　海藻各一两　狐阴一具　蜘蛛五十枚

上十六味，末之，蜜和服十丸如梧子，稍稍加至三十丸。

又方

取杨柳枝脚趾大，长三尺，二十枚，水煮令极热，以故布及毡掩肿处，取热柳枝更互柱之，如此取瘥。

治癞疝卵偏大，气上上一作胀不能动方。

牡丹皮　防风各二两

上二味，治下筛。酒服方寸匕，日三。《肘后方》云：《小品方》用桂心、豉、铁精等分，为五味，小儿一刀圭，二十日愈，婴儿以乳汁和大豆许与之。

治卒癞，以蒲横度口如广折之，一倍增之，布著少腹大横纹，令度中央上当脐，勿使偏僻，灸度头及中央合二处，随年壮，好自养，勿举重、大语、怒言、大笑。又牵阴头正上，灸茎头所极。又牵下向谷道，又灸所极。又牵向左右髀直行，灸茎所极，各随年壮。又灸足厥阴，在左灸右，在右灸左三壮，在足大趾本节间。

卵偏大上入腹，灸三阴交，在内踝上八寸，随年壮。

卵偏大癞病，灸肩井，在肩解臂接处，随年壮。

男癞，灸手季指端七壮，病在右可灸左，左者灸右。

男阴卵偏大癞病，灸关元百壮。

男阴卵大癞病，灸玉泉百壮报之，穴在屈骨下阴，以其处卑，多不灸之，及泉阴穴亦在其外。

男阴卵偏大癞病，灸泉阴百壮三报，在横骨边。

癞病阴卒肿者，令并足合两拇趾，令爪相并，以一艾灸两爪端方角处，一丸令顿上，两爪角令半丸，上爪趾佳，七壮愈。

男阴卵大癞病，灸足太阳五十壮，三报之。

又，灸足太阴五十壮，在内踝上一夫。

男阴卵大癞病，灸大敦，在足大趾三毛中，随年壮。

又，灸足大拇趾内侧去端一寸赤白肉际，随年壮，双灸之。

又，灸横骨两边二七壮，夹茎是。

阴癞，灸足大趾下理中十壮，随肿边灸之。《肘后方》云：灸足大趾第二节下横纹正中央五壮。姚氏云：灸大趾本三壮。

男儿癞，先将儿至碓头，祝之曰：坐汝令儿某甲阴囊癞，故灸汝三七二十一枚。灸讫，便牵小儿令雀头下向著囊缝，当阴头灸缝上七壮，即消，已验。艾炷猬[①]簪头许。

大凡男癞，当骑碓轴，以茎伸置轴上，齐阴茎头前，灸轴木上随年壮。

论曰：有人自少至长，阴下常有干癣者，宜依癣方主之。有五劳七伤而得阴下痒湿，搔之黄汁出者，宜用补丸散主之，仍须敷药治之。亦有患妒精疮者，以妒精方治之。夫妒精疮者，男子在阴头节下，妇人在玉门内。并似甘疮，作臼齐食之大痛，甘即不痛也。

凡虚热，石热，当路门冷湿伤肌，热聚在里，变成热，及水病肿满，腹大气急，大小便不利，肿如皮纸盛水，晃晃如老蚕色，阴茎坚肿，为疮水出，此皆肾热虚损，强取风，阴湿伤脾胃故也。治之法，内宜依方服诸利小便药，外以此蒺藜子汤洗四肢竟，以葱白膏敷之，别以猪蹄汤洗茎上。**蒺藜子汤**方。

蒺藜子　赤小豆各一升　菘菜子二升　巴豆一枚，合皮壳　葱心青皮一升　蒴藋五升

上六味，㕮咀，以水二斗，煮取八升，以淋洗肿处。

猪蹄汤　治服石发热，因劳损热盛，当风露卧茎肿方。

猪蹄一双　葶苈子五合　蒺藜子一升，碎　黄柏五两　蒴藋三升

上五味，㕮咀，以水一斗，煮取三升。冷浴阴茎，日三。

葱白膏方

葱白　菘菜子　葶苈子　蒴藋根　丹参　蒺藜子各半斤　猪膏五斤

上七味，㕮咀，煎如煎膏法，去滓用之。

治男子阴肿大如升斗，核痛，人所不能疗者方。

雄黄一两，研　矾石二两，研　甘草一尺，切

上三味，以水五升，煮减半洗之。《集验方》无矾石，只二味。

治阴肿皮痒方

熬桃仁令香为末，酒服方寸匕，日三。

有人阴冷，渐渐冷气入阴囊，肿满恐死，日夜疼闷《外台》作夜即痛闷，不得眠方。

取生椒择之令净，以布帛裹著丸囊，令厚半寸，须臾热气通，日再易之，取消瘥止。

又方

捣苋菜根敷之。

又方

煮大蓟根汁，服一升，日三，不过三剂愈。

又方

醋和热灰熨之。

又方

釜月下土，鸡子白和敷之。

又方

醋和面熨之。

又方

末车前子，饮服之。

阴肿痛，灸大敦三壮。

治卒阴痛如刺，汗出如雨方。

小蒜　韭根　杨柳根各一斤

上三味，合烧，以酒灌之，及热以气蒸之即愈。

---

① 猬：《外台秘要》作“帽”。

治阴痛方

甘草 石蜜

上二味，等分为末，和乳涂之。

治妒精疮方

用银钗绵裹，以腊月猪脂熏黄，火上暖，以钗烙疮上，令熟，取干槐枝烧湝涂之。

又方

麝香 黄矾 青矾

上三味，等分为末，小便后敷上，不过三度。

治阴蚀疮方

蒲黄一升 水银二两

上二味，研之令成粉，敷之即愈，瘥止，小便后即敷之。

又方

以肥猪肉五斤，水三斗，煮肉令极烂，去肉，以汤令极热便以渍疮中，冷即愈。

又方

狼牙两把，切，以水五升，煮取一升，温洗之，日五度。

治阴蚀生疮或痒方

雄黄 矾石各二分 麝香半分

上三味，治下筛，为粉，粉疮上即瘥。

治阴恶疮方

蜜煎甘草末涂之。《葛氏》云：比见有人患茎头肿，坎下疮欲断者，以猪肉汤渍洗之，并用黄柏、黄连末涂之。

治男女阴疮方

石硫黄末以敷疮上。

治男女阴痒生疮方

嚼胡麻敷之佳。

治阴下生疮洗汤方

地榆 黄柏各八两

上二味，㕮咀，以水一斗五升，煮取六升，去滓。适冷暖，用洗疮，日再。只煮黄柏汁，洗之亦佳。

《备急千金要方》卷第二十四

备急千金要方卷第二十五　备急

卒死第一方九十四首　灸法十首

卒死无脉，无他形候，阴阳俱竭故也。治之方。

牵牛临鼻上二百息，牛舐必瘥。牛不肯舐，著盐汁涂面上，即牛[①]肯舐。

又方

牛马屎绞取汁饮之。无新者，水和干者亦得。《肘后方》云：干者以人溺解之，此扁鹊法。

又方

灸熨斗熨两胁下。《备急方》云：又治尸厥。

卒死，针间使各百余息。

又，灸鼻下人中，一名鬼客厅。《肘后方》云：又治尸厥。

治魇死不自觉者方

慎灯火，勿令人手动，牵牛临其上即觉。若卒不能语，取东门上鸡头末之，以酒服。

治卒魇死方

捣韭汁灌鼻孔中，剧者灌两耳。张仲景云：灌口中。

治鬼魇不寤[②]方

末伏龙肝吹鼻中。

又方

末皂荚如大豆许，吹鼻中，嚏则气通，起死人。《集验方》云：治中恶。

辟魇方

雄黄如枣大，系左腋下，令人终身不魇。张文仲云：男左女右。

魇，灸两足大趾丛毛中各二七壮。《肘后方》云：华佗法，又救卒死中恶。

治中恶方

葱心黄刺鼻孔中，血出愈。《肘后方》云：入七八寸无苦，使目中血出佳。《崔氏》云：男左女右。

又方

大豆二七粒，末，鸡子黄并酒相和，顿服。

又方

使人尿其面上，愈。《肘后方》云：此扁鹊法。

治中恶并蛊毒方

冷水和伏龙肝如鸡子大，服之必吐。

又方

温二升猪肪，顿服之。

又方

车缸脂如鸡子大，酒服之。

中恶，灸胃管五十壮愈。

治卒忤方此病即今人所谓中恶者，与卒死、鬼击亦相类为治，皆参取而用之。

盐八合，以水三升，煮取一升半，分二服，得吐即愈。《备急方》云：治鬼击。若小便不通，笔头七枚，烧作灰末，水和服之即通。

又方

犊子屎半盏，酒三升，煮服之。亦治霍乱。《肘后方》云：治鬼击，大牛亦可用。

又方

腊月野狐肠烧末，以水服方寸匕。死

① 即牛：后藤本作“牛即”。
② 寤：原作“悟”，据文义改。

鼠灰亦佳。

又方

书墨末之，水服一钱匕。

卒忤死，灸手十指爪下各三壮。余治同上方。《备急方》云：治卒死而张目反折者。

又，灸人中三壮；又灸肩井百壮，又灸间使七壮，又灸巨阙百壮。

还魂汤 主卒感忤、鬼击、飞尸诸奄忽气绝无复觉，或已死绞口噤不开，去齿下汤，汤入口不下者，分病人发左右捉踏肩引之，药下复增，取尽一升，须臾立苏方。

麻黄三两 桂心二两 甘草一两 杏仁七十粒

上四味，㕮咀，以水八升，煮取三升，分三服。《肘后方》云：张仲景方无桂心，用三味。

卒中鬼击，及刀兵所伤，血漏腹中不出，烦满欲绝方。

雄黄粉

酒服一刀圭，日三，血化为水。

鬼击之病，得之无渐[①]，卒著人如刀刺状，胸胁腹内绞急切痛，不可抑按，或即吐血，或鼻口血出，或下血，一名鬼排，治之方。

鸡屎白如枣大 青花麻一把

上二味，以酒七升，煮取三升，热服。须臾发汗。若不汗，熨斗盛火，炙两胁下使热，汗出愈。

又方

艾如鸡子大三枚，以水五升，煮取一升，顿服之。

又方

吹醋少许鼻中。

鬼击，灸人中一壮，立愈。不瘥更灸。

又，灸脐上一寸七壮，及两踵白肉际取瘥。

又，灸脐下一寸三壮。

夫五绝者，一曰自缢，二曰墙壁压迮，三曰溺水，四曰魇寐[②]，五曰产乳绝，悉治之方。

取半夏一两，细下筛，吹一大豆许纳鼻中即活。心下温者，一日亦可治。

治自缢死方

凡救自缢死者，极须按定其心，勿截绳，徐徐抱解之。心下尚温者，以氍毹覆口鼻，两人吹其两耳。

又方

强[③]卧，以物塞两耳，竹筒纳口中，使两人痛吹之，塞口旁，无令气得出。半日，死人即噫，噫即勿吹也。

又方

捣皂荚、细辛屑如胡豆大，吹两鼻中。

又方

蓝青汁灌之。

又方

刺鸡冠血出，滴著口中即活，男雌女雄。

又方

鸡屎白如枣大，酒半盏和，灌口及鼻中佳。

又方

葱叶吹皂荚末两鼻中，逆出更吹。

又方

梁上尘如大豆，各纳一小竹筒中，四人各捉一个同时吹两耳、两鼻，即活。

又方

鸡血涂喉下。

又方

尿鼻、口、眼、耳中，并捉头发一撮如笔管大，掣之立活。

---

① 得之无渐：宋古本无。

② 寐：宋古本作“魅”。

③ 强：《外台秘要》作“仰”。

自缢死，灸四肢大节陷大指本纹，名曰地神，各七壮。

治热暍方

取道上热尘土以壅心上，少冷即易，气通止。

又方

仰卧暍人，以热土壅脐上，令人尿之，脐中温即愈。

又方

可饮热汤，亦可纳少干姜、橘皮、甘草煮饮之。稍稍咽，勿顿使饱，但以热土及熬灰土壅脐上佳。

又方

浓煮蓼，取汁三升，饮之即愈，不瘥更灌。

又方

地黄汁一盏服之。

又方

水半升，和面一大抄服之。

又方

张死人口令通，以暖汤徐徐灌口中，小举死人头令汤入腹，须臾即苏。

又方

灌地浆一盏即愈。

又方

使人嘘其心令暖，易人为之。

又方

抱狗子若鸡，著心上熨之。

又方

屋上南畔瓦，热熨心，冷易之。

治落水死方

以灶中灰布地，令厚五寸，以甑侧著灰上，令死人伏于甑上，使头小垂下，抄盐二方寸匕纳竹管中，吹下孔中，即当吐水。水下因去甑，下死人著灰中壅身，使出鼻口，即活。

又方

掘地作坑，熬数斛灰纳坑中，下死人覆灰，湿彻即易之，勿令大热煿人，灰冷更易，半日即活。

又方

取大甑倾之，死人伏其上，令死人口临甑口。燃苇火二七把烧甑中，当死人心下，令烟出，小入死人鼻口中，鼻口中水出尽则活。火尽复益之。常以手候死人身及甑，勿令甚热，当令火气能使死人心下足得暖。卒无甑者，于岸侧削地如甑，空下如灶，烧令暖，以死人著上，亦可用车毂为之。勿令隐其腹，令死人低头，水得出。并炒灰数斛令暖以粉身，湿更易温者。

又方

但埋死人暖灰中，头足俱没，惟开七孔。

又方

倒悬死人，以好酒灌鼻中，又灌下部。又醋灌鼻亦得。

又方

绵裹皂荚，纳下部中，须臾水出。

又方

裹石灰纳下部中，水出尽则活。

又方

倒悬解去衣，去脐中垢，极吹两耳，起乃止。

又方

熬沙覆死人，面上下有沙，但出鼻口耳。沙冷湿即易。

又方

灶中灰二石埋死人，从头至足，出七孔即可。

又方

屈两脚著生人两肩上，死人背向生人背，即负持走行，吐出水便活。

落水死，解死人衣，灸脐中。凡落水经一宿犹可活。

治冬月落水，冻四肢直，口噤，尚有

微气者方。

以大器中熬灰使暖，盛以囊，薄其心上，冷即易。心暖气通，目得转，口乃开。可温尿粥，稍稍吞之即活。若不先温其心，便持火炙身，冷气与火争即死。

治冻烂疮方

猪后悬蹄，以夜半时烧之，研细，筛，以猪脂和敷。亦治小儿。

治入水手足肿痛方

生胡麻捣薄之。

治酒醉中酒恐烂五脏方

以汤著槽中渍之，冷复易。夏亦用汤。

又法

凡醉不得安卧不动，必须使人摇转不住，特忌当风席地，及水洗、饮水、交接。

又方

捣茅根汁，饮一二升。

治饮酒头痛方

竹茹五两，以水八升，煮取五升，去滓令冷，纳破鸡子五枚，搅匀，更煮二沸，饮二升使尽，瘥。

治饮酒腹满不消方

煮盐汤，以竹筒灌大孔中。

治饮酒中毒方

煮大豆三沸，饮汁三升。

又方

酒渍干椹汁服之。

治病酒方

豉　葱白各一升

上二味，以水四升，煮取二升，顿服之。

治饮酒房劳虚受[①]热，积日不食，四月中[②]热，饮酒不已，酒入百脉，心气虚，令人错谬失常方。

芍药　栝楼根　人参　白薇　枳实　知母各二两　甘草一两　生地黄八两　酸枣仁半升　茯神三两，《外台》作茯苓

上十味，㕮咀，以水一斗，煮取三升，分为三服。

治连月饮酒，咽喉烂，舌上生疮方。

大麻仁一升　黄芩二两，《肘后》用黄柏

上二味，末之，蜜和丸含之。《千金翼》用黄柏二两。

治酒醉不醒方

葛根汁一斗二升，饮之，取醒止。《肘后方》云：治大醉连日，烦毒不堪。

饮酒令人不醉方

柏子仁　麻子仁各二两

上二味，治下筛，为一服，进酒三倍。

又方

葛花　小豆花各等分

上二味，合为末，服三方寸匕，饮时仍进葛根汁、芹汁及枇杷叶饮，并能倍酒。

又方

九月九日菊花末，临饮服方寸匕。

又方

小豆花叶，阴干百日，末服之。

又方

五月五日取井中倒生草枝阴干，末，酒服之。

饮酒令无酒气方

干蔓菁根二七枚，三遍蒸，末两钱，酒后水服之。

治恶酒健嗔方

空井中倒生草烧灰服之，勿令知。

又方

取其人床上尘和酒饮之。

断酒方

酒七升著瓶中，熟朱砂半两著酒中，

---

① 受：宋古本无。

② 四月中：《外台秘要》作“四体中虚”。

急塞瓶口，安著猪圈中，任猪摇动。经十日，取酒服饮尽。

又方

腊月鼠头灰　柳花

上二味，等分为末，黄昏时酒服一杯。

又方

正月一日酒五升，淋碓头，捣一下，取饮之。

又方

故毡中菜耳子七枚，烧作灰，黄昏时暖一杯酒，咒言与病狂人饮也，勿令知之，后不喜饮酒也。

又方

白猪乳汁一升，饮之，永不饮酒。

又方

刮马汗和酒与饮，终身不饮。

又方

虎屎中骨烧末，和酒与饮。

又方

鸬鹚屎灰，水服方寸匕，永断。

又方

取毛鹰一过吐毛，水煮，去毛，顿服。

又方

故纺车弦烧灰，和酒与服。

又方

驴驹衣烧灰，酒饮方寸匕。

又方

自死蛴螬，干，捣末，和酒与饮，永世闻酒名即呕，神验。

又方

酒客吐中肉七枚，阴干，烧末服之。

又方

酒渍汗靴替一宿，旦空腹与即吐，不喜见酒。

又方

白狗乳汁，酒服之。

又方

腊月马脑和酒服之。

蛇毒第二

论六首　方一百三十三首　灸法二首

治因热逐凉睡熟，有蛇入口中挽不出方

以刀破蛇尾，纳生椒三两枚，裹著，须臾即出。《肘后方》云：艾灸蛇尾即出。若无火，以刀周匝割蛇尾，截令皮断，乃捋皮倒脱即出。

治蛇入人口并七孔中者方

割母猪尾头，沥血著口中，即出。

又方

以患人手中指等截三岁大猪尾，以器盛血，傍蛇泻血口中，拔出之。

治卒为蛇绕不解方

以热汤淋之。无汤，令人尿之。

治蛇蝎螫方

服小蒜汁，滓薄上。《肘后方》云：治蝮蛇螫。

又方

熟捣葵，取汁服之。

治蛇啮方

人屎厚涂，帛裹即消。

治蛇毒方

消蜡注疮上，不瘥，更消注之。

又方

以母猪耳中垢敷之。《肘后方》云：牛耳中垢亦宜用。

治蝮蛇毒方

令妇人尿疮上。

又方

令妇人骑度三过，又令坐上。

又方

末姜薄之，干复易。

又方

以射罔涂肿上，血出即愈。

又方

生麻、楮叶合捣，以水绞去滓，渍之。

治众蛇毒方

雄黄　干姜各等分

上二味，为末，和射罔著竹筒中带行，有急用之。

又方

雄黄末敷疮上，日一。

又方

用铜青敷疮上。

又方

捣大蒜和胡粉敷之。

又方

鸡屎二七枚，烧作灰，投酒服之。

又方

以面围上，令童男尿著中，烧铁令赤投中，冷，复烧著，二三度瘥。

又方

口嚼大豆叶涂之良。

又方

猪脂和鹿角灰涂之。

又方

盐四两，水一斗，煮十沸，沸定，以汤浸，冷易之。

又方

捣紫苋取汁，饮一升，以滓封疮，以少水灌之。

又方

梳中垢如指大，长一寸，尿和敷之。

又方

炙梳汗出熨之。

又方

取合口椒、葫荽苗等分，捣敷之，无不瘥。

又方

男子阴间毛二七枚，含之，有汁即咽却。秘方。

众蛇螫，灸上三七壮。无艾，以火头称疮孔大小热之。

入山草辟众蛇方

干姜　麝香　雄黄

上三味，等分，粗捣，以小绛袋盛，带之，男左女右。蛇毒涂疮。《集验方》云：如无麝香，以射罔和带之。《救急方》云：以蜜和为膏，敷螫处良。

又方

常烧羖羊角使烟出，蛇则去矣。

治蛇螫人，疮已愈，余毒在肉中，淫淫痛痒方。

大蒜　小蒜各一升

上二味，合捣之，热汤淋，以汁灌疮，大良。

治蛇骨刺人毒痛方

铁精如大豆，纳管中，吹内疮中良。

又方

烧死鼠末敷之。

治虎咬疮方

煮葛根令浓，以洗之十遍，饮汁。及捣为散，以葛根汁服方寸匕。日五，甚者夜二。

治虎啮疮方

青布急卷为绳，止一物，烧一头，燃，纳竹筒中，注疮口熏疮妙。

又方

煮铁令浓，洗疮。

又方

嚼栗子涂之良。

辟虎法

凡入山，烧水牛、羖羊角，虎、狼、蛇皆走。

论曰：凡见一切毒螫之物，必不得起恶心向之，亦不得杀之。若辄杀之，于后必遭螫，治亦难瘥，慎之慎之。

治蝎毒方

凡蝎有雌雄，雄者痛止在一处，雌者

痛牵诸处。若是雄者，用井底泥涂之，温则易；雌者用当瓦屋沟下泥敷之。若值无雨，可用新汲水从屋上淋下取泥。

又方

取齿中残饭敷之；又猪脂封之；又射罔封之；又硇砂和水涂上立愈。

治蝎螫方

若著手足，以冷水渍之，水微暖则易之。著余处者，冷水浸故布搶之，小暖则易。

又方

生乌头末，唾和敷之。

治蜂螫毒方

取瓦子摩其上，唾二七遍，置瓦子故处。

治蜂螫方

蜜五合　蜡二两　猪脂五合

上三味，和煎如膏，候冷以涂之。

又方

烧牛屎灰，苦酒和涂之。

又方

烧蜂房末，膏和涂之。《肘后方》云：先煮蜂房洗之，又烧涂之。

又方

酥脂涂之立愈。

又方

醇醋沃地，取起泥涂之。

又方

齿垢涂之。

又方

嚼盐涂之。

又方

尿泥涂之。

又方

以人尿新者洗之。

又方

反手捻地上土敷之。

论曰：凡蠼螋虫尿人影著处，便令人病疮。其状身中忽有处疹痛如芒刺，亦如刺虫所螫后，起细瘖瘟作聚如茱萸子状也，四边赤，中央有白脓如黍粟，亦令人皮肉急，举身恶寒壮热，剧者连起竟腰胁胸也。治之法，初得之，磨犀角涂之，止其毒，治如火丹法。余以武德中六月得此疾，经五六日觉心闷不佳，以他法治不愈。又有人教画地作蠼螋形，以刀子细细尽取蠼螋腹中土，就中以唾和成泥涂之，再涂即愈。将知天下万物相感，莫晓其由矣。

治蠼螋尿方

羖羊髭烧灰，腊月猪脂和封之。

又方

捣豉封之。

又方

醋和胡粉涂之。

治蠼螋尿疮方

烧鹿角为末，以苦酒和敷疮上。已有汁者，烧道旁弊蒲席敷之。

又方

槐白皮半斤，切，以苦酒二升，渍半日，刮去疮处以洗，日五六遍；末赤小豆，以苦酒和敷之，燥复易。小儿以水和。

又方

嚼大麦以敷之，日三。

又方

又猪脂、燕窠中土和敷之。

又方

熟嚼梨叶，以水和涂，燥复易之。

又方

马鞭草熟捣以敷之，燥则易之。

又方

取吴茱萸东行根下土，醋和涂之。

治三种射工虫毒方

论曰：江南有射工毒虫，一名短狐，一名蜮，其虫形如甲虫。《外台》云：正黑状如大飞生。有一长角在口前如弩，檐临其角端曲如上弩，以气为矢，因水势以射人。人或闻其在水中铋铋作声，要须得水没其口便射人。此虫畏鹅，鹅能食之。其初始证候，先恶寒噤瘆，寒热筋急，仍似伤寒，亦如中尸，便不能语。朝旦小苏，晡夕辄剧，寒热闷乱是其证。始得三四日，当急治之，治之稍迟者七日皆死。初未有疮，但恶寒噤瘆，其成疮似蠼螋尿，亦似瘭疽疮。

射工中疮有三种：其一种疮正黑如黡子，皮周边悉赤，或衣犯之，如有芒刺痛；其一种作疮，久久穿，或晡间寒热；其一种如火灼熛起。此者最急，数日杀人。《备急方》云：有四种，其一种突起如痈。

治射工中人寒热，或发疮偏在一处，有异于常方。

取鬼臼叶一把，纳苦酒渍之，熟捣，绞取汁，服一升，日三。

又方

犀角二两　升麻三两　乌扇根二两

上三味，㕮咀，以水四升，煮取一升半，去滓，分再服，相去一炊顷，尽更作。

又方

取生吴茱萸茎叶一握，断去前后，取握中熟捣，以水二升，煮取七合，顿服之。

又方

取葫切，贴疮。灸七壮。

又方

取蜈蚣大者一枚火炙之，治末，和苦酒以敷疮上。

又方

赤苋菜捣绞取汁，一服一升，日四五服。

又方

白鸡屎取白头者三枚，汤和涂中毒处。

治射工中人已有疮者方

取芥子捣令熟，苦酒和，厚涂疮上，半日痛便止。

又方

取狼牙叶，冬取根，捣之令熟，薄所中处，又饮四五合汁。

治射工中三种疮方

乌扇根三两　升麻二两

上二味，㕮咀，以水三升，煮得一升，适寒温，尽服之，滓薄疮上。

治江南毒气、恶核、射工、暴肿、生疮，**五香散方**。

甲香　犀角　鳖甲　薰陆香　升麻　乌翣　丁香　青木香　沉香　黄连　甘草　牡蛎　羚羊角　黄芩各四分　吴茱萸三分　黄柏六分

上十六味，治下筛。中射工毒及诸毒，皆水服方寸匕，日三。

以鸡子白和涂肿上，干易之。并以水和少许洗之。

野葛膏　主射工、恶核、卒中恶毒方。

野葛一升　茵芋　踯躅　附子　丹砂各一两　巴豆　乌头　蜀椒各五合　雄黄　大黄各一两

上十味，治下筛，不中水猪膏三斤煎，三上三下，去滓，纳丹砂、雄黄末，搅至凝。以枣核大摩痛上，勿近眼。凡合名膏，皆不用六畜、产妇、女人、小儿、鸡犬见之，惟须清净矣。

治沙虱毒方

斑蝥二枚，熬一枚，末服之；又烧一枚，令烟绝，末，著疮中。

又方

大蒜十枚，止一物，合皮安热灰中，炮令热，去皮，刀断头，热拄所著毒处。

又方

麝香　大蒜

上二味，合捣，以羊脂和，著小筒中带，欲用，取敷疮上。

又方

雄黄　朱砂　恒山

上三味，等分，五月五日日中时，童子合之，用敷疮上。

山水中阴湿草木上石蛭著人，则穿啮人肌肤，行人肉中，浸淫坟起，如虫行道，治之方。

凡行山路草木中，常以腊月猪膏和盐，涂脚胫及足趾间趺上，及著鞋袜，蛭不得著人也。已著者，灸断其道即愈。

治水毒方

论曰：凡山水有毒虫，人涉水，中人似射工而无物。其诊法：初得之恶寒，微似头痛，目眶疼，心中烦懊，四肢振慄，腰背百节皆强，两膝痛；或翕翕而热，但欲睡，旦醒暮剧，手足逆冷至肘膝，二三日腹中生虫，食人下部，肛中有疮，不痛不痒，令人不觉。不急治，过六七日，下部出脓溃；虫上食人五脏，热盛毒烦，下利不禁，八九日良医不能治矣。觉得之，急早视其下部，若有疮正赤如截肉者，阳毒，最急；若疮如鲤鱼齿者，为阴毒，犹小缓。要皆杀人，不过二十日也。欲知是中水与非者，当作五六升汤，以小蒜五升，㕮咀，投汤中，消息勿令大热，去滓，以浴之。是水毒，身体当发赤斑；无异者非也，当以他病治也。

治中水毒方

取梅若桃叶，捣绞取汁三升许，或干以少水绞取汁饮之。小儿不能饮，以汁敷乳头与吃。

又方

捣苍耳汁，服一升；又以绵裹杖，沾汁导下部，日二过，即瘥。

又方

蓼一把，捣，以酒和，绞取汁一升服之，不过三服。《外台》、《肘后》作梨叶。

又方

蓝一把，捣，水解，以涂浴面目身体令遍。

又方

捣蛇[1]莓根末，水饮之，并导下部，生者用汁。凡夏月行，常多赍此药屑。入水，以方寸匕投水上流，无所畏，又辟射工。凡洗浴，以少许投水盆中，即无复毒。

治人忽中水毒，手足指冷，或至肘膝者方。

浮萍草烧[2]干，末之，酒服方寸匕。

又方

吴茱萸一升　生姜切，一升半　犀角　升麻　橘皮各二两　乌梅十四枚

上六味，㕮咀，以水七升，煮取二升，分二服。

治猫鬼野道病，歌哭不自由[3]方。

五月五日自死赤蛇烧作灰，以井花水服方寸匕，日一。针灸方在第十四卷中。

又方

腊月死猫儿头灰，水服一钱匕，日二。

治猫鬼、眼见猫狸及耳杂有所闻方。

相思子　蓖麻子　巴豆各一枚　朱砂末　蜡各四铢

上五味，合捣作丸。先取麻子许大含之；即以灰围患人，前头著一斗灰火，吐药火中沸，即画火上作十字，其猫鬼并皆死矣。

治蜘蛛咬人方

人尿敷；又油淀[4]敷；又炮姜贴之；

---

① 蛇：宋古本作“大”字。

② 烧：元刻本、道藏本、后藤本作“曝”。

③ 由：原作“白”，据宋古本、元刻本、后藤本改。

④ 淀：宋古本无。

又猢狲屎敷之。

又方

乌麻油和胡粉如泥，涂上，干则易之。

治马啮人及踏人作疮，毒肿热痛方。

马鞭梢长二寸　鼠屎二七枚

上二味，合烧末，以猪膏和涂之，立愈。《外台方》云：治遂成疮烂，经久不愈者。《肘后方》云：用马鞭皮烧末，猪膏和涂。

治马啮人阴卵脱出方

推纳之，以桑皮细作线逢之，破乌鸡取肝，细锉以封之。且忍，勿小便，即愈。

治犬马啮，及马骨刺伤人，及马血入旧疮中方。

取灰汁，热渍疮，常令汁器有火。数易汁，勿令烂人肉，三数日渍之。有肿者，炙石熨之，日二，消止。

治马血入疮中方

服人粪如鸡子，复以粪敷疮上。

又方

取妇人月水敷之，神良。

治剥死马，马骨伤人，毒攻欲死方。

便取马肠中屎以涂之，大良。《外台方》云：取其屎烧灰，服方寸匕。

治马汗、马毛入人疮中，肿痛欲死方。

以水渍疮，数易水便愈；又以石灰敷之。

又方

饮法酒、法醋时愈。

又方

烧鸡毛翎末，以酒服方寸匕。

又方

以沸汤令得所浸洗之，取瘥。

论曰：凡春末夏初，犬多发狂，必诫小弱持杖以预防之。防而不免者，莫出于灸。百日之中，一日不阙者，方得免难。若初见疮瘥痛定，即言平复者，此最可畏，大祸即至，死在旦夕。

凡狂犬咬人著讫，即令人狂。精神已别，何以得知？但看灸时，一度火下，即觉心中醒然，惺惺了了，方知咬已即狂。是以深须知此。此病至重，世皆轻之，不以为意，坐之死者，每年常有。吾初学医，未以为业，有人遭此，将以问吾，吾了不知报答。是以经吾手而死者不一。自此锐意学之，一解以来，治者皆愈，方知世无良医，枉死者半，此言非虚。故将来学者非止此法，余一一方皆须沉思，留心作意，殷勤学之，乃得通晓，莫以粗解一两种法，即谓知讫，极自误也。聊因方末申此一二言，不尽意耳。

又曰：凡猘犬咬人，七日辄应一发，三七日不发则脱也，要过百日乃得免耳。每到七日辄当捣韭汁，饮之一二升，又当终身禁食犬肉、蚕蛹，食此则发，死不可救矣。疮未愈之间，禁食生鱼及诸肥腻冷食。但于饭下蒸鱼，及于肥器中食便发矣。不宜饮酒，能过一年乃佳。《集验方》云：若重发者，生食蟾蜍脍，绝良；亦可烧多[①]食之，不必令其人知。初得啮便为之，则后不发也。

猘犬啮人方

捣地榆绞取汁，涂疮。无生者可取干者，以水煮汁饮之；亦可末之，服方寸匕，日三。兼敷之，过百日止。

又方

头发　猬皮

上二味，各等分，烧灰，水和饮一杯；口噤者，折齿纳药。

又方

捣韭绞取汁，饮一升，日三。疮愈止。亦治愈后复发者。

---

① 多：后藤本、《外台秘要》作“炙”。

又方

以豆酱清涂之，日三四。

又方

刮虎牙若骨，服方寸匕。《小品方》云：刮狼牙或虎骨末服。已发狂如猘[①]犬者，服之即愈。

治猘犬毒方

烧虎骨敷疮及熨；又微熬杏仁捣研，取汁服之，良；又取灯盏残油灌疮口。此皆禁酒、猪肉、鱼、生菜。

又方

用韭根故梳二枚，以水二升，煮取一升，顿服。

又方

虾蟆灰，粥饮服之。

又方

桃东南枝白皮一握，水二升，煮取一升，分二服。吐出犬子。

又方

服莨菪子七枚，日一。

又方

取猘犬脑敷上，后不复发。

又方

梅子末，酒服之。

治狂犬啮人方

蛇脯一枚，炙，去头，捣末，服五分匕，日三。

又方

青布浸汁，服三升。

又方

饮驴尿一二升。

又方

捣莨菪根，和盐敷，日三。

凡猘犬所啮，未尽其恶血毒者，灸上一百壮；已后当日灸一壮；若不血出，刺出其血，百日灸乃止。禁饮酒、猪犬肉。

治凡犬啮人方

熬杏仁五合令黑，碎研成膏，敷之。

又方

取灶中热灰，以粉疮中，帛裹系之。

又方

以沸汤和灰，壅疮上。

又方

烧犬尾末，敷疮，日三。

又方

烧自死蛇一枚令焦，末，纳疮孔中。

又方

以头垢少少纳疮中。

又方

鼠屎，腊月猪膏和敷之。《外台方》云：用鼠一枚，猪膏煎敷之。

又方

火炙蜡以灌疮中。

又方

饮生姜汁一升。《小品方》云：治狂犬咬。韭汁亦佳。《外台方》云：亦治已瘥后复发者。

又方

以热牛屎涂之佳。

又方

以苦酒和灰涂疮中。

又方

水洗疮任血出，勿止之。水洗不住，取血自止，以绵裹之瘥。

治小儿狗啮方

月一日，以水一升灌之，勿令狗主打狗；若月尽，日三升，水灌之。

治猪啮方

松脂炼作饼子，贴上。

又方

屋霤中泥涂上。

被打第三论一首　方九十三首

论曰：凡被打损，血闷抢心，气绝不

---

① 猘：原作“猎”，据《外台秘要》、后藤本改。

能言，可擘开口，尿中令下咽即醒；又堕落车马，及车辗、木打已死者，以死人安著，以手袖掩其口鼻眼上，一食顷活，眼开，与热小便二升。

治被打击头眼青肿方

炙肥猪肉令热搶上。《肘后方》云：治血聚皮肤间不消散者。

又方

炙猪肝贴之。

又方

新热羊肉封之。

又方

大豆黄末，水和涂之。

又方

墙上朽骨，唾于石上研磨涂之，干即易。

治从高堕下伤折，疾痛烦躁，啼叫不得卧方。

取鼠屎烧末，以猪膏和，涂痛上，即急裹之。《肘后方》云：又裹骨破碎。

治从高堕下，及为木石所迮，或因落马，凡伤损血瘀凝积，气绝欲死，无不治之方。

取净土五升，蒸令溜分半，以故布数重裹之，以熨病上。勿令大热，恐破肉，冷则易之，取痛止即已。凡有损伤，皆以此法治之，神效。已死不能言者亦活，三十[①]年者亦瘥。

治堕车马间，马鞍及诸物隐体肉断方。

以醋和面涂之。

当归散 治落马堕车诸伤，腕折臂脚痛不止方。

当归 桂心 蜀椒 附子各二分 泽兰一分 芎䓖六分 甘草五分

上七味，并熬令香，治下筛。酒服方寸匕，日三。凡是伤损皆服之，十日愈。小儿亦同。《救急方》云：治坠马落车，被打伤腕，折臂，叫唤痛声不绝。服此散，呼吸之间，不复大痛，十三日，筋骨相连。

黄芪散 治腕折方。

黄芪 芍药各三两 当归 干地黄 附子 续断 桂心 干姜 通草各二两 大黄一两 蜀椒一合 乌头半两

上十二味，治下筛，先食酒服五分匕，日三。《千金翼》无大黄。

治折骨断筋方

干地黄 当归 羌活 苦参各二分

上四味，治下筛。酒服方寸匕，日三。

治腕折骨损，痛不可忍者方。

以大麻根及叶捣取汁，饮一升。无生麻，煮干麻汁服。亦主坠堕挝打瘀血，心腹满，短气。

治被伤筋绝方

取蟹头中脑及足中髓熬之，纳疮中，筋即续生。

治腕折四肢骨碎，及筋伤蹉跌方。

生地黄不限多少，熟捣，用薄所损伤处。《肘后方》云：《小品方》烂捣熬之，以裹伤处，以竹编[②]夹裹令遍，缚令急，勿令转动，一日可十易，三日瘥。若血聚在折处，以刀子破去血。

治四肢骨碎，筋伤蹉跌方。

以水二升，渍豉三升，取汁服之。

又方

酒服鹿角散方寸匕，日三。《肘后方》治从高堕下，若为重物所顿迮得瘀血者。

又方

羊脑一两 胡桃脂 发灰 胡粉各半两

上四味，捣，和调如膏敷，生布裹之。

又方

筋骨伤初破时，以热马屎敷之，无

① 十：宋古本无。

② 编：后藤本作“片”。

瘢。

又方

大豆二升，水五升，煮取二升，以醇酒六七升，合和豆汁服之，一日尽，如汤沃雪。《肘后方》云：治堕连瘀血。无大豆，用小豆佳。

治头破脑出，中风口噤方。

大豆一斗，熬去腥，勿使太熟，捣末，熟蒸之，气遍合甑，下盆中，以酒一斗淋之。温服一升，覆取汗，敷杏仁膏疮上。

治被伤，风入四体，角弓反张，口噤不能言，或产妇堕胎。凡得此者用紫汤；大重者，不过五剂。方在第八卷中。

治被打伤破，腹中有瘀血方。

蒲黄一升　当归　桂心各二两

上三味，治下筛。以酒服方寸匕，日三夜一。

又方

刘寄奴　延胡索　骨碎补各一两

上三味，㕮咀。以水二升，煎取七合，复纳酒及小便各一合，热温顿服。

又方

生地黄汁三升，酒一升半，煮取二升七合，分三服。《肘后方》治从高堕下，瘀血胀心，面青，短气欲死者。

又方

末莨菪子敷疮上。

又方

䗪虫　虻虫　水蛭各三十枚　桃仁五十枚　桂心二两　大黄五两

上六味，㕮咀。以酒水合[①]五升，煮取三升，分五服。

治被打腹中瘀血，并治妇人瘀血，消之为水，**白马蹄散**方。

白马蹄，烧令烟尽，捣筛。酒服方寸匕，日三夜一。

治有瘀血者，其人喜忘，不欲闻人声，胸中气塞短气方。

甘草一两　茯苓二两　杏仁五十枚

上三味，㕮咀。以水二升，煮取九合，分二服。

治被殴击损伤，聚血腹满烦闷方。

豉一升，以水三升，煮三沸，分再服，不瘥重作；更取麻子煮如豉法，不瘥，更作豉如上法。

治丈夫从高堕下伤五脏，微者唾血，甚者吐血，及金疮伤经崩中，皆主之方。

阿胶　艾叶　干姜各二两　芍药三两

上四味，㕮咀。以水八升，煮取三升，去滓，纳胶令消，分二服，羸人三服。兼治女人产后崩伤下血过多，虚喘，腹中绞痛，下血不止者，服之悉愈。

治男子伤绝，或从高堕下伤五脏，微者唾血，甚者吐血，及金疮伤经者，**大胶艾汤**方。

阿胶二两　干地黄　芍药各三两　艾叶　甘草　当归　芎䓖各二两　干姜一两

上八味，㕮咀，以水八升，煮取三升，去滓，纳胶令烊，分再服，羸人三服。此汤治妇人产后崩伤下血过多，虚喘欲死，腹中激痛，下血不止者，神良。

治堕马落车及树，崩血、腹满、短气方。

大豆五升，以水一斗，煮取二升，去豆，一服令尽。剧者不过三作。

治腹中瘀血，痛在腹中不出，满痛短气，大小便不通方。

荆芥半分　䗪虫三十枚　大黄　芎䓖各三两　蒲黄五两　当归　桂心　甘草各二两　桃仁三十枚

上九味，㕮咀，以水一斗，煮取三升，分三服。

---

① 合：宋古本、元刻本、后藤本、《医方类聚》作“各”。

桃仁汤　治从高堕下，落大木车马，胸腹中有血，不得气息方。

桃仁十四枚　大黄　硝石　甘草各一两　蒲黄一两半　大枣二十枚

上六味，㕮咀，以水三升，煮取一升，绞去滓，适寒温，尽服之，当下。下不止，渍麻汁一杯，饮之即止。

治堕落瘀血，**桃仁汤**方。

桃仁五十枚　大黄四两　芒硝三两　桂心　当归　甘草各二两　虻虫　水蛭各二十枚

上八味，㕮咀，以水八升，煮取三升，绞去滓。适寒温，服一升，日三服。《深师方》无芒硝。

治瘀血汤方

大黄五两　桃仁五十枚　虻虫　䗪虫　水蛭各三十枚　桂心二两

上六味，㕮咀，以酒、水各五升合煎，得三升。适寒温，饮一升，日三服。

竹皮汤　治为兵杖所加，木石所迮，血在胸背及胁中，痛不得气息方。

青竹刮取茹鸡子大二枚　乱发鸡子大二枚

上二味，于炭火炙冷焦燥，合捣之，下筛，以酒一升，煮之三沸止，一服尽之，三服愈。

治腕折瘀血方

大黄如指节大一枚　桃仁四十枚　乱发一握

上三味，以布方广四寸，以绕乱发烧之，㕮咀大黄、桃仁。以酒三升，煮取一升，尽服之，血尽出。《肘后》云：仲景方用大黄三两，绯帛子如手大，灰；乱发如鸡子大，灰；久用炊单布方一尺，灰；桃仁四十九枚；败蒲席一握，长三寸，切；甘草一枚如指大；以童子小便，量多少，煎汤成，纳酒一大盏，次下大黄。分温为三服。别锉败蒲席半领，煎汤以浴，衣被密覆。服药须通利数行，痛楚立瘥。利及浴水赤，勿怪，即瘀血也。

又方

大黄六两　桂心二两　桃仁六十枚

上三味，㕮咀，以酒六升，煮取三升，分三服，当下血瘥。

治从高堕下有瘀血方

蒲黄八两　附子一两

上二味，为末，酒服方寸匕，日三。不知增之，以意消息。

从高堕下崩中方

当归　大黄各二分

上二味，治下筛。酒服方寸匕，日三。

治堕落车马，心腹积血，唾吐无数方。

干藕根末，以酒服方寸匕，日三。如无，取新者捣汁服。

治腕折瘀血，**蒲黄散**方。

蒲黄一升　当归二两

上二味，治下筛。先食，酒服方寸匕，日三。

治腕折瘀血方

虻虫二十枚　牡丹一两

上二味，治下筛，酒服方寸匕，血化为水。《备急方》云：治久宿血在诸骨节及外不去者，二味等分。

又方

菴蕳草汁饮之，亦可服子。

又方

凡被打及产后恶血，及一切血，皆煮续骨木汁三升饮之。

治杖疮方

石灰六斤　新猪血一斗

上二味，和为丸，熟烧之破，更丸，烧三遍止，末敷之。

又方

服小便良。

又方

釜月下土细末，油和涂羊皮上卧之。

治竹木刺在皮中不出方

羊屎燥者烧作灰，和猪脂涂刺上；若不出，重涂，乃言不觉刺出时。一云用干羊屎末。

治久刺不出方

服王不留行即出，兼取根末贴之。

治刺在人肉中不出方

煮山瞿麦汁饮之，日三，瘥止。

又方

用牛膝根茎生者，并捣以薄之，即出。疮虽已合，犹出也。

又方

温小便渍之。

又方

嚼豉涂之。

又方

嚼白梅以涂之。《肘后方》用乌梅。

又方

白茅根烧末，以膏和涂之。亦治疮因风致肿。

又方

烧鹿角末，以水和涂之，立出。久者不过一夕。

治竹木刺不出方

蔷薇灰水服方寸匕，日三，十日刺出。

又方

烧凿柄灰，酒服二寸匕。

又方

酸枣核烧末服之。

又方

头垢涂之即出。

治恶刺方

苦瓠开口，纳小儿尿，煮两三沸，浸病上。

又方

莨菪根水煮浸之，冷复易，神方。

又方

浓煮大豆汁，渍取瘥。

又方

李叶、枣叶，捣绞取汁，点之即效。

治恶刺并狐尿刺方

以乌父驴尿渍之。

又方

白马尿温渍之。

凡因疮而肿痛，剧者数日死；或中风寒，或中水，或中狐尿刺，治之方。

烧黍穰，若牛马屎，若生桑条，取得多烟之物烧熏，汁出愈。

又方

热蜡纳疮中。新疮亦善。

又方

以凫[①]公英草摘取根茎，白汁涂之，惟多涂为佳，瘥止。

余以贞观五年七月十五日夜，左手中指背触着庭树，至晓遂患痛不可忍。经十日，痛日深，疮日高大，色如熟小豆色。尝闻长者之论，有此治方，试复为之，手下则愈，痛亦即除，疮亦即瘥。不过十日，寻得平复。此大神效，故疏之。蜀人名耳瘢菜，关中名苟乳。

治疮中水肿方

炭白灰、胡粉等分，脂和涂疮孔上，水出痛即止。

治卒刺手足中水毒方

捣韭及蓝青置上，以火炙，热彻即愈。

治疮因风致肿方

栎木根皮一斤，浓煮，纳盐一把，渍之。

治破伤风肿方

厚涂杏仁膏，燃麻烛遥炙之。

凡因疮而肿痛者，皆中水及中风寒所作，其肿入腹则杀人，治之方。

温桑灰汁渍，冷复温之，常令热。神秘。

---

① 凫：宋古本作“蒲”。

治刺伤中风水方

刮箭羽下漆涂之。

又方

烧鱼目灰敷之。

又方

服黑牛热尿，一服二升，三服即止。

又方

煮韭熟搨之。

又方

蜡一两，热炙，熨薄裹上，令水出愈。

凡八月九月中，刺手足犯恶露肿，杀人不可轻也，治之方。

生桑枝三枚，纳煻灰中，推引之令极热，斫断，正以头柱疮口上，热尽即易之。尽三枚则疮自烂，仍取薤白捣，绵裹著热灰中，使极热，去绵，取薤白薄疮上，以布帛急裹之。若有肿者便取之，用薤白第一佳。

治漆疮方

生柳叶三斤，细切[①]，以水一斗五升，煮得七升，适寒温洗之，日三。《肘后方》云：煮柳皮尤妙。

又方

以磨石下滓泥涂之，取瘥止，神验。

又方

莲叶燥者一斤，以水一斗，煮取五升洗疮上，日再。

又方

贯众治末以涂上，干以油和之，即愈。

又方

羊乳汁涂之。

又方

芒硝五两，汤浸以洗之。

又方

矾石著汤中令消，洗之。

又方

七姑草捣封之。《救急方》云：七姑草和芒硝涂之。

又方

取猪膏涂之。

又方

宜啖猪肉嚼穄谷涂之。

又方

浓煮鼠查叶以洗漆上，亦可捣叶取汁以涂之。

火疮第四

论二首　方七十三首　咒法二首

论曰：凡火烧损，慎以冷水洗之，火疮得冷，热气更深转入骨，坏人筋骨，难瘥。初被火烧，急更向火炙，虽大痛强忍之，一食久即不痛，神验。治火烧闷绝不识人，以新尿冷饮之，及冷水和蜜饮之；口噤，绞开与之，然后治之方。

栀子四十枚　白蔹　黄芩各五两

上三味，㕮咀，以水五升、油一升合煎，令水气歇，去滓冷之以淋疮，令溜去火热毒，则肌得宽也。作二日，任意用膏敷、汤散治之。

治火疮败坏方

柏白皮　生地黄　蛇衔　黄芩　栀子仁　苦竹叶各一分

上六味，㕮咀，以羊髓半升煎之，三上三下，去滓，涂疮上，瘥止。

治火烂疮，膏方。

柏白皮四两　竹叶　甘草各二两

上三味，㕮咀。以猪脂一斤半煎，三上三下，去滓，冷以敷之。《集验方》用生地黄四两。

又方

榆白皮嚼熟涂之。

---

① 细切：此二字原误窜在下文“以水一斗五升”后，据道藏本移正。

治火烧疮方

死鼠头一枚，腊月猪膏煎，令消尽以敷。干即敷，瘥不作瘢，神效。亦治小儿火疮。

又方

丹参无多少，以羊脂、猪髓脑煎。

治火疮败坏方

柏白皮切，以腊月猪膏合淹相得，煮四五沸，色变去滓，敷疮上。《肘后方》云：桃白皮。

治火疮方

末熬油麻和栀子仁涂之，惟厚为佳。已成疮者，烧白糖灰粉之，即燥立瘥。

治一切汤火所伤方

初著，即以女人精汁涂之，瘥。

治汤沃人肉烂坏方

杏仁　附子各二两　甘草一两　羊脂五两　松脂鸡子大

上五味，㕮咀，以不中水猪膏五两煎，涂之。

灸及汤火所损，昼夜啼呼，止痛灭瘢方。

羊脂　松脂各二分　猪膏　腊各一分

上四味，取松脂破铫中，切脂嚼腊著松明上，少顷微火烧诸物皆消，以杯承汁敷。松明，是肥松木节也。

治灸疮方

甘草　当归各一两　胡麻《外台》用胡粉　羊脂各六分

上四味，㕮咀。以猪膏五合煎，去滓敷之。

又方

凡灸疮不瘥，日别灸上六七壮自瘥。

又方

松脂五两　腊三两

上二味，合煎涂纸贴之，日三。

又方

涂车缸脂。

又方

石灰一两，细末，绢筛。猪脂和相得，微火上煎数沸，以暖汤先洗疮讫，以布裹灰熨疮上三过，便以药贴疮上，灸之。又捣薤敷之。

治灸疮痛肿急方

捣灶下黄土，以水和煮令热，渍之。

治灸疮，**薤白膏**，生肉止痛方。

薤白二两　羊髓一斤　当归二两　白芷一两

上四味，㕮咀，合煎，以白芷色黄药成。去滓，取敷之，日三。

灸疮脓坏不瘥方

腊月猪脂一升　薤白一握　胡粉一两

上三味，先煎薤白令黄，去之；绵裹石灰一两，煎数沸，去之，入胡粉，纳膏中令调。涂故布贴之，日三。

又方

白蜜一两　乌贼骨二枚，一方一两

上二味，相和涂之。

治灸疮中风冷肿痛方

但向火灸之，疮得热则疮快，至痛止，日六七灸愈。

治针灸疮血出不止方

烧人屎灰以敷之。

又方

死蜣螂末，猪脂涂之。

论曰：治金疮者，无大小冬夏，及始初伤血出，便以石灰厚敷裹之，即止痛，又速愈。无石灰，灰亦可用。若疮甚深，未宜速合者，纳少滑石，令疮不时合也。凡金疮出血，其人必渴，当忍之，啖燥食并肥脂之物以止渴，慎勿咸食。若多饮粥及浆，犯即血动溢出杀人。又忌嗔怒、大言笑、思想、阴阳、行动作劳、多食酸咸、饮酒、热羹臛辈。疮瘥后犹尔，出百日半年，乃可复常也。

治金疮大散方

五月五日平旦，使四人出四方，各于五里内采一方草木茎叶，每种各半把，勿令漏脱一事。日正午时细切，碓捣并石灰极令烂熟。一石草断一斗石灰，先凿大实中桑树令可受药，取药纳孔中，实筑令坚，仍以桑树皮蔽之，以麻捣石灰极密泥之，令不泄气；又以桑皮缠之使牢，至九月九日午时取出，阴干百日药成，捣之，日曝令干更捣，绢筛贮之。凡一切金疮伤折出血，登时以药封裹治使牢，勿令动转，不过十日即瘥，不肿、不脓、不畏风。若伤后数日始得药，须暖水洗之令血出，即敷之，此药大验。平生无事，宜多合之，以备仓猝。金疮之要，无出于此。虽突厥质汗黄末未能及之。《肘后方》云：用百草心，五月五日作，七月七日出。

治金疮方

烧干梅作炭，捣末之，敷一宿即瘥。亦治被打伤。

又方

磁石末敷之，止痛断血。

又方

桑白汁涂，桑白皮裹，或石灰封之妙。

又方

麻叶三斤，以水三升熟煮，取二升半为一服。

又方

饮麻子汁数升。《小品方》治毒箭所伤。

又方

蚯蚓屎，以水服方寸匕，日三。

又方

杏仁、石灰细末，猪脂和封。亦主犬马金疮，止痛大良。

地黄膏 治金疮、火疮、灸疮不能瘥方。

生地黄切，一升，捣绞取汁三合　熏陆香　松脂各二两　羊肾脂五合，煎　乌麻油二升　杏仁　蜡各二两　石盐一两，研如粉

上八味，先下蜡微令消，次纳羊脂令消，次下油，次下松脂令消，次[1]下杏仁，次下熏陆，次下地黄汁，次下石盐。以微火煎之，令地黄汁水气尽，以绵滤停凝。一切诸疮、初伤皆敷之，日三夜二。慎生冷、猪肉、鸡、鱼。此膏治疮法：先食恶肉不著痂，先从内瘥，乃至平复，无痂，不畏风不[2]脓，大大要妙。

治金疮血出不止方

煮桑根十沸，服一升即止。

又方

柳絮封之。

又方

捣车前汁敷之，血即绝。连根收用亦效。

又方

以人精涂之。

又方

饮人尿三升愈。

又方

以蜘蛛幕贴之，血即止。

治金[3]疮血出不止方

取葱叶炙取汁涂疮上，即止；若为妇人所惊者，取妇人中衣火炙令热，以熨疮上。

又方

取豉三升，渍热汤，食顷，绞去滓，纳蒲黄三合，顿服之，及作紫汤，方在产妇中。

又方

蒲黄一斤　当归二两

---

① 次：原作“冷”，据宋古本、道藏本改。

② 不：宋古本作“生”。

③ 金：原作“惊”，据元刻本、道藏本、后藤本改。

上二味，治下筛，酒服方寸匕，日二服。

治金疮腹中瘀血，**二物汤**方。

大麻子三升　大葱白二十枚

上使数人各捣令熟，著九升水，煮取一升半，顿服之。若血出不尽，腹中有脓血，更合服，当吐脓血耳。

治金疮出血多，虚竭，**内补散**方。

苁蓉　甘草　芍药各四两　蜀椒三两　干姜二两　当归　芎䓖　桂心　黄芩　人参　厚朴　吴茱萸　白及《古今录验》作桑白皮　黄芪各一两

上十四味，治下筛，以酒服方寸匕，日三。

又方

当归三两　芍药五分　干姜三分　辛夷五分　甘草二分

上五味，治下筛，酒服方寸匕，日三夜一。

治金疮内漏方

还自取疮中血，著杯中，水合服，愈。

又方

七月七日麻勃一两　蒲黄二两

上二味，酒服一钱匕，日五夜二。

治金疮内漏血不出方

牡丹皮为散，水服三指撮，立尿出血。

治金疮，**内塞散**方。

黄芪　当归　芎䓖　白芷　干姜　黄芩　芍药　续断各二两　附子半两　细辛一两　鹿茸三两

上十一味，治下筛。先食酒服五分匕，日三，稍增至方寸匕。

治金疮烦满方

赤小豆一升，以苦酒渍之，熬令燥，复渍，满三日令色黑，服方寸匕，日三。

治金疮苦痛方

杨木白皮，熬令燥，末之，服方寸匕，日三。又末敷疮中愈。

凡金疮若刺疮，疮痛不可忍，百治不瘥者方。

葱一把，以水三升，煮数沸渍洗疮，止痛良。

治金疮烦痛，大便不利方。

大黄　黄芩

上二味，等分，末之，蜜和，先食服如梧桐子十丸，日三。

治金疮破腹，肠突出欲令入方。

取人屎干之，以粉肠即入矣。

治金疮中筋骨，**续断散**方。

续断五两　干地黄　细辛　蛇衔　地榆各四两　当归　芎䓖　芍药　苁蓉各三两　人参　甘草　附子各一两　干姜　蜀椒　桂心各一两半

上十五味，治下筛，酒服一方寸匕，日三。

治被伤肠出不断者方《肘后方》云：治肠出欲燥而草上著肠者。

作大麦粥取汁洗肠，推纳之，常研米粥饮之。二十日稍稍作强糜，百日后乃可瘥耳。

治金疮肠出方

磁石　滑石　铁精各三两

上三味，粉肠上，后用磁石米[①]饮服方寸匕，日五夜二，肠即入。

治金疮血不止令唾之法

咒曰：某甲今日不良，为某所伤，上告天皇，下告地王，清血莫出，浊血莫扬。良药百裹，不如熟唾。日二七痛，唾之即止。

又法

我按先师本法，男师在左，女师在右，上白东王公，下白西王母，北斗七星，黄姑织女，请制水之法，清旦明咒，不痕不脓，不疼不痛。罗肺得肺，罗肝得

① 米：后藤本作“末”。

肝，罗肉得肉，不任躯姥侬夫，自来小儿。为日不吉不良，某甲为刀斧槊箭、熊虎、汤火所伤，三唾三呵，平复如故。急急如律令。此法不复须度受，但存念稽急歆诵之，非止治百毒所伤，亦治痈疽，随所患转后语呼之，良验。一切疮毒，并皆用之。

治金疮，矢在肉中不出方。

白蔹　半夏

上二味，等分，治下筛。酒服方寸匕，日三。浅疮十日出，深疮二十日出，终不住肉中。

治箭镞及刀刃在咽喉、胸膈诸隐处不出者方。

牡丹皮一分　白盐二分，《肘后》作白蔹

上二味，治下筛。以酒服方寸匕，日三出。

又方

取栝楼汁涂箭疮上，即出。

又方

酒服瞿麦方寸匕，日三瘥。

治卒为弓弩矢所中不出，或肉中有聚血方。

取女人月经布烧作灰屑，酒服之。

治卒被毒矢方

捣蓝汁一升饮之，并薄疮上。若无蓝，取青布渍绞汁饮之，并淋疮中；镞不出，捣死鼠肝涂之，鼠脑亦得。

又方

纳盐脐中，灸之。

又方

煎地黄汁作丸服之，百日矢当出。

又方

煮芦根汁饮三升。

又方

多饮葛根汁，并治一切金疮。

治中射罔箭方

蓝子五合　升麻八两　甘草　王不留行各四两

上四味，治下筛，冷水服二方寸匕，日三夜二。又以水和涂疮，干易之。

治毒箭所中方

末雄黄敷之，当沸汁出愈。

又方

末贝齿服一钱匕，大良。

又方

捣葛根汁饮之；葛白屑熬黄，敷疮止血。

治针折入肉中方

刮象牙末，水和聚著折针上，即出。

又方

以鼠脑涂之。

又方

磁石吸铁者，著上即出。

《备急千金要方》卷第二十五

备急千金要方卷第二十六　食治

序论第一

仲景曰：人体平和，惟须好将养，勿妄服药。药势偏有所助，令人脏气不平，易受外患。夫含气之类，未有不资食以存生，而不知食之有成败，百姓日用而不知，水火至近而难识。余慨其如此，聊因笔墨之暇，撰五味损益食治篇，以启童稚，庶勤而行之，有如影响耳。

河东卫汎记曰：扁鹊云：人之所依者，形也；乱于和气者，病也；理于烦毒者，药也；济命扶危者，医也。安身之本，必资于食；救疾之速，必凭于药。不知食宜者，不足以存生也；不明药忌者，不能以除病也。斯之二事，有灵之所要也，若忽而不学，诚可悲夫。是故食能排邪而安脏腑，悦神爽志，以资血气。若能用食平疴，释情遣疾者，可谓良工。长年饵老之奇法，极养生之术也。

夫为医者，当须先洞晓病源，知其所犯，以食治之；食疗不愈，然后命药。药性刚烈，犹若御兵；兵之猛暴，岂容妄发？发用乖宜，损伤处众，药之投疾，殃滥亦然。高平王熙称食不欲杂，杂则或有所犯；有所犯者，或有所伤；或当时虽无灾苦，积久为人作患。又食啖鲑肴，务令简少，鱼肉、果实，取益人者而食之。凡常饮食，每令节俭，若贪味多餐，临盘大饱，食讫，觉腹中彭亨短气，或致暴疾，仍为霍乱。又夏至以后，迄至秋分，必须慎肥腻、饼臛、酥油之属，此物与酒浆瓜果理极相妨。夫在身所以多疾者，皆由春夏取冷太过，饮食不节故也。又鱼鲙诸腥冷之物，多损于人，断之益善。乳酪酥等常食之，令人有筋力，胆干，肌体润泽。卒多食之，亦令人胪胀泄利，渐渐自已。

黄帝曰：五味入于口也，各有所走，各有所病。酸走筋，多食酸令人癃，不知何以然？少俞曰：酸入胃也，其气涩以收也。上走两焦，两焦之气涩不能出入，不出即流于胃中，胃中和温，即下注膀胱，膀胱走胞，胞薄以软，得酸则缩卷，约而不通，水道不利，故癃也。阴者积一作精筋之所终聚也。故酸入胃，走于筋也。

咸走血，多食咸，令人渴，何也？答曰：咸入胃也，其气走中焦，注于诸脉，脉者，血之所走也，与咸相得，即血凝，凝则胃中汁泣，汁泣则胃中干渴。《甲乙》云：凝则胃中汁注之，注之则胃中竭。渴则咽路焦，焦故舌干喜渴。血脉者，中焦之道也，故咸入胃走于血。皇甫士安云：肾合三焦血脉，虽属肝心而为中焦之道，故咸入而走血也。

辛走气，多食辛，令人愠心，何也？答曰：辛入胃也，其气走于上焦，上焦者，受使诸气，而营诸阳者也。姜韭之气，熏至荣卫，荣卫不时受之，却溜于心下，故愠。愠，痛也。辛者与气俱行，故辛入胃而走气，与气俱出，故气盛也。

苦走骨，多食苦，令人变呕，何也？答曰：苦入胃也，其气燥而涌泄。五谷之气皆不胜苦，苦入下脘，下脘者三焦之道，皆闭则不通，不通故气变呕也。齿者骨之所终也，故苦入胃而走骨，入而复出，齿必黧疏。皇甫士安云：水火相济，故骨气通于心。

甘走肉，多食甘，令人恶心，何也？答曰：甘入胃也，其气弱劣，不能上进于上焦，而与谷俱留于胃中。甘入则柔缓，柔缓则蛔动，蛔动则令人恶心。其气外通于肉，故甘走肉，则肉多粟起而胝。皇甫士安云：其气外通于皮，故曰甘入走皮矣。皮者肉之盖。皮虽属肺，与肉连体，故甘润肌肉并于皮也。

黄帝问曰：谷之五味所主，可得闻乎？伯高对曰：夫食风者，则有灵而轻举；食气者，则和静而延寿；食谷者，则有智而劳神；食草者，则愚痴而多力；食肉者，则勇猛而多嗔。是以肝木青色，宜酸；心火赤色，宜苦，脾土黄色，宜甘；肺金白色，宜辛；肾水黑色，宜咸。内为五脏，外主五行，色配五方。

五脏所合法

肝合筋，其荣爪；心合脉，其荣色；脾合肉，其荣唇；肺合皮，其荣毛；肾合骨，其荣发。

五脏不可食忌法

多食酸则皮槁而毛夭；多食苦则筋急而爪枯；多食甘则骨痛而发落；多食辛则肉胝而唇褰；多食咸则脉凝泣而色变。

五脏所宜食法

肝病宜食麻、犬肉、李、韭；心病宜食麦、羊肉、杏、薤；脾病宜食稗米、牛肉、枣、葵；肺病宜食黄黍、鸡肉、桃、葱；肾病宜食大豆黄卷、豕肉、栗、藿。《素问》云：肝色青，宜食甘，粳米、牛肉、枣、葵皆甘；心色赤，宜食酸，小豆、犬肉、李、韭皆酸；肺色白，宜食苦，麦、羊肉、杏、薤皆苦；脾色黄，宜食咸，大豆、豕肉、栗、藿皆咸；肾色黑，宜食辛，黄黍、鸡肉、桃、葱皆辛。

五味动病法

酸走筋，筋病勿食酸；苦走骨，骨病勿食苦；甘走肉，肉病勿食甘；辛走气，气病勿食辛；咸走血，血病勿食咸。

五味所配法

米饭甘《素问》云：粳米甘　麻酸《素问》云：小豆酸　大豆咸　麦苦　黄黍辛　枣甘　李酸　栗咸　杏苦　桃辛　牛甘　犬酸　豕咸　羊苦　鸡辛　葵甘　韭酸　藿咸　薤苦　葱辛

五脏病五味对治法

肝苦急，急食甘以缓之；肝欲散，急食辛以散之；用酸泻之，禁当风。心苦缓，急食酸以收之；心欲软，急食咸以软之；用甘泻之，禁温食厚衣。脾苦湿，急食苦以燥之；脾欲缓，急食甘以缓之；用苦泻之，禁温食饱食、湿地濡衣。肺苦气上逆息者，急食苦以泄之；肺欲收，急食酸以收之；用辛泻之，禁无寒饮食寒衣。肾苦燥，急食辛以润之，开腠理，润致津液通气也；肾欲坚，急食苦以结之；用咸泻之，无犯焠烪，无热衣温食。是以毒药攻邪，五谷为养，五肉为益，五果为助，五菜为充。精以食气，气养精以荣色；形以食味，味养形以生力，此之谓也。

神藏有五，五五二十五种；形藏有四方、四时、四季、四肢，共为五九四十五。以此辅神，可长生久视也。精顺五气以为灵也，若食气相恶，则伤精也；形受味以成也，若食味不调，则损形也。是以圣人先用食禁以存性，后制药以防命也。故形不足者，温之以气；精不足者，补之以味；气味温补，以存形精。

岐伯云：阳为气，阴为味；味归形，形归气；气归精，精归化；精食气，形食味；化生精，气生形；味伤形，气伤精；精化为气，气伤于味；阴味出下窍，阳气出上窍。味厚者为阴，味薄者为阴之阳；

气厚者为阳，气薄者为阳之阴。味厚则泄，薄则通流；气薄则发泄，厚则秘塞《素问》作发热。壮火之气衰，少火之气壮；壮火食气，气食少火；壮火散气，少火生气。味辛甘发散为阳，酸苦涌泄为阴；阴胜则阳病，阳胜则阴病；阴阳调和，人则平安。春七十二日省酸增甘以养脾气；夏七十二日省苦增辛以养肺气；秋七十二日省辛增酸以养肝气；冬七十二日省咸增苦以养心气；季月各十八日省甘增咸以养肾气。

果实第二二十九条

槟榔：味辛、温、涩，无毒。消谷逐水，除痰澼，杀三虫，去伏尸，治寸白。

豆蔻：味辛、温、涩，无毒。温中，主心腹痛，止吐呕，去口气臭。

蒲桃：味甘、辛、平，无毒。主筋骨湿痹，益气，倍力，强志，令人肥健，耐饥，忍风寒；久食轻身不老，延年。治肠间水，调中。可作酒，常饮益人。逐水，利小便。

覆盆子：味甘、辛、平，无毒。益气轻身，令发不白。

大枣：味甘、辛、热、滑，无毒。主心腹邪气，安中养脾气，助十二经，平胃气，通九窍，补少气、津液、身中不足，大惊、四肢重。可和百药，补中益气，强志，除烦闷，心下悬。治肠澼，久服轻身，长年不饥，神仙。

生枣：味甘、辛。多食令人热渴气胀。若寒热羸瘦者，弥不可食，伤人。

藕实：味苦、甘、寒，无毒。食之令人心欢。止渴去热，补中养神，益气力，除百病。久服轻身耐老，不饥延年。一名水芝。生根寒，止热渴，破留血。

鸡头实：味甘、平，无毒。主湿痹，腰脊膝痛。补中，除暴疾，益精气，强志意，耳目聪明。久服轻身，不饥，耐老，神仙。

芰实：味甘、辛、平，无毒。安中，补五脏，不饥，轻身。一名菱。黄帝云：七月勿食生菱芰，作蛲虫。

栗子：味咸、温，无毒。益气，厚肠胃，补肾气，令人耐饥；生食之，甚治腰脚不遂。

樱桃：味甘、平、涩。调中益气，可多食，令人好颜色，美志性。

橘柚：味辛、温，无毒。主胸中瘕满逆气，利水谷下气，止呕咳，除膀胱留热停水，破五淋，利小便，治脾不能消谷，却胸中吐逆霍乱，止泻利，去寸白，久服去口臭，下气，通神，轻身长年。一名橘皮，陈久者良。

津符子：味苦、平，滑。多食令人口爽，不知五味。

梅实：味酸、平、涩，无毒。下气除热烦满，安心，止肢体痛、偏枯不仁，死肌，去青黑痣、恶疾，止下利、好唾口干，利筋脉。多食坏人齿。

柿：味甘、寒、涩，无毒。通鼻耳气，主肠澼不足及火疮，金疮，止痛。

木瓜实：味酸、咸、温、涩，无毒。主湿痹气，霍乱大吐下后脚转筋不止。其生树皮无毒，亦可煮用。

榧实：味甘、平、涩，无毒。主五痔，去三虫，杀蛊毒、鬼疰、恶毒。

甘蔗：味甘、平、涩，无毒。下气和中，补脾气，利大肠，止渴去烦，解酒毒。

软枣：味苦、冷、涩，无毒。多食动宿病，益冷气，发咳嗽。

芋：味辛、平，滑，无毒。宽肠胃，充肌肤，滑中。一名土芝，不可多食，动宿冷。

乌芋：味苦、甘、微寒、滑，无毒。主消渴、瘅[①]热；益气。一名藉姑，一名水萍。三月采。

杏核仁：味甘、苦、温、冷而利，有毒。主咳逆上气，肠中雷鸣，喉痹，下气，产乳金疮，寒心奔豚，惊痫，心下烦热，风气去来，时行头痛，解肌，消心下急，杀狗毒。五月采之。其一核两仁者害人，宜去之。杏实尚生，味极酸，其中核犹未硬者，采之暴干食之，甚止渴，去冷热毒。扁鹊云：杏仁不可久服，令人目盲，眉发落，动一切宿病。

桃核仁：味苦、甘、辛、平，无毒。破瘀血、血闭瘕、邪气，杀小虫，治咳逆上气，消心下硬，除卒暴声血，破癥瘕，通月水，止心痛。七月采。凡一切果核中有两仁者并害人，不在用。其实味酸，无毒，多食令人有热。黄帝云：饱食桃入水浴，成淋病。

李核仁：味苦、平，无毒。主僵仆跻，瘀血骨痛。实：味苦、酸、微温、涩，无毒。除固热，调中，宜心，不可多食，令人虚。黄帝云：李子不可和白蜜食，蚀人五内。

梨：味甘、微酸、寒、涩，有毒。除客热气，止心烦。不可多食，令人寒中。金疮、产妇勿食，令人萎困、寒中。

林檎：味酸、苦、平、涩，无毒。止渴、好唾[②]。不可多食，令人百脉弱。

柰[③]子：味酸、苦、寒、涩，无毒。耐饥，益心气。不可多食，令人胪胀。久病人食之，病尤甚。

安石榴：味甘、酸、涩，无毒。止咽燥渴。不可多食，损人肺。

枇杷叶：味苦、平、无毒。主哕不止，下气。正尔削取生树皮嚼之，少少咽汁，亦可煮汁冷服之，大佳。

胡桃：味甘、冷、滑，无毒。不可多食，动痰饮，令人恶心、吐水、吐食。

菜蔬第三五十八条

枸杞叶：味苦、平、涩，无毒。补虚羸，益精髓。谚云：去家千里勿食萝摩、枸杞。此则言强阳道、资阴气之速疾也。

萝摩：味甘、平。一名苦丸。无毒。其叶厚大，作藤，生摘之，有白汁出。人家多种，亦可生啖，亦可蒸煮食之。补益与枸杞叶同。

瓜子：味甘、平、寒，无毒。令人光泽，好颜色，益气，不饥，久服轻身耐老；又除胸满心不乐；久食寒中。可作面脂。一名水芝，一名白瓜子，即冬瓜仁也。八月采。

白冬瓜：味甘、微寒，无毒。除少腹水胀，利小便，止消渴。

凡瓜[④]：味甘、寒、滑，无毒。去渴，多食令阴下痒湿生疮，发黄疸。黄帝云：九月勿食被霜瓜，向冬发寒热及温病。初食时即令人欲吐也，食竟，心内作停水，不能自消，或为反胃。凡瓜入水沉者，食之得冷病，终身不瘥。

越瓜：味甘、平，无毒。不可多食。益肠胃。

胡瓜：味甘、寒，有毒。不可多食。动寒热，多疟病，积瘀血热。

早青瓜：味甘、寒，无毒。食之去热烦。不可久食，令人多忘。

冬葵子：味甘、寒，无毒。主五脏六腑寒热羸瘦，破五淋，利小便，妇人乳难，血闭。久服坚骨，长肌肉，轻身延

---

① 瘅：宋古本、道藏本、后藤本作“痹”。

② 唾：宋古本作“睡”。

③ 柰：宋古本作“榛”。

④ 凡瓜：宋古本作“凡冬瓜”。

年。十二月采。叶：甘、寒、滑，无毒。宜脾，久食利胃气；其心伤人，百药忌食心，心有毒。黄帝云：霜葵陈者生食之，动五种流饮，饮盛则吐水。凡葵菜和鲤鱼鲊食之害人。四季之月土王时，勿食生葵菜，令人饮食不化，发宿病。

苋菜实：味甘、寒、涩，无毒。主青盲，白翳，明目；除邪气；利大小便，去寒热，杀蛔虫。久服益气力，不饥，轻身。一名马苋，一名莫[①]实，即马齿苋菜也。治反花疮。

小苋菜：味甘、大寒、滑，无毒。可久食，益气力，除热。不可共鳖肉食，成鳖瘕，蕨菜亦成鳖瘕。

邪蒿：味辛、温、涩，无毒。主胸膈中臭恶气，利肠胃。

苦菜：味苦、大寒、滑，无毒。主五脏邪气，厌谷胃痹，肠澼，大渴热中，暴疾，恶疮。久食安心、益气、聪察，少卧，轻身，耐老，耐饥寒。一名荼草，一名选，一名游冬[②]。冬不死。四月上旬采。

荠菜：味甘、温、涩，无毒。利肝气，和中，杀诸毒。其子主明目、目痛、泪出。其根主目涩痛。

芜菁及芦菔菜：味苦、冷、涩，无毒。利五脏，轻身益气，宜久食。芜菁子：明目，九蒸曝，疗黄疸，利小便，久服神仙。根：主消风热毒肿。不可多食，令人气胀。

菘菜：味甘、温、涩，无毒。久食通利肠胃，除胸中烦，解消渴。本是蔓菁也，种之江南即化为菘，亦如枳橘，所生土地随变。

芥菜：味辛、温，无毒。归鼻，除肾邪，大破咳逆，下气，利九窍，明耳目，安中，久食温中，又云寒中。其子：味辛，辛亦归鼻，有毒。主喉痹，去一切风毒肿。黄帝云：芥菜不可共兔肉食，成恶邪病。

苜蓿：味苦、平、涩，无毒。安中，利人四体，可久食。

荏子：味辛、温，无毒。主咳逆，下气，温中，补髓。其叶：主调中，去臭气。九月采，阴干用之。油亦可作油衣。

蓼实：味辛、温，无毒。明目，温中，解肌，耐风寒，下水气，面目浮肿，却痈疽。其叶：辛，归舌。治大小肠邪气，利中，益志。黄帝云：蓼食过多有毒，发心痛。和生鱼食之，令人脱气，阴核疼痛求死。妇人月事来，不用食蓼及蒜，喜为血淋、带下。二月勿食蓼，伤人肾。扁鹊云：蓼，久食令人寒热，损骨髓，杀丈夫阴气，少精。

葱实：味辛、温，无毒。宜肺。辛归头，明目，补中不足。其茎白：平、滑，可作汤。主伤寒寒热，骨肉碎痛。能出汗；治中风，面目浮肿，喉痹不通。安胎。杀桂。其青叶：温、辛，归目。除肝中邪气，安中，利五脏，益目精；发黄疸，杀百药毒。其根须：平。主伤寒头痛。葱中涕及生葱汁：平、滑。止尿血，解藜芦及桂毒。黄帝云：食生葱即啖蜜，变作下利；食烧葱并啖蜜，拥气而死。正月不得食生葱，令人面上起游风。

格葱：味辛、微温，无毒。除瘴气恶毒。久食益胆气，强志。其子：主泄精。

薤：味苦、辛、温、滑，无毒。宜心，辛归骨。主金疮疮败，能生肌肉。轻身不饥，耐老。菜芝也。除寒热，去水气，温中，散结气；利产妇病人。诸疮中风寒水肿，生捣敷之。鲠骨在咽不下者，食之则去。黄帝云：薤不可共牛肉作羹食

① 莫：宋古本作“英”。

② 游冬：宋古本作“葵”。

之，成瘕疾。韭亦然。十月、十一月、十二月，勿食生薤，令人多涕唾。

韭：味辛、酸、温、涩，无毒。辛归心，宜肝。可久食，安五脏，除胃中热。不利病人，其心腹有痼冷者，食之必加剧。其子：主梦泄精，尿色白。根：煮汁以养发。黄帝云：霜韭冻不可生食，动宿饮，饮盛必吐水。五月勿食韭，损人滋味，令人乏气力。二月、三月宜食韭，大益人心。

白蘘荷：味辛、微温、涩，无毒。主中蛊及疟病。捣汁服二合，日二。生根：主诸疮。

菾菜：味甘、苦、大寒，无毒。主时行壮热，解风热恶毒。

紫苏：味辛、微温，无毒。下气，除寒中，其子尤善。

鸡苏：味微温、涩，无毒。主吐血，下气。一名水苏。

罗勒：味苦、辛、温、平、涩，无毒。消停水，散毒气。不可久食，涩荣卫诸气。

芜荑：味辛、平、热、滑，无毒。主五内邪气，散皮肤骨节中淫淫温行毒，去三虫，能化宿食不消，逐寸白，散腹中温温喘息。一名无姑，一名蔱蘠。盛器物中甚辟水蛭，其气甚臭，此即山榆子作之。

凡榆叶：味甘、平、滑，无毒。主小儿痫，小便不利，伤暑热困闷，煮汁冷服。生榆白皮：味甘、冷，无毒。利小便，破五淋。花：主小儿头疮。

胡荽子：味酸、平，无毒。消谷，能复食味。叶不可久食，令人多忘。华佗云：胡荽菜，患胡臭人，患口气臭𧏾齿人，食之加剧；腹内患邪气者，弥不得食，食之发宿病，金疮尤忌。

海藻：咸、寒、滑，无毒。主瘿瘤结气，散颈下硬核痛者，肠内上下雷鸣，下十二水肿，利小便，起男子阴气。

昆布：味咸、寒、滑，无毒。下十二水肿，瘿瘤结气，瘘疮，破积聚。

茼蒿：味辛、平，无毒。安心气，养脾胃，消痰饮。

白蒿：味苦、辛、平，无毒。养五脏，补中益气，长毛发。久食不死，白兔食之仙。

吴葵：一名蜀葵。味甘、微寒、滑，无毒。花：定心气。叶：除客热，利肠胃。不可久食，钝人志性。若食之，被狗啮者，疮永不瘥。

藿：味咸、寒、涩，无毒。宜肾，主大小便数，去烦热。

香葇：味辛、微温。主霍乱、腹痛、吐下，散水肿、烦心，去热。

甜瓠：味甘、平、滑，无毒。主消渴、恶疮，鼻口中肉烂痛。其叶：味甘、平，主耐饥。扁鹊云：患脚气虚胀[①]者，不得食之，其患永不除。

莼：味甘、寒、滑，无毒。主消渴热痹。多食动痔病。

落葵：味酸、寒，无毒。滑中、散热实，悦泽人面。一名天葵，一名蘩露。

蘩蒌：味酸、平，无毒。主积年恶疮、痔不愈者。五月五日日中采之，即名滋草，一名鸡肠草，干之烧作焦灰用。扁鹊云：丈夫患恶疮，阴头及茎作疮脓烂，疼痛不可堪忍，久不瘥者，以灰一分，蚯蚓新出屎泥二分，以少水和研，缓如煎饼面，以泥疮上，干则易之。禁酒、面、五辛并热食等。黄帝云：蘩蒌合鳝鲊食之，发消渴病，令人多忘。别有一种近水渠中温湿处，冬生，其状类胡荽，亦名鸡肠菜，可以疗痔病，一名天胡荽。

蕺：味辛、微温，有小毒。主蠼螋尿

---

① 胀：宋古本作“肿”。

疮。多食令人气喘，不利人脚，多食脚痛。

葫：味辛、温，有毒。辛归五脏，散痈疽，治䘌疮，除风邪，杀蛊毒气，独子者最良。黄帝云：生葫合青鱼鲊食之，令人腹内生疮，肠中肿，又成疝瘕。多食生葫行房，伤肝气，令人面无色。四月八月勿食葫，伤人神，损胆气，令人喘悸，胁肋气急，口味多爽。

小蒜：味辛、温，无毒。辛归脾、肾。主霍乱，腹中不安，消谷，理胃气，温中，除邪痹毒气，五月五日采，曝干。叶：主心烦痛，解诸毒，小儿丹疹，不可久食，损人心力。黄帝云：食小蒜啖生鱼，令人夺气，阴核疼求死。三月勿食小蒜，伤人志性。

茗叶：味苦、咸、酸、冷，无毒。可久食，令人有力，悦志，微动气。黄帝云：不可共韭食，令人身重。

蕃荷叶：味苦、辛，温、无毒。可久食，却肾气，令人口气香洁。主辟邪毒，除劳弊。形瘦疲倦者不可久食，动消渴病。

苍耳子：味苦、甘，温。叶：味苦、辛，微寒、涩，有小毒。主风头寒痛风湿痹，四肢拘急挛痛，去恶肉死肌、膝痛、溪毒。久服益气，耳目聪明，强志轻身。一名胡菜，一名地葵，一名葹，一名常思。蜀人名羊负来，秦名苍耳，魏人名只刺。黄帝云：戴甲苍耳，不可共猪肉食，害人。食甜粥，复以苍耳甲下之，成走注，又患两胁。立秋后忌食之。

食茱萸：味辛、苦、大温，无毒。九月采，停陈久者良。其子闭口者有毒，不任用。止痛下气，除咳逆，去五脏中寒冷，温中，诸冷实不消。其生白皮：主中恶、腹痛，止齿疼。其根细者：去三虫，寸白。黄帝云：六月、七月勿食茱萸，伤神气，令人起伏气。咽喉不通彻，贼风中人，口僻不能语者，取茱萸一升，去黑子及合口者，好豉三升，二物以清酒和煮四五沸，取汁冷，服半升，日三，得小汗瘥。虿螫人，嚼茱萸封上止。

蜀椒：味辛、大热，有毒。主邪气，温中下气，留饮宿食；能使痛者痒，痒者痛。久食令人乏气，失明。主咳逆，逐皮肤中寒冷；去死肌、湿痹痛、心下冷气；除五脏六腑寒，百骨节中积冷，温疟，大风汗自出者；止下利，散风邪。合口者害人，其中黑子有小毒，下水。仲景云：熬用之。黄帝云：十月勿食椒，损人心，伤血脉。

干姜：味辛、热，无毒。主胸中满，咳逆上气，温中；止漏血、出汗；逐风湿痹、肠澼下利、寒冷腹痛、中恶、霍乱、胀满、风邪诸毒、皮肤间结气；止唾血。生者尤良。

生姜：味辛、微温，无毒。辛归五脏，主伤寒头痛，去淡[①] 下气，通汗，除鼻中塞，咳逆上气，止呕吐，去胸膈上臭气，通神明。黄帝云：八月、九月勿食姜，伤人神，损寿。胡居士云：姜杀腹内长虫，久服令人少志、少智，伤心性。

堇葵：味苦、平，无毒。久服除人心烦急，动痰冷，身重，多懈惰。

芸薹：味辛，寒，无毒。主腰脚痹。若旧患腰脚痛者，不可食，必加剧。又治油肿丹毒。益胡臭、解禁咒之辈。出五明经。其子主梦中泄精，与鬼交者。胡居士云：世人呼为寒菜，甚辣。胡臭人食之，病加剧。陇西氐羌中多种食之。

竹笋：味甘、微寒，无毒。主消渴，利水道，益气力，可久食，患冷人食之心痛。

---

① 淡：宋古本作“澹”，后藤本作“痰”。

野苣：味苦、平，无毒。久服轻身少睡。黄帝云：不可共蜜食之，作痔。白苣：味苦、平，无毒。益筋力。黄帝云：不可共酪[①] 食，必作虫。

茴香菜：味苦、辛、微寒、涩，无毒。主霍乱，避热除口气。臭肉和水煮，下少许，即无臭气，故曰茴香。酱臭末中亦香。其子：主蛇咬疮久不瘥，捣敷之。又治九种瘘。

蕈菜：味苦、寒，无毒。主小儿火丹诸毒肿，去暴热。

蓝菜：味甘、平，无毒。久食大益肾，填髓脑，利五脏，调六腑。胡居士云：河东陇西羌胡多种食之，汉地鲜有。其叶长大厚，煮食甘美。经冬不死，春亦有英，其花黄，生角结子。子：甚治人多睡。

扁竹叶：味苦、平、涩，无毒。主浸淫、疥瘙、疽痔，杀三虫，女人阴蚀。扁鹊云：煮汁与小儿冷服，治蛔虫。

蘄菜：味苦、酸、冷、涩，无毒。益筋力，去伏热。治五种黄病。生捣绞汁，冷服一升，日二。黄帝云：五月五日勿食一切菜，发百病。凡一切菜，熟煮热食。时病瘥后，食一切肉并蒜，食竟行房，病发必死；时病瘥后未健，食生青菜者，手足必青肿；时病瘥未健，食青菜竟[②] 行房，病更发必死。十月勿食被霜菜，令人面上无光泽，目涩痛，又疟发心痛，腰疼，或致心疟，发时手足十指爪皆青，困痿。

谷米第四 二十七条

薏苡仁：味甘、温，无毒。主筋拘挛，不可屈伸，久风湿痹下气。久服轻身益力。其生根下三虫。《名医》云：薏苡仁除筋骨中邪气不仁，利肠胃，消水肿，令人能食。一名藾，一名感米，蜀人多种食之。

胡麻：味甘、平，无毒。主伤中虚羸，补五内，益气力，长肌肉，填髓脑，坚筋骨，疗金疮，止痛；及伤寒温疟、大吐下后虚热困乏。久服轻身不老，明耳目，耐寒暑，延年。作油微寒，主利大肠，产妇胞衣不落。生者摩疮肿，生秃发，去头面游风。一名巨胜，一名狗虱，一名方茎，一名鸿藏。叶名青蘘，主伤暑热；花主生秃发，七月采最上标头者，阴干用之。

白麻子：味甘、平，无毒。宜肝，补中益气，肥健不老。治中风汗出，逐水利小便，破积血风毒肿，复血脉，产后乳余疾。能长发，可为沐药。久服神仙。

饴：味甘、微温，无毒。补虚冷，益气力，止肠鸣咽痛，除唾血，却卒嗽。

大豆黄卷：味甘，平，无毒。主久风湿痹，筋挛膝痛；除五脏、胃气结积，益气，止毒；去黑痣、面皯，润泽皮毛。宜肾。生大豆：味甘平，冷，无毒。生捣，醇醋和涂之，治一切毒肿，并止痛。煮汁冷服之，杀鬼毒，逐水胀，除胃中热，却风痹、伤中、淋露，下瘀血，散五脏结积内寒，杀乌头、三建，解百药毒；不可久服，令人身重。其熬屑：味甘、温、平，无毒。主胃中热，去身肿，除痹，消谷，止腹胀。九月采。黄帝云：服大豆屑，忌食猪肉。炒豆不得与一岁以上，十岁以下小儿食，食竟啖猪肉，必拥气死。

赤小豆：味甘、咸、平，冷，无毒。下水肿，排脓血。一名赤豆。不可久服，令人枯燥。

青小豆：味甘、咸、温、平、涩，无

① 酪：宋古本作“饴”。

② 食青菜竟：宋古本无此四字。

毒。主寒热，热中，消渴；止泻利，利小便，除吐逆、卒澼下、腹胀满。一名麻累，一名胡豆。黄帝云：青小豆合鲤鱼鲊食之，令人肝[①] 至五年成干痟病。

大豆豉：味苦、甘、寒、涩，无毒。主伤寒头痛，寒热，辟瘴气恶毒，烦躁满闷，虚劳喘吸，两脚疼冷，杀六畜胎子诸毒。

大麦：味咸、微寒、滑，无毒。宜心，主消渴，除热。久食令人多力，健行。作蘖，温，消食和中。熬末令赤黑，捣作麨，止泻利。和清浆醋服之，日三夜一服。

小麦：味甘、微寒，无毒。养肝气，去客热，止烦渴咽燥，利小便，止漏血唾血，令女人孕必得。易[②] 作曲，六月作者温，无毒，主小儿痫，食不消，下五痔虫，平胃气，消谷，止利；作面，温，无毒，不能消热止[③] 烦。不可多食，长宿澼，加客气，难治。

青粱米：味甘、微寒，无毒。主胃痹、热中，除消渴，止泻利，利小便，益气力，补中，轻身，长年。

黄粱米：味甘、平，无毒。益气和中，止泻利。人呼为竹根米。又却当风卧湿寒中者。

白粱米：味甘、微寒，无毒。除热，益气。

粟米：味咸、微寒，无毒。养肾气，去骨痹、热中，益气。

陈粟米：味苦、寒，无毒。主胃中热，消渴，利小便。

丹黍米：味苦、微温，无毒。主咳逆上气，霍乱，止泻利，除热，去烦渴。

白黍米：味甘、辛、温，无毒。宜肺，补中，益气。不可久食，多热，令人烦。黄帝云：五种黍米，合葵食之，令人成痼疾。又以脯腊著五种黍米中藏储食之。云令人闭气。

陈廪米：味咸、酸、微寒，无毒。除烦热，下气调胃，止泄利。黄帝云：久藏脯腊安米中，满三月，人不知，食之害人。

蘗米：味苦、微温，无毒。主寒中，下气，除热。

秫米：味甘、微寒，无毒。主寒热，利大肠，治漆疮。

酒：味苦、甘、辛，大热，有毒。行药势，杀百邪、恶气。黄帝云：暴下后饮酒者，膈上变为伏热；食生菜饮酒，莫灸腹，令人肠结。扁鹊云：久饮酒者，腐肠烂胃，溃髓蒸筋，伤神损寿；醉当风卧，以扇自扇，成恶风；醉以冷水洗浴，成疼痹；大醉汗出，当以粉粉身，令其自干，发成风痹。常日未没[④] 食讫，即莫饮酒，终身不干呕；饱食讫，多饮水及酒，成痞澼。

扁豆：味甘、微温，无毒。和中下气。其叶：平，主霍乱，吐下不止。

稷米：味甘、平，无毒。益气安中，补虚和胃，宜脾。

粳米：味辛、苦、平，无毒。主心烦，断下利，平胃气，长肌肉，温中[⑤]。又云生者冷，燔者热。

糯米：味苦、温，无毒。温中，令人能食，多热，大便硬。

醋：味酸、温、涩，无毒。消痈肿，散水气，杀邪毒，血运。扁鹊云：多食醋，损人骨。能理诸药，消毒[⑥]。

---

① 肝：此下宋古本、元刻本、道藏本有“黄”字。

② 易：宋古本作“男”。

③ 止：原作“上”，据元刻本、道藏本、后藤本改。

④ 没：宋古本作“设”。

⑤ 中：原缺，据宋古本、后藤本补。

⑥ 毒：宋古本“清”下有“热”字。

荞麦：味酸、微寒，无毒。食之难消，动大热风。其叶生食动刺风，令人身痒。黄帝云：作面和猪、羊肉热食之，不过八九顿，作热风，令人眉须落，又还生，仍稀少。泾邠以北，多患此疾。

盐：味咸、温，无毒。杀鬼蛊、邪注、毒气、下部𧏾疮，伤寒寒热，能吐胸中痰澼，止心腹卒痛，坚肌骨。不可多食，伤肺喜咳，令人色肤黑，损筋力。扁鹊云：盐能除一切大风疾痛者，炒熨之。黄帝云：食甜粥竟，食盐即吐，或成霍乱。

鸟兽第五四十条

人乳汁：味甘、平，无毒。补五脏，令人肥白悦泽。

马乳汁：味辛、温，无毒。止渴。

牛乳汁：味甘、微寒，无毒。补虚羸，止渴。入生姜、葱白，止小儿吐乳。补劳。

羊乳汁：味甘、微温，无毒。补寒冷、虚乏、少血色。令人热中。

驴乳：味酸、寒，一云大寒，无毒。主大热、黄疸，止渴。

母猪乳汁：平，无毒。主小儿惊痫，以饮之神妙。

马牛羊酪：味甘、酸、微寒，无毒。补肺脏，利大肠。黄帝云：食甜酪竟，即食大醋者，变作血瘕及尿血。华佗云：马牛羊酪，蚰蜒入耳者，灌之即出。

沙牛及白羊酥：味甘、微寒，无毒。除胸中客气，利大小肠，治口疮。

牦牛酥：味甘、平，无毒。去诸风湿痹，除热、利大便、去宿食。

醍醐：味甘、平，无毒。补虚，去诸风痹。百炼乃佳。甚去月蚀疮。添髓，补中、填骨，久服增年。

熊肉：味甘、微寒、微温，无毒。主风痹不仁，筋急五缓，若腹中有积聚，寒热羸瘦者，食熊肉，病永不除。其脂味甘、微寒，治法与肉同。又去头疡、白秃、面皯黵，食饮呕吐。久服强志不饥，轻身长年。黄帝云：一切诸肉，煮不熟，生不敛者，食之成瘕。熊及猪二种脂，不可作灯，其烟气入人目，失明，不能远视。

羖羊角：味酸、苦、温、微寒，无毒。主青盲，明目；杀疥虫；止寒泄、心畏惊悸。除百节中结气及风伤蛊毒、吐血、妇人产后余痛。烧之杀鬼魅，辟虎狼。久服安心，益气，轻身。勿令中湿有毒。髓：味甘、温，无毒。主男子女人伤中，阴阳气不足，却风热，止毒，利血脉，益经气。以酒和服之。亦可久服，不损人。

青羊：胆汁：冷，无毒。主诸疮，能生人身脉；治青盲，明目。肺：平，补肺治嗽；止渴[①]，多小便；伤中，止[②]虚，补不足；去风邪。肝：补肝、明目。心：主忧恚，膈中逆气。肾：补肾气虚弱，益精髓。头骨：主小儿惊痫，煮以浴之。蹄肉：平，主丈夫五劳七伤。肉：味苦、甘、大热，无毒。主暖[③]中止痛，字乳余疾，及头脑中大风，汗自出，虚劳寒冷，能补中益气力，安心止惊；利产妇，不利时患人。头肉：平。主风眩瘨疾；小儿惊痫；丈夫五劳七伤。其骨：热。主虚劳寒中羸瘦，其宿有热者，不可食。生脂：止下利脱肛，去风毒；妇人产后腹中绞痛。肚：主胃反，治虚羸小便数，止虚汗。黄帝云：羊肉共醋食之伤人心，亦不

---

① 渴：宋古本作“汗”。
② 止：宋古本作“心”。
③ 暖：宋古本作“缓”。

可共生鱼、酪和食之，害人。凡一切羊蹄甲中有珠子白者，名羊悬筋，食之令人癫，白羊黑头，食其脑，作肠痈。羊肚共饭饮常食，久久成反胃，作噎病。甜粥共肚食之，令人多唾，喜吐清水。羊脑、猪脑：男子食之损精气，少子。若欲食者，研之如粉，和醋食之，初不如不食佳。青羊肝和小豆食之，令人目少明。一切羊肝生共椒食之，破人五脏，伤心，最损小儿。弥忌水中柳木及白杨木，不得铜器中煮羖羊肉，食之，丈夫损阳，女子绝阴。暴下后不可食羊肉髓及骨汁，成烦热难解，还动利。凡六畜五脏，著草自动摇，及得咸醋不变色，又堕地不汙，又与犬，犬不食者，皆有毒，杀人。六月勿食羊肉，伤人神气。

沙牛：髓：味甘、温，无毒。安五脏，平胃气，通十二经脉，理三焦，温骨髓，补中，续绝伤，益气力，止泄利，去消渴，皆以清酒和暖服之。肝：明目。胆：可丸百药，味苦，大寒，无毒，除心腹热渴，止下利，去口焦燥，益目精。心：主虚忘[①]。肾：去湿痹，补肾气，益精。齿：主小儿牛痫。肉：味甘、平，无毒，主消渴，止唾涎出，安中，益气力，养脾胃气。不可常食，发宿病。自死者不任食。喉咙：主小儿啤[②]。

黄犍、沙牛、黑牯牛尿：味苦、辛、微温、平，无毒。主水肿腹脚俱满者，利小便。黄帝云：乌牛自死北首者，食其肉害人。一切牛盛热时卒死者，总不堪食，食之作肠痈。患甲蹄牛，食其蹄中拒筋，令人作肉刺。独肝牛肉，食之杀人。牛食蛇者独肝，患疥。牛、马肉食，令人身体痒。牛肉共猪肉食之，必作寸白虫，直尔黍米、白酒、生牛肉共食，亦作寸白，大忌。人下利者，食自死牛肉必剧。一切牛、马乳汁及酪，共生鱼食之，成鱼瘕。六畜脾，人一生莫食。十二月勿食牛肉，伤人神气。

马：心：主喜忘。肺：主寒热茎痿。肉：味辛、苦、平、冷，无毒。主伤中，除热，下气，长筋，强腰脊，壮健强志，利意，轻身，不饥。黄帝云：白马自死，食其肉害人。白马玄头，食其脑令人癫。白马鞍下乌色彻肉里者，食之伤人五脏。下利者，食马肉必加剧。白马青蹄，肉不可食。一切马汗气及毛不可入食中，害人。诸食马肉心烦闷者，饮以美酒则解，白酒则剧。五月勿食马肉，伤人神气。野马阴茎：味酸、咸、温，无毒。主男子阴痿缩，少精。肉：辛、平，无毒。主人马痫，筋脉不能自收，周痹，肌不仁。病死者不任用。

驴肉：味酸、平，无毒。主风狂，愁忧不乐，能安心气。病死者不任用。其头烧却毛，煮取汁以浸曲酿酒，甚治大风动摇不休者。皮胶亦治大风。

狗阴茎：味酸、平，无毒。主伤中，丈夫阴痿不起。狗脑：主头风痹，下部䘌疮，疮中息肉。肉：味酸、咸、温，无毒。宜肾，安五脏，补绝伤劳损，久病大虚者，服之轻身，益气力。黄帝云：白犬合海鲉食之，必得恶病。白犬自死不出舌者，食之害人。犬春月多狂，若鼻赤起而燥者，此欲狂。其肉不任食。九月勿食犬肉，伤人神气。

豚卵：味甘、温[③]，无毒。除阴茎中痛，惊痫，鬼气、蛊毒，除寒热、奔豚、五癃、邪气挛缩。一名豚颠。阴干，勿令败。豚肉：味辛、平，有小毒。不可久食，令人遍体筋肉碎痛，乏气。大猪后脚

① 忘：宋古本作“妄”。
② 啤：后藤本作“呷”。
③ 温：宋古本作“寒”。

悬蹄甲：无毒。主五痔，伏热在腹中，肠痈内蚀，取酒浸半日，炙焦用之。大猪四蹄：小寒，无毒。主伤挞诸败疮。母猪蹄：寒，无毒。煮汁服之，下乳汁，甚解石药毒。大猪头肉：平，无毒。补虚乏气力，去惊痫、鬼毒、寒热、五癃。脑：主风眩。心：平，无毒。主惊邪、忧恚、虚悸、气逆；妇人产后中风，聚血气惊恐。肾：平，无毒。除冷利，理肾气，通膀胱。肝：味苦、平，无毒。主明目。猪喙[①]：微寒，无毒。主冻疮痛痒。肚：微寒，无毒。补中益气，止渴，断暴利虚弱。肠：微寒，无毒。主消渴、小便数，补下焦虚竭。其肉间脂肪：平，无毒。主煎诸膏药，破冷结，散宿血，解斑蝥、芫青毒。猪洞肠：平，无毒。主洞肠挺出血多者。豭猪肉：味苦酸，冷，无毒。主狂病多日不愈。凡猪肉：味苦，微寒，宜肾，有小毒。补肾气虚竭，不可久食，令人少子精[②]，发宿病，弱筋骨，闭血脉，虚人肌。有金疮者，食之疮尤甚。猪血：平、涩，无毒。主卒下血不止，美清酒和炒服之。又主中风绝伤，头中风眩及诸淋露、奔豚、暴气。黄帝云：凡猪肝、肺，共鱼鲙食之，作痈疽。猪肝共鲤鱼肠、鱼子食之，伤人神。豚脑：损男子阳道，临房不能行事。八月勿食猪肺及饴，和食之，至冬发疽，十月勿食猪肉，损人神气。

鹿：头肉：平，主消渴，多梦妄见者。生血，治痈肿。茎筋：主劳损。蹄肉：平。主脚膝骨中疼痛，不能践地。骨：主内虚。续绝伤，补骨，可作酒。髓：味甘、温。主丈夫妇人伤中、脉绝，筋急痛，咳逆，以酒和服。肾：平。主补肾气。肉：味苦、温，无毒。补中，强五脏，益气力。肉生者主中风口僻不正，细细锉之，以薄僻上。华佗云：和生椒捣薄之，使人专看之，正则急去之。不尔，复牵向不僻处。角：锉取屑一升，白蜜五升溲之，微火熬，令小变色，曝干更捣筛。服方寸匕，日三。令人轻身，益气力，强骨髓，补绝伤。黄帝云：鹿胆白者，食其肉，害人。白鹿肉不可和蒲白作羹食，发恶疮。五月勿食鹿肉，伤人神气。胡居士云：鹿性惊烈，多别良草。恒食九物，余者不尝。群处必依山冈，产归下泽，飨神用其肉者，以其性烈清净故也。凡饵药之人，不可食鹿肉，服药必不得力。所以然者，以鹿常食解毒之草，是故能制毒、散诸药故也。九草者，葛叶花、鹿葱、鹿药、白蒿、水芹、甘草、齐头蒿、山苍耳、荠苨。

獐骨：微温[③]，无毒。主虚损、泄精。肉：味甘温，无毒。补益五脏。髓：益气力，悦泽人面。獐无胆，所以怯弱多惊恐。黄帝云：五月勿食獐肉，伤人神气。

麋脂：味辛、温，无毒。主痈肿、恶疮、死肌、寒热、风寒湿痹，四肢拘缓不收，风头肿气，通腠理，柔皮肤，不可近男子阴，令痿。一名宫脂。十月取。黄帝云：生麋肉共虾汁合食之，令人心痛；生麋肉共雉肉食之，作痼疾。

虎肉：味酸、无毒。主恶心欲呕，益气力，止多唾，不可热食，坏人齿。虎头骨：治风邪。虎眼睛：主惊痫。

豹肉：味酸、温，无毒。宜肾，安五脏，补绝伤，轻身益气，久食利人。

狸肉：温，无毒。补中，轻身，益气，亦治诸注。黄帝云：正月勿食虎、豹、狸肉，伤人神，损寿。

---

① 喙：后藤本眉批曰："明版作肺"。

② 少子精：宋古本作"少子"。

③ 温：宋古本作"寒"。

兔肝：主目暗。肉：味辛、平、涩，无毒。补中、益气、止渴。兔无脾，所以能走。盖以属二月建卯木位也，木克土，故无脾焉。马无脾，亦能走也。黄帝云：兔肉和獭肝食之，三日必成遁尸；共白鸡肝、心食之，令人面失色。一年成瘅黄；共姜食，变成霍乱；共白鸡肉食之，令人血气不行 。二月勿食兔肉，伤人神气。

生鼠：微温，无毒。主踒折，续筋补骨，捣薄之，三日一易。

獭肝：味甘，有小毒。主鬼疰、蛊毒，却鱼鲠，止久嗽，皆烧作灰，酒和服之。獭肉：味甘、温，无毒。主时病疫气，牛马时行病，皆煮取汁，停冷服之，六畜灌之。

狐阴茎：味甘、平，有小毒。主女子绝产，阴中痒，小儿阴癞，卵肿。肉并五脏及肠肚：味苦、微寒，有毒。主蛊毒寒热，五脏痼冷；小儿惊痫；大人狂病见鬼。黄帝云：麝肉共鹄肉食之，作癥瘕。

野猪：青蹄不可食，及兽赤足者不可食，野兽自死北首伏地不可食，兽有歧尾不可食。家兽自死，共鲙汁食之，作疽疮。十一月勿食经夏臭脯，成水病，作头眩，丈夫阴痿。甲子日勿食一切兽肉，大吉。鸟飞投人不肯去者，口中必有物。开看无者，拔一毛放之，大吉。一切禽兽自死无伤处不可食。三月三日勿食鸟兽五脏及一切果菜五辛等物，大吉。

丹雄鸡肉：味甘、微温，无毒。主女人崩中漏下，赤白沃；补虚，温中；能愈久伤乏疮不肯瘥者。通神，杀恶毒。

黄雌鸡肉：味酸、咸、平，无毒。主伤中，消渴；小便数而不禁，肠澼泄利；补益五脏绝伤五劳，益气力。

鸡子黄：微寒。主除热、火灼、烂疮、痓。可作虎魄神物。

卵白汁：微寒。主目热赤痛，除心下伏热，止烦满咳逆，小儿泄利，妇人产难，胞衣不出，生吞之。

白雄鸡肉：味酸，微温，无毒。下气，去狂邪，安五脏，伤中，消渴。

乌雄鸡肉：味甘、温，无毒。补中，止心痛。

黑[①] 雌鸡肉：味甘、平，无毒。除风寒湿痹，五缓六急，安胎。

黄帝云：一切鸡肉和鱼肉汁食之，成心瘕。鸡具五色者，食其肉必狂。若有六指四距，玄鸡白头，家鸡及野鸡鸟生子有文八字，鸡及野鸟死不伸足爪，此种食之害人。鸡子白共蒜食之，令人短气。鸡子共鳖肉蒸，食之害人。鸡肉、獭肉共食作遁尸注，药所不能治。食鸡子啖生葱，变成短气。鸡肉、犬肝、肾共食害人。生葱共鸡、犬肉食，令人谷道终身流血。乌鸡肉合鲤鱼肉食，生痈疽。鸡、兔、犬肉和食必泄利。野鸡肉共家鸡子食之，成遁尸，尸鬼缠身，四肢百节疼痛。小儿五岁以下饮乳未断者，勿食鸡肉。二月勿食鸡子，令人常恶心。丙午日食鸡、雉肉，丈夫烧死、目盲，女人血死、妄见。四月勿食暴鸡肉，作内疽，在胸腋下出漏孔，丈夫少阳，女人绝孕，虚劳乏气。八月勿食鸡肉，伤人神气。

雉肉：酸，微寒，无毒。补中益气，止泄利。久食之令人瘦。嘴：主蚁瘘。黄帝云：八月建酉日食雉肉，令人短气。八月勿食雉肉，损人神气。

白鹅脂：主耳卒聋，消以灌耳。毛：主射工水毒。肉：味辛、平，利五脏。

鹜肪：味甘、平、无毒。主风虚寒热。肉：补虚乏，除客热，利脏腑，利水道。黄帝云：六月勿食鹜肉，伤人神气。

鸳鸯肉：味苦、微温，无毒。主瘘

① 黑：宋古本作“赤”。

疮，清酒浸之，炙令热，以薄之，亦炙服之。又治梦思慕者。

雁肪：味甘、平，无毒。主风挛拘急，偏枯，血气不通利。肉：味甘、平，无毒。久服长发、鬓、须、眉，益气不饥，轻身耐暑。黄帝云：六月勿食雁肉，伤人神气。

越燕屎：味辛、平，有毒。主杀蛊毒、鬼注，逐不祥邪气；破五癃，利小便。熬香用之，治口疮。肉不可食之，入水为蛟龙所杀。黄帝云：十一月勿食鼠肉、燕肉，损人神气。

石蜜：味甘、平，微寒，无毒。主心腹邪气，惊痫痉，安五脏，治诸不足，益气补中；止腹痛；解诸药毒；除众病，和百药；养脾气；消心烦、食饮不下；止肠澼；去肌中疼痛；治口疮；明耳目。久服强志，轻身，不饥，耐老、延年、神仙。一名石饴，白如膏者良，是今诸山崖处蜜也。青赤蜜：味酸，呛食之令人心烦。其蜂黑色似虻。黄帝云：七月勿食生蜜，令人暴下，发霍乱。蜜蜡：味甘、微温，无毒。主下利脓血；补中，续绝伤；除金疮；益气力，不饥，耐老。白蜡：主久泄澼，瘥后重见血者，补绝伤，利小儿。久服轻身不饥。生于蜜房或木石上，恶芫花、百合。此即今所用蜡也。

蝮蛇肉：平，有毒。酿酒，去癞疾，诸九瘘，心腹痛，下结气，除蛊毒。其腹中吞鼠，平，有小毒，主鼠瘘。

原蚕雄蛾：味咸，温，有小毒。主益精气，强男子阳道，交接不倦，甚治泄精，不用相连者。

鲼鱼：味甘，无毒。主百病。

鳗鲡鱼：味甘、大温，有毒。主五痔瘘，杀诸虫。

鳝鱼肉：味甘，大温，黑者无毒。主补中养血，治沈唇。五月五日取。头骨：平，无毒。烧服，止久利。

鲆徒河反鱼：平，无毒。主少气吸吸，足不能立地。黄帝云：四月勿食蛇肉、鲆肉，损神害气。

乌贼鱼骨：味咸，微温，无毒。主女子漏下赤白经汁、血闭、阴蚀肿痛、寒热、癥瘕，无子；惊气入腹，腹痛环脐，丈夫阴中痛而肿，令人有子。肉：味酸、平，无毒。益气强志。

鲤鱼肉：味甘、平，无毒。主咳逆上气、瘅黄；止渴。黄帝云：食桂竟，食鲤鱼肉害人；腹中宿癥病者，食鲤鱼肉害人。

鲫鱼：味甘、平，无毒。主一切疮，烧作灰，和酱汁敷之，日二。又去肠痈。

黄帝云：鱼白目不可食之；鱼有角，食之发心惊，害人；鱼无肠、胆，食之三年，丈夫阴痿不起，妇人绝孕；鱼身有黑点不可食；鱼目赤，作鲙食，成瘕病，作鲊食之害人。一切鱼共菜食之作蛔虫、蛲虫；一切鱼尾，食之不益人，多有勾骨，著人咽，害人；鱼有角、白背，不可食。凡鱼赤鳞不可食；鱼无腮不可食；鱼无[①]全腮，食之发痈疽；鲔鮀鱼不益人，其尾有毒，治齿痛。鯸鮧鱼有毒，不可食之。二月庚寅日勿食鱼，大恶；五月五日勿以鲤鱼子共猪肝食，必不消化，成恶病；下利者食一切鱼，必加剧，致困难治；秽饭、鲮肉、臭鱼不可合食之，害人。三月勿食鲛龙肉及一切鱼肉，令人饮食不化，发宿病，伤人神气，失气，恍惚。

鳖肉：味甘、平，无毒。主伤中益气，补不足，疗脚气。黄帝云：五月五日以鳖子共鲍鱼子食之，作瘅黄；鳖腹下成五[②]字，不可食；鳖肉，兔肉和芥子酱

---

① 无：宋古本作“头”。

② 五：元刻本作“王”。

食之损人；鳖三足，食之害人；鳖肉共苋、蕨菜食之，作鳖瘕害人。

蟹壳：味酸、寒，有毒。主胸中邪热，宿结痛，㖞僻面肿，散漆，烧之致鼠。其黄：解结散血，愈漆疮，养筋益气。黄帝云：蟹目相向，足斑者，食之害人。十二月勿食蟹、鳖，损人神气。又云：龟、鳖肉共猪肉食之，害人；秋果菜共龟肉食之，令人短气；饮酒食龟肉，并菰白菜，令人生寒热。六甲日勿食龟、鳖之肉，害人心神。螺、蚌共菜食之，令人心痛，三日一发。虾鲙共猪肉食之，令人常恶心多唾，损精色。虾无须，腹下通乌色者食之害人，大忌，勿轻。十一月、十二月，勿食虾、蚌著甲之物。

《备急千金要方》卷第二十六

备急千金要方卷第二十七　养性

养性序第一 十条

扁鹊云：黄帝说昼夜漏下水百刻，凡一刻人百三十五息，十刻一千三百五十息，百刻一万三千五百息。人之居世，数息之间。信哉！呜呼！昔人叹逝，何可不为善以自补邪？吾常思一日一夜有十二时，十日十夜百二十时，百日百夜一千二百时，千日千夜一万二千时，万日万夜一十[①]二万时，此为三十年。若长寿者九十年，只得三十六万时。百年之内，斯须之间，数时之活，朝菌蟪蛄，不足为喻焉。可不自摄养而驰骋六情，孜孜汲汲，追名逐利，千诈万巧，以求虚誉，没齿而无厌。故养性者，知其如此，于名于利，若存若亡；于非名非利，亦若存若亡。所以没身不殆也。余慨时俗之多僻，皆放逸以殒亡。聊因暇日，粗述养性篇，用奖人伦之道，好事君子与我同志焉。

夫养性者，欲所习以成性，性自为善，不习无不利也。性既自善，内外百病皆悉不生，祸乱灾害亦无由作，此养性之大经也。善养性者，则治未病之病，是其义也。故养性者，不但饵药餐霞，其在兼于百行；百行周备，虽绝药饵，足以遐年。德行不充[②]，纵服玉液金丹，未能延寿。故夫子曰：善摄生者，陆行不遇虎兕，此则道德之祜也。岂假服饵而祈遐年哉！圣人所以[③]药饵者，以救过行之人也。故愚者抱病历年而不修一行，缠痾没齿，终无悔心。此其所以岐和长逝，彭跗永归，良有以也。

嵇康曰：养生有五难：名利不去，为一难；喜怒不除，为二难；声色不去，为三难；滋味不绝，为四难；神虑精散，为五难。五者必存，虽心希难老，口诵至言，咀嚼英华，呼吸太阳，不能不回其操，不夭其年也。五者无于胸中，则信顺日跻，道德日全，不祈善而有福，不求寿而自延。此养生之大旨也。然或有服膺仁义，无甚泰之累者，抑亦其亚欤！

黄帝问于岐伯曰：余闻上古之人，春秋皆度百岁，而动作不衰。今时之人，年至半百，而动作皆衰者，时代异邪？将人失之也？岐伯曰：上古之人，其知道者，法则阴阳，和于术数，饮食有常节，起居有常度，不妄作劳，故能形与神俱，而尽终其天年，度百岁乃去。今时之人则不然，以酒为浆，以妄为常，醉以入房，以欲竭其精，以耗散其真，不知持满，不时御神，务快其心，逆于生乐，起居无节，故半百而衰也。夫上古圣人之教也，下皆为之。虚邪贼风，避之有时；恬澹虚无，真气从之；精神守内，病安从来？是以志闲而少欲，其心安而不惧，其形劳而不倦，气从以顺，各从其欲，皆得所愿。故甘其食，美其服，《素问》作美其食，任其服。乐其俗，高下不相慕，故其民曰朴。是以嗜欲不能劳其目，淫邪不能惑其心，

① 十：原作“千”，据文义改。
② 充：原作“克”，据宋古本、后藤本改。
③ 所以：此后后藤本有“制”字。

愚智贤不肖，不惧于物，合于道数，故皆能度百岁而动作不衰者，其德全不危也。是以人之寿夭在于撙节，若消息得所，则长生不死；恣其情欲，则命同朝露也。

岐伯曰：人年四十而阴气自半也，起居衰矣；年五十体重，耳目不聪明也；年六十阴痿，气力大衰，九窍不利，下虚上实，涕泣俱出，故曰知之则强，不知则老。同出名异，智者察同，愚者察异；愚者不足，智者有余。有余则耳目聪明，身体轻强，年老复壮，壮者益理。是以圣人为无为之事，乐恬淡之味，能纵欲快志，得虚无之守，故寿命无穷，与天地终。此圣人之治身也。

春三月，此谓发陈。天地俱生，万物以荣。夜卧早起，广步于庭，被发缓形，以使志生。生而勿杀，与而勿夺，赏而勿罚，此春气之应，养生之道也。逆之则伤肝，夏为寒为变，奉长者少。

夏三月，此谓蕃秀。天地气交，万物华实。夜卧早起，毋厌于日。使志无怒，使华英成秀，使气得泄，若所爱在外，此夏气之应，养长之道也。逆之则伤心，秋为痎疟，则奉收者少，冬至重病。

秋三月，此谓容平。天气以急，地气以明。早卧早起，与鸡俱兴。使志安宁，以缓秋刑。收敛神气，使秋气平。毋外其志，使肺气清，此秋气之应，养收之道也。逆之则伤肺，冬为飧泄，则奉藏者少。

冬三月，此谓闭藏。水冰地坼，无扰乎阳。早卧晚起，必待日光。使志若伏若匿，若有私意，若已有得，去寒就温，毋泄皮肤，使气亟夺，此冬气之应，养藏之道也。逆之则伤肾，春为痿厥，则奉生者少。

天有四时五行，以生长收藏，以寒暑燥湿风。人有五脏，化为五气，以生喜怒悲忧恐。故喜怒伤气，寒暑伤形；暴怒伤阴，暴喜伤阳。故喜怒不节，寒暑失度，生乃不固。人能依时摄养，故得免其夭枉也。

仲长统曰：王侯之宫，美女兼千；卿士之家，侍妾数百。昼则以醇酒淋其骨髓，夜则房室输其血气。耳听淫声，目乐邪色，宴内不出，游外不返。王公得之于上，豪杰驰之于下。及至生产不时，字育太早，或童孺而擅气，或疾病而构精，精气薄恶，血脉不充，既出胞脏，养护无法，又蒸之以绵纩，烁之以五味，胎伤孩病而脆，未及坚刚，复纵情欲，重重相生，病病相孕。国无良医，医无审术，奸佐其间，过谬常有，会有一疾，莫能自免。当今少百岁之人者，岂非所习不纯正也。

抱朴子曰：或问所谓伤之者，岂色欲之间乎？答曰：亦何独斯哉。然长生之要，其在房中。上士知之，可以延年除病，其次不以自伐。若年当少壮，而知还阴丹以补脑，采七益于长俗一作谷者，不服药物，不失一二百岁也，但不得仙耳。不得其术者，古人方之于凌杯以盛汤，羽苞之蓄火。又且才所不逮而强思之伤也，力所不胜而强举之伤也，深忧重恚伤也，悲哀憔悴伤也，喜乐过度伤也，汲汲所欲伤也，戚戚所患伤也，久谈言笑伤也，寝息失时伤也，挽弓引弩伤也，沉醉呕吐伤也，饱食即卧伤也，跳足喘乏伤也，欢呼哭泣伤也，阴阳不交伤也。积伤至尽，尽则早亡，尽则非道也。是以养性之士，唾不至远，行不疾步，耳不极听，目不极视，坐不久处，立不至疲，卧不至懻。先寒而衣，先热而解；不欲极饥而食，食不可过饱；不欲极渴而饮，饮不欲过多。饱食过多则结积聚，渴饮过多则成痰癖。不欲甚劳，不欲甚逸[1]，不欲流汗，不欲多

① 逸：原作“佚”，通“逸”，今改。

唾，不欲奔走车马，不欲极目远望，不欲多啖生冷，不欲饮酒当风，不欲数数沐浴，不欲广志远愿，不得规造异巧。冬不欲极温，夏不欲穷凉；不欲露卧星月，不欲眠中用扇；大寒、大热、大风、大雾皆不欲冒之。五味不欲偏多，故酸多则伤脾，苦多则伤肺，辛多则伤肝，咸多则伤心，甘多则伤肾。此五味克① 五脏，五行自然之理也。

凡言伤者，亦不即觉也，谓久即损寿耳。是以善摄生者，卧起有四时之早晚，兴居有至和之常制；调利筋骨，有偃仰之方；祛疾闲邪，有吐纳之术；流行荣卫，有补泻之法；节宣劳逸，有与夺之要。忍怒以全阴，抑喜以养阳，然后先服草木以救亏缺，后服金丹以定无穷，养性之理尽于此矣。夫欲快意任怀，自谓达识知命，不泥异端，极情肆力，不劳持久者，闻此言也，虽风之过耳，电之经目，不足喻也。虽身枯于留连之中，气绝于绮纨之际，而甘心焉，亦安可告之以养性之事哉！非惟不纳，乃谓妖讹也。而望彼信之，所谓以明鉴以给矇瞽，以丝竹娱聋夫者也。

魏武与皇甫隆令曰：闻卿年出百岁，而体力不衰，耳目聪明，颜色和悦，此盛事也。所服食、施行、导引，可得闻乎？若有可传，想可密示封内。隆上疏对曰：臣闻天地之性，惟人为贵；人之所贵，莫贵于生。唐荒无始，劫运无穷，人生其间，忽如电过。每一思此，罔然心热。生不再来，逝不可追，何不抑情养性以自保惜？今四海垂定，太平之际，又当须展才布德，当由万年；万年无穷，当由修道；道甚易知，但莫能行。臣常闻道人蒯京已年一百七十八，而甚丁壮。言人当朝朝服食玉泉、琢齿，使人丁壮有颜色，去三虫而坚齿。玉泉者，口中唾也。朝旦未起，早漱津令满口乃吞之；琢齿二七遍。如此者，乃名曰练精。

嵇康云：穰岁多病，饥年少疾。信哉不虚！是以关中土地，俗好俭啬，厨膳肴馐，不过菹酱而已，其人少病而寿；江南岭表，其处饶足，海陆鲑肴，无所不备，土俗多疾而人早夭。北方仕子，游宦至彼，遇其丰赡，以为福佑所臻。是以尊卑长幼，恣口食啖，夜长醉饱，四体热闷，赤露眠卧，宿食不消。未逾期月，大小皆病。或患霍乱、脚气、胀满，或寒热疟痢，恶核疔肿，或痈疽、痔漏，或偏风猥退，不知医疗，以至于死。凡如此者，比肩皆是，惟云不习水土，都不知病之所由。静言思之，可谓太息者也。学者先须识此，以自诫慎。

抱朴子曰：一人之身，一国之象也。胸腹之位，犹宫室也；四肢之列，犹郊境也；骨节之分，犹百宫也。神犹君也，血犹臣也，气犹民也，知治身则能治国也。夫爱其民，所以安其国；惜其气，所以全其身。民散则国亡，气竭则身死。死者不可生也，亡者不可存也。是以至人消未起之患，治未病之疾，医之于无事之前，不追于既逝之后。夫人难养而易危也，气难清而易浊也，故能审威德所以保社稷，割嗜欲所以固血气，然后真一存焉，三一守焉，百病却焉，年寿延焉。

道林养性第二

真人曰：虽常服饵而不知养性之术，亦难以长生也。养性之道，常欲小劳，但莫大疲及强所不能堪耳。且流水不腐，户枢不蠹，以其运动故也。养性之道，莫久行久立，久坐久卧，久视久听。盖以久视伤血，久卧伤气，久立伤骨，久坐伤肉，

① 克：原作“刻”，据《医方类聚》改。

久行伤筋也。仍莫强食，莫强酒，莫强举重，莫忧思，莫大怒，莫悲愁，莫大惧，莫跳踉，莫多言，莫大笑；勿汲汲于所欲，勿悁悁怀忿恨，皆损寿命。若能不犯者，则得长生也。故善摄生者，常少思、少念、少欲、少事、少语、少笑、少愁、少乐、少喜、少怒、少好、少恶。行此十二少者，养性之都契也。多思则神殆，多念则志散，多欲则志昏，多事则形劳，多语则气乏，多笑则脏伤，多愁则心慑，多乐则意溢，多喜则忘错昏乱，多怒则百脉不定，多好则专迷不理，多恶则憔悴无欢。此十二多不除，则荣卫失度，血气妄行，丧生之本也。惟无多无少者，几于道矣。是知勿外缘者，真人初学道之法也。若能如此者，可居温疫之中无忧疑矣。既屏外缘，会须守五神肝心脾肺肾，从四正言行坐立。言最不得浮思妄念，心想欲事，恶邪大起。故孔子曰：思无邪也。

常当习黄帝内视法，存想思念，令见五脏如悬磬，五色了了分明勿辍也。仍可[①]每旦初起，面向午，展两手于膝上，心眼观气，上入顶，下达涌泉，旦旦如此，名曰迎气。常以鼻引气，口吐气，小微吐之，不得开口。复欲得出气少，入气多。每欲食，送气入腹，每欲食气为主人也。凡心有所爱，不用深爱；心有所憎，不用深憎，并皆损性伤神。亦不用深赞，亦不用深毁，常须运心于物平等。如觉偏颇，寻改正之。居贫勿谓常贫，居富莫谓常富，居贫富之中，常须守道，勿以贫富易志改性。识达道理，似不能言，有大功德，勿自矜伐。美药勿离手，善言勿离口，乱想勿经心。常以深心至诚，恭敬于物，慎勿诈善，以悦于人。终身为善，为人所嫌，勿得起恨。事君尽礼，人以为谄，当以道自平其心。道之所在，其德不孤，勿言行善不得善报，以自怨仇。居处勿令心有不足，若有不足，则自抑之，勿令得起。人知止足，天遗其禄。所至之处，勿得多求，多求则心自疲而志苦。若夫人之所以多病，当由不能养性。平康之日，谓言常然，纵情恣欲，心所欲得，则便为之，不拘禁忌，欺罔幽明，无所不作。自言适性，不知过后一一皆为病本。及两手摸空，白汗流出，口唱皇天，无所逮及。皆以生平粗心，不能自察，一至于此，但能少时内省身心，则自知见行之中皆长诸痾，将知四百四病，身手自造，本非由天。及一朝病发，和缓不救。方更诽谤医药无效，神仙无灵。故有智之人，爱惜性命者，当自思念，深生耻愧。戒勒身心，常修善事也。至于居处，不得绮靡华丽，令人贪婪无厌，乃患害之源。但令雅素净洁，无风雨暑湿为佳；衣服器械，勿用珍玉金宝，增长过失，使人烦恼根深；厨膳勿使脯肉丰盈，常令俭约为佳。然后行作鹅王步，语作含钟声，眠作狮子卧右肱胁著地坐脚也，每日自咏歌云：美食须熟嚼，生食不粗吞。问我居止处，大宅总林村。胎息守五脏，气至骨成仙。又歌曰：日食三个毒，不嚼而自消。锦绣为五脏，身着粪扫袍。

修心既平，又须慎言语。凡言语读诵，常想声在气海中脐下也。每日初入后，勿言语读诵，宁待平旦也。旦起欲专言善事，不欲先计较钱财；又食上不得语，语而食者，常患胸背痛；亦不用寝卧多言笑，寝不得语言者，言五脏如钟磬，不悬则不可发声；行不得语，若欲语须住乃语，行语则令人失气。冬至日止可语，不可言。自言曰言，答人曰语。言有人来问，不可不答，自不可发言也。仍勿触冷开口大语为佳。

---

① 可：元刻本、道藏本、后藤本作“于”。

言语既慎，仍节饮食。是以善养性者，先饥而食，先渴而饮；食欲数而少，不欲顿而多，则难消也。常欲令如饱中饥，饥中饱耳。盖饱则伤肺，饥则伤气，咸则伤筋，醋则伤骨。故每学淡食，食当熟嚼，使米脂入腹，勿使酒脂入肠。人之当食，须去烦恼暴数为烦，侵触为恼。如食五味，必不得暴嗔，多令人神惊，夜梦飞扬；每食不用重肉，喜生百病；常须少食肉，多食饭，及少菹菜，并勿食生菜、生米、小豆、陈臭物；勿饮浊酒食面，使塞气孔；勿食生肉伤胃，一切肉惟须煮烂，停冷食之，食毕当漱口数过，令人牙齿不败、口香；热食讫，以冷醋浆漱口者，令人口气常臭，作䘌齿病。又诸热食咸物后，不得饮冷醋浆水，喜失声成尸咽。凡热食汗出，勿当风，发痉头痛，令人目涩多睡。每食讫，以手摩面及腹，令津液通流。食毕当行步踌躇，计使中数里来，行毕使人以粉摩腹上数百遍，则食易消，大益人，令人能饮食，无百病，然后有所修为为快也。饱食即卧，乃生百病，不消成积聚；饱食仰卧，成气痞，作头风。触寒来者，寒未解食热食，成刺风。人不得夜食。又云：夜勿过醉饱食，勿精思为劳苦事，有损余，虚损人。常须日在巳时食讫，则不须饮酒，终身无干呕。勿食父母本命所属肉，令人命不长；勿食自己本命所属肉，令人魂魄飞扬。勿食一切脑，大损人。茅屋漏水堕诸脯肉上，食之成瘕结。凡曝肉作脯，不肯干者，害人；祭神肉无故自动，食之害人；饮食上蜂行住，食之必有毒，害人。腹内有宿病，勿食鲮鲤鱼肉，害人。湿食及酒浆临上看之，不见人物影者，勿食之，成卒注；若已食腹胀者，急以药下之。

每十日一食葵。葵滑，所以通五脏拥气，又是菜之主，不用合心食之。又饮酒不欲使多，多则速吐之为佳，勿令至醉，即终身百病不除。久饮酒者，腐烂肠胃，渍髓蒸筋，伤神损寿。醉不可以当风，向阳令人发强[①]；又不可当风卧，不可令人扇之，皆即得病也；醉不可露卧及卧黍穰中，发癞疮；醉不可强食，或发痈疽，或发暗，或生疮；醉饱不可以走车马及跳踯；醉不可以接房，醉饱交接，小者面䵟、咳嗽，大者伤绝脏脉损命。

凡人饥欲坐小便，若饱则立小便，慎之无病。又忍尿不便，膝冷成痹，忍大便不出，成气痔。小便勿努，令两足及膝冷；大便不用呼气及强努，令人腰疼目涩，宜任之佳。

凡遇山水坞中出泉者，不可久居，常食作瘿病。又深阴地冷水不可饮，必作痎疟。饮食以调，时慎脱着。凡人旦起着衣，反者便着之吉。衣光者当户三振之，曰：殃去。吉。湿衣及汗衣，皆不可久着，令人发疮及风瘙。大汗能易衣佳，不易者急洗之。不尔，令人小便不利。凡大汗勿偏脱衣，喜得偏风半身不遂。春天不可薄衣，令人伤寒霍乱、食不消、头痛。脱着既时，须调寝处。

凡人卧，春夏向东，秋冬向西。头勿北卧，及墙北亦勿安床。凡欲眠勿歌咏，不祥起。上床坐先脱左足，卧勿当舍脊下；卧讫勿留灯烛，令魂魄及六神不安，多愁怨；人头边勿安火炉，日久引火气，头重目赤，睛及鼻干；夜卧当耳勿有孔，吹人即耳聋；夏不用露面卧，令人面皮厚，喜成癣，或作面风；冬夜勿覆其头，得长寿。凡人眠勿以脚悬踏高处，久成肾水及损房；足冷人每见十步直墙，勿顺墙卧，风利吹人发癫及体重。人汗[②]勿跂

① 强：元刻本、道藏本、后藤本作“狂”。

② 汗：后藤本眉批曰：“明版作卧”。

床悬脚，久成血痹，两足重，腰疼；又不得昼眠，令人失气；卧勿大语，损人气力；暮卧常习闭口，口开即失气，且邪恶从口入，久而成消渴及失血色。屈膝侧卧，益人气力，胜正偃卧。按孔子不尸卧，故曰睡不厌踧，觉不厌舒，凡人舒睡则有鬼痛魔邪。凡眠先卧心后卧眼，人卧一夜当作五度，反覆常逐更转。凡人夜魇，勿燃灯唤之，定死无疑，暗唤之吉；亦不得近而急唤。夜梦恶不须说，旦以水面东方噀之，咒曰：恶梦著草木，好梦成宝玉，即无咎矣。又梦之善恶，并勿说为吉。

衣食寝处皆适，能顺时气者，始尽养生之道。故善摄生者，无犯日月之忌，无失岁时之和。须知一日之忌，暮无饱食；一月之忌，晦无大醉；一岁之忌，暮无远行；终身之忌，暮无燃烛行房。暮常护气也。

凡气冬至起于涌泉，十一月至膝，十二月至股，正月至腰，名三阳成；二月至膊，三月至项，四月至顶，纯阳用事，阴亦仿此。故四月、十月不得入房，避阴阳纯用事之月也。每冬至日，于北壁下厚铺草而卧，云受元气。每八月一日以后，即微火暖足，勿令下冷无生意，常欲使气在下，勿欲泄于上。春冻未泮，衣欲下厚上薄，养阳收阴，继世长生；养阴收阳，祸则灭门。故云：冬时天地气闭，血气伏藏，人不可作劳出汗，发泄阳气，有损于人也。又云：冬日冻脑，春秋脑足俱冻。此圣人之常法也。春欲晏卧早起，夏及秋欲侵夜乃卧早起，冬欲早卧而晏起，皆益人。虽云早起，莫在鸡鸣前；虽言晏起，莫在日出后。凡冬月忽有大热之时，夏月忽有大凉之时，皆勿受之。人有患天行时气者，皆由犯此也。即须调气息，使寒热平和，即免患也。每当腊日勿歌舞，犯者必凶。常于正月寅日，烧白发吉。凡寅日剪手甲，午日剪足甲，又烧白发吉。

居处法第三

凡人居止[①]之室，必须周密，勿令有细隙，致有风气得入。小觉有风，勿强忍之，久坐必须急急避之；久居不觉，使人中风。古来忽得偏风，四肢不随，或如角弓反张，或失音不语者，皆由忽[②]此耳。身既中风，诸病总集，邪气得便，遭此致卒者，十中有九。是以大须周密，无得轻之。慎焉慎焉！所居之室，勿塞井及水渎，令人聋盲。

凡在家及外行，卒逢大飘风暴雨、震电昏暗、大雾，此皆是诸龙鬼神行动经过所致。宜入室闭户，烧香静坐，安心以避之，待过后乃出，不尔损人。或当时虽未苦，于后不佳矣。又阴雾中，亦不可远行。

凡家中有经象，行来先拜之，然后拜尊长，每行至则峻坐焉。凡居家不欲数沐浴，若沐浴必须密室，不得大热，亦不得大冷，皆生百病。冬浴不必汗出霡霂，沐浴后不得触风冷；新沐发讫，勿当风，勿湿萦髻，勿湿头卧，使人头风眩闷，发秃面黑，齿痛耳聋，头生白屑。饥忌浴，饱忌沐，沐讫，须进少许食饮乃出。夜沐发，不食即卧，令人心虚、饶汗、多梦。又夫妻不用同日沐浴，常以晦日浴，朔日沐，吉。凡炊汤经宿，洗人体成癣，洗面无光，洗脚即疼痛，作甑畦疮。热泔洗头，冷水濯之，作头风；饮水沐头，亦作头风时行病。新汗解，勿冷水洗浴，损心包不能复。

---

① 止：宋古本作“处”。

② 忽：宋古本作“忍”。

凡居家，常戒约内外长幼，有不快即须早道，勿使隐忍以为无苦。过时不知，便为重病，遂成不救。小有不好，即按摩挼捺，令百节通利，泄其邪气。凡人无问有事无事，常须日别蹋脊背四肢一度；头项苦令熟蹋，即风气时行不能著人。此大要妙，不可具论。

凡人居家及远行，随身常有熟艾一升，备急丸、辟鬼丸、生肌药、甘湿药、疔肿药、水银、大黄、芒硝、甘草、干姜、桂心、蜀椒。不能更蓄余药，此等常不可阙少。及一两卷百一备急药方，并带辟毒蛇、蜂、蝎毒药随身也。

凡人自觉十日以上康健，即须灸三数穴以泄风气。每日必须调气补泻，按摩导引为佳。勿以康健便为常然，常须安不忘危，预防诸病也。灸法当须避人神。人神禁忌法在第二十九卷中。凡畜手力细累，春秋皆须与转泻药一度，则不中天行时气也。

按摩法第四法二首

天竺国按摩，此是婆罗门法。

两手相捉纽捩，如洗手法。

两手浅相叉，翻覆向胸。

两手相捉，共按胫，左右同。

两手相重按髀[①]，徐徐捩身，左右同。

以手如挽五石力弓，左右同。

作拳向前筑，左右同。

如拓石法，左右同。

作拳却顿，此是开胸，左右同。

大坐斜身编欹如排山，左右同。

两手抱头，宛转髀上，此是抽胁。

两手据地，缩身曲脊，向上三举。

以手反捶背上，左右同。

大坐伸两脚，即以一脚向前虚掣，左右同。

两手拒地回顾，此是虎视法，左右同。

立地反拗身三举。

两手急相叉，以脚踏手中，左右同。

起立以脚前后虚踏，左右同。

大坐伸两脚，用当相手勾所申脚，著膝中，以手按之，左右同。

上十八势，但是老人日别能依此三遍者，一月后百病除，行及奔马，补益延年，能食，眼明、轻健，不复疲乏。

老子按摩法：

两手捺髀，左右捩身二七遍。

两手捻髀，左右纽肩二七遍。

两手抱头，左右纽腰二七遍。

左右挑头二七遍。

一手抱头，一手托膝，三折，左右同。

两手托头，三举之。

一手托头，一手托膝，从下向上三遍，左右同。

两手攀头下向三顿足。

两手相捉头上过，左右三遍。

两手相叉，托心前，推却挽三遍。

两手相叉，著心三遍。

曲腕筑肋挽肘左右，亦三遍。

左右挽，前后拔，各三遍。

舒手挽项左右三遍。

反手著膝，手挽肘，覆手著膝上，左右亦三遍。

手摸肩从上至下使遍，左右同。

两手空拳筑三遍。

外振手三遍，内振三遍，覆手振亦三遍。

两手相叉反覆搅各七遍。

摩纽指三遍。

两手反摇三遍。

两手反叉，上下纽肘无数，单用十呼。

---

① 髀：同“髀”。下同。

两手上耸三遍。

两手下顿三遍。

两手相叉头上过，左右申肋十遍。

两手拳反背上，掘脊上下亦三遍。掘，揩之也。

两手反捉，下下直脊三遍。

覆掌搦腕内外，振三遍。

覆掌前耸三遍。

覆掌两手相叉，交横三遍。

覆手横直，即耸三遍。

若有手患冷，从上打至下，得热便休。

舒左脚，右手承之，左手捺脚耸上至下，直脚三遍；右手捺脚，亦尔。

前后捩足三遍。

左捩足，右捩足，各三遍。

前后却捩足三遍。

直脚三遍。

纽胜三遍。

内外振脚三遍。

若有脚患冷者，打热便休。

纽胜以意多少，顿脚三遍。

却直脚三遍。

虎据，左右纽肩三遍。

推天托地，左右三遍。

左右排出、负山拔木各三遍。

舒手直前，顿申手三遍。

舒两手两膝亦各三遍。

舒脚直反，顿申手三遍。

捩内脊、外脊各三遍。

调气法第五

彭祖曰：道不在烦，但能不思衣食，不思声色，不思胜负，不思曲直，不思得失，不思荣辱；心无烦，形勿极，而兼之以导引，行气不已，亦可得长年，千岁不死。凡人不可无思，当以渐遣除之。

彭祖曰：和神导气之道，当得密室，闭户安床暖席，枕高二寸半。正身偃卧，瞑目，闭气于胸膈中，以鸿毛著鼻上而不动，经三百息，耳无所闻，目无所见，心无所思。如此则寒暑不能侵，蜂虿不能毒。寿三百六十岁，此邻于真人也。

每旦夕旦夕者，是阴阳转换之时，凡旦五更初暖气至，频申眼开，是上生气至，名曰阳息而阴消；暮日入后冷气至，凛凛然时乃至床坐睡倒，是下生气至，名曰阳消而阴息。旦五更初暖气至，暮日入后冷气至，常出入天地日月、山川河海、人畜草木，一切万物体中代谢往来，无一时休息。一进一退，如昼夜之更迭，如海水之潮汐，是天地消息之道也。面向午，展两手于脚膝上，徐徐按捺肢节，口吐浊气，鼻引清气。凡吐者，去故气，亦名死气；纳者，取新气，亦名生气。故老子经云：玄牝之门，天地之根，绵绵若存，用之不勤。言口鼻天地之门，可以出纳阴阳死生之气也。良久，徐徐乃以手左托、右托、上托、下托、前托、后托，瞋目张口，叩齿摩眼，押头拔耳，挽发放腰，咳嗽发阳振动也。双作只作，反手为之，然后掣足仰振，数八十、九十而止。仰下徐徐定心，作禅观之法，闭目存思，想见空中太和元气，如紫云成盖，五色分明，下入毛际，渐渐入顶，如雨初晴，云入山。透皮入肉，至骨至脑，渐渐下入腹中，四肢五脏皆受其润，如水渗入地，若彻则觉腹中有声汩汩然，意专思存，不得外缘，斯须即觉元气达于气海，须臾则自达于涌泉，则觉身体振动，两脚蜷曲，亦令床坐有声拉拉然，则名一通。一通二通，乃至日别得三通五通，则身体悦怿，面色光辉，鬓毛润泽，耳目精明，令人食美，气力强健，百病皆去，五年十岁，长存不忘①。得满千万通，则去仙不远矣。人身虚无，但有游

① 忘：宋古本作“妄”。

气，气息得理，即百病不生。若消息失宜，即诸疴竞起。善摄养者，须知调气方焉。调气方疗万病大患，百日生眉须，自余者不足言也。

凡调气之法，夜半后日中前，气生得调；日中后夜半前，气死不得调。调气之时则仰卧床，铺厚软，枕高下共身平，舒手展脚，两手握大拇指节，去身四五寸，两脚相去四五寸，数数叩齿，饮玉浆，引气从鼻入腹，足则停止。有力更取。久住气闷，从口细细吐出尽，还从鼻细细引入。出气一准前法。闭口，以心中数数，令耳不闻，恐有误乱。兼以手下筹，能至千则去仙不远矣。若天阴雾恶风猛寒，勿取气也，但闭之。

若患寒热，及卒患痈疽，不问日中，疾患未发前一食间即调，如其不得好瘥，明日依式更调之。

若患心冷病，气即呼出；若热病，气即吹出。若肺病即嘘出，若肝病即呵出，若脾病即唏[①]出，若肾病即呬出。夜半后，八十一；鸡鸣，七十二；平旦，六十三；日出，五十四；辰时，四十五；巳时，三十六。欲作此法，先左右导引三百六十遍。

病有四种：一冷痹；二气疾；三邪风；四热毒。若有患者，安心调气，此法无有不瘥也。

凡百病不离五脏，五脏各有八十一种疾，冷热风气计成四百四病，事须识其相类，善以知之。

心脏病者，体冷热。相法：心色赤。患者梦中见人著赤衣，持赤刀杖火来怖人。疗法：用呼吹二气，呼疗冷，吹治热。

肺脏病者，胸背满胀，四肢烦闷。相法：肺色白。患者喜梦见美女美男，诈亲附人，共相抱持，或作父母、兄弟、妻子。疗法：用嘘气出。

肝脏病者，忧愁不乐，悲思，喜头眼疼痛。相法：肝色青。梦见人著青衣，捉青刀杖，或狮子、虎狼来恐怖人。疗法：用呵气出。

脾脏病者，体上游风习习，遍身痛烦闷。相法：脾色黄，通土色。梦或作小儿击历人邪犹人，或如旋风团栾转。治法：用唏气出。

肾脏病者，体冷阴衰，面目恶痿。相法：肾色黑。梦见黑衣及兽物捉刀杖相怖。用呬气出。

冷病者，用大呼三十遍，细呼十遍。呼法：鼻中引气入，口中吐气出，当令声相逐，呼字而吐之；

热病者，用大吹五十遍，细吹十遍。吹如吹物之吹，当使字气声似字。

肺病者，用大嘘三十遍，细嘘十遍；肝病者，用大呵三十遍，细呵十遍；脾病者，用大唏三十遍，细唏十遍；肾病者，用大呬五十遍，细呬三十遍。此十二种调气法，若有病，依此法恭敬用心，无有不瘥。皆须左右导引三百六十遍，然后乃为之。

服食法第六

论一首　方二十四首

论曰：凡人春服小续命汤五剂，及诸补散各一剂；夏大热，则服肾沥汤三剂；秋服黄芪等丸一两剂；冬服药酒两三剂，立春日则止。此法终身常尔，则百病不生矣。俗人见浅，但知钩吻之杀人，不信黄精之益寿；但识五谷之疗饥，不知百药之济命；但解施泻以生育，不能秘固以颐养。故有服饵方焉。

郄愔曰：夫欲服食，当寻性理所宜，

① 唏：宋古本作“嘻”。

审冷暖之适。不可见彼得力，我便服之。初御药皆先草木，次石，是为将药之大较也。所谓精粗相代，阶粗以至精者也。夫人从少至长，体习五谷，卒不可一朝顿遗之。凡服药物为益迟微，则无充饥之验，然积年不已，方能骨髓填实，五谷俱然而自断。今人多望朝夕之效，求目下之应，腑脏未充，便以绝粒，谷气始除，药未有用，又将御女，形神与俗无别，以此致弊，胡不怪哉！服饵大体皆有次第，不知其术者，非止交有所损，卒亦不得其力。故服饵大法，必先去三虫。三虫既去，次服草药，好得药力；次服木药，好得力讫；次服石药。依此次第，乃得遂其药性，庶事安稳，可以延龄矣。

去三虫方

生地黄汁三斗，东向灶苇火煎三沸，纳清漆二升，以荆匕搅之，日移一尺；纳真丹三两，复移一尺；纳瓜子末三升，复移一尺；纳大黄末三两，微火勿令焦，候之可丸。先食服如梧子大一丸，日三。浊血下鼻中，三十日诸虫皆下，五十日百病愈，面色有光泽。

又方

漆二升　芜菁子三升，末　大黄六两，末　酒一升半

上四味，以微火合煎可丸，先食服如梧子三丸，十日浊血下出鼻中，三十日虫皆烂下，五十日身光[1]泽，一年行及奔马，消息四体安稳，乃可服草药。其余法在三虫篇中备述。三虫篇在第十八卷中。

服天门冬方

天门冬，曝干，捣下筛。食后服方寸匕，日三。可至十服，小儿服尤良，与松脂若蜜丸，服之益善。惟多弥佳。

又方

捣取汁，微火煎，取五斗，下白蜜一斗，胡麻炒末二升，合煎，搅之勿息，可丸即上[2]火，下大豆黄末和为饼，径三寸，厚半寸。一服一枚，日三。百日以上得益。此方最上，妙包众方。一法酿酒服。始伤多无苦，多即吐去病也。方在第十四卷中。蒯道人年近二百而少，常告皇甫隆云：但取天门冬，去心皮，切，干之，酒服方寸匕，日三，令人不老，补中益气，愈百病也。天门冬生奉高山谷，在东岳名淫羊食，在中岳名天门冬，在西岳名管松，在南岳名百部，在北岳名无不愈，在原陆山阜名颠棘。虽然处处有之异名，其实一也。在背阴地者佳。取细切，烈日干之，久服令人长生，气力百倍。治虚劳绝伤，年老衰损羸瘦，偏枯不随，风湿不仁，冷痹，心腹积聚，恶疮、痈疽、肿癞疾，重者周身脓坏，鼻柱败烂，服之皮脱虫出，颜色肥白。此无所不治，亦治阴痿耳聋目暗。久服白发黑，齿落生，延年益命，入水不濡。服二百日后，恬泰疾损，拘急者缓，羸劣者强。三百日身轻，三年走及奔马，三年心腹痼疾皆去。

服地黄方

生地黄五十斤，捣之，绞取汁，澄去滓，微火上煎，减过半，纳白蜜五升，枣脂一升，搅之令相得，可丸乃止。服如鸡子一枚，日三。令人肥白。

又方

地黄十斤，细切，以醇酒二斗，渍三宿。出曝干，反复纳之，取酒尽止。与甘草、巴戟天、厚朴、干漆、覆盆子各一斤，捣下筛，食后酒服方寸匕，日三。加至二匕，使人老者还少，强力，无病延年。

作熟干地黄法

采地黄，去其须、叶及细根，捣绞取

---

① 光：原作“老”，据元刻本、道藏本、后藤本改。

② 上：宋古本、元刻本、道藏本、后藤本作“止”。

汁，以渍肥者，著甑中。土若米无在以盖上，蒸之一时出，曝燥，更纳汁中，又蒸，汁尽止，便干之。亦可直切蒸之半日，数以酒洒之，使周匝至夕出，曝干，可捣蜜丸服之。

种地黄法

先择好地，黄赤色虚软者，深耕之，腊月逆耕冻地弥好。择肥大好地黄根，切长四五分至一二寸许，一斛可种一亩。二三月种之，作畦畔相去一尺，生后随锄壅，数芸之。至九月、十月，视其叶小衰乃掘取。一亩得二十许斛。择取大根，水净洗，其细根，乃剪头尾辈，亦洗取之，日曝令极燥，小胎乃以竹刀切，长寸余许。白茅露甑下蒸之，密盖上。亦可囊盛土填之，从旦至暮。当黑不尽黑者，明日又择取蒸之。先时已捣其细碎者取汁，铜器煎之如薄饴，于是以地黄纳汁中，周匝出，曝干又纳，尽汁止。率百斤生者令得一二十斤，取初八月九月中掘者，其根勿令太老，强蒸则不消尽，有筋脉。初以地黄纳甑中时，先用铜器承其下，以好酒淋地黄上，令匝汁后下入器中，取以并和煎汁佳。

黄精膏方

黄精一石，去须毛，洗令净洁，打碎蒸，令好熟押得汁，复煎去上游水，得一斗。纳干姜末三两，桂心末一两，微火煎之，看色郁郁然欲黄，便去火待冷，盛不津器中，酒五合和，服二合，常未食前，日二服。旧皮脱，颜色变光，花色有异，鬓发更改。欲长服者，不须和酒，纳生大豆黄，绝谷食之，不饥渴，长生不老。

服乌麻法

取黑皮真檀色者乌麻，随多少，水拌令润，勿过湿，蒸令气遍，即出下曝之使干，如此九蒸九捣，去上皮，未食前和水若酒服二方寸匕，日三。渐渐不饥，绝谷，久服百病不生，常服延年不老。

饮松子方

七月七日采松子，过时即落不可得。治服方寸匕，日三四。一云一服三合，百日身轻。三百日行五百里，绝谷服升仙。渴饮水，亦可和脂服之。若丸如梧桐子大，服十丸。

饵柏实方

柏子仁二升，捣令细，醇酒四升渍，搅之如泥，下白蜜二升，枣膏三升，捣令可丸，入干地黄末、白术末各一升，搅和丸如梧子，日二服，每服三十丸。二十日万病皆愈。

服松脂方

百炼松脂下筛，以蜜和纳筒中，勿令中风。日服如博棋一枚。博棋长二寸，方一寸。日三，渐渐月[①]别服一斤，不饥延年。亦可醇酒和白蜜如饧，日服一二两至半斤。

凡取松脂，老松皮自有聚脂者最第一。其根下有伤折处，不见日月者得之，名曰阴脂，弥良。惟衡山东行五百里有大松，皆三四十围，乃多脂。又法：五月刻大松阳面使向下二十四株，株可得半升。亦煮其老节根处者有脂得用。《仙经》云：常以三月入衡山之阴，取不见日月松脂，炼而饵之，即不召而自来。服之百日耐寒暑；二百日五脏补益；服之五年，即见西王母。《仙经》又云：诸石所生三百六十五山，其可食者满谷阴怀中松脂耳。其谷正从衡山岭直东四百八十里，当横揵，正在横岭东北，行过其南入谷五十里，穷穴有石城白鹤，其东方有大石四十余丈，状如白松，松下二丈有小穴，东入山有丹砂可食；其南方阴中有大松，大三十余围，有三十余株不见日月，皆可取服之。

---

① 月：宋古本无。

采松脂法

以日入时，破其阴以取其膏，破其阳以取其脂。脂膏等分，食之可以通神灵。凿其阴阳为孔，令方五寸，深五寸，还以皮掩其孔，无令风入，风入则不可服。以春夏时取之，取讫封塞勿泄，以泥涂之。东北行丹砂穴有阴泉水可饮，此弘农车君以元封元年入北山食松脂，十六年复下居长安东市，在上谷、牛头谷时往来至秦岭上，年常如三十者。

炼松脂法

松脂七斤，以桑灰汁一石，煮脂三沸，接置冷水中疑，复煮之，凡十遍，脂白矣，可服。今谷在衡州东南攸县界。此松脂与天下松脂不同。

饵茯苓方

茯苓十斤，去皮，酒渍密封之。十五日出之，取服如博棋，日三。亦可屑服方寸。凡饵茯苓，皆汤煮四五沸，或以水渍六七日。

茯苓酥方

茯苓五斤，灰汁煮十遍，浆水煮十遍，清水煮十遍　松脂五斤，煮如茯苓法，每次煮四十遍　生天门冬五斤，去心皮，曝干作末　牛酥三斤，炼三十遍　白蜜三斤，煎令沫尽　蜡三斤，炼三十遍

上六味，各捣筛，以铜器重汤上，先纳酥，次蜡，次蜜，消讫纳药，急搅之勿住，务令大均，纳瓷器中，密封之，勿泄气。先一日不食，欲不食先须吃好美食令极饱，然后绝食，即服二两，二十日后服四两，又二十日后八两，细丸之，以咽中下为度；第二度以四两为初，二十日后八两，又二十日二两；第三度服以八两为初，二十日二两，二十日四两，合一百八十日，药成自后服三丸将补，不服亦得恒以酥蜜消息之，美酒服一升为佳。合药须取四时王相日，特忌刑、杀、厌及四激休废等日，大凶。此彭祖法。

茯苓膏方《千金翼》名凝灵膏

茯苓净去皮　松脂二十四斤　松子仁　柏子仁各十二斤

上四味，皆依法炼之，松柏仁不炼，捣筛，白蜜二斗四升，纳铜器中汤上，微火煎一日一夕。次第下药，搅令相得，微火煎七日七夜止。丸如小枣，每服七丸，日三。欲绝谷，顿服取饱，即得轻身、明目、不老。此方后一本有茯苓酥、杏仁酥、地黄酥三方，然诸本并无。又《千金翼》中已有，今更不添录。

服枸杞根方　主养性遐龄。

枸杞根切一石，水一石二斗，煮取六斗，澄清。煎取三升，以小麦一斗，干净择纳汁中渍一宿，曝二，往返令汁尽，曝干捣末，酒服方寸匕，日二。一年之中，以二月八月各合一剂，终身不老。

枸杞酒方

枸杞根一百二十斤，切。以东流水四石煮一日一夜，取清汁一石，渍曲一如家酝法。熟取清，贮不津器中，纳干地黄末二斤半，桂心、干姜、泽泻、蜀椒末各一升，商陆末二升，以绢袋贮，纳酒底，紧塞口，埋入地三尺，坚覆上。三七日沐浴整衣冠，再拜，平晓向甲寅地日出处开之，其酒赤如金色。旦空腹服半升，十日万病皆愈，三十日瘢痕灭。恶疾人以水一升，和酒半升，分五服愈。《千金翼》又云：若欲服石者，取河中青白石如枣杏大者二升，以水三升煮一沸，以此酒半合置中，须臾即熟可食。

饵云母水方　疗万病。

上白云母二十斤，薄擘，以露水八斗作汤，分半洮洗云母，如此再过。又取二斗作汤，纳芒硝十斤，以云母木器中渍之，二十日出。绢袋盛，悬屋上，勿使见风日，令燥，以水渍，鹿皮为囊，揉挺之

从旦至中，乃以细绢下筛滓，复揉挺令得好粉五斗，余者弃之。取粉一斗，纳崖蜜二斤，搅令如粥，纳生竹筒中薄削之，漆固口，埋北垣南岸下，入地六尺覆土。春夏四十日，秋冬三十日出之，当如泽[①]为成。若洞洞不消者，更埋三十日出之。先取水一合，纳药一合，搅和尽服之，日三。水寒温尽自在，服十日，小便当变黄，此先疗劳气风疹也。二十日腹中寒癖消；三十日龋齿除，更新生；四十日不畏风寒；五十日诸病皆愈，颜色日少，长生神仙。吾目[②]验之，所以述录。

炼钟乳粉法

钟乳一斤，不问厚薄，但取白净光色好者，即任用，非此者不堪用。先泥铁铛可受四五斗者为灶，贮水令满，去口三寸，纳乳著金银瓷盎中任有用之，乃下铛中令水没盎上一寸余即得。常令如此，勿使出水也。微火烧之，日夜不绝，水欲竭即添成暖水，每一周时，辄易水洗铛并洮乳，七日七夜出之，净洮干，纳瓷钵中，玉椎缚格，少著水研之，一日一夜，急著水搅令大浊，澄取浊汁，其乳粗者自然著底，作末者即自作浊水出。即经宿澄取其粗著底者，准前法研之，凡五日五夜，皆细逐水作粉，好用澄炼，取曝干，即更于银钵中研之一日，候入肉水洗不落者佳。

钟乳散 治虚羸不足，六十以上人瘦弱不能食者，百病方。

成炼钟乳粉三两 上党人参 石斛 干姜各三分

上四味，捣下筛，三味与乳合和相得，均分作九帖，平旦空腹温醇酒服一帖，日午后服一帖，黄昏后服一帖。三日后准此服之。凡服此药法，皆三日一剂。三日内止食一升半饭，一升肉。肉及饭惟烂，不得服葱豉。问曰：何故三日少食勿得饱也？答曰：三夜乳在腹中熏补脏腑，若此饱食，即推药出腹，所以不得饱食也。何故不得生食？由食生故即损伤药力，药力既损，脂肪亦伤，所以不得食生食也。何故不得食葱豉？葱豉杀药，故不得食也。三日服药既尽，三日内须作羹食补之，任意所便，仍不用葱豉及硬食也。三日补讫，还须准式服药如前，尽此一斤乳讫，其气力当自知耳，不能具述，一得此法，其后服十斤、二十斤，任意方便可知也。

西岳真人灵飞散方

云母粉一斤 茯苓八两 钟乳粉 柏子仁 人参《千金翼》作白术 续断 桂心各七两 菊花十五两 干地黄十二两

上九味，为末，生天门冬十九斤，取汁溲药，纳铜器中蒸一石二斗黍米下，米熟曝干为末。先食饮服方寸匕，日一。三日力倍，五日血脉充盛，七日身轻，十日面色悦泽，十五日行及奔马，三十日夜视有光，七十日白发尽落，故齿皆去。更取二十一匕白蜜和捣二百杵，丸如梧子大，作八十一枚，曝干，丸皆映澈如水精珠。欲令发齿时生者吞七枚，日三即出。发未白、齿不落者，但服散五百年[③]乃白，如前法服。已白者饵药至七百年[④]乃落。入山日吞七丸，绝谷不饥。余得此方以来，将逾三纪，顷者但美而悦之，疑而未敢措手，积年询访，屡有好名人曾饵得力，遂服之一如方说。但能业之不已，功不徒弃耳。

黄帝杂忌法第七

旦起勿开目洗面，令人目涩失明、饶

① 泽：后藤本眉批曰："明版作漆"。
② 目：元刻本、道藏本、后藤本作"自"。
③ 但服散五百年：宋古本作"且服散五日"。
④ 七百年：宋古本作"七年"。

泪；清旦常言善事，勿恶言，闻恶事即向所来方三唾之，吉；又勿嗔怒，勿叱咤咄呼，勿嗟叹，勿唱奈何，名曰请祸；勿立膝坐而交臂膝上，勿令发覆面，皆不祥；勿举足向火，勿对灶骂詈，凡行、立、坐勿背日，吉；勿面北坐久思，不祥起；凡欲行来，常存魁纲在头上，所向皆吉；若欲征战，存斗柄在前以指敌，吉；勿面北冠带，凶；勿向西北唾，犯魁纲神，凶；勿咳唾，唾不用远，成肺病，令人手足重及背痛、咳嗽；亦勿向西北大小便；勿杀龟蛇；勿怒目视日月，喜令人失明；行及乘马不用回顾，则神去人不用，鬼行踖粟。凡过神庙，慎勿辄入，入必恭敬，不得举目恣意顾瞻，当如对严君焉，乃享其福耳，不尔速获其祸；亦不得返首顾视神庙；忽见龙蛇，勿兴心惊怪，亦勿注意瞻视；忽见鬼怪变异之物，即强抑之勿怪，咒曰：见怪不怪，其怪自坏。又路行及众中见殊妙美女，慎勿熟视而爱之，此当魑魅之物，使人深爱，无问空山、旷野、稠人、广众之中，皆亦如之。

凡山水有沙虱处，勿在中浴，害人；欲渡者，随驴马后急渡，不伤人；有水弩处射人影即死，欲渡水者，以物打水，其弩即散，急渡不伤人；诸山有孔云入采宝者，惟三月九月，余月山闭气交死也；凡人空腹不用见尸臭气入鼻，舌上白起，口常臭，欲见尸者，皆须饮酒见之，能辟毒；远行触热，途中逢河勿洗面，生乌皯。

房中补益第八

论曰：人年四十以下多有放恣，四十以上即顿觉气力一时衰退。衰退既至，众病蜂起。久而不治，遂至不救。所以彭祖曰：以人疗人，真得其真。故年至四十，须识房中之术。

夫房中术者，其道甚近，而人莫能行。其法，一夜御十女，闭固而已，此房中之术毕矣。兼之药饵，四时勿绝，则气力百倍，而智慧日新。然此方之作也，非欲务于淫佚，苟求快意，务存节欲，以广养生也。非苟欲强身力，幸女色以纵情，意在补益以遣疾也。此房中之微旨也。是以人年四十以下，即服房中之药者，皆所以速祸，慎之慎之！故年未满四十者，不足与论房中之事。贪心未止，兼饵补药，倍力行房，不过半年，精髓枯竭，惟向死近。少年极须慎之。人年四十以上，常服炼乳散不绝，可以不老。又饵云母，足以愈疾延年；人年四十以上，勿服泻药，常饵补药大佳。昔黄帝御女一千二百而登仙，而俗人以一女伐命。知与不知，岂不远矣。其知道者，御女苦不多耳。

凡妇人不必有颜色妍丽，但得少年未经生乳，多肌肉，益也。若足财力，选取细发、目睛黑白分明，体柔骨软，肌肤细滑，言语声音和调，四肢骨节皆欲足肉，而骨不大。其阴及腋皆不欲有毛，有毛当软细，不可极于相者；但蓬头蝇面，槌项结喉，雄声大口，高鼻麦齿，目睛浑浊，口颔有毛，骨节高大，发黄少肉，隐毛多而且强，又生逆毛。与之交会，皆贼命损寿也。

凡御女之道，不欲令气未感动，阳气微弱即以交合。必须先徐徐嬉戏，使神和意感良久，乃可令得阴气，阴气推之，须臾自强，所谓弱而内迎，坚急出之。进退欲令疏迟，情动而止；不可高自投掷，颠倒五脏，伤绝精脉，生致百病。但数交而慎密者，诸病皆愈，年寿日益，去仙不远矣，不必九一三五之数也。能百接而不施泻者，长生矣。若御女多者，可采气。采气之道，但深接勿动，使良久气上面热，以口相当引取女气而吞之，可疏疏进退，意动便止，缓息眠目，偃卧导引，身体更强，可复御他女也。数数易女，则得益多；人常御一女，阴气转弱，为益亦少。阳道法火，阴家法水，水能制火，阴亦消阳。久用不止，阴气逾阳，阳则转损，所得不补所失。但能御十二女而不复施泻者，令人不老，有美色；若御九十三女而自固者，年万岁矣。

凡精少则病，精尽则死，不可不思，不可不慎。数交而一泻，精气随长不能使人虚也。若不数交，交而即泻，则不得益。泻之精气自然生长，但迟微，不如数交接不泻之速也。

凡人习交合之时，常以鼻多纳气，口微吐气，自然益矣。交会毕蒸热，是得气也。以菖蒲末三分，白粱粉敷摩令燥，既使强盛，又湿疮不生也。凡欲施泻者，当闭口张目，闭气，握固两手，左右上下缩鼻取气，又缩下部及吸腹，小偃脊膂，急以左手中两指抑屏翳穴，长吐气并琢齿千遍，则精上补脑，使人长生。若精妄出，则损神也。

《仙经》曰：令人长生不老，先与女戏，饮玉浆。玉浆，口中津也。使男女感动，以左手握持，思存丹田，中有赤气，内黄外白，变为日月。徘徊丹田，俱入泥垣，两半合成一团。闭气深纳勿出入，但上下徐徐咽气，情动欲出，急退之。此非上士有智者不能行也。其丹田在脐下三寸，泥垣者在头中对两目直入内，思作日月想，合径三寸许。两半放形而一，谓日月相擒者也。虽出入仍思念所作者勿废，佳也。又曰：男女俱仙之道，深纳勿动精，思脐中赤色大如鸡子形，乃徐徐出入，情动乃退，一日一夕可数十为定，令人益寿。男女各息意共存思之，可猛念之。

御女之法，能一月再泄，一岁二十四泄，皆得二百岁，有颜色，无疾病。若加以药，则可长生也。人年二十者，四日一泄；三十者，八日一泄；四十者，十六日一泄；五十者，二十日一泄；六十者，闭精勿泄，若体力犹壮者，一月一泄。凡人气力自有强盛过人者，亦不可抑忍，久而不泄，致生痈疽。若年过六十，而有数旬不得交合，意中平平者，自可闭固也。

昔贞观初，有一野老，年七十余，诣余云：数日来阳气益盛，思与家妪昼寝，春事皆成。未知垂老有此，为善恶也？余答之曰：是大不祥。子独不闻膏火乎？夫膏火之将竭也，必先暗而后明，明止则灭。今足下年迈桑榆，久当闭精息欲。兹忽春情猛发，岂非反常耶？窃谓足下忧之，子其勉欤！后四旬发病而死，此其不慎之效也。如斯之辈非一，且疏一人，以勖将来耳。

所以善摄生者，凡觉阳事辄盛，必谨而抑之，不可纵心竭意以自贼也。若一度制得，则一度火灭，一度增油；若不能制，纵情施泻，即是膏火将灭，更去其油，可不深自防！所患人少年时不知道，知道亦不能信行之，至老乃知道，便已晚矣，病难养也。晚而自保，犹得延年益寿；若年少壮而能行道者，得仙速矣。或曰：年未六十，当闭精守一为可尔否？曰：不然。男不可无女，女不可无男。无女则意动，意动则神劳，神劳则损寿。若念真正无可思者，则大佳，长生也。然而万无一有。强抑郁闭之，难持易失，使人漏精尿浊，以致鬼交之病，损一而当百也。其服食药物，见第二十卷中。

御女之法：交会者当避丙丁日，及弦望晦朔、大风、大雨、大雾、大寒、大暑、雷电、霹雳，天地晦冥，日月薄蚀，虹霓地动。若御女者，则损人神，不吉，损男百倍，令女得病，有子必癫、痴、顽、愚、喑哑、聋聩、挛跛、盲眇、多病、短寿、不孝、不仁。又避日月星辰、火光之下，神庙佛寺之中，井灶圊厕之侧，冢墓尸柩之旁，皆悉不可。夫交合如法，则有福德，大智善人降托胎中，仍令性行调顺，所作和合，家道日隆，祥瑞竞集；若不如法，则有薄福、愚痴、恶人来托胎中，仍令父母性行凶险，所作不成，家道日否，殃咎屡至。虽生成长，家国灭亡。夫祸福之应，有如影响。此乃必然之理，可不再思之！若欲求子者，但待妇人月经绝后一日、三日、五日，择其王相日及月宿在贵宿日，以生气时夜半后乃施泻，有子皆男，必寿而贤明高爵也。以月经绝后二日、四日、六日施泻，有子必女。过六日后勿得施泻，既不得子，亦不成人。

王相日：

春甲乙，夏丙丁，秋庚辛，冬壬癸。

月宿日：

正月一日、六日、九日、十日、十一日、十二日、十四日、二十一日、二十四日、二十九日。

二月四日、七日、八日、九日、十日、十二日、十四日、十九日、二十二日、二十七日。

三月一日、二日、五日、六日、七日、八日、十日、十七日、二十日、二十五日。

四月三日、四日、五日、六日、八日、十日、十五日、十八日、二十二日、二十八日。

五月一日、二日、三日、四日、五日、六日、十二日、十五日、二十日、二十五日、二十八日、二十九日、三十日。

六月一日、三日、十日、十三日、十八日、二十三日、二十六日、二十七日、二十八日、二十九日。

七月一日、八日、十一日、十六日、二十一日、二十四日、二十五日、二十六日、二十七日、二十九日

八月五日、八日、十日、十三日、十八日、二十一日、二十二日、二十三日、二十四日、二十五日、二十六日

九月三日、六日、十一日、十六日、十九日、二十日、二十一日、二十二日、二十四日。

十月一日、四日、九日、十日、十四日、十七日、十八日、十九日、二十日、二十二日、二十三日、二十九日。

十一月一日、六日、十一日、十四日、十五日、十六日、十七日、十九日、二十六日、二十九日。

十二月四日、九日、十二日、十三日、十四日、十五日、十七日、二十四日。

若合，春甲寅乙卯、夏丙午丁巳、秋庚申辛酉、冬壬子癸亥，与此上件月宿日合者尤益。

黄帝杂禁忌法曰：人有所怒，血气未定，因以交合，令人发痈疽。又不可忍小便交合，使人淋，茎中痛；面失血色，及远行疲乏来入房，为五劳虚损，少子；且妇人月事未绝，而与交合，令人成病，得白驳也。水银不可近阴，令人消缩；鹿、猪二脂不可近阴，令阴痿不起。

《备急千金要方》卷第二十七

备急千金要方卷第二十八　平脉

平脉大法第一

论曰：夫脉者，医之大业也。既不深究其道，何以为医者哉！是以古之哲医，寤寐俯仰，不与常人同域。造次必于医，颠沛必于医，故能感于鬼神，通于天地，可以济众，可以依凭。若与常人混其波澜，则庶事堕坏，使夫物类将何仰焉？由是言之，学者必当屏弃俗情，凝心于此，则和鹊之功因兹可得而致也。

经曰：诊脉之法，常以平旦，阴气未动，阳气未散，饮食未进，经脉未盛，络脉调匀，气血未乱，故乃可诊有过之脉。《脉经》云：过此非也。切脉动静而视精明，察五色，观五脏有余不足，六腑强弱，形之盛衰，可以此参伍，决生死之分也。

又曰：平脉者，皆于平旦，勿食勿语，消息体气，设有所作，亦如食顷，师亦如之。既定，先诊寸口，初重指切骨，定毕便渐举指，令指不厚不薄，与皮毛相得，如三菽之重。于轻重之间，随人强弱肥瘦，以意消息进退举按之宜。称其浮沉诸类，应于四时五行，与人五脏相应。不尔者，以其轻重相薄，寻状论寒暑得失。

凡人禀形，气有中适，有躁静，各各不同。气脉潮动，亦各随其性韵。故一呼而脉再至，一吸而脉再至，呼吸定息之间复一至，合为五至，此为平和中适者也。春秋日夜正等，无余分时也。其余日则其呼而脉至多，吸而脉至少；或吸而脉至多，呼而脉至少，此则不同，如冬夏日夜长短之异也。凡气脉呼吸法，昼夜变通效四时，然于呼吸定息应五至之限，无有亏僻。犹晷刻与四时有长短，而岁功日数无遗也。若人有羸有壮，其呼吸虽相压遏，而昼夜息度随其漏刻，是谓呼吸象昼夜，变通效四时。

夫诊脉，当以意先自消息，压取病人呼吸以自同，而后察其脉数，计于定息之限，五至者为平。人若有盈缩，寻状论病源之所宜也。

问曰：何为三部脉？答曰：寸关尺也。凡人修短不同，其形各异，有尺寸分三关之法。从肘腕中横纹至掌鱼际后纹，却而十分之而入取九分，是为尺；从鱼际后纹却还度取十分之一，则是寸；寸十分之而入取九分之中，则寸口也。此处其骨自高，故云阴得尺内一寸，阳得寸内九分，从寸口入却行六分为关分，从关分又入行六分为尺分。

又曰：从鱼际至高骨却行一寸，其中名曰寸口。从寸口至尺名曰尺泽，故曰尺寸。寸后尺前名曰关，阳出阴入，以关为界，如天地人为三界。寸主射上焦，头及皮毛，竟手上部；关主射中焦，腹及腰中部；尺主射下焦，小腹至足下部。此为三部法，象三才天地人，头腹足为三元也。夫十二经皆有动脉，独取寸口，以决五脏六腑死生吉凶之候者，何谓也？然寸口者，脉之大会，手太阴之动脉也。人一呼脉行三寸，一吸脉行三寸，呼吸定息，脉行六寸。人一日一夜凡一万三千五百息，脉行五十度，周于其身。漏水下百刻，荣卫行阳二十五度，行阴亦二十五度为一周。晬时也。故五十度而复会于手太阴。太阴者，寸口也，即五脏六腑之所终始。故法取于寸口，人有三百六十脉，法三百六十日也。

诊五脏脉轻重法第二

初持脉，如三菽之重，与皮毛相得者，肺部。金，秋三月，庚辛之气。

如六菽之重，与血脉相得者，心部。火，夏三月，丙丁之气。

如九菽之重，与肌肉相得者，脾部。土，王四季，季夏六月，戊己之气。

如十二菽之重，与筋平者，肝部。木，春三月，甲乙之气。

按之至骨，举之来疾者，肾部。水，冬三月，壬癸之气。

心肺俱浮，何以别之？然，浮而大散者，心也；象火浮散。浮而短涩者，肺也。法金吝啬。

肾肝俱沉，何以别之？然，牢而长者，肝也；如卉生苗吐颖。按之软，举指来实者，肾也。濡弱如水，举重胜船。

脾者中州，故其脉在中，是阴阳之脉也。《千金翼》云：迟缓而长者，脾也。

指下形状第三

浮脉，举之有余，按之不足。浮于指下。

沉脉，举之不足，按之有余。重按之乃得。

涩脉，细而迟，往来难且散，或一止复来。一曰浮而短，一曰短而止，或如散。

滑脉，往来前却，流利展转，替替然与数相似。一曰浮中如有力，一曰漉漉如欲脱。

洪脉，极大在指下。一曰浮而大。

细脉，小大于微，常有但细耳。

微脉，极细而软，或欲绝，若有若无。一曰小也，一曰手下快，一曰薄，一曰按之如欲尽也。

弦脉，举之无有，按之如张弓弦状。一曰如张弓弦，按之不移；又曰浮紧乃为弦也。

紧脉，数如切绳状。一曰如转索之无常。

迟脉，呼吸三至，去来极迟。一曰举之不足，按之尽牢；一曰按之尽牢，举之无有。

数脉，去来促急。一曰一息六七至，一曰数者进之名。

缓脉，去来亦迟，小快于迟。一曰浮大而软，阴与阳同等。

弱脉，极软而沉细，按之欲绝指下。一曰按之乃得，举之即无。

动脉，见于关上，无头尾，大如豆，厥厥动摇。

伏脉，极重，指著骨乃得。一曰关上沉不出，名曰伏；一曰手下裁动；一曰按之不足，举之无有。

芤脉，浮大而软，按之中央空，两边实。一曰指下无，两旁有。

软脉，极软而浮细。一曰按之无有，举之有余；一曰细小如软。《千金翼》软作濡。

虚脉，迟大而软，按之不足，隐指豁豁然空。

实脉，大而长，微强，按之隐指愊愊然。一曰沉浮皆得。

促脉，来去数，时一至。

结脉，往来缓，时一止复来。脉结者生。

代脉，来数中止，不能自还，因而复动。脉代者死。

散脉，大而散，散者气实血虚，有表无里。

革脉，有似沉、伏、实，大而长，微弦。《千金翼》以革为牢。

弦与紧相类，浮与芤相类一曰浮与洪

相类，软与弱相类，微与涩相类，沉与伏相类，缓与迟相类又曰软与迟相类，革与实相类《翼》作牢与实相类，滑与数相类。

五脏脉所属第四

心部，在左手关前寸口。亦名人迎。

肝部，在左手关上。

肾部，在左手关后尺中。

肺部，在右手关前寸口。亦名气口。

脾部，在右手关上。

肾部，在右手关后尺中。

脉法赞云

肝心出左，脾肺出右，
肾与命门，俱出尺部。
魂魄谷神，皆见寸口。
左主司官，右主司府。
左大顺男，右大顺女。
关前一分，人命之主。
左为人迎，右为气口，
神门决断，两在关后。
人无二脉，病死不愈。
诸经损减，各随其部。
三阴三阳，一云按察阴阳。谁先谁后。
阴病治官。官藏内也。阳病治府。府外也。

奇邪所舍，如何捕取？
审而知者，针入病愈。
脉有三部，阴阳相乘，
荣卫气血，而行人躬。
呼吸出入，上下于中，
因息游布，津液流通。
随时动作，效象形容，
春弦秋浮，冬沉夏洪。
察色观脉，大小不同，
一时之间，变无经常。
尺寸参差，或短或长，
上下乖错，或存或亡。
病辄改易，进退低昂，
心迷意惑，动失纪纲，
愿为缕陈，令得分明。

师曰

子之所问，道之根源，
脉有三部，尺寸及关。
荣卫流行，不失衡铨，
肾沉心洪，肺浮肝弦，
此自[1]常经，不失铢分。
出入升降，漏刻周旋。
水下二刻，脉一周身，
旋复寸口，虚实见焉。
变化相乘，阴阳相干，
风则浮虚，寒则紧弦，
沉潜水畜，支饮急弦，
动弦为痛，数洪热烦，
设有不应，知变所缘。
三部不同，病各异端，
太过可怪，不及亦然；
邪不空见，终必有奸。
审察表里，三焦别分，
知邪所舍，消息诊看，
料度腑脏，独见若神。

分别病形状第五

脉数则在腑，迟则在脏。

脉长而弦，病在肝。《脉经》作出于肝。

脉小血少，病在心。扁鹊云：脉大而洪出于心。

脉下坚上虚，病在脾胃。

脉滑一作涩而微浮，病在肺。

脉大而坚，病在肾。扁鹊云：小而紧。

脉滑者多血少气。

脉涩者少血多气。

脉大者血气俱多。又云：脉来大而坚

---

① 自：宋古本作“曰”。

者，血气俱实。

脉小者血气俱少。又云：脉来细而微者，血气俱虚。

沉细滑疾者热。

迟紧为寒。《脉经》云：洪数滑疾为热，涩迟沉细为寒。

脉盛滑紧者，病在外，热；

脉小实而紧者，病在内，冷。

脉小弱而涩，谓之久病；

脉滑浮而疾者，谓之新病。

脉浮滑。其人外热，风走刺[1]，有饮，难治。

脉沉而紧，上焦有热，下寒，得冷即便下。

脉沉而细，下焦有寒，小便数，时苦绞痛，下利重。

脉浮紧且滑直者，外热内冷，不得大小便。

脉洪大紧急，病速进在外，苦头发热，痈肿。

脉细小紧急，病速进在中，寒为疝瘕积聚，腹中刺痛。

脉沉重而直前绝者，病血在肠间。

脉沉重而中散者，因寒食成癥。

脉直前而中散绝者，病消渴。一云病浸淫疮。

脉沉重，前不至寸口，徘徊绝者，病在肌肉遁尸。

脉左转而沉重者，气微，阳在胸中。

脉右转出不至寸口者，内有肉癥。

脉累累如贯珠不前至，有风寒在大肠，伏留不去。

脉累累如止不至，寸口软者，结热在小肠膜中，伏留不去。

脉直前左右弹者，病在血脉中衃血也。

脉后而左右弹者，病在筋骨中也。

脉前大后小，即头痛目眩。

脉前小后大，即胸满短气。

上部有脉，下部无脉，其人当吐，不吐者死。

上部无脉，下部有脉，虽困无所苦。

夫脉者，血之府也。长则气治，短则气病，数则烦心，大则病进，上盛则气高，下盛则气胀，代则气衰，细《太素》作滑则气少，涩则心痛。浑浑革革，至如涌泉，病进而危。弊弊绰绰，其去如弦绝者死。短而急者病在上，长而缓者病在下，沉而弦急者病在内，浮而洪大者病在外。脉实者病在内，脉虚者病在外。在上为表，在下为里，浮为在表，沉为在里。滑为实为下又为阳气衰，数为虚为热，浮为风为虚，动为痛为惊，沉为水为实又为鬼疰，弱为虚为悸。迟则为寒，涩则少血，缓则为虚，洪则为气一作热，紧则为寒，弦数为疟。疟脉自弦，弦数多热，弦迟多寒。微则为虚，代散则死。弦为痛痹一作浮为风疰。偏弦为饮，双弦则胁下拘急而痛，其人濇濇恶寒。脉大，寒热在中。伏者霍乱。安卧脉盛，谓之脱血。凡亡汗，肺中寒，饮冷水，咳嗽下利，胃中虚冷，此等其脉并紧。

浮而大者，风。

浮大者，中风，头重鼻塞。

浮而缓，皮肤不仁，风寒入肌肉。

滑而浮散者，摊缓风。

滑为鬼疰。

涩而紧，痹病。

浮洪大长者，风眩癫疾。

大坚疾者，癫病。

弦而钩，胁下如刀刺，状如蜚尸，至困不死。

紧而急者，遁尸。

洪大者，伤寒热病。

---

① 刺：宋古本作“利”。

浮洪大者，伤寒，秋吉，春成病。

浮而滑者，宿食。

浮滑而疾者，食不消，脾不磨。

短疾而滑，酒病。

浮而细滑，伤饮。

迟而涩，中寒，有癥结。

驮[①]而紧，积聚，有击痛。

弦急，疝瘕，小腹痛，又为癖病。一作痹病。

迟而滑者胀。

盛而紧曰胀。

弦小者，寒澼。

沉而弦者，悬饮内痛。

弦数，有寒饮，冬夏难治。

紧而滑者，吐逆。

小弱而涩，胃反。

迟而缓者，有寒。

微而紧者，有寒。

沉而迟，腹脏有冷病。

微弱者，有寒少气。

实紧，胃中有寒，苦不能食，时时利者难治。一作时时呕，稽难治。

滑数，心下结热盛。

滑疾，胃中有热。

缓而滑曰热中。

沉而急，病伤暑，暴发虚热。

浮而绝者气。

辟大而滑，中有短气。

浮短者，其人肺伤，诸气微少，不过一年死，法当嗽也。

沉而数，中水，冬不治自愈。

短而数，心痛心烦。

弦而紧，胁痛，脏伤，有瘀血。一作有寒血。

沉而滑，为下重，亦为背膂痛。

脉来细而滑，按之能虚，因急持直者，僵仆，从高堕下，病在内。

微浮，秋吉，冬成病。

微数，虽甚不成病，不可劳。

浮滑疾紧者，以合百病，久易愈。

阳邪来，见浮洪。

阴邪来，见沉细。

水谷来，见坚实。

脉来乍大乍小，乍长乍短者，为祟。

脉来洪大袅袅者，祟。

脉来沉沉泽泽，四肢不仁而重，土祟。

脉与肌肉相得，久持之至者，可下之。

弦小紧者，可下之。

紧而数，寒热俱发，必下乃愈。

弦迟者，宜温药。

紧数者，可发其汗。

三关主对法第六

诸浮诸弦，诸沉诸紧，诸涩诸滑，若在寸口，膈以上病头部；若在关上，胃以下病腹部；若在尺中，肾以下病腰脚部。

平寸口脉主对法

寸口脉滑而迟，不沉不浮，不长不短，为无病，左右同法。

寸口太过与不及，寸口之脉中手短者，曰头痛，中手长者，曰足胫痛，中手促上击者，曰肩背痛。

寸口脉沉而坚者，曰病在中。

寸口脉浮而盛者，曰病在外。

寸口脉沉而弱者，曰寒热及疝瘕，少腹痛。热一作气，又作中。

寸口脉沉而弱，发必堕落。

寸口脉沉而紧，苦心下有寒，时时痛，有积邪。

寸口脉沉而滑者，胸中有水气，面目肿，有微热，为风水。

---

① 原作“驶”，据《脉经·卷四》改。

寸口脉沉大而滑，沉即为血实，滑即为气实，血气相搏，入脏即死，入腑即愈。

寸口脉沉，胸中短气。

寸口脉沉而喘者，寒热。

寸口脉浮而滑，头中痛。

寸口脉浮大，按之反涩，尺中亦微而涩，故知有滞气宿食。

寸口脉弦而紧，弦即卫气不行，卫气不行即恶寒，水流走肠间。

寸口脉紧或浮，膈上有寒，肺下有水气。

脉紧上寸口者，中风，风头痛亦如之。《翼》云：亦为伤寒头痛。

脉弦上寸口者，宿食；降者，头痛。

寸口脉弦大，妇人半生漏下，男子亡血失精。

寸口脉微而弱，微即恶寒，弱则发热，当发不发，骨节疼烦；当烦不烦，与极汗出。

寸口脉微而弱，气血俱虚，男子吐血，妇人下血，呕汁出。

寸口脉动而弱，动即为惊，弱即为悸。

寸口脉缓而迟，缓即为虚，迟即为寒。虚寒相搏，则欲温食，食冷即咽痛。

寸口脉迟而缓，迟则为寒，缓即为气，寒气相搏，则绞而痛。

寸口脉迟而涩，迟即为寒，涩为少血。

脉来过寸入鱼际者，遗尿；脉出鱼际，逆气喘息。

寸口脉但实者，心劳。

寸口脉瀿瀿如羹上肥，阳气微；连连如蜘蛛丝，阴气衰。

两手前部阳绝者，苦心下寒毒，喙中热。

寸口脉偏绝，则臂偏不遂，其人两手俱绝者，不可治。

寸口脉来暂大暂小者，阴络也，苦阴风痹，应时自发，身洗洗也。

寸口脉来暂小暂大者，阳络也，苦皮肤病，汗出恶寒，下部不仁。

寸口脉浮，中风发热头痛，宜服桂枝汤、葛根汤，针风池、风府，向火炙身，摩治风膏，覆令汗出。

寸口脉紧，苦头痛，是伤寒，宜服麻黄汤发汗，针眉冲、颞颥，摩伤寒膏。

寸口脉微，苦寒为衄，宜服五味子汤、麻黄茱萸膏，令汗出。

寸口脉数，即为吐，以有热在胃脘，熏胸中，宜服药吐之，及针胃管，服除热汤。若伤寒七八日至十日，热在中，烦满渴者，宜服知母汤。

寸口脉洪大，胸胁满，宜服生姜汤、白薇丸，亦可紫菀汤下之，针上脘、期门、章门。

寸口脉缓，皮肤不仁，风寒在肌肉，宜服防风汤，以药薄熨之佳，灸诸治风穴。

寸口脉滑，阳实，胸中壅满，吐逆，宜服前胡汤，针太阳、巨阙泻之。

寸口脉弦，心下愊愊，微头痛，心下有水气。宜服甘遂丸，针期门泻之。

寸口脉弱，阳气虚弱，自汗出，宜服茯苓汤、内补散，将适饮食消息，勿极劳，针胃管补之。

寸口脉涩，是胃气不足，宜服干地黄汤，自养，调和饮食，针胃管一作三里补之。

寸口脉芤，吐血，微芤者衄血，空虚，去血故也，宜服竹皮汤、黄土汤，灸膻中。

寸口脉伏，胸中逆气，噎塞不通，是诸气上冲胸中，宜服前胡汤、大三建丸，针巨阙泻之。

寸口脉沉，胸中引胁痛，胸中有水气，宜服泽漆汤，针巨阙泻之。

寸口脉软弱，自汗出，是虚损病，宜服干地黄汤、薯蓣丸、内补散、牡蛎散并粉，针太冲补之。

寸口脉迟，上焦有寒，心痛咽酸，吐酸水，宜服附子汤、生姜汤、茱萸丸，调和饮食以暖之。

寸口脉实，即生热，在脾肺，呕逆气塞；虚则生寒，在脾胃，食不消化。热即宜服竹叶汤、葛根汤，寒即茱萸丸、生姜汤。

寸口脉细，发热呕吐，宜服黄芩龙胆汤；吐不止，宜服橘皮桔梗汤，灸中府。

平关脉主对法

关上脉浮而大，风中胃中，张口肩息，心下澹澹，食欲呕。

关上脉微浮，积热在胃中，呕吐蛔虫，心健忘。

关上脉滑而大小不均，必吐逆，是为病方欲来，不出一二日，复欲发动，其人欲多饮，饮即注利。如利，止者生，不止者死。

关上脉紧而滑者，蛔动。

关上脉弦而长《翼》作大，有痛如刀刺之状，在脐左右上下。《脉经》云：有积在脐左右上下。

关上脉涩而坚，大而实，按之不减有力，为中焦实，有伏结在脾肺气塞，实热在胃中。

关上脉襜襜大而尺寸细者，其人必心腹冷积，癥瘕结聚，欲热饮食。

关上脉时来时去，乍大乍小，乍疏乍数者，胃中寒热，羸劣，不欲饮食，如疟状。

关上脉浮，腹满不欲食，浮为虚满，宜服平胃丸、茯苓汤、生姜前胡汤，针胃管，先泻后补之。

关上脉紧，心下苦满痛，脉紧为实，宜服茱萸当归汤，又加大黄二两佳。《脉经》云：又大黄汤两治之佳。针巨阙、下脘泻之。

关上脉微，胃中冷，心下拘急，宜服附子汤、生姜汤、附子丸，针巨阙补之。

关上脉数，胃中有客热，宜服知母汤一作丸、除热汤，针巨阙、上脘泻之。

关上脉缓，不欲食，此脾胃气不足，宜服平胃丸、补脾汤。又针章门补之。

关上脉滑，胃中有热，滑为热实气满，故不欲食，食即吐逆，宜服朴硝麻黄汤、平胃丸，一作宜服紫菀汤、人参大平胃丸。针胃管泻之。

关上脉弦，胃中有冷，心下厥逆，脉弦胃气虚，宜服茱萸汤，温调饮食，针胃管补之。

关上脉弱，胃气虚，胃中有客[①]热，脉弱为虚热作病。且说云有热，不可大攻之，热去即寒起。正宜服竹叶汤，针胃管补之。

关上脉细，虚，腹满，宜服生姜汤、茱萸蜀椒汤、白薇丸，针灸三脘。

关上脉涩，血气逆冷，脉涩为血虚，宜服干地黄汤、四补散，针足太冲上补之。

关上脉芤，大便去血，宜服生地黄并生竹皮汤，灸膈俞。若重下去血，针关元，甚者服龙骨丸。关元一作巨阙。

关上脉伏，有水气溏泄，宜服水银丸，针关元，利小便，止溏泄，便止。

关上脉洪，胃中热，必烦满，宜服平胃丸，针胃管，先泻后补之。

关上脉沉，心下有冷气，苦满吞酸，宜服白薇丸、茯苓丸、附子汤，针胃管补之。

关上脉软，苦虚冷，脾气弱，重下病，宜服赤石脂汤、女萎丸，针关元补

---

① 客：宋古本作“虚”。

之。

关上脉迟，胃中寒，宜服桂枝丸、茱萸汤，针胃管补之。

关上脉实，胃中痛，宜服栀子汤、茱萸乌头丸，针胃管补之。

关上脉牢，脾胃气塞，盛热，即腹满响响，宜服紫菀丸、泻脾丸，针灸胃管泻之。

平尺脉主对法

尺脉浮者，客阳在下焦。

尺脉弱，下焦冷，无阳气，上热冲头面。

尺脉弱寸强，胃络脉伤。

尺脉偏滑疾，面赤如醉，外热则病。

尺脉细微，溏泄下冷利。《素问》云：尺寒脉细，谓之后泄。

尺脉虚小者，足胫寒，痿痹脚疼。

尺脉涩，下血，不利，多汗。《素问》云：尺涩脉滑，谓之多汗。

尺脉沉而滑者，寸白虫。

尺脉细而急者，筋挛痹不能行。

尺脉大者，热在脬中，小便赤痛。

尺脉粗，常热者，谓之热中，腰胯疼，小便赤热。

尺脉按之不绝，妇人血闭，与关相应和。滑者，男子气血实，妇人即为妊娠。

尺脉来而断绝者，男子小腹有滞气，妇人月水不利。

尺寸俱软弱，内愠热，手足逆冷，汗出。

尺寸俱沉，关上无有者，苦心下喘。

尺寸俱沉，关上若有，苦寒心下痛，阴中冷，脚痹。

尺寸俱微，少心力，不欲言，血气不足，其人脚弱短气。

尺寸俱数，手足头面有热；俱迟，有寒，手足头面有冷风。

尺脉浮，下热风，小便难，宜服瞿麦汤、滑石散，针横骨、关元泻之。

尺脉紧，脐下痛，宜服当归汤，灸天枢、针关元补之。

尺脉微，厥逆，小腹中拘急，有寒气，宜服小建中汤，针气海。

尺脉数，恶寒，脐下热痛，小便赤黄，宜服鸡子汤、白鱼散，针横骨泻之。

尺脉缓，脚弱下肿一无此四字，小便难，有余沥，宜服滑石汤、瞿麦散，针横骨泻之。

尺脉滑，血气实，经脉不利，宜服朴硝煎、大黄汤下去经血，针关元泻之。

尺脉弦，小腹疼，小腹及脚中拘急，宜服建中汤、当归汤，针气海泻之。

尺脉弱，气少发热骨烦，宜服前胡汤、干地黄茯苓汤，针关元补之。

尺脉涩，足胫逆冷，小便赤，宜服附子四逆汤，针足太冲补之。

尺脉芤，下焦虚，小便去血，宜服竹皮生地黄汤，灸丹田、关元。

尺脉伏、小腹痛，癥疝，水谷不化，宜服大平胃丸、桔梗丸，针关元补之。

尺脉沉，腰背痛，宜服肾气丸，针京门补之。

尺脉软，脚不收风痹一无此五字，小便难，宜服瞿麦汤、白鱼散，针关元泻之。

尺脉牢，腹满，阴中急，宜服葶苈子茱萸丸，针丹田、关元、中极。

尺脉迟，下焦有寒，宜服桂枝丸，针气海、关元泻之。

尺脉实，小腹痛，小便不禁，宜服当归汤加大黄一两，利大便，针关元补之。

五脏积聚第七

人病有积、有聚、有谷气。谷一作系。夫积者，脏病，终不移也；聚者，腑病，发作有时，展转痛移为可治也；谷气者，胁下牵痛，按之则愈，愈复发为谷气。夫病已愈不得复发，今病复发即为谷气也。诸积大法，脉来而细软附骨者为积也。寸口结，积在胸中；微出寸口，积在喉中。关上结，积在脐旁；微下关者，积在少腹。尺中结，积在气冲，上关上，积在心下。脉出在左积在左，脉出在右积在右，脉两出积在中央，各以其部处之。寸口沉而横者，胁下及腹中有横积痛，其脉弦。腹中急痛，腰背痛相引，腹中有寒疝瘕。

脉弦紧而细微者，瘕也。夫寒痹，癥瘕积聚之脉，状皆弦紧。若在心下即寸弦紧，在胃脘即关弦紧，在脐下即尺弦紧。一曰关脉长弦，有积在脐左右上下。

又脉癥法：左手脉横癥在左，右手脉横癥在右，脉头大在上，头小在下。

又一法：横脉见左积在右，见右积在左；偏得洪实而滑亦为积，弦紧亦为积，为寒痹，为疝痛。内有积不见脉，难治；见一脉相应为易治；诸不相应，为不合治也。左手脉大，右手脉小，上病在左胁，下病在左足；右手脉大，左手脉小，上病在右胁，下病在右足。脉弦而伏者，腹中有癥不可转也，必死不治。脉来细而沉时直者，身有痈肿，若腹中有伏梁；脉来沉而虚者，泄注也；脉来小沉实者，胃中有积聚，不可下，食即吐。

阴阳表里虚实第八

弦为少阳，缓为阳明，洪为太阳，三阳也。微为少阴，迟为厥阴，沉为太阴，三阴也。

脉有一阴一阳，一阴二阳，一阴三阳；有一阳一阴，一阳二阴，一阳三阴。如此言之，寸口有六脉，俱动耶？然，《经》言如此者，非有六脉俱动也，谓浮、沉、长、短、滑、涩也。凡脉浮滑长者，阳也；沉涩短者，阴也。所以言一阴一阳者，谓脉来沉而滑也。一[①]阴二阳者，谓脉来沉滑而长也。一阴三阳者，谓脉来浮滑而长，时一沉也。所以言一阳一阴者，谓脉来浮而涩也。一阳二阴者，谓脉来长而沉涩也。一阳三阴者，谓脉来沉涩而短，时一浮也。各以其经所在，言病之逆顺也。

脉有阳盛阴虚，阴盛阳虚，何谓也？然，浮之损小，沉之实大，故曰阴盛阳虚；沉之损小，浮之实大，故曰阳盛阴虚。是谓阴阳虚实之意也。凡脉浮、大、数、动、长、滑，阳也；沉、涩、弱、弦、短、微，阴也。阳病见阴脉者，逆也，主死；阴病见阳脉者，顺也，主生。关前为阳，关后为阴。阳数即吐，阴微即下；阳弦则头痛，阴弦即腹痛，以依阴阳察病也。又尺脉为阴，阴脉常沉而迟；寸关为阳，阳脉但浮而速。有表无里，邪之所止得鬼病。何谓表里？寸尺为表，关为里。两头有脉，关中绝不至也，尺脉上不至关为阴绝，寸脉下不至关为阳绝。阴绝而阳微，死不治。呼为表，属腑；吸为里，属脏。阳微不能呼，阴微不能吸，呼吸不足，胸中短气。弱反在关，濡反在巅，微在其上，涩反在下。微即阳气不足，沾热汗出；涩即无血，厥而且寒。

诸腑脉为阳主热，诸脏脉为阴主寒。阳微则汗，阴浮自下。《脉经》作阴微。阳数口生疮。阴数加微，必恶寒而烦扰不得眠。阳芤吐血。《脉经》作阳数则吐血，阴芤下血。《脉经》作阴涩即下血。无阳即厥，无阴即呕。

寸口脉浮大而疾者，名曰阳中之阳。

---

① 一：原作“二”，据元刻本、道藏本、后藤本、宋古本改。

病苦烦满，身热，头痛，腹中热。

寸口脉沉细者，名曰阳中之阴。病苦悲伤不乐，恶闻人声，少气，时汗出，阴气不通，不通一作并。臂不能举。《巢源》作臂偏不举。

尺脉沉细者，名曰阴中之阴。病苦两胫酸疼，不能久立，阴气衰，小便余沥，阴下湿痒。

尺脉滑而浮大者，名曰阴中之阳。病苦小腹痛满，不能溺，溺即阴中痛，大便亦然。

尺脉牢而长，关上无有，此为阴干阳，其人苦两胫重，少腹引腰痛。

寸口壮大，尺中无有，此为阳干阴，其人苦腰背痛，阴中伤，足胫寒。

人有三虚三实者，何谓也？然，有脉之虚实，有病之虚实，有诊之虚实。脉之虚实者，脉来濡者为虚，牢者为实也。病之虚实者，出者为虚，入者为实；言者为虚，不言者为实；缓者为虚，急者为实也。诊之虚实者，痒者为虚，痛者为实；外痛内快，为外实内虚；内痛外快，为内实外虚。故曰虚实也。

问曰：何谓虚实？答曰：邪气盛则实，精气夺则虚。何谓重实？所谓重实者，大热病，气热脉满，是谓重实也。

脉盛、皮热、腹胀、前后不通、悗瞀，为五实。

脉细、皮寒、气少、泄痢注前后、饮食不入，为五虚。

何时得病第九

何以知人露卧得病？阳中有阴也。

何以知人夏月得病？诸阳入阴也。

何以知人春得病？无肝脉也。无心脉，夏得病。无肺脉，秋得病。无肾脉，冬得病。无脾脉，四季之月得病。

扁鹊华佗察声色要诀第十

病人五脏已夺，神明不守，声嘶者死。

病人循衣缝，谵言者，不可治。

病人阴阳俱绝，掣衣掇空，妄言者死。

病人妄语错乱及不能语者，不治。热病者可治。

病人阴阳俱绝，失音不能言者，三日半死。

病人面目眦有黄色起者，其病方愈。

病人面黄目青者不死，青如草滋死。

病人面黄目赤者不死，赤如衃血死。

病人面黄目白者不死，白如枯骨死。

病人面黄目黑者不死，黑如炲死。

病人面目俱等者不死。

病人面黑目青者不死。

病人面青目白者死。

病人面赤目青者六日死。

病人面黄目青者，九日必死，是谓乱经。饮酒当风，邪入胃经，胆气妄泄，目则为青，虽有天救，不可复生。

病人面赤目白者，十日死。忧恚思虑，心气内索，面色反好，急求棺椁。

病人面白目黑者死。此谓荣华已去，血脉空索。

病人面黑目白者，八日死。肾气内伤，病因留积。

病人面青目黄者，五日死。病人著床，心痛短气，脾竭内伤，百日复愈，能起彷徨，因坐于地，其立倚床。能治此者，可谓神良。

病人面无精光若土色，不受饮食者，四日死。

病人目无精光，及牙齿黑色者，不治。

病人耳目鼻口有黑色起，入于口者，必死。

病人耳目及颧颊赤者，死在五日中。

病人黑色出于额上发际，下直鼻脊两颧上者，亦死在五日中。

病人及健人黑色，若白色起，入目及鼻口者，死在三日中。

病人及健人面忽如马肝色，望之如青，近之如黑者死。

病人面黑，目直视，恶风者死。

病人面黑唇青者死。

病人面青唇黑者死。

病人面黑，两胁下满，不能自转反者，死。

病人目回回直视，肩息者，一日死。

病人阴结阳绝，目精脱，恍惚者，死。

病人阴阳绝竭，目眶陷者，死。

病人眉系倾者，七日死。

病人口如鱼口，不能复闭，而气出多不返者，死。

病人口张者，三日死。

病人唇青，人中反者，三日死。

病人唇反，人中满者，死。

病人唇口忽干者不治。

病人唇肿齿焦者死。

病人齿忽变黑者，十三日死。

病人舌卷卵缩者必死。

病人汗出不流，舌卷黑者，死。

病人发直者，十五日死。

病人发如干麻，善怒者，死。

病人发与眉冲起者死。

病人爪甲青者死。

病人爪甲白者不治。

病人手足爪甲下肉黑者，八日死。

病人荣卫竭绝，面浮肿者死。

病人卒肿，其面苍黑者死。

病人手掌肿无纹者死。

病人脐肿反出者死。

病人阴囊茎俱肿者死。

病人脉绝口张足肿者，五日死。

病人足趺肿，呕吐头重者死。

病人足趺上肿，两膝大如斗者，十日死。

病人卧，遗屎不觉者死。

病人尸臭者，不可治。

肝病皮白，肺之日庚辛死。

心病目黑，肾之日壬癸死。

脾病唇青，肝之日甲乙死。

肺病颊赤目肿，心之日丙丁死。

肾病面肿唇黄，脾之日戊己死。

青欲如苍璧之泽，不欲如蓝。

赤欲如帛裹朱，不欲如赭。

白欲如鹅羽，不欲如盐。

黑欲如重漆，不欲如炭。

黄欲如罗裹雄黄，不欲如黄土。

诊五脏六腑气绝证候第十一

病人肝绝，八日死。何以知之？面青，但欲伏眠，目视而不见人，汗一作粒出如水不止。一曰二日死。

病人胆绝，七日死。何以知之？眉为之倾。

病人筋绝，九日死。何以知之？手足爪甲青，呼骂不休。一曰八日死。

病人心绝，一日死。何以知之？肩息回视，立死。一曰目亭亭，二日死。

病人肠一云小肠绝，六日死。何以知之？发直如干麻，不得屈伸，白汗不止。

病人脾绝，十二日死。何以知之？口冷足肿，腹热胪胀，泄利不觉，出无时度。一曰五日死。

病人胃绝，五日死。何以知之？脊痛腰中重，不可反复。一曰腓肠平，九日死。

病人肉绝，六日死。何以知之？耳

干，舌皆肿，溺血，大便赤泄。一曰足肿，九日死。

病人肺绝，三日死。何以知之？口张，但气出而不还。一曰鼻口虚张短气。

病人大肠绝，不治。何以知之？泄利无度，利绝则死。

病人肾绝，四日死。何以知之？齿为暴枯，面为正黑，目中黄色，腰中欲折，白汗出如流水。一曰人中平，七日死。

病人骨绝，齿黄落，十日死。

诸浮脉无根者皆死，以上五脏六腑为根也。

诊四时相反脉第十二

春三月木王，肝脉治当先至，心脉次之，肺脉次之，肾脉次之，此为王相顺脉也。到六月土王，脾脉当先至而反不至，及[①]得肾脉，此为肾反脾也，七十日死。何谓肾反脾？夏火王，心脉当先至，肺脉次之，而反得肾脉，是谓肾反脾。期五月、六月，忌丙丁。脾反肝，三十日死。何谓脾反肝？春肝脉当先至而反不至，脾脉先至，是谓脾反肝。期正月、二月，忌甲乙。肾反肝，三岁死。何谓肾反肝？春肝脉当先至而反不至，肾脉先至，是谓肾反肝。期七月、八月，忌庚辛。肾反心，二岁死。何谓肾反心？夏心脉当先至而反不至，肾脉先至，是谓肾反心。期六月，忌戊己。此中不论肺金之气，疏略未谕[②]指南，又推五行，亦颇颠倒，待求别录上。

凡疗病，察其形貌、神气、色泽，脉之盛衰，病之新故，乃可治之。形气相得，色泽以浮，脉从四时，此为易治。形气相失，色夭不泽，脉实坚甚，脉逆四时，此为难治。

逆四时者，春得肺脉，夏得肾脉，秋得心脉，冬得脾脉。其至皆悬、绝、涩者曰逆。春夏沉涩，秋冬浮大，病热脉静，泄痢脉大，脱血脉实，病在中，脉坚实，病在外，脉不实，名逆四时，皆难疗也。凡四时脉皆以胃气为本，虽有四时王相之脉，无胃气者难瘥也。何谓胃脉？来弱以滑者是也，命曰易治。

诊脉动止投数疏数死期年月第十三

脉一动一止，二日死。一经云一日死。

脉二动一止，三日死。

脉三动一止，四日死或五日死。

脉四动一止，六日死。

脉五动一止，七日死或五日死。

脉六动一止，八日死。

脉七动一止，九日死。

脉八动一止，十日死。

脉九动一止，九日死。又云：十一日死。一经云十三日死，若立春死。

脉十动一止，立春死。一经云立夏死。

脉十一动一止，立夏死。一经云夏至死。又云立秋死。

脉十二动、十三动一止，立秋死。一经云立冬死。

脉十四动、十五动一止，立冬死。一经云立夏死。

脉二十动一止，一岁死，若立秋死。

脉二十一动一止，二岁死。

脉二十五动一止，二岁死。一经云一岁死，又云立冬死。

脉三十动一止，二岁死，若三岁死。

---

① 及：后藤本作“反”。

② 谕：宋古本作“预”。

脉三十五动一止，三岁死。

脉四十动一止，四岁死。

脉五十动一止，五岁死。不满五十动一止，五岁死。

五行气毕，阴阳数同；荣卫出入，经脉通流；昼夜百刻，五德相生。

脉来五十投而不止者，五脏皆受气，即无病也。

脉来四十投而一止者，一脏无气。却后四岁，春草生而死。

脉来三十投而一止者，二脏无气，却后三岁，麦熟而死。

脉来二十投而一止者，三脏无气。却后二岁，桑椹赤而死。

脉来十投而一止者，四脏无气。岁中死。得节不动，出清明死，远不出谷雨死矣。

脉来五动而一止者，五脏无气，却后五日而死。

脉一来而久住者，宿病在心，主中治。

脉二来而久住者，病在肝，枝中治。

脉三来而久住者，病在脾，下中治。

脉四来而久住者，病在肾，间中治。

脉五来而久住者，病在肺，枝中治。

五脏病，虚羸人得此者死。所以然者，药不得而治，针不得而及，盛人可治，气全故也。

扁鹊诊诸反逆死脉要诀第十四

扁鹊曰：夫相死脉之气，如群鸟之聚，一马之驭，系水交驰之状，如悬石之落。出筋之上，藏筋之下，坚关之里，不在荣卫，伺候交射，不可知也。

脉病人不病，脉来如屋漏、雀啄者死。屋漏者，其来既绝而止，时时复起，而不相连属也。雀啄者，脉来甚数而疾，绝止复顿来也。又经言：得病七八日，脉如屋漏、雀啄者死。脉弹人手如黍米也。脉来如弹石，去如解索者死。弹石者，辟辟急也。解索者，动数而随散乱，无复次绪也。

脉困，病人脉如虾之游，如鱼之翔者死。虾游者，苒苒而起，寻复退没，不知所在，久乃复起，起辄迟而没去速者是也。鱼翔者，似鱼不行，而但掉尾动，头身摇而久住者是也。

脉如悬薄卷索者死，脉如转豆者死，脉如偃刀者死，脉涌涌不去者死。

脉忽去忽来，暂止复来者死。脉中侈者死。脉分绝者死。上下分散也。

脉有表无里者死，经名曰结，去即死。何谓结？脉在指下如麻子动摇，属肾，名曰结，去死近也。

脉五来不复增减者死，经名曰代。何谓代？脉五来一止也，脉七来是人一息，半时不复增减，亦名曰代，正死不疑。

经言：病或有死，或有不治自愈，或有连年月而不已。其死生存亡，可切脉而知之耶？然，可具知也。设病者，若闭目不欲见人者，脉当得肝脉弦急而长，而反得肺脉浮短而涩者死。

病若开目而渴，心下牢者，脉当得紧实而数，反得沉滑而微者死。

病若吐血，复鼽衄者，脉当得沉细，而反得浮大牢者死。

病若谵言妄语，身当有热，脉当洪大，而反得手足四逆，脉反沉细微者死。

病若大腹而泄，脉当微细而涩，反得紧大而滑者死。此之谓也。

经言：形脉与病相反者死，奈何？然，病若头痛目痛，脉反短涩者死。

病若腹痛，脉反浮大而长者死。

病若腹满而喘，脉反滑利而沉者死。

病若四肢厥逆，脉反浮大而短者死。

病若耳聋，脉反浮大而涩者死。《千

金翼》云：脉大者生，沉迟细者难治。

病若目䀮䀮，脉反大而缓者死。

左有病而右痛，右有病而左痛，下有病而上痛，上有病而下痛，此为逆，逆者死，不可治。

脉来沉之绝濡，浮之不止，推手者，半月死。一作半日。

脉来微细而绝者，人病当死。

人病脉不病者生，脉病人不病者死。

人病尸厥，呼之不应，脉绝者死。

脉当大，反小者死。

肥人脉细小如丝欲绝者死。

羸人得躁脉者死。

人身涩而脉来往滑者死。

人身滑而脉来往涩者死。

人身小而脉来往大者死。

人身大而脉来往小者死。

人身短而脉来往长者死。

人身长而脉来往短者死。

尺脉上应寸口太迟者，半日死。《脉经》云：尺脉不应寸，时如驰，半日死。

诊五脏六腑十二经脉，皆有相反，有一反逆，即为死候也。

诊百病死生要诀第十五

凡诊脉，当视其人大小长短及性气缓急，脉之迟速，大小长短，皆如其人形性者吉，反之者凶。

诊伤寒热盛，脉浮大者生，沉小者死。伤寒已得汗，脉沉小者生，浮大者死。

温病，三四日以下不得汗，脉大疾者生，脉细小难得者，死不治。

温病时行大热，其脉细小者死。《脉经》时行作穰穰。

温病下利，腹中痛甚者，死不治。

温病汗不出，出不至足者死。厥逆汗出，脉坚强急者生，虚缓者死。

热病二三日，身体热，腹满，头痛，食饮如故，脉直而疾者，八日死。四五日，头痛，腹痛而吐，脉来细强，十二日死。八九日，头不疼，身不痛，目不赤，色不变，而反利，脉来牒牒，按之不弹手，时大，心下坚，十七日死。

热病七八日，脉不软一作喘不散一作数者，当喑，喑后三日，温汗不出者死。

热病七八日，其脉微细，小便不利[①]，加暴口燥，脉代，舌焦干黑者死。

热病未得汗，脉盛躁疾，得汗者生，不得汗者难瘥。

热病已得汗，脉静安者生，脉躁者难治。

热病脉躁盛而不得汗者，此阳之极也，十死不治。

热病已得汗，脉常躁盛，阴气之极也，亦死。《太素》作阳极。

热病已得汗，常大热不去者亦死。大，一作专。

热病已得汗，热未去，脉微躁者，慎不得刺治也。

热病发热甚者，其脉阴阳皆竭，慎勿刺。不汗出，必下利。

诊人被风，不仁痿蹶，其脉虚者生，《巢源》云：虚数者生。坚急疾者死。

诊癫病，虚则可治，实则死。

癫疾，脉实坚者生，脉沉细小者死。

癫疾，脉搏大滑者，久久自已。其脉沉小急实，不可治；小坚急，亦不可疗。

诊头痛目痛，久视无所见者死。久视，一作卒视。

诊人心腹积聚，其脉坚强急者生，虚弱者死。又实强者生，沉者死。其脉大，腹大胀，四肢逆冷，其人脉形长者死。腹

① 不利：宋古本作“赤黄”。

胀满，便血，脉大时绝，极下血，脉小疾者死。

心腹痛，痛不得息，脉细小迟者生；坚大疾者死。

肠澼便血，身热则死，寒则生。

肠澼下白沫，脉沉则生，浮则死。

肠澼下脓血，脉悬绝则死，滑大则生。

肠澼之属，身热，脉不悬绝，滑大者生，悬涩者死，以脏期之。

肠澼下脓血，脉沉小流连者生；数疾且大，有热者死。

肠澼，筋挛，其脉小细安静者生，浮大紧者死。

洞泄，食不化，下脓血，脉微小者生，紧急者死。

泄注，脉缓时小结者生；浮大数者死。

䘌蚀阴疰，其脉虚小者生；紧急者死。

咳嗽，脉沉紧者死；浮直者生；浮软者生；小沉伏匿者死。

咳嗽，羸瘦，脉形坚大者死。

咳脱形，发热，脉小坚急者死。肌瘦下脱形，热不去者死。

咳而呕，腹胀且泄，其脉弦急欲绝者死。

吐血衄血，脉滑小弱者生，实大者死。

汗出若衄，其脉小滑者生，大躁者死。

唾血，脉紧强者死，滑者生。

吐血而咳上气，其脉数，有热，不得卧者死。

伤寒家，咳而上气，其脉数散者死。谓其人形损故也。

上气，脉数者死，谓其形损故也。

上气，喘息低昂，其脉滑，手足温者生；脉涩，四肢寒者死。

上气，面浮肿，肩息，其脉大，不可治。加利必死。一作又甚。

上气，注液，其脉虚宁宁伏匿者生，坚强者死。

寒气上攻，脉实而顺滑者生，实而逆涩则死。《太素》云：寒气暴上，脉满实，何如？曰：实而滑则生，实而逆则死。其形尽满，何如？曰：举形尽满者，脉急大坚，尺满而不应，如是者，顺则生，逆则死。何谓顺则生，逆则死？曰：所谓顺者，手足温也；所谓逆者，手足寒也。

消渴，其脉数大者生，细小浮短者死。

痟瘅，脉实大，病久可治。脉悬[1]小坚急，病久不可治。

消渴，脉沉小者生，实坚大者死。

水病，脉洪大者可治，微细者不可治。

水病胀闭，其脉浮大软者生，沉细虚小者死。

水病，腹大如鼓，脉实者生，虚者死。

卒中恶，吐血数升，脉沉数细者死，浮大疾快者生。

卒中恶，腹大，四肢满，脉大而缓者生，紧而浮者死，紧细而微者亦生。

病疮，腰脊强急，瘈疭者，皆不可治。

寒热，瘈疭，其脉代绝者死。

金疮，血出太多，其脉虚细者生，数实大者死。

金疮出血，脉沉小者生，浮大者死。

斫疮出血一二石，脉来大，二十日死。

斫刺俱有，病多，少血出不自止断者，脉[2] 止。脉来大者，七日死。

从高顿仆，内有血，腹胀满，其脉坚强者生，小弱者死。

人为百药所中伤，脉微细者死，洪大

---

① 县：宋古本作“弦”。

② 脉：《脉经·卷四》作“血”。

而速者生。《脉经》速作迟。

人病甚而脉不调者，难瘥。

人病甚而脉洪，易瘥。

人阴阳俱结者，见其上齿如熟小豆，其脉躁者死。结，一作竭。

人内外俱虚，身体冷而汗出，微呕而烦扰，手足厥逆，体不得安静者死。

脉实满，手足寒，头热，春秋生，冬夏死。

老人脉微，阳羸阴强者生，脉焱大加息者死。

阴弱阳强，脉至而代，奇月而死。

尺脉涩而坚，为血实气虚也。其发病腹痛逆满，气上行，此为妇人胞中绝伤，有恶血，久成结瘕。得病以冬时，黍穄赤而死。

尺脉细而微者，血气俱不足，细而来有力者，是谷气不充，病得节辄动，枣叶生而死。此病秋时得之。

左手寸口脉偏动，乍大乍小不齐，从寸口至关，关至尺，三部之位，处处动摇，各异不同，其人病仲夏，得之此脉，桃花落而死。花，一作叶。

右手寸口脉偏沉伏，乍小乍大，朝来浮大，暮夜沉伏，浮大即太过，上出鱼际，沉伏即下不至关中，往来无常，时时复来者，榆叶枯落而死。叶，一作荚。

右手尺部脉三十动一止，有顷更还；二十动一止，乍动乍疏，不与息数相应。其人虽食谷犹不愈，蘩草生而死。

左手尺部脉四十动而一止，止而复来，来逆如循直木，如循张弓弦，絙絙然如两人共引一索，至立春而死。《脉经》作至立冬死。

诊三部脉虚实决死生第十六

凡三部脉，大都欲等，只如小人、细人、妇人脉小软。小儿四五岁者，脉呼吸八至，细数吉。《千金翼》云：人大而脉细，人细而脉大。人乐而脉实，人苦而脉虚，性急而脉缓，性缓而脉躁，人壮而脉细，人羸而脉大，此皆为逆，逆则难治。反此为顺，顺则易治。凡妇人脉常欲濡弱于丈夫，小儿四五岁者脉自快疾，呼吸八至也。

三部脉或至或不至，冷气在胃中，故令脉不通。三部脉虚，其人长病得之死；虚而涩，长病亦死；虚而滑亦死；虚而缓亦死；虚而弦急，癫病亦死。

三部脉实而大①，长病得之死。实而滑，长病得之生，卒病得之死，实而缓亦生，实而紧亦生。实而紧急，癫病可治之。

三部脉强，非称其人，病便死。

三部脉羸，非其人，得之死。

三部脉粗，长病得之死，卒病得之生。

三部脉细而软，长病得之生，细而数亦生，微而紧亦生。

三部脉微而伏，长病得之死。

三部脉软，长病得之，不治自愈，治之死。卒病得之生。

三部脉浮而结，长病得之死。浮而滑，长病亦死。

三部脉浮而数，长病得之生，卒病得之死。

三部脉芤，长病得之生。

三部脉弦而数，长病得之生，卒病得之死。

三部脉革，长病得之死，卒病得之生。

三部脉坚而数，如银钗股，蛊毒病必死。数而软，蛊毒病得之生。

三部脉濈濈如羹上肥，长病得之死，

① 大：元刻本、道藏本、后藤本作“长”。

卒病得之生。

三部脉连连如蜘蛛丝，长病得之死，卒病得之生。

三部脉如霹雳，长病得之死。

三部脉如角弓，长病得之死。

三部脉累累如贯珠，长病得之死。

三部脉如水淹然流，长病不治自愈，治之反死。

三部脉如屋漏，长病十四日死。《脉经》云：十日死。

三部脉如雀啄，长病七日死。

三部脉如釜中汤沸，朝得暮死，夜半得日中死，日中得夜半死。

三部脉急切，腹间病，又婉转腹痛，针上下瘥。

《备急千金要方》卷第二十八

备急千金要方卷第二十九 针灸上

明堂三人图第一

仰人十四门 伏人十门 侧人六门

夫病源所起，本于脏腑，脏腑之脉，并出手足，循环腹背，无所不至，往来出没，难以测量。将欲指取其穴，非图莫可；备预之要，非灸不精。故《经》曰：汤药攻其内，针灸攻其外，则病无所逃矣。方知针灸之功，过半于汤药矣。然去圣久远，学徒蒙昧，孔穴出入，莫测经源，济弱扶危，临事多惑。余慨其不逮，聊因暇隙，鸠集今古名医明堂，以述针灸经一篇，用补私阙。庶依图知穴，按经识分，则孔穴亲疏，居然可见矣。旧明堂图年代久远，传写错误，不足指南，今一依甄权等新撰为定云耳。若依明堂正经，人是七尺六寸四分之身，今半之为图，人身长三尺八寸二分，其孔穴相去亦皆半之，以五分为寸，其尺用夏家古尺，司马六尺为步，即江淮吴越所用八寸小尺是也。其十二经脉，五色作之，奇经八脉以绿色为之，三人孔穴共六百五十穴，图之于后，亦睹之便令了耳。仰人二百八十二穴，背人一百九十四穴，侧人一百七十四穴，穴名共三百四十九，单穴四十八名，双穴三百一名。

仰人明堂图十四门 一百五十七穴 内三十二穴单 一百二十五穴双

仰人头面三十六穴远近法第一

头部中行

上星，在颅上，直鼻中央，入发际一寸陷容豆。

囟会，在上星后一寸陷者中。

前顶，在囟会后一寸半骨陷中。

百会，在前顶后一寸半，顶中心。

头第二行

五处，在头上，去上星旁一寸半。

承光，在五处后一寸，不灸。一本言一寸半。

通天，在承光后一寸半。

头第三行

临泣，在目上眦，直上入发际五分陷者中。

目窗，在临泣后一寸。

正营，在目窗后一寸。

正面部中行

神庭，在发际直鼻，不刺。

素髎，在鼻柱端。

水沟，在鼻柱下人中。

兑端，在唇上端。

龈交，在唇内齿上龈缝。

承浆，在颐前下唇之下。

廉泉，在颔下结喉上舌本。

面部第二行

曲差，夹神庭旁一寸半，在发际。

攒竹，在眉头陷中。

睛明，在目内眦外。

巨髎，夹鼻旁八分，直瞳子。

迎香，在禾髎[1] 上一寸，鼻孔旁。

禾髎，直鼻孔下，夹水沟旁五分。

面部第三行

阳白，在眉上一寸，直瞳子。

---

① 禾髎：原作“和髎”，据《甲乙经·卷三》改。

承泣，在目下七分，直瞳子，不灸。

四白，在目下一寸。

地仓，夹口旁四分。

大迎，在曲颔前一寸二分，骨陷中动脉。

面部第四行

本神，夹曲差旁一寸半，在发际。一云直耳上入发际四分。

丝竹空，在眉后陷中，不灸。

瞳子髎，在目外，去眦五分。一名太阳，一名前关。

面部第五行

头维，在额角发际，本神旁一寸半，不灸。

颧髎，在面鼽骨下，下廉陷中。

上关，在耳前上廉起骨，开口取之。一名客主人。

下关，在客主人下，耳前动脉下空下廉，合口有孔，张口则闭。

颊车，在耳下曲颊端陷者中。

胸部中央直下七穴远近法第二

天突，在颈结喉下五寸宛宛中。

璇玑，在天突下一寸陷中，仰头取之。

华盖，在璇玑下一寸陷中，仰而取之。

紫宫，在华盖下一寸六分陷中，仰而取之。

玉堂，在紫宫下一寸六分陷中。

膻中，在玉堂下一寸六分，横直两乳间。

中庭，在膻中下一寸六分陷中。

胸部第二行六穴远近法第三

俞府，在巨骨下，去璇玑旁各二寸陷者中，仰而取之。

或[①]中，在俞府下一寸六分陷中，仰卧取之。

神藏，在或中下一寸六分陷中，仰而取之。

灵墟，在神藏下一寸六分陷中，仰卧取之。墟或作墙。

神封，在灵墟下一寸六分。

步廓，在神封下一寸六分陷中，仰而取之。

胸部第三行六穴远近法第四

气户，在巨骨下，夹俞府两旁各二寸陷中，仰而取之。

库房，在气户下一寸六分陷中，仰而取之。

屋翳，在库房下一寸六分陷中，仰而取之。

膺窗，有屋翳下一寸六分。

乳中，禁不灸刺。

乳根，在乳下一寸六分陷中，仰而取之。

胸部第四行六穴远近法第五

云门，在巨骨下，夹气户两旁各二寸陷中，动脉应手，举臂取之。

中府，在云门下一寸，一云一寸六分，乳上三肋间动脉应手陷中。

周荣，在中府下一寸六分陷中，仰而取之。

胸乡[②]，在周荣下一寸六分陷中，仰而取之。

天溪，在胸乡下一寸六分陷中，仰而取之。

食窦，在天溪下一寸六分，举臂取之。

腹中第一行十四穴远近法第六

鸠尾，在臆前蔽骨下五分，不灸刺。

巨阙，在鸠尾下一寸。

上脘，在巨阙下一寸，去蔽骨三寸。

中脘，在上脘下一寸。

建里，在中脘下一寸。

---

① 或中：《甲乙经·卷三》第十五作“彧中”。下同。

② 胸乡：原作“胸卿”，据《甲乙经·卷三》改。

下脘，在建里下一寸。

水分，在下脘下一寸，脐上一寸。

脐中，禁不刺。

阴交，在脐下一寸。

气海，在脐下一寸半。

石门，在脐下二寸，女子不灸。

关元，在脐下三寸。

中极，在脐下四寸。

曲骨，在横骨之上，中极下一寸，毛际陷中。

腹第二行十一穴远近法第七

幽门，在巨阙旁半寸陷中。心脏卷云：夹巨阙两边，相去各一寸。

通谷，在幽门下一寸。

阴都，在通谷下一寸。

石关，在阴都下一寸。一名石阙。

商曲，在石阙下一寸。一名高曲。

肓俞，在商曲下一寸，直脐旁各五分。

中注，在肓俞下五分。

四满，在中注下一寸。肺脏卷云：夹丹田。

气穴，在四满下一寸。《妇人方·上卷》云：在关元左边二寸是，右二寸名子户。

大赫，在气穴下一寸。肾脏卷云：在屈骨端三寸。

横骨，在大赫下一寸。肾脏卷云：名屈骨，在阴上横骨中央，宛曲如却月中央是。

腹第三行十二穴远近法第八

不容，在幽门旁各一寸五分，去任脉二寸，直四肋端相去四寸。

承满，在不容下一寸。

梁门，在承满下一寸。

关门，在梁门下一寸，太乙上。

太乙，在关门下一寸。

滑肉门，在太乙下一寸。

天枢，一名长溪，去肓俞一寸半，直脐旁二寸。脾脏卷云：名长谷，夹脐相去五寸，一名循际。

外陵，在天枢下半寸，大巨上。

大巨，在脐下一寸，两旁各二寸，长溪下二寸。

水道，在大巨下三寸。

归来，在水道下二寸。《外台》作三寸。

气冲，在归来下一寸，鼠鼷上一寸。《素问·刺热论》注云：在腹脐下横骨两端，鼠鼷上一寸。动脉应手。

腹第四行七穴远近法第九

期门，在第二肋端，不容旁各一寸半，上直两乳。

日月，在期门下五分。

腹哀，在日月下一寸半。

大横，在腹哀下二寸，直脐旁。《甲乙》云：三寸。

腹结，在大横下一寸三分。

府舍，在腹结下三寸。

冲门，上去大横五寸，在府舍下横骨两端约中。

手太阴肺经十穴第十

少商，在手大指端内侧，去爪甲角如韭叶。

鱼际，在手大指本节后内侧散脉中。

大泉，在手掌后陷者中。此即太渊也，避唐祖名当时改之，今存此名不改正，恐后人将为别是一穴也。

经渠，在寸口陷者中，不灸。

列缺，在腕上一寸半，手太阴络，别走阳明。

孔最，在腕上七寸，手太阴郄也。

尺泽，在肘中约上动脉。

侠白，在天府下去肘五寸动脉。

天府，在腋下三寸，不灸。

臑会，在臂前廉，去肩头三寸。《甲乙》此穴在肩部，《外台》属大肠，《铜人经》属三焦。

手厥阴心主经八穴第十一

中冲，在手中指端，去爪甲如韭叶陷

者中。

劳宫，在掌中央动脉。

大陵，在掌后两骨间。

内关，在掌后去腕二寸。《外台》作五寸。手心主络，别走少阳。

间使，在掌后三寸，两筋间。

郄门，在掌后去腕五寸。《外台》云：去内关五寸。手厥阴郄也。

曲泽，在肘内廉下陷者中，屈肘得之。

天泉，在腋下二寸，举腋[①]取之。

手少阴心经八穴第十二

少冲，在手小指内廉之端，去爪甲如韭叶。

少府，在手小指大节后陷者中，直劳宫。大节又作本节。

神门，在掌后锐骨端陷者中。

阴郄，在掌后动脉中，去腕半寸，手少阴郄也。

通里，在腕后一寸，手少阴络，别走太阳。

灵道，在掌后一寸半。

少海，在肘内廉，节后陷中。

极泉，在腋下筋间，动脉入骨。

足太阴脾经十一穴第十三

隐白，在足大趾端内侧，去爪甲如韭叶。

大都，在足大趾内，本节后陷中。肝脏卷云：在足大趾本节内侧白肉际。

太白，在足大趾内侧，核骨下陷中。

公孙，在足大趾本节后一寸，足太阴络，别走阳明。

商丘，在足内踝下，微前陷中。

三阴交，在内踝上八寸，骨下陷中。

漏谷，在内踝上六寸，骨下陷中，太阴络。《铜人经》云：亦名太阴络。

地机，一名脾舍，在膝下五寸，足太阴郄也。

阴陵泉，在膝下内侧辅骨下陷者中，伸足得之。

血海，在膝膑上内廉白肉际二寸半。一作三寸。

箕门，在鱼腹上筋间，动应手，阴市内。

足阳明胃经十五穴第十四

厉兑，在足大趾次趾之端，去爪甲角如韭叶。

内庭，在足大趾次趾外间。

陷谷，在足大趾次趾外间本节后，去内庭二寸。

冲阳，在足跗上五寸骨间，去陷谷三寸。一云二寸。

解溪，在冲阳后一寸半。

丰隆，在外踝上八寸，足阳明络，别走太阴。

下廉，一名下巨虚，在上廉下三寸。

条口，在下廉上一寸。

巨虚上廉，在三里下三寸。

三里，在膝下三寸胻骨外。

犊鼻，在膝膑下骭上，夹解大筋中。

阴市，一名阴鼎，在膝上三寸，伏兔下。第二十卷云：在膝上，当伏兔下行二寸，临膝取之。

伏兔，在膝上六寸，不灸。

髀关，在膝上伏兔后，交分中。

梁丘，在膝上二寸两筋间或云三寸，足阳明郄也。

伏人明堂图

十门　一百五穴　内十六穴单　八十九穴双

伏人头上第一行五穴远近法第一

后顶，在百会后一寸半。

强间，在后顶后一寸半。

脑户，在枕骨上，强间后一寸半，不

① 腋：《甲乙经·卷三》作“臂”。

灸。

风府，在项后入发际一寸，大筋内宛宛中，不灸。

喑门，在项后发际宛宛中，不灸。

头上第二行三穴远近法第二

络却，在通天后一寸半。

玉枕，在络却后七分半，夹脑户旁一寸三分，起肉枕骨上，入发际三寸。

天柱，夹项后发际大筋外廉陷者中。

头上第三行三穴远近法第三

承灵，在正营后一寸半。

脑空，在承灵后一寸半，夹玉枕旁枕骨下陷中，一名颞颥。

风池，在颞颥后发际陷中。

伏人耳后六穴远近法第四

颅息，在耳后青脉间。

瘈脉，在耳本鸡足青脉，不灸。

完骨，在耳后，入发际四分。

窍阴，在完骨上，枕骨下。

浮白，在耳后，入发际一寸。

翳风，在耳后陷中，按之引耳中。

脊中第一行十一穴远近法第五

大椎，在第一椎上陷中。

陶道，在大椎下节间。

身柱，在第三椎下节间。

神道，在第五椎下节间。

至阳，在第七椎下节间。

筋缩，在第九椎下节间。

脊中，在第十一椎下节间，不灸。

悬枢，在第十三椎下节间。

命门，在第十四椎下节间。

腰俞，在第二十一椎下节间。

长强，在脊骶端。

脊中第二行二十一穴远近法第六

大杼，在项后第一椎下两旁各一寸半陷中。

风门，一名热府，在第二椎下两旁各一寸半。

肺俞，在第三椎下两旁各一寸半。肺脏卷云：对乳引绳度之。

心俞，在第五椎下两旁各一寸半。

膈俞，在第七椎下两旁各一寸半。

肝俞，在第九椎下两旁各一寸半。第八卷云：第九椎节脊中。

胆俞，在第十椎下两旁各一寸半。

脾俞，在第十一椎下两旁各一寸半。第八卷云：脾俞无定所，随四季月应病即灸脏输，是脾穴。

胃俞，在第十二椎下两旁各一寸半。

三焦俞，在第十三椎下两旁各一寸半。

肾俞，在第十四椎下两旁各一寸半。

大肠俞，在第十六椎下两旁各一寸半。

小肠俞，在第十八椎下两旁各一寸半。

膀胱俞，在第十九椎下两旁各一寸半。

中膂俞，在第二十椎下两旁各一寸半。

白环俞，在第二十一椎下两旁各一寸半。

上髎，在第一空腰髁下一寸，夹脊两旁。

次髎，在第二空夹脊陷中。

中髎，在第三空夹脊陷中。

下髎，在第四空夹脊陷中。

会阳，在阴尾骨两旁。

脊中第三行十三穴远近法第七

附分，在第二椎下，附项内廉两旁各三寸。

魄户，在第三椎下两旁各三寸。

神堂，在第五椎下两旁各三寸。

譩譆，在肩膊内廉，夹第六椎下两旁各三寸。

膈关，在第七椎下两旁各三寸。

魂门，在第九椎下两旁各三寸。《外

台》云：十椎下。

阳纲，在第十椎下两旁各三寸。《外台》云：十一椎。

意舍，在第十一椎下两旁各三寸。《外台》云：九椎下。

胃仓，在第十二椎下两旁各三寸。

肓门，在第十三椎下两旁各三寸。

志室，在第十四椎下两旁各三寸。

胞肓，在第十九椎下两旁各三寸。

秩边，在第二十一椎下两旁各三寸。

手少阳三焦经十七穴第八

关冲，在手小指次指之端，去爪甲角如韭叶。

液门，在小指次指间陷者中。

中渚，在小指次指本节后间陷中。

阳池，在手表腕上陷者中。

外关，在腕后二寸陷中，手少阳络，别走心主。

支沟，在腕后三寸，两骨间陷中。

会宗，在腕后三寸空中，手少阳郄也。

三阳络，在臂上大交脉，支沟上一寸，不刺。

四渎，在肘前五寸外廉陷中。

天井，在肘后，外大骨后一寸，两筋间陷者中，屈肘得之。

清冷泉，在肘上三寸，伸肘举臂取之。泉亦是渊字。

消泺，在肩下臂外开腋斜肘分下行。

天宗，在秉风后，大骨下陷中。《外台》属小肠经。

臑俞，夹肩髃后大骨下胛上廉陷下。

肩外俞，在肩胛上廉，去脊三寸陷者中。

肩中俞，在肩胛内廉，去脊二寸陷者中。

曲垣，在肩中央，曲胛陷者中，按之应手痛。

手太阳小肠经九穴第九

少泽，在手小指端外侧，去爪甲一分陷中。

前谷，在手小指外侧，本节前陷中。

后溪，在小指外侧，本节后陷中。

腕骨，在手外侧腕前，起骨下陷中。

阳谷，在手外侧腕中，锐骨之下陷中。

养老，在手踝骨上一空，在[①]后一寸陷者中，手太阳郄也。

支正，在腕后五寸，手太阳络，别走少阴。

小海，在肘内大骨外，去肘端五分。

肩贞，在肩曲胛下两骨解间，肩髃后陷者中。《外台》在三焦经。

足太阳膀胱经十七穴第十

至阴，在足小趾外侧，去爪甲角如韭叶。

通谷，在足小趾外侧，本节前陷中。

束骨，在足小趾外侧，本节后陷中。

京骨，在足外侧大骨下，赤白肉际陷中。

申脉，阳跷所生，在外踝下陷中，容爪甲。

金门，在足外踝下陷中，一名关梁，足太阴郄也。

仆参，一名安耶，在足跟骨下陷中。

昆仑，在足外踝后，跟骨上陷中。

承山，一名鱼腹，一名伤山，一名肉柱，在兑踹肠下分肉间陷者中。

飞扬，一名厥阳，在外踝上七寸，足太阳络，别走少阳。

承筋，一名腨肠，一名直肠，在胫后从脚跟上七寸，腨中央陷中，不刺。

合阳，在膝约中央下三寸。

委中，在腘中央约纹中动脉。

---

① 在：《甲乙经·卷三》作“腕”。

委阳，在足太阳之前，少阳之后，出于腘中外廉两筋间，承扶[1] 下六寸。

浮郄，在委阳上一寸，展足得之。

殷门，在肉郄下六寸。

承扶，一名肉郄，一名阴关，一名皮部，在尻臀下股阴下纹中。一云尻臀下横纹中。

侧人明堂图

六门　八十七穴双

侧人耳颈二十穴远近法第一

颔厌，在曲周颞颥上廉。

悬颅，在曲周颞颥中。

悬厘，在曲周颞颥下廉。

天冲，在耳上如前三寸。

率谷，在耳上入发际一寸半。

曲鬓，在耳上发际曲隅陷中。

角孙，在耳廓中间，开口有空。

和髎，在耳前兑发下动脉。

耳门，在耳前起肉当耳缺。

听会，在耳前陷中，张口得之。

听宫，在耳中珠子，大如赤小豆。

天容，在耳下曲颊后。

天牖，在颈筋缺盆上，天容后，天柱前，完骨下，发际上一寸。

缺盆，在肩上横骨陷中。

扶突，在气舍后一寸半。

天窗，在曲颊下，扶突后，动应手陷中。

天鼎，在颈缺盆，直扶突曲颊下一寸，人迎后。

人迎，在颈大脉应手，夹结喉旁，以候五脏气，不灸。

水突，在颈大筋前，直人迎下，气舍上。一本云：水突在曲颊下一寸近后。

气舍，在颈，直人迎，夹天突陷中。

侧胁十穴远近法第二

章门，一名长平，在大横纹外，直脐季肋端。

京门，在监骨腰中季肋，本挟脊。

带脉，在季肋下一寸八分。

五枢，在带脉下三寸。一云在水道下一寸半。

维道，在章门下五寸三分。

居髎，在长平下八寸三分，监骨上。

泉腋，在腋下三寸宛宛中，举臂得之。中风卷云：腋门在腋下攒毛中，一名泉腋，即渊腋是也。

大包，在泉腋下三寸。

辄筋，在腋下三寸，复前行一寸著胁。

天池，在乳后一寸，腋下著肋，直腋撅肋间。

侧人手阳明大肠经二十穴远近法第三

商阳，在手大指次指内侧，去爪甲角如韭叶。

二间，在手大指次指本节前，内侧陷者中。

三间，在手大指次指本节后，内侧陷者中。

合谷，在手大指次指歧骨间。

阳溪，在腕中上侧，两筋间陷中。

偏历，在腕后三寸，手阳明络，别走太阴。

温溜，在腕后，小士五寸，大士六寸一作小上、大上，手阳明郄也。

下廉，在辅骨下，去上廉一寸。

上廉，在三里下一寸。

三里，在曲池下二寸，按之肉起，兑肉之端。

曲池，在肘后转屈肘曲骨之中。

肘髎，在肘大骨外廉陷中。

五里，在肘上行向里大脉中，不刺。

臂臑，在肘上七寸，䐃肉端。

---

① 承扶：原作“扶承”，据《甲乙经》改。

肩髎，在肩端臑上，斜举臂取之。

秉风，夹天髎外，肩上髃后，举臂有空。

肩井，在肩上陷解中，缺盆上，大骨前。

天髎，在肩缺盆中上，毖骨之际陷者中。

肩髃，在肩端两骨间。脉极篇云：在肩外头近后，以手按之，在解宛宛中。《外台》名扁骨。

巨骨，在肩端上行两叉骨间陷中。

足少阳胆经十五穴远近法第四

窍阴，在足小趾次趾之端，去爪甲如韭叶。

侠溪，在足小趾次趾歧间本节前。

地五会，在足小趾次趾本节后，不灸。

临泣，在足小趾本节后间陷者中，去侠溪一寸半。

丘墟，在足外踝如前陷者中，去临泣三寸。

跗阳，在外踝上三寸，太阳前，少阳后筋骨间。

悬钟，一名绝骨，在外踝上三寸动脉中，足三阳络。

阳辅，在外踝上，辅骨前绝骨端，如前三分许，去丘墟七寸。

光明，在足外踝上五寸，足少阳络，别走厥阴。

外丘，在外踝上七寸，足少阳郄也，少阳所生。

阳交，一名别阳，一名足髎，阳维郄。在外踝上七寸，斜属三阳分肉间。一本云踝上三寸。

阳陵泉，在膝下一寸外廉陷中。

关阳，在阳陵泉上三寸，犊鼻外。一本云关陵。

中渎，在髀骨外，膝上五寸分肉间。

环跳，在髀枢中。

足厥阴肝经十一穴第五

大敦，在足大趾端，去爪甲如韭叶，及三毛中。

行间，在足大趾间动应手陷中。

太冲，在足大趾本节后二寸，或一寸半陷中。

中封，在足内踝前一寸，仰足取之，伸足乃得。

蠡沟，在足内踝上五寸，足厥阴络，别走少阳。

中郄，在内踝上七寸胻骨中，与少阴相值，一名中都。

膝关，在犊鼻下三寸陷者中，足厥阴郄也。《甲乙》、《铜人经》云二寸，《甲乙》又以中郄为厥阴郄。

曲泉，在膝辅骨下大筋上、小筋下陷中，屈膝乃得。

阴包，在膝上四寸股内廉两筋间。

五里，在阴廉下二寸。

阴廉，在羊矢下，去气冲二寸动脉。

足少阴肾经十一穴第六

涌泉，一名地冲，在足心陷中，屈足卷趾宛宛中。肝脏卷云：在脚心大趾下大筋。

然谷，一名龙泉，在足内踝前，起大骨下陷者中。《妇人方·上卷》云：在内踝前直下一寸。

太溪，在足内踝后跟骨上动脉陷者中。

大钟，在足跟后冲中，足少阴络，别走太阳。

水泉，在太溪下一寸，内踝下，足少阴郄也。

照海，阴跷脉所生，在足内踝下。

复溜，一名昌阳，一名伏白，在足内踝上二寸陷中。

交信，在内踝上二寸，少阴前，太阴后廉筋骨间。

筑宾，在内踝上踹分中。

阴谷，在膝内辅骨之后，大筋之下，小筋之上，按之应手，屈膝而得之。

会阴，一名屏翳，在大便前小便后两阴间。

以上三人图共三百四十九穴。

三阴三阳流注第二[①]

手三阴三阳穴流注法第二（上）

凡孔穴，所出为井，所流为荥，所注为输，所过为源，所行为经，所入为合。

灸刺大法

春取荥，夏取输，季夏取经，秋取合，冬取井。

肺出少商为井，手太阴脉也，流于鱼际为荥，注于太渊为输，过于列缺为源，行于经渠为经，入于尺泽为合。

心出于中冲为井，心包络脉也，流于劳宫为荥，注于大陵为输，过于内关为源，行于间使为经，入于曲泽为合。

心出于少冲为井，手少阴脉也，流于少府为荥，注于神门为输，过于通里为源，行于灵道为经，入于少海为合。

大肠出于商阳为井，手阳明脉也，流于二间为荥，注于三间为输，过于合谷为源，行于阳溪为经，入于曲池为合。

三焦出于关冲为井，手少阳脉也，流于液门为荥，注于中渚为输，过于阳池为源，行于支沟为经，入于天井为合。

小肠出于少泽为井，手太阳脉也，流于前谷为荥，注于后溪为输，过于腕骨为源，行于阳谷为经，入于小海为合。

足三阴三阳穴流注法第二（下）

胃出于厉兑为井，足阳明脉也，流于内庭为荥，注于陷谷为输，过于冲阳为源，行于解溪为经，入于三里为合。

胆出于窍阴为井，足少阳脉也，流于侠溪为荥，注于临泣为输，过于丘墟为源，行于阳辅为经，入于阳陵泉为合。

膀胱出于至阴为井，足太阳脉也，流于通谷为荥，注于束骨为输，过于京骨为源，行于昆仑为经，入于委中为合。

脾出于隐白为井，足太阴脉也，流于大都为荥，注于太白为输，过于公孙为源，行于商丘为经，入于阴陵泉为合。

肝出于大敦为井，足厥阴脉也，流于行间为荥，注于太冲为输，过于中封为源，行于中郄为经，入于曲泉为合。

肾出于涌泉为井，足少阴脉也，流于然谷为荥，注于太溪为输，过于水泉为源，行于复溜为经，入于阴谷为合。

针灸禁忌法第三

针禁忌法

大寒无刺。《素问》云：天寒无刺，天温无疑。月生无泻。

月满无补，月郭空无治。

新内无刺，已刺无内。

大怒无刺，已刺无怒。

大劳无刺，已刺无劳。

大醉无刺，已刺无醉。

大饱无刺，已刺无饱。

大饥无刺，已刺无饥。

大渴无刺，已刺无渴。

乘车来者，卧而休之如食顷，乃刺之。

步行来者，坐而休之如行十里顷，乃刺之。

大惊大恐，必定其气乃刺之。

刺中心，一日死，其动为噫。

刺中肺，三日死，其动为咳。

刺中肝，五日死，其动为语。

---

① 三阴三阳流注第二：此标题原缺，据本卷目录补。

刺中脾，十五日死，其动为吞。

刺中肾，三日死，其动为嚏。刺中五脏死日变动，出《素问·刺禁篇》。又《诊要经终篇》云：中心者环死，中脾者五日死，中肾者七日死，中肺者五日死。又《四时刺逆从篇》云：中心一日死，其动为噫；中肝五日死，其动为语；中肺三日死，其动为咳；中肾六日死，其动为嚏欠；中脾十日死，其动为吞。王冰注云：此三论皆岐伯之言而不同者，传之误也。

刺中胆，一日半死，其动为呕。

刺中膈，为伤中，不过一岁必死。

刺跌上中大脉，血出不止死。

刺阴股中大脉，血出不止死。

刺面中流脉，不幸为盲。

刺客主人，内陷中脉，为内漏，为聋。

刺头中脑户，入脑立死。

刺膝膑出液为跛。

刺舌下中脉太过，血出不止为暗。

刺臂太阴脉，出血多立死。

刺足下布络中脉，血不出为肿。

刺足少阴脉，重虚出血，为舌难以言。

刺郄中大脉，令人仆，脱色。

刺膺中陷中肺，为喘逆仰息。

刺气冲中脉，血不出为肿鼠鼷。

刺肘中内陷，气归之，为不屈伸。

刺脊间中髓为伛。

刺阴股下三寸内陷，令人遗溺。

刺乳上中乳房，为肿根蚀。

刺腋下胁间内陷，令人咳。

刺缺盆中内陷，气泄，令人喘咳逆。

刺小腹中膀胱，溺出，令人小腹满。

刺手鱼腹内陷为肿。

刺腨肠内陷为肿。

刺目眶上陷骨中脉，为漏，为盲。

刺关节中液出，不得屈伸。

神庭禁不可刺，上关刺不可深，缺盆刺不可深，颅息刺不可多出血，脐中禁不可刺，左角刺不可久留，云门刺不可深。经云：云门刺不可深，今则都忌不刺，学者宜详悉之。五里禁不可刺，伏兔禁不可刺。按《甲乙》足阳明经：伏兔刺入五分，则不当禁。三阳络禁不可刺，复溜刺无多见血，承筋禁不可刺，然谷刺无多见血，乳中禁不可刺，鸠尾禁不可刺。

灸禁忌法

头维禁不可灸，承光禁不可灸，脑户禁不可灸，风府禁不可灸，喑门禁不可灸，阴市禁不可灸，下关耳中有干适低无灸，耳门耳中有脓乃适低无灸，人迎禁不可灸，阳关禁不可灸，丝竹空灸之不幸、使人目小及盲，承泣禁不可灸，脊中禁不可灸，乳中禁不可灸，瘈脉禁不可灸，石门女子禁不可灸，白环俞禁不可灸，气冲灸之不幸、不得息，渊腋灸之不幸、生脓蚀，天府禁不可灸，经渠禁不可灸，伏兔禁不可灸，地五会禁不可灸，鸠尾禁不可灸。

五脏六腑变化旁通诀第四

凡五脏六腑，变化无穷，散在诸经，其事隐没，难得俱知。含纂集相附，以为旁通，令学者少留意推寻，造次可见矣。

五脏	肾水一	心火二	肝木三	肺金四	脾土五	
六腑	膀胱	小肠	胆	大肠	胃	三焦
五脏经	足少阴	手少阴	足厥阴	手太阴	足太阴	
六腑经	足太阳	手太阳	足少阳	手阳明	足阳明	手少阳
五脏脉	沉濡	洪盛	弦长	浮短	缓大	

续表

五脏斤两	一斤二两 又云一斤一两	十二两 三毛七孔	四斤四两 左三叶右四叶	三斤三两 六叶两耳	二斤三两	
六腑斤两	九两二铢	二斤十四两	三两三铢	二斤十二两	二斤十四两	
六腑丈尺	纵广七寸 又云九寸	长二丈四尺 广二寸四分	三寸三分	一丈二尺 广六寸	大一尺五寸	
六腑所受	九升二合 又云九升九合	二斗四升	一合 《难经》作三合	一斗二升	三斗五升	
五脏官	后宫列女	帝王	上将军 又为郎官	大尚书 又为上将军	谏议大夫	
六腑官	水曹掾	监仓吏	将军决曹吏	监仓掾	内啬吏	
五脏俞	十四椎	五椎	九椎	三椎	十一椎	
六腑俞	十九椎	十八椎	十椎	十六椎	十二椎	十三椎
五脏募	京门	巨阙	期门	中府	章门	
六腑募	中极	关元	日月	天枢	中脘	石门
五脏脉出①	涌泉	中冲 此心包络经，心经出少冲	大敦	少商	隐白	
流 《甲乙》作留	然谷	劳宫 心经流少府	行间	鱼际	大都	
注	太溪	大陵 心经注神门	太冲	太渊	太白	
过	水泉	内关 心经过通里	中封	列缺	公孙	
行	复溜	间使 心经行灵道	中郄②	经渠	商丘	
入	阴谷	曲泽 心经入少海	曲泉	尺泽	阴陵泉	
六腑脉出③	至阴	少泽	窍阴	商阳	厉兑	关冲 此三焦经出入

① 出：宋古本作“出入”。
② 中郄：宋古本作“中封”。
③ 出：宋古本作“出入”。

续表

流	通谷	前谷	侠溪	二间	内庭	液门
注	束骨	后溪	临泣	三间	陷谷	中渚
过	京骨	腕骨	丘墟	合谷	冲阳	阳池
行	昆仑	阳谷	阳辅	阳溪	解溪	支沟
入	委中	小海	阳陵泉	曲池	三里	天井
五窍	耳二阴	舌口	目	鼻	唇	
五养	骨精	血脉	筋	皮毛气	肉	
五液	唾	汗	泪	涕	涎	
五声	呻噫	言	呼	哭	歌	
六气	呬	吹、呼	呵	嘘	唏	
五神	志精	神性，又作脉神	血魂	气魄	意智，又作营意	
五有余病	胀满	笑不止	怒	喘喝仰息	泾溲不利	
五不足病	厥逆	忧一作悲	恐[①]	息利少气	四肢不用	
六情	恶哀	怵虑一作惠好	好喜一作直喜	威怒	乐愚	
	贪狼	廉贞	阴贼	宽大	公正	奸邪
八性	欲忌	友爱	慈惠悲	气正	公私怨	
五常	智谋	礼哲	仁肃	义	信圣	
五事	听聪	视明	貌恭	言从	思睿	
五咎	急	豫[②]	狂	僭	蒙	
五音	吟咏	肆呼	讽	唱	歌	
五声	羽四十八丝	徵五十四丝	角六十四丝	商七十二丝	宫八十一丝	
五色	黑	赤	青	白	黄	
五味	咸	苦	酸	辛	甘	
五臭	腐	焦	膻臊	腥	香	

① 恐：宋古本作“悲”。
② 豫：宋古本作“恐”。

续表

五宜 子来扶母	酸	甘	苦	咸	辛	
五恶味之恶	甘	咸	辛	苦	酸	
五恶气之恶	燥	热	风	寒	湿	
五数	一六	二七	三八	四九	五十	
五行	水	火	木	金	土	
五时	冬	夏	春	秋	季夏	
五形《外台》云:外应五行之形,内法五脏之象。	曲	兑	直	方	圆	
五畜	豕 《外台》云豕鼠	羊 《外台》云蛇马	鸡 《外台》云虎兔	犬 《外台》云猴鸡	牛《外台》 云龙羊犬牛	
五谷	大豆	麦	麻	稻黄黍	稷	
五果	栗	杏	李	桃	枣	
五菜	藿	薤	韭	葱	葵	

论曰：假令人肾、心、肝、肺、脾为脏，则膀胱、小肠、胆、大肠、胃为腑。足少阴为肾经，足太阳为膀胱经。下至五脏、五果、五菜皆尔，触类长之，他皆仿此。《外台》续添二十三条，本非《千金》之旧，今更不附入。

用针略例第五

夫用针刺者，先明其孔穴，补虚泻实，送坚付濡，以急随缓，荣卫常行，勿失其理。夫为针者不离乎心，口如衔索，目欲内视，消息气血，不得妄行。针入一分，知天地之气；针入二分，知呼吸出入、上下水火之气；针入三分，知四时五行、五脏六腑逆顺之气。针皮毛腠理者，勿伤肌肉；针肌肉者，勿伤筋脉；针筋脉者，勿伤骨髓；针骨髓者，勿伤诸络。

东方甲乙木，主人肝、胆、筋膜、魂。

南方丙丁火，主人心、小肠、血脉、神。

西方庚辛金，主人肺、大肠、皮毛、魄。

北方壬癸水，主人肾、膀胱、骨髓、精志。

中央戊己土，主人脾、胃、肌肉、意、智。

针伤筋膜[①]者，令人愕视失魂。伤血脉者，令人烦乱失神。伤皮毛者，令人上气失魄。伤骨髓者，令人呻吟失志。伤

① 膜：宋古本作“脉”。

肌肉者，令人四肢不收失智。此为五乱，因针所生。若更失度者，有死之忧也。所谓针能杀生人，不能起死人，谓愚人妄针必死，不能起生人也。

又须审候，与死人同状者，不可为医；与亡国同政者，不可为谋。虽圣智神人，不能活死人、存亡国也。故曰：危邦不入，乱邦不居。凡愚人贪利，不晓于治乱存亡，危身灭族，彼此俱丧，亡国破家，亦医之道也。

凡用针之法，以补泻为先。呼吸应江汉，补泻校升斗，经纬有法则，阴阳不相干。震为阳气始火生于寅，兑为阴气终戌为土墓，坎为太玄华冬至之日夜半一阳爻生，离为太阳精为中女之象。欲补从卯南补不足，地户至巽为地虚，欲泻从酉北天门在乾。针入因日明向寅至午，针出随月光从申向午，午为日月光之位。如此思五行，气以调荣卫，用以将息之，是曰随身宝。

凡用锋针针者，除疾速也。先补五呼，刺入五分留十呼，刺入一寸留二十呼，随师而将息之。刺急者，深内而久留之；刺缓者，浅内而疾发针；刺大者，微出其血；刺滑者，疾发针，浅内而久留之；刺涩者，必得其脉，随其逆顺久留之，疾出之，压其穴勿出其血。诸小弱者，勿用大针。然气不足宜调以百药。余三针者，正中破痈坚瘤结息肉也，亦治人[①]疾也。火针亦用锋针，以油火烧之，务在猛热，不热即于人有损也。隔日一报，三报之后，当脓水大出为佳。

巨阙、太仓、上下脘，此之一行有六穴，忌火针也。大癥块当停针转动须臾为佳。

每针常须看脉，脉好乃下针，脉恶勿乱下针也。下针一宿发热恶寒，此为中病，勿怪之。

灸例第六

凡孔穴在身，皆是脏腑荣卫血脉流通，表里往来各有所主，临时救难，必在审详。人有老少，体有长短，肤有肥瘦，皆须精思商量，准而折之，无得一概，致有差失。其尺寸之法，依古者八寸为尺，仍取病者男左女右手中指上第一节为一寸。亦有长短不定者，即取手大拇指第一节横度为一寸。以意消息，巧拙在人。其言一夫者，以四指为一夫，又以肌肉纹理节解缝会宛陷之中，及以手按之，病者快然。如此仔细安详用心者，乃能得之耳。

凡经云横三间寸者，则是三灸两间，一寸有三灸，灸有三分。三壮之处即为一寸。黄帝曰：灸不三分，是谓徒冤。炷务大也，小弱，炷乃小作之，以意商量。

凡点灸法，皆须平直，四体勿使倾侧，灸时孔穴不正，无益于事，徒破好肉耳。若坐点，则坐灸之，卧点则卧灸之，立点则立灸之，反此亦不得其穴矣。

凡言壮数者，若丁壮遇病，病根深笃者，可倍多于方数。其人老小羸弱者，可复减半。依扁鹊灸法，有至五百壮、千壮，皆临时消息之。《明堂》、《本经》多云针入六分，灸三壮，更无余论。曹氏灸法有百壮者，有五十壮者，《小品》诸方亦皆有此。仍须准病轻重以行之，不可胶柱守株。

凡新生儿七日以上，周年以还，不过七壮，炷如雀屎大。

凡灸，当先阳后阴，言从头向左而渐下，次后从头向右而渐下，先上后下，皆以日正午以后，乃可下火灸之，时谓阴气未至，灸无不著。午前平旦谷气虚，令人

---

① 人：宋古本作“久”。

癫眩，不可针灸也，慎之。其大法如此，卒急者，不可用此例。

灸之生熟法：腰以上为上部，腰以下为下部；外为阳部荣，内为阴部卫，故脏腑周流，名曰经络。是故丈夫四十以上气在腰，老妪四十以上气在乳。是以丈夫先衰于下，妇人先衰于上。灸之生熟，亦宜撙而节之，法当随病迁变。大法：外气务生，内气务熟，其余随宜耳。头者，身之元首，人神之所法，气口精明，三百六十五络皆上归于头。头者，诸阳之会也，故头病必宜审之。灸其穴不得乱，灸过多伤神，或使阳精玄熟，令阴魄再卒，是以灸头正得满百。脊背者，是体之横梁，五脏之所系著，太阳之会合，阴阳动发，冷热成疾，灸太过熟，大害人也。臂脚手足者，人之枝干，其神系于五脏六腑，随血脉出，能远近采物，临深履薄，养于诸经。其地狭浅，故灸宜少，灸过多即内神不得入，精神闭塞，否滞不仁，即臂不举。故四肢之灸，不宜太熟也。然腹脏之内，为性贪于五味，无厌成疾，风寒结痼，水谷不消，宜当熟之。然大杼、脊中、肾俞、膀胱八髎，可至二百壮。心主手足太阴，可至六七十壮。三里、太溪、太冲、阴阳二陵泉、上下二廉，可至百壮。腹上、下脘、中脘、太仓、关元，可至百壮。若病重者，皆当三报之，乃愈病耳。若治诸沉结寒冷病，莫若灸之宜熟。若治诸阴阳风者，身热脉大者，以锋针刺之，间日一报之。若治诸邪风鬼注，痛处少气，以毫针去之，随病轻重用之。表针内药，随时用之，消息将之，与天同心，百年永安，终无横病。此要略说之，非贤勿传，秘之。风微数之脉，慎不可灸。伤血脉，焦筋骨。凡汗以后勿灸，此为大逆。脉浮热甚勿灸。

头、面、目、咽，灸之最欲生少；手臂四肢，灸之欲须小熟，亦不宜多；胸背腹灸之尤宜大熟；其腰脊欲须少生。大体皆须以意商量，临时迁改，应机千变万化，难以一准耳。其温病随所著而灸之，可百壮余，少至九十壮。大杼、胃管可五十壮。手心主、手足太阳，可五十壮。三里、曲池、太冲，可百壮，皆三报之，乃可愈耳。风劳沉重，九部尽病，及毒气为疾者，不过五十壮，亦宜三报之。若攻脏腑成心腹疹[①]者，亦宜百壮。若卒暴百病，鬼魅所著者，灸头面四肢宜多，灸腹背宜少，其多不过五十，其少不减三五七九壮。凡阴阳濡风口祸僻者，不过三十壮，三日一报，报如前。微者三报，重者九报，此风气濡微细入，故宜缓火温气，推排渐抽以除耳。若卒暴催迫，则流行细入成痼疾，不可愈也，故宜缓火。凡诸虚疾，水谷沉结流离者，当灸腹背，宜多而不可过百壮。大凡人有卒暴得风，或中时气，凡百所苦，皆须急灸疗，慎勿忍之停滞也。若王相者可得无他[②]，不尔，渐久后皆难愈。深宜知此一条。凡人吴蜀地游官，体上常须三两处灸之，勿令疮暂瘥，则瘴疠、温疟、毒气不能著人也，故吴蜀多行灸法。有阿是之法，言人有病痛，即令捏其上，若里当其处，不问孔穴，即得便快成痛处，即云阿是。灸刺皆验，故曰阿是穴也。

太医针灸宜忌第七

论曰：欲行针灸，先知行年宜忌，及人神所在，不与禁忌相应即可，今具如下。

---

① 疹：元刻本、道藏本、后藤本作“疼”。

② 他：原作“佗”，据元刻本、道藏本、后藤本改。

木命人行年在木，则不宜针及服青药。火命人行年在火，则不宜汗及服赤药。土命人行年在土，则不宜吐及服黄药。金命人行年在金，则不宜灸及服白药。水命人行年在水，则不宜下及服黑药。凡医者不知此法，下手即困；若遇年命厄会深者，下手即死。

推天医血忌等月忌及日忌旁通法

月旁通	正	二	三	四	五	六	七	八	九	十	十一	十二
天医	卯	寅	丑	子	亥	戌	酉	申	未	巳	午	辰呼师治病吉
血忌	丑	未	寅	申	卯	酉	辰	戌	巳	亥	午	子忌针灸
月厌	戌	酉	申	未	午	巳	辰	卯	寅	丑	子	亥忌针灸
四激	戌	戌	戌	丑	丑	丑	辰	辰	辰	未	未	未忌针灸
月杀	戌	巳	午	未	寅	卯	辰	亥	子	丑	申	酉不可举，百事凶。《千金翼》、《外台》云：丑戌未辰丑戌未辰丑戌未辰。
月刑	巳	子	辰	申	午	丑	寅	酉	未	亥	卯	戌不疗病
六害	巳	辰	卯	寅	丑	子	亥	戌	酉	申	未	午不疗病

上天医上呼师避病吉，若刑害上凶。

推行年医法

年至	子	丑	寅	卯	辰	巳	午	未	申	酉	戌	亥
天医	卯	戌	子	未	酉	亥	辰	寅	巳	午	丑	申

求岁天医法 常以传送加太岁太一下为天医。

求月天医法 阳月以大吉，阴月以小吉，加月建、功曹，下为鬼道，传送下为天医。

推避病法 以小吉加月建登明下为天医，可于此避病。

推治病法 以月将加时，天医加病人年，治之瘥。

唤师法 未、卯、巳、亥、酉，鬼所在，唤师凶。

推行年人神法

脐	心	肘	咽	口	头	脊	膝	足
一	二	三	四	五	六	七	八	九
十	十一	十二	十三	十四	十五	十六	十七	十八
十九	二十	二十一	二十二	二十三	二十四	二十五	二十六	二十七
二十八	二十九	三十	三十一	三十二	三十三	三十四	三十五	三十六
三十七	三十八	三十九	四十	四十一	四十二	四十三	四十四	四十五
四十六	四十七	四十八	四十九	五十	五十一	五十二	五十三	五十四
五十五	五十六	五十七	五十八	五十九	六十	六十一	六十二	六十三
六十四	六十五	六十六	六十七	六十八	六十九	七十	七十一	七十二
七十三	七十四	七十五	七十六	七十七	七十八	七十九	八十	八十一
八十二	八十三	八十四	八十五	八十六	八十七	八十八	八十九	九十

上九部行神，岁移一部，周而复始，不可针灸。

推十二部人神所在法

心辰	喉卯	头寅	眉丑《千金翼》作肩	背子	腰亥	腹戌	项酉	足申	膝未	阴午	股巳
一	二	三	四	五	六	七	八	九	十	十一	十二
十三	十四	十五	十六	十七	十八	十九	二十	二十一	二十二	二十三	二十四
二十五	二十六	二十七	二十八	二十九	三十	三十一	三十二	三十三	三十四	三十五	三十六
三十七	三十八	三十九	四十	四十一	四十二	四十三	四十四	四十五	四十六	四十七	四十八
四十九	五十	五十一	五十二	五十三	五十四	五十五	五十六	五十七	五十八	五十九	六十
六十一	六十二	六十三	六十四	六十五	六十六	六十七	六十八	六十九	七十	七十一	七十二
七十三	七十四	七十五	七十六	七十七	七十八	七十九	八十	八十一	八十二	八十三	八十四
八十五	八十六	八十七	八十八	八十九	九十	九十一	九十二	九十三	九十四	九十五	九十六

上十二部人神所在，并不可针灸损伤，慎之。

日辰忌

一日足大趾，二日外踝，三日股内，四日腰，五日口舌咽悬雍，六日足小趾《外台》云手小指，七日内踝，八日足腕，九日尻，十日背腰，十一日鼻柱《千金翼》云及眉，十二日发际，十三日牙齿，十四日胃脘，十五日遍身，十六日胸乳，十七日气冲《千金翼》云及胁，十八日腹内，十九日足趺，二十日膝下，二十一日手小指，二十二日伏兔，二十三日肝俞，二十四日手阳明两胁，二十五日足阳明，二十六日手足，二十七日膝，二十八日阴，二十九日膝胫颞颥，三十日关元下至足心。《外台》云足趺上。

十干十二支人神忌日

甲日头，乙日项，丙日肩臂，丁日胸胁，戊日腹，己日背，庚日肺[①]，辛日脚，壬日肾，癸日足。

又云甲乙日忌寅时头，丙丁日忌辰时耳，戊己日忌午时发，庚辛日忌申时阙文，壬癸日忌酉时足。

子日目，丑日耳，寅日口《外台》云胸面，卯日鼻《外台》云在脾，辰日腰，巳日手《外台》云头口[②]，午日心，未日足《外台》云两足心，申日头《外台》云在肩，酉日背《外台》云胫，戌日项《外台》云咽喉，亥日顶《外台》云臂胫。

建日申时头《外台》云足，除日酉时膝《外台》云股，满日戌时腹，平日亥时腰背，定日子时心，执日丑时手，破日寅时口，危日卯时鼻，成日辰时辰，收日巳时足《外台》云头，开日午时耳，闭日未时目。

上件时不得犯其处杀人。

十二时忌

子时踝，丑时头，寅时目，卯时面耳《外台》云在项，辰时项口《外台》云在面，巳时肩《外台》云在乳，午时胸胁，未时腹，申时心，酉时背胛《外台》云在膝，戌时腰阴，亥时股。

又立春、春分脾，立夏、夏至肺，立秋、秋分肝，立冬、冬至心，四季十八日肾。以上并不得医治凶。

凡五脏主时不得治及忌针灸其经络凶。

---

① 肺：后藤本作“膝”。

② 口：后藤本作“目”。

又正月丑，二月戌，三月未，四月辰；五月丑，六月戌，七月未，八月辰；九月丑，十月戌，十一月未，十二月辰。

又春左胁，秋右胁，夏在脐，冬在腰，皆凶。

又每月六日、十五日、十八日、二十二日、二十四日小尽日疗病，令人长病。

戊午、甲午，此二日大忌刺出血，服药针灸皆凶。《千金翼》云：不出月凶。

甲辰、庚寅、乙卯、丙午、辛巳，此日针灸凶。

壬辰、甲辰、己巳、丙午、丁未，此日男忌针灸。

甲寅、乙卯、乙酉、乙巳、丁巳，此日女人特忌针灸。

甲子、壬子、甲午、丙辰、丁巳、辛卯、癸卯、乙亥，此日忌针灸。《外台》云：甲子日天子会，壬子日百王会，甲午日太子会，丁巳日三公会，丙辰日诸侯会，辛卯日大夫会，癸卯日大人会，乙亥日以上都会。

又男避除，女避破，男忌戌，女忌巳。

凡五辰、五酉、五未、及八节先后各一日皆凶。

论曰：此等法并[1] 在诸部，不可寻究，故集之一处造次易知，所以省披讨也。

《备急千金要方》卷第二十九

---

① 并：元刻本、道藏本、后藤本作“散”。

备急千金要方卷第三十　针灸下

孔穴主对法

论曰：凡云孔穴主对者，穴名在上，病状在下，或一病有数十穴，或数病共一穴，皆临时斟酌作法用之。其有须针者，即针刺以补泻之，不宜针者，直尔灸之。然灸之大法，但其孔穴与针无忌，即下白针若温针讫，乃灸之，此为良医。其脚气一病，最宜针之，若针而不灸，灸而不针，皆非良医也。针灸不[①]药，药不针灸，尤非良医也，但恨下里间知针者鲜耳。所以学者深须解用针，燔针、白针，皆须妙解，知针知药，固是良医。

头面第一

项、目、鼻、耳、口、舌、齿、咽喉附

头病

神庭、水沟，主寒热头痛，喘渴，目不可视。

头维、大陵，主头痛如破，目痛如脱。《甲乙》云：喘逆烦满，呕吐流汗难言。

昆仑、曲泉、飞扬、前谷、少泽、通里，主头眩痛。

窍阴、强间，主头痛如锥刺，不可以动。

脑户、通天、脑空，主头重痛。

消泺，主寒热痹，头痛。

攒竹、承光、肾俞、丝竹空、和髎，主风头痛。

神庭，主风头眩，善呕烦满。

上星，主风头眩颜清。

囟会，主风头眩，头痛颜清。

上星，主风头引颔痛。

天牖、风门、昆仑、关元、关冲，主风眩头痛。

瘈脉，主风头耳后痛。

合谷、五处，主风头热。

前顶、后顶、颔厌，主风眩偏头痛。

玉枕，主头半寒痛。《甲乙》云：头眩目痛，头半寒。

天柱、陶道、大杼一作本神、孔最、后溪，主头痛。

目窗、中渚、完骨、命门、丰隆、太白、外丘、通谷、京骨、临泣、小海、承筋、阳陵泉，主头痛，寒热汗出，不恶寒。

项病

少泽、前谷、后溪、阳谷、完骨、昆仑、小海、攒竹，主项强急，痛不可以顾。

消泺、本神、通天、强间、风府、暗门、天柱、风池、龈交、天冲、陶道、外丘、通谷、玉枕，主项如拔，不可左右顾。

天容、前谷、角孙、腕骨[②]、支正，主颈肿项痛不可顾。

天容，主颈[③]项痛，不能言。

飞阳、涌泉、颔厌、后顶，主颈项

---

① 不：原作“而”，据文义改。

② 腕骨：宋古本作“完骨”。

③ 颈：宋古本作“额”。

疼，历节汗出。

角孙，主颈颔柱满。

面病

攒竹、龈交、玉枕，主面赤，颊中痛。

巨髎，主面恶风寒，颊肿痛。

上星、囟会、前顶、脑户、风池，主面赤肿。

天突、天窗，主面皮热。

肾俞、内关，主面赤热。

行间，主面苍黑。

太冲，主面尘黑。

天窗，主颊肿痛。

中渚，主颞颥痛，颔颅热痛，面赤。

悬厘，主面皮赤痛。

目病

大敦，主目不欲视，太息。

大都，主目眩。

承浆、前顶、天柱、脑空、目窗，主目眩瞑。

天柱、陶道、昆仑，主目眩，又目不明，目如脱。

肾俞、内关、心俞、复溜、太渊、腕骨、中渚、攒竹、精明、百会、委中、昆仑、天柱、本神、大杼、颔厌、通谷、曲泉、后顶、丝竹空、胃俞，主目晾晾不明，恶风寒。

阳白，主目瞳子痛痒，远视晾晾，昏夜无所见。

液门、前谷、后溪、腕骨、神庭、百会、天柱、风池、天牖、心俞，主目泣出。

至阴，主目翳。

丘墟，主视不精了，目翳，瞳子不见。

后溪，主眦烂有翳。

前谷、京骨，主目中白翳。

京骨，主目反白，白翳从内眦始。

精明、龈交、承泣、四白、风池、巨髎、瞳子髎、上星、肝俞，主目泪出，多眵𥌒，内眦赤痛痒，生白肤翳。

天牖，主目不明，耳不聪。

照海，主目痛，视如见星。

肝俞，主热病瘥后，食五辛多患眼暗如雀目。

阳白、上星、本神、大都、曲泉、侠溪、三间、前谷、攒竹、玉枕、主目系急，目上插。

丝竹空、前顶，主目上插，增风寒。

承泣，主目瞤动，与项口相引。《甲乙》云：目不明，泪出，目眩骨，瞳子痒，远视晾晾，昏夜无见，目瞤动，与项口参相引，㖞僻，口不能言。

申脉，主目反上视，若赤痛从内眦始。

三间、前谷，主目急痛。

太冲，主下眦痛。

阳谷、太冲、昆仑，主目急痛赤肿。

曲泉，主目赤肿痛。

束骨，主眦烂赤。

阳溪、阳谷，主目痛赤。

商阳、巨髎、上关、承光、瞳子髎、络却，主青盲无所见。

颧髎、内关，主目赤黄。

液门，主目涩暴变。

期门，主目青而呕。

二间，主目眦伤。

风池、脑户、玉枕、风府、上星，主目痛不能视，先取譩譆，后取天牖、风池。

太渊，主目中白睛青。

侠溪，主外眦赤痛逆寒，泣出目痒。

鼻病

神庭、攒竹、迎香、风门、合谷、至阴、通谷，主鼻鼽，清涕出。

曲差、上星、迎香、素髎、水沟、龈交、通天[1]、禾髎、风府，主鼻窒喘息不

---

① 通天：后藤本作“通谷”。

利，鼻喎僻多涕，鼽衄有疮。

水沟、天牖，主鼻不收涕，不知香臭。《甲乙》云：鼻鼽不得息及衄不止。

龈交，主鼻中息肉不利，鼻头额頞中痛，鼻中有蚀疮。

承灵、风池、风门、譩譆、后溪，主鼻衄窒喘息不通。

脑空、窍阴，主鼻管疽发为疠鼻。

风门、五处，主时时嚏不已。

肝俞，主鼻中酸。

中脘、三间、偏历、厉兑、承筋、京骨、昆仑、承山、飞扬、隐白，主头热鼻鼽衄。

中脘，主鼻间焦臭。

复溜，主涎出，鼻孔中痛。

京骨、申脉，主鼻中衄血不止。淋泺[①]。

厉兑、京骨、前谷，主鼻不利，涕黄。

天柱，主不知香臭。

耳病

上关、下关、四白、百会、颅息、翳风、耳门、颔厌、天窗、阳溪、关冲、液门、中渚，主耳痛鸣聋。

天容、听会、听宫、中渚，主聋嘈嘈若蝉鸣。

天牖、四渎，主暴聋。

少商，主耳前痛。

曲池，主耳痛。

外关、会宗，主耳浑浑淳淳，聋无所闻。

前谷、后溪，主耳鸣，仍取偏历、大陵。

腕骨、阳谷、肩贞、窍阴、侠溪，主颔痛引耳，嘈嘈耳鸣无所闻。

商阳，主耳中风聋鸣，刺入一分，留一呼，灸三壮，左取右，右取左，如食顷。

口病

承泣、四白、巨髎、禾髎、上关、大迎、颧骨、强间、风池、迎香、水沟，主口喎僻不能言。

颊车、颧髎，主口僻痛，恶风寒不可以嚼。

外关、内庭、三里、太渊。《甲乙》云：口僻刺太渊引而下之。商丘，主僻噤。

水沟、龈交，主口不能禁水浆，喎僻。

龈交、上关，大迎、翳风，主口噤不开引鼻中。

合谷、水沟，主唇吻不收，喑不能言，口噤不开。

商丘，主口噤不开。

曲鬓，主口噤。

地仓、大迎，主口缓不收，不能言。

下关、大迎、翳风，主口失欠，下牙齿痛。

胆俞、商阳、小肠俞，主口舌干，食饮不下。

劳宫、少泽、三间、太冲，主口热、口干、口中烂。

兑端、目窗、正营、耳门，主唇吻强，上齿龋痛。

太溪、少泽，主咽中干，口中热，唾如胶。

曲泽、章门，主口干。

阳陵泉，主口苦，嗌中介介然。

光明、临泣，主喜啮颊。

京骨、阳谷，主自啮唇一作颊。

解溪，主口痛啮舌。

劳宫，主大人小儿口中肿，腥臭。

舌病

廉泉、然谷《甲乙》作通谷、阴谷，主舌下肿难言，舌疭涎出。

---

① 淋泺：宋古本作“消泺”。

风府，主舌缓，喑不能言，舌急语难。

扶突、大钟、窍阴，主舌本出血。

鱼际，主舌上黄，身热。

尺泽，主舌干胁痛。

关冲，主舌卷口干，心烦闷。

支沟、天窗、扶突、曲鬓、灵道，主暴喑不能言。

中冲，主舌本痛。

天突，主夹舌缝脉青。

复溜，主舌卷不能言。

齿病

厉兑、三间、冲阳、偏历、小海、合谷、内庭、复溜，主龋齿。

大迎、颧髎、听会、曲池，主齿痛恶寒。

浮白，主牙齿痛不能言。

阳谷、正营，主上牙齿痛。

阳谷、液门、商阳、二间、四渎，主下牙齿痛。

角孙、颊车，主牙齿不能嚼。

下关、大迎、翳风、完骨，主牙齿龋痛。

曲鬓、冲阳，主齿龋。

喉咽病

风府、天窗、劳宫，主喉嗌痛。

扶突、天突、天溪，主喉鸣暴忤气哽。

少商、太冲、经渠，主喉中鸣。

鱼际，主喉中焦干。

水突，主喉咽肿。

液门、四渎，主呼吸短气，咽中如息肉状。

间使，主嗌中如扼。《甲乙》作行间。

少冲，主酸咽。

少府、蠡沟，主嗌中有气如息肉状。

中渚、支沟、内庭，主嗌痛。

复溜、照海、太冲、中封，主嗌干。

前谷、照海、中封，主咽偏肿，不可以咽。

涌泉、大钟，主咽中痛，不可内食。

然谷、太溪，主嗌内肿，气走咽喉而不能言。

风池，主喉咽偻引项挛不收。

喉痹

完骨、天牖、前谷，主喉痹、颈项肿不可俯仰，颊肿引耳后。

中府、阳交，主喉痹、胸满塞、寒热。

天容、缺盆、大杼、膈俞、云门、尺泽、二间、厉兑、涌泉、然谷，主喉痹、哽咽、寒热。

天鼎、气舍、膈俞，主喉痹哽噎，咽肿不得消，食饮不下。

天突，主喉痹咽干急。

璇玑、鸠尾，主喉痹咽肿，水浆不下。

三间、阳溪，主喉痹咽如哽。

大陵、偏历，主喉痹嗌干。

神门、合谷、风池，主喉痹。

三里、温溜、曲池、中渚、丰隆，主喉痹不能言。

关冲、窍阴、少泽，主喉痹，舌卷口干。

风喉痹，胁中暴逆，先取冲脉，后取三里、云门，各泻之。又刺手小指端，出血立已。

心腹第二

胸胁胀满、大小便、泄利、消渴、水肿、不能食、呕吐、吐血、咳逆上气、奔豚附

胸胁

通谷、章门、曲泉、膈俞、期门、食窦、陷谷、石门，主胸胁支满。

本神、颅息，主胸胁相引，不得倾

侧。

大杼、心俞，主胸中郁郁。

肝俞、脾俞、志室，主两胁急痛。

肾俞，主两胁引痛。

神堂，主胸腹满。

三间，主胸满肠鸣。

期门、缺盆，主胸中热，息贲，胁下气上。

阳溪、天容，主胸满不得息。

曲池、人迎、神道、章门、中府、临泣、天池、璇玑、府俞，主胸中满。

支沟，主胁腋急痛。

腕骨、阳谷，主胁痛不得息。

丰隆、丘墟，主胸痛如刺。

窍阴，主胁痛咳逆。

临泣，主季胁下支痛，胸痹不得息。

阳辅，主胸胁痛。

阳交，主胸满肿。

环跳、至阴，主胸胁痛无常处，腰胁相引急痛。

太白，主胸胁胀切痛。《甲乙》云：肠鸣切痛。

然骨，主胸中寒，咳唾有血。

大钟，主胸喘息胀。

胆俞、章门，主胁痛不得卧，胸满，呕无所出。

大包，主胸胁中痛。

华盖、紫宫、中庭、神藏、灵墟、胃俞、侠溪、步廊、商阳、上廉、三里、气户、周荣、上脘、劳宫、涌泉、阳陵泉，主胸胁柱满。

膻中、天井，主胸心痛。

膺窗，主胸胁痈肿。

乳根，主胸下满痛。

云门，主胸中暴逆。

云门、中府、隐白、期门、肺俞、魂门、大陵，主胸中痛。

鸠尾，主胸满咳逆。

巨阙、间使，主胸中澹澹。

太渊，主胸满噭呼，胸膺痛。

中脘、承满，主胁下坚痛。

梁门，主胸下积气。

关元、期门、少商，主胁下胀。

经渠、丘墟，主胸背急，胸中彭彭。

尺泽、少泽，主短气、胁痛、心烦。

间使，主胸痹背相引。

鱼际，主痹走胸背，不得息。

少冲，主胸痛口热。

凡胸满短气不得汗，皆针补手太阴以出汗。

心病

支沟、太溪、然谷，主心痛如锥刺，甚者手足寒至节，不息者死。

大都、太白，主暴泄、心痛、腹胀，心痛尤甚。

临泣，主胸痹心痛，不得反侧。《甲乙》云：不得息，痛无常处。

行间，主心痛，色苍苍然如死灰状，终日不得太息。

通谷、巨阙、太仓、心俞、膻中、神府，主心痛。

通里，主卒痛烦心，心中懊侬，数欠频伸，心下悸，悲恐。

期门、长强、天突、侠白、中冲，主心痛短气。

尺泽，主心痛彭彭然，心烦闷乱，少气不足以息。

肾俞、复溜、大陵、云门，主心痛如悬。

章门，主心痛而呕。

太渊，主心痛肺胀，胃气上逆。

建里，主心痛上抢心，不欲食。

鸠尾，主心寒胀满，不得食，息贲，唾血，厥心痛善哕，心疝太息。

上脘，主心痛，有三虫，多涎，不得反侧。

中脘，主心痛难以俯仰。《甲乙》云：身寒心疝，冲冒死不知人。

不容、期门，主心切痛，喜噫酸。

灵道，主心痛悲恐，相引瘈疭。

肓门，主心下大坚。

间使，主心悬如饥。

然谷，主心如悬，少气不足以息。

郄门、曲泽、大陵，主心痛。

少冲，主心痛而寒。

商丘，主心下有寒痛；又主脾虚，令人病不乐，好太息。

凡卒心痛汗出，刺大敦，出血立已。

凡心实者，则心中暴痛，虚则心烦，惕然不能动，失智，内关主之。

腹病

复溜、中封、肾俞、承筋、阴包、承山、大敦，主小腹痛。

气海，主少腹疝气游行五脏，腹中切痛。

石门、商丘，主少腹坚痛，下引阴中。

关元、委中、照海、太溪，主少腹热而偏痛。

膈俞、阴谷，主腹胀，胃脘暴痛，及腹积聚，肌肉痛。

高曲，主腹中积聚，时切痛。一名商曲。

四满，主腹僻切痛。

天枢，主腹中尽痛。

外陵，主腹中尽疼。

昆仑，主腹痛喘暴满。

气冲，主身热腹痛。

腹结，主绕脐痛抢心。

冲门，主寒气满腹中积，痛疼淫泺。

间使，主寒中少气。

隐白，主腹中寒冷气胀喘。

复溜，主腹厥痛。

鸠尾，主腹皮痛，瘙痒。

水分、石门，主少腹中拘急痛。

巨阙、上脘、石门、阴跷，主腹中满，暴痛汗出。

中极，主腹中热痛。

行间，主腹痛而热上柱心，心下满。

太溪，主腹中相引痛。

涌泉，主风入腹中，少腹痛。

丰隆，主胸痛如刺，腹若刀切痛。

胀满病

中极，主少腹积聚坚如石，小腹满。

通谷，主结积留饮癖囊，胸满，饮食不消。

膀胱俞，主坚结积聚。

胃脘、三焦俞，主少腹积聚，坚大如盘，胃胀，食饮不消。

上脘，主心下坚，积聚冷胀。

三里、章门、京门、厉兑、内庭、阴谷、络却、昆仑、商丘、阴陵泉、曲泉、阴谷，主腹胀满不得息。

隐白，主腹胀逆息。

尺泽，主腹胀喘振栗。

解溪，主腹大下重。

大钟，主腹满便难。

肝俞、胞肓，主少腹满。

水道，主少腹胀满，痛引阴中。

日月、大横，主少腹热，欲走，太息。

委中，主少腹坚肿。

关元，主寒气入腹。

悬枢，主腹中积上下行。

悬钟，主腹满。

脾俞、大肠俞，主腹中气胀引脊痛，食饮多而身羸瘦，名曰食晦。先取脾俞，后取季肋。

阴市，主腹中满，痿厥少气。

丘墟，主大疝腹坚。

京门，主寒热䐜胀。

高曲[①]，主腹中积聚。

肓俞，主大腹寒疝。《甲乙》云：大腹寒中。

天枢，主腹胀肠鸣，气上冲胸。

气冲，主腹中大热不安，腹有大气，暴腹胀满，癃，淫泺。

太冲，主羸瘦恐惧，气不足，腹中悒悒。

期门，主腹大坚，不得息，胀痹满，少腹尤大。

太阴郄，主腹满积聚。

冲门[②]，主寒气腹满，腹中积聚疼痛。

巨阙、上脘，主腹胀、五脏胀、心腹满。

中脘，主腹胀不通，疰，大便坚，忧思损伤气积聚，腹中甚痛作脓[③]肿，往来上下。

阴交，主五脏游气。

中极，主寒中腹胀。

太溪，主腹中胀肿。

三里、行间、曲泉，主腹䐜满。

陷谷，主腹大满，喜噫。

冲阳，主腹大不嗜食。

解溪，主厥气上柱，腹大。

隐白，主腹满喜呕。

五里，主心下胀满而痛，上气。

太白、公孙，主腹胀，食不化，鼓胀，腹中气大满。

商丘，主腹中满，向向然不便，心下有寒痛。

漏谷，主肠鸣、强欠、心悲、气逆、腹䐜满急。

阴陵泉，主腹中胀，不嗜食，胁下满，腹中盛水，胀逆不得卧。

蠡沟，主数噫恐悸，气不足，腹中悒悒。

凡腹中热，喜渴涎出，是蛔也。以手聚而按之，坚持勿令得移，以大针刺中脘，久持之中不动，乃出针。

凡腹满痛不得息，正仰卧，屈一膝，伸一脚，并气冲针入三寸，气至泻之。

阴都，主心满、气逆、肠鸣。

陷谷、温溜、漏谷、复溜、阳纲，主肠鸣而痛。

上廉，主肠鸣相追逐。

胃俞，主腹满而鸣。

章门，主肠鸣盈盈然。

膺窗，主肠鸣泄注。

太白、公孙，主肠鸣。

脐中，主肠中常鸣，上冲于心。

阴交，主肠鸣濯濯如有水声。

大小便病

丰隆，主大小便涩难。

长强、小肠俞，主大小便难，淋癃。

水道，主三焦约，大小便不通。

营卫四穴，主大小便不利。

秩边、胞肓，主癃闭下重，大小便难。

会阴，主阴中诸病，前后相引痛，不得大小便。

大肠俞、八髎，主大小便利。

阳纲，主大便不节，小便赤黄，肠鸣泄注。

承扶，主尻中肿，大便直出，阴胞有寒，小便不利。

屈骨端[④]，主小便不利，大便泄数，并灸天枢。

劳宫，主大便血不止，尿赤。

太溪，主尿黄，大便难。

大钟，主大便难。

---

① 高曲：宋古本作“商曲”。

② 冲门：原作“衡门”，据元刻本改。

③ 脓：宋古本作“胀”。

④ 屈骨端：宋古本作“曲骨”。

中髎、石门、承山、太冲、中脘、大钟、太溪、承筋，主大便难。

昆仑，主不得大便。

肓俞，主大便干，腹中切痛。

石关，主大便闭，寒气结，心坚满。

中注、浮郄，主少腹热，大便坚。

上廉、下廉，主小便难，黄。

肾俞，主小便难，赤浊，骨寒热。

会阴，主小便难，窍中热。

横骨、大巨、期门，主小腹满，小便难，阴下纵。

大敦、箕门、委中、委阳，主阴跳遗溺[①]，小便难。

少府、三里，主小便不利，癃。

中极、蠡沟、漏谷、承扶、至阴，主小便不利，失精。

阴陵泉，主心下满，寒中，小便不利。

关元，主胞闭塞，小便不通，劳热石淋。

京门、照海，主尿黄，水道不通。

京门，主溢饮，水道不通，溺黄。

胞肓、秩边，主癃闭下重，不得小便。

阴交、石门、委阳，主小腹坚痛引阴中，不得小便。

关元，主石淋，脐下三十六疾，不得小便，并灸足太阳。

列缺，主小便热痛。

大陵，主目赤，小便如血。

承浆，主小便赤黄，或时不禁。

完骨、小肠俞、白环俞、膀胱俞，主小便赤黄。

中脘，主小肠有热尿黄。

前谷、委中，主尿赤难。

阴谷，主尿难，阴痿不用。

中封、行间，主振寒溲白，尿难、痛。

关元，主伤中尿血。

凡尿青、黄、赤、白、黑、青，取井；黄，取输，赤取荥，白取经，黑取合。

复溜，主淋。

关元、涌泉，主胞转气淋；又主小便数。

阴陵泉、关元，主寒热不节、肾病，不可以俯仰，气癃尿黄。

气冲，主腹中满热，淋闭不得尿。

曲泉，主癃闭，阴痿。

交信，主气淋。

然谷，主癃疝。

行间，主癃闭，茎中痛。

复溜，主血淋。

悬钟，主五淋。

太冲，主淋不得尿，阴上痛。

大敦、气门，主五淋不得尿。

曲骨，主小腹胀，血癃，小便难。

通里，主遗溺。

关门、中府、神门，主遗尿。《甲乙》中府作委中。

阴陵泉、阳陵泉，主失禁遗尿不自知。

泄痢病

京门、然谷、阴陵泉，主洞泄不化。

交信，主泄痢赤白，漏血。

复溜，主肠僻[②]便脓血，泄痢后重，腹痛如痓状。

脾俞，主泄痢不食，食不生肌肤。

小肠俞，主泄痢脓血五色，重下肿痛。

丹田，主泄痢不禁，小腹绞痛。

关元、太溪，主泄痢不止。

京门、昆仑，主洞泄体痛。

---

① 溺：原缺，据《甲乙经·卷九》补。

② 僻：似当作“澼”。

天枢，主冬月重感于寒则泄，当脐痛，肠胃间游气切痛。

腹哀，主便脓血，寒中，食不化，腹中痛。

尺泽，主呕泄上下出，两胁下痛。

束骨，主肠澼泄。

太白，主腹胀，食不化，喜呕，泄有脓血。

地机，主溏瘕，腹中痛，脏痹。

阴陵泉、隐白，主胸中热，暴泄。

太冲、曲泉，主溏泄，痢泄下血。

长强，主头重洞泄。

肾俞、章门，主寒中，洞泄不化。

会阳，主腹中有寒，泄注，肠澼便血。

三焦俞、小肠俞、下髎、意舍、章门，主肠鸣胪胀欲泄注。

中髎，主腹胀飧泄。

大肠俞，主肠鸣腹䐜肿，暴泄。

消渴

承浆、意舍、关冲、然谷，主消渴嗜饮。

劳宫，主苦渴食不下。

意舍，主消渴身热，面目黄。

曲池，主寒热渴。

隐白，主饮渴。

行间、太冲，主嗌干善渴。

商丘，主烦中渴。

水肿

公孙，主头面肿。

水沟，主水肿，人中满。

胃仓，主水肿胪胀，食饮不下，恶寒。

章门，主身润，石水身肿。

屋翳，主身肿皮痛，不可近衣。

中府、间使、合谷，主面腹肿。

阴交、石门，主水胀，水气行皮中，小腹皮敦敦然，小便黄，气满。

关元，主小腹满，石水。

四满、然谷，主大腹石水。

关门，主身肿身重。

天枢、丰隆、厉兑、陷谷、冲阳，主面浮肿。

气冲，主大气石水。

天府，主身胀逆息，不得卧，风汗身肿，喘息多唾。

解溪，主风水面胕肿，颜黑。

丰隆，主四肢肿，身湿。

上廉，主风水膝肿。

三里，主水腹胀皮肿。

陷谷、列缺，主面目痈肿。

大敦，主大腹肿胀，脐腹邑邑。

临泣，主腋下肿，胸中满。

天牖，主乳肿、缺盆中肿。

丘墟、阳跷，主腋下肿，寒热，颈肿。

昆仑，主腰尻肿，腨跟肿。

复溜、丰隆，主风逆，四肢肿。

曲泉，主腹肿。

阴谷，主寒热腹偏肿。

列缺，主汗出，四肢肿。

完骨、巨髎，主头面气胕肿。

阳陵泉，主头面肿。

凡头目痈肿，留饮，胸胁支满，刺陷谷出血立已。

不能食病

丰隆，主不能食。

石门，主不欲食，谷入不化。

天枢、厉兑、内庭，主食不化，不嗜食，夹脐急。

维道，主三焦有水气，不能食。

中封，主身黄有微热，不嗜食。

然谷、内庭、脾俞，主不嗜食。

胃俞、肾俞，主胃中寒胀，食多身羸瘦。

胃俞，主呕吐筋挛，食不下，不能

食。

大肠俞、周荣，主食不下，喜饮。

阳纲、期门、少商、劳宫，主饮食不下。

章门，主食饮不化，入腹还出，热中，不嗜食，苦吞，而闻食臭伤饱，身黄酸疼羸瘦。

中庭、中府，主膈寒，食不下，呕吐还出。

食窦，主膈中雷鸣，察察隐隐常有水声。

巨阙，主膈中不利。

上脘、中脘，主寒中伤饱，食饮不化。

中极，主饥不能食。

凡食饮不化，入腹还出，先取下脘，后取三里泻之。

凡不嗜食，刺然谷多见血，使人立饥。

呕吐病

商丘，主脾虚，令人病寒不乐，好太息，多寒热，喜呕。

俞府、灵墟、神藏、巨阙，主呕吐胸满。

率谷，主烦满呕吐。

天容，主咳逆呕沫。

胃俞、肾俞，主呕吐。

中庭、中府，主呕逆吐，食下还出。

曲泽，主逆气呕涎。

石门，主呕吐。

维道，主呕逆不止。

阳陵泉，主呕宿汁，心下澹澹。

少商、劳宫，主呕吐。

绝骨，主病热欲呕。

商丘、幽门、通谷，主喜呕。

大钟、太溪，主烦心满，呕。

魂门、阳关，主呕吐不住，多涎。

隐白，主膈中呕吐，不欲食。

巨阙、胸堂，主吐食。

膈俞，主吐食。又灸章门、胃脘。

大敦，主哕噫。又灸石关。

内庭，主喜频伸数欠，恶闻人音。

吐血病

上脘、不容、大陵，主呕血。

胸堂、脾俞、手心主、间使、胃脘、天枢、肝俞、鱼际、劳宫、肩俞、太溪，主唾血吐血。

郄门，主衄血呕血。

太渊、神门，主唾血振寒，呕血上气。

手少阴郄，主吐血。

委中、隐白，主衄血剧不止。

行间，主短气呕血，胸背痛。

太冲，主面唇色白，时时呕血，女子漏血。

涌泉，主衄不止。

然谷，主咳唾有血。

凡内损唾血不足，外无膏泽，地五会主之。刺入三分，特忌灸。凡唾血，泻鱼际，补尺泽。

咳逆上气

天容、廉泉、魄户、气舍、譩譆、扶突，主咳逆上气，喘息呕沫齿噤。《甲乙》云：阳气大逆，上满于胸中，虚，肩息，大气逆上，喘喝，坐伏不得息，取之天容；上气胸痛，取之廉泉；咳逆上气，魄户及气舍，譩譆主之；咽喉鸣喝喘息，扶突主之；唾沫，天容主之。

头维，主喘逆烦满，呕沫流汗。

缺盆、心俞、肝俞、巨阙、鸠尾，主咳唾血。

期门，右手屈臂中横纹外骨上，主咳逆上气。

缺盆、膻中、巨阙，主咳嗽。

然谷、天泉、陷谷、胸堂、章门、曲泉、天突、云门、肺俞、临泣、肩井、风门、行间，主咳逆。

维道，主咳逆不止。

天府，主上气，喘不得息。

扶突，主咳逆上气，咽中鸣喘。

魄户、中府，主肺寒热，呼吸不得卧，咳逆上气，呕沫喘气相追逐。

肺俞、肾俞，主喘咳少气百病。

或中、石门，主咳逆上气，涎出多唾。

大包，主大气不得息。

天池，主上气喉鸣。

天突、华盖，主咳逆上气喘暴。

紫宫、玉堂、太溪，主咳逆上气心烦。

膻中、华盖，主短气不得息，不能言。

俞府、神藏，主咳逆上气，喘不得息。

或中、云门，主咳逆上气，涎出多唾，呼吸喘悸，坐不安席。

步廊、安都，主膈上不通，呼吸少气喘息。

气户、云门、天府、神门，主喘逆上气，呼吸肩息，不知食味。

库房、中府、周荣、尺泽，主咳逆上气，呼吸多士泽沫[1] 脓血。

中府，主肺系急，咳辄胸痛。

经渠、行间，主喜咳。

鸠尾，主噫喘，胸满咳呕。

期门，主喘逆、卧不安席，咳，胁下积聚。

经渠，主咳逆上气，喘，掌中热。

侠白，主咳，干呕烦满。

大陵，主咳逆寒热发。

少海，主气逆呼吸噫哕呕。

少商、大陵，主咳逆，喘。

太渊，主咳逆胸满，喘不得息。

劳宫，主气逆，噫不止。

三里，主咳嗽多唾。

支沟，主咳，面赤而热。

肩俞，主上气。

前谷，主咳而胸满。

咳喘，曲泽出血立已。又主卒咳逆，逆气。

咳唾，噫善咳，气无所出，先取三里，后取太白、章门。

奔豚

章门、石门、阴交，主奔豚上气。《甲乙》云：奔豚腹肿，章门主之。奔豚气上，腹䐜痛，茎肿先引腰，后引少腹，腰髋少腹坚痛，下引阴中，不得小便，两丸骞，石门主之。奔豚气上，腹䐜坚，痛引阴中，不得小便，两丸骞，阴交主之。

关元，主奔豚，寒气入小腹。

中极，主奔豚上抢心，甚则不得息。

天枢，主奔豚胀疝。《甲乙》云：气疝烦呕，面肿，奔豚。

归来，主奔豚，卵上入，引茎痛。

期门，主奔豚上下。

然谷，主胸中寒，脉代，时不至寸口，少腹胀，上抢心。

四肢第三

手、臂附，肩背、腰脊、脚、膝附

手病

液门，主手臂痛。

巨阙，主手清。

肩贞，主手髓[2] 小不举。

阴交，主手脚拘挛。

少商，主手不仁。

列缺，主手臂身热。

---

① 多士泽沫：宋古本无“多士”二字，“泽”作“唾”。元刻本、道藏本、后藤本、《外台秘要·卷三十九》作“多唾浊沫。”

② 髓：《外台秘要·卷三十九》作“臂”。

大陵，主手挛不伸。

内关，主手中风热。

大陵，主手掣。

间使，主手痛。

曲泽，主手青逆气。

中冲、劳宫、少冲、太渊、经渠、列缺，主手掌热，肘中痛。

神门、少海，主手臂挛。

曲池，主手不举。

养老，主手不得上下。

内庭，主四厥，手足闷。

腕骨、中渚，主五指掣，不可屈伸。

尺泽，主掣痛，手不可伸。

前腋，主臂里挛急，手不上举。

曲池，主手不可举重，腕急，肘中痛，难屈伸。

阳溪，主臂腕外侧痛不举。

心俞、肝俞，主筋急，手相引。

臂肘病

尺泽、关冲、外关、窍阴，主臂不及头。

前谷、后溪、阳溪，主臂重痛肘挛。

臑会、支沟、曲池、腕骨、肘髎，主肘节痹，臂酸重，腋急痛，肘难屈伸。

腕骨、前谷、曲池、阳谷，主臂腕急，腕外侧痛脱如拔。

天井、外关、曲池，主臂痿不仁。

太渊、经渠，主臂内廉痛。

巨骨、前谷，主臂不举。

肩髃、天宗、阳谷，主臂痛。

关冲，主肘疼不能自带衣。

鱼际、灵道，主肘挛柱满。

大陵，主肘挛腋肿。

间使，主肘内廉痛。

曲池、关冲、三里、中渚、阳谷、尺泽，主肘痛时寒。

地五会、阳辅、申脉、委阳、天池、临泣，主腋下肿。

中膂俞、譩譆，主腋挛。

肩背病

气舍，主肩肿不得顾。

天井，主肩痛痿痹不仁，肩不可屈伸，肩肉髍木。

曲池、天髎，主肩重痛不举。

肩贞、关冲、肩髃，主肩中热，头不可以顾。

巨骨，主肩中痛，不能动摇。

支沟、关冲，主肩臂酸重。

清冷渊、阳谷，主肩不举，不得带衣。

天宗，主肩重臂痛。

肩外俞，主肩胛痛而寒至肘。

曲垣，主肩胛周痹。

后溪，主肩臑痛。

腕骨，主肩臂疼。

养老、天柱，主肩痛欲折。

涌泉，主肩背颈项痛。

天牖、缺盆、神道、大杼、天突、水道、巨骨，主肩背痛。

膈俞、譩譆、京门、尺泽，主肩背寒痓，肩胛内廉痛。

前腋，主肩腋前痛与胸相引。

列缺，主肩背寒栗，少气不足以息，寒厥交两手而瞀。

凡实则肩背热，背汗出，四肢暴肿；虚则肩寒栗，气不足以息。

腰脊病

神道、谷中、腰俞、长强、大杼、膈关[①]、水分、脾俞、小肠俞、膀胱俞，主腰脊急强。

腰俞、长强、膀胱俞、气冲、上髎、下髎、居髎，主腰痛。

小肠俞、中膂俞、白环俞，主腰脊疝痛。

---

① 膈关：宋古本作“膈俞”。

次髎，主腰下至足不仁。

次髎、胞肓、承筋，主腰脊痛，恶寒。

志室、京门，主腰痛脊急。

三里、阴市、阳辅、蠡沟，主腰痛不可以顾。

束骨、飞扬、承筋，主腰痛如折。

申脉、太冲、阳跷，主腰痛不能举。

昆仑，主脊强，背尻骨重。

合阳，主腰脊痛引腹。

委中，主腰痛，夹脊至头几几然，凡腰脚重痛，于此刺出血，久痼宿疹亦皆立已。

委阳、殷门，《甲乙》云：腰痛得俯不得仰、太白、阴陵泉、行间，主腰痛不可俯仰。

承扶，主腰脊尻臀股阴寒痛。

涌泉，主腰脊相引如解。《甲乙》云：腰痛大便难。

大钟，主腰脊痛。

阴谷，主脊内廉痛。

阳辅，主腰痛如锤，居中肿痛，不可以咳，咳则筋缩急，诸节痛，上下无常，寒热。

附分，主背痛引头。

膈关、秩边、京骨，主背恶寒痛脊强，难以俯仰。

京门，《甲乙》云：腰痛不可以久立、石关，主脊痓反折。

脚病

昆仑，主脚如结，踝如别。

京骨、承山、承筋、商丘，主脚挛。

行间，主厥，足下热。

然谷，主足不能安，胫酸不能久立。

中都，主足下热，胫寒不能久立，湿痹不能行。

阴陵泉，主足痹痛。

承山、承筋，主脚胫酸，脚急跟痛，脚筋急痛兢兢。

复溜，主脚后廉急，不可前却，足跗上痛。

京骨、然谷、肾俞，主足寒。

仆参，主足跟中踝后痛。

太溪，主手足寒至节。

太溪、次髎、膀胱俞，主足清[1]不仁。

地仓、太渊，主足痿躃不能行。

光明，主痿躃，坐不能起。

浮白，主足缓不收。

天柱、行间，主足不任身[2]。

冲阳、三里、仆参、飞扬、复溜、完骨，主足痿失履不收。

条口、三里、承山、承筋，主足下热，不能久立。

风府、腰俞，主足不仁。

丘墟，主腕不收，坐不得起，髀枢脚痛。

阳辅、阳交、阳陵泉，主髀枢膝骨痹不仁。

环跳、束骨、交信、阴交、阴舍，主髀枢中痛，不可举。

临泣、三阴交，主髀中痛不得行，足外皮痛。

申脉、隐白、行间，主胫中寒热。

太冲、涌泉，主胫酸。

跗阳，主腨外廉骨痛。

飞扬，主腨中痛。

复溜，主胫寒不能自温。

至阴，主风寒从足小趾起脉痹上下。

至阳，主胫疼四肢重，少气难言。

厉兑、条口、三阴交，主胫寒不得卧。

内庭、环跳，主胫痛不可屈伸。

---

① 足清：宋古本作“手足青”。

② 任身：原作“住身”，据宋古本改。

阳间[①]、环跳、承筋，主胫痹不仁。

涌泉、然谷，主五趾尽痛，足不践地。

凡髀枢中痛不可举，以毫针寒而留之，以月生死为息数，立已。

膝病

风市，主两膝挛痛，引胁拘急，觯躃，或青或焦，或枯或黧，如腐木。

曲泉，主膝不可屈伸。

中封，主少气身重湿，膝肿，内踝前痛。

太冲，主膝、内踝前痛。

解溪、条口、丘墟、大白，主膝股肿，胻酸转筋。

合阳，主膝股重。

上廉，主风水膝肿。

犊鼻，主膝中痛不仁。

梁丘、曲泉、阳关，主筋挛，膝不得曲伸，不可以行。

阴市，主膝上伏兔中寒。

髀关，主膝寒不仁，痿痹不得屈伸。

侠溪、阳关，主膝外廉痛。

光明，主膝痛胫热不能行，手足偏小。

犊鼻，主膝不仁，难跪。

膝关，主膝内廉痛，引膑不可屈伸，连腹引喉咽痛。

凡犊鼻肿，可灸不可刺，若其上坚勿攻，攻之即死。

四肢病

章门，主四肢懈惰喜怒。

曲泉、付阳、天池、大巨、支沟、小海、绝骨、前谷，主四肢不举。

五里、三阳络、天井、厉兑、三间，主嗜卧，四脚不欲动摇。

列缺，主四肢厥，喜笑。

复溜、丰隆、大都，主风逆四肢肿。

照海，主四肢淫泺。

风痹第四

癫痫、尸厥、中恶、尸注附

风病

率谷，主醉酒风热发，两目眩痛。《甲乙》云：不能饮食，烦满呕吐。

完骨，主风头耳后痛，烦心。《甲乙》云：及足不收，失履，口㖞僻，头项摇，瘈痛牙车急。

天柱，主风眩。

天府、曲池、列缺、百会，主恶风邪气，泣出喜忘。

阳谷，主风眩惊，手卷泄风汗出，腰项急。《甲乙》：手卷作手腕痛。

阴跷，主风暴不知人，偏枯不能行。

绝骨，主风劳身重。

解溪，主风从头至足，面目赤。

临泣，主大风目痛。《甲乙》云：目外眦痛。

侠溪，主胸中寒如风状，头眩，两颊痛。

昆仑，主狂易[②]大风。

跗阳，主痿厥，风头重痛。

涌泉，主风入腹中。

照海，主大风，默默不知所痛，视如见星。

内关，主手中风热。

间使，主头身风热。

商阳，主耳中风生。

关冲，主面黑渴风。

天井，主大风默默不知所痛，悲伤不乐。

后溪，主风身寒。

液门，主风寒热。

---

① 阳间：宋古本作“阳关”。

② 易：宋古本作“惕”，下同。

上关，主瘈疭沫出寒热，痓引骨痛。

巨阙、照海，主瘈疭引脐腹，短气。

中膂俞、长强、肾俞，主寒热痓反折。

脾俞、膀胱俞，主热痓引骨痛。

肝俞，主筋寒热痓，筋急手相引。

天井、神道、心俞，主悲愁恍惚，悲伤不乐。

命门，主瘈疭里急，腰腹相引。

鱼际，主痓上气，失喑不能言。

通里，主不能言。

湿痹

曲池、列缺，主身湿摇[①]，时时寒。

风市，主缓纵痿痹，腨肠疼冷不仁。

中渎，主寒气在分肉间，痛苦痹不仁。

阳关，主膝外廉痛，不可屈伸，胫痹不仁。

悬钟，主湿痹流肿，髀筋急瘈，胫痛。

丰隆，主身湿。

阳陵泉，主髀痹引膝股外廉痛不仁，筋急。

绝骨，主髀枢痛，膝胫骨摇，酸痹不仁，筋缩，诸节酸折。

曲泉，主卒痹病引膑下节。

漏谷，主久湿痹，不能行。

商丘，主骨痹烦满。

中封，主瘈疭，身体不仁，少气，身湿重。

临泣，主身痹，洗[②]淅振寒。

凡身体不仁，先取京骨，后取中封、绝骨，皆泻之。

癫疾

偏历、神庭、攒竹、本神、听宫、上星、百会、听会、筑宾、阳溪、后顶、强间、脑户、络却、玉枕，主癫疾，呕。

攒竹、小海、后顶、强间，主痫发瘈疭，狂走不得卧，心中烦。

兑端、龈交、承浆、大迎、丝竹空、囟会、天柱、商丘，主癫疾呕沫，寒热痓互引。

承浆、大迎，主寒热悽厥，鼓颔癫痓口噤。

上关，主瘈疭沫出，寒热痓。

丝竹空、通谷，主风痫癫疾，涎沫，狂烦满。

脑户、听会、风府、听宫、翳风，主骨酸眩狂，瘈疭口噤，喉鸣沫出，喑不能言。

金门、仆参，主癫疾马痫。

解溪、阳跷，主癫疾。

昆仑，主痫瘈，口闭不得开。

商丘，主痫瘈。

臑会、申脉，主癫疾腠气。

尺泽、然谷，主癫疾，手臂不得上头。

列缺，主热痫惊而有所见。

飞扬、太乙、滑肉门，主癫疾狂吐舌。

长强，主癫疾发如狂，面皮敦敦者不治。

偏历，主癫疾，多言耳鸣口僻。

温溜、仆参，主癫疾，吐舌鼓颔，狂言见鬼。

曲池、少泽，主瘈疭癫疾。

筋缩、曲骨、阴谷、行间，主惊痫，狂走癫疾。

间使，主善悲惊狂，面赤目黄，喑不能言。

阳溪、天井，主惊瘈。

天井、小海，主癫疾羊痫，吐舌羊鸣，戾颈。

---

① 湿摇：宋古本作“浸淫”。

② 洗：宋古本作“洒”。

悬厘、束骨，主癫疾互引，善惊羊鸣。

天冲，主头痛癫疾互引，数惊悸。

身柱，主癫疾瘈疭，怒欲杀人，身热狂走，谵[1]言见鬼。

风池、听会、复溜，主寒热癫仆。

完骨，主癫疾僵仆狂疟。

通谷，主心中愦愦数欠，癫，心下悸，咽中澹澹恐。

天柱，主卒暴痫眩。

五处、身柱、委中、委阳、昆仑，主脊强反折，瘈疭癫疾头痛。

脑空、束骨，主癫疾大瘦头痛。

风府、昆仑、束骨，主狂易，多言不休。

风府、肺俞，主狂走，欲自杀。

络却、听会、身柱，主狂走瘈疭，恍惚不乐。

天柱、临泣，主狂易多言不休，目上反。

支正、鱼际、合谷、少海、曲池、腕骨，主狂言惊恐。

温溜、液门、京骨，主狂仆。

神门、阳谷，主笑若狂。

阳溪、阳谷，主吐舌，戾颈妄言。

巨阙、筑宾，主狂易妄言怒骂。

冲阳、丰隆，主狂妄行，登高而歌，弃衣而走。

下廉、丘墟，主狂言非常。

劳宫、大陵，主风热善怒，心中悲喜，思慕歔欷，喜笑不止。

曲泽、大陵，主心下澹澹喜惊。《甲乙》作内关。

阴交、气海、大巨，主惊不得卧。

大巨，主善惊。

阴跷，主卧惊，视如见鬼。

大钟、郄门，主惊恐畏人，神气不足。

然谷、阳陵泉，主心中怵惕恐，如人将捕之。

解溪，主瘈疭而惊。

少冲，主太息烦满，少气悲惊。

少府，主数噫恐悸，气不足。

行间，主心痛数惊，心悲不乐。

厉兑，主多卧好惊。

掖门，主喜惊，妄言面赤。

神门，主数噫，恐悸不足。

巨阙，主惊悸少气。

三间、合谷、厉兑，主吐舌，戾颈喜惊。

通里，主心下悸。

手少阴、阴郄，主气惊心痛。

后溪，主泣出而惊。

腕骨，主烦满惊。

卒尸厥

隐白、大敦，主卒尸厥不知人，脉动如故。

中极、仆参，主恍惚尸厥烦痛。

金门，主尸厥暴死。

内庭，主四厥，手足闷者久持之，厥热脑痛，腹胀皮痛者，使人久持之。

邪客于手足少阴、太阴、足阳明之络，此五络者，皆会于耳中，上络左角。五络俱竭，令人身脉动如故，其形无所知，其状若尸，刺足大趾内侧爪甲上，去端如韭叶，后刺足心，后取足中趾爪甲上各一痏，后取手大指之内去爪甲如韭叶，后刺手心主、少阴锐骨之端各一痏立已。不已，以筒吹其两耳中立已。不已，拔其左角发方寸燔治，饮以醇酒一杯，不能饮者，灌之立已。

卒中恶

百会、玉枕，主卒起僵仆，恶见风寒。

通天、络却，主暂起僵仆。

大杼，主僵仆，不能久立，烦满里

---

① 谵：原作"谰"，通"谵"，今改。

急，身不安席。

飞尸遁注

天府，主卒中恶风邪气，飞尸恶注，鬼语遁尸。

丰隆，主厥逆，足卒青痛如刺，腹若刀切之状，大便难，烦心狂见鬼好笑，卒面四肢肿。

旁廷，在腋下四肋间，高下正与乳相当，乳后二寸陷中，俗名注市，举腋取之，刺入五分，灸五十壮。主卒中恶，飞尸遁注，胸胁满。

九曲中府，在旁廷注市下三寸，刺入五分，灸三十壮。主恶风邪气遁尸，内有瘀血。

热病第五黄疸、霍乱、疟附

热病

鱼际、阳谷，主热病，振栗鼓颔，腹满阴痿，色不变。

经渠、阳池、合谷、支沟、前谷、内庭、后溪、腕骨、阳谷、厉兑、冲阳、解溪，主热病汗不出。

孔最，主臂厥热痛，汗不出，皆灸刺之，此穴可以出汗。

列缺、曲池，主热病烦心，心闷，先手臂身热，瘈疭，唇口聚，鼻张，目下汗出如珠。《甲乙》云：两项下三寸坚，胁下疼痛。

中冲、劳宫、大陵、间使、关冲、少冲、阳溪、天髎，主热病烦心，心闷而汗不出，掌中热，心痛，身热如火，浸淫烦满，舌本痛。

劳宫，主热病，三日以往不得汗，怵惕。《甲乙》云：主热病烦满而欲呕哕，三日以往不得汗，怵惕、胸胁不可反侧，咳满溺赤，小便血，衄不止，呕吐血，气逆噫不止，嗌中痛，食不下，善渴，口中烂，掌中热，欲呕。

间使，主热病烦心喜哕，胸中澹澹，喜动而热。

曲泽，主伤寒温病，身热烦心口干。《甲乙》云：心澹然善惊，身热烦心，口干手清，逆气呕唾，肘瘈善摇，头颜清，汗出不过眉，伤寒、温病，曲泽主之。

通里，主热病先不乐数日。

液门、中渚、通里，主热病先不乐，头痛面热无汗。

三间，主气热身热喘。《甲乙》云：寒热口干，身热喘息，眼目急痛，善惊。

温溜，主伤寒，寒热头痛，哕衄，肩不举。

曲池，主伤寒余热不尽。

上脘、曲差、上星、陶道、天柱、上髎、悬厘、风池、命门、膀胱俞，主烦满汗不出。

飞扬，主下部寒热，汗不出，体重。

五处、攒竹、正营、上脘、缺盆、中府，主汗出寒热。

承浆，主汗出衄血不止。

巨阙，主烦心喜呕。《甲乙》云：心腹胀，噫，烦热善呕，膈中不通。

百会，主汗出而呕，痓。

商丘，主寒热好呕。

悬颅，主热病头痛身热。

玉枕、大杼、肝俞、心俞、膈俞、陶道，主汗不出，悽厥恶寒。

悬厘、鸠尾，主热病，偏头痛，引目外眦。

少泽，主振寒，小指不用，头痛。

大椎，主伤寒热盛，烦呕。

膈俞、中府，主寒热，皮、肉、骨痛，少气不得卧，支满。

列缺，主寒热，掌中热。

神道、关元，主身热头痛，进退往来。

曲泉，主身热头痛，汗不出。

膈俞，主嗜卧怠惰，不欲动摇，身当湿，不能食。

三焦俞，主头痛，食不下。

鱼际，主头痛不甚，汗出。

肾俞，主头身热赤，振栗，腰中四肢淫泺，欲呕。

天井，主振寒颈项痛。

肩井、关冲，主寒热悽索，气上不得卧。

尺泽，主气隔喜呕，鼓颔不得汗，烦心身痛。

肩贞，主寒热项历适。《甲乙》云：耳鸣无闻，引缺盆肩中热痛麻，小不举。

委中，主热病，挟脊痛。

大都，主热病汗出且厥，足清。《外台》云：汗不出，厥手足清。

太白，主热病，先头重颜痛，烦闷，心身热，热争则腰痛不可以俯仰。又热病满闷不得卧，身重骨痛不相知。

支正、少海，主热病，先腰胫酸，喜渴，数饮食，身热项痛而强，振寒，寒热。《甲乙》云：主振寒、寒热，颈项肿，实则肘挛，头眩痛；虚则生疣，小者痂疥。

冲阳，主振寒而欠。

后溪，主身热恶寒。

复溜，主寒热无所安，汗出不止，风逆，四肢肿。

光明，主腹足清寒，热汗不出。

凡热病烦心，足寒清多汗，先取然谷，后取太溪，大趾间动脉，皆先补之。

热病，先腰胫酸，喜渴数饮，身清，清则项痛而寒且酸，足热不欲言，头痛颠颠然。先取涌泉及太阳井、荥，热中少气厥寒，灸之热去，灸涌泉三壮。烦心不嗜食，灸涌泉。热去四逆喘气偏风，身汗出而清，皆取侠溪。

凡热病，刺陷谷，足先寒，寒上至膝乃出针。身痹洗淅振寒，季胁支满痛。

凡温病，身热五日以上汗不出，刺太渊，留针一时取针。若未满五日者，禁不可刺。

凡好太息，不嗜食，多寒热汗出，病至则喜呕，呕已乃衰，即取公孙及井、输。实则肠中切痛，厥头面肿起，烦心狂多饮，不嗜卧；虚则鼓胀，腹中气大满，热痛不嗜食，霍乱，公孙主之。

黄疸

然谷，主黄疸，一足寒一足热，喜渴。《甲乙》云：舌纵烦满。

章门，主伤饱身黄。

中封、五里，主身黄，时有微热。《甲乙》云：不嗜食，膝内廉内踝前痛，少气身体重。

太冲，主黄疸，热中喜渴。

脊中，主黄疸，腹满不能食。

脾俞，主黄疸，喜欠，不下食，胁下满，欲吐，身重不欲动。

中脘、大陵，主目黄振寒。

劳宫，主黄疸目黄。

太溪，主黄疸。《甲乙》云：消瘅善喘，气走喉咽而不能言，手足清，大便难，嗌中肿痛，唾血，口中热，唾如胶。

脾俞、胃管，主黄疸。

霍乱

巨阙、关冲、支沟、公孙、阴陵泉，主霍乱。

期门，主霍乱泄注。

太阴、大都、金门、仆参，主厥逆霍乱。

鱼际，主胃逆霍乱。

太白，主霍乱逆气。

三里，主霍乱遗矢失气。

解溪，主膝重脚转筋湿痹。

太渊，主眼青转筋，乍寒乍热，缺盆中相引痛。

金门、仆参、承山、承筋，主转筋霍

乱。

承筋，主瘈疭脚酸。《甲乙》云：霍乱胫不仁。

丘墟，主脚急肿痛，战掉不能久立，附筋足挛。

窍阴，主四肢转筋。

委中、委阳，主筋急身热。

凡霍乱头痛胸满，呼吸喘鸣，穷窘不得息，人迎主之。

凡霍乱泄出不自知，先取太溪，后取太仓之原。

疟病

列缺、后溪、少泽、前谷，主疟寒热。

阳谷，主疟，胁痛不得息。

飞扬，主狂疟头眩痛，痓反折。

大钟，主多寒少热。

太溪，主热多寒少。《甲乙》云：疟闷呕甚，热多寒少，欲闭户而处，寒厥足热。

商丘，主寒疟，腹中痛。

中封，主色苍苍然，太息振寒。

丘墟，主疟振寒。《甲乙》云：腋下肿。

昆仑，主疟多汗。《甲乙》云：腰痛不能俯仰，目如脱，项如拔。

冲阳，主疟先寒洗淅，甚久而热，热去汗出。

临泣，主疟日西发。

侠溪，主疟，足痛。

然谷，主温疟汗出。

天府，主疟病。

少海，主疟背振寒。《甲乙》云：项痛引肘腋，腰痛引少腹中，四肢不举。

天枢，主疟振寒，热盛狂言。

少商，主振栗鼓颔。

商丘、神庭、上星、百会、完骨、风池、神道、液门[①]、前谷、光明、至阴、大杼，主痎疟热。

阴都、少海、商阳、三间、中渚，主身热疟病。

太渊、太溪、经渠，主疟咳逆，心闷不得卧，寒热。

列缺，主疟甚热。

阳溪，主疟甚苦寒，咳呕沫。

大陵、腕骨、阳谷、少冲，主乍寒乍热疟。

合谷、阳池、侠溪、京骨，主疟寒热。

譩譆、支正、小海，主风疟。

偏历，主风疟汗不出。

温溜，主疟，面赤肿。

三里[②]、陷谷、侠溪、飞扬，主痎疟少气。

天井，主疟食时发，心痛，悲伤不乐。

少泽、复溜、昆仑，主疟寒汗不出。

厉兑、内庭，主疟不嗜食，恶寒。

冲阳、束骨，主疟从脚胻起。

瘿瘤第六 痔漏、癞疝、阴病附

瘿瘤

天府、臑会、气舍，主瘤瘿气咽肿。《甲乙》天府作天窗。

脑户、通天、消泺、天突，主颈有大气。

通天，主瘿，灸五十壮。

胸堂，羊屎灸一百壮。

痔瘘

飞扬，主痔，篡伤痛。

支沟、章门，主马刀肿瘘。

绝骨，主瘘，马刀，腋肿。

商丘、复溜，主痔血泄后重。

大迎、五里、臂臑，主寒热颈瘰疬。

---

① 液门：宋古本作“神门”。

② 三里：宋古本作“五里”。

天突、章门、天池、支沟，主漏。

天突、天窗，主漏，颈痛。

劳宫，主热痔。

会阴，主痔，与阴相通者死。

侠溪、阳辅、太冲，主腋下肿，马刀瘘。

承筋、承扶、委中、阳谷，主痔痛，腋下肿。

商丘，主痔，骨蚀，喜魇梦。

窍阴，主痈疽，头痛如锥刺，不可以动，动则烦心。

大陵、支沟、阳谷、后溪，主痂疥。

癞疝

曲泉，主癞疝，阴跳痛引脐中，不尿阴痿。

中都，主癞疝崩中。

合阳、中郄，主癞疝崩中，腹上下痛，肠澼，阴暴败痛。

照海，主四肢淫泺，身闷阴暴起疝。

太溪，主胞中有大疝瘕积聚，与阴相引。

商丘，主阴股内痛，气痈，狐疝走上下，引小腹痛，不可以俯仰。

关元，主癞疝。

肩井，傍肩解与臂相接处，主偏癞。

巨阙，主狐疝。

太冲，主狐疝呕厥。

中脘，主冲疝冒死不知人。

脐中、石门、天枢、气海，主少腹疝气，游行五脏，疝绕脐冲胸不得息。《甲乙》云：脐疝绕脐痛冲胸不得息，灸脐中。脐疝绕脐痛，石门主之。脐疝绕脐痛时止，天枢主之。

石门，主腹满疝积。

关元，主暴疝痛。

大敦，主卒疝暴痛，阴跳上入腹，寒疝，阴挺出偏大肿，脐腹中悒悒[①]不乐，小便难而痛，灸刺之立已。左取右，右取左。《甲乙》云：照海主之。

四满，主脐下疝积。《甲乙》云：胞中有血。

天枢，主气疝呕。

大巨，主癞疝偏枯。

交信，主气癃，癞疝阴急，股枢腨内廉痛。

中封，主癞疝癃，暴痛，痿厥，身体不仁。

气冲，主癞，阴肿痛，阴痿，茎中痛，两丸骞痛，不可仰卧。

曲泉，主癞疝阴跳，痛引茎中，不得尿。

太阴郄、冲门，主疝瘕阴疝。

少府，主阴痛。实时挺长寒热，阴暴痛遗尿；偏虚则暴痒气逆，卒疝，小便不利。

阴市，主寒疝下至腹腠，膝腰痛如清水，小一作大腹诸疝，按之下至膝上伏兔中，寒疝痛，腹胀满，痿少气。

太冲、中封、地机，主癞疝，精不足。

中极，主失精。

鱼际，主阴湿，腹中余疾。

五枢，主阴疝，两丸上下，少腹痛。

阴交、石门，主两丸骞。

太冲，主两丸骞缩，腹坚不得卧。《甲乙》云：环脐痛，阴骞两丸缩，腹坚痛不得卧。

大赫、然谷，主精溢，阴上缩。

会阴，主阴头寒。

曲泉，主阴痿。

阴谷，主阴痿不用，小腹急引阴内廉痛。

行间，主茎中痛。

---

① 悒悒：原作“邑邑”，通“悒悒”，今改。

杂病第七论一首

膏肓俞无所不治，主羸瘦虚损，梦中失精，上气咳逆，狂惑忘误。取穴法：令人正坐，曲脊伸两手，以臂著膝前，令正直，手大指与膝头齐，以物支肘，勿令臂得动摇，从胛骨上角摸索至胛骨下头，其间当有四肋三间，灸中间，依胛骨之里肋间空，去胛骨容侧指许，摩膂肉之表肋间空处，按之自觉牵引胸户中，灸两胛中各一处，至六百壮，多至千壮。当觉气下砻砻然如流水状。亦当有所下出，若无停痰宿疾，则无所下也。若病人已困不能正坐，当令侧卧，挽上臂令前，求取穴灸之也。求穴大较，以右手从右肩上住，指头表所不及者是也，左手亦然，乃以前法灸之。若不能久正坐，当伸两臂者，亦可伏衣襆上伸两臂，令人挽两胛骨使相离，不尔，胛骨覆穴不可得也。所伏衣襆，当令大小常定，不尔，则失其穴也。此灸讫后，令人阳气康盛，当消息以自补养。取身体平复，其穴近第五椎相准望取之。

论曰：昔秦缓不救晋侯之疾，以其在膏之上，肓之下，针药所不及，即此穴是也。时人拙不能求得此穴，所以宿疴难遣。若能用心，方便求得，灸之无疾不愈矣。

三里，主腹中寒，胀满肠鸣，腹痛，胸腹中瘀血，小腹胀，皮肿，阴气不足，小腹坚，热病汗不出，喜呕，口苦壮热，身反折，口噤鼓颔，腰痛不可以顾，顾而有所见，喜悲，上下求之。口僻乳肿，喉痹不能言，胃气不足，久泄利，食不化，胁下柱满，不能久立，膝痿寒热中，消谷苦饥，腹热身烦狂言，乳痈，喜噫，恶闻食臭，狂歌妄笑，恐怒大骂，霍乱遗尿，失气阳厥，悽悽恶寒，头眩，小便不利，喜哕。凡此等疾皆灸刺之，多至五百壮，少至二三百壮。

涌泉，主喜喘喉痹，身热痛，脊胁相引，忽忽喜忘，阴痹腹胀，腰痛，大便难，肩背颈项痛，时眩。男子如蛊，女子如阻，身体腰脊如解。不欲食，喘逆，足下清至膝，咽中痛，不可纳食，喑不能言。小便不利，小腹痛，风入肠中，癫疾，夹脊痛急，胸胁柱满，痛衄不止。五疝，指端尽痛，足不践地，凡此诸疾皆主之。

妇人病第八小儿附

少腹坚痛，月水不通，刺带脉入六分，灸五壮，在季肋端一寸八分。端，一作下。

漏下，若血闭不通，逆气胀，刺血海入五分，灸五壮。在膝膑上内廉白肉际二寸半。

漏血，少腹胀满如阻，体寒热，腹遍肿。刺阴谷入四分，灸三壮。在膝内辅骨后大筋之下，小筋之上，屈膝乃得之。《甲乙》云：漏血，小便黄，阴谷主之。

女子疝瘕，按之如以汤沃两股中，少腹肿，阴挺出痛，经水来下，阴中肿或痒，漉青汁如葵羹，血闭无子，不嗜食，刺曲泉。在膝内辅骨下大筋上、小筋下陷中，屈膝乃得之，刺入六分，灸三壮。

疝瘕，按之如以汤沃股内至膝，飧泄，阴中痛，少腹痛，坚急重下湿，不嗜食，刺阴陵泉入二分，灸三壮。在膝下内侧辅骨下陷中，伸足乃得之。

经逆，四肢淫泺，阴暴跳，疝，小腹偏痛，刺阴跷入三分，灸三壮。在内踝下容爪甲。即照海穴也。

少腹大，字难，嗌干嗜饮，夹脊疝，刺中封入四分，灸三壮。在内踝前一寸半，伸足取之。

女子不字，阴暴出，经漏，刺然谷入三分，灸三壮。在足内踝前起大骨下陷中。

字难，若胞衣不出，泄，风从头至足，刺昆仑入五分，灸三壮。在足外踝后跟骨上。

月事不利，见赤白而有身反败，阴寒，刺行间入六分，灸三壮。在足大趾间动应手。

月闭溺赤，脊强互引反折，汗不出，刺腰俞入二寸，留七呼，灸三壮。在第二十一椎节下间。

绝子，疟，寒热，阴挺出，不禁白沥，痓脊反折，刺上髎入二寸，留七呼，灸三壮。在第一空，腰髁下一寸夹脊。

赤白沥，心下积胀，腰痛不可俯仰，刺次髎入三寸，留七呼，灸三壮。在第二空，夹脊陷中。

赤淫时白，气癃，月事少，刺中髎入二寸，留七呼，灸三壮。在第三空，夹脊陷中。

下苍汁，不禁赤沥，阴中痒痛，引少腑控眇，不可以俯仰，刺腰尻交者，两胂上，以月生死为痏数，发针立已。一云下髎。

肠鸣泄注，刺下髎入二寸，留七呼，灸三壮，在第四空，夹脊陷中。

赤白里急，瘈疭，刺五枢入一寸，灸五壮，在带脉下三寸。

拘挛，腹满，疝，月水不下，乳余疾，绝子阴痒，奔豚上䐜，腹坚痛，下引阴中，不得小便，刺阴交入八分，灸五壮，在脐下一寸。

腹满疝积，乳余疾，绝子阴痒，奔豚上䐜，少腹坚痛，下引阴中，不得小便，刺石门入五分。在脐下二寸，忌灸，绝孕。

绝子，衃血在内不下，胞转不得尿，小腹满，石水痛，刺关元入二寸，灸七壮。在脐下三寸，又主引胁下胀，头痛，身背热，奔豚，寒，小便数，泄不止。

子门不端，小腹苦寒，阴痒及痛，奔豚抢心，饥不能食，腹胀，经闭不通，小便不利，乳余疾，绝子，内不足，刺中极入二寸，留十呼，灸三壮，在脐下四寸。

赤白沃，阴中干痛，恶合阴阳，少腹䐜坚，小便闭，刺屈骨入一寸半，灸三壮，在中极下一寸。

月水不通，奔泄气，上下引腰脊痛，刺气穴入一寸，灸五壮。在四满下一寸。

胞中痛，恶血，月水不以时休止，腹胀肠鸣，气上冲胸，刺天枢入五分，灸三壮，去肓俞一寸半。

少腹胀满，痛引阴中，月不至则腰背痛，胞中瘕，子门寒，大小便不通。刺水道入二寸半，灸五壮。在大巨下三寸。

月水不利，或暴闭塞，腹胀满癃，淫泺身热，乳难，子上抢心，若胞不出，众气尽乱，腹中绞痛，不得反息[①]，正仰卧，屈一膝，伸一膝，并气冲，针上入三寸，气至泻之。在归来下一寸，动脉应手。

产余疾，食饮不下，奔豚上下，伤食腹满，刺期门入四分，灸五壮。在第二肋端。

乳痈惊痹，胫重，足跗不收，跟痛，刺下廉入三分，灸三壮。在上廉下三寸。

月水不利，见血而有身则败，乳肿，刺临泣入二分，灸三壮。在足小趾次趾间，去侠溪一寸半。

女子疝及小腹肿，溏泄，癃，遗溺，阴痛，面尘黑，目下眦痛，漏血，刺太冲入三分，灸三壮。在足大趾本节后二寸中

① 息：《甲乙经·卷十三》作“复”。

动脉。

女子疝，赤白淫下，时多时少，暴腹痛，刺蠡沟入三分，灸三壮。在内踝上五寸。

女子无子，咳而短气，刺涌泉入三分，灸三壮。在足心陷者中。

乳难，子上冲心，阴疝，刺冲门入七分，灸五壮。在府舍下，上去大横五寸。

女子不下月水，痹惊善悲不乐，如堕坠，汗不出，刺照海入四分，灸二壮，在内踝下四分。又主女子淋，阴挺出，四肢淫泺。

血不通，刺会阴入二寸，留七呼，灸三壮。在大便前，小便后。

子脏中有恶血，内逆满痛，刺石关入一寸，灸五壮。在阴都下一寸。

肓门，主乳余疾。

侠溪，主少腹坚痛，月水不通。

神封、膺窗，主乳痈，寒热短气，卧不安。

三里，主乳痈有热。

乳根，主膺肿乳痈，悽索寒热，痛不可按。

天溪、侠溪，主乳肿痈溃。

太渊，主妒乳，膺胸痛。

四满，主子脏中有恶血，内逆满痛，疝。

中极，主拘挛腹疝，月水不下，乳余疾，绝子阴痒。

四满，主胞中有血。

大赫，主女子赤沃。

气冲，主无子，小腹痛。

支沟，主女人脊急目赤。

阴廉，主绝产若未曾产。

筑宾，主大疝绝子。

涌泉、阴谷，主男子如蛊，女子如阻，身体腰脊如解，不欲食。

水泉、照海，主不字，阴暴出，淋漏，月水不来而多闷，心下痛。

照海，主阴挺下血，阴中肿或痒，漉清汁，若葵汁。

小儿病

本神、前顶、囟会、天柱，主小儿惊痫。

临泣，主小儿惊痫反视。

颅息，主小儿痫喘不得息。

悬钟，主小儿腹满不能食饮。

瘈脉、长强，主小儿惊痫瘈疭，多吐泄注，惊恐失精，视瞻不明，眵䁾。

然谷，主小儿脐风，口不开，善惊。

谚譆，主小儿食晦头痛。

《备急千金要方》卷第三十

校定《备急千金要方》后序

臣尝读唐令，见其制，为医者，皆习张仲景《伤寒》、陈延之《小品》。张仲景书今尚存于世，得以迹其为法，莫不有起死之功焉。以类推之，则《小品》亦仲景之比也，常痛其遗逸无余。及观陶隐居《百一方》、王焘《外台秘要》，多显方之所由来，乃得反覆二书。究寻于《千金方》中，则仲景之法十居其二三，《小品》十居其五六，粹乎哉，孙真人之为书也！既备有《汉志》四种之事，又兼载唐令二家之学，其术精而博，其道深而通，以今知古，由后视今，信其百世可行之法也。臣今所咏叹不能已已者，乃其书法也。至于其为人行事，则卢照邻尝云：道洽古今，学殚术数，高谈正一，则古之蒙庄子；深入不二，则今之维摩诘。则其为人贤否，不待今之称述而可知已。世俗妄人，方区区称海上龙宫之事，以附致为奇，何所发明于孙真人哉！

治平三年正月二十五日进呈讫，至四月二十六日奉圣旨镂版施行。

朝奉郎守太子右赞善大夫同校正医书骑都尉赐绯鱼袋　臣高保衡

朝奉郎守尚书都官员外郎同校正医书骑都尉　臣孙奇

朝奉郎守尚书司封郎中充秘阁校理判登闻检院上护军赐绯鱼袋　臣林亿

龙图阁直学士朝散大夫守尚书工部侍郎兼侍讲知审刑院事兼判少府监提举醴泉观兼提举校正医书上柱国彭城郡开国公食邑二千一百户食实封二百户赐紫金鱼袋　臣钱象先

推忠协谋同德佐理功臣光禄大夫行尚书吏部侍郎参知政事上柱国天水郡开国公食邑三千五百户食实封八百户　臣赵概

推忠协谋同德佐理功臣光禄大夫行尚书吏部侍郎参知政事上柱国乐安郡开国公食邑三千八百户食实封八百户　臣欧阳修

推忠协谋同德守正佐理功臣开府仪同三司行中书侍郎兼户部尚书同中书门下平章事集贤殿大学士上柱国卢陵郡开国公食邑八千一百户食实封二千六百户　臣曾公亮

推忠协谋同德守正佐理功臣开府仪同三司行尚书右仆射兼门下侍郎同中书门下平章事昭文馆大学士监修国史兼译经润文使上柱国魏国公食邑一万一千七百户食实封四千二百户　臣韩琦

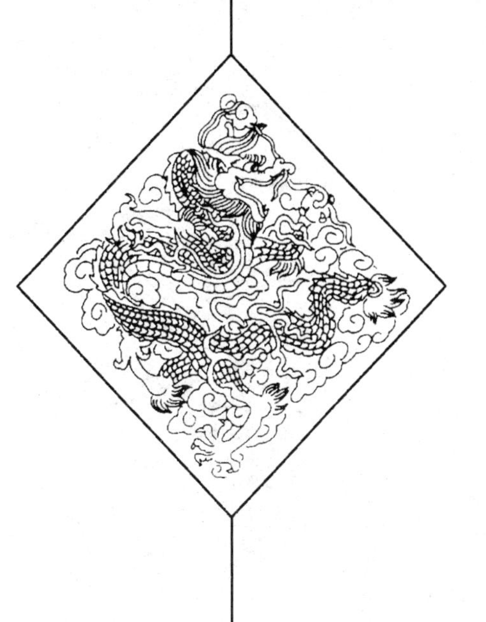

千金翼方

唐·孙思邈　著

校正千金翼方表

臣闻医方之学，其来远矣。上古神农播谷尝药，以养其生。黄帝岐伯君臣问对，垂于不刊，为万世法。中古有长桑、扁鹊，汉有阳庆、仓公、张机、华佗，晋宋如王叔和、葛稚川、皇甫谧、范汪、胡洽、深师、陶景之流，凡数十家，皆师祖农黄，著为经方。迨及唐世，孙思邈出，诚一代之良医也，其行事见诸史传，撰《千金方》三十卷。辨论精博，囊括众家，高出于前辈。犹虑或有所遗，又撰《千金翼方》以辅之。一家之书，可谓大备矣。其书之传于今，讹舛尤甚，虽洪儒硕学不能辨之。

仁宗皇帝诏儒臣校正医书，臣等今校定《千金翼方》。谓乎物之繁，必先得其要，故首之以药录纂要；凡治病者，宜别药之性味，故次之以本草；人之生育，由母无疾，故次之以妇人；疾病之急，无急于伤寒，故次之以伤寒；然后养其少小，故次之以小儿；人身既立，必知所以自养，故次之以养性；养性者，莫善于养气，故次之以辟谷；气之盈乃安闲[①]，故次之以退居；退居者，当事补养，故次之以补益；若补养失宜，则风疾乃作，故次之以中风；风者百病之长，邪气缘而毕至，故次之以杂病；又次之以万病；愈诸疾者必资乎大药，故次之以飞炼；乳石性坚，久服生热，故次之以疮痈；众多之疾，源乎脉证，故次之以色脉；色脉既明，乃通腧穴，故次之以针灸；而禁经终焉。总三十卷，目录一卷。臣以为晋有人欲刊正《周易》及诸药方，与祖讷论。祖云：辨释经典，纵有异同，不足以伤风教。至于汤药，小小不达，则后人受弊不少。是医方不可以轻议也。臣等不敢肆臆见，妄加涂窜，取自神农以来书行于世者而质之，有所未至，以俟来者。书成缮写，将预圣览。

恭惟皇帝陛下天纵深仁，孝述前烈，刊行方论，拯治生类，俾天下家藏其书，人知其学，皆得为忠孝，亦皇风之高致焉。

太子右赞善大夫　臣高保衡

尚书都官员外郎　臣孙奇

太常少卿充秘阁校理　臣林亿

等谨上

---

① 闲：原作“间”，据文义改。按“闲”，此处谓安闲。《集韵》：“闲，安也。”

千金翼方序

唐逸士孙思邈撰

原夫神医秘术，至赜参于道枢。宝饵凝灵，宏功浃于真畛。知关籥玄牡，驻历之效已深。辔策天机，全生之德为大。稽炎农于纪箓，资太一而反营魂。镜轩后于遗编，事岐伯而宣药力。故能尝味之绩，郁腾天壤，诊体之教，播在神寰。医道由是滥觞，时义肇基于此。亦有志其大者，高密问紫文之术；先其远者，伯阳流玉册之经；拟斯寿于乾坤，岂伊难老?俦厥龄于龟鹤，讵可蠲痾?兹乃大道之真，以持身抑斯之谓也。若其业济含灵，命悬兹乎，则有越人彻视于腑脏，秦和洞达于膏肓，仲景候色而验眉，元化刳肠而湔胃，斯皆方轨叠迹，思韫入神之妙；极变探幽，精超绝代之巧。晋宋方技既其无继，齐梁医术曾何足云?若夫医道之为言，寔意也。固以神存心手之际，意析毫芒之里。当其情之所得，口不能言，数之所在，言不能谕。然则三部九候，乃经络之枢机。气少神余，亦针刺之钧轴。况乎良医则贵察声色，神工则深究萌芽。心考锱铢，安假悬衡之验。敏同机骇，曾无挂发之淹。非天下之至精，其孰能与于此?是故先王镂之于玉板，往圣藏之以金匮，岂不以营叠至道、括囊真赜者欤!余幼智蔑闻，老成无已。才非公干，夙婴沉疾。德异士安，早缠尪瘵。所以志学之岁，驰百金而徇经方。耄及之年，竟三余而勤药饵。酌华公之录帙，异术同窥；采葛生之《玉函》，奇方毕综。每以为生者两仪之大德，人者五行之秀气。气化则人育，伊人禀气而存。德合则生成，是生曰德而立。既知生不再于我，人处物为灵，可幸蕴灵心阙、颐我性源者。由检押神秘，幽求今古，撰方一部，号曰《千金》，可以济物摄生，可以穷微尽性。犹恐岱山临目，必昧秋毫之端；雷霆在耳，或遗玉石之响。所以更撰《方翼》三十卷，共成一家之学。譬輗軏之相济，运转无涯；等羽翼之交飞，抟摇不测。矧夫易道深矣，孔宣系《十翼》之辞；玄文奥矣，陆绩增《玄翼》之说。或沿斯义，述此方名矣。贻厥子孙，永为家训。虽未能譬言中庶，比润上池，亦足以慕远测深，稽门叩键者哉!倘经目于君子，庶知余之所志焉。

千金翼方目录

唐逸士孙思邈撰

---

① 药录纂要：此四字原缺，据正文标题补。后各卷均仿此。

② 第一：此二字原缺，据正文标题补。后“第二”、“第三”、“第四”均仿此。

③ 钢：原作“刚”，据正文改。

① 汁：原缺，据正文补。

② 菀：原作“苑”，据正文改。

① 汁：原缺，据正文补。
② 实：原缺，据正文补。
③ 杜：正文作“社”。

---

① 鼻病第四：从“鼻病第四”以下至“耳病第十一”原缺，据正文标题补，其中“舌病方第八方五首”在正文标题中无“第八方五首”五字，据原书体例及正文所载方数补。

① 中风上：原缺，据正文标题补。
② 中风下：原缺，据正文标题补。以下卷十九、二十、二十一、二十二的标题原缺，均据正文标题外。
③ 上：原缺，据正文标题补。

① 疮痈下：原缺，据正文标题补。
② 色脉：原缺，据正文标题补。
③ 上：原缺，据正文标题补。
④ 针灸中：原缺，据正文标题补。
⑤ 针灸下：原缺，据正文标题补。
⑥ 上：原缺，据正文标题补。

① 禁经下：原缺，据正文标题补。

千金翼方卷第一　药录纂要

采药时节第一

论曰：夫药采取不知时节，不以阴干暴[①]干，虽有药名，终无药实，故不依时采取，与朽木不殊，虚费人功，卒无裨益。其法虽具大经，学者寻览，造次难得，是以甄别，即日可知耳。

萎蕤立春后采，阴干。

菊花正月采根，三月采叶，五月采茎，九月采花，十一月采实，皆阴干。

白英春采叶，夏采茎，秋采花，冬采根。

络石正月采。

飞廉正月采根，七月、八月采花，阴[②]。

藁本正月、二月采，暴三十日成。

通草正月采，阴。

女菀正月、二月采，阴。

乌头、乌喙正月、二月采，春采为乌头，冬采为附子，八月上旬采根，阴。

蒴藋春夏采叶，秋冬采茎根。

柏叶四时各依方面采，阴。

枸杞春夏采叶，秋采茎实，冬采根，阴。

茗春采。

桃枭正月采。

天门冬二月、三月、七月、八月采，暴。

麦门冬二月、三月、八月、十月采，阴。

术二月、三月、八月、九月采，暴。

黄精二月采，阴。

干地黄二月、八月采，阴。

薯蓣二月、八月采，暴。

甘草二月、八月采，暴干，十日成。

人参二月、四月、八月上旬采，暴干，无令见风。

牛膝二月、八月、十月采，阴。

细辛二月、八月采，阴。

独活二月、八月采，暴。

升麻二月、八月采，日干。

柴胡二月、八月采，暴。

龙胆二月、八月、十一月、十二月采，阴。

巴戟天二月、八月采，阴。

白蒿二月采。

防风二月、十月采，暴。

黄连二月、八月采。

沙参二月、八月采，暴。

王不留行二月、八月采。

黄芪二月、十月采，阴。

杜若二月、八月采，暴。

茜根二月、三月采，暴。

当归二月、八月采，阴。

秦艽二月、八月采，暴。

芍药二月、八月采，暴。

前胡二月、八月采，暴。

知母二月、八月采，暴。

栝楼二月、八月采根，暴，三十日成。

石龙芮五月五日采子，二月、八月采皮，阴。

石韦二月采，阴。

狗脊二月、八月采，暴。

萆薢二月、八月采，暴。

菝葜二月、八月采，暴。

白芷二月、八月采，暴。

紫菀二月、三月采，阴。

百合二月、八月采，暴。

---

① 暴：通“曝”。下同。

② 阴：王本作“阴干”，下同。

牡丹二月、八月采，阴。

防已二月、八月采，阴。

地榆二月、八月采，暴。

莎草根二月、八月采。

大黄二月、八月采，火干。

桔梗二月、八月采，暴。

甘遂二月采，阴。

赭魁二月采。

天雄二月采，阴。

贯众二月、八月采，阴。

虎掌二月、八月采，阴。

白蔹二月、八月采，暴。

羊桃一月采，阴。

狼毒二月、八月采，阴。

鬼臼二月、八月采。

茯苓、茯神二月、八月采，阴。

桂二月、八月、十月采，阴。

杜仲二月、五月、六月、九月采。

商陆二月、八月采，日干。

丁香二月、八月采。

榆皮二月采皮，暴干，八月采实。

猪苓二月、八月采，阴。

秦皮二月、八月采，阴。

石楠二月、四月采叶，八月采实，阴。

蓝叶二月、三月采，暴，本草无。

赤箭三月、四月、八月采，暴。

防葵三月三日采，暴。

芎䓖三月、四月采，暴。

徐长卿三月采。

黄芩三月三日采，阴。

大青三月、四月采，阴。

玄参三月、四月采，暴。

苦参三月、八月、十月采，暴。

杜衡三月三日采，暴。

紫草三月采，阴。

白薇三月三日采，阴。

紫参三月采，火干。

泽兰三月三日采，阴。

王瓜三月采，阴。

垣衣三月三日采，阴。

艾叶三月三日采，暴。

水萍三月采，暴。

芫花三月三日采，阴。

泽漆三月三日、七月七日采，阴。

藜芦三月采，阴。

羊踯躅三月采，阴。

茵芋三月三日采，阴。

射干三月三日采，阴。

青葙子三月采茎叶，阴，五月、六月采子。

紫葛三月、八月采，日干。

白附子三月采。

桑上寄生三月三日采，阴。

厚朴二月、九月、十月采，阴。

芜荑三月采，阴。

黄环三月采，阴。

乌芋三月三日采，暴。

桃花三月三日采，阴。

苦菜三月三日采，阴。

远志四月采，阴。

菥蓂子四月、五月采，暴。

景天四月四日、七月七日采，阴。

蒲黄四月采。

兰草四月、五月采。

蘼芜四月、五月采，暴。

白头翁四月采。

夏枯草四月采。

溲疏四月采。

鼠尾草四月采叶，七月采花，阴。

菖蒲五月、十二月采，阴。

卷柏五月、七月采，阴。

泽泻五月、六月、八月采，阴。叶：五月采，实：九月采。

车前子五月五日采，阴。

茺蔚子五月采。

石龙刍五月七日采，暴。

丹参五月采，暴。
天名精五月采。
肉苁蓉五月五日采，阴。
蛇床子五月采，阴。
茵陈蒿五月及立秋采，阴。
旋花五月采，阴。
葛根五月采，暴。
酸浆五月采，阴。
蠡实五月采，阴。
大小蓟五月采。
荭草五月采实。
旋覆花五月采，日干。
鸢尾五月采。
半夏五月、八月采，暴。
莨菪子五月采。
蜀漆五月采，阴。
蔄茹五月采，阴。
萹蓄五月采，阴。
生漆夏至后采。
蕤核五月、六月采，日干。
松萝五月采，阴。
五加皮五月、七月采茎，十月采根，阴。
莽草五月采，阴。
郁李根五月、六月采。
栾华五月采。
覆盆子五月采。
梅实五月采，火干。
杏核仁五月采。
虆蒌五月五日采。
葫五月五日采。
蒜五月五日采。
青蘘五月采，本草无。
紫芝六月、八月采。
茅根六月采。
荛花六月采，阴。
昨叶何草夏采，日干。
松脂六月采。
五木耳六月采，暴干。
石斛七月、八月采，阴。
蒺藜子七月、八月采，暴。
续断七月、八月采，阴。
薇衔七月采。
麻黄立秋采，阴。
瞿麦立秋采，阴。
海藻七月七日采，暴。
陆英立秋采。
菌桂立秋采。
槐实七月七日、十月巳日采。
桃核仁七月采，阴。
瓜蒂七月七日采，阴。
水苏七月采。
麻蕡七月七日采。
腐婢七月采，阴。
蓍实八月、九月采，日干。
薏苡仁八月采实，根无时。
地肤子八月、十月采，阴。
漏芦八月采，阴。
营实八月、九月采，阴。
五味子八月采，阴。
败酱八月采。
恒山八月采，阴。
牙子八月采，暴。
蛇含八月采，阴。
雚菌八月采，阴。
连翘八月采，阴。
屋游八月、九月采。
女青八月采，阴。
牡荆实八月、九月采，阴。
酸枣八月采，阴。
楮实八月、九月采，日干。
秦椒八月、九月采。
卫矛八月采，阴。
巴豆八月采，阴。
蜀椒八月采，阴。
雷丸八月采，暴。
大枣八月采，暴。

藕实八月采。

鸡头实八月采。

白瓜子八月采。

菟丝子九月采，暴。

荩草九月、十月采。

干姜九月采。

松实九月采，阴。

辛夷九月采，暴。

枳实九月、十月采，阴。

山茱萸九月、十月采，阴。

吴茱萸九月九日采，阴。

栀子九月采，暴。

皂荚九月、十月采，阴。

栗九月采。

荏九月采，阴。

麻子九月采。

大豆九月采。

菴蕳子十月采。

决明子十月十日采，阴干百日。

云实十月采，暴。

贝母十月采，暴。

女贞立冬采。

橘油十月采。

款冬花十一月采，阴。

棘刺冬至后一百二十日采。

苋实十一月采。

忍冬十二月采，阴。

大戟十二月采，阴。

木兰十二月采，阴。

冬葵子十二月采。

白鲜四月、五月采，阴。

葶苈立夏后采，阴。

论曰：凡药皆须采之有时日，阴干暴干，则有气力。若不依时采之，则与凡草不别，徒弃功用，终无益也。学者当要及时采掇，以供所用耳。

药名第二

论曰：有天竺大医耆婆云：天下物类皆是灵药，万物之中，无一物而非药者，斯乃大医也。故《神农本草》举其大纲，未尽其理，亦犹咎繇创律，但述五刑，岂卒其事？且令后学者因事典法，触类长之无穷竭，则神农之意从可知矣。所以述录药名品，欲令学徒知无物之非药耳。

玉泉　玉屑　丹砂　空青　绿青　曾青　白青　扁青　石胆　云母　朴硝　硝石　芒硝　滑石　石钟乳　紫石英　矾石马齿矾、绛矾、黄矾、青矾　白石英　五石脂　太一余粮　紫禹余粮　石中黄子　禹余粮　黄禹余粮　金屑　银屑　水银汞粉附　雄黄　雌黄　殷孽　孔公孽　石脑　石硫黄　熏黄　阳起石　凝[1]水石　石膏　磁石　玄石　理石　长石　肤青　石黛　铁落　铁　生铁　钢铁　铁精　铁浆　食盐　光明盐　绿盐　密陀僧　桃花石　珊瑚　石花　乳床　青琅玕　礜石　特生礜石　握雪礜石　方解石　苍石　土殷孽　代赭　卤碱　大盐　戎盐　青盐　赤盐　白垩　铅丹　锡粉　锡铜镜鼻　铜弩牙　金牙　石灰　冬灰炭　锻灶灰　伏龙肝　东壁土　半天河　地浆　硇砂　姜石　赤铜屑　铜矿石　铜青　白瓷瓦屑　乌古瓦　石燕　梁上尘　不灰木　青芝　赤芝　黄芝　白芝　黑芝　紫芝　赤箭　天门冬　麦门冬　术　女萎　萎蕤　黄精　干地黄　菖蒲　远志小草　泽泻叶、实附　薯蓣　菊花　甘草　人参　石斛　牛膝　卷柏　细辛　独活　升麻　柴胡　防葵　蓍实　菴蕳子　薏苡仁　车前子叶附

① 凝：原作“疑”，据王本及正文改。

菥蓂子　茺蔚子　木香　龙胆　菟丝子　巴戟天　白英　白蒿　肉苁蓉　地肤子　忍冬　蒺藜子　防风叶附　石龙刍　络石　千岁蘽　黄连　沙参　丹参　蓝实　景天　天名精　王不留行　蒲黄　兰草　决明子　芎䓖　香蒲蒲根附　蘼芜　续断　云实　黄芪　徐长卿　杜若　蛇床子　茵陈蒿　漏芦　茜根　飞廉　营实　蔷薇根　薇衔　五味子　旋花　白菟藿　鬼督邮　白花藤　当归　秦艽　黄芩　芍药　藁本实附　干姜生姜附　麻黄根、子附　葛根汁、叶、花附　前胡　知母　大青　贝母　栝楼实、茎、叶附　玄参　苦参　石龙芮　石韦　狗脊　萆薢　菝葜　通草　瞿麦　败酱　白芷　杜衡　紫草　紫菀　白鲜皮　白薇　菜耳　茅根　百合　酸浆　王参　女萎　淫羊藿　蠡实花、叶附　款冬花　牡丹　防己　女菀　泽兰　地榆　王孙　爵床　白前　百部根　王瓜　荠苨　高良姜　马先蒿　蜀羊泉　积雪草　恶实　莎草　大小蓟　垣衣　艾叶　水萍　海藻　昆布　荭草　陟厘　蒴草　凫葵　井中苔萍蓝附　鳢肠　蒟酱　百脉根　萝摩子　白药　荪香子　郁金　姜黄　百两金　阿魏　大黄　桔梗　甘遂　葶苈　芫花　泽漆　大戟　荛花　旋覆花　钩吻　藜芦　赭魁　及已　天雄　乌头射[①]罔、乌喙附　附子　侧子　羊踯躅　茵芋　射干　鸢尾　贯众花附　半夏　由跋　虎掌　莨菪子　蜀漆　恒山　青葙子　牙子　白蔹　白及　蛇含　草蒿　雚菌　连翘　白头翁　蔄茹　苦芙　羊桃　羊蹄　鹿藿　牛扁　陆英　荩草　夏枯草　乌韭　蚤休　虎杖　石长生　鼠尾草　马鞭草　马勃　松脂实、叶、根、节、花等附　蛇莓　苎根　菰根　狼跋[②]子　弓弩弦　败天公　败蒲席　败船茹　屋游　赤地利　赤车使者　三白草　牵牛子　猪膏母　刘寄奴草　紫葛　蓖麻子　葎草　格注草　独行根　狗舌草　乌蔹莓　豨莶　狼毒　鬼臼　芦根　甘蕉根　萹蓄　酢浆草　蔄实　蒲公草　商陆　女青　水蓼　角蒿　白附子　鹤虱　鱼网　马绊绳　昨叶何草　破扇　破故纸　甑带灰　鬼盖　屐屧鼻绳　雀麦　茯苓茯神附　琥珀玉附　柏实叶、皮等附　麻布叩幅头　菌桂　牡桂　桂　杜仲　故麻鞋底　枫香脂皮附　干漆生漆附　蔓荆实　牡荆　女贞实　蕤核　五加皮　沉香熏陆香、鸡舌香、藿香、詹糖香、枫香等附　丁香　柏木根附　辛夷　木兰　桑上寄生　榆皮花附　酸枣　槐实枝、皮等附　枸杞　楮实叶、皮、茎、白汁附　苏合香　龙眼　厚朴　猪苓　竹叶根、汁、实、沥、皮、茹、笋附　枳实刺、茹附　山茱萸　吴茱萸根附　秦皮　栀子　槟榔　合欢　秦椒　卫矛　紫葳　芜荑　食茱萸　椋子木　折伤木　每始王木　茗苦搽　蜀桑根　松萝　桑根白皮叶、耳、五木耳、桑灰等附　白棘　安息香　龙脑　菴摩勒　棘刺花实枣、针附　毗梨勒　紫铆麒麟竭　胡桐泪　黄环　石楠实附　巴豆　蜀椒　莽草　郁李仁根附　鼠李　栾华　杉材　楠材　钓樟根皮　榧实　蔓椒　雷丸　溲疏　榉树皮　白杨皮　水杨叶　栾荆　小檗　荚蒾　钓藤　药实根　皂荚　楝实根附　柳华叶、实、汁附　桐叶花附　梓白皮　苏方木　接骨木　枳椇　木天蓼　乌臼木　赤爪木　诃梨勒　枫柳皮　卖子木　大空　紫真檀　胡椒　椿木叶樗木附　橡实　无食子　杨栌木　槲若　盐肤子　紫荆　发髲　乱发　人乳汁　头垢　尿溺　龙骨白龙骨、齿、角等附　牛黄　麝香　象牙齿、睛等附　马乳　牛乳

① 射：原作“附”，据王本改。
② 跋：原作“䟭”，据王本改。

羊乳 酥 熊脂胆附 白胶 阿胶 醍醐 底野迦 酪 犀角 羚羊角 鹿茸 羖羊角髓、肺、骨、肉、齿、骨、头、血、肚、脂、靥、蹄、屎附 牛角䚡髓、胆、肾、心、肝、齿、眼、尾、脂、肉、喉咙 脾中毛、耳中垢、屎、溺、屎中豆等附 獐骨肉、髓等附 豹肉 狼牙 狸骨肉、阴茎等附 虎骨膏、爪、肉、尾等附 兔头骨脑、肝、肉等附 笔头尖 六畜毛蹄甲 鼺鼠 麋脂角附 豚卵蹄、心、肾、胆、肚、胰、毛、筋、齿、膏、肉、耳中垢等附 鼹鼠 獭肝肉、屎附 狐阴茎五脏、肠、屎等附 貒膏肉、胞等附 野猪黄 驴屎屎、乳、轴垢等附 豺皮 野驼脂 败鼓皮 白马茎头、蹄、齿、心、肝、肺、肉、骨、鬐膏、鬐毛、溺、通汁、屎中粟等附 狗阴茎腹、心、脑、齿、血、肉、粪中骨等附 丹雄鸡白雄鸡、黄雄鸡脂、乌雄鸡肉、胆、心、血、冠血、肪、肝、屎白、肠膍胵里黄皮及左右翅毛、黑雌鸡、黄雌鸡、鸡子卵中白皮、鸡喙、东门上鸡头等附 白鹅膏毛、肉、子等附 鹜肪 雁肪 鹧鸪 雉肉喉下白毛附 鹰屎白脂、雕、屎附 鹳骨 雄鹊 鸲鹆 燕屎 雀卵脑、头、血、屎附 伏翼 天鼠屎 孔雀 鸬鹚屎头附 鸱头 石蜜 蜜蜡白蜡附 牡蛎 桑螵蛸 蜂子黄蜂、土蜂附 海蛤 文蛤 魁蛤 石决明 真珠 秦龟 龟甲 鲞鱼 鲍鱼 鲤鱼胆肉、骨附 鳠鱼 鳝鱼血附 鲫鱼 黄鱼胆 猬皮 石龙子 露蜂房 樗鸡 蚱蝉 白僵蚕 木虻 蜚虻 蜚蠊 䗪虫 蛴螬 蛞蝓 蜗牛 水蛭 水马 鳖甲肉附 鮀鱼甲肉附 蟹爪附 蝘蚕蛾屎附 蚕子纸 乌贼鱼骨 鳗鲡鱼 鲛鱼皮 紫贝 虾蟆 蛙 牡鼠肉、粪附 蚺蛇胆肉附 蝮蛇胆肉附 陵鲤甲 蜘蛛 蜻蛉 石蚕 蛇蜕 蛇黄 乌蛇 蜈蚣 马陆 蠮螉 雀瓮 鼠妇 萤火 衣鱼 蝼蛄 蜣螂 白颈蚯蚓 斑蝥 芫青 地胆 马刀 葛上亭长 贝子 甲香 珂 田中螺汁 豆蔻 葡萄 蓬蘽 覆盆子 大枣生枣及叶附 藕实茎 鸡头实 芰实 栗 樱桃 橘柚 橙叶 梅实 枇杷叶 柿 木瓜 甘蔗 石蜜 沙糖 芋 乌芋 杏核仁花、实附 桃核仁花、枭、毛蠹、皮、叶、胶、实附 李核仁根、实附 梨叶附 柰 安石榴壳、根附 白瓜子 白冬瓜 瓜蒂子附 苋实 冬葵子根、叶附 苦菜 荠 芜菁 莱菔 龙葵 菘 芥 苜蓿 荏子 蓼 葱实 薤 白蘘荷 菾菜 苏 水苏 假苏 香薷 薄荷 秦荻梨 苦瓠 水靳 马芹子 莼 落葵 蘩蒌 鸡肠草 蕺 葫 蒜 堇 芸薹 胡麻叶附 青蘘 麻蕡子附 饴糖 大豆黄卷生寸豆附 赤小豆 豉 大麦 穬麦 小麦 麦奴 青粱米 黄粱米 白粱米 粟米 丹黍米 粟米 秫米 陈廪米 舂杵头糠 酒 腐婢 藊豆叶附 黍米 粳米 稻米稻、穰附 稷米 醋 酱 荜豆

上六百八十种皆今时见用药，并可收采，以备急要用也。

药出州土第三

论曰：按本草所出郡县皆是古名，今之学者卒寻而难晓，自圣唐开辟，四海无外，州县名目，事事惟新，所以须甄明。即因土地名号，后之学者，容易即知。其出药土地，凡一百三十三州，合五百一十九种，其余州土皆有，不堪进御，故不繁录耳。

关内道

雍州：柏子仁、茯苓。

华州：覆盆子、杜蘅、茵芋、木防己、黄精、白术、柏白皮、茯苓、茯神、天门冬、薯蓣、王不留行、款冬花、牛膝、细辛、鳖甲、丹参、鬼臼、白芷、白蔹、狼牙、水蛭、松花、鳖头、桑螵蛸、

松子、松萝、兔肝、远志、泽泻、五味子、菝葜、桔梗、玄参、沙参、续断、山茱萸、萆薢、白薇、通草、小草、石楠、石韦、龟头、麦门冬。

同州：寒水石、斑蝥、麻黄、䗪虫、麻黄根、芫荑、蒲黄、麻黄。

岐州：鬼督邮、楞鸡、獐骨、獐髓、及己、藜芦、秦艽、甘草。

宁州：菴蔺子、芫青、萹蓄、菴蔺花、荆子、蛇虫。

鄜州：芍药、蔺茹、黄芩、秦艽。

原州：兽狼牙、苁蓉、黄芪、枫柳皮、白药。

延州：芜荑。

泾州：泽泻、防风、秦艽、黄芩。

灵州：代赭、野猪黄、苁蓉、狟脂。

盐州：青盐。

河南道

洛州：秦椒、黄鱼胆、黄石脂。

谷州：半夏、桔梗。

郑州：秦椒。

陕州：栝楼、柏子仁。

汝州：鹿角、鹿茸。

许州：鹿茸。

虢州：茯苓、茯神、桔梗、桑上寄生、细辛、栝楼、白石英。

豫州：吴茱萸、鹿茸。

齐州：阿胶、荣婆药、防风。

莱州：牡蛎、蔺茹、海藻、马刀、七孔决明、文蛤、牛黄、海蛤、乌贼鱼。

兖州：防风、羊石、仙灵脾、云母、紫石英、桃花石。

密州：海蛤、牛黄。

泗州：麋脂、麋角。

徐州：桑上寄生。

淄州：防风。

沂州：紫石英。

河东道

蒲州：龙骨、紫参、蒲黄、五味子、石胆、龙角、龙齿。

绛州：防风。

隰州：当归、大黄。

汾州：石龙芮、石膏。

潞州：赤石脂、不灰木、人参、白石脂。

泽州：人参、禹余粮、防风、白石英。

并州：白菀、鬼督邮、白龙骨、柏子仁、矾石、礜石、甘草。

晋州：白垩、紫参。

代州：柏子仁。

蔚州：松子。

慈州：白石脂。

河北道

怀州：牛膝。

相州：知母、磁石。

箕州：人参。

沧州：雚菌。

幽州：人参、知母、蛇胆。

檀州：人参。

营州：野猪黄。

平州：野猪黄。

山南西道

梁州：小蘖、芒硝、理石、皂荚、苏子、狟脂、防己、野猪黄。

洋州：野猪黄、狟脂。

凤州：鹿茸。

始州：重台、巴戟天。

通州：药子。

渠州：卖子木。

商州：香零皮、厚朴、熊胆、龙胆、枫香脂、菖蒲、枫香木、秦椒、辛夷、恒山、獭肝、熊、杜仲、莽草、枳实、芍药。

金州：獭肝、枳茹、莽草、蜀漆、獭肉、枳实、枳刺、恒山。

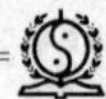

山南东道

邓州：夜干、甘菊花、蜥蜴、蜈蚣、栀子花、牡荆子。

均州：萎蕤。

荆州：橘皮。

襄州：石龙芮、蓝实、蜀水花、茗草、雷丸、陵鲤甲、乌梅、牵牛子、乾白、鸬鹚头、橙叶、栀子花、蜥蜴、蜈蚣、孔公孽、败酱、贝母。

夔州：橘皮。

硖州：杜仲。

房州：野猪黄、狟脂。

唐州：鹿茸。

淮南道

扬州：白芷、鹿脂、蛇床子、鹿角。

寿州、光州、蕲州、黄州、舒州：并出生石斛。

申州：白及。

江南东道

润州：踯躅、贝母、卷柏、鬼臼、半夏。

越州：榧子、刘寄奴。

婺州、睦州、歙州、建州：并出黄连。

泉州：干姜。

江南西道

宣州：半夏、黄连。

饶州：黄连。

吉州：陟厘。

江州：生石斛。

岳州：杉木、蝉蜕、楠木、鳖甲。

潭州：生石斛。

郎州：牛黄。

永州：石燕。

郴州：钓樟根。

辰州：丹砂。

陇右道

秦州：防葵、芎䓖、狼毒、鹿角、兽狼牙、鹿茸、蘼芜。

成州：防葵、狼牙。

兰州：防葵、鹿角胶。

武州：石胆、雄黄、雌黄。

廓州：大黄。

宕州：藁本、独活、当归。

河西道

凉州：大黄、白附子、鹿茸。

甘州：椒根。

肃州：肉苁蓉、百脉根。

伊州：伏翼、葵子。

瓜州：甘草。

西州：蒲桃。

沙州：石膏。

剑南道

益州：苎根、枇杷叶、黄环、郁金、姜黄、木兰、沙糖、蜀漆、百两金、薏苡、恒山、干姜、百部根、慎火草。

眉州：巴豆。

绵州：天雄、乌头、附子、乌喙、侧子、甘皮、巴戟天。

资州：折伤木。

嘉州：巴豆、紫葛。

邛州：卖子木。

泸州：蒟酱。

茂州：升麻、羌活、金牙、芒硝、马齿矾、朴硝、大黄、雄黄、矾石、马牙硝。

巂州：高良姜。

松州、当州：并出当归。

扶州：芎䓖。

龙州：侧子、巴戟天、天雄、乌头、乌喙、附子。

柘州：黄连。

岭南道

广州：石斛、白藤花、丁根、决明子、甘椒根。

韶州：石斛、牡桂、钟乳。

贺州、梧州、象州：并出蚺蛇胆。

春州、封州、泷州：并出石斛。

恩州：蚺蛇胆。

桂州：滑石、蚺蛇胆。

柳州：桂心、钓樟根。

融州：桂心。

潘州：蚺蛇胆。

交州：槟榔[①]、三百两根、龙眼、木蓝子。

蜂州：豆蔻。

马牙石一名长石，一名大乳，一名牛脑石，出在齐州历城县。

论曰：既知无物非药及所出土地，复采得时，须在贮积，以供时急，不得虚弃光阴，临事忽遽，失其机要，使风烛不救，实可悲哉！博学者深可思之，用为备耳。

用药处方第四

论曰：凡人在身，感病无穷，而方药医疗有限。由此观之，设药方之篇，是以述[②] 其大意，岂能得之万一。聊举所全，以发后学。此篇凡有六十五章，总摄众病，善用心者，所以触类长之，其救苦亦以博矣，临事处方，可得依之取诀也。

治风第一

当归　秦艽　干姜　藁本　麻黄　葛根　前胡　知母　石韦　狗脊　萆薢　杜衡　白薇　白芷　葈耳　女萎　桔梗　大戟　乌头　乌喙　附子　侧子　天雄　踯躅　茵芋　贯众　白及　蒴藋　蔄茹　鬼箭　磁石　石膏　天门冬　萎蕤　白术　菖蒲　泽泻　薯蓣　菊花　细辛　独活　升麻　菴蔄　薏苡　巴戟天　松叶　松节　石楠　署椒　莽草　防风　王不留行　芎䓖　黄芪　杜若　辛夷　牡荆子　五加皮　木兰　枸杞　竹叶　厚朴　松实　秦皮　牡丹皮　防己　秦椒　女菀　泽兰　竹沥　山茱萸　吴茱萸　蒺藜子　曾青　礜石　代赭

湿痹腰脊第二

白胶　阿胶　鹿茸　鹿角　鹿脂　鸡头　蔓荆　竹沥　肉苁蓉　防风　芎䓖　景天　丹参　络石　千岁虆汁　王不留行　山樱木汁　蛇床　漏芦　茜根　飞廉　礜石　桔梗　芫花　旋覆花　附子　侧子　天雄　踯躅　茵芋　当归　秦艽　芍药　干姜　葛根　石龙芮　狗脊　萆薢　菝葜　败酱　葈[③] 耳　白鲜　蠡实　青蘘　大豆卷　石楠　蜀椒　蔓荆　皂荚　天门冬　白术　萎蕤　干地黄　菖蒲　泽泻　菊花　薯药　石斛　牛膝　细辛　柴胡　菴蔄　薏苡　车前子　柏子仁　菥蓂　蒴藋　桂心　杜仲　干漆　五加皮　酸枣　枸杞　松子　桑上寄生　续断　天名精

挛急瘈曳第三

秦艽　藁本　狗脊　萆薢　通草　石楠　防风　芎䓖　续断　天门冬　女萎　干地黄　石斛　牛膝　薏苡　菟丝　杜仲　干漆　荆子　枸杞　大豆卷　天雄　附子　野葛　蒴藋

身瘙痒第四

青琅玕　石灰　丹砂　雄黄　水银　硫黄　牙子　白及　铁落　枳实　蒺藜子　莽草　柳花　蜀羊泉　水萍　防风　蔄茹　羊蹄　茵草　败酱　藜芦　青葙　青蒿　羖羊角　蝉蜕　秦艽　天鼠矢

惊痫第五

铅丹　紫石英　白石脂　秦皮　银屑　玄石　铁精　钓藤　款冬花　牡丹皮　白鲜皮　紫菀　女菀　柏子仁　茯苓　茯

---

① 榔：原作“根”，据《外台秘要·卷三十一》改。

② 述：原作“怽”，据王本改。

③ 葈：原作“藁”，据本书卷二·草部中品之上改。

神　桔梗　荛花　莨菪子　蛇衔　远志　人参　细辛　防葵　龙胆　杏仁　龙骨　龙齿　牛黄　头发　白芝　龙角　羊齿　羊骨　乱发　牛齿　白马茎　白马齿　赤马齿　白马悬蹄　鹿茸　牡狗齿　豚卵　狐五脏　石蜜　海蛤　蚱蝉　露蜂房　白僵蚕　蛇蜕[1]　雀瓮　蛇黄　鼠妇　蜣螂　六畜毛蹄甲

鬼魅第六

代赭　粉锡　金牙　卫矛　赤箭　铜镜鼻　升麻　牛黄　青木香　蓝实　蘼芜　徐长卿　云实　黄环　狸骨　獭肝　桃花　桃枭　蜈蚣　蛇胆　亭长　芫青　斑蝥　石长生　狼毒　鬼臼　商陆　踯躅　白及　野葛　琥珀　六畜毛蹄甲

蛊毒第七

方解石　代赭　金牙　卫矛　赤箭　徐长卿　升麻　瓜蒂　雷丸　紫菀　黄环　青木香　巴豆　麝香　景天　蘘荷　犀角　羚羊角　豚卵　獭肝　狐茎　鹳骨　蜂房　胡燕屎　鲛鱼皮　白项蚯蚓　蛇蜕　蜈蚣　斑蝥　芫青　芫花　藜芦　野葛　榧子　猪苓　败鼓皮　桑上亭长　六畜毛蹄甲

痰实第八

淡竹叶　枳实　吴茱萸　厚朴　胡椒　槟榔仁　莱菔　茯苓　恒山　松萝　旋覆花　大黄　芫花　荛花　半夏　乌头　黄芩　前胡　巴豆　柴胡　白术　细辛　朴硝　芒硝

固冷积聚腹痛肠坚第九

礜石　雄黄　般孽　厚朴　特生礜石　曾青　戎盐　硫黄　阳起石　石膏　理石　高良姜　朴硝　芫花　桔梗　吴茱萸　葶苈　旋覆花　麦门冬　太一余粮　泽泻　茯苓　人参　柴胡　蒺藜　藋菌　防葵　牡丹　荛花　海藻　肉苁蓉　丹参　巴戟天　莽草　芍药　乌头　麻黄　贝母　干姜　玄参　苦参　蔄茹　狼毒　大黄　附子

腹痛胀满呕吐第十

厚朴　竹茹　枳实　吴茱萸　槟榔　葛根　桑白皮　松萝　橘皮　大黄　桔梗　甘遂　干姜　大戟　藜芦　半夏　恒山　朴硝　生姜　藁本　阿胶　禹余粮　人参　戎盐

胸胁满第十一

方解石　兰草　杜若　莎草　竹叶　厚朴　枳实　干姜　前胡　玄参　紫菀　枸杞　桔梗　荛花　茯苓　芫花　旋覆花　射干　乌头　半夏　恒山　人参　菊花　细辛　柴胡

补五脏第十二

白石脂　五石脂　琥珀　紫菀　石韦　大黄　桔梗　石蜜　龙骨　牛髓　鹿肉　鹅肉　干漆　柏子仁　女贞　银屑　沙参　酸枣　五味子　枳实　山茱萸　麦门冬　干地黄　菖蒲　泽泻　薯蓣[2]　人参　石斛　细辛　菥蓂　龙胆　巴戟天　牡丹　韭　贝母　芜菁　葱白　覆盆　当归　钟乳　玄参　苦参

益气第十三

玉泉　钟乳　五石脂　白石英　柏子仁　柏叶　兰草　续断　茵陈　黄芪　飞廉　营实　五味子　旋花　泽泻　薯蓣　巴戟天　大枣　牡蒙　青蘘　乌麻　枳实　赤箭　芜菁子　苦菜　蒲桃　覆盆子　芍药　紫草　淫羊藿　羊肉　桑螵蛸　牛髓　蜡　牛肉　鹿茸　鹿角　麋角　猪肚　云母粉　兔屎　兔肉　戎盐　石蜜

长阴阳益精气第十四

羊肾　牛肾　肉苁蓉　蓬蘽　磁石　理石　地肤子　决明子　杜若　白棘　蛇

---

① 蜕：原作“脱”，据王本改。下同。

② 薯蓣：原作“署药”，据王本改。下同。

床子　茜根　黑石脂　五味子　天雄　附子　栝楼　玄参　石韦　石龙芮　白薇　萆薢　紫参　麦门冬　远志　小草　薯蓣　石斛　牛膝　卷柏　细辛　柴胡　车前子　茺蔚子　菟丝子　巴戟天　茯苓　枸杞　杜仲　丹砂　扁青　云母　滑石　钟乳

补骨髓第十五

五石脂　干漆　金屑　干地黄　防葵　菟丝子　乌麻　天门冬　青蘘　贝母　淫羊藿　附子　天雄　羊肾　羚羊角　磁石

长肌肉第十六

藁本　天门冬　当归　白马茎　桑上寄生　冬葵子　白芷　蠡实　垣衣　麦门冬　麻仁　干地黄　泽泻　薯蓣　菟丝子　石斛　甘草　女贞子　五加皮　枳实　胡麻　玉泉　磁石　赤石脂　厚朴　蒲桃　赤箭　五味子　酸枣仁

坚筋骨第十七

玉泉　云母　杜仲　干漆　枸杞　硫黄　蔓荆　络石　磁石　戎盐　续断　乌麻　金屑　五加皮　酸枣仁

阴下湿痒十八

木兰　槐皮　五加皮　杜仲　蛇床子　漏芦　飞廉　阳起石

消渴第十九

曾青　滑石　紫石英　白石英　凝水石　丹砂　石膏　理石　竹笋　桑白皮　枸杞根　松脂　茯苓　马乳　兔骨　紫参　赤小豆　大麦　小麦　泽泻　莱菔　人参　麦门冬　莼菜　腐婢　粟米　青粱　甘草　牡蛎　猪肚　鸡屎白　云实　黄连　礜石　栝楼　葛根　玄参　苦参　茅根　竹根　长石　知母　菰根　生葛汁　王瓜　冬瓜　水萍　羊酪

消食第二十

白术　桔梗　大黄　黄芩　大豆屑熬　矿麦糵　皂荚　莱菔根　麦门冬　吴茱萸　槟榔　橘皮　小蒜　厚朴　苦参

淋闭第二十一

玉泉　石胆　芒硝　茯苓　琥珀　石燕　瞿麦　胡燕屎　茅根　鲤鱼齿　发髲[①]　乱发　头垢

利小便第二十二

硝石　滑石　紫参　栝楼　百合　白石脂　海藻　榆皮　地肤子　山茱萸　蒲黄　棘仁　天门冬　车前子　麻子仁　赤小豆　郁李仁　冬瓜　冬葵子　牵牛子　茅根　葎草　犍牛尿　橘皮　楝实　长石　天名精　苦参　茵陈　秦艽

止小便第二十三

赤石脂　铅丹　粉锡　菖蒲　王瓜　栝楼　菝葜　牡蛎　菰根　芦根　鸡肠草　龙骨　鹿茸　鹿角　鸡膍胵　山茱萸

明目第二十四

玉泉　丹砂　空青　紫贝　萤火　贝齿　马珂　石胆　钟乳　礜石　五石脂　卤碱　戎盐　理石　特生礜石　蔓荆子　桑椹子　槐子　蕤仁　地肤子　铁精　长石　黄连　景天花　香[②]蒲　决明子　飞廉　杜若　枳实　秦艽　合欢　秦椒　棘仁　人参　细辛　蓍实　菴蕳　菟丝子　茺蔚子　菥蓂　乌麻　荠子　芜菁子　蓼子　葱子　前胡　玄参　瞿麦　石决明　石龙芮　羚羊角　羖羊角　青牛胆　兔肝　狗脊

止泪第二十五

空青　曾青　蔓荆　蕤仁　绿盐　苦参　白芷　杜若　菊花　栾花　菥蓂　皂荚　芎䓖　决明子　白术

目赤痛第二十六

空青　车前子　曾青　石胆　矾石

---

① 发髲：原作“髲发”，据本书卷·人兽部改。

② 香：原作“杳”，据王本改。

戎盐　菥蓂　蕤仁　荠子　栾花　鲤鱼胆　檗木　石盐　萎蕤　决明子

益肝胆第二十七

空青　曾青　礜石　酸枣仁　细辛　龙胆　苦参　荠菜　黄连

补养心气第二十八

紫石英　远志　羚羊角　人参

补养肾气第二十九

六畜肾　络石　泽泻　石楠　萆薢　车前子　狗脊　栗子　沙参　白棘　玄参　黑石脂　磁石　瞿麦　粟米　石斛　鹿茸

补脾第三十

大枣　樱桃　甘蔗　石蜜

咳逆上气第三十一

石胆　蘼芜　蜀椒　款冬　桑根白皮　狼毒　竹叶　女菀　白前　吴茱萸　百部根　当归　麻黄　贝母　紫菀　白鲜皮　荛花　藜芦　乌头　附子　鬼臼　射干　半夏　蜀漆　菖蒲　远志　甘草　细辛　防葵　杏仁　桃仁　瓜丁　貒脂肉　牡蛎　桂心　白石脂　羊肺　紫石英　钟乳　硫黄　蒺藜　芫花　五味子　茯苓

下气第三十二

铅丹　梅实　蛇床　石韦　水苏　竹叶　苏子　薄荷　蒺藜　秦荻梨　甘草　石斛　细辛　牡荆　枇杷叶　甘蔗　署药　马肉　白石英　鹿茸　杏仁　石膏　橘皮　钟乳　云母　礜石　胡椒

霍乱转筋第三十三

木瓜　鸡屎白　干姜　附子　瞿麦　女萎　香薷　藊豆　薄荷　橘皮　人参　桂心　白术　厚朴

肠痔第三十四

石胆　硝石　丹砂　五石脂　水银　雄黄　殷孽　石硫黄　孔公孽　磁石　檗木　槐子　桐皮　飞廉　败酱　露蜂房　鳗鲡鱼　蛇脱皮　蠡鱼　猬皮　鳖甲　猪后足悬蹄

鼠漏并痔第三十五

黄芪　续断　连翘　夏枯草　王不留行　鼠尾草　萹蓄　通草　狼毒　败酱　桐叶　及己　蛇衔草　侧子　地榆　王瓜　昆布　牡蛎　蠡鱼　露蜂房　文蛤　龟甲　猬皮　鳖甲　蚺蛇胆　蛇脱皮　斑蝥　虎骨　地胆　猪悬蹄　五石脂　陵鲤甲

三虫第三十六

粉锡　梓白皮　山茱萸　槟榔　卫矛　芜荑　天门冬　天名精　桑白皮　干漆　蔓荆　苦参　蘼芜　雷丸　特生礜石　楝实　苋实　麝香　通草　白颈蚯蚓　桃仁　桃花　连翘　贯众　鹤虱　萹蓄　青桐　藋芦　牙子　榧实　槲皮　薏苡根

下部匿第三十七

石硫黄　雄黄　雌黄　苦参　艾叶　大蒜　盐　马鞭草　蚺蛇胆

崩中下血第三十八

白磁屑　伏龙肝　败船茹　青石脂　卫矛　桃毛　紫葳　檗木　当归　桑上寄生　白蔹　茅根　牡狗齿　玉泉　鲤鱼骨　白僵蚕①　龙骨　白胶　阿胶　牛角鰓②　阳起石　地榆　生地黄　茜根　白芷　艾叶　景天花　乌贼鱼骨　小麦　大小蓟根

女人血闭第三十九

铜镜鼻　铜弩牙　桃仁　茅根　乌贼鱼骨　白芷　栝楼　大黄　桑螵蛸　牛角鰓　蛴螬　虻虫　䗪虫　水蛭　芎䓖　菴䕡子　阳起石　紫葳　黄芩　巴豆　牛膝　瞿麦　当归

女人寒热疝瘕漏下第四十

白垩　干漆　苁蓉　黄芪　蛇床子　禹余粮　阳起石　秦椒

---

① 蚕：原缺，据本书卷四·虫鱼部补。

② 鰓：原作“腮”，据本书卷三·人兽部改。

产难胞衣不出第四十一

代赭　石燕　冬葵子　弓弩弦　滑石　蚱蝉　泽泻　续断　羖羊角　王不留行

女人阴冷肿痛第四十二

松萝　白鲜皮　卷柏

阴蚀疮第四十三

土阴孽　藁蓄　五加皮　黑石脂　矾石　檗木　桐叶　礜石　石胆　虾蟆　龟甲　狐茎

伤寒温疫第四十四

犀角屑　羚羊角　徐长卿　麻黄　前胡　生葛汁　葛根　大青　栝楼　柴胡　青木香　吴蓝　贝母　玄参　白薇　知母　桂心　芍药

健忘第四十五

远志　菖蒲　人参　茯神　芡实　蔄茹　白马心　龙胆　龟甲　通草

通九窍第四十六

大枣　芥子　远志　菖蒲　细辛　蔓荆

下部䘌第四十七

榧实　龙骨　鼠尾草　营实　黄连　黄芩　干姜　附子　仓米　蜀椒　五石脂　无食子　槲若　地榆　龙胆　黄柏

虚损泻精第四十八

白棘　韭子　鹿茸　山茱萸　泽泻　菟丝子　牡蛎　白龙骨

唾粘如胶并唾血第四十九

紫菀　紫参　旋覆花　麻黄　茯苓　桂心　槐子　芎䓖　干姜　射干　小麦

吐血第五十

戎盐　柏叶　水苏　败船茹　生地黄汁　竹茹　蛴螬　艾叶　白胶　大小蓟根　羚羊角　马屎

下血第五十一

白瓷屑　伏龙肝　柏叶　青羊脂　艾叶　五石脂　赤箭　天名精　蒲黄　生地黄　黄芩　茜根　败船茹　水苏　白胶　马屎　槲脉

衄血第五十二

乱发灰　水苏　紫参　柏叶　王不留行　生地黄汁

尿血第五十三

龙骨　戎盐　鹿茸　葱涕汁

耳聋第五十四

磁石　菖蒲　山茱萸　乌鸡脂　鹅脂　通草　王瓜

止汗第五十五

牡蛎　龙骨　柏实　卫矛

出汗第五十六

山茱萸　细辛　石膏　蜀椒　干姜　葱白须　桂心　葛根　麻黄

坚齿第五十七

桑上寄生　香蒲　蔓荆　秦椒　蜀椒　鼠李根　戎盐

痈肿第五十八

营实　飞廉　蒺藜子　白棘　王不留行　木兰皮　络石　紫石英　五石脂　磁石　芍药　防己　泽兰　大蒜　连翘　黄芪　白蔹　苦参　败酱　通草　王瓜

恶疮第五十九

白及　藿芦　蛇衔　青葙　牙子　狼毒　营实　黄芩　当归　萆薢　雌黄　松脂　漏芦　及己　通草　地榆　蜀羊泉

热极喘口舌焦干第六十

石膏　石蜜　麦门冬　栝楼　络石　杏仁　茯苓　松脂　紫菀　款冬　梅子　大黄　甘草

利血脉第六十一

玉泉　丹砂　空青　长石　芒硝　干地黄　人参　甘草　通草　芍药　桂心　蜀椒　麻子

失魂魄第六十二

玉泉　丹砂　紫石英　茯神　琥珀　龙骨　人参　牛黄

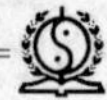

悦人面第六十三

白瓜子　雄黄　丹砂　落葵子　鹿髓　菌桂　旋覆花　麝香　瓜楼

口疮第六十四

黑石脂　干地黄　黄连　龙胆　大青　升麻　檗木　小檗　苦竹叶　酪　酥　豉　石蜜

脚弱疼冷第六十五

石斛　石钟乳　殷孽　孔公孽　石硫黄　附子　豉　丹参　五加皮　竹沥　大豆　天雄　侧子　木防己　独活　松节　牛膝

《千金翼方》卷第一

千金翼方卷第二　本草上

论曰：金石草木，自有《本经》，而条例繁富，非浅学近识所能悟之。忽逢事逼，岂假披讨，所以录之于卷，附之于方，使忠臣孝子匆遽之际，造次可见，故录之以冠篇首焉。

玉石部上品二十二味

玉泉：味甘，平，无毒。主五脏百病，柔筋强骨，安魂魄，长肌肉，益气，利血脉。疗妇人带下十二病，除气癃，明耳目。久服耐寒暑，不饥渴，不老神仙，轻身长年。人临死服五斤，死三年色不变。一名玉札。生蓝田山谷，采无时。

玉屑：味甘，无毒。主除胃中热，喘息烦满，止渴。屑如麻豆服之。久服轻身长年。生蓝田，采无时。

丹砂：味甘，微寒，无毒。主身体五脏百病，养精神，安魂魄，益气明目，通血脉。止烦满消渴，益精神，悦泽人面。杀精魅邪恶鬼，除中恶，腹痛毒气，疥瘘诸疮。久服通神明，不老，轻身神仙。能化为汞。作末，名真珠，光色如云母，可析者良。生符陵山谷，采无时。

空青：味甘酸，寒，大寒，无毒。主青盲耳聋，明目，利九窍，通血脉，养精神，益肝气。疗目赤痛，去肤翳，止泪出，利水道，下乳汁，通关节，破坚积。久服轻身延年不老，令人不忘，志高神仙。能化铜铁铅锡作金。生益州山谷及越嶲山有铜处，铜精熏则生空青，其腹中空。三月中旬采，亦无时。

绿青：味酸，寒，无毒。主益气，疗鼽鼻，止泻痢。生山之阴穴中，色青白。

曾青：味酸，小寒，无毒。主目痛，止泪出，风痹，利关节，通九窍，破癥坚积聚，养肝胆，除寒热，杀白虫。疗头风脑中寒，止烦渴。补不足，盛阴气。久服轻身不老。能化金铜。生蜀中山谷及越嶲，采无时。

白青：味甘酸咸，平，无毒。主明目，利九窍，耳聋，心下邪气。令人吐。杀诸毒三虫。久服通神明，轻身延年不老。可消为铜剑，辟五兵。生豫章山谷，采无时。

扁青：味甘，平，无毒。主目痛明目，折跌痈肿，金疮不瘳，破积聚，解毒气，利精神，去寒热风痹，及丈夫茎中百病，益精。久服轻身不老。生朱崖山谷、武都、朱提，采无时。

石胆：味酸辛，寒，有毒。主明目，目痛，金疮诸痫痉，女子阴融[①]痛，石淋，寒热，崩中下血，诸邪毒气。令人有子。散癥积，咳逆上气，及鼠瘘恶疮。炼饵服之，不老，久服增寿神仙。能化铁为铜，成金银。一名毕石，一名黑石，一名棋石，一名铜勒。生羌道山谷羌里勾青山，二月庚子辛丑日采。

云母：味甘，平，无毒。主身皮死肌，中风寒热，如在车船上，除邪气，安五脏，益子精，明目，下气，坚肌，续绝补中。疗五劳七伤，虚损少气，止痢。久服轻身延年，悦泽不老，耐寒暑，志高神仙。一名云珠，色多赤；一名云华，五色

① 融：王本作“蚀”。

具；一名云英，色多青；一名云液，色多白；一名云砂，色多黄；一名磷石，色正白。生太山山谷，齐、庐山，及琅邪北定山石间，二月采。

石钟乳：味甘，温，无毒。主咳逆上气，明目，益精，安五脏，通百节，利九窍，下乳汁，益气，补虚损。疗脚弱疼冷，下焦肠竭，强阴。久服延年益寿，好颜色，不老，令人有子。不炼服之，令人淋。一名公乳，一名芦石，一名夏石。生少室山谷及太山，采无时。

朴硝：味苦辛，寒，大寒，无毒。主百病，除寒热邪气，逐六腑积聚，结固留癖，胃中食饮热结，破留血闭绝，停痰痞满，推陈致新。能化七十二种石。炼饵服之，轻身神仙。炼之白如银，能寒能热，能滑能涩，能辛能苦，能咸能酸，入地千岁不变色。青白者佳，黄者伤人，赤者杀人。一名硝石朴。生益州山谷，有咸水之阳，采无时。

硝石：味苦辛，寒，大寒，无毒。主五脏积热，胃胀闭，涤去蓄结饮食，推陈致新，除邪气。疗五脏十二经脉中百二十疾，暴伤寒，腹中大热，止烦满，消渴，利小便及瘘蚀疮。炼之如膏，久服轻身。天地至神之物，能化成十二种石。一名芒硝。生益州山谷，及武都、陇西、西羌，采无时。

芒硝：味辛苦，大寒。主五脏积聚，久热胃闭，除邪气，破留血，腹中痰实结搏，通经脉，利大小便及月水，破五淋，推陈致新，生于朴硝。

矾石：味酸，寒，无毒。主寒热，泄痢白沃，阴蚀恶疮，目痛，坚骨齿，除固热在骨髓，去鼻中息肉。炼饵服之，轻身不老增年。岐伯云：久服伤人骨，能使铁为铜，一名羽碮，一名羽泽。生河西山谷及陇西武都、石门，采无时。

滑石：味甘，寒，大寒，无毒。主身热泄澼，女子乳难，癃闭，利小便，荡胃中积聚寒热，益精气，通九窍六腑津液，去留结，止渴，令人利中。久服轻身，耐饥长年。一名液石，一名共石，一名脱石，一名番石。生赭阳山谷，及太山之阴，或掖北白山，或卷山，采无时。

紫石英：味甘辛，温，无毒。主心腹咳逆邪气，补不足，女子风寒在子宫，绝孕，十年无子。疗上气，心腹痛，寒热结气邪气，补心气不足，定惊悸，安魂魄，填下焦，止消渴，除胃中久寒，散痈肿，令人悦泽。久服温中，轻身延年，生太山山谷，采无时。

白石英：味甘辛，微温，无毒。主消渴，阴痿不足，咳逆，胸膈间久寒，益气，除风湿痹。疗肺痿下气，利小便，补五脏，通日月光。久服轻身，长年耐寒热。生华阴山谷及太山，大如指，长二三寸。六面如削，白澈有光，其黄端白棱名黄石英，赤端名赤石英，青端名青石英，黑端名黑石英。二月采，亦无时。

青石、赤石、黄石、白石、黑石脂等：味甘，平。主黄疸，泄痢，肠澼脓血，阴蚀，下血赤白，邪气痈肿疽痔，恶疮，头疡，疥瘙。久服，补髓益气，肥健不饥，轻身延年，五石脂各随其色，补五脏。生南山之阳山谷中。

青石脂：味酸，平，无毒。主养肝胆气，明目。疗黄疸，泄痢肠澼，女子带下百病，及疽痔恶疮，久服补髓益气，不饥，延年。生齐区山及海崖，采无时。

赤石脂：味甘酸辛，大温，无毒。主养心气，明目益精。疗腹痛泄澼，下痢赤白，小便利及痈疽疮痔，女子崩中漏下，产难，胞衣不出。久服补髓，好颜色，益智不饥，轻身延年。生济南、射阳及太山之阴，采无时。

黄石脂：味苦，平，无毒。主养脾气，安五脏，调中，大人小儿泄痢，肠澼下脓血，去白虫，除黄疸，痈疽虫。久服轻身延年，生嵩高山。色如莺雏，采无时。

白石脂：味甘酸，平，无毒。主养肺气，厚肠，补骨髓。疗五脏惊悸不足，心下烦，止腹痛，下水，小肠澼热溏，便脓血，女子崩中漏下，赤白沃，排痈疽疮痔。久服安心，不饥，轻身长年。生太山之阴，采无时。

黑石脂：味咸，平，无毒。主养肾气，强阴，主阴蚀疮，止肠澼泄痢，疗口疮咽痛。久服益气，不饥延年。一名石涅，一名石墨。出颍川阳城，采无时。

太一余粮：味甘，平，无毒。主咳逆上气，癥瘕血闭，漏下，除邪气，肢节不利，大饱绝力身重。久服耐寒暑，不饥轻身，飞行千里，神仙。一名石脑。生太山山谷，九月采。

石中黄子：味甘，平，无毒。久服轻身，延年不老。此禹余粮壳中，未成余粮黄浊水也，出余粮处有之。陶云：芝品中有石中黄子，非也。

禹余粮：味甘，寒，平，无毒。主咳逆寒热，烦满，下赤白血闭，癥瘕，大热。疗小腹痛结烦疼。炼饵服之，不饥，轻身延年。一名白余粮。生东海池泽，及山岛或池泽中。

玉石部中品二十九味

金屑：味辛，平，有毒。主镇精神，坚骨髓，通利五脏，除邪毒气。服之神仙。生益州，采无时。

银屑：味辛，平，有毒。主安五脏，定心神，止惊悸，除邪气。久服轻身长年。生永昌，采无时。

水银：味辛，寒，有毒。主疥瘘，痂疡，白秃，杀皮肤中虱，堕胎，除热。以敷男子阴，阴消无气。杀金银铜锡毒。熔化还复为丹，久服神仙，不死。一名汞。生符陵平上，出于丹砂。

雄黄：味苦甘，平，寒，大温，有毒。主寒热鼠瘘，恶疮疽痔，死肌。疗疥虫䘌疮，目痛，鼻中息肉，及筋绝，破骨，百节中大风，积聚癖气，中恶，腹痛，鬼疰，杀精物，恶鬼邪气，百虫毒，胜五兵。杀诸蛇虺毒，解藜芦毒。悦泽人面。炼食之轻身神仙，饵服之皆飞入人脑中，胜鬼神，延年益寿，保中不饥。得铜可作金。一名黄食石。生武都山谷、敦煌山之阳，采无时。

雌黄：味辛甘，平，大寒，有毒。主恶疮，头秃痂疥，杀毒虫虱，身痒，邪气诸毒，蚀鼻中息肉，下部䘌疮，身而白驳。散皮肤死肌，及恍惚邪气。杀蜂蛇毒。炼之久服，轻身增年不老，令人脑满。生武都山谷，与雄黄同山生。其阴山有金，金精熏则生雌黄。采无时。

殷孽：味辛，温，无毒。主烂伤瘀血，泄痢，寒热鼠瘘，癥瘕结气，脚冷疼弱。一名姜石，钟乳根也。生赵国山谷，又梁山及南海，采无时。

孔公孽：味辛，温，无毒。主伤食不化，邪结气恶，疮疽瘘痔，利九窍。下乳汁，男子阴疮，女子阴蚀及伤食，病常欲眠睡。一名通石，殷孽根也，青黄色。生梁山山谷。

石脑：味甘，温，无毒。主风寒虚损，脚腰疼痹，安五脏，益气。一名石饴饼，生名山土石中，采无时。

石硫黄：味酸，温，大热，有毒。主妇人阴蚀，疽痔恶血，坚筋骨，除头秃，疗心腹积聚，邪气冷癖在胁，咳逆上气，脚冷疼弱无力，及鼻衄，恶疮，下部䘌疮。止[①]血，杀疥虫，能化金银铜铁奇物。生东海牧羊山谷中及太山、河西山，矾石液也。

阳起石：味咸，微温，无毒。主崩中漏下，破子脏中血，癥瘕结气，寒热腹痛，无子，阴痿不起，补不足。疗男子茎头寒，阴下湿痒，去臭汗，消水肿。久服不饥，令人有子。一名白石，一名石生，一名羊起石，云母根也。生齐山山谷及琅邪或云山、阳起山，采无时。

凝水石：味辛甘，寒，大寒，无毒。主身热，腹中积聚邪气，皮中如火烧，烦满，水饮之，除时气热盛，五脏伏热，胃中热，烦满，止渴，水肿，小腹痹。久服不饥。一名白水石，一名寒水石，一名凌水石，色如云母可析者良，盐之精也。生常山山谷，又水中县及邯郸。

石膏：味辛甘，微寒，大寒，无毒。主中风寒热，心下逆气惊喘，口干舌焦，不能息，腹中坚痛，除邪鬼，产乳，金疮。除时气，头痛，身热，三焦大热，皮肤热，肠胃中膈气，解肌发汗，止消渴，烦逆，腹胀，暴气喘息，咽热，亦可作浴汤。一名细石。细理白泽者良，黄者令人淋。生齐山山谷，及齐庐山、鲁蒙山，采无时。

磁石：味辛咸，寒，无毒。主周痹风湿，肢节中痛，不可持物，洗洗酸痟，除大热，烦满及耳聋，养肾脏。强骨气，益精除烦，通关节，消痈肿，鼠瘘颈核，喉痛，小儿惊痫。炼水饮之，亦令人有子。一名玄石，一名处石。生太山川谷及慈山山阴，有铁处则生其阳，采无时。

玄石：味咸，温，无毒。主大人小儿惊痫，女子绝孕，小腹冷痛，少精身重，服之令人有子。一名玄水石，一名处石。生太山之阳，山阴有铜，铜者雌，玄者雄。

理石：味辛甘，寒，大寒，无毒。主身热，利胃解烦，益精明目，破积聚，去三虫，除荣卫中去来大热，结热，解烦毒，止消渴，及中风痿痹。一名立制石，一名肌石。如石膏，顺理而细。生汉中山谷及庐山，采无时。

长石：味辛苦，寒，无毒。主身热，胃中结气，四肢寒厥，利小便，通血脉，明目，去翳眇，下三虫，杀蛊毒，止消渴，下气除胁肋肺间邪气。久服不饥。一名方石，一名土石，一名直石。理如马齿，方而[②]润泽玉色。生长子山谷及太山临淄，采无时。

肤青：味辛咸，平，无毒。主蛊毒，蛇菜肉诸毒，恶疮。不可久服，令人瘦。一名推青，一名推石，生益州川谷。

铁落：味辛甘，平，无毒。主风热恶疮，疡疽疮痂，疥气在皮肤中。除胸膈中热气。食不下，止烦，去黑子。一名铁液。可以染皂，生牧羊平泽及祊城，或析城，采无时。

铁：主坚肌耐痛。

生铁：微寒，主疗下部及脱肛。

钢铁：味甘，无毒。主金疮，烦满热中，胸膈气塞，食不化。一名跳铁。

铁精：平，微温。主明目。化铜。疗惊悸，定心气，小儿风痫，阴㿗、脱肛。

光明盐：味咸，甘，平，无毒。主头面诸风，目赤痛，多眵泪，生盐州五原，盐池下凿取之，大者如升，皆正方光澈。一名石盐。

绿盐：味咸苦辛，平，无毒。主目赤泪出，肤翳眵暗。

密陀僧：味咸辛，平，有小毒。主久痢，五痔，金疮，面上瘢皯。面膏药用之。

---

① 止：原作"上"，据王本改。
② 而：原作"面"，据王本改。

桃花石：味甘，温，无毒。主大肠中冷脓血痢。久服令人肌热，能食。

珊瑚：味甘，平，无毒。主宿血，去目中翳。鼻衄，末吹鼻中。生南海。

石花：味甘，温，无毒。酒渍服，主腰脚风冷，与殷孽同。一名乳花。

石床：味甘，温，无毒。酒渍服，与殷孽同。一名乳床，一名逆石。

玉石部下品三十一味

青琅玕：味辛，平，无毒。主身痒，火疮，痈伤。白秃，疥瘙，死肌，浸淫在皮肤中。煮炼服之，起阴气。可化为丹。一名石珠，一名青珠。生蜀郡平泽，采无时。

礜石：味辛甘，大热，生：温；熟：热，有毒。主寒热鼠瘘，蚀疮，死肌风痹，腹中坚癖邪气，除热，明目，下气，除膈中热，止消渴，益肝气，破积聚，痼冷腹痛，去鼻中息肉。久服[①]令人筋挛。火炼百日，服一刀圭。不炼服则杀人及百兽。一名青分石，一名立制石，一名固羊石，一名白礜石，一名太白石，一名泽乳，一名食盐。生汉中山谷及少室，采无时。

特生礜石：味甘，温，有毒。主明目，利耳，腹内绝寒，破坚结及鼠瘘，杀百虫恶兽。久服延年。一名苍礜石，一名鼠毒。生西域，采无时。

握雪礜石：味甘，温，无毒。主痼冷积。轻身延年。多食令人热。

方解石：味苦辛，大寒，无毒。主胸中留热结气，黄疸，通血脉，去蛊毒。一名黄石。生方山，采无时。

苍石：味甘平，有毒。主寒热下气，瘘蚀，杀禽兽。生西域，采无时。

土殷孽：味咸，无毒。主妇人阴蚀，大热，干痂。生高山崖上之阴，色白如脂，采无时。

代赭：味苦甘，寒，无毒。主鬼疰，贼风蛊毒，杀精物恶鬼，腹中毒邪气，女子赤沃漏下，带下百病，产难，胞衣不出，堕胎，养血气，除五脏血脉中热，血痹血瘀，大人小儿惊气入腹，及阴痿不起。一名须丸，一名血师。生齐国山谷。赤红青色，如鸡冠有泽[②]，染爪甲不渝者，良。采无时。

卤碱：味苦咸，寒，无毒。主大热，消渴狂烦，除邪，及下蛊毒，柔肌肤，去五脏肠胃留热，结气，心下坚，食已呕逆，喘满，明目，目痛。生河东盐池。

大盐：味甘咸，寒，无毒。主肠胃结热，喘逆，胸中病，令人吐。生邯郸及河东池泽。

戎盐：味咸，寒，无毒。主明目目痛，益气，坚肌骨，去毒蛊，心腹痛，溺血，吐血，齿舌血出。一名胡盐。生胡盐山，及西羌北地酒泉福禄城东南角。北海青，南海赤。十月采。

白垩：味苦辛，温，无毒。主女子寒热，癥瘕，月闭，积聚，阴肿痛，漏下，无子，泄痢。不可久服，伤五脏，令人羸瘦。一名白善。生邯郸山谷，采无时。

铅丹：味辛，微寒。主吐逆，胃反，惊痫癫疾，除热，下气，止小便利，除毒热脐挛，金疮溢血，炼化还成丸光。久服通神明。一名铅华，生于铅，生蜀郡平泽。

粉锡：味辛，寒，无毒。主伏尸毒螫，杀三虫，去鳖瘕，疗恶疮，堕胎，止小便利。一名解锡。

锡铜镜鼻：主女子血闭，癥瘕伏肠，

① 服：原作“腹”，据《证类本草》、王本改。

② 泽：原缺，据《证类本草》、王本补。

绝孕，及伏尸邪气，生桂阳山谷。

铜弩牙：主妇人产难，血闭，月水不通，阴阳隔塞。

金牙：味咸，无毒。主鬼疰，毒蛊诸疰。生蜀郡，如金色者良。

石灰：味辛，温。主疽疡，疥瘙，热气，恶疮，癞疾，死肌，堕眉，杀痔虫，去黑子息肉，疗髓骨疽。一名恶灰，一名希灰。生中山川谷。

冬灰：味辛，微温。主黑子，去疣，息肉，疽蚀，疥瘙，一名藜灰，生玄谷川泽。

煅灶灰：主癥瘕坚积，去邪恶气。

伏龙肝：味辛，微温。主妇人崩中，吐血，止咳逆，止血，消痈肿毒气。

东壁土：主下部疮，脱肛。

紫铆麒麟竭：味甘咸，平，有小毒。主五脏邪气，带下，止痛，破积血金疮，生肉。与麒麟竭二物大同小异。

硇砂：味咸苦辛，温，有毒。不宜多服，主积聚，破结血，烂胎，止痛，下气，疗咳嗽宿冷，去恶肉，生好肌。柔金银，可为焊药。出西戎。形如牙消，光净者良，驴马药亦用。

姜石：味咸，寒，无毒。主热豌豆疮，丁毒等肿，生土石间，状如姜，有五种色，白者最良，所在有之，以烂不碜者好，齐州历城东者，良。

赤铜屑：以醋和如麦饭，袋盛，先刺腋下脉出血，封之，攻腋臭神效。又熬使极热，投酒中，服五合，日三，主贼风反折。又烧赤铜五斤，纳酒二斗中百遍。服同前，主贼风，甚验。

铜矿石：味酸，寒，有小毒。主疔肿恶疮，驴马脊疮，臭腋，石上水磨取汁涂之，其疔肿，末之，敷疮上良。

白瓷瓦屑：平，无毒。主妇人带下，白崩，止呕吐逆，破血，止血，水磨，涂疮灭瘢，定州者良，余皆不如。

乌古瓦：寒，无毒。以水煮乃渍汁饮，止消渴，取屋上年深者，良。

石燕：以水煮汁饮之，主淋有效。妇人难产，两手各把一枚，立验。出零陵。

梁上尘：主腹痛，噎，中恶鼻衄，小儿软疮。

草部上品之上四十味

青芝：味酸，平。主明目，补肝气，安精魂，仁恕。久食轻身不老，延年神仙。一名龙芝。生泰山。

赤芝：味苦，平。主胸腹结，益心气，补中，增智慧，不忘。久食轻身不老，延年神仙。一名丹芝。生霍山。

黄芝：味甘，平。主心腹五邪，益脾气，安神，忠信和乐。久食轻身不老，延年神仙。一名金芝。生嵩山。

白芝：味辛，平。主咳逆上气，益肺气，通利口鼻，强志意，勇悍，安魄。久食轻身不老，延年神仙。一名玉芝。生华山。

黑芝：味咸，平。主癃，利水道，益肾气，通九窍，聪察。久食轻身不老，延年神仙，一名玄芝。生常山。

紫芝：味甘，温。主耳聋，利关节，保神，益精气，坚筋骨，好颜色。久服轻身，不老延年。一名木芝。生高夏山谷，六芝皆无毒，六月、八月采。

赤箭：味辛，温。主杀鬼精物，蛊毒恶气，消痈肿，下支满疝，下血。久服益气力，长阴，肥健，轻身增年。一名离母，一名鬼督邮。生陈仓川谷，雍州及太山少室，三月、四月、八月采根，暴干。

天门冬：味苦甘，平，大寒，无毒。主诸暴风湿偏痹，强骨髓，杀三虫，去伏尸，保定肺气，去寒热，养肌肤，益气力，利小便，冷而能补。久服轻身，益气，延年不饥。一名颠勒。生奉高山谷，二月、三月、七月、八月采根，暴干。

麦门冬：味甘，平，微寒，无毒。主心腹结气，伤中伤饱，胃络脉绝，羸瘦短气，身重目黄，心下支满，虚劳客热，口干燥渴，止呕吐，愈痿蹶，强阴益精，消谷调中，保神，定肺气，安五脏。令人肥健，美颜色，有子。久服轻身，不老不饥。秦名羊韭，齐名爱韭，楚名马韭，越名羊耆，一名禹葭，一名禹余粮。叶如韭，冬夏长生。生函谷川谷及堤坂肥土石间久废处，二月、三月、八月、十月采，阴干。

术：味苦甘，温，无毒。主风寒湿痹，死肌，痉，疸，止汗，除热，消食，主大风在身面，风眩头痛，目泪出，消痰水，逐皮间风水结肿，除心下急满，及霍乱吐下不止，利腰脐间血，益津液，暖胃，消谷，嗜食。作煎饵。久服轻身，延年不饥。一名山蓟，一名山姜，一名山连。生郑山山谷，汉中，南郑，二月、三月、八月、九月采根，暴干。

女萎、萎蕤：味甘，平，无毒。主中风暴热，不能动摇，跌筋结肉，诸不足，心腹结气，虚热湿毒，腰痛，茎中寒，及目痛眦烂，泪出。久服去面黑䵟，好颜色，润泽，轻身不老。一名荧，一名地节，一名玉竹，一名马薰。生太山山谷及丘陵，立春后采，阴干。

黄精：味甘，平，无毒。主补中益气，除风湿，安五脏。久服轻身，延年不饥。一名重楼，一名菟竹，一名鸡格，一名救穷，一名鹿竹。生山谷，二月采根，阴干。

干地黄：味甘苦，寒，无毒。主折跌，绝筋伤中，逐血痹，填骨髓，长肌肉。作汤，除寒热，积取，除痹。主男子五劳七伤，女子伤中，胞漏，下血，破恶血，溺血，利大小肠，去胃中宿食，饱力继绝，补五脏内伤不足，通血脉，益气力，利耳目，生者尤良。

生地黄：大寒。主妇人崩中，血不止，及产后血上薄心闷绝，伤身胎动下血，胎不落；堕坠，踠折，瘀血，留血，衄鼻，吐血，皆捣饮之。久服，轻身不老。一名地髓，一名苄，一名芑。生咸阳川泽黄土地者佳，二月、八月采根，阴干。

菖蒲：味辛，温，无毒。主风寒湿痹，咳逆上气，开心孔，补五脏，通九窍，明耳目，出音声。主耳聋，痈疮，温肠胃，止小便利，四肢湿痹，不得屈伸，小儿温疟，身积热不解，可作浴汤。久服轻身，聪耳明目，不忘，不迷惑，延年，益心智，高志不老。一名昌阳。生上洛池泽及蜀郡严道。一寸九节者良，露根者不可用。五月、十二月采根，阴干。

远志：味苦，温，无毒。主咳逆伤中，补不足，除邪气，利九窍，益智慧，耳目聪明，不忘，强志倍力，利丈夫，定心气，止惊悸，益精，去心下膈气，皮肤中热，面目黄。久服轻身不老，好颜色，延年。叶名小草，主益精，补阴气，止虚损，梦泄。一名棘苑，一名葽绕，一名细草。生太山及冤句川谷，四月采根叶，阴干。

泽泻：味甘咸，寒，无毒。主风寒湿痹，乳难，消水，养五脏，益气力，肥健，补虚损五劳，除五脏痞满，起阴气，止泄精，消渴，淋沥，逐膀胱三焦停水。久服耳目聪明，不饥，延年，轻身，面生光，能行水上。扁鹊云：多服病人眼。一名水泻，一名及泻，一名芒芋，一名鹄泻。生汝南池泽，五月、六月、八月采根，阴干。叶：味咸，无毒。主大风，乳汁不出，产难，强阴气。久服轻身，五月采。实：味甘，无毒。主风痹，消渴，益肾气，强阴，补不足，除邪湿。久服面生光，令人无子。九月采。

薯蓣：味甘，温，平，无毒。主伤中，补虚羸，除寒热邪气，补中，益气力，长肌肉，主头面游风，风头眼眩，下气，止腰痛，补虚劳羸瘦，充五脏，除烦热，强阴。久服耳聪目明，轻身不饥，延年。一名山芋，秦、楚名玉延，郑、越名土藷。生嵩高山谷。二月、八月采根，暴干。

菊花：味苦甘，平，无毒。主头风头眩肿痛，目欲脱，泪出，皮肤死肌，恶风，湿痹。疗腰痛去来陶陶，除胸中烦热，安肠胃，利五脉，调四肢。久服利血气，轻身，耐老延年。一名节华，一名日精，一名女节，一名女华，一名女茎，一名更生，一名周盈，一名敷延年，一名阴成。生雍州川泽及田野，正月采根，三月采叶，五月采茎，九月采花，十一月采实，皆阴干。

甘草：味甘，平，无毒。主五脏六腑寒热邪气，坚筋骨，长肌肉，倍力，金疮尰，解毒，温中下气，烦满短气，伤脏咳嗽，止渴。通经脉，利血气。解百药毒，为九土之精，安和七十二种石，一千二百种草。久服轻身延年。一名蜜甘，一名美草，一名蜜草，一名蕗草。生河西川谷积沙山及上郡，二月、八月除日采根，暴干，十日成。

人参：味甘，微寒，微温，无毒。主补五脏，安精神，定魂魄，止惊悸，除邪气，明目，开心，益智。疗肠胃中冷，心腹鼓痛，胸胁逆满，霍乱吐逆，调中，止消渴，通血脉，破坚积，令人不忘。久服轻身延年。一名人衔，一名鬼盖，一名神草，一名人微，一名土精，一名血参。如人形者有神，生上党山谷及辽东，二月、四月、八月上旬采根，竹刀刮，暴干，无令见风。

石斛：味甘，平，无毒。主伤中，除痹下气，补五脏虚劳，羸瘦，强阴，益精，补内绝不足，平胃气，长肌肉，逐皮肤邪热，疿气，脚膝疼冷痹弱。久服厚肠胃，轻身延年，定志除惊。一名林兰，一名禁生，一名杜兰，一名石蓫。生六安山谷水旁石上，七月、八月采茎，阴干。

牛膝：为君，味苦酸，平，无毒。主寒湿痿痹，四肢拘挛，膝痛不可屈伸，逐血气，伤热火烂，堕胎。疗伤中少气，男子阴消。老人失溺，补中续绝，填骨髓，除脑中痛及腰脊痛，妇人月水不通，血结，益精。利阴气，止发白。久服轻身耐老。一名百倍。生河内川谷及临朐，二月、八月、十月采根，阴干。

卷柏：味辛甘，温，平，微寒，无毒。主五脏邪气，女子阴中寒热痛，癥瘕，血闭，绝子。止咳逆，治脱肛，散淋结，头中风眩，痿蹶，强阴益精。久服轻身，好颜色，令人好容体。一名万岁，一名豹足，一名求股，一名交时。生常山山谷石间，五月、七月采，阴干。

细辛：味辛，温，无毒。主咳逆头痛，脑动，百节拘挛，风湿痹痛，死肌，温中下气，破痰，利水道，开胸中，除喉痹齆鼻，风痫癫疾，下乳结，汁不出，血不行，安五脏，益肝胆，通精气。久服明目，利九窍，轻身长年。一名小辛，生华阴山谷，二月、八月采根，阴干。

独活：味苦甘，平，微温，无毒。主风寒所击，金疮止痛，奔豚痫痓，女子疝瘕。疗诸贼风，百节痛风，无久新者。久服轻身耐老，一名羌活，一名羌青，一名护羌使者，一名胡王使者，一名独摇草。此草得风不摇，无风自动。生雍州川谷，或陇西南安，二月、八月采根，暴干。

升麻：味甘苦，平，微寒，无毒。主解百毒，杀百精老物殃鬼，辟温疫瘴气，邪气蛊毒，入口皆吐出，中恶腹痛，时气毒疠，头痛寒热，风肿诸毒，喉痛口疮，久服不夭，轻身长年。一名周麻。生益州山谷，二月、八月采根，日干。

茈胡：为君，味苦，平，微寒，无毒。主心腹，去肠胃中结气，饮食积聚，寒热邪气，推陈致新，除伤寒心下烦热，诸痰热结实，胸中邪逆，五脏间游气，大肠停积水胀，及湿痹拘挛，亦可作浴汤。久服轻身，明目益精。一名地薰，一名山菜，一名茹草。叶名芸蒿，辛香可食。生弘农川谷及冤句，二月、八月采根，暴干。

防葵：味辛甘苦，寒，无毒。主疝瘕肠泄，膀胱热结，溺不下，咳逆，温疟，癫痫，惊邪狂走。疗五脏虚气，小腹支满，胪胀口干，除肾邪强志。久服坚骨髓，益气轻身，中火者不可服，令人恍惚见鬼。一名梨盖，一名房慈，一名爵离，一名农果，一名利茹，一名方盖。生临淄川谷，及嵩高、太山、少室，三月三日采根，暴干。

蓍实：味苦酸，平，无毒。主益气，充肌肤，明目，聪慧先知。久服不饥，不老，轻身。生少室山谷，八月、九月采实，日干。

菴蔄子：味苦，微寒，微温，无毒。主五脏瘀血，腹中水气，胪胀留热，风寒湿痹，身体诸痛，疗心下坚，膈中寒热，周痹，妇人月水不通，消食明目。久服轻身，延年不老，驱驉食之神仙。生雍州川谷，亦生上党及道边，十月采实，阴干。

薏苡仁：味甘，微寒，无毒。主筋急拘挛，不可屈伸，风湿痹，下气，除筋骨邪气不仁，利肠胃，消水肿，令人能食。久服，轻身益气。其根下三虫。一名解蠡，一名屋菼，一名起实，一名赣，生真定平泽及田野，八月采实，采根无时。

车前子：味甘咸，寒，无毒。主气癃，止痛，利水道小便，除湿痹，男子伤中，女子淋沥，不欲食。养肺，强阴，益精，令人有子，明目疗赤痛。久服轻身耐老。叶及根：味甘，寒。主金疮，止血衄鼻，瘀血血瘕，下血，小便赤，止烦下气，除小虫。一名当道，一名芣苜，一名虾蟆衣，一名牛遗，一名胜舄。生真定平泽丘陵阪道中，五月五日采，阴干。

菥蓂子：味辛，微温，无毒。主明目，目痛泪出，除痹，补五脏，益精光。疗心腹腰痛。久服轻身不老。一名蔑菥，一名大蕺，一名马辛，一名大荠。生咸阳川泽及道旁，四月、五月采，暴干。

茺蔚子：味辛甘，微温，微寒，无毒。主明目，益精除水气。疗血逆，大热，头痛，心烦。久服轻身。茎：主瘾疹，上音隐，下音诊痒，可作浴汤。一名益母，一名益明，一名大札，一名贞蔚。生海滨池泽，五月采。

木香：味辛，温，无毒。主邪气，辟毒疫温鬼，强志，主淋露。疗气劣，肌中偏寒，主气不足，消毒，杀鬼精物，温疟，蛊毒，行药之精。久服，不梦寤魇寐，轻身，致神仙。一名蜜香。生永昌山谷。

龙胆：味苦，寒，大寒，无毒。主骨间寒热，惊痫邪气，续绝伤。定五脏，杀蛊毒，除胃中伏热，时气温热，热泻下痢，去肠中小蛊，益肝胆气，止惊惕。久服，益智不忘，轻身耐老。一名陵游。生齐朐山谷及冤句，二月、八月、十一月、十二月采根，阴干。

菟丝子：味辛甘，平，无毒。主续绝伤，补不足，益气力，肥健。汁：去面黚。养肌强阴，坚筋骨，生茎中寒，精自出，溺有余沥，口苦，燥渴，寒血为积。久服明目，轻身延年。一名菟芦，一名菟缕。一名唐蒙，一名玉女，一名赤网，一名菟累。生朝鲜川泽田野，蔓延草木之上，色黄而细，为赤网，色浅而大为菟累。九月采实，暴干。

巴戟天：味辛甘，微温，无毒。主大风邪气，阴痿不起，强筋骨，安五脏，补中，增志，益气。疗头面游风，小腹及阴中相引痛，下气，补五劳，益精，利男子。生巴郡及下邳山谷，二月、八月采根，阴干。

白英：味甘，寒，无毒。主寒热，八疸，消渴，补中益气。久服轻身延年。一名谷菜，一名白草。生益州山谷，春采叶，夏采茎，秋采花，冬采根。

白蒿：味甘，平，无毒。主五脏邪气，风寒湿痹，补中益气，长毛发令黑。疗心悬，少食常饥。久服轻身，耳目聪明不老。

草部上品之下三十八味

肉苁蓉：味甘酸咸，微温，无毒。主五劳七伤，补中，除茎中寒热痛，养五脏，强阴益精气，多子，疗妇人癥瘕，除膀胱邪气，腰痛，止痢。久服轻身。生河西山谷及代郡雁门，五月五日采，阴干。

地肤子：味苦，寒，无毒。主膀胱热，利小便，补中益精气，去皮肤中热气，散恶疮，疝瘕，强阴。久服耳目聪明，轻身耐老，使人润泽。一名地葵，一名地麦。生荆州平泽及田野，八月、十月采实，阴干。

忍冬：味甘，温，无毒。主寒热身肿。久服轻身，长年益寿。十二月采，阴干。

蒺藜子：味苦辛，温，微寒，无毒。主恶血，破癥结积聚，喉痹，乳难，身体风痒，头痛咳逆，伤肺肺痿，止烦下气，小儿头疮，痈肿阴癀。可作摩粉。其叶：主风痒，可煮以浴。久服长肌肉，明目轻身。一名旁通，一名屈人，一名止行，一名豺羽，一名升推，一名即梨，一名茨。生冯翊泽或道旁，七月、八月采实。暴干。

防风：味甘辛，温，无毒。主大风，头眩痛，恶风，风邪，目盲无所见，风行周身，骨节疼痹，烦满，胁痛胁风，头面去来，四肢挛急，字乳金疮内痉。久服轻身。叶：主中风热汗出。一名铜芸，一名茴草，一名百枝，一名屏风，一名茼根，一名百蜚。生沙苑川泽及邯郸、琅邪、上蔡，二月、十月采根，暴干。

石龙刍：味苦，微寒，微温，无毒。主心腹邪气，小便不利，淋闭，风湿，鬼疰恶毒。补内虚不足，疗痞满，身无润泽，出汗。除茎中热痛。杀鬼疰恶毒气。久服补虚羸，轻身，耳目聪明，延年。一名龙须，一名草续断，一名龙朱，一名龙华，一名悬莞，一名草毒。九节多味者，良。生梁州山谷湿地。五月、七月采茎，暴干。

络石：味苦，温，微寒，无毒，主风热死肌，痈伤，口干舌焦，痈肿不消，喉舌肿不通，水浆不下，大惊入腹，除邪气，养肾。主腰髋痛，坚筋骨，利关节。久服轻身明目，润泽，好颜色，不老延年，通神。一名石鲮，一名石磋，一名略石，一名明石，一名领石，一名悬石。生太山川谷，或石山之阴，或高山岩石上，或生人间，正月采。

千岁藟汁：味甘，平，无毒。主补五脏，益气，续筋骨，长肌肉，去诸痹。久服轻身不饥，耐老通神明。一名虆芜，生太山川谷。

黄连：味苦，寒，微寒，无毒。主热气，目痛眦伤，泪出，明目，肠澼，腹痛下痢，妇人阴中肿痛，五脏冷热，久下泄澼脓血，止消渴，大惊，除水，利骨，调胃，厚肠，益胆，疗口疮。久服令人不忘。一名王连，生巫阳川谷及蜀郡太山，二月、八月采。

沙参：味苦，微寒，无毒。主血积惊气，除寒热，补中，益肺气。疗胃痹，心腹痛，结热邪气，头痛，皮间邪热，安五脏，补中。久服利人。一名知母，一名苦心，一名志取，一名虎须，一名白参，一名识美，一名文希。生河内川谷，及冤句般阳续山，二月、八月采根，暴干。

丹参：味苦，微寒，无毒。主心腹邪气，肠鸣幽幽如走水，寒热，积聚，破癥除瘕，止烦满，益气养血。去心腹痼疾结气，腰脊强脚痹，除风邪留热。久服利人。一名郄蝉草，一名赤参，一名木羊乳。生桐柏山川谷及太山，五月采根，暴干。

王不留行：味苦甘，平，无毒。主金疮，止血，逐痛出刺，除风痹内寒，止心烦，鼻衄痈疽，恶疮瘘乳，妇人产难。久服轻身，耐老增寿。生太山山谷，二月、八月采。

蓝实：味苦，寒，无毒。主解诸毒，杀蛊蚑疰鬼螫毒。久服头不白，轻身。其叶汁：杀百药毒，解狼毒、射罔毒。其茎叶可以染青，生河内平泽。

景天：味苦酸，平，无毒。主大热火疮，身热烦，邪恶气，诸蛊毒，痂疕，寒热风痹，诸不足。花：主女子漏下赤白，轻身明目。久服通神不老。一名戒火，一名火母，一名救火，一名据火，一名慎火。生太山川谷，四月四日、七月七日采，阴干。

天名精：味甘，寒，无毒。主瘀血，血瘕欲死，下血止血，利小便，除小虫，去痹，除胸中结热，止烦渴，逐水大吐下。久服轻身耐老。一名麦句姜，一名虾蟆蓝，一名豕首，一名天门精，一名玉门精，一名彘颅，一名蟾蜍兰，一名觐。生平原川泽，五月采。

蒲黄：味甘，平，无毒。主心腹膀胱寒热，利小便，止血，消瘀血。久服轻身，益气力，延年神仙，生河东池泽，四月采。

香蒲：味甘，平，无毒。主五脏心下邪气，口中烂臭，坚齿明目，聪耳。久服轻身耐老。一名睢，一名醮。生南海池泽。

兰草：味辛，平，无毒。主利水道，杀蛊毒，辟不祥，除胸中痰癖。久服益气，轻身不老，通神明。一名水香，生大吴池泽，四月、五月采。

决明子：味咸苦甘，平，微寒，无毒。主青盲，目淫肤赤白膜，眼赤痛泪出。疗唇口青。久服益精光，轻身，生龙门川泽。石决明。生豫章，十月十日采，阴干百日。

芎䓖：味辛，温，无毒。主中风入脑，头痛寒痹，筋挛缓急，金疮，妇人血闭，无子，除脑中冷动，面上游风去来，目泪出，多涕唾，忽忽如醉，诸寒冷气，心腹坚痛，中恶，卒急肿痛，胁风痛，温中内寒。一名胡穷，一名香果。其叶名蘼芜。生武功川谷斜谷西岭，三月、四月采根，暴干。

蘼芜：味辛，温，无毒。主咳逆，定惊气，辟邪恶，除蛊毒鬼疰，去三虫。久服通神，主身中老风，头中久风风眩。一名薇芜，一名茳蓠。芎䓖苗也。生雍州川泽及冤句，四月、五月采叶，暴干。

续断：味苦辛，微温，无毒。主伤寒，补不足，金疮，痈伤，折跌，续筋骨，妇人乳难，崩中漏血，金疮血内漏，止痛，生肌肉，及踠伤恶血，腰痛，关节缓急。久服益气力。一名龙豆，一名属折，一名接骨，一名南草，一名槐。生常山山谷，七月、八月采，阴干。

云实：味辛苦，温，无毒。主泄痢肠澼，杀蛊毒，去邪恶结气，止痛，除寒热，消渴。花：主见鬼精物，多食令人狂走。杀精物，下水，烧之致鬼。久服轻身，通神明，益寿。一名员实，一名云英，一名天豆。生河间川谷，十月采，暴干。

黄芪：味甘，微温，无毒。主痈疽久败疮，排脓止痛，大风癞疾，五痔鼠瘘，补虚，小儿百病，妇人子脏风邪气，逐五脏间恶血，补丈夫虚损，五劳羸瘦，止渴，腹痛泄痢，益气，利阴气，白水者冷补。其茎叶：疗渴及筋挛，痈肿，疽疮。一名戴糁，一名戴椹，一名独椹，一名芰草，一名蜀脂，一名百本。生蜀郡山谷白水汉中，二月十日采，阴干。

徐长卿：味辛，温，无毒。主鬼物百精蛊毒，疫疾邪恶气，温疟。久服强悍，轻身，益气延年。一名鬼督邮，生太山山谷及陇西，三月采。

杜若：味辛，微温，无毒。主胸胁下逆气，温中，风入脑户，头肿痛，多涕泪出，眩倒目䀮䀮，止痛，除口臭气。久服益精，明目轻身，令人不忘。一名杜衡，一名杜连，一名白连，一名白芩，一名若芝。生武陵川及冤句，二月、八月采根，暴干。

蛇床子：味苦辛甘，平，无毒。主妇人阴中肿痛，男子阴痿湿痒，除痹气，利关节，癫痫，恶疮。温中下气，令妇人子脏热，男子阴强。久服轻身，好颜色，令人有子。一名蛇粟，一名蛇米，一名虺床，一名思益，一名绳毒，一名枣棘，一名墙蘼。生临淄川谷及田野，五月采实，阴干。

茵陈蒿：味苦，平，微寒，无毒。主风湿寒热邪气，热结黄疸，通身发黄，小便不利，除头热，去伏瘕。久服轻身益气，耐老，面白悦，长年，白兔食之仙。生太山及丘陵阪岸上，五月及立秋采，阴干。

漏芦：味苦咸，寒，大寒，无毒。主皮肤热，恶疮疽痔，湿痹，下乳汁，止遗溺，热气疮痒如麻豆，可作浴汤。久服轻身益气，耳目聪明，不老延年。一名野兰，生乔山山谷，八月采根，阴干。

茜根：味苦，寒，无毒。主寒湿风痹，黄疸，补中，止血，内崩下血，膀胱不足，踒跌，蛊毒。久服益精气，轻身。可以染绛。一名地血，一名茹藘，一名茅蒐。一名蒨。生乔山川谷，二月、三月采根，暴干。

飞廉：味苦，平，无毒。主骨节热，胫重酸疼，头眩项重，皮间邪风，如蜂螫针刺，鱼子细起，热疮痈疽，痔，湿痹，止风邪咳嗽，下乳汁。久服令人身轻，益气，明目不老，可煮可干。一名漏芦，一名天荠，一名伏猪，一名飞轻，一名伏兔，一名飞雉，一名木禾。生河内川泽，正月采根，七月、八月采花，阴干。

营实：味酸，温，微寒，无毒。主痈疽，恶疮结肉，跌筋败疮，热气，阴蚀不瘳，利关节。久服轻身益气。根：止泄痢腹痛，五脏客热，除邪逆气，疽癞[1]诸恶疮，金疮伤挞，生肉复肌。一名墙薇，一名墙麻，一名牛棘，一名牛勒，一名蔷[2]蘼，一名山棘。生零陵川谷及蜀郡，八月、九月采，阴干。

薇衔：味苦，平，微寒，无毒。主风

---

① 癞：原作"瘫"，据王本改。

② 蔷：《新修本草》作"墙"。

湿痹，历节痛，惊痫吐舌，悸气，贼风鼠瘘，痈肿，暴癥。逐水，疗痿蹶。久服轻身明目。一名麋衔，一名承膏，一名承肌，一名无心，一名无颠。生汉中川泽及冤句、邯郸，七月采茎叶，阴干。

五味子：味酸，温，无毒。主益气，咳逆上气，劳伤羸瘦，补不足，强阴，益男子精，养五脏，除热，生阴中肌。一名会及，一名玄及。生齐山山谷代郡。八月采实，阴干。

旋花：味甘，温，无毒。主益气，去面皯黑，色媚好。其根：味辛，主腹中寒热邪气，利小便。久服，不饥轻身。一名筋根花，一名金沸，一名美草。生豫州平泽，五月采根，阴干。

白兔藿：味苦，平，无毒。主蛇虺蜂虿、猘狗、菜肉、蛊毒、鬼疰、风疰，诸大毒不可入中者，皆消除之。又去血，可末著痛上，立消；毒入腹者，煮饮之即解。一名白葛，生交州山谷。

鬼督邮：味辛苦，平，无毒。主鬼疰，卒忤中恶，心腹邪气，百精毒，温疟，疫疾。强腰脚，益膂力。一名独摇草。

白花藤：味苦，寒，无毒。主解诸药、菜、肉中毒。酒渍服之，主虚劳风热①。生岭南、交州、广州平泽。

草部中品之上三十七味

当归：味甘辛，温，大温，无毒。主咳逆上气，温疟，寒热洗洗在皮肤中，妇人漏下绝子，诸恶疮疡，金疮，煮饮之。温中止痛，除客血内塞，中风，痓，汗不出，湿痹，中恶，客气虚冷。补五脏，生肌肉。一名干归，生陇西川谷，二月、八月采根，阴干。

秦艽②：味苦辛，平，微温，无毒。主寒热邪气，寒湿风痹，肢节痛，下水，利小便。疗风，无问久新，通身挛急。生飞乌山谷，二月、八月采根，暴干。

黄芩：味苦，平，大寒，无毒。主诸热，黄疸，肠澼泄痢，逐水，下血闭，恶疮，疽蚀，火疡。疗痰热，胃中热，小腹绞痛，消谷，利小肠，女子血闭，淋露下血，小儿腹痛。一名腐肠，一名空肠，一名内虚，一名黄文，一名经芩，一名妒妇。其子主肠澼脓血。生秭归川谷及冤句，三月三日采根，阴干。

芍药：味苦酸，平，微寒，有小毒。主邪气腹痛，除血痹，破坚积，寒热疝瘕，止痛，利小便，益气，通顺血脉，缓中，散恶血，逐贼血，去水气，利膀胱大小肠，消痈肿，时行寒热，中恶，腹痛，腰痛。一名白术，一名余容，一名犁食，一名解仓，一名铤。生中岳川谷及丘陵，二月、八月采根，暴干。

干姜：味辛，温，大热，无毒。主胸满，咳逆上气，温中止血，出汗，逐风湿痹，肠澼下痢，寒冷腹痛，中恶，霍乱胀满，风邪诸毒，皮肤间结气，止唾血，生者尤良。

生姜：味辛，微温。主伤寒头痛鼻塞，咳逆上气，止呕吐。久服去臭气，通神明。生犍为川谷及荆州、扬州，九月采。

藁本：味辛苦，温，微温，微寒，无毒。主妇人疝瘕，阴中寒肿痛，腹中急，除风头痛，长肌肤，悦颜色，辟雾露润泽。疗风邪亸曳，金疮。可作沐药面脂。实：主风流四肢。一名鬼卿，一名地新，一名微茎。生崇山山谷，正月、二月采根③，暴干，三十日成。

麻黄：味苦，温，微温，无毒。主中

---

① 热：原作“势”，据王本、《证类本草》改。
② 艽：原作“胶”，据王本《证类本草》改。
③ 根：原作“干”，据王本、《证类本草》改。

风，伤寒头痛，温疟，发表出汗，去邪热气，止咳逆上气，除寒热，破癥坚积聚，五脏邪气，缓急风，胁痛，字乳余疾，止好唾，通腠理，疏伤寒头疼，解肌，泄邪恶气，消赤黑斑毒，不可多服，令人虚。一名卑相，一名龙沙，一名单盐。生晋地及河东，立秋采茎，阴干令青。

葛根：味甘，平，无毒。主消渴，身大热，呕吐，诸痹，起阴气，解诸毒。疗伤寒中风头痛，解肌发表出汗，开腠理。疗金疮，止痛，胁风痛。生根汁：大寒，疗消渴，伤寒壮热；葛谷主下痢十岁已上；白葛烧以粉疮，止痛断血；叶：主金疮止血；花：主消酒。一名鸡齐根，一名鹿藿，一名黄斤。生汶山川谷，五月采根，暴干。

前胡：味苦，微寒，无毒。主疗痰满，胸胁中痞，心腹结气，风头痛，去痰实，下气，治伤寒寒热，推陈致新，明目益精，二月、八月采根，暴干。

知母：味苦，寒，无毒。主消渴热中，除邪气，肢体浮肿，下水，补不足，益气，疗伤寒久疟，烦热，胁下邪气，膈中恶，及风汗内疸，多服令人泄。一名蚔母，一名连母，一名野蓼，一名地参，一名水参，一名水浚，一名货母，一名蝭母，一名女雷，一名女理，一名儿草，一名鹿列，一名韭逢，一名踵草，一名东根，一名水须，一名沈燔，一名荨。生河内川谷，二月、八月采根，暴干。

大青：味苦，大寒，无毒。主疗时气头痛，大热，口疮。三月、四月采茎，阴干。

贝母：味辛苦，平，微寒，无毒。主伤寒烦热，淋沥邪气，疝瘕，喉痹，乳难，金疮风痉，疗腹中结实，心下满，洗洗恶风寒，目眩，项直，咳嗽上气，止烦热渴出汗，安五脏，利骨髓。一名空草，一名药实，一名苦花，一名苦菜，一名商草，一名勒母。生晋地，十月采根，暴干。

栝楼根：味苦，寒，无毒。主消渴，身热，烦满，大热，补虚安中。续绝伤，除肠胃中固热，八疸，身面黄，唇干口燥，短气，通月水，止小便利。一名地楼，一名果赢，一名天瓜，一外泽姑。实：名黄瓜，主胸痹，悦泽人面；茎叶：疗中热伤暑。生弘农川谷及山阴地。入土深者良，生卤地者有毒，二月、八月采根，暴干。三十日成。

玄参：味苦咸，微寒，无毒。主腹中寒热，积聚，女子产乳余疾，补肾气，令人目明。主暴中风伤寒，身热支满，狂邪忽忽不知人，温疟洒洒，血瘕，下寒血，除胸中气，下水，止烦渴，散颈下核，痈肿，心腹痛，坚癥，定五脏。久服补虚明目，强阴益精。一名重台，一名玄台，一名鹿肠，一名正马，一名咸，一名端。生河间川谷及冤句，三月、四月采根，暴干。

苦参：味苦，寒，无毒。主心腹结气。癥瘕积聚，黄疸，溺有余沥，逐水，除痈肿，补中明目，止泪，养肝胆气，安五脏，定志益精，利九窍，除伏热肠澼，止渴，醒酒，小便黄赤，疗恶疮，下部䘌疮，平胃气。令人嗜食，轻身。一名水槐，一名苦蘵，一名地槐，一名菟槐，一名桥槐，一名白茎，一名虎麻，一名禄茎，一名禄白，一名陵郎。生汝南山谷及田野，三月、八月、十月采根，暴干。

石龙芮：味苦，平，无毒。主风寒湿痹，心腹邪气，利关节，止烦满，平肾胃气。补阴气不足，失精茎冷。久服轻身，明目不老，令人皮肤光泽，有子。一名鲁果能，一名地椹，一名石能，一名彭根，一名天豆。生太山川泽石边，五月五日采子，二月、八月采皮，阴干。

石韦：味苦甘，平，无毒。主劳热邪气，五癃闭不通，利小便水道，止烦下气，通膀胱满，补五劳，安五脏，去恶风，益精气。一名石韉，一名石皮。用之去黄毛，毛射人肺，令人咳，不可疗。生华阴山谷石上，不闻水及人声者良，二月采叶，阴干。

狗脊：味苦甘，平，微温，无毒。主腰背强，关节缓急，周痹寒湿膝痛，颇利老人，疗失溺不节，男子脚弱，腰痛风邪，淋露少气，目暗，坚脊，利俯仰，女子伤中，关节重。一名百枝，一名强膂，一名扶盖，一名扶筋。生常山川谷，二月、八月采，阴干。

萆薢：味苦甘，平，无毒。主腰背痛，强骨节，风寒湿周痹，恶疮不瘳，热气，伤中恚怒，阴痿失溺，关节老血，老人五缓。一名赤节。生真定山谷，二月、八月采根，暴干。

菝葜：味甘，平，无毒。主腰背寒痛，风痹，益血气，止小便利。生山野。二月、八月采根，暴干。

通草：味辛甘，平，无毒。主去恶虫，除脾胃寒热，通利九窍、血脉、关节，令人不忘，疗脾疸，常欲眠，心烦，哕出音声，疗耳聋，散痈肿，诸结不消及金疮、恶疮，鼠瘘踒折，齆鼻息肉，堕胎，去三虫。一名附支，一名丁翁。生石城山谷及山阳，正月采枝，阴干。

瞿麦：味苦辛，寒，无毒。主关格诸癃结，小便不通，出刺，决痈肿，明目去翳，破胎堕子，下闭血。养肾气，逐膀胱邪逆，止霍乱，长毛发。一名巨句麦，一名大菊，一名大兰。生太山川谷，立秋采实，阴干。

败酱：味苦咸，平，微寒，无毒。主暴热火疮，赤气，疥瘙疽痔，马鞍热气。除痈肿，浮肿，结热，风痹不足，产后腹痛。一名鹿肠，一名鹿首，一名马草，一名泽败。生江夏川谷，八月采根，暴干。

白芷：味辛，温，无毒。主女子漏下赤白，血闭，阴肿，寒热头风，侵目泪出。长肌肤，润泽，可作面脂。疗风邪，久渴，吐呕，两胁满，风痛头眩，目痒，可作膏药面脂，润颜色。一名芳香，一名白茝，一名虂，一名莞，一名苻离，一名泽芬。叶名蒚麻，可作浴汤。生河东川谷下泽，二月、八月采根，暴干。

杜蘅：味辛，温，无毒。主风寒咳逆，香人衣体。生山谷，三月三日采根，熟洗，暴干。

紫草：味苦，寒，无毒。主心腹邪气，五疸，补中益气，利九窍，通水道。疗腹肿胀满痛。以合膏，疗小儿疮及面皶。一名紫丹，一名紫芙。生砀山山谷及楚地，三月采根，阴干。

紫菀：味苦辛，温，无毒。主咳逆上气，胸中寒热结气，去蛊毒，痿蹶，安五脏。疗咳唾脓血，止喘悸，五劳体虚，补不足，小儿惊痫。一名紫蒨，一名青苑。生房陵山谷及真定、邯郸，二月、三月采根，阴干。

白鲜：味苦咸，寒，无毒。主头风，黄疸，咳逆淋沥，女子阴中肿痛，湿痹死肌，不可屈伸、起止、行步。疗四肢不安，时行腹中大热，饮水，欲走，大呼，小儿惊痫，妇人产后余痛。生上谷川谷及冤句，四月、五月采根，阴干。

白薇：味苦咸，平，大寒，无毒。主暴中风，身热肢满，忽忽不知人，狂惑邪气，寒热酸疼，温疟洗洗，发作有时。疗伤中淋露，下水气，利阴气，益精。一名白幕，一名薇草，一名春草，一名骨美。久服利人，生平原川谷，三月三日采根，阴干。

葈耳实：味甘苦，温；叶：苦辛，微寒，有小毒。主风头寒痛，风湿周痹，四肢拘挛痛，恶肉死肌，膝痛，溪毒。久服益气，耳目聪明，强志轻身。一名胡葈，一名地葵，一名葹，一名常思。生安陆川谷及六安田野，实熟时采。

茅根：味甘，寒，无毒。主劳伤虚羸，补中益气，除瘀血，血闭寒热，利小便，下五淋，除客热在肠胃，止渴坚筋，妇人崩中。久服利人。其苗：主下水。一名兰根，一名茹根，一名地菅，一名地筋，一名兼杜。生楚地山谷田野，六月采根。

百合：味甘，平，无毒。主邪气腹胀，心痛，利大小便，补中益气，除浮肿胪胀，痞满寒热，通身疼痛，及乳难，喉痹肿，止涕泪。一名重葙，一名重迈，一名摩罗，一名中逢花，一名强瞿。生荆州川谷，二月、八月采根，暴干。

酸浆：味酸，平，寒，无毒。主热烦满，定志益气，利水道。产难，吞其实立产。一名醋浆。生荆楚川泽及人家田园中，五月采，阴干。

紫参：味苦辛，寒，微寒，无毒。主心腹积聚，寒热邪气，通九窍，利大小便，疗肠胃大热，唾血，衄血，肠中聚血，痈肿诸疮，止渴益精。一名牡蒙，一名众戎，一名童肠，一名马行。生河西及冤句山谷，三月采根，火炙使紫色。

女萎：味辛，温，主风寒洒洒，霍乱，泄痢，肠鸣游气，上下无常，惊痫寒热，百病出汗。《李氏本草》云：止下，消食。

淫羊藿：味辛，寒，无毒。主阴痿，绝伤，茎中痛，利小便，益气力，强志，坚筋骨，消瘰疬，赤痈，下部有疮，洗出虫。丈夫久服，令人无子。一名刚前。生上郡阳山山谷。

蠡实：味甘，平，温，无毒。主皮肤寒热，胃中热气，风寒湿痹，坚筋骨，令人嗜食，止心烦满，利大小便，长肌肉肥大。久服轻身。花叶：去白虫，疗喉痹，多服令人溏泄。一名荔实，一名剧草，一名三坚，一名豕首。生河东川谷。五月采实，阴干。

草部中品之下三十九味

款冬：味辛甘，温，无毒。主咳逆上气，善喘，喉痹，诸惊痫，寒热邪气，消渴，喘息呼吸。一名橐吾，一名颗东，一名虎发，一名菟奚，一名氐冬。生常山山谷及上党水旁，十一月采花，阴干。

牡丹：味辛苦，寒，微寒，无毒。主寒热中风，瘈疭，痉，惊痫邪气，除癥坚瘀血留舍肠胃。安五脏，疗痈疮。除时气，头痛客热，五劳劳气，头腰痛，风噤癫疾。一名鹿韭，一名鼠姑。生巴郡山谷及汉中，二月、八月采根，阴干。

防己：味辛苦，平，温，无毒。主风寒，温疟，热气，诸痫，除邪，利大小便。疗水肿，风肿，去膀胱热，伤寒，寒热邪气，中风手脚挛急，止泄，散痈肿恶结，诸蜗疥癣虫疮，通腠理，利九窍。一名解离，文如车辐理解者良。生汉中川谷，二月、八月采根，阴干。

女菀：味辛，温，无毒。主风寒洗洗，霍乱，泻痢，肠鸣，上下无常处，惊痫，寒热百疾。疗肺伤咳逆出汗，久寒在膀胱，支满，饮酒夜食发病。一名白菀，一名织女菀，一名茆。生汉中川谷或山阳，正月、二月采，阴干。

泽兰：味苦甘，微温，无毒。主乳妇内衄，中风余疾，大腹水肿，身面四肢浮肿，骨节中水。金疮痈肿疮脓，产后金疮内塞。一名虎兰，一名龙枣，一名虎蒲。生汝南诸大泽旁，三月三日采，阴干。

地榆：味苦甘酸，微寒，无毒。主妇人乳痓痛，七伤，带下十二病，止痛，除恶肉，止汗，疗金疮，止脓血，诸瘘恶疮，消酒，除消渴，补绝伤，产后内塞。可作金疮膏。生桐柏及冤句山谷，二月、八月采根，暴干。

王孙：味苦，平，无毒。主五脏邪气，寒湿痹，四肢疼酸，膝冷痛。疗百病，益气。吴名白功草，楚名王孙，齐名长孙，一名黄孙，一名黄昏，一名海孙，一名蔓延。生海西川谷及汝南城郭垣下。

爵床：味咸，寒，无毒。主腰脊痛，不得著床，俯仰艰难，除热。可作浴汤。生汉中川谷及田野。

白前：味甘，微温，无毒。主胸胁逆气，咳嗽上气。

百部根：微温，有小毒。主咳嗽上气。

王瓜：味苦，寒，无毒。主消渴内痹，瘀血内闭，寒热酸疼，益气愈聋。疗诸邪气，热结鼠瘘，散痈肿留血，妇人带下不通，下乳汁，止小便数不禁，逐四肢骨节中水，疗马骨刺人疮。一促土瓜。生鲁地平泽田野及人家垣墙间，三月采根，阴干。

荠苨：味甘，寒，无毒。主解百药毒。

高良姜：大温，无毒。主寒冷，胃中冷逆，霍乱腹痛。

马先蒿：味苦，平，无毒。主寒热鬼疰，中风湿痹，女子带下病，无子。一名马屎蒿，生南阳川泽。

蜀羊泉：味苦，微寒，无毒。主头秃恶疮，热气，疥瘙痂癣虫，疗龋齿，女子阴中内伤，皮间实积。一名羊泉，一名羊饴。生蜀郡川谷。

积雪草：味苦，寒，无毒。主大热恶疮，痈疽浸淫，赤熛皮肤赤，身热。生荆州川谷。

恶实：味辛，平，无毒。主明目，补中，除风伤。根茎：疗伤寒寒热汗出，中风面肿，消渴热中，逐水。久服轻身耐老，生鲁山平泽。

莎草根：味甘，微寒，无毒。主除胸中热，充皮毛。久服利人，益气，长须眉。一名薃，一名侯莎，其实名缇。生田野，二月、八月采。

大、小蓟根：味甘，温。主养精保血。大蓟主女子赤白沃，安胎，止吐血，衄鼻。令人肥健。五月采。

垣衣：味酸，无毒。主黄疸，心烦咳逆，血气，暴热在肠胃，金疮内塞。久服补中益气，长肌，好颜色。一名昔邪，一名乌韭，一名垣嬴，一名天韭，一名鼠韭。生古垣墙阴或屋上，三月三日采，阴干。

艾叶：味苦，微温，无毒。主灸百病。可作煎，止下痢，吐血，下部䘌疮，妇人漏血，利阴气，生肌肉，辟风寒，使人有子。一名水台，一名医草。生田野，三月三日采，暴干。作煎勿令见风。

水萍：味辛酸，寒，无毒。主暴热身痒，下水气，胜酒，长须发，止消渴，下水气。以沐浴，生毛发。久服轻身。一名水花，一名水白，一名水苏。生雷泽池泽，三月采，暴干。

海藻：味苦咸，寒，无毒。主瘿瘤气，颈下核，破散结气，痈肿癥瘕，坚气，腹中上下鸣，下十二水肿，疗皮间积聚暴㿉，留气热结，利小便。一名落首，一名藫，生东海池泽，七月采，暴干。

昆布：味咸，寒，无毒。主十二种水肿，瘿瘤聚结气，瘘疮，生东海。

荭草：味咸，微寒，无毒。主消渴，去热，明目益气。一名鸿藹，如马蓼而大。生水旁，五月采实。

陟厘：味甘，大温，无毒。主心腹大

寒，温中消谷，强胃气，止泄痢，生江南池泽。

井中苔及**萍**：大寒。主漆疮，热疮，水肿。井中蓝，杀野葛、巴豆诸毒。

蔛草：味甘，寒，无毒。主暴热喘息，小儿丹肿。一名蔛荣。生水旁。

凫葵：味甘，冷，无毒。主消渴，去热淋，利小便。生水中，即荇菜也，一名接余，五月采。

菟葵：味甘，寒，无毒。主下诸石，五淋，止虎蛇毒。

鳢肠：味甘酸，平，无毒。主血痢，针灸疮发，洪血不可止者，敷之立已。汁：涂发眉，生速而繁。生下湿地。

蒟酱：味辛，温，无毒。主下气温中，破痰积。生巴蜀。

百脉根：味甘苦，微寒，无毒。主下气止渴，去热除虚劳，补不足。酒浸若水煮，丸散兼用之。出肃州，巴西。

萝摩子：味甘辛，温，无毒。主虚劳。叶：食之功同于子。陆机云：一名芄兰，幽州谓之雀瓢。

白药：味辛，温，无毒。主金疮，生肌，出原州。

荪香子：味辛，平，无毒。主诸瘘，霍乱及蛇伤。

郁金：味辛苦，寒，无毒。主血积下气，生肌止血，破恶血，血淋，尿血，金疮。

姜黄：味辛苦，大寒，无毒。主心腹结积疰忤，下气，破血，除风热，消痈肿。功力烈于郁金。

阿魏：味辛，平，无毒。主杀诸小虫，去臭气，破癥积，下恶气，除邪鬼蛊毒，生西蕃及昆仑。

《千金翼方》卷第二

千金翼方卷第三　本草中

草部下品之上三十五味

大黄将军：味苦，寒，大寒，无毒。主下瘀血，血闭寒热，破癥瘕积聚，留饮宿食，荡涤肠胃，推陈致新，通利水谷，调中化食，安和五脏，平胃下气，除痰实，肠间结热，心腹胀满，女子寒血闭胀，小腹痛，诸老血留结。一名黄良。生河西山谷及陇西，二月、八月采根，火干。

桔梗：味辛苦，微温，有小毒。主胸胁痛如刀刺，腹满，肠鸣幽幽，惊恐悸气，利五脏肠胃，补血气，除寒热风痹，温中消谷，疗喉咽痛，下蛊毒。一名利如，一名房图，一名白药，一名梗草，一名荠苨。生嵩高山谷及冤句，二月、八月采根，暴干。

甘遂：味苦甘，寒，大寒，有毒。主大腹疝瘕，腹满，面目浮肿，留饮宿食，破癥坚积聚，利水谷道，下五水，散膀胱留热，皮中痞，热气肿满。一名甘藁，一名陵藁，一名陵泽，一名重泽，一名主田。生中山川谷，二月采根，阴干。

葶苈：味辛苦，寒，大寒，无毒。主癥瘕积聚结气，饮食寒热，破坚逐邪，通利水道，下膀胱水伏留热气，皮间邪水上出，面目浮肿，身暴中风，热痱痒，利小腹。久服令人虚。一名丁历，一名革蒿，一名大室，一名大适。生藁城平泽及田野，立夏后采实，阴干，得酒良。

芫花：味辛苦，温，微温，有小毒。主咳逆上气，喉鸣喘，咽肿短气，蛊毒鬼疟，疝瘕痈肿，杀虫鱼，消胸中痰水，喜唾，水肿，五水在五脏皮肤，及腰痛，下寒毒肉毒，久服，令人虚。一名去水，一名毒鱼，一名杜芫，其根名蜀桑根，疗疥疮，可用毒鱼。生淮源川谷，三月三日采花，阴干。

泽漆：味苦辛，微寒，无毒。主皮肤热，大腹，水气。四肢面目浮肿，丈夫阴气不足，利大小肠，明目轻身。一名漆茎，大戟苗也。生太山川泽，三月三日、七月七日采茎叶，阴干。

大戟：味苦甘，寒，大寒，有小毒。主蛊毒，十二水，腹满急痛，积聚，中风，皮肤疼痛，吐逆，颈腋痈肿，头痛发汗，利大小肠。一名邛钜。生常山，十二月采根，阴干。

荛花：味苦辛，寒，微寒，有毒。主伤寒，温疟，下十二水，破积聚，大坚癥瘕，荡涤肠胃中留澼、饮食、寒热邪气，利水道，疗痰饮咳嗽。生咸阳川谷及河南中牟，六月采花，阴干。

旋覆花：味咸甘，温，微温，冷利，有小毒。主结气胁下满，惊悸，除水，去脏间寒热，补中下气，消胸上痰结，唾如胶漆，心胁痰水，膀胱留饮，风气湿痹，皮间死肉，目中眵䁾，利大肠，通血脉，益色泽。一名戴椹，一名金沸草，一名盛椹。其根：主风湿。生平泽川谷，五月采花，日干，二十日成。

钩吻：味辛，温，有大毒。主金疮乳痓，中恶风，咳逆上气，水肿，杀鬼疰蛊毒，破癥积，除脚膝痹痛，四肢拘挛，恶疮疥虫，杀鸟兽。一名野葛。折之青烟出者名固活，甚热，不入汤。生傅高山谷及会稽东野。

藜芦：味辛苦，寒，微寒，有毒。主蛊毒咳逆，泄痢肠澼，头疡疥瘙，恶疮。杀诸虫毒，去死肌。疗哕逆，喉痹不通，鼻中息肉，马刀烂疮。不入汤。一名葱苒，一名葱菼，一名山葱。生太山山谷，三月采根，阴干。

赭魁：味甘，平，无毒。主心腹积聚，除三虫。生山谷。二月采。

及己：味苦，平，有毒。主诸恶疮，疥痂，瘘蚀及牛马诸疮。

乌头：味辛甘，温，大热，有大毒。主中风，恶风，洗洗出汗，除寒湿痹，咳逆上气，破积聚寒热，消胸上痰，冷食不下，心腹冷疾，脐间痛，肩胛痛，不可俯仰，目中痛，不可久视，又堕胎。其汁：煎之名射罔，杀禽兽。

射罔：味苦，有大毒。疗尸疰癥坚，及头中风痹痛。一名奚毒，一名即子，一名乌喙。

乌喙：味辛，微温，有大毒。主风湿，丈夫肾湿阴囊痒，寒热历节，掣引腰痛，不能行步，痈肿脓结，又堕胎。生朗陵山谷，正月、二月采，阴干。长三寸以上为天雄。

天雄：味辛甘，温，大温，有大毒。主大风，寒湿痹，历节痛，拘挛缓急，破积聚，邪气金疮，强筋骨，轻身健行。疗头面风去来疼痛，心腹结积，关节重，不能行步，除骨间痛，长阴气，强志，令人武勇，力作不倦，又堕胎。一名白幕。生少室山谷，二月采根，阴干。

附子：味辛甘，温，大热，有大毒。主风寒咳逆，邪气，温中，金疮，破癥坚积聚，血瘕，寒湿踒躄拘挛，膝痛脚疼、冷弱不能行步，腰痛风寒，心腹冷痛，霍乱转筋，下痢赤白，坚肌骨，强阴。又堕胎，为百药长。生犍为山谷及广汉，冬月采为附子，春采为乌头。

侧子：味辛，大热，有大毒。主痈肿风痹，历节腰脚疼冷，寒热鼠瘘。又堕胎。

羊踯躅：味辛，温，有大毒。主贼风在皮肤中淫淫痛，温疟恶毒，诸痹，邪气，鬼疰，蛊毒。一名玉支。生太行山川谷及淮南山，三月采花。阴干。

茵芋：味苦，温，微温，有毒。主五脏邪气，心腹寒热，羸瘦，如疟状，发作有时，诸关节风湿痹痛。疗久风流走四肢，脚弱。一名莞草，一名卑共。生太山川谷，三月三日采叶，阴干。

射干：味苦，平，微温，有毒。主咳逆上气，喉痹咽痛，不得消息，散结气，腹中邪逆，食饮大热，疗老血在心脾间，咳唾、言语气臭，散胸中热气。久服令人虚。一名乌扇，一名乌蒲，一名乌翣，一名乌吹，一名草姜。生南阳川谷田野，三月三日采根，阴干。

鸢尾：味苦，平，有毒。主蛊毒邪气，鬼疰诸毒，破癥瘕积聚大水，下三虫。疗头眩，杀鬼魅。一名乌圆。生九疑山谷，五月采。

贯众：味苦，微寒，有毒。主腹中邪热气诸毒，杀三虫，去寸白虫，破癥瘕，除头风，止金疮。花：疗恶疮，令人泄。一名贯节，一名贯渠，一名百头，一名虎卷，一名扁符，一名伯萍，一名药藻，此谓草鸱头。生玄山山谷及冤句少室山，二月、八月采根，阴干。

半夏：味辛，平，生：微寒，熟：温，有毒。主伤寒寒热，心下坚，下气，喉咽肿痛，头眩，胸胀咳逆，肠鸣，止汗，消心腹胸膈痰热满结，咳嗽上气，心下急痛坚痞，时气呕逆，消痈肿，堕胎，疗痿黄，悦泽面目。生令人吐，熟令人下。用之汤洗令滑尽。一名守田，一名地文，一名水玉，一名示姑。生槐里川保，五月、八月采根，暴干。

由跋：主毒肿结热。

虎掌：味苦，温，微寒，有大毒。主心痛寒热，结气积聚，伏梁，伤筋痿拘缓，利水道。除阴下湿，风眩。生汉中山谷及冤句，二月、八月采，阴干。

莨菪子：味苦甘，寒，有毒。主齿痛出虫，肉痹拘急，使人健行，见鬼。疗癫狂风痫，颠倒拘挛。多食令人狂走。久服轻身，走及奔马，强志，益力，通神。一名横唐，一名行唐。生海滨川谷及雍州，五月采子。

蜀漆：味辛，平，微温，有毒。主疟及咳逆寒热，腹中癥坚痞结，积聚邪气，蛊毒鬼疰。疗胸中邪结气，吐出之。生江林山川谷及蜀汉中。常山苗也，五月采叶，阴干。

恒山：味苦辛，寒，微寒，有毒。主伤寒寒热，热发温疟，鬼毒，胸中痰结吐逆。疗鬼蛊，往来水胀，洒洒恶寒，鼠瘘。一名互草。生益州川谷及汉中，八月采根阴干。

青葙子：味苦，微寒，无毒。主邪气，皮肤中热，风瘙身痒，杀三虫，恶疮疥虱，痔蚀，下部䘌疮。子：名草决明，疗唇口青。一名草蒿，一名萋蒿。生平谷道旁，三月采茎叶阴干，五月、六月采子。

牙子：味苦酸，寒，有毒。主邪气热气，疥瘙恶疡疮痔，去白虫。一名狼牙，一名狼齿，一名狼子，一名犬牙。生淮南川谷及冤句，八月采根，暴干。中湿腐烂生衣者，杀人。

白蔹：味苦甘，平，微寒，无毒。主痈肿疽疮，散结气，止痛，除热，目中赤，小儿惊痫，温疟，女子阴中肿痛，下赤白，杀火毒。一名菟核，一名白草，一名白根，一名昆仑。生衡山山谷，二月、八月采根，暴干。

白及：味苦辛，平，微寒，无毒。主痈肿，恶疮败疽，伤阴死肌，胃中邪气，贼风鬼击，痱缓不收。除白癣疥虫。一名甘根，一名连及草。生北山川谷又冤句及越山。

蛇含：味苦，微寒，无毒。主惊痫，寒热邪气，除热，金疮疽痔，鼠瘘，恶疮头疡。疗心腹邪气，腹痛，湿痹，养胎，利小儿。一名蛇衔。生益州山谷，八月采，阴干。

草蒿：味苦，寒，无毒。主疥瘙痂痒恶疮，杀虱，留热在骨节间，明目。一名青蒿，一名方溃。生华阴川泽。

雚菌：味咸甘，平，微温，有小毒。主心痛，温中，去长虫、白癣、蛲虫、蛇螫毒、癥瘕诸虫，疽蜗，去蛔虫、寸白，恶疮。一名雚芦。生东海池泽及渤海章武，八月采，阴干。

草部下品之下六十八味

连翘：味苦，平，无毒。主寒热鼠瘘，瘰疬痈肿，恶疮瘿瘤，结热蛊毒，去白虫。一名异翘，一名兰华，一名折根，一名轵，一名三廉。生太山山谷，八月采，阴干。

白头翁：味苦，温，无毒，有毒。主温疟，狂易寒热，癥瘕积聚，瘿气。逐血止痛，疗金疮鼻衄。一名野丈人，一名胡王使者，一名奈何草。生高山山谷及田野，四月采。亦疗毒痢。

茼茹：味辛酸，寒，微寒，有小毒。主蚀恶肉，败疮死肌，杀疥虫，排脓恶血，除大风热气，善忘不乐。去热痹。破癥瘕，除息肉。一名屈据，一名离娄。生代郡川谷，五月采根，阴干，黑头者良。

苦芙：微寒。主面目通身漆疮，作灰疗金疮，大验。

羊桃：味苦，寒，有毒。主熛热，身暴赤色，风水积聚，恶疡，除小儿热。去五脏五水大腹，利小便，益气。可作浴汤。一名鬼桃，一名羊肠，一名苌楚，一名御弋，一名铫弋。生山林川谷及生田野，二月采，阴干。

羊蹄：味苦，寒，无毒。主头秃疥瘙，除热，女子阴蚀浸淫，疽痔，杀虫。一名东方宿，一名连虫陆，一名鬼目，一名蓄。生陈留川泽。

鹿藿：味苦，平，无毒。主蛊毒，女子腰腹痛，不乐，肠痈，瘰疬，疡气。生汶山山谷。

牛扁：味苦，微寒，无毒。主身皮疮热气。可作浴汤，杀牛虱小虫。又疗牛病，生桂阳川谷。

陆英：味苦，寒，无毒。主骨间诸痹，四肢拘挛疼酸，膝寒痛，阴痿，短气不足，脚肿。生熊耳川谷及冤句，立秋采。

荫藿：味酸，温，有毒。主风瘙瘾疹，身痒滋[①]痹。可作浴汤。一名堇草，一名芨。生田野，春夏采叶，秋冬采茎根。

荩草：味苦，平，无毒。主久咳上气，喘逆久寒，惊悸痂疥，白秃疡气，杀皮肤小虫。可以染黄作金色。生青衣川谷，九月、十月采。

夏枯草：味苦辛，寒，无毒。主寒热瘰疬，鼠瘘，头疮，破癥，散瘿结气，脚肿湿痹，轻身。一名夕句，一名乃东，一名燕面。生蜀郡川谷，四月采。

乌韭：味甘，寒，无毒。主皮肤往来寒热，利小肠膀胱气。疗黄疸，金疮内塞。补中益气，好颜色。生山谷石上。

蚤休：味苦，微寒，有毒。主惊痫，摇头弄舌，热气在腹中，癫疾痈疮，阴蚀，下三虫，去蛇毒。一名蚩休。生山阳川谷及冤句。

虎杖根：微温。主通利月水，破留血癥结。

石长生：味咸苦，微寒，有毒。主寒热恶疮大热，辟鬼气不祥，下三虫。一名丹草。生咸阳山谷。

鼠尾草：味苦，微寒，无毒。主鼠瘘，寒热下痢，脓血不止。白花者主白下，赤花者主赤下。一名葝，一名陵翘。生平泽中。四月采叶，七月采花，阴干。

马鞭草：主下部䘌疮。

胡桐泪：味咸苦，大寒，无毒。主大毒热，心腹烦满。水和服之取吐。又主牛马急黄，黑汗，水研二三两灌之，立瘥。又为金银焊药，出肃州以西平泽及山谷中，形似黄矾而坚实。有夹烂木者，云是胡桐树滋沦入土石碱卤地作之。其树高大，皮叶似白杨、青桐、桑辈，故名胡桐，木堪器用，又名胡桐律。《西域传》云：胡桐似桑而曲。

马勃：味辛，平，无毒。主恶疮马疥。一名马疕。生园中久腐处。

鸡肠草：主毒肿，止[②]小便利。

蛇莓汁：大寒。主胸腹大热不止。疗溪毒、射工，伤寒大热，甚良。

苎根：寒。主小儿赤丹。其渍苎汁，疗渴。

菰根：大寒。主肠胃固热，消渴，止小便利。

狼跋子：有小毒。主恶疮蜗疥，杀虫鱼。

弓弩弦：主难产，胞衣不出。

---

① 滋：王本、《证类本草》作“湿”。

② 止：原作“上”，据王本、《证类本草》改。

舂杵头细糠：主卒噎。

败天公：平。主鬼疰精魅。

半天河：微寒。主鬼疰狂，邪气恶毒，洗诸疮用之。

地浆：寒。主解中毒，烦闷。

败蒲席：平。主筋溢，恶疮。

败船茹：平。主妇人崩中，吐痢，血不止，烧作灰服之。

败鼓皮：平。主中蛊毒，烧作灰，水服。

屋游：味甘，寒。主浮热在皮肤，往来寒热，利小肠膀胱气。生屋上阴处，八月、九月采。

赤地利：味苦，平，无毒。主赤白冷热诸痢，断血破血，带下赤白，生肌肉。所在山谷有之。

赤车使者：味辛苦，温，有毒。主风冷邪疰，蛊毒癥瘕，五脏积气。

刘寄奴草：味苦，温。主破血下胀。多服令人痢。生江南。

三白草：味甘辛，寒，有小毒。主水肿脚气，利大小便，消痰破癖，除积聚，消丁肿。生池泽畔。

牵牛子：味苦，寒，有毒。主下气，疗脚满水肿，除风毒，利小便。

猪膏莓：味辛苦，平，无毒。主金疮，止[①]痛，断血，生肉，除诸恶疮，消浮肿，捣封之、汤渍、散敷，并良。

紫葛：味甘苦，寒，无毒。主痈肿恶疮。取根皮捣为末，醋和封之。生山谷中，不入方用。

蓖麻子：味甘辛，平，有小毒。主水癥，水研二十枚，服之，吐恶沫，加至三十枚，三日一服，瘥则止。又主风虚寒热，身体疮痒浮肿，尸疰恶气，榨取油涂之。叶：主脚气，风肿不仁。捣蒸敷之。

葎草：味甘苦，寒，无毒。主五淋，利小便，止水痢，除疟虚热渴。煮汁及生汁服之，生故墟道旁。

格注草：味辛苦，温，有大毒。主蛊疰，诸毒疼痛等，生齐鲁山泽。

独行根：味辛苦，冷，有毒。主鬼疰，积聚，诸毒热肿蛇毒。水磨为泥封之，日三四，立瘥。水煮一二两取汁服，吐蛊毒。

狗舌草：味苦，寒，有小毒。主蛊疥瘙痒[②]，杀小蛊。

乌蔹莓：味酸苦，寒，无毒。主风毒热肿，游丹、蛇伤，捣敷并饮汁。

豨莶：味苦，寒，有小毒。主热，䵟，烦满，不能食。生捣汁，服三四合。多则令人吐。

狼毒：味辛，平，有大毒。主咳逆上气，破积聚饮食，寒热水气，胁下积癖，恶疮鼠瘘，疽蚀，鬼精蛊毒。杀飞鸟走兽。一名续毒。生秦亭山谷及奉高，二月、八月采根，阴干。陈而沉水者良。

鬼臼：味辛，温，微温，有毒。主杀蛊毒，鬼疰精物，辟恶气不祥，逐邪，解百毒，疗咳嗽，喉结，风邪，烦惑，失魄妄见，去目中肤翳。杀大毒，不入汤。一名爵犀，一名马目毒公，一名九臼，一名天臼，一名解毒。生九真山谷及冤句，二月、八月采根。

芦根：味甘，寒。主消渴，客热，止小便利。

甘蕉根：大寒。主痈肿结热。

萹蓄：味苦，平，无毒。主浸淫疥瘙，疽痔，杀三虫。疗女子阴蚀。生东莱山谷，五月采，阴干。

酢浆草：味酸，寒，无毒。主恶疮㾓瘘。捣敷之，杀诸小虫。生道旁。

茼实：味苦，平，无毒。主赤白冷热

---

① 止：原作“上”，据王本、《证类本草》改。

② 痒：原缺，据《证类本草·卷十一》补。

痢。散服饮之。吞一枚，破痈肿。

蒲公草：味甘，平，无毒。主妇人乳痈肿，水煮汁饮之，及封之，立消。一名耩耨草。

商陆：味辛酸，平，有毒。主水胀疝瘕痹，熨除痈肿，杀鬼精物。疗胸中邪气，水肿痿痹，腹满洪直，疏五脏，散水气，如人形者有神。一名葛根，一名夜呼。生咸阳川谷。

女青：味辛，平，有毒。主蛊毒，逐邪恶气，杀鬼温疟，辟不祥。一名雀瓢。蛇衔根也，生朱崖，八月采，阴干。

水蓼：主蛇毒。捣敷之，绞汁服，止蛇毒入内，心闷。水煮渍捋脚，消气肿。

角蒿：味辛苦，平，有小毒。主甘湿䘌，诸恶疮有虫者。

昨叶何草：味酸，平，无毒。主口中干痛，水谷血痢，止血。生上党屋上，如蓬初生。一名瓦松。夏采，日干。

白附子：主心痛血痹，面上百病，行药势。生蜀郡，三月采。

鹤虱：味苦，平，有小毒。主蛔蛲虫。用之为散，以肥肉臛汁，服方寸匕。亦丸散中用。生西戎。

甑带灰：主腹胀痛，脱肛。煮汁服，主胃反，小便失禁、不通，及淋、中恶、尸疰、金疮刃不出。

屐屧鼻绳灰：水服，主噎哽，心痛胸满。

故麻鞋底：水煮汁服之，解紫石英发毒。又主霍乱吐下不止，及解食牛马肉毒，腹胀，吐痢不止。

雀麦：味甘，平，无毒。主女人产不出，煮汁饮之。一名篇，一名燕麦。生故墟野林下，叶似麦。

笔头灰：久者，主小便不通，小便数、难，阴肿，中恶脱肛，淋沥，烧灰水服之。

木部上品二十七味

茯苓：味甘，平，无毒。主胸胁逆气，忧恚惊邪，恐悸，心下结痛，寒热烦满，咳逆，口焦舌干，利小便，止消渴，好唾，大腹淋沥，膈中痰水，水肿淋结，开胸腑，调脏气，伐肾邪，长阴益气力，保神守中。久服安魂养神，不饥延年。一名伏菟，其有木根者名茯神。

茯神：平①。主辟不祥，疗风眩风虚，五劳口干，止惊悸，多恚怒，善忘，开心益智，安魂魄，养精神，生太山山谷大松下，二月、八月采，阴干。

琥珀：味甘，平，无毒。主安五脏，定魂魄，杀精魅邪鬼，消瘀血，通五淋，生永昌。

松脂：味苦甘，温，无毒。主疽恶疮、头疡、白秃、疥瘙、风气，安五脏，除热，胃中伏热，咽干消渴，及风痹死肌。炼之令白，其赤者主恶痹。久服轻身，不老延年。一名松膏，一名松肪。生太山山谷，六月采。

松实：味苦，温，无毒。主风痹寒气，虚羸少气，补不足。九月采，阴干。

松叶：味苦，温。主风湿疮，生毛发，安五脏，守中，不饥延年。

松节：温。主百节久风，风虚，脚痹疼痛。

松根白皮：主辟谷不饥。

柏实：味甘，平，无毒。主惊悸，安五脏，益气，除风湿痹，疗恍惚虚损，吸吸历节腰中重痛，益血止汗。久服令人润泽美色，耳目聪明，不饥不老，轻身延年。生太山山谷，柏叶尤良。

柏叶：味苦，微温，无毒。主吐血衄

---

① 平：《新修本草》“平”前有“味甘”二字。

血，利血崩中，赤白。轻身益气，令人耐寒暑，去湿痹，止饥，四时各依方面采，阴干。

柏白皮：主火灼烂疮，长毛发。

菌桂：味辛，温，无毒。主百病，养精神，和颜色，为诸药先聘通使。久服轻身不老，面生光华，媚好常如童子。生交趾、桂林山谷崖间，无骨，正圆如竹，立秋采。

牡桂：味辛，温，无毒。主上气咳逆，结气喉痹，吐吸心痛，胁风胁痛，温筋通脉，止烦出汗，利关节，补中益气。久服通神，轻身不老。生南海山谷。

桂：味甘辛，大热，有小毒。主温中，利肝肺气，心腹寒热，冷疾，霍乱转筋，头痛腰痛，出汗，止烦止唾，咳逆鼻齆，能堕胎，坚骨节，通血脉，理疏不足。宣导百药，无所畏。久服神仙不老，生桂阳，二月、八月、十月采皮，阴干。

杜仲：味辛甘，平，温，无毒。主腰脊痛。补中，益精气，坚筋骨，强志，除阴下痒湿，小便余沥，脚中酸疼，不欲践地。久服轻身耐老。一名思仙，一名思仲，一名木绵。生上虞山谷及上党汉中，二月、五月、六月、九月采皮。

枫香脂：味辛苦，平，无毒。主瘾疹风痒，浮肿齿痛。一名白胶香。其树皮：味辛，平，有小毒。主水肿，下水气。煮汁用之，所在大山皆有。

干漆：味辛，温，无毒，有毒。主绝伤，补中，续筋骨，填脑髓，安五脏，五缓六急，风寒湿痹。疗咳嗽，消瘀血，痞结，腰痛，女子疝瘕，利小肠，去蛔虫。生漆：去长虫。久服轻身耐老。生汉中川谷，夏至后采，干之。

蔓荆实：味苦辛，微寒，平，温，无毒。主筋骨间寒热湿痹，拘挛，明目坚齿，利九窍，去白虫长虫，主风头痛，脑鸣，目泪出，益气。久服轻身耐老，令人润泽颜色。小荆实亦等。

牡荆实：味苦，温，无毒。主除骨间寒热，通利胃气，止咳逆下气。生河间南阳、冤句山谷，或平寿都乡高岸上及田野中，八月、九月采实，阴干。

女贞实：味苦甘，平，无毒，主补中，安五脏，养精神，除百疾，久服肥健，轻身不老。生武陵川谷，立冬采。

桑上寄生：味苦甘，平，无毒。主腰痛，小儿背强，痈肿，安胎，充肌[①]肤，坚发齿，长须眉，主金疮去痹，女子崩中，内伤不足，产后余疾，下乳汁。其实：明目轻身，通神。一名寄屑，一名寓木，一名宛童，一名茑。生弘农川谷桑上，三月三日采茎叶，阴干。

蕤核：味甘，温，微寒，无毒。主心腹邪结气，明目，目赤痛，伤泪出。目肿眦烂，齆鼻，破心下结痰，痞气。久服轻身，益气不饥，生函谷川谷及巴西。

五加皮：味辛苦，温，微寒，无毒。主心腹疝气，腹痛，益气，疗躄，小儿不能行，疽疮，阴蚀，男子阴痿，囊下湿，小便余沥，女子阴痒及腰脊痛，两脚疼痹风弱，五缓虚羸，补中益精，坚筋骨，强志意，久服轻身耐老。一名豺漆，一名豺节，五叶者良。生汉中及冤句，五月、七月采茎，十月采根，阴干。

沉香、薰陆香、鸡舌香、藿香、詹糖香、枫香：并微温，悉疗风水毒肿，去恶气。薰陆、詹糖去伏尸；鸡舌、藿香疗霍乱心痛；枫香疗风瘾疹痒毒。

檗木：味苦，寒，无毒。主五脏、肠胃中结气热，黄疸肠痔，止泄痢，女子漏下赤白，阴伤蚀疮，疗惊气在皮间，肌肤热赤起，目热赤痛，口疮，久服通神。柏

---

① 肌：原作“饥”，据王本、《证类本草》改。

根，一名檀桓，主心腹百病，安魂魄，不饥渴。久服轻身，延年通神。生汉中山谷及永昌。

辛夷：味辛，温，无毒。主五脏身体寒热，风头脑痛面䵟，温中解肌，利九窍，通鼻塞涕出。主治面肿引齿痛，眩冒，身兀兀如在车船上者，生须发，去白虫。久服下气轻身，明目增年耐老。可作膏药用之，去心及外毛，毛射人肺令人咳。一名辛矧，一名侯桃，一名房木。生汉中川谷，九月采实，暴干。

木兰：味苦，寒，无毒。主身大热在皮肤中，去面热赤疱、酒皶，恶风癫疾，阴下痒湿。明耳目。疗中风伤寒及痈疽水肿，去臭气。一名林兰，一名杜兰。皮似桂而香。生零陵山谷及太山，十二月采皮，阴干。

榆皮：味甘，平，无毒。主大小便不通，利水道，除邪气，肠胃邪热气，消肿。性滑利。久服轻身不饥。其实尤良，疗小儿头疮痂疕。花：主小儿痫，小便不利，伤热。一名零榆。生颍川山谷，二月采皮取白，暴干，八月采实。并勿令中湿，湿则伤人。

酸枣：味酸，平，无毒。主心腹寒热，邪结气聚。四肢酸疼，湿痹，烦心不得眠，脐上下痛，血转久泻，虚汗烦渴，补中，益肝气，坚筋骨，助阴气，令人肥健。久服安五脏，轻身延年。生河东川泽，八月采实，阴干，四十日成。

槐实：味苦酸咸，寒，无毒。主五内邪气热，止涎唾，补绝伤，五痔火疮，妇人乳瘕，子脏急痛。以七月七日取之，捣取汁，铜器盛之，日煎，令可作圆，大如鼠屎，纳窍中，三易乃愈，又堕胎。久服明目，益气，头不白，延年。枝：主洗疮及阴囊下湿痒；皮：主烂疮；根：主喉痹寒热。生河南平泽，可作神烛。

楮实：味甘，寒，无毒。主阴痿水肿，益气，充肌肤，明目。久服不饥不老，轻身。生少室山。一名榖实。所在有之，八月、九月采实，日干，四十日成。叶：味甘，无毒。主小儿身热，食不生肌。可作浴汤。又主恶疮，生肉。皮：主逐水，利小便；茎：主瘾疹痒，单煮洗浴。皮间白汁：疗癣。

枸杞：味苦，寒。根：大寒；子：微寒，无毒。主五内邪气，热中消渴，周痹风湿，下胸胁气，客热头痛。补内伤，大劳嘘吸，坚筋骨，强阴，利大小肠。久服坚筋骨，轻身不老，耐寒暑。一名杞根，一名地骨，一名枸忌，一名地辅，一名羊乳，一名却暑，一名仙人杖，一名西王母杖。生常山平泽及诸丘陵阪岸，冬采根，春夏采叶，秋采茎、实，阴干。

苏合香：味甘，温，无毒。主辟恶，杀鬼精物，温疟蛊毒，痫痓，去三虫，除邪，令人无梦魇。久服通神明，轻身长年。生中台川谷。

橘柚：味辛，温，无毒。主胸中瘕热逆气，利水谷，下气，止呕咳，除膀胱留热，停水五淋，利小便。主脾不能消谷，气充胸中，吐逆霍乱，止泻，去寸白。久服之，去臭气，通神明，长年。一名橘皮。生于南山川谷及生江南，十月采。

木部中品二十九味

龙眼：味甘，平，无毒。主五脏邪气，安志厌食，除虫去毒。久服强魂聪明，轻身不老，通神明。一名益智。其大者似槟榔，生南海山谷。

厚朴：味苦，温，大温，无毒。主中风，伤寒，头痛寒热，惊悸，气血痹，死肌，去三虫。温中益气，消痰下气。疗霍乱及腹痛胀满，胃中冷逆，胸中呕不止，泄痢，淋露，除惊，去留热，心烦满，厚肠胃。一名厚皮，一名赤朴。其树名榛，其子名逐折，疗鼠瘘，明目益气。生交趾冤句，三月、九月、十月采皮，阴干。

猪苓：味甘苦，平，无毒。主痎疟，解毒蛊疰不祥，利水道。久服轻身耐老。一名猳猪屎。生衡山山谷及济阴冤句，二月、八月采，阴干。

篁竹叶：味苦，平，大寒，无毒。主咳逆上气，溢筋急，恶疡，杀小虫，除烦热，风痉，喉痹呕吐。根：作汤益气止渴，补虚下气，消毒；汁：主风痓；实：通神明，轻身益气。生益州。

淡竹叶：味辛，平，大寒。主胸中痰热，咳逆上气。沥：大寒，疗暴中风，风痹，胸中大热，止烦闷。皮茹：微寒，主呕啘，温气，寒热，吐血崩中，溢筋。

竹笋：味甘，无毒。主消渴，利水道。益气，可久食。

枳实：味苦酸，寒，微寒，无毒。主大风在皮肤中，如麻豆苦痒。除寒热结，止痢，长肌肉，利五脏，益气轻身，除胸胁痰澼，逐停水，破结实，消胀满，心下急，痞痛逆气，胁风痛，安胃气，止溏泄，明目，生河内川泽，九月、十月采，阴干。

山茱萸：味酸，平，微温，无毒。主心下邪气，寒热，温中，逐寒湿痹，去三虫。肠胃风邪，寒热，疝瘕头风，风气去来，鼻塞目黄，耳聋面疱，温中，下气，出汗。强阴益精，安五脏，通九窍，止小便利。久服轻身明目，强力长年。一名蜀枣，一名鸡足，一名魃实。生汉中山谷及琅邪冤句、东海承县，九月、十月采实。阴干。

吴茱萸：味辛，温，大热，有小毒。主温中下气，止痛，咳逆寒热，除湿血痹，逐风邪，开腠理，去痰冷，腹内绞痛，诸冷食不消，中恶，心腹痛，逆气，利五脏。根：杀三虫；根白皮：杀蛲虫，治喉痹，咳逆，止泄注，食不消，女子经产余血，疗白癣。一名藙。生上谷川谷及冤句，九月九日采，阴干。

秦皮：味苦，微寒，大寒，无毒。主风寒湿痹，洗洗寒气，除热中，目中青翳白膜。疗男子少精，妇人带下，小儿痫，身热。可作洗目汤。久服头不白，轻身，皮肤光泽，肥大，有子。一名岑皮，一名石檀。生庐江川谷及冤句，二月、八月采皮，阴干。

栀子：味苦，寒，大寒，无毒。主五内邪气，胃中热气，面赤酒疱皶鼻，白癞赤癞疮疡。疗目热赤痛，胸心大小肠大热，心中烦闷，胃中热。一名木丹，一名越桃。生南阳川谷，九月采实，暴干。

槟榔：味辛，温。无毒。主消谷，逐水，除痰澼，杀三虫，伏尸，疗寸白。生南海。

合欢：味甘，平，无毒。主安五脏，利心志，令人欢乐无忧。久服轻身，明目得所欲，生益州山谷。

秦椒：味辛，温。生温，熟寒，有毒。主风邪气，温中，除寒痹，坚齿发，明目，疗喉痹，吐逆疝瘕，去老血，产后余疾，腹痛出汗，利五脏。久服轻身，好颜色，耐老增年通神。生大山川谷及秦岭上，或琅邪，八月、九月采实。

卫矛：味苦，寒，无毒。主女子崩中下血，腹满汗出，除邪，杀鬼毒蛊疰，中恶腹痛，去白虫，消皮肤风毒肿，令阴中解。一名鬼箭。生霍山山谷，八月采，阴干。

紫葳：味酸，微寒，无毒。主妇人产乳，余疾崩中，癥瘕血闭，寒热羸瘦，养胎。茎叶：味苦，无毒。主痿蹶，益气。一名陵苕，一名芙华。生西海川谷及山阳。

芜荑：味辛，平，无毒。主五内邪气。散皮肤、骨节中淫淫温行毒，去三虫化食，逐寸白，散肠中嗢嗢喘息。一名无姑，一名蕨蘠。生晋山川谷，三月采实，阴干。

食茱萸：味辛苦，大热，无毒。功用与吴茱萸同，少为劣尔，疗水气用之乃佳。

椋子木：味甘咸，平，无毒。主折伤，破恶血，养好血，安胎，止痛，生肉。

每始王木：味苦，平，无毒。主伤折，跌筋骨，生肌，破血止痛。酒水煮浓汁饮之。生资州山谷。

折伤木：味甘咸，平，无毒。主伤折，筋骨疼痛，散血补血，产后血闷，止[①]痛。酒水煮浓汁饮之，生资州山谷。

茗：味甘苦，微寒，无毒。主瘘疮，利小便，去痰热渴。令人少睡。春采之。

苦荼：主下气，消宿食作饮，加茱萸、葱、姜等良。

桑根白皮：味甘，寒，无毒。主伤中五劳六极，羸瘦，崩中脉绝，补虚益气，去肺中水气，唾血热渴，水肿，腹满胪胀，利水道，去寸白，可以缝金疮，采无时，出土上者杀人。叶：主除寒热出汗。汁：解蜈蚣毒。

桑耳：味甘，有毒。黑者，主女子漏下，赤白汁，血病，癥瘕积聚，阴痛，阴阳寒热无子。疗月水不调。其黄熟陈白者，止久泄，益气不饥；其金色者，治癖饮积聚，腹痛金疮。一名桑菌，一名木麦。五木耳名檽，益气不饥，轻身强志。生犍为山谷，六月多雨时采，即暴干。

松萝：味苦甘，平，无毒。主嗔怒邪气，止虚汗头风，女子阴寒肿痛，疗痰热，温疟，可为吐汤，利水道。一名女萝。生熊耳山川谷松树上。五月采，阴干。

白棘：味辛，寒，无毒。主心腹痛，痈肿溃脓，止痛，决刺结。疗丈夫虚损阴痿，精自出。补肾气，益精髓。一名棘针，一名棘刺。生雍州川谷。

棘刺花：味苦平，无毒。主金疮内漏，冬至后百二十日采之。实：主明目，心腹痿痹，除热利小便，生道旁，四月采。一名菥蓂，一名马朐，一名刺原。又有枣针，疗腰痛，喉痹不通。

安息香：味辛苦，平，无毒。主心腹恶气，鬼疰。出西戎，似松脂，黄黑色为块。新者亦柔韧。

龙脑香及膏香：味辛苦，微寒。一云温，平，无毒。主心腹邪气，风湿积聚，耳聋明目，去目赤肤翳。出婆律国，形似白松脂，作杉木气，明净者善；久经风日，或如雀屎者，不佳。云合糯一作粳米炭、相思子贮之，则不耗。膏：主耳聋。

菴摩勒：味苦甘，寒，无毒。主风虚热气，一名余甘。生岭南交、广、爱等州。

毗梨勒：味苦，寒，无毒。功用与菴摩勒同，出西域及岭南交、爱等州，戎人谓之三果。

木部下品四十五味

黄环：味苦，平，有毒。主蛊毒鬼疰鬼魅，邪气在脏中，除咳逆寒热。一名凌[②]泉，一名大兢。生蜀郡山谷，三月采根，阴干。

石楠：味辛苦，平，有毒。主养肾气，内伤阴衰，利筋骨皮毛，疗脚弱，五

① 止：《新修本草》作"心"。
② 凌：《新修本草》作"陵"。

脏邪气，除热。女子不可久服，令思男，实：杀蛊毒，破积聚，逐风痹。一名鬼目。生华阴山谷，二月、四月采叶，八月采实，阴干。

巴豆：味辛，温。生温，熟寒，有大毒。主伤寒温疟寒热，破癥瘕结聚坚积，留饮痰癖，大腹水胀，荡涤五脏六腑，开通闭塞，利水谷道，去恶肉，除鬼毒蛊疰邪物，杀虫鱼。女子月闭烂胎，金疮脓血。不利丈夫阴。杀斑蝥毒。可炼饵之，益血脉，令人色好，变化与鬼神通。一名巴椒。生巴郡川谷，八月采，阴干。用之去心皮。

蜀椒：味辛，温，大热，有毒。主邪气咳逆，温中，逐骨节，皮肤死肌，寒湿痹痛，下气。除六腑寒冷，伤寒温疟，大风，汗不出，心腹留饮宿食，肠澼下痢，泄精，女子字乳余疾，散风邪，瘕结水肿，黄疸，鬼疰蛊毒，杀虫鱼毒。久服之头不白，轻身增年，开腠理，通血脉，坚齿发，调关节，耐寒暑。可作膏药。多食令人乏气，口闭者杀人。一名巴椒，一名蓎藙。生武都川谷及巴郡，八月采实，阴干。

莽草：味辛苦，温，有毒。主风头痈肿，乳痈疝瘕，除结气疥瘙。杀虫鱼。疗喉痹不通，乳难，头风痒。可用沐，勿令入眼。一名弭，一名春草。生上谷山谷及冤句，五月采叶，阴干。

郁李仁：味酸，平，无毒。主大腹水肿，面目四肢浮肿，利小便水道。根：主齿龈肿，龋齿坚齿，去白虫。一名爵李，一名车下李，一名棣。生高山川谷及丘陵上，五月、六月采根。

鼠李：主寒热瘰疬疮。其皮：味苦，微寒，无毒。主除身皮热毒。一名牛李，一名鼠梓，一名椑。生田野，采无时。

栾华：味苦，寒，无毒。主目痛泪出，伤眦，消目肿，生汉中川谷，五月采。

杉材：微温，无毒。主疗漆疮。

楠材：微温。主霍乱，吐下不止。

榧实：味甘，无毒。主五痔，去三虫，蛊毒鬼疰。生永昌。

蔓椒：味苦，温，无毒。主风寒湿痹，历节疼。除四肢厥气，膝痛。一名豕椒，一名猪椒，一名彘椒，一名狗椒。生云中川谷及丘冢间，采茎、根，煮酿酒。

钓樟根皮：主金疮，止血。

雷丸：味苦咸，寒，微寒，有小毒。主杀三虫，逐毒气，胃中热，利丈夫，不利女子。作摩膏，除小儿百病。逐邪气，恶风汗出。除皮中热，结积蛊毒，白虫寸白，自出不止，久服令阴痿。一名雷失，一名雷实。赤者杀人。生石城山谷及汉中土中，八月采根，暴干。

溲疏：味辛苦，寒，微寒，无毒。主身皮肤中热，除邪气，止遗溺，通利水道，除胃中热，下气。可作浴汤。一名巨骨。生熊耳川谷及田野故丘墟地，四月采。

榉树皮：大寒。主时行头痛，热结在肠胃。

白杨皮：味苦，无毒。主毒风，脚气肿，四肢缓弱不随，毒气游易在皮肤中，痰癖等。酒渍服之，取叶圆大蒂小，无风自动者良。

水杨叶：嫩枝味苦，平，无毒。主久痢赤白，捣和，水绞取汁服一升，日二，大效。

栾荆：味辛苦，温，有小毒。主大风，头面手足诸风，癫痫狂痓，湿痹寒冷疼痛。俗方大用之，而《本草》不载，亦无别名，但有栾花。功用又别，非此花也。

小檗：味苦，大寒，无毒。主口疮甘䘌，杀诸虫，去心腹中热气。一名山石榴。

荚蒾：味甘苦，平，无毒。主三虫，下气消谷。

钓[1]藤：微寒，无毒。主小儿寒热，十二惊痫。

药实根：味辛，温，无毒。主邪气，诸痹疼酸，续绝伤，补骨髓。一名连木。生蜀郡山谷，采无时。

皂荚：味辛咸，温，有小毒。主风痹，死肌，邪气，风头泪出，利九窍，杀精物。疗腹胀满，消谷，除咳嗽，囊结，妇人胞不落，明目益精。可为沐药，不入汤。生雍州川谷及鲁邹县。如猪牙者良。九月、十月采荚，阴干。

楝实：味苦，寒，有小毒。主温疾，伤寒大热烦狂，杀三虫疥疡，利小便水道。**根**：微寒。疗蛔虫，利大肠，生荆山山谷。

柳华[2]：味苦，寒，无毒。主风水，黄疸，面热黑，痂疥恶疮，金疮。一名柳絮。叶：主马疥痂疮，取煎煮以洗马疥，立愈。又疗心腹内血，止痛。实：主溃痈，逐脓血；子汁：疗渴。生琅邪川泽。

桐叶：味苦，寒，无毒。主恶蚀疮著阴。皮：主五痔，杀三虫。疗贲豚气病。花：主敷猪疮，饲猪肥大三倍。生桐柏山谷。

梓白皮：味苦，寒，无毒。主热，去三虫。疗目中疾。叶：捣敷猪疮，饲猪肥大三倍。生河内山谷。

苏方木：味甘咸，平，无毒。主破血，产后血胀闷欲死者，水煮若酒煮五两，取浓汁服之，效。

接骨木：味甘苦，平，无毒。主折伤，续筋骨，除风痒龋齿。可作浴汤。

枳椇：味甘，平，无毒。主头风，小腹拘急。一名木蜜。其木皮：温，无毒。主五痔，和五脏，以木为屋，屋中酒则味薄，此亦奇物。

木天蓼：味辛，温，有小毒。主癥结积聚，风劳虚冷。生山谷中。

乌臼木根皮：味苦，微温，有毒。主暴水，癥结积聚。生山南平泽。

赤瓜木：味苦，寒，无毒。主水痢，风头身痒。生平陆，所在有之。实：味酸，冷，无毒。汁：服止水痢，沐头及洗身上疮痒。一名羊梂，一名鼠查。

诃梨勒：味苦，温，无毒。主冷气，心腹胀满，下食，生交、爱州。

枫柳皮：味辛，大热，有毒。主风龋齿痛。生原州。

卖子木：味甘，微咸，平，无毒。主折伤，血内溜，续绝，补骨髓，止痛，安胎。生山谷中，其叶似柿，出剑南邛州。

大空：味辛苦，平，有小毒。主三虫，杀虮虱，生山谷中。取根皮作末，油和涂，虮虱皆死。

紫真檀：味咸，微寒。主恶毒风毒。

椿木叶：味苦，有毒。主洗疮疥，风疽，水煮叶汁用之。皮主甘䘌。

樗木根叶：尤良。

胡椒：味辛，大温，无毒。主下气，温中，去痰，除脏腑中风冷。生西戎，形如鼠李子。调食用之，味甚辛辣，而芳香当不及蜀椒。

橡实：味苦，微温，无毒。主下痢，厚肠胃，肥健人。其壳为散及煮汁服，亦主痢，并堪染用，一名杼斗，槲栎皆有斗，以栎为胜。所在山谷中皆有。

无食子：味苦，温，无毒。主赤白痢，肠滑，生肌肉。出西戎。

杨栌木：味苦，寒，有毒。主疽瘘恶

---

① 钓：王本作“钩”，下同。

② 华：原作“叶”，据《新修本草·卷十四》改。

疮，水煮叶汁洗疮立瘥，生篱垣间。一名空疏。所在皆有。

槲若：味甘苦，平，无毒。主痔止血，疗血痢，止渴，取脉灸用之。皮：味苦。水煎浓汁，除蛊毒及瘘，俗用甚效。

人兽部五十六味

发髲：味苦，温，小寒，无毒。主五癃，关格不通，利小便水道，疗小儿痫，大人痓，仍自还神化，合鸡子黄煎之，消为水，疗小儿惊热。

乱发：微温。主咳嗽，五淋，大小便不通，小儿惊痫，止血鼻衄，烧之吹内立止。

人乳汁：主补五脏，令人肥白悦泽。

头垢：主淋闭不通。

人屎：寒。主疗时行大热狂走，解诸毒，宜用绝干者，捣末，沸汤沃服之。

人溺：疗寒热头疼，温气，童男者尤良。溺白垽[1]：疗鼻衄，汤火灼疮。东向圊厕溺坑中青垽：疗喉痹，消痈肿，若已有脓即溃。

龙骨：味甘，平，微寒，无毒。主心腹鬼疰，精物老魅，咳逆，泄痢脓血，女子漏下，癥瘕坚结，小儿热气惊痫，疗心腹烦满，四肢痿枯汗出，夜卧自惊恚怒，伏气在心下，不得喘息，肠痈内疽阴蚀，止汗，缩小便，溺血，养精神，定魂魄，安五脏。

白龙骨：疗梦寐泄精，小便泄精。齿：主小儿大人惊痫，癫疾狂走，心下结气，不能喘息，诸痉，杀精物，小儿五惊，十二痫，身热不可近，大人骨间寒热，又杀蛊毒。角：主惊痫瘈疭，身热如火，腹中坚及热泄。久服轻身，通神明延年。生晋地川谷及太山岩水岸上穴中死龙处，采无时。

牛黄：味苦，平，有小毒。主惊痫寒热，热盛狂痓，除邪逐鬼。疗小儿百病，诸痫热，口不开，大人狂癫。又堕胎，久服轻身增年，令人不忘。生晋地平泽。于牛得之，即阴干百日，使时燥，无令见日月光。

麝香：味辛，温，无毒。主辟恶气，杀鬼精物，温疟，蛊毒，痫痓，去三虫。疗诸凶邪鬼气，中恶，心腹暴痛胀急，痞满风毒，妇人产难，堕胎，去面䵟，目中肤翳。久服除邪，不梦寤魇寐，通神仙。生中台川谷及益州、雍州山谷，春分取之，生者益良。

马乳：止渴。

牛乳：微寒。补虚羸，止渴。

羊乳：温，补寒冷虚乏。

酥：微寒。补五脏，利大肠，主口疮。

熊脂：味甘，微寒，微温，无毒。主风痹不仁，筋急，五脏腹中积聚，寒热羸瘦，头疡白秃，面皯皰，食饮吐呕。久服强志不饥，轻身长年。生雍州山谷，十一月取。

白胶：味甘，平，温，无毒。主伤中劳绝，腰痛羸瘦，补中益气，妇人血闭，无子，止痛安胎，疗吐血下血，崩中不止，四肢酸疼，多汗淋露，折跌伤损。久服轻身延年。一名鹿角胶。生云中。煮鹿角为之，得火良。

阿胶：味甘，平，微温，无毒。主心腹内崩劳极，洒洒如疟状，腰腹痛，四肢酸疼，女子下血，安胎，丈夫小腹痛，虚劳羸瘦，阴气不足，脚酸不能久立，养肝气。久服轻身益气。一名传致胶，生东平郡。煮牛皮作之，出东阿。

醍醐：味甘，平，无毒。主风邪痹

① 垽：原作“埿”，据《证类本草》改。

气，通润骨髓。可为摩药，性冷利，功优于酥，生酥中。

底野迦：味辛苦，平，无毒。主百病，中恶，客忤邪气，心腹积聚，出西戎。

酪：味甘酸，寒，无毒。主热毒，止渴，解散发利，除胸中虚热，身面上热疮，肌疮。

犀角：味苦酸咸，寒，微寒，无毒。主百毒蛊疰，邪鬼瘴气，杀钩吻鸩羽蛇毒。除邪，不迷惑魇寐。疗伤寒，温疫，头痛寒热，诸毒气。久服轻身骏健。生永昌山谷及益州。

羚羊角：味咸苦，寒，微寒，无毒。主明目益气，起阴，去恶血注下，辟蛊毒恶鬼不祥，安心气，常不魇寐。疗伤寒、时气寒热，热在肌肤，温风注毒伏在骨间，除邪气，惊梦，狂越僻谬，及食噎不通，久服强筋骨。轻身，利丈夫。生石城山川谷及华阴山，采无时。

羖羊角：味咸苦，温，微寒，无毒。主青盲，明目，杀疥虫，止寒泄，辟恶鬼虎狼，止惊悸。疗百节中结气，风头痛及蛊毒，吐血，妇人产后余疾，烧之杀鬼魅，辟虎狼，久服安心益气，轻身。生河西川谷，取无时。勿使中湿，湿即有毒。羊髓：味甘，温，无毒。主男女伤中，阴气不足，利血脉，益经气。以酒服之。青羊胆：主青盲，明目。羊肺：补肺，主咳嗽。羊心：止忧恚膈气。羊肾：补肾气，益精髓。羊齿：主小儿羊痫寒热，三月三日取之。羊肉：味甘，大热，无毒。主缓中，字乳余疾，及头脑大风汗出，虚劳寒冷。补中益气，安心止惊。羊骨：热。主虚劳寒中，羸瘦。羊屎：燔之，主小儿泄痢肠鸣，惊痫。

牛角鰓：下闭血，瘀血疼痛，女人带下血，燔之。味苦，无毒。

水牛角：疗时气寒气热头痛。髓：补中，填骨髓，久服增年。髓：味甘，温，无毒。主安五脏，平三焦，温骨髓，补中，续绝伤，益气，止泄痢，消渴，以酒服之。胆：可丸药。胆味苦，大寒。除心腹热渴，利中焦燥，益目精。心：主虚忘。肝：主明目。肾：主补肾气，益精。齿：主小儿牛痫。肉：味咸[①]，平，无毒。主消渴，止吐泄，安中益气，养脾胃。自死者不良。屎：寒。主水肿恶气，用涂门户著壁者，燔之，主鼠瘘恶疮。黄犍牛、乌牯牛溺：主水肿腹胀脚满，利小便。

白马茎：味咸甘，平，无毒。主伤中，脉绝，阴不起，强志益气，长肌肉，肥健，生子。小儿惊痫，阴干百日。眼：主惊痫，腹满，疟疾。悬蹄：主惊邪瘈疭乳难，辟恶气，鬼毒蛊疰不祥，止衄血内漏，龋齿。生云中平泽。

白马蹄：疗妇人瘘下白崩。

赤马蹄：疗妇人赤崩。齿：主小儿马痫。

鬐头膏：主生发。鬐毛：主女子崩中赤白。心：主喜忘。肺：主寒热，小儿茎痿。肉：味辛苦，冷。主除热，下气长筋，强腰脊，壮健强志，轻身不饥。脯：疗寒热痿痹。屎：名马通。微温。主妇人崩中止渴，及吐下血，鼻衄金疮，止血。头骨：主喜眠，令人不睡。溺：味辛，微寒。主消渴，破癥坚，积聚，男子伏梁积疝，妇人瘕疾，铜器承饮之。

牡狗阴茎：味咸，平，无毒。主伤中，阴痿不起，令强热大，生子，除女子带下十二疾。一名狗精。六月上伏取，阴干，百日。胆：主明目，痂疡恶疮。心：主忧恚气，除邪。脑：主头风痹，下部䘌

① 咸：《新修本草》作“甘”。

疮，鼻中息。齿：主癫痫寒热，卒风痱，伏日取之。头骨：主金疮，止血。四脚蹄：煮饮之，下浮汁。白狗血：味咸，无毒。主癫疾发作。肉：味咸酸，温。主安五脏，补绝伤，轻身益气。屎中骨：主寒热，小儿惊痫。

鹿茸：味甘酸，温，微温，无毒。主漏下恶血，寒热惊痫，益气强志，生齿不老，疗虚劳如疟，羸瘦，四肢酸疼，腰脊痛，小便利，泄精溺血，破留血在腹，散石淋痈肿，骨中热疽痒。骨：安胎下气，杀鬼精物，不可近阴，令痿。久服耐老，四月、五月解角时取，阴干，使时燥。角：味咸，无毒。主恶疮痈肿，逐邪恶气，留血在阴中，除小腹血急痛，腰脊痛，折伤恶血，益气。七月取。髓：味甘，温，主丈夫女子伤中绝脉，筋急痛，咳逆，以酒和服之良。肾：平，主补肾气。肉：温。补中强五脏，益气力。生者疗口僻，割薄之。

獐骨：微温。主虚损泄精。肉：温，补益五脏。髓：益气力，悦泽人面。

虎骨：主除邪恶气，杀鬼疰毒，止惊悸，主恶疮鼠瘘。头骨尤良。膏：主狗啮疮。爪：辟恶魅。肉：主恶心欲呕，益气力。

豹肉：味酸，平，无毒。主安五脏，补绝伤，轻身益气，久服利人。

狸骨：味甘，温，无毒。主风疰、尸疰、鬼疰，毒气在皮中淫跃如针刺者，心腹痛，走无常处，及鼠瘘恶疮。头骨尤良。肉：疗诸疰。阴茎：主月水不通，男子阴癞，烧之，以东流水服之。

兔头骨：平，无毒。主头眩痛，癫疾。骨：主热中消渴。脑：主冻疮。肝：主目暗。肉：味辛平，无毒，主补中益气。

六畜毛蹄甲：味咸，平，有毒。主鬼疰，蛊毒，寒热惊痫，癫痓狂走。

骆驼毛：尤良。

鼺鼠：主堕胎，令产易，生山都平谷。

麋脂：味辛，温，无毒。主痈肿，恶疮死肌，寒风湿痹，四肢拘缓不收，风头肿气，通腠理，柔皮肤，不可近阴，令痿。一名宫脂。角：味甘，无毒。主痹止血，益气力，生南山山谷及淮海边。十月取。

豚卵：味甘，温，无毒。主惊痫癫疾，鬼疰蛊毒，除寒热贲豚，五癃邪气挛缩。一名豚颠。阴干藏之，勿令败。悬蹄：主五痔，伏热在肠，肠痈内蚀。

猪四足：小寒。主伤挞、诸败疮，下乳汁。心：主惊邪忧恚。肾：冷。和理肾气，通利膀胱。胆：主伤寒热渴。肚：主补中益气，止渴利。齿：主小儿惊痫，五月五日取。鬐膏：生发。肪膏：主煎诸膏药，解斑蝥、芫青毒。豭猪肉：味酸，冷。疗狂病。凡猪肉：味苦。主闭血脉，弱筋骨，虚人肌。不可久食，病人金疮者尤甚。猪屎：主寒热，黄疸，湿痹。

鼹鼠：味咸，无毒。主痈疽，诸瘘蚀恶疮，阴䘌烂疮。在土中行。五月取，令干，燔之。

獭肝：味甘，有毒。主鬼疰蛊毒，却鱼鲠。止久嗽，烧服之。肉：疗疫气温病，及牛马时行病，煮屎灌之，亦良。

狐阴茎：味甘，有毒。主女子绝产，阴痒，小儿阴癞卵肿。五脏及肠：味苦，微寒，有毒。主蛊毒寒热，主小儿惊痫。

雄狐屎：烧之辟恶，在木石上者是。

猯肉胞膏：味甘，平，无毒。主上气，乏气咳逆，酒和三合服之，日二。又主马肺病虫颡等病。肉：主久水胀不差垂死者，作羹臛食之，下水大效。胞：

干之，汤磨如鸡卵许，空腹服，吐诸蛊毒。

野猪黄：味辛甘，平，无毒。主金疮，止血，生肉，疗癫痫。水研如枣核，日二服，效。

驴屎：熬之，主熨风肿瘘疮。屎汁：主心腹卒痛，诸疰忤。屎：主癥癖，胃反，吐不止，牙齿痛，水毒。

牝驴尿：主燥水。

驳驴尿：主湿水，一服五合良。燥水者画体成字，湿水者不成字。乳：主小儿热、急黄等，多服使痢。尾下轴垢：主疟，水洗取汁，和面，如弹丸二枚，作烧饼。疟未发前食一枚，至发时食一枚，疗疟无久新，发无期者。

豺皮：性热。主冷痹脚气，熟之以缠病上，即瘥。

丹雄鸡：味甘，微温，微寒，无毒。主女人崩中，漏下，赤白沃，补虚温中，止血，久伤乏疮，通神，杀毒，辟不祥。头：主杀鬼，东门上者尤良。

白雄鸡肉：味酸，微温。主下气，疗狂邪，安五脏，伤中消渴。

乌雄鸡肉：微温。主补中，止痛。胆：微寒。主疗目不明，肌疮。心：主五邪。血：主踒折骨痛及痿痹。肪：主耳聋。肠：主遗溺，小便数不禁。肝及左翅毛：起阴。冠血：主乳难。膍胵里黄皮：微寒，主泄，利遗溺，除热止烦。屎白：微寒，主消渴，伤寒寒热，破石淋及转筋，利小便，止遗溺，灭瘢痕。

黑雌鸡：主风寒湿痹，五缓六急，安胎。血：无毒，主中恶腹痛及踒折，骨痛乳难。翮羽：主下血闭。

黄雌鸡：味酸甘，平。主伤中，消渴，小便数不禁，肠澼，泄利，补益。五脏：续绝伤，疗劳益气。肋骨：主小儿羸瘦，食不生肌。鸡子：主除热火疮，痫痉，可作虎魄神物。卵白：微寒，疗目热赤痛，除心下伏热，止烦满咳逆，小儿下泄，妇人产难，胞衣不出。醯渍之一宿，疗黄疸，破大烦热。卵中白皮：主久咳结气，得麻黄紫菀和服之，立已。鸡白蠹肥脂，生朝鲜平泽。

白鹅膏：主耳卒聋，以灌之。毛：主射工，水毒。肉：平，利五脏。

鹜肪：味甘，无毒。主风虚寒热。

白鸭屎：名通，主杀石药毒，解结缚，散蓄热。肉：补虚除热，和脏腑，利水道。

雁肪：味甘，平，无毒。主风挛，拘急偏枯，气不通利。久服长毛发须眉，益气不饥，轻身耐老。一名鹜肪，生江南池泽，取无时。

鹧鸪：味甘，温，无毒。主岭南野葛菌毒、生金毒，及温瘴久欲死不可瘥者，合毛熬酒渍服之，生捣取汁服最良。生江南，形似母鸡，鸣云钩辀格磔者是。

雉肉：味酸，微寒，无毒。主补中。益气力，止泄痢，除蚁瘘。

鹰屎白：主伤挞，灭瘢。

雀卵：味酸，温，无毒。主下气，男子阴痿不起，强之令热多精，有子。脑：主耳聋。头血：主雀盲。

雄雀屎：疗目痛，决痈疖，女子带下，溺不利，除疝瘕，五月取之良。

鹳骨：味甘，无毒。主鬼蛊诸疰毒，五尸心腹疾。

雄鹊肉：味甘，寒，无毒。主石淋，消结热。可烧作灰，以石投中，散解者，是雄也。

鸲鹆肉：味甘，平，无毒。主五痔止血，炙食或为散，饮服之。

燕屎：味辛平，有毒。主蛊毒鬼疰，逐不祥邪气，破五癃，利小便，生高山平谷。

孔雀屎：微寒。主女子带下，小便不利。

鸬鹚屎：一名蜀水花，去面黑䵟黡痣。头：微寒，主鲠及噎，烧服之。

鸱头：味咸，平，无毒。主头风眩，颠倒痫疾。

《千金翼方》卷第三

千金翼方卷第四　本草下

虫鱼部七十一味　论一首

石蜜：味甘，平，微温，无毒。主心腹邪气，诸惊痫痓，安五脏诸不足，益气补中，止痛解毒，除众病，和百药，养脾气，除心烦，食饮不下，止肠澼，肌中疼痛，口疮，明耳目，久服强志轻身，不饥不老，延年神仙。一名石饴。生武都山谷、河源山谷及诸山石中，包白如膏者良。

蜜蜡：味甘，微温，无毒。主下痢脓血，补中，续绝伤金疮，益气不饥，耐老。白蜡：疗久泄澼，后重，见白脓，补绝伤，利小儿。久服轻身不饥。生武都山谷，生于蜜房木石间。

蜂子：味甘，平，微寒，无毒。主风头，除蛊毒，补虚羸伤中，心腹痛，大人小儿腹中五虫口吐出者，面目黄。久服令人光泽，好颜色，不老，轻身益气。大黄蜂子：主心腹胀满痛，干呕，轻身益气。土蜂子：主痈肿，嗌痛。一名蜚零。生武都山谷。

牡蛎：味咸，平，微寒，无毒。主伤寒寒热，温疟洒洒，惊恚怒气，除拘缓鼠瘘，女子带下赤白，除留热在关节，荣卫虚热去来不定，烦满，止汗，心痛气结，止渴，除老血，涩大小肠，止大小便，疗泄精，喉痹，咳嗽，心胁下痞热。久服强骨节，杀邪鬼，延年。一名蛎蛤，一名牡蛤。生东海池泽，采无时。

桑螵蛸：味咸甘，平，无毒。主伤中，疝瘕，阴痿，益精生子，女子血闭，腰痛，通五淋，利小便水道。又疗男子虚损，五脏气微，梦寐失精，遗溺。久服益气养神。一名蚀疣，生桑枝上，螳螂子也。二月、三月采蒸之，当火炙，不尔令人泄。

海蛤：味苦咸，平，无毒。主咳逆上气，喘息烦满，胸痛寒热，疗阴痿。一名魁蛤。生东海。

文蛤：味咸，平，无毒。主恶疮，蚀五痔，咳逆胸痹，腰痛胁急，鼠瘘，大孔出血，崩中漏下。生东海，表有文，取无时。

魁蛤：味甘，平，无毒。主痿痹，泄痢，便脓血。一名魁陆，一名活东。生东海，正圆两头空，表有文，取无时。

石决明：味咸，平，无毒。主目障翳痛，青盲。久服益精，轻身。生南海。

秦龟：味苦，无毒。主除湿痹气，身重，四肢关节不可动摇。生山之阴土中，二月、八月取。

龟甲：味咸甘，平，有毒。主漏下赤白，破癥瘕痎疟，五痔，阴蚀湿痹，四肢重弱，小儿囟不合，头疮难燥，女子阴疮及惊恚气，心腹痛，不可久立，骨中寒热，伤寒劳复，或肌体寒热欲死。以作汤良。久服轻身不饥，益气，资智，亦使人能食。一名神屋。生南海池泽及湖水中，采无时，勿令中湿，中湿即有毒。

鲤鱼胆：味苦，寒，有毒。主目热赤痛，青盲明目，久服强悍，益志气。肉：味甘，主咳逆上气，黄疸，止渴，生者主水肿，脚满，下气。骨：主女子带下赤白。齿：主石淋。生九江池泽，取无时。

蠡鱼：味甘，寒，无毒。主湿痹，面目浮肿，下大水，疗五痔，有疮者不可食，令人瘢白。一名铜[1]鱼。生九江池泽，取无时。

鲍鱼：味辛，臭，温，无毒。主坠堕，腿蹶，踒折瘀血，血痹在四肢不散者，女子崩中血不止，勿令中咸。

鮧鱼：味甘，无毒，主百病。

鳝鱼：味甘，大温，无毒。主补中，益血，疗沈唇。五月五日取头骨烧之，止痢。

鲫鱼：主诸疮，烧以酱汁和涂之，或取猪脂煎用。又主肠痈。头灰：主小儿头疮，口疮，重舌，目翳。一名鲋鱼。合莼作羹，主胃弱，不下食；作脍，主久赤白痢。

伏翼：味咸，平，无毒。主目瞑痒痛、疗[2]淋，利水道，明目，夜视有精光。久服，令人喜乐，媚好，无忧。一名蝙蝠。生太山川谷及人家屋间，立夏后采，阴干。

天鼠屎：味辛，寒，无毒。主面痈肿，皮肤洗洗时痛，腹中血气，破寒热积聚，除惊悸，去面黑皯。一名鼠法，一名石肝。生合浦山谷，十月、十二月取。

猬皮：味苦，平，无毒。主五痔，阴蚀，下血赤白五色，血汁不止，阴肿痛引腰背。酒煮杀之。又疗腹痛疝积，亦烧为灰，酒服之。生楚山川谷田野，取无时，勿使中湿。

石龙子：味咸，寒，有小毒。主五癃邪结气，破石淋，下血，利小便，利水道。一名蜥蜴，一名山龙子，一名守宫，一名石蜴。生平阳川谷及荆山山石间，五月取，著石上令干。

露蜂房：味苦咸，平，有毒。主惊痫瘈疭，寒热邪气，癫疾，鬼精蛊毒，肠痔，火熬之良。又疗蜂毒毒肿。一名蜂肠，一名百穿，一名蜂勦。生牂牁山谷，七月七日采，阴干。

樗鸡：味苦，平，有小毒。主心腹邪气，阴痿，益精强志，生子，好色，补中，轻身。又疗腰痛，下气，强阴多精，不可近目。生河内川谷樗树上，七月采，暴干。

蚱蝉：味咸甘，寒，无毒。主小儿惊痫，夜啼癫病，寒热惊悸，妇人乳难，胞衣不出。又堕胎。生杨柳上，五月采，蒸干之，勿令蠹。

白僵蚕：味咸辛，平，无毒。主小儿惊痫，夜啼，去三虫，灭黑鼾。令人面色好，男子阴疡病，女子崩中赤白。产后余病，灭诸疮瘢痕。生颍川平泽，四月取自死者，勿令中湿，中湿有毒，不可用。

木虻：味苦，平，有毒。主目赤痛，眦伤泪出，瘀血血闭，寒热酸惭，无子。一名魂常。生汉中川泽，五月取。

蜚虻：味苦，微寒，有毒。主逐瘀血，破下血积，坚痞，癥瘕寒热，通利血脉及九窍，女子月水不通，积聚，除贼血在胸腹五脏者，及喉痹结塞。生江夏川谷，五月取，腹有血者良。

蜚蠊：味咸，寒，有毒。主血瘀，癥坚寒热，破积聚，喉咽痹，内寒无子，通利血脉。生晋阳川泽及人家屋间，立秋采。

䗪虫：味咸，寒，有毒。主心腹寒热洗洗，血积癥瘕，破坚，下血闭，生子，大良。一名地鳖，一名土鳖。生河东川泽及沙中人家墙壁下土中湿处，十月取，暴干。

蛴螬：味咸，微温，微寒，有毒。主恶血血瘀，痹气，破折，血在胁下，坚满

---

① 铜：《证类本草》作“鲖”。

② 疗：原缺，据《证类本草》补。

痛，月闭，目中淫肤，青翳白膜。疗吐血在胸腹不去，及破骨踒折，血结，金疮内塞，产后中寒，下乳汁。一名蛴螬，一名蜰齐，一名勃齐。生河内平泽及人家积粪草中，取无时，反行者良。

蛞蝓：味咸，寒，无毒。主贼风㖞僻[①]，轶筋，及脱肛，惊痫挛缩。一名陵蠡，一名土蜗，一名附蜗。生太山池泽及阴地沙石垣下，八月采。

蜗牛：味咸，寒。主贼风㖞僻踠跌，大肠下脱肛，筋急及惊痫。

水蛭：味咸苦，平，微寒，有毒。主逐恶血，瘀血月闭，破血瘕，积聚，无子，利水道及堕胎。一名蚑，一名至掌。生雷泽池泽，五月、六月采，暴干。

鳖甲：味咸，平，无毒。主心腹癥瘕，坚积，寒热，去痞，息肉，阴蚀，痔，恶肉。疗温疟，血瘕，腰痛，小儿胁下坚。肉：味甘，主伤中，益气，补不足。生丹阳池泽，取无时。

鮀鱼甲：味辛，微温，有毒。主心腹癥瘕，伏坚，积聚，寒热，女子崩中，下血五色，小腹、阴中相引痛，疮疥死肌，五邪涕泣时惊，腰中重痛，小儿气癃眦溃。肉：主少气吸吸，足不立地。生南海池泽，取无时。

乌贼鱼骨：味咸，微温，无毒。主女子漏下赤白，经汁血闭，阴蚀肿痛，寒热癥瘕，无子，惊气入腹，腹痛环脐，阴中寒肿，令人有子。又止疮多脓汁不燥。肉：味酸，平。主益气，强志。生东海池泽，取无时。

蟹：味咸，寒，有毒。主胸中邪气，热结痛，㖞僻面肿，败漆烧之致鼠。解结散血，愈漆疮，养筋益气。爪：主破胞堕胎，生伊洛池泽诸水中，取无时。

原蚕蛾：雄者有小毒。主益精气，强阴道，交接不倦，亦止精。屎：温，无毒。主肠鸣，热中，消渴，风痹瘾疹。

鳗鲡鱼：味甘，有毒。主五痔疮瘘，杀诸虫。

鲛鱼皮：主蛊气，蛊疰方用之，即装刀靶鲳鱼皮也。

紫贝：主明目，去热毒。

虾蟆：味辛，寒，有毒。主邪气，破癥坚血，痈肿阴疮，服之不患热病。疗阴蚀，疽疠恶疮，猘犬伤疮，能合玉石。一名蟾蜍，一名䶂，又一名去甫，一名苦蠪。生江湖池泽，五月五日取，阴干，东行者良。

蛙：味甘，寒，无毒。主小儿赤气，肌疮，脐伤，止痛，气不足。一名长股。生水中，取无时。

牡鼠：微温，无毒。疗踒折，续筋骨，捣敷之，三日一易。四足及尾：主妇人堕胎，易产。肉：热。无毒。主小儿痫露大腹，炙食之。粪：微寒。无毒。主小儿痫疾，大腹，时行劳复。

蚺蛇胆：味甘苦，寒，有小毒。主心腹䘌痛，下部䘌疮，目肿痛。膏：平，有小毒，主皮肤风毒，妇人产后腹痛余疾。

蝮蛇胆：味苦，微寒，有毒。主䘌疮。肉：酿作酒，疗癞疾，诸瘘，心腹痛，下结气，除蛊毒。其腹中吞鼠：有小毒，疗鼠瘘。

鲮鲤甲：微寒。主五邪惊啼悲伤，烧之作灰，以酒或水和方寸匕，疗蚁瘘。

蜘蛛：微寒。主大人小儿㿗。七月七日取其网，疗喜忘。

蜻蛉：微寒。强阴，止精。

石蚕：味咸，寒，有毒。主五癃，破石淋，堕胎。肉：解结气，利水道，除热。一名沙虱。生江汉池泽。

蛇蜕：味咸甘，平，无毒。主小儿百

---

① 僻：原作“贼”，据《证类本草》改。

二十种惊痫，瘈疭，癫疾寒热，肠痔虫毒，蛇痫，弄舌摇头，大人五邪，言语僻越，恶疮呕咳，明目。火熬之良。一名石出子衣，一名蛇符，一名龙子皮，一名龙子单衣，一名弓皮。生荆州川谷及田野，五月五日、十五日取之良。

蛇黄：主心痛，疰忤，石淋，产难，小儿惊痫，以水煮研服汁。出岭南，蛇腹中得之，圆重如锡，黄黑青杂色。

蜈蚣：味辛，湿，有毒。主鬼疰蛊毒，啖诸蛇虫鱼毒，杀鬼物老精，温疟，去三虫。疗心腹寒热积聚，堕胎，去恶血。生大吴川谷，江南赤头足者良。

马陆：味辛，温，有毒。主腹中大坚癥，破积聚，息肉恶疮，白秃。疗寒热痞结，胁下满。一名百足，一名马轴。生玄菟川谷。

蠮螉：味辛，平，无毒。主久聋咳逆，毒气出刺，出汗，疗鼻窒。其土房主痈肿风头。一名土蜂。生熊耳川谷，及牂牁或人屋间。

雀瓮：味甘，平，无毒。主小儿惊痫，寒热结气，蛊毒鬼疰。一名燥舍。生汉中，采蒸之，生树枝间，蛅蟖房也，八月取。

鼠妇：味酸，温，微寒，无毒。主气癃，不得小便，妇人月闭，血瘕痫痓，寒热，利水道。一名负蟠，一名蛜蝛，一名蟠蟠。生魏郡平谷及人家地上，五月五日取。

萤火：味辛，微温，无毒。主明目，小儿火疮伤，热气蛊毒，鬼疰，能精神。一名夜光，一名放火，一名熠耀，一名即炤。生阶地池泽，七月七日取，阴干。

衣鱼：味咸，温，无毒。主妇人疝瘕，小便不利，小儿中风，项强背起。摩之。又疗淋，堕胎，涂疮灭瘢。一名白鱼，一名蟫。生咸阳平泽。

白颈蚯蚓：味咸，寒，大寒，无毒。主蛇瘕，去三虫，伏尸，鬼疰蛊毒，杀长虫，仍自化作水。疗伤寒，伏热狂谬，大腹黄疸。一名土龙。生平土，三月取，阴干。

蝼蛄：味咸，寒，无毒。主产难，出肉中刺，溃痈肿，下哽噎，解毒，除恶疮。一名蟪蛄，一名天蝼，一名螜。生东城平泽，夜出者良，夏至取，暴干。

蜣螂：味咸，寒，有毒。主小儿惊痫，瘈疭，腹胀寒热，大人癫疾，狂易，手足端寒，肢满贲豚。一名蛣蜣。火熬之良，生长沙池泽，五月五日取，蒸，藏之，临用当炙，勿置水中，令人吐。

斑蝥：味辛，寒，有毒。主寒热鬼疰，蛊毒，鼠瘘疥癣，恶疮疽蚀，死肌，破石癃，血积，伤人肌，堕胎。一名龙尾。生河东川谷，八月取，阴干。

芫青：味辛，微温，有毒。主蛊毒风疰，鬼疰堕胎。三月取，暴干。

葛上亭长：味辛，微温，有毒。主蛊毒，鬼疰，破淋结积聚，堕胎，七月取，暴干。

地胆：味辛，寒，有毒。主鬼疰，寒热，鼠瘘，恶疮死肌，破癥瘕，堕胎，蚀疮中恶肉，鼻中息肉，散结气石淋，去子，服一刀圭，即下。一名蚖青，一名青蛙。生汶山川谷，八月取。

马刀：味辛，微寒，有毒。主漏下赤白，寒热，破石淋，杀禽兽贼鼠，除五脏间热，肌中鼠鼷，止烦满，补中，去厥痹，利机关，用之当炼，得水烂人肠。又云得水良。一名马蛤。生江湖池泽及东海，取无时。

田中螺汁：大寒。主目热赤痛，止渴。

贝子：味咸，平，有毒。主目翳鬼疰，蛊毒腹痛，下血，五癃，利水道。除寒热温疟，解肌，散结热，烧用之良。一名贝齿。生东海池泽。

甲香：味咸，平，无毒。主心腹满痛，气急，止痢下淋。生南海。

珂：味咸，平，无毒。主目中翳，断血生肌，贝类也。大如鳆，皮黄黑而骨白，以为马饰。生南海，采无时。

论曰：鸟兽虫鱼之类，凡一百一十六种，皆是生命，各各自保爱其身，与人不殊，所以称近取诸身，远取诸物，人自受命，即鸟兽自爱，固可知也。是以须药者，皆须访觅先死者，或市中求之，必不可得自杀生，以救己命。若杀之者，非立方之意也，慎之慎之。

果部二十五味

豆蔻：味辛，温，无毒。主温中，心腹痛，呕吐，去口臭气。生南海。

葡萄：味甘，平，无毒。主筋骨湿痹，益气，倍力，强志。令人肥健，耐饥，忍风寒。久食轻身，不老延年。可作酒，逐水，利小便。生陇西五原敦煌山谷。

蓬藁：味酸咸，平，无毒。主安五脏，益精气，长阴令坚，强志倍力，有子。又疗暴中风，身热大惊。久服轻身不老。一名覆盆，一名陵藁，一名阴藁。生荆山平泽及冤句。

覆盆子：味甘，平，无毒。主益气轻身，令发不白。五月采。

大枣：味甘，平，无毒。主心腹邪气，安中养脾，助十二经，平胃气，通九窍，补少气少津液，身中不足，大惊，四肢重，和百药，补中益气，强力，除烦闷，疗心下悬，肠澼。久服轻身，长年不饥[①]，神仙。一名干枣，一名美枣，一名良枣。八月采，暴干。三岁陈核中仁：燔之，味苦，主腹痛，邪气。生枣：味甘辛，多食令人多寒热，羸瘦者不可食。叶：覆麻黄能令出汗，生河东平泽。

藕实、茎：味甘，平，寒，无毒。主补中养神，益气力，除百疾。久服轻身，耐老不饥，延年。一名水芝丹，一名莲。生汝南池泽，八月采。

鸡头实：味甘，平，无毒。主湿痹，腰脊膝痛，补中，除暴疾，益精气，强志，令耳目聪明。久服轻身，不饥耐老，神仙。一名雁喙实，一名芡。生雷泽池泽，八月采。

芰实：味甘，平，无毒。主安中，补五脏，不饥轻身。一名菱。

栗：味咸，温，无毒。主益气，厚肠胃，补肾气，令人耐饥。生山阴，九月采。

樱桃：味甘，主调中，益脾气，令人好颜色，美志。

梅实：味酸，平，无毒。主下气，除烦满，安心，肢体痛，偏枯不仁，死肌，去青黑痣，恶疾，止下痢，好唾口干。生汉中川谷，五月采，火干。

枇杷叶：味苦，平，无毒。主卒啘不止，下气。

柿：味甘，寒，无毒。主通鼻耳气，肠澼不足。

木瓜实：味酸，温，无毒。主湿痹，邪气，霍乱，大吐下，转筋不止。其枝亦可煮用之。

甘蔗：味甘，平，无毒。主下气和中，助脾气，利大肠。

石蜜：味甘，寒，无毒。主心腹热胀，口干渴。性冷利，出益州及西戎，煎炼沙糖为之，可作饼块，黄白色。

沙糖：味甘，寒，无毒。功体与石蜜

---

① 饥：原作“肌”，据《证类本草》改。

同，而冷利过之，笮甘蔗汁煎作。蜀地、西戎、江东并有之。

芋：味辛，平，有毒。主宽肠胃，充肌肤，滑中。一名土芝。

乌芋：味苦甘，微寒，无毒。主消渴，痹热，温中益气。一名藉姑，一名水萍。二月生，叶如芋。三月三日采根，暴干。

杏核仁：味甘苦，温，冷利，有毒。主咳逆上气，雷鸣，喉痹，下气，产乳，金疮，寒心，贲豚，惊痫，心下烦热，风气去来，时行头痛，解肌，消心下急，杀狗毒。五月采之。其两仁者杀人，可以毒狗。花：味苦，无毒，主补不足，女子伤中，寒热痹，厥逆。实：味酸，不可多食，伤筋骨。生晋山川谷。

桃核仁：味苦甘，平，无毒。主瘀血，血闭瘕邪气，杀小虫，止咳逆上气，消心下坚，除卒暴击血，破癥瘕，通月水，止痛。七月采取仁，阴干。桃花：杀诸恶鬼，令人好颜色。味苦，平，无毒。主除水气，破石淋，利大小便，下三虫，悦泽人面。三月三日采，阴干。桃枭：味苦，微温。主杀百鬼精物。疗中恶腹痛，杀精魅，五毒不祥。一名桃奴，一名枭景。是实著树不落，实中者，正月采之。桃毛：主下血瘕，寒热积聚，无子，带下诸疾，破坚闭，刮取毛用之。桃蠹：杀鬼，辟邪恶不祥。食桃树虫也。茎白皮：味苦辛，无毒。除邪鬼，中恶，腹痛，去胃中热。叶：味苦，平，无毒。主除尸虫出，疮中虫。胶：炼之，主保中不饱，忍风寒。实：味酸，多食令人有热，生太山川谷。

李核仁：味苦，平，无毒。主僵仆跻，瘀血骨痛。根皮：大寒，主消渴，止心烦逆，奔气。实：味苦，除痼热，调中。

梨：味甘、微酸，寒。多食令人寒中，金疮乳妇尤不可食。

柰：味苦，酸。多食令人胪胀，病人尤甚。

安石榴：味甘酸，无毒。主咽燥渴，损人肺，不可多食。酸实壳：疗下痢，止漏精。东行根：疗蛔虫、寸白。

菜部三十七味

白瓜子：味甘，平，寒，无毒。主令人悦泽，好颜色，益气不肌。久服轻身耐老，主除烦满不乐。久服寒中。可作面脂，令面悦泽。一名水芝，一名白瓜则绞切子。生嵩高平泽，冬瓜仁也，八月采。

白冬瓜：味甘，微寒。主除小腹水胀，利小便，止渴。

瓜蒂：味苦，寒，有毒。主大水，身面四肢浮肿，下水杀蛊毒，咳逆上气，及食诸果，病在胸腹中，皆吐下之。去鼻中息肉，疗黄疸。花：主心痛咳逆。生嵩高平泽。七月七日采，阴干。

冬葵子：味甘，寒，无毒。主五脏六腑寒热，羸瘦，五癃，利小便。疗妇人乳难，内闭。久服坚骨，长肌肉，轻身延年。生小室山，十二月采之。葵根：味甘，寒，无毒。主恶疮，疗淋，利小便。解蜀椒毒。叶：为百菜主，其心伤人。

苋实：味甘，寒，大寒，无毒。主青盲白翳，明目除邪，利大小便，去寒热，杀蛔虫。久服益气力，不饥轻身。一名马苋，一名莫实。细苋亦同，生淮阳川泽及田中，叶如蓝，十一月采。

苦菜：味苦，寒，无毒。主五脏邪气，厌谷，胃痹肠澼，渴，热中疾，恶疮。久服安心益气，聪察，少卧，轻身耐老，耐饥寒，高气不老。一名荼苦[1]，一名选，一名游冬。生益州川谷山陵道旁，凌冬不死，三月三日采，阴干。

荠：味甘，温，无毒。主利肝气，和中。其实主明目，目痛。

芜菁及芦菔：味甘，温，无毒。主利五脏，轻身益气。可长食之。芜菁子：主明目。

莱菔根：味辛甘，温，无毒。散服及炮煮服食，大下气，消谷，去痰澼，肥健人。生捣服，主消渴，试有大效。

龙葵：味苦，寒，无毒。食之解劳少睡，去虚热肿。其子：疗丁肿，所在有之。

菘：味甘，温，无毒。主通利肠胃，除胸中烦，解酒渴。

芥：味辛，温，无毒。归于鼻，主除肾邪气，利九窍，明耳目，安中。久食温中。

苜蓿：味苦，平，无毒。主安中，利人，可久食。

荏子：味辛，温，无毒。主咳逆下气，温中，补体。叶：主调中，去臭气。九月采，阴干。

蓼实：味辛，温，无毒。主明目，温中，耐风寒，下水气，面目浮肿，痈疡。叶：归于舌，除大小肠邪气，利中益志。

马蓼：去肠中蛭虫，轻身。生雷泽川泽。

葱实：味辛，温，无毒。主明目，补中不足。其茎葱白：平。可作汤。主伤寒寒热，出汗，中风，面目肿，伤寒骨肉痛，喉痹不能，安胎，归于目，除肝邪气，安中，利五脏，益目睛，杀百药毒。葱根：主伤寒头疼。葱汁：平，温。主溺血，解藜芦毒。

薤：味辛苦，温，无毒。主金疮疮败，轻身不饥，耐老。归于骨，菜芝也。除寒热，去水气，温中，散结，利病人。诸疮，中风寒水肿以涂之。生鲁山平泽。

韭：味辛，微酸，温，无毒。归于心，安五脏，除胃中热，利病人，可久食。子：主梦泄精，溺白。根：主养发。

白蘘荷：微温。主中蛊及疟。

菾菜：味甘苦，大寒。主时行壮热，解风热毒。

紫苏：味辛，温。主下气，除寒中。其子尤良。

水苏：味辛，微温，无毒。主下气杀谷，除饮食，辟口臭，去毒，辟恶气。久服通神明，轻身耐老。主吐血、衄血、血崩。一名鸡苏，一名劳祖，一名芥葅，一名芥苴。生九真池泽，七月采。

假苏：味辛，温，无毒。主寒热鼠瘘，瘰疬生疮，破结聚气，下瘀血，除湿痹。一名鼠蓂，一名姜芥。生汉中川泽。

香薷：味辛，微温。主霍乱腹痛吐下，散水肿。

薄荷：味辛苦，温，无毒。主贼风，伤寒发汗，恶气，心腹胀满，霍乱，宿食不消，下气。煮汁服，亦堪生食。人家种之，饮汁发汗，大解劳乏。

秦荻梨：味辛，温，无毒。主心腹冷胀，下气消食，人所啖者，生下湿地，所在有之。

苦瓠：味苦，寒，有毒。主大水，面目四肢浮肿，下水，令人吐。生晋地川泽。

水芹：味甘，平，无毒。主女子赤沃，止血养精，保血脉，益气，令人肥健，嗜食。一名水英。生南海池泽。

马芹子：味甘辛，温，无毒。主心腹胀满，下气消食。调味用之，香似橘皮，而无苦味。

---

① 苦：《新修本草》作“草”。

莼：味甘，寒，无毒。主消渴，热痹。

落葵：味酸，寒，无毒。主滑中散热。实：主悦泽人面。一名天葵，一名蘩露。

蘩蒌：味酸，平，无毒。主积年恶疮不愈。五月五日日中采，干用之。

蕺：味辛，微温。主蠼螋溺疮，多食令人气喘。

葫：味辛，温，有毒。主散痈肿䘌疮，除风邪，杀毒气。独子者亦佳，归五脏。久食伤人，损目明。五月五日采。

蒜：味辛，温，有小毒。归脾肾。主霍乱，腹中不安，消谷，理胃温中，除邪痹毒气。五月五日采之。

堇汁：味甘，寒，无毒。主马毒疮。捣汁洗之，并服之。堇，菜也。出《小品方》。《万异方》云：除蛇蝎毒及痈肿。

芸薹：味辛，温，无毒。主风游丹肿，乳痈。

米谷部二十八味

胡麻：味甘，平，无毒。主伤中虚羸，补五内，益气力，长肌肉，填髓脑，坚筋骨，疗金疮，止痛，及伤寒温疟，大吐后虚热羸困。久服轻身不老，明耳目，耐饥渴，延年。以作油：微寒，利大肠，胞衣不落。生者摩疮肿，生秃发。一名巨胜，一名狗虱，一名方茎，一名鸿藏。叶名青蘘，生上党川泽。

青蘘：味甘，寒，无毒。主五脏邪气，风寒湿痹，益气，补脑髓，坚筋骨。久服耳目聪明，不饥不老，增寿。巨胜苗也。生中原川谷。

麻蕡：味辛，平，有毒。主五劳七伤，利五脏，下血，寒气，破积止痹，散脓。多食令人见鬼狂走。久服通神明，轻身。一名麻勃，此麻花上勃勃者。七月七日采，良。麻子：味甘，平，无毒。主补中益气，中风汗出，逐水，利水便，破积血，复血脉，乳妇产后余疾，长发。可为沐药。久服肥健不老，神仙。九月采，入土者损人，生太山川谷。

饴糖：味甘，微温。主补虚乏，止渴去血。

大豆黄卷：味甘，平，无毒。主湿痹，筋挛，膝痛，五脏胃气结积，益气，止毒，去黑皯，润泽皮毛。

生大豆：味甘，平。涂痈肿。煮汁饮，杀鬼毒，止痛，逐水胀，除胃中热痹，伤中淋露，下瘀血，散五脏结积，内寒，杀乌头毒。久服令人身重。炒为屑，味甘，主胃中热，去肿除痹，消谷止腹胀。生太山平泽，九月采。

赤小豆：味甘酸，平，无毒。主下水，排痈肿脓血，寒热热中，消渴，止泻，利小便，吐逆卒澼，下胀满。

豉：味苦，寒，无毒。主伤寒，头痛寒热，瘴气恶毒，烦躁满闷，虚劳喘吸，两脚疼冷。又杀六畜胎子诸毒。

大麦：味咸，温，微寒，无毒。主消渴，除热，益气调中。又云：令人多热，为五谷长。

穬麦：味甘，微寒，无毒。主轻身除热。久服令人多力健行。以作糵：温，消食，和中。

小麦：味甘，微寒，无毒。主除热，止燥渴，咽干，利小便，养肝气，止漏血，唾血。以作曲：温，消谷止痢。以作面：温，不能消热，止烦。

青粱米：味甘，微寒，无毒。主胃痹，热中消渴，止泻，利小便，益气补中，轻身长年。

黄粱米：味甘，平，无毒。主益气，和中止泻。

白粱米：味甘，微寒，无毒。主除热，益气。

粟米：味咸，微寒，无毒。主养肾气，去胃脾中热，益气。陈者：味苦，主胃热，消渴，利小便。

丹黍米：味苦，微温，无毒。主咳逆，霍乱，止泻，除热，止烦渴。

蘖米：味苦，无毒。主寒中，下气，除热。

秫米：味甘，微寒。止寒热，利大肠，疗漆疮。

陈廪米：味咸酸，温，无毒。主下气，除烦，调胃止泻。

酒：味苦甘辛，大热，有毒。主行药势，杀[1]百邪恶毒。

腐婢：味辛平，无毒。主痎疟寒热，邪气泄痢，阴不起，止消渴病，酒头痛。生汉中，即小豆花也，七月采，阴干。

藊豆：味甘，微温。主和中，下气。叶：主霍乱，吐下不止。

黍米：味甘，温，无毒。主益气，补中，多热，令人烦。

粳米：味甘苦，平，无毒。主益气，止烦止泄。

稻米：味苦，主温中。令人多热，大便坚。

稷米：味甘，无毒。主益气，补不足。

醋：味酸，温，无毒。主消痈肿，散水气。杀邪毒。

酱：味咸酸，冷利。主除热，止烦满。杀百药，热汤及火毒。

食盐：味咸，温，无毒。主杀鬼蛊，邪疰，毒气，下部䘌疮，伤寒寒热，吐胸中痰澼。止心腹卒痛，坚肌骨。多食伤肺，喜咳。

有名未用一百九十六味

青玉：味甘，平，无毒。主妇人无子，轻身，不老长年。一名瑴玉。生蓝田。

白玉髓：味甘，平，无毒。主妇人无子，不老延年。生蓝田玉石间。

玉英：味甘，主风，疗皮肤痒。一名石镜。明白可作镜。生山窍，十二月采。

璧玉：味甘，无毒。主明目益气，使人多精，生子。

合玉石：味甘，无毒。主益气，疗消渴，轻身辟谷。生常山中丘，如彘肪。

紫石华：味甘，平，无毒。主渴，去小肠热。一名茈石华。生中牛山阴，采无时。

白石华：味辛，无毒。主瘅，消渴，膀胱热。生液北乡北邑山，采无时。

黑石华：味甘，无毒。主阴痿，消渴去热，疗月水不利。生弗其劳山阴石间，采无时。

黄石华：味甘，无毒。主阴痿，消胸膈中热，去百毒。生液北山，黄色，采无时。

厉石华：味甘，无毒。主益气养神，止渴除热，强阴。生江南，如石花，采无时。

石肺：味辛，无毒。主疠咳，寒久痿，益气明目。生水中，状如肺，黑泽有赤文，出水即干。陶隐居云：今浮石亦疗效[2]，似肺而不黑泽，恐非是。

石肝：味酸，无毒。主身痒，令人色美。生常山，色如肝。

石脾：味甘，无毒。主胃寒热，益

① 杀：原作"殺"，据《证类本草》改。
② 效：《证类本草》作"咳"。

气，令人有子。一名胃石，一名膏石，一名消石。生隐蕃山谷石间，黑如大豆，有赤纹，色微黄，而轻薄如棋子，采无时。

石肾：味咸，无毒。主泄痢，色如白珠。

封石：味甘，无毒。主消渴，热中，女子疽蚀，生常山及少室，采无时。

陵石：味甘，无毒。主益气，耐寒，轻身长年。生华山，其形薄泽。

碧石青：味甘，无毒。主明目益精，去白癣，延年。

遂[①] **石**：味甘，无毒。主消渴伤中，益气。生太山阴，采无时。

白肌石：味辛，无毒。主强筋骨，止渴不饥，阴热不足。一名肌石，一名洞石。生广焦国卷山，青石间。

龙石膏：无毒。主消渴，益寿。生杜陵，如铁，脂中黄。

五羽石：主轻身长年。一名金黄。生海水中、蓬葭山上仓中，黄如金。

石流青：味酸，无毒。主疗泄，益肝气，明目，轻身长年。生武都山石间，青白色。

石流赤：味苦，无毒。主妇人带下，止血，轻身长年。理如石耆，生山石间。

石耆：味甘，无毒。主咳逆气，生石间，色赤如铁脂，四月采。

紫加石：味酸。主痹，血气。一名赤英，一名石血。赤无理，生邯郸山，如爵茈，二月采。

终石：味辛，无毒。主阴痿痹，小便难，益精气。生陵阴，采无时。

玉伯：味酸，温，无毒。主轻身益气，止渴。一名玉遂。生石上，如松高五六寸，紫花用茎叶。

文石：味甘。主寒热，心烦。一名黍石。生东郡山泽中水下，五色，有汁润泽。

曼诸[②] **石**：味甘。主益五脏气，轻身长年。一名阴精。六月、七月石上青黄色，夜有光。

山慈石：味苦，平，有毒。主女子带下。一名爰茈。生山之阳。正月生叶如藜芦，茎有衣。

石濡：主明目，益精气，令人不饥渴，轻身长年。一名石芥。

石芸：味甘，无毒。主目痛，淋露，寒热，溢血。一名螫烈，一名顾喙。二月、五月采茎叶，阴干。

石剧：味甘，无毒。主渴消中。

路石：味甘酸，无毒。主心腹，止汗，生肌，酒痂，益气耐寒，实骨髓。一名陵石。生草石上，天雨独干，日出独濡。花黄，茎赤黑。三岁一实，赤如麻子。五月、十月采茎叶，阴干。

旷石：味甘，平，无毒。主益气养神，除热止渴，生江南，如石草。

败石：味苦，无毒。主渴、痹。

越砥石：味甘，无毒。主目盲，止痛，除热瘙。

金茎：味苦，平，无毒。主金疮内漏。一名叶金草，生泽中高处。

夏台：味甘。主百疾，济绝气。

柒紫：味苦。主小腹痛，利小腹，破积聚，长肌肉。久服轻身长年，生冤句。二月、七月采。

鬼目：味酸，平，无毒。主明目。一名平甘。实赤如五味，十月采。

鬼盖：味甘，平，无毒。主小儿寒热痫。一名地盖。生垣墙下，丛生，赤，旦生暮死。

马颠：味甘，有毒。疗浮肿，不可多食。

---

① 遂：原作“逐”，据王本及卷一目录改。

② 诸：原作“诣”，据《证类本草》改。

马唐：味甘，寒。主调中，明耳目。一名羊麻，一名羊粟。生下湿地，茎有节生根，五月采。

马逢：味辛，无毒。主癣虫。

牛舌实：味咸，温，无毒。主轻身益气。一名彖户。生水中泽旁。实大叶长尺，五月采。

羊乳：味甘，温，无毒。主头眩痛，益气，长肌肉。一名地黄。三月采，立夏后母死。

羊实：味苦，寒。主头秃，恶疮，疥瘙，痂癣。生蜀郡。

犀洛：味甘，无毒。主癃。一名星洛，一名泥洛。

鹿良：味咸，臭。主小儿惊痫，贲豚瘈疭，大人痓，五月采。

菟枣：味酸，无毒。主轻身益气，生丹阳陵地，高尺许，实如枣。

雀梅：味酸，寒，有毒。主蚀恶疮。一名千雀。生海水石谷间，叶与实如麦李。

雀翘：味咸。主益气，明目。一名去母，一名更生。生蓝中，叶细黄，茎赤有刺，四月实，兑黄中黑。五月采，阴干。

鸡涅：味甘，平，无毒。主明目，目中寒风，诸不足，水腹邪气，补中，止泄痢，疗女子白沃。一名阴洛。生鸡山，采无时。

相乌：味苦。主阴痿。一名乌葵。如兰香，赤茎。生山阳，五月十五日采，阴干。

鼠耳：味酸，无毒。主痹寒寒热，止咳。一名无心。生田中下地，厚华肥茎。

蛇舌：味酸，平，无毒。主除留血，惊气蛇痫。生大水之阳，四月采花，八月采根。

龙常草：味咸，温，无毒。主轻身，益阴气，疗痹寒湿。生河水旁，如龙刍，冬夏生。

离楼草：味咸，平，无毒。主益气力，多子，轻身长年。生常山，七月、八月采实。

神护草：可使独守，叱咄人，寇盗不敢入门。生常山北，八月采。

黄护草：无毒。主痹，益气，令人嗜食。生陇西。

吴唐草：味甘，平，无毒。主轻身，益气长年。生故稻田中，日夜有光，草中有膏。

天雄草：味甘，温，无毒。主益气，阴痿。生山泽中，状如兰，实如大豆，赤色。

雀医草：味苦，无毒。主轻身，益气。洗浴烂疮，疗风水。一名白气。春生，秋花白，冬实黑。

木甘草：主疗痈肿盛热，煮洗之。生木间，三月生，大叶如蛇床，四四相值，但折枝种之便生，五月花白，实核赤，三月三日采。

益决草：味辛，温，无毒。主咳逆肺伤。生山阴。根如细辛。

九熟草：味甘，温，无毒。主出汗，止泄，疗闷。一名乌粟，一名雀粟。生人家庭中，叶如枣，一岁九熟，七月采。

兑草：味酸，平，无毒。主轻身，益气长年。生蔓木上，叶黄有毛，冬生。

酸草：主轻身延年，生名山醴泉上，阴居。茎有五叶，青泽。根赤黄。可以消玉，一名丑草。

异草：味甘，无毒。主痿痹寒热，去黑子。生篱木上，叶如葵，茎旁有角，汁白。

灌草叶：主痈肿。一名鼠肝。叶滑，青白。

葩草：味辛，无毒。主伤金疮。

莘草：味甘，无毒。主盛伤痹肿。生山泽，如蒲黄，叶如芥。

勒草：味甘，无毒。主瘀血，止精溢，盛气。一名黑草，生山谷，如栝楼。

英草华：味辛，平，无毒。主痹气，强阴，疗面劳疽，解烦，坚筋骨，疗风头。可作沐药。生蔓木上。一名鹿英。九月采，阴干。

吴葵叶：味咸，无毒。主理心，心气不足。

封华：味甘，有毒。主疥疮，养肌，去恶肉，夏至日采。

北荇华：味苦，无毒。主气脉溢。一云芹华。

隩华：味甘，无毒。主上气，解烦，坚筋骨。

棑[1]华：味苦。主水气，去赤虫，令人好色。不可久服。春生乃采。

节华：味苦，无毒。主伤中，痿痹溢肿。皮：主脾中客热气。一名山节，一名达节，一名通漆。十月采，暴干。

徐李：主益气，轻身长年。生太山阴，如李小形，实青色，无核，熟采食之。

新雉木：味苦，香，温，无毒。主风眩痛。可作沐药。七月采阴干，实如桃。

合新木：味辛，平，无毒。解心烦，止疮痛。生辽东。

俳蒲木：味甘，平，无毒。主少气止烦。生陵谷，叶如柰，实赤，三核。

遂阳木：味甘，无毒。主益气。生山中，如白杨叶，三月实，十月熟赤，可食。

学木核：味甘，寒，无毒。主胁下留饮，胃气不平，除热，如蕤核。五月采，阴干。

木核：疗肠澼。华：疗不足；子：疗伤中；根：疗心腹逆气，止渴。十月采。

栒核：味苦。疗水，身面痈肿。五月采。

荻皮：味苦。止消渴，去白虫，益气。生江南，如松叶有刺，实赤黄。十月采。

桑茎实：味酸，温，无毒。主字乳余疾，轻身益气。一名草王。叶如荏，方茎大叶。生园中，十月采。

蒲阴实：味酸，平，无毒。主益气，除热止渴，利小便，轻身长年。生深山谷及园中，茎茹芥，叶小，实如樱桃，七月成。

可聚实：味甘，温，无毒。主轻身，益气明目。一名长寿。生山野道中，穗如麦，叶如艾，五月采。

让实：味酸。主喉痹，止泄痢。十月采，阴干。

蕙实：味辛。主明目，补中。根茎中汤一作涕：疗伤寒寒热，出汗，中风，面肿，消渴热中，逐水。生鲁山平泽。

青雌：味苦。主恶疮、秃败疮、火气，杀三虫。一名虫损，一名孟推。生方山山谷。

白背：味苦，平，无毒。主寒热，洗浴疥，恶疮。生山陵。根：似紫葳；叶：如燕卢，采无时。

白女肠：味辛，温，无毒。主泄痢肠澼，疗心痛，破疝瘕。生深山谷中，叶如蓝，实赤。赤女肠亦同。

白扇根：味苦，寒，无毒。主疟，皮肤寒热，出汗，令人变。

白给：味辛，平，无毒。主伏虫，白癣肿痛。生山谷，如藜芦，根白相连，九月采。

白并：味苦，无毒。主肺咳上气，行五脏，令百病不起，一名玉箫，一名箭悍。叶如小竹，根黄皮白，生山陵，三

---

① 棑：原作“排”，据《证类本草》改。

月、四月采根，暴干。

白辛：味辛，有毒。主寒热。一名脱尾，一名羊草。生楚山，三月采根，白而香。

白昌：味甘，无毒。主食诸虫。一名水昌，一名水宿，一名茎蒲。十月采。

赤举：味甘，无毒。主腹痛。一名羊饴，一名陵渴。生山阴，二月花兑蔓草上，五月实黑，中有核。三月三日采叶，阴干。

赤涅：味甘，无毒。主疰，崩中，止血益气。生蜀郡山石阴地湿处，采无时。

黄秫：味苦，无毒。主心烦，止汗出。生如桐根。

徐黄：味辛，平，无毒。主心腹积瘕。茎：主恶疮。生泽中，大茎细叶，香如藁本。

黄白支：生山陵，三月、四月采根，暴干。

紫蓝：味咸，无毒。主食肉得毒，能消除之。

紫给：味咸，主毒风头泄注。一名野葵。生高陵下地，三月三日采根，根如乌头。

天蓼：味辛，有毒。主恶疮，去痹气。一名石龙。生水中。

地朕：味苦，平，无毒。主心气，女子阴疝，血结。一名承夜，一名夜光。三月采。

地岑：味苦，无毒。主小儿痫，除邪养胎，风痹，洗洗寒热，目中青翳，女子带下。生腐木积草处，如朝生，天雨生盖，黄白色，四月采。

地筋：味甘，平，无毒。主益气，止渴，除热在腹脐，利筋。一名菅根，一名土筋。生泽中，根有毛，三月生，四月实白，三月三日采根。

地耳：味甘，无毒。主明目益气，令人有子。生丘陵，如碧石青。

土齿：味甘，平，无毒。主轻身，益气长年。生山陵地中，状如马牙。

燕齿：主小儿痫，寒热，五月五日采。

酸恶：主恶疮，去白虫。生水旁，状如泽泻。

酸赭：味酸。止内漏，止血不足。生昌阳山，采无时。

巴棘：味苦，有毒。主恶疥疮，出虫。一名女木。和高地，叶白有刺，根连数十枚。

巴朱：味甘，无毒。主寒，止血带下。生雒阳。

蜀格：味苦，平，无毒。主寒热痿痹，女子带下，痈肿。生山阳，如藋菌有刺。

藟根：主缓筋，令不痛。

苗根：味咸，平，无毒。主痹及热中，伤跌折。生山阴谷中，蔓草藤上，茎有刺，实如椒。

参果根：味苦，有毒。主鼠瘘。一名百连，一名乌蓼，一名鼠茎，一名鹿蒲。生百余根，根有衣裹茎，三月三日采根。

黄辩：味甘，平，无毒。主心腹疝瘕，口疮脐伤。一名经辩。

良达：主齿痛，止渴轻身。生山阴，茎蔓延，大如葵，子滑小。

对庐：味苦，寒，无毒。主疥，诸久疮不瘳，生死肌，除大热，煮洗之。八月采，似菴蕳。

粪蓝：味苦。主身痒疮，白秃，漆疮，洗之。生房陵。

委蛇：味甘，平，无毒。主消渴，少气，令人耐寒。生人家园中，大枝长须，多叶，而两两相值，子如芥子。

麻伯：味酸，无毒。主益气，出汗。一名君莒，一名衍草，一名道止，一名自死。生平陵，如兰，叶黑厚白裹茎，实亦黑，九月采根。

玉明：味苦。主身热邪气，小儿身热，以浴之。生山谷。一名王草。

类鼻：味酸，温，无毒。主痿痹。一名类重。生田中高地，叶如天名精，美根，五月采。

师系：味甘，无毒。主痈肿恶疮，煮洗之。一名臣尧，一名臣骨。一名鬼芭。生平泽，八月采。

逐折：杀鼠，益气明目。一名百合。厚实，生禾间，茎黄，七月实黑，如大豆。

并苦：主咳逆上气，益肺气，安五脏。一名蜮薰，一名玉荆。三月采，阴干。

领灰：味甘，有毒。主心腹痛，炼中不足。叶如芒草，冬生，烧作灰。

父陛根：味辛，有毒。以熨痈肿、肤胀。一名膏鱼，一名梓藻。

索十[①]：味苦，无毒。主易耳。一名马耳。

荆茎：疗灼烂，八月、十月采，阴干。

鬼䴙：生石上，挼之，日柔为沐。

竹付：味甘，无毒。主止痛，除血。

秘恶：味酸，无毒。主疗肝邪气。一名杜逢。

唐夷：味苦，无毒。主疗踒折。

知杖：味甘，无毒。疗疝。

垄松：味辛，无毒。主眩痹。

河煎：味酸。主结气，痈在喉颈者。生海中，八月、九月采。

区余：味辛，无毒。主心腹热癃。

三叶：味辛。主寒热，蛇蜂螫人。一名起莫，一名三石，一名当田。生田中，茎小黑白，高三尺，根黑。三月采，阴干。

五母麻：味苦，有毒。主痿痹，不便，下痢。一名鹿麻，一名归泽麻，一名天麻，一名若一草。生田野，五月采。

疥拍腹：味辛，温，无毒。主轻身，疗痹。五月采，阴干，生上党。

常吏之生：味苦，平，无毒。主明目，实有刺，大如稻米。

救赦人者：味甘，有毒。主疝痹，通气，诸不足。生人家宫室，五月、十月采，暴干。

丁公寄：味甘。主金疮痛，延年。一名丁父。生石间，蔓延木上，叶细大枝，赤茎母大，如磺黄有汁，七月七日采。

城里赤柱：味辛，平。疗妇人漏血，白沃阴蚀，湿痹邪气，补中益气。生晋平阳。

城东腐木：味咸，温。主心腹痛，止泄，便脓血。

芥：味苦，寒，无毒。主消渴，止血，妇人疾，除痹。一名梨。叶如大青。

载：味酸，无毒。主诸恶气。

庆：味苦，无毒。主咳嗽。

腂：味甘，无毒。主益气，延年。生山谷中，白顺理，十月采。

雄黄虫：主明目，辟兵不祥，益气力。状如蠮螉。

天社虫：味甘，无毒。主绝孕，益气。如蜂大腰，食草木叶，三月采。

桑蠹虫：味甘，无毒。主心暴痛，金疮，肉生不足。

石蠹虫：主石癃，小便不利。生石中。

行夜：疗腹痛，寒热，利血。一名负盘。

蜗篱：味甘，无毒。主烛馆，明目，生江夏。

---

① 十：《证类本草》作“干”。

麋鱼：味甘，无毒。主痹止血。

丹戬：味辛。主心腹积血。一名飞龙。生蜀都，如鼠负，青股蜚，翼赤，七月七日采。

扁前：味甘，有毒。主鼠瘘癃，利水道。生山陵，如牛虻，翼赤，五月、八月采。

蚖类：疗痹内漏。一名蚖，短，土色而文。

蜚厉：主妇人寒热。

梗鸡：味甘，无毒。疗痹。

益符：疗闭。一名无舌。

地防：令人不饥不渴。生黄陵，如濡，居土中。

黄虫：味苦。疗寒热。生地上，赤头，长足，有角，群居，七月七日采。

唐本退二十味

薰草：味甘，平，无毒。主明目，止泪，疗泄精。去臭恶气，伤寒头痛，上气腰痛。一名蕙草。生下湿地，三月采，阴干，脱节者良。

姑活：味甘，温，无毒。主大风邪气，湿痹寒痛，久服轻身，益寿耐老。一名冬葵子。生河东。

别羁：味苦，微温，无毒。主风寒湿痹，身重，四肢疼酸，寒邪历节痛。一名别枝，一名别骑，一名鳖羁。生蓝田川谷，二月、八月采。

牡蒿：味苦，温，无毒。主充肌肤，益气，令人暴肥。不可久服，血脉满盛。生田野，五月、八月采。

石下长卿：味咸，平，有毒。主鬼疰精物，邪恶气，杀百精蛊毒，老魅注易，亡走啼哭，悲伤恍惚。一名徐长卿。生陇西池泽山谷。

麋舌：味辛，微温，无毒。主霍乱，腹痛，吐逆，心烦。生水中，五月采。

练石草：味苦，寒，无毒。主五癃，破石淋，膀胱中结气。利水道小便。生南阳川泽。

弋共：味苦，寒，无毒。主惊气，伤寒，腹痛，羸瘦，皮中有邪气，手足寒。无色，生益州山谷。

蕈草：味咸，平，无毒。主养心气，除心温温辛痛，浸淫身热。可作盐花。生淮南平泽，七月采。

五色符：味苦，微温。主咳逆，五脏邪气，调中益气，明目，杀虱，青符白符赤符黑符黄符，各随色补其脏。白符，一名女木。生巴郡山谷。

蘘草：味甘苦，寒，无毒。主温疟寒热，酸嘶邪气，辟不祥。生淮南山谷。

翘根：味甘，寒，平，有小毒。主下热气，益阴精，令人面悦好，明目。久服轻身耐老。以作蒸饮酒病人，生嵩高平泽，二月、八月采。

鼠姑：味苦，平，寒，无毒。主咳逆上气，寒热鼠瘘，恶疮邪气。一名䑕。生丹水。

船虹：味酸，无毒。主下气，止烦满。可作浴汤。药色黄，生蜀郡，立秋取。

屈草：味苦，微寒，无毒。主胸胁下痛，邪气，肠间寒热，阴痹。久服轻身，益气耐老，生汉中川泽，五月采。

赤赫：味苦，寒，有毒。主痂疡，恶败疮，除三虫邪气。生益州川谷，二月、八月采。

淮木：味苦，平，无毒。主久咳上气，伤中虚羸，补中益气，女子阴蚀漏下，赤白沃。一名百岁城中木。生晋阳平泽。

占斯：味苦，温，无毒。主邪气湿痹，寒热疽疮，除水坚血癥，月闭无子，小儿躄不能行，诸恶疮痈肿，止腹痛，令人子[①]有子。一名炭皮。生太山山谷，采无时。

婴桃：味辛，平，无毒。主止泄肠澼，除热调中，益脾气，令人好色，美志。一名牛桃，一名英豆。实大如麦。多毛，四月采，阴干。

鸩鸟毛：有大毒。入五脏烂，杀人。其口，主杀蝮蛇毒。一名䳟日，生南海。

《千金翼方》卷第四

① 人子：《证类本草》作“女人”。

千金翼方卷第五 妇人一

论曰：妇人之病难疗，比之丈夫十倍费功。所以古人别立妇人之方焉。是以今方俱在四卷，一卷泛疗妇人，三卷专论产后。好学者，宜细意用心观之。乃得睹其深趣耳。

妇人求子第一论一首 方七首

论曰：夫人求子者，服药须有次第，不得不知，其次第者，男服七子散，女服荡胞汤，及坐药，并服紫石门冬丸，则无不得效矣。不知此者，得力鲜焉。

七子散 主丈夫风虚，目暗，精气衰少，无子，补不足方。

牡荆子 五味子 菟丝子 车前子 菥蓂子 石斛 薯蓣 干地黄 杜仲去皮，炙 鹿茸炙 远志各二两 附子炮，去皮 蛇床子 芎䓖各一两半 山茱萸 天雄炮，去皮 人参 茯苓 黄芪 牛膝各五分 桂心二两半 巴戟天三两 肉苁蓉七分 钟乳二两，无亦得

上二十四味，捣筛为散。酒服方寸匕，日二，不知，加至二匕，以知为度。忌生、冷、醋、滑、猪、鸡、鱼、蒜、油、面，不能酒者，蜜和丸服亦佳。一方加覆盆子二两，行房法一依《素女经》。女人月信断一日为男，二日为女，三日为男，四日为女，以外无子。每日午时夜半后行事，生子吉，余时生子不吉。

荡胞汤 主妇人断绪二三十年，及生来无子并数数失子，服此皆有子长命无病方。

朴硝 桃仁去皮、尖、两仁者，熬 茯苓 牡丹皮 大黄各三两 人参 桂心 芍药 厚朴炙 细辛 牛膝 当归 橘皮各二两 附子一两半，炮，去皮 虻虫去翅足，熬 水蛭各六十枚，熬

上一十六味，㕮咀，以酒五升，水六升，合渍一宿，煮取三升。分四服，日三，夜一服，每服相去三时辰，少时更服如常。覆被少取汗，汗不出，冬月著火笼。必下积血及冷赤脓如赤小豆汁，本为妇人子宫内有此恶物令然，或天阴脐下痛，或月水不调，为有冷血不受胎。若斟酌下尽，气力弱，大困，不堪更服，亦一日二三服即止；如大闷不堪，可食醋饭冷浆，一口即止。然恐去恶物不尽，不大得药力，若能忍服尽大好。一日后，仍著导药。《千金》更有桔梗、甘草各二两。

坐导药方

皂荚一两，炙，去皮子 五味子 干姜 细辛各三两 葶苈子熬 苦瓠各三分，《千金》作山茱萸 矾石烧半日 大黄 戎盐 蜀椒汗 当归各二两

上一十一味，捣筛，纳轻绢袋子中，如指许大，长三寸，盛药令满，纳子门中。坐卧任意，勿行走急，小便时即去之，仍易新者。一日当下青黄冷汁，汁尽止，即可幸御，自有子。若未见病出，亦可至十日安之。《千金》无葶苈，一本又有砒霜三分。著药后一日，乃服紫石天门冬丸。

紫石天门冬丸

紫石英七日研之 乌头炮，去皮 天门冬各三两，去心 乌贼鱼骨 牛膝各一两半 人参 牡丹皮 桑寄生 干姜 细辛

厚朴炙　食茱萸　续断各五分　薯蓣一两半　柏子仁一两　牡荆子《千金》作牡蒙　禹余粮　紫葳　石斛　辛夷心　卷柏　当归　芎䓖　桂心　干地黄　甘草炙，各二两

上二十六味，捣筛为末，炼蜜和丸，如梧桐子，酒服十丸。日三，稍加至三十丸，慎如药法。

白薇丸　主久无子或断绪，上热下冷，百病皆疗方。

白薇　车前子各三分　泽兰　太一余粮　赤石脂　细辛　人参　桃仁去皮尖，熬　覆盆子　麦门冬去心　白芷各一两半　紫石英　石膏研　藁本　菴䕡子　卷柏各五分　蒲黄　桂心各二两半　当归　芎䓖　蛇床子各一两　干姜　蜀椒汗　干地黄各三两　茯苓　远志去心　白龙骨各二两　橘皮半两

上二十八味，捣筛为末，炼蜜和丸如梧桐子。酒服十五丸，日再，增至四十丸，以知为度。亦可增至五十丸。慎猪、鸡、蒜、生冷、醋、滑、驴、马等肉，觉有娠则止。秘之，勿妄传也。

庆云散　主丈夫阳气不足，不能施化，施化无成方。

覆盆子　五味子各二升　菟丝子一升　白术熬令色变　石斛各三两　天雄一两，炮，去皮　天门冬九两，去心　紫石英二两　桑寄生四两

上九味，捣筛为散。先食酒服方寸匕，日三。素不耐冷者，去寄生，加细辛四两；阳气不少而无子者，去石斛，加槟榔十五枚，良。

承泽丸　主妇人下焦三十六疾，不孕绝产方。

梅核仁　辛夷各一升　葛上亭长七枚　泽兰子五合　溲疏　藁本各一两

上六味，捣筛为末，炼蜜和丸如大豆。先食酒服二丸，日三，不知，稍增之。若腹中无积坚者，去亭长，加通草一两；恶甘者，和药先以苦酒搜散，乃纳少蜜，和为丸。

妇人积聚第二方一十三首

牡蒙丸　主男子疝瘕，女子血瘕，心腹坚，积聚，乳余疾，小腹坚满贯脐痛，热中，腰背痛，小便不利，大便难，不下食，有伏蛊胪胀肿，久寒热，胃管有邪气方。

牡蒙　苁蓉　乌喙炮，去皮　石膏研　藜芦各三分　巴豆六十枚，去心皮，熬　干姜　桂心各二两　半夏五分，洗

上九味，捣筛为末，别捣巴豆如膏，合诸药，令调和，捣至熟。以饮服如小豆二丸，日三。如不相得，入少蜜。

乌头丸　主心腹积聚，膈中气闷胀满，疝瘕，内伤瘀血，产乳众病及诸不足方。

乌头炮，去皮　巴豆去心皮，熬，各半两　人参　硝石各一两　大黄二两　戎盐一两半　苦参　黄芩　䗪虫熬　半夏洗　桂心各三分

上一十一味，捣筛为末，纳蜜、青牛胆汁拌和，捣三千杵，丸如梧桐子大。宿不食，酒服五丸。卧须臾当下，黄者心腹积也，青如粥汁者，膈上邪气也，下崩血如腐肉者，内伤也。赤如血者，乳余疾也。如蛊刺者，虫也，下已必渴，渴饮粥，饥食酥[①]糜，三日后当温食，食必肥浓，四十日平复。

干姜丸　治妇人瘕结，胁肋下疾。

干姜一两半　芎䓖　芍药各二两　前胡熬　干地黄熬　桃仁熬，去皮尖，两仁者　茯苓各一两　人参　当归各三两　杏仁

① 酥：原作“苏”，据文义改。

熬，去皮尖，两仁者　朴硝　蜀椒汗　蛴螬熬　䗪虫熬　虻虫去翅、足，熬　水蛭各一合，熬

上一十六味，捣筛为末，炼蜜和丸如梧桐子。未食，以饮服三丸，可增至十丸。《千金》用大黄、柴胡各二两，无前胡、地黄。

生地黄丸　主妇人脐下结坚，大如杯升，月经不通，发热往来，下痢羸瘦，此为气瘕也。若生肉癥，不可瘥，未生癥者可疗方。

生地黄三十斤，捣绞取汁　干漆一斤，熬，捣筛为末

上二味，相和，微火煎，令可丸药成丸，如梧桐子大，食后以酒服五丸。《千金》云：服三丸。《集验》至七八丸止。

辽东都尉所上丸　主脐下坚癖，无所不疗。

恒山　巴豆去心、皮，熬　大黄各一分　天雄二枚，大者，炮　藋芦一两半，一方二两　干姜　人参　苦参　丹参　沙参　玄参　细辛　白薇各三分　龙胆　牡蒙各一两　芍药　附子炮，去皮　狼牙　牛膝　茯苓各五分

上二十味，捣筛为末，炼蜜和丸。宿勿食，酒服五丸，日三。主大羸瘦而[1]黄，月水不调，当十五日服之，下长虫，或下种种病出。二十五日腹中所苦悉愈，肌肤充盛，五十日万病除矣，断绪者，皆有子也。

五京丸　主妇人腹中积聚，九痛七害，久寒腰中冷引小腹，害食苦下，或热痢，得冷便下方。

干姜三两　黄芩一两　吴茱萸一升　附子炮，去皮　狼毒　当归　牡蛎各二两，熬

上七味，捣筛为末，炼蜜和丸如梧桐子大。酒日服五丸，加至十丸。此出京氏五君，故名五京丸。久患冷，当服之。

鸡鸣紫丸　主妇人腹中癥瘕、积聚。

大黄二两　前胡　人参各四两　皂荚炙，去皮、子　藜芦　巴豆去皮、心、熬　礜石炼　乌喙炮，去皮，各半两　代赭五分　阿胶一两半，炙　桂心一分　杏仁去皮、尖，熬　干姜　甘草各三分

上一十四味，捣筛为末，炼蜜和丸。鸡鸣时饮服一丸，如梧桐子，日益一丸，至五丸止，仍从一丸起。下白者风也，赤者癥瘕也，青者疝也，黄者心腹病也，如白泔烂腐者水也。

炭皮丸　主妇人忧恚，心下支满，膈气腹热，月经不利，血气上抢心，欲呕不可眠，懈怠不勤。

炭皮　芎䓖各一分　桂心　干姜　干漆熬　白术各一分半　蜀椒汗　黄芩　芍药　土瓜根　大黄炙，令烟出　虻虫各半两，去翅、足，熬

上一十二味，捣筛为末，炼蜜和丸如梧桐子。饮服五丸，日三，不知稍增之。

七气丸　主妇人劳气、食气、胸满气、吐逆大下气，其病短气，胸胁满，气结痛，小便赤黄，头重方。

葶苈子熬　半夏各一两，洗　大黄　玄参　人参　苦参　麦门冬去心　黄芩　干姜　芎䓖　远志去心，各一两半　硝石一两　瞿麦一两半

上一十三味，捣筛为末，炼蜜和丸如梧桐子。以酒服六丸，日一服，亦理呕逆，破积聚。

半夏汤　主妇人胸满心下坚，咽中贴贴，如有炙脔[2]，咽之不下，吐之不出方。

半夏一升，洗　生姜五两　茯苓　厚

① 而：王本作“面”。

② 脔：原作“腐”，据《千金要方·卷三》改。

朴各四两

上四味，㕮咀，以水六升，煮取三升，分三服。《千金》有苏叶二两。

厚朴汤 主妇人下焦劳冷，膀胱肾气损弱，白[1]汁与小便俱出。

厚朴如手大长四寸，去皮炙，削，以酒五升煮两沸，去滓，取桂心一尺绢筛，纳汁中调和。宿勿食，晓顿服之。

温经汤 主妇人小腹痛方。

茯苓六两 芍药 土瓜根各三两 薏苡仁半升

上四味，㕮咀，以酒三升，渍一宿，晓加三升，水煎取二升，分再服之。

大补内[2]黄芪汤 主妇人七伤，骨髓疼，小腹急满，面目黄黑，不能食饮，并诸虚不足，少气心悸不安方。

黄芪 半夏各三两，洗 大枣三十枚 干地黄 桂心 人参 茯苓 远志去心 芍药 泽泻 五味子 麦门冬去心 白术 甘草各二两，炙 干姜四两

上一十六味，㕮咀，以水一斗半，煮取二升，一服五合，日三[3]。

妇人乳疾第三方六首

治乳坚方

当归 芍药 黄芪 蒺藜子 鸡骨 附子炮，去皮 枳实各二两，炙 桂心三两 人参 薏苡仁各一两

上一十味，捣筛为散，酒服方寸匕，日三服。

治乳痈始作方

大黄 楝实 芍药 马蹄炙

上四味，等分，捣筛为散。酒服方寸匕，取汗出瘥。《广济》云：治乳痈大坚硬，赤紫色，衣不得近，痛不可忍，经宿乃消。

排脓散 主乳痈方。

铁粉 细辛 芎䓖 人参 防风 干姜 黄芩 桂心 芍药 苁蓉各一两 当归 甘草炙，各五分

上一十二味，捣筛为散。酒服方寸匕，日三夜一服，加至一匕半，服十日。脓血出多，勿怪，是恶物除。

生鱼薄乳痈方

生鲫鱼长五寸 伏龙肝 大黄 莽草各六两

上四味，别捣鱼如膏，下筛，三物更捣令调，以生地黄汁和如粥，敷肿上，日五六，夜二三。

治乳痈，初有异则行此汤，并将丸补之即愈方。

麦门冬一升，去心 黄芩 黄芪 芍药 茯苓 甘草炙 通草各二两 桑寄生 防风 人参各三两 糖八两 大枣十枚

上一十二味，㕮咀，以水一斗，煮取三升，去滓，纳糖，分四服。

次服**天门冬丸**

天门冬五两，去心 通草 黄芪 防风 干地黄 桑寄生 人参各二两 羌活三两 大黄二两半 白芷一两半 升麻一两半 泽兰 茯神 天雄炮，去皮 黄芩 枳实炙 五味子各一两

上一十七味，捣筛为末，炼蜜和丸，酒服二十丸，日二，加至三十丸。

妇人杂病第四方一十三首

治妇人断产方

故蚕子布一尺，烧一味，末，酒下，终身不复怀孕也。

治妇人无故尿血方

龙骨五两

---

① 白：原作“曰”，据王本改。

② 内：王本作“益”。

③ 日三：王本作“日三夜一”。

上一味，捣筛为散。酒服方寸匕，空腹服，日三，久者二十服愈。

又方

鹿角屑　大豆黄卷　桂心各一两

上三味，捣筛为散，空腹酒服方寸匕，日三服。

又方

船故茹为散，酒服方寸匕，日三服，亦主遗尿。

治妇人遗尿不知出时方

白薇　芍药各二两半

上二味，捣筛为散，酒服方寸匕，日三服。

又方

矾石熬　牡蛎熬，各三两

上二味，捣筛为散，酒服方寸匕，亦治丈夫。

治妊娠得热病五六日，小便不利，热入五脏方。

葵子一升　榆白皮一把，切

上二味，水五升，煮五沸，服一升，日三服。

又方

葵子　茯苓各一两

上二味，捣筛为散。水服方寸匕，日三，小便利则止。

治妇人小便不通方

葵子二升　朴硝一升

上二味，以水五升，煮取二升，分再服。

治妇人卒不得小便方

杏仁七枚，熬令变色，去皮尖

上一味，捣筛为散。以水服之，立下。

又方

紫菀为末，井花水服三指撮，立通。

治丈夫妇人转胞不得小便八九日方

滑石一两，碎　寒水石一两，碎　葵子一升

上三味，以水一斗，煮取五升，服一升，即利。

妇人经服硫黄丸，忽患头痛项冷，冷歇，又心胸烦热，眉骨眼眦痒痛，有时生疮，喉中干燥，四肢痛痒方。

栝蒌根　麦门冬去心　龙胆各三两　土瓜根八两　大黄二两　杏仁一升，去尖皮、两仁，熬

上六味，捣筛为末，别捣杏仁如泥，炼蜜和丸如梧桐子大。饮下十丸，日三，稍加至二十丸。

妇人面药第五论一首　方三十九首

论曰：面脂手膏，衣香藻豆，仕人贵胜，皆是所要。然今之医门极为秘惜，不许子弟泄漏一法，至于父子之间亦不传示。然圣人立法，欲使家家悉解，人人自知。岂使愚于天下，令至道不行，拥蔽圣人之意，甚可怪也。

面脂，主面及皴黡黑皯，凡是面上之病，悉皆主之方。

丁香十分　零陵香　桃仁去皮　土瓜根　白蔹　白及　栀子花　沉香　防风　当归　辛夷　麝香研　芎䓖　商陆各三两　白芷　萎蕤　菟丝子　甘松香　藿香各十五分　蜀水花　青木香各二两　茯苓十四分　木兰皮　藁本　白僵蚕各二两半　冬瓜仁四两　鹅脂　羊髓各一升半　羊肾脂一升　猪胰六具　清酒五升　生猪肪脂三大升

上三十二味，切，以上件酒挼猪胰汁，渍药一宿于脂中，以炭火煎三上三下，白芷黄，绵滤贮器中，以涂面。

面脂方

防风　芎䓖　白芷　白僵蚕　藁本　萎蕤　茯苓　白蔹　细辛　土瓜根　栝楼仁　桃仁去皮尖　蜀水花　青木香　当归

辛夷各半两　鹅脂一升　羊肾脂一升　猪脂二升

上一十九味，细切，绵裹，酒二升，渍一日一夜，纳脂中，急火煎之，三上三下，然后缓火一夜，药成去滓。以寒水石粉半两纳脂中，以柳木篦热搅，任用之。

又方

杏仁二升，去皮尖　白附子三两　密陀僧二两，研如粉　生白羊髓二升半　真珠十四枚，研如粉　白鲜皮一两　鸡子白七枚　胡粉二两，以帛四重裹一石米，下蒸之，熟下阴干

上八味，以清酒二升半，先取杏仁盆中研之如膏。又下鸡子白研二百遍。又下羊髓研二百遍，捣筛诸药纳之，研五百遍至千遍，弥佳。初研杏仁，即少少下酒薄，渐渐下使尽药成，以指捻看如脂，即可用也，草药绢筛直取细如粉佳。

又方

当归　芎䓖　细辛各五分　蜀水花　密陀僧　商陆　辛夷　木兰皮　栝楼　白僵蚕　藁本　桃花　香附子　杜蘅　鹰屎　零陵香　萎蕤　土瓜根各三分　麝香　丁香各半两　白术二两　白芷七分　白附子　玉屑各一两　鹅脂在[①]合　鹿髓一升　白蜡四两　猪膏二两　羊髓一升

上二十九味，细切，醋浸密封一宿。明晓以猪膏煎三上三下，以白芷黄为药成，去滓，搅数万遍，令色白，敷面，慎风日，良。

面膏方

杜蘅　牡蛎熬，一云杜若　防风　藁本　细辛　白附子　白芷　当归　木兰皮　白术　独活　萎蕤　天雄　茯苓　玉屑各一两　菟丝子　防己　商陆　栀子花　橘皮一云橘仁　白蔹　人参各三两　甘松香　青木香　藿香　零陵香　丁香各二两　麝香半两　白犬脂　白鹅脂无鹅脂，以羊髓代之　牛髓各一升　羊胰三具

上三十二味，以水浸膏髓等五日，日别再易水；又五日，日别一易水；又十日，二日一易水。凡二十日止，以酒浸一升。挼羊胰令消尽，去脉，乃细切香于瓷器中浸之，密封一宿，晓以诸脂等合煎三上三下，以酒水气尽为候。即以绵布绞去滓，研之千遍，等凝乃止，使白如雪，每夜涂面，昼则洗却，更涂新者，十日以后色等桃花。《外台》有冬瓜仁、蘼芜花，无白蔹、人参。

面膏　主有皯䵳及痞瘰并皮肤皴劈方。

防风　藁本　辛夷　芍药　当归　白芷　牛膝　商陆　细辛　密陀僧　芎䓖　独活　鸡舌香　零陵香　萎蕤　木兰皮　麝香　丁香　未穿真珠各一两　蕤仁　杏仁各二两，去皮尖　牛髓五升　油一升　腊月猪脂三升，炼　獐、鹿脑各一具，若无獐鹿，羊脑亦得

上二十五味，先以水浸脑髓使白，藿香以上㕮咀如麦片，乃于脑髓脂油内煎之，三上三下，即以绵裹搦去滓，乃纳麝香及真珠末，研之千遍，凝即涂面上，甚妙。今据药止二十六味，后云“藿香以上”，而方中无藿香，必脱漏三味也。

又方

香附子十枚，大者　白芷一两　零陵香二两　茯苓一大两，细切　蔓菁油二升，无，即猪脂代之　牛髓　羊髓各一斗　白蜡八两　麝香半两

上九味，切，以油髓微火煎五物，令色变，去滓，纳麝香，研千遍，凝。每澡豆洗面而涂之。

面药方

朱砂研　雄黄研　水银霜各半两　胡

---

① 在：王本同，疑为“五”之误。

粉二团　黄鹰屎一升

上五味，合和，净洗面，夜涂之。以一两药和面脂，令稠如泥，先于夜欲卧时，澡豆净洗面，并手干拭，以药涂面，厚薄如寻常涂面厚薄，乃以指细细熟摩之，令药与肉相入乃卧，一上经五日五夜，勿洗面，止就上作妆即得，要不洗面。至第六夜洗面涂，一如前法。满三度洗，更不涂也，一如常洗面也，其色光净，与未涂时百倍也。

悦泽面方

雄黄研　朱砂研　白僵蚕各一两　真珠十枚，研末

上四味，并粉末之，以面脂和胡粉，纳药和搅，涂面作妆，晓以醋浆水洗面讫，乃涂之，三十日后如凝脂。五十岁人涂之面如弱冠，夜常涂之，勿绝。

令面生光方

密陀僧研，以乳煎之涂面，即生光。

令面白媚好方

白附子　白芷　杜若　赤石脂　白石脂　杏仁去皮尖　桃花　瓜子　牛膝　鸡矢白　萎蕤　远志去心

上一十二味，各三分，捣筛为末。以人乳汁一升，白蜜一升和，空腹服七丸，日三服。

鹿角涂面方

鹿角一握　芎䓖　细辛　白蔹　白术　白附子　天门冬去心　白芷各二两　杏仁二七枚，去皮尖　牛乳三升

上一十味，鹿角先以水渍之百日令软，总纳乳中，微火煎之令汁竭，出角，以白练袋盛之，余药勿收，至夜，取牛乳石上摩鹿角涂面，晓以清浆水洗之，令老如少也。一方用酥三两。

急面皮方

大猪蹄一具，治如食法，水二升，清浆水一升，不渝釜中煎成胶，以洗面。又和澡豆夜涂面，晓以浆水洗，令面皮急矣。

治妇人令好颜色方

女菀二两半　铅丹五分

上二味，捣筛为散。酒服一刀圭，日再服。男十日，女二十日知，则止，黑色皆从大便出，色白如雪。

又方

白瓜子五分　白杨皮三分　桃花一两

上三味，捣筛为散，以饮服方寸匕，日三服，三十日面白，五十日手足白。一云欲白加瓜子，欲赤加桃花。

令人面手白净，**澡豆方**。

白鲜皮　白僵蚕　白附子　鹰矢白　白芷　芎䓖　白术　青木香一方用藁本　甘松香　白檀香　麝香　丁香各三两　桂心六两　瓜子一两，一方用土瓜根　杏仁三十枚，去皮尖　猪胰三具　白梅三七枚　冬瓜仁五合　鸡子白七枚　面三升

上二十味，先以猪胰和面，暴令干，然后合诸药捣筛为散，又和白豆屑二升，用洗手面。十日内色白如雪，二十日如凝脂。《千金》有枣三十枚，无桂心。

又方

麝香二分　猪胰两具　大豆黄卷一升五合　桃花一两　菟丝子三两　冬葵子五合，一云冬瓜子　白附子二两　木兰皮三两　萎蕤二合　栀子花二两　苜蓿一两

上一十一味，以水浸猪胰三四度易水，血色及浮脂尽，乃捣诸味为散，和令相得，暴，捣筛，以洗手面，面净光润而香。一方若无前件可得者，直取苜蓿香一升，土瓜根、商陆、青木香各一两，合捣为散，洗手面大佳。

澡豆方

细辛半两　白术三分　栝楼二枚　土瓜根三分　皂荚五挺，炙，去皮子　商陆一两半　冬瓜仁半升　雀矢半合　菟丝子二合

猪胰一具，去脂　藁本　防风　白芷[1]　白附子　茯苓　杏仁去皮尖　桃仁去皮尖，各一两　豆末四升　面一升

上一十九味，捣细筛。以面浆煮猪胰一具令烂，取汁和散作饼子，暴之令干，更熟捣细罗之，以洗手面甚佳。

又方

丁香　沉香　青木香　桃花　钟乳粉　真珠　玉屑　蜀水花　木瓜花各三两　奈花　梨花　红莲花　李花　樱桃花　白蜀葵花　旋覆花各四两　麝香一铢

上一十七味，捣诸花，别捣诸香，真珠、玉屑别研作粉，合和大豆末七合，研之千遍，密贮勿泄。常用洗手面作妆，一百日其面如玉，光净润泽，臭气粉滓皆除，咽喉臂膊皆用洗之，悉得如意。

治面疱疮瘢三十年以上，并冷疮虫瘢令灭方。

斑蝥去翅、足，熬　巴豆去心、皮，熬，各三枚　胡粉　鹅脂　金洮[2]沙　密陀僧　高良姜　海蛤各三两

上八味，为粉，以鹅脂和，夜半涂，晓以甘草汤洗之。

治面皯䵳方

矾石烧　硫黄　白附子各一两

上三味，细研，以大醋一盏，浸之一宿，净洗面涂之，慎风。

治面疱方

白附子　青木香　麝香　由跋　细辛各二两

上五味，细末，水和之，涂面日三。《外台》方无细辛。

又方

木兰皮五两，取厚者　栀子仁六两

上二味，为散，以蜜浆服方寸匕，日三服。

治面疱甚如麻豆，痛痒，搔之黄水出，及黑色黯黮不可去方。

冬瓜子　柏子仁　茯苓　冬葵子

上四味，等分，捣筛，饮服方寸匕，日三服。《外台》方无冬瓜子。

白膏　主面瘡疱疥痈恶疮方。

附子十五枚　蜀椒一升　野葛一尺五寸

上三味，切，醋渍一宿，猪膏一斤，煎附子黄，去滓涂之，日三。

栀子丸　治酒瘡鼻疱方。

栀子仁三升　芎䓖四两　大黄六两　好豉熬，三升　木兰皮半斤　甘草炙，四两

上六味，捣筛为末，炼蜜和丸，如梧桐子，以饮服十丸，日三服，稍加至二十五丸。

又敷方

蒺藜子　栀子仁　豉各一两，熬　木兰皮半斤，一方无

上四味，为末，以醋浆水和之如泥，夜涂上，日未出时以暖水洗之，亦灭瘢痕。

又方

鸬鹚矢一斤

上一味，捣筛，腊月猪脂和如泥，夜涂之。

飞水银霜方

水银一斤　朴硝八两　大醋半升　黄矾十两　锡二十两，成炼二遍者　玄精六两　盐花三斤

上七味，先炼锡讫，又温水银令热，乃投锡中，又捣玄精、黄矾令细，以绢筛之，又捣锡令碎，以盐花并玄精等合和，以醋拌之令湿，以盐花一斤藉底，乃布药令平，以朴硝盖上讫，以盆盖合，以盐灰为泥，泥缝固际干之，微火三日，武火四日，凡七日去火，一日开之。扫取极须勤心守，勿令须臾间懈慢，大失矣。

---

① 芷：原作“芒”，据《外台·卷三十二》“澡豆方”引文改。

② 洮：原作“洮”，今改。

炼粉方

胡粉三大升，盆中盛水，投粉于中熟搅，以鸡羽水上扫取，以旧破鸡子十枚，去黄泻白于瓷碗中，以粉置其上，以瓷碗密盖之，五升米下蒸之，乃暴干，研用，敷面百倍省，面有光。

灭瘢方

衣鱼二枚　白石脂一分　雁屎三分　白附子一分　白僵蚕半两

上五味为末，腊月猪脂和敷，慎生冷风日，令肌腻。

灭瘢方

丹参　羊脂

上二味，和煎敷之，灭瘢神妙。

又方

以蜜涂之佳。

又方

取禹余粮、半夏等分捣末，以鸡子黄和，先以新布拭瘢上令赤，以涂之，勿见风，涂之二十日，十年瘢并灭。

手膏方

桃仁　杏仁各二十枚，去皮尖　橘仁一合　赤煦十枚　大枣三十枚　辛夷　芎䓖　当归　牛脑　羊脑　白狗脑各二两，无白狗，诸狗亦得

上一十一味，先以酒渍脑，又别以酒六升，煮赤煦以上药，令沸停冷，乃和诸脑等，然后碎辛夷三味，以绵裹之，去枣皮、核，合纳酒中，以瓷器贮之。五日以后，先净讫，取涂手，甚光润，而忌近火炙手。

治手足皴裂血出疼痛方

取猪胰著热酒中以洗之，即瘥。

治冬月冒涉冻凌，面目手足瘃坏，及始热疼痛欲瘃方。

取麦窠煮取浓汁，热渍手足兼洗之，三五度即瘥。

治手足皴冻欲脱方

椒　芎䓖各半两　白芷一分　防风一分　姜一分，作盐

上五味，以水四升，煎令浓，涂洗之三数遍即瘥。

治冻伤十指欲堕方

取马矢三升，煮令麻沸渍，冷易之，半日愈。

熏衣浥衣香第六方六首

熏衣香方

薰陆香八两　藿香　览探各三两，一方无　甲香二两　詹糖五两　青桂皮五两

上六味，末，前件干香中，先取硬者、黏湿难碎者，各别捣，或细切㕮咀，使如黍粟，然后一一薄布于盘上，自余别捣，亦别布于其上，有须筛下者，以纱，不得木，细别煎蜜，就盘上以手搜搦令匀，然后捣之，燥湿必须调适，不得过度，太燥则难丸，太湿则难烧，湿则香气不发，燥则烟多，烟多则惟有焦臭，无复芬芳，是故香，须复粗细燥湿合度，蜜与香相称，火又须微，使香与绿烟而共尽。

浥衣香方

沉香　苜蓿香各五两　丁香　甘松香　藿香　青木香　艾纳香　鸡舌香　雀脑香各一两　麝香半两　白檀香三两　零陵香十两

上一十二味，各捣令如黍粟麸糠等物令细末，乃得令相得，若置衣箱中，必须绵裹之，不得用纸，秋冬犹著，盛热暑之时令香速浥。凡诸草香不但须新，及时乃佳，若欲少作者，准此为大率也。

干香方

丁香一两　麝香　白檀　沉香各半两　零陵香五两　甘松香七两　藿香八两

上七味，先捣丁香令碎，次捣甘松香，合捣讫，乃和麝香合和浥衣。

五香丸并汤 主一切肿，下气散毒心痛方。

丁香 藿香 零陵香 青木香 甘松香各三两 桂心 白芷 当归 香附子 槟榔各一两 麝香一铢

上一十一味，捣筛为末，炼蜜和捣千杵，丸如梧子大，含咽令津尽，日三夜一，一日一夜用十二丸，当即觉香，五日身香，十日衣被香。忌食五辛。其汤法：取槟榔以前随多少皆等分，以水微微火上煮一炊久，大沸定，纳麝香末一铢，勿去滓，澄清，服一升。凡丁肿口中喉中脚底背甲下痈疽痔漏皆服之，其汤不瘥，作丸含之，数以汤洗之。一方有豆蔻，无麝香。

十香丸 令人身体百处皆香方。

沉香 麝香 白檀香 青木香 零陵香 白芷 甘松香 藿香 细辛 芎䓖 槟榔 豆蔻各一两 香附子半两 丁香三分

上一十四味，捣筛为末，炼蜜和绵裹如梧子大，日夕含之，咽津味尽即止，忌五辛。

香粉方

白附子 茯苓 白术 白芷 白敛 白檀各一两 沉香 青木香 鸡舌香 零陵香 丁香 藿香各二两 麝香一分 粉英六升

上一十四味，各细捣筛绢下，以取色青黑者，乃粗捣，纱下，贮粉囊中，置大合子内，以粉覆之，密闭七日后取之，粉香至盛而色白。如本欲为香粉者，不问香之白黑，悉以和粉，粉虽香而色至黑，必须分别用之，不可悉和之，粉囊以熟帛双纠作之。

令身香第七方一十三首

香身方

甘草五分，炙 芎䓖一两 白芷三分

上三味，捣筛为散，以饮服方寸匕，日三服。三十日口香，四十日身香。

又方

瓜子 松根白皮 大枣各一分

上三味为散，酒服方寸匕，日二服，百日衣被皆香。

又方

瓜子 芎䓖 藁本 当归 杜蘅 细辛 防风各一分

上七味，捣筛为散，食后以饮服方寸匕，日三服。五日口香，十日身香，二十日肉香，三十日骨香，五十日远闻香，六十日透衣香。一方有白芷。

治诸身体臭方

竹叶十两 桃白皮四两

上二味，以水一石二斗，煮取五斗，浴身即香也。

治诸腋臭方

伏龙肝为末，和作泥敷之，瘥。

又方

牛脂和胡粉三合，煎令可丸，涂之。

又方

三年苦酒和石灰涂之。

又方

赤铜屑以大醋和铜器中，炒令极热，以布裹熨腋下，冷则易之，瘥。

又方

青木香二两 附子 石灰各一两 矾石半两，烧 米粉一升

上五味，捣筛为散，如常粉腋良。

又方

马齿草一束，捣碎以蜜和作团，纸裹之，以泥纸上厚半寸，暴干，以火烧熟破取，更以少许蜜和，仍令热勿使冷也，先以生布揩之，然后药夹腋下令极痛，亦忍不能得，然后以手巾勒两臂著身即瘥。

石灰散方

石灰一升 青木香 枫香 薰陆香

丁香　阳起石各二两　橘皮二两　矾石四两

上八味，并熬，捣筛为散。以绵作袋，粗如四指，长四寸，展使著药，先以布揩令痛，夹之也。

又方

石灰五合　马齿草二两　矾石三两，烧　甘松香一两

上四味，合捣筛，先以生布揩病上，令黄汁出，拭干，以散敷之，满三日瘥，永除。

又方

二月社日，盗取社家糜馈一团，猥地，摩腋下三七遍，掷著五道头，勿令人知，永瘥。人知即不效。

生发黑发第八方一十九首

治发薄不生方

先以醋泔清洗秃处，以生布揩令火热，腊月脂并细研铁生煎三沸，涂之，日三遍。

生发须膏方

附子　荆实各二两　松叶　柏叶各三两　乌鸡脂三合

上五味，㕮咀，合盛新瓦瓶中，阴干百日出，捣以马鬐膏和如薄粥，涂头发如泽法裹絮中，无令中风，三十日长。

生发膏　令发速长而黑，敷药时特忌风方。

乌喙　莽草　续断　皂荚　泽兰　白术　细辛　竹叶各一两　防风　辛夷各一两　柏叶细切，四两　杏仁别捣　松叶各三两　猪脂三升

上一十四味，切，先以三年大醋三升渍令一宿，纳药脂中，煎三上三下，膏成去滓，涂发及顶上。《千金》有石楠。

生发膏　主发鬓秃落不生方。

升麻　荠苨各二两　莽草　白芷　防风各一两　蜣螂四枚　马鬐脂　驴鬐脂　雄鸡脂一云熊脂　猪脂　狗脂各五合

上十一味，药五味，脂取成煎者，并切，以醋渍一宿，晓合煎之，沸则停火，冷更上，一沸停，三上三下，去滓敷头，以当泽用之，三十日生矣。

又方

羊矢灰灌取汁，洗之。三日一洗，不过十洗，即生矣。

治落发方

柏叶切，一升　附子二两

上二味，捣筛，猪脂和，作三十丸。洗发时即纳一丸泔中，发不落。其药以布裹密器贮，勿令泄气。

长发方

蔓荆子三升　大附子三枚

上二味，㕮咀，以酒一斗二升渍之。盛瓷瓶中，封头二十日。取鸡肪煎以涂之，泽以汁栉发。十日长一尺，勿逼面涂。

又方

麻子仁三升　秦椒三升

上二味，合以泔渍一宿，以沐发长矣。

又方

麻子二升　白桐叶一把

上二味，以米泔汁煮去滓，适寒温，沐二十日长矣。

治发落方

石灰三升，水拌令湿，炒令极焦，停冷，以绢袋贮之，以酒三升渍之，密封。冬二七日，春秋七日，取酒温服一合，常令酒气相接，七日落止，百日服之，终身不落，新发生也。

又方

桑白皮一石，以水一石煮三沸，以沐发三过，即止。

令白发还黑方

陇西白芷　旋覆花　秦椒各一升　桂心一尺

上四味，捣筛为散，以井花水服方寸匕，日三服，三十日还黑。禁房室。

又方

乌麻九蒸九暴捣末，枣膏和丸，久服之。

又方

八角附子一枚　大醋半升

上二味，于铜器中煎取两沸，纳好矾石大如棋子一枚，消尽纳脂三两，和令相得，下之搅至凝，纳竹筒中，拔白发，以膏涂上，即生黑发。

发黄方

腊月猪膏和羊矢灰、蒲灰等分敷之，三日一为取黑止。

又方

以醋煮大豆烂，去豆，煎冷稠，涂发。

又方

熊脂涂发梳之，散头床底伏地一食顷，即出，形尽当黑。用之不过一升。

染发方

石榴三颗，皮叶亦得。针沙如枣核许大，醋六升，水三升，和药合煮，得一千沸即熟，灰汁洗干染之。

瓜子散　治头发早白。又生虚劳，脑髓空竭，胃气不和，诸脏虚绝，血气不足，故令人发早白，少而算发及忧愁早白，远视䀮䀮，风泪出，手足烦热，恍惚忘误，连年下痢，服之一年后，大验。

瓜子一升　白芷去皮　当归　芎䓖　甘草炙，各二两

上五味，捣筛为散，食后服方寸匕，日三，酒浆、汤饮任性服之。一方有松子二两。

《千金翼方》卷第五

千金翼方卷第六　妇人二

产后心闷第一方四首

治产后心闷，眼不得开方

当产妇头顶上取发如指大，令人用力挽之，眼即开。

单行羚羊角散　治产后心闷，是血气上冲心方。

羚羊角一枚，烧成灰

上一味，捣筛为散，取东流水服方寸匕，若不瘥，须臾更服，取瘥止。

单行羖羊角散　治产后心闷方。

羖羊角烧作灰

上一味，捣筛为散，以温酒服方寸匕，若不瘥，须臾更服，取瘥止。亦治产难。

单行生赤小豆散　主产后心闷方。

赤小豆

上一味，捣筛为散，以东流水服方寸匕，不瘥，须臾更服，即愈。

产后虚烦第二方一十三首

薤白汤　治产后胸中烦热逆气方。

薤白切　半夏洗去滑　人参　甘草炙　知母各二两　麦门冬半升，去心　石膏四两，打碎，绵裹　栝楼三两

上八味，㕮咀，以水一斗三升，煮取四升，分为五服，日三夜再。热甚加石膏、知母各一两。

竹根汤　主产后虚烦方。

竹根细切，一斗五升

上以水二斗，煮取七升，去滓，纳小麦二升，大枣二十枚，复煮麦熟，又纳甘草一两，炙麦门冬一升去心，汤成去滓，温服五合，不瘥，更服取瘥。若短气，亦服之，极佳。

人参当归汤　主产后烦闷不安方。

人参　当归　芍药　麦门冬去心　粳米一升　干地黄　桂心各一两　大枣二十枚，去核　淡竹叶切，三升

上九味，㕮咀，以水一斗二升，先煎竹叶及米取八升，去滓，纳药煮取三升，适寒温分三服。若烦闷不安者，当取豉一升，以水三升，煮取一升，尽服之甚良。

甘竹茹汤　主产后内虚，烦热短气方。

甘竹茹　人参　茯苓　黄芩　甘草炙，各一两

上五味，㕮咀，以水六升，煮取二升，分三服。

知母汤　主产后乍寒乍热，通身温热，胸心烦闷方。

知母三两　黄芩　芍药各二两　桂心　甘草各一两

上五味，㕮咀，以水五升，煮取二升五合，分为三服。一方不用桂心，加生地黄。

竹叶汤　主产后心烦闷不解方。

生淡竹叶切　麦门冬去心　小麦各一升　大枣十四枚，擘　茯苓　生姜各三两，切　甘草二两，炙

上七味，㕮咀，以水一斗，先煮竹叶、小麦取八升，纳诸药，煮取三升，分为三服。若心中虚悸者，加人参二两；若其人食少无气力者，可更加白粳米五合；气逆者，加半夏二两。

淡竹茹汤 主产后虚烦，头痛短气欲死，心中闷乱不起方。

生淡竹茹一升 麦门冬五合，去心 小麦五合 大枣十四枚，一方用石膏 生姜三两，切，一方用干姜 甘草炙，一两

上六味，㕮咀，以水八升煮竹茹、小麦，减一升，仍纳诸药，更煮二升，分为二服，羸人分为三服。若有人参，纳一两，若无人参，纳茯苓一两半亦佳。人参、茯苓，皆治心烦闷及心惊悸，安定精神，有即为良，无，自依本方服一剂，不瘥，更作服之。若逆气者，加半夏二两，洗去滑。

单行白犬骨散 主产后烦闷不食方。

白犬骨烧之捣筛，以水和服方寸匕。

单行小豆散 治产后烦闷，不能食虚满方。

小豆三七枚，烧作屑，以冷水和，顿服之。

单行蒲黄散 治产后苦烦闷方。

蒲黄

上一味，以东流水和服方寸匕，极良。

治产后虚热往来，心胸中烦满，骨节疼及头痛，壮热，晡时辄甚，又似微疟方。

蜀漆叶 黄芩 桂心 甘草炙，各一两 生地黄一斤 黄芪 蝭母各三两 芍药二两

上八味，㕮咀，以水一斗，先煮地黄取七升，去滓，下诸药，煮取二升五合，分三服，汤治寒热不损人。

芍药汤 治产后虚热头痛方。

白芍药 干地黄 牡蛎各五两，熬 桂心三两

上四味，㕮咀，以水五升，煮取三升半，分三服，汤不损人，无毒。亦治腹中急痛，若通身发热，更加黄芩二两，大热即除。

鹿角屑豉汤 主妇人堕身，血不尽去，苦烦闷方。

鹿角屑一两 香豉一升半

上二味，以水三升，先煮豉三沸，去滓，纳鹿角屑，搅令调，顿服，须臾血下。

阴脱第三方八首

石[①]灰坐渍法 主产后阴道不闭方。

石灰一升，熬令能烧草

上一味，以水二斗投灰中，适寒温，入汁中坐渍之，须臾复易，如常法，此是神秘方不传，已治人有验。

当归散 治妇人阴脱。

当归 黄芩各二两 芍药五分 猬皮半两 牡蛎二两半，熬

上五味，捣筛为散，酒服方寸匕，日三服，禁举重，良。

黄芩散 治妇人阴脱。

黄芩 猬皮各半两 芍药一两 当归三分 牡蛎熬 松皮及实百日阴干烧灰，一方用狐茎 竹皮各二两半

上七味，捣筛为散，饮服方寸匕，日三服，禁劳，勿冷食。

硫黄散 治妇人阴脱。

硫黄半两 乌贼鱼骨半两 五味子三铢

上三味，捣下筛，以粉其上，良，日再三粉之。

治妇人阴脱铁精羊脂敷方

羊脂煎讫，适冷暖涂上，以铁精敷脂上，多少令调，以火炙布，温以熨上，渐推内之，末磁石酒服方寸匕，日三服，亦治脱肛。

---

① 石：原缺，据王本补。

治妇人阴痒脱肛方

矾石熬

上一味，末之，每旦空腹酒和服方寸匕，日三服。

又方

取车釭脂，敷之即愈。

当归汤 治妇人产后，脏中风阴重洗方。

当归 独活各三两 白芷 地榆皮 矾石各二两，熬

上五味，㕮咀，以水一斗五升，煮取一斗二升，以洗浴之。

恶露第四方一十八首

治产后瘕病，**烧秤锤酒**方。

铁秤锤烧令极赤，投于酒一升中，浸令无声，出锤，顿服之，不瘥更作。

紫汤 治产后恶露未尽，又兼有风，身中急痛。

取大豆一升，先取新布揩之令光，生熬，令豆不复声才断，以清酒一升投豆中，停三沸，漉去滓，每服一升，日三夜一服。

干地黄汤 治产后恶露不尽，除诸疾，补不足。

干地黄三两 芎䓖 桂心 黄芪 当归各三两 细辛 人参 茯苓 防风 芍药 甘草炙，各一两

上一十一味，㕮咀，以水一斗，煮取三升，分为三服，日再夜一。

桃仁汤 主产后往来寒热，恶血不尽方。

桃仁五两，去皮尖及双仁 吴茱萸二升 黄芪 当归 芍药各二两 生姜 柴胡去苗 百炼酥各八两

上八味，㕮咀，四物以酒一斗，水二升合煮，取三升，绞去滓。适寒温，先食服一升，日三服。

厚朴汤 主产后腹中满痛，恶露不尽方。

厚朴炙 干姜炮 桂心各四两 黄芩 芍药 干地黄 茯苓 大黄各三两 桃仁去尖皮 虻虫熬，去翅足 甘草炙，各二两 芒硝一两 枳实炙 白术各五两

上一十四味，㕮咀，以水一斗、清酒三升合煮，取三升，绞去滓，下芒硝令烊，适寒温，服一升，日三。一方用栀子十四枚。

泽兰汤 主妇人产后恶露不尽，腹痛不除，少腹急痛，痛引腰背，少气力方。

泽兰 生地黄 当归各二两 生姜三两① 芍药一两② 大枣十枚，擘 甘草一两半，炙

上七味，切，以水九升，煮取三升，分为三服。堕身欲死者，服之亦瘥。

甘草汤 主产后余血不尽，逆抢心胸，手足冷，唇干，腹胀，短气。

甘草炙 芍药 桂心各三升 大黄四两 阿胶三两

上五味，㕮咀，以东流水一斗，煮取三升，绞去滓，纳阿胶令烊，分为三服，一服入腹，面即有颜色，一日一夜尽此三服，即下恶血，将养如新产妇也。

大黄汤 治产后恶露不尽。

大黄 当归 生姜 牡丹去心 芍药 甘草炙，各一两 吴茱萸一升

上七味，㕮咀，以水一斗，煮取四升，分为四服，一日令尽，极佳。加人参二两，名人参大黄汤。

当归汤 治产后血留下焦不去。

当归 桂心 甘草炙，各二两 芎䓖 芍药各三两 干地黄四两

---

① 三两：原缺，据王本补。
② 一两：原作“各两”，据王本改。

上六味，㕮咀，以水一斗，煮取五升，分为五服。

柴胡汤 治产后往来寒热，恶露不尽。

柴胡去苗 生姜各二两，切 桃仁五十枚，去皮尖 当归 芍药 黄芪各三两 吴茱萸二升

上七味，㕮咀，以清酒一斗三升，煮取三升，先食服一升，日三服。《千金》以水煮。

大黄汤 主产后余疾，有积血不去，腹大短气，不得饮食，上冲心胸，时时烦愦逆满，手足烦疼，胃中结热。

大黄 黄芩 甘草炙，各一两 蒲黄半两 大枣三十枚，擘

上五味，㕮咀，以水三升，煮取一升，清朝服，至日中当利，若下不止，进冷粥半升，即止，若不下，与少热饮自下，人羸者半之。《千金》名蒲黄汤，有芒硝一两。

栀子汤 治产后儿生处空，留血不尽，小腹绞痛。

栀子三十枚，以水一斗，煮取六升，纳当归、芍药各三两，蜜五合，生姜五两，羊脂一两，于栀子汁中，煎取二升，分为三服。

大黄汤 产后血不流方。

大黄 黄芩 当归 芍药 芒硝 甘草炙，各一两 桃仁 杏仁各三十枚，去皮尖

上八味，㕮咀，以水一斗，煮取三升，去滓，纳芒硝令烊，分为四服，法当下利。利若不止，作白粥饮一杯暖服，去一炊久，乃再服。

生地黄汤 治产后三日或四五日，腹中余血未尽，绞痛强满，气息不通。

生地黄五两 生姜三两 大黄 细辛 甘草炙 桂心 黄芩 茯苓 芍药 当归各一两半 大枣二十枚，擘

上一十一味，㕮咀，以水八升，煮取二升五合，分为三服。禁生冷等，良。

大黄干漆汤 治新产后有血，腹中切痛。

大黄 干漆熬 干地黄 干姜 桂心各一两

上五味，㕮咀，以水、清酒各五升，煮取三升，去滓，温服一升，血当下。若不下，明日更服一升，满三服，病无不瘥。

麻子酒 治产后血不去。

麻子五升

捣，以酒一斗渍一宿，明旦去滓，服一升，先食服。不瘥，复服一升。不吐下，不得与男子交通，一月将养如初产法。

升麻汤 治产后恶物不尽，或经一月、半岁、一岁。

升麻三两

以酒五升，煮取二升，分再服，当吐下恶物，莫怪之，极良。

大黄苦酒 治产后子血不尽。

大黄八铢

切，以苦酒二升，合煮，取一升，适寒温服之，即血下甚良。

心痛第五方四首

羊肉桂心汤 主产后虚冷心痛方。

羊肉三斤 桂心四两 当归 干姜 甘草炙，各二两 吴茱萸 人参 芎䓖 干地黄各二两

上九味，㕮咀，以水一斗煮肉，取汁五升，去肉纳药，煮取二升半，分为三服。一方有桔梗三两。

蜀椒汤 主产后心痛，此大寒冷所为方。

蜀椒二合，汗，去目，闭口者　当归　半夏洗，去滑　桂心　甘草炙　茯苓　人参各二两　芍药三两　蜜一升　生姜汁五合

上一十味，㕮咀，以水九升煮椒令沸，然后纳药，煮取二升半，去滓，纳姜汁及蜜，复煎取一升半，一服五合，渐加至六合尽，勿吃冷食，佳。

治产后心痛方一云大岩蜜汤

干地黄　当归　独活　芍药　细辛　桂心　干姜　小草　甘草炙，各三两　吴茱萸一升

上一十味，㕮咀，以水九升，煮取三升，分三服。《千金》用蜜五合。

芍药汤　主产后心痛，此大寒冷所为方。

芍药　桂心各三两　当归　半夏洗，去滑　茯苓各二两　蜀椒二合，汗　生姜汁五合　蜜一升

上八味，㕮咀，以水七升，煮取二升，去滓，纳姜汁及蜜，复煎取二升五合，一服五合，渐加至六合，其服每相去一炊久再服，忌冷食。

腹痛第六方一十六首

干地黄汤　主产后两胁满痛，兼除百病。

干地黄　芍药各二两　生姜五两　当归　蒲黄各三两　桂心六两　大枣二十枚，擘　甘草炙，一两

上八味，㕮咀，以水一斗，煮取二升半，分三服。

芍药汤　主产后腹痛。

芍药四两　茯苓三两　人参　干地黄　甘草各二两

上五味，㕮咀，以清酒兼水各六升，煮取三升，分服，日三。

猪肾汤　治产后腹痛。

猪肾一枚　茱萸一升　黄芪　当归　芎䓖　人参　茯苓　干地黄各二两　生姜切　厚朴炙　甘草炙，各三两　桂心四两　半夏五两，洗去滑

上一十三味，㕮咀，以水二斗煮猪肾令熟，取一斗，吹去肥腻，又以清酒二升，煮取三升，分为四服，日三夜一服。

又方

羊肉一斤半　葱白一斤　干姜　当归　桂心各三两　芍药　芎䓖　干地黄　甘草炙，各二两

上九味，㕮咀，先以水二斗煮肉，取一斗，去肉纳药，煎取三升，分为四服，一日令尽。

吴茱萸汤　主妇人先有寒冷胸满痛，或心腹刺痛，或呕吐，或食少，或肿，生后益剧，或寒，或下更剧，气息绵惙欲绝，皆主之。

吴茱萸二两　防风　桔梗　干姜　干地黄　当归　细辛　甘草炙，各半两

上八味，㕮咀，以水四升，煮取一升五合，分为三服。

缓中葱白汤　主产后腹痛少气。

葱白　当归　人参　半夏洗去滑　细辛各二两　天门冬去心　芍药　干姜　甘草炙，各六两　生地黄取汁　吴茱萸各一升

上一十一味，㕮咀，以水七升，煮取二升，一服一升，日夜服之令尽。

羊肉当归汤　主产后腹中、心下切痛，不能食，往来寒热，若中风乏气力方。

羊肉三斤，去脂　当归二两　黄芩一方用黄芪　芎䓖　防风各一两，一方用人参　生姜五两　芍药　甘草炙，各三两

上八味，㕮咀，以水二斗煮肉，取一斗，出肉，纳诸药煎取三升，分为三服。

蒲黄汤　主产后余疾，胸中少气，腹痛头疼，余血不尽，除腹中胀满欲绝方。

蒲黄　生姜　生地黄各五两　芒硝二两　桃仁二十枚，去皮尖　芎䓖　桂心各一两　大枣十五枚，擘

上八味，㕮咀，以水九升，煮取二升五合，去滓，纳芒硝，分为三服，良验。

败酱汤　主产后疾痛引腰腹，如锥刀刺方。

败酱三两

上一味，切，以水四升，酒二升，微火煎取二升，适寒温，服七合，日三，食前服之，大良。《千金》有桂心、芎䓖各一两半，当归一两，为四味。

芎䓖汤　主产后腹痛。

芎䓖二两　女萎五分　黄芩　前胡　桃仁去皮尖　桂心各一两　芍药　大黄各一两半　蒲黄五合　生地黄切，一升半　甘草二两，炙　当归三两

上一十二味，㕮咀，以水一升、酒三升合，煮取三升，分为四服，日三夜一服。《千金》有黄芪，无黄芩。

独活汤　主产后腹痛，引腰脊拘急方。

独活　当归　芍药　生姜　桂心各三两　大枣一十枚，擘　甘草二两，炙

上七味，㕮咀，以水八升，煮取三升，分三服，相去如十里久进之。

芍药黄芪汤　治产后心腹痛方。

芍药四分　黄芪三两　白芷　桂心　生姜　甘草炙，各二两　大枣十枚，擘

上七味，㕮咀，以酒并水各五升，合煮取三升，空腹服一升，日三服。《千金》有人参、当归、芎䓖、地黄、茯苓，为十二味。

桃仁芍药汤　治产后疾痛方。

桃仁半升，去尖皮　芍药三两　芎䓖　当归　干漆熬　桂心　甘草炙，各二两

上七味，㕮咀，以水八升，煮取三升，分为三服，服别相去一炊久，再服。

单行茱萸酒　治产后腹内疾痛方。

吴茱萸一升

以酒三升，渍一宿，煎取半升，顿服之，亦可再服之。

单行桂酒　主产后疾痛及卒心腹痛方。

桂心三两

切，以酒三升，煮取二升，分为三服。

单行生牛膝酒　主产后腹中甚痛方。

生牛膝根五两

切，以酒五升，煮取二升，分为三服，若用干牛漆，须以酒渍之，然后可煮。

虚损第七方一十七首

羊肉黄芪汤　主产后虚乏，当补益方。

羊肉三升　黄芪　麦门冬各三两，去心　大枣三十枚，擘　干地黄　茯苓　当归　芍药　桂心　甘草炙，各二两

上一十味，㕮咀，以水二斗煮肉，取一斗，去肉，纳药，煮取三升，分为三服，大良。

鹿肉汤　主产后虚闷劳损，补之方。

鹿肉四斤　干地黄　芍药　茯苓　黄芪　麦门冬去心　甘草各二两，炙　芎䓖　当归　人参各三两　生姜六两　大枣二十枚，擘　半夏一升，洗去滑

上一十三味，㕮咀，以水三斗煮肉，取二斗，去肉，纳药，煎取三升，分为四服，日三夜一服。

獐骨汤　治产后虚乏，五劳七伤，虚劳不足，脏腑冷热不调方。

獐骨一具，锉　远志去心　黄芪　芍药　橘皮　茯神　厚朴炙　芎䓖　甘草炙，各三两　当归　干姜　防风　独活各二两　生姜切　桂心各四两

上一十五味，㕮咀，以水三斗，煮獐骨，取一斗，去滓，纳药，煮取三升，分为四服。

羊肉汤　主产后及伤身大虚，上气，腹痛兼微风方。

羊肉二斤，无羊肉，用獐肉代　麦门冬七合，去心　生地黄五两　大枣十二枚，擘　黄芪　人参　独活　桂心　茯苓　甘草炙，各二两

上一十味，㕮咀，以水二斗，煮肉，取一斗，去肉，纳药，煮取三升半，分为四服，日三夜一服。《千金》有干姜。

羊肉生地黄汤　主产后三日，补中理脏，强气力，消化血方。

羊肉二斤　芍药三两　生地黄切，二升　当归　芎䓖　人参　桂心　甘草炙，各二两

上八味，㕮咀，以水二斗煮肉，取一斗，去肉，纳药，煎取三升，分为四服，日三夜一服。

羊肉杜仲汤　治产后腰痛咳嗽方。

羊肉四斤　杜仲炙　紫菀　桂心　当归　白术各三两　细辛　五味子　款冬花　厚朴炙　附子炮，去皮　萆薢　人参　芎䓖　黄芪　甘草炙，各二两　生姜八两，切　大枣三十枚，擘

上一十八味，㕮咀，以水二斗煮肉，取一斗，去肉，纳药，煎取三升，分温三服。

当归建中汤　治产后虚羸不足，腹中疾痛不止，吸吸少气，或若小腹拘急挛痛引腰背，不能饮食，产后一月日，得服四五剂为善，令人强壮内补方。

当归四两　桂心三两　甘草炙，二两　芍药六两　生姜三两　大枣十二枚，擘

上六味，㕮咀，以水一斗，煮取三升，分为三服，一日令尽。若大虚，纳饴糖六两作汤成，纳之于火上暖，令饴糖消。若无生姜，则以干姜三两代之。若其人去血过多，崩伤内衄不止，加地黄六两，阿胶二两，合八种，作汤成，去滓，纳阿胶。若无当归，以芎䓖代之。

内补芎䓖汤　主妇人产后虚羸，及崩伤过多，虚竭，腹中疾痛。

芎䓖　干地黄各四两　芍药五两　桂心二两　大枣四十枚，擘　干姜

上七味，㕮咀，以水一斗二升，煮取三升，分为三服，若不瘥，更作至三剂。若有寒，苦微下，加附子三两，炮，主妇人虚羸少气，七伤损绝，腹中拘急痛，崩伤虚竭，面目无色及唾血，甚良。

大补中当归汤　治产后虚损不足，腹中拘急，或溺血，小腹苦痛，或从高堕下，犯内，及金疮血多内伤，男子亦宜服之。

当归　干姜　续断　桂心各三两　干地黄六两　芍药四两　芎䓖　麦门冬去心　白芷　甘草炙，各二两　大枣四十枚，擘　吴茱萸一升

上一十二味，㕮咀，以酒一斗，渍药一宿，明旦以水八升合煮，取五升，去滓，分温五服，日三夜二服。有黄芪，入二两为佳。

缓中汤　主妇人产后腹中拘急，及虚满少气，产后诸虚不足，宽中补寒。

吴茱萸一升　干姜　当归　白芷　人参　甘草炙，各二两　麦门冬去心　半夏洗去滑，各三两　芍药六两　细辛一两　生地黄一斤，取汁

上一十一味，㕮咀，以水一斗，煮取三升，去滓，纳地黄汁，更上火合煎三两沸，温服一升，日三服。若无当归，以芎䓖四两代之。

大补汤　治产后虚不足，少气乏力，腹中拘急痛及诸疾痛，内崩伤绝，虚竭里急，腰及小腹痛。

当归　干地黄　半夏洗去滑　桂心各三两　吴茱萸一升，一本无　人参　麦门冬去心　芎䓖　干姜　甘草炙　白芷各二两　芍药四两　大枣四十枚，擘

上一十三味，㕮咀，以水一斗，煮取三升，分三服。

当归芍药汤　治产后虚[1]，逆害饮食方。

当归一两半　芍药　人参　桂心　生姜切　甘草炙，各一两　干地黄二两　大枣二十枚，擘

上八味，㕮咀，以水七升，煮取三升，分为三服。

鲍鱼汤　主产后腹中虚极，水道闭绝，逆胀，咽喉短气方。

鲍鱼一斤半　麻子仁　细辛　茯苓　生姜切　五味子各一两　地黄五两

上七味，㕮咀，以水一斗煮鲍鱼如食法，取汁七升，纳药煎取三升，分为三服，大有神验。

厚朴汤　主产后四日之中血气虚[2]，口干，嘘吸方。

厚朴炙　枳实炙　生姜各三两　芍药　五味子　茯苓　前胡各一两　人参半两　大枣二十枚，擘

上九味，㕮咀，以水六升，煮取二升五合，分为三服，适寒温服，禁冷物。

生地黄汤　主产后虚损少气方。

生地黄　人参　知母　桂心　厚朴炙　甘草炙，各二两　赤小豆三升

上七味，㕮咀，以水二斗五升煮地黄，取一斗，去滓，纳药，煎取三升，分为三服。

气奔汤　主妇人奔豚气，积劳，脏气不足，胸中烦躁，关元以下如怀五千钱状方。

厚朴炙　当归　细辛　芍药　桔梗　石膏碎　桂心各三两　大黄五两　干地黄四两　干姜　泽泻　黄芩　甘草炙，各五两

上一十三味，㕮咀，以水一斗，煮取三升，分温三服，服三剂，佳。《千金》有吴茱萸，无大黄。

杏仁汤　治产后虚气方。

杏仁去皮尖，双仁者　苏叶各一升　半夏一两，洗　生姜十两　桂心四两　人参　橘皮　麦门冬去心　白前各三两

上九味，㕮咀，以水九升，煮取二升五合，分三服。

《千金翼方》卷第六

① 虚：王本作“虚损”。
② 虚：原缺，据王本补。

千金翼方卷第七　妇人三

虚乏第一方十二首[①]

柏子仁丸　主妇人五劳七伤，羸弱瘦削，面无颜色，饮食减少，貌失光泽，及产后半身枯悴，伤坠断绝，无子，令人肥白。能久服，夫妇不相识，神方。

柏子仁　白石英　钟乳　干姜　黄芪各二两　泽兰九分，取叶熬　藁本　芜荑各三两　芎䓖二两半　防风五分　蜀椒一两半，去目及闭口者，汗　人参　紫石英　石斛　赤石脂　干地黄　芍药　五味子　秦艽　肉苁蓉　厚朴炙　龙骨　防葵　细辛　独活　杜仲炙　白芷　茯苓　桔梗　白术　桂心各一两　当归　甘草炙，各七分

上三十三味，捣筛为末，炼蜜和丸如梧子，空肚暖酒服十丸，不知，稍增至三十丸，以知为度，禁食生鱼、肥猪肉、生冷。《千金》有乌头，无秦艽、龙骨、防葵、茯苓。

小泽兰丸　治妇人产后虚损补益方。

泽兰九分，取叶熬　芜荑熬　藁本　厚朴炙　细辛　人参　柏子仁　白术各三分　蜀椒去目、闭口者，汗　白芷　干姜　食茱萸　防风各一两　石膏二两　桂心半两　当归　芎䓖　甘草炙，各七分，一方有芍药一两

上一十八味，捣筛为末，炼蜜和丸梧子大，温酒服二十丸，渐加至三十丸，日三服。忌食生鱼、肥猪肉。《千金》无干姜，有茯苓。

大五石泽兰丸　主妇人产后虚损，寒中，腹中雷鸣，缓急风，头痛寒热，月经不调，绕脐恻恻痛，或心下石坚，逆害饮食，手足常冷，多梦纷纭，身体痹痛，营卫不和，虚弱不能动摇方。

泽兰九分，取叶熬　石膏　干姜　白石英　阳起石各二两　芎䓖　当归各七两　人参　石斛　乌头炮，去皮　白术　续断　远志去心　防风各五分　紫石英　禹余粮　厚朴炙　柏子仁　干地黄　五味子　细辛　蜀椒去目，闭口者，汗　龙骨　桂心　茯苓各一两半　紫菀　山茱萸各一两　白芷　藁本　芜荑各三两　钟乳　黄芪　甘草炙，各二两半

上三十三味，捣筛为末，炼蜜和丸如梧桐子，酒服二十丸，渐加至三十丸。《千金》无阳起石。

小五石泽兰丸　主妇人劳冷虚损，饮食减少，面失光色，腹中冷痛，月候不调，吸吸少气无力，补益温中方。

泽兰九分，取叶熬　藁本　柏子仁　厚朴炙　白术各一两　芍药　蜀椒去目、闭口者，汗　山茱萸　人参各五分　紫石英　钟乳　白石英　肉苁蓉　矾石烧　龙骨　桂心各一两半　石膏　干姜　阳起石各二两　芜荑三分，熬　赤石脂　当归　甘草各七分，炙

上二十三味，捣筛为末，炼蜜和丸如梧子，酒服二十丸，加至三十丸，日三服。

大补益当归丸　治产后虚羸不足，胸中少气，腹中拘急疼痛，或引腰背痛，或产后所下过多不止，虚竭乏力，腹中痛，

① 方十二首：原缺，据目录及王本补。

昼夜不得眠，及崩中，面目失色，唇口干燥。亦主男子伤绝，或从高堕下，内有所伤之处，或损血吐下及金疮等方。

当归　芎䓖　续断　干姜　阿胶炙　甘草炙，各四两　附子炮，去皮　白芷　吴茱萸　白术各三两　干地黄十两　桂心二两　赤芍药二两

上一十三味，捣筛为末，炼蜜和丸如梧子，酒服二十丸，日三夜一，渐加至五十丸。若有真蒲黄，可加一升为善。

白芷丸　治妇人产后所下过多，及崩中伤损，虚竭少气，面目失色，腹中痛方。

白芷　续断　干姜　当归各三两　附子一两，炮，去皮　干地黄五两　阿胶三两，炙

上七味，捣筛为末，炼蜜和丸如梧子，酒服二十丸，日四五服。无当归，用芎䓖代之。亦可加蒲黄一两为善，无续断，用大蓟根代之。

甘草丸　主妇人产后心虚不足，虚悸少气，心神不安，或若恍恍惚惚不自觉方。

甘草三两，炙　人参　泽泻　桂心各一两　大枣五枚　远志去心　茯苓　麦门冬去心　菖蒲　干姜各二两

上一十味，捣筛为末，炼蜜和丸如大豆许，酒服二十丸，日四五服，夜二服，不知稍增。若无泽泻，用术代之。若胸中冷，增干姜。

大远志丸　主妇人产后心虚不足，心下虚悸，志意不安，时复愦愦，腹中拘急痛，夜卧不安，胸中吸吸少气。药内补伤损，益气，安志定心，主诸虚损方。

远志去心　茯苓　桂心　麦门冬去心　泽泻　干姜　人参　当归　独活　阿胶炙　菖蒲　甘草炙　白术各三两　干地黄五两　薯蓣二两

上一十五味，捣筛为末，炼蜜和丸如梧子，空腹温酒服二十丸，日三服，不知稍加至三十丸。大虚，身体冷，少津液，加钟乳三两为善，钟乳益精气，安心镇志，令人颜色美，至良。

人参丸　主产后大虚，心悸，志意不安，恍惚不自觉，心中畏恐，夜不得眠，虚烦少气方。

人参　茯苓　麦门冬去心　甘草炙，各三两　桂心一两　大枣五十枚，作膏　菖蒲　泽泻　薯蓣　干姜各二两

上一十味，捣筛为末，炼蜜枣膏和丸如梧子大。空腹酒下二十丸，日三夜一服，不知稍增至三十丸。若有远志得二两纳之为善。气绝纳当归、独活各三两更善。此方亦治男子虚、心悸不安，至良。

生地黄煎　治妇人产后虚羸短气，胸胁逆满风寒方。

生地黄八两　茯苓　麦门冬各一斤，去心　桃仁半升，去皮尖　甘草一尺，炙　人参三两　石斛　桂心　紫菀各四两

上九味，合捣筛，以生地黄汁八升，醇清酒八升，合调铜器中炭火上，纳鹿角胶一斤，数搅之得一升，次纳饴三升，白蜜三升，于铜器中釜汤上煎令调药成。先食服如弹丸一枚，日三，不知稍加至二丸。

地黄羊脂煎　治产后诸病，羸瘦，欲令肥白，食饮平调方。

生地黄汁一斗　生姜汁　白蜜各五升　羊脂二升

上四味，先煎地黄汁，令得五升，次纳羊脂，煎令减半，纳姜汁，复煎令减，纳蜜著铜器中，重汤煎如饴状。取煎如鸡子大一枚，投温酒中，饮，日三服。

生饮白草汁　治产后劳复及肾劳方。

白草一把

上一味，捣绞取汁，顿服，瘥。劳复生虫，去滓取汁，洗眼中虫出。又屋漏水

洗赤虫出。

盗汗第二方四首

鲤鱼汤 主妇人体虚，流汗不止，或眠中盗汗方。

鲤鱼二斤 葱白切，一升 豉一升 干姜 桂心一两

上五味，先以水一斗煮鱼，取六升，去鱼纳诸药，微火煮取二升，分再服，取微汗即愈。

竹皮汤 治妇人汗血、吐血、尿血、下血。

竹皮三升 干地黄四两 人参半两 芍药 当归 桔梗 桂心各二[①]两 芎䓖 甘草炙，各二两

上九味，㕮咀，以水七升，煮取三升，分三服。

吴茱萸汤 治妇人产后虚羸盗汗，时濇濇恶寒。

吴茱萸三两

上一味，以清酒三升渍之半日，所煮令蚁鼻沸，减得二升。分服一升，日再，间日饮。

猪膏煎 治妇人产后体虚，寒热自汗出。

猪膏 生姜汁 白蜜各一升 清酒五合

上四味，合煎令调和，五上五下，膏成。随意以酒服，瘥。当用炭火上煎。

下乳第三方一十六首

钟乳汤 治妇人乳无汁。

钟乳 白石脂 硝石各一分 通草 生桔梗各二分

上五味，㕮咀，以水五升煮，三上三下，余一升，去滓，纳硝石令烊，绞服无多少，若小儿不能乳，大人嗍之。

漏芦汤 治妇人乳无汁。

漏芦 通草各二两 钟乳一两 黍米一升

上四味，㕮咀，黍米宿渍，揩挞，取汁三升，煮药三沸。去滓饮之，日三服。

鲫鱼汤 妇人下乳汁。

鲫鱼长七寸 猪肪半斤 漏芦 钟乳各二两

上四味，㕮咀，药切，猪脂鱼不须洗，清酒一斗二升，合煮，鱼熟药成，去滓。适寒温，分五服，即乳下，良。饮其间相去须臾一饮，令药力相及。

又方

通草 钟乳 栝楼实 漏芦各三两

上四味，㕮咀，以水一斗，煮取三升，去滓。饮一升，日三服。

又方

通草 钟乳各四两

上二味，切，以酒五升渍一宿，明旦煮沸，去滓。服一升，日三服，夏冷服，冬温服之。

又方

石膏四两，碎。以水二升，煮三沸。稍稍服，一日令尽。

又方

栝楼实一枚，青色，大者。无大者，用小者两枚，无青色者，黄色者亦好。

上一味，熟捣，以白酒一斗，煮取四升，去滓。服一升，日三服。

又方

鬼箭五两

上一味，切，以水六升，煮取四升。一服八合，日三服。亦可烧灰，水服方寸匕。

鼠肉臛方 治妇人乳无汁。

---

① 各二：原缺，据王本补。

鼠肉五两　羊肉六两　獐肉半斤

上三味，作臛，勿令疾者知之。

鲍鱼大麻子羹　治妇人产后下乳。

鲍鱼肉三斤　麻子仁一升

上二味，与盐豉、葱作羹，任意食之。

又方

通草　钟乳

上二味等分，捣筛，作面粥。服方寸匕，日三服。百日后，可兼养两儿。通草横心白者是，勿取羊桃根，色黄者无益。

又方

麦门冬去心　钟乳　通草　理石

上四味，等分捣筛。空腹，酒服方寸匕，日三服。

又方

漏芦三分　钟乳　栝楼根各[①]五分　蛴螬三合

上四味，捣筛。先食糖水方寸匕，日三服。

又方

栝楼根三两　钟乳四两　漏芦　滑石　通草各二两　白头翁一两

上六味，捣筛为散。酒服方寸匕，日再服。

又方

钟乳　通草各五分　云母二两半　屋上败草二把，烧作灰　甘草一两，炙

上五味，捣筛为散。食后以温漏芦水服方寸匕，日三服，乳下为度。

又方

麦门冬去心　钟乳　通草　理石　干地黄　土瓜根　蛴螬并等分

上七味，捣筛为散。食后酒服方寸匕，日三服。

中风第四方一十一首

甘草汤　治产后在褥，中风背强，不能转动，名曰风痓。

甘草炙　干地黄　麦门冬去心　前胡　黄芩　麻黄去节　栝楼根各二升　芎䓖一两　葛根半斤　杏仁五十枚，去皮尖、双仁

上一十味，㕮咀，以水一斗、酒五升，合煮葛根，取八升，去滓，纳诸药。煮取二升，分再服。一剂不瘥，更作之，大良。《千金》无前胡。

羌活汤　治产后中风，身体痹疼痛。

羌活　防风　乌头炮，去皮　桂心　芍药　干地黄各三两　防己　女萎　麻黄去节，各一两　葛根半斤　生姜六两[②]　甘草二两，炙

上一十二味，㕮咀，以水九升，清酒三升合煮，取三升，服五合，日三夜一服，极佳。

治产后中风时烦方

知母　石膏碎　芍药　甘草炙，各二两　半夏一升，洗　生姜切　防风　白术各二两　独活四两　桂心四两

上一十味，㕮咀，以水一斗、清酒五升合煮。取三升，分三服。

独活汤　治产后中风，口噤不得言。

独活五两　防风　秦艽　桂心　当归　附子炮，去皮　白术　甘草炙，各二两　木防己一两　葛根　生姜各三两

上一十一味，㕮咀，以水一斗二升，煮取三升，分三服。

竹叶汤　治产后中风，发热，面正赤，喘气头痛。

淡竹叶　葛根各三两　人参一两　防风二两　大附子一枚，炮，去皮　生姜五两　大枣十五枚，擘　桔梗　桂心　甘草炙，各一两

---

① 各：原文作"合"，据王本改。

② 六两："六两"前原衍"各"字，据王本删。

上一十味，㕮咀，以水一斗煮取二升半，分二服，温覆使汗出。颈项强，用大附子煎药，扬去沫。若呕者，加半夏半升，洗。

防风汤 治产后中风，里急短气。

防风 葛根 当归 芍药 人参 干姜 甘草炙，各二两 独活五两

上八味，㕮咀，以水九升，煮取三升，分为三服。

治产后魇言鬼语，由内虚未定，外客风邪所干方。

羊心一枚 远志去皮 芍药 黄芩 牡蛎熬 防风 甘草炙，各二两 干地黄 人参各三两

上九味，㕮咀，以水一斗煮羊心，取五升，去心，纳诸药。煎取三升，分为三服。

鹿肉汤 治产后风虚，头痛壮热，言语邪僻。

鹿肉三斤 半夏一升，洗去滑 干地黄 阿胶炙 芎䓖各二两 芍药 独活 生姜切 黄芪 黄芩 人参 甘草炙，各三两 桂心二两 秦艽五两 茯神四两，一云茯苓

上一十五味，㕮咀，以水二斗煮肉，得一斗二升，去肉下药，煎取三升，纳胶令烊。分四服，日三夜一服。

防风酒 治产后中风。

防风 独活各一斤 女萎 桂心各二两 茵芋一两 石斛五两

上六味，㕮咀，以清酒二斗渍三宿，初服一合，稍加至三四合，日三服。

木防己膏 治产后中风。

木防己半斤 茵芋五两

上二味，切，以苦酒九升渍一宿，猪膏四升煎，三上三下，膏成。炙手摩之千遍佳。

独活酒 治产后中风方①。

独活一斤 桂心三两 秦艽五两

上三味，㕮咀，以酒一斗五升，渍三日，饮五合，稍加至一升，不能饮，随性多少。

心悸第五方四首

治产后忽苦，心中冲悸，或志意不定，恍恍惚惚，言语错谬，心虚所致方。

人参 茯苓各三两 茯神四两 大枣三十枚，擘 生姜八两 芍药 当归 桂心 甘草各二两

上九味，㕮咀，以水一斗，煮取三升，分服，日三。

治产后忽苦，心中冲悸不定，志意不安，言语误错，惚惚愦愦不自觉方。

远志去心 人参 麦门冬去心 当归 桂心 甘草炙，各二两 茯苓五两 芍药一两 生姜六两 大枣二十枚，擘

上一十味，㕮咀，以水一斗，煮取三升，分三服，日三，羸者分四服。产后得此是心虚所致。无当归，用芎䓖。若其人心胸中逆气，则加半夏三两，洗去滑。

治产后暴苦心悸不定，言语谬误，恍恍惚惚，心中愦愦，此是心虚所致方。

茯苓五两 芍药 桂心 当归 甘草炙，各三两 生姜六两 大枣三十枚，擘 麦门冬去心，一升

上八味，㕮咀，以水一斗，煮取三升。分三服。无当归，用芎䓖代。若苦心不定，加人参、远志各二两；若苦烦闷短气，加生竹叶一升，先以水一斗三升煮竹叶，取一斗，纳药；若有微风加独活三两，麻黄二两，桂心二两，用水一斗五升；若颈项苦急，背中强者，加独活、葛根、麻黄、桂心各三两，生姜八两，以水

---

① 独活酒：治产后中风方：原缺，据王本补。

一斗五升，煮取三升半，分四服，日三夜一服。

治产后心冲恐悸不定，恍恍惚惚，不自知觉，言语错误，虚烦短气，志意不定，此是心虚所致方。

远志去心，二两　人参　茯神　当归　芍药　甘草炙，各三两　大枣三十枚，擘　麦门冬一升，去心

上八味，㕮咀，以水一斗，煮取三升，分三服。若苦虚烦短气者，加生淡竹叶一升，以水一斗二升，煮取一斗，乃用诸药。胸中少气者，益甘草一两为善。

下痢第六方一十七首

阿胶汤　治产后下痢。

阿胶　当归　黄柏　黄连各一两　陈廪米一升　蜡如棋子三枚

上六味，㕮咀，以水八升煮米蟹目沸，去米纳药，煮取二升，去滓，纳胶蜡令烊。分四服，一日令尽。

桂心汤　治产后余寒，下痢便脓血赤白，日数十行，腹痛时时下血。

桂心　甘草各二两　白蜜一升　干姜二两　当归三两　赤石脂十两，绵裹　附子一两，炮，去皮，破

上七味，㕮咀，以水六升，煮取三升，纳蜜再沸。分三服。

羊脂汤　治产后下痢，诸疗不断。

羊脂五两　当归　干姜　黄柏　黄连各三两

上五味，㕮咀，以水九升，煮取三升，去滓，纳脂令烊。分三服。

治产后下痢虚乏羸瘦方

黄雌鸡一只，治如食法[①]，去脏，勿中水　赤小豆二升　吴茱萸　独活　人参　黄连　甘草各二两　黄芪　麦门冬去心　当归各三两　大枣三十枚，擘

上一十一味，㕮咀，以水二斗煮鸡、豆，令余一斗，去鸡、豆，澄清，纳药煮取三升。分三服。鸡买成死者。

治产后寒热下痢方

鹿肉三斤　葱白一把　人参　当归　黄芩　桂心　甘草各一两　芍药二两　豉一升　生姜切　干地黄各三两

上一十一味，㕮咀，以水二斗煮肉，取一斗，纳诸药，煮取三升。分三服。

当归汤　治产后下痢腹痛。

当归　龙骨各三两　干姜　白术各二两　芎䓖二两半　熟艾　附子炮，去皮　甘草炙，各一两

上八味，㕮咀，以水六升，煮取三升。分三服，一日令尽。

白头翁加阿胶[②]甘草汤　治产后下痢兼虚极。

白头翁二两　黄连　秦皮　黄柏各三两　阿胶　甘草各二两

上六味，㕮咀，以水七升，煮取三升，去滓，纳胶令烊。分三服。

鳖甲汤　治产后早起中风，冷泄痢及带下。

鳖甲如手大，炙令黄　白头翁一两　当归　黄连　干姜各二两　黄柏长一尺，广三寸

上六味，㕮咀，以水七升，煮取三升，分三服。《千[③]金》无白头翁。

干地黄汤　治产后下痢。

干地黄一两　白头翁　干姜　黄连各一两　蜜蜡方寸　阿胶如手掌大，一枚

上六味，㕮咀。以水五升，煮取二升半，去滓，纳胶蜡令烊。分三服，相去一炊顷。《千金》无干姜。

---

① 法：原作"注"，据王本改。

② 白头翁加阿胶：此六字原窜至"治产后下痢兼虚极"下，据王本移正。

③ 千：原作"子"，据王本改。

生地黄汤　治产后忽著寒热下痢。

生地黄五两　黄连　桂心　甘草各一两　淡竹皮二升　大枣二十枚，擘　赤石脂二两

上七味，㕮咀，以水一斗煮竹皮，取七升，去滓纳药，煮取二升五合。分为三服。

蓝青丸　治产后下痢。

蓝青熬　鬼臼各一两半　附子炮，一两　蜀椒汗，一两半　黄连五两，去毛　龙骨　当归各三两　黄柏　人参　茯苓各一两　厚朴炙　阿胶炙　艾　甘草炙，各二两。一方用赤石脂四两

上一十四味，擣筛为末，炼蜜和丸如梧子。空腹以饮服二十丸。

赤石脂丸　治产后下痢。

赤石脂三两　当归　黄连　干姜　秦皮　白术　甘草炙，各二两　蜀椒汗　附子各一两，炮，去皮

上九味，擣末，炼蜜和丸如梧子大，饮服二十丸，日三服。

治产后下痢赤散方

赤石脂三两　桂心一两　代赭二两

上三味，擣筛为散。酒服方寸匕，日三，夜一服。十日当愈。

治产后下痢黑散方

麻黄去节　贯众　桂心各一两　干漆熬　细辛各二两　甘草三两，炙

上六味，擣筛为散。麦粥服五指撮，日再，五日当愈。

治产后下痢黄散方

黄连　大黄各二两　黄芩　䗪虫熬　干地黄各一两

上五味，擣筛为散，酒服方寸匕，日三服，十日愈。《千金》无大黄。

治妊娠及产后寒热下痢方

黄柏一斤　黄连一升　栀子二十枚

上三味，㕮咀，以水五升，渍一宿，煮三沸，服一升，一日一夜令尽。呕者，加橘皮一把，生姜二两。

治妇人痢，欲痢辄先心痛腹胀满，日夜五六十行方。

神曲熬　石榴皮各八两　黄柏切　黄连切　乌梅肉　艾叶各一升　防己二两　附子五两，炮　干姜　阿胶各三两，炙

上一十味，擣筛为末，炼蜜和丸如梧桐子大。饮服二十丸，日三，渐加至三十、四十丸。

淋渴第七方一十一首

桑螵蛸汤　治产后小便数。

桑螵蛸三十枚，炙　鹿茸炙　黄芪各三两　生姜四两　人参　牡蛎熬　甘草炙，名二两

上七味，㕮咀，以水六升，煮取二升半。分三服。

栝楼汤　治产后小便数兼渴。

栝楼根　黄连　麦门冬去心，各二两　桑螵蛸二十枚，炙　人参　生姜切　甘草炙，各三两　大枣十枚，擘

上八味，㕮咀，以水七升，煮取二升半。分三服。

鸡膍胵汤　治产后小便数。

鸡膍胵二十具　鸡肠三具，洗　厚朴炙　人参各二两　生姜五两　麻黄四两，去节　大枣二十枚，擘　当归　干地黄　甘草炙，各二两

上一十味，㕮咀，以水一斗煮鸡膍胵、肠、枣取[1]七升，去滓，纳药煎取三升半，分三服。

治妇人结气成淋，小便引痛，上至少腹，或时溺血，或如豆汁，或如胶饴，每发欲死，食不生肌，面目萎黄，师所不能

① 取：原作“子”，据《千金要方·卷三》改。

疗方。

贝齿四枚，烧　葵子一升　滑石三两　石膏五两

上四味，㕮咀，以水七升，煮取二升，去滓，纳猪肪一合，更煎三沸，适寒温，分三服。病不瘥，更合服。

石韦汤　治产后卒淋、血淋、气淋。

石韦去皮　黄芩　通草各一两　榆皮五两　大枣三十枚，擘　葵子二升　生姜切　白术各三两，一方用芍药　甘草一两，炙

上九味，㕮咀，以水八升，煮取二升半。分三服。

葵根汤　治产后淋涩。

葵根切，一升，一云干者二两　车前子　乱发烧　大黄　桂心　滑石各一两　通草三两　生姜六两，切

上八味，㕮咀，以水七升，煮取二升半。分为三服。《千金》有冬瓜汁七合。

茅根汤　治产后淋。

白茅根一斤　桃胶　甘草炙，各一两　鲤鱼齿一百枚，擘　生姜三两，切　人参　地麦各二两　瞿麦　茯苓各四两

上九味，㕮咀，以水一斗，煮取二升半。分三服。

鼠妇散　治产后小便不利。

鼠妇七枚熬黄酒服之。

滑石散　治产后淋涩。

滑石五分　通草　车前子　葵子各一两

上四味，捣筛为散，以醋浆水服方寸匕，稍加至二匕。

竹叶汤　治产后虚弱，少气力。

竹叶　人参　茯苓　甘草炙，各一两　大枣十四枚，擘　麦门冬五两，去心　小麦五合　生姜切　半夏洗，各三两

上九味，㕮咀，以水九升，煮竹叶、小麦，取七升，去滓，纳药，更煮，取二升半。服五合，日三夜一服。

栝楼汤　治产后渴不止。

栝楼根四两　人参　麦门冬各三两，去心　大枣三十枚，擘　土瓜根五两　干地黄　甘草炙，各二两

上七味，㕮咀，以水八升，煮取二升半。分三服。

《千金翼方》卷第七

千金翼方卷第八　妇人四

崩中第一方三十六首

治妇人五崩，身体羸瘦，咳逆烦满少气，心下痛，面上生疮，腰大痛不可俯仰，阴中肿如有疮之状，毛中痒，时痛，与子脏相通，小便不利，常头眩，颈项急痛，手足热，气逆冲急，烦不得卧，腹中急痛，食不下，吞醋噫，苦肠鸣，漏下赤白黄黑汁，大臭如胶污衣状，热即下赤，寒即下白，多饮即下黑，多食即下黄，多药即下青，喜怒，心中常恐，一身不可动摇，大恶风寒。

鳖甲散方

鳖甲炙　干姜各三分　芎䓖　云母　代赭各一两　乌贼鱼骨　龙骨　伏龙肝　白垩　猬皮炙，各一分　生鲤鱼头　桂心　白术各半两　白僵蚕半分

上一十四味，捣筛为散，以醇酒纳少蜜，服方寸匕，日三夜二服。久病者十日瘥，新病者五日瘥。若头风小腹急，加芎䓖、桂心各一两佳。忌生冷、猪、鸡、鱼、肉。

治妇人崩中漏下赤白青黑，腐臭不可近，令人面黑无颜色，皮骨相连，月经失度，往来无常，小腹弦急，或苦绞痛，上至于心，两胁肿胀，令人倚坐，气息乏少，食不生肌肤，腰背疼痛，痛连两脚，不能久立，但欲得卧，神验。

大慎火草散方

慎火草　白石脂　鳖甲炙　黄连　细辛　石斛　芎䓖　干姜　芍药　当归　熟艾　牡蛎熬　禹余粮各二两　桂心一两　蔷薇根皮　干地黄各四两

上一十六味，捣筛为散。空腹酒服方寸匕，日三服，稍增至二匕。若寒多加附子及椒，用椒当汗，去目、闭口者；热多加知母、黄芩，加石斛两倍；白多加干姜、白石脂；赤多一方去青黑加桂心、代赭各二两。

治妇人崩中及痢，一日夜数十起，大命欲死，多取诸根煎丸，得入腹即活。若诸根难悉得者，第一取蔷薇根，令多多，乃合之。遇有酒以酒服，无酒以饮服。其种种根当得二斛为佳。

蔷薇根煎方

蔷薇根　柿根　菝葜　悬钩根各一斛

上四味，皆锉，合著釜中，以水淹，使上余四五寸，水煮使三分减一，去滓。无大釜，稍煮如初法，都毕，会汁煎如饴，可为丸，如梧桐子大。服十丸，日三服。

治妇人崩中去赤白，或如豆汁，**伏龙肝汤**方。

伏龙肝如弹丸大，七枚　赤石脂　桂心　艾　甘草炙，各二两　生地黄切，四升　生姜二两

上七味，㕮咀，以水一斗，煮取三升。分四服，日三夜一服。

治妇人崩中，血出不息，逆气虚烦，**熟艾汤**方。

熟艾一升　蟹爪一升　淡竹茹一把　伏龙肝半斤　蒲黄二两　当归一两　干地黄　芍药　桂心　阿胶　茯苓各二两　甘草五寸，炙

上一十二味，㕮咀，以水一斗九升煮艾，取一斗，去滓纳药，煮取四升，纳胶

令烊尽，一服一升，一日令尽，羸人以意消息之，可减五六合。

治妇人崩中漏血不绝，**地榆汤**方。

地榆根　柏叶各八两　蟹爪　竹茹各一升　漏芦三两　茯苓一两　蒲黄三合　伏龙肝半斤　干姜　芍药　当归　桂心　甘草炙，各二两

上一十三味，㕮咀，以水一斗五升煮地榆根，减三升，纳诸药，更煮取四升，分服，日三夜一服。

治妇人产后崩中去血，逆气荡心，胸生疮，烦热，**甘草芍药汤**方。

甘草炙　芍药　当归　人参　白术各一两　橘皮一把　大黄半两

上七味，㕮咀，以水四升，煮取二升，分再服，相去一炊顷。

治妇人崩中下血，**榉柳叶汤**方。

榉柳叶三斤　麦门冬去心　干姜各二两　大枣十枚，擘　甘草一两，炙

上五味，㕮咀，以水一斗，煮榉柳叶取八升，去滓，纳诸药，又煮取三升。分三服。

治妇人暴崩中，去血不止，**蓟根酒**方。

大小蓟根各一斤，切

上二味，以酒一斗渍五宿，服之，随意多少。

治妇人崩中，赤白不绝，困笃，**禹余粮丸**方。

禹余粮五两　乌贼鱼骨三两　白马蹄十两，炙令黄　龙骨三两　鹿茸二两，炙

上五味捣筛，炼蜜和丸如梧子，酒服二十丸，日二服，不知，稍加至三十丸。

治妇人积冷，崩中去血不止，腰背痛，四肢沉重虚极，**大牛角中仁散**方。

牛角中仁一枚，烧　防风二两　干地黄　桑耳　蒲黄　干姜　赤石脂　禹余粮　续断　附子炮，去皮　白术　龙骨　矾石烧　当归各三两　人参一两

上一十五味，捣筛为散，温酒服方寸匕。日三服，不知，渐加之。

治妇人崩中下血，虚羸少力，**调中补虚止血**方。

泽兰熬，九分　蜀椒去目、闭口者，汗，七分　代赭　藁本　桂心　细辛　干姜　防风各一两　干地黄　牡蛎熬，各一两半　柏子仁　厚朴炙，各三分　当归　芎䓖　甘草炙，各七分　山茱萸　芜荑各半两

上一十七味，捣筛为末，炼蜜和丸如梧子。空腹酒服十丸，日三服，渐加至二十丸，神效。一方用白芷、龙骨各三分，人参七分，为二十味。

治妇人崩中下血，切痛不止方。

桑耳赤色　牡蛎熬令变色，各三两　龙骨二两　黄芩　芍药　甘草炙，各一两

上六味，捣筛为散。酒服方寸匕，日三服，稍增，以知为度。

治妇人伤中崩中绝阴，使人怠惰，不能动作，胸胁心腹四肢满，而身寒热甚，溺血。

桑根煎方

桑根白皮细切一斗，麻子仁三升，醇清酒三斗，煮得一斗，绞去滓，大枣百枚去皮、核，饴五升，阿胶五两，白蜜三升，复煎，得九升，下干姜末，厚朴阔二寸，长二尺，蜀椒末三味，各一升，桂心长一尺二寸，甘草八两，蘖米末一升，干地黄四两，芍药六两，玄参五两，丸如弹丸，日三枚。

又方

小蓟根叶锉　荏母各锉十斤

上二味，以水五升，合釜中烂熟，去滓，纳铜器中，煎余四升。分四服，一日令尽。“荏”字未详，不敢刊正。

治妇人崩中方

白茅根二斤　小蓟根五斤

上二味，切，以水五斗，合煎取四升，分稍稍服之。

治妇人崩中去血及产后余病，**丹参酒**方。

丹参　地黄　忍冬　地榆　艾各五斤

上五味，先燥熟舂之，以水渍三宿，去滓，煮取汁，以黍米一斛，酿如酒法，熟。初服四合，稍增之，神良。

治妇人崩中，去赤白方。

取倚死竹蛭，烧末，饮服半方寸匕，神良。

治妇人崩中漏下方

取梧桐木长一尺，烧作灰，捣筛为散。以温酒服方寸匕，日三服。

治妇人白崩中方

芎䓖二两　干地黄　阿胶　赤石脂　桂心　小蓟根各二两

上六味，㕮咀，以酒六升，水四升合煮，取三升，去滓，纳胶令烊尽，绞去滓。分三服。《千金》有伏龙肝，如鸡子大七枚。

治妇人白崩中马通汁方

白马通汁二升　干地黄四两　芎䓖　阿胶　小蓟根　白石脂　桂心各二两　伏龙肝如鸡子大，七枚

上八味，㕮咀，以酒七升，合马通汁煮取三升，去滓纳胶，令烊尽。分三服。

治妇人带下五贲，一曰热病下血；二曰寒热下血；三曰月经未断为房室，即漏血；四曰经来举重伤妊脉，下血；五曰产后脏开经利。五贲之病，外实内虚，**小牛角鰓散**方。

小牛角鰓五枚，烧令赤　龙骨一两　禹余粮　干姜　当归各二两　阿胶炙　续断各三两

上七味，捣筛为散。空腹酒服方寸匕，日三服。《千金》有赤小豆、鹿茸、乌贼鱼骨，为十味。

治妇人缦下十二病绝产，一曰白带，二曰赤带，三曰经水不利，四曰阴胎，五曰子脏坚，六曰子脏僻，七曰阴阳患痛，八曰腹强一作内强，九曰腹寒，十曰五脏闭，十一曰五脏酸痛，十二曰梦与鬼为夫妇。**龙骨散**方“缦下”，《千金》作“醇下”。

龙骨三两　白僵蚕五枚　乌贼鱼骨　代赭各四两　半夏洗　桂心　伏龙肝　干姜　黄柏各二两　石韦去毛　滑石各一两

上一十一味，捣筛为散。温酒服方寸匕，日三服。多白，加乌贼鱼骨、白僵蚕各二两；多赤，加代赭五两；小腹寒，加黄柏二两；子脏坚，加姜桂各二两。各随疾增之。服药三月，有子住药。药太过多，生两子。当审方取药。寡妇童女，不可妄服。

治产后下血不止方

菖蒲五两，锉

上一味，以清酒五升，煮取二升。分二服。

治妇人下血阿胶散方

阿胶八两，炙　乌贼鱼骨二两　芍药四两　当归一两

上四味，捣筛为散，以蜜溲如麦饭。先食，以葱羹汁服方寸匕，日三夜一服。一方桑耳一两。

治诸去血蛊方

鹿茸炙　当归各三两　瓜子五合　蒲黄五两

上四味，捣筛为散。酒服方寸匕，日三服，不知稍增。

治妇人漏血崩中，**鲍鱼汤**方。

鲍鱼　当归各三两，切　阿胶炙，四两　艾如鸡子大，三枚

上四味，以酒三升、水二升合煮，取二升五合，去滓，纳胶烊令尽。一服八合，日三服。

治妇人三十六疾，胞中病，漏下日不绝。**白垩丸**方。

邯郸白垩　牡蛎熬　禹余粮　白芷　乌贼鱼骨　干姜　龙骨　白石脂　桂心　瞿麦　大黄　石韦去毛　白蔹　细辛　芍药　黄连　附子炮，去皮　钟乳　茯苓　当归　蜀椒汗，去目、闭口者　黄芩　甘草炙，各半两

上二十二味，捣筛为末，炼蜜和丸如梧桐子大。酒服五丸，日二。不知，渐加至十丸。

治妇人漏血不止，**大崩中方。**

龙骨　芎䓖　附子炮，去皮　芍药　禹余粮　干姜各三两　赤石脂四两　当归　桂心各一两　甘草五分，炙

上一十味，捣筛为散。以温酒服方寸匕，日三服，稍加至二匕。白多，更加赤石脂一两。

治妇人漏血，积月不止，**马通汤**方。

赤马通汁一升，取新马矢，绞取汁，干者水浸绞取，无赤马，凡马亦得　当归　阿胶炙　干姜各一两　生艾一把　书墨半弹丸大

上六味，㕮咀，以水八升，清酒二升，合煮取三升，去滓，纳马通汁及胶，微火煎取二升。适寒温，分再服，相去一炊顷饮之。

治妇人白漏不绝，**马蹄屑汤**方。

白马蹄炙令焦，屑　赤石脂各五两　禹余粮　乌贼鱼骨　龙骨　牡蛎熬　干地黄　当归各四两　附子三两，炮去皮　白僵蚕一两，熬　甘草二两，炙

上一十一味，㕮咀，以水一斗六升，煮取三升半。分四服，日三夜一服。

治妇人漏血不止方

干地黄　大黄各六两　芎䓖四两　阿胶五两　人参　当归　甘草炙，各三两

上七味，㕮咀，以酒一斗，水五升合煮，取六升，去滓，纳胶烊令尽。一服一升，日三夜一服。

治妇人白漏不绝，**马蹄丸**方。

白马蹄四两，炙令黄　乌贼鱼骨　白僵蚕　赤石脂各二两　禹余粮　龙骨各三两

上六味，捣筛为末，炼蜜和丸如梧子。酒服十丸，不知渐加至二十丸。

治妇人漏下，**慎火草散**方。

慎火草十两，熬令黄　当归　鹿茸一作鹿角　阿胶炙，各四两　龙骨二分

上五味，捣筛为散。先食，酒服方寸匕，日三服。

治妇人漏下不止，**蒲黄散**方。

蒲黄半升　鹿茸炙　当归各二两

上三味，捣筛为散。酒服半方寸匕，日三服，不知渐加至一方寸匕。

治妇人胞落不安，血漏下相连，月水过度，往来多或少，小腹急痛上抢心，胁胀，食不生肌方。

蝉蜕三两，炙　禹余粮　干地黄各六两　蜂房炙　蛇皮炙，各一两　猬皮一具，炙　干姜　防风　乌贼鱼骨　桑螵蛸熬　䗪虫熬　甘草炙，各二两

上一十二味，捣筛为末，炼蜜和丸如梧桐子大。空腹酒服十丸，日三服，渐加至二十丸。

月水不利第二方三十四首

治妇人月水不利，闭塞绝产十八年，服此药二十八日有子。**金城太守白薇丸**方。

白薇　细辛各五分　人参　杜蘅　半夏洗　厚朴炙　白僵蚕　牡蒙各三分　牛膝　沙参　干姜各半两　附子炮，一两半　秦艽半两　当归三分　蜀椒一两半，去目、闭口者，汗　紫菀三分　防风一两半

上一十七味捣筛，炼蜜和为丸如梧桐子。先食，酒服三丸，不知，稍增至四五

丸。此药不用长服，觉有身则止。崔氏有桔梗、丹参各三分。

治经年月水不利，胞中有风冷，故须下之。**大黄朴硝汤**方。

大黄 牛膝各五两 代赭 干姜 细辛各一两 水蛭熬 虻虫去翅、足，熬 芒硝各二两 桃仁三升，去皮尖、双仁者 麻子仁五合 牡丹皮 紫葳一云紫菀。各三两 甘草炙，三两 朴硝三两

上一十四味，㕮咀，以水一斗，煮取三升，去滓，纳芒硝，烊令尽。分三服，五更即服，相去一炊顷自下，之后将息，勿见风。

治妇人月水不利，小腹坚急，大便不通，时时见有物下如鼻涕，或如鸡子白，皆胞中风冷也方。

大黄四两 吴茱萸三升 芍药三两 当归 干地黄 黄芩 干姜 芎䓖 桂心 牡丹皮 芒硝 人参 细辛 甘草炙，各二两 水蛭熬 虻虫各五十枚，去翅、足，熬 桃仁五十枚，去皮尖 黄雌鸡一只，治如食法，勿令中水

上一十八味，㕮咀，以清酒五升渍药一炊久，又别以水二斗煮鸡取一斗，去鸡下药，合煮取三升，绞去滓，纳芒硝烊尽，搅调，适寒温。服一升，日三服。

治月水不利小腹痛方

牡丹皮 当归 芎䓖 黄芩 大黄 干姜 人参 细辛 硝石 芍药 桂心 甘草炙，各二两 水蛭熬 虻虫去翅、足，熬 桃仁各五十枚，去皮尖 蛴螬十三枚，熬 干地黄三两 黄雌鸡一只，治如食法

上一十八味，㕮咀，以清酒五升渍一宿，别以水二斗煮鸡，取一斗五升，去鸡纳药，煮取三升，去滓，纳硝石烊令尽。适寒温，一服一升，日三服。

治久寒月水不利，或多或少方。

吴茱萸三升 生姜一斤 桂心一尺 大枣二十枚，擘 桃仁去皮、尖，五十枚 人参 芍药各三两 小麦 半夏洗，各一升 牡丹皮四两 牛膝二两 水蛭熬 䗪虫熬 虻虫去翅足，熬 甘草炙，各一两

上一十五味，㕮咀，以清酒三升、水一斗，煮取三升，去滓，适寒温，服一升，日三服。不能饮酒者，以水代之。汤临欲成，乃纳诸虫。病人不耐药者，则饮七合。

治妇人月水不利，腹中满，时自减，并男子膀胱满急，**抵党汤**方。

大黄二两 桃仁三十枚，去皮尖、两仁[①]，炙 水蛭二十枚，熬 虎杖炙，二两，一云虎掌

上四味，㕮咀，以水三升，煮取一升。顿服之，当即下血。

又方

当归 桂心 干漆熬 大枣擘 虻虫去翅、足，熬 水蛭各二两，熬 芍药 细辛 黄芩 萎蕤 甘草炙，各一两 吴茱萸 桃仁各一升，去皮尖、两仁

上一十三味，㕮咀，以酒一斗渍一宿。明旦煮之取三升，分三服。

治妇人月水不利方

当归 芍药 干姜 芒硝 吴茱萸各二两 大黄四两 桂心三两 甘草炙，一两 桃仁去皮尖，三十枚

上九味，㕮咀，以水九升，煮取三升，去滓，纳芒硝烊令尽。分三服。

治妇人胸胁满，月水不利，时绕脐苦痛，手足烦热，两脚酸，**温经丸**方。

干姜 吴茱萸 附子炮，去皮 大黄 芍药各三两 黄芩 干地黄 当归 桂心 白术各二两 人参 石韦各一两，去毛 蜀椒一合，去目及闭口，汗 桃仁七十枚，去皮尖及双仁，熬 薏苡仁一升

---

① 仁：原缺，据王本补。

上一十五味，捣筛为末，炼蜜和丸如梧桐子。先食，酒服一丸，日三服，不知稍加之，以知为度。

治女人月水不利，手足烦热，腹满不欲寐，心烦，**七熬丸**方。

大黄半两，熬　前胡　芒硝各五分　干姜三分　茯苓二分半　杏仁去皮尖、双仁，一分半，熬　蜀椒去目及闭口，汗　葶苈各二分，熬　桃仁二十枚，去皮尖、双仁，熬　水蛭半合，熬　虻虫半合，去翅足，熬

上一十一味，捣筛为末，炼蜜和丸如梧桐子，饮服七丸，日三服，渐加至十丸，治寒先食服之。《千金》有芎䓖三分。

治妇人带下，寒气血积，腰腹痛，月水时复不调，手足厥逆，气上荡心，害饮食方。

茯苓　枳实炙　干姜各半两　芍药　黄芩　桂心　甘草炙，各一两

上七味，㕮咀，以水四升，煮取二升。分二服，服别相去一炊顷。诸月水不调，皆悉主之。

治妇人月水不调，或月前或月后，或如豆汁，腰痛如折两脚疼，胞中风冷，**牡丹大黄汤**方。

牡丹皮三两　大黄　朴硝各四两　桃仁一升，去皮尖、双仁者　阳起石　人参　茯苓　水蛭熬　虻虫去翅、足，熬　甘草炙，各二两

上一十味，㕮咀，以水九升，煮取三升，去滓，纳硝令烊尽。分三服，服别相去如一炊顷。

治妇人月水不调，或在月前，或在月后，或多或少，乍赤乍白，**阳起石汤**方。

阳起石二两　附子一两，炮，去皮　伏龙肝五两　生地黄切，一升　干姜　桂心　人参　甘草炙，各二两　续断　赤石脂各三两

上一十味，㕮咀，以水一斗，煮取三升二合，分四服，日三夜一服。

治月水不调，或一月再来，或两月三月一来，或月前或月后，闭塞不通，宜服**杏仁汤**方。

杏仁去皮尖、双仁　桃仁去皮尖、双仁　虻虫去翅、足，熬　水蛭熬，各三十枚　大黄三两

上五味，㕮咀，以水六升，煮取二升五合，分为三服。一服其病当随大小便有所下，若下多者，止勿服；若少者，则尽二服。

治妇人产生余疾，月水时来，腹中绞痛方。

朴硝　当归　薏苡仁　桂心各二两　大黄四两　代赭　牛膝　桃仁去皮尖、两仁，熬，各一两

上八味，捣筛为末，炼蜜和丸如梧桐子。先食，酒服五丸，日三服，不知稍增之。

治妇人经水来绕脐痛，上抢心胸，往来寒热，如疟状方。

薏苡仁　代赭　牛膝各二两　茯苓一两　大黄八两　䗪虫二十枚，熬　桃仁五十枚，去皮尖、双仁，熬　桂心五寸

上八味，捣筛为散。宿不食，明朝空腹温酒服一钱匕。

治妇人月事往来，腰腹痛方。

䗪虫四枚，熬　女青　芎䓖各一两　蜀椒去目及闭口，汗　干姜　大黄各二两　桂心半两

上七味，捣筛为散。先食，酒服一刀圭。服之十日，微去下，善养之佳。

治妇人月事不通，小腹坚痛不得近，**干漆汤**方。

干漆熬　大黄　黄芩　当归　芒硝　桂心各一两　附子一枚，炮，去皮　吴茱萸一升　萎蕤　芍药　细辛　甘草炙，各一两

上一十二味，㕮咀，以清酒一斗渍一

宿，煮取三升，绞去滓，纳芒硝烊令尽。分三服，服别相去一炊顷。

又方

大黄三两　桃仁一升，去皮尖及双仁　芒硝　土瓜根　当归　芍药　丹砂研，各二两

上七味，㕮咀，以水九升煮取三升，去滓，纳丹砂末及芒硝，烊令尽。为三服，服别相去一炊顷。《千金》有水蛭二两。

治月水不通，心腹绞痛欲死，通血止痛，**严[①] 蜜汤**方。

吴茱萸　大黄　当归　干姜　虻虫去翅、足，熬　水蛭熬　干地黄　芎䓖各二两　栀子仁十四枚　桃仁去皮尖，一升，熬　芍药三两　细辛　甘草炙，各一两　桂心一两　牛膝三两　麻仁半升

上一十六味，㕮咀，以水九升，煮取二升半。分三服，日三服，服相去一炊顷。

治血[②] 瘕，月水瘀血不通，下病散坚血[③] 方。

大黄　细辛　朴硝各一升　硝石　附子炮，去皮　虻虫去翅足、熬，各三分　黄芩　干姜各一两　芍药　土瓜根　代赭　丹砂各二两，研　牛膝一斤　桃仁二升，去皮尖、双仁　蛴螬二枚，炙

上一十五味，㕮咀，水酒各五升，渍药一宿，明旦乃煮取四升，去滓，纳朴硝、硝石烊令尽。分四服，服别相去如一炊顷，去病后宜食**黄鸭羹**。

又方

水蛭熬　土瓜根　芒硝　当归各二两　桃仁一升，去皮尖　大黄　桂心　麻子　牛膝各三两

上九味，㕮咀，以水九升，煮取三升，去滓，纳芒硝烊令尽。分三服，服别相去一炊顷。

治月水不通，结成癥坚如石，腹大骨立，宜**破血下癥物方**。

大黄　硝石熬，令沸定，各六两　蜀椒去目、闭口，汗，一两　代赭　干漆熬　芎䓖　茯苓　干姜　虻虫去翅、足，熬，各二两　巴豆二十枚，去皮、心，熬

上一十味，捣筛为末，别治巴豆令如脂，炼蜜丸如梧桐子大。酒服三丸，渐加至五丸，空腹为始，日二服。《千金》有丹砂、柴胡、水蛭、土瓜根，为一十四味。

治产后月水往来，乍多乍少，仍不复通，里急，下引腰身重，**牛膝丸**方。

牛膝　桂心　大黄　芎䓖各三两　当归　芍药　人参　牡丹皮各二两　水蛭熬　虻虫熬，去翅、足　䗪虫熬，各十枚　蛴螬熬　蜚蠊虫各四十枚，一方无

上一十三味，捣筛为末，炼蜜和丸如梧桐子大。空腹，温酒下五丸，日三服，不知，渐增至十丸。

治月水闭不通，洒洒往来寒热方。

虻虫一两，去翅、足，熬　桃仁十两，去皮尖、双仁，熬　桑螵蛸半两　代赭　水蛭熬　蛴螬熬，各二两　大黄三两

上七味，捣筛为末，别捣桃仁如膏，乃合药，炼蜜和为丸，如梧桐子大。酒服五丸，日二服。

治月水不通，手足烦热，腹满，默默不欲寐，心烦方。

芎䓖五两半　芒硝　柴胡各五两　茯苓二两　杏仁五合，去皮尖、双仁，熬　大黄一斤　蜀椒去目、闭口者，汗　水蛭熬　虻虫去翅、足，熬，各半两　桃仁一百枚，去皮尖、双仁，熬　䗪虫熬　牡丹皮各二两　干姜六两　葶苈子五合，熬令紫色

上一十四味，捣筛为末，别捣桃仁、杏仁如泥，炼蜜和为丸如梧桐子大。空腹

① 严：王本作“岩”。
② 血：原缺，据王本补。
③ 坚血：原缺，据王本补。

酒服七丸，日三服，不知稍增之。此方与前七熬丸同，多三味。

治腰腹痛月水不通利方

当归四两　芎䓖　人参　牡蛎熬　土瓜根　水蛭熬，各二两　虻虫去翅、足，熬　丹砂研　乌头炮，去皮　干漆熬，各一两　桃仁五十枚，去皮尖、两仁，熬，别捣如泥

上一十一味，捣筛为末，炼蜜和丸如梧桐子大。空腹，酒服三丸，日三服。

治月闭不通，不欲饮食方

大黄一斤　柴胡　芒硝各五两　牡蛎熬，一两　葶苈子二两，熬令紫色，别捣　芎䓖二两半　干姜三两　蜀椒汗，一十两，去目及闭口者　茯苓三两半　杏仁五合，熬，别捣如膏　虻虫熬，去翅、足　水蛭熬，各半两　桃仁七十枚，去皮尖、双仁，熬，别捣如膏

上一十三味，捣筛为末，和前件葶苈、桃仁、杏仁等脂炼蜜和为丸，如梧桐子大。饮服七丸，日再。亦与七熬丸同，多二味。

治月水不通六七年，或肿满气逆，腹胀癥瘕，服此方数有神效。**大虻虫丸**方。

虻虫四百枚，去翅、足，熬　水蛭三百枚，熬　蛴螬一升，熬　干地黄　牡丹皮　干漆熬　土瓜根　芍药　牛膝　桂心各四两　黄芩　牡蒙　桃仁熬，去皮尖、双仁，各三两　茯苓　海藻各五两　葶苈五合，熬令紫色　吴茱萸二两

上一十七味，捣筛为末，别捣桃仁、葶苈如脂，炼蜜和为丸，如梧桐子大。酒服七丸，日三服。《千金》有芒硝、人参。

治月水不通闭塞方

牛膝一斤　麻子仁三升，蒸之　土瓜三两　桃仁二升，熬，去皮尖、双仁

上四味，以酒一斗五升渍五宿。一服五合，渐增至一升，日一服，多饮益佳。

治妇人产后风冷，留血不去，停结月水闭塞方。

菴䕡子　桃仁去皮尖、双仁，熬　麻子仁碎，各二升

上三味，以酒三斗，合煮至二斗。一服五合，日三服，稍加至一升，佳。

治月水闭不通，结瘕，腹大如缸，短气欲死。**虎杖煎**方。

虎杖一百斤，去头，脑，洗去土，暴燥，切　土瓜根汁　牛膝汁各二斗

上三味，以水一斛渍虎杖一宿，明旦煎，余二斗纳土瓜、牛膝汁，搅令调，于汤器中煎，使如饴糖。酒服一合，日二夜一服。当下，若病去，但令服尽。

治带下，月经闭不通方

大黄六两　朴硝五两　桃仁去皮尖及双仁　虻虫去翅、足，各一升，并熬

上四味，捣筛为末，别捣桃仁如膏，以醇苦酒四升，以铜铛著火上煎减一升，纳药三枚子，又减一升，纳朴硝，煎如饧可止，丸如鸡子，投一升美酒中。当宿不食服之。至日西下，或如豆汁，或如鸡肝、凝血、虾蟆子，或如膏，此是病下也。

治月水不通，阴中肿痛。**菖蒲汤**方。

菖蒲　当归各二两　葱白切，小一升　吴茱萸　阿胶熬，各一两

上五味，㕮咀，以水九升，煮取三升，纳胶烊令尽。分为三服。

损伤第三方七首

治妇人因其夫阴阳过度，玉门疼痛，小便不通。**白玉汤**方。

白玉二两半　白术　泽泻各二两　肉苁蓉　当归各五两

上五味，㕮咀，先以水一斗煮玉五十沸，去玉，纳药煎取二升。分三服，每服

相去一炊顷。

治妇人伤丈夫，苦头痛欲呕心闷。**桑白皮汤**方。

桑白皮半两　干姜一累　桂心五寸　大枣二十枚，擘

上四味，㕮咀，以水二大升，煮取八合。分二服。《千金》云：以酒一斗煮三四沸，去滓，分温服之，适衣，无令汗出。

治妇人嫁痛单行方

大黄三分

上一味，切，以好酒一升煮十沸，顿服。

治妇人小户嫁痛连日方

芍药半两　生姜切　甘草炙，各三分　桂心一分

上四味，㕮咀，以酒二升煮三沸，去滓。适寒温，分服。

治妇人小户嫁痛单行方

牛膝五两

上一味，切，以酒三升煮再沸，去滓。分三服。

治妇人小户嫁痛方

乌贼鱼骨二枚

上一味，烧成屑。以酒服方寸匕，日三服，立瘥。

治妇人妊身，为夫所动欲死，单行竹沥汁方。

取淡竹断两头节留中节，以火烧中央，以器承两头得汁饮之，立瘥。

《千金翼方》卷第八

千金翼方卷第九　伤寒上

论曰：伤寒热病，自古有之。名贤濬哲，多所防御。至于仲景，特有神功，寻思旨趣，莫测其致。所以医人未能钻仰。尝见太医疗伤寒，惟大青知母等诸冷物投之，极与仲景本意相反。汤药虽行，百无一效。伤其如此，遂披《伤寒大论》，鸠集要妙，以为其方。行之以来，未有不验。旧法方正，意义幽隐。乃令近智所迷，览之者造次难悟；中庸之士，绝而不思。故使闾里之中，岁至夭枉之痛，远想令人慨然无已。今以方证同条，比类相附，须有检讨，仓卒易知。夫寻方之大意，不过三种：一则桂枝，二则麻黄，三则青龙。此之三方，凡疗伤寒不出之也。其柴胡等诸方，皆是吐下发汗后不解之事，非是正对之法。术数未深，而天下名贤，止而不学，诚可悲夫。又有仆隶卑下，冒犯风寒，天行疫疠，先被其毒。悯之酸心，聊述兹意，为之救法。方虽是旧，弘之惟新。好古君子，嘉其博济之利，勿嗤诮焉。

太阳病用桂枝汤法第一

五十七证　方五首

论曰：伤寒与痓病、湿病及热暍相滥，故叙而论之。

太阳病，发热无汗，而反恶寒，是为刚痓。

太阳病，发热汗出，而不恶寒，是为柔痓。一云恶寒。

太阳病，发热，其脉沉细，是为痓。

太阳病，发其汗，因致痓。

病者身热足寒，颈项强，恶寒，时头热面赤，目脉赤，独头动摇，是为痓。

上件痓状。

太阳病而关节疼烦，其脉沉缓，为中湿。

病者一身尽疼，烦，日晡即剧，此为风湿，汗出所致也。

湿家之为病，一身尽疼，发热，而身色似熏黄也。

湿家之为病，其人但头汗出，而背强欲得被覆。若下之早，即哕，或胸满，小便利，舌上如苔。此为丹田有热，胸上有寒，渴欲饮则不能饮，而口燥也。

湿家下之，额上汗出，微喘，小便利者死，下利不止者亦死。

问曰：病风湿相搏，身体疼痛，法当汗出而解。值天阴雨，溜下不止。师云此可发汗，而其病不愈者，何故？答曰：发其汗，汗大出者，但风气去，湿气续在，是故不愈。若治风湿者，发其汗，微微似欲出汗者，则风湿俱去也。

病人喘，头痛鼻窒而烦，其脉大，自能饮食，腹中独和，无病。病在头中寒湿，故鼻窒。纳药鼻中即愈。

上件湿状。

太阳中热，暍是也。其人汗出恶寒，身热而渴也。

太阳中暍，身热疼重，而脉微弱。此以夏月伤冷水，水行皮肤中也。

太阳中暍，发热恶寒，身重而疼痛，其脉弦细芤迟。小便已，洗然手足逆冷，小有劳热，口前开板齿燥。若发其汗，恶寒则甚；加温针，发热益甚；数下之，淋复甚。

上件暍状。

太阳之为病，头项强痛而恶寒。

太阳病，其脉浮。

太阳病，发热，汗出而恶风，其脉缓，为中风。

太阳中风，发热而恶寒。

太阳病，三四日不吐下，见芤，乃汗之。

夫病有发热而恶寒者，发于阳也；不热而恶寒者，发于阴也。发于阳者七日愈，发于阴者六日愈，以阳数七，阴数六故也。

太阳病头痛，至七日以上自愈者，其经竟故也。若欲作再经者，针足阳明，使经不传则愈。

太阳病，欲解时，从巳尽未。

风家表解而不了了者，十二日愈。

太阳中风，阳浮而阴濡弱，浮者热自发，濡弱者汗自出，濇濇恶寒，淅淅恶风，翕翕发热，鼻鸣干呕者，桂枝汤主之。

太阳病，发热汗出，此为荣弱卫强，故使汗出，以救邪风，桂枝汤主之。

太阳病，头痛发热，汗出恶风，桂枝汤主之。

太阳病，项背强几几，而反汗出恶风，桂枝汤主之。本论云：桂枝加葛根汤。

太阳病下之，其气上冲，可与桂枝汤；不冲不可与之。

太阳病三日，已发汗、吐、下、温针，而不解，此为坏病，桂枝汤复不中与也。观其脉证，知犯何逆，随证而治之。

桂枝汤本为解肌，其人脉浮紧，发热无汗，不可与也。常识此，勿令误也。

酒客不可与桂枝汤，得之则呕，酒客不喜甘故也。

喘家作，桂枝汤加厚朴、杏仁佳。

服桂枝汤吐者，其后必吐脓血。

太阳病，初服桂枝汤，而反烦不解者，当先刺风池、风府，乃却与桂枝汤则愈。

太阳病，外证未解，其脉浮弱，当以汗解，宜桂枝汤。

太阳病，下之微喘者，表未解故也，宜桂枝汤。一云麻黄汤。

太阳病，有外证未解，不可下之，下之为逆，解外宜桂枝汤。

太阳病，先发汗，不解而下之，其脉浮，不愈。浮为在外，而反下之，则令不愈，今脉浮，故在外，当解其外则愈，宜桂枝汤。

病常自汗出，此为荣气和、卫气不和故也。荣行脉中，卫行脉外，复发其汗，卫和则愈，宜桂枝汤。

病人脏无他病，时发热，自汗出而不愈，此卫气不和也，先其时发汗愈，宜桂枝汤。

伤寒，不大便六七日，头痛有热，与承气汤；其大便反青，此为不在里，故在表也，当发其汗，头痛者必衄，宜桂枝汤。

伤寒，发汗已解，半日许复烦，其脉浮数，可复发其汗，宜桂枝汤。

伤寒，医下之后，身体疼痛，清便自调，急当救表，宜桂枝汤。

太阳病未解，其脉阴阳俱停，必先振栗[①]，汗出而解。但阳微者，先汗之而解，宜桂枝汤。

太阳病未解，热结膀胱，其人如狂，其血必自下，下者即愈。其外未解，尚未可攻，当先解其外，宜桂枝汤。

伤寒大下后，复发汗，心下痞，恶寒者，不可攻痞，当先解表，宜桂枝汤。

---

① 栗：原缺，据《伤寒论》补。

桂枝汤方

桂枝　芍药　生姜各二两，切　甘草二两，炙　大枣十二枚，擘

上五味，㕮咀三味，以水七升，微火煮取三升，去滓。温服一升，须臾，饮热粥一升余，以助药力。温覆令汗出一时许，益善。若不汗，再服如前，复不汗，后服小促其间，令半日许三服。病重者，一日一夜乃瘥，当晬时观之。服一剂汤，病证犹在，当复作服之，至有汗不出，当服三剂乃解。

太阳病，发其汗，遂漏而不止，其人恶风，小便难，四肢微急，难以屈伸，**桂枝加附子汤**主之。桂枝中加附子一枚，炮，即是。

太阳病下之，其脉促胸满者，桂枝去芍药汤主之。若微寒者，桂枝去芍药加附子汤主之。桂枝去芍药中加附子一枚即是。

太阳病，得之八九日，如疟，发热而恶寒，热多而寒少，其人不呕，清便欲自可，一日再三发。其脉微缓者，为欲愈；脉微而恶寒者，此为阴阳俱虚，不可复吐下发汗也；面色反有热者，为未欲解，以其不能得汗出，身必当痒，**桂枝麻黄各半汤**主之。

桂枝一两十六铢　芍药　生姜切　甘草炙　麻黄去节，各一两　大枣四枚，擘　杏仁二十四枚，去皮尖、两仁者

上七味，以水五升，先煮麻黄一二沸，去上沫，纳诸药，煮取一升八合，去滓，温服六合。本云：桂枝汤三合，麻黄汤三合，并为六合，顿服。

服桂枝汤，大汗出，若脉洪大，与桂枝汤；其形如疟，一日再发，汗出便解，**宜桂枝二麻黄一汤**方。

桂枝一两十七铢　麻黄十六铢　生姜切　芍药各一两六铢　甘草一两二铢，炙　大枣五枚，擘　杏仁十六枚，去皮尖、两仁者

上七味，以水七升，煮麻黄一二沸，去上沫，纳诸药，煮取二升，去滓，温服一升，日再服。本云：桂枝汤二分，麻黄汤一分，合为二升，分二服，今合为一方。

太阳病，发热恶寒，热多寒少，脉微弱，则无阳也。不可发汗，**桂枝二越婢一汤**主之方。

桂枝　芍药　甘草炙　麻黄去节，各十八铢　生姜一两三铢，切　石膏二十四铢，碎　大枣四枚，擘

上七味，以水五升，先煮麻黄一二沸，去上沫，纳诸药，煮取二升，去滓，温服一升。本云：当裁为越婢汤、桂枝合之，饮一升。今合为一方，桂枝汤二分。

服桂枝汤，下之，颈项强痛，翕翕发热，无汗，心下满，微痛，小便不利，**桂枝去桂加茯苓白术汤**主之方。

茯苓　白术各三两

上，于桂枝汤中惟除桂枝一味，加此二味为汤，服一升小便即利。本云：桂枝汤，今去桂枝加茯苓、白术。

太阳病用麻黄汤法第二

一十六证　方四首

太阳病，或已发热，或未发热，必恶寒，体痛，呕逆，脉阴阳俱紧，为伤寒。

伤寒一日，太阳脉弱，至四日，太阴脉大。

伤寒一日，太阳受之，脉若静者为不传，颇欲呕，若躁烦，脉数急者，乃为传。

伤寒其二阳证不见，此为不传。

太阳病，头痛发热，身体疼，腰痛，骨节疼，恶风，无汗而喘，麻黄汤主之。

太阳与阳明合病，喘而胸满，不可下

也，宜麻黄汤。

病十日已去，其脉浮细，嗜卧，此为外解，设胸满胁痛，与小柴胡汤，浮者，麻黄汤主之。

太阳病，脉浮紧，无汗而发热，其身疼痛，八九日不解，其表证仍在，此当发其汗。服药微除，其人发烦，目瞑，增剧者必衄，衄乃解，所以然者，阳气重故也。宜麻黄汤。

脉浮而数者，可发其汗，宜麻黄汤。

伤寒，脉浮紧，不发其汗，因致衄，宜麻黄汤。

脉浮而紧，浮则为风，紧则为寒，风则伤卫，寒则伤荣，荣卫俱病，骨节烦疼，可发其汗，宜麻黄汤。

太阳病下之微喘者，外未解故也，宜麻黄汤。一云桂枝汤。

麻黄汤方

麻黄去节，三两　桂枝二两　甘草一两，炙　杏仁七十枚，去皮尖、两仁者

上四味，以水九升，煮麻黄减二升，去上沫，纳诸药，煮取二升半，去滓，温服八合，覆取微似汗，不须啜粥，余如桂枝法。

太阳病，项背强几几，无汗，恶风，**葛根汤**主之方。

葛根四两　麻黄三两，去节　桂枝　芍药　甘草炙，各二两　生姜三两，切　大枣十一枚，擘

上七味，以水一斗，煮麻黄、葛根减二升，去上沫，纳诸药，煮取三升，去滓，分温三服。不须与粥，取微汗。

太阳与阳明合病而自利，葛根汤主之。用上方，一云用后葛根黄芩黄连汤。

不下利，但呕，葛根加半夏汤主之。葛根汤中加半夏半升，洗，即是。

太阳病，桂枝证，医反下之，遂利不止，其脉促，表未解，喘而汗出，宜**葛根黄芩黄连汤**方。

葛根半斤　甘草二两，炙　黄芩　黄连各三两

上四味，以水八升，先煮葛根减二升，纳诸药煮取二升，去滓，分温再服。

太阳病用青龙汤法第三

四证　方二首

太阳中风，脉浮紧，发热恶寒，身体疼痛，不汗出而烦，**大青龙汤**主之。若脉微弱，汗出恶风者，不可服之；服之则厥，筋惕肉瞤，此为逆也方。

麻黄去节，六两　桂枝二两　甘草二两，炙　杏仁四十枚，去皮尖、两仁者　生姜三两，切　大枣十枚，擘　石膏如鸡子大，碎，绵裹

上七味，以水九升，先煮麻黄减二升，去上沫，纳诸药，煮取三升，去滓，温服一升。取微似汗。汗出多者，温粉粉之，一服汗者，勿再服；若复服，汗出多，亡阳逆虚，恶风，躁不得眠。

伤寒，脉浮缓，其身不疼，但重，乍有轻时，无少阴证者，可与大青龙汤发之。用上方。

伤寒表不解，心下有水气，咳而发热，或渴，或利，或噎，或小便不利，少腹满，或喘者，**小青龙汤**主之方。

麻黄去节，三两　芍药　细辛　干姜　甘草炙　桂枝各三两　五味子　半夏各半升，洗

上八味，以水一斗，先煮麻黄，减二升，去上沫，纳诸药，煮取三升，去滓，温服一升。渴则去半夏，加栝楼根三两；微利者，去麻黄，加荛花一鸡子大，熬令赤色；噎者去麻黄，加附子一枚，炮；小便不利，少腹满，去麻黄，加茯苓四两；喘者，去麻黄，加杏仁半升，去皮。

伤寒，心下有水气，咳而微喘，发热不渴，服汤已而渴者，此为寒去为欲解，小青龙汤主之。用上方。

太阳病用柴胡汤法第四

一十五证　方七首

血弱气尽，腠理开，邪气因入，与正气相搏，在于胁下，正邪分争，往来寒热，休作有时，嘿嘿不欲食饮，脏腑相连，其痛必下，邪高痛下，故使其呕，小柴胡汤主之。服柴胡而渴者，此为属阳明，以法治之。

得病六七日，脉迟浮弱，恶风寒，手足温，医再三下之，不能食，其人胁下满痛，面目及身黄，颈项强，小便难，与柴胡汤，后必下重；本渴饮水而呕，柴胡复不中与也，食谷者哕。

伤寒四五日，身体热恶风。颈项强，胁下满，手足温而渴，小柴胡汤主之。

伤寒，阳脉涩，阴脉弦，法当腹中急痛，先与小建中汤；不瘥，与小柴胡汤。小建中汤见杂疗门中。

伤寒中风，有柴胡证，但见一证便是，不必悉具也。凡柴胡汤证而下之，柴胡证不罢，复与柴胡汤解者，必蒸蒸而振，却发热汗出而解。伤寒五六日，中风，往来寒热，胸胁苦满，嘿嘿不欲饮食，心烦喜呕，或胸中烦而不呕，或渴，或腹中痛，或胁下痞坚，或心下悸，小便不利，或不渴，外有微热，或咳，**小柴胡汤主之**。

柴胡八两　黄芩　人参　甘草炙　生姜各三两，切　半夏半升，洗　大枣十二枚，擘

上七味，以水一斗二升，煮取六升，去滓再煎，温服一升，日三。若胸中烦不呕者，去半夏、人参，加栝楼实一枚；渴者，去半夏，加人参合前成四两半；腹中痛者，去黄芩，加芍药三两；胁下痞坚者，去大枣，加牡蛎六两；心下悸，小便不利者，去黄芩，加茯苓四两；不渴，外有微热者，去人参，加桂三两，温覆，微发其汗；咳者，去人参、大枣、生姜，加五味子半升，干姜二两。

伤寒五六日，头汗出，微恶寒，手足冷，心下满，口不欲食，大便坚，其脉细，此为阳微结，必有表，复有里。沉则为病在里。汗出为阳微。假令纯阴结，不得有外证，悉入在于里；此为半在外半在里，脉虽沉紧，不得为少阴，所以然者，阴不得有汗，今头大汗出，故知非少阴也。可与柴胡汤。设不了了者，得屎而解。用上方。

伤寒十三日不解，胸胁满而呕，日晡所发潮热，而微利，此本当柴胡下之，不得利，今反利者，故知医以丸药下之，非其治也。潮热者，实也。先再服小柴胡汤，以解其外，后以**柴胡加芒硝汤**主之方。

柴胡二两十六铢　黄芩　人参　甘草炙　生姜各一两，切　半夏一合，洗　大枣四枚，擘　芒硝二两

上七味，以水四升，煮取二升，去滓，温分再服，以解其外，不解更作。

柴胡加大黄芒硝桑螵蛸汤方

上，以前七味，以水七升，下芒硝三合，大黄四分，桑螵蛸五枚，煮取一升半，去滓，温服五合，微下即愈。本云：柴胡汤再服以解其外，余二升，加芒硝、大黄、桑螵蛸也。

伤寒八九日，下之，胸满烦惊，小便不利，谵语，一身不可转侧，**柴胡加龙骨牡蛎汤**主之方。

柴胡四两　黄芩　人参　生姜切　龙骨　牡蛎熬　桂枝　茯苓　铅丹各一两半

大黄二两　半夏一合半，洗　大枣六枚，擘

上一十二味，以水八升，煮取四升，纳大黄，切如棋子大，更煮一两沸，去滓。温服一升。本云：柴胡汤，今加龙骨等。

伤寒六七日，发热，微恶寒，支节烦疼，微呕，心下支结，外证未去者，宜柴胡桂枝汤。

发汗多，亡阳狂语者，不可下，以为可与**柴胡桂枝汤**，和其荣卫，以通津液，后自愈方。

柴胡四两　黄芩　人参　生姜切　桂枝　芍药各一两半　半夏二合半，洗　甘草一两，炙　大枣六枚，擘

上九味，以水六升，煮取二升，去滓，温服一升。本云：人参汤作如桂枝法，加柴胡、黄芩；复如柴胡法，今用人参，作半剂。

伤寒五六日，其人已发汗，而复下之，胸胁满微结，小便不利，渴而不呕，但头汗出，往来寒热而烦，此为未解，**柴胡桂枝干姜汤**主之方。

柴胡八两　桂枝三两　干姜二两　栝楼根四两　黄芩三两　牡蛎二两，熬　甘草二两，炙

上七味，以水一斗二升，煮取六升，去滓更煎，温服一升，日二服。初服微烦，汗出愈。

太阳病，过经十余日，反再三下之，后四五日，柴胡证续在，先与小柴胡汤；呕止，小安，其人郁郁微烦者，为未解，与大柴胡汤下者止。

伤寒十余日，邪气结在里，欲复往来寒热，当与大柴胡汤。

伤寒发热，汗出不解，心中痞坚，呕吐下利者，大柴胡汤主之。

病人表里无证，发热七八日，虽脉浮数，可下之，宜**大柴胡汤**方。

柴胡八两　枳实四枚，炙　生姜五两，切　黄芩三两　芍药三两　半夏半升，洗　大枣十二枚，擘

上七味，以水一斗二升，煮取六升，去滓，更煎，温服一升，日三服。一方，加大黄二两，若不加，恐不名大柴胡汤。

太阳病用承气汤法第五

九证　方四首

发汗后，恶寒者，虚故也；不恶寒，但热者，实也，当和其胃气，宜小承气汤。

太阳病未解，其脉阴阳俱停，必先振栗[①]，汗出而解，但阳微者，先汗出而解，阴微者，先下之而解，宜承气汤。一云大柴胡汤。

伤寒十三日，过经而谵语，内有热也，当以汤下之。小便利者，大便当坚，而反利，其脉调和者，知医以丸药下之，非其治也。自利者，其脉当微厥；今反和者，此为内实，宜承气汤。

太阳病，过经十余日，心下温温欲吐，而胸中痛，大便反溏，其腹微满，郁郁微烦，先时自极吐下者，宜承气汤。

二阳并病，太阳证罢，但发潮热，手足漐漐汗出，大便难，谵语者，下之愈，宜承气汤。

太阳病三日，发其汗不解，蒸蒸发热者，调胃承气汤主之。

伤寒吐后，腹满者，承气汤主之。

太阳病，吐下发汗后，微烦，小便数，大便因坚，可与小承气汤和之则愈。

承气汤方

大黄四两　厚朴八两，炙　枳实五枚，

① 栗：原缺，据《伤寒论》补。

炙　芒硝三合

上四味，以水一斗，先煮二味，取五升，纳大黄，更煮取二升，去滓，纳芒硝，更煎一沸，分再服，得下者止。

又方

大黄四两　厚朴二两，炙　枳实大者三枚，炙

上三味，以水四升，煮取一升一合，去滓，温分再服，初服谵语即止，服汤当更衣，不尔尽服之。

又方

大黄四两　甘草二两，炙　芒硝半两

上三味，以水三升，煮取一升，去滓，纳芒硝，更一沸，顿服。

太阳病，不解，热结膀胱，其人如狂，血自下，下者即愈。其外不解，尚未可攻，当先解其外。外解，少腹急结者，乃可攻之，宜**桃核承气汤**方。

桃仁五十枚，去皮尖　大黄四两　桂枝二两　甘草二两，炙　芒硝一两

上五味，以水七升，煮取二升半，去滓，纳芒硝，更煎一沸，分温三服。

太阳病用陷胸汤法第六

三十一证　方一十六首

问曰：病有结胸，有脏结，其状何如？答曰：按之痛，其脉寸口浮，关上自沉，为结胸。何谓脏结？曰：如结胸状，饮食如故，时下利，阳脉浮，关上细沉而紧，名为脏结。舌上白苔滑者，为难治。脏结者，无阳证，不往来寒热，其人反静，舌上苔滑者，不可攻也。夫病发于阳，而反下之，热入因作结胸，发于阴而反汗之，因作痞。结胸者，下之早，故令结胸。结胸者，其项亦强，如柔痓状，下之即和，宜大陷胸丸。

结胸证，其脉浮大，不可下之，下之即死。

结胸证悉具，烦躁者死。

太阳病，脉浮而动数，浮则为风，数则为热，动则为痛，数则为虚，头痛发热，微盗汗出，而反恶寒，其表未解。医反下之，动数则迟，头痛即眩，胃中空虚，客气动膈，短气躁烦，心中懊憹，阳气内陷，心下因坚，则为结胸，大陷胸汤主之。若不结胸，但头汗出，其余无汗，齐颈而还，小便不利，身必发黄。

伤寒六七日，结胸热实，脉沉紧，心下痛，按之如石坚，大陷胸汤主之。但结胸，无大热，此为水结在胸胁，头微汗出，大陷胸汤主之。

太阳病，重发汗而复下之，不大便五六日，舌上燥而渴，日晡如小有潮热，从心下至少腹坚满而痛不可近，大陷胸汤主之。若心下满而坚痛者，此为结胸，大陷胸汤主之。

大陷胸丸方

大黄八两　葶苈子熬　杏仁去皮尖、两仁者　芒硝各半升

上四味，和捣取如弹丸一枚，甘遂末一钱匕，白蜜一两，水二升，合煮取一升，温顿服，一宿乃下。

大陷胸汤方

大黄六两　甘遂末，一钱匕　芒硝一升

上三味，以水六升，先煮大黄取二升，去滓，纳芒硝，煎一两沸，纳甘遂末，分再服，得快利，止后服。

小结胸者，正在心下，按之即痛，其脉浮滑，**小陷胸汤主之。**

黄连一两　半夏半升，洗　栝楼实大者一枚

上三味，以水六升，先煮栝楼，取三升，去滓，纳诸药，煮取二升，去滓，分温三服。

太阳病二三日，不能卧，但欲起者，

心下必结，其脉微弱者，此本寒也。而反下之，利止者，必结胸；未止者，四五日复重下之，此为挟热利。

太阳少阳并病，而反下之，结胸，心下坚，下利不复止，水浆不肯下，其人必心烦。

病在阳，当以汗解，而反以水噀之，若灌之，其热却不得去，益烦，皮粟起，意欲饮水，反不渴，宜服**文蛤散**方。

文蛤五两

上一味，捣为散，以沸汤五合，和服一方寸匕，若不瘥，与五苓散。

五苓散方

猪苓十八铢，去黑皮　白术十八铢　泽泻一两六铢　茯苓十八铢　桂枝半两

上五味，各为散，更于臼中治之，白饮和服方寸匕，日三服，多饮暖水，汗出愈。

寒实结胸无热证者，与**三物小白散**方。

桔梗十八铢　巴豆六铢，去皮心，熬赤黑，研如脂　贝母十八铢

上三味，捣为散，纳巴豆，更于臼中治之，白饮和服，强人半钱匕，羸者减之。病在上则吐，在下则利。不利，进热粥一杯；利不止，进冷粥一杯一云冷水一杯；身热皮粟不解，欲引衣自覆。若以水噀之洗之，更益令热却不得出，当汗而不汗即烦，假令汗出已，腹中痛，与芍药三两如上法。

太阳与少阳并病，头痛，或眩冒，如结胸，心下痞而坚，当刺肺俞、肝俞、大椎第一间，慎不可发汗，发汗即谵语，谵语则脉弦，五日谵语不止，当刺期门。

心下但满，而不痛者，此为痞，**半夏泻心汤**主之。

半夏半升，洗　黄芩　干姜　人参　甘草各三两，炙　黄连一两　大枣十二枚，擘

上七味，以水一斗，煮取六升，去滓，温服一升，日三服。

脉浮紧而下之，紧反入里，则作痞，按之自濡，但气痞耳。

太阳中风，吐下呕逆，表解，乃可攻之。其人漐漐汗出，发作有时。头痛，心下痞坚满，引胁下呕即短气，此为表解里未和，**十枣汤**主之方。

芫花熬　甘遂　大戟各等分

上三味，捣为散，以水一升五合，先煮大枣十枚，取八合，去枣，强人纳药末一钱匕，羸人半钱匕，温服，平旦服。若下少不利者，明旦更服，加半钱，得快下，糜粥自养。

太阳病，发其汗，遂发热恶寒，复下之，则心下痞。此表里俱虚，阴阳气并竭，无阳则阴独，复加烧针，胸烦，面色青黄，肤瞤，此为难治，今色微黄，手足温者愈。

心下痞，按之自濡，关上脉浮者，**大黄黄连泻心汤**主之方。

大黄二两　黄连一两

上二味，以麻沸汤二升渍之，须臾去滓，分温再服。此方必有黄芩。

心下痞而复恶寒，汗出者，**附子泻心汤**主之方。

附子一枚，炮，别煮取汁　大黄二两　黄连　黄芩各一两

上四味，以麻沸汤二升，渍之须臾，去滓，纳附子汁，分温再服。本以下之，故心下痞，与之泻心，其痞不解，其人渴而口躁烦，小便不利者，五苓散主之。一方言：忍之一日乃愈。用上方。

伤寒汗出，解之后，胃中不和，心下痞坚，干噫食臭，胁下有水气，腹中雷鸣而利，**生姜泻心汤**主之方。

生姜四两，切　半夏半升，洗　干姜一

两 黄连一两 人参 黄芩 甘草各三两，炙 大枣十二枚，擘

上八味，以水一斗，煮取六升，去滓，温服一升，日三服。

伤寒中风，医反下之，其人下利日数十行，谷不化，腹中雷鸣，心下痞坚而满，干呕而烦，不能得安，医见心下痞，为病不尽，复重下之，其痞益甚，此非结热，但胃中虚，客气上逆，故使之坚，**甘草泻心汤**主之方。

甘草四两，炙 黄芩 干姜各三两 黄连一两 半夏半升，洗 大枣十二枚，擘

一方有人参三两。

上六味，以水一斗，煮取六升，去滓，温服一升，日三服。

伤寒，服汤药，下利不止，心下痞坚。服泻心汤，复以他药下之，利不止。医以理中与之，而利益甚。理中治中焦，此利在下焦，**赤石脂禹余粮汤**主之方。

赤石脂一斤，碎 太一禹余粮一斤，碎

上二味，以水六升，煮取二升，去滓，分温三服，若不止，当利小便。

伤寒吐下发汗，虚烦，脉甚微，八九日心下痞坚，胁下痛，气上冲喉咽，眩冒，经脉动惕者，久而成痿。

伤寒发汗吐下，解后，心下痞坚，噫气不除者，**旋覆代赭汤**主之方。

旋覆花三两 人参二两 生姜五两，切 代赭一两，碎 甘草三两，炙 半夏半升，洗 大枣十二枚，擘

上七味，以水一斗，煮取六升，去滓，温服一升，日三服。

太阳病，外证未除而数下之，遂挟热而利不止，心下痞坚，表里不解，**桂枝人参汤**主之方。

桂枝四两，别切 甘草四两，炙 白术 人参 干姜各二两

上五味，以水九升，先煮四味，取五升，去滓，纳桂更煮，取三升，去滓，温服一升，日再，夜一服。

伤寒大下后，复发其汗，心下痞，恶寒者，表未解也，不可攻其痞，当先解表，表解乃攻其痞，宜大黄黄连泻心汤。用上方。

病如桂枝证，头项不强痛，脉微浮，胸中痞坚，气上冲喉咽不得息，此为胸有寒，当吐之，宜**瓜蒂散**方。

瓜蒂熬 赤小豆各一分

上二味，捣为散，取半钱匕，豉一合，汤七合渍之，须臾去滓，纳散汤中和，顿服之，若不吐，稍加之，得快吐止，诸亡血虚家，不可瓜蒂散。

太阳病杂疗法第七

二十证 方一十三首

中风发热，六七日不解而烦，有表里证，渴欲饮水，水入而吐，此为水逆，五苓散主之。方见结胸门[①]中。

伤寒二三日，心中悸而烦者，**小建中汤**主之方。

桂枝三两 甘草二两，炙 芍药六两 生姜三两，切 大枣十一枚，擘 胶饴一升

上六味，以水七升，煮取三升，去滓，纳饴，温服一升。呕家不可服，以甘故也。

伤寒脉浮，而医以火迫劫之，亡阳，惊狂，卧起不安，**桂枝去芍药加蜀漆牡蛎龙骨救逆汤**主之方。

桂枝 生姜切 蜀漆各三两，洗去腥 甘草二两，炙 牡蛎五两，熬 龙骨四两 大枣十二枚，擘

上七味，以水八升，先煮蜀漆减二升，纳诸药，煮取三升，去滓，温服一

① 门：原作"闷"，据常例改。

升。一法以水一斗二升，煮取五升。

烧针令其汗，针处被寒，核起而赤者，必发奔豚，气从少腹上冲者，灸其核上一壮，与**桂枝加桂汤**方。

桂枝五两　芍药　生姜各三两　大枣十二枚，擘　甘草二两，炙

上五味，以水七升，煮取三升，去滓，温服一升。本云：桂枝汤，今加桂满五两，所以加桂者，以能泄奔豚气也。

火逆下之，因烧针烦躁者，**桂枝甘草龙骨牡蛎汤**主之方。

桂枝一两　甘草　龙骨　牡蛎各二两，熬

上四味，以水五升，煮取二升，去滓，温服八合，日三服。

伤寒，加温针，必惊。

太阳病六七日出，表证续在，脉微而沉，反不结胸，其人发狂者，以热在下焦。少腹坚满，小便自利者，下血乃愈，所以然者，以太阳随经，瘀热在里故也，宜下之，以抵当汤。

太阳病，身黄，脉沉结，少腹坚，小便不利者，为无血；小便自利，其人如狂者，血证谛也，抵当汤主之。

伤寒有热，少腹满，应小便不利，今反利者，为有血也，当须下之，不可余药，宜抵当丸。

抵当汤方

大黄二两，破六片　桃仁二十枚，去皮尖，熬　虻虫去足、翅，熬　水蛭各三十枚，熬

上四味，以水五升，煮取三升，去滓，温服一升。不下更服。

抵当丸方

大黄三两　桃仁二十五枚，去皮尖，熬　虻虫去足、翅，熬　水蛭各二十枚，熬

上四味，捣分为四丸，以水一升煮一丸，取七合服，晬时当下，不下更服。

妇人中风，发热恶寒，经水适来，得七八日，热除而脉迟，身凉，胸胁下满，如结胸状，谵语，此为热入血室，当刺期门，随其虚实而取之。

妇人中风七八日，续得寒热，发作有时，经水适断者，此为热入血室，其血必结，故使如疟状，发作有时，小柴胡汤主之。方见柴胡汤门。

妇人伤寒，发热，经水适来，昼日了了，暮则谵语如见鬼状，此为热入血室，无犯胃气及上二焦，必当自愈。

伤寒无大热，口燥渴而烦，其背微恶寒，白虎汤主之。

伤寒脉浮，发热无汗，其表不解，不可与白虎汤；渴欲饮水，无表证，白虎汤主之。

伤寒脉浮滑，此以表有热，里有寒，**白虎汤**主之方。

知母六两　石膏一斤，碎　甘草二两，炙　粳米六合

上四味，以水一斗，煮米熟汤成，去滓，温服一升，日三服。

又方

知母六两　石膏一斤，碎　甘草二两，炙　人参三两　粳米六合

上五味，以水一斗，煮米熟汤成，去滓，温服一升，日三服。立夏后至立秋前得用之，立秋后不可服，春三月病常苦里冷，白虎汤亦不可与之，与之即呕利而腹痛，诸亡血及虚家，亦不可与白虎汤，得之则腹痛而利，但当温之。

太阳与少阳合病，自下利者，与黄芩汤；若呕者，与黄芩加半夏生姜汤。

黄芩汤方

黄芩三两　芍药　甘草各二两，炙　大枣一十二枚，擘

上四味，以水一斗，煮取三升，去滓，温服一升，日再夜一服。

黄芩加半夏生姜汤方

半夏半升，洗　生姜一两半，切

上二味，加入前方中即是。

伤寒，胸中有热，胃中有邪气，腹中痛，欲呕吐，**黄连汤**主之方。

黄连　甘草炙　干姜　桂枝　人参各三两　半夏半升，洗　大枣十二枚，擘

上七味，以水一斗，煮取六升，去滓，温分五服，昼三夜二服。

伤寒八九日，风湿相搏，身体疼烦，不能自转侧，不呕不渴，下已，脉浮而紧，桂枝附子汤主之。若其人大便坚，小便自利，**术附子汤**主之方。

桂枝四两　附子三枚，炮　生姜三两，切　大枣十二枚，擘　甘草二两，炙

上五味，以水六升，煮取二升，去滓，分温三服。

术附子汤方

于前方中去桂，加白术四两即是。一服觉身痹，半日许复服之尽，其人如冒状，勿怪。即是附子术并走皮中，逐水气未得除，故使之耳，法当加桂四两。以大便坚，小便自利，故不加桂也。

风湿相搏，骨节疼烦，掣痛不得屈伸，近之则痛剧，汗出短气，小便不利，恶风，不欲去衣，或身微肿，**甘草附子汤**主之方。

甘草二两，炙　附子二枚，炮　白术三两　桂枝四两

上四味，以水六升，煮取三升，去滓，温服一升，日三服，初服得微汗即止，能食汗止复烦者，将服五合，恐一升多者，后服六七合愈。

伤寒脉结代，心动悸，**炙甘草汤**主之方。

甘草四两，炙　桂枝　姜各三两，切　麦门冬去心，半升　麻子仁半升　人参　阿胶各二两　大枣三十枚，擘　生地黄一斤，切

上九味，以清酒七升，水八升，煮取三升，去滓，纳胶烊尽，温服一升，日三服。

阳明病状第八

七十五证　方一十一首

阳明之为病，胃中寒是也。

问曰：病有太阳阳明，有正阳阳明，有微阳阳明，何谓也？答曰：太阳阳明者，脾约是也；正阳阳明者，胃家实是也；微阳阳明者，发其汗，若利其小便，胃中燥，便难是也。

问曰：何缘得阳明病？答曰：太阳病，发其汗，若下之，亡其津液，胃中干燥，因为阳明；不更衣而便难，复为阳明病也。

问曰：阳明病外证云何？答曰：身热，汗出，而不恶寒，但反恶热。

问曰：病有得之一日，发热恶寒者何？答曰：然。虽二日，恶寒自罢，即汗出恶热也。曰：恶寒何故自罢？答曰：阳明处中主土，万物所归，无所复传，故始虽恶寒，二日自止，是为阳明病。

太阳初得病时，发其汗，汗先出复不彻，因转属阳明。

病发热无汗，呕不能食，而反汗出濈濈然，是为转在阳明。

伤寒三日，阳明脉大。

病脉浮而缓，手足温，是为系在太阴，太阴当发黄，小便自利者，不能发黄，至七八日而坚，为属阳明。

伤寒传系阳明者，其人濈然后汗出。

阳明中风，口苦咽干，腹满微喘，发热恶寒，脉浮若紧，下之则腹满，小便难也。

阳明病，能食为中风，不能食为中

寒。

阳明病，中寒不能食，而小便不利，手足濈然汗出，此为欲作坚瘕也，必头坚后溏。所以然者，胃中冷，水谷不别故也。

阳明病，初为欲食之，小便反不数，大便自调，其人骨节疼，翕翕如有热状，奄然发狂，濈然汗出而解。此为水不胜谷气，与汗共并，坚者即愈。

阳明病，欲解时，从申尽戌。

阳明病，不能食，下之不解，其人不能食，攻其热必哕，所以然者，胃中虚冷故也；其人本虚，攻其热必哕。

阳明病，脉迟，食难用饱，饱即微烦头眩者，必小便难，此欲作谷疸，虽下之，其腹必满如故耳，所以然者，脉迟故也。

阳明病，久久而坚者，阳明病，当多汗，而反无汗，其身如虫行皮中之状，此为久虚故也。

冬①阳明病，反无汗，但小便利，二三日呕而咳，手足若厥者，其人头必痛；若不呕不咳，手足不厥者，头不痛。

冬①阳明病，但头眩，不恶寒，故能食。而咳者，其人咽必痛，若不咳者，咽不痛。

阳明病，脉浮而紧，其热必潮，发作有时；但浮者，必盗汗出。

阳明病，无汗，小便不利，心中懊侬，必发黄。

阳明病，被火，额上微汗出，而小便不利，必发黄。

阳明病，口燥，但欲漱水，不欲咽者，必衄。

阳明病，本自汗出，医复重发其汗，病已瘥，其人微烦不了了，此大便坚也。必亡津液，胃中燥，故令其坚。当问小便日几行，若本日三四行，今日再行者，必知大便不久出，今为小便数少，津液当还入胃中，故知必当大便也。

夫病阳多者，热下之则坚，汗出多极，发其汗亦坚。

伤寒呕多者，虽有阳明证，不可攻也。

阳明病，当心下坚满，不可攻之，攻之遂利不止者，利止者愈。

阳明病，合色赤，不可攻之，必发热，色黄者，小便不利也。

阳明病，不吐下而烦者，可与承气汤。

阳明病，其脉迟，虽汗出，不恶寒，其体必重，短气，腹满而喘，有潮热，如此者其外为解，可攻其里，手足濈然汗出，此为已坚，承气汤主之。

若汗出多者，而微恶寒，外为未解，其热不潮，勿与承气汤，若腹大满，而不大便者，可与小承气汤，微和其胃气，勿令至大下。

阳明病，潮热微坚，可与承气汤，不坚勿与之。

若不大便六七日，恐有燥屎，欲知之法，可与小承气汤。若腹中转矢气者，此为有燥屎，乃可攻之。若不转矢气者，此但头坚后溏，不可攻之，攻之必腹胀满，不能食。欲饮水者即哕。其后发热者，必复坚，以小承气汤和之。若不转矢气者，慎不可攻之。

夫实则谵语，虚则郑声。郑声者，重语是也。直视谵语，喘满者死，下利者亦死。

阳明病，其人多汗，津液外出，胃中燥，大便必坚，坚者则谵语，承气汤主之。

阳明病，谵语妄言，发潮热，其脉滑

① 冬：《伤寒论》无，疑衍。

疾，如此者，承气汤主之，因与承气汤一升，腹中转气者，复与一升，如不转气者，勿与之。明日又不大便，脉反微涩，此为里虚，为难治，不得复与承气汤。

阳明病，谵语，有潮热，反不能食者，必有燥屎五六枚，若能食者，但坚耳，承气汤主之。

阳明病，下血而谵语者，此为热入血室，但头汗出者，当刺期门，随其实而泻之。濈然汗出者愈。

汗出而谵语者，有燥屎在胃中，此风也。过经乃可下之。下之若早，语言必乱。以表虚里实，下之则愈，宜承气汤。

伤寒四五日，脉沉而喘满，沉为在里，而反发其汗，津液越出，大便为难，表虚里实，久则谵语。

阳明病下之，心中懊侬而烦，胃中有燥屎者，可攻。其人腹微满，头坚后溏者，不可下之。有燥屎者，宜承气汤。

病者五六日不大便，绕脐痛，躁烦，发作有时，此为有燥屎，故使不大便也。

病者烦热，汗出即解，复如疟状，日晡所发者，属阳明，脉实者当下之；脉浮虚者当发其汗。下之宜承气汤，发汗宜桂枝汤。方见桂枝汤门。

大下后，六七日不大便，烦不解，腹满痛者，此有燥屎，所以然者，本有宿食故也，宜承气汤。

病者小便不利，大便乍难乍易，时有微热，怫郁不能卧，有燥屎故也，宜承气汤。

得病二三日，脉弱，无太阳柴胡证，而烦心下坚，至四日虽能食，以小承气汤少与微和之，令小安，至六日，与承气汤一升，不大便六七日，小便少者，虽不大便，但头坚后溏未定成其坚，攻之必溏，当须小便利，定坚，乃可攻之，宜承气汤。

伤寒七八日，目中不了了，睛不和，无表里证，大便难，微热者，此为实，急下之，宜承气汤。

阳明病，发热汗多者，急下之，宜承气汤。

发汗不解，腹满痛者，急下之，宜承气汤。

腹满不减，减不足言，当下之，宜承气汤。

阳明与少阳合病而利，脉不负者为顺，滑而数者，有宿食，宜承气汤。方并见承气汤门。

阳明病，脉浮紧，咽干口苦，腹满而喘，发热汗出，不恶寒，反偏恶热，其身体重。发汗即躁，心中愦愦，而反谵语。加温针，必怵惕，又烦躁不得眠。下之，胃中空虚，客气动膈，心中懊侬，舌上苔者，栀子汤主之。

阳明病，下之，其外有热，手足温，不结胸，心中懊侬，若饥不能食，但头汗出，**栀子汤**主之方。

栀子十四枚，擘　香豉四合[①]，绵裹

上二味，以水四升，先煮栀子取二升半，纳豉，煮取一升半，去滓，分再服，温进一服，得快吐止后服。

三阳合病，腹满身重，难以转侧，口不仁，言语向经，谵语遗尿。发汗则谵语；下之则额上生汗，手足厥冷。白虎汤主之。按诸本皆云“向经”，不敢刊改。

若渴欲饮水，口干舌燥者，白虎汤主之。方见杂疗中。

若脉浮，发热，渴欲饮水，小便不利，**猪苓汤**主之方。

猪苓去黑皮　茯苓　泽泻　阿胶　滑石碎，各一两

上五味，以水四升，先煮四味，取二

---

① 合：原作“各”，据《伤寒论·卷三》改。

升，去滓，纳胶烊消，温服七合，日三服。

阳明病，汗出多而渴者，不可与猪苓汤，以汗多，胃中燥，猪苓汤复利其小便故也。

胃中虚冷，其人不能食者，饮水即哕。

脉浮发热，口干鼻燥，能食者即衄。

若脉浮迟，表热里寒，下利清谷，**四逆汤**主之方。

甘草二两，炙　干姜一两半　附子一枚，生，去皮，破八片

上三味，以水三升，煮取一升二合，去滓，分温再服，强人可大附子一枚，干姜三两。

阳明病发潮热，大便溏，小便自可，而胸胁满不去，小柴胡汤主之。

阳明病，胁下坚满，不大便而呕，舌上苔者，可以小柴胡汤。上焦得通，津液得下，胃气因和，身濈然汗出而解。

阳明中风，脉弦浮大而短气，腹都满，胁下及心痛，久按之气不通，鼻干，不得汗，其人嗜卧，一身及目悉黄，小便难，有潮热，时时哕，耳前后肿。刺之小瘥，外不解，病过十日，脉续浮，与小柴胡汤。但浮，无余证，与麻黄汤；不溺，腹满加哕，不治。方见柴胡汤门。

阳明病，其脉迟，汗出多，而微恶寒，表为未解，可发汗，宜桂枝汤。

阳明病，脉浮，无汗，其人必喘，发汗即愈，宜麻黄汤。方并见上。

阳明病汗出，若发其汗，小便自利，此为内竭，虽坚不可攻，当须自欲大便，宜**蜜煎导**而通之，若土瓜根、猪胆汁皆可以导方。

蜜七合

上一味，纳铜器中，微火煎之，稍凝如饴状，搅之，勿令焦著，欲可丸，捻如指许长二寸，当热时急作，令头锐，以纳谷道中，以手急抱，欲大便时乃去之。

又方

大猪胆一枚，泻汁，和少法醋，以灌谷道中，如一食顷，当大便，出宿食恶物。已试甚良。

阳明病，发热而汗出，此为热越，不能发黄也，但头汗出，其身无有，齐颈而还，小便不利，渴引水浆，此为瘀热在里，身必发黄，茵陈汤主之。

伤寒七八日，身黄如橘，小便不利，其腹微满，**茵陈汤**主之方。

茵陈六两　栀子十四枚，擘　大黄二两

上三味，以水一斗二升，先煮茵陈减六升，纳二味，煮取三升，去滓，分温三服。小便当利，溺如皂荚沫状，色正赤。一宿黄从小便去。

阳明证，其人喜忘，必有畜血，所以然者，本有久瘀血，故令喜忘，虽坚，大便必黑，抵当汤主之。

病者无表里证，发热七八日，虽脉浮数，可下之。假令下已，脉数不解，而合热消谷喜饥，至六七日，不大便者，有瘀血，抵当汤主之。若数不解而下不止，必挟热便脓血。方见杂疗中。

食谷而呕者，属阳明，**茱萸汤**主之方。

吴茱萸一升　人参三两　生姜六两，切　大枣二十枚，擘

上四味，以水七升，煮取三升，去滓，温服七合，日三服。得汤反剧者，属上焦也。

阳明病，寸口缓，关上小浮，尺中弱，其人发热而汗出，复恶寒，不呕，但心下痞，此为医下之也。若不下，其人复不恶寒而渴者，为转属阳明，小便数者，大便即坚，不更衣十日，无所苦也。渴欲饮水者，但与之，当以法救渴，宜五苓

散。方见疗痞门。

脉阳微而汗出少者，为自如；汗出多者，为太过。太过者阳绝于内，亡津液，大便因坚。

脉浮而芤，浮为阳，芤为阴，浮芤相搏，胃气则生热，其阳则绝。趺阳脉浮而涩，浮则胃气强，涩则小便数，浮涩相搏，大便即坚，其脾为约，**麻子仁丸**主之方。

麻子仁二升　芍药　枳实炙，各八两　大黄一斤　厚朴一尺，炙　杏仁一升，去皮尖两仁者，熬，别作脂

上六味，蜜和丸，如梧桐子大，饮服十丸，日三服，渐加，以知为度。

伤寒发其汗，则身目为黄，所以然者，寒湿相搏，在里不解故也。伤寒其人发黄，**栀子柏皮汤**主之方。

栀子十五枚，擘　甘草[①]　黄柏十五分

上三味，以水四升，煮取二升，去滓，分温再服。

伤寒瘀热在里，身体必黄，**麻黄连翘赤小豆汤**主之方。

麻黄去节　连翘各一两　杏仁三十枚，去皮，尖　赤小豆一升　大枣十二枚，擘　生梓白皮切，一斤　甘草二两，炙，一方生姜二两，切

上七味，以水一斗，煮麻黄一二沸，去上沫，纳诸药，煮取三升，去滓，温服一升。

少阳病状第九九证

少阳之为病，口苦、咽干、目眩也。

少阳中风，两耳无所闻，目赤，胸中满而烦，不可吐下，吐下则悸而惊。

伤寒病，脉弦细，头痛而发热，此为属少阳。少阳不可发汗，发汗则谵语，为属胃。胃和即愈，不和，烦而悸。

太阳病不解，转入少阳，胁下坚满，干呕不能食饮，往来寒热，而未吐下，其脉沉紧，可与小柴胡汤。若已吐、下、发汗、温针，谵语，柴胡证罢，此为坏病。知犯何逆，以法治之。

三阳脉浮大，上关上，但欲寐，目合则汗。

伤寒六七日，无大热，其人躁烦，此为阳去入阴故也。

伤寒三日，三阳为尽，三阴当受其邪，其人反能食而不呕，此为三阴不受其邪。

伤寒三日，少阳脉小，欲已。

少阳病，欲解时，从寅尽辰。

《千金翼方》卷第九

① 甘草：《伤寒论》“甘草”后有“一两，炙”。

千金翼方卷第十 伤寒下

太阴病状第一八证 方二首

太阴之为病，腹满吐，食不下，下之[①]益甚，时腹自痛，胸下坚结。

太阴病，脉浮，可发其汗。

太阴中风，四肢烦疼，阳微阴涩而长，为欲愈。

太阴病，欲解时，从亥尽丑。

自利不渴者，属太阴，其脏有寒故也，当温之，宜四逆辈。

伤寒脉浮而缓，手足温，是为系在太阴，太阴当发黄；小便自利，利者不能发黄，至七八日，虽烦，暴利十余行，必自止，所以自止者，脾家实，腐秽当去故也。

本太阳病，医反下之，因腹满时痛，为属太阴，**桂枝加芍药汤**主之；其实痛，**加大黄汤**主之方。

桂枝三两 芍药六两 生姜三两，切 甘草二两，炙 大枣十二枚，擘

上五味，以水七升，煮取三升，去滓，分温三服。

加大黄汤方

大黄二两

上，于前方中加此大黄二两即是。

人无阳证，脉弱，其人续自便利，设当行大黄芍药者，减之，其人胃气弱，易动故也。

少阴病状第二

四十五证 方一十六首

少阴之为病，脉微细，但欲寐。

少阴病，欲吐而不烦，但欲寐，五六日自利而渴者，属少阴虚，故引水自救；小便白者，少阴病形悉具，其人小便白者，下焦虚寒不能制溲，故白也。夫病，其脉阴阳俱紧，而反汗出为阳，属少阴，法当咽痛而复吐利。

少阴病，咳而下利，谵语，是为被火气劫故也，小便必难，为强责少阴汗也。

少阴病，脉细沉数，病在里，不可发其汗。

少阴病，脉微，不可发其汗，无阳故也；阳已虚，尺中弱涩者，复不可下之。

少阴病，脉紧者，至七八日，下利，其脉暴微，手足反温，其脉紧反去，此为欲解，虽烦，下利必自愈。

少阴病，下利，若利止，恶寒而蜷，手足温者，可治。

少阴病，恶寒而蜷，时自烦，欲去其衣被，不可治。

少阴中风，其脉阳微阴浮，为欲愈。

少阴病，欲解时，从子尽寅。

少阴病八九日，而一身手足尽热，热在膀胱，必便血。

少阴病，其人吐利，手足不逆，反发热，不死，脉不足者，灸其少阴七壮。

少阴病，但厥无汗，强发之必动血，未知从何道出，或从口鼻目出，是为下厥上竭，为难治。

少阴病，恶寒，蜷而利，手足逆者，不治。

少阴病，下利止而眩，时时自冒者，

① 下之：《伤寒论》作“自利”。

死。

少阴病，其人吐利，躁逆者，死。

少阴病，四逆恶寒而蜷，其脉不至，其人不烦而躁者，死。

少阴病六七日，其息高者，死。

少阴病，脉微细沉，但欲卧，汗出不烦，自欲吐，至五六日，自利，复烦燥不得卧寐者，死。

少阴病，始得之，反发热，脉反沉者，**麻黄细辛附子汤**主之方。

麻黄二两，去节　细辛二两　附子一枚，炮，去皮，破八片

上三味，以水二斗，先煮麻黄，减一升，去上沫，纳诸药，煮取三升，去滓，温服一升。

少阴病，得之二三日，**麻黄附子甘草汤**微发汗，以二三日无证，故微发汗方。

麻黄二两，去节　附子一枚，炮，去皮，破八片　甘草二两，炙

上三味，以水七升，先煮麻黄一二沸，去上沫，纳诸药，煮取二升半，去滓，温服八合。

少阴病，得之二三日以上，心中烦，不得卧者，**黄连阿胶汤**主之方。

黄连四两　黄芩一两　芍药二两　鸡子黄二枚　阿胶三挺

上五味，以水六升，先煮三味，取二升，去滓，纳胶烊尽，纳鸡子黄，搅令相得，温服七合，日三服。

少阴病，得之一二日，口中和，其背恶寒者，当灸之，附子汤主之。

少阴病，身体痛，手足寒，骨节痛，脉沉者，**附子汤**主之方。

附子二枚，炮，去皮，破八片　茯苓三两　人参二两　白术四两　芍药三两

上五味，以水八升，煮取三升，去滓，分温三服。

少阴病，下利便脓血，桃花汤主之。

少阴病，二三日至四五日，腹痛，小便，下利不止，而便脓血者，以**桃花汤**主之方。

赤石脂一斤，一半完，一半末　干姜一两　粳米一升

上三味，以水七升，煮米熟汤成，去滓，温取七合，纳赤石脂末一方寸匕，一服止，余勿服。

少阴病，下利便脓血者，可刺。

少阴病，吐利，手足逆，烦躁欲死者，茱萸汤主之。方见阳明门。

少阴病，下利，咽痛，胸满，心烦，**猪肤汤**主之方。

猪肤一斤

上一味，以水一斗，煮取五升，去滓，纳白蜜一升、白粉五合，熬香，和令相得，温分六服。

少阴病二三日，咽痛者，可与**甘草汤**；不瘥，可与**桔梗汤**方。

甘草

上一味，以水三升，煮取一升半，去滓，温服七合，日再服。

桔梗汤方

桔梗一大枚　甘草二两

上二味，以水三升，煮取一升，去滓，分温再服。

少阴病，咽中伤，生疮，不能语言，声不出，**苦酒汤**主之方。

鸡子一枚，去黄，纳好上苦酒于壳中　半夏洗，破如枣核十四枚

上二味，纳半夏著苦酒中，以鸡子壳置刀环中，安火上令三沸，去滓，少少含咽之，不瘥，更作三剂愈。

少阴病，咽中痛，**半夏散及汤**方。

半夏洗　桂枝　甘草炙

上三味，等分，各异捣，合治之，白饮和，服方寸匕，日三服。若不能散服者，以水一升，煎七沸，纳散两方寸匕，

更煮三沸，下水令水冷，少少含咽之，半夏有毒，不当散服。

少阴病，下利，**白通汤**主之方。

附子一枚，生，去皮，破八片　干姜一两　葱白四茎

上三味，以水三升，煮取一升，去滓，分温再服。

少阴病，下利脉微，服白通汤，利不止，厥逆无脉，干[①]烦者，**白通加猪胆汁汤**主之方。

猪胆汁一合　人尿五合

上二味，纳前汤中，和令相得，温分再服，若无胆，亦可用。服汤脉暴出者死，微续者生。

少阴病，二三日不已，至四五日，腹痛，小便不利，四肢沉重疼痛而利，此为有水气，其人或咳，或小便不利，或下利，或呕，**玄武汤**主之方。

茯苓　芍药　生姜各三两，切　白术二两　附子一枚，炮，去皮，破八片

上五味，以水八升，煮取三升，去滓，温服七合。咳者加五味子半升，细辛一两，干姜一两；小便自利者，去茯苓；下利者，去芍药，加干姜二两；呕者，去附子，加生姜，足前为半斤；利不止便脓血者，宜桃花汤。

少阴病，下利清谷，里寒外热，手足厥逆，脉微欲绝，身反恶寒，其人面赤，或腹痛，或干呕，或咽痛，或下利止而脉不出，**通脉四逆汤**主之方。

甘草二两，炙　附子大者一枚，生，去皮，破八片　干姜三两，强人可四两

上三味，以水三升，煮取一升二合，去滓，分温再服。其脉即出者愈。面赤者，加葱白九茎；腹痛者，去葱加艾二两；呕者，加生姜二两；咽痛者，去芍药加桔梗一两；利止脉不出者，去桔梗加人参二两，病皆与方相应者，乃加减服之。

少阴病，四逆，其人或咳，或悸，或小便不利，或腹中痛，或泻利下重，**四逆散**主之方。

甘草炙　枳实炙　柴胡　芍药各十分

上四味，捣为散，白饮和服方寸匕，日三服。咳者，加五味子、干姜各五分，兼主利；悸者，加桂枝五分；小便不利者，加茯苓五分；腹中痛者，加附子一枚，炮；泄利下重者，先以水五升，煮薤白三升，取三升，去滓，以散三方寸匕纳汤中，煮取一升半，分温再服。

少阴病，下利六七日，咳而呕渴，心烦不得眠，猪苓汤主之。方见阳明门。

少阴病，得之二三日，口燥咽干，急下之，宜承气汤。

少阴病，利清水，色青者，心下必痛，口干燥者，可下之，宜承气汤。一云大柴胡。

少阴病六七日，腹满不大便者，急下之，宜承气汤。方见承气中。

少阴病，其脉沉者，当温之，宜四逆汤。

少阴病，其人饮食入则吐，心中温温欲吐，复不能吐，始得之，手足寒，脉弦迟，此胸中实，不可下也，当遂吐之；若膈上有寒饮，干呕者，不可吐，当温之，宜四逆汤。方见阳明门。

少阴病，下利，脉微涩者，即呕；汗者，必数更衣，反少，当温其上，灸之。一云灸厥阴五十壮。

厥阴病状第三

五十六证　方七首

厥阴之为病，消渴，气上撞，心中疼热，饥而不欲食，甚者则欲吐蛔，下之不

---

① 干：《伤寒论》作“干呕”。

肯止。

厥阴中风，其脉微浮为欲愈，不浮为未愈。

厥阴病，欲解时，从丑尽卯。

厥阴病，渴欲饮水者，与水饮之即愈。

诸四逆厥者，不可下之，虚家亦然。

伤寒先厥，后发热而利者，必止，见厥复利。

伤寒始发热六日，厥反九日而下利。厥利当不能食，今反能食，恐为除中。食之黍饼不发热者，知胃气尚在，必愈。恐暴热来出而复去也，后日脉之，其热续在，期之旦日夜半愈。所以然者，本发热六日，厥反九日，复发热三日，并前六日，亦为九日，与厥相应，故期之旦日夜半愈。后三日脉之数，其热不罢，此为热气有余，必发痈脓。

伤寒脉迟，六七日，而反与黄芩汤彻其热，脉迟为寒，与黄芩汤复除其热，腹中冷，当不能食，今反能食，此为除中，必死。

伤寒先厥发热，下利必自止，而反汗出，咽中强痛，其喉为痹。发热无汗，而利必自止，便脓血。便脓血者，其喉不痹。

伤寒一二日至四五日，厥者必发热，前厥者后必热，厥深热亦深，厥微热亦微。厥应下之，而发其汗者，口伤烂赤。

凡厥者，阴阳气不相顺接，便为厥。厥者，手足逆者是。

伤寒病，厥五日，热亦五日，设六日，当复厥，不厥者自愈。厥不过五日，以热五日，故知自愈。

伤寒脉微而厥，至七八日，肤冷，其人躁无安时，此为脏寒，蛔上入其膈。蛔厥者，其人当吐蛔，令病者静，而复时烦，此为脏寒。蛔上入其膈，故烦，须臾复止，得食而呕又烦者，蛔闻食臭必出，其人常自吐蛔，蛔厥者，**乌梅丸**主之方。又主久痢。

乌梅三百枚　细辛六两　干姜十两　黄连十六两　当归四两　蜀椒四两，汗　附子六两，炮　桂枝六两　人参六两　黄柏六两

上一十味，异捣，合治之，以苦酒渍乌梅一宿，去核，蒸之五斗米下，捣成泥，和诸药令相得，臼中与蜜杵千下，丸如梧桐子大，先食饮服十丸，日三服，少少加至二十丸，禁生冷、滑物、臭食等。

伤寒热少微厥，稍头寒，嘿嘿不欲食，烦躁，数日，小便利色白者，热除也，得食，其病为愈；若厥而呕，胸胁烦满，其后必便血。“稍头”一作“指头”。

病者手足厥冷，言我不结胸，少腹满，按之痛，此冷结在膀胱关元也。

伤寒发热四日，厥反三日，复发热四日，厥少热多，其病当愈，四日至六七日不除，必便脓血。

伤寒厥四日，热反三日，复厥五日，其病为进，寒多热少，阳气退，故为进。

伤寒六七日，其脉数，手足厥，烦躁，阴厥不还者，死。

伤寒，下利厥逆，躁不能卧者，死。

伤寒发热，下利至厥不止者，死。

伤寒六七日不利，便发热而利，其人汗出不止者，死，有阴无阳故也。

伤寒五六日，不结胸，腹濡，脉虚复厥者，不可下之，下之亡血，死。

伤寒发热而厥，七日下利者，为难治。

伤寒脉促，手足厥逆者，可灸之。

伤寒，脉滑而厥者，其表有热，白虎汤主之。表热见里，方见杂疗中。

手足厥寒，脉为之细绝，**当归四逆汤**主之方。

当归三两　桂心三两　细辛三两　芍

药三两　甘草二两，炙　通草二两　大枣二十五枚，擘

上七味，以水八升，煮取三升，去滓，温服一升，日三服。

若其人有寒，**当归四逆加吴茱萸生姜汤**主之方。

吴茱萸二两　生姜八两，切

上，前方中加此二味，以水四升，清酒四升和，煮取三升，去滓，分温四服。

大汗出，热不去，拘急四肢疼，若下利厥而恶寒，四逆汤主之。

大汗出，若大[1]下利而厥，四逆汤主之。方并见阳明门。

病者手足逆冷，脉乍紧者，邪结在胸中，心下满而烦，饥不能食，病在胸中，当吐之，宜**瓜蒂散**。方见疗痞中。

伤寒厥而心下悸，先治其水，当与茯苓甘草汤，却治其厥，不尔，其水入胃，必利，**茯苓甘草汤**主之方。

茯苓二两　甘草炙，一两　桂枝二两　生姜三两

上四味，以水四升，煮取二升，去滓，分温三服。

伤寒六七日，其人大下后，脉沉迟，手足厥逆，下部脉不至，咽喉不利，唾脓血，泄利不止，为难治，**麻黄升麻汤**主之方。

麻黄去节，二两半　知母十八铢　萎蕤十八铢　黄芩十八铢　升麻一两六铢　当归一两六铢　芍药　桂枝　石膏碎，绵裹　干姜　白术　茯苓　麦门冬　甘草炙，各六铢

上一十四味，以水一斗，先煮麻黄二沸，去上沫，纳诸药，煮取三升，去滓，分温三服，一炊间，当汗出愈。

伤寒四五日，腹中痛，若转气下趣[2]少腹，为欲自得利。

伤寒本自寒下，医复吐之，而寒格更逆吐，食入即出，**干姜黄芩黄连人参汤**主之方。

干姜　黄芩　黄连　人参各三两

上四味，以水六升，煮取二升，去滓，分温再服。

下利，有微热，其人渴，脉弱者，自愈。

下利脉数，若微发热，汗出者，自愈；设脉复紧，为未解。

下利，手足厥，无脉，灸之不温，反微喘者死；少阴负趺阳者为顺。

下利，脉反浮数，尺中自涩，其人必清脓血。

下利清谷，不可攻其表，汗出必胀满。

下利，脉沉弦者，下重；其脉大者，为未止；脉微弱数者，为欲自止，虽发热，不死。

下利，脉沉而迟，其人面少赤，身有微热，下利清谷，必郁冒，汗出而解，其人微厥，所以然者，其面戴阳，下虚故也。

下利，脉反数而渴者，今自愈。设不瘥，必清脓血，有热故也。

下利后，脉绝，手中厥，晬时脉还，手足温者生，不还者死。

伤寒下利，日十余行，其人脉反实者，死。

下利清谷，里寒外热，汗出而厥，通脉四逆汤主之。方见少阴门。

热利下重，白头翁汤主之。

下利，欲饮水者，为有热，**白头翁汤**主之方。

白头翁二两　黄柏三两　黄连三两　秦皮三两

上四味，以水七升，煮取二升，去

---

① 大：原作“火”，据《伤寒论》改。

② 趣：通“趋”。

滓，温服一升，不瘥更服。

下利腹满，身体疼痛，先温其里，乃攻其表，温里宜四逆汤，攻表宜桂枝汤。方并见上。

下利而谵语，为有燥屎，小承气汤主之。方见承气门。

下利后更烦，按其心下濡者，为虚烦也。栀子汤主之。方见阳明门。

呕家有痈脓，不可治呕，脓尽自愈。

呕而发热，小柴胡汤主之。方见柴胡门。

呕而脉弱，小便复利，身有微热，见厥难治，四逆汤主之。方见上。

干呕，吐涎沫，而复头痛，吴茱萸汤主之。方见阳明门。

伤寒大吐下之，极虚，复极汗者，其人外气怫郁，复与其水，以发其汗，因得哕，所以然者，胃中寒冷故也。

伤寒哕而满者，视其前后，知何部不利，利之则愈。

伤寒宜忌第四十五章

忌发汗第一

少阴病，脉细沉数，病在里，忌发其汗。

脉浮而紧，法当身体疼痛，当以汗解。假令尺中脉迟者，忌发其汗，何以知然，此为荣气不足，血气微少故也。

少阴病，脉微，忌发其汗，无阳故也。

咽中闭塞，忌发其汗，发其汗即吐血，气微绝，逆冷。

厥，忌发其汗，发其汗，即声乱咽嘶舌萎。

太阳病，发热恶寒，寒多热少，脉微弱，则无阳也，忌复发其汗。

咽喉干燥者，忌发其汗。

亡血家，忌攻其表，汗出则寒栗而振。

衄家，忌攻其表，汗出，必额上促急。

汗家，重发其汗，必恍惚心乱，小便已阴疼。

淋家，忌发其汗。发其汗，必便血。

疮家，虽身疼痛，忌攻其表，汗出则痓。

冬时忌发其汗，发其汗必吐利，口中烂，生疮，咳而小便利。若失小便，忌攻其表，汗则厥逆冷。

太阳病发其汗，因致痓。

宜发汗第二

大法春夏宜发汗。

凡发汗，欲令手足皆周，漐漐一时间益佳，不欲流离。若病不解，当重发汗，汗多则亡阳，阳虚不得重发汗也。

凡服汤药发汗，中病便止，不必尽剂也。

凡云宜发汗而无汤者，丸散亦可用，然不如汤药也。

凡脉浮者，病在外，宜发其汗。

太阳病，脉浮而数者，宜发其汗。

阳明病，其脉迟，汗出多而微恶寒者，表为未解，宜发其汗。

太阳病，脉浮，宜发其汗。

太阳中风，阳浮而阴濡弱，浮者热自发，濡弱者汗自出，濇濇恶寒，淅淅恶风，翕翕发热，鼻鸣干呕，桂枝汤主之。

太阳病[①]，头痛发热，身体疼，腰痛，骨节疼痛，恶风，无汗而喘，麻黄汤主之。

太阳中风，脉浮紧，发热恶寒，身体疼痛，不汗出而烦躁，大青龙汤主之。

少阴病，得之二三日，麻黄附子甘草

① 病：原缺，据《伤寒论·卷三》补。

汤，微发汗。

忌吐第三

太阳病，恶寒而发热，今自汗出，反不恶寒而发热，关上脉细而数，此吐之过也。

少阴病，其人饮食入则吐，心中温温欲吐，复不能吐，始得之，手足寒，脉弦迟[①]。若膈上有寒饮，干呕，忌吐，当温之。

诸四逆病厥，忌吐，虚家亦然。

宜吐第四

大法春宜吐。

凡服吐汤，中病便止，不必尽剂也。

病如桂枝证，其头项不强痛，寸口脉浮，胸中痞坚，上撞咽喉不得息，此为有寒，宜吐之。

病胸上诸实，胸中郁郁而痛，不能食，欲使人按之，而反有涎唾，下利日十余行，其脉反迟，寸口微滑，此宜吐之，利即止。

少阴病，其人饮食入则吐，心中温温欲吐，复不能吐，宜吐之。

病者手足逆冷，脉乍紧，邪结在胸中，心下满而烦，饥不能食，病在胸中，宜吐之。

宿食在上管，宜吐之。

忌下第五

咽中闭塞，忌下，下之则上轻下重，水浆不下。

诸外实忌下，下之皆发微热，亡脉则厥。

诸虚忌下，下之则渴，引水易愈，恶水者剧。

脉数者忌下，下之必烦，利不止。

尺中弱涩者，复忌下。

脉浮大，医反下之，此为大逆。

太阳证不罢，忌下，下之为逆。

结胸证，其脉浮大，忌下，下之即死。

太阳与阳明合病，喘而胸满者，忌下。

太阳与少阳合病，心下痞坚，颈项强而眩，忌下。

凡四逆病厥者，忌下，虚家亦然。

病欲吐者忌下。

病有外证未解，忌下，下之为逆。

少阴病，食入即吐，心中温温欲吐，复不能吐，始得之，手足寒，脉弦迟，此胸中实，忌下。

伤寒五六日，不结胸，腹濡，脉虚复厥者，忌下，下之亡血则死。

宜下第六

大法秋宜下。

凡宜下，以汤胜丸散。

凡服汤下，中病则止，不必尽三服。

阳明病，发热汗多者，急下之。

少阴病，得之二三日，口燥咽干者，急下之。

少阴病五六日，腹满不大便者，急下之。

少阴病，下利清水，色青者，心下必痛，口干者，宜下之。

下利，三部脉皆浮，按其心下坚者，宜下之。

下利，脉迟而滑者，实也，利未欲止，宜下之。

阳明与少阳合病，利而脉不负者为顺，脉数而滑者，有宿食，宜下之。

问曰：人病有宿食，何以别之？答曰：寸口脉浮大，按之反涩，尺中亦微而涩，故知有宿食，宜下之。

下利，不欲食者，有宿食，宜下之。

下利瘥，至其时复发，此为病不尽，宜复下之。

---

① 迟：原作“运”，据《伤寒论》改。

凡病腹中满痛者为寒，宜下之。

腹满不减，减不足言，宜下之。

伤寒六七日，目中不了了，睛不和，无表里证，大便难，微热者，此为实，急下之。

脉双弦而迟，心下坚，脉大而紧者，阳中有阴，宜下之。

伤寒有热，而少腹满，应小便不利，今反利，此为血，宜下之。

病者烦热，汗出即解，复如疟，日晡所发者属阳明，脉实者，当下之。

宜温第七

大法冬宜服温热药。

师曰：病发热头痛，脉反沉，若不瘥，身体更疼痛，当救其里，宜温药，四逆汤。

下利，腹胀满，身体疼痛，先温其里，宜四逆汤。

下利，脉迟紧，为痛未欲止，宜温之。

下利，脉浮大者，此为虚，以强下之故也，宜温之，与水必哕。

少阴病下利，脉微涩，呕者，宜温之。

自利不渴者，属太阴，其脏有寒故也，宜温之。

少阴病，其人饮食入则吐，心中温温欲吐，复不能吐，始得之，手足寒，脉弦迟，若膈上有寒饮，干呕，宜温之。

少阴病，脉沉者，宜急温之。

下利，欲食者，宜急温之。

忌火第八

伤寒，加火针，必惊。

伤寒脉浮，而医反以火迫劫之，亡阳，必惊狂，卧起不安。

伤寒，其脉不弦紧而弱，弱者必渴，被火，必谵语。

太阳病，以火熏之，不得汗，其人必躁，到经不解，必清血。

阳明病被火，额上微汗出，而小便不利，必发黄。

少阴病，咳而下利，谵语，是为被火气劫故也，小便必难，为强责少阴汗也。

宜火第九

凡下利，谷道中痛，宜炙枳实。若熬盐等熨之。

忌灸第十

微数之脉，慎不可灸，因火为邪，则为烦逆。

脉浮，当以汗解，而反灸之，邪无从去，因火而盛，病从腰以下必重而痹，此为火逆。

脉浮热甚，而反灸之，此为实。实以虚治，因火而动，咽燥，必唾血。

宜灸第十一

少阴病一二日，口中和，其背恶寒，宜灸之。

少阴病，吐利，手足逆而脉不足，灸其少阴七壮。

少阴病，下利，脉微涩者，即呕，汗者，必数更衣，反少者，宜温其上，灸之。一云灸厥阴五十壮。

下利，手足厥，无脉。灸之主厥，厥阴是也，灸不温反微喘者死。

伤寒六七日，其脉微，手足厥，烦躁，灸其厥阴，厥不还者死。

脉促，手足厥者，宜灸之。

忌刺第十二

大怒无刺　新内无刺　大劳无刺　大醉无刺　大饱无刺　大渴无刺　大惊无刺

无刺熇熇之热，无刺渌渌之汗，无刺浑浑之脉，无刺病与脉相逆者。

上工刺未生，其次刺未盛，其次刺其衰，工逆此者，是谓伐形。

宜刺第十三

太阳病，头痛至七日，自当愈，其经

竟故也。若欲作再经者，宜刺足阳明，使经不传则愈。

太阳病，初服桂枝汤，而反烦不解，宜先刺风池、风府，乃却与桂枝汤则愈。

伤寒，腹满而谵语，寸口脉浮而紧者，此为肝乘脾，名曰纵，宜刺期门。

伤寒发热，濇濇恶寒，其人大渴，欲饮截浆者，其腹必满，而自汗出，小便利，其病欲解，此为肝乘肺，名曰横，宜刺期门。

阳明病，下血而谵语，此为热入血室，但头汗出者，刺期门，随其实而泻之。

太阳与少阳合病，心下痞坚，颈项强而眩，宜刺大椎、肺俞、肝俞，勿下之。

妇人伤寒怀身，腹满，不得小便，加从腰以下重，如有水气状，怀身七月，太阴当养不养，此心气实，宜刺泻劳宫及关元，小便利则愈。

伤寒喉痹，刺手少阴穴，在腕当小指后动脉是也，针入三分，补之。

少阴病，下利便脓血者，宜刺。

忌水第十四

发汗后，饮水多者，必喘，以水灌之亦喘。

下利，其脉浮大，此为虚，以强下之故也。设脉浮革，因尔肠鸣，当温之，与水必哕。

太阳病，小便利者，为水多，心下必悸。

宜水第十五

太阳病，发汗后，若大汗出，胃中干燥，烦不得眠，其人欲饮水，当稍饮之，令胃气和则愈。

厥阴病[1]，渴欲饮水，与水饮之，即愈。

呕而吐，膈上者，必思煮饼，急思水者，与五苓散饮之，水亦得也。

发汗吐下后病状第五

三十证　方一十五首

发汗后，水药不得入口，为逆。

未持脉时，病人手叉自冒心，师因教试令咳，而不即咳者，此必两耳无所闻也。所以然者，重发其汗，虚故也。

发汗后身热，又重发其汗，胃中虚冷，必反吐也。

大下后发汗，其人小便不利，此亡津液，勿治，其小便利，必自愈。

病人脉数，数为热，当消谷引食，而反吐者，以医发其汗，阳气微，膈气虚，脉则为数，数为客热，不能消谷，胃中虚冷，故吐也。

病者有寒，复发其汗，胃中冷，必吐蛔。一云吐逆。

发汗后，重发其汗，亡阳谵语，其脉反和者，不死，服桂枝汤，汗出，大烦渴不解，若脉洪大，与白虎汤。方见杂疗中。

发汗后，身体疼痛，其脉沉迟，**桂枝加芍药生姜人参汤**主之方。

桂枝三两　芍药四两　生姜四两，切　甘草二两，炙　大枣十二枚，擘　人参三两

上六味，以水一斗二升，煮取三升，去滓，温服一升。本云：桂枝汤令加芍药、生姜、人参。

太阳病，发其汗而不解，其人发热，心下悸，头眩，身瞤而动，振振欲擗地者，玄武汤主之。方见少阴门。

发汗后，其人脐下悸，欲作奔豚，**茯苓桂枝甘草大枣汤**主之方。

茯苓半斤　桂枝四两　甘草一两，炙　大枣十五枚，擘

上四味，以水一斗，先煮茯苓减二

[1] 病：原缺，据《伤寒论》补。

升，纳诸药，煮取三升，去滓，温服一升，日三服。

发汗过多以后，其人叉[1]手自冒心，心下悸，而欲得按之，**桂枝甘草汤**主之方。

桂枝四两　甘草二两，炙

上二味，以水三升，煮取一升，去滓，顿服即愈。

发汗，脉浮而数，复烦者，五苓散主之。方见结胸门中。

发汗后，腹胀满，**厚朴生姜半夏甘草人参汤**主之方。

厚朴半斤，炙　生姜半斤，切　半夏半升，洗　甘草二两，炙　人参一两

上五味，以水一斗，煮取三升，去滓，温服一升，日三服。

发其汗不解，而反恶寒者，虚故也，**芍药甘草附子汤**主之方。

芍药　甘草各三两，炙　附子一枚，炮，去皮，破六片

上三味，以水三升，煮取一升二合，去滓，分温三服。

不恶寒，但热者，实也，当和其胃气，宜小承气汤。方见承气汤门，一云调胃承气汤。

伤寒，脉浮，自汗出，小便数，复微恶寒，而脚挛急。反与桂枝欲攻其表，得之便厥，咽干，烦躁吐逆，当作甘草干姜汤，以复其阳；厥愈足温，更作芍药甘草汤与之，其脚即伸；而胃气不和，可与承气汤；重发汗，复加烧针者，四逆汤主之。

甘草干姜汤方

甘草四两，炙　干姜二两

上二味，以水三升，煮取一升，去滓，分温再服。

芍药甘草汤方

芍药　甘草炙，各四两

上二味，以水三升，煮取一升半，去滓，分温再服。

凡病，若发汗、若吐、若下、若亡血，无津液，而阴阳自和者，必自愈。

伤寒，吐下发汗后，心下逆满，气上撞胸，起即头眩，其脉沉紧，发汗即动经，身为振摇，**茯苓桂枝白术甘草汤**主之方。

茯苓四两　桂枝三两　白术　甘草炙，各二两

上四味，以水六升，煮取三升，去滓，分温三服。

发汗吐下以后不解，烦躁，**茯苓四逆汤**主之方。

茯苓四两　人参一两　甘草二两，炙　干姜一两半　附子一枚，生，去皮，破八片

上五味，以水五升，煮取二升，去滓，温服七合，日三服。

发汗吐下后，虚烦不得眠，剧者，反复颠倒，心中懊侬，**栀子汤**主之；若少气，**栀子甘草汤**主之；若呕者，**栀子生姜汤**主之。栀子汤方见阳明门。

栀子甘草汤方

于栀子汤中，加甘草二两即是。

栀子生姜汤方

于栀子汤中，加生姜五两即是。

伤寒下后，烦而腹满，卧起不安，**栀子厚朴汤**主之方。

栀子十四枚，擘　厚朴四两，炙　枳实四枚，炙

上三味，以水三升半，煮取一升半，去滓，分三服，温进一服，快吐，止后服。

下以后，发其汗，必振寒，又其脉微细，所以然者，内外俱虚故也。发汗，若下之，烦热，胸中窒者，属栀子汤证。

---

① 叉：原作“义”，据《伤寒论》改。

下以后，复发其汗者，则昼日烦躁不眠，夜而安静，不呕不渴，而无表证，其脉沉微，身无大热，属**附子干姜汤**方。

附子一枚，生，去皮，破八片　干姜一两

上二味，以水三升，煮取一升，去滓，顿服即安。

太阳病，先下而不愈，因复发其汗，表里俱虚，其人因冒，冒家当汗出自愈，所以然者，汗出表和故也，表和故下之。

伤寒，医以丸药大下后，身热不去，微烦，**栀子干姜汤**主之方。

栀子十四枚，擘　干姜二两

上二味，以水三升半，煮取一升半，去滓，分二服，温进一服，得快吐，止后服。

脉浮数，法当汗出而愈，而下之，则身体重，心悸者，不可发其汗，当自汗出而解，所以然者，尺中脉微，此里虚，须表里实，津液自和，自汗出愈。

发汗以后，不可行桂枝汤，汗出而喘，无大热，与**麻黄杏子石膏甘草汤**。

麻黄四两，去节　杏仁五十枚，去皮尖　石膏半斤，碎　甘草二两，炙

上四味，以水七升，先煮麻黄一二沸，去上沫，纳诸药，煮取三升，去滓，温服一升。本云黄耳杯。

伤寒吐下后，七八日不解，热结在里，表里俱热，时时恶风，大渴，舌上干燥而烦，欲饮水数升，白虎汤主之。方见杂疗中。

伤寒，吐下后未解，不大便五六日，至十余日，其人日晡所发潮热，不恶寒，犹如见鬼神之状。剧者，发则不识人，循衣妄掇，怵惕不安，微喘直视，脉弦者生，涩者死；微者，但发热谵语，与承气汤。若下者，勿复服。

大下后，口燥者，里虚故也。

霍乱病状第六一十证　方三首

问曰：病有霍乱者，何也？答曰：呕吐而利，此为霍乱。

问曰：病有发热，头痛，身体疼痛，恶寒，而复吐利，当属何病？答曰：当为霍乱。霍乱吐下，利止，复更发热也。

伤寒，其脉微涩，本是霍乱，今是伤寒，却四五日，至阴经上，转入阴当利，本素呕不利者，不治。若其人即欲大便，但反矢气，而不利者，是为属阳明，便[1]必坚，十二日愈，所以然者，经竟故也。

下利后，当坚，坚能食者愈，今反不能食，到后经中颇能食，复一经能食，过之一日当愈，若不愈，不属阳明也。恶寒脉微而复利，利止必亡血。**四逆加人参汤**主之方。

四逆汤中，加人参一两即是。

霍乱而头痛发热，身体疼痛，热多欲饮水，五苓散主之；寒多不饮水者，**理中汤**主之方。五苓散见结胸门。

人参　干姜　甘草炙　白术各三两

上四味，以水八升，煮取三升，去滓，温服一升，日三服。脐上筑者，为肾气动，去术加桂四两；吐多者，去术加生姜三两；下利多者，复用术；悸者，加茯苓二两；渴者，加术至四两半；腹中痛者，加人参至四两半；寒者，加干姜至四两半；腹满者，去术加附子一枚。服药后，如食顷，饮热粥一升，微自温暖，勿发揭衣被。

一方蜜和丸如鸡黄许大，以沸汤数合和一丸，研碎，温服，日三夜二。腹中未热，益至三四丸，然不及汤。

吐利止而身体痛不休，当消息和解其

---

① 便：原缺，据王本补。

外，宜桂枝汤小和之。

吐利汗出，发热恶寒，四肢拘急，手足厥，四逆汤主之。既吐且利，小便复利，而大汗出，下利清谷，里寒外热，脉微欲绝，四逆汤主之。

吐已下断，汗出而厥，四肢拘急[①]不解，脉微欲绝，**通脉四逆加猪胆汤**主之方。

于通脉四逆汤中，加猪胆汁半合即是，服之其脉即出，无猪胆以羊胆代之。

吐利发汗，其人脉平，而小烦，此新虚，不胜谷气故也。

阴易病已后劳复第七

七证 一方四首 附方六首

伤寒阴易之为病，身体重，少气，少腹里急，或引阴中拘挛，热上冲胸，头重不欲举，眼中生花，痂胞赤，膝胫拘急，**烧裈散**主之方。

妇人里裈，近隐处烧灰。

上一味，水和服方寸匕，日三。小便即利，阴头微肿，此为愈。

大病已后，劳复，**枳实栀子汤**主之方。

枳实三枚，炙 豉一升，绵裹 栀子十四枚，擘

上三味，以醋浆七升，先煎取四升，次纳二味，煮取二升，纳豉，煮五六沸，去滓，分温再服。若有宿食，纳大黄如博棋子大五六枚，服之愈。

伤寒瘥已后，更发热，小柴胡汤主之。脉浮者，以汗解之，脉沉实一作紧者，以下解之。

大病已后，腰以下有水气，**牡蛎泽泻散**主之方。

牡蛎熬 泽泻 蜀漆洗 商陆 葶苈熬 海藻洗 栝楼根各等分

上七味，捣为散，饮服方寸匕，日三服，小便即利。

伤寒解后，虚羸少气，气逆欲吐，**竹叶石膏汤**主之方。

竹叶二把 半夏半升，洗 麦门冬一升，去心 甘草炙 人参各二两 石膏一斤，碎 粳米半升

上七味，以水一斗，煮取六升，去滓，纳粳米熟汤成，温服一升，日三服。

大病已后，其人喜唾，久久不了，胸上有寒，当温之，宜理中丸。

病人脉已解，而日暮微烦者，以病新瘥，人强与谷，脾胃气尚弱，不能消谷，故令微烦，损谷即愈。

杂方附

华佗曰：时病瘥后七日内，酒、肉、五辛、油、面、生冷、醋、滑、房室断之，永瘥。

书生丁季受杀鬼丸方

虎头骨炙 丹砂 真珠 雄黄 雌黄 鬼臼 曾青 女青 皂荚去皮、子，炙 桔梗 芜荑 白芷 芎䓖 白术 鬼箭削取皮羽 鬼督邮 藜芦 菖蒲以上各二两

上一十八味，捣筛，蜜和如弹丸大，带之，男左女右。

刘次卿弹鬼丸方

雄黄 丹砂各二两 石膏四两 乌头 鼠负各一两

上五味，以正月建除日，执厌日亦行，捣为散，白蜡五两，铜器中火上消之，下药搅令凝丸如楝实，以赤縠裹一丸，男左女右，肘后带之。

度瘴散方

麻黄去节 升麻 附子炮，去皮 白术各一两 细辛 干姜 防已 防风 桂

---

① 拘急：原缺，据王本补。

心　乌头炮，去皮　蜀椒汗　桔梗各二两

上一十二味，捣筛为散，密贮之，山中所在有瘴气之处，旦空腹饮服一钱匕，覆取汗，病重稍加之。

老君神明白散方

白术　附子炮，去皮，各二两　桔梗　细辛各一两　乌头炮，去皮，四两

上五味，粗捣筛，绛囊盛带之，所居闾里皆无病，若有得疫者，温酒服一方寸匕，覆取汗得吐即瘥，或经三四日者，以三方寸匕，纳五升水煮令沸，分温三服。

太一流金散方

雄黄三两　雌黄　羖羊角各二两　矾石一两，烧令汁尽　鬼箭削取皮羽，一两半

上五味，捣筛为散，以细密帛裹之，作三角绛囊盛一两带心前，并挂门阁窗牖上。若逢大疫之年，以朔旦平明时以青布裹一刀圭中庭烧之，有病者亦烧熏之。若遭毒螫者，以唾涂之。

务成子荧火丸　主辟疾病，恶气百鬼，虎狼蛇虺，蜂虿诸毒，五兵白刃，盗贼凶害。昔冠军将军武威太守刘子南从尹公受得此方。以永平十二年，于北界与虏战败绩，士卒略尽，子南被围，矢下如雨，未至子南马数尺，矢辄堕地，虏以为神人，乃解围而去。子南以方教子及诸兄弟为将者，皆未尝被伤，累世秘之。汉末青牛道士得之，以传安定皇甫隆，隆以传魏武帝，乃稍有人得之。故一名**冠军丸**，故一名**武威丸**方。

荧炎　鬼箭削去皮羽　蒺藜各一两　雄黄　雌黄　矾石各二两，烧汁尽　羖羊角　煅灶灰　铁锤柄入铁处烧焦，各一两半

上九味，捣筛为散，以鸡子黄并丹雄鸡冠一具和之，如杏仁大，作三角绛囊，盛五丸，带左臂。若从军，系腰中，勿离身；若家挂户上，甚辟盗贼，绝止也。

《千金翼方》卷第十

千金翼方卷第十一　小儿

养小儿第一

合八十九条　方二十首　灸法二首　论一首

凡儿在胎，一月胚，二月胎，三月有血脉，四月形体成，五月能动，六月诸骨具，七月毛发生，八月脏腑具，九月谷入胃，十月百神备，则生矣。生后六十日瞳子成，能咳笑，应和人；百五十日任脉成，能自反覆；百八十日髋骨成，能独坐；二百一十日掌骨成，能扶伏；三百日髌骨成，能立；三百六十日膝膑成，能行也。若不能依期，必有不平之处。

儿初生落地，口中有血，即当去之。不去者，儿若吞之，成痞病，死。

治儿生落地不作声法：取暖水一盆灌浴之，须臾即作声。

小儿始生，即当举之。举之迟晚，则令中寒，腹中雷鸣，先浴之，然后乃断脐。断脐当令长至足趺，短则中寒，令腹中不调，当下痢。若先断脐后浴之，则令脐中水，中水则发腹痛。若脐中水及中冷，则腹绞痛，夭纠啼呼，面目青黑。此是中水之过，当炙粉絮以熨之，不时治护脐。至肿者，当随轻重，重者便灸之，乃可至八九十壮。轻者，脐不大肿，但出汁，时时啼呼者，但捣当归末粉敷之。炙粉絮日日熨之，至百日乃愈，以啼呼止为候。若儿尿清者，冷也。与脐中水同。

凡初生断儿脐，当令长六寸。脐长则伤肌，脐短则伤脏，不以时断脐。若脐汁不尽者，即自生寒，令儿风脐也。

裹脐法

椎治帛，令柔软，方四寸，新绵厚。半寸与帛等合之。调其缓急，急则令儿吐哯。儿生二十日，乃解视脐，若十许日，儿怒啼，似衣中有刺者，此或脐燥，还刺其腹，当解之易衣。更裹脐时，当闭户下帐，燃火左右，令帐中温暖，换衣亦然。仍以温粉粉之，此谓冬之时寒也。若脐不愈，烧绛帛末作灰粉之。若过一月，脐有汁不愈。烧虾蟆灰治末作灰粉脐中，日三四度。若脐未愈，乳儿太饱，令儿风脐也。

儿新生，不可令衣过厚热，令儿伤皮肤肌肉，血脉发杂疮及黄。

凡小儿始生，肌肤未成，不可暖衣。暖衣则令筋骨缓弱，宜时见风日。若不见风日，则令肌肤脆软，便易中寒[①]。皆当以故絮衣之，勿用新绵也。天和暖无风之时，令母将儿于日中嬉戏，数令见风日，则血凝气刚，肌肉牢密，堪耐风寒，不致疾病。若常藏在帏帐中，重衣温暖，譬犹阴地之草，不见风日，软脆不堪当风寒也。

儿生十日始得哺，如枣核大，二十日倍之，五十日如弹丸大，百日如枣大。若乳汁少，不从此法，当用意少少增之。若三十日，乃哺者，令儿无疾。儿若早哺之及多者，令儿头面身体喜生疮，瘥而复发，亦令儿尪弱难食[②]。

小儿生满三十日，乃当哺之。若早哺

---

① 寒：原缺，据王本补。

② 食：《千金要方·卷五》作“养”。

之，儿不胜谷气，令儿病，则多肉耗。三十日后，虽哺勿多。若不嗜食，勿强与。强与不消，复成疾病。哺乳不进者，腹中皆有痰澼也。当以四物紫丸微下之。节哺乳数日，便自愈也。

小儿寒热，亦皆当尔，要当下之，然后乃瘥。

凡乳母乳儿，当先以手极挼散其热，勿令乳汁奔出。令儿咽，辄夺其乳，令得息，息已，复乳之。如是十反五反，视儿饥饱节度。知一日之中，几乳而足，以为常。又常捉去宿乳。

儿若卧，乳母当臂枕之，令乳与儿头平乃乳之。如此，令儿不噎。母欲寐，则夺其乳。恐填口鼻，又不知饥饱也。

儿生有胎寒，则当腹病。痛者偃啼，时时吐岘，或腹中如鸡子黄者，按之如水声便没。没已复出，此无所苦尔。宜早服当归丸、黄芪散即愈。当归丸方见《千金方》中，黄芪散方本阙。

凡乳儿不欲大饱，饱则令吐。凡候儿吐者，是乳太饱也，当以空乳，乳之即消。夏若不去热乳，令儿呕逆；冬若不去寒乳，令儿咳痢。母新房，以乳儿，令儿羸瘦，交胫不能行。

母患热以乳儿，令儿发黄，不能食。

母怒以乳儿，令儿喜惊，发气疝。又令儿上气癫狂。母新吐下，以乳儿，令儿虚羸。

母醉以乳儿，令儿身热腹满。

凡小儿不能哺乳，当服紫丸下之。

凡浴小儿汤，极须令冷热调和。冷热失所，令儿惊，亦致五脏疾。

凡儿冬不可久浴，浴久则伤寒；夏不可久浴，浴久则伤热。

凡儿又不当数浴，背冷则令发痫。若不浴，又令儿毛落。

小儿生辄死。治之法，当候视儿口中悬壅前上腭上有赤胞者，以指擿取，决令溃，以少绵拭去，勿令血入咽。入咽杀儿，急急慎之。

凡儿生三十二日一变；六十四日再变，变且蒸；九十六日三变；百二十八日四变，变且蒸；百六十日五变；百九十二日六变，变且蒸；二百二十四日七变；二百五十六日八变，变且蒸；二百八十八日九变；三百二十日十变，变且蒸。积三百二十日小蒸毕后，六十四日大蒸。蒸后六十四日，复大蒸。蒸后百二十八日，复大蒸。积五百七十六日，大小蒸毕。

凡变者上气，蒸者体热。凡蒸平者五日而衰，远者十日而衰。先变蒸五日，后五日，为十日之中，热乃除尔。

儿生三十二日一变，二十九日先期而热，便治之如法。至三十六七日蒸乃毕尔，恐不解了，故重说之。审计变蒸之日，当其时有热微惊，不得灸刺也。得服药及变且蒸之时，不欲惊动，勿令旁多人。儿变蒸时，或早或晚，不如法者多，儿变蒸时壮热不欲食，食辄吐岘。若有寒加之，即寒热交争，腹腰夭纠啼不止，熨之当愈也。

凡小儿身热、脉乱、汗出者，蒸之候也。

儿变蒸时，目白者重，赤黑者微，变蒸毕，目精明矣。

儿上唇头小白疱起，如死鱼目珠子者，蒸候也。初变蒸时有热者，服黑散发汗；热不止，服紫丸，热瘥便止，勿复与丸。自当有余热。变蒸尽，乃除尔。

儿身壮热而耳冷，髋亦冷者，即是蒸候，慎勿治之。儿身热，髋耳亦热者，病也，乃须治之。

紫丸 治小儿变蒸发热不解，并挟伤寒、温壮汗后热不歇，及腹中有痰澼，哺乳不进，乳则吐哯，食痫，先寒后[1]热方。

代赭石　赤石脂各一两　巴豆三十枚，去心、皮，熬　杏仁五十枚，去皮尖，熬

上四味，末之，巴豆、杏仁别捣为膏，和更捣二千杵，当自相得。若硬，入少蜜同捣，密器中收之三十日。儿服如麻子一丸，与少乳汁令下。食顷后与少乳，勿令多。至日中，当小下热除。若未全除。明旦更与一丸。百日儿服如小豆一丸。以此准量增减。夏月多热，喜令发疹。二三十日辄一服佳。此丸无所不治。虽下，不虚人。

黑散　治小儿变蒸中挟时行温病，或非变蒸时而得时行方。

麻黄去节　杏仁去皮尖，熬，各半两　大黄一分

上三味，捣为散。一月儿服小豆大一枚。以乳汁和服，抱令得汗。汗出，温粉粉之，勿使见风。百日儿服如枣核，大小量之。

相儿命长短法

儿生枕骨不成者，能言而死。

膝骨不成者，能倨而死。

掌骨不成者，能扶伏而死。

踵骨不成者，能行而死。

膑骨不成者，能立而死。

生身不收者死。

鱼口者死。

股间无生肉者死。

颐下破者死。

阴不起者死。

囊下白者死，赤者死。

相法甚博，略述十数条而已。

儿初生额上有旋毛者，早贵，妨父母。

儿初生阴大而与身色同者，成人。

儿初生叫声连延相属者，寿；声绝而复扬急者，不寿。

儿初生汗血者，多厄不寿。

儿初生目视不正，数动者，大非佳人。

儿初生自开目者，不成人。

儿初生通身软弱，如无骨者，不成人。

儿初生发稀少者，强不听人。

儿初生脐小者，不寿。

儿初生早坐、早行、早语、早齿生，皆恶性，非佳人。

儿初生头四破者，不成人。

儿初生头毛不周匝者，不成人。

啼声散，不成人。

啼声深，不成人。

汗不流，不成人。

小便凝如脂膏，不成人。

常摇手足者，不成人。

无此状候者，皆成人也。

儿初生脐中无血者，好。

卵下缝通达而黑者，寿。

鲜白长大者，寿。

论曰：儿三岁以上、十岁以下，观其性气高下，即可知其夭寿大略。儿小时识悟通敏过人者多夭，则项讬、颜回之流是也。小儿骨法成就威仪，回转迟舒，稍费人精神雕琢者寿。其预知人意，回旋敏速者亦夭，则杨修、孔融之流是也。由此观之，夭寿大略可知也。亦由梅花早发，不睹岁寒；甘菊晚荣，终于年事。是知晚成者，寿之兆也。

凡小儿之痫有三种：有风痫，有惊痫，有食痫。然风痫、惊痫时时有尔，十人之中未有一二是食痫者。凡是先寒后热发痫者，皆是食痫也。惊痫，当按图灸之；风痫，当与豚心汤下之；食痫，当下

---

[1] 后：原缺，据王本补。

乃愈。紫丸佳。

凡小儿所以得风痫者，缘衣暖汗出，风因而入也。风痫者，初得之时，先屈指如数乃发作，此风痫也。惊痫者，起于惊怖，先啼乃发作，此惊痫也。惊痫微者急持之，勿复更惊之，或自止也。其先不哺乳，吐而变热后发痫，此食痫也，早下之则瘥，四味紫丸逐澼饮最良，去病速而不虚人，赤丸瘥快，病重者当用之。小儿衣甚寒薄，则腹中乳食不消，其大便皆醋臭。此欲为癖之渐也。便将紫丸以微消之。服法先从少起，常令大便稀，勿使大下也。稀后便渐减之。矢不醋臭，乃止药。惊痫但灸及摩生膏，不可下也。惊痫心气不定，下之内虚，益令甚尔。惊痫甚者，特为难治。故养小儿常当慎惊，勿令闻大声。抱持之间，当安徐，勿令怖也。又天雷时，须塞其耳。但作余小声以乱之也。

凡小儿微惊者，以长血脉。但不欲大惊。大惊乃灸惊脉。

小儿有热，不欲哺乳。卧不安，又数惊，此痫之初也。服紫丸便愈。不瘥，更服之。儿立夏后有病，治之慎勿妄灸。不欲吐下，但以除热汤浴之，除热散粉之，除热赤膏摩之，又脐中以膏涂之。令儿在凉处，勿禁水浆，常以新水饮之。儿眠时小惊者，一月辄一，以紫丸下之，减其盛气，令儿不病痫也。

小儿气盛有病，但下之，必无所损。若不时下，则将成病，固难治矣。

凡下，四味紫丸最善。虽下，不损人，足以去疾尔。若四味紫丸不得[①]下者，当以赤丸下之。赤丸不下，当更倍之。若已下而余热不尽，当按方作龙胆汤稍稍服之，并摩赤膏。

凡小儿冬月下无所畏，夏月下难瘥。然有病者不可不下，下后腹中当小胀满，故当节哺乳数日，不可妄下。又乳哺小儿，常令多少有常剂。儿渐大，当稍稍增之。若减少者，此腹中已有小不调也，便微服药停哺，但与乳。甚者十许日，微者五六日止哺，自当如常。若不肯哺而欲乳者，此是有癖，为疾重要，当下之，无不瘥者。不下则致寒热，或反吐而发痫，或更致下痢。此皆病重，不早下之所为也，为难治。但先治其轻时，儿不耗损而病速愈。

凡小儿屎黄而臭者，此腹中有伏热，宜微将服龙胆汤。若白而醋臭[②]者，此挟寒不消也，当服紫丸。微者少与药令内消，甚者小增，令小下。皆须节乳哺数日，令胃气平和。若不节乳哺，则病易复。复下之，则伤其胃气，令腹胀满。再三下之尚可，过此伤矣。

凡小儿有癖，其脉大，必发痫，此为食痫，下之便愈。当候掌中与三指脉，不可令起而不时下，致于发痫，则难治也。若早下之，此脉终不起也。脉在掌中尚可早治，若至指则病增也。

凡小儿腹中有疾，生则身寒热，寒热则血脉动，血脉动则心不定，心不定则易惊，惊则痫发速也。

龙胆汤 治小儿出腹，血脉盛实，寒热温壮，四肢惊掣，发热，大吐哯者。若已能进哺，中食实不消，壮热及变蒸不解，中客人鬼气并诸惊痫方悉主之。十岁以下小儿皆服之。小儿龙胆汤第一，此是出腹婴儿方。若日月长大者，以次依此为例。若必知客忤及魅气者，可加人参、当归，各如龙胆多少也。一百日儿加半分，二百日加一分，一岁儿加半两。余药皆准尔。

龙胆 钩藤 柴胡去苗 黄芩 桔梗 芍药 茯神 甘草炙，各一分 蜣螂二枚，炙 大黄一两

---

① 得：原作“时”，据王本改。

② 臭：原缺，据王本补。

上一十味，㕮咀，以水二升，煮取五合为一剂也。取之如后节度。药有虚实，虚药宜足数合水也。儿生一日至七日分一合，为三服；儿生八日至十五日分一合半，为三服；儿生十六日至二十日分二合，为三服；儿生二十日至三十日分三合，为三服；儿生三十日至四十日，尽以五合为三服。十岁亦准此。皆溏下即止，勿复服也。

治少小心腹热，除热**丹参赤膏**方。

丹参　雷丸　芒硝　戎盐　大黄各三两

上五味，切，以苦酒半升，浸四种一宿以成。炼猪脂一斤，煎三上三下，去滓，纳芒硝。膏成，以摩心下。冬夏可用一方，但丹参雷丸。

治少小新生肌肤幼弱，喜为风邪所中，身体壮热，或中大风，手足惊掣，**五物甘草生摩膏**方。

甘草炙　防风各一两　白术二十铢　雷丸二两半　桔梗二十铢

上五味，切，以不中水猪肪一斤，微火煎为膏，去滓，取弹丸大一枚，炙手以摩儿百过，寒者更热，热者更寒。小儿无病早起，常以膏摩囟上及手足心，甚辟风寒。

矾石丸　主小儿胎寒𠺌啼，惊痫胪[1]胀满，不嗜食，大便青黄；并治大人虚冷，内冷，或有实不可吐下方。

马齿矾石一斤，烧半日

上一味，末之，枣膏和丸，大人服如梧子二枚，日三服。小儿减之，以意增损。以腹中温暖为度，有实亦去。神良。

小儿客忤慎忌法

凡小儿衣裳帛绵中，不得令有头发。履中亦然。

凡白衣青带、青衣白带者，皆令儿中忤。

诸远行来，马汗未解，行人未澡洗，及未易衣而见儿者，皆中客忤。见马及马上物、马气皆忌之。

小儿中客之为病，吐下青黄汁，腹中痛及反倒偃侧，似痫状，但目不上插，少睡，面色变五色，脉弦急。若失时不治，小久则难治。治之法：

以水和豉，捣令熟，丸如鸡子大，以转摩儿囟上及手足心各五遍，又摩心腹脐上下行转摩之。食顷破视，其中有细毛，弃丸道中，病愈矣。

若吐不止，灸手心主间使、大都、隐白、三阴交各三炷。

又可用粉丸如豉法，并用唾之。唾之咒如下。咒曰：

摩家公，摩家母，摩家儿，若客忤，从我始。扁鹊虽良，不如善唾良。唾讫，弃丸于道中。

又方

取一刀横著灶上，解儿衣，拨其心腹讫，取刀持向儿咒之，唾，辄以刀拟向心腹。曰啡啡，曰煌煌，曰出东方，背阴向阳。葛公葛母，不知何公，子来不视去不顾，过与生人忤；梁上尘，天之神，户下土[2]，鬼所经，大刀环犀对灶君，二七唾客愈儿惊，唾啡啡。如此二七啡啡，每唾以刀拟之，咒当三遍乃毕。用豉丸一如上法，五六遍讫，取此丸破看，其中有毛，弃丸于道中，即愈矣。

治小儿卒客忤法

取铜镜鼻烧令赤，著少许酒中，大儿饮之，小儿不能饮者，含哺之。愈。

又方

取马矢三升，烧令烟绝，以酒三升，煮三沸，去滓，浴儿即愈。

千金汤　主小儿暴惊啼绝死，或有人

---

① 胪：王本作“腹”。

② 土：原作“二”，据王本改。

从外来，邪气所逐，令儿得病，众医不治方。

蜀漆一分，一云蜀椒　左顾牡蛎一分，熬

上二味，㕮咀，以醋浆水一升，煮取五合，一服一合，良。

治小儿新生客忤中恶，发痫发热，乳哺不消，中风反折，口吐舌，并注忤，面青，目上插，腹满，癫痫羸瘦，疰及三岁不行，**双丸方**。

上麝香二两　牛黄二两　黄连二两，宣州者　丹砂一两　特生矾石一两，烧　附子一两，炮，去皮　雄黄一两　巴豆六十枚，去皮、心，熬　桂心一两　乌贼鱼骨一两　赤头蜈蚣一两，熬

上一十一味，各异捣筛，别研巴豆如膏，乃纳诸药，炼蜜和捣三千杵，密塞之，勿泄气。生十日二十日至一月日，服如黍米大二丸。四十日至百日，服如麻子大二丸。一岁以上以意增加。有儿虽小而病重者，增大其丸，不必依此丸。小儿病客忤，率多耐药，服药当汗出。若汗不出者，不瘥也。一日一夜四五服，以汗出为瘥。

凡候儿中人者，为人乳子未了而有子者，亦使儿客忤。口中衔血即月客① 也。若有此者，当寻服此药，此儿可全也。口聚唾，腹起热者，当灸脐中。不过二七壮，并勤服此药。若喜失子者，产讫儿落地声未绝，便即以手指刮舌上，当得所衔血如韭叶者，便以药二丸如粟米大服之，作七日乃止，无不痉也。若无赤头蜈蚣，赤足者亦得三枚，皆断取前两节，其后分不可用也。

小儿杂治法第二

方五十七首　论一首

竹叶汤　主五六岁儿温壮，腹中急满，气息不利，或有微肿。亦主极羸，不下饮食，坚痞，手足逆冷方。

竹叶切，一升　小麦半升　甘草炙　黄芩　栝楼根　泽泻　知母　人参　茯苓　白术　大黄各一两　生姜一两半，切　麦门冬二两，去心　桂心二铢　半夏二两，洗　当归三两分②

上一十六味，㕮咀，以水七升，煮麦、竹叶取四升，去滓，纳诸药。煮取一升六合，分四服。

治小儿连壮热，实滞不去，寒热往来，微惊方。

大黄　黄芩各一两　栝楼根三分　甘草炙　牡蛎熬　人参各半两　桂心二两　龙骨　凝水石　白石脂各半两　滑石二两，碎　硝石半两

上十二味，㕮咀，加紫石英半两，以水四升，煮取一升半，分服三合，一日令尽。

治小儿寒热咳逆，膈中有澼乳，若吐不欲食方。

干地黄四两　麦门冬半升，去心　五味子半升　大黄一两　硝石一两　蜜半升

上六味，㕮咀，以水三升，煮取一升，去滓，纳硝石、蜜更煮令沸。服二合，日三。胸中当有宿乳一升许出。儿大者服五合。

射干汤　主小儿咳逆喘息如水鸡声方。

射干二两　麻黄二两，去节　紫菀一两　甘草一两，炙　桂心五寸　半夏五枚，洗去滑　生姜一两，切　大枣四枚，擘

上八味，㕮咀，以水七升，煮取一升半，去滓，纳蜜半斤，更煮一沸，饮三合，日三服。

---

① 客：王本“客”下有“忤”字。

② 三两分：王本作“三分”。

又方

半夏四两，洗　桂心二两　生姜二两，切　紫菀二两　细辛二两　阿胶二两　甘草二两，炙　蜜一合　款冬花二合

上九味，㕮咀，以水一斗，煮半夏取六升，去滓，纳诸药，更煮取一升五合。五岁儿饮一升，二岁儿服六合，量大小加减之。

治小儿咳逆短气，胸中吸吸，呵出涕唾，咳出臭脓。亦治大人。

烧淡竹沥，煮二十沸。小儿一服一合，日五服；大人服一升①，亦日五服。不妨食，息乳哺。

杏仁丸　主小儿大人咳逆上气方。

杏仁三升，去尖皮、两仁，熬令黄

上一味，熟捣如膏，蜜一升为三份，以一份纳杏仁，捣令强，更纳一份，捣之如膏，又纳一份，捣熟止，先食已含之。咽汁多少，自在量之。

治小儿火灼疮、一身皆有，如麻子小豆戴脓、乍痛乍痒热方。

甘草生用　芍药　白蔹　黄芩各三分　黄连　黄柏各半两

上六味，捣筛，以白蜜和涂上，日再。亦可作汤浴之。《千金》有苦参。

治小儿火疮方

熟煮大豆，浓汁温浴之。亦令无瘢。

又方

以蜜涂之，日十遍。

苦参汤　主小儿头面热疮方。

苦参八两　大黄三两　蛇床子一升　芍药三两　黄芩二两　黄柏五两　黄连三两　菝葜一斤

上八味，切，以水三斗，煮取一斗半，洗之，日三度。大良。《千金》云：治上下遍身生疮。

又方

大黄　黄芩　黄柏　泽兰　矾石　石楠各一两　戎盐二两　蛇床子三合

上八味，切，以水七升，煮取三升，以絮纳汤中洗拭之，日三度。

又方

熬豉令黄，末之，以敷疮上，不过三度，愈。

治二百日小儿头面疮起，身体大热方。

黄芩三分　升麻一两　柴胡一两，去苗　石膏一两，碎　甘草二分半，炙　大黄三两　当归半两

上七味，㕮咀，以水四升，煮取二升，分为四服。日三夜一，多煮洗疮佳。

治小儿身体头面悉生疮方

取榆白皮灼令燥，下筛，醋和，涂绵覆上，虫出自瘥。

治小儿手足身体肿方

以小便温暖渍之良。

又方　并治瘾疹。

巴豆五十枚，去心、皮

上一味，以水三升，煮取一升，以绵纳汤中拭病上，随手减。神良。

治小儿风疮瘾疹方

蒴藋一两　防风一两　羊桃根一两　石楠一两　茵芋一两　茺蔚一两　矾石一两　蒺藜一两

上八味，切，以醋浆水一斗，煮取五升，去滓，纳矾石，煎令小沸，温浴之。《千金》有秦椒、苦参、蛇床、枳实、升麻，为十三味。

治小儿丹数十种皆主之。**搨汤**方。

大黄一两　甘草一两，炙　当归一两　芎䓖一两　白芷一两　独活一两　黄芩一两　芍药一两　升麻一两　沉香一两　青木香一两　芒硝三两　木兰皮一两

上一十三味，切，以水一斗二升，煮

① 升：原缺，据王本补。

取四升，去滓，纳芒硝令烊，以绵揾汤中，适寒温，搨之。干则易，取瘥止。

治小儿丹发方

生慎火草捣绞取汁，以拭丹上，日十遍，夜三四。

治小儿丹肿方

枣根　升麻　白蔹　黄柏　黄连　大黄　栀子　甘草生用，各二两　生地黄汁一升

上九味，切，以水一斗四升，煮取七升，去滓，纳地黄汁煎三沸，以故帛两重纳汤中，以搨丹上，小暖即易之，常令温。

泽兰汤　主丹疹入腹杀儿方。

泽兰　芎䓖　附子炮，去皮　莽草　藁本　细辛　茵芋各半两

上七味，㕮咀，以水三升，煮取一升半，分四服，服此汤，然后作余汤洗之。

治小儿半身皆红赤，渐渐长引者方。

牛膝　甘草生用

上二味，细锉，各得五升，以水二斗，煮取三五沸，去滓，和灶下黄土涂之。

治小儿头发不生方

取楸叶中心捣，绞取汁涂之，生。

治小儿秃疮无发，苦痒方。

野葛一两，末　猪脂　羊脂各一两

上三味，合煎，略尽令凝，涂之，不过三数敷即愈。

治小儿秃疮方

取雄鸡矢、陈酱清和，洗疮了敷之，三两遍瘥。

治小儿白秃方

取芫花末、腊月猪肪脂，和如泥，先以灰汁洗拭，涂之。日二遍。

治小儿头疮方

胡粉一两　黄连二两

上二味，捣为末，洗疮去痂，拭干，敷之即愈。发即如前再敷，亦治阴疮。

又方

胡粉二两　水银一两　白松脂二两　猪肪脂四两

上四味，合煎去滓，纳水银、胡粉，搅令和调，涂之，大人亦同。

治小儿头无发方

烧鲫鱼作末，酱汁和敷之。即生。

治小儿囟开不合方

防风一两半　白及半两　柏子仁半两

上三味，捣为散，乳汁和，以涂囟上，日一度，十日知，二十日合。

治小儿脐疮方

烧甑带灰，敷之愈。

治小儿鼻塞不通有涕出方

杏仁半两，去皮尖　椒一分　附子一分半，炮，去皮　细辛一分半

上四味，切，以醋五合渍一宿，明旦以猪脂五两煎之，附子色黄，膏成，去滓，以涂絮导于鼻中，日再，又摩囟上。

治小儿口疮不能取乳方

大青三分　黄连二分

上二味，㕮咀，以水三升，煮取一升二合，一服一合，日再，夜一。

又方

取矾石如鸡子大，置醋中研，涂儿足下三七遍，立愈。

治小儿重舌方

取三屠家肉各如指许大，切，摩舌，儿立能乳，便啼。

又方

衣鱼烧作灰，以敷舌上。

又方

重舌，舌强不能收，唾者，取鹿角末如大豆许，安舌上，日三，即瘥。

又方

取蛇皮烧灰末，和大醋，以鸡毛取

之，以掠舌上，日三遍。

治小儿重舌，舌生疮，涎出方。

以蒲黄敷舌上，不过三度愈。

又方

取田中蜂房烧之，以醇酒和，敷喉咽下，立愈。

治小儿咽痛不得息，若毒气哽咽及毒攻咽喉方。

生姜二两，切　橘皮一两　升麻二两　射干二两

上四味，㕮咀，以水六升，煮取二升，分为三服。亦治大人。

治小儿喉痹咽肿方

以鱼胆二七枚，和灶底黄土，以涂咽喉，立瘥。

雀屎丸　主小儿卒中风，口噤，不下一物方。

取雀矢如麻子大，丸之，饮服即愈，大良。鸡矢白亦良。

治小儿数岁不行方

葬家未闭户时，盗取其饭以哺之，不过三日即行，勿令人知之。

治小儿食土方

取肉一斤

上一味，以绳系肉，曳地行数里，勿洗，火炙啖之，不食土矣。

治小儿遗尿方

瞿麦　龙胆　石韦　皂荚炙，去皮子　桂心各半两　人参一两　鸡肠草一两　车前子五分

上八味，末之，炼蜜和，先食服如小豆五丸，日三，加至六七丸。

治小儿羸瘦有蛔虫方

藋芦五两　黍米泔二升

上二味，切，以纳泔中，以水三升五合，煮取二升，五岁儿服五合。日三服，儿大者服一升。

治小儿三虫方

雷丸　芎䓖

上二味，等分为散，服一钱匕，日三服。

治小儿阴疮脓水出方

煮狼牙汁，洗之愈。

治小儿气癞方

土瓜根一两　芍药一两　当归一两

上三味，㕮咀，以水二升，煮取一升，服五合，日二服。

治小儿狐疝，伤损生癞方。

桂心三分　地肤子二两半　白术五分

上三味，末之，炼蜜和白酒服，如小豆七丸，日三服。亦治大人。

又方

芍药三分　茯苓三分　大黄半两　防葵半两　半夏一分，洗　桂心一分　椒一分，汗　干姜一分

上八味，末之，炼蜜和如大豆，每服一丸，日五服，可加至三丸。《千金》无干姜。

治小儿核肿，壮热有实方。

甘遂三分　麝香三铢　大黄　前胡各一两　黄芩半两　甘草半两，炙　青木香三分　石膏三分，碎

上八味，㕮咀，以水七升，煮取一升九合，服三合，日四夜二服。

治小儿误吞针方

吞磁石如枣核大，针立下。

论曰：文王父母有胎教之法，此圣人之道，未及中庸。是以中庸养子，十岁以下，依礼小学，而不得苦精功程，必令儿失心惊惧；及不得苦行杖罚，亦令儿得癫痫；此事不可伤怛，但不得大散大漫，令其志荡；亦不得称赞聪明；尤不得诽毁小儿。十一以上，得渐加严教。此养子之大经也。不依此法，令儿损伤。父母之杀儿也，不得怨天尤人。

眼病第三

合一百三十三方　灸法二首　论一首

真珠散　主目翳覆瞳，睛不见物方。

上光明朱砂半两　贝子五枚，炭火烧，末之　白鱼七枚，炙　干姜末，半分

上四味，研之如粉，以熟帛三筛为散，仰卧。遣人以小指爪挑少许敷眼中，瘥。亦主白肤翳。

七宝散　主目翳经年不愈方。

琥珀一分　白真珠一分　珊瑚一分　紫贝一分　马珂一分　朱砂二分　蕤仁半两　决明子一分　石胆一分

上九味，下筛极细，敷目中，如小豆，日三，大良。

矾石散　主目翳及胬肉方。

矾石上上白者，末，纳如黍米大于翳上及胬肉上，即令泪出，以绵拭之。令得恶汁尽，日一。其病逐恶汁出尽，日日渐自薄，便瘥。好上上矾石无过绛矾，色明净者，慎如疗眼当法也。

去翳方

贝子十枚，烧末

上一味，捣筛，取如胡豆著翳上，日再，正仰卧，令人敷之，如炊一石米久，乃拭之。息肉者，加珍珠如贝子等分，研如粉。

治眼漠漠无所见，决明洗眼方。

决明子二十五枚，《千金》作一合　蕤仁　秦皮　黄连宣州者佳，各半两，《千金》作十八铢　萤火虫七枚

上五味，以水八合，微火煎取三合，冷，以绵注洗目，日三度。

治五脏客热上熏一作冲眼，外受风寒，令眼病不明方。

地肤子半两，《千金》作二合　柏子仁一合半　大黄二两　决明子五合　蓝子　瓜子仁　蕤仁　茺蔚子　青葙子　蒺藜子各二合　菟丝子一合，《千金》作二合　黄连一两半，宣州者　细辛一合，《千金》一两六铢　桂心七分　萤火一合，《千金》作六铢

上一十五味，捣筛，炼蜜和丸如梧子，每服十五丸，食后，日三服。

治肝膈上大热，目暗不明方。

升麻　大青　黄柏各三两　射干　生玄参四两　蔷薇根白皮各四两　蜜一升

上七味，㕮咀，以水七升，煮取一升半，去滓，下蜜两沸，细细含咽之。

治眼暮无所见方

猪肝一具

上细切，以水一斗煮取熟，置小口器中，及热以目临上，大开勿闭也。冷复温之，取瘥为度。

治热病瘥后百日，纳食五辛目暗方。

以鲫鱼作臛熏之，如前法，良。

兔肝散　主失明方。

兔肝炙　石胆　贝齿　芒硝　蕤仁　黄连　矾石烧　松叶　萤火　菊花　地肤子　决明子各一分

上一十二味，食后为散，服半钱匕。不知，稍稍加服，药不可废。若三日停，则与不服等。愈后，仍可常服之。

治风痰胸满，眼赤暗方。

决明子　竹叶《千金》作二两　杏仁去皮尖双仁，熬　防风　黄芩　枳实炙，《千金》作二两　泽泻各三两　芍药　柴胡去苗　栀子仁各四两，一方无，《千金》作二两　细辛　芒硝各二两

上一十二味，㕮咀，以水九升，煮取二升半，去滓，分三服。《千金》有大黄四两、升麻三两，无芒硝、防风、细辛，名泻肝汤。

眼暗方

蔓菁子一斗

上一味，净淘，以水四斗煮，自旦至

午，去汁易水，又煮。至晚去汁易水，又煮。至旦暴干，以布袋贮之，一度捣三升，以粥汁服三方寸匕。日三服，美酒等任性所便。

补肝汤 主肝气不足方。

甘草炙 黄芩 人参 桂心各二两

上四味，㕮咀，以水六升，煮取二升，去滓，分三服。

泻肝汤 主脏中痰实热冲，眼漠漠暗方。

苦竹根八两 半夏四两，洗 干姜 茯苓 枳实 白术各三两 杏仁去皮尖两仁 干地黄各一两 细辛 甘草炙，各二两

上一十味，㕮咀，以水一斗二升，煮取二升七合，去滓，分三服。

泻肝汤 主漠漠无所见，或时痛赤，腹有痰饮，令人眼暗方。

大黄 白术各二两 甘草炙 芍药 当归 茯苓 桂心 人参 黄芩 细辛各一两半 生姜三两，切 半夏四两，洗

上一十二味，㕮咀，以水一斗，煮取三升，分四服。

补肝汤 主肝气不足，两胁拘急痛，寒热，目不明，并妇人心痛，乳痈，膝胫热，消渴，爪甲枯，口面青皯方。

甘草三两，炙 柏子仁二两 防风三两 大枣二十枚，擘 乌头二两，炮 细辛二两 茯苓一两 蕤仁一两 桂心一两

上九味，㕮咀，以水八升，煮取三升，分为三服。

芜菁子方 主明目病，益肌肤方。

芜菁子三升

上一味，淘净[①]，著水煮二十沸，出，著水盆中淘之，令水清，接取以别釜煮之。水尽即添益，时尝看，味美漉出，暴干，捣筛，酒饮等任意和服三方寸匕，日惟服七合，饱食任性酒服。服无限时，慎生冷。百日身热疮出，不久自瘥。

治青盲方

长尾蛆，净洗，暴干作末，纳眼中瘥。

决明丸 主眼风虚劳热，暗运内起方。

石决明烧 石胆 光明砂 芒硝蒸 空青 黄连不用渍 青葙子 决明子以苦酒渍，经三日，暴干 蕤仁 防风 鲤鱼胆 细辛

上一十二味，等分，捣，密绢筛，石研令极细，以鱼胆和丸如梧子，暴干研碎，铜器贮之勿泄，每取黄米粒大纳眦中。日一夜一，稍稍加，以知为度。

补肝丸 主明目方。

地肤子二合 蓝子二合 蒺藜子二合 细辛五合 桂心五分 车前子二合 菟丝子二合 瓜子二合 萤火虫五合 黄连一两半 茺蔚子二合 青葙子二合 大黄二两 决明子五合

上一十四味，捣筛，炼蜜和饮，服如梧子十五丸，可加至二十丸。慎热面食、生冷、醋滑、油、蒜、猪、鸡、鱼、荞面、黄米，眼暗神方也。

治目赤痛方

雄黄一铢 细辛一铢 干姜一铢 黄连四铢

上四味，细筛，绵裹以唾濡头注药，纳大眦，必闭目，目中泪出，须臾自止。勿手近，勿用冷水洗。

又方

雄黄一分 干姜一分 黄连一分 矾石一分，烧半日

上四味，合用之如前方，可加细辛一分。

治目赤口干唇裂方

石膏一斤，碎 生地黄汁一斤 赤蜜一

---

① 净：原作“高”，据王本改。

升 淡竹叶切，五升

上四味，以水一斗二升煮竹叶，取七升，去滓，澄清，煮石膏取一升半，去滓，下地黄汁两沸。下蜜取三升，细细服之。

治赤眼方

取杏仁四十九颗，末之，绢袋裹饭底蒸之，热绞取脂，以铜青、胡粉各如大豆，干姜、盐各如半大豆，熟研之，以鸡毛沾取，掠眼中眦头，日二。不过三，瘥。

赤眼方

杏仁脂一合 盐绿枣核大 印成盐三颗

上三味，取杏仁脂，法先捣杏仁如脂，布袋盛，蒸热绞取脂，置密器中，纳诸药，直坐，著其中，密盖二七日。夜卧，注目四眦，不过七度，瘥止。

治赤眼不问久远方

硇砂三两

上一味，以醋浆埆器中浸，日中暴之三日，药著器四畔干者，取如粟米大。夜著两眦头，不过三四度，永瘥，并石盐、石胆等尤佳。

治眼赤运白膜翳方

麻烛一尺，薄批，猪脂裹使匝，燃烛以铜器承取脂，纳蕤仁三十枚，研胡粉少许，合和令熟，夜纳两眦中。

又方

枸杞汁洗目，日五度，良，煮用亦得。

治赤眼方

石胆 蕤仁 盐绿 细辛各一两 生驴脂一合

上五味，为末，以乳汁和，夜点两眦。

治眯目不明方

椏羊鹿筋擘之，如披筋法，纳筋口中，熟嚼。擘眼，纳著瞳子睑上，以手当睑上轻挼之。若有眯者，二七过挼，便出之。视眯当著筋出来即止。未出者复为之。此法常以平旦日未出时为之，以瘥为度。出讫，当以好蜜注四眦头，鲤鱼胆亦佳。若数挼目痛，可间日挼之。

鼻病第四论一首 方八首

治鼻不利香膏方

当归 薰草一方用木香 通草 细辛 蕤仁各三分 芎䓖 白芷各半两 羊髓四两

上八味，切，合煎微火上三上三下，以白芷色黄，膏成，去滓，取如小豆大，纳鼻中，日三。大热、鼻中赤烂者，以黄芩、栀子代当归、细辛。

治鼻中窒塞香膏方

白芷 芎䓖各半两 通草一分 当归 细辛 薰草各三分，《千金》作莽草 辛夷仁五分

上七味，切，以苦酒渍一宿，以不中水猪肪一升，煎三上三下，以白芷色黄膏成，去滓。绵裹取枣核大，纳鼻中，日三。一方加桂心十八铢。

治鼻齆方

通草一分 细辛一分 附子一分，炮，去皮

上三味，下筛，蜜和绵裹，纳鼻中良。

治鼻中息肉，**通草散方**。

通草半两 矾石一两，烧 真珠一铢

上三味，下筛，裹绵如枣核，取药如小豆。纳绵头入鼻中，日三度。一方有桂心、细辛各一两。

治䶊鼻，鼻中息肉，不得息方。

矾石烧 藜芦各半两 瓜蒂二七枚 附子半两，炮

上四味，各捣下筛，合和，以小竹管取药如小豆大，纳鼻孔中吹之，以绵絮塞

鼻中。日再，以愈为度。一方加葶苈半两。

治鼻中息肉塞鼻，不得喘息方。

取细辛，以口湿之，屈头纳鼻中，傍纳四畔多著，日十易之，满二十日外。以葶苈子一两、松萝半两，二味捣筛，以绵裹薄如枣核大，纳鼻中，日五六易之，满二十日外。以吴白矾上上者二两，纳瓦杯，裹相合，令密置窖中烧之。待瓦热取捣筛，以面脂和如枣核大，纳鼻中。日五六易，尽更和，不得顿和。二十日外乃瘥，慎行作劳及热食并蒜面百日。

治齆鼻有息肉，不闻香臭方。

瓜蒂　细辛各半两

上二味，为散，絮裹，豆大，塞鼻中，须臾即通。

羊肺散　主鼻中息肉梁起方。

羊肺一具，干之　白术四两　苁蓉二两　通草二两　干姜二两　芎䓖二两

上六味，为散。食后以粥汁服五分匕，日二服，加至方寸匕。

论曰：凡人往往有鼻中肉塞，眠食皆不快利，得鼻中出息，而俗方亦众，而用之皆无成效。惟见《本草》云：雄黄主鼻中息肉，此言不虚。但时人不知用雄黄之法。医者生用，故致困毙。曾有一人患鼻不得喘息，余以成炼雄黄，日纳一大枣许大，过十日，肉塞自出，当时即得喘息，更不重发。其炼雄黄法，在《仙丹方》中具有之，宜寻求也，斯有神验。

口病第五

论二首　方十七首

凡口疮忌食咸、腻及热面、干枣等，宜纯食甜粥，勿食盐菜，三日即瘥。

凡口中面上生息肉转大，以刀决溃去脓，愈。

治积年口疮不瘥，**蔷薇汤**方。

蔷薇根一升

上一味，以水七升，煮取三升，去滓，含之。久久即吐之，定更含，少少入咽亦佳，夜未睡以前亦含之，三日不瘥，更令含之。瘥为度，验秘不传也。

治口中疮，身体有热气痱瘰，**蔷薇丸**方。

蔷薇根一两　黄芩一两　鼠李根一两　当归一两　葛根一两　白蔹一两　栝楼根二两　石龙芮一两　黄柏一两　黄芪一两　芍药一两　续断一两　黄连一两

上一十三味，末之，炼蜜和服，如梧子十丸。日三服。《千金》无黄连。

治热病口烂，咽喉生疮，水浆不得入膏方。

当归一两　射干一两　升麻一两　附子半两，炮，去皮　白蜜四两

上五味，切，以猪膏四两，先煎之令成膏，下著地，勿令大热，纳诸药，微火煎，令附子色黄。药成，绞去滓，纳蜜，复火上令相得。盛器中令凝，取如杏子大含之。日四五，辄咽之，瘥。

治口中疮，咽喉塞不利，口燥膏方。

猪膏一斤　白蜜一斤　黄连一两，切

上三味，合煎，去滓，令相得，含如半枣，日四五，夜二。

治口吻生白疮，名曰燕口方。

取新炊甑下饭讫，以口两吻衔甑唇，乘热柱[①] 两口吻二七下，瘥。

口旁恶疮方

乱发灰　故絮灰　黄连末　干姜末各等分

上四味，合和为散，以粉疮上，不过三度。

治口臭方

浓煮细辛含汁，久乃吐却，三日当

① 柱：《千金要方·卷六》作"熨"。

愈。

又方

井花水三升，漱口吐厕中。

又方

橘皮五分　木兰皮一两　桂心三分　大枣四十枚，去核，蒸之，去皮

上四味，末之，以枣肉丸如梧子，服二十丸，日二服，稍稍至三十丸。一方有芎十八铢。

又方

桂心　甘草炙，等分

上二味，细末，三指撮，酒服二十日，香。

又方

蜀椒汗　桂心各一两

上二味，服如前方。

治口干方

猪脂若羊脂如鸡子大，擘之，苦酒半升中渍一宿，绞取汁含之。

又方

石膏五合，碎　蜜二升

上二味，以水三升煮石膏，取二升，纳蜜煮取一升，去滓，含如枣核大，咽汁尽即含之。

又方

含一片梨即愈，夜睡当时即定。

又方

羊脂鸡子大　酒半升　大枣七枚

上三味，合渍七日，取枣食之，瘥。

又方

禁夜勿食酸食及热面。

治口卒噤不开方

捣附子末，纳管中，开口吹口中，良。

唇病第六方四首

紧唇方

以乱发、蜂房及六畜毛烧作末，敷疮上。猪脂和，亦佳。

又方

紧卷故青布，烧令燃，斧上柱，取斧上热汁涂之。并治沈唇。

治唇黑肿，痛痒不可忍方。

取四文大钱，于磨石上以腊月猪脂磨取汁涂之。不过数遍，即愈。

又方

以竹弓弹之，出其恶血，立瘥。

齿病第七方二十七首

含漱方　主齿痛方。

独活三两　黄芩三两　芎䓖三两　当归三两　细辛　荜茇各一两　丁香一两

上七味，㕮咀，水五升，煮取二升半，含漱之。食顷乃吐，更含之。一方有甘草二两。

又方

含白马尿，随左右含之，不过三口，瘥。

治裂齿痛方

腐棘针二百枚

上一味，以水二升，煮取一升，含漱之。日四五，瘥止。

又方

取死曲蟮末敷痛处，即止。

治齿痛方

夜向北斗手拓地灸指头地，咒曰：蝎虫所作断木求，风虫所作灸便休，疼痛疼痛北斗收。即瘥。

又方

入定后，向北斗咒曰：北斗七星，三台尚书，某甲患龃，若是风龃闭门户，若是虫龃尽收取，急急如律令。再拜，三夜作。

治牙疼方

苍耳子五升

上一味，以水一斗，煮取五升，热含之。疼则吐，吐复含，不过二剂愈。无子，茎叶皆得用之。

又方

莽草五两

上一味，切，以水一斗，煮取五升，含漱之。一日令尽。

又方

纳藜芦末于牙孔中，勿咽汁，神良。

又方

取门上桃橛，烧取湍汁，少少纳孔中，以蜡固之。

针牙疼方

随左右边疼手大指、次指掌间入一寸，得气，绝补三十九息。

灸牙疼方

取桑东南引枝，长一尺余，大如匙柄，齐两头，口中柱著痛牙上，以三姓火灸之。咒曰：南方赤帝子，教我治虫齿，三姓灸桑条，条断蝎虫死，急急如律令。大效。

治虫食齿疼痛方

闭气细书曰：南方赤头虫飞来，入某姓名裂齿裹，今得蝎虫孔，安置耐居止，急急如律令。小笺纸纳著屋柱北边蝎虫孔中，取水一杯，禹步如禁法，还诵上文。以水沃孔，以净黄土泥之，勿令泄气，永愈。

治虫食齿根肉黑方

烧腐棘取湍涂之十遍，雄黄末敷即愈。若齿黑者，以松木灰揩之。细末雄黄涂龈百日，日再涂之七日，慎油猪肉，神效。

治齿虫方

以檐一枚，令病人存坐横檐于膝上，引两手，寻使极住手，伸中指，灸中指头檐上三壮，两头一时下火，病人口诵咒曰：啖牙虫，名字鹘，莫啖牙，莫啖骨。灸人亦念之。

齿根肿方

松叶一握　盐一合　好酒三升

上三味，煎取一升，含之。

齿根动痛方

生地黄三两　独活三两

上二味，切，以酒渍一宿，含之。

又方

常以白盐末封齿龈上，日三夜二。

又方

叩齿三百下，日一夜二，即终身不发，至老不病齿。

治齿牙根摇欲落方

生地黄大者一寸，绵裹著牙上，嚼咽汁，汁尽去之，日三即愈，可十日含之，更不发也。

治齿根空肿痛，困弊无聊赖方。

独活四两　酒三升

上二味，于器中渍之，塘火煨之令暖，稍稍沸，得半，去滓，热含之，不过四五度。

又方

取地黄如指大，长一寸，火炙令大热，著木椎之，以绵裹著齿上嚼之。咽汁尽，即三易。瘥止。

又方

烧松柏、槐枝令热，柱病齿孔，须臾虫缘枝出。

治牙龈疼痛方

杏仁一百枚，去皮尖两仁者　盐末方寸匕

上二味，以水一升，煮令沫出，含之，味尽吐却，更含。不过再三瘥。

治牙车急，口眼相引，舌不转方。

牡蛎熬　伏龙肝　附子炮，去皮　矾石烧

上四味，等分末之，以白酒和为泥，敷其上，干则涂之，取瘥止。

治齿齵方

切白马悬蹄可孔塞之，不过三度。

治齿血出不止方

刮生竹茹二两，醋渍之，令其人解衣坐，乃别令一人含噀其背上三过，并取竹茹浓煮取汁。勿与盐，适寒温，含漱之，终日为度。

治失欠颊车脱臼，开张不合方。

以一人捉头，著两手指牵其颐，以渐推之，令复入口中，安竹筒如指许大。不尔，啮伤人指。

舌病方第八[①]

方五首[②]

治舌卒肿如吹胞，满口溢出，气息不得通，须臾不治杀人方。

急以指刮破溃去汁，即愈。亦可以铍刀于前决破之。《千金》云：两边破之。

又方

以苦酒一升，煮半夏十枚，令得八合，稍稍含漱吐之，半夏戟人咽，须熟，洗去滑尽用之，勿咽汁也。加生姜一两佳。

治舌上黑、有数孔，出血如涌泉，此心脏病也方。

戎盐五两　黄芩五两　黄柏五两　大黄五两　人参二两　桂心二两　甘草一两，炙

上七味，末之，炼蜜和丸，饮服十丸如梧子，日三服，仍烧铁烙之。

治舌卒肿起如吹胞状，满口塞喉，气息欲不复，须臾不治杀人，治之方。

以刀锋决两边第一大脉出血，勿使刺著舌下中央脉。血出不止杀人。血出数升，以烧铁令赤，熨疮数过，以绝血也。

又方

含甘草汁佳。

喉病第九方十四首

治喉卒肿不下食方

韭一把，捣熬敷之，冷即易之，佳。

又方

含荆沥稍稍咽之。

又方

含上好醋，口舌疮亦佳。

治喉痹咽唾不得方

半夏

上一味，细破如棋子十四枚，鸡子一枚，扣其头如栗大，出却黄白，纳半夏于中，纳醋令满，极微火上煎之。取半，小冷饮之，即愈。

喉痹方

取附子一枚，去皮，蜜涂火炙令干，复涂蜜炙，须臾含之，咽汁，愈。

又方

含蜀升麻一片，立愈。

治喉痹方

以绳缠手大指，刺出血一大豆以上，瘥。小指亦佳。

治马喉痹方

烧马兰根灰一方寸匕，烧桑枝沥汁，和服。

治咽痛不得息，若毒气哽咽、毒攻咽喉方。

桂心半两　杏仁一两，去尖皮，熬之

上二味为散，以绵裹如枣大。含咽其汁。

又方

刺小指爪纹中出血即瘥，左右刺出血，神秘，立愈。

治尸咽，语声不出方。

① 第八：原缺，据本卷上下体例补。

② 方五首：原缺，据本书文例及实有方数补。

酒一升　干姜十两，末之　酥一升

上三味，酒二合，酥一匙，姜末一匕，和服之，日三，食后服之。亦治肺病。

治尸咽咽中痒痛，吐之不出，咽之不入，如中蛊毒方。

含生姜五十日，瘥。

治咽中肿垂肉不得食方

先以竹筒纳口中，热烧铁从竹中柱之。不过数度，愈。

治悬壅垂下暴肿长方

干姜、半夏等分，末，少少著舌本。半夏洗之，如法用。

又方

盐末箸头，张口柱之，日五自缩。

噎病第十方二首

酥、蜜、生姜汁合一升，微火煎二沸，每服两枣许，纳酒中温服。

又方

以手巾布裹舂杵头糠拭齿。

耳病第十一方二十四首

治耳聋方

生地黄极粗大者长一寸半　杏仁七枚，烧令黑　印成盐两颗　巴豆七枚，去皮，熬令紫色　头发鸡子大，炙之

上五味，捣作末，以发薄裹，纳耳中。一日一夜。若少损，即却之，直以发塞耳。耳中黄水及脓出，渐渐有效，不得更著。若未损，一宿后更纳一日一夜，还去药，一依前法。

治劳聋、气聋、风聋、虚聋、毒聋，如此久聋，耳中作声。**补肾治五聋方。**

山茱萸二两　干姜　巴戟天　芍药　泽泻　桂心　菟丝子　黄芪　干地黄　远志去心　蛇床子　茯苓　石斛　当归　细辛　苁蓉　牡丹皮　人参　甘草炙　附子炮，去皮，各二两　防风一两半　菖蒲一两　羊肾二枚

上二十三味，捣筛，炼蜜和为丸，如梧子大，服[①]十五丸，日三，加至三十四十丸。

又方

蓖麻五分　杏仁一两，去尖、皮　桃仁四分，去尖、皮　巴豆仁一分，去心、皮，熬　石盐三分　附子半两，炮　菖蒲一两　磁石一两　薰陆香一分　松脂二两半　蜡二两　通草半两

上一十二味，先捣诸石等令细，别捣诸物等，加松脂及蜡，合捣数千杵，令可丸乃止，取如枣核大，绵裹塞耳，一日四五度，出之转捻，不过三四度。日一易之。

又汤方

磁石四两　牡荆子二两，一云牡蛎　石菖蒲三两　山茱萸二两　芎䓖二两　茯神二两　白芷二两　枳实二两，炙　地骨皮三两　天门冬三两，去心　甘草三两，炙　橘皮二两　生姜二两，切　竹沥二升

上一十四味，㕮咀，以水八升，煮取减半，下竹沥，煮取二升半，分为三服，五日服一剂。三剂后著散。

又散方

石菖蒲二两　山茱萸二两　磁石四两　土瓜根二两　白蔹二两　牡丹皮二两　牛膝二两

上七味，捣筛为散，绵裹塞耳，日一易。仍服大三五七散一剂。

又方

硫黄　雌黄一云雄黄

上二味，等分，末之，绵裹塞耳，数

---

① 服：王本“服”前有“食后”二字。

日闻声。

又方

以童子尿灌耳中三四度，瘥。

赤膏 主耳聋齿痛方。

丹参五两 蜀椒二升 大黄一两 白术一两 大附子十枚，炮，去皮 细辛一两 干姜二两 巴豆十枚，去皮 桂心四寸 芎䓖一两

上一十味，切，以醇苦酒渍一宿，纳成煎猪膏三斤，著火上。煎三上三下，药成去滓，可服可摩。耳聋者，绵裹膏纳耳中，齿冷痛著齿间，诸痛皆摩。若腹中有病，以酒和服如枣许大。咽喉痛，吞如枣核一枚。

治二十年聋方

成煎鸡肪五两 桂心 野葛各半两

上三味，切，膏中[①]铜器内，微火煎三沸，去滓，密贮勿泄，以苇筒盛如枣核大，火炙令少热，仰倾耳灌之。如此十日，耵聍自出，大如指长一寸。久聋不过三十日。以发裹膏深塞，勿使泄气，五日乃出之。

又方

以器盛石盐，饭底蒸，令消，以灌耳中，验。

治聤耳出脓汁方

矾石三两，烧 龙骨一两 黄连一两 乌贼鱼骨一两

上四味，下筛，取如枣核大，绵裹塞耳，日三易。一方用赤石脂，无龙骨。

治底耳方

矾石烧之 石盐末之

上二味，先以纸绳纴之，展却汁令干，以盐末粉耳中令通，次下矾石末，粉上，须臾，卧勿起，日再。

治耳疼痛方

附子炮，去皮 菖蒲

上二味，等分裹塞之。

治虫入耳方

末蜀椒一撮，纳半升醋中灌之，行二十步，虫出瘥。

治百虫入耳方

捣韭汁，灌之耳中立出。

又方

灌葱涕，须臾虫出，瘥。

又方

以木叶裹盐炙令热，以掩耳，冷即易之，出。

又方

姜汁滴耳中。又灌牛乳，良。又桃叶塞耳。

治蚰蜒入耳方

牛乳灌之，蚰蜒自出。若入腹者，空腹服醋酪一升。不出更服，仍以和面烧饼，乘热坐上，须臾出。

又方

以油灌之。

又方

灌驴乳于耳中，即变成水入腹，饮之即瘥。

又方

桃叶汁灌之。

又方

打铜碗于耳边。

又方

炒胡麻，以布袋盛枕头。

《千金翼方》卷第十一

① 膏中：王本作“于”。

千金翼方卷第十二　养性

养性禁忌第一

论曰：张湛称：养性缮写经方，在于代[①]者甚众，嵇叔夜论之最精，然辞旨远不会近。余之所言，在其义与事归，实录以贻后代。不违情性之欢，而俯仰可从。不弃耳目之好，而顾眄可行。使旨约而赡广，业少而功多，所谓易则易知，简则易从，故其大要，一曰啬神，二曰爱气，三曰养形，四曰导引，五曰言论，六曰饮食，七曰房室，八曰反俗，九曰医药，十曰禁忌。过此已往，未之或知也。

列子曰：一体之盈虚消息，皆通于天地，应于物类。故阴气壮则梦涉大水而恐惧，阳气壮则梦涉大火而燔焫，阴阳俱壮则梦生杀。甚饱则梦与，甚饥则梦取，是以浮虚为疾者则梦扬，沉实为疾者则梦溺，籍带而寝者则梦蛇，飞鸟衔发者则梦飞，心躁者梦火，将病者梦饮酒歌舞，将衰者梦哭。是以和之于始，治之于终，静神灭想，此养生之道备也。

彭祖曰：每施泻讫，辄导引以补其虚。不尔，血脉髓脑日损。犯之者生疾病，俗人不知补泻之义故也。饮酒吐逆，劳作汗出，以当风卧湿，饱食大呼，疾走举重，走马引强，语笑无度，思虑太深，皆损年寿。是以为道者务思和理焉。口目乱心，圣人所以闭之；名利败身，圣人所以去之。故天老曰：丈夫处其厚不处其薄，当去礼去圣，守愚以自养。斯乃德之源也。

彭祖曰：上士别床，中士异被。服药百裹，不如独卧。色使目盲，声使耳聋，味使口爽，苟能节宣其宜适，抑扬其通塞者，可以增寿。一日之忌者，暮无饱食；一月之忌者，暮无大醉；一岁之忌者，暮须远内；终身之忌者，暮常护气。夜饱损一日之寿，夜醉损一月之寿，一接损一岁之寿，慎之。清旦初以左右手摩交耳，从头上挽两耳，又引发，则面气通流。如此者，令人头不白耳不聋。又摩掌令热以摩面，从上向下二七过，去皯气，令人面有光。又令人胜风寒时气，寒热头痛，百疾皆除。

真人曰：欲求长生寿考，服诸神药者，当须先断房室，肃斋沐浴熏香，不得至丧孝家及产乳处。慎之慎之。古之学道者，所以山居者，良以此也。

老子曰：人欲求道，勿起五逆六不祥，凶。大小便向西，一逆；向北，二逆；向日，三逆；向月，四逆；仰视日月星辰，五逆。夜半裸形，一不祥；旦起嗔心，二不祥；向灶骂詈，三不祥；以足纳火，四不祥；夫妻昼合，五不祥；盗师父物，六不祥。旦起常言善事，天与之福，勿言奈何及祸事，名请祸。慎勿床上仰卧，大凶。卧伏地，大凶。饱食伏地，大凶。以匙箸击盘，大凶。大劳行房室露卧，发癫病。醉勿食热，食毕摩腹能除百病。热食伤骨，冷食伤肺。热无灼唇，冷无冰齿。食毕行步蜘蹰则长生。食勿大言。大饱血脉闭。卧欲得数转侧。冬温夏凉，慎勿冒之。大醉神散越，大乐气飞

① 代：王本“代”字前有“前”字。

扬，大愁气不通。久坐伤筋，久立伤骨。凡欲坐，先解脱右靴履，大吉。用精令人气乏，多睡令人目盲，多唾令人心烦，贪美食令人泄痢。沐浴无常，不吉。沐与浴同日，凶。夫妻同日沐浴，凶。说梦者，凶。

凡日月蚀，救之吉。活千人，除殃；活万人，与天地同功。日月薄蚀、大风大雨、虹霓地动、雷电霹雳、大寒大雾、四时节变，不可交合阴阳，慎之。

凡夏至后丙丁日，冬至后庚辛日，皆不可合阴阳，大凶。

凡大月十七日、小月十六日，此各毁败日，不可交会，犯之伤血脉。

凡月二日、三日、五日、九日、二十日，此生日也。交会令人无疾。

凡新沐远行及疲、饱食醉酒、大喜大悲、男女热病未瘥，女子月血新产者，皆不可合阴阳。热疾新瘥，交者死。

老子曰：凡人生多疾病者，是风日之子。生而早死者，是晦日之子。在胎而伤者，是朔日之子。生而母子俱死者，是雷霆霹雳日之子。能行步有知而死者，是下旬之子。兵血死者，是月水尽之子，又是月蚀之子。虽胎不成者，是弦望之子。命不长者，是大醉之子。不痴必狂者，是大劳之子。生而不成者，是平晓之子。意多恐悸者，是日出之子。好为盗贼贪欲者，是禺中之子。性行不良者，是日中之子。命能不全者，是日昳之子。好诈反妄者，是晡时之子。不盲必聋者，是人定之子。天地闭气不通，其子死。夜半合阴阳，生子上寿贤明。夜半后合会生子中寿，聪明智慧。鸡鸣合会生子，下寿，克父母。此乃天地之常理也。

天老曰：不禀五常形貌，而尊卑贵贱不等，皆由父母合会禀气寿也。得合八星阴阳，各得其时者上也，即富贵之极。得合八星阴阳，不得其时者中也。得中宫，不合八星阴阳，得其时者下也。得下宫，不合此宿、不得其时者为凡人矣。合宿交会者，非惟生子富贵，亦利身，大吉。八星者，室、参、井、鬼、柳、张、房、心。一云凡宿也。是月宿所在，此星可以合阴阳。

老子曰：人生大限百年，节护者可至千岁。如膏用小炷之与大炷，众人大言而我小语，众人多繁而我小记，众人悖暴而我不怒。不以不事累意，不临时俗之仪。淡然无为，神气自满。以此为不死之药，天下莫我知也。勿谓暗昧，神见我形。勿谓小语，鬼闻我声。犯禁满千，地收人形。人为阳善，人自报之；人为阴善，鬼神报之。人为阳恶，人身治之；人为阴恶，鬼神治之。故天不欺人，示之以影；地不欺人，示之以响。人生天地气中，动作喘息皆应于天，为善为恶，天皆鉴之。人有修善积德而遭凶祸者，先世之余殃也。为恶犯禁而遇吉祥者，先世之余福也。故善人行不择日，至凶中得凶中之吉，入恶中得恶中之善；恶人行动择时日，至吉中反得吉中之凶，入善中反得善中之恶。此皆自[①]然之符也。

老子曰：谢天地父母法。常以辰巳日黄昏时天晴日净，扫宅中甲壬丙庚之地，烧香北向稽首三过，口勿语，但心中言耳。举家皆利。谢嘿云：曾孙某乙数负黄天之气象、上帝之始愿，合家男女大小前后所犯罪过，请为削除凶恶。在后进善人[②]某家大小身神安，生气还。常以此道大吉利，除祸殃。

老子曰：正月朔晓，亦可于庭中向寅地再拜，咒曰：洪华洪华，受大道之恩，

① 自：原作“目”，据王本改。

② 人：王本作“令”。

太清玄门，愿还某去岁之年，男女皆三过自咒。常行此道，可以延年。

论曰：神仙之道难致，养性之术易崇。故善摄生者，常须慎于忌讳，勤于服食，则百年之内，不惧于夭伤也。所以具录服饵方法，以遗后嗣云。

养性服饵第二方三十七首

茯苓酥 主除万病，久服延年方。

取山之阳茯苓，其味甘美；山之阴茯苓，其味苦恶。拣得之勿去皮，刀薄切，暴干，蒸令气溜，以汤淋之。其色赤味苦。淋之不已，候汁味甜便止。暴干捣筛，得茯苓三斗。取好酒大斗一石，蜜一斗，和茯苓末[①]令相得，纳一石五斗瓮中，熟搅之百遍，密封之，勿令泄气，冬月五十日，夏月二十一日，酥浮于酒上。接取酥，其味甘美如天甘露，可作饼大如手掌，空屋中阴干，其色赤如枣。饥[②]食一饼，终日不饥。此仙人度荒世药，取酒封闭以下药，名茯苓酥。

杏仁酥 主万病，除诸风虚劳冷方。

取家杏仁，其味甜香。特忌用山杏仁。山杏仁慎勿用，大毒，害人也。

家杏仁一石，去尖皮、两仁者，拣完全者。若微有缺坏，一颗不得用。微火炒，捣作细末，取美酒两石，研杏仁，取汁一石五斗

上一味，以蜜一斗拌杏仁汁，煎极令浓，与乳相似，纳两硕瓮中搅之，密封泥，勿令泄气，与上茯苓酥同法。三十日看之，酒上出酥也。接取酥纳瓷器中封之。取酥下酒别封之。团其药如梨大，置空屋中作阁安之，皆如饴餔状，甚美。服之令人断谷。

地黄酒酥 令人发白更黑，齿落更生，髓脑满实，还年却老，走及奔马，久服有子方。

粗肥地黄十石，切，捣取汁三石　麻子一石，捣作末，以地黄汁研取汁二石七斗　杏仁一石，去皮尖、两仁者，捣作末，以麻子汁研取汁二石五斗　曲末三斗

上四味，以地黄等汁浸曲七日，候沸，以米三石分作三分投，下馈一度。以药汁五斗和馈酿酒如家酝酒法。三日一投，九日三投，熟讫，密封三七日。酥在酒上，其酥色如金。以物接取，可得大升九升酥。然后下篘取酒，封之。其糟令服药人食之，令人肥悦，百病除愈。食糟尽，乃服药酒及酥。一服酒一升一匙酥，温酒和服之。惟得吃白饭芜菁。忌生冷醋滑猪鸡鱼蒜。其地黄滓暴使干。更以酒三升和地黄滓捣之，暴干，作饼服之。

造草酥方

杏仁一斗，去皮尖、两仁者，以水一斗，研绞取汁　粗肥地黄十斤，熟捣，绞取汁一斗　麻子一斗，末之，以水一斗，研绞取汁

上三味，汁凡三斗，著曲一斤，米三斗，酿如常酒，味是正熟，出，以瓮盛之，即酥凝在上。每服取热酒和之，令酥消尽，服之弥佳。

真人服杏子丹玄隐士学道断谷以当米粮方

上粳米三斗，净淘沙炊作饭，于暴硙纱筛下之　杏仁三斗，去尖皮、两仁者，暴干，捣，以水五升研之，绞取汁，味尽止

上二味，先煎杏仁汁令如稀面糊，置铜器中，纳粳米粉如稀粥，以煻火煎。自旦至夕[③]，搅勿停手，候其中水气尽则出之，阴干，纸贮，欲用，以暖汤二升，纳药如鸡子大，置于汤中，停一炊久。噉食任意，取足服之。

服天门冬丸方

---

① 末：原作“未”，据王本改。
② 饥：原作“肌”，据王本改。
③ 夕：原作“久”，据王本改。

凡天门冬苗作蔓有钩刺者是，采得，当以醋浆水煮之，湿去心皮，暴干捣筛，水蜜中半和之，仍更暴干。又捣末，水蜜中半和之。更暴干，每取一丸含之。有津液，辄咽之。常含勿绝，行亦含之。久久自可绝谷。禁一切食，惟得吃大麦。

服黄精方

凡采黄精，须去苗下节，去皮取一节，隔二日增一节，十日服四节，二十日服八节，空腹服之。服讫，不得漱口，百日以上节食，二百日病除，二年四体调和。忌食酒、肉、五辛、酥油，得食粳米糜粥淡食，除此之外，一物不得入口。山居无人之地服法[①]时，卧食勿坐食。坐服即入头，令人头痛。服讫，经一食顷乃起，即无所畏。

凡服乌麻，忌枣、栗、胡桃，得食淡面，余悉忌。行道持诵，作劳远行，端坐三百日，一切病除。七日内宜数见秽恶，于后即不畏损人矣。

服芜菁子主百疾方

芜菁一斗四升　薤白十两

上二味，煮芜菁子，暴干，捣筛，切，薤白和蒸半日，下捣一千一百三十杵，捻作饼，重八两。欲绝谷，先食乃服，三日后食三饼，以为常式。尽更合食，勿使绝也。

华佗云母丸　子三人丸方。

云母粉　石钟乳炼　白石英　肉苁蓉　石膏　天门冬去心　人参　续断　菖蒲　菌桂　泽泻　秦艽　紫芝　五加皮　鹿茸　地肤子　薯蓣　石斛　杜仲炙　桑上寄生　细辛　干地黄　荆花　柏叶　赤箭　酸枣仁　五味子　牛膝　菊花　远志去心　萆薢　茜根　巴戟天　赤石脂　地黄花　枸杞　桑螵蛸　菴蕳子　茯苓　天雄炮，去皮　山茱萸　白术　菟丝子　松实　黄芪　麦门冬去心　柏子仁　荠子　冬瓜子　蛇床子　决明子　菥蓂子　车前子

上五十三味，皆用真新好者，并等分，随人多少，捣下细筛，炼白蜜和丸如梧子，先食服十丸，可至二十丸，日三。药无所忌，当勤相续，不得废缺。百日满愈疾，久服延年益寿，身体轻强，耳目聪明，流通荣卫，补养五脏，调和六腑，颜色充壮，不知衰老。茜根当洗去土，阴干，地黄、荆花至时多采暴干。欲用时相接，取二石许，乃佳也。吾尝服一两剂大得力，皆家贫不济乃止。又时无药足，缺十五味，仍得服之。此药大有气力，常须预求，使足服而勿缺。又香美易服，不比诸药。

周白水侯散　主心虚劳损，令人身轻目明，服之八十日，百骨间寒热除，百日外无所苦，气力日益，老人宜常服之，大验方。

远志五分，去心　白术七分　桂心一两　人参三分　干姜一两　续断五分　杜仲五分，炙　椒半两，汗　天雄三分，炮，去皮　茯苓一两　蛇床仁三分　附子三分，炮，去皮　防风五分　干地黄五分　石斛三分　肉苁蓉三分　栝楼根三分　牡蛎三分，熬　石韦三分，炮　钟乳一两，炼　赤石脂一两　桔梗一两　细辛一两　牛膝三分

上二十四味，捣筛为散，酒服一钱五匕。服后饮酒一升，日二。不知，更增一钱匕，三十日身轻目明。

济神丸方

茯神　茯苓　桂心　干姜各四两　菖蒲　远志去心　细辛　白术　人参各三两　甘草二两，炙　枣膏八两

上一十一味，皆捣筛，炼蜜和，更捣万杵。每含一丸如弹丸，有津咽之尽，更含之。若食生冷，宿食不消，增一丸。积

① 服法：原作“法服”，据王本改。

聚、结气、呕逆、心腹绞痛、口干、胀、醋咽、吐呕，皆含之。绝谷者服之学仙，道士含之益心力，神验。

彭祖松脂方

松脂五斤，灰汁煮三十遍，浆水煮三十遍，清水煮三十遍　茯苓五斤，灰汁煮十遍，浆水煮十遍，清水煮十遍　生天门冬五斤，去心，皮，暴干，捣作末　真牛酥三斤，炼三十遍　白蜜三斤，煎令沫尽　蜡三斤，炼三十遍

上六味，捣筛，以铜器重汤上，先纳酥，次下蜡，次下蜜。候消讫，次下诸药，急搅之勿住手，务令大匀。讫，纳瓷器中密封，勿令泄气。先一日不食，欲食，须吃好美食，令大饱。然后绝食，即服二两。二十日后服四两，又二十日服八两，细丸之，以得咽中下为度。第二度服四两为初，二十日又服八两，又二十日服二两，第三度服八两为初，以后二十日服二两，又二十日服四两，合二百八十日药成。自余服三丸，将补不服，亦得常以酥蜜消息，美酒一升为佳。又合药须取四时王相，特忌刑杀厌及四激休废等日，大凶。

守中方

白蜡一斤，炼之，凡二升酒为一度，煎却恶物，凡煎五遍　丹砂四两，细研　蜜一斤，炼之极净

上三味，合丸之如小枣大，初一日服三丸，三日服九丸。如此至九日止。

茅山仙人服质多罗方出益州导江县并茂州山中

此有三种，一者紫花根八月采，二者黄花，根亦黄四月采，三者白花九月采。

上三种功能一种不别。依法采根，干已，捣筛，且[①]暖一合酒，和方寸匕，空腹服之。待药消方食。日一服，不可过之。忌昼日眠睡。三十匕为一剂，一月服。

第二方

蜜半合　酥半合

上二味，暖之，和方寸匕服之。一法蜜多酥少。一方以三指撮为定。主疗诸风病，禁猪肉、豉等，食之即失药力。

第三方

取散五两，生胡麻脂三升半投之，微火暖之，勿令热。旦接取上油一合，暖，空肚服之。日一服，油尽取滓服之。主偏风、半身不遂并诸百病，延年不老。

第四方

暖水一合，和三指撮，空腹日一服。主身羸瘦及恶疮癣疥并诸风。

第五方

暖牛乳一升，和方寸匕服之，日一服。主女人绝产无子，发白更黑。

第六方

暖浓酪浆五合，和方寸匕服之，日一服。主膈上痰饮，水气诸风。

第七方

以牛尿一合，暖，和方寸匕服之，遣四人搦脚手，令气息通流，主五种癫。若重者从少服，渐加至一匕。若候身作金色，变为少年，颜若桃李，延年益寿。

上件服药时，皆须平旦空腹服之。以静密室中，不得伤风及多语戏笑作务等事。所食桃、李、粳、米、新舂[②]粟，禁一切鱼、肉、豉、陈臭等物，得食乳酪油。其药功说不能尽。久服神仙，八十老人壮如少年。若触药发时，身体胀满，四肢强直，俱赤脱却衣裳，向火炙，身得汗出，瘥。

服地黄方

生地黄五十斤

上一味，捣之，以水三升绞取汁，澄去滓，微火上煎减半。即纳好白蜜五升、

① 且：王本作“旦”。

② 舂：原作“春”，据王本改。

枣脂一升，搅令相得乃止。每服鸡子大一枚，日三服。令人肥白美色。

又方

生地黄十斤

上一味，细切，以醇酒二斗，浸经三宿，出暴令干。又浸酒中直令酒尽。又取甘草、巴戟天、厚朴、干漆、覆盆子各一斤，各捣下筛和之，饭后酒服方寸匕，日三服，加至二匕。使人老者还少，强力，无病延年。《千金》无甘草。

作熟干地黄法

别采地黄，去须叶及细杨[①]，捣绞取汁，以渍肥者，著甑中土及米无在以盖其上，蒸之一时出，暴燥。更纳汁中，又蒸之一时出，暴以汁尽止，便干之。亦可直切地黄蒸之半日，数数以酒洒之，使周匝。至夕出，暴干。可捣蜜丸，服之。

种地黄法并造

先择好肥地黄赤色虚软者，选取好地深耕之。可于腊月预耕冻地弥佳。择肥大地黄根切断，长三四分至一二寸许。一斛可种一亩，二月、三月种之。作畦畤相去一尺。生后随后锄壅及数耘之。至九月、十月视其叶小衰，乃掘取一亩得二十许斛，择取大根水净洗。其细根及翦头尾辈亦洗之。日暴令极燥小胎，乃以刀切长寸余，白茅覆甑下蒸之，密盖上，亦可囊盛土填之。从旦至暮，当日不尽者，明日又择取蒸之。先时已捣其细碎者，取汁于铜器中煎之，可如薄饴，将地黄纳汁中周匝，出，暴干。又纳之汁尽止。率百斤生者，合得三十斤。取初八月、九月中掘者，其根勿令太老，强蒸则不消，尽有筋脉。初以地黄纳甑中时，先用铜器承其下，以好酒淋洒地黄上，令匝，汁后下器中，取以并和煎汁最佳也。

王乔轻身方

茯苓一斤　桂心一斤

上二味，捣筛炼蜜，和酒服如鸡子黄许大，一服三丸，日一服。

不老延年方

雷丸　防风　柏子仁

上三味，等分，捣筛为散，酒服方寸匕，日三。六十以上人，亦可服二匕。久服，延年益精补脑，年未六十，太盛勿服。

饵黄精法

取黄精，以竹刀剔去皮，自仰卧生服之，尽饱为度，则不头痛。若坐服则必头痛难忍。少食盐及一切咸物，佳。

饵术方

取生术削去皮，灰火急炙令热，空肚饱食之。全无药气，可以当食。不假山粮，得饮水神仙。秘之勿传。

服齐州长石法　主羸瘦不能食，疗百病方

马牙石一名乳石，一名牛脑石，《本草》名长石

上取黄白明净无瑕纇者，捣，密绢下，勿令极筛，恐太粗。以一石米合纳一石水中，于铜器中极搅令浊。澄少时，接取上汁如清浆水色，置一大器中，澄如水色，去水纳滓于白练袋中盛，经一宿，沥却水，如造烟脂法，出，日中暴之令干，仍白练袋盛之，其袋每一如掌许大，厚薄亦可。于三斗米下，蒸之再遍。暴干，以手挼之，令众手研之即成。擎出，每以酒服一大匙，日三服，即觉患瘥。若觉触，以米汁煮滓石一鸡子大，煮三沸，去滓，顿服之。夏月不能服散者，服汤亦佳。石出齐州历城县。药疗气痰饮不下食，百病羸瘦皆瘥。

服杏仁法　主损心吐血，因即虚热，心风健忘，无所记忆，不能食，食则呕

① 杨：王本作“根”。

吐，身心战掉，痿黄羸瘦，进服补药，入腹呕吐并尽。不服余药，还吐至死，乃得此方。服一剂即瘥，第二剂色即如初也。

杏仁一升，去尖皮及两仁者，熬令色黄，末之　茯苓一斤，末之　人参五两，末之　酥二斤　蜜一升半

上五味，纳铜器中，微火煎。先下蜜，次下杏仁，次下酥，次下茯苓，次下人参，调令均和，则纳于瓷器中，空肚服之一合。稍稍加之，以利为度。日再服，忌鱼肉。

有因读诵、思义、坐神，及为外物惊恐狂走失心方。

酥二两　薤白一握，切

上二味，捣薤千杵，温酥和搅，以酒一盏服之。至三七日，服之佳。得食枸杞、菜羹、薤白。亦得作羹。服讫而仰卧，至食时乃可食也。忌面。得力者非一。

镇心丸　主损心不能言语，心下悬急苦痛，举动不安，数数口中腥，客热心中百病方。

防风五分　人参五分　龙齿五分　芎䓖一两　铁精一两　当归一两　干地黄五分　黄芪一两　麦门冬五分，去心　柏子仁一两　桂心一两　远志五分，去心　白鲜皮三分　白术五分　雄黄一两，研　菖蒲一两　茯苓一两　桔梗一两　干姜五分　光明砂一两，研　钟乳半两，研

上二十一味，捣筛炼蜜和，饮服梧子大五丸，渐加至十五丸，日二服，稍加至三十丸，慎腥臭等。常宜小进食为佳，宜吃酥乳。倍日将息，先须服汤。汤方如下。

玄参三两　干地黄三两　黄芪三两　地骨皮三两　苁蓉三两　丹参五两　牛膝三两　五味子三两　麦门冬三两，去心　杏仁二两，去皮尖　细辛三两　磁石五两　生姜三两，切　茯苓三两　橘皮二两　韭子半升　柴胡二两，去苗

上一十七味，㕮咀，以水三斗，煮取三升，分为三服，后三日乃更进丸。时时食后服。服讫即仰卧少时，即左右卧，及数转动。须腰底安物令高，亦不得过久，斟酌得所。不得劳役身心气力，服药时干食即且停一日。食讫，用两三口浆水饮压之。服药时有异状貌起，勿怪之。服丸后二日风动，药气冲头，两眼赤痛，久而不瘥者，依状疗之。法取枣根直入地二尺者，白皮一握，水一升，煮取半升，一服即愈。

五参丸　主治心虚热，不能饮食，食即呕逆，不欲闻人语方。

人参一两　苦参一两半　沙参一两　丹参三分　玄参半两

上五味，捣筛炼蜜和为丸，食讫，饮服十丸如梧子大，日二，渐加至二十丸。

治损心吐血方

芎䓖二两　葱白二两　生姜二两，切　油五合　椒二合，汗　桂心一两　豉三合　白粳米四合

上八味，㕮咀，芎桂二味，以水四升煮取二升，纳米油，又煎取一升，去滓，顿服，慎面。

正禅方

春桑耳　夏桑子　秋桑叶

上三味，等分捣筛，以水一斗，煮小豆一升，令大熟，以桑末一升和煮微沸，著盐豉服之，日三服，饱服无妨。三日外稍去小豆。身轻目明，无眠睡，十日觉远智通初地禅，服二十日到二禅定，百日得三禅定，累一年得四禅定。万相皆见，坏欲界，观境界，如视掌中，得见佛性。

服菖蒲方

二月八日[①] 采取肥实白色节间可容指者，多取阴干去毛，距择吉日捣筛百

① 日：王本作“月”。

日，一两为一剂。以药四分，蜜一分半，酥和如稠糜柔弱。令极匀，内瓷器中密封口，埋谷聚中一百日。欲服此药，须先服泻药，吐利讫，取王相日旦空肚服一两，含而咽之，有力能消。渐加至三二两。服药至辰巳间药消讫，可食粳米乳糜。更不得吃饮食。若渴，惟得少许熟汤。每日止一服药、一顿食。若直治病瘥止，若欲延年益寿，求聪明益智者，宜须勤久服之。修合服食，须在静[①] 室中，勿喜出入及昼睡，一生须忌羊肉、熟葵。又主癥癖、咳逆上气、痔漏病，最良。又令人肤体肥充，老者光泽，发白更黑，面不皱，身轻目明，行疾如风。填骨髓，益精气，服一剂，寿百岁。天竺摩揭陀国王舍城邑陀寺三藏法师跋摩米帝以大业八年与突厥使主，至武德六年七月二十三日为洛州大德护法师净土寺主矩师笔译出。

养老大例第三论三首

论曰：人之在生，多诸难遘。兼少年之时，乐游驰骋，情敦放逸，不至于道，倏然白首，方悟虚生，终无所益。年至耳顺之秋，乃希餐饵。然将欲颐性，莫测据依，追思服食者于此二篇中求之，能庶几于道，足以延龄矣。语云：人年老有疾者不疗，斯言失矣。缅寻圣人之意，本为老人设方，何则？年少则阳气猛盛。食者皆甘，不假医药，悉得肥壮。至于年迈，气力稍微，非药不救。譬之新宅之与故舍，断可知矣。

论曰：人年五十以上，阳气日衰，损与日至，心力渐退，忘前失后，兴居怠惰，计授皆不称心。视听不稳，多退少进，日月不等，万事零落，心无聊赖，健忘瞋怒，情性变异，食饮无味，寝处不安，子孙不能识其情，惟云大人老来恶性不可咨谏，是以为孝之道，常须慎护其事，每起速称其所须，不得令其意负不快，故曰：为人子者，不植见落之木。《淮南子》曰：木叶落，长年悲。夫栽植卉木，尚有避忌，况俯仰之间，安得轻脱乎？

论曰：人年五十以去，皆大便不利，或常苦下痢，有斯二疾，常须预防。若秘涩，则宜数食葵菜等冷滑之物。如其下痢，宜与姜韭温热之菜。所以老人于四时之中，常宜温食，不得轻之。老人之性，必恃其老，无有藉在，率多骄恣，不循轨度。忽有所好，即须称情，即晓此术，当宜常预慎之。故养老之要，耳无妄听，口无妄言，身无妄动，心无妄念，此皆有益老人也。又当爱情，每有诵念，无令耳闻，此为要妙耳。又老人之道，常念善无念恶，常念生无念杀，常念信无念欺。养老之道，无作博戏，强用气力，无举重，无疾行，无喜怒，无极视，无极听，无大用意，无大思虑，无吁嗟，无叫唤，无吟讫，无歌啸，无嗥啼，无悲愁，无哀恸，无庆吊，无接对宾客，无预局席，无饮兴。能如此者，可无病，长寿斯必不惑也。又常避大风、大雨、大寒、大暑、大露、霜、霰、雪、旋风恶气，能不触冒者，是大吉祥也。凡所居之室，必须大周密，无致风隙也。夫善养老者，非其书勿读，非其声勿听，非其务勿行，非其食勿食。非其食者，所谓猪、豚、鸡、鱼、蒜、脍、生肉、生菜、白酒、大醋、大咸也，常学淡食。至如黄米小豆，此等非老者所宜食，故必忌之。常宜轻清甜淡之物，大小麦面粳米等为佳。又忌强用力咬啮坚硬脯肉，反致折齿破龈之弊。人凡常不饥不饱不寒不热，善。行住坐卧，言谈

① 静：王本作“净”。

语笑，寝食造次之间能行不妄失者，则可延年益寿矣。

养老食疗第四

方一十七首　论五首

论曰：卫汜称扁鹊云：安身之本，必须于食。救疾之道，惟在于药。不知食宜者，不足以全生。不明药性者，不能以除病。故食能排邪而安脏腑，药以恬神养性，以资四气。故为人子者，不可不知此二事。是故君父有疾，期先命食以疗之。食疗不愈，然后命药。故孝子须深知食药二性，其方在《千金方》第二十六卷中。

论曰：人子养老之道，虽有水陆百品珍馐，每食必忌于杂，杂则五叶相挠。食之不已，为人作患。是以食啖[1]鲜肴，务令简少。饮食当令节俭。若贪味伤多，老人肠胃皮薄，多则不消。彭亨短气，必致霍乱。夏至以后，秋分以前，勿进肥羹臛酥油酪等，则无他矣。夫老人所以多疾者，皆由少时春夏取凉过多，饮食太冷，故其鱼脍、生菜、生肉、腥冷物多损于人，宜常断之。惟乳酪酥蜜，常宜温而食之。此大利益老年。虽然，卒多食之，亦令人腹胀泄痢，渐渐食之。

论曰：非但老人须知服食将息节度，极须知调身按摩，摇动肢节，导引行气。行气之道，礼拜一日勿住。不得安于其处，以致壅滞。故流水不腐，户枢不蠹，义在斯矣。能知此者，可得一二百年。故曰：安者非安，能安在于虑亡；乐者非乐，能乐在于虑殃。所以老人不得杀生取肉，以自养也。

耆婆汤　主大虚冷风羸弱无颜色方。一云酥蜜汤。

酥一斤，炼　生姜一合，切　薤白三握，炙令黄　酒二升　白蜜一斤，炼　油一升　椒一合，汗　胡麻仁一升　橙叶一握，炙令黄　豉一升　糖一升

上一十一味，先以酒渍豉一宿，去滓，纳糖蜜油酥于铜器中，煮令匀沸；次纳薤姜，煮令熟；次下椒橙叶胡麻，煮沸，下二升豉汁。又煮一沸，出纳瓷器中密封，空腹吞一合。如人行十里，更一服，冷者加椒。

服乌麻方

纯黑乌麻及旃檀色者，任多少与水拌令润，勿使太湿，蒸令气遍即下。暴干再蒸，往返九蒸九暴讫，捣，去皮作末。空肚水若酒服二方寸匕，日二服，渐渐不饥绝谷。久服百病不生，常服延年不老，耐寒暑。

蜜饵　主补虚羸瘦乏气力方。

白蜜二升　腊月猪肪脂一升　胡麻油半升　干地黄末一升

上四味，合和，以铜器重釜煎，令可丸下之。服如梧桐子三丸，日三，稍加，以知为度，久服肥充益寿。

服牛乳补虚破气方

牛乳三升　荜茇半两，末之，绵裹

上二味，铜器中取三升水和乳合，煎取三升，空肚顿服之，日一。二七日除一切气，慎面、猪、鱼、鸡、蒜、生冷。张澹云：波斯国及大秦甚重此法，谓之悖散汤。

猪肚补虚羸乏气力方

肥大猪肚一具，洗，如食法　人参一两　椒一两，汗　干姜一两半　葱白七两，细切　粳米半升，熟煮

上六味，下筛，合和相得，纳猪肚中缝合，勿令泄气，以水一斗半，微火煮令烂熟，空腹食之。兼少与饭，一顿令尽。可服四五剂，极良。

论曰：牛乳性平，补血脉，益心，长

[1] 啖：原作“敢”，据王本改。

肌肉，令人身体康强，润泽，面目光悦，志气不衰，故为人子者，须供之以为常食。一日勿缺，常使恣意充足为度也。此物胜肉远矣。

服牛乳方

钟乳一斤，上者，细研之如粉　人参三两　甘草五两，炙　干地黄三两　黄芪三两　杜仲三两，炙　苁蓉六两　茯苓五两　麦门冬四两，去心　薯蓣六两　石斛二两

上一十一味，捣筛为散，以水五升，先煮粟，采七升为粥，纳散七两，搅令匀，和少冷水，凡渴，饮之令足。不足，更饮水，日一。余时患渴，可饮清水，平旦取牛乳服之，生熟任意。牛须三岁以上、七岁以下纯黄色者为上，余色者为下。其乳常令犊子饮之，若犊子不饮者，其乳动气不堪服也。其乳牛净洁养之，洗刷饱饲须如法，用心看之。慎蒜、猪、鱼、生冷、陈臭等物。

有人频遭重病，虚羸不可平复，以此方补之甚效。其方如下。

生枸杞根细切一大斗，以水一大石，煮取六斗五升，澄清　白羊[①]骨一具

上二味，合之微火煎取五大升，温酒服之，五日令尽，不是小小补益。一方单用枸杞根。慎生冷、醋滑、油腻七日。

补五劳七伤虚损方

白羊头蹄一具，以草火烧令黄赤，以净绵急塞鼻　胡椒一两　荜茇一两　干姜一两　葱白一升，切　香豉二升

上六味，先以水煮头蹄骨半熟，纳药更煮，令大烂，去骨，空腹适性食之。日食一具，满七具止。禁生冷、铅丹、瓜果、肥腻，及诸杂肉、湿面、白酒、粘食、大蒜、一切畜血，仍慎食大醋滑、五辛、陈臭、猪鸡鱼油等七日。

疗大虚羸困极方

取不中水猪肪一大升，纳葱白一茎，煎令葱黄止，候冷暖如人体，空腹，平旦顿服之令尽。暖盖覆卧，至日晡后乃食白粥稠糜，过三日后服补药，其方如下。

羊肝一具，细切　羊脊骨膂肉一条，细切　曲末半升　枸杞根十斤，切，以水三大斗，煮取一大斗，去滓

上四味，合和，下葱白、豉汁调和羹法，煎之如稠糖，空腹饱食之三服。时慎食如上。

补虚劳方

羊肝肚肾心肺一具，以热汤洗肚，余细切之　胡椒一两　荜茇一两　豉心半升　葱白两握，去心，切　犁牛酥一两

上六味，合和，以水六升，缓火煎取三升，去滓，和羊肝等并汁皆纳羊肚中，以绳急系肚口，更别作一绢袋稍小于羊肚，盛肚煮之。若熟，乘热出，以刀子并绢袋刺作孔，沥取汁，空肚顿服令尽。余任意分作食之。若无羊五脏，羊骨亦可用之。其方如下。

羊骨两具，碎之

上以水一大石，微火煎取三斗，依食法任性作羹粥面食。

不食肉入油面补大虚劳方

生胡麻油一升　浙粳米泔清一升

上二味，微火煎尽泔清乃止。出贮之，取三合，盐汁七合，先以盐汁和油令相得，溲面一斤，如常法作馎饦，煮五六沸，出置冷水中，更漉出，盘上令干，乃更一叶掷沸汤中，煮取如常法。十度煮之，面热[②]乃尽，以油作臛浇之，任饱食。

乌麻脂　主百病虚劳，久服耐寒暑方。

乌麻油一升　薤白一斤

① 羊：原字坏，据下文补。

② 热：王本作“熟”。

上二味，微火煎薤白令黄，去滓，酒服一合，百日充肥，二百日老者更少，三百日诸病悉愈。

服石英乳方

白石英十五两，捣石如米粒，以绵裹，密帛盛

上一味，取牛乳三升、水三升，煎取三升，顿服之。日一度，可二十遍煮乃一易之。捣筛，以酒三升，渍二七日服之。常令酒气相接，勿至于醉，以补人虚劳，更无以加也。有力能多服一二年弥益。

凡老人旧患眼暗者，勿以酒服，药当用饮下之。目暗者，能终不与酒蒜，即无所畏耳。

论曰：上篇皆是食疗，而不愈，然后命药，药食两攻，则病无逃矣。其服饵如下。

大黄芪丸 主人虚劳百病，夫人体虚多受劳，黄芪至补劳。是以人常宜将服之方。

黄芪 柏子仁 天门冬去心 白术 干地黄 远志去心 泽泻 薯蓣 甘草炙 人参 石斛 麦门冬去心 牛膝 杜仲 薏苡仁 防风 茯苓 五味子 茯神 干姜 丹参 肉苁蓉 枸杞子 车前子 山茱萸 狗脊 萆薢 阿胶炙 巴戟天 菟丝子 覆盆子

上三十一味，各一两，捣筛炼蜜丸，酒服十丸，日稍加至四十丸。性冷者，加干姜、桂心、细辛各二两，去车前子、麦门冬、泽泻；多忘者，加远志、菖蒲二两；患风者，加独活、防风、芎䓖各二两。老人加牛膝、杜仲、萆薢、狗脊、石斛、鹿茸、白马茎各二两。无问长幼，常服勿绝。百日以内，慎生冷、醋滑、猪、鸡、鱼、蒜、油腻、陈宿郁浥。百日后，惟慎猪、鱼、蒜、生菜、冷食。五十以上，虽暑月三伏时，亦忌冷饭。依此法可终身常得，药力不退。药有三十一味，合时或少一味两味亦得，且服之。

彭祖延年柏子仁丸 久服强记不忘方。

柏子仁五合 蛇床子 菟丝子 覆盆子各半升 石斛 巴戟天各二两半 杜仲炙 茯苓 天门冬去心 远志各三两，去心 天雄一两，炮，去皮 续断 桂心各一两半 菖蒲 泽泻 薯蓣 人参 干地黄 山茱萸各二两 五味子五两 钟乳三两，成炼者 肉苁蓉六两

上二十二味，捣筛炼蜜和丸，如桐子大。先食服二十丸，稍加至三十丸。先斋五日，乃服药。服后二十日，齿垢稍去白如银；四十二日，面悦泽；六十日，瞳子黑白分明，尿无遗沥；八十日，四肢偏润，白发更黑，腰背不痛；一百五十日，意气如少年。药尽一剂，药力周至，乃入房内。忌猪、鱼、生冷、醋滑。

紫石英汤 主心虚、惊悸、寒热、百病，令人肥健方。

紫石英十两 白石英十两 白石脂三十两 赤石脂三十两 干姜三十两

上五味，㕮咀皆完，用二石英各取一两，石脂等三味各取三两，以水三升，合以微火煎，宿勿食，分为四服，日三夜一服。后午时乃食，日日依前秤取昨日药，乃置新药中共煮，乃至药尽常然，水数一准新药，尽讫，常添水，去滓，服之满四十日止，忌酒肉。药水皆用大升秤，取汁亦用大升。服汤讫即行，勿住坐卧。须令药力遍身，百脉中行。若大冷者，春秋各四十九日。服令疾退尽，极须澄清服之。

论曰：此汤补虚，除痼冷莫过于此。能用之有如反掌，恐学者谓是常方，轻易而侮之。若一剂得瘥即止，若服多令人大热，即须服冷药压之，宜审而用之。

《千金翼方》卷第十二

千金翼方卷第十三　辟谷

服茯苓第一方六首

服茯苓方

茯苓粉五斤　白蜜三斤　柏脂七斤，炼法在后

上三味，合和丸如梧桐子，服十丸。饥者增数服之，取不饥乃止。服吞一丸，不复服谷及他果菜也，永至休粮。饮酒不得，但得饮水。即欲求升仙者，常取杏仁五枚㕮咀，以水煮之为汤，令沸，去滓，以服药。亦可和丹砂药中令赤服之。又若却欲去药食谷者，取硝石、葵子等熟治之，以粥服方寸匕，日一。四日内日再服。药去，稍稍食谷、葵、羹，大良。

又方

茯苓三斤　白蜡二斤　大麻油三升　松脂三斤

上四味，微火先煎油三沸，纳松脂令烊，次纳蜡，蜡烊，纳茯苓，熟搅成丸乃止。服如李核大一丸，日再。一年延年，千岁不饥。

又方

茯苓二斤　云母粉二斤　天门冬粉二斤　羊脂五斤　麻油三斤　蜜五斤　白蜡三斤　松脂十斤，白者

上八味，纳铜器中，微火上煎令相得，下火和令凝紫色乃止。欲绝谷，先作五肉稻粮食五日，乃少食。三日后丸此药，大如弹丸。日三服，一日九丸，不饥，饥则食此止。却百二十日，复食九丸，却三岁，复食九丸，却十二年，复食九丸。如此寿无极。可兼食枣脯。饮水无苦，还下药，取硝石一升，葵子一升。以水三升，煮取一升，日三，服八合，亦可一升。药下，乃食一合米粥，日三。三日后，日中三合。

又方

茯苓去皮

上以醇酒渍，令淹，密封十日，出之如饵，可食，甚美，服方寸匕，日三，令人肥白，除百病，不饥渴，延年。

又方

茯苓粉五斤　白蜜三升

上二味，渍铜器中，瓷器亦得。重釜煎之。数数搅不停，候蜜竭，出，以铁臼捣三万杵，日一服三十丸如梧子，百日病除，二百日可夜书，二年后役使鬼神，久服神仙。

辟谷延年千岁方

松脂　天门冬去心　茯苓　蜡　蜜各一升

上五味，以酒五升，先煎蜜、蜡三沸，纳羊脂三沸，纳茯苓三沸，纳天门冬相和，服三丸如李子，养色还白，以杏仁一升，纳之为良。

服松柏脂第二方二十首　论一首

采松脂法

常立夏日，伐松横枝指东南者，围二三尺，长一尺许，即日便倒顿于地，以器其下承之，脂自流出三四过，使以和药。此脂特与生雄黄相宜。若坚强者，更著酒中，火上消之。汁出，著冷酒中引之乃暖，和雄黄、衡山松脂膏，常以春三月入

衡山之阴，取不见日月之松脂炼而食之，即不召自来。服之百日，耐寒暑；二百日，五脏补益；服之五年，即王母见诸名山。所生三百六十五山，其可食者独满谷阴怀中耳。其谷正从衡山岭直东四百八十里，当横掩正石横其岭，东北行，过其南，入谷五十里，穷穴有石城白鹤，其东方有大石四十余丈，状如白松。松下二丈有小穴，可入山。有丹砂，可食也。其南方阴中有大松，大三十余围，有三十余株，不见日月，皆可服也。

取破松脂法

以日入时破其阴以取其膏，破其阳以取其脂，等分食之，可以通神灵。凿其阴阳为孔，令方寸深五寸，还以皮掩其孔，无令风入，风入不可服也。以春夏时取之，取之讫，封塞勿泄，以泥涂之，东北行至丹砂穴下有阴泉水，可饮之。此弘[①]农车君以元封元年入此山食松脂，十六年复下，居长安东市，又在上谷牛头谷，时往来至秦岭上，年常如三十者。

取松脂法

斫取老枯肥松，细擘长尺余，置甑中蒸之。满甑，脂下流入釜中，数数接取脂，置水中凝之，尽更为，一日可得数十斤。枯节益佳。

又法

取枯肥松细破，于釜中煮之，其脂自出。接取置冷水中凝之，引之则成。若以五月就木取脂者，对刻木之阴面为二三刻。刻可得数升。秋冬则依煮法取，勿煮生松者，少脂。

炼松脂法

松脂二十斤为一剂，以大釜中著水，加甑其上，涂际勿泄，加茅甑上为藉，复加生土茅上，厚一寸，乃加松脂于上，炊以桑薪。汤减添水，接取停于冷水中凝，更蒸之如前法。三蒸毕，止。脂色如白玉状，乃用和药，可以丸菊花、茯苓服之。每更蒸易土如前法。以铜锣承甑下脂，当入锣中如胶状。下置冷水中，凝更蒸。欲出铜器于釜中时，预置小绳于脂中，乃下停于水中凝之。复停于炭，须臾，乃四过皆解，乃可举也。尽更添水，以意斟酌其火，勿太猛，常令不绝而已。

又方

治松脂以灰汁煮之，泻置盆水中，须臾凝断取。复置灰中煮之，如此三反，皆易水成矣。

一法

炼松脂十二过，易汤，不能者五六过，亦可服之。

炼松脂法

薄淋桑灰汁，以煮脂一二沸，接取投冷水中引之，凝。复更煮，凡十过，脂则成。若强者，复以酒中煮三四过则柔矣。先食服一两，日三。十日不复饥，饥更服之。一年后，夜如白日。久服去百病。禁一切肉、咸菜、鱼、酱、盐等。

又方

松脂十斤

上用桑薪灰汁二石纳釜中，加甑于上。甑中先铺茅，次铺黄砂土，可三寸，蒸之。脂少间流入釜中。寒之凝，接取复蒸如前，三上。更以清水代灰汁，复如前。三上，去水。更以阴深水一石五斗，煮甘草三斤，得一石汁。去滓，纳牛酥二斤，加甑釜上，复炊如前。令脂入甘草汁中凝，接取复蒸。夕下如此，三上即成。苦味皆去，甘美如饴。膏服如弹丸，日三。久服神仙不死。

又方

好松脂一石　石灰汁三石

上二味，于净处为灶，加大釜，斩白

---

① 弘：原作“洪”，据王本改。

茅为藉，令可单止，以脂纳甑中炊之。令脂自下入釜，尽去甑。接取纳冷水中，以扇扇之。两人引之三十过，复蒸如前，满三遍。三易灰汁，复以白醋浆三石炼之三过，三易醋浆也。复以酒炼之一过，亦如上法，讫，以微火煎之，令如饴状。服之无少长。

又方

松脂二斤半，水五升煎之。汁黄浊出，投冷水中。如是百二十上，不可以为率。四十入汤辄一易汤。凡三易汤且成，软如泥，其色白，乃可用治。下茯苓一斤，纳药中搅令相得，药成。置冷地可丸，丸如杏核。日吞三丸，十日止。自不欲饮食。当炼松脂，无令苦乃用耳。

又方

松脂七斤，以桑灰汁一石，煮脂三沸，接置冷水中。凝，复煮之。凡十遍，脂白矣。为散三两，分为三服。十两以上不饥，饥复服之。一年以后，夜视目明，久服不死。

论曰：炼松脂，春夏可为，秋冬不可为。绝谷治癞第一，欲食即勿服。亦去三尸。

粉松脂法

松脂十斤

丹黍灰汁煮沸，接置冷水中二十过，即末矣。亦可杂云母粉丸，以蜜服之良。

服松脂法

欲绝谷，服三两。饥复更服，取饱而止，可至一斤。不绝谷者，服食一两。先食，须药力尽乃余。食错者，即食不安而吐也。久服延年，百病除。

又方

松脂十斤　松实三斤　柏实三斤　菊花五升

上四味，下筛，蜜和服如梧子三十丸，分为三服。一百日以上，不复饥。服之一年，百岁如三十、四十者。久服寿同天地。

又方

桑寄生蒸之令熟，调和以炼松脂大如弹丸，日一丸，即不饥。

服法

以夏至日取松脂，日食一升，无食他物。饮水自恣，令人不饥。长服可以终身不食。河南少室山有大松，取阴处断之，置器中蒸之，膏自流出。炼出去苦气，白蜜相和食之，日一升。三日后服如弹丸。渴饮水，令人不老，取无时。

又方

松脂五斤　羊脂三斤

上二味，先炼松脂令消，纳羊脂，日服博棋一枚，不饥，久服神仙。

守中方与前别

白松脂七斤，三遍炼　白蜡五斤　白蜜三升　茯苓粉三斤

上三味，合蒸一石米顷，服如梧子十丸，饥复取服，日一丸。不得食一切物，得饮酒，不过一合，斋戒，吹咀五香，以水煮一沸，去滓，以药投沸中，又欲致神女者，取茅根治取汁以和之，蒸服之，神女至矣。

又方

松脂桑灰炼百遍，色正白，复纳之饴蜜中，数反出之。服二丸如梧子，百日身轻，一年玉女来侍。

取柏脂法

五月六日刻其阳二十株，株可得半升，炼服之。欲绝谷者，增之至六两，不绝谷者一两半。禁五辛、鱼、肉、菜、盐、酱。治百病。久服，炼形延年。炼脂与炼松脂法同。

服松柏实第三方一十九首

凡采柏子，以八月，过此零落，又喜

蠹虫，顿取之，又易得也。当水中取沉者，八月取，并房曝干，末，服方寸匕，稍增至五合，或日一升半。欲绝谷，恣口取饱，渴饮水。一方柏子服，不可过五合。

凡采松实，以七月未开时采之。才开口，得风便落，不可见也。松子宜陈者佳。

绝谷升仙不食法

取松实末之，服三合，日三，则无饥。渴饮水，勿食他物，百日身轻，日行五百里，绝谷升仙。

服松子法

治下筛，服方寸匕，日三四或日一升半升，能多为善。二百日以上，日行可五百里。一法：服松子不过三合。

松子丸 松子味甘酸，益精补脑。久服延年不老，百岁以上，颜色更少，令人身轻悦泽方。

松子、菊花等分，以松脂若蜜丸，服如梧子十丸，日三，可至二十丸。亦可散服二方寸匕，日三。功能与前同。

又方

松柏脂及实各等分，丸以松脂，服之良。

松脂叶令人不老，身生毛皆绿色，长一尺，体轻气香，还年变白。久服以绝谷不饥。渴饮水服松叶，亦可粥汁服之，初服如恶，久自便。亦可干末，然不及生服。

服松叶法

细切餐之，日三合，令人不饥[①]。

又方

细切之如粟，使极细，日服三合，四时皆服。生叶治百病。轻身益气，还白延年。

又方

四时采，春东、夏南、秋西、冬北方，至治轻身益气，令人能风寒，不病痹，延年。

高子良服柏叶法

采无时，以叶切，置甑中令满，覆盆甑著釜上，蒸之三石米顷，久久益善。蒸讫，水淋百余过，讫，阴干。若不淋者，蒸讫便阴干。服一合，后食，日三服。势力少，稍增，从一合始至一升。令人长生益气，可辟谷不饥，以备厄，还山隐无谷。昔庞伯宁、严君平、赵德凤、唐公房等修道佐时也，世遭饥运，又避世隐峨眉山中，饥穷欲死，适与仙人高子良五马都相遭，以此告之，皆如其言，尽共服之。卒赖其力皆度厄。后以告道士进同得其方，遂共记之。

又方

取大盆纳柏叶著盆中，水渍之，一日一易水。易水者，伏瓮出水也。如是七日以上，若二七日为佳。讫，覆盆蒸之，令气彻便止。曝干，下筛，末一石，以一斗枣膏溲，如作干饭法，服方寸二匕，日三。以水送不饥，饥即服之。渴饮水，以山居读诵，气力不衰，亦可济凶年。

仙人服柏叶减谷方

柏叶取近上者，但取叶，勿杂枝也。三十斤为一剂，常得好不津器，纳柏叶于中，以东流水渍之，使上有三寸。以新盆覆上泥封之，三七日出，阴干，勿令尘入中。干便治之下筛，以三升小麦净择，纳著柏叶汁中，须封五六日，乃出阴干。燥复纳之，封五六日出，阴干令燥，磨之下筛。又取大豆三升，炒令熟取黄，磨之下筛，合三物，搅调相得。纳韦囊中盛之，一服五合。用酒水无在，日三。食饮无妨。治万病，病自然消，冬不寒，颜色悦泽，齿脱更生，耳目聪明，肠实。服此，

① 饥：原作“肌”，据王本改。

食不食无在。

又方

取柏叶三石，熟蒸暴干下筛，大麦一升，熬令变色，细磨之都合和，服多少自任。亦可作粥服之，可稍稍饮酒。

又方

取柏叶二十斤著盆中，以东流水渍三七日。出，暴干。以小麦一斗，渍汁三四日。出，暴干，熬令香。柏叶亦然。盐一升，亦熬之令黄。三味捣下筛，以不中水猪膏二斤细切，著末中搅，复筛之。先食，服方寸匕，日三匕[①]。不用食，良。亦可兼服之。

又方

取阴地柏叶，又取阴面皮。㕮咀，蒸之，以釜下汤灌之。如是至三。阴干百日，下筛，大麦末、大豆末三味各一斤，治，服方寸匕，日三。以绝谷不食，除百病延年。

又方

柏叶三石，熟煮之，出置牛笞中以汰之，令水清乃止。暴干，以白酒三升溲叶，微火蒸之熟。一石米顷熄火，复暴干，治大麦三升，熬令变色。细治暴捣叶下筛，合麦屑中。日服三升，以水浆若酒送之。止谷疗病，辟温疠恶鬼，久久可度世。

又方

柏叶十斤，以水四斗渍之一宿，煮四五沸，漉出去汁，别以器阁之干。以小麦一升，渍柏叶汁中，一宿出。暴燥，复纳之，令汁尽。取盐一升、柏叶一升、麦一升，熬令香，合三味末之。以脂肪一片合溲，酒服方寸匕。日三，病自消减。十日以上，便绝谷。若乘骑，取一升半水饮之，可以涉道路不疲。

休粮散方

侧柏一斤，生　乌豆　麻子各半升，炒

上三味，捣拌，空心冷水服方寸匕。

酒膏散第四 方六首　论一首

仙方凝灵膏

茯苓三十六斤　松脂二十四斤　松仁十二斤　柏子仁十二斤

上四味，炼之捣筛，以白蜜两石四斗纳铜器中，微火煎之，一日一夜，次第下药，搅令相得，微微火之，七日七夕止。可取丸如小枣，服七丸，日三。若欲绝谷，顿服取饱，即不饥，身轻目明，老者还少，十二年仙矣。

初精散方

茯苓三十六斤　松脂二十四斤　钟乳一斤

上三味为粉，以白蜜五斗搅令相得，纳垍器中，固其口，阴干百日，出而粉之。一服三方寸匕，日三服。一剂大佳，不同余药。

论曰：凡欲服大药，当先进此一膏一散，然后乃服大药也。

五精酒　主万病，发白反黑，齿落更生方。

黄精四斤　天门冬六斤　松叶六斤　白术四斤　枸杞五斤

上五味皆生者，纳釜[②]中，以水三石煮之一日，去滓，以汁渍曲如家酝法。酒熟取清，任性饮之，一剂长年。

白术酒方

白术二十五斤

上一味，㕮咀，以东流水两石五斗不津器中渍之，二十日去滓，纳汁大盆中。夜候流星过时，抄已姓名置盆中，如是五夜，汁当变如血。取汁渍曲如家酝法。酒熟取清，任性饮之。十日万病除；百日白发反

---

① 匕：原作"七"，据王本改。

② 釜：原作"金"，据文义改。

黑，齿落更生，面有光泽。久服长年。

枸杞酒方

枸杞根一百斤

上一味，切，以东流水四石煮之，一日一夕，去滓，得一石汁，渍曲酿之如家酝法。酒熟取清，置不津器中取。

干地黄末一升　桂心末一升　干姜末一升　商陆根末一升　泽泻末一升　椒末一升

上六味，盛以绢袋，纳酒中，密封口，埋入地三尺，坚覆上二十日。沐浴整衣冠，向仙人再拜讫，开之，其酒当赤如金色。平旦空肚服半升为度，十日万病皆愈，二十日瘢痕灭。恶疾人以一升水和半升酒分五服，服之即愈。若欲食石者，取河中青白石如枣杏仁者二升，以水三升煮一沸，以此酒半合置中，须臾即熟可食。

灵飞散方

云母粉一斤　茯苓八两　钟乳七两　柏仁七两　桂心七两　人参七两　白术四两　续断七两　菊花十五两　干地黄十二两

上一十味，捣筛，以生天门冬十九斤，取汁溲药，著铜器中蒸之。一石二斗黍米下。出，暴干捣筛，先食服方寸匕，日一服。三日力倍，五日血脉充盛，七日身轻，十日面色悦泽，十五日行及奔马，三十日夜视有光，七十日头发尽，故齿皆去。更取二十匕，白蜜和捣二百杵，丸如梧子，作八十一丸，皆映彻如水精珠。欲令发齿时生者，日服七丸，三日即生。若发未白不落者，且可服散如前法，已白者，饵药至七年乃落。入山日服七丸，则绝谷不饥。

服云母第五方三首　论一首

云母粉法

云母取上上白泽者，细擘，以水净淘，漉出蒸之，一日一夜下之。复更净淘如前。去水令干，率云母一升，盐三升，硝石一斤，和云母捣之。一日至暮，取少许掌上泯著不见光明为熟。出安盆瓮中，以水渍之令相得，经一炊久。澄去上清水，徐徐去之尽。更添水如前，凡三十遍，易水，令淡如水味，即漉出。其法一如研粉，澄取淀。然后取云母淀，徐徐坐绢袋中，滤著单上，暴令干即成矣。云母味甘平无毒，主治死肌，中风寒热，如在船车上，除邪气，安五脏，益子精，明目下气，坚肌续绝，补中，五劳七伤，虚损少气，止利。久服，轻身延年，强筋脉，填髓满，可以负重。经山不乏，落齿更生，颜痕消灭，光泽人面，不老耐寒暑，志高可至神仙。此非古法，近出东海卖盐女子，其女子年三百岁，貌同笄女，常自负一笼盐重五百余斤。如斯得效者其数不一，可验神功矣。

又方

云母擘薄，淘净去水余湿，沙盆中研万万遍，以水淘澄取淀，见此法即自保爱，修而服之。勿泄之，勿泄之。

凡服云母秘涩不通者，以芜菁菹汁下之即通，秘之。

用云母粉法

热风汗出心闷，水和云母浴之，不过再，瘥。

劳损汗出，以粉摩之即定。以粳米粥和三方寸匕，服之。

痟湿䘌疮月蚀，粳米粥和三方寸匕服之。以一钱匕，纳下部中取瘥。

止下脱病，粳米粥和三方寸匕，服之七日。慎血食、五辛、房室、重作务。

赤白痢积年不瘥，服三方寸匕。不过一两即瘥。寸白虫者，服一方寸匕，不过四服。

带下，服三方寸匕，三五服，瘥。

金疮，一切恶疮，粉涂之，至瘥止。

疽疥癣亦然。

风癞者，服三方寸匕，取瘥。

痔病，服三方寸匕，慎房室、血食、油腻。

淋病，服三方寸匕。

又，一切恶疮，粉和猪脂涂之。

头疮秃癣，醋酒洗去痂，以粉涂之，水服三方寸匕百日，慎如前。

论曰：凡服粉治百病，皆用粳米粥和服之，慎房室、五辛、油腻、血食、劳作。若得云母水，服之一升，长年飞仙。

云母水主除万病，久服，长年神仙方。

云母二十斤，细擘　芒硝十斤　露水一石　崖蜜二斤

上四味，先取露水八斗作沸汤，分半淘[①]汰云母再遍漉出，以露水二斗温之。纳芒硝令消，置木器中。纳云母讫，经三七日出之令燥，以水渍之。粗皮令软，作袋。纳云母袋中，急系口。两人揉挻之，从寅至午勿住。出之，密绢筛末。余不下者，更纳袋中，揉挻如初，筛下，总可得五斤，以崖蜜和搅令如粥。纳薄削筒中，漆固口，埋[②]舍北阴中，深六七尺，筑土令平。一百二十日出之皆成水，旦温水一合，和云母一合，向东服，日三。水寒温自任。服十日，小便当黄。此先除劳气风疾也。二十日，腹中寒澼皆消；三十日，龋齿除者更生；四十日，不畏风寒；五十日，诸痛皆愈，颜色日少。久服不已，长年神仙。

服水第六方一首　法七首

论曰：夫天生五行，水德最灵。浮天以载地，高下无不至。润下为泽，升而为云，集而为雾，降而为雨，故水之为用，其利博哉。可以涤荡滓秽，可以浸润焦枯，寻之莫测其涯，望之莫睹其际，故含灵受气，非水不生；万物禀形，非水不育；大则包禀天地，细则随气方圆。圣人方之以为上善，余尝见真人有得水仙者，不睹其方。武德中龙斋此一卷《服水经》授余，乃披玩不舍昼夜，其书多有蠹坏，文字颇致残缺，因暇隙寻其义理，集成一篇，好道君子勤而修之，神仙可致焉。

第一服水法

凡服水之法，先发广大心，仍救三涂大苦，普度法界含生，然后安心服之。

经曰：服水以死为期，决得不疑，然后办一瓦杯受一升，择取四时王相甲子开除满之日，并与身本命相生之日，候天地大时无一云气，日未出时，清净沐浴，服鲜净衣，烧香礼十方诸佛及一切圣贤仙人天真，乞大鸿恩，乃向东方取水，以水置器中。候日出地，令水与日同时得三杯，杯各受一升，咒之三遍。向日以两手捧水当心，面向正东方并脚而立，先叩齿、鸣天鼓三通，乃以口临水上密诵咒一三五七遍，极微微用力，乃细细咽之。想三咽在左厢下，三咽在右厢下，三咽处中央下。周而复始，但是服即作此法，咽水服一杯。踟蹰消息，徐徐行二十步乃回，更服一杯讫，更徐徐行四十步乃回，更饮一杯。复行八十步乃止。勿烦多饮，亦不得少也。常烧众名香，至心念佛，凡有所证悟境界一切状貌不得执著，乃真事向人道说。此则是初起首服水法，杯用桑杯，瓦亦得。其咒曰：

乾元亨利正九种，吾生日月与吾并，吾复不饥复不渴，赖得此水以自活。金木水火土，五星之气，六甲之精，三真天仓，浊云上盈，黄父赤子，守中无倾。急

① 淘：原作“洮”，今改。
② 埋：原作“理”，据王本改。

急如律令。每服皆用此咒，咒之三杯，杯各三遍，乃细细缓缓徐徐服之。

细服五色水法

经曰：白黄黑水服法如前，唯有青水一法，服满三七，日中思食，鬼神遍在身中。从人索食，当如法与之。绝中五谷，多食枣栗。诈称鬼亲附说，人慎勿信之。但当以法调和，以时及节。

服赤水方

赤，向生气所宜之方，三杯三咒，拱手心念口言诵偈曰：金木水火土，五精六府，一切识藏。欲服之时，专心注下，初服之时，如似浆气，三七日如甘露味。亦当食枣栗一升。七日食虫渐发，三尸亦盛，思美饮食，遍缘一切世间。当发善念，相续五七日中，二食枣栗，水方渐强增长，颜色怡悦，气力异常。更须加口水，当渐少，日月渐盈，肤体汗䵟渐渐剥落。眼目精明，亦少睡眠，心开意解，但如法慎护心。若不至诚，内连六识，外为鬼神侵绕其心，含青帝神守护水精五七日，脚弱心意不定。但当正念重加神司土父神后王藏君名，众邪杂鬼如法而去。六七日后独善解音乐，不得礼拜，省习诵养气力。勿嗔怒嫉妒，勿调气，省睡眠。

却鬼咒法

咒曰：然摩然摩，波悉谛苏，若摩竭状暗提，若梦若想，若聪明易解。常用此咒法去之。

服水禁忌法

经曰：凡服水忌用铜铁器，唯用堷器。初起手时，忌阴云、大雨、大风、大雾，天地不明皆凶。

凡服水，禁陈米、臭豉、生冷、醋滑、椒姜，一切众果悉不得食。又不得至丧孝、产乳之家。五辛之气亦不得闻。一切脂腻、血食、菜茹，悉不得食也。

凡服水四七日后，乍闻琴声歌啸，悉不得容受，资身悦乐，音声博戏，皆不得执，渐渐通泰，以洪大道。五色水法，皆同于此也。世间之法，音声触、五谷触、丧孝触、产妇触、射利触、善友触、恶人名闻触、恶名触，皆当谨慎之。

服水节度法

经曰：凡服水七日中，渐止醋滑，亦渐省食。七日满，取枣栗食，经二日后，乃更服之。二七日后，食虫渐发。更食枣栗一升，三七日后思食。更服栗枣二升，四七日后，食虫思食欲死，脚弱不能行步。五七日水力渐盈，颜色更好，气力异常。六七日中能步不止，随意东西。七七日中，心解异义，耳闻异声，必不得贪，著义亦有悲欣慈旨。八七日中守尸，九七日中尸臭自然远离不乐，世间五脏诸病悉得除愈。十七日中髓脑众脉皮肤汗䵟一切悉愈，眼目精明，心想分别，无事不知。千日后中表内外，以五脏渐缩渐小，众毒不害，人精水神渐来附人。七年肠化为筋，髓化为骨，火不能烧，水不能漂，居在水中，与水同色，在水度与地无异。居山泽间，远视之者独如山雷。此服黄黑水法。用水法，井泉清流悉得用之。雷字疑。

服水大例法

经曰：凡服水以死为期，必得无疑，信因信果，正真其心，闻法欢喜，不生疑惑。

又曰：凡服水讫，男先举左足，向阳左行；女先举右足，向阴右行，男奇女偶。

凡服水法

立饮之，不得坐饮。欲细细而缓，不得粗粗而急。杯受一升，每一服必三杯，服辄一回，徐行三杯三回。若少兼食者，杯受一升，如是三杯。

凡服水，上行一百三十步，中行一百二十步，下行六十步。水重难得气力，善将其宜而不失其所者，一百日水定，周所水盈，四十年气二百倍，游形自在，高原陆地与水等无差异，颜色皎然。四十年肠化为筋，髓化为骨。

凡服水，八十以下、十岁以上皆得服之。若小者当加枣栗。枣栗法：上根者从初七至四七止，中根者从初七至八七止，下根者从初七至十七乃至十七、十二七止。后有中下根者，一周晬将补，乃始休息。

上利根之人，一服如甘露；中根之人，再服如甘露；下根之人，四服如甘露；极下根者，六服如甘露。上利根者，一服二七日；中根者，过七日乃至十日；下根者，服日再服七日。

又有上利根者，延日三倍，中利根者，延日一倍，下利根者，才不当日。

又有上品人修戒定过去业强，中品人见在修业强，下品人以死为期。必得无疑，信向三宝。

中根有三品。中上品当闻知此宝法。欲长年服，大升一石二石，即得不死。中中品修习其行，比[1]智殖业，当服此药，广行誓愿。中下品少有嫉妒，及以惰慢，亦具五盖三毒。起罪心因，国土荒乱，人民饥馑，刀兵劫起。思服此药以免。

下根有三品。睡眠无觉想，不善音乐，亦玩博戏。又无聪惠，瞪瞢不了，须人教呵。中品人小复远人，下品人居大深山，乃得服耳。

《千金翼方》卷第十三

---

① 比：王本作“此”。

千金翼方卷第十四　退居

论曰：人生一世，甚于过隙，役役随物，相视俱尽，不亦哀乎？就中养卫得理，必免夭横之酷。若知进而不知退，知行而不知丧，嗜欲煎其内，权位牵其外，其于过分内热之损，胡可胜言。况乎身灭覆宗之祸，不绝于世哉。念撰退居养志七篇，庶无祸败夭横之事。若延年长生，则存乎《别录》。高人君子，宜审思之。

择地第一

山林深远，固是佳境，独往则多阻，数人则喧杂。必在人野相近，心远地偏，背山临水，气候高爽，土地良沃，泉水清美，如此得十亩平坦处便可构居，若有人功可至二十亩，更不得广。广则营为关心，或似产业，尤为烦也。若得左右映带，岗阜形胜，最为上地。地势好，亦居者安，非他望也。

缔创第二

看地形向背，择取好处，立一正屋三间，内后牵其前梁稍长，柱令稍高，椽上著栈，栈讫上著三四寸泥。泥令平，待干即以瓦盖之。四面筑墙，不然堑垒，务令厚密，泥饰如法。须断风隙，拆缝门窗，依常法开后门。若无瓦，草盖令厚二尺，则冬温夏凉。于檐前西间作一格子房以待客，客至引坐，勿令入寝室及见药房，恐外来者有秽气损人坏药故也。若院外置一客位最佳。堂后立屋两间，每间为一房，修泥一准正堂，门令牢固，一房著药。药房更造一立柜高脚为之，天阴雾气，柜下安少火，若江北则不须火也。一房著药器，地上安厚板，板上安之。著地土气恐损，正屋东去屋十步造屋三间，修饰准上。二间作厨，北头一间作库，库内东墙施一棚，两层，高八尺，长一丈，阔四尺，以安食物。必不近正屋，近正屋则恐烟气及人，兼虑火烛，尤宜防慎。于厨东作屋二间，弟子家人寝处，于正屋西北，立屋二间通之，前作格子，充料理晒曝药物，以篱院隔之。又于正屋后三十步外立屋二间，椽梁长壮，柱高间阔，以安药炉。更以篱院隔之，外人不可至也。西屋之南立屋一间，引檐中隔著门。安功德，充念诵入静之处。中门外水作一池，可半亩余，深三尺。水常令满，种芰荷菱芡，绕池岸种甘菊。既堪采食，兼可悦目怡闲也。

服药第三

人非金石，况犯寒热雾露，既不调理，必生疾疢。常且服药，辟外气和脏腑也。平居服五补七宣丸、钟乳丸，量其性冷热虚实，自求好方常服。其红雪三黄丸、青木香丸、理中丸、神明膏、陈元膏、春初水解散、天行茵陈丸散，皆宜先贮之，以防疾发，忽有卒急，不备难求。腊日合一剂乌膏楸叶膏，以防痈疮等。若能服食，尤是高人。世有偶学合炼又非真好，或身婴朝绂，心迫名利，如此等辈，亦何足言？今退居之人，岂望不死羽化之事，但免外物逼切，庶几全其天年。然小小金石事，又须闲解神精丹，防危救急所不可缺耳。伏火丹砂，保精养魂，尤宜长服；伏火石硫黄，救脚气，除冷癖，理腰膝，能食有力；小还丹愈疾去风；伏火磁石，明目坚骨；火炼白石英、紫石英，疗结滞气块，强力坚骨；伏火水银压热镇心；金银膏养精神、去邪气。此等方药，固宜留心功力，各依《本草》。其余丹火，以冀神助，非可卒致。有心者亦宜精恳，傥遇其真。

饮食第四

身在田野，尤宜备赡，须识罪福之事，不可为食损命。所有资身，在药菜而已。料理如法，殊益于人。枸杞、甘菊、术、牛膝、苜蓿、商陆、白蒿、五加，服石者不宜吃。商陆以上药，三月以前苗嫩时采食之。或煮或齑，或炒或腌[1]，悉用土苏咸豉汁加米等色为之，下饭甚良。蔓菁作蒸最佳。不断五辛者，春秋嫩韭，四时采薤，甚益。曲虽壅热，甚益气力。但不可多食，致令闷愦。料理有法，节而食之。面沸馎饦、蒸饼及糕索饼起面等法在《食经》中。白粳米、白粱、黄粱、青粱米，常须贮积支料一年，炊饭煮粥亦各有法，并在《食经》中。绿豆、紫苏、乌麻亦须宜贮，俱能下气。其余豉酱之徒，食之所要，皆须贮蓄。若肉食者，必不得害物命，但以钱买，犹愈于杀。第一戒慎勿杀。若得肉必须新鲜，似有气息则不宜食，烂脏损气，切须慎之，戒之。料理法在《食经》中。

食后将息法

平旦点心饭讫，即自以热手摩腹。出门庭行五六步，消息之。中食后，还以热手摩腹行一二百步，缓缓行，勿令气急，行讫，还床偃卧，四展手足，勿睡，顷之气定，便起正坐。吃五六颗苏煎枣，啜半升以下人参、茯苓、甘草等饮，觉似少热，即吃麦门冬、竹叶、茅根等饮。量性将理，食饱不得急行。及饥，不得大语远唤人嗔，喜卧睡觉，食散后随其事业，不得劳心劳力。觉肚空，即须索食，不得忍饥。必不得食生硬粘滑等物，多致霍乱。秋冬间暖裹腹，腹中微似不安，即服厚朴生姜等饮。如此将息，必无横疾。

养性第五

鸡鸣时起，就卧中导引，导引讫，栉漱即巾。巾后正坐，量时候寒温，吃点心饭若粥等。若服药者，先饭食服吃药酒。消息讫，入静烧香静念。不服气者亦可念诵，洗雪心源，息其烦虑。良久事讫，即出徐徐步庭院间散气，地湿即勿行。但屋下东西步令气散，家事付与儿子，不得关心，所营退居，去家百里五十里，但时知平安而已。应缘居所要，并令子弟支料顿送，勿令数数往来愦闹也。一物不得，在意营之，平居不得嗔，不得大语、大叫、大用力、饮酒至醉，并为大忌。四时气候和畅之日，量其时节寒温，出门行三里、二里、及三百、二百步为佳，量力行，但勿令气乏气喘而已。亲故邻里来相访问，携手出游百步，或坐，量力，宜谈笑简约其趣，才得欢适，不可过度耳。人性非合道者，焉能无闷？闷则何以遣之，还须蓄数百卷书。《易》、《老》、《庄子》等，闷来阅之，殊胜闷坐。衣服但粗缦，可御寒暑而已，第一勤洗浣，以香沾之，身数沐浴，务令洁净，则神安道胜也。浴法具《养生经》中。所将左右供使之人，或得清净弟子，精选小心少过谦谨者，自然事

---

① 腌：原作“痞”，据王本改。

闲，无物相恼，令人气和心平也。凡人不能绝嗔，得无理之人易生嗔喜，妨人道性。

种造药第六

种枸杞法

拣好地，熟斸，加粪讫，然后逐长开垅，深七八寸，令宽。乃取枸杞连茎锉长四寸许，以草为索慢束，束如羹碗许大，于垅中立种之。每束相去一尺。下束讫，别调烂牛粪稀如面糊，灌束子上令满，减则更灌。然后以肥土拥之满讫。土上更加熟牛粪，然后灌水。不久即生，乃如剪韭法，从一头起首割之。得半亩，料理如法，可供数人。其割时与地面平，高留则无叶，深剪即伤根。割仍避热及雨[①]中，但早期为佳。

又法

但作束子作坑，方一尺，深于束子三寸。即下束子讫，著好粪满坑填之，以水浇粪下，即更著粪填，以不减为度。令粪上束子一二寸即得。生后极肥。数锄拥，每月加一粪尤佳。

又法

但畦中种子，如种菜法，上粪下水，当年虽瘦，二年以后悉肥。勿令长苗，即不堪食，如食不尽，即剪作干菜，以备冬中常使。如此从春及秋，其苗不绝。取甘州者为真，叶厚大者是。有刺叶小者是白棘，不堪服食，慎之。

又法

枸杞子于水盆挼令散讫，曝干斸地作畦。畦中去却五寸土勾作垅，缚草作稕，以臂长短，即以泥涂稕上令遍，以安垅中。即以子布泥上，一面令稀稠得所，以细土盖上令遍，又以烂牛粪盖子上令遍。又布土一重，令与畦平。待苗出，时时浇溉。及堪采，即如剪韭法。更不要煮炼，每种用二月。初一年但五度剪，不可过此也。凡枸杞生西南郡谷中及甘州者，其子味过于蒲桃。今兰州西去鄯城、灵州、九原并多，根茎尤大。

种百合法

上好肥地加粪熟斸讫，春中取根大者，擘取瓣于畦中，种如蒜法。五寸一瓣种之，直作行，又加粪灌水。苗也，即锄四边，绝令无草。春后看稀稠得所，稠处更别移亦得。畦中干即灌水。三年后甚大如芋，然取食之。又取子种亦得。或一年以后二年以来始生，甚迟，不如种瓣。

种牛膝法

秋间收子，至春种，如种菜法。上加粪水溉，苗出堪采，即如剪菜法，常须多留子。秋中种亦好。其收根者，别留子，取三亩肥地熟耕。更以长锹深掘，取其土虚长也。土平讫，然下子。荒即耘草，旱则溉。至秋子成，高刈取茎，收其子。九月末间，还用长锹深掘取根，如法料理。

种合欢法萱草也

移根畦中稀种，一年自稠，春剪苗食，如枸杞，夏秋不堪食。

种车前子法

收子，春中取土地，加粪熟斸水溉，剪取如上法。此物宿根，但耘灌而已，可数岁也。

种黄精法

择取叶参差者是真，取根擘破，稀种，一年以后极稠，种子亦得。其苗甚香美，堪吃。

种牛蒡法

取子畦中种，种时乘雨即生。若有水，不要候雨也。地须加粪，灼然肥者。旱即浇水，剪如上法。菜中之尤吉，但多

---

① 雨：原作“两”，据王本改。

种，食苗及根，并益人。

种商陆法

又取根紫色者、白色者良，赤及黄色者有毒。根擘破畦中作行种，种子亦得。根苗并堪食。色紫者味尤佳，更胜白者。净洗熟蒸，不用灰汁煮炼，并无毒，尤下诸药。服丹砂、乳石等人不宜服。

种五加法

取根掘肥地二尺，埋一根令没旧痕，甚易活。苗生从一头剪取，每剪讫锄土拥之。

种甘菊法

移根最佳。若少时折取苗，乘雨中湿种便活。一年之后，子落遍地。长服者，及冬中收子，剪如韭法。

种苜蓿法

老圃多解，但肥地令熟，作垅种之，极益人。还须从一头剪，每一剪加粪锄土拥之。

种莲子法

又八月九月取坚黑子，瓦上磨尖头，直令皮薄。取墐土作熟泥封，如三指大，长二寸。使蒂头兼重令磨须尖。泥欲干时掷置池中，重头向下自能周正。薄皮上易生。数日即出。不磨者，卒不可生。

种藕法

春初掘取根三节无损处，种入深泥。令到硬土，当年有花。

种青蘘法即胡麻苗也

取八棱者畦中如菜法种之。苗生采食，秋间依此法种之，甚滑美。

种地黄法

十二月耕地，至正月可止三四遍。细耙讫，然后作沟。沟阔一尺，两沟作一畦，畦阔四尺。其畦微高而平，硬甚不受雨水。苗未生间得水即烂。畦中又拨作沟，沟深三寸。取地黄切长二寸种于沟中讫，即以熟土盖之。其土可厚三寸以上。每种一亩用根五十斤。盖土讫，即取经冬烂穰草覆之。候稍牙出，以火烧其草令烧去其苗。再生者叶肥茂，根叶益壮。自春至秋凡五六遍耘，不得用锄。八月堪采根，至冬尤佳。至时不采，其根大盛。春二月当宜出之。若秋采讫，至春不须更种。其种生者犹得三四年，但采讫耙之，明年薅耘而已。参验古法，此为最良。按《本草》二月、八月采，殊未穷物性也。八月残叶犹在，叶中精气未尽归根，二月新叶已生，根中精气已滋于叶，不如正月、九月采殊妙，又与蒸曝相宜。古人云二月、八月非为种者，将谓野生当须见苗耳。若食其叶，但露散后摘取旁叶，勿损中心正叶，甚益人，胜诸菜。

造牛膝法

八月中，长锹掘取根，水中浸一宿，密置筛中，手挼去上皮齐头，曝令稍干，屈令直，即作束子。又曝令极干，此看端正。若自用者不须去皮，但洗令净便曝，殊有气力。

造干黄精法

九月末掘取根，拣取肥大者，去目熟蒸，微曝干，又蒸，曝干，食之如蜜。可停。

造生干地黄法

地黄一百斤，拣择肥好者六十斤，有须者去之。然后净洗漉干，曝三数日令微皱，乃取拣退四十斤者。净洗漉干，于柏木臼中熟捣，绞取汁，汁如尽，以酒投之更捣。绞即引得余汁尽。用拌前六十斤干者，于日中曝干，如天阴即于通风处薄摊之。夜亦如此，以干为限。此法比市中者气力数倍。顿取汁恐损，随日捣绞用，令当日尽佳。

造熟干地黄法

斤数拣择一准生法，浸讫，候好晴日便早蒸之，即曝于日中。夜置汁中，以物盖之，明朝又蒸。古法九遍止。今但看汁尽色黑，熟蒸三五遍亦得。每造皆须春秋二时，正月、九月缘冷寒气方可宿浸，二月、八月拌而蒸之，不可宿浸也。地黄汁经宿恐醋，不如日日捣取汁用。凡曝药，皆须以床架，上置薄篁等，以通风气。不然，日气微弱则地气止津也。于漆盘中曝最好。篁多汗又损汁。

藕粉法

取粗藕不限多少，灼然净洗，截断浸三宿，数换水。看灼然净讫，漉出，碓中碎捣，绞取汁，重捣，绞取浓汁尽为限。即以密布滤粗恶物，澄去清水。如稠难澄，以水搅之，然后澄，看水清即泻去。一如造米粉法。

鸡头粉取新熟者，去皮，熟捣实如上法。

菱角粉去皮如上法。

葛根粉去皮如上法，开胃口止烦热也。

蒺藜粉捣去上皮，簸取实如上法。此粉去风轻身。

茯苓粉锉如弹子，以水浸去赤汁，如上法。

栝楼根粉去皮如上法。

种树法须望前种，十五日后种少实。

种杏法

杏熟时，并肉核埋粪中，凡薄地不生，生且不茂。至春生后即移实地栽之，不移即实小味苦。树下一岁不须耕，耕之即肥而无实也。

种竹法

欲移竹，先掘坑令宽，下水，调细土作泥如稀煎饼泥，即掘竹须，四面凿断，大作土科连根以绳周下挟舁之。勿令动著竹，动则损根多不活。掘讫，舁入坑泥中，令泥周匝总满。如泥少更添土著水，以物匀搅令实。其竹根入坑，不得埋过本根。若竹稍长者，以木深埋入土架缚之，恐风摇动即死。种树亦如此。竹无时，树须十二月以后三月以前，宜去根尺五寸留栽。来年便生笋。泥坑种，动摇必不活。

种栀子法

腊月折取枝长一尺五寸以来，先凿坑一尺阔五寸，取枝屈下拗处如球，杖却向上，令有叶处坑向上，坑口出五寸，一边约著土实讫。即下肥土实筑。灼然坚讫，自然必活，二年间即有子。

作篱法

于地四畦掘坑深二尺、阔二尺，坑中熟斸酸枣。熟时多收取子，坑中概种之。生后护惜勿令损。一年后高三尺。间去恶者，一尺以下留一茎稀稠，行伍端直，来春剥去横枝，留距不留距，恐疮大至冬冻损。剥讫编作笆篱，随宜夹缚，务令缓舒。明年更编高七尺，便定种榆柳并同法。木槿、木芙蓉更堪看。

种枳法

秋收取枳实破作四片，于阴地熟斸加粪。即稠种之，至春生。隔一冬高一尺。然后移栽。每一尺种一栽，至高五尺。以物编之，甚可观也。

杂忌第七

屋宇宅院成后，不因崩损，辄有修造，及妄动土。二尺以下即有土气，慎之为佳。初造屋成，恐有土木气，待泥干后于庭中醮祭讫，然后择良日入居。居后明日，烧香结界，发愿。愿心不退转，早悟道法，成功德，药无败坏。结界如后：平旦以清水漱口，从东南方左转，诵言紧沙迦罗。又到西南角言，你自受殃。一一如是，满七遍，盗贼皆便息心，不能为害矣。或入山野，亦宜作此法。或在道路逢小贼作障难，即定心作降伏之意，咒言紧

沙迦罗，紧沙迦罗，一气尽为度。亦自坏散也。此法秘妙，是释门深秘，可以救护众生大慈悲。故不用令孝子弋猎鱼捕之人入宅。不用辄大叫唤。每栽树木，量其便利，不须等闲漫种。无益柴炭等并年支不用。每日令人出入门巷，惟务寂然。

论曰：看此论，岂惟极助生灵，亦足以诫于贪荣之士，无败祸之衅。庶忠义烈士味之而知足矣。

《千金翼方》卷第十四

千金翼方卷第十五　补益

叙虚损论第一

论曰：凡人不终眉寿或致夭殁者，皆由不自爱惜，竭情尽意，邀名射利，聚毒攻神，内伤骨髓，外败筋肉。血气将亡，经络便壅。皮里空疏，惟招蠹疾。正气日衰，邪气日盛。不异举沧波以注爝火，颓华岳而断涓流，语其易也，又甚于此。然疾之所起，生自五劳，五劳既用，二脏先损，心肾受邪，腑脏俱病。故彭祖论别床异被之戒，李耳陈黄精钩吻之谈，斯言至矣。洪济实多，今[①]具录来由，并贯病状，庶智者之察微，防未萌之疾也。五劳者，一曰志劳，二曰思劳，三曰心劳，四曰忧劳，五曰疲劳。即生六极，一曰气极。气极令人内虚，五脏不足，外受邪气，多寒湿痹，烦满吐逆，惊恐头痛。二曰血极。血极令人无色泽，恍惚喜忘，善惊少气，舌强喉干，寒热，不嗜食，苦睡，眩冒喜瞋。三曰筋极。筋极令人不能久立，喜蜷拘挛，腹胀，四肢筋骨疼痛。四曰骨极。骨极令人酸削，齿不坚劳，不能动作，厥逆，黄疸，消渴，痈肿疽发，膝重疼痛，浮肿如水状。五曰精极。精极令人无发，发肤枯落，悲伤喜忘，意气不行。六曰肉极。肉极令人发疰，如得击，不复得言，甚者致死。复生七伤者，一曰阴寒，二曰阴痿，三曰里急，四曰精连连而不绝，五曰精少囊下湿，六曰精清，七曰小便苦数，临事不卒，名曰七伤。七伤为病，令人邪气多，正气少，忽忽喜忘而悲伤不乐，夺色黧黑，饮食不生肌肤，色无润泽，发白枯槁，牙齿不坚，目黄泪出，远视䀮䀮，见风泪下，咽焦消渴，鼻衄唾血，喉中介介不利，胸中噎塞，食饮不下。身寒汗出，肌肉酸痟，四肢沉重，不欲动作，膝胫苦寒，不能远行，上重下轻，久立腰背苦痛，难以俯仰，绕脐急痛。饥则心下虚悬，唇干口燥，腹里雷鸣，胸背相引痛，或时呕逆不食，或时变吐，小便赤热，乍数时难，或时伤多，或如针刺，大便坚涩，时泄下血。身体瘙痒，阴下常湿，黄汗自出。阴痿消小，临事不起，精清而少，连连独泄，阴端寒冷，茎中疼痛，小便余沥，卵肿而大，缩入腹中。四肢浮肿，虚热烦疼，乍热乍寒，卧不安席。心如杵舂，惊悸失脉，呼吸乏短。时时恶梦，梦与死人共食入冢，此由年少早娶，用心过差，接会汗出，脏皆浮满，当风卧湿，久醉不醒，及坠车落马僵仆所致也。故变生七气，积聚坚牢，如杯留在腹内，心痛烦冤[②]，不能饮食，时来时去，发作无常。寒气为病，则吐逆心满。热气为病，则恍惚闷乱，长如眩冒。又复失精，喜气为病，则不能疾行，不能久立。怒气为病，则上气不可当，热痛，上冲心，短气欲死，不能喘息。忧气为病，则不能苦作，卧不安席。恚气为病，则聚在心下，不能饮食。愁气为病，则平居而忘，置物还取，不记处所，四肢浮肿，不能举止。五劳六极，力乏气蓄，变成寒热气疰，发作有时，受邪为病。凡

---

① 今：原作“令”，据文义改。
② 冤：通“宛”。烦懑、蕴结之意。

有十二种风，风入头则耳聋。风入目则远视䀮䀮。风入肌肤则身体瘾疹筋急。风入脉则动，上下无常。风入心则心痛烦满悸动，喜腹䐜胀。风入肺则咳逆短气。风入肝则眼视不明，目赤泪出，发作有时。风入脾则脾不磨，肠鸣胁满。风入肾则耳鸣而聋，脚疼痛，腰尻不随，甚者不能饮食。入胆则眉间疼痛，大小便不利，令人疼痹。五劳六极七伤，七气积聚变为病者，甚则令人得大风缓急，湿痹不仁，偏枯筋缩，四肢拘挛，关节隔塞，经脉不通，便生百病。羸瘦短气，令人无子。病欲及人，便即夭逝。劳伤血气，心气不足所致也。若或触劳风气，则令人角弓反张，举身皆动，或眉须顿落。恶气肿起，魂去不足，梦与鬼交通，或悲哀不止，恍惚恐惧。不能饮食，或进或退，痛无常处，至此为疗，不亦难乎？十二种风元不足。

大补养第二论一首　方八首

论曰：病患已成，即须勤于药饵，所以立补养之方。此方皆是五石、三石、大寒食丸散等药，自非虚劳成就偏枯著床，惟向死近无所控告者，乃可用之。斯诚可以起死人耳。平人无病，不可造次著手，深宜慎忌。

张仲景紫石寒食散治伤寒已愈不复方

紫石英　白石英　赤石脂　钟乳炼　栝楼根　防风　桔梗　文蛤　鬼臼　太一余粮各二两半　人参　干姜　附子炮，去皮　桂心各一两

上一十四味，捣筛为散，酒服三方寸匕。

损益草散　常用之佳。主男子女人老少虚损，及风寒毒冷，下痢癖饮，咳嗽。消谷，助老人胃气，可以延年。又主霍乱。酒服二方寸匕，愈。又主众病休息下痢，垂命欲死，服之便瘥。治人最为神验方。

人参　附子炮，去皮，各三分　干姜　桂心各五分　防风一两半　牡蛎熬　黄芩　细辛各三分　桔梗　椒去目、闭口者，汗　茯苓　秦艽　白术各一两

上一十三味，各捣筛为散，更秤如分，乃合之治千杵，旦以温酒服方寸匕，老人频服三剂，良。兼主虚劳。

草寒食散　治心腹胁下支满，邪气冲上。又心胸喘悸不得息，腹中漉漉雷鸣，吞酸，噫生食臭，食不消化，时泄时闭，心腹烦闷，不欲闻人声，好独卧，常欲得热，恍惚喜忘，心中怵惕如恐怖状，短气呕逆，腹中防响，五脏不调。如此邪在于内，而作众病，皆生于劳苦。若极意于为乐，从风寒起，治之皆同。服此药，旦未食时，以醇美酒服二方寸匕，不耐者减之。去巾帽，薄衣力行方。

钟乳炼　附子炮，去皮　栝楼根　茯苓　牡蛎各一分，熬　桔梗　干姜　人参　防风各一两　细辛　桂心各五分　白术三两半

上一十二味，各捣筛治千杵，以酒服之二匕，建日服之至破日止，周而复始。

又方　说状所主同前。

钟乳炼，粉　人参　茯苓　附子炮，各三分　栝楼根　牡蛎熬　细辛各半两　干姜　桂心各五分　白术　防风　桔梗各一两

上一十二味，捣筛为散，服之一如前方。有冷加椒，有热加黄芩，各三分。

大草乌头丸　主寒冷虚损，五十年心腹积聚百病，邪气往来，厥逆抢心，痹顽羸瘦骨立，不能食，破积聚方。

乌头十五分，炮，去皮　人参五分　生姜二两　前胡　蜀椒去目、闭口者，汗　黄

芩 白术 半夏洗 黄连 吴茱萸 龙骨 白头翁 干姜 细辛 桔梗 紫菀 芎䓖 厚朴炙 女萎 矾石烧 桂心 甘草炙，各一两

上二十二味，捣筛为末，炼蜜和丸如梧子大，酒服十丸，日三夜一，以知为度。

草乌头丸 破积聚，治积结冷聚，阳道弱，大便有血，妇人产后出血不止方。

乌头十五分，炮，去皮 大黄 干姜 厚朴炙 吴茱萸 芍药 前胡 芎䓖 当归 细辛 桂心各五分 蜀椒三分，去目、闭口者，汗 白薇半两 黄芩 白术 人参 紫菀 甘草炙，各一两

上一十八味，捣筛为末，炼蜜和丸如梧子大，酒服十丸，日三服，渐渐加之。

大理中露宿丸 主风劳四十年癖绝冷，并主咳逆上气方。

人参 桂心 吴茱萸 乌头炮，去皮 礜石烧，等分

上五味，捣筛为末，炼蜜和丸如梧子大，酒服三丸，日再，以知为度。

匈[1] 奴露宿丸 主毒冷方。

矾石烧 桔梗 皂荚炙，去皮子 干姜 附子炮，去皮 吴茱萸等分

上六味，捣筛为末，炼蜜和丸如梧子大，饮服三丸，日再。稍加，以知为度。

解散发动第三

论一首 方三十五首 与第二十二卷通

论曰：既得药力，诸疴并遣。石忽发动，须知解方，故次立解散方焉。一一依其诊候而用之，万不失一。夫脉或洪或实，或断绝不足，欲似死脉，或细数或弦快，其所犯非一故也。脉无常投，医不能识也。热多则弦快，有癖则洪实，急痛则断绝。凡寒食药热率常如是，自无所苦，非死候也。动从节度，则不死矣。不从节度，则死矣。欲服散者，宜诊脉审正其候，尔乃毕愈。脉沉数者难发，难发当数下之。脉浮大者易发也。人有服散两三剂不发者，此人脉沉难发。发不令人觉，药势已行。不出形于外，但以药治于内。欲候知其力，人进食多，一候也。颜色和悦，二候也。头面身体瘙痒，三候也。濇濇恶风，四候也。厌厌欲寐，五候也。诸有此证候者，皆药内发五脏，但如方法服药，宜数下之，内虚自当发也。

人参汤 主散发，诸气逆，心腹绞痛，不得气息，命在转烛方。

人参 枳实炙 甘草炙，各九分 栝楼根 干姜 白术各一两半

上六味，㕮咀，以水九升，煮取三升，分三服。若短气者，稍稍数服，无苦也。能如方者佳。冬月温食，胸腹热者便冷食。夏月冷食，以水服药，冷食过多腹冷者，作汤即自解便止。

鸭通汤 主散发，热攻胸背，呕逆烦闷，卧辄大睡乘热，觉四肢不快，寒热往来，大小便难方。

白鸭通新者 大黄二两 石膏碎 知母各一两 豉一升 麻黄三两，去节 葱白二七茎 栀子仁二七枚 黄芩一两半 甘草三分，炙

上一十味，㕮咀，以一斗二升淋鸭通，乃以汁煮药，取三升半，去滓。然后纳豉，更煮三沸。去豉，未食前服一升。

治气汤 主散家患气不能食，若[2]气逆方。

人参 茯苓 桂心 厚朴炙 半夏洗 甘草炙，各一两 麦门冬去心 生姜各三两，切 大枣二十枚，擘

上九味，㕮咀，以水八升，煮取二升

---

① 匈：原作“凶”，据王本改。

② 若：王本作“苦”。

六合，分服七合。

主散发，头欲裂，眼疼欲出，恶寒骨肉痛，状如伤寒，鼻中清涕出方。

以香豉五升，熬令烟出，以酒一斗投之。滤取汁，任性饮多少，欲令小醉便解，更饮之，取解为度。亦主时行寒食散发，或口噤不可开，肠满胀急欲决。此久坐温衣生食所为。皇甫云：口不开去齿，下此酒五合，热饮之，须臾开。能者多饮，至醉益佳，不能者任性，腹胀满不通，导之令下。

善服散家痰饮，心胸客热，闷者吐之方。

甘草五两，生用

上一味，㕮咀，以酒五升，煮二升半，空腹，分再服之。服别相去如行五六里，快吐止。

主散发黄，胸中热，气闷方。

胡荽一把，切

上一味，以水七升，煮取二升半，分再服便愈。如不瘥，更作。亦主通身发黄者，浓煮大黄叶令温，自洗渍尤良。并主热毒及胸中毒气相攻。若不尽复，烦闷或痛饮如故，亦主新热下痢。

解散主诸石热毒方

白鸭通五升，新者

上一味，汤一斗渍之，澄清候冷饮之。任性多少，以瘥为度。

三黄汤 主解散发，腹痛胀满卒急方。

大黄 黄连 黄芩各三两

上三味，㕮咀，以水七升，煮取三升，分为三服。一方作丸。

散发时行兼有客热，下血痢不止而烦者，**黄连汤方。**

黄连 黄柏各四两 栀子十五枚，擘 阿胶一两，炙 干姜 芍药 石榴皮各二两，一方用枳实

上七味，㕮咀，以水一斗，煮取三升，分三服。一方以水六升煮之。

乳石发头痛寒热，胸中塞，日晡手足烦疼方。

生麦门冬四两，去心 葱白半斤，切 豉三升

上三味，熟汤八升，煮取三升，分三服。

散发虚羸，不能食饮，大便不通，调脏腑方。

麦门冬去心 黄芩 人参各二两 竹茹一升 大枣十四枚，擘 茯神 半夏洗 生姜切 甘草各三两，炙 桂心半两

上一十味，㕮咀，以水一斗，煮取三升，分三服。

散发四肢肿方

甘遂一两 木防己 茯苓 人参 白术各三两 麻黄二两，去节 甘草一两半，炙

上七味，㕮咀，以水七升，煮取二升八合，分三服。

散发口疮方

龙胆三两 子柏四两 黄连二两 升麻一两

上四味，㕮咀，以水四升，先煮龙胆、黄连，取二升，别取子柏冷水淹浸，投汤中令相得，绞取汁，热含冷吐，瘥止。

散发如淋热方

葵子三升 茯苓 大黄 通草各三两 葱白七茎 当归 石韦去毛 芒硝各二两 桂心一两

上九味，㕮咀，以水一斗，煮葵子取六升，去滓，纳药，更煮取三升，去滓，纳芒硝，更煮一沸，令消尽。分为四服，日三夜一。

散发大便秘涩不通方

大黄四两 桃仁三十枚，去皮尖、双仁，

碎

上二味，切，以水六升，煮取二升，分再服。

又大便不通方

生地黄汁五合　大黄　甘草炙，各半两

上三味，㕮咀，以水三升，煮取一升，下地黄汁。又煮三沸，分二服。

单服硫黄发为疮方

以大醋和豉，研熟如膏，以涂疮上，燥辄易之。甚良。

礜石发亦作疮状如疖子，紫石多发于腹背或著四肢，直以酥摩便瘥，仍用**荠苨汤**方。

荠苨　麦门冬各三两，去心　干姜三两半　麻黄去节　人参　黄芩　桔梗　甘草炙，各二两

上八味，㕮咀，以水九升，煮取三升，分三服，从旦至晡乃尽。日日合服，以瘥为度。非但礜石，凡诸石发，皆用此方。

散发痢血方

黄连　干姜各三两　黄芩半两　鹿茸二两　瓜子一升　芍药　芎䓖　生竹皮　桂心　甘草炙，各一两

上一十味，以水一斗，煮竹皮取八升，去滓，纳药，煮取二升，分三服，一日尽。

靳邵大黄丸　主寒食散成痰饮，澼水气，心痛，百节俱肿方。一名[①]细丸。

大黄　葶苈熬　豉各一两　巴豆去心、皮，熬　杏仁去皮尖、双仁，熬，各三十枚

上五味，各捣大黄、豉为末，别捣巴豆、杏仁如脂，炼蜜相和令相得，又更捣一千[②]杵，空腹以饮服如麻子一丸，日再。不知，增至二丸，强人服丸如小豆大。

硝石大丸　主男子女人惊厥口干，心下坚，羸瘦不能食，喜卧，坠堕血瘀，久咳上气胸痛，足胫不仁而冷，少腹满而痛，身重目眩，百节疼痛，上虚下实。又主女人乳余疾带下，五脏散癖伏热大如碗，坚肿在心下，胸中津液内结，浮肿膝寒，蛊毒淫跃，苦渴大虚等方。

硝石十二两，熬之令干　蜀椒一升二合，去目、闭口，汗　水蛭一百枚，熬　虻虫二两半，去翅足，熬　大黄一斤　茯苓六两　柴胡八两，去苗　芎䓖五两　蛴螬三十枚，熬

上九味，捣筛为末，炼蜜和，更捣万杵，丸如梧子大。空腹以饮服五丸，日三服。五日进十丸。此皆不下。自此以后任意加之。十日可数十丸。与羊臛自补。若利当盆下之，勿于圊，尤慎风冷。若女人月经闭，加桃仁三十枚去皮尖、双仁，熬。一方以酒服十五丸，日三，不知可稍增，当下如豆汁，长虫，腹中有病皆除。

解散雷氏千金丸方

硝石三分，熬　大黄四两　巴豆一分，去心、皮、熬

上三味，捣筛为末，炼蜜和丸如小豆许，饮服一丸，日二，以利为度。

细辛丸　主散发五脏六腑三焦，冷热不调，痰结胸中强饮，百处不安，久服强气方。

细辛　杏仁去皮尖、双仁，熬　泽泻　干姜　白术　茯苓　桂心　甘草炙，各二两　附子炮，去皮　蜀椒去目、闭口者，汗　附子炮，去皮　大黄　木防己各五分　芫花　甘遂各一两

上一十五味，各捣筛为末，别治杏仁如脂，合捣百杵，炼白蜜和更捣五千杵，丸如梧子大，以酒服二丸。日再服。不能者如大豆二丸，以知为度。散家困于痰澼，服药患困者，参服此丸，暨相发助，又不令越逸，消饮，去结澼，令胸膈无痰

① 名：原作“各”，据王本改。
② 千：原作“阡”，据王本改。

无逆塞之患，又令人不眩满迷闷。

大青丸 主积年不解，不能食，羸瘦欲死方。

大青 麦门冬去心 香豉各四两 石膏研 葶苈子熬 栀子 栝楼根 枳实炙 芍药 知母 茯苓 大黄 黄芪 黄芩 甘草炙，各二两

上一十五味，捣筛为末，炼蜜和丸如梧子大，以饮服五丸，日二丸。五日不知，则更服之，以知为度。

下药法

凡散数发热无赖，当下去之。诸丹及金石等用此方下之。

黍米三升，作糜以成煎。猪脂一斤合和之。使熟。宿不食，明旦早食之，令饱。晚当下药，煎随下出，神良。下药尽者，后不复发。若发，更服之。

又方

肥猪肉五斤 葱白 薤白各半斤

上三味，合煮之，旦不食啖之。一顿令尽为度。

压药发动，数数患热，用求下却之方。

取猪肾脂，勿令中水，尽取以火炙之，承取脂，适寒温，一服二三合。一日一夜可五六升，药稍稍随大便去，甚良。

又方

肥猪肉作臛一升，调和如常法，平旦空腹一顿食之。须臾间腹中雷鸣，鸣定便下，药随下出，以器承取，以水淘汰，取石不尽，更作如前服之。

凡散发疮肿膏方

生胡粉 芜菁子熬，别捣 杏仁去皮尖、双仁，别捣 黄连捣末 水银 猪脂

上六味，并等分，惟水银倍之，以脂和研令相得。更以水银治疮上，日三。

有发赤肿者，当摩之以膏方。

生地黄五两 大黄一两 杏仁二十枚，去皮尖、两仁 生商陆根二两

上四味，切，以醋渍一宿，以猪脂一升煎商陆黑，去滓膏成。日三摩之。

散发有生细疮者，此药主热至捷方。

黄连 芒硝各五两

上二味，以水八升，煮黄连取四升，去滓。纳芒硝令烊，以布涂贴著上，多少皆著之。

洗疮汤方

黄连 黄芩 苦参各八两

上三味，切，以水三斗，煮取一斗，去滓，极冷乃洗疮，日三。

治发疮痛痒不可堪忍方

取冷石，捣，下筛作散粉之，日五六度。乃燥疮中，自净，无不瘥。良。

凡服散之后，身体浮肿，多是取冷所致。**宜服槟榔汤方。**

大槟榔三十五枚

上一味，先出子捣作末，细筛，然后㕮咀其皮，以汤七升，煮取二升，纳子末，分为再服。服尽当下，即愈。

解散大麦麨方 取大麦，炒令汗出，燥便止，勿令太焦，舂去皮，净淘，蒸令熟，曝干，熬令香。细末绢下，以冷水和服三方寸匕，日再。人赤肿者，当摩之。入蜜亦佳。

补五脏第四方四十五首

补心汤 主心气不足，惊悸汗出，心中烦闷短气，喜怒悲忧，悉不自知，咽喉痛，口唇黑，呕吐，舌本强，水浆不通方。

紫石英 紫苏 茯苓[①] 人参 当归 茯神 远志去心 甘草炙，各二两 赤小豆五合 大枣三十枚，擘 麦门冬一升，

① 茯苓：原作“苓苓”，据王本改。

去心

上一十一味，㕮咀，以水一斗二升[①]，煮取三升，分四服。日二夜一。

补心汤 主心气不足，多汗心烦，喜独语，多梦不自觉，喉咽痛，时吐血，舌本强，水浆不通方。

麦门冬三两，去心 茯苓 紫石英 人参 桂心 大枣三十枚，擘 赤小豆二十枚 紫菀 甘草炙，各一两

上九味，㕮咀，以水八升，煮取二升五合，分为三服。宜春夏服之。

远志汤 主心气虚，惊悸喜忘，不进食，补心方。

远志去心 黄芪 铁精 干姜 桂心各三两 人参 防风 当归 芎䓖 紫石英 茯苓 茯神 独活 甘草炙，各二两 五味子三合 半夏洗 麦门冬各四两，去心 大枣十二枚，擘

上一十八味，㕮咀，以水一斗三升，煮取三升五合，分为五服，日三夜二。

定志补心汤 主心气不足，心痛惊恐方。

远志去心 菖蒲 人参 茯苓各四两

上四味，㕮咀，以水一斗，煮取三升，分三服。

伤心汤 主心伤不足，腰脊腹背相引痛，不能俯仰方。

茯苓 远志去心 干地黄各二两 大枣三十枚，擘 饴糖一升 黄芩 半夏洗 附子炮，去皮 生姜切 桂心各二两 石膏碎 麦门冬各四两，去心 甘草炙 阿胶熬，各一两

上一十四味，㕮咀，以水一斗五升，煮取三升半，去滓，纳饴糖、阿胶，更煎。取三升二合，分三服。

镇心丸 主男子女人虚损，梦寐惊悸失精，女人赤白注漏，或月水不通，风邪鬼疰，寒热往来，腹中积聚，忧恚结气，诸疾皆悉主之方。

紫石英 茯苓 菖蒲 苁蓉 远志去心 麦门冬去心 当归 细辛 卷柏 干姜 大豆卷 防风 大黄各五分 䗪虫十二枚，熬 大枣五十枚，擘 干地黄三两 人参 泽泻 丹参 秦艽各一两半 芍药 石膏研 乌头炮，去皮 柏子仁 桔梗 桂心各三分 半夏洗 白术各二两 铁精 白蔹 银屑 前胡 牛黄各半两 薯蓣 甘草炙，各二两半

上三十五味，捣筛为末，炼蜜及枣膏和之。更捣五千杵，丸如梧子。饮服五丸，日三。稍稍加至二十丸，以瘥为度。

大镇心丸 所主与前方同。凡是心病，皆悉服之方。

干地黄一两半 牛黄五分 杏仁去皮、尖、两仁，熬 蜀椒去目、闭口者，汗，各三分 桑螵蛸十二枚 大枣三十五枚 白蔹 当归各半两 泽泻 大豆卷[②] 黄芪 铁精 柏子仁 前胡 茯苓各一两 独活 秦艽 芎䓖 桂心 人参 麦门冬去心 远志去心 丹参 阿胶炙 防风 紫石英 干姜 银屑 甘草炙，各一两

上二十九味，捣筛为末，炼蜜及枣膏和，更捣五千杵，丸如梧子，酒服七丸，日三，加至二十丸。《千金》有薯蓣、茯神，为三十一味。

补肝汤 主肝气不足，两胁满，筋急不得太息，四肢厥，寒热偏癞，淋溺石沙，腰尻少腹痛，妇人心腹四肢痛。乳痈，膝胫热，转筋遗溺，消渴，爪甲青枯，口噤面青，太息，疝瘕，上抢心，腹中痛，两眼不明，悉主之方。后面注内"二两"字疑。

蕤仁 柏子仁各一两 茯苓二两半

---

① 一斗二升：原作"一升"，据《千金要方·卷十四》改。

② 卷：原作"齐"，据王本改。

乌头炮，四枚，去皮 大枣三十枚，擘 牛黄 石胆 桂心各一两 细辛 防风 白术 甘草炙，各三两

上一十二味，㕮咀，以水一斗，煮取二升八合，分三服。一方用细辛二两、茯苓二两，强人大枣二十枚，无牛黄，白术、石胆各一两。

补肝汤 主肝气不足，两胁下满，筋急不得太息，四厥疝瘕，上抢心，腹痛，目不明方。

茯苓一两四铢 乌头四枚，炮，去皮 大枣二十四枚，擘 蕤仁 柏子仁 防风 细辛各二两 山茱萸 桂心各一两 甘草八升，炙，中者

上一十味，㕮咀，以水八升，煮取二升，分三服。常用。

泻肝汤 主肝气不足，目暗，四肢沉重方。

人参 半夏洗 白术各三两 生姜六两，切 细辛一两 茯苓 黄芩 前胡 桂心 甘草炙，各二两

上一十味，㕮咀，以水八升，煮取三升，分三服，三五日后，次服后汤方。

茯苓三两 吴茱萸一两 大枣三十枚，擘 桃仁去皮尖及双仁者 人参 防风 乌头炮，去皮 柏子仁 橘皮 桂心 甘草炙，各二两

上一十一味，㕮咀，以水一斗，煮取二升半，分三服。《千金》有细辛二两。

补肺汤 主肺气不足，病苦气逆，胸腹满，咳逆上气抢喉，喉中闭塞，咳逆短气，气从背起，有时而痛，惕然自惊，或笑或歌，或怒或常，或干呕心烦，耳闻风雨声，面色白，口中如含霜雪，言语无声，剧者吐血方。

五味子三两 麦门冬四两，去心 白石英二两九铢 粳米三合 紫菀 干姜 款冬花各二两 桑根白皮 人参 钟乳研 竹叶切，各一两 大枣四十枚，擘 桂心六两

上一十三味，以水一斗二升，煮桑白皮及八升，去滓，纳药煮取三升，分三服。

平肺汤 主肺气虚竭，不足乏气，胸中干，口中辟辟[①] 干方。

麻黄去节 橘皮各二两 小麦一升

上三味，㕮咀，以水五升，煮取一升半，分再服。

肺伤汤 主肺气不足而短气，咳唾脓血不得卧方。

人参 生姜切 桂心各二两 阿胶炙 紫菀各一两 干地黄四两 桑根白皮 饴糖各一斤

上八味，㕮咀，以水一斗五升，煮桑根白皮二十沸，去滓纳药，煮取二升五合，次纳饴糖令烊，分三服。

伤中汤 主伤中肺气不足，胁下痛上气，咳唾脓血，不欲食，恶风，目视䀮䀮，足胫肿方。

生地黄半斤，切 桑根白皮三升，切 生姜五累 白胶五挺 麻子仁 芎䓖各一升 紫菀三两 麦种 饴糖各一升 桂心二尺 人参 甘草炙，各一两

上一十二味，㕮咀，以水二斗，煮桑根白皮，取七升，去滓，纳药煮取五升，澄去滓，纳饴糖，煎取三升，分为三服。

温液汤 主肺痿，涎唾多，心中温温液液方。

甘草三两

上一味，㕮咀，以水三升，煮取一升半，分三服。

治肺痈咳，胸中满而振寒，脉数，咽干不渴，时时出浊唾腥臭，久久吐脓如粳

① 辟辟：原作“碎碎”，据《金匮要略》语例改。

米粥者方。

桔梗三两　甘草二两

上二味，㕮咀，以水三升，煮取一升服，不吐脓也。

补肺散　主肺气不足，胸痛牵背，上气失声方。

白石英　五味子各五分　桂心二两　大枣五枚，擘　麦门冬去心　款冬花　桑白皮　干姜　甘草炙，各一两

上九味，捣筛为散，以水一升煮枣，取八合，及热，投一方寸匕服，日三。亦可以酒煮，以知为度。

补肺丸　主肺气不足，失声胸痛，上气息鸣方。

麦门冬去心　款冬花　白石英　桑根白皮　桂心各二两　五味子三合　钟乳五分，研为粉　干姜一两　大枣一百枚

上九味，捣筛为末，以枣膏和为丸如梧子大，以饮下十五丸，日三。

泻肺散　主醉酒劳窘，汗出当风，胸中少气，口干喘息胸痛，甚者吐逆致吐血方。

款冬花　桂心　附子炮，去皮　蜀椒去目、闭口者，汗　五味子　紫菀　苁蓉　杏仁去皮尖、双仁，熬　桃仁去皮尖、双仁，各五分，熬　当归　续断　远志去心　茯苓　石斛各一两　细辛　干姜各一两半　百部　甘草炙，各二两

上一十八味，捣筛为散，酒服方寸匕，日三。

泻脾汤　主脾气实，胸中满，不能食方。

茯苓四两　厚朴四两，炙　桂心五两　生姜八两，切　半夏一升[①]，洗去滑　人参　黄芩　甘草炙，各二两

上八味，㕮咀，以水一斗，煮取三升，分三服。又主冷气在脾脏，走在四肢，手足流肿，亦逐水气。

治脾气实，其人口中淡甘，卧愦愦痛无常处，及呕吐反胃，并主之方。

大黄六两

上一味，破，以水六升，煮取一升，分再服。又主食即吐，并大便不通者，加甘草二两，煮取二升半，分三服。

泻脾汤　主脾气不足，虚冷注下腹痛方。

当归　干姜　黄连　龙骨　赤石脂　人参各三两　橘皮　附子炮，去皮　秦皮　大黄各二两　半夏五两，洗

上一十一味，㕮咀，以水一斗，煮取三升一合，分四服。

补脾汤　主不欲食，留腹中，或上或下，烦闷，得食辄呕欲吐，吐已即胀满不消，噫腥臭发热，四肢肿而苦下身重，不能自胜方。

麻子仁三合　禹余粮二两　桑根白皮一斤　大枣一百枚，擘　黄连　干姜　白术　甘草炙，各三两

上八味，㕮咀，以水一斗煮取半，去滓，得二升九合，日一服，三日令尽。老小任意加减。

建脾汤　主脾气不调，使人身重如石，欲食即呕，四肢酸削不收方。

生地黄　黄芪　芍药　甘草各一两，炙　生姜二两　白蜜一升

上六味，㕮咀，以水九升，煮取三升，去滓纳蜜，搅令微沸，服八合，日三夜一。

柔脾汤　主脾气不足，下焦虚冷，胸中满塞，汗出胁下支满，或吐血及下血方。

干地黄三两　黄芪　芍药　甘草炙，各一两

上四味，切，以酒三升渍之；三斗米

---

① 升：原作“十”，据王本改。

下蒸。以铜器承取汁，随多少服之。

温脾汤 主脾气不足，虚弱下痢，上入下出方。

干姜 大黄各三两 人参 附子炮，去皮 甘草炙，各二两

上五味，㕮咀，以水八升，煮取二升半，分三服。

温脾汤 主脾气不足，水谷下痢，腹痛食不消方。

半夏四两，洗 干姜 赤石脂 白石脂 厚朴炙 桂心三两 当归 芎䓖 附子炮，去皮 人参 甘草炙，各二两

上一十一味，㕮咀，以水九升，煮取三升半，分三服。

泻脾丸 主脾气不调有热，或下闭塞，调五脏，治呕逆食饮方。

大黄六两 杏仁四两，去皮尖及双仁，熬 蜀椒去目、闭口者，汗 半夏洗 玄参 茯苓 芍药各三分 细辛 黄芩各半两 人参 当归 附子炮，去皮 干姜 桂心各一两

上一十四味，捣筛为末，炼蜜和丸如梧子，饮服六丸[①]，日三。增至十丸。

泻脾丸 主毒风在脾中，流肿腹满短气，食辄防响不消，时时微下方。

干姜 当归 桂心 葶苈各三分，熬 狼毒 大黄 芎䓖 蜀椒去目及闭口，汗 白薇 附子炮，去皮 甘遂 吴茱萸各半两

上一十二味，捣筛为末，炼蜜和丸如梧子，饮服三丸，日三。

大温脾丸 主脾中冷，水谷不化，胀满，或时寒极方。

法曲 大麦蘖 吴茱萸各五合 枳实三枚，炙 干姜三两 细辛三两 桂心五两 桔梗三两 附子炮，去皮，二两 人参 甘草炙，各三两

上一十一味，捣筛为末，炼蜜和丸如梧子，酒服七丸，日三。加至十五丸。

转脾丸 主大病后至虚羸瘦，不能食，食不消化方。

小麦曲四两 蜀椒一两，去目及闭口，汗 干姜 吴茱萸 大黄各三两 附子炮，去皮 厚朴炙 当归 桂心 甘草炙，各二两

上一十味，捣筛为末，炼蜜和丸如梧子，酒服十五丸，日三。

温脾丸 主胃气弱，大腹冷则下痢，小腹热即小便难，防响腹满，喘气虚乏，干呕不得食，温中消谷，治脾益气方。

法曲 小麦蘖各五合 吴茱萸三合 枳实三枚，炙 人参 桔梗 麦门冬去心 干姜 附子炮，去皮 细辛各二两 桂心 厚朴炙 当归 茯苓 甘草炙，各三两

上一十五味，捣筛为末，炼蜜和丸如梧子，空腹饮服七丸，日三，亦可加大黄二两。

平胃汤 主胃中寒热呕逆，胸中微痛，吐如豆羹汁，或吐血方。

阿胶炙 芍药各二两 干地黄 干姜 石膏碎 人参 黄芩 甘草炙，各一两

上八味，㕮咀，以水酒各三升，煮取三升，分三服。

胃胀汤 主胃气不足，心气少，上奔胸中，愦闷，寒冷腹中绞痛，吐痢宿汁方。

人参一两 茯苓 橘皮 干姜 甘草炙，各二两

上五味，捣筛为末，炼蜜和，要捣五百杵，丸如梧子，以水二升，铜器中火上煮二十丸一沸，不能饮者服一升，日三。可长将服。一名胃服丸，又名补脏汤。

和胃丸 主胃痛，悁烦噫逆，胸中气满，腹胁下邪气，寒热[②]积聚，大小便

---

① 丸：原作“九”，据王本改。

② 热：原作“壮”，据王本改。

乍难。调六腑，安五脏，导达肠胃，令人能食，并主女人绝产方。

大黄　细辛　黄连　蜀椒去目、闭口者，汗　皂荚炙，去皮子　当归　桂心各一分　杏仁去皮尖、双仁，熬　黄芩各一两半　葶苈熬　阿胶炙　芒硝各半两　厚朴二分，炙　甘遂一两　半夏五分，洗

上一十五味，捣筛为末，炼蜜和丸如梧子，空腹酒服五丸，日三，稍加至十丸。

试和丸　主呕逆，腰以上热，愓愓惊恐，时悲泪出，时复喜怒，妄语梦寤，洒洒淅淅，头痛少气，时如醉状，不能食，噫闻食臭欲呕，大小便不利，或寒热，小便赤黄，恶风，目视䀮䀮，耳中凶凶方。

防风　泽泻　白术　蛇床子　吴茱萸　细辛　菖蒲　乌头炮，去皮　五味子各一分　当归　远志去心　桂心各半两　干姜三分

上一十三味，捣筛为末，炼蜜和丸，空腹吞五丸如梧子，日三，加至十丸。华佗方。

补肾汤　主肾气不足，心中忙忙而闷，目视䀮䀮，心悬少气，阳气不足，耳聋，目前如星火，消渴疽痔，一身悉痒，骨中疼痛小弱，拘急乏气，难咽咽干，唾如胶色黑方。

磁石　生姜切　五味子　防风　牡丹皮　玄参　桂心　甘草炙，各二两　附子一两，炮，去皮　大豆二十四枚

上一十味，㕮咀，以水一斗二升，铜器中扬之三百遍，纳药煮取六升，去滓更煎，得二升八合，分为三服。

肾著汤　主腰以下冷痛而重，如带五千钱，小便不利方。

茯苓　白术各四两　干姜二两　甘草一两，炙

上四味，㕮咀，以水六升，煮取三升，分三服。

治肾间有水气，腰脊疼痛，腹背拘急绞痛方。

茯苓　白术　泽泻　干姜各四两

上四味，㕮咀，以水八升，煮取三升，分三服。

又方

茯苓　白术各四两　饴糖八两　干姜　甘草炙，各二两

上五味，㕮咀，以水一斗，煮取三升，纳饴糖煎之令烊，分为四服。

大补肾汤　主肾气腰背疼重方。

磁石　石斛　茯苓　橘皮　麦门冬去心　芍药　牛膝　棘刺　桂心各三两　地骨皮三升　人参　当归　五味子　高良姜　杜仲各五两，炙　紫菀　干姜各四两　远志一两半，去心　干地黄六两　甘草二两，炙

上二十味，㕮咀，以水四升，煮取一升，分十服。

肾气丸　主五劳七伤，脏中虚竭，肾气不足，阴下痒，小便余沥，忽忽喜忘，悲愁不乐，不嗜食饮方。

薯蓣　石斛各三分　苁蓉　黄芪各三两　羊肾一具　茯苓　五味子　远志去心　当归　泽泻　人参　巴戟天　防风　附子炮，去皮　干姜　天雄炮，去皮　干地黄　独活　桂心　棘刺　杜仲炙　菟丝子各二两

上二十二味，捣筛为末，炼蜜和丸如梧子，空腹酒服十丸，日三。稍加至二十丸。

肾沥散　主五劳男子百病方。

防风　黄芩　山茱萸　白蔹　厚朴炙　芍药　薯蓣　麦门冬去心　天雄炮，去皮　甘草炙，各五分　独活　菊花　秦艽　细辛　白术　枳实炙　柏子仁各一两　当归　芎䓖　菟丝子　苁蓉　桂心各七分

石斛　干姜　人参各二两　钟乳研　蜀椒汗，去目、闭口者　附子炮，去皮　白石英各一两　乌头三分，炮，去皮　羊肾一具　黄芪二两半

上三十二味，捣筛为散，酒服方寸匕，日二，加至二匕，日三。

泻肾散　主男子诸虚不足肾气乏方。

硝石　矾石各八分

上二味，捣筛为散，以粳米粥汁一升，纳一方寸匕，搅令和调，顿服之，日三。不知，稍增。

五脏气虚第五方九首

五补汤　主五脏内虚竭，短气咳逆伤损，郁郁不足，下气，复通津液方。

麦门冬去心　小麦各一升　粳米三合　地骨皮　薤白各一斤　人参　五味子　桂心　甘草炙，各二两　生姜八两，切

上一十味，㕮咀，以水一斗二升，煮取三升，分三服。口干，先煮竹叶一把减一升，去滓，纳药煮之。

人参汤　主男子五劳七伤，胸中逆满，害食乏气，呕逆，两胁下胀，少腹急痛，宛转欲死，调中，平脏气，理伤绝方。

人参　茯苓　芍药　当归　白糖　桂心　甘草炙，各二两　蜀椒去目及闭口，汗　生姜　前胡　橘皮　五味子各一两　枳实三分，炙　麦门冬三合，去心　大枣十五枚，擘

上一十五味，㕮咀，以东流水一斗五升，渍药半日，以三岁陈芦微微煮取四升，去滓，纳糖令消。二十以上六十以下服一升，二十以下六十以上服七八合，久羸者服七合，日三夜一。

治手足厥寒，脉为之细绝，其人有寒者，**当归茱萸四逆汤**方。

当归　芍药　桂心各三两　吴茱萸二升　生姜半斤，切　细辛　通草　甘草各二两，炙　大枣二十五枚，擘

上九味，㕮咀，以酒水各四升，煮取三升，分四服。

治下痢清谷，内寒外热，手足厥逆，脉微欲绝，身反恶寒，其人面赤，或腹痛干呕，或咽痛，或痢止，脉不出，**通脉四逆汤**方。

甘草一两，炙　大附子一枚，生，去皮，破八片　干姜三两，强人可四两

上三味，㕮咀二味，以水三升，煮取一升二合，分再服，脉即出也。面赤者，加葱白九茎；腹痛者，去葱白，加芍药二两；呕者，加生姜二两；咽痛者，去芍药，加桔梗一两；痢止脉不出者，去桔梗，加人参二两。

复脉汤　主虚劳不足，汗出而闷，脉结，心悸，行动如常，不出百日，危急者二十一日死方。

生地黄一斤，细切　生姜三两，切　麦门冬去心　麻子仁各三两　阿胶三两，炙　大枣三十枚，擘　人参　桂心各二两　甘草四两，炙

上九味，㕮咀，以水一斗，煮取六升，去滓，分六服，日三夜三。若脉未复，隔日又服一剂，力弱者三日一剂，乃至五剂十剂，以脉复为度，宜取汗。越公杨素因患失脉，七日服五剂而复。仲景名炙甘草汤，一方以酒七升，水八升，煮取三升，见伤寒中。

大建中汤　主五劳七伤，小肠急，脐下彭亨，两胁胀满，腰脊相引，鼻口干燥，目暗䀮䀮，愦愦不乐，胸中气逆，不下食饮，茎中策然痛，小便赤黄，尿有余沥，梦与鬼神交通，失精，惊恐虚乏方。

人参　龙骨　泽泻　黄芪各三两　大枣二十枚　芍药四两　远志去心　甘草炙，

各二两　生姜切　饴糖各八两

上一十味，㕮咀，以水一斗，煮取二升半，去滓，纳饴糖令消，一服八合。相去如行十里久。《千金》有当归三两。

小建中汤　所主与前方同。

芍药六两　桂心三两　生姜三两，切　饴糖一升　甘草二两，炙　大枣二十枚，擘

上六味，㕮咀，以水七升，煮取三升，去滓，纳饴糖，一服一升，日三服。已载伤寒中，此再见之。

茯苓汤　主虚损短气，咽喉不利，唾如稠胶凝塞方。

茯苓　前胡　桂心各二两　麦门冬五两，去心　大枣四十枚，擘　人参　干地黄　芍药　甘草各一两，炙

上九味，㕮咀，以水一斗，煮麦门冬及八升，除滓，纳药，煮取三升，分三服。三剂永瘥。一名凝唾汤。

黄芪汤　主虚劳不足，四肢顿瘵，不欲食饮，食即汗出方。

黄芪　当归　细辛　五味子　生姜切　人参　桂心　甘草各二两，炙　芍药三两　前胡一两　茯苓四两　半夏八两，洗　麦门冬二两，去心　大枣二十枚，擘

上一十四味，㕮咀，以水一斗四升，煮取三升，去滓，一服八合。日三。

补虚丸散第六方二十二首

菴蕳散　主风劳湿痹，痿厥少气，筋挛，关节疼痛，难以屈伸，或不能行履，精衰目瞑，阴阳不起，腹中不调，乍寒乍热，大小便或涩，此是肾虚所致主之方。

菴蕳子　酸枣仁　大豆卷　薏苡仁　车前子　蔓荆子　菥蓂子　冬瓜子　菊花　秦椒汗，去[①]子并闭目者，各一升　阿胶一斤，炒

上一十一味，各捣绢下为散，合和捣令相得，食后服三合，日再。若苦筋挛骨节痛，难以屈伸，倍酸枣仁，菴蕳、菥蓂、瓜子各三升，久服不老，益气轻身，耳目聪明。

大五补丸　主五脏劳气七伤，虚损不足，冷热不调，饮食无味。

薯蓣　石龙芮　覆盆子　干地黄　五味子各二两　石楠　秦艽　五加皮　天雄炮，去皮　狗脊　人参　黄芪　防风　山茱萸　白术　杜仲炙　桂心各一两　麦门冬去心　巴戟天各一两半　远志二两半，去心　石斛　菟丝子　天门冬各七分，去心　蛇床子　萆薢各半两　茯苓五分　干姜三分　肉苁蓉三两

上二十八味，捣筛为末，炼蜜和丸如梧子，空腹以酒服十丸，日三，稍加至三十丸。

翟平薯蓣丸　补诸虚劳损方。

薯蓣　牛膝　菟丝子　泽泻　干地黄　茯苓　巴戟天　赤石脂　山茱萸　杜仲炙，各二两　苁蓉四两　五味子一两半

上一十二味，捣筛为末，炼蜜和丸如梧子，酒服二十丸，日一夜一。瘦者加敦煌石膏二两，健忘加远志二两，少津液加柏子仁二两。慎食蒜、醋、陈、臭等物。

薯蓣散　补虚风劳方。

薯蓣　牛膝　续断　巴戟天　菟丝子　茯苓　枸杞子　五味子　杜仲各一两，炙　蛇床子　山茱萸各三分　苁蓉一两

上一十二味，捣筛为散，酒服方寸匕，日二夜一。惟禁蒜、醋。健忘加远志、茯神，体涩加柏子仁，各二两。服三剂，益肌肉，亦可为丸。

薯蓣散　主头面有风，牵引眼睛疼痛，偏视不明方。

薯蓣五两　细辛一两半　天雄炮，去皮

① 去：原缺，据王本补。

秦艽各二两　桂心　羌活　山茱萸各二两半

上七味，捣筛为散，酒服方寸匕，日三。

十味肾气丸　主补虚方。

桂心　牡丹皮　泽泻　薯蓣　芍药各四两　玄参　茯苓　山茱萸各五两　附子三两，炮，去皮　干地黄八两

上一十味，捣筛为末，炼蜜和丸如梧子，以酒服二十丸，稍加至三十丸，以知为度。

张仲景八味肾气丸方

干地黄八两　泽泻二两　桂心二两　薯蓣四两　山茱萸四两　牡丹皮　茯苓各三两　附子炮，去皮，二两

上八味，捣筛为末，炼蜜和丸如梧子，以酒服七丸，日三。稍加至十丸，长久可服。

常服大补益散方：

肉苁蓉　干枣肉　石斛各八两　枸杞子一斤　菟丝子　续断　远志各五两，去心　天雄三两，炮，去皮　干地黄十两

上九味，捣筛为散，酒服方寸匕，日二。无所忌。

补虚主阳气断绝不起方

白石英　阳起石　磁石　苁蓉　菟丝子　干地黄各二两半　五味子　石斛　桔梗　白术各二两　巴戟天　防风各五分　蛇床子半两　桂心①

上一十四味，捣筛为末，炼蜜和丸如梧子，酒服十五丸，日三。稍加至二十丸，以知为度。

小秦艽散　主风虚疥瘙痒方。

秦艽三两　茯苓　牡蛎熬　附子炮，去皮　黄芩各半两　人参三分　干姜　细辛各五分　白术三两半　蜀椒去目、闭口者，汗　桔梗　防风　桂心各一两

上一十三味，捣筛为散，酒服方寸匕，日再。

治阳气衰微，终日不起方。

蛇床子三分　菟丝子草汁二合

上二味，和如泥，涂上，日五遍，三日大验。

又方

车前根叶

上一味，曝干，捣为散，酒服方寸匕，日三服。

又方

原蚕蛾未连者一升

上一味，阴干，去头、足、翅，捣筛为末，炼蜜和丸如梧子，夜卧服一丸。

又方

蛇床子　菟丝子　杜仲各五分，炙　五味子一两　肉苁蓉二两

上五味，捣筛为末，炼蜜和丸如梧子，酒服十四丸，日二夜一。

又方

阳起石

上一味，以酒三斗渍二七日，服三合，日三夜一。

又方

特生礜石火炼一伏时

上一味，捣末酒渍二七日，服五合，日三夜一。

淮南八公石斛散　主风湿痹疼，腰脚不遂方。

石斛　防风　茯苓　干姜　细辛　云母　杜仲炙　远志去心　菟丝子　天雄炮，去皮　人参　苁蓉　萆薢　桂心　干地黄　牛膝　蛇床　薯蓣　巴戟天　续断　山茱萸　白术各一两　菊花　附子炮，去皮　蜀椒去目、闭口者，汗　五味子各二两

上二十六味，捣筛为散，酒服方寸匕，日再。

---

① 桂心：剂量原缺，校本同，待考。

琥珀散 主虚劳百病，阴痿精清，力不足，大小便不利如淋，脑间寒气，结在关元，强行阴阳，精少余沥。治腰脊痛，四肢重，咽干口燥，饮食无味，乏气少力，远视䀮䀮，惊悸不安，五脏气虚，上气闷满方。

琥珀二两 石韦 干姜 滑石 牡丹皮 茯苓 芎䓖 石斛 续断 当归 人参 远志去心 桂心各三两 苁蓉 千岁松脂 牡蒙 橘皮各四两 松子 柏子仁 荏子各三升 车前子 菟丝子 菴䕡子各一升 枸杞子一两 牛膝三两 通草十四两 胡麻子 芜菁子 蛇床子 麦门冬各一升，去心

上三十味，各异捣，合捣两千杵，重绢下合和，盛以苇囊，先食服方寸匕，日三夜一。用牛羊乳煎令熟，长服令人志性强，轻身益气力，消谷能食。耐寒暑，百病除愈。久服老而更少，发白更黑，齿落更生矣。

秃鸡散方

蛇床子 菟丝子 远志去心 五味子 巴戟天 防风各半两 苁蓉三分 杜仲一分，炙

上八味，捣筛为散，酒服方寸匕，日一服。

三仁九子丸 主五劳七伤补益方。

酸枣仁 柏子仁 薏苡仁 蛇床子 枸杞子 五味子 菟丝子 菊花子 菴䕡子 蔓荆子 地肤子 乌麻子 干地黄 薯蓣 桂心

上一十五味各二两，加苁蓉二两，捣筛为末，炼蜜和丸如梧子，酒服二十丸，日二。大主肾虚劳。

疗气及虚方。《千金方》云：治气及补五劳七伤，无所不治。明目，利小便。

白石英十两，成炼者 石斛 苁蓉各一两半 菟丝子三两 茯苓 泽泻 橘皮各一两

上七味，先取白石英无多少，以铁锤砧上细打，去暗者及恶物黡翳，惟取向日看明澈者，捣，绢筛于铜盘中，水研之，如米粉法。三度研讫，澄之，渐渐却水，曝令浥浥然，看上有不净之物去之，取中心好者，在下有恶物亦去之。所得好者，更研令熟，以帛练袋盛，置瓷瓮合上，以三斗米下蒸之，饭熟，下悬袋日中干之。取出更研，然后捣诸药下筛，总于瓷器中，研令相得，酒服方寸匕，日二，不得过之。忌猪、鱼、鹅、鸭、蒜、生冷、醋、滑。

治腰痛方

鹿角末，酒服方寸匕，日二服。

《千金翼方》卷第十五

千金翼方卷第十六 中风上

诸酒第一方二十首

独活酒 主八风十二痹方。

独活 石楠各四两 防风三两 茵芋 附子去皮 乌头去皮 天雄去皮，各二两

上七味，切，以酒二斗渍六日，先食服，一服半合，以知为度。

牛膝酒 主八十三种风著人，头面肿痒，眉发陨落，手脚拘急，不得行步，梦与鬼神交通，或心烦恐怖，百脉自惊，转加羸瘦，略出要者，不能尽说方。

牛膝 石楠 乌头去皮 天雄去皮 茵芋各二两 细辛五分

上六味，切，以酒一斗二升渍之，春秋五日，夏三日，冬七日。初服半合，治风癫宿澼，服之即吐下，强人日三，老小日一。不知稍加。唯禁房室及猪肉等。

茵芋酒 主新久风，体不仁，或垂曳，或拘急肿，或枯焦施连方。

茵芋 狗脊 乌头去皮 附子各二两，去皮 踯躅 天雄去皮，各一两

上六味，切，以酒一斗渍八九日，服半合，以知为度。

金牙酒 主积年八风五注，举身亸曳，不得转侧，行步跛躄，不能收摄，又暴口噤失音，言语不通利，四肢脊筋皆急，肉疽，血脉曲挛掣，痱腘起肿痛，流走无常处，劳冷积聚少气，或寒或热，三焦脾胃不磨，饮澼结实，逆害饮食，醋咽呕吐，食不生肌，医所不能治者，悉主之方。

金牙烧，碎之如粳米大 细辛 地肤子若无子，用茎代之 地黄 附子去皮 防风 蜀椒去目、闭口者，汗 茵芋 蒴藋根各四两 羌活一斤

上一十味，切，以瓷罂中清酒四斗渍之，密泥封勿泄，春夏三四宿，秋冬六七宿，去滓服一合，此酒无毒，及可小醉，不尽一剂，病无不愈矣。又令人肥健，尽自可加诸药各三两，唯蜀椒五两，用酒如法，勿加金牙也。此酒胜针灸，治三十年诸风亸曳，神验。冷加干姜四两。一方用升麻四两，人参三两，石斛、牛膝各五两。又一方用蒺藜四两，黄芪三两。又一方有续断四两，《千金》用莽草，无茵芋。

马灌酒 主除风气，通血脉，益精气，定六腑，明耳目，悦泽颜色，头白更黑，齿落更生。服药二十日力势倍，六十日志气充强，八十日能夜书，百日致神明，房中盈壮如三十时，力能引弩。有人服药年七八十，有四男三女。陇西韩府君，筋急两膝不得屈伸，手不得带衣，起居增剧，恶风寒冷，通身流肿生疮。蓝田府君背痛不能立，面目萎黄，服之二十日，身轻目明，房室盈壮。病在腰膝，药悉主之。常山太守方。

天雄去皮 茵芋各三两 蜀椒去目、闭口者，汗 踯躅各一升 白蔹三两 乌头去皮 附子去皮 干姜各二两

上八味，切，以酒三斗渍之，春夏五日，秋冬七日，去滓。初服半合为始，稍加至三合。暴滓为散，服方寸匕，日三，以知为度。夏日恐酒酸，以油单覆，下垂井中，近水不酸也。《千金》有桂心、商陆，为十味。

芫青酒 主百病风邪狂走，少腹肿，癥瘕霍乱，中恶飞尸遁注，暴癥伤寒，中风湿冷，头痛身重诸病，寒热风虚及头风。服酒当从少起，药发当吐清汁一二升方。

芫青 巴豆去皮、心，熬 斑蝥各三十枚，去翅、足，熬 附子去皮 踯躅 细辛 乌头去皮 干姜 桂心 蜀椒去目、闭口者，汗 天雄去皮 黄芩各一两

上一十二味，切，以酒一斗渍十日，每服半合，日二。应苦烦闷，饮一升水解之，以知为度。

蛮夷酒 主久风枯挛，三十年著床，及诸恶风，眉毛堕落方。

独活 乌头去皮 干姜 地黄 礜石烧 丹参各一两 白芷三两 芜荑 芫花 柏子仁各一两 人参 甘遂 狼毒 苁蓉 蜀椒去目，闭口者，汗 防风 细辛 矾石烧，汁尽 牛膝 寒水石 茯苓 金牙烧 麻黄去节 芍药 当归 柴胡 枸杞根《千金》作狗脊 天雄去皮 乌喙去皮，各半两 附子去皮，二两 薯蓣 杜仲炙 石楠 牡蛎熬 山茱萸 桔梗 牡荆子 款冬各三两 白术三分 石斛二分 桂心一分 苏子一升 赤石脂二两半

上四十三味，切，以酒二斗渍之，夏三日，春秋六日，冬九日。一服半合，当密室中合药，勿令女人六畜见之。二日清斋，乃合药。加麦门冬二两，大枣四十枚更佳也。《千金》有茑蓉。

又蛮夷酒 主八风十二痹，偏枯不随，宿食虚冷，五劳七伤，及女人产后余疾，月水不调方。

远志去心 矾石烧，汁尽，各二两 石膏二两半 蜈蚣二枚，炙 狼毒 礜石烧 白术 附子去皮 半夏洗 桂心 石楠 白石脂 续断 龙胆 芫花 玄参 白石英 代赭 藺茹 石韦去毛 天雄去皮 寒水石 防风 桔梗 藜芦 卷柏 山茱萸 细辛 乌头去皮 踯躅 蜀椒去目、闭口者，汗 秦艽 菖蒲 白芷各一两

上三十四味，切，以酒二斗渍四日，一服一合，日再。十日后沥去滓。暴干，捣筛为散，酒服方寸匕，日再，以知为度。

鲁公酒 主百病风眩心乱，耳聋目瞑泪出，鼻不闻香臭，口烂生疮，风齿瘰疬，喉下生疮，烦热，厥逆上气，胸胁肩髀痛，手不上头，不自带衣，腰脊不能俯仰，脚酸不仁，难以久立。八风十二痹，五缓六急，半身不遂，四肢偏枯，筋挛不可屈伸。贼风咽喉闭塞，哽哽不利。或如锥刀所刺，行人皮肤中无有常处，久久不治，入人五脏，或在心下，或在膏肓。游行四肢，偏有冷处，如风所吹，久寒积聚风湿，五劳七伤，虚损万病方。

细辛半两 茵芋 乌头去皮 踯躅各五分 木防己 天雄去皮 石斛各一两 柏子仁 牛膝 山茱萸 通草 秦艽 桂心 干姜 干地黄 黄芩一作黄芪 茵陈 附子去皮 瞿麦 王荪一作王不留行 杜仲炙 泽泻 石楠 防风 远志各三分，去心

上二十五味，切，以酒五斗渍十日，一服一合，加至四五合，以知为度。一方加甘草三分。

附子酒 主大风冷痰澼，胀满诸痹方。

大附子一枚重二两者，亦云二枚，去皮，破

上一味，用酒五升渍之，春五日，一服一合，以瘥[①]为度，日再服，无所不治，勿用蛀者、陈者，非者不瘥病。

紫石酒 主久风虚冷，心气不足，或时惊怖方。

---

① 瘥：原作“痹”，据王本改。

紫石英一斤 钟乳研 防风 远志去心 桂心各四两 麻黄去节 茯苓 白术 甘草炙，各三两

上九味，切，以酒三斗渍如上法，服四合，日三，亦可至醉，常令有酒气。

丹参酒 主恶风疼痹不仁，恶疮不瘥，无痂，须眉秃落方。

丹参 前胡 细辛 卷柏 天雄去皮 秦艽 茵芋 干姜 牛膝 芫花 白术 附子去皮 代赭 续断 防风 桔梗 蔄茹 矾石烧，汁尽 半夏洗 白石脂 石楠 狼毒 桂心 菟丝子 芍药 龙胆 石韦 恒山 黄连 黄芩 玄参 礜石烧 远志去心 紫菀 山茱萸 干地黄 苏 甘草炙，各一两 石膏二两 杏仁二十枚，去皮尖、双仁 麻黄去节 大黄各五分 菖蒲一两半 白芷一两 蜈蚣二枚，赤头者，炙

上四十五味，切，以酒四斗渍五宿，一服半合，增至一二合，日二。以瘥为度。

杜仲酒 主腰脚疼痛，不遂风虚方。

杜仲八两，炙 羌活四两 石楠二两 大附子三枚，去皮

上四味，切，以酒一斗渍三宿，服二合，日再。

杜仲酒 主腕伤腰痛方。

杜仲八两，炙 干地黄四两 当归 乌头去皮 芎䓖各二两

上五味，切，以酒一斗二升渍，服之如上法。

枳茹酒 主诸药不能瘥者方。

枳茹，枳上青皮，刮取其末，欲至心止，得茹五升，微火熬去湿气。以酒一斗渍，微火暖，令得药味，随性饮之。主口僻眼急，神验。主缓风急风，并佳。

杜仲酒 主风劳虚冷，腰脚疼屈弱方。

杜仲炙 蛇床各八两 当归 芎䓖 干姜 附子去皮 秦艽 石斛 桂心各三两 蜀椒去目、闭口者，汗 细辛 茵芋 天雄去皮，各二两 独活 防风各五两

上一十五味，切，以酒三斗渍五宿，一服三合，日三。一方加紫石英五两。

菊花酒 主男女风虚寒冷，腰背痛。食少羸瘦无色，嘘吸少气，去风冷，补不足方。

菊花 杜仲各一斤，炙 独活 钟乳研 萆薢各八两 茯苓二两 紫石英五两 附子去皮 防风 黄芪 苁蓉 当归 石斛 桂心各四两

上一十四味，切，以酒七斗渍五宿，一服二合，稍渐加至五合，日三。《千金》有干姜。

麻子酒 主虚劳百病，伤寒风湿，及女人带下，月水往来不调，手足疼痹著床方。

麻子一石 法曲一斗

上二味，先捣麻子成末，以水两石著釜中蒸麻子极熟，炊一斛米，倾出，去滓，随汁多少如家酿法，酒熟取清，任性饮之，令人肥健。

黄芪酒 主大风虚冷，痰澼偏枯，脚弱肿满百病方。

黄芪 独活 山茱萸 桂心 蜀椒去目、闭口者，汗 白术 牛膝 葛根 防风 芎䓖 细辛 附子去皮 甘草炙，各三两 大黄一两 干姜二两半 秦艽 当归 乌头去皮，各二两

上一十八味，切，以酒三斗，渍十日，一服一合，稍加至五合，日三夜二，服无所忌。大虚加苁蓉二两、萎蕤二两、石斛二两；多忘加菖蒲二两、紫石英二两；心下水加茯苓二两、人参二两、薯蓣三两，服尽。复更以酒三斗渍滓。不尔，可暴干作散，酒服方寸匕，日三。

地黄酒

生地黄汁一石，煎取五斗，冷渍曲发，先淘米暴干，欲酿时，别煎地黄汁，如前法渍米一宿，漉干炊酿，一如家酝法，拌馈亦以余汁，酘酘皆然。其押出地黄干滓，亦和米炊酿之，酒熟讫封七日押取，温取一盏，常令酒气相接。慎猪、鱼，服之百日，肥白，疾愈。

诸散第二方九首　论一首

九江太守散　主男女老少未有不苦风者，男子五劳七伤，妇人产后余疾，五脏六腑诸风，皆悉主之方。

知母　人参　茯苓各三两　蜀椒半两，汗，去目、闭口者　栝楼一两半　防风　白术各三两　泽泻二两　干姜　附子炮，去皮　桂心各一两　细辛一两

上一十二味，捣筛为散，以酒服方寸匕，日再。饮酒，常令有酒色，勿令大醉也，禁房室、猪鱼生冷，无病常服益佳，延年益寿，轻身明目，强筋骨，愈折伤。

吴茱萸散　主风跛蹇偏枯，半身不遂，昼夜呻吟，医所不能治方。

吴茱萸　干姜　白蔹　牡桂　附子炮，去皮　薯蓣　天雄炮，去皮　干漆熬　秦艽各半两　狗脊一分　防风一两

上一十一味，捣筛为散，以酒服方寸匕，日三服。

山茱萸散　主风跛痹，治法如前方。

山茱萸　附子炮，去皮　薯蓣　王荪　牡桂　干地黄　干漆熬　秦艽　天雄泡，去皮　白术各半两　狗脊[①]

上一十一味，捣筛为散，先食酒服方寸匕，日三，药走皮肤中淫淫，服之一月，愈。

万金散　主头痛眩乱耳聋，两目泪出，鼻不闻香臭，口烂恶疮，鼠漏瘰疬，喉咽生疮，烦热咳嗽胸满，脚肿，半身偏枯不遂，手足筋急缓，不能屈伸，贼风猥退，蜚尸蛊注。江南恶气，在人心下，或在膏肓，游走四肢，针灸不及，积聚僻戾，五缓六急，湿痹，女人带下积聚，生产中风，男女五劳七伤皆主之方。

石斛　防风　巴戟天　天雄炮，去皮　干地黄　石楠　远志去心　踯躅　乌头炮，去皮　干姜　桂心各一两半　蜀椒半升，汗，去目、闭口者　瞿麦　茵陈　秦艽　茵芋　黄芪　蔷薇　独活　细辛　牛膝各一两　柏子　泽泻　杜仲各半两，炙　山茱萸　通草　甘草各三分

上二十七味，捣筛为散，鸡未鸣时冷酒服五分匕，日三，加至一匕。

人参散　主一切诸风方。

人参　当归各五分　天雄炮，去皮　前胡　吴茱萸　白术　秦艽　乌头炮，去皮　细辛各二分　附子一两，炮，去皮　独活一分　防风　麻黄去节　莽草　蜀椒去目，闭口者，汗　桔梗　天门冬去心　五味子　白芷各三两　芎䓖一两

上二十味，捣筛为散，酒服方寸匕，日三服，中热者加减服之。若卒中风，伤寒鼻塞者，服讫覆取汗即愈。

防风散　主风所为卒起，眩冒不知人，四肢不知痛处，不能行步，或身体偏枯不遂，口吐涎沫出，手足拘急方。

防风　蜀椒去目、闭口者，汗　麦门冬各一两，去心　天雄炮，去皮　附子炮，去皮　人参　当归各五分　五味子　干姜　乌头炮，去皮　细辛　白术各三两　柴胡　山茱萸　莽草　麻黄去节　桔梗　白芷各半两

上一十八味，捣筛为散，酒服方寸匕。日三，不知稍增之，以知为度。

八风十二痹散　主五劳七伤，风入五

---

① 狗脊：剂量原缺。

脏，手脚身体沉重，或如邪气，时闷汗出，又蜚尸遁注相染易。或少气腹满，或皮肤筋痛，项骨相牵引无常处，或咽中有气，吞之不入，吐之不出，皆主之方。

细辛 巴戟 黄芪 礜石烧 厚朴炙 白蔹 桂心 黄芩 牡荆 山茱萸 白术 女萎 菊花 人参 天雄炮，去皮 防风 萆薢 石斛 蜀椒各一两，汗，去目、闭口者 芎䓖 龙胆 芍药 苁蓉各半两 紫菀 秦艽 茯苓 菖蒲 乌头炮，去皮 干姜各一两 附子炮，去皮 薯蓣 五味子各一两半 桔梗 远志各二两半，去心

上三十四味，捣筛为散，酒服方寸匕，日二，稍增至二匕，主万病。

又八风十二痹散 主风痹呕逆，不能饮食者，心痹也；咳满腹痛，气逆唾涕白者，脾痹也；津液唾血腥臭者，肝痹也；阴痿下湿者，痿痹也；腹中雷鸣，食不消，食即气满，小便数起，胃痹也；两膝寒不能行者，湿痹也；手不能举，肿痛而逆，骨痹也；烦满短气，涕唾青墨，肾痹也，并悉主之方。

远志去心 黄芪 黄芩 白蔹 附子炮，去皮 龙胆 薯蓣 厚朴炙 蜀椒各半两，去目及闭口者，汗 牡荆子 天雄炮，去皮 细辛 菊花 狗脊 山茱萸 防风 芎䓖 桂心各三分 五味子 巴戟天各一分 茯苓 芍药 秦艽 乌头炮，去皮 芜荑 菖蒲 萎蕤各一两

上二十七味，捣筛为散，食后饮服方寸匕，日三。宁从少起，稍渐增之。

秦王续命大八风散 主诸风五缓六急，或浮肿，嘘吸微痹，风虚不足，并补益脏气最良。其说甚多，略取其要方。

秦艽三两，主风不仁 防风二两，去风疼，除湿痹 附子二两，炮，去皮，主风湿，坚肌骨，止痛 菖蒲二两，主风湿，痹拘急 茯苓二两，主安中下气，消水 牛膝二两，主胫虚损烦疼，填骨髓 桔梗二两，主惊悸，和肠胃 细辛一两，主留饮，逐风邪 乌头三两，炮，去皮，主逐风，上气除邪 薯蓣一两，主益气，补五脏 芎䓖一两，主风寒，温中 远志二两半，去心，主益气力，定心志 天雄一两，炮，主留饮，逐风邪 石龙芮一两，主风，补气除满 蜀椒一两，去目及闭口者，汗，主温中，逐风邪 石斛二两，主风益气，嗜食 白芷一两，主风邪，除虚满 龙胆一两，主风肿，除风热 白术一两，主风肿，消水气 山茱萸一两，主风邪湿气 桂心一两，主温筋，利血脉，除邪气 菊花一两，主风湿，补脏益气 女萎一两，主温中，逐风邪 厚朴一两，炙，主温中除冷，益气除满 巴戟天一两，主下气，坚肌肤 萆薢一两，主风湿，止悸痛 牡荆子一两，主风益气，无用柏子仁 干漆一两，熬，主坚体，和少腹 肉苁蓉一两，主虚续伤，腰背痛 五味子一两半，主益气，除寒热 芍药一两，止痛，散血气 黄芩一两，主除虚热，止痛 白矾一两，烧汁尽，主除寒热，破积下气 续断一两，主风虚伤绝 白蔹一两，主风，益气力 黄芪一两半，主虚羸，风邪目黄

上三十六味，皆新好，以破除日合捣筛为散，温清酒和服方寸匕，日三服，不知，稍增之，可至二三匕，以知为度。若苦心闷者，饮少冷水，禁生鱼、猪肉、菘菜，能断房室百日，甚善。此方疗风消胀满，调和五脏，便利六腑，男女有患，悉可合服，常用甚良。患心气不足短气，纳人参、甘草各一两。若腹痛是肾气不足，纳杜仲、羊肾各二两，随病增减。

论曰：此等诸散，天下名药，然热人不可用，唯旧冷者大佳。

诸膏第三方三首

苍梧道士陈元膏 主风百病方。

当归 丹砂各三两，研 细辛 芎䓖

各二两　附子去皮，二十二铢　桂心一两二铢　天雄去皮，三两二铢　干姜三两七铢　乌头去皮，三两七铢　雄黄三两二铢，研　松脂半斤　大醋二升　白芷一两　猪肪脂十斤　生地黄二斤，取汁

上一十五味，切，以地黄汁、大醋渍药一宿，猪肪中合煎之十五沸，膏成去滓，纳丹砂等末，熟搅。无令小儿、妇人、六畜见之，合药切须禁之。

有人苦胸胁背痛，服之七日，所出如鸡子汁者二升，即愈。

有人胁下积气如杯，摩药，十五日愈。

有人苦脐旁气如手，摩之，去如瓜中黄穰一升许，愈。

有人患腹切痛，时引胁痛数年，摩膏，下如虫三十枚，愈。

有女人苦月经内塞，无子数年，膏摩少腹，并服如杏子大一枚，十日下崩血二升，愈，其年有子。

有患风瘙肿起，累累如大豆，摩之五日愈。

有患膝冷痛，摩之五日，亦愈。

有患头项寒热瘰疬，摩之皆愈。

有患面目黧黑消瘦，是心腹中疾，服药，下如酒糟者二升，愈。

丹参膏　主伤寒时行，贼风恶气在外，肢节痛挛，不得屈伸，项颈咽喉，痹塞噤闭。入腹则心急腹胀，胸中呕逆药悉主之。病在腹内服之，在外摩之。缓风不遂，湿痹不仁，偏枯拘屈，口面㖞斜，耳聋齿痛，风颈肿痹，脑中风痛，石痈结核瘰疬，坚肿未溃，敷之取消。及赤白瘾疹，诸肿无头作痈疽者，摩之令消。风结核在耳后，风水游肿，疼痛瘤瘤，针之黄汁出。时行温气，服之如枣大一枚，小儿以意减之方。

丹参　蒴藋根各四两　秦艽三两　羌活　蜀椒汗，去目、闭口者　牛膝　乌头去皮　连翘　白术各二两　踯躅　菊花　莽草各一两

上一十二味，切，以苦酒五升，麻油七升，合煎苦酒尽，去滓。用猪脂煎成膏，凡风冷者用酒服，热毒单服，齿痛绵沾嚼之。

赤膏　主一切火疮、灸疮、金疮、木石伤损，不可瘥者，医所不能疗，令人忧惧，计无所出，以涂上一宿，生肌肉即瘥方。

生地黄汁二升　生乌麻脂二两　薰陆香末　丁香末各二钱匕　黄丹四钱　蜡如鸡子黄二枚

上六味，先极微火煎地黄汁、乌麻脂三分减一，乃下丁香、薰陆香，煎三十沸，乃下黄丹，次下蜡，煎之使消。以匙搅之数千回，下之，停凝用之。

㖞僻第四方四首

治心虚寒风，半身不遂，骨节离，缓弱不用，便利无度，口面㖞斜。**干姜附子汤方。**

干姜　附子炮，去皮，各八两　芎䓖三两　麻黄去节　桂心各四两

上五味，㕮咀，以水一斗，煮取三升，分三服，三日复进一剂。

治中风面目相引，偏僻，牙车急，舌不转方。

牡蛎熬　矾石烧　附子生，去皮　伏龙肝等分

上四味，捣筛为散，以三岁雄鸡血和药敷上。预候看，勿令太过，偏右涂左，偏左涂右，正则洗去之。

乌头膏　主贼风身体不遂，偏枯口僻，及伤寒其身强直方。

乌头去皮，五两　野葛　莽草各一斤

上三味，切，以好酒二斗五升淹渍，再宿三日，以猪膏五斤煎成膏，合药，作东向露灶，以苇火煎之，三上三下，膏药成。有病者向火摩三千过，汗出即愈。若触寒雾露，鼻中塞，向火膏指头摩人鼻孔中，即愈，勿令入口眼。

治风著人面，引口偏著耳，牙车急，舌不得转方。

生地黄汁　竹沥各一升　独活三两，切

上三味，合煎取一升，顿服之，即愈。

心风第五方一十四首

茯神汤　主五邪气入人体中，见鬼妄语，有听见闻，心悸跳动，恍惚不定方。

茯神　人参　茯苓　菖蒲各二两　赤小豆四十枚

上五味，㕮咀，以水一斗，煮取二升半，分三服。

人参汤　主风邪鬼气，往来发作，有时或无时节方。

人参　防风　乌头炮，去皮　黄芩　附子炮，去皮　远志去心　桔梗　秦艽　五味子　前胡　牡蛎熬　细辛　石膏碎　芎䓖　蜀椒汗，去目、闭口者　牛膝　泽泻　桂心　山茱萸　竹皮　橘皮　桑根白皮各三两　干姜　泽兰　狗脊　石楠各半两　白术一两半　大枣十六枚，擘　麻黄一两，去节　茯苓　独活　甘草炙，各五分

上三十二味，㕮咀，以水六升、酒六升合煮，取四升，分五服，日三夜二服。

补心汤　主奄奄忽忽，朝瘥暮剧，惊悸，心中憧憧，胸满不下食饮，阴阳气衰，脾胃不磨，不欲闻人声，定志下气方。

人参　茯苓　龙齿炙　当归　远志去心　甘草炙，各三两　桂心　半夏洗，各五两　生姜六两，切　大枣二十枚，擘　黄芪四两　枳实炙　桔[1]梗　茯神各二两半

上一十四味，㕮咀，以水一斗二升，先煮粳米五合，令熟，去滓纳药，煮取四升，每服八合，日三夜二服。

镇心丸　主风虚劳冷，心气不足，喜忘恐怖，神志不定方。

防风五分　甘草二两半，炙　干姜半两　当归五分　泽泻一两　紫菀半两　茯神二分　大黄五分　秦艽一两半　菖蒲三两　白术二两半　桂心三两　白蔹一两　远志去心，二两　附子二两，炮，去皮　桔梗三分　大豆卷四两　薯蓣二两　石膏三两，研　茯苓一两　人参五分　大枣五十枚，擘　麦门冬去心，五两

上二十三味，末之，炼蜜和为丸，酒服如梧子大十丸，日三服，加至二十丸。

续命汤　治大风，风邪入心，心痛达背，背痛达心，前后痛去来上下，或大腹胀满微痛，一寒一热，心中烦闷，进退无常，面或青或黄，皆是房内太过，虚损劳伤，交会后汗出，汗出未除或因把扇，或出当风而成劳，五俞大伤，风因外入，下有水，因变成邪。虽病如此，然于饮食无退，坐起无异，至卒不知，是五内受气故也，名曰行尸。宜预备此方。

麻黄六分，去节　大枣十枚，擘　桂心　防风　细辛　芎䓖　甘草炙　芍药　人参　秦艽　独活　黄芩　防己　附子炮，去皮　白术各三分　生姜五分

上一十六味，切，以水一斗三升，先煮麻黄一沸，去上沫，纳诸药，煮取五升，去滓。纳枣煎取三升，分为三服。老小久病，服五合取汁，忌生葱，海藻、菘菜、生菜、猪肉、冷水、桃李、雀肉等。

镇心丸　治胃气厥实，风邪入脏，喜怒愁忧，心意不定，恍惚喜忘，夜不得

[1] 桔：原作"枳"，据王本改。

痱，诸邪气病悉主之方。

秦艽　柏实　当归　干漆熬　白蔹　杏仁去皮尖、双仁，熬　芎䓖各三分　泽泻一两　干地黄六分　防风　人参各四分　甘草一两，炙　白术　薯蓣　茯苓　干姜各二分　麦门冬去心，二两　前胡四分

上一十八味，捣下筛，炼蜜和为丸，如桐子，先食，饮服十丸，日三，不知稍增之。忌海藻、菘菜、芜荑、桃李、雀肉、醋物等。

定志小丸　主心气不定，五脏不足，忧悲不乐，忽忽遗忘，朝瘥暮极，狂眩方。

远志去心　菖蒲各二两　茯苓　人参各三两

上四味，捣筛为末，炼蜜和丸如梧子，饮服二丸，日三，加茯神为**茯神丸**，散服亦佳。

补心治遗忘方

菖蒲　远志去心　茯苓　人参　通草　石决明各等分

上六味，捣筛为散，食后水服方寸匕，日一服，酒亦佳。

槐实益心智方

以十月上辛日，令童子于东方采两斛槐子，去不成者，新瓦盆贮之，以井华水渍之，令淹濈合头，密封七日，去黄皮，更易新盆，仍以水渍之，密封二七日，去其黑肌，择取色黄鲜者，以小盆随药多少，以密布，次其黄夏密布其上，以盆合头密封，纳暖马粪中三七日，开视结成，捣丸如梧子，日服三丸，大月加三丸，小月减三丸，先斋二七日乃服，三十日有验，百日日行二百里，目明视见表里，白发更黑，齿落再生，面皱却展，日记千言，寻本知末，除六十四种风，去九漏冷瘰癖虫毒魔魅。

开心肥健方

人参五两　大猪肪八枚

上二味，捣人参为散，猪脂煎取凝，每服以人参一分、猪脂十分，以酒半升和服之。一百日骨髓充溢，日记千言，身体润泽，去热风、冷风、头心风等，月服二升半，即有大效。

孔子枕中散方

龟甲炙　龙骨　菖蒲　远志去心，各等分

上四味，为散，食后水服方寸匕，日三，常服不忘。

镇心省睡益智方

远志五十两，去心　益智子　菖蒲各八两

上三味，捣筛为散，以醇糯米酒服方寸匕，一百日有效，秘不令人知。

止睡方

龙骨　虎骨炙　龟甲炙

上三味，捣筛为散，水服方寸匕，日二，以睡定即止。

治多睡欲合眼，则先服以止睡方。

麻黄去节　白术各五两　甘草一两，炙

上三味，以日中时南向捣筛为散，食后以汤服方寸匕，日三服。

风眩第六方二十七首

治风眩屋转，眼不得开，**人参汤**方。

人参　防风　芍药　黄芪各二两　独活　桂心　白术各三两　当归　麦门冬各一两，去心

上九味，㕮咀，以水一斗，煮取三升五合，分四服。

治风眩倒屋转，吐逆，恶闻人声，**茯神汤**方。

茯神四两　黄芪　生姜切　远志各三两，去心　附子一枚，炮，去皮　防风五两　人参　独活　当归　牡蛎熬　苁蓉　白术　甘草炙，各二两

上一十三味，㕮咀，以水一斗二升，煮取三升，分六服，每服五合，日三夜三。一方无白术。

防风散 主头面风，在眉间得热如虫蚁行，或头眩目中泪出。

防风五两 天雄炮，去皮 细辛 干姜 乌头炮，去皮 朱砂研 桂心各三两 莽草 茯苓各[①]一两 附子炮，去皮 人参 当归各二两

上一十二味，捣筛为散，酒服方寸匕，日三服。

防风散 主头眩恶风，吐冷水，心闷方。

防风 干姜各二两 桂心一两半 泽兰 附子炮，去皮 茯苓 人参《千金》作天雄 细辛 薯蓣 白术各一两

上一十味，捣筛为散，酒服方寸匕，常令有酒气醺醺，则脱巾帽，解发前却，梳头一百遍，复投一升酒，便洗手足，须臾头面热，解发以粉粉之，快卧便愈，可洗头行步如服寒食散，十日愈。

治头风方

捣葶苈子末，以汤淋取汁，洗头良。

治卒中恶风头痛方

捣生乌头去皮，以醋和涂故布上，薄痛上，须臾痛止，日夜五六薄之。

防风散 主头面身肿方。

防风二两 白芷一两 白术三两

上三味，捣筛为散，酒服方寸匕，日二服。

小三五七散 主头面风，目眩耳聋，亦随病所在两攻方。

天雄炮，去皮，三两 山茱萸五两[②] 薯蓣七两

上三味，捣筛为散，以酒服五分匕，日三。不知稍增，以知为度。

大三五七散 主口喎目斜耳聋，面骨疼，风眩痛方。

天雄炮，去皮 细辛各三两 山茱萸 干姜各五两 薯蓣 防风各七两

上六味，捣筛为散，以酒服五分匕，日再。不知稍增，以知为度。

治头面风，眼瞤鼻塞，眼暗冷泪方。

杏仁三升捣末，水煮四五沸，洗头，冷汗尽。三度，瘥。

又方

熟煮大豆，纳饭瓮中作浆水，日日温洗头面发，不净，加少面，勿用水濯，不过十洗。

治头中白屑如麸糠方

立截楮木作枕，六日一易新者。

沐头主头风方

五月五日，取盐一升，水一升，合煮，并纳三匕蛇床，以陈芦烧之三沸，以沐头讫，急结密巾之，四五日以水沃之，神良。

又方

吴茱萸三升

上一味，以水五升，煮取三升，以绵拭发根，良。

八顶散 主三十六种风，偏枯不遂方。

天雄炮，去皮 山茱萸各一两半 麻黄一两，去节 薯蓣二两 细辛 石楠 牛膝 莽草各半两 蜀椒去目、闭口者，汗 白术 乌头炮，去皮 桔梗 防风 甘草炙，各四两

上一十四味，捣筛为散，以酒服方寸匕，日三。《千金》有芎䓖、独活、附子、通草、菖蒲，为十九味。

治遍身风方

石楠三两，纯青黑斑者，佳

上一味，捣筛为散，酒服三大豆，日

---

① 各：原作"茯"，据王本改。
② 五两：原缺，据王本补。

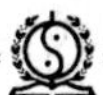

三。至食时当觉两鬓如虫行状，亦如风吹从头项向臂[①]脊腰脚至膝下骨中痛，痛遍。即脐下顽风尽止。若风愈，即能饮酒肥健，忌如药法，日一服。

风痹散 主三十年恶风湿痹，发秃落，瘾疹生疮，气脉不通，抓搔不觉痛痒方。

附子炮，去皮 干姜 白术各四两 石斛半两 蜀椒一分，去目及闭口者，汗[②] 天雄炮，去皮 细辛 踯躅 白蔹 乌头炮，去皮 石楠 桂心各三分

上一十二味，捣筛为散，酒服五分匕，以少羊脯下药，日再，勿大饱食，饥即更服，常令有酒势，先服吐下药，后乃服之。以韦袋贮药勿泄，忌冷水、房室百日。

《千金翼方》卷第十六

① 臂：原作“壁”，据王本改。

② 一分，去目及闭口者，汗：原作“去目一分汗及闭口者”据王本改。

千金翼方卷第十七　中风下

中风第一

方三十五首　灸法二首　论四首

小续命汤方

麻黄去节　防己　人参　桂心　黄芩　芍药　芎䓖　杏仁去尖皮、两仁　甘草炙，各一两　附子炮，一枚，去皮　防风一两半　生姜五两，切

上一十二味，㕮咀，以水一斗，先煮麻黄，去上沫，纳诸药，煮取三升，分三服。有风预备一十剂。

大续命汤方

麻黄八两，去节　大杏仁四十枚，去皮尖、两仁　桂心　芎䓖各二两　石膏四两，碎　黄芩　干姜　当归　甘草炙，各一两　荆沥一升

上一十味，㕮咀，以水一斗，先煮麻黄，去上沫，下药，煮取四升，下荆沥，煮取三升，分四服。能言，未瘥，后服小续命汤。

又小续命汤方

麻黄二两，去节　生姜五两，切　防风一两半　芍药　白术　人参　芎䓖一两[①]　附子炮，去皮　黄芩　防己各一两　桂心　甘草炙，各二两

上一十二味，㕮咀，以水一斗，先煮麻黄，去上沫，纳诸药，煮取三升，分三服。

西州续命汤方

麻黄六两，去节　石膏四两，碎　桂心二两　杏仁三十枚，去皮尖、双仁　芎䓖　干姜　黄芩　当归　甘草炙，各一两

上九味，㕮咀，以水一斗二升，先煮麻黄，去上沫，下诸药，煮取四升，分四服。

续命汤　主久风卧在床，起死人神方。

麻黄去节　人参　桂心　附子炮，去皮　茯苓各一两　防己　防风　黄芩各一两半　生姜六两，切　半夏五两，洗　枳实二两，炙，上气闷者加之　甘草一两，炙

上一十二味，㕮咀，以水一斗，先煮麻黄取九升，去上沫，停冷去滓，纳药，煮取三升，分三服。若不须半夏，去之，加芍药三两。

大续命散　主八风十二痹，偏枯不仁，手足拘急疼痛，不得伸屈，头眩不能自举，起止颠倒，或卧忽惊如堕树状，盗汗，临事不兴，妇人带下无子。风入五脏，甚者恐怖鬼来收录，或与鬼神交通，悲啼哭泣，忽忽欲走方。

乌头炮，去皮　防风　麻黄去节　人参　杏仁去皮尖、两仁，熬　芍药　石膏研　干姜　芎䓖　茯苓　黄芩　桂心　蜀椒去目、闭口者，汗　甘草炙，各一两　当归二两

上一十五味，捣筛为散，酒服方寸匕，日二，稍增，以知为度。

排风汤方

白鲜皮　白术　芍药　芎䓖　当归　独活　杏仁去皮尖及双仁，熬　防风　桂心　甘草炙，各二两　茯神一作茯苓　麻黄去节，各三两　生姜四两，切

---

① 一两："一"前疑缺"各"字。

上一十三味，㕮咀，以水一斗，先煮麻黄，去上沫，纳诸药，煮取三升，分三服。取汗，可服两三剂。

大排风汤 主半身不遂，口不能言及诸偏枯方。

白鲜皮 附子炮，去皮 麻黄去节 杏仁去皮尖，熬 白术 防风 葛根 独活 防己 当归 人参 茯神 甘草炙，各三两 石膏六两，碎 桂心二两 白芷一两

上一十六味，㕮咀，以水一斗七升，先煮麻黄，取一升半，去沫，澄清，纳药，煮取四升，分四服，日三夜一服。

又排风汤 主诸毒风邪气所中，口噤，闷绝不识人，身体疼烦，面目暴肿，手足肿方。

犀角屑 羚羊角屑 贝子 升麻

上四味，各一两，别捣成末，合和，以水二升半，纳方寸匕，煮取一升，去滓，服五合。杀药者以意加之，若肿，和鸡子敷上，日三。老小以意增减，神良。

大岩蜜汤 主贼风，腹中绞痛，并飞尸遁注，发作无时，发则抢心，腹胀满，胁下如刀锥刺，并主少阴伤寒方。

栀子十五枚，擘 干地黄 干姜 细辛 当归 青羊脂 吴茱萸 茯苓 芍药 桂心 甘草炙，各一两

上一十一味，㕮咀，以水八升，煮取三升，去滓，纳羊脂令消，分温三服。

小岩蜜汤 主恶风，角弓反张，飞尸入腹，绞痛闷绝，往来有时，筋急，少阴伤寒，口噤不利方。

雄黄研 青羊脂各一两 大黄二两 吴茱萸三两 当归 干姜 芍药 细辛 桂心 干地黄 甘草炙，各一两

上一十一味，㕮咀，以水二斗，煮取六升，分六服。重者加药，用水三斗，煮取九升，分十服。

乌头汤 主八风五尸恶气，游走心胸，流出四肢，来往不住，短气欲死方。

乌头炮，去皮 芍药 当归 干姜 桂心 细辛 干地黄 吴茱萸 甘草炙，各一两

上九味，㕮咀，以水七升，煮取二升半，分三服。

大八风汤 主毒风顽痹亸曳，或手脚不遂，身体偏枯；或毒弱不任；或风入五脏，恍恍惚惚，多语喜忘，有时恐怖；或肢节疼痛，头眩烦闷；或腰脊强直，不得俯仰，腹满不食，咳嗽；或始遇病时，卒倒闷绝，即不能语，便失喑，半身不遂、不仁、沉重，皆由体虚，恃少不避风冷所致方。

乌头炮，去皮 黄芩 芍药 远志去心 独活 防风 芎䓖 麻黄去节 秦艽 石斛 人参 茯苓 石膏碎 黄芪 紫菀各二两 当归二两半 升麻一两半 大豆两合 五味子五分 杏仁四十枚，去皮尖、双仁 干姜 桂心 甘草炙，各二两半

上二十三味，㕮咀，以水一斗三升，酒二升，合煮取四升，强人分四服，少力人分五六服。《深师》同。

芎䓖汤 主卒中风，四肢不仁，喜笑不息方。

芎䓖一两半 杏仁二十枚，去皮及尖、双仁 麻黄去节 黄芩 桂心 当归 石膏碎 秦艽 干姜 甘草炙，各一两

上一十味，㕮咀，以水九升，煮服三升，分三服。

仓公当归汤 主贼风口噤，角弓反张，身体强直方。

当归 细辛 防风各一两半 独活三分 麻黄二两半，去节 附子一枚，炮，去皮

上六味，㕮咀，以酒八升，水四升，合煮取四升，分四服，口不开者，撬口下汤。一服当开，二服小汗，三服大汗。

芎䓖汤 主风癫引胁痛，发作则吐，耳中如蝉鸣方。

芎䓖 藁本 蔄茹各五两

上三味，切，以醇酒五升，纳药，煮取三升，顿服，羸者二服，取大汗。

治风癫狂及百病方

大麻子四升，上好者

上一味，以水六升，猛火煮令牙生，去滓，煎取七升，旦空肚顿服。或不发，或多言语，勿怪之，但使人摩手足，须臾即定。凡进三剂无不愈，令人身轻，众邪皆去。

防己汤 主风历节，四肢痛如锤锻，不可忍者。

防己 茯苓 生姜切 桂心各四两 乌头七枚，去皮 人参三两 白术六两 甘草三两，炙

上八味，㕮咀，以水一斗，煮取二升半，服八合，日三。当熠熠微热痹，勿怪；若不觉，复更合之，以觉乃止。凡用乌头皆去皮，熬令黑，乃堪用，无毒。

三黄汤 主中风，手足拘挛，百节疼痛，烦热心乱，恶寒，经日不欲饮食方。

麻黄五分，去节 独活一两 黄芩三分 黄芪半两 细辛半两

上五味，㕮咀，以水五升，煮取二升，去滓，分二服，一服小汗，两服大汗。心中热，加大黄半两；腹满加枳实一枚；气逆加人参三分；心悸加牡蛎三分；渴加栝楼三分；先有寒，加八角附子一枚。此仲景方，神秘不传。

黄芪汤 主八风十二痹，手脚疼痛，气不和，不能食饮方。

黄芪 当归 桂心 甘草炙，各三两 白术 乌头炮，去皮 芎䓖 防风 干地黄各二两 生姜四两，切 前胡一两半

上一十一味，㕮咀，以水一斗一升，煮取三升半，分四服。此汤和而补，有气者，加半夏四两。

白蔹汤 主中风痿僻拘挛，不可屈伸方。

白蔹 干姜 薏苡仁 酸枣 牛膝 桂心 芍药 车前子 甘草炙，各[1]一升 附子三枚，炮，去皮

上一十味，㕮咀，以酒二斗，渍一复时，煮三沸，服一升，日三服，扶杖而起。不能酒者，服五合。

防己汤 主风湿，四肢疼痹，挛急浮肿方。

木防己三两 茯苓一两 桑白皮切，二升 桂心三两 芎䓖三两 甘草一两半，炙 大枣二十枚，擘 芍药二两 麻黄二两，去节

上九味，㕮咀，以水一斗二升，煮麻黄，减一升，纳药，煮取三升，分三服，渐汗出，令遍身以粉粉之，慎风冷。一方茯苓四两，麻黄三两。

治三十年风方

松叶一斤，切，以酒一斗，煮取二升，顿服，取汗出，佳。

治一切风虚方常患头痛欲破者

杏仁九升，去皮尖、两仁者，暴干

上一味，捣作末，以水九升研滤，如作粥法，缓火煎，令如麻浮上，匙取和羹粥，酒纳一匙服之，每食即服，不限多少，服七日后大汗出，二十日后汗止。慎风冷、猪、鱼、鸡、蒜、大醋。一剂后，诸风减，瘥。春夏恐醋，少作服之，秋九月后煎之。此法神妙，可深秘之。

治中风发热方

大戟 苦参等分

上二味，捣筛，药半升，以醋浆水一斗，煮三沸，洗之，从上至下，立瘥，寒乃止。小儿三指撮，醋浆水四升，煮如上

---

① 各：原缺，据王本补。

法。

羌活饮 治风方。

羌活三两 茯神 薏苡仁用羌活去薏苡仁 防风各一两

上三味，㕮咀，以水三升，煮取一升，纳竹沥三合，煮一沸，分再服。

猪苓煮散 主下痢多而小便涩方。

猪苓 茯苓 泽泻 黄连 白术各四两 防己 羌活 黄芩 人参 丹参 防风 牛膝 升麻 犀角屑 杏仁去皮尖、双仁，熬 秦艽 榖皮 紫菀 石斛 生姜各三两，切 橘皮二两 附子五两，炮，去皮 桑根白皮六两

上二十三味，捣筛为散，以水一升半，煮五方寸匕，取一升，顿服，日再，不能者一服。十月后二月末以来，可服之。

论曰：人不能用心谨慎，遂得风病，半身不遂，言语不正，庶事皆废，此为猥退病，得者不出十年。宜用此方，瘥后仍须将慎。不得用未病之前，当须绝于思虑，省于言语，为于无事，乃可永愈。若还同俗类，名利是务，财色为心者，幸勿苦事医药，徒劳为疗耳，宜于此善以意推之。凡人忽中生风，皆须依此次第用汤，即得愈也。学者仔细寻思，明然可见。

凡初得风，四肢不收，心神昏愦[①]，眼不识人，言不出口。凡中风多由热起，服药当须慎酒、面、羊肉、生菜、冷食、猪、鱼、鸡、牛、马肉、蒜，乃可瘥。得患即服此**竹沥汤**方。

竹沥二升 生姜汁三合 生葛汁一升

上三味，相和，温暖分三服，平旦、日晡、夜各一服。服讫，若觉四体有异似好，以次进后方。

麻黄去节 防风各一两半 杏仁四十枚，去皮尖及双仁 羚羊角二两，屑 生姜四两，切 生葛汁五合，一云地黄汁 竹沥一升 石膏六两，绵裹 芎䓖 防己 附子炮，去皮 芍药 黄芩 人参 桂心 甘草炙，各一两

上一十六味，㕮咀，以水七升，煮取一半，乃下沥汁，煮取二升七合，分温三服，五日更服一剂，频进三剂，慎如上法，渐觉稍损，次进后方。

麻黄去节 防风 升麻 桂心 芎䓖 独活 羚羊角屑，各二两 竹沥二升 防己一两

上九味，㕮咀，以水四升，并沥，煮取三升，分三服，两日进一剂，频进三剂。若手足冷者，加生姜五两、白术二两。若未除，次进后方。

麻黄去节 芍药 防风各一两半 羚羊角屑，二两 生姜二两，切 附子炮，三分，去皮 石膏二两，碎 防己 黄芩 芎䓖 白术 人参 独活 升麻 桂心 甘草炙，各一两 竹沥一升

上一十七味，㕮咀，以水八升，煮减半，下沥，煮取二升半，分三服，相去如人行十里，再服。有气加橘皮、牛膝、五加皮各一两。若除退讫，可常将服后煮散方。

防风 独活 秦艽 黄芪 芍药 人参 茯神 白术 芎䓖 山茱萸 薯蓣 桂心 天门冬去心 麦门冬去心 厚朴炙 升麻 丹参 羚羊角屑 五加皮 防己 牛膝 石斛 地骨皮 甘草炙，各四两 麻黄去节 附子炮，去皮 远志去心 橘皮各三两 生姜二两，切 甘菊花 薏苡仁各二升 石膏研 干地黄各六两

上三十三味，捣筛为散，每煮以水三升，纳散三两，煮取一升，绵滤去滓，顿服之，日别一服。若觉心下烦热，以竹沥代水煮之。《千金》有黄芩、槟榔、藁本、杜

① 愦：原作“目愦”，据王本改。

仲、犀角，无山茱萸、薯蓣、甘菊、麦门冬、附子。

凡患风，人多热，宜服**荆沥**方。

荆沥 竹沥 生姜汁各五合

上三味，相和，温为一服，每日旦服煮散，午后当服此荆沥，常作此将息。

论曰：夫得风之时，则依此次第疗之，不可违越。若不依此，当失机要，性命必危。

防风汤 主偏风。甄权处治安平公方。

防风 芎劳 白术 狗脊 萆薢 牛膝 白芷各一两 薏苡仁 葛根 杏仁去皮尖、两仁 人参 羌活各二两 麻黄四两，去节 生姜五两，切 桂心 石膏各三两，碎

上一十六味，㕮咀，以水一斗二升，煮取三升，分三服，服一剂觉好，更服一剂，一剂一度针之，服九剂汤，九度针之。针风池一穴、肩髃一穴、曲池一穴、支[①]沟一穴、五枢一穴、阳陵泉一穴、巨虚下廉一穴，合七穴，即瘥。

仁寿宫备身患脚，奉敕针环跳、阳陵泉、巨虚下廉、阳辅，即起行。

大理赵卿患风，腰脚不遂，不得跪起，针上髎二穴、环跳二穴、阳陵泉二穴、巨虚下廉二穴，即得跪起。

治猥退风方

苍耳子五升，苗亦得用 羊桃切 蒴藋切 赤小豆各二升半 盐二升

上五味，以水二石五斗，煮取五斗，适寒温，纳所患脚渍，深至绝骨，勿过之，一度炊五斗米顷，出之，慎风冷，汗从头出。

论曰：圣人以风是百病之长，深为可忧，故避风如避矢，是以防御风邪，以汤药针灸蒸熨，随用一法皆能愈疾。至于火艾，特有奇能，虽曰针汤散皆所及，灸为其最要。昔者华佗，为魏武帝针头风，华佗但针即瘥。华佗死后数年，魏武帝头风再发，佗当时针讫即灸，头风岂可再发？只由不灸，其本不除。所以学者不得专恃于针及汤药等，望病毕瘥，既不苦灸，安能拔本塞源？是以虽丰药饵，诸疗之要，在火艾为良。初得之时，当急下火，火下即定，比煮汤熟，已觉眼明，岂非大要？其灸法：先灸百会，次灸风池，次灸大椎，次灸肩井，次灸曲池，次灸间使各三壮，次灸三里五壮。其炷如苍耳子大，必须大实作之，其艾又须大熟，从此以后，日别灸之，至随年壮止。凡人稍觉心神不快，即须灸此诸穴各三壮，不得轻之。苟度朝夕，以致损毙。戒之哉，戒之哉！

又论曰：学者凡将欲疗病，先须灸前诸穴，莫问风与不风，皆先灸之。此之一法，医之大术，宜深体之，要中之要，无过此术。是以常预收三月三日艾，拟救急危。其五月五日亦好，仍不及三月三日者。又有卒死之人，及中风不得语者，皆急灸之。夫卒死者是风入五脏，为生平风发，强忍，怕痛不灸，忽然卒死，谓是何病？所以皆必灸之，是大要也。

脚气第二论一首 方二十一首

论曰：治脚气顺四时，若春秋二时，宜兼补泻；夏则疾成，专须汗利；十月以后，少用补药。虽小变，不越此法。

治脚气初发，从足起至膝胫肿，骨疼者方。

取胡麻叶，切，捣，蒸，薄裹，日二易即消。若冬月取蒴藋根，切，捣，和糟三分，根一分，合蒸令热，裹如前法。

遍身肿，小便涩者，用**麻豆汤**主之

① 支：原作“文”，据王本改。

方。

大麻二升，熬，研　乌豆一斗，以水四斗，煮取汁一斗半，去豆　桑白皮切，五升

上三味，以豆汁纳药，煮取六升，一服一升，日二服，三日令尽。

又方

乌牛尿，一服一升，日二，肿消止。羸瘦者，二分尿，一分牛乳，合煮，乳浮结，乃服之。

又方

生猪肝一具，细切，以淡蒜齑食尽，不可尽者，分再食之。

治腰脚疼方

胡麻子一斗，新者

上一味，熬令香，捣筛，若不数筛，当脂出不下，日服一小升，日三服，尽药汁一斗，即永瘥。酒饮、羹汁、蜜汤，皆可服之。

大下之后而四体虚寒，脚中羸弱，腰挛痛，食饮减少，皮肉虚疏，**石斛酒**方。

生石斛一斤　秦艽　远志各五两，去心　橘皮　白术各三两　丹参　茯神　五加皮各六两　桂心四两　牛膝八两

上一十味，㕮咀，以酒三斗，渍七日，一服六合，稍加至七八合，以知为度。

调利之后未平复，间为外风伤，脚中痛酸，转为脚气，补虚**防风汤**方。

防风　石斛　杜仲炙　前胡各四分　薏苡仁半斤　秦艽　丹参　五加皮　附子炮，去皮　橘皮　白术　白前各三分　防己二分　麻仁一升，熬取脂

上一十四味，㕮咀，以水一斗二升，煮取三升，分三服。

服汤已，脚气仍不止，**防风丸**方。

防风二两　秦艽二两　石斛二两　丹参一两　薏苡仁三合　前胡　橘皮　杜仲炙　附子炮，去皮　白术各一两　桂心一两半　麻仁一升，熬取脂

上一十二味，捣筛为末，炼蜜和丸如梧子，酒服二十丸，日二服。

治脚气常作，榖白皮粥防之法，即不发方。

榖白皮五升，切，勿取斑者，有毒

上一味，以水一斗，煮取七升，去滓，煮米粥常食之。

温肾汤　主腰脊膝脚浮肿不遂方。

茯苓　干姜　泽泻各二两　桂心三两

上四味，㕮咀，以水六升，煮取二升，分三服。

竹沥汤　主两脚痹弱，或转筋，或皮肉胀起如肿，而按之不陷，心中恶，不欲食，或患冷气方。

甘竹沥五升　葛根　防风各二两　麻黄六两，去节　升麻五分　桂心一两　附子一枚，炮，去皮　秦艽　细辛　木防己　黄芩　干姜　白术　甘草炙，各一两

上一十四味，㕮咀，以水七升，纳甘竹沥五升，合，煮取三升，分四服，取汗。《千金》有茯苓、杏仁，无白术。

大竹沥汤　主卒中恶风，口噤不能言，四肢亸缓，偏挛急痛，风经五脏，恍惚喜怒无常，手足不遂，皆悉主之方。

甘竹沥一斗四升　人参　细辛　石膏各一两，碎　生姜五两，切　乌头三枚，炮，去皮　防风　独活　芍药　黄芩　茵芋　麻黄去节　葛根　木防己　桂心　茯苓　甘草炙，各二两　芎䓖一两

上一十八味，㕮咀，以竹沥煮取四升，分三服。一方以水五升，《千金》有白术。

又竹沥汤　主风气入腹，短气，心下烦热不痛，手足烦疼，四肢不举，口噤不能言方。

竹沥一斗　当归　秦艽　防风　葛根各二两　人参　芍药　木防己　附子炮，去皮　细辛　茯苓一作茯神　通草　桂心

白术　甘草炙，各一两

上一十五味，㕮咀，以竹沥渍半日，煮取四升，分三服，不能者四服。《千金》有芎䓖、生姜、黄芩、升麻、蜀椒、麻黄，无芍药、防己、通草。

大鳖甲汤　主脚弱风毒挛痹气止，皆主之方。

鳖甲炙　防风　麻黄去节　半夏洗　白术　茯苓　芍药　杏仁去皮尖、双仁　麦门冬去心　生姜切　人参　石膏碎　羚羊角屑　甘草炙，各一两　犀角一分，屑　雄黄半两，研　青木香二两　吴茱萸半升　大黄一分半　麝香三分　薤白十四枚，切　乌梅　贝齿各七枚　大枣二十枚，擘　赤小豆二十四枚

上二十五味，㕮咀，以水二斗，煮取四升，分四服，日二夜一服①。

大投杯汤　主脚弱，举体肿满，气急，日夜不得眠方。

麻黄去节　杏仁去皮尖及双仁　桂心　黄芩　橘皮　石膏各二两，碎　生姜六两，切　半夏洗　厚朴炙　枳实炙，各三两　茯苓四两　秦艽一两半　大戟　细辛各一两　大枣二十枚，擘　甘草二两，炙

上一十六味，㕮咀，以水一斗二升，煮取四升，分五服，日三夜二。

独活汤　主脚气风，疼痹不仁，脚中沉重，行止不遂，气上方。

独活　桂心　半夏洗，各四两　麻黄去节　芎䓖　人参　茯苓各二两　八角附子一枚，炮，去皮　大枣十二枚，擘　防风　芍药　当归　黄芪　干姜　甘草炙，各三两

上一十五味，㕮咀，以水一斗五升，酒二升，煮取三升半，分为五服。

硫黄煎　主脚弱连屈，虚冷方。

硫黄五两　牛乳五升

上二味，以水五升，合煮及五升，硫黄细筛纳之，煎取三升，一服一合，不知，至三合。

硫黄散　主脚弱大补面热风虚方。

硫黄研　钟乳粉　防风各五两　干姜一两　白术　人参　蜀椒汗，去目及闭者　细辛　附子炮，去皮　天雄炮，去皮　茯苓　石斛　桂心　山茱萸各三分

上一十四味，捣筛为散，旦以热酒服方寸匕，日三，加至二匕。

青丸　主脚风，皮肉身体诸风方。

乌头一两，炮，去皮　附子三两，炮，去皮　麻黄四两，去节

上三味，捣筛为末，炼蜜和丸如梧子大，酒服五丸，日三服。

硫黄丸　主膈痰滞澼，逐脚中风水方。

硫黄五两

上一味，细粉，以牛乳三升，煮令可丸，如梧子大，暴令干，酒服三十丸，日三。不知，渐加至百丸。

石硫黄丸　主脚风弱，胸腹中冷结方。

石硫黄半两　桂心四两　礜石烧　附子炮，去皮　天雄炮，去皮　乌头各二两，炮，去皮

上六味，捣筛为末，炼蜜和丸如梧子大，空腹酒服五丸，日三服。

瘾疹第三方一十六首　灸法一首

石楠汤　主瘾疹方。

石楠　干姜　黄芩　细辛　人参各一两　桂心　当归　芎䓖各一两半　甘草二两　干地黄三分　食茱萸五分　麻黄一两半，去节

上一十二味，㕮咀，以酒三升，水六

① 分四服，日二夜一服：似为“日三夜一服”。

升，煮取三升，分三服，取大汗，慎风冷，佳。

又方

酪和盐热煮摩之，手下消。

又方

白芷根叶煎汤，洗之。

治风瘙瘾疹烦心闷乱方

天雄炮，去皮　牛膝　知母各一两　栝楼五分　白术二两　人参半两　干姜　细辛　桂心各三分　防风一两半

上一十味，捣筛为散，酒服半钱匕，日再夜一，以知为度，稍增至一钱匕。

治大人小儿风疹方

白矾二两，末之

上一味，以酒三升，渍令消，拭上愈。

又方

吴茱萸一升

上一味，以酒五升，煮取一升半，拭上。

治风瘙瘾疹方

大豆三升　酒六升

上二味，煮四五沸，服一杯，日三。

治风瘙瘾疹洗汤方

蛇床子二升　防风　生蒺藜各二斤

上三味，切，以水一斗，煮取五升，以绵拭上，日四五度。

又洗汤方

黄连　黄芩　白术各二两　戎盐　矾石各半两　细辛二两　芎䓖　茵芋各一两

上八味，切，以水一斗，煮取三升，洗之，日三度。

又洗汤方

马兰一作马兰子　蒴藋　茺蔚子　矾石　蒺藜　茵芋　羊桃根　萹蓄各二两

上八味，切，以醋酱二斗，煮取一斗二升，纳矾石洗之，日三度。

治暴风气在上，表皮作瘾疹疮方。

煮槐枝叶以洗之，灸疮，火疮亦愈。

青羊脂膏　主风热赤疹痒，搔之逐手作疮方。

青羊脂四两　芍药　黄芩　黄芪　白芷　寒水石各一两　竹叶一升，切　石膏一斤，碎　白及　升麻　防风　甘草炙，各三分

上一十二味，切，先以水一斗，煮石膏、竹叶，取五升，合渍诸药，以不中水猪脂二升，合煎白芷黄，膏成，以敷之。

灸法

以一条艾蒿长者，以两手极意寻之著壁，立两手并蒿竿拓著壁伸十指，当中指头，以大艾炷灸蒿竿上，令蒿竿断，即上灸十指，瘥。于后重发，更依法灸，永瘥。

枫香汤　主瘾疹方。

枫香一斤　芎䓖　大黄　黄芩　当归　人参　射干　甘草炙，各三两　升麻四两　蛇床仁二两

上一十味，切，以水二斗，煮取七升，适冷暖分以洗病上，日三夜二。

地榆汤　主瘾疹发疮方。

地榆三两　苦参八两　大黄　黄芩各四两　黄连　芎䓖各二两　甘草六两，炙

上七味，切，以水六斗，煮取三斗，洗浴之，良。

又方

大黄　当归　升麻　防风　芍药　青木香　黄芩　甘草炙，各二两　枫香五两　黄柏　芒硝各三两　地黄汁一升

上一十二味，切，以水一斗，煮取三升半，去滓，纳芒硝令烊，帛搨病上一炊久，日四五夜二三，主瘾疹痛痒，良。

治瘾疹痛痒，搔之逐手肿方。

当归　芎䓖　大戟　细辛　芍药　附子去皮　芫花　踯躅　椒各一两　莽草半两

上一十味，切，以苦酒浸药一宿，以

猪膏二升半，煎三上三下，膏成，去滓，敷病上，日三夜一[①]。

疬疡第四方一十四首 灸法一首

治白癜白驳，浸淫疬疡，著颈及胸前方。

大醋于瓯底磨硫黄令如泥，又以八角附子截一头使平，就瓯底重磨硫黄使熟，夜卧，先布拭病上令热，乃以药敷之，重者三度。

又方

硫黄 水银 矾石 灶墨

上四味，等分，捣下筛，以葱涕和研之，临卧，以敷病上。

又方

石硫黄三两 附子去皮 铁精各一两

上三味，并研捣，以三年醋和，纳瓷器中密封七日，以醋泔净洗，上拭干，涂之，干即涂，一两日，慎风。

灸法

五月五日午时，灸膝外屈脚当纹头，随年壮，两处。灸一时下火，不得转动。

治头项及面上白驳，浸淫渐长，有似于癣，但无疮方。

干鳗鲡鱼炙脂涂之，先洗拭驳上，外把刮之，令小磣痛，拭燥，然后以鱼脂涂之，一涂便愈，难者不过三涂之，佳。

又方

取生木空中水洗之，食顷止。

又方

桂心末唾和，敷驳上，日三。

又方

白及一作白蔹 当归 附子炮，各一两，去皮 天雄炮，去皮 黄芩各一两 干姜四两 踯躅二升

上七味，捣筛为散，酒服五分匕，日三服。

凡人身有赤疵方

常以银揩令热，不久渐渐消灭瘢痕。

治疣赘疵痣方

雄黄 硫黄 真珠 矾石熬 蔄茹 巴豆去皮、心 藜芦各一两

上七味，捣筛为散，以漆和令如泥，涂贴病上，须成疮，及去面上黑子，点之即去。

治皮中紫赤疵痣黡秽方

干漆熬 雌黄 矾石各三两 雄黄五两 巴豆五十枚，去皮 炭皮一斤

上六味，为散，以鸡子白和涂故帛，贴病上，日二易之，即除。

九江散 主白癜及二百六十种大风方。

当归七分 石楠一两半 秦艽 踯躅 菊花 干姜 防风 麝香 雄黄研 丹砂研 斑蝥各一两 蜀椒去目及闭口者，汗 连翘 知母 鬼箭 石长生各二两 附子炮，去皮 王不留行 人参 鬼臼 莽草 木防己 石斛 乌头炮 天雄炮，去皮 独活各三两 地胆 虻虫各十枚 蜈蚣三枚 水蛭一百枚

上三十味，诸虫皆去足羽，熬，炙，合捣为散，酒服方寸匕，日再服，其白癜入头令发白，服之百日，白发还黑也。

芎䓖汤 主面上及身体风瘙痒方。

芎䓖 白术 山茱萸 防风 羌活 枳实各三两，炙 麻黄二两半，去节 薯蓣四两 蒺藜子 生姜各六两，切 乌喙炮 甘草炙，各二两

上一十二味，㕮咀，以水九升，煮取二升七合，分三服。

又洗方

蒴藋根 蒺藜子 景天叶各切二升 蛇床子五两 玉屑半两

---

① 一：原缺，据王本补。

上五味，切，以水一斗半，煮取一斗，稍稍洗身面上，日三夜一，慎风。

大黄汤 大风瘙肿痒在头面方。

大黄 芒硝各一两 莽草 黄芩各二两 蒺藜子半升

上五味，切，以水七升，煮取三升半，去滓，纳芒硝令烊，以帛搨肿上数百遍。日五夜三，勿令近眼。一方有黄连。

《千金翼方》卷第十七

千金翼方卷第十八 杂病上

霍乱第一方二十七首

理中丸 主霍乱临时方。

人参 白术 干姜 甘草炙，各一两

上四味，捣筛为末，炼蜜和丸如弹丸，取汤和一丸服之，日十服。吐多痢少者，取枳实三枚炙，四破，水三升，煮取一升，和一丸服之；吐少痢多者，加干姜一累；吐痢，干呕者，取半夏半两，洗去滑，水二升，煮取一升，和一丸服之；若体疼痛，不可堪者，水三升，煮枣三枚，取一升，和一丸服之；若吐痢大极，转筋者，以韭汁洗腹肾从胸至足踝，勿逆，即止；若体冷微汗，腹中寒，取附子一枚，炮去皮，四破，以水二升，煮一升，和一丸服；吐痢悉止，脉不出，体犹冷者，可服诸汤补之。

厚朴汤 主霍乱面[①] 烦方。

厚朴炙 高良姜 桂心各三两

上三味，㕮咀，以水六升，煮取二升，分再服。

四顺汤 主霍乱吐下腹痛，手足逆冷方。

大附子一枚，去皮，破八片 干姜三两 人参 甘草炙，各一两

上四味，㕮咀三味，以水五升，煮取一升半，分三服。

治霍乱吐痢呕逆，**龙骨汤方。**

龙骨 黄连 干姜 赤石脂 当归各三两 枳实五枚，炙 半夏一升，洗 附子炮，去皮，破 人参 桂心 甘草炙，各二两

上一十一味，㕮咀，以水九升，煮取三升，分三服。

治霍乱困笃，不识人方。

鸡苏一大把

上一味，以水一斗，煮取三升，分再服。

治霍乱转筋，两臂及脚、胸胁诸转筋，并主之方。

盐一升五合，煮作汤，渍洗转筋上，按灸良。

又方

大麻子一升，捣，以水三升，煮取一升，尽服之。

又方

香薷一把，水煮令极浓，服二三升，即瘥。青木香亦佳。

治霍乱止吐方

丁香十四枚，以酒五合，煮取二合，顿服之，用水煮之亦佳。

治霍乱吐痢，心烦不止方。

猪粪如鸡子大一枚，为末，以沸汤一升和之，顿服，良，不瘥更作。

又方

粱米粉五合，水一升半和之如粥，顿服，须臾即止。

治霍乱转筋入腹方

鸡屎白末，以水六合，煮取汤，服方寸匕。

治大便不通，哕，数口谵语方。

厚朴二两，炙 大黄四两 枳实五枚，炙

---

① 面：疑当作“而”。

上三味，㕮咀，以水四升，煮取一升二合，分再服当通，不通，尽服之。

竹茹汤 主哕方。

竹茹一升 橘皮 半夏洗，各三两 生姜四两，切 紫苏一两 甘草一两，炙

上六味，㕮咀，以水六升，煮取二升半，分三服。

治中风客热哕方

竹茹四两 生米五合

上二味，以水六升，煮米熟服之。

治呕哕方

芦根五两

上一味，切，以水五升，煮取三升，分三服，兼服小儿尿三合，良。

又方

饮大豆汁一升，止。

又方

常服白羊乳一升。

治气厥，呕哕不得息，又主霍乱，**大豉汤方**。

香豉一升 半夏洗 生姜各二两，切 前胡 桂心 人参 甘草炙，各一两

上七味，㕮咀，以水五升，煮取二升，分三服，勿使冷。

伤寒哕而满者，宜视其前后，知在何部不利，利之愈，哕而不利，此汤主之方。

橘皮一升 甘草一尺

上二味，㕮咀，以水五升，煮取一升，顿服之。

哕，**橘皮汤**主之方。

橘皮 通草 干姜 桂心 甘草炙，各二两 人参一两

上六味，㕮咀，以水六升，煮取二升，分三服。

小半夏汤 主心下痞坚，不能饮食，胸中喘而呕哕，微寒热方。

生姜八两，切，以水三升，煮取一升 半夏五合，洗，以水五升，煮取一升

上二味，合煎取一升半，稍稍服之即止。

又方

橘皮四两 生姜八两

上二味，切，以水七升，煮取二升五合，分三服，下喉即瘥，未[①]瘥更合。

又方

羚羊角屑 前胡 人参 橘皮 甘草炙，各一两

上五味，㕮咀，以水六升，煮取二升，分三服。

卒哕，爪眉头亦可，针此主实哕。实哕者，醉饱得之；虚哕者，吐下得之。又失血虚后亦得之方。

炭末蜜和，细细咽少许，即瘥。

又方

男哕，女人丁壮气盛者，嘘其肺腧，女子，男子嘘之。

痎疟第二

方二首 禳法十二首 针灸法七首

蜀漆丸 主痎疟连年不瘥，服三七日定瘥方。

蜀漆 知母 白薇 地骨皮 麦门冬去心 升麻各五分 恒山一两半 石膏二两，研 香豉一合 萎蕤 乌梅肉 鳖甲各一两，炙 甘草炙，三分

上一十三味，捣筛为末，炼蜜和丸如梧子，空腹饮服十丸，日再，加至二三十丸。

陵鲤汤 主疟疾、江南瘴疟方。

陵鲤甲十四枚，炙 鳖甲一枚，炙 乌贼鱼骨 附子炮，各一两，去皮 恒山三两

上五味，㕮咀，以酒三升渍一宿，未

---

① 未：原作“方”，据王本改。

发前稍稍啜之，勿绝吐之，并涂五心，一日断食，过时久乃食。

肝疟：令人色苍苍然，太息，其状若死，刺足厥阴见血。

心疟：令人心烦甚，欲得清水，寒多不甚热，刺足少阴，是谓神门。

脾疟：令人病寒，腹中痛，热则肠中鸣，鸣已汗出，刺足太阴。

肺疟：令人心寒甚热，间善惊，如有见者，刺手太阴阳明。

肾疟：令人凄凄，腰脊痛，宛转大便难，目眴眴然，手足寒，刺足太阳少阴。

胃疟：令人旦病寒，善饥而不能食，支满腹大，刺足阳明太阴横脉出血。

黄帝问岐伯曰：疟多方少，愈者何？岐伯对曰：疟有十二种。

黄帝曰：疟鬼字何？可得闻乎？岐伯对曰：但得疟鬼[①] 字便愈，不得其字，百方不愈。

黄帝曰：疟鬼十二时，愿闻之。岐伯对曰：寅时发者，狱死鬼所为，治之以疟人著窑上灰火，一周不令火灭，即瘥。

卯时发者，鞭死鬼所为，治之以五白[②] 衣烧作灰三指撮，著酒中，无酒清水服之。

辰时发者，堕木死鬼所为，治之令疟人上木高危处，以棘塞木奇间，即瘥。

巳时发者，烧死鬼所为，治之令疟人坐，师以周匝燃火，即瘥。

午时发者，饿死鬼所为，治之令疟人持脂火于田中无人处，以火烧脂令香，假拾薪去，即瘥。

未时发者，溺死鬼所为，治之令疟人临发时，三渡东流水，即瘥。

申时发者，自刺死鬼所为，治之令疟人欲发时，以刀刺冢上，使得姓字，咒曰：若瘥，我与汝拔却，即瘥。

酉时发者，奴婢死鬼所为，治之令疟人碓梢上捧上卧，莫令人道姓字，即瘥。

戌时发者，自绞死鬼所为，治之令索绳，系其手脚腰头，即瘥。

亥时发者，盗死鬼所为，治之以刀子一口、箭一只、灰一周，刀安疟人腹上，其箭横着底下，即瘥。

子时发者，寡妇死鬼所为，治之令疟人脱衣，东厢床上卧，左手持刀，右手持杖，打令声不绝，瓦盆盛水著路边，即瘥。

丑时发者，斩死鬼所为，治之令疟人当户前卧，头东向，血流头下，即瘥。

疟医并不能救者方

以绳量病人脚，围绕足跟及五指一匝讫，截断绳，取所量得绳，置项上，著反向背上，当绳头处中脊骨上灸三十壮，即定。候看复恶寒，急灸三十壮，即定，比至过发一炊久候之，虽饥勿与食尽日，此法神验，男左女右。

黄疸第三

论三首　方二十八首　针灸一十法

论曰：凡遇时行热病，多必内瘀著黄，但用瓜丁散纳鼻中，令黄汗出，乃愈。即于后不复病黄者矣。常须用心警候，病人四肢身面微似有黄气，须用瓜丁散，不得令散漫，失候必大危矣。特忌酒面，犯者死。

黄疸，目黄不除，**瓜丁散方**。

瓜丁细末，如一大豆许，纳鼻中，令病人深吸取入，鼻中黄水出，瘥。

凡人无故忽然振寒，便发黄，皮肤黄曲尘出，小便赤少，大便时闭，气力无异，食饮不妨，已服诸汤，余热不除，久

① 鬼：原缺，据《外台秘要·卷五》及文义补。
② 白：《外台秘要·卷五》作“色”。

黄者，**苦参散**主之方。

苦参　黄连　黄柏　黄芩　大黄　瓜丁　葶苈熬，各一两

上七味，捣筛为散，饮服方寸匕，当大吐，吐者日一服；不吐者，日再，亦得下。服药五日，知，可消息；不知，可更服之。

小半夏汤　治黄疸，小便色不异，欲自利，腹满而喘，不可除热，热除必哕，哕者。

半夏一升，洗去滑　生姜半斤

上二味，切，以水一斗，煮取二升，分再服。一法以水七升，煮取一升半。

黄疸身目皆黄，皮肉曲尘出者方。

茵陈一把，切　栀子仁二十四枚　石膏一斤

上三味，以水五升，煮二味，取二升半，去滓，以猛火烧石膏令赤，投汤中，沸定，服一升，覆取汗，周身以粉粉之，不汗更服。

黄疸腹满，小便不利而赤，自汗出，此为表和里实，当下之，宜**大黄汤**方。

大黄　黄柏　硝石各四两　栀子十五枚，擘

上四味，㕮咀，以水六升，煮取二升，去滓，下硝石，煮取一升，先食，顿服之。

茵陈汤　主时行黄疸，结热，面目、四肢通黄，干呕，大便不通，小便赤黄似柏汁，腹痛心烦方。

茵陈　半夏洗，各二两　生姜四两，切　大黄二两半　芍药　白术各一两半　栀子擘　前胡各三两　枳实炙　厚朴炙　黄芩　甘草炙，各一两

上一十二味，㕮咀，以水四斗，煮取九升七合，分十服。

又方

黄蒸汁三升，顿服即瘥。

又方

蔓菁子五升，末服方寸匕，日三，数日验。

又方

黄蒸　麦面　猪矢各一升

上三味，以水五升，渍一宿，旦绞去滓，服一升，覆取汗出。

大茵陈汤　主内实热盛发黄，黄如金色，脉浮大滑实紧数者。夫发黄者，多是酒客，劳热食少，胃中热，或湿毒内热者，故黄如金色方。

茵陈一两半　大黄　茯苓　前胡　白术各三两　黄柏一两半　栀子仁二十枚　黄芩　栝蒌　枳实炙　甘草炙，各二两

上一十一味，㕮咀，以水九升，煮取三升，分服一升，得快下，三四日愈。

治黄疸病，五年以上不瘥，但是汤药，服之即瘥，瘥已，还发者方[①]。

茵陈二斤，净，择去恶草，切之

上一味，以水二斗，煮取五升，空腹服，一服二升，日三夜一，隔日更服之，取瘥止，神验。

黄疸变成黑疸，医所不能治方。

土瓜根捣取汁，一升

上一味，顿服之，病当从小便出。

黄黑等疸方

当归三两　桂心六两　干枣一十七枚，去核　麦门冬一升，去心　大黄一两　茵陈　黄芩　黄芪一本无　干姜　茯苓　芍药　黄连　石膏碎　人参　甘草炙，各二两

上一十五味，㕮咀，以水一斗，煮取三升半，分四服。

赤苓散　主黑疸，身皮、大便皆黑方。

赤小豆三十枚　茯苓六铢，切　雄黄一铢　瓜丁四铢　女萎六铢　甘草二铢，炙

---

① 方：原缺，据王本补。

上六味，以水三升，煮豆、茯苓，取八合，捣四味为散，和半钱匕服之。须臾当吐，吐则愈，亦主一切黄。

茵陈丸 主黑疸，身体暗黑，小便涩，体重方。

茵陈一两 甘遂一分 当归 蜀椒汗，各半两，去目、闭口 杏仁去皮尖、双仁，熬 大黄 半夏洗，各三分 葶苈熬 茯苓 干姜各一两 枳实㕮咀，熬黄 白术熬黄，各五分

上一十二味，捣筛为末，炼蜜和丸如梧子大，空腹以饮服三丸，日三。

湿疸之为病，始得之，一身尽疼发热，面色黄黑，七八日后壮热，热在里，有血，当下去之如豚肝状，其少腹满者，急下之。亦一身尽黄，目黄，腹满，小便不利方。

矾石五两，烧 滑石五两，研如粉

上二味，捣筛为散，水服方寸匕，日三服，先食服之，便利如血已，当汗出愈。《千金》以麦粥汁服。

风疸，小便数或黄或白，洒洒恶寒壮热，好睡不欲动方。

生艾三月三日取一束，捣取汁，铜器中煎如漆，密封之，勿令泻 大黄 黄连 凝水石 苦参 葶苈子 栝蒌各等分，熬

上六味，捣筛为散，以艾煎和为丸如梧子，先食饮服五丸，日三，可至二十丸。有热加苦参，渴加栝蒌，小便涩加葶苈，小便多加凝水石，小便黄白加黄连，大便难加大黄。

秦椒散 主膏疸，饮少溺多方。

秦椒一分，汗 瓜丁半两

上二味，捣筛为散，水服方寸匕，日三。

秦王九疸散方

胃疸，食多喜饮，栀子仁主之。

心疸，烦心，心中热，茜根主之。

肾疸，唇干，葶苈子主之熬。

脾疸，尿赤出少，惕惕恐，栝蒌主之。

膏疸，饮水尿多，秦椒、瓜蒂主之。椒，汗。“膏”一作“肺”。

舌疸，渴而数便，钟乳主之。

肉疸，小便白，凝水石主之研。

髓疸，目眶深，多嗜卧，牡蛎、泽泻主之。

肝疸，胃热饮多，水激肝，白术主之。

上一十一味等分，随病所在加半两，捣筛为散，饮服五分匕，日三，稍稍加至方寸匕。

论曰：夫酒疸，其脉浮者，先吐之，沉弦者，先下之；酒疸者或无热，靖言了了，腹满欲吐者，宜吐之；酒疸心中热，欲呕者，宜吐之，酒疸必小便不利，其候当心中热，足下热，是其候也。酒疸下之，久久为黑疸，目青面黑，心中如啖蒜齑，大便正黑，皮革搔之不仁，其脉浮弱，虽黑微黄，故知之也。

寒水石散 主肉疸，饮少小便多，白如泔色，此病得之从酒方。

寒水石 白石脂 栝蒌各五分 知母 菟丝子 桂心各三分

上六味，捣筛为散，麦粥服五分匕，日三，五日知，十日瘥。

酒疸，身黄曲尘出，**牛胆煎方**。

牛胆一枚 大黄八两 芫花一升，熬 荛花半升，熬 瓜丁三两

上五味，以酒一升，切，四味渍之一宿，煮减半，去滓，纳牛胆，微火煎，令可丸，丸如大豆，服一丸，日移六七尺，不知更服一丸，膈上吐，膈下利，或不吐利而痊。

酒疸，心中懊侬，或痛，**栀子汤方**。

栀子十四枚，擘 枳实三枚，炙 大黄

二两　豉半升

上四味，㕮咀，以水六升，煮取二升，服七合，日三。

茵陈汤　主黄疸、酒疸、身目悉黄方。

茵陈三两　大黄　黄芩　黄连各二两　人参半两　栀子仁三七枚　甘草一两，炙

上七味，㕮咀，以水一斗，煮取三升五合，分四服。

半夏汤　主酒癖痫，胸心胀满，肌肉沉重，逆害饮食，小便赤黄，此根本虚劳，风冷饮食冲心，由脾胃客痰所致方。

半夏一升，洗　生姜十两，切　黄芩一两　前胡　茯苓各三两　当归　茵陈各一两　枳实炙　大戟　白术　甘草炙，各二两

上一十一味，㕮咀，以水一斗，煮取三升，分三服。

宛转丸　凡患黄疸，足肿，小便赤，食少羸瘦方。

干地黄　石斛　白术各二两　牡蛎熬　芍药　芎䓖　大黄　小草　甘草炙，各三两

上九味，捣筛为散，炼蜜和丸如梧子，饮服四丸，日三。

茯苓丸　主患黄疸[①]，心下纵横结坚，小便赤，是酒疸方。

茯苓　茵陈　干姜各一两　半夏洗　杏仁去皮尖、双仁，熬，各三分　商陆半两　甘遂一分　枳实五分，炙　蜀椒二合，汗，去目、闭口　白术五分，切，熬，令变色

上一十味，捣筛为末，炼蜜和丸如蜱豆三丸，以枣汤下之。夫患黄疸，常须服此，若渴欲饮水，即服五苓散，若妨满，宛转丸治之。五苓散见伤寒中。

治黄疸小便赤黄方

前胡　茯苓各一两半　椒目一两，熬　附子半分，炮，去皮　茵陈二两半　菖蒲二两半

上六味，捣筛为散，食以前服一钱匕，日三服，此剂更参服上二药。

黄疸之为病，日晡所发热恶寒，少腹急，体黄额黑，大便黑，溏泄，足下热，此为女劳也，腹满者难疗方。

滑石研　石膏研，各五两

上二味，为散，麦粥汁服方寸匕，日三，小便极利，瘥。

灸黄法二十穴

第十一椎下侠脊两边各一寸半，灸脾腧百壮。

两手小指端，灸手少阴，随年壮。

手心中，灸七壮。

胃管主身体痿黄，灸百壮。治十十[②]瘥，忌针。

耳中在耳门孔上横梁，主黄疸。

上腭入口里边，在上缝赤白脉上是，针三锃。

舌下侠舌两边针锃。

颊里从口吻边入，往对颊里去口一寸锃。

上腭里正当人中及唇，针三分锃。

巨阙　上管

上二穴并七壮，狂言浪走者，灸之，瘥。

寅门从鼻头直入发际，度取通绳分为三断，绳取一分入发际，当绳头锃。“锃”字未详，不敢刊正。

脊中椎上七壮。

屈手大指节里各七壮。

中管　大陵　劳宫　三里　然谷　大溪

上八穴，皆主黄疸。

论曰：黄疸之为病，若不急救，多致于死，所以具述古今汤药灸锃方法，按据

① 疸：原缺，据王本补。
② 十：原缺，据王本补。

此无不瘥者也。有人患之，皆昏昧不识好恶，与茵陈汤一剂不解，亦有惺惺如常，身形似金色，再服亦然，隔两日一剂，其黄不变，于后与灸诸穴乃瘥，疮上皆黄水出，然此大慎面、肉、醋、鱼、蒜、韭、热食，犯之即死。

吐血第四论三首　方三十首

论曰：凡吐血有三种，有内衄，有肺疽，有伤胃。内衄者，出血如鼻衄，但不从鼻孔出，是近心肺间津液出，还流入胃中，或如豆汁，或如衉血凝停胃中，满闷便吐，或去数升乃至一斗，得之于劳倦饮食过常所为也；肺疽者，或饮酒之后闷吐，血从吐出，或一合半升；伤胃者，因饮食大饱之后，胃中冷则不能消化，便烦闷强呕，吐之物与气共上冲蹩伤裂胃口，血色鲜赤，腹中绞痛，自汗出，其脉紧而数者，为难治也。吐之后体中但奄奄然心中不闷者，辄自愈。假令烦躁，心中闷乱，纷纷欲吐，颠倒不安，医者又与黄土汤、阿胶散，益使闷乱，卒至不救，如此闷者，当急吐之。

吐方

瓜蒂半两　杜蘅　人参各一分

上三味，捣筛为散，服一钱匕，水浆无在，得下而已，羸者小减之，吐去青黄或血二三升，无苦。

生地黄汤　主忧恚呕血，烦满少气，胸中痛方。

生地黄二斤　大枣五十枚，擘　阿胶炙　甘草炙，各三两

上四味，㕮咀，以水六升，煮取四升，分为四服，日三夜一。

坚中汤　主虚劳内伤，寒热频连，吐血方。

糖三斤　芍药　半夏洗　生姜各三两，切　大枣五十枚，擘　生地黄一斤

上六味，㕮咀，以水二斗，煮取七升，分七服，日三夜一。《千金》有甘草、桂心，无地黄。

治噫止唾血方

石膏四两，碎　生姜切　麻黄去节　五味子各二两　小麦一升　厚朴炙　半夏洗　杏仁去皮尖、双仁，各三两

上八味，㕮咀，以水一斗煮麻黄，去上沫，纳诸药，煮取二升五合，分再服。

又方

伏龙肝如鸡子大两枚　干姜　当归　桂心　芍药　白芷　阿胶预渍之　甘草炙，各二两　细辛半两　芎䓖一两　生地黄八两　吴茱萸二升

上一十二味，㕮咀，以清酒七升，水三升合煮，取三升半，去滓，纳胶，煎取三升，分三服，亦治衄血。《千金》名黄土汤，主吐血。

当归汤　主吐血方。

当归　黄芩各三两　干姜　芍药　阿胶炙，各二两

上五味，㕮咀，以水六升，煮取二升，分三服，日二夜一。

伏龙肝汤　主吐血并衄血方。

伏龙肝半升　干地黄　干姜　牛膝各二两　阿胶炙　甘草炙，各三两

上六味，㕮咀，以水一斗，煮取三升，去滓，纳胶，分三服。

泽兰汤　主伤中里急，胸胁挛痛，频呕血，时寒时热，小便赤黄，此伤于房中者方。

泽兰　糖各一斤　桑白皮三斤，根者　生姜五两，切　麻仁一升　人参　桂心各三两　远志二两，去心

上八味，㕮咀，以醇酒一斗五升，煮取七升，去滓，纳糖，未食服一升，日三夜一，勿劳动。

竹茹汤 主吐血、汗血、大小便出血方。

淡竹茹二升 当归 黄芩 芎䓖 甘草炙，各两半 人参 芍药 桂心 白术各一两

上九味，㕮咀，以水一斗，煮取三升，分四服，日三夜一。

治吐血、唾血，或劳发，或因酒发方。

当归 羚羊角屑 干地黄 小蓟根 柏枝炙 阿胶炙 干姜各三两 白芍药 白术各四两 伏龙肝如鸡子，研 乱发如鸡卵，烧 竹茹一升 蒲黄五合 甘草二两，炙

上一十四味，㕮咀，以水二斗，煮取五升五合，去滓，下胶，消尽下发灰、蒲黄，分五服。

吐血百治不瘥，疗十十瘥，神验不传方。

地黄汁半升 大黄生末，一方寸匕

上二味，煎地黄汁三沸，纳大黄末，调和，空腹服之，日三，血即止，神良。

治吐血方

服桂心末方寸匕，日夜可二十服。

治身体暴血，鼻、口、耳、目九孔，皮肤中皆漏血方。

取新生犊子未食草者，有屎暴干，烧干，水服方寸匕，日四五服，立瘥。

生地黄汤 主衄血方。

生地黄 黄芩各一两 柏叶一把 阿胶炙 甘草炙，各二两

上五味，㕮咀，以水七升，煮取三升，去滓，纳胶，煎取二升五合，分三服。

又方

生地黄三斤，切 阿胶二两，炙 蒲黄六合

上三味，以水五升，煮取三升，分三服。

治鼻口沥血三升，气欲绝方。

龙骨细筛一枣核许，微以气吹入鼻中即断，更出者再吹之，取瘥止。

又方

细切葱白，捣绞取汁，沥鼻中一枣许，即断，慎酒、肉、五辛、热面、生冷等。

阿胶散 主衄血不止方。

阿胶炙 龙骨 当归 细辛 桂心各一两 蒲黄五合 乱发三两，烧灰

上七味，捣筛为散，先食饮服方寸匕，日三服，三剂瘥，亦可蜜丸酒服。

伏龙肝汤 主鼻衄、五脏热结，或吐血、衄血方。

伏龙肝鸡子大一枚 生地黄一斤，切 生竹茹一升 芍药 当归 黄芩 芎䓖 桂心 甘草炙，各二两

上九味，㕮咀，以水一斗三升煮竹茹，减三升，纳药，煮取三升，分三服。《千金》无桂心。

干地黄丸 主失血虚劳，胸腹烦满痛，血来脏虚不受谷，呕逆，不用食，补中治血方。

干地黄三两 厚朴炙 干漆熬 枳实炙 干姜 防风 大黄 细辛 白术各一两 前胡一两半 人参 茯苓各五分 虻虫去翅、足，熬 䗪虫熬，各十五枚 当归 黄芩 麦门冬去心 甘草炙，各二两

上一十八味，捣罗为末，炼蜜和丸如梧子，先食，酒服五丸，日三。

论曰：凡下血者，先见血，后见便，此为远血，宜服黄土汤；先见便，后见血，此为近血，宜服赤小豆当归散。人病虽一，得病之始不同，血气强弱、堪否次第，是以用药制方，随其浅深，取其能堪，为方不一，各取所宜也。

黄土汤方

灶中黄土半升 甘草炙 干地黄 白

术 附子炮，去皮 阿胶 黄芩各三两

上七味，㕮咀，以水八升，煮取二升，分温三服，亦主吐血。

赤小豆当归散方

赤小豆三升，浸，令芽出，暴干 当归三两

上二味，捣筛为散，浆服一方寸匕，日三。

续断止血汤 主先便后血，此为近血方。

续断 当归 阿胶炙 桔梗 桂心各三两 芎䓖 干姜 干地黄各四两 蒲黄一升 甘草一肉，炙

上一十味，㕮咀，以水一斗，煮取五升五合，去滓，下胶，消尽，入蒲黄，分为三服。

伏龙肝汤 主先见血后便转，此为远血方。

伏龙肝五合，研 干地黄五两 发烧屑二合 阿胶三两，炙 黄芩 干姜 牛膝 槲脉炙 甘草各二两，炙

上九味，㕮咀，以水一斗，煮取三升，去滓，下胶及发屑，消尽，分三服。

下血方

牛角䚡炙 当归 龙骨 干姜 熟艾各三两 蜀椒一两，去目、闭口者，汗 黄连五合 升麻一两半 大枣二十枚，擘 附子炮，去皮一枚 黄柏 芎䓖 阿胶炙 厚朴炙 赤石脂 芍药 石榴皮 甘草炙，各二两

上一十八味，㕮咀，以水一斗五升，煮取四升，去滓，纳牛角䚡末、阿胶，消，以绵绞去滓，分七服，日四夜三。《千金》有橘皮。

治小便出血方

龙骨细粉末之，温汤服方寸匕，日五六服。

又方

以酒三升，煮当归四两，取一升，顿服之。

治尿血方

车前叶，切，五升，水一斗，煮百沸，去滓，纳米煮为粥服之。

凡忧恚绝伤、吐血、胸痛、虚劳，**地黄煎方**。

生地黄五斤，捣，绞取汁

上一味，微火煎三沸，纳白蜜一升，又煎三沸，服之日三。

治亡血脱血，鼻头白色，唇白去血，无力者方。

生地黄十斤

上一味，捣，以酒一斗，绞取汁令极尽，去滓，微火煎减半，纳白蜜五升，枣膏一升以搅之，勿止，令可丸下之，酒服，如鸡子一丸，日三。久服不已，老而更少，万病除愈。

论曰：凡亡血、吐血、衄血愈后，必须用此二方补，服三四剂，乃可平复，不尔，恐有大虚及妇人崩中下[①]血，亦同此方。

胸中热第五方二十七首

寒水石汤 主身中大热，胸心烦满毒热方。

寒水石五两 泽泻 茯苓 前胡 黄芩各三两 柴胡 牛膝 白术 甘草炙，各二两 杏仁二十粒，去皮尖、双仁

上一十味，㕮咀，以水一斗，煮取二升，分三服。

治热气上冲不得息，欲死不得眠方。

白薇 槟榔 白石英研 枳实炙 白鲜皮 麦门冬去心 郁李仁去皮 贝母各

① 下：原缺，据王本补。

二两　天门冬去心　桃仁五分，去皮尖、双仁，熬　车前子　茯神各二两　人参　前胡　杏仁二十粒，去皮尖、双仁　橘皮各一两半　桂心半两

上一十七味，捣筛为末，炼蜜和丸如梧子大，竹叶饮下十丸，日二服，加至三十丸。

竹叶饮子方

竹叶切　紫苏各一升　紫菀　白前　甘草炙，各二两　百部二两　生姜三两，切

上七味，㕮咀，以水一斗，煮取三升，温以下，丸尽更合。

龙胆丸　主身体有热，羸瘦不能食方。

龙胆　苦参　黄连　黄芩各二两　大黄三两　黄柏　李子仁去皮　栝蒌　青葙子各一两

上九味，捣筛为末，炼蜜和丸如梧子大，先食饮服七丸，日二，不知增之。

升麻汤　主强壮，身有大热，热毒流四肢，骨节急痛，不可忍，腹中烦满，大便秘涩，无聊赖方。

升麻　枳实炙　栀子仁　黄芩各三两　香豉一升　大黄四两　杏仁一升，去皮尖、双仁　生姜四两，切　生地黄十两　人参　甘草炙，各二两

上一十一味，㕮咀，以水一斗二升，煮豉三沸，去豉纳药，煮取三升半，分四服，日三夜一。又主历节肿。

又方

升麻　大黄各四两　前胡　栀子各三两，擘

上四味，㕮咀，以水九升，煮取三升，分三服。

含消丸　主胸中热，口干方。

茯苓　五味子　甘草炙，各一两　乌梅去核　大枣去核，各二七枚

上五味，捣筛为散，别捣梅枣令熟，乃合余药，更和捣五百杵，丸如弹子大，含之咽汁，日三夜二，任性分作小丸。

半夏汤　主胸中客热，心下烦满，气上，大小便难方。

半夏洗　生姜各八两，切　前胡　茯苓各四两　白术五两　黄芩一两　杏仁去皮尖、双仁，熬　枳实炙，各三两　人参　甘草炙，各二两

上一十味，㕮咀，以水一斗，煮取三升，旦服。若胸中大烦热者，冷服，大便难涩者，加大黄三两。

前胡汤　主胸中逆气，痛彻背，少气不食方。

前胡　半夏洗　芍药　甘草炙，各二两　桂心各一两　生姜三两，切　黄芩　人参　当归各一两　大枣三十枚，去核　竹叶一升，切

上一十一味，㕮咀，以水一斗，煮取三升，分三服。

又方

前胡　人参　生姜切　麦门冬去心饧各三两　桂心　黄芩　当归各一两　大枣三十枚，去核　半夏洗　茯苓　芍药　甘草炙，各二两

上一十三味，㕮咀，以水一斗四升，煮取三升，分三服。

前胡汤　主寒热呕逆少气，心下坚，彭亨，满不得食，寒热消渴，补不足方。

前胡　朴硝　大黄　黄芩　甘草炙，各二两　茯苓　当归　半夏洗　芍药　滑石　石膏碎　栝楼　附子炮，去皮　麦门冬去心　人参各一两　生姜二两，切

上一十六味，㕮咀，以水一斗二升，煮取六升，分六服。

前胡建中汤　主大劳虚劣，寒热呕逆，下焦虚热，小便赤痛，客热上熏，头痛目赤，骨内痛及口干，皆悉主之方。

前胡三两　芍药　当归　茯苓　桂心

各四两　人参　生姜切　白糖　半夏洗　黄芪各六两　甘草一两，炙

上一十一味，㕮咀，以水一斗二升，煮取四升，去滓，纳糖，分为四服。

厚朴汤　主腹满，发热数十日方。

厚朴八两，炙　枳实五枚，炙　大黄四两

上三味，㕮咀，以水一斗二升，煮取五升，纳大黄煮取三升，分三服，主腹中热，大便不利。

五石汤　主骨间热，热痛间不除，烦闷，口中干渴方。

寒水石　滑石　龙骨　牡蛎熬　栝楼　赤石脂　黄芩　甘草炙，各五分　知母　桂心　石膏　大黄各三分

上一十二味，捣粗筛之，以水七升，煮取三升，分四服，日三夜一。

竹叶汤　主五心热，手足烦疼，口干唇干，胸中热方。

竹叶切　小麦各一升　人参一两半　石膏三两，碎　生姜五两，切　知母　黄芩　茯苓　麦门冬各二两，去心　栝楼　半夏洗　甘草炙，各一两

上一十二味，㕮咀，以水一斗二升，煮竹叶、小麦取八升，去滓，纳诸药，煮取三升，分三服。

犀角汤　主热毒流入四肢，历节肿痛方。

犀角二两，屑　羚羊角一两，屑　豉一升　前胡　栀子擘　黄芩　射干各三两　大黄　升麻各四两

上九味，㕮咀，以水一斗，煮取三升，分三服。

承气汤　主气结胸中，热在胃管，饮食呕逆方。

前胡　栀子[①]炙　桂心　寒水石　大黄　知母　甘草炙，各一两　硝石　石膏　栝楼各二两

上一十味，捣筛为散，以水二升，煮药五方寸匕，取一升五合，分二服。

半夏汤　主逆气，心烦满，呕吐气方。

半夏洗　生姜各一斤，切　茯苓　桂心各五两

上四味，㕮咀，以水一升[②]，煮取三升，分三服，日三服。若少气，加甘草二两，一名小茯苓汤。

疗热骨蒸羸瘦，烦闷短气，喘息，两鼻孔张，日西即发方。

龙胆　黄连　栝楼各一两　栀子二十枚　青葙子　苦参　大黄　黄芩　芍药　芒硝各半两

上一十味，捣筛为末，炼蜜和丸如梧子大，饮服十丸，日二，以知为度。

疗积年久患热风方

地骨皮　萎蕤　丹参　黄芪　泽泻　麦门冬各三两，去心　清蜜　姜汁各一合　生地黄汁二升

上九味，㕮咀，以水六升，煮药减一升，纳蜜、姜汁，煮两沸，一服三合，日再，大验。

又方

羚羊角五两，屑　生葛　栀子各六两　豉一升，绵裹　黄芩　干姜　芍药各三两　鼠尾草二两

上八味，㕮咀，以水七升，煮取二升半，分三服。

又方

枳实三两，炙　黄连二两　黄芩　芒硝各三两

上四味，捣筛为末，炼蜜和丸如梧子，饮服三十丸，日三，稍加至四十丸。

生地黄煎　主热方。

---

① 栀子：王本作"枳实"。

② 升：疑当作"斗"。

生地黄汁四升　生地骨皮　生天门冬去心　生麦门冬汁　白蜜各一升　竹叶切　生姜汁各三合　石膏八两，碎　栝楼五两　茯神　萎蕤　知母各四两

上一十二味，㕮咀，以水一斗二升，先煮药取三升，去滓，纳地黄、麦门冬汁，微火煎五沸，次纳蜜、姜汁，煎取六升，下之，服四合，日二夜一，稍加至五六合。

治膈上热方

茯苓　麦门冬去心　甘草各一斤，炙　生地黄六十斤，切

上四味，捣三味为散，纳地黄，合捣暴干，捣筛为散，酒服方寸匕，日三，候食了服之，久服补益明目。

治腹中虚热，舌本强直，颈两边痛，舌上有疮，不得咽食方。

柴胡　升麻　栀子仁　芍药　通草各四两　黄芩　大青　杏仁各三两　生姜切　石膏各八两，碎

上一十味，㕮咀，以水一斗二升，煮取六升，分六服。

头痛身热及热风方

竹沥　升麻各三升　防风　生姜切　杏仁去皮尖、双仁，各三两　芍药　柴胡各四两　石膏碎　生葛各八两

上九味，㕮咀，以水一斗，煮取四升，分四服，日三夜一服，以瘥为度。

治膈上热方

苦参十两　玄参三两　麦门冬去心　车前子各三两

上四味，捣筛为末，炼蜜和丸如梧子，以饮服十五丸，日二，食后服。

压热第六方一十三首　论一首

金石凌　主服金石热发，医所不制，服之立愈方。

上朴硝一斤　上芒硝一斤　石膏四两　凝水石二两

上四味，熟沸水五升渍朴硝、芒硝令消，澄一宿，旦取澄硝，安铜器中粗捣，寒水石、石膏纳其中，仍纳金五两，微火煎之，频以箸[1]头柱看，着箸成凌云泻置铜器中，留著水盆中，凝一宿，皆成凌，停三日以上，皆干也。若热病及石发，皆以蜜水和服半鸡子大。

七水凌　主大热及金石发动，金石凌不制者，服之方。

朴硝五斤　芒硝三斤，如雪者佳　滑石一斤半　玉泉石一斤　石膏一斤　卤碱五斤，如凌者　凝水石一斤，如雪者

上七味，各别捣粗筛。

冻凌水五升　霜水一升　雪水一升　露水五升半　寒泉水五升　雨水一升　东流水五升半

上七味，澄令清，铜器中纳上件七味，散极微火煎取七升，一宿澄清，纳磁坩中净处贮之，以重帛系口，一百二十日，皆如冻凌状，成如白石英，有八棱，成就或大如箸，有长一尺者，名曰七水凌，有人服金石发热者，以井花水和五分匕服之，一服极热，即定。伤寒发热服一刀圭，小儿发热与麻子许，不可多用，神验。买药不得争价，皆上好者，合药以腊月腊日为上，合时以清净处，先斋七日，不履秽污丧孝产妇之家，及不得令鸡、犬、六畜、生妇、六根不完具及多口绕言人见之，不信敬人，勿与服之。服药得热退之后七日，乃慎酒、肉、五辛等物，勿复喜恶口刑罚，仍七日斋戒，持心清净。

紫雪　主脚气毒遍，内外烦热，口生疮，狂叫走，及解诸石、草、热药毒发，卒热黄等瘴疫毒最良方。

---

① 箸：原作“筋”，据王本改。

金一斤　寒水石　石膏　磁石各三斤，并碎

上四味，以水一石，煮取四斗，去滓，纳后药。

升麻一升　玄参一斤　羚羊角屑　青木香　犀角屑　沉香各五两　丁香四两　甘草八两，炙

上八味，㕮咀，于汁中煮取一斗，去滓，纳硝石四升，朴硝精者四升，于汁中煎取七升，投木器中，朱砂粉三两，麝香粉半两，搅令相得，寒之二日，成为霜雪，紫色，强人服三分匕，服之当利热毒，老小以意增减用之，一剂可十年用之。

玄霜　主诸热风热气热瘴热，瘴恶疮毒，内入攻心，热闷，服诸石药发动，天行时气，温疫热入腑脏，变成黄疸，蛇螫虎齿狐狼毒所咬，毒气入腹，内攻心，热须利病出，用水三四合和一小两，搅令消，服之，两炊久，当快利两行即瘥。小儿热病服枣许大即瘥方。

金五十两　寒水石六斤，研如粉　磁石三斤，碎　石膏五斤，碎

上四味，以两斛水煮取六斗，澄清。

升麻　玄参各一斤　羚羊角八两　犀角四两　青木香四两　沉香五两

上六味，切，纳上件汁中煮取二斗，澄清。

朴硝末　芒硝各六升　麝香当门子一两，后入

上三味，纳汁中，渍一宿，澄取清，铜器中微微火煎取一斗二升，以匙抄看，凝[①]即成，下，经一宿，当凝为雪，色黑耳。若犹湿者，安布上，日干之，其下水更煎，水凝即可，停之如初，毕，密器贮之。此药无毒，又主毒风脚气，热闷赤热肿，身上热疮，水渍少许，绵贴取，点上即瘥，频与两服，病膈上热，食后服，膈下热，空腹服之。卒热淋，大小便不通，服一两，原有患热者，皆宜服之。

论曰：凡诸霜雪等方，皆据曾服金石大药，药发猛热，非诸草药所能制者则用之，若非金石发者，则用草药等汤散方制之，不得雷同用霜雪方。若用之，则伤于太冷，于后腰脚疼痛，乃更后为所患，宜消息之。

虚烦心闷方

竹叶汤　主胃虚阳气外蒸，泄津液，口干，体吸吸苦渴，气喘，呕逆涎沫相连方。

竹叶切，五升　小麦一升　麦门冬一升，去心　知母　茯苓各三两　石膏四两，碎　芍药　栝蒌　泽泻　人参　甘草炙，各二两

上一十一味，㕮咀，以水二斗，煮竹叶、小麦取一斗，去滓，纳药，煮取四升，分四服。

厚朴汤　主久积痰冷，胸胁痞满，不受食饮，浑浑欲吐，血室空虚，客阳通之，令脉紧数，重热水蒸，汗漏如珠，四肢烦痛，唇口干燥，渴升[②]水浆方。

厚朴炙　半夏洗　茯苓　白术各四两　枳实四枚，炙　芍药　黄芪各二两　生姜八两，切　麦门冬一升，去心　桂心五合　人参　甘草炙，各二两

上一十二味，㕮咀，以水一斗五升，煮取五升，分四服。

竹叶汤　主下气，胸中烦闷，闷乱气逆，补不足方。

竹叶一把　粳米　麦门冬去心　半夏洗，各一升　人参　当归各二两　生姜一斤，切

上七味，㕮咀，以水一斗五升，煮竹

---

① 凝：原作"疑"，据文义改。

② 升：王本作"胜"。

叶、生姜取一斗，纳诸药煮取八升，分十服，日三夜二。一云：水八升，煮取二升半，服八合。

乌梅汤 主下气，消渴止闷方。

乌梅二七枚，大者 香豉一升

上二味，以水一斗，煮乌梅取五升，去滓，纳豉，煮取三升，分三服，可常用之。

大酸枣汤 主虚劳烦悸，奔气在胸中，不得眠方。

酸枣仁五升 人参 茯苓 生姜切 芎䓖 桂心各二两 甘草炙，一两半

上七味，吹咀，以水一斗二升，煮枣仁取七升，去滓，纳诸药，煮取三升，分三服。

大枣汤 主虚烦，短气，气逆，上热下冷，胸满方。

大枣三十枚，擘 石膏三两，碎 白薇 前胡 人参 防风各二两 桂心 甘草各一尺，炙

上八味，吹咀，以水七升，煮取三升，分三服。

竹根汤 主短气欲绝，不足以息，烦扰，益气止烦方。

竹根一斤 小麦 粳米 麦门冬各一升，去心 大枣十枚，擘 甘草二两，炙

上六味，吹咀，以水一斗，煮米、麦令熟去之，纳诸药，煮取二升七合，分三服，日三。不能服者，以绵沥口中。

酸枣汤 主伤寒及吐下后，心烦乏气，不得眠方。

酸枣仁四升 麦门冬一升，去心 干姜 芎䓖 茯苓 知母 甘草各二两，炙

上七味，吹咀，以水一斗二升，煮枣仁，取一斗，去之，纳诸药，煮取三升，分三服。

白薇散 主虚烦方。

白薇 干姜 甘草各一两 栝楼二两 硝石三两

上五味，各别捣，先纳甘草臼中，次纳白薇，次纳干姜，次纳栝蒌，次纳硝石，捣三千杵，筛和，冷水服方寸匕，日三。

《千金翼方》卷第[①] 十八

① 第：原作“之”，据前后卷文例改。

千金翼方卷第十九 杂病中

消渴第一方二十二首

葵根汤 主一年渴饮一石以上，小便利，若饮酒渴、伤寒渴，皆悉主之方。

霜下葵根皮一握，长四寸

上一味，以水一斗，煮取三升，分三服，取瘥止。

又方

栝楼根 甘草炙，各二两 黄连一升

上三味，㕮咀，以水五升，煮取二升五合，分三服。

茯苓汤 主胃反，吐而渴方。

茯苓八两 泽泻四两 生姜切 桂心 白术各三两 甘草一两，炙

上六味，㕮咀，以水一斗，煮小麦三升，减三升，去麦，纳诸药，煮取二升五合，每[1]服八合，日再。

消渴，师所不能治之方。

生栝楼九斤，去皮，细切，捣绞汁令尽 上好黄连九两，捣，绢罗为末

上二味，以上件汁溲黄连，如硬面细擘，日暴令干，捣之绢筛，更溲如前，日暴捣，一依前法，往反汁尽，暴干捣筛，炼蜜和饮服如梧子十丸，日三，加至三十丸，病愈止。百日慎生冷、醋、滑、酒、五辛、肉、面、油腻，永瘥。无生者，干者九斤，切，以水二斗煎，取一斗和之，如生者法。

桑根汤 主日饮一石水方。

桑根白皮切，五升，入地三尺者良，炙令黄黑

上一味，以水与根亦不限多少，煮以味浓为度，适寒温饮之，任性多少，切，慎盐。

猪肚丸 治消渴方。

猪肚一枚，治如食法 黄连五两 栝楼四两 麦门冬四两，去心 知母四两，无，以茯神代

上五味为散，纳猪肚中线缝，安置甑中，蒸之极烂熟，接热木臼中捣可丸。若硬，加少蜜和丸如梧子，饮服三十丸，日再，渐加至四十、五十丸，渴即服之。

葛根丸 主消渴方。

葛根 栝蒌各三两 铅丹二两 附子一两，去皮

上四味，捣筛为末，炼蜜和丸如梧子，饮服十丸，日三服，治日饮一石水者，春夏减附子。

大黄丸 主消渴，小便多，大便秘方。

大黄一斤 栝楼 土瓜根各八两 杏仁五合，去皮尖、双仁，熬

上四味，破大黄如棋子，冷水渍一宿，蒸暴干，捣筛为末，炼蜜和丸如梧子大，以饮服五丸，日三，以知为度。

酥蜜煎 主消渴方。

酥一升 白蜜三升 芒硝二两

上三味合煎，欲渴即啜之，日六七，益气力，神效。

羊髓煎 主消渴，口干濡咽方。

羊髓二合，无，即以酥代之 白蜜二合 甘草一两，炙，切

上三味，以水二升，煮甘草取一升，

---

[1] 每：原缺，据王本补。

去滓，纳蜜、髓，煎令如饴，含之尽，复含。

酥蜜煎 主诸渴方。

酥一升 蜜一升

上二味合煎，令调和，一服二升，当令下利药出，明日更服一升，后日更服一升，即瘥，慎酒及诸咸等。

茯苓煎 主诸消渴方。

茯苓二斤 白蜜四升

上二味，于铜器中，重釜煎，以两茎薤白为候，黄即煎熟。先食服如鸡子大，日三。

防己散 主消渴，肌肤羸瘦，或乃转筋不能自止，小便不禁，悉主之方。

木防己一两 栝楼 铅丹 黄连各二两

上四味，捣筛为散，先食，以苦酒一升，以水二升合为浆，服方寸匕，日三。服讫，当强饮，极令盈溢，一日再服则憎水，当不欲饮也。

大渴，百方疗之不瘥方。

铅丹 胡粉各半两 栝楼 甘草炙，各二两半 泽泻 石膏 赤石脂 白石脂各五分

上八味，捣筛为散，水服方寸匕，日三，壮人一匕半，一年病一日愈，二年病二日愈，渴甚者夜两服，腹痛者减之，丸服亦佳，一服十丸，伤多则腹痛也。

治口干燥方

酸枣一升半，去核 酸石榴子五合，末 乌梅五十枚，去核 麦门冬四两，去心 茯苓三两半 覆盆子 葛根各三两 石蜜四两 桂心一两六铢 栝楼三两

上一十味，捣筛为末，炼蜜和丸如酸枣大，含之不限时节，以口有津液为度，忌如药治。

三黄丸 主男子五劳七伤，消渴，不生肌肉，妇人带下，手足寒热方。巴郡太守奏。

春三月：黄芩四两 大黄三两 黄连四两

夏三月：黄芩六两 大黄一两 黄连七两

秋三月：黄芩六两 大黄二两 黄连三两

冬三月：黄芩三两 大黄五两 黄连二两

上三味，随时合捣为末，炼蜜和丸[①]如大豆，饮服五丸，日三，不知稍增至七丸，服一月病愈，久服，行及奔马，尝试有验。

铅丹散 主消渴方。

铅丹二两 栝楼八两 茯苓 甘草炙，各一两半 麦门冬八两，去心

上五味，捣筛为散，旦以浆服方寸匕，日二。

膀胱冷，小便数多，每至夜偏甚方。

鸡肠五具，治如食法 羊肾一具，去脂，并干为末 赤石脂六两 龙骨三两 苁蓉四两 黄连五两 桂心二两

上七味，捣筛为散，酒服方寸匕，半日再服，五日中可作羊汤，炙一剂，十日外可作羊肉臛，香味如常，食饱与之。

尿煮牡蛎，主内消，小便数方。

牡蛎五两，熬

上一味，以患人尿三升，煮取二升，分再服。

治渴利方

豆一升，醋拌蒸，暴干，三拌，三暴，三蒸，熬 黄连一斤，如金色者

上二味，捣筛为末，炼蜜为丸如梧子，饮服三十丸，日二，稍加至四十丸，神验。

---

① 丸：原缺，据王本补。

大病后虚羸不足成渴方

取七岁以上、五岁以下黄牛新生犊[①]者乳一升，以水四升，煎取一升，适寒温，稍稍饮之，不得过多，十日服之不住，佳。一云渴即饮，不限多少。

又方

取自死鸡大者一枚，以三升半白汤，捉脚倒[②]，细细淋之三七遍，拔毛，置于汤中，毛尽，去毛，取汁澄清汤，即任性饮之，饮尽即愈。其鸡故杀作药，不过七日，其病倍发，以后百药不可瘥，慎之慎之。

栝楼散 主消渴，延年益寿方。

栝楼 枸杞根 赤石脂 茯苓各一两半 天门冬二两半，去心 牛膝 干地黄各三两 桂心 菊花 麦门冬去心 菖蒲 云母粉 泽泻 卷柏 山茱萸 远志去心 五加皮 杜仲炙 瞿麦 续断 石斛 黄连 柏仁 石韦去毛 忍冬各一两 菟丝 车前子 蛇床子 巴戟天 钟乳研 薯蓣 甘草炙，各五分

上三十二味，捣筛为散，酒服方寸匕，日三四。亦可丸，服十丸，日三。

淋病第二方二十首

治血淋、热淋方。

以韭七茎烧令热，以手熟挼热掩尿处，冷即易之，可六七度，瘥。

治热淋方

白茆根四斤

上一味，切，以水一斗五升，煮取五升，每服一升，日三，夜二。

治石淋方

车前子二升，绢袋贮，以水八升，煮取三升，顿服之，须臾当下石子，宿勿食，服之良。

又方

常煮冬葵根作饮服之，石出。

关格不通方

芒硝五两 芍药四两 杏仁四两，去皮尖、双仁 麻子仁三两 枳实一两，炙 大黄半斤 干地黄二两

上七味，㕮咀，以水七升，煮取三升，分三服。一方用乌梅、榆白皮各五两，无枳实、地黄。

治淋方

车前子一把 榆白皮一握 乱发如鸡子大，烧之取灰

上三味，以水六升，煮取三升，分再服。

又方

黄芩四两

上一味，㕮咀，以水五升，煮取二升，分三服。亦主下血。

治淋方

榆白皮切，一升 车前子切，五升 葵子一升 滑石八两 通草八两 赤蜜一升

上六味，㕮咀，以水三斗，煮取七升，去滓下蜜，更煎取三升，分三服。

治尿白稠方

露蜂房烧灰，服方寸匕，煮汁服，亦佳。

治小便不通方

滑石二两 葵子一两 榆白皮一两

上三味，为散，浓煮麻子汁一升半，取一升，以二方寸匕和服，两服即通。

治小便不通方

纳姜黄末如豆许大小便孔中，即通。

又方

通草 猪苓去皮 桑白皮各二[③]两

上三味，㕮咀，以水六升，煮取二

---

① 生犊：原缺，据王本补。
② 倒：原作“到”，据文义改。
③ 二：原缺，据王本补。

升，分二服。

治丈夫、女人胞转，不得小便八九日方。

滑石一斤　寒水石一两，碎　葵子一升

上三味，以水一斗，煮取五升，尽服即利。

久房散　主小便多或不禁方。

菟丝子二两　蒲黄三两　黄连三两　硝石一两　肉苁蓉二两

上五味，并鸡膍胵中黄皮三两为散，服方寸匕，日三，行三四里又服。一方用五味子三两。

治小便不利，膀胱胀，水气流肿方。

水上浮萍干末，服方寸匕，日三。

治小便不禁，多，日便一二斗，或如血方。

麦门冬八两，去心　蒺藜子二两　甘草一两，炙　干姜四两　桂心二两　干地黄八两　续断二两

上七味，㕮咀，以水一斗，煮取二升五合，分三服。

又方

鹿茸长三寸，炙　踯躅一升　桂心一尺　韭子一升　附子三枚，炮，去皮　泽泻三两

上六味为散，服五分匕，日三，稍加至一寸匕，浆水服之，瘥。

治大小便不通

当归三斤　大戟一斤　牛膝三斤

上三味，切，以水五升，煮取二升，以大豆五升煎令汁尽，豆干，初服三枚，以通为度。

濡脏汤　主大小便不通六七日，腹中有燥屎，寒热，烦迫短气，汗出腹满方。

生葛根二斤　猪膏二升　大黄一两

上三味，㕮咀，以水七升，煮取五升，去滓纳膏，煎取三升，澄，强人顿服，羸人再服。

霹雳煎方

好浓酒一盏　盐一大钱

上二味，和于铛内，文火煎，搅勿住手，可丸，得就铛丸如小茧大，纳肛肠中，不过三，必通。如不通者，数尽也，神效。酒当作蜜。

水肿第三方二十六首　并五不治证

凡水肿有五不治：

一面肿苍黑，是肝败，不治；

二掌肿无纹理，是心败，不治；

三腹肿无纹理，是肺败，不治；

四阴肿不起，是肾败，不治；

五脐满肿反者，是脾败，不治。

猪苓散　主虚满，通身肿，利三焦，通水道方。

猪苓去皮　茯苓　葶苈熬　人参　五味子　防风　泽泻　狼毒　玄参　干姜　白术　桂心　椒目　大戟　远志去心　甘草炙，各半两　女曲三合，熬　小豆二合　苁蓉二分半

上一十九味，捣筛为散，酒服方寸匕，日三，夜一，老小服一钱匕，日三，以小便利为度。

治百病诸荒邪狂走，气痞冷病，历年黄黑，大腹水肿，小儿丁奚，疟疾经年，霍乱中恶，蜚尸及暴疾，皆悉主之方。

芫青　巴豆去心皮，熬　斑蝥各三十枚，去翅、足，熬　天雄炮，去皮　干姜各半两　乌头炮，去皮　细辛　蜀椒汗，去目、闭口者　附子炮，去皮　踯躅　黄芩　桂心各一两

上一十二味，细切，以绢袋中盛酒一斗，渍十日，去滓，服半合，日三，以知为度，暴滓作散，酒服半钱匕，日三，强人一钱，伤寒、中温、湿冷、头痛、拘急、寒热、疟发、头风，皆须服一钱匕，厚覆取汗。初服当吐清汁三四升许；又主心疝，妇人无子。服之烦闷不堪者，饮冷

水一升即解。

蒲黄酒 主通身肿，此风虚水气，亦主暴肿方。

蒲黄 小豆 大豆各一升

上三味，以酒一斗，煮取三升，分三服。

商陆酒 主风水肿方。

取商陆，切一升，以酒二升渍三宿，服一升当下，下者减之，从半升起，日三，尽更合服。

又方

取大豆一升，以水四升，煮取二升，去滓，纳上酒一升，合煎取一升，随能杯饮之，日三服，常令有酒势。

茯苓丸 主水胀大。甄主簿与康公处得效方。

茯苓 白术 椒目各一两 葶苈子一两半，熬 桂心三分 芒硝 泽泻 木防己各五分 甘遂三分 赤小豆 前胡 莞花各半两，熬。《千金》作芫花

上一十二味，捣筛为末，炼蜜和丸如梧子，蜜汤服五丸，日一，稍加，以知为度。

汉防己煮散 主水肿上气方。褚澄秘之。

汉防己 泽漆叶 石韦去毛 桑白皮 泽泻 丹参 茯苓 橘皮 白术各三两 生姜十两，切 郁李仁五两 通草一两

上一十二味，捣筛为散，以水一升七合，纳四方寸匕，煮取八合，顿服日二。小便利为度。

第一之水，先从面目肿遍一身，名曰青水，其根在肝，大戟主之；

第二之水，先从心肿，名曰赤水，其根在心，葶苈主之；

第三之水，先从腹肿，名曰黄水，其根在脾，甘遂主之；

第四之水，先从脚肿，上气而咳，名曰白水，其根在肺，藁本主之；

第五之水，先从足趺肿，名曰黑[①]水，其根在肾，连翘主之；

第六之水，先从面至足肿，名曰玄水，其根在胆，芫花主之；

第七之水，先从四肢起，腹满大，身尽肿，名曰风水，其根在胃，泽漆主之；

第八之水，先从四肢小肿[②]，其腹肿独大，名曰石水，其根在膀胱，桑根白皮主之；

第九之水，先从小肠满，名曰果水，其根在小肠，巴豆主之；

第十之水，乍盛乍虚，乍来乍去，名曰气水，其根在大肠，赤小豆主之。

上十病，皆药等分，与病状同者则倍之，白蜜和，先食，服一丸如小豆，日三。欲下病者，服三丸，弱者当以意节之。

治宿食、流饮、寒热、温病、水肿。

郁李仁十枚，熟研 粳米三合，研，令中断

上二味，以水四升，合煮取二升，顿服，此粥日三度作服之，人强用十五枚，羸者五六枚，不知者稍加之，以知为度。

炙鲤鱼主肿满方

取鲤鱼长一尺五寸，以尿渍令没一[③]宿，平旦以木从口贯之至尾，炙令黄熟，去皮，宿勿食，顿服之，不能者再服令尽，神方。

男女新久肿得恶，暴风入腹，妇人新产上溷，清风入脏，腹中如马鞭者，嘘吸短气，咳嗽，**一味大豆煎方。**

大豆一斗，择令净

上，以水五斗，煮之得一斗三升，澄清去下浊者，纳釜中，以一斗半美酒纳汁

① 黑：原作"赤"，据王本改。
② 肿：原缺，据王本补。
③ 一：原缺，据王本补。

中，煎取九升，宿勿食，旦服三升，温覆取汗两食顷，当下去风气肿减，慎风冷，十日平复如故，除日服之。若急，不可待除日，逐急令服。合时，于清净无人处，令童子一人视之，不用六畜、妇人见之。自度身中肿未尽，更服三升，瘥了了者，勿服也，神验，《千金》不传。

又方

楮皮叶一大束

上一味，切，以水一斗，煮取五升，去滓，服之，不过三四日[①]，面肿乃减，虽得瘥，常可服之。《千金》楮枝皮叶一大束，切，煮取汁，随多少酿酒，旦服，醉为佳，后同。

莨菪丸 治水气肿，鼓胀，小便不利。山连治韦司业得瘥，司业侄云表所送，云数用神验。

莨菪子一升 羖羊肺一具，青羊亦佳

上二味，汤微煠肺，即薄切之，暴干捣末，以三年大醋浸莨菪子，一伏时出之，熬令变色，熟捣如泥，和肺末蜜和捣作丸，食后一食久，服如梧子四丸，麦门冬饮服之，日三，以喉中干，口粘浪语为候，数日小便大利，即瘥。

麦门冬饮法

麦门冬二十五枚，去心 粳米二十五粒

上二味，以大合三合半水煮之，米大熟，去滓，以下丸药，每服常作。

有人虚肌积年，气上似水病，眼似肿，而脚不肿方。

榖楮叶八两

上一味，以水一斗，煮取六升，去滓，纳米煮粥，亦以当水，煮羹等皆用之，秋时多收，以拟经冬用，其水多少浓淡，任人勿拘，此方慎蒜、面、猪、鸡、鱼、油腻，重者三年服之，永瘥，轻者一年瘥。

治水肿方

葶苈子六两，生用 桂心二两

上二味，捣筛为末，炼蜜和丸如梧子，饮服十丸，日二，慎如前法，忌口味。

麻豆煎 主大腹水肿方。

大麻一石，未入窖，不郁悒者 赤小豆一石，不得一粒杂

上二味，取新精者仍净拣择，以水淘，暴令干，蒸麻子使熟，暴令干，贮净器中。欲服，取五升麻子熬之，令黄香，惟须缓火，勿令焦，细捣取末，以水五升，研取汁令尽，净器密贮之，明旦欲服，今夜以小豆一升净淘渍之，至晓干漉去水，以新水煮，未及好熟，即漉出令干，纳麻子汁中，煮令大烂熟为佳，空腹恣意食，日三。其陈郁麻子，益增其病，慎勿用之。一切水肿，皆忌饱食，常须少饥。后有灸三里、绝骨，作鱼羹法，见《千金》中。

苦瓠丸 主大水，头面、遍身大肿满方。

苦瓠白穰实捻，如大豆粒

上一味，以面裹煮一沸，空腹吞七枚，午后出水一升，三四日水自出不止，大瘦即瘥。三年慎口味，苦瓠须好无黡翳者，不尔有毒，不堪用。

槟榔丸 主水肿方。

槟榔 桂心 栝楼 麻黄去节 杏仁去皮尖、双仁，熬 茯苓 椒目 白术各三两 附子炮，去皮 吴茱萸五合 厚朴炙 干姜 黄芪 海藻一本无 木防己 葶苈熬 甘草炙，各二两

上一十七味，捣筛为末，炼白蜜和丸如梧子，饮服二丸，日三，加至四丸，不知，又加二丸，可至十二丸。此主老小水肿、虚肿、大病客肿作喘者，用之佳。一云忌海藻，必恐无此一味。

---

① 四日：原缺，据王本补。

风水，通身肿欲裂，利小便方。

防风 猪苓去皮 泽泻 麻黄[①]去节 茯苓各四两 黄芪三两 泽漆 白术各五两 杏仁去皮尖、双仁 大戟各一升 独活八两 酒一斗 大豆二升，以水七升，煮一升

上一十三味，㕮咀，以豆汁及酒合煮取七升，分六七服，一日一夜令尽，当小便极利为度。

泽漆根汤 主水通身洪肿，四肢无堪，或从消渴，或从黄疸，支饮，内虚不足，荣卫不通，血气不化，气实皮肤中，喘息不安，腹中响响胀满，眼不得视方。

泽漆根十两 赤小豆二升 茯苓三两 鲤鱼一枚重五斤者，净去肠胃 生姜八两，切 人参 麦门冬去心 甘草炙，各二两

上八味，以水一斗七升，煮鲤鱼、豆减七升，去之，纳药，煮取四升五合，去滓，一服三合，日三。弱人二合，日再服，气下喘止，可至四合，晬时小便利，肿气减，或小溏下。若小便大利，还从一合始，大利止。若无鲤鱼，鲖鱼亦可。若水甚，不得卧，卧不得转侧，加泽漆一斤；渴，加栝楼二两；咳，加紫菀二两，细辛一两，款冬一两，桂心三两，增鱼汁二升。

大豆汤 主风水，通风大肿，眼不得开，短气欲绝或咳嗽方。

大豆一斗 乌头炮，去皮 黄芪 泽泻各三两 杏仁一升，去皮尖、双仁 半夏六两，洗 茯苓 白术各五两 生姜七两，切 麻黄去节 猪苓去皮 防风 木防己各四两 甘遂 甘草炙，各二两 酒一升

上一十六味，以水四斗，先煮豆取一斗，去豆纳药及酒合煮取七升，日四夜三，得快利小便为度，肿减便住，不必尽剂。若不得利小便者，加生大戟一升，葶苈二两半，无不快也，万不失一。

麻黄汤 主风湿、水疾，身体面目肿、不仁而重方。

麻黄四两，去节 甘草二两，炙

上二味，㕮咀，以水五升，煮取三升，分三服，重覆日移二丈，汗出。不出更合服之，慎护风寒，皮水用之良。

治水肿方

以苦瓠穰一枚，以水一石，煮一炊久，去滓，煎令可丸，服如大豆，小便利后，作小豆羹，乃饮食之。

又方

葶苈五两，熬 牵牛子 泽泻 昆布洗 海藻洗 猪苓去皮，各三两

上六味末之，炼蜜和丸如梧子大，饮服十五丸，日三。

石胆丸 主足胫肿，小便黄，胸痛，颊[②]车骨筋解开痛方。

石胆研 吴茱萸 天雄炮，去皮 芫花熬 柏仁各一分 防风 荛花熬 杜仲炙，各三分 菖蒲 葶苈熬，各一两 菟丝子三合

上一十一味，捣筛为末，炼蜜和为丸如蜱豆，以饮服三丸，日二。

痰饮第四方一十四首

治痰饮头痛，往来寒热方。

常山一两 云母粉二两

上二味，捣筛为散，热汤服一方寸匕，吐之，止，吐不尽，更服。

杜蘅汤 主吐百病方。

杜蘅 松罗各三两 瓜蒂二七枚

上三味，切，以水酒各一升二合，渍二宿，去滓，分再服。若服已即吐者，止，不吐者更服之。每服相去如人行十里，欲令药力尽，饮一升稀粥便定，老小

---

① 麻黄：原缺，据王本补。

② 颊：原作“烦”，据王本改。

用之亦佳。《千金》云：酒一升二合渍二宿。

蜜煎 主寒热方。

赤蜜五合 常山四两 甘草半两，炙，一法二两

上三味，㕮咀，以水一斗，煮取二升，去滓纳蜜，温服七合，吐则止，不吐更服七合，勿饮冷水。

又方

蜜二合 醋八合

上二味调和，旦顿服，须臾猥猥然欲吐，摘之，若意中不尽，明旦更服。无毒，不大呕吐，其药安稳。

葱白汤 主冷热膈痰，发时头痛闷乱，欲吐不得方。

葱白二七茎，切 桃叶一把 乌头炮，去皮 真珠另研 常山 甘草炙，各半两

上六味，㕮咀，以酒四升，水四升，合煮取三升，去滓，纳真珠服一升，得吐止。

松萝汤 主胸中痰积热，皆除之方。

松萝二两 乌梅二七枚 常山三两 栀子二七枚，擘 甘草五两，炙，一云一两

上五味，㕮咀，以酒三升，渍一宿，旦以水三升，合煮取二升五合，分再服，得快吐，便止，不要顿尽，二服也。

又方

松萝一两 乌梅三七枚 常山 甘草各二两，炙

上四味，㕮咀，以酒三升，渍一宿，煮取二升，服一升，取吐止。

大五饮丸 主五种饮。一曰留饮，停水在心下；二曰澼饮，水澼在两胁下；三曰痰饮，水在胃中；四曰溢饮，水溢在膈上、五脏间；五曰流饮，水在肠间，动摇有声。夫五饮者，皆由饮后伤寒，饮冷水过多所致方。

远志去心 苦参 藜芦 白术 乌贼骨 甘遂 大黄 石膏 半夏洗 紫菀 桔梗 前胡 芒硝 栝楼 五味子 苁蓉 贝母 桂心 芫花熬 当归 人参 茯苓 芍药 大戟 葶苈熬 黄芩各一两 附子炮，去皮 常山 厚朴炙 细辛 薯蓣 甘草炙，各三分 巴豆三十枚，去心、皮，熬

上三十三味，捣筛为末，炼蜜和丸如梧桐子大，酒服三丸，日三，稍加之。

前胡汤 主胸中久寒澼实，宿痰隔塞，胸痛，气不通利，三焦冷热不调，食饮减少无味，或寒热体重，卧不欲起方。

前胡 人参 大黄 当归 甘草炙，各二两 黄芩 防风 麦门冬去心 吴茱萸各一两 半夏三两，洗 生姜四两，切 杏仁三十枚，去皮尖、两仁

上一十二味，㕮咀，以水一斗，煮取三升，分三服，日三。

白术茯苓汤 主胸中结痰，饮澼结脐下，弦满，呕逆不得食，亦主风水方。

白术 茯苓 橘皮 当归各三两 附子炮，去皮，二两 半夏洗 生姜切 桂心各四两

上八味，㕮咀，以水一斗二升，煮取三升，分为三服，日三服，三剂佳。《深师方》有细辛一味，一作人参。

姜椒汤 主胸中积聚痰饮，饮食减少，胃气不足，咳逆呕吐方。

生姜汁七合 蜀椒三合，汗，去目、闭口者 半夏三两，洗 橘皮二两 茯苓 桔梗 桂心 附子炮，去皮 甘草炙，各一两

上九味，㕮咀，以水七升，煮取二升五合，去滓，纳姜汁煎取二升，分三服，服两剂佳。若欲服大散诸五石丸，必先服此方，乃进黄芪丸辈必佳。

半夏汤 主痰饮澼气吞酸方。

半夏三两，洗 生姜六两，切 附子一枚，炮去皮 吴茱萸三两，熬

上四味，㕮咀，以水五升，煮取一升

五合，分三服，日三，老小服半合。

姜附汤 主痰澼气方。

生姜八两，切 附子四两，生，去皮，四破

上二味，以水八升，煮取二升，分四服，日二。亦主卒风，大良。

论曰：凡痰饮盛，吐水无时节，其源为冷饮过度，遂令痼冷，脾胃气羸，不能消于食饮，食饮入胃，皆变成冷水，反吐不停者。

赤石脂散 主之方。

赤石脂三斤

上一味，捣筛为散，服方寸匕，日三，酒饮并可下之，稍稍渐加至三匕，服尽三斤，则终身不吐水。又不下利，补五脏，令肥健。有人痰饮，服诸药不瘥，惟服此一斤，即愈。

癖积第五方一十四首

大五明狼毒丸 主坚癖或在人胸，或在心腹方。

狼毒 干地黄熬，各四两 杏仁三十枚，去皮尖、双仁 巴豆二十枚，去皮心，熬 干姜 桂心各一两半 旋覆花 芫花熬 莽草各半两 细辛 五味子 蜀椒汗，去目、闭口者 漆头蕳茹各一两 人参 附子炮，去皮 大黄 厚朴炙 木防己 苁蓉 当归 半夏洗，各二两

上二十一味，捣筛为末，炼蜜和丸如梧子大，以饮服二丸，日二夜一，以知为度。

小狼毒丸 主病与前方同。

狼毒三两 附子炮，去皮 半夏洗 白附子各一两 漆头蕳茹 旋覆花各二两

上六味，捣为末，炼蜜和，更杵五千杵，丸如梧子，饮服三丸，日二，稍加至十丸。

礜石丸 主积聚，癥坚不能食方。

礜石五两，炼 雄黄研 人参各一两 杜蘅 桂心各一两半 前胡 藜芦各三分 大黄二两 干姜二两 皂荚半两，炙，去皮、子 丹参各二两 半夏洗 附子炮，去皮 巴豆去皮 乌头炮，去皮，各六铢

上一十五味，捣筛为末，炼蜜和丸如小豆，服二丸，日二。可至四丸。

治癥癖，乃至鼓胀方。

取乌牛尿一升，微火煎如稠糖，空腹服大枣许一枚，当鸣转病出，隔日更服，忌口味。

又方

人尿三升，煎取一升，空腹服，如牛尿法。

芒硝汤 主暴癥坚结方。

木防己 白术 鬼臼各一两半 芒硝 芍药 当归各二两 大黄三两 蜈蚣炙 蜥蜴炙，各二枚 甘草一两，炙

上一十一味，㕮咀，以水七升，煮取二升，去滓，下芒硝，分为三服，日三。

治卒暴癥方

蒜十片，去皮，五月五日户上者 桂心一尺二寸 伏龙肝鸭卵大一枚

上三味，合捣，以醇苦酒和之如泥，涂著布上掩病处，三日消。《千金》云：凡蒜或无蒜，亦得用也。

又方

取商陆根捣蒸之，以新布藉腹上，以药铺布上，以衣覆上，冷即易，取瘥止，数日之中，晨夕勿息为之妙。

三棱草煎 主癥癖方。

三棱草切，取一石

上一味，以水五石，煮取一石，去滓，更煎取三斗，于铜器中重釜煎如稠糖，出纳密器中，且以酒一盏服一匕，日二服。每服常令酒气相续。

疗十年痃癖方

桃仁去皮尖、双仁，熬 豉干，暴，去

皮，熬，捣筛，各六升　蜀椒去目、闭口者，生，捣筛　干姜捣筛，各三两

上四味，先捣桃仁如膏，合捣千杵，如干，可入少蜜和捣，令可丸如酸枣大，空腹酒服三丸，日三，仍用熨法。

椒盐方[①]

取新盆一口受一斗者，钻底上作三十余孔，孔上布椒三合，椒上布盐，盐上安纸两重，上布冷灰一升，冷灰上安热灰一升，热灰上安熟炭火如鸡子大，常令盆大口热，底安薄毡，其口以板盖上，以手捉勿令落，仰卧安盆于腹上，逐病上及痛处，自捉遣移熨之，冷气及癥结皆从下部中作气出，七日一易椒盐，满三七日，百病皆瘥，乃止。

江宁衍法师破癖方

白术　枳实炙　柴胡各三两

上三味，㕮咀，以水五升，煮取二升，分三服，日三，可至三十剂，永瘥。

陷胸汤　主胸中、心下结坚，食饮不消方。

大黄一两　栝楼二两　甘草二两　甘遂一两　黄连六两

上五味，㕮咀，以水五升，煮取二升五合，分三服。

三台丸　主五脏寒热，积聚，胪胀肠鸣而噫，食不作肌肤，甚者呕逆。若伤寒疟已愈，令不复发，食后服五丸，饮多者吞十丸，常服令人大小便调和，长肌肉方。

大黄二两，熬　熟硝石　葶苈各一升，熬　茯苓半两　厚朴炙　前胡　附子炮，去皮　半夏洗　细辛各一两　杏仁一升，去皮尖、双仁、熬

上一十味，捣筛为末，别捣杏仁如脂，次纳药末，炼蜜相和令得所，更捣五千杵，丸如梧子大，酒服五丸，稍加，以知为度。

大桂汤　主虚羸，胸膈满方。

桂心一斤　半夏一升，洗　黄芪四两　生姜一两，切

上四味，㕮咀，以水一斗四升，煮取五升，分五服，日三夜二。

寒冷第六方九首

鹿骨汤　主虚劳风冷，补诸不足，乏惙少气方。

鹿骨一具，锉　苁蓉一两　防风　橘皮　芍药　人参　当归　龙骨　黄芪各二两　桂心　厚朴炙　干姜　独活　甘草炙，各三两

上一十四味，㕮咀，以水三斗，先煮骨，取一斗澄取清，纳药煮取三升五合，分四服，日再。

大桂皮汤　主气逆，又寒热往来，吸吸短气，恶闻人声，诸烦酸疼，咳逆不能饮食，饮食不生肌肉，溺黄，里急绞痛，气上冲发咳，胃管有热，雷鸣相逐，寒冷厥逆，伤损五脏，语言难，喜直视，大便难方。

桂心六两　当归　细辛　黄芩各二两　人参五两　厚朴炙　枳实炙　芍药　芎䓖各三两　黄芪四两　麦门冬去心　吴茱萸　半夏洗，各一升　蜜五合　附子一枚，炮，去皮　生姜二斤　五味子　饴各半斤　甘草六两，炙

上一十九味，㕮咀，捣生姜取汁三升，以水二斗煮药，取六升，去滓，微火上煎，纳姜汁、蜜、饴搅相得，煮取六升，一服一升，日二。

大半夏汤　主胸中虚冷，满塞下气方。

半夏一升，洗　生姜七两，切　桂心五

① 椒盐方：原缺，据王本补。

两　蜀椒三百粒，去目、闭口，汁　茯苓　枳实炙，各二两　大枣二十枚，擘　附子炮，去皮，破　当归　人参　厚朴炙　甘草炙，各一两

上一十二味，㕮咀，以水一斗，煮取三升，分三服。

茱萸汤　主风冷气，腹中虚冷、急痛，饮食不消，心满，少腹里急引痛，手足逆冷，胃中响响，干噫欲吐，吐逆短气方。

吴茱萸二升　小麦　半夏洗，各一升　生姜十五两　大枣五十枚，擘　桂心三两　人参　黄芩　甘草炙，各二两

上九味，㕮咀，以水一斗二升，煮取四升，分为四服，一服一升，日再。

茱萸汤　主男子虚热，寒冷，妇人寒劳气逆，及胸腹苦满而急，绕脐痛，寒心，吞酸，手足逆冷，脐四边坚，悸气踊起，胃中虚冷，口中多唾，或自口干，手足烦，苦渴湿痹，风气动作，顽痹不仁，骨节尽痛，腰背如折，恶寒大呼即惊，多梦，梦见鬼神，此皆五脏虚方。

吴茱萸二升　半夏一升，洗　生姜一斤，切　芍药　桂心各三两　大枣十二枚，擘　人参　黄芩　甘草炙，各二两

上九味，㕮咀，以水一斗二升，先煮枣极沸，乃纳诸药，煮取四升，服八合，日三。

乌头当归汤　主虚劳损胸满痛，挛急短气，面黄失色，头眩心烦，梦寤失精，寒气支节疼，又两腋不得喘息，喘息辄牵痛，逆害饮食，悉主之方。

乌头炮，去皮　独活　芍药　蜀椒去目、闭口者，汗　白术　人参各二两　厚朴四两，炙　桂心五两　麦门冬去心　细辛各一两　吴茱萸一升　当归　生姜切　甘草炙，各二两

上一十四味，㕮咀，以水一斗三升，煮取四升，一服七合，日三，乌头炮令黄，乃用之。

泽兰子汤　主伤中里急，两胁挛痛，久致咳嗽，四肢寒热，小便赤黄，饮酒困卧，长风百脉开张，血痹不仁，梦寤失精，唇口干燥，奄然短气方。

泽兰子　半夏洗　麻仁各一升　大枣二十枚，擘　糖一斤　人参　茯苓　细辛各二两　远志去心　桂心　龙骨　甘草炙，各一两

上一十二味，㕮咀，以水一斗二升，煮取四升，分四服，日三夜一。

泻膈汤　主胸心逆满，牵引腰背疼痛，食饮减少方。

桂心　干姜　枳实炙　甘草炙，各四两　芫花一分，熬　茯苓二两　大黄半两　半夏洗　人参　桔梗　麦门冬各五分，去心

上一十一味，㕮咀，以水一斗，煮取三升，分三服。

人参汤　主养神补益，长肌肉，能食，安利五脏，通血脉调气方。

人参　干姜　黄芪　芍药　细辛　甘草炙，各一两

上六味，㕮咀，以水四升，煮取一升八合，一服三合。

饮食不消第七[①]　方一十七首　论一首

太一白丸　主八痞，两胁积聚，有若盘盂，胸痛彻背，奄奄恻恻，里急气满噫，项强痛，极者耳聋，消渴，泄痢，手足烦，或有流肿，小便苦数，淋沥不尽，不能饮食，少气流饮，时复闷塞，少腹寒，大肠热，恍惚喜忘，意有不定，五缓六急，食不生肌肉，面目黧黑方。

狼毒　桂心各半两　乌头炮，去皮　附

① 七：原作“十”，据王本改。

子炮，去皮　芍药各一两

上五味，捣筛为末，炼蜜和，更捣三千杵，丸如梧子大，旦以酒服二丸，暮三丸。知热止，令人消谷，长肌强中，久服大佳。

淮南五柔丸　主补虚寒，调五脏，和荣卫，通饮食，消谷，长肌肉，缓中利窍方。

茯苓　细辛　芍药　半夏洗　当归各一两　苁蓉　葶苈熬，各二两　柴胡三两　大黄一斤，蒸

上九味，捣筛为末，炼蜜和，更捣万杵，丸如梧子大，以饮服五丸，稍渐加至十五丸，以调为度。有忧气者，加松子仁一两。《千金》用前胡。

凡身重不能食，心下虚满，时时欲下，喜卧者，皆先针胃管太仓，服建中汤，及服此**平胃丸**必瘥方。

杏仁五十枚，去皮尖、双仁者，熬　大黄四两　葶苈熬　麦门冬去心　玄参　苦参　丹参各二两　沙参一两半　人参　当归　芎䓖　五味子　桂心各一两

上一十三味，捣筛为末，炼蜜和丸如梧子，空腹酒服五丸，日二，以知为度。

崔文行平胃丸　主百病消谷，五劳七伤，平胃气令人能食，小儿亦可服。患冷者，减大黄，倍干姜，小便利者生用葶苈方。

菖蒲　大黄　葶苈熬　小草　芍药　当归　桂心　干姜　茯苓　麦门冬去心　芎䓖　细辛各二两　甘草二两半，炙

上一十三味，捣筛为末，炼蜜和丸如梧子，空腹以酒服五丸，日再。《千金》一方七味。

调中五参丸　主十年呕，手足烦，羸瘦面黄，食不生肌肤，伤饱食不消化方。

人参　丹参　沙参　苦参　玄参　防风　蜀椒去目、闭口者，各一两，汗　附子炮，去皮　干姜各半两　葶苈一合，熬　大黄四两　巴豆去心、皮，熬　䗪虫熬，各五十枚

上一十三味，捣筛为末，炼蜜和丸如小豆大，空腹饮服二丸，日三服，蒸大黄于五升米下，及热，切之，日暴干。

消谷丸　主数年不能饮食方。

小麦糵　七月七日曲各一升　干姜　乌梅各四两

上四味，捣筛为末，炼蜜和丸如梧子大，空腹酒服十丸，日再，稍加至三十丸，其寒在胸中，及反胃番心，皆瘥。

三部茯苓丸　主三焦。上中下焦合为三部，三焦道闭塞不通，留水在膈上，不消化，名曰痰水，积年不去，虽服药下之不能便去，虽得小去，随复如故。其病面目黧黑，手足逆冷，身体枯燥，肌肤甲错，身无润泽，吸吸羸瘦，或已呕吐，或大便燥，或复重下，起止甚难，久或绞痛、雷鸣，时时下痢者，悉主之方。

茯苓七分　大黄　白术各一两半　芎䓖　桔梗各五分　前胡　干地黄　神曲各二两半　干姜　桂心各一两　人参　芍药　黄芩　菖蒲各三分

上一十四味，捣筛为末，炼蜜和丸如梧子，食后饮服十丸，日再。

大桂枝丸　主三焦受寒，寒在中焦即满，噫气吞酸，或咽中不下，中冷，胃不可下食，食已或满不消，痛上抢心，结食拘痛，时时泄痢不食，温温如醉方。

桂心　附子炮，去皮，各二两半　芍药七分　当归　蜀椒去目、闭口者，各一两半，汗　人参一两　干姜　前胡各二分　特生礜石一分，炼

上九味，捣筛为末，炼蜜和丸如梧子大，空腹饮服十丸，日二。

小桂枝丸　主胃中冷，虚满醋咽，妇人产后寒中，腹内雷鸣，吞醋，饮食不消

方。

桂心二两半　干姜九分　蜀椒去目、闭口者，二两，汗　乌头去皮，七分，炮　附子一两半，炮，去皮　前胡五分　芎䓖　白薇各一两　防葵半两　吴茱萸一两半

上一十味，捣筛为末，炼蜜和丸如梧子，酒饮，任性服三丸，日三。

大黄甘草丸　主久寒，胸胁支满，忧思伤损，奔气膈气，肠中虚冷，呼吸短气，不得饮食，痰气，肿聚辄转上下，眩冒厥绝，颜色恍惚，梦寤不定，羸瘦萎黄，经年不起方。

大黄　甘草炙　桂心　桔梗各二两　白蔹　茯苓各半两　附子炮，去皮　芎䓖　阿胶炙　泽泻　防风　薯蓣　石斛　芍药　干姜　紫菀　黄芩　蜀椒汗，去目、闭口者　白术各一两　当归　人参　苁蓉　干地黄　山茱萸　麦门冬去心，各一两半

上二十五味，捣筛为末，炼蜜和丸，空腹酒下如梧子大，十丸，日三，稍加至三十丸。

附子丸　主胸膈中寒温不和，心下宛宛痛，逆害饮食，气满嘘吸，干噫吞酸，胸背中冷，两胁急痛，腹中有冷水，抑抑作声，绕脐痛，头眩，满闷，身体羸瘦方。

附子炮，去皮　人参各二两　芎䓖半两　干姜二两半　礜石一两，炼　皂荚炙，去皮、子　半夏洗　桂心　矾石各五分，烧　吴茱萸　茯苓　黄芩各三分　当归　细辛　蜀椒汗，去目、闭口者　芍药各一两　麦门冬去心　甘草炙，各一两半

上一十八味，捣筛为末，炼蜜和丸如梧子，未食，酒服二丸，日三。

人参丸　主百病三虫，疝瘕成鱼鳖虾蟆，令人面目枯，无润泽，精寒劳瘦方。

人参　龙胆　杏仁去皮尖及双仁，熬　礜石各二两，炼　曾青三分　黄石脂一两

上六味，捣筛为末，饧和为丸如梧子，饮服二丸，日三。亦可作散，服一刀圭，服药二日，白虫下，十日长虫下，有虫皆相随下，耐药者二十日乃下。

干姜丸　主胃中冷，不能食，或食已不消方。

干姜十两　赤石脂六两

上二味，捣筛为末，炼蜜和丸如梧子，服十丸，日三，稍加至三十丸，服不限食前食后。

八等散　主消谷下气，神验方。

白术　厚朴炙　人参　茯苓　吴茱萸　陈曲　麦蘖　芎䓖各三两

上八味，捣筛为散，食后酒服方寸匕，日二服。

治虚劳冷，饮食不消，劳倦，噫气胀满，忧恚不解，**人参散方**。

人参　茯苓　陈曲　厚朴炙　麦蘖　白术　吴茱萸各二两　槟榔八枚

上八味，捣筛为散，食后酒服方寸匕，日二服。

麻豆散　主脾气僻弱，不下食，服此以当食方。

大麻子三升，熬香，末　大豆黄末，一升

上二味，和饮服一合，日四五，任性多少。

干姜散　主不食，心意冥然，不忆食方。

干姜　干豉　神曲　蜀椒汗，去目、闭口者　大麦蘖

上五味，各一升，捣筛为散，食后酒服方寸匕，日三，以食为度。

论曰：凡人食生冷杂物，或寒时衣薄当风，食不消化，或夜食冷卧，心腹胀满烦急，或连日不瘥者，烧地令热，以席布上，厚覆取汗，便愈。其地沃水去大热，又坐卧于上一月日永瘥。凡食过饱，烦

闷，但欲卧，腹胀，熬曲末令香，酒服一方寸匕，日五六服，大麦糵益佳。

杂疗第八方、法一百二十首

铁屑　炒使极热，投酒中饮之，疗贼风痉。又裹以熨腋，疗胡臭，有验。

石灰　疗金疮、止血大效。若五月五日采蘩蒌、葛叶、鹿活草、槲叶、芍药、地黄叶、苍耳、青蒿叶，合捣石灰为团，如鸡卵，暴干末，以疗疮生肌，大神验。

桑薪灰　疗黑子疣赘，用煮小豆，大下水肿。

青蒿灰　烧蒿作之，柃灰烧木叶作之，并堪蚀恶肉。东壁土摩干、湿癣极有效。

茺蔚茎　捣敷疗肿，服汁使疗肿毒内消，又下子死腹中，主产后血胀闷，诸毒肿丹油等肿，取汁如豆滴耳中，主聤耳，中虺、蛇毒，敷之良。

莎草根，名香附子　大下气，除胸腹中热。

艾　主下血，衄血、脓血痢，水煮及丸散任用。

草蒿　生挼敷金疮，大止血，生肉，止疼痛，良。

羊桃　取根煮，以洗风痒及诸疮肿。

羊蹄　主赤白杂痢，又疗蛊毒。

蚤休　醋磨，疗痈肿蛇毒。

苎根　安胎，贴热丹毒肿；沤苎汁主消渴。

蓖麻叶　油涂炙热熨囟上，止衄尤验。

甘焦根　捣汁服，主产后血胀闷，敷肿去热毒。

松花，名松黄，拂取酒服，轻身，疗病胜皮叶及脂。松取枝烧其上下，承取汁名湉，主牛马疮疥。柏枝节煮以酿酒，主风痹历节。烧取湉，疗瘑疥及癞疮良。

牡荆叶　主久痢，霍乱转筋，血淋，下部疮湿䘌。薄脚，主脚气肿满。其根水煮服，主心风、头风、肢体诸风，解肌发汗。

槐　八月断大枝，使生嫩糵[①]，煮汁酿酒，疗大风痿痹。

槐耳　主五痔，心痛，妇人阴中疮痛；枝炮熨，止蝎毒。

槟榔仁　主腹胀，生捣末服，利水谷道；敷疮生肌肉止痛；烧为灰主口吻白疮。

桑椹　主消渴，叶水煎取浓汁，除脚气水肿，利大小肠。

鼠李木皮　主诸疮寒热，毒痹；子：采取日干；丸：蒸酒渍服二合，日再，能下血及碎肉，除疝瘕积冷气，大良。

杉材　水煮汁，浸捋脚气满；服之疗心腹胀痛，出恶气。

榉皮　煮汁，以疗水及断痢；取嫩叶挼贴火烂疮，有效。

荚蒾　煮枝汁，和作粥甚美，以饲小儿杀蛔虫；药子主破血止痢，消肿，除蛊疰蛇毒。

柳木枝及木中虫屑　枝皮主痰热淋，可为吐汤，煮洗风肿痒，煮含主齿痛；木中虫屑可为浴汤，主风瘙痒瘾疹，大效。

梓白皮[②]　主吐逆胃反，去三虫，小儿热疮，身头热烦，蚀疮，汤洗之并封敷；嫩叶主烂疮。

枳椇苗藤　切，以酒浸服，或以酿酒，去风冷瘾癖。

乱发灰　疗转胞，小便不通，赤白痢，哽噎，鼻衄，痈肿，狐尿刺，尸疰下

① 糵：原作“孽”，据文义改。

② 梓白皮：原作“梓口皮”，据《证类本草·卷十四》改。

肿，骨痈杂疮。

人乳　取首生男乳，疗目赤痛多泪，解独肝牛肉毒，合豉浓汁服之神效。又和雀屎，去目赤努肉。

人屎　主诸毒，卒恶热黄，闷欲死者，新者最效，须与水和服之。其干者烧之烟绝，水渍饮汁，伤寒热毒，水渍饮弥善。破疔肿开，以新者封之，一日根烂。

尿　主卒血攻心，被打，内有瘀血，煎服一升；又主癥积满腹，诸药不瘥者，服之皆下血片块，二十日即出也；亦主久嗽上气失声；溺垽白烧，研末，主紧唇疮；溺坑中竹木，主小儿齿不生，正旦刮涂之即生。

熊胆　疗时气热盛，变为黄疸，暑月久痢，疳䘌心痛注忤。脑：疗诸聋，血：疗小儿客忤，脂：长发令黑，悦泽人面。酒炼服之瘥风痹。

羊胆　疗疳湿时行，热熛疽疮，和醋服之良。

羊肺　疗渴，止小便数，并小豆叶煮食之。

羊肾　合脂为羹，疗劳利甚效，蒜薤食脂一升，疗癥瘕。

羊屎　煮汤下灌，疗大人小儿腹中诸疾，疳湿，大小便不通，烧之熏鼻。主中恶，心腹刺痛；熏疮疗诸疮、中毒、痔瘘等，骨蒸弥良。

羊肝　疗肝风虚热，目赤暗无所见，生子，肝七枚神效，疗头风眩瘦疾，小儿惊痫。骨疗同血，主女人中风，血虚闷，产后血晕闷欲绝者，生饮一升即活。

牛鼻中木卷　疗小儿痫；草卷烧之为屑，主小儿鼻下疮；耳中垢，主蛇伤恶或毒。脐中毛，主小儿久不行。白牛悬蹄，主妇人崩中，漏下赤白。屎主霍乱。屎中豆，主小儿痫，妇人产难。特牛茎，主妇人漏下，赤白无子。乌牛胆，主明目及甘湿，以酿槐子服之。脑主消渴、风眩。齿主小儿惊痫。尿主消渴、黄疸、水肿、脚气、小便不通。

马毛主小儿惊痫。白马眼主小儿魃母，带之。屎中粟主金疮，小儿客忤，寒热不能食，绊绳主小儿痫，并煮洗之。

狗骨灰　主下痢，生肌，敷马疮；乌狗血主产难横生，血上抢心；下颌骨主小儿诸痫；阴卵主妇人十二疾，为灰服之；毛主产难；白狗屎主疔疮，水绞汁服，主诸毒不可入口者。

鹿　头主消渴；筋主劳损，续绝；骨主虚劳，可为酒主风补虚；髓脂主痈肿死肌，温中，四肢不遂，风头，通腠理；角主猫鬼中恶，心腹疰痛；血主狂犬伤，鼻衄折伤，阴痿补虚，止腰痛；齿主留血气，鼠瘘心腹痛。

虎　屎主恶疮；眼睛主癫；屎中骨为屑主火疮；牙主丈夫阴疮及疽瘘；鼻主癫疾，小儿惊痫。

狸屎灰　主寒热，鬼疟，发无期，度者极验。家狸亦好，一名猫也。

兔　皮毛合烧为灰，酒服主产难，后衣不出；及余血抢心欲死者；头皮主鬼疰毒气，在皮中如针刺者；又主鼠瘘。膏主耳聋。

骆驼毛、蹄甲　主妇人赤白带下，最善。

猪　耳中垢，主蛇伤；猪脑主风眩脑鸣及冻疮；血主奔豚，暴气中风，头眩，淋沥；乳汁主小儿惊痫病；乳头亦同五脏主小儿惊痫[①]，发汗，十二月上亥日取肪脂纳新瓦器中，埋亥地百日，主痈疽；肥脂一升，著鸡子十四枚，更良。

獭四足皮　主手足肿瘃。

---

① 五脏主小儿惊痫：原缺，据《证类本草·卷十八》引《唐本注》补。

狐肉及肠　作臛食之，主疥疮久不瘥者；肠主牛疫，烧灰和水灌之。

白鸡距及脑　主产难，烧灰酒服之，脑主小儿惊痫。

鹅毛　主小儿惊痫极者，又烧灰主噎。

鸭　肪主水肿；血主解诸毒；肉主小儿惊痫；头主水肿，通利小便。

雁喉下白毛　疗小儿痫，有效。

鹰屎灰　酒服方寸匕，主恶酒，勿使饮人知。

雀屎　以蜜和为丸，饮服主癥瘕，久痼冷病，或和少干姜服之，大肥悦人。

胡燕卵　主水肿，肉出痔虫；越燕屎亦疗痔杀虫，去目翳。

蝙蝠屎灰　酒服方寸匕，主子死腹中；脑主女子面疱，服之令人不忘也。

龟　取以酿酒，主大风缓急，四肢拘挛，或久瘫缓不收摄，皆瘥。

鲤鱼　骨主阴蚀，哽不出；血主小儿丹肿及疮；皮主丹瘾疹；脑主诸痫；肠主小儿肌疮。

鲞鱼肠及肝　主久败疮中虫；诸鱼灰并主哽噎。

干鳝头　主消渴，食不消，去冷气，除痞疹；其穿鱼绳，主竹木屑入目不出；穿鲍鱼绳，亦主眯目，去刺煮汁洗之。

露蜂房、乱发、蛇皮　三味合烧灰，酒服方寸匕，日二。主诸恶疽，附骨痈，根在脏腑，历节肿出，疔肿恶脉，诸毒皆瘥；又水煮露蜂房一服五合，汁下乳石热毒壅闷，服之小便中即下石末，大效。水煮洗狐刺疗服之疮上气，赤白痢，尿失禁。

蝉壳　主小儿痫，女人生子不出，灰服之主久痢。

蚱蝉　主小儿痫，绝不能言。

白僵蚕　末之，封疔肿；根当自出，极效。

鳖头　烧灰，主小儿诸疾；又主产后阴脱下坠，尸疰，心腹痛。

鳗鲡鱼膏　疗耳中有虫痛者。

虾蟆脑　主明目，疗青盲。

蛇　屎疗痔瘘，器中养取之；皮灰疗疔肿恶疮、骨疽；蜕皮主身痒，㿉疥癣等。

蜘蛛　疗小儿大腹丁奚、三年不能行者，又主蛇毒、温疟、霍乱，止呕逆。

蚯蚓　盐沾为汁，疗耳聋；屎封狂犬伤毒，出犬毛，神效。

蜣螂　捣为丸，塞下部，引痔虫出尽永瘥。

蚬壳　陈久者，疗反胃及失精。

田中螺壳　疗尸[1]疰，心腹痛；又主失精，水渍饮汁止渴。

枣叶　揩热痱疮，良。

藕　主热渴，散血生肌，久服令人心欢。

栗　嚼生者涂疮上，疗筋骨断碎，疼痛肿瘀血，其皮名扶，捣为散，蜜和，涂肉令急缩；毛壳疗火丹毒肿，饲孩儿令齿不生；木白皮水煮汁，主溪毒。

樱桃叶　捣敷蛇毒，绞取汁服，防蛇毒内攻。

梅根　疗风痹，出土者杀人；梅实利筋脉去痹。

枇杷叶　主咳逆，不下食。

火柿　主杀毒，疗金疮火疮，生[2]肉止痛；软柿熟柿解酒热毒，止口干，压胸间热。

乌芋，一名茨菰　主百毒，产后血闷，

---

① 尸：原作“口”，据《证类本草·卷二十二》引《唐本注》改。

② 生：原作“主”，据《证类本草·卷二十二》引《唐本注》改。

攻心欲死，产难，衣不出，捣汁服一升。

桃胶 主下石淋，破血中恶疰忤；花主下恶气，消肿满，利大小肠。

梨 削贴汤火疮不烂，止痛，易瘥；又主热嗽止渴；叶主霍乱，吐痢不止，煮汁服之。

赤苋 主赤痢，又主射工沙虱。马苋，一名马齿草，主诸肿瘘、疣目，捣揩之；饮汁主反胃诸淋，金疮血流，破血癥癖，小儿尤良；用汁洗紧唇面疱、马汗、射工毒，涂之瘥。

蔓菁子 疗黄疸，利小便，水煮五升，取浓汁服，主癥瘕积聚；少饮汁，主霍乱心腹胀；末服主目暗。

白芥子 主射工及疰气，发无常处，丸服之，或捣为末，醋和涂之，随手有验。

苜蓿 茎叶平，根寒，主热病，烦满，目黄赤，小便黄，酒疸，捣取汁服一升，令吐利即愈。

水蓼 主被蛇伤捣敷之，绞取汁服，止蛇毒入腹心闷者，又水煮渍脚捋之，消脚气肿。

胡葱 主诸恶载狐尿刺毒，山溪中沙虱、射工等毒，煮汁浸或捣敷大效。

白蘘荷根 主诸恶疮，杀蛊毒；根心主[①] 稻麦芒入目中不出者，以汁注目中即出。

鸡苏 主吐血、衄血，下气，消谷大效。

苦瓠瓤 主水肿，石淋，吐呀嗽囊结疰蛊痰饮，或服之过分，令人吐利不止，宜以黍穰灰汁解之。又煮汁渍阴，疗小便不通。

胡麻 生嚼涂小儿头疮，及浸淫恶疮，大效。

小豆叶，名藿 止小便数，去烦热。

大麦面 平胃止渴，消食疗胀。

小麦面 止痢平胃，主小儿痢，消食痔，又有女曲、黄蒸。女曲，完小麦为之，一名麸子；黄蒸，磨小麦为之，一名黄衣。并消食止泻痢，下胎破冷血。

粟米泔汁 主霍乱，卒热心烦，渴饮数升立瘥；臭泔，止消渴良。

米麦粆 主寒中，除热渴，解烦，消石气，蒸米麦熬磨作之。一名糗也。

白英 鬼目草也，蔓生，叶似王瓜，小长而五桠，实圆若龙葵子，生青熟紫黑，煮汁饮解劳。地肤子捣绞取汁，主赤白痢，洗眼去热暗，雀盲涩痛。其苗灰主痢亦善。

防风 叉头者令人发狂，叉尾者发痼疾，子似胡荽子而大，调食用之香，而疗风更佳。

石龙刍 主疗蛔虫及不消食。

络石 生阴湿处，蔓延绕木石侧，冬夏常青，十一月子黑而圆，名石龙藤，疗产后血结。又主蝮蛇疮，绞汁洗之，服汁亦去蛇毒心闷，金疮封之立瘥。

千岁虆 茎大如碗，汁味甘，子味甘酸似葡萄，其茎主哕逆大善，伤寒后呕哕更良。

天名精，鹿活草也 主破血生肌，止渴利小便，杀三虫，除诸毒、疗疮瘘痔、金疮内射，身痒瘾疹不止者，揩之立已。

葛根 末主狂犬伤人，并饮其汁，烧葛烧灰，水服方寸匕，止喉痹。

苦参 十月采子，服如槐子法，久服轻身不老，明目有效。

苍耳 三月以后，七月以前刈取，日干为散，夏月水服，冬酒服。主大风癫痫，头风湿痹，毒在骨髓，日二服，丸服二三十丸，散服一二匕。服满百日，病当

① 主：原作“三”，据《证类本草·卷二十八》引《唐本注》改。

出，如瘑疥，或痒，汁出，或斑驳甲错，皮起后乃皮落，肌如凝脂，令人省睡，除诸毒螫，杀甘湿䘌，久服益气，耳目聪明，轻身强志，主腰膝中风毒尤良，亦主猘狗毒。

萱花　主衄血吐血灸疮。

王荪　主金疮，破血，生肌肉，止痛，赤白痢，补虚益气，除脚气。

爵床　疗血胀下气，又主杖疮，汁涂立瘥。

蜀羊泉，俗名漆姑　叶主小儿惊。

恶实根　主牙齿疼痛，劳疟，脚缓弱，风毒痈疽，咳嗽伤肺，肺痈，疝瘕积血；又主诸风癥瘕冷气；子吞一枚，出痈疽头。

榆仁酱　利大小便。芜荑酱，杀三虫。

凡山中石上草中，多有蛭，食人血入肉中，浸淫起方。

用灸断其道，即瘥。

又方

常以腊月猪脂和盐，涂脚及足指间，足趺上并鞋上，则不著人。

用术法

姜黄，生蜀中者真，土蕃诈中国人云：疗万病，一个一段价，买之不可得，后人知是姜黄，更不敢将入来。凡姜黄不得嚼，嚼之损齿，疗一切肿，初觉刮取末，和水涂之数度瘥；难产刮取一个作末，和水服之即生，酒亦得；产后腹中不净，刮取末，水和服之愈。马胞转剖取末，筒吹半大豆许耳鼻中即通，此药末，满月孕妇勿令见，好落娠，慎之。

贮姜黄法

以袋盛置白米、大小麦中，袋中著少许米，悬干燥处，勿令鸡犬、女人见之。

造麋鹿二角胶法

二月九月为上时，取新角连台骨者上，细锉，大盆中浸一宿，即淘汰使极净，待澄，去下恶浊汁，取上清水，还浸一宿，又淘汰如前，澄去下恶浊，取汁浸三宿，澄取清水并所渍骨角微微火煮，大率角屑一石，水三石，去角澄取清汁煎水尽至五升许，出贮铜器中，汤上煎之三日三夜如糖，出置盘上待凝，以竹刀割为薄片，于净布上暴干成也，其煮角者更细锉之，加水一倍，煮成至三四升，纳铜器中，重汤煎，如前法。

服法

炙胶使极黄沸，捣筛为散，每胶一斤，末，以大附子二两炮。又一法取惟大者，去皮细切，炙令黄，胜炮，旦空腹酒服方寸匕，日再，稍稍加至二匕，不可过二匕，补五脏六腑，虚羸瘦极，陈者为上。

杀乌头三建法

乌头，二月采，天雄、附子、侧子，并八月采，春宜早，秋宜晚，采得净去须[①]毛，其茎留二分，先以大木桶纳醋泔三斛，酒糟七升搅之，经三日后用次法，一如次第，遂至法毕。

上以粟米一升，净淘捣作粉，以乌头安桶中，厚三寸，布令平，即掺米粉令遍，复加乌头如前法，又加米粉如次第，遂至满桶，去口三寸即止，然后取糟汁去桶中一畔下，又没乌头二寸，以物盖之，九月即八九日，若十月即经十日，候桶中汁上头衣作紫色遍，即出乌头，以刀刮截看里许，白黄脉断即熟，且看衣紫色即熟，不须致疑，即取白茅暴一日，得蔫即得，不得太干，于厂屋底干地上布茅厚五寸，漉出乌头令干，以布茅上，勿令相重，其上令布茅厚五寸，四边闭塞，以茅令密，经再宿三日从一边却茅看之，若衣匀斑斑然即好，若著白斑，又更覆一宿，

---

① 须：原作“鬚”，据王本改。

以衣足为限，即徐徐去上茅，更经一宿，安徐取于厂下，薄上布，勿令相重，经二十一日后捻出，日中暴之，三日即成也。

又法

乌头四月收 天雄 附子 侧子八月收

上，先煎水作生熟汤，治附子如前方法，纳著汤中，密封勿泄，经半日出，取自灰裛数易灰使干，日暴之，其米粥及糟曲等法，并不及此法。

服盐药法无药州土，则须服之，大益。

成州盐官第一，次绵州封井，次盐州富因井，次益州贵平井。

上四井盐，可服之。

上法服，先以大豆许盐置口中，勿咽之，须臾，津液满口，令近齿以方寸匕盐纳口中，和津液一时咽之，日一服。

凡疟新患者，一服得快利即愈，百日以上者，五服瘥。若一月服之，终身不发。

诸下痢初患，一两服即瘥，赤白久痢经年者，一七二七服瘥。

诸心腹痛，癥结宿澼，积聚吐逆，食不化者，一年以上二三十年，不过三月服之，其痢及诸病皆愈[①]，初服时痢益极者，勿怪之也。

诸气满喘逆，不能食者，一服即散，日服之则根本皆除。

天气热疾，头痛目眩，四肢烦热者，一服得吐利瘥。

诸头面皮肤百节皆风，一月服之瘥，若初服十日内，眉间益闷，勿怪。

诸痰饮，咳逆不能食息[②]者，一服瘥。

诸虚劳伤损，骨节疼痛，起止失声者，二七日服之，少气乏力，面无颜色，十日服之，能三十日服，佳也。常以平旦空腹服之，率以三匕为节，须得吐利者，须一度多服三匕以上，令人大吐利，终不伤人。若觉烦热，数数饮冷水。若至他方异域，不服水土，到即服之得一升，百事不惧。盐能补虚，去冷热，若有宿食不消，变成霍乱，一服即瘥。

《千金翼方》卷第十九

---

① 皆愈：原缺，据王本补。

② 食息：王本作“思食”。

千金翼方卷第二十　杂病下

备急第一方二十七首　论一首

阿魏药主一切尸疰、恶气。疗人有亲近死尸，恶气入腹，终身不愈，遂至死亡，医所不疗。亦主一切疰，神效方。

阿魏药三两，碎之如麻子大

上一味，以馄饨面裹半两，熟煮吞之，日三服之，服满二七日永瘥。忌五辛油面，生冷醋滑，以酒服之即瘥。

玉壶丸　主万病皆用之。

雄黄二两　八角附子二两，炮　藜芦二两　丹砂二两　礜石二两，烧　巴豆仁二两，去皮

上六味，以王相日，童子斋戒，天晴明时合，先捣巴豆三千杵，次纳礜石又三千杵，次纳藜芦又三千杵，次纳雄黄又三千杵，次纳丹砂又三千杵，次纳附子又三千杵，次纳白蜜又参与千杵，讫，更治万杵，佳。无丹砂用真珠四两代之，每纳药即下少蜜，恐药飞扬，盛密器中封之，勿泄气，安清净处，大人丸如小豆许，服药下。病者宿勿食，旦服二丸，不知者，暖粥饮发之，在膈上者吐，膈下者利，或但噫气而已，即愈。一切万病量之不过一丸二丸，莫不悉愈。必以王相天晴明日合之，大有神验。若非此日合之，极不中用，徒事苦耳。

仓公散　主万病方。

矾石烧　皂荚炙，去皮、子　雄黄研　藜芦熬

上四味，等分为散，主卒鬼打、鬼排、鬼刺心腹痛，吐下血便，死不知人，及卧魇啮脚肿不觉者。诸恶毒气病，取药如大豆，纳竹管中，吹鼻得嚏，则气通便活，未嚏更吹之，以嚏为度。

备急丸　主暴病胀满方。

大黄　干姜　巴豆去皮心，熬

上三味，等分，先捣大黄、干姜下筛，研巴豆如脂，纳散中合捣一千杵，即用之，蜜和为丸亦佳，密器贮之勿令歇，主心腹暴病。若中恶客忤，心腹胀满刺痛，口噤气急，停尸卒死者，以水若酒服大豆许三四枚，捧头起令得下喉，须臾不瘥，更服三枚，腹中转鸣得吐利，即瘥。

千金丸　主百鬼病，风注，梦与鬼[1]神交通，邪病腹胀，恶肿气卒中忤方。

礜石二两，烧　附子二两，炮，去皮　雄黄二两　真珠二两　巴豆仁二两　藜芦二两　蜈蚣二枚，炙　麝香半两　犀角三分

上九味，捣三千杵，每一服二丸如小豆，不知，至三丸，五更一点服，至日中解，解乃食白米粥，忌热食、酒、肉、五辛，一切皆忌之。

真珠附著散　主诸风鬼注，毒气猫鬼所著方。

真珠　雄黄　丹砂各半两　干姜一两　蜈蚣一枚，炙　桂心一两　天雄半两，炮　莽草半两　细辛一两　蜀椒半两，汗，去目、闭口者

上一十味为散，酒服方寸匕，日再。

大附著散　主一切蜚尸鬼注，风痹，百处痛如针刀刺痛，呕逆，澼饮，五劳七伤万病方。

---

① 鬼：原缺，据王本补。

附子七分，炮，去皮　乌头七分，炮，去皮　蜈蚣二枚，炙　芫菁八分　雄黄七分　朱砂七分　干姜七分　细辛七分　蜥蜴二枚　人参七分　莽草七分　鬼臼七分

上一十二味，捣散，酒服半钱匕，日再。

太一神明陷冰丸　主诸病，破积聚，心下胀满，寒热鬼疰，长病咳逆唾噫，辟除众恶，杀鬼逐邪气，鬼击客忤，中恶胸中结气，咽中闭塞，有进有退，绕脐绞痛，恻恻随上下按之挑手，心中愠愠如有虫状，毒疰相染灭门方。

雄黄二两　芫菁五枚　桂心二两　真珠一两半　麝香一两　附子一两半，炮，去皮　乌头八枚，炮，去皮　犀角一两　鬼臼一两　巴豆仁一分　蜈蚣一枚，炙　人参一两　杏仁三十枚，去尖皮、两仁，熬　射罔一两　丹砂二两　蜥蜴一枚　斑蝥七枚，去翅足，熬　当归二两　藜芦一两　大黄二两　礜石二两，烧　樗鸡七枚　地胆七枚　牛黄一两

上二十四味，捣末，蜜为丸，捣三万杵，丸如小豆，先食，服二丸，日再服，不知，稍稍加，以药二丸著门上，令众恶不近，伤寒服之无不即愈。若至病家及视病人，夜行独宿，服二丸，众邪不近，亦可佩之。

蜥蜴丸　主癥坚水肿，蜚尸、遁尸、寒尸、丧尸、尸注，骨血相注，恶气鬼忤，蛄毒邪气，往来梦寤存亡，流饮结积，虎狼所啮，猘犬咬，鸩毒入人五脏，服药杀其毒，即消。妇人邪鬼忤之，亦能遣之方。

蜥蜴两枚　蜈蚣二枚，炙　地胆五十枚　䗪虫三十枚，熬　杏仁三十枚，去尖皮、双仁　蜣螂十四枚，炙　虻虫三十枚，去翅、足，熬　朴硝七分　泽泻半两　芍药五分　虎骨一半，炙　甘草一两，炙　桃奴半两　犀角半两　巴豆仁七分　鬼督邮半两　赤桑鸡半两　干姜一两　款冬花三分　甘遂五分

上二十味，治巴豆、杏仁如膏，纳药末，研调下蜜捣二万杵，丸如麻子，未食服三丸，日一，不下加之，不取吐下者一丸，日一。有人风冷注癖坚二十年，亦得愈。

金牙散　主鬼注风邪，鬼语尸注，或在腰脊胸胁，流无常处，不喜见人，意志不定，面目脱色，目赤鼻张，唇干甲黄等并治之方。

蜈蚣一枚，炙　人参一两　蜣螂七枚，炙　雄黄一分　徐长卿十四枚　蜥蜴一枚　桔梗三分　铁精三分　桂心一两　鬼臼半两　金牙一分，烧　野葛一分　附子一枚，炮，去皮　毒公三枚　芎䓖半两　石长生半两　椒目半两　大黄一分　甘草一分，炙　芫菁十四枚　鬼督邮半两　蜂房一分，熬　曾青一分　真珠一分　蛇脱皮一分，熬　丹砂一分　乌头半两，炮，去皮　狼毒半两　斑蝥四枚，熬　石膏五分　蔄茹一分　芫荑半两　鬼箭半两　藜芦半两　狸骨一分　雷丸半两　狼牙一两　干漆一分，熬　亭长　贝母一分　凝水石五分　牛黄一两　胡燕屎一两　鳖甲半两，炙　滑石半两

上四十五味，为散，酒服一刀圭，日再，稍加，如有虫皆随大小便出矣。

大金牙散　主南方百毒，瘴气疫毒，脚弱肿痛，湿痹风邪鬼疰。

金牙烧　雄黄　丹砂　龙胆　防风　玉支　大黄　曾青　茯苓　桂心　松脂　干姜　乌头炮，去皮　斑蝥去翅，足，熬　亭长　细辛　硝石　野葛　大戟　商陆　蛇脱熬　芫青　鹳骨　芫花　附子炮，去皮　寒水石　人参　贯众　龙骨　蜀椒汗，去目、闭口者　露蜂房熬　巴豆去皮心　蜥蜴　蜈蚣炙　礜石烧　天雄　狸骨炙

石胆　莽草

上三十九味，各等分为散，以绛囊佩带之，男左女右，未食以浆水或酒随意服一刀圭，以知为度。

小金牙散　主南方瘴气疫毒，脚弱，风邪鬼注方。

金牙五分，烧　女萎三分　莽草三分　干姜　桂心　天雄炮，去皮　细辛　萆薢各三分　犀角屑　乌头炮，去皮　麝香　虎杖　黄芩　雄黄　朱砂　蜀椒半两，汗，去目、闭口者　黄连一两　牛黄一分　蜈蚣一枚七寸者，炙

上一十九味为散，讫，纳牛黄、麝香，更捣三千杵，温酒服一钱匕，日三夜二，以知为度。带之辟不祥，吊丧问病皆塞鼻，良。一方用由跋，无虎杖。

又大金牙散　方所主与前方同，传尸骨蒸病家合，佳。

金牙二两，烧　大黄一两　鳖甲一两，炙　栀子仁一两　鬼督邮一两　鼍甲一两，炙，一作龟甲　桃白皮一两　铜镜鼻一两　干漆一两，熬　桂心半两　芍药半两　射干半两　升麻半两　徐长卿三分　鸢尾半两　由跋三分　蜂房半两，熬　细辛半两　干姜半两　芒硝半两　莽草半两　龙胆　狼牙　雄黄　真珠各三分　白术一两半　射罔一分　羚羊角半两，屑　马目毒公半两　犀角半两，屑　甘草半两，炙　狼毒半两　蜣螂七枚，炙　地胆七枚　樗鸡七枚　芫青七枚　雷丸七分　龙牙一两半　杏仁一两半，去尖皮、双仁，熬　巴豆十四枚，去皮心　桃奴十四枚　铁精一合　赤小豆一合　乌梅七枚　胡燕屎一两半　鹳骨二两　石膏二两　蛇蜕一尺，熬　斑蝥七分　活草子一两半

上五十味为散，酒服一刀圭，加至两刀圭，日三夜一，以知为度。绛囊盛，带之，男左女右，一方寸匕，省病问孝，夜行途中，晨昏雾露亦如此，密封勿泄气。清斋七日，合之一一如法，童子沐浴，寂静无人处合，勿令人知之，买药勿争价。

太一神明丸　主腹中癥瘕，积聚支满，寒热鬼疰，长病咳逆吐血，杀鬼邪气，蛊注，胸中结气，咽中如有物，宿食久寒方。

雄黄四两　真珠二两　丹砂二两　藜芦一两半　附子一两半，去皮，炮　斑蝥二十枚，熬　杏仁八十枚，去尖皮、双仁，熬　地胆二七枚　矾石一两，烧　赤足蜈蚣二枚，炙　巴豆七十枚，去皮、心　鬼臼三两　特生礜石五两，烧

上一十三味，下筛，㕮咀，礜石令如麦大，桑白皮如钱大十四枚，令于铁器中熬桑白皮焦黑止，捣二千杵，纳丹砂、雄黄诸药，合捣四千杵，白蜜和为丸，服如小豆大。纵不知病进退，绕脐相逐上下不定，按之挑手，心中愠愠[①]，如有虫者，病走皮中，相次即取一丸摩病上，急挼手下皮青，不青当白黑，若有赤，病死皮中也。上为蜂蛇所中，中恶服一丸，一丸著疮中，若不知，更加至三丸；卒得飞尸，腹中切痛，服三丸，破一丸敷疮上即愈；夜梦寤惊恐，问病临丧，服一丸，渍一丸涂之，止恶，邪气不敢近人；卒中鬼魅，狂言妄语，一丸涂其脉上，一丸涂人中即愈，鬼魅逐人，以一丸涂门户上，鬼不敢前，蛊毒病一宿勿食，明旦服一丸，不知增至二丸至三丸，以知为度；癥结宿物勿食，服四丸，但欲癥消，服一丸，日三，病下如鸡子白，或下蛇虫，下后以肥肉精作羹补之；狐鸣，以一丸向掷之，狐即于其处死，神秘不妄传。

桔梗丸　主诸注万病，毒注、鬼注、食注、冷注、痰饮、宿食不消，并酒澼方。

藜芦二两，熬　皂荚二两，炙，去皮、

① 愠愠：原作"温温"，据王本改。

子 巴豆仁二两，熬 桔梗二两 附子二两，炮，去皮

上五味，末之，蜜和，捣万杵，欲服，宿勿食，旦服两丸如梧子，仰卧勿眠，至食时，若膈上吐，膈下利，去恶物如蝌蚪、虾蟆子，或长一尺二尺，下后大虚，作羹补之，三四日将养病，不尽更服如初。

十疰丸 主十种疰，气疰、劳疰、鬼疰、冷疰、生人疰、死疰、尸疰、水疰、食疰、土疰等方。

雄黄一两 人参一两 甘草一两，炙 藁本一两 巴豆一两，去皮、心，熬 桔梗一两 附子一两，炮，去皮 皂荚一两，炙，去皮、子 蜀椒一两，汗 麦门冬一两，去心

上一十味，末之，蜜和，空腹服一丸如小豆大，日二，稍加，以知为度，极效。

大麝香丸 主鬼注、飞尸万病方。

生麝香半两 牛黄半两 蜈蚣一枚，炙 丹砂半两 雄黄一两 巴豆仁五十枚，去心，熬 杏仁五十枚，去尖、皮、双仁，熬 桂心半两 地胆七枚 芫青七枚 亭长七枚 蜥蜴一枚 獭肝半两，炙 大黄半两 犀角半两，屑 礜石半两，烧 细辛半两 藜芦半两 斑蝥七枚，去翅、足，熬 鬼臼 矾石烧 附子炮，去皮 真珠各半两

上二十三味，捣为末，蜜和捣三千杵，饮服如小豆一丸，日二，蛇蜂蝎所中，以摩之，愈。一方地胆作蚺蛇胆。

蜈蚣汤 主恶注邪气，往来心痛彻胸背，或走入皮肤，移动不定，苦热，四肢烦疼，羸乏短气方。

蜈蚣一枚，炙 牛黄一分 大黄三分 丹砂三分 细辛一两 鬼臼一两 黄芩半两 当归一两 桂心一两 人参三分 麝香一分 附子一两，炮，去皮 干姜一两

上一十三味，㕮咀，以水一斗煮十一味，取三升，去滓，下牛黄、麝香末，搅令匀，分三服。

鹳骨丸 主遁尸、飞尸，积聚，胁下痛连背，走无常处，或在脏，或在腹中，或奄然而痛方。

鹳胫骨三分 雄黄一两 藜芦半两 野葛半两 莽草一两 芫青十四枚 斑蝥十四枚，熬 巴豆四十枚，去皮、心，熬 丹砂二分 牡蛎一两，熬 桂心半两 蜈蚣一枚，炙

上一十二味，捣筛蜜丸，服如小豆大二丸。一方丹砂作丹参。

江南度世丸 主万病，癥坚积聚，伏尸长病寒热，注气流行皮中，久病著床，肌肉枯尽，四肢烦热，呕逆不食，伤寒时气，恶注忤，口噤不开心痛方。

麝香一两 细辛二两 大黄一两 甘草二两，炙 蜀椒三两，汗，去目、闭口者 紫菀一两半 人参二两 干姜一两 茯苓二两 附子一两半，炮，去皮 真珠一两 丹砂一两 乌头半两，炮，去皮 野葛一两 牛黄半两 桂心一两 蜈蚣二枚，炙 雄黄一两 鬼臼一两 巴豆六十枚，去皮、心，熬

上二十味，捣末蜜丸，饮服如小豆大二丸，稍加至四丸，日二。加獭肝一两，大良。

大度出丸 主万病与前同方。

牛黄一两 大黄一两 雄黄一两 细辛一两 附子一两，炮，去皮 真珠一两 甘草一两，炙 人参一两 射罔一两 丹砂一两 鬼臼一两 莽草一两 鬼箭二两 桂心二两 蜀椒一两，汗，去目、闭口者 紫菀二两 巴豆仁八十枚，去心，熬 干姜二两 野葛一尺 蜥蜴一枚 蜈蚣一枚，炙 地胆十五枚 芫青二十枚 樗鸡三十枚 茯苓一两 麝香二两

上二十六味，捣末蜜丸，饮服二丸如小豆，日二丸，先食，后服之。

细辛散 主风入五脏，闷绝，常自燥

痛，或风注入身，冷注鬼注，飞尸恶气，肿起，或左或右，或前或后，或内或外，针灸流移，无有常处，惊悸腹胀，气满，叉心头痛，或恍惚悲惧，不能饮食，或进或退，阴下湿痒，或大便有血，小便赤黄，房中劳极方。

附子二分，炮，去皮　秦艽三分　人参三分　牡蛎三分，熬　蜀椒三分，汗，去目、闭口者　干姜五分　桂心五分　茯苓一两　桔梗一两　防风一两半　白术一两　当归一两　独活一两　柴胡五分　黄芩三分　乌头半两，炮，去皮　甘草三分，炙　麻黄三分，去节　芎䓖三分　石楠半两　莽草半两　牛膝半两　天雄半两，炮，去皮　栝楼半两　杜仲半两，炙　细辛二分

上二十六味，捣筛为散，仍别秤之合和也，旦以清酒服五分匕，讫，如行十里势欲歇，更饮酒五合，佳。

芥子薄　主遁尸飞尸，又主暴风毒肿，流入四肢、头面诸风方。

芥子一升，蒸熟

上一味，捣下筛，以黄丹二两搅之，分作两处，疏布袋盛之，更蒸使热，以薄痛处，当更迭蒸袋，常使热薄之，如此三五度即定。

太一备急散　主卒中恶客忤，五尸入腹，鬼刺鬼排，及中蛊毒注，吐血下血，及心腹卒痛，腹满寒热，毒病六七日方。

雄黄二两　丹砂一两　桂心一分　藜芦七铢　附子五分，炮，去皮　蜀椒半两，汗，去目、闭口者　野葛二十一铢　芫花十铢　巴豆仁三十五个，去心，熬

上九味，惟巴豆别治如脂，余下筛，以巴豆合和更捣之，令和调，瓷器中贮之，密封勿泄气，有急疾，水服钱五匕，可加至半钱匕，老小半之。病在头当鼻衄，在膈上吐，在膈下利，在四肢当汗出，此所谓如汤沃雪，手下皆验，秘之千金，非贤勿传也。

治暴心痛，面无色，欲死方。

以布裹盐如弹子，烧令赤，置酒中消，服之即愈。

还魂汤　主卒忤鬼击飞尸，诸奄忽气无复觉，或已死口噤，拗口不开，去齿下汤，汤入口活。不下者，分病人发左右捉踏肩，引之药下，复增取尽一升，须臾立苏方。

麻黄四两，去节　桂心二两　甘草一两，炙　杏仁七十枚，去尖、皮、双仁

上四味，㕮咀，以水八升，煮取三升，分三服。

治卒中鬼击，及刀兵所伤，血漏腹中不出，烦满欲绝方。

雄黄粉，以酒服一刀圭，日三，血化为水。

论曰：凡诸大备急丸散等药，合和时日，天晴明，四时王相日合之，又须清斋，不得污秽，于清净处，不令一切杂人、猫、犬、六畜及诸不完人、女人等见，则药无灵验，不可具言。若不能如法，则必不须合之，徒弃财力，用之与朽木不殊。余以武德中合玉壶丸，时值天阴，其药成讫，后卒不中用，终弃之。此等多是上古仙圣，悯苦厄人，遂造此方以救之，皆云买药不可争价，当知其深意云尔。

蛊毒第二

论一首　方七首　灸法一首

论曰：亦有以蛊涎合作蛊药，著食饮中与人者，惟此一种令人积年乃死。

治人中蛊，人有行蛊毒以病人者，若服药知蛊主姓名，当使呼唤将去方。

凡中蛊之状，令人心腹切痛，如物啮，或吐血下血，不急治，食人五脏尽则死。验之法，唾至水中沉者是也。取败鼓

皮烧作末，水服方寸匕，须臾自呼蛊主姓名，可语令知则愈矣。

治人有中蛊毒，腹内坚如石，面目青黄，小便淋沥，变状无常方。

牡羊皮方广五寸　犀角一两，屑　芍药一两　黄连一两　栀子七枚，擘　蘘荷四两半　牡丹皮一两

上七味，㕮咀，以水五升，煮取一升半，分三服。

治蛊毒方

槲木北阴白皮一大握，长五寸，以水三升，煮取一升，空腹服之，即吐出。

又方

烧猬皮灰，以水服方寸匕，瘥。

又方

槲木北阴白皮　桃根各五两　猬皮灰　乱发灰各方寸匕　生麻子汁五升

上五味，先以水浓煮槲皮、桃根，取汁一升，和麻子汁，著灰等一方寸匕，令病人少食讫，服一大升，行百步，须臾著盆，吐出水中，以鸡翎擿吐水盆中，当有如牛涎犊胎及诸蛊形并出，即愈。

治猫鬼方

烧腊月死猫儿头作灰末，以井花水服一钱匕，日一，立瘥，大验。

治猫鬼方

相思子一枚　巴豆一枚，去皮　蓖麻子一枚　朱砂半两　峭粉三分

上五味，捣作末，以蜜蜡和为丸，带之即不著人，先著者，酒服麻子大一枚，良。

又方

多灸所痛处千壮，自然走去，甚妙。

药毒第三方一十二首

野葛毒方

鸡子一枚打破，并吞之，须臾吐野葛。

又方

煮甘草汁，冷饮之。

又方

服鸡屎汁。

解诸药毒鸡肠散方

鸡肠草三分　荠苨　升麻各一两　蓝子一合　坌土一分　芍药　当归　甘草各二分，炙

上八味，捣筛为散，水服方寸匕，多饮水为佳，若蜂蛇等众毒虫所螫上血出，著药如小豆许于疮中。药箭所中，削竹如钗股长一尺五寸，以绵缠绕，水沾令湿，取药纳疮中，趁疮深浅令至底，止有好血出，即休也。若服药有毒，水服方寸匕，毒解病愈。

野葛毒口噤方

取青竹去两节注脐上，纳冷水注中，暖即易之，立活，忌酒，数易水。

解[①] 一切诸毒方

甘草炙，三两　粱[②]米粉一合　蜜半两

上一味，以水五升，煮取二升，纳粉一合更煎，又纳蜜半两，服七合，须臾更服之。

钩吻众毒困欲死，面青口噤，逆冷身痹方。

荠苨八两

上一味，以水六升，煮取三升，冷如人肌，服五合，日三服，夜二[③] 服。

又方

煮桂汁饮之。

又方

煮蓝汁饮之。

凡六畜五脏著草自动摇，得诸醋盐不变色，及堕地不污，又与犬不食者，皆有

---

① 解：原缺，据王本补。

② 粱：原作“梁”，据王本改。

③ 二：原作“五”，据王本改。

毒，杀人。

凡食饮有毒者，浇地，地坟起者，杀人。

内肉汁在器中盖密，气不泄者，皆杀人。

凡脯肉、熟肉皆不用深藏，密不泄气，杀人。

若中此毒者，皆大粪灰水服方寸匕，良。

治恶毒药方

狗舌草一把，去两头

上一味，以水五升，铜器中煮取汁，搜面作粥食之。

药毒不止解烦方

甘草二两　粱米粉一升　蜜四两

上三味，以水三升煮甘草，取二升，去滓，歇大热，纳粉汤中搅令调，纳白蜜煎令熟如薄粥，适寒温，饮一升。

从高堕下第四方一十一首

胶艾汤　主男子绝伤，或从高堕下，伤损五脏，微者唾血，甚者吐血及金疮，伤经内绝者方。

阿胶炙　艾叶熬　芍药　干地黄各三两　当归　干姜　芎䓖　甘草炙，各二两

上八味，㕮咀，以水八升，煮取三升，去滓，纳胶令烊，分再服。羸人三服，此汤正主妇人产后及崩中、伤下血，多虚喘欲死，腹痛下血不止者，服不良。《千金》一方只四味。

坠马及树，崩血，腹满短气方。

大豆五升

上一味，以水一斗，煮取二升半，一服令尽，剧者不过三作之。《千金》云：治人坠落车马，心腹积血，唾吐血无数。

治落马堕车及诸踠折臂脚痛不止方

芎䓖一两半，熬　泽兰一分　蜀椒去目及闭口者，汗　当归　桂心　附子炮，去皮，各半两　甘草三两，炙

上七味，微熬令香，捣筛为散，酒服方寸匕，日三。凡是伤至骨皆服之，十日愈。小儿伤损亦同。

又方

黄芪　芍药各三两　蜀椒一合，去目及闭口者，汗　乌头半两，去皮，炮　大黄一两　当归　附子炮，去皮　干姜　桂心　续断　干地黄　通草各二两

上一十二味，捣筛为散，先食讫，温酒服一方寸匕，日三。

生地黄汤　主因损小便血出方。

生地黄八两　柏叶一把　黄芩　阿胶炙　甘草炙，各一两

上五味，㕮咀，以水七升，煮取三升，去滓，纳胶取二升五合，分三服。

治瘀血腹中，奥瘀不出，满痛短气，大小便不通方。

荆芥半两　大黄　芎䓖各三两　䗪虫三十枚，熬　桂心　当归　甘草炙，各二两　蒲黄五两　桃仁四十枚，去皮尖及双仁者

上九味，㕮咀，以水一斗，煮取三升，分三服。

治折踠瘀血，**蒲黄散**方。

蒲黄一升　当归二两

上二味，捣筛为散，酒散方寸匕，日三，先食讫，服之。

又方

虻虫去足、翅，熬　牡丹皮等分

上二味，捣筛为散，酒服方寸匕，血化为水。

又方

菴蕳草汁服之，亦可散服之，日三。

又方

大麻根若叶

上一味，捣取汁数升，饮之即下，气通，苏息。无青者，干者煮汁亦得。《千

金》云：治踠折骨痛不可忍，并主瘀血，心腹胀满短气。

又方

茅根切，捣绞取汁，温和酒服一升，日三，良。

金疮第五方六十二首

金疮止血散方

钓樟根三两　当归　芎䓖　干地黄　续断各一两　鹿茸半两，炙　龙骨二两

上七味，捣筛为散，以敷血即止，酒服一钱匕，日五夜三。

治金疮箭在肉中不出方

白蔹　半夏洗去滑，各三两

上二味，捣筛为散，水服方寸匕，日三。浅者十日出，深者二十日出，终不住肉中，效。

金疮肠出令入方

磁石烧　滑石各三两

上二味，捣细筛为散，白饮服方寸匕，日五夜二，三日当入。

治刀斧所伤及冷疮、牛领、马鞍疮方

续断　松脂各一两　鹿角　牛骨腐者　乱发烧，各二两

上五味，捣筛细为散，以猪脂半斤并松脂合煎令和，下锴于地，纳药搅令冷凝用之，疮有汁，散敷之。

金疮烦闷方

白芷　芎䓖　甘草炙，各二两

上三味，熬令变色，捣筛为散，水服方寸匕，日五夜二。

硝石散　主金疮，先有石发，烦闷欲死，大小便不通方。

硝石　寒水石　栝楼　泽泻　白蔹　芍药各一两

上六味，捣筛为散，水服方寸匕，日三夜一，稍加之，以通为度。

琥珀散　主弓弩所中，闷绝无所识方。

琥珀

上一味，随多少捣筛为散，以童男小便服之，不过三服，瘥。

弩筋散　主弓弩所中，筋急不得屈伸方。

故败弩筋五分，烧作灰　秦艽五分　杜仲半两，炙　大枣三枚　干地黄二两半　附子炮，去皮　当归各一两

上七味，捣筛为散，以温酒服一方寸匕，日三，稍加至二匕，以知为度。

续断散　主金疮筋骨续绝方。

续断三两半　芎䓖　苁蓉　当归各一两半　细辛半两　附子炮，去皮　干姜　蜀椒汗，去目、闭口者　桂心各三分　蛇衔草　干地黄各二两　芍药　人参　甘草炙，各一两

上一十四味，捣筛为散，酒服方寸匕，日三夜一。《千金》有地榆，《古今灵验》又有杜蘅。

蓝子散　主金疮，中药箭解毒方。

蓝子五合　升麻八两　甘草炙，各四两　王不留行各四两

上四味，捣筛为散，水服二方寸匕，日三夜二。水和方寸匕如泥，涂疮上，干易，毒即解。

泽兰散　主金疮内塞方。

泽兰　防风　石膏　干姜　蜀椒去目、闭口者，汗　附子炮，去皮　细辛　辛夷　芎䓖　当归各半两　甘草一两，炙

上一十一味，捣筛为散，酒服方寸匕，日三夜一。脓多倍甘草；渴加栝楼半两；烦热加黄芩半两；腹满短气加厚朴三分；疮中瘀血更加辛夷半两。

蒲黄散　主被打，腹中有瘀血方。

蒲黄一升　当归　桂心各二两

上三味，捣筛为散，酒服方寸匕，日

三夜一。

甘菊膏 主金疮痈疽，止痛生肉方。

甘菊花 防风 大戟 黄芩 芎䓖 甘草各一两 芍药 细辛 黄芪 蜀椒去目、闭口者，汗 大黄 杜仲各半两，炙 生地黄四两

上一十三味，捣筛，以腊月猪膏四升煎五上五下，芍药色黄，膏成，绵布绞去滓，敷疮上，日三。

桃仁汤 主金疮瘀血方。

桃仁五十枚，去皮尖及双仁 虻虫去翅足，熬 水蛭熬，各三十枚 大黄五两 桂心半两

上五味，切，以酒水各五升，煮取二升，服一合，日三服，明日五更一服。

马蹄散 主被打，腹中瘀血方。

白马蹄烧令烟尽

上一味，捣筛为散，酒服方寸匕，日三夜一。亦主女人病血，消之为水。

金疮内漏方

还自取疮中血，著杯中，水和尽服，愈。

金疮腹中有瘀血，**二物汤**方。

大麻仁三升 葱白二七枚

上药使数人各捣令熟，著九升水中，煮取一升[①]半，顿服之。若血去不尽，腹中有脓血，更令服之，当吐脓血耳。

金疮内漏血不出方

牡丹

上一味，为散，服三指撮，五日尿出血。

治金疮因房惊疮方

烧妇人裈裆作灰，敷之。

金疮方

取马鞭草捣筛，薄疮一宿，都瘥，冬用干叶末。

麦门冬散 主金疮、乳痈、诸肿烦满方。

麦门冬去心 石膏研 柏子仁 甘草炙，各半两 桂心一分

上五味，捣筛为散，酸浆和，服方寸匕，日三夜一。烦满气上胀逆，长服之，佳。

治金疮出血，多虚竭，**内补散**方。

苁蓉 芍药 当归 芎䓖 干姜 人参 黄芩 厚朴炙 桑白皮 吴茱萸 黄芪 桂心 甘草炙，各一两 蜀椒三分，去目及闭口者，汗[②]

上一十四味，捣筛为散，饮服方寸匕，日三。

治金疮烦满方

赤小豆一升，以苦酒浸之，熬，燥复渍之，满三度，色黑，治服方寸匕，日三。

治金疮苦不瘥方

白杨木白皮，熬令燥，末服方寸匕，日三服。又以末敷疮中，即愈。

治金疮刺痛不可忍，百方不瘥方。

葱一把，水三升，煮数沸，渍疮即止。

治金疮烦痛，大便不利方。

大黄 黄芩等分

上二味，捣筛为末，炼蜜和丸，先食，饮服如梧子七丸，日三。

金疮以桑白皮裹令汁入疮中，或石灰封，并妙。

凡金疮出血必渴，当忍啖燥食，不得饮粥及浆，犯即血出杀人；凡出[③]血不止，粉龙骨末于疮上，立止。

又方

割取人见著鞋上有断乳十枚布疮上，立止。

---

① 一升：原缺，据王本补。

② 者汗：原作“汗者”，据王本改。

③ 出：原作“白”，据王本改。

又方

末雄黄敷疮，当沸汁出即瘥。

又方

刮贝[①] 子末，服一钱匕。

又方

煮葛根食之，如食法，务令多。

兵疮方

捣车前汁敷之，血即止。

又方

以人精涂之，瘥。

又方

以柳絮裹敷之，血便血。

又方

以熟艾急裹数日乃解。

又方

以人尿屎相和，绞取汁饮三升，顿服令尽。

金疮惊而坚肿，剧者杀人方。

捣生地黄、蛴螬虫敷之，烧瓦熨其外令温，地黄燥则易，瓦冷则易。

凡刺在肉中不出方

牛膝根茎捣敷之，即出，虽已合犹出也。

贞观中有功臣远征，被流矢中其背胆上，矢入四寸，举天下名手出之不得，遂留在肉中，不妨行坐，而常有脓出不止，永徽元年秋，令余诊看，余为处之**瞿麦丸**方。

瞿麦二两　雄黄一两半，研　干地黄　王不留行各五分　麻黄去节　茅根　败酱　防风　雀李根皮　牛膝　大黄　蓝实　石龙芮　蔷薇根皮各□两[②]

上一十四味，捣筛为末，炼蜜和丸如梧子，酒服十丸，日二，稍稍加至二十丸，以知为度，忌猪、鱼、生冷等，可直断口味。凡箭镞及折刺入身中，四体皆急，当合此药服之，令四体皆缓，缓则其镞必自跳出，余常教服此药与断肉，遂日日渐瘦，其镞遂跳出一寸，戴衣不得行，因即错却，乃得行动，已觉四体大缓，不比寻常，终冬至春，其镞不拔，自然而落，取而量之，犹得三寸半，是以身必须断口味，令瘦，肉缓，刺则自出矣，故以记之。

又方

磁石末敷之，止痛断血。

凡金疮深，不用早合，若合则以滑石朱[③] 粉，则不合。

治凡竹木刺在肉中方

以羊矢和猪脂，涂之出矣。

又方

鹿角末，水和涂之即出。

治因风水肿方

卒刺涉水成肿，取韭并盐捣置上，以火炙药上，热出[④] 即愈。

火烧疮方

取新牛矢，承热涂之。

又方

烧桃叶，盐和煮作汤洗之。

又方

以酱汁涂，立愈。

又方

桑灰水敷，干则易。

又方

井底青泥涂之佳。

又方

青羊髓涂之佳。无青羊，白、黑羊亦得。

治灸疮及汤火所损，昼夜啼呼不止，兼灭瘢方。

羊脂半两　猪脂一分　松脂半两　蜡一分

---

① 贝：原作“具”，据王本改。

② 各□两：本处分量原缺。前文曾出现“一两半”和“五分”。

③ 朱：王本作“末”。

④ 出：原作“彻”，据王本改。

上四味，于松明上以小铫火烧猪脂等皆消，以杯承取汁敷之，松明，是肥[①]松木节也。

治灸疮脓坏不瘥方

腊月猪脂一斤　薤白十枚　胡粉一两

上三味，先煎薤令黄，去之，绵裹石灰一两煎数沸[②]去之，入胡粉膏中令调，涂故帛上贴之，日三度。

又方

白蜜一两　乌贼鱼骨二枚[③]

上二味，捣末相和，涂上三五度，瘥。

治火疮方

柏白皮半两　竹叶一两　甘草二两

上三味，以猪膏一斤，煎三沸，三上三下，药成去滓，待冷涂之。《集验》有地黄四两。

治漆疮方

汤渍芒硝五两令浓，涂干即为，勿住。

又方

取市上磨刀石槽中泥津涂之。

又方

取矾石纳汤中洗之。

又方

羊乳汁涂之。

又方

漆姑草挼敷之。

又方

末贯众涂之。

沙虱第六方三十一首

治沙虱毒方

以麝香、大蒜合捣，以羊脂和著小筒中带之。

又方：

雄黄　朱砂　常山等分

上三味，五月五日午时童子合之。

又治水毒方

凡水毒中人似射工，初得之，恶寒头微痛，目眶疼，心中烦懊，四肢振焮，腰背百节皆强，筋急，两膝疼，或吸吸而热，但欲睡，旦醒暮剧，手足逆冷，二三日则腹中生虫，食人下部，肚中有疮，不痛不痒，令人不觉，急治之，过六七日，下部出脓溃，虫上食五脏，热盛烦毒，下痢不禁，八九日，名工不能医救矣。觉得之，当早视，若疮正赤如截者为阳毒，若疮如鳢鱼齿者为阴毒，犹小缓，不过二十日杀人，欲知是中水毒，当作五六斗汤，以小蒜五升，㕮咀，投汤中，消息，勿令大热，去滓以浴，若身体发赤斑纹者，则非他病也。

水毒方

捣苍耳取汁服一升，以绵沾汁滓导下部中，日三。

又方

取蓼一把，捣取汁，服一升，不过三服。

又方

取蓝一把，捣，水解以洗面目身令遍。

又方

取大莓根末水饮之，并导下部，生虫者用汁，夏月常多赍此药屑入水浴，以方寸匕投水上流，无所畏，又辟射工。凡洗浴以少许投水盆中，即无复毒也。

蠼螋尿疮方

取茱萸东引根土，以醋和涂。

又方

烧鹿角末和醋敷上，已有疮汁出者，

---

① 肥：原作“服”，据《千金要方·卷二十五》改。

② 数沸：原缺，据王本补。

③ 二枚：原缺，据王本补。

烧道边故蒲席敷之。疮表里相当，一名浸淫，取猪牙车骨年久者，捶破烧令脂出，热涂之。

蠼螋疮方

取小豆末醋和涂之，干即易，小儿以水和。

又方

取楝木枝若皮烧灰敷上，干者膏和。亦治小儿秃及诸恶疮。

又方

取槐白皮半斤切，醋浸半日去痂洗之，日五六。

狐尿刺方

凡诸螳螂之类，盛暑之时多有孕育，著诸物上，必有精汁，其汁干久则有毒，人手触之，不王相之间，则成其疾，名曰狐尿刺。日夜碜痛，不识眠睡，百方治之不瘥，但取蒲公英茎叶根中断之，取白汁涂之，令厚一分，涂即瘥，神验。

凡热伤疮，及狐尿刺，肿痛不可忍，并风寒者，皆烧[1]马屎若生桑木，趣得烟多熏之，汁出即愈。

恶刺方

五月蔓菁子捣末，和乌牛乳封之。无，即凡牛乳亦得。

又方

取野狐矢烧灰，腊月猪膏和封孔上。

又方

取桑灰汁热渍，冷即易。

又方

以针砂和胶清涂之。

又方

取故鞋网如枣大，妇人中衣有血者如手掌大，倒勾棘针二七枚，三味合烧作灰，以腊月猪膏和涂之，虫出。

又方

蔓菁子五升

上一味，微熬末研，小儿尿一升，合纳疮口中，周回厚一寸，以煻火烧一升，投纳疮于中渍之，立愈。

又方

煮槐白皮取汤渍之。

又方

以苦瓠煮作汤渍之。

又方

取五月五日蛇皮烧灰，腊月猪膏，和敷之。

又方

取故鞍鞯旃烧灰，腊月猪膏和封之，虫出。

又方

取樗根白皮，切一升，泔渍煮三沸，纳孔中，亦可渍之。

肉刺方

割头令血出，内铅丹如米许，暴之。

又方

以刀割却，以好墨涂遍，瘥。

狗咬方

即以冷水洗疮，任血出勿止之。水下血断，以帛裹即愈。

蛇啮方

以人屎厚涂，以帛裹缚，登时毒消。

蛇毒方

重台末，唾和封，瘥，大验。

蛇蜂毒方

取瓦子摩其上，唾二七讫，然后抛瓦子，却安旧处。

瘿病第七方九首

治五瘿方

取鹿靥酒渍令没，火炙干，纳于酒中，更炙令香，含咽汁，味尽更易，尽十具，即愈。

---

① 烧：原缺，据王本补。

又方

小麦面一斤　特生礜石十两，烧　海藻一斤

上三味，取三年醋一升，渍小麦面暴干，更浸令醋尽，各捣为散，每服两方寸匕，日四五服，药含乃咽之。忌姜、辛、猪、鱼、生菜、辛菜，吹火、读诵及大语用气。

又方

昆布三两　海蛤二两　松萝二两　海藻三两　白蔹二两　通草二两　桂心二两

上七味，捣为散，每以酒服方寸匕，日三服。

又方

小麦一升，醋一升，夜浸昼暴　昆布洗　海藻洗，各二两[①]

上三味，捣为散，食后饮服方寸匕，日三，以瘥为度。

又方

昆布一两　海藻一两　海蛤二两　半夏一两，洗　细辛一两　土瓜一两　松萝一两　通草二两　白蔹二两　龙胆二两

上一十味，捣筛，酒服方寸匕，日再，不得作生活劳动也。

又方

昆布二两

上一味，切如指大，醋渍含咽，汁尽，愈。

又方

海藻一斤　小麦面一升

上二味，以三年醋一升，以溲面末暴干，往反令醋尽，合捣散，酒服方寸匕，日三。忌怒。

陷脉散　主二十、三十年瘿瘤及骨瘤、石瘤、肉瘤、脓瘤、血瘤，或大如杯盂，十年不瘥，致有漏溃，令人骨消肉尽，或坚或软或溃，令人惊惕寐卧不安，体中掣缩，愈而复发。治之方。《千金》云：陷肿散。

乌贼鱼骨一分　白石英半两　石硫黄一分　紫石英半两　钟乳半两，粉　干姜一两　丹参三分　琥珀一两　大黄一两　蜀附子一两，炮，去皮

上一十味，捣为散，贮以韦囊，勿令泄气。若疮湿即敷，无汁者以猪膏和敷之，日三四，以干为度。若汁不尽者，至五剂十剂止，勿惜意不作也，著药令人不疼痛，若不消，加芒硝二两，益佳。《千金》有胡燕屎一两。

治瘿方

菖蒲二两　海蛤一两　白蔹一两　续断一两　海藻一两　松萝一两　桂心一两　蜀椒一两，汗，去目、闭口者　羊靥二百枚，炙　神曲三两　半夏一两，洗　倒挂草一两

上一十二味，各捣下筛，以酱清牛羊髓脂丸之，一服三丸如梧子，日一服。

阴病第八方一十四首

治丈夫阴下痒湿方

以甘草一尺，水五升，煮洗之。生用。

又方

以蒲黄粉之，不过三。

治丈夫阴肿大如斗，核中痛方。

雄黄一两，研粉　礜石二两，研　甘草一尺，生用

上三味，以水一斗，煮取二升洗之，神良。

治丈夫阴头痈肿，师所不能医方。

鳖甲一枚

上一味，烧焦末之，以鸡子白和敷之。

治丈夫阴头生疮如石坚大者方

刀刮虎牙及猪牙末，猪脂煎令变色，

① 各二两：原在昆布下，据王本移此。

去滓，日三涂之。

又方

乌贼鱼骨末，粉之良。

治妬精疮方

丈夫在阴头节下，女人在玉门内似疳疮作臼，蚀之大痛，其疳即不痛，以银钗绵缠腊月猪脂，熏黄火上暖，以钗烙疮上令熟，取干槐枝湉涂之，以麝香敷疮上令香，黄矾、青矾末敷之，小便后即敷之，不过三度。

治男女卒阴中生疮痒湿方

黄连　栀子各二两　甘草一两　蛇床子二分　黄柏一两

上五味下筛粉之，干者以猪脂和涂上，深者绵裹纳中，日三。

治下部痛痒生疮，**槐皮膏**方。

槐白皮五两　赤小豆一小合　白芷二两　楝实五十枚　桃仁五十枚，去皮尖、双仁　甘草二两，生　当归二两

上七味，切，以苦酒渍一宿，旦以猪膏一升，微火煎白芷黄即成，去滓，摩上，日再。并纳下部中三寸，瘥。

治阴茎头疮方

当归三分　黄连半两　桃仁二两，去皮、双仁　小豆一分　槐子半两

上五味作末，粉疮上，日三。

治阴头生疮方

蜜煎甘草，涂之即瘥，大良效。

治阴疮黄汁出方

煮黄柏汁，冷渍，敷蛇床、黄连末，极效。

又方

桃仁二七枚，熬令黄，去皮尖、双仁，末之，酒服良。

又方

生地黄一把，并叶，捣取汁，饮之良。

《千金翼方》卷第二十

千金翼方卷第二十一　万病

总疗万病第一

论曰：后生志学者少，但知爱富，不知爱学，临事之日，方知学为可贵，自恨孤陋寡闻。所以悯其如此，忘寝与食，讨幽探微，辑缀成部，以贻末悟，有能善斯一卷，足为大医。凡膈上冷、少腹满、肠鸣、膀胱有气、冷利者，当加利药。服讫，当利出泔淀青黄水青泥，轻者一两度，加利药去病即止；重者五六度，加利药得日三频大利，方得尽其根源，病乃永愈。其利法至巳时以来两行、三行即定，亦自如旧，终不成利病也。凡病在上膈，久冷、痰癖、积聚、疝瘕、癥结、宿食、坚块、咳逆上气等痼病，终日吐唾，逆气上冲胸胁及咽喉者，此皆胃口积冷所致，当吐尽乃瘥。轻者一二度，重者五六度方愈。其吐状，初唾冷沫酸水，次黄汁，重者出赤紫汁。若先患注人，当出黑血，下吐药大吐，吐时令人大闷，须臾自定，下令人虚惙，得冷饮食已，耳不虚聋，手足不痹。亦有人当吐时，咽中有一块物塞喉，不能得出者，饮一二合药酒，须臾即吐出一物如拳许大，似鰕[①] 鸡子中黄，重者十块，轻者五六枚。

上件等疾状，病之根本，若今日不出此根本之疾，虽得名医与一二剂汤药押定，于后食触，其病还发。善医者当服此药，一出根本，即终身无疾矣。

吐利出疾法

凡常病人　虚羸人　老人　贵人

此等人当少服，积日不已，病当内消也，不须加吐利药。

凡加吐利药，伤多，吐利若不止者，水服大豆屑方寸匕即定。卒无豆屑，嚼蓝叶及乌豆叶亦得定。丈夫五劳七伤、阳气衰损、羸瘦骨立者，服之即瘥。旬月之间，肌肤充悦，脑满精溢，仍加补药，加法在后章中。

疗风方　用药多少法。

历节风二十两，酒五斗　贼风　热风　大风用药与历节同　偏风　猥退　瘫痪风十二两，酒三斗

上，以上风皆带热，须加冷药，仍须利药，得利佳也。

贼风掣纵八两，酒二斗

湿风周痹八两，酒二斗

脚腰挛痛十二两，酒三斗

筋节拘急八两，酒二斗

食热如针刺八两，酒二斗

热病后汗不出初觉三服，一服一盏，年久服一升

口喎面戾一目不合四两，酒一斗，年久十二两，酒三斗

起即头眩四两，酒一斗

头面风似虫行八两，酒二斗

心闷欲呕吐，项强，欲阴雨即发者八两，酒二斗

因疮得风，口噤，脊背反张如角弓五服，一服一盏

疗冷病方

积冷痰癖瘦者四两，酒一斗；强者六两，酒一斗半

---

① 鰕：原作“段”，据王本改。

痰饮疝癖六两，酒一斗半

宿食吐逆四两，酒一斗

癥癖肠鸣噫八两，酒二斗

癫痔癖块、咳嗽上气二十两，酒五斗

奔豚冷气六两，酒一斗半

噎哕呕痢六两，酒一斗半

久疰八两，酒二斗

卒中恶忤，心腹胀满，气急垂死三服，一服一盏，当大吐，吐出血

瘴气三服

蛊毒五服

温疟五服

痎疟五服

冷痢六两，酒一斗半

久劳八两，酒二斗

疗妇人方其风冷等准前

带下十二两，酒三斗

崩中六两，酒一斗半

月水不通六两，酒一斗半

冷病绝产六两，酒一斗半

断绪八两，酒二斗

产后诸疾八两，酒二斗

月水不调，月前月后，乍多乍少四两，酒一斗

落身后病六两，酒一斗半

重者子宫下垂十二两，酒三斗

大排风散　主一切风冷等万病方。

芫花　狼毒　栾荆　天雄去皮　五加皮　麻花　白芷　紫菀　乌头去皮　附子去皮　莽草　茵芋　栝楼　荆芥　踯躅　荛花　大戟　王不留行　赤车使者　麻黄各二十分　石斛　半夏　石楠　薯蓣　长生各十四分　藜芦七分　狗脊　人参　牛膝　苁蓉　蛇床子　菟丝子　萆薢　车前子　秦艽各七分　薏苡　五味子　独活　藁本　柴胡　牡丹　柏子仁　芎䓖　芍药　吴茱萸　桔梗　杜仲　桂心　橘皮　续断　茯苓　细辛　干姜　厚朴　茯神　山茱萸　防己　黄芪　蜀椒　巴戟天　高良姜　紫葳　黄芩　当归　菖蒲　干地黄　通草各四分

上六十七味，勿熬炼，直置振去尘土，即捣粗筛，下药三两，黍米三升，曲末二升，上酒一斗五升，净淘米，以水五升煮米极熟，停如人肌，下曲末，熟搦，次下散，搦如前，次下酒搅之百遍，贮不津器中，以布片盖之一宿，旦以一净杖子搅三十匝，空腹五更温一盏服之。以四肢头面习习为度，勿辄加减，非理造次，必大吐利。欲服散者，以绢筛下之，一服方寸匕，只一服，勿再也。水饮、浆、酒，皆得服之。丸服者，蜜和服，如梧子七丸。唯不得汤服也。须补者，药少服令内消，即是补也。《千金方》有白术、食茱萸，无麻花、半夏、赤车使者、高良姜、紫葳，止六十四味，名芫花散，一名登仙酒，又名三建散。按：后加减法中有远志，而此方中无，疑此脱远志也。

凡服此药，法先多服，令人大吐下利三五度后，乃少服，方可得益也。其加增药法如下。

麻花　乌头　王不留行　赤车使者　麻黄　踯躅　茵芋　芫花　五加皮　白芷　莽草　附子　栝楼　荆芥　天雄　芎䓖　藁本　薯蓣　巴戟天　细辛　独活　当归　黄芪　干姜　厚朴　防己　山茱萸　大戟　萆薢　桔梗　牡丹　柏子仁　狗脊　薏苡　秦艽　菖蒲

上三十六味，并主风多者，患之者，准冷热加减之。

苁蓉　芎䓖　续断　蛇床子　王不留行　桔梗　芫花　天雄　附子　踯躅　茵芋　当归　秦艽　芍药　干姜　狗脊　萆薢　石楠　蜀椒　干地黄　菖蒲　薯蓣　石斛　牛膝　细辛　柴胡　车前子　桂心　柏子仁　五加皮　杜仲　薏苡

上三十二味，主湿痹腰脊，患之者，准冷热加减之。

秦艽　藁本　狗脊　萆薢　通草　石楠　芎藭　续断　牛膝　干地黄　石斛　薏苡　菟丝子　杜仲　天雄去皮　附子去皮

上十六味，主挛急亸曳，患之者，准冷热加减之。

莽草　防己　藜芦

上三味，主身痒疥瘙，患之者，准冷热加减之。

紫菀　牡丹　茯苓　茯神　柏子仁　荛花　人参　远志　细辛

上九味，主惊痫，患之者，准冷热加减之。

蜀椒　长生　踯躅

上三味，主鬼魅，患之者，准冷热加减之。

紫菀　芫花　藜芦

上三味，主蛊毒，患之者，准冷热加减之。

高良姜　桔梗　芫花　山茱萸　茯苓　人参　柴胡　牡丹　荛花　苁蓉　巴戟天　芍药　干姜　附子　乌头去皮　麻黄　莽草

上一十七味，主痼冷积聚，腹痛坚实，患之者，准冷热加减之。

厚朴　橘皮　桔梗　大戟　藜芦　半夏　干姜　藁本　人参　吴茱萸

上一十味，主腹痛胀满吐逆，患之者，准冷热加减之。

茯苓　厚朴　芫花　半夏　细辛　乌头　黄芩　柴胡　山茱萸

上九味，主痰实，患之者，准冷热加减之。

厚朴　干姜　紫菀　茯苓　桔梗　荛花　乌头　人参　细辛　柴胡

上一十味，主胸满痛，患之者，准冷热加减之。

紫菀　薯蓣　石斛　细辛　巴戟天　牡丹　当归　人参　菖蒲　五味子　桔梗　柏子仁　吴茱萸　山茱萸　干地黄

上一十五味，主补五脏虚损，患之者，准冷热加减之。

柏子　续断　黄芪　薯蓣　芍药　巴戟天　五味子

上七味，主益气，患之者，准冷热加减之。

肉苁蓉　蛇床子　五味子　附子　天雄　萆薢　栝楼　薯蓣　远志　巴戟天　菟丝子　牛膝　柴胡　车前子　细辛　茯苓　杜仲　五加皮　石斛

上一十九味，主益精髓，患之者，准冷热加减之。

干地黄　菟丝子　天雄　附子

上四味，主补骨髓，患之者，准冷热加减之。

当归　藁本　白芷　干地黄　五加皮　石斛　菟丝子　薯蓣　五味子　厚朴

上一十味，主长肌肉，患之者，准冷热加减之。

五加皮　杜仲　续断

上三味，主阴下湿痒，患之者，准冷热加减之。

茯苓　人参　栝楼

上三味，主消渴，患之者，准冷热加减之。

栝楼　茯苓　芍药　橘皮　秦艽　山茱萸　车前子

上七味，主利小便，患之者，准冷热加减之。

菖蒲　栝楼　山茱萸

上三味，止小便利，患之者，准冷热加减之。

人参　细辛　菟丝子　狗脊

上四味，主明目，患之者，准冷热加

减之。

芎䓖　白芷

上二味，主止泪，患之者，准冷热加减之。

细辛益肝气　远志　人参补心气

上三味，补益气，患之者，准冷热加减之。

石楠　萆薢　狗脊　车前子　石斛

上五味，补养肾气，患之者，准冷热加减之。

蜀椒　当归　麻黄　桂心　吴茱萸　紫菀　荛花　藜芦　附子　半夏　乌头　菖蒲　远志　细辛　芫花　五味子

上一十六味，主咳嗽上气，患之者，准冷热加减之。

蛇床子　石斛　细辛　薯蓣　橘皮

上五味，主下气，患之者，准冷热加减之。

附子　干姜　人参　桂心　橘皮　厚朴

上六味，主霍乱，患之者，准冷热加减之。

黄芪　通草主漏　厚朴　山茱萸　荠草主三虫　紫菀　当归　白芷主崩中带下　黄芩　蛇床子主寒热漏　芎䓖　牛膝　栝楼　紫葳

上一十四味，主月闭，患之者，准冷热加减之。

麻黄　栝楼　柴胡　桂心　芍药主伤寒　通草　菖蒲　远志　人参主健忘　附子　黄芩　干姜　蜀椒主下痢　紫菀　茯苓　芎䓖

上一十六味，主唾稠如胶，患之者，准冷热加减之。

论曰：所加之药，非但此方，所须普通诸方，学者详而用之。

阿伽陀丸主万病第二

阿伽陀药　主诸种病，及将息服法，久服益人神色，无诸病方。

紫檀　小檗　茜根　郁金　胡椒各五两

上五味，捣筛为末，水和纳臼中更捣一万杵，丸如小麦大，阴干，用时以水磨而用之。

诸咽喉口中热疮者，以水煮升麻，取汁半合，研一丸如梧子大，旦服之，二服止。禁酒、肉、五辛，宜冷将息。

诸下部及隐处有肿，以水煮牛膝、干姜等，取汁半合，研一丸如梧子大，旦服之，四服止。禁酒、肉、五辛、生冷、醋滑。

诸面肿心闷因风起者，以水煮防风，取汁半合，研一丸如梧子，旦服之，二服止，不须隔日。禁酒、五辛、醋、肉。

诸四体酸疼，或寒或热，以水煮麻黄，取汁半合，研一丸如梧子，旦服之①。禁酒、肉及面、五辛。

诸𪒠，下部有疮，吞一丸如梧子大。又煮艾、槐白皮，取汁半合，研一丸，灌下部二度，禁酒肉。

诸卒死，服者多活，看其人手脚头面腹肿。观其颜色无定，若有此色而加痢者，并不堪治。以冷水弱半合，研二丸如小豆灌口，一服不瘥，更与一服。若损，唯得食白粥、盐、酱，禁酒、肉、五辛。

诸被魇祷，当心常带一丸，又以水一酸枣许，研一丸如小豆，服之，三服止。无所禁忌。

诸被蛇及恶兽等毒，若未被其毒，直须辟除，随身带行，便即远离入草；已被

① 之：原作“止”，据王本改。

毒者，以麝香一相思子大，又以水一酸枣许，共药一丸如小豆，于水内研服。并以紫檀以水研取汁，用研药涂其疮毒处。禁酒、肉、五辛。

诸被一切鬼神及龙毒气者，其人饥渴寒热，时来时去，不知痛处，或恍惚，龙毒者其人昏昏似醉，肤体斑驳，或青，取药一丸如梧子，以水酸枣许共药研灌鼻，及服二服止。无所禁。

诸被鬼绕纠，失心癫狂，莫问年月远近，以艾汁一酸枣许，研药二丸如小豆，服之。若无青艾，取干艾水浸搦取汁用亦得，四服止，并带一丸，常可随身，口味无所禁忌。

诸传尸复连，梦想颠倒，身体瘦损，不知病所，乍起乍卧，先以水研雄黄一梧子大，取汁酸枣许，研二丸如小豆大服之，二服止，并挂一丸着病者房门上，及带一丸随身。口味无忌。

诸消渴者，以朴硝少许，以水搅硝取汁半合许，研二丸如小豆，服之，七服止。禁五辛、酒、肉、面。

诸患淋不问远近，以芒硝少许，以水搅取一酸枣许汁，研药二丸如小豆大，服之便止。禁酒肉。

诸患疔肿，以水一升，煮玄参取汁研药，服三服止。又以水半合研玄参根取汁，和药涂上三遍，不须隔日，唯食白粥饭，自外盐以上皆不食。

诸卒胸膈热、眼暗、口臭，以水煮苦竹叶取汁半合，研药一丸如梧子，二服止。禁酒肉。

诸难产，以荪蒋二七，水煮取汁半合，研药一丸服之，若无荪蒋，研姜黄取汁研药吞一丸，空吞亦得，将息如产时。

诸热疮无问远近，以水煮大黄，取汁半合，研药一丸如梧子服之，二服止。又水研大黄取汁，以药一丸研涂疮上，日三遍。禁房、面、五辛，宜令将息。

诸吐血，若因热吐者不问远近，服之并瘥。冷吐者不治。以葛、蒲汁一酸枣许，研药二丸如小豆服之，四服止。须微暖将息，忌酒、肉、五辛。

诸鼻中血不止，以刺蓟汁一酸枣许，研二丸如小豆服之，并研灌鼻，二服灌止。若无刺蓟之时，取干者水煮取汁，依前法服。禁酒、肉、五辛。

诸噎病，以水研栝楼取汁一鸡子大，研药一丸如小豆，服之，四服止。忌生冷。

诸赤白带下，以牡丹皮、刺蓟根各二分，以水二升，煮取一升，分五服，研药一丸如梧子服之，五服止。禁生冷、五辛、酒、肉。

后补法

地榆二分　桑螵蛸二分，一云桑耳

上二味，水二升，煮取汁一合，分作二服，取汁一合，研药一丸服之。

诸得药毒，以冷水半合，研药一丸如梧子服之，二服止。禁酒、肉、五辛，宜五日冷将息。

诸卒得恶忤，以人乳汁半合，研药一丸如梧子大，灌鼻，以水半合，研药一丸如梧子，灌口，三日禁食。

诸寒疟，以水一升，煮恒山一两，取汁半合，研药一丸如梧子大服之，二服止。先取药如麻子大，以冷水研灌鼻中三四嚏，病者垂头卧，便得痛痒，又更灌一边令相续，然后服药，七日少食。禁如前。

诸䘌疳湿，以生犀角、白檀香，以水煮取汁一鸡子壳许，研药二丸如小豆，并蚺蛇胆一丸共研服之，三服止。若疳湿，药及蚺蛇胆各丸之，以绵裹纳于下部中，三度止。

诸益神色，除诸病，辟恶气，每日以

白蜜如枣核大，研药一丸如小豆服，常带少许。亦禁如前。

诸草药毒迷闷，以泥裹冬瓜烧，绞取汁半合，研一丸如梧子服之。若无冬瓜，用水服之。三日慎食。

诸眠惊恐，常带药一丸如梧子，夜卧安头边，不得着身。每夜欲卧，服一丸如梧子，以水一升，煮牡蒙二分，取汁半升，分三服。七日慎食。

诸心劳虚弱，以水煮茯神、人参，取汁半合，研一丸服之，十服以上止。慎生冷。

诸心风虚热，以竹沥渍防风，捣绞取汁半合，研一丸如梧子服之，七服止。慎酒、肉、五辛、醋、面。

诸心惊战悸，以水一升，切茯苓、牡蒙、远志各三分，煮取汁半升，分三服，一服研一丸服之，五服止。

诸多忘恍惚，以水煮人参，取汁半合，研一丸服之，五服止。亦可七服，慎如前。

诸温疫时气，以水煮玄参，取汁一合，研一丸如小豆服之，四服止。量宜缓急。惟得食粥及冷食，余皆禁。

若患劳，家递相染，煮服时，并取艾作炷，长三寸，门阃当心灸七壮，即解。

诸呕吐，水煮白檀、生姜，取汁半合，研一丸如梧子服，三服止。七日慎食如前。

诸哕病，水一升，煮通草、橘皮各半两，取汁三合，分再服，研二丸如小豆服之，二服止。慎生冷。

诸小心惊啼，以水煮牡蒙，取汁半合，研一丸如梧子涂乳上，令儿饮。乳母慎酒、肉、五辛。

诸产后血结，以生地黄汁半合，研一丸如梧子服之，二服止，血便消下。忌食酒肉。

诸热风痹，风气相击，令皮肤厚涩，关节不通，以防风、牡荆子各一分，荜茇一分，以水一升，煮取汁三合，分三服，每旦一服，研一丸如梧子大服之，十服止。慎酒、肉、五辛。

诸热风上冲，头面上痒、鼻中痒，兼时行寒热，若食呕吐，以人参一分，防风、生姜各二分，以水一升五合，煮取汁三合，分三服，取汁一合，研一丸如梧子服之，七服止。慎如上法。

诸黄疸病，以黄芩、苦参各二分，以水一升，煮取五合，分三服，一服研一丸如梧子服之。若渴，纳茯苓、栝楼各二分，依前以水煮服。惟得与粥。

诸卒失喑不语，以防风一两，和竹沥捣绞取汁半合，研一丸如梧子，二服止即语，重者不过五服。禁酒、肉、醋、面、生冷等。

诸怀孕三月以上，至临产不问月日多少，忽染种种疾，或好伤落及至水肿，天行时气，此医人不许服药，惟得此药三服以上，重者不过十服，即瘥。母子不损，平安分解。前件诸病可作汤，研[1]药服之，甚良。

诸产后先痢鲜血，后杂脓及腹中绞痛，橘皮、桔梗各二分，生姜一两，水一升，煮取半升，分三服，一服研一丸如梧子服之。七日慎生冷、油腻、醋、面。

诸小儿新得风痫，以竹沥半合，研一丸如梧子服之，二服止。慎如前。

诸女子数伤胎，带一丸如酸枣大，夜即解安头边，不得着身。每旦服一丸如梧子，三日止。无忌。

诸卒腹胀，水煮当归，取汁半合，旦服一丸如梧子，二服止。慎生冷。

诸脐下绞痛，以水煮芎䓖，取汁半

① 研：原作“斫”，据王本改。

合，研一丸如梧子，三服止。七日慎食生冷。

诸蛇、蝎、蜈蚣毒，以水磨郁金取汁半合，研一丸如梧子服之，二服止。并研一丸如小豆，遍涂疮上。忌如前。

诸霍乱，因宿食及冷者，吐逆，腹中绞痛，吐痢。若冷者，以桔梗、干姜，以水煮取汁一酸枣，研二丸如小豆，二服止。因热者，用栀子仁以水煮取汁，依前法服。皆慎生冷。

诸注病，以水煮细辛，取汁一酸枣许，研二丸如小豆服之，五服止。冷者温将息。

诸中恶，以水煮甲香，取汁一酸枣许，研二丸如小豆，服之。

耆婆治恶病第三

方一十一首　论七首

论曰：疾风有四百四种，总而言之，不出五种，即是五风所摄。云何名五风？一曰黄风，二[①]曰青风，三曰白风，四曰赤风，五曰黑风。其风合五脏，故曰五风。五风生五种虫：黄风生黄虫，青风生青虫，白风生白虫，赤风生赤虫，黑风生黑虫。此五种虫食人五脏。若食人脾，语变声散；若食人肝，眉睫堕落；若食人心，遍身生疮；若食入肺，鼻柱崩倒、鼻中生息肉；若食人肾，耳鸣啾啾，或如车行、雷鼓之声；若食人皮，皮肤顽痹；若食人筋，肢节堕落。五风合五脏，虫生至多，入于骨髓，来去无碍，坏于人身，名曰疾风。疾风者，是癞病之根本也。病之初起，或如针锥所刺，名曰刺风；如虫走，名曰游风；遍身掣动，名曰瞤风；不觉痛痒，名曰顽风；肉起如桃李小枣核，从头面起者，名曰顺风；从两脚起者，名曰逆风；如连钱团丸，赤白青黑斑驳，名曰瘑风。或遍体生疮，或如疥癣，或如鱼鳞，或如榆荚，或如钱孔，或痒或痛，黄汁流出，肢节坏烂，悉为脓血，或不痒不痛，或起或灭，青黄赤白黑，变易不定。病起之由，皆因冷热交通，流入五脏，通彻骨髓，用力过度，饮食相违，房室不节，虚动劳极，汗流遍体，因兹积热，风热彻五脏，饮食杂秽，虫生至多，食人五脏、骨髓、皮肉、筋节，久久坏散，名曰癞风。是故论曰：若欲疗之，先服阿魏雷丸散出虫，看其形状青黄赤白黑，然后与药疗，千万无有不瘥。故云迦摩罗病，世医拱手，无方对治，名曰正报，非也。得此病者，多致神仙，往往人得此疾，弃家室财物入山，遂得疾愈而为神仙。今人患者，但离妻妾，无有不瘥。

阿魏雷丸散方

阿魏　紫雷丸　雄黄　紫石英各三分　朱砂　滑石　石胆　丹砂　藋芦　白蔹　犀角各半两　斑蝥去足翅　芫青去足、翅，各四十枚　牛黄五分　紫铆一两

上一十五味，捣筛为散，空腹服一钱匕，清酒二合和药饮尽。大饥即食小豆羹饮为良，莫多食，但食半腹许即止，若食多饱则虫出即迟。日西南空腹更一服，多少如前。若觉小便似淋时，不问早晚，即更服药，多少亦如前。大饥即食，若觉小便时，就盆子中出看之，虫从小便出，当日即出，或二日三日乃出，或四日五日出，或杀药人七日始出。其虫大者如人指，小者大如小麦，或出三四枚，或五六枚，或七八枚，或十枚，或三二十枚。黄虫似地黄色；赤虫似碎肉凝血色；白虫似人涕唾，或似鱼脑，或似姜豉汁；青虫似绿，或似芫青色；黑虫似墨色，或似烂椹，又似黑豆豉。其虫得药者死，死者即

① 二：原作“一”，据文义改。

从小便中出，大便中亦有出者，不净不可得见。若出黑色虫，即是黑风，不可理之，无方可对；若出黄虫，即是黄风。当用小便七八升，大瓮盛之，如灶法安瓮不津者盛小便中，常令使暖，入中浸身，一日再三度，一入中坐浸如炊二三斗米顷。若心闷，即出汤，数食莫令饥，虚则于人无力，七七四十九日即为一彻，以瘥为度。或一年二年。忌房室，房室脉通，其虫得便，病即更加。其患非冷热，风治如此，此是横病，非正报也。若出青虫，即是青风。患起由冷风至多，其虫皆青，即是东方木中毒风。青虫宜服自身小便，亦名花水，亦名清汤，亦名还中水。服法：空腹服一七日，一服六合，旦起日初出即服，服不过一升。饥即食，不得食五辛、猪肉、鸡、犬、秽食、臭恶之食，大嗔怒、房室，皆忌之。服法第一忌之，至二七日，一日再服，服别四合，服小便常取空腹服之，则不过一升。三七日，一日三服。至四七日，小便出即服。乃至周年，以瘥为度，服之不过一升，百日外，小便至少一日之中止可一度、二度服之，服大香，美好如羹如浆。忌法三年，犯则难瘥，不犯永愈。青虫如此是横病，非正报也。出白虫者，即是白风。赤虫者，即是赤风。同为一等疗，二风由热为根，虫皆赤白，乃是南风、西风，入五脏，通彻骨髓，成患为疾，此之二风，与苦参硝石酒饮之，除患最疾，热去，其患即愈。

苦参硝石酒方浸酒法在后

苦参　硝石　好清酒

上三味，先与清酒下硝石浸之二七日或三七日，然后与苦参同入酒瓮中，盛浸之七日，渐渐服之。饮法：空腹服之，一日三服，初七日中一服如半鸡子许，七日后可饮一升，任情饮之，多则为善，患去则速，风动亦多，勿使醉吐，宁渐少饮，不用多饮。赤白二风，此药至日无有不愈。余非难治，何以故？热为根本，故苦参能治热，硝石除热消虫，赤白二虫，但闻硝石气皆为水，能去热根本。若患赤白二风，不问年月，多者五年以外，加黄硝石、加酒、苦参乃至三四两，无有不愈。乃至三十年无鼻柱、肢节堕落者，但非黑虫，皆悉永愈。第一忌房室、大瞋怒、大热，食禁粘食、五辛、生冷、大醋、酪、白酒、猪、鱼、鸡、犬、驴、马、牛、羊等肉，皆为大忌，其余不禁。此为对治，非正报也。若人顽痹不觉痛痒处者，当作大白膏药摩之，一日三四度，七日彻，或二三七日彻，乃至七七四十九日，名曰一大彻。顽痹即觉痒，平复如本，即止摩。若不平复，但使摩之，以瘥为限，不过两大彻、三大彻，无有不愈。针刺灸烧割劫，亦不及摩之为良，乃至身上多有疮痕，生摩之悉愈。

大白膏方

白芷　白术　前胡　吴茱萸各一升　芎䓖二升　蜀椒　细辛各三两　当归　桂心各二两　苦酒四升

上一十味，以苦酒浸药，经一宿，取不中水猪脂十斤，铜器中煎令三沸，三上三下，候白芷色黄，膏成，贮以瓶中，随病摩之即愈。若遍体生疮，脓血溃坏，当作大黑膏摩之。

大黑膏方

乌头　芎䓖　雄黄　胡粉　木防己　升麻　黄连　雌黄　藜芦　矾石各半两　杏仁去皮尖　巴豆各四十枚　黄柏一分　松脂　乱发各如鸡子大

上一十五味，捣筛为末，以猪脂二升合药煎，乱发消尽，膏成，用涂疮上，日三敷，先以盐汤洗，然后涂之。勿令妇女、小儿、鸡犬见。若患人眉睫堕落不生者，服药后经一百日外，即以铁浆洗其眉睫处所，一日三度洗之，生毛则速出，一大彻，眉睫如本，与不患时同也。

浸酒法

苦参去上黄皮，薄切曝干，捣令散，莫使作末，秤取三十斤。取不津瓮受两斛者，瓮底钻作孔，瓮中底头着二三十青石子，如桃李鸡子许大，过底孔上二三寸。然后下苦参、下硝石末酒，一时着瓮中，遣童子小儿年十三四者和合调停。然后即与五六重故纸系瓮口，用小瓮口合上，泥之，莫使漏气。取酒服时法，孔中出酒服之，一日一服，或再服亦得。还如法密塞孔，勿漏泄，不得开瓮口取酒。酒欲尽时，开瓮口，取苦参滓急绞取酒，其滓去却，其酒密处盛之，莫使漏气。服酒法一一如前，无有不愈。若患不得瘥除者，皆由年多，十年者更作此药酒至两剂，无有不愈，依法如前。虽用良医治之，亦须好酒，须行忠直，不得不孝不义，患除则速矣。

论曰：苦参处处有之，至神良。黄硝石出龙窟，其状有三种：一者黄硝石，二者青硝石，三者白硝石，其形如盐雪体，濡烧之融似曲蟮，见盐为水，硝石真者烧炼皆融，真伪可知。三种硝石，黄者为上，青者为中，白者为下。用之杀虫，皆不如黄者最良。黄硝石立杀人身中横虫，去虫至速，除大风大强药。青硝石者至神大药，出在乌场国石孔中，自然流出，气至恶大臭，蜂、蛇、飞虫皆共宗之，其气杀虫，硝石与苦参酒相入，治热至良，去风至速，方稀有用时，乃胜于白硝石，此青硝石体状也。如似世间胶漆，成时亦如陈蜜，亦如饧馆，少必枯，体泽又似尘污脂蜜，气味至恶，此药道士贵服，则去人身中横虫，不能得用时，先与三升酒浸之二十日，多日为佳，其势倍效，皆大验，然后与苦参同浸。

论曰：黄青白硝石等是百药之王，能杀诸虫，可以长生，出自乌场国，采无时。此方出《耆婆医方论·治疾风品法》中。黄力三岁译后演七卷，《治疾风品法》云：服药时，先令服长寿延年符，大验，荡除身中五脏六腑游滞恶气，皆出尽，然后服药得力，其疾速验无疑，符力亦是不思议神力，先服药者，无有不效。又生造药入瓮中时，令童子小儿和合讫，即告符书镇药，符镇在瓮腹令药不坏，久久为好，一切神鬼，不可近之矣。

论曰：疑师不治病，疑药不服之，服之即不得力，决意不疑者必大神验。一切药有从人意即神，疑人必失，及久多必损，不疑久者有益，治病当有愈。医论如此说，是以令知，服药先服药符，大验，遣诸恶气药，势必当有效，朱书空腹服之讫，即服药，一如前说。

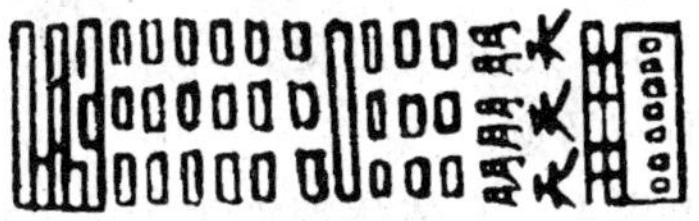

朱书此符

先服此符，然后服药，一服之后，更不须再服书符，用六合日，勿令小儿、女子、六畜、鸡犬等见之，符成不忌。

论曰：病起从上者名为顺病，病则易治，治则病疾愈；从下起者名为逆病，难治，倍药可瘥。

论曰：患在五脏骨髓者，非汤药不愈。患在皮肤肉脉中者，针刺可瘥。汤药益人精神，久有益，患易除愈，尽其根源；针灸虽得目下解急，于人神浊。养性延年要是汤药，非针灸之所及也；汤丸散酒，延年益寿，烧灸针刺，于身不利。

论云：疾有多种，所患不同，有虫癞、疥癞、风癞、金癞、木癞、水癞、火癞、土癞、酒癞、面癞，此皆作癞。

虫癞者，得即生疮，脓血溃烂，眉发堕落，三年烂坏，虫如马尾。此患难治，加药乃愈。

疥癞者，状如癣瘙，身体狂痒，十年成大患，加药乃愈。

风癞者，风从体入，或手足刺痛，风冷痹痴，不疗，二十年后成大患，加药乃愈。

金癞者，是天所为，负功德祟，初得眉落，三年食鼻，鼻柱崩倒，难治，加药乃愈。

木癞者，初得先落眉睫，面目痒如复生疮，三十年成大患，宜急治之，加药乃愈。

水癞者，先得水病因却留停，风触发动，落人眉须，宜急治之，经年病成，加药乃愈。

火癞者，先于身体生疮如火烧疮，或断人肢节，七年落眉睫，八年成大患，难治，加药乃愈。

土癞者，身体瘖瘰如鸡子弹丸许，宜急治之，六年成大患，加药乃愈。

酒癞者，饮酒大醉，不觉卧黍穰中，经夜方起，遂即成疾，眉须堕落，速治可瘥。

面癞者，遍身有疮生虫，其虫形如面，举体艾白，此病难治，加药乃愈。

凡三十九种病，或面疱起，身体顽痹，不觉痛痒，或目丸失光，或言音粗重，或瞑曚多睡，或从腰髋[①]，或从足肿，种种不同，莫能识者，病非一般。或所得各异，若眉须堕落，皆由风冷，因湿得之。或因汗入水，冷气太过；或饮酒大醉，湿地而卧；或立当风，冲树下露坐；或房室过度，流汗，极体，取冷，风入五脏，遂成斯患。是故论出患之所根本，药之分剂，未来病者按而用之，无有不愈。

浸汤方

桃柳各十斤　莨菪　藜芦　乌头去皮　茵芋　丹参　楮叶　白羊膻　柏叶　榖皮　大黄　鬼扇　桑甲　藁本　枣叶　松叶　食茱萸各二斤　盐五斤

上一十八味，细锉，纳大釜中，以水七斛，煎取汁四斛，去滓，纳槽中，令病者卧浸，旦至食时便出，日中时复入，日西复出，其汤常欲得暖，以自消息，出汤即用十种粉粉之，不得使风入，被覆温卧，使身汗流，病即瘥。若风多，可加药如下。

蒴藋　艾叶　瓜根　虎掌各三斤　菟丝　木防己　狐骨各五两　矾石二两　大盐一升　马牙硝三两

上一十味，捣筛为散，出汤用粉粉身，使风不入。诸癞病生疮、一切诸恶疮，止用粉粉之，立瘥矣。

又作酒法

茵芋　乌头去皮　天雄去皮　附子去皮　蜀椒　防风　石楠　干姜　桂心　踯躅花　莽草　甘草各一两

上一十二味，㕮咀，绢袋盛之，清酒一斗渍之，春秋七日，夏五日，冬十日。一服三合，日三服，以知为度，不知渐增，禁如药法。

仙人黄灵先生，用**天真百畏丸**，治一切癞病方。

醇酒二斗，以铜器中煮之减半，然后纳药　丹砂　水银　桂心　干姜　藜芦　乌头炮，去皮　蜀椒汗　菖蒲　柏子仁各一两

上一十味，捣筛为散，纳酒中讫，复下醇漆二升，搅令相得，可丸如梧子，作九百丸，日服一丸，日三，十日眉须生，三十日复本也。

---

① 髋：原作"宽"，据王本改。

九霄君治十种大癞不可名状者，服之病无不愈方。

用三月庚寅日取蔓菁花四斤，阴干末之，五月辛酉日取两井水一斗，纳铜器中煎之令浓，然后纳。

桂心末　附子末炮，去皮　藜芦末各一两　干漆末四合　石榴末一升

上五味药，末，搅使相和，煎令成丸如弹丸大，服一丸即愈。若不瘥者，不过三四丸即愈，大验。此方出九霄君《守朴经》。

仙人治癞病神验方

取松叶不问多少，煮三五遍，令苦味尽，暴干，捣末如面，先食服二方寸匕，日三，渐增之或可至四两，随人多少至一斤。饥即服之，能愈万病，又益寿延年，杀三虫，食人五脏动发，若病难忍，四肢重不仁，妇人产后余疾，月水往来，不得续，男女少者药悉主之。

矾石酿酒方

矾石烧　石膏　代赭　恒山　蜀椒去目、闭口者，汗　远志去皮　狼毒　半夏洗　芒硝　礜石炼　玄参　麻黄去节　防风　桔梗　秦艽　石楠　石韦去毛　黄连　莽草　干地黄　凝水石　菟丝子　甘草炙，各一两　白石英一两半　杏仁二十枚，去皮、尖、熬

上二十五味，捣筛盛韦囊中，以时曲三斤，米三斗，作酒，酒熟合药封之，冬十日，春七日，夏三日，秋五日，出药去滓，服酒如一鸡子，酒势尽，复进之，所治无有不愈。日再，十日知，三十日愈，百日面白如桃李花色，耳目聪明，邪气荡除，去魂还复。服药当斋戒。有效验矣。

蹋曲疗冷第四方六首

盐曲　主一切风冷气等万病方。

曲末五升　盐末一升五合

上二味，熟捣，分作五袋，旦取二袋，炒令热，以薄袋各受一升，纳药于中，更递盛之，于室内卧，以脚蹋袋，以被覆之取汗，其药冷，即易，初一日一夜，限以十度炒之，于后连日连夜数炒频蹋，不得暂停。其药既易，多无力，即弃之，别取新者，惟候遍体汗尽，其病方瘥。特须细心，多日久候，汗尽乃止。未尽时，间数有闷乱，惟食香浆粥饭，特忌生冷。所卧床上数白熟羊皮，刺风汗并尽，然后乃补之。三部脉微弱者，勿用之。

补酒方

石韦十两，去毛　石楠三两，炙　仙灵脾十四两　细辛五两

上四味，切，和以水一斗，煎取二升，去滓，经宿澄杏仁一升，去皮尖及双仁，捣以水八升，研取汁，煎取二升半，经一宿，以二汁合之，计得四升半，以干曲一斗五升，先以五加皮汁浸曲，停一宿，其次下石韦等汁，一时合和，以上黍米七升分为七酘，三日下酘，凡三十九日即熟，取麻子一升，净择炒令香熟，捣作末，以绢袋盛纳酒中，经三日，量力稍稍服之，以知为度。其补日与蹋曲日等尽补以来，大小便不得出屋，忌房室喜怒，若犯忌后发，难瘥，其无酒可补者，别补方如下。

羊肚、肝、肾、心、肺一具，以热汤净洗肚白，余脏皆生细切　牦牛酥　胡椒　荜茇各一两　豉心半升　葱白三握，去须，细切

上五味，合和，以水六升，缓火煎取三升，绞去滓，和脏等并余汁并纳肚中，以绳急系口，更别作绢袋一口，稍小于羊肚，煮之，若熟，乘热出，以刀子并绢袋刺作孔，沥取汁，空腹服令尽，余者任意

分作羹粥食之，其无五脏，可得用羊骨以补之，其方如下。

生羊骨两具，打碎

上，以水一石，微火煎取三升，依食法，任意作羹粥食之，其不食肉者，以油面补之，方如下。

生乌麻油一升 浙[①]粳米泔清汁一升

上二味，合和，微火煎尽泔清汁，惟有油在即止。停冷以用作食补法如下。

以上油三合 盐汁七合

上二味，先以盐汁和油搅令咸淡得所，即用以溲面一升，依常法作馎饦，煮五六沸，漉出置冷水中，更漉出置盘上令干，后更一叶叶掷釜中，又煮如常法，十度煮之，面毒乃尽，以油随意多少和豉令味足，以浇食大好。

内酿法 主妇人绝产及冷结气，宿食不消，男子五劳方。

生地黄五升，细切，以水洗，漉干，捣取汁 曲末二升

上二味，合和，纳小瓮子中，密塞口勿泄，春夏秋三十日，冬埋入地三尺，四十九日出之。曝干，捣筛，以糯米作粥一升，以散二方寸匕和服之，日三，任意服之，不限时节，便以为常，食取饱足而已，更不得余食也。服尽以来，其病并瘥，七日后任如常食。

《千金翼方》卷第二十一

① 浙：原作“折”，据王本改。

千金翼方卷第二十二　飞炼

飞炼研煮钟乳及和草药服疗第一方六首

炼钟乳法

钟乳无问厚薄，但令颜色明净光泽者即堪入炼，惟黄赤二色不堪用。一斤置金银器中，可镇心益气，无者用瓷器亦得。大铛中著水，置乳器于水令没煮之。常令如鱼眼沸。水减更添，若薄乳三日三夜，若雁齿及厚肥乳管者七日七夜。候乳色变黄白即熟，如疑生，更煮满十日为佳。煮讫出金银器，其铛内水尽黄浊，弃之勿令人服，若服此水，便戟人咽喉，伤人肝肺，令人头疼，又令人下利。有犯者，啖猪肉即止。弃此黄汁，更著清水，还纳上件乳器煮之，半日许出之，其水犹清不变即止，乳无毒矣。

研钟乳法

取所炼钟乳于瓷器中用玉槌捣令碎，著水研之，水尽更添，常令如稀泔状，乳细者皆浮在上，粗者沉在下，复绕槌研之易碎，满五日状如乳汁，至七八日其乳放白光，非常可爱。取少许置臂上拭之，状如捻书中白鱼滑，自然白光出，便以水浇之，不随水落便熟，若得水而落者即生，更须研之，以不落为度。熟已，澄取曝干，丸散任意服之。

崔尚书乳煎钟乳　主治积冷上气，坐卧不得，并疗风虚劳损，腰脚弱，补益充悦，强气力方。

钟乳三两

上一味，研如面，以夹帛练袋盛，稍宽容，紧系头，纳牛乳一大升中煎之，三分减一分即好。去袋空饮乳汁，不能顿服，分为再服亦得。若再服，即取晚间食消时服之，如能顿服，即平旦尽之。不吐不利，若稍虚冷人，即微下少鸭溏，亦无所苦。明旦又以一大升牛乳准前煎之，依法饵之。其袋子每煎讫，即以少许冷水濯之，不然，气不通泄。如此三十度以上、四十度以下即力尽，其袋中滓和面饲母鸡，取其生子食亦好，不然用浸药酒亦得。若有欲服白石英，并依此法。若患冷人即用酒煎，患热人即用水煎之。若用水及酒例须减半乃好，若用牛乳三分减一分，补益虚损无以加之，永不发动，忌食陈久败物，不可啖热面、猪、鱼、蒜等。

服钟乳酒方

钟乳三两，取成炼上者

上一味，以无灰新熟清美酒一斗，于不津器中相和密封闭。冬七日，夏三日，空腹温服三合，日再，渐加之，以知为度，十五六日可尽，将息节食，忌如前法。

草钟乳丸方

曹公方主五劳七伤，损肺气急，主疗丈夫衰老，阳气绝，手足冷，心中少气，髓虚腰疼脚痹，身烦口干不能食。服之安五脏，补肠胃，能息万病，下气消食，长肌和中方。

钟乳二两，别研令细　菟丝子一两，酒浸一宿，别捣　石斛一两　吴茱萸半两

上四味，别捣筛为末，炼蜜丸如梧子，空腹服七丸，日再服之讫，行数百步，温清酒三合饮之，复行二三百步。口

胸内热，热如定，即食干饭豆酱，过一日，食如常，暖将息，不得闻见尸秽等气，亦不用食粗臭陈恶食，初服七日不可为房事，过七日后任性，然亦不宜伤多。服过半剂觉有效，即相续服三剂，终身更无所患。多房者，加雄蛾三十枚，若失精者，加苁蓉三两。

服软生乳方此乳名为甲乳

此乳力减者倍服之，永不发，其乳长半寸以来，水浮者上。研依法令极细，即于仓米饭下蒸之。饭熟即止，任意服多少，一无禁忌，服乳者更不[①]得服余石，当令人却致不和。

飞炼研煮五石及和草药服疗第二方二十一首　论一首

服白石英方

白石英上者无问多少

上一味，先以绢袋盛，于七升米饭下甑中蒸四五遍，然后细捣，以密绢筛之，用玉槌研令细入肉者，澄取清水飞取，更以白练袋盛，急缝面裹饭中蒸三遍，取猪脂一斤，水浸十日，日两度易水，赤脉尽则休，剥去薄膜，微火炼出，以白石英末和之，搅令相入，和酒服一匙，日二服。其飞石水，收取，用煮粳米粥，任性吃酒多少，每须觉有酒气为佳。

烧白石英方

白石英一大两

上以坩土锅子盛石盖头，炭火烧之。先取一瓷器贮二升无灰酒，烧石令赤，即投酒中，待冷，任酒性多少饮之。好石可三两度，乃弃之，安庭中。即云吃十两，令人年七十气力可与三、二十时无别。

白石英和金银人参煮服方

白石英五大两　金十大两，上熟者，生者毒　银四大两　人参二大两，全用

上四味，取一铁釜，净洗，即下前药于釜中，先下水三大升，立一杖入釜中令至底，水所浸着处即刻记，至更下水二大斗七升，水通前计三大斗，煎之如鱼眼沸，渐减之杖所刻处，即停火，急取湿土置釜底，取其汁，贮以不津器中，金银石等漉出，收取其人参，随药汁细细吃之。其汁，每朝空腹服三大合，至暮服二大合，每服之后，随性饮多少酒，使药气行，欲作食饵亦任。忌仓米停滞陈臭之食，自外百无所忌。

石英和磁石浸酒服方

白石英五大两，泽州者　磁石五大两，无毛，连针多者，十两亦得

上二味，各别捣令碎，各用两重帛练袋盛之，以好酒一斗置不津器中，挂药浸经六七日以后，每日饮三两杯，常令体中微有酒气，欲加牛膝、丹参、杜仲、生地黄、吴茱萸、黄芪等药者，各自量冷热及所患，并随所有者加之，仍随所加，有忌者即禁之，余百无忌。中年以后，则须发变黑，腰疼耳聋悉瘥。其酒三五日后即渐添一二升，常令瓶满。所加草药，疑力尽者，任换之。经三四个月，疑石力稍微者，即更出捣碎，还以袋盛，经半年后即弃之。准前更合。

煮石英服方

石英五大两，泽州者

上一味，打碎如小豆，荞麦许大，去细末，更于水中淘洗令净，重帛练袋盛之，以绳系头，取五大升清水，于不津铁铛中煮之，煮时石袋不用着铛底，恐沙石煎坏。先以一杖横铛口，挂石袋着杖上，去底二三分许，煮取一升，汁置碗中，经宿澄取清，平旦空腹顿服之。若经此汁煮稀粥服之亦佳。每服后可行三五百步，并

① 不：原作“石”，据王本改。

饮三两盏清酒。又依前煮经二十度者，石即无力，可以布裹之，埋于南墙下深三尺，满百日又堪用，依前服之，然终不如新者。

服地黄石英酒作丸补益方神秘

生地黄十大斤，十月采者，细切　石英五大两　无灰清酒二斗

上以坩土锅盛石英，烧令极赤，纳着酒中，去石，以地黄纳酒中浸之，经三日出之暴干，复纳酒中，以酒尽为度，惟留一升许汁，捣地黄为末，以一升残酒和末作丸，熟捣为佳，日二服，任食，以意消息。极押热补益，百无禁忌，亦不发动，秘之心腑矣。地黄取肥大者，佳。

牛乳煮石英服方

石英三大两，泽州者　牛乳一大升　水三大斗

上先下牛乳于铛中，即以生密绢四重作袋，盛石英，系头下着乳中，即勿令袋着底，以杖测[①]之为记讫，然后下水，以炭火涓涓煎之，水尽乳在，还以前杖测之，至刻即休。出石袋，以水濯之，其乳以绵滤之，令暖调适，每朝空腹细细服之。若患冷气，宜加八颗荜茇和煎之，大善！或以乳煮粥吃亦佳。如是经二十日，服即停。大补益身心，服者乃自知之。

紫石汤　主心虚惊悸，寒热百病，令人肥健方。

紫石英　白石英各十两　干姜　赤石脂　白石脂各三十两

上五味，皆完用，石英等各取一两，石脂等三味各取三两，以水三十升，微火煎取二升，宿勿[②]食，分为四服，日三夜一服，至午时乃可食。日日依前秤取，以昨日滓仍置新药中，其煮乃至药尽常然，水数一准新药，水药皆尽讫，常添水煮滓服之，满四十日止。忌酒肉。药水皆大秤斗，取汁亦大升。服汤讫，即行住坐卧，令药力遍身，百脉中行。若患大冷者，春秋各四十九日服之，冷疾退尽，极须澄清服之。

论曰：此汤补虚除痼冷，莫过于此，但能用之，有如反掌，恐后学者谓是常方，轻而侮之，若一剂得瘥则止，若伤多者，令人太热，复须冷药押之，宜审用之，未可轻也。

石英汁作姜豉服方

白石英二大两　肥猪肉三斤

上以水八升，煮石英，取五升，量煮猪肉得烂熟为度，取猪肉汁下葱豉，切肉作姜豉食之，一剂可六七日，吃令尽。二两石英三度煮之：第一度全用；第二度中破；第三度捣碎煮之。每煮皆用帛练袋盛之。石经三煮即换新者，二月以前，八月以后，皆可作之。

猪肚煮石英服方

白石英末，以绢袋重盛，缝却口　生地黄切　生姜细切　人参末，各二大两　猪肚一具，净，料理如食法　豉一抄　羊肉半斤，细切　葱白七茎，细切　新粳米一合　蜀椒四十九颗，去目、闭口者

上一十味，药并石英袋，纳著猪肚中，急系口，勿使泄气及水入，以水二斗，煮取八升，即停，以药肚着盘上，使冷，然后破之。如热破恐汁流出，先出石袋讫，取煮肚汁将作羹服之。每年三度服，每服石英依旧，余药换之，分数一依初法。每服隔一两日，不用食木耳、竹笋。又人年四十以下服二大两，年四十五十乃至六十以上，加二两，常用。四月以后服之者，以石性重，服经两月后，石力若发，即接入秋气，石力下入五脏，腰肾得力，终无发理也。

① 测：原作“则”，据王本改。
② 勿：原作“物”，据王本改。

石英饲牸牛取乳服方

白石英大三斤，以上亦得

上一味，捣筛细研，经三两日研了，取一牸牛十岁以上养犊者，唯瘦甚佳，每日秤一大两石末，和锉豆与服，经七日即得取乳。每日空腹热服一升，余者作粥，任意食之，百无所忌，以五月上旬起服大良。如急要，亦不待时节，终无发也。其牛粪粪地随意种菜，还供服乳人吃之，亦佳。

石英粪地种菜食方

白石英五大斤，以下亦可

上一味，捣研末，如前，取粪地种枸杞、牛膝、豆菜等，食之大益人。

炼白石英方

白石英五小两为一剂，取上党、无瑕者佳

上一味，捣石英使碎，着研药钵中，以水浸石湿遍，不须多着水，即研令细如粉讫，更着水，使石上厚半寸许，搅之使浑，澄定，泻澄水于一净器中，余粗者乃更细研之，还以水如前法，以细为限。最下者，即是恶石，不堪用，弃之。总了又更一遍飞之了，可着日中及物藉之，安热灰上即干，每以酒服二匕许，酒能使石，不用和余药。

服白石英粉方

白石英任多少，莹净者

上研飞石如前，成粉讫，尝之不碜，捻之入肉者为细，不然，不堪服，以四两为一剂，取好白蜜和之，分为二十一丸，曝干，帛练袋盛之，每先食三五匙粳米粥，即含咽一丸令消细末，以漱口咽之，服讫，须倍二十日将息。不得食臭秽。在长安日依此法至春初，头痛额角如裂，即服两枣许紫雪立止。

耆婆大士治人五脏六腑内万病及补益长年不老方

紫石英研一两日　白茯苓　麦门冬去心　防风　芍药　甘草炙，各七两

上六味，治择捣筛为散，麦门冬捣令如饴，和散更捣千杵，又纳少许蜜，更捣一千杵，令可丸如梧子，酒服七丸，日二服。服之一年，万病皆愈；二年骨髓满实；三年筋化为骨，肉变为筋，身轻目明，除风去冷，辟鬼神良；服之不绝，则寿年千岁，不老不衰而致神仙。然服忌慎：须持五戒、十善，行慈悲心，救护一切，乃可长生。此等六药应六时，合阳养阴，常须服之。已有疾病者，依检六味之药即合服之。检勘诸经，此六味之药相生如母子和也，服之，久久在人腹耳。

五石肾气丸　治诸虚劳亦与前同治方。

白石英　紫石英　钟乳各十大分　赤石脂　禹余粮各二两半　薯蓣　远志去心　细辛　茯苓　菟丝子酒浸一宿　苁蓉　附子炮，去皮　干地黄　干姜　桂心各五分　海蛤　白术各七分　石斛一两半　五味子　山茱萸　人参　续断　杜仲炙　泽泻　蛇床子　桔梗　牛膝　天门冬去心　鹿茸[①] 酒浸，炙　当归各三分　甘草半两，炙

上三十一味，捣筛为末，炼蜜和丸如梧子大，服五丸，日二服，稍加至三十丸，以酒下佳。

五石乌头丸　治男子五劳七伤诸积冷，十二风痹，骨节沉重，四肢不举，食饮减少，羸瘦骨立，面目焦黑，时时或腹内雷鸣，膀胱常满，或下青黄，经时不止，妇人产后恶血不尽，腹内坚强，诸劳少气，百病间发，或时阴肿，或即脱肛及下出疼痛方。

钟乳研炼　紫石英研炼　白石英研炼　石硫黄研，各二两半　黄芩　白薇　白术各三分　矾石二两，烧　干地黄七分　芍

① 茸：原作“耳”，据王本改。

药 附子炮，各一两，去皮 乌头十五枚，炮，去皮 吴茱萸二两半 蜀椒去目、闭口者，汗 人参 细辛 白石脂 赤石脂 山茱萸 天雄炮，去皮 芎䓖 麦门冬去心 前胡 半夏洗 龙骨 桂心各五分 远志十五枚，去心 茯苓 黄连 当归 紫菀 禹余粮 云母粉 甘草炙，各一两半

上三十四味，捣筛为末，炼蜜和丸如梧子大，酒服十丸，日三，不知，增之，可至二十丸，以心热为知力也。

三石肾气丸

钟乳 白石英 赤石脂 禹余粮 海蛤并研，炼，各二两半 干地黄 石斛 白术各一两半 桔梗 五味子 寄生 山茱萸 杜仲炙 牛膝 泽泻 天门冬去心 蛇床子 当归各三两 人参 薯蓣 远志去心 细辛 菟丝子酒浸 茯苓 苁蓉 附子炮，各一两，去皮 干姜 桂心各五两 甘草半两，炙 鹿茸二两，炙

上三十味，捣筛为末，炼蜜和，更捣二千杵，丸如梧子，酒服十五丸，稍加至三十丸，日二，忌如药法。

五石更生散 治男子五劳七伤，虚羸着床，医不能治，服此无不愈。惟久病者服之；其年少不识事，不可妄服之；明于治理能得药，适可服之；年三十勿服；或肾冷脱肛阴肿，服之尤妙方。

紫石英 白石英 赤石脂 钟乳 石硫黄 海蛤并研 防风 栝楼各二两半 白术七分 人参三两 桔梗 细辛 干姜 桂心各五分 附子炮，三分，去皮

上一十五味，捣筛为散，酒服方寸匕，日二，中间节量以意裁之，万无不起。发[1]热烦闷，可冷水洗面及手足身体，亦可浑身洗。若热，欲去石硫黄、赤石脂，即名三石更生。一方言是寒食散，方出何侯，一两分作三薄，日移一丈再服，二丈又服。

五石护命散 治虚劳百病，羸瘦，咳逆短气，骨间有热，四肢烦疼，或肠鸣腹中绞痛，大小便不利，尿色赤黄，积时绕脐切痛急，眼眩冒闷，恶寒风痹，食饮不消，消渴呕逆，胸中胁下满，气不得息，周体浮肿，痹重不得屈伸，唇口青，手足逆，齿牙疼，产妇中风及大肠寒，年老目暗，恶风头着巾帽，厚衣对火，腰脊痛，百病皆治，不可悉记，甚良。能久服则气力强壮，延年益寿方。

紫石英取紫色，头如樗蒲者上 白石英取如箭镞者上 钟乳极白乳色者上 石硫黄取干黄色，烧有灰者 赤石脂 海蛤 栝楼各二两半 干姜 白术各一两半 人参 桔梗 细辛各五分 防风 黑附子炮，去皮 桂心各三分

上一十五味，皆取真新好者，各异捣筛已，乃出散，重二两为一剂，分三薄，净，温醇酒服一薄，日移一丈，再服一薄，如此三薄尽，须臾以寒水洗手足，药力行者，痹便自脱衣，冷水极浴，药力尽行，周体凉了，心意开明，所患即瘥。羸困着床，皆不终日愈矣。人有强弱，有耐药，若人羸弱者，可先小食乃服药；若人强，不须食也。有至三剂药不行者。若病人有宿澼，宜先服硝石大黄丸下之，乃可服散，服药之后，宜牵劳。若羸着床不能行者，扶起行之，常当寒食、寒卧、寒衣，耐极寒益善。若寒药未发者，不可浴也，浴则矜寒，使药噤不发，令人战掉，当温酒饮之，起跳踊舂摩出力，温乃浴解则止，勿过多也。又当数令食，无昼夜，一日可六七食，若失食饮，亦令人寒，从食则温矣。若老小上气及产妇卧不能起、头不去巾帽、厚衣对火者，服药之后便去

---

① 发：原缺，据王本改。

衣巾，将冷如法，勿疑。虚人易治，与此药相宜，实人勿服也。此药虽良，令人气力兼倍，然其难将适。大要在善将息节度，专心候按，不可失意，当绝人事，惟久病着床、医所不治、患厌病精意者，乃可服耳。小病不能自劳者，必废失节度，慎勿服之。若伤寒大下后乃可服之，便极饮冷水。若产妇中风，身体强痛，不得动摇者，便温酒服一剂，因以冷水浴取瘥。已浴之后，身有小痹，便以寒水浴使周遍，初得小冷，当小恶，得水之后，自当快之，当数食饮酒，于意复悄悄不可快者，当复冷水浴，以病甚者水略不去体也。若病偏在一处，偏烦、偏热、偏冷、偏痹及眩，心腹满者，便以冷水逐洗于水下即可矣。如此尽昼夜洗，药力尽乃止。凡服此药不令人吐也，病痛皆自冷，若膈上满欲吐者，便铺少冷食即安矣。服药之后，大便当变于常，或小青黑色，此药功耳，勿怪之。若大温欲吐不可禁者，当吐，不可令人极也，明旦当更服。若洗浴晚者，药必失势不行，则冷不可强也。凡洗浴太早，则药噤寒，太晚则吐乱，不可失适。寒则出力乃温洗，吐则速令洗冷食，若以饥为寒者食自温，常当将冷，不可热向火，若误更衣，卧即为逆。凡服此药，食皆须冷，惟酒令热。自从或一月而解，或二十日而解之，当饮酒，令体中醺醺不绝，当以醇酒，若饮薄酒及白酒，令人变乱。若病癥瘕者，要当先下，乃可服药耳。

三石散 主风劳毒冷，补益诸病，悉治之方。

紫石英 钟乳 白石英并研，各五分 白术三两半 防风 桂心各一两半 牡蛎半两，熬 桔梗一两 细辛 茯苓 人参 附子去皮 栝楼 蜀椒汗，去目 杜仲炙 干姜各三两

上一十六味，捣五千杵，酒服方寸匕，日三，行百步。

更生散 治男子、女人宿寒虚羸，胸胁逆满，手足烦热，四肢不仁，食饮损少，身体疾病，乍寒乍热，极者着床四五十年，服众药不瘥，此治万病，无不愈者，悉主之方。

钟乳 白石英 海蛤各研 赤石脂 防风 栝楼各二两半 干姜 白术各一两半 桔梗 细辛各五分 人参 附子炮，去皮 桂心各三分

上一十三味，皆须新好州土者捣筛为散，囊盛四两，为八薄，温酒和服一薄，须臾起行，随力所往，还欲坐卧，随意着衣乃卧，适体中所便，食时乃冷，不得热食，只得大冷，忌食猪肉羹臛汤面，不得房室，诸禁忌之物皆不得食，服药后二十日复饮热食及房室，可渐随意。惟服药时不得耳。若头面中愦愦者，散发风中梳百余遍。一日三饮五合酒讫，日下晡渴，便饮酒啖脯饭，常令体中醺醺有酒势，手足烦热，可冷水洗之。加硫黄即邵靳散也。

服诸石药及寒食散已，违失节度，发病疗之法合四十五条第三论三首

论曰：服石丸散及酒，亦有单服异石者，既见未即有效，谓不得药力，至后发动之日，都不自疑是石，不肯作石法将息，乃作异治，多致其患。略述将息节度法如后：

一、或头痛欲裂者，由热食作澼故也。急下之，即瘥。

二、或恶食臭如死物气，由温食作澼故也。急下之，不下瘥，仍速冷食强行，瘥。

三、或两目欲脱者，由犯热在肝故

也。急下之，自止。

四、或咽中痛、鼻塞、清涕出者，由衣厚近火故也。但脱衣当风，取冷石熨咽颡即止，不须洗之。

五、或腰痛欲折者，由衣厚体温故也。宜水洗石熨。

六、或大便难，腹中坚如盘蛇，由犯温积久，有干粪不去故也。宜消酥蜜膏适寒温调服一二升，津润腹中即下，若不可更下，乃止。

七、或头眩瞢欲蹶者，由衣厚犯热故也。宜针头，冷水洗，即止。

八、或淋下不得小便者，由坐久下温、乘骑下热入膀胱故也。但冷食饮冷水洗、熨以冷石三两度即止。若不止，可下之，不下，杀人。

九、或脚疼欲折者，由久坐下温故也。宜卧单床、行役、冷水洗，止。

十、或患寒头掉不自支任者，由食少，药气行于肌肤，五脏失守，百脉摇动，与正气竞故也。乃强饮热酒以和其脉，强食冷饭以定其脏，强行动以调其关节，强洗以宣其壅滞。酒行冲遍，关机调柔，则了了心明也。

十一、或腹胀欲死者，由久坐下热、衣温、失食、失洗、不行故也。宜冷水洗，当风取冷，即瘥。亦宜冷食。

十二、或失气不可禁止者，由犯热不时洗故也。但冷洗之即瘥。

十三、或心痛如刺者，由应食而不食、应洗而不洗、寒热相击、气结不通、聚在心中故也。宜任性，但饮热酒，令酒得势行，气息通达，气得已行，以冷水淹布手巾，着所苦处，温复易之，须臾自解，仍速冷食，能多为善。诸痛之中，心痛最恶，急宜速救之，惟热酒为善，起沉滞于血脉之中，故当任力自温，更以冷水洗，即瘥。

十四、或遗粪不自觉者，由下温热气上入胃腹故也。冷水洗即止。

十五、或气绝口噤不得开者，由冷热交竞故也。病者不自知，当须旁人救之。要以热酒灌之，咽中寒盛，酒入必还出，但频灌出复纳，乃至半日许，得酒下，瘥。不下必死。

十六、或食便吐出不得安住者，由癖故也。急下之，不下杀人。

十七、或小便稠数者，由热食及啖诸热物饼、果肉之属故也。宜以冷水洗浴，少服栀子汤，瘥。

十八、或下部臭烂者，由坐荐厚下热故也。坐冷水中即止。

十九、或耳鸣如风声，又有汁出者，由自劳出力过度、房室不节、气上奔耳故也。但数数冷食，禁房室即瘥。

二十、或目痛如刺者，由热入胃肝奔眼故也。但数数冷食，清旦以小便洗之，三日即止。

二十一、或口中伤烂舌强，而燥不得食味者，由食少谷气不足，药气积在胃管中故也。以栀子汤三剂，即止。

二十二、或脚趾间生疮者，由着履袜太温故也。当履冷地，冷水洗之，即止。

二十三、或手足偏痛，诸骨节解，身体发痈及疮结核者，由寝处久不自移徙、暴热偏并、聚在一处故也。若坚结极痛甚者，痈发。若觉，便以冷水洗之，冷石熨之，饮热酒散极热，数日以冷水洗不绝，乃瘥。洗之无限，要瘥为期。若乃不瘥，取磨刀石如手许大，烧令赤，以投苦酒中，石自裂，细捣以冷水和涂之，日二三，止。

二十四、或嗜卧不能自觉者，由久坐热闷故也。急起，冷水洗，冷食，自瘥。

二十五、或夜不得眠者，由食少热在内故也。服栀子汤，冷食，止。

二十六、或饮酒不解，食不得下，乍寒乍热，不洗便热，洗之复又寒，甚者数十日，轻者数日，昼夜不得寝息，愁悲恚怒、惊悚恐惧、恍惚忘误者，由犯温积久、寝处失节、食热作癖内实、使热与药并行、寒热交竞故也，虽以法救之，终不解也。昔皇甫氏曾如此，对食垂涕，援刀欲自刎，未及得施，赖叔亲见，迫事不得行，退而自思，乃努力强食饮冷水洗，即止，祸不成矣。当困时举家亲知莫能救解，赖三兄士元披方得三黄汤令服，大便下即瘥。自此，常以救以急也。

二十七、或脱衣便寒，着衣便热者，由脱着之间无适故也。当小寒便着，小热便脱。又洗之则醒，勿忍，不依此者，便发病也。

二十八、或两腋下烂，由两臂相近故也。以物隔之、冷水洗之、冷石熨之，止。

二十九、或呕逆，咽中伤损，清血出者，由卧温食热故也。饮冷水、冷石熨，咽即止。

三十、或鼻中有气如鰕[①] 鸡子臭者，由热衣温食故也。但脱衣、冷食、冷水洗即止。

三十一、或齿龈肿，唇烂牙疼颊噤者，由犯热不时解故也。但当对风张口，使冷水入咽颡，冷水漱口三度，叩齿三十六通，止。

三十二、或遍体患肿痛，不能自转徙者，由久停久息、久不饮酒，药气沉在皮肤之内，血脉不通故也。但饮热酒、冷水洗、自劳、行、瘥。若极不能自行，使人扶强行，令肢节调柔乃止。虽行又不得令过，过则失度。热复洗之。要者，酒为佳。

三十三、或目暗无所见者，由饮食热、居处太温故也。但冷食、冷水洗、脱衣，目自明也。

三十四、或下痢如寒中者，由食饮犯热所致故也。人多疑是卒疾又滞癖作者，皆由犯热所为，慎勿疑也。速脱衣、冷食、饮热酒，即瘥。

三十五、或百节酸疼者，由厚衣被温故也。但卧单床薄被着单故衣，瘥。虽冬寒常须散发受风，冷石熨，若犯此闷者，但缓衣带冷浴，勿忍病而畏浴也。

三十六、或兢战恶寒，或发热如温疟者，由失食忍饥、失洗、不行，又由食臭秽故也。急冷食、冷水洗之，数行止。

三十七、或关节强直，不可屈伸者，由厚衣、坐久停息、不烦劳、药气不散、渐侵筋血故也。当任力自温，便以冷水洗，饮热酒，瘥。令行动出力，使劳发热，非厚衣近火，又仍不遍则失度，热复洗之。

三十八、或患食冷不可下者，由久食冷，口中不知味故也。当作白糜酒和酥，热食一两度，若热闷者，还冷食饮，止。

三十九、或伤寒温疟者，由犯热故也。亦可以常药治之，无咎。但勿服热药，伤寒、疟药皆除热破癖。不与寒食相妨，可通服也。

四十、或药发辄尸，卧不识人者，由热气盛，食少不充、邪忤正性故也。但饮热酒、冷食、冷水洗、自勤劳，以水淹布巾盖头，温易之，仍自劳，瘥。

四十一、或肌肉坚如木石，不可屈伸者，由食热卧温作癖，久而不下，五脏膈闭，血脉不通故也。但下，须冷食、冷饮、冷水洗，自劳行，瘥。

四十二、或四肢面目皆浮肿者，由食温久不自劳，药与正气相隔故也。但饮热酒、冷饭，自劳行，洗浴，止。

① 鰕：原作“断”，据王本改。

四十三、或身肉痛楚，移转不在一处，如似游风者，由犯热故也。非是风。宜冷水洗，冷石熨，即止。

四十四、或寒热累日，张口吐舌，眼视高睛，不与人相当，日用水百余石，洗浇不解者，由不能自劳行，饮冷酒食热故也。譬如暍人，心下更寒，以冷水救之，愈。剧者，气结成冰。得热熨饮则冰消气通，暍人乃解。药气聚心，乃更寒战，宜急饮热酒，令四肢通畅，然后以冷食，冷水洗之，即止。

四十五、或臂脚偏偏急痛，由久坐卧温处不移徙，热入腹附骨故也。当以冷水淹布巾以搏之，温即易之，不过三日，止。

上，凡服石之人有病，要先以解石法消息之，若不效者，始可用余方救之。前所列凡四十五条，原是服石丸散、违失节度，发病由状，亦有消息得瘥者。今之世人，多有单服钟乳、礜石、桃花石、紫石，亦有佥和草药服之，此等虽非五石，亦是五石之例。至于将息慎忌、禁发动病由、消息损益亦同例。人既见单石而不称意，乃便轻之，惟以大散，及至发动，乃致困危。其服单石者，理宜将息，若违犯禁忌，但看病状与上微同者，依前法消息，必定痊除。

论曰：服石发动将息，事虽众多，指的而言者，要当违人理、反常性。可依易者将息，所谓六反、七急、八不可、三无疑。

言六反者

重衣更寒，一反；饥则生臭，二反；极则自劳，三反；温则滞痢，四反；饮食欲寒，五反；肿疮水洗，六反。

言七急者

当洗勿失时，一急；当食勿饥，二急；酒必清醇热，三急；衣温便脱，四急；食必须冷，五急；食不患多，六急；卧必底薄，七急。

言八不可者

冬寒欲火，一不可；饮食欲热，二不可；当疹自疑，三不可；畏避风湿，四不可；极不欲行，五不可；饮食畏多，六不可；居贪厚席，七不可；所欲纵意，八不可。

言三无疑者

务违常理，一无疑；委心弃本，二无疑；寝处必寒，三无疑。

上，凡服之人，若能依此六反、七急、八不可、三无疑者，虽不得终蠲此疾，复常无病，可以清旦暮之暴也。

解石及寒食散并下石第四

论一首　方六十九首

论曰：凡是五石散先名寒食散者，言此散宜寒食冷水洗取寒，惟酒欲清，热饮之，不尔，即百病生焉。服寒食散，但冷将息，即是解药，热实大盛热，服三黄汤也。

治石发动上气，热实不解，心腹满，小便赤，大便赤，大便不利，痞逆冲胸，口中焦燥目赤方。

大黄一两　黄连　黄芩　芒硝　甘草炙，各二两

上五味，㕮咀，以水五升，煮取二升半，再服。凡用大黄、芒硝，临汤熟纳之。

治石发热旧小三黄汤，杀石热胜前方，除实不及前方。

大黄二两，一方一两　黄芩二两，一方一两　栀子十四枚，擘　豉三升，绵裹

上四味，㕮咀，以水六升，先煎药数沸后，纳豉，煮取二升，分二服，取瘥止。

治热，杀石气，下去实，兼发汗解肌，中风热气汤方。

大黄三两　黄芩二两　栀子十四枚，擘　豉一升，绵裹　麻黄去节　甘草炙，各二两

上六味，㕮咀，以水九升，煮麻黄，去上沫，纳诸药，煮取四升，纳豉三沸，分三服。得下，止。

治虚石发，内有客热胸中痞，外有风湿不解，肌中急挛，**黄芩汤**方。

黄芩二两　栀子十四枚，擘　葱白一握　豉一升，绵裹

上四味，㕮咀，以水七升，煮豉三沸，去滓，纳诸药，煮取三升，分二服。不止，更为之。

治虚劳下焦有热，骨节疼痛，肌急内痞，小便不利，大便数而少，吸吸口燥少气，**折石热汤**方。

大麻五合，去皮　豉二升，绵裹

上二味，研麻子碎，以水四升，合煮，取一升五合，分三服，服三剂即止。

大黄汤　治石发烦热胀满，身生疮，年月深久治不瘥者，石虚热生疮方。

大黄三两　麦门冬一两，去心　栀子十四枚，擘　黄芩　芒硝　甘草炙，各二两

上六味，㕮咀，以水七升，煮取二升五合，分为五服，得下止。

治石发热，热结生肿坚起，始作肿，宜下之，**升麻汤**方。

升麻　枳实炙　芍药　大黄各二两　当归　黄芩各一两

上六味，㕮咀，以水八升，煮取二升，分三服，得下肿消，止。热甚，倍加黄芩。一方有甘草一两。

治石发热盛，变作痈肿，初欲成，急治之方。

石燕子七枚

上一味，以水三大升，煮之取二升，数用淋洗之，以瘥为度。

治石发头痛，胸胀满，或寒或热，手足冷，或口噤，或口烂生疮、干燥，恶闻食气，**前胡汤**方。

前胡　芍药　黄芩　大黄　甘草炙，各二两　大枣二十枚，擘

上六味，㕮咀，以水八升，煮取二升五合，分三服。若心胁坚满，加茯苓三两；胸满塞，加枳实一大两，炙；连吐、胸中冷、不饮食，加生姜三两；胃虚口燥，加麦门冬三两，去心。凡欲加药者，则加水一升。

治石发，身如火烧，靳邵**黄芩汤**方。

黄芩　枳实炙，各二两　栀子十四枚，擘　栝楼　厚朴炙　芍药　甘草炙，各一两

上七味，㕮咀，以水七升，煮取二升五合，分三服。

治石毒，或十年、二十年、三十年而发者，或慄慄如寒，或饮食，或不欲食，若服紫石英发毒者，热闷，昏昏喜卧，起止无气力，或寒，皆腑气所生，脏气不和，礜石发热者，燥而战，石硫黄发热者，郁郁如热极者身并破裂，**华佗荠苨汤**方。

荠苨四两　茯苓一两　蔓菁子一升　芍药　人参　蓝子　黄芩　甘草炙，各一两

上八味，㕮咀，以水一升，煮蔓菁子，取八升，去滓，纳诸药，煮取二升五合，分三服。若虚弱者，倍人参，减黄芩；若气上，倍茯苓，加荠苨一两。《外台秘要》黄芩、芍药各二两，无人参。

治桃花石发，即心噤，身壮热，头痛，觉者温清酒饮之，随多少，酒热行即瘥。亦可服大麦麨，不解，服此**麦奴汤**方。大麦麨见第十七卷中。

大麦奴叶是，阴干　麦门冬去心，各四两　桂心三两　葱白八茎，勿使叶　人参一

两 甘草炙，二两

上六味，㕮咀，以水八升，煮取三升，去滓，分温三服。若无麦奴，以麦三升净淘洗，先煮使熟，去滓，添水满八升，然后纳诸药，煮取三升，分三服。

治一切杂石发动方

麦门冬去心 人参各三两 甘草一两，炙

上三味，捣筛为末，炼蜜和丸如弹丸，一服三丸。忌如前法。

治心胸肝热方

人参 黄芩各二两 栀子十枚，擘 麦门冬去心 桂心 甘草炙，各一两

上六味，切，以水六升，煮取二升，分三服。

治热折石皇甫栀子汤方

栀子十四枚，擘 黄芩二两半 豉一升，绵裹

上三味，㕮咀，以水六升，煮取三升，去滓，纳豉煮取二升，分二服。

治石发烦热胀满，身体生疮，年月久远者，兼治诸药乳石发动方。

麻黄去节 甘草炙，各一两

上二味，㕮咀，以水二升，煮取半升，纳清酒五合，煎取一升。其患者先须火边炙令热彻欲汗，因即热服之，令尽，温覆卧。须臾大汗出，即瘥。

治一切石热发方

但饮醇美热清酒，冷食，自劳，冷洗，瘥。

治乳石痢及常服压石方

取好豉炒令黄香，待冷捣筛，心未熟更炒，待冷还捣。若心熟皮即焦苦，所以须再炒。日别空腹再服二大匙，以冷水服之佳。

治石痢方

淡煮真好茶叶，服二三升，重者三服，轻者一二服，即瘥。

解散石发动，诸药不治，单服**酒豉方**。

清美酒一升 好豉五合，绵裹

上二味，和煮三五沸，热饮一升使尽，大良。

治一切石发单方

捣生冬瓜汁三升，分为三服。

治杂石发单方

煮葱白汁服亦解。

单煮枸杞白皮汁服亦解。

单煮胡荽汁服亦解，冬者根饮之。

单煮荠苨汁饮亦解。

解散热渴最良方

葱白不过一斤，胡荽、荠苨、枸杞不越半斤，皆单煮，取汁饮之。

又单煮犬肉汁服，解大散，良。

猪膏汤 解大散方。

猪膏一两，烊之 豉一升，绵裹

上二味，以水三升煮豉，取汁一升，纳猪膏，服七合，日三服。石人饮宜清冷，不宜热，热即气壅痞石，惟酒一种，须热也。

若为食仓米臭肉动乳者，必须葱豉汤细细服之，可立五六度，即瘥。

若食饮损者，于葱豉汤中纳当归一两煮之，去滓，分温三服，便瘥。仍未除者，可作后**芦根汤**服之方。

芦根 地榆 五加皮各一两

上三味，㕮咀，以水三升，煮取一升，去滓，一服即瘥。此汤力快，小可者不须服之。

若得四时节气冷热不调动乳者，皆是寒热所致，其状似疟，久久不疗，令人损命，纵服诸药，必终不瘥，必须作生熟汤以浴之方。

以大器盛汤，若大热，投少冷水，即入汤中坐勿动，须臾百节开，寒热之气皆从毛孔中出，变作流汗。若心中热闷者，

还服少许热汤即定，良久乃出汤，便厚衣覆盖卧，豁然觉醒平复。如患大重者，不过三二度，即瘥。

人参汤 解散数发动，烦闷呕逆。

人参 白术 栝楼 甘草炙，各二两 黄芩一两

上五味，㕮咀，以水七升，煮取二升，去滓，分为三服，温温服。

治服石及散发背痈疽方

取乌豆二升，水六升，煮令稀稠如薄饧，量减取三大合，匙抄细细纳患人口中，审听腹中作声，如欲利即停，须臾必利，利后即瘥。忌热食，陈臭等。

治石气发，身体微肿，面上疮出方。

紫雪汤成下 黄芩各二两 萎蕤 升麻各一两半 栀子十枚，擘 犀角屑 甘草炙，各一两

上七味，㕮咀，以水五升，煮取一升八合，绞去滓，纳紫雪，分温三服，每服如人行六七里，又服，利三行为度，仍用后方涂疮。忌热面、猪肉、海藻等。

治石热面上生疮方

取寒水石，以冷水于白瓷缶中研令汁浓，将涂疮干，即点之，勿令停。

治诸石发动，口干，寒热似鬼神病方。

麦门冬五两，去心 大黄 苦参各等分 萎蕤 栀子擘 五加皮 黄芩 生犀屑 芍药 升麻各一两 大青 甘草炙，各三分

上一十二味，捣筛为末，炼蜜和丸如梧子，每食讫少时，以蜜水服十四丸，渐稍加至二十丸，以意加减。忌诸热食及海藻、猪、鱼、炙肉、蒜、面等。

治石等毒发热困苦方

猪脂成炼 葱白切，各五合 芒硝一两 豉一两半

上四味，以水二升，煮葱豉，取一升五合，绞去滓，下猪脂、芒硝，分温三服，每服如人行三四里，进一服，快利为度。忌热面及炙肉、蒜、粘食、陈臭等物。

麻黄汤 治石发困不可解者方。

麻黄二两，去节 栀子十四枚，擘 香豉一升 甘草一两，炙

上四味，㕮咀，以酒五升，渍一宿，加水二升，煮取三升一合，分三服，忌如药法。

又方

大黄别浸 黄芩 甘草各二两，炙

上三味，㕮咀，以水五升，煮取二升，分温三服。

治金石发热及诸热，**朴硝丸**方。

朴硝成炼者一斤

上一味，研令成粉，以白蜜和调作丸如梧子，每食讫，以蜜水服三十丸。服金石经年以来，觉身中少热，即以丸压之，每至夜欲卧时，服三十丸或至四十丸，取胸膈凉冷为度。此用之极有效。若有时患及发者，即取一大匙粉，和水服之，空腹服之得一两行利即瘥，如不利，加服之，以利为度。凡朴硝取不着风者，黄者杀人，赤者伤人，白者为佳。

又方

是药冷热俱治押石，主大秘涩。

凡朴硝煮葵子汁和服一大两半，有芒硝者，亦疗暴赤眼，用水服，孩子量之。

治女子先因月经不通，研生石服，即今见患胸胁热冲头面，腰胯冷极，宜服此方。

茯苓 萎蕤 大黄别浸 生姜各二两，切 大枣七枚，擘 石膏六两，碎，绵裹 芍药 黄芩 人参 芒硝 甘草炙，各二两

上一十一味，切，以水一斗，煮取二升八合，去滓，分三服，每服相去如人行

十里，又进之，快利，五行以来，病即瘥。忌生冷、热面、猪、鱼、蒜等。

治石发动，心胸热毒，**萎蕤汤**方。

萎蕤 黄芩 干姜 生姜各二两，切 豉一大合，绵裹 芍药 升麻 黄连 柴胡各二两 栀子七枚，擘 石膏八两，碎 芒硝四两

上一十二味，㕮咀，以水一斗五升，先煮石膏，减一升，次下诸药，煮取二升八合，去滓，下芒硝，搅令散，分温三服。每服相去如人行十里，进之，利五六行，当自止。忌如前。

治石发热困苦，宜下石方。

露蜂房一升，炙

上一味，切，以水三升，煮取一升，一服五六合，日二服，石从小便下如细沙，尽停。无所忌。

又下石方

萎蕤 升麻 荠苨 人参各七两 大黄三两 黄芩 葛根 紫草各八两 犀角十一两，屑 栀子二七枚，擘 芒硝二两 银屑四两，研 猪脂十三两，腊月者 露蜂房十两 玄参 甘草炙，各四两

上一十六味，切，以无灰酒八斗渍，经十日，其猪脂用酒一升，煎炼取三两，脂与银屑和研，纳药中，每日空腹服之，量力多少。忌热面、炙肉、海藻、蒜等。

治发背，**竹叶黄芪汤**方。

淡竹叶 黄芩 前胡 生姜各四两，切 芍药三两 小麦三升 黄芪 茯苓 枳实炙 麦门冬去心 栀子各三两，擘 大枣十四枚，擘 芎䓖 知母 干地黄 人参 石膏 升麻 甘草炙，各二两

上一十九味，㕮咀，以水一斗六升，先煮竹叶、小麦，取一斗二升，去竹叶、麦，纳诸药，煮取四升，一服一升，日三夜一。

治男子痈，始欲发背，不甚，往来寒热，**竹叶黄芪汤**方。

淡竹叶 小麦各三升 黄芪 升麻 干地黄 芍药 当归 通草 知母各三两 大枣十八枚，擘 黄芩一两半 生姜五两，切 茯苓 芎䓖 前胡 枳实炙 麦门冬去心 甘草炙，各二两

上一十八味，㕮咀，以水一斗七升，先煮竹叶、小麦，取一斗二升，去滓，纳诸药，煮取四升，分温五服，日三夜二。忌如药法。

治痈发背，诸客热肿始作，**竹叶汤**方。

淡竹叶 小麦各三升 生姜六两，切 大枣十四枚，擘 茯苓 麦门冬去心 枳实炙 芍药 人参各二两 黄芪 前胡 干地黄 升麻 射干 黄芩 芎䓖 甘草炙，各三两

上一十七味，㕮咀，以水一斗七升，先煮竹叶、小麦，取一斗二升，去滓，纳诸药，煮取四升，分五服。若热盛秘涩不通者，加大黄二两，已下，勿加也。

治患大热体盛发痈，或在于背，或在阴处，**生地黄汤**方。

生地黄八两 竹叶三升 小麦二升 栝楼四两 大黄五两 人参 当归各一两 黄芪 黄芩 通草 升麻 芍药 前胡 茯苓 甘草炙，各二两

上一十五味，㕮咀，以水二升，煮竹叶，小麦，取一斗二升，去滓，纳诸药，煮取四升，分四服，日三夜一。不愈，常服。

治发背，**黄芪汤**方。

黄芪 黄芩 麦门冬去心 远志各二两，去心 大枣二十枚，擘 人参 芎䓖 干地黄 芍药 当归各一两 生姜五两，切 桑螵蛸十四枚，炙 鸡膍胵二具

上一十三味，㕮咀，以水一斗，先煮鸡膍胵，令熟可食，去之，纳诸药，更煮

取四升五合，分服九合，日三夜一。

治发背，**黄芪汤方**。

黄芪 麦门冬去心 芍药 黄芩 人参 甘草炙，各三两 石膏碎 当归各二两 半夏四两，洗 生姜五两，切 生地黄半斤 大枣三十枚，擘 淡竹叶切，二升

上一十三味，㕮咀，以水一斗，先煮竹叶，取九升，去竹叶，纳诸药更煮取三升，分四服，如人行二十里又服，良久，进粥，消又进，消息。

治[1] 痈疽发背，黄芪竹叶汤方。

黄芪 甘草炙，各一两 黄芩 芍药 麦门冬各二两 当归 人参 石膏 芎䓖 半夏各二两 生姜五两 生地黄八两 大枣三十枚 淡竹叶一握

上一十四味，㕮咀，以水一斗五升，先煮竹叶，令减五升，去竹叶，纳诸药，煮取三升五合，分四服，日三夜一。

治痈肿发背，**竹叶汤方**。

竹叶切，五升 小麦 生姜五两，切 桂心一两半 大枣二十枚，擘 芍药 干地黄各三两 茯苓 升麻 当归 甘草炙，各二两

上一十一味，㕮咀，以水一斗七升，煮小麦、竹叶，取一斗一升，去竹叶，纳诸药，煮取三升五合，分四服，如人行七八里，再服。

治男子发背，肋结块气，或经一月苦寒热，**枳实汤方**。

枳实炙 芍药 干地黄 前胡 黄芩 通草各三两 知母 芎䓖 细辛 茯苓 黄芪 人参 甘草炙，各二两

上一十三味，㕮咀，以水一斗一升，煮取三升五合，去滓，分四服。

治发背，虚热大盛，肿热侵进不住，**内补汤方**。

干地黄四两 升麻 当归 人参各一两 生姜五两，切 麦门冬去心 芍药各三两 大枣二十枚，擘 远志去心 茯苓 大黄 黄芩 黄芪各二两

上一十三味，㕮咀，以水一斗三升，煮取五升，去滓，分为五服。

生地黄汤 治发背方。

生地黄八两 黄芪 黄芩 茯苓各三两 大枣二十枚，擘 芎䓖一两 淡竹叶二升，切 芍药 人参 当归 通草 甘草炙，各二两

上一十二味，㕮咀，以水三斗，先煮竹叶，取一斗五升，去滓，纳诸药，煮取四升，去滓，分五服。

治发背痈已，服生地黄汤，取利后服此方。

黄芪 芍药 干地黄 栝楼各三两 小麦一升 黄芩 柴胡 麦门冬去心 远志去心 升麻各二两 当归一两 淡竹叶切，四升 大枣十四枚，擘

上一十三味，㕮咀，以水一斗八升，先煮竹叶、小麦，取一斗，去滓，纳诸药，煮取三升，去滓，分三服，日三。

治痈疖近肺俞，此多虚，故不宜用大黄，若欲得下，但其间数服此方。

黄芩 前胡 栝楼 芍药 麦门冬去心 知母各三两 干地黄四两 淡竹叶三升 小麦二升 黄芪 升麻 甘草炙，各二两

上一十二味，㕮咀，以水一斗八升，先煮竹叶、小麦，取一斗，去滓，纳诸药，煮取四升，去滓，分为四服，日三夜一。

治背脊痈疖，举身壮热，已行薄贴，此方数用有验，**连翘汤方**。

---

[1] 治："治"下凡六十一字，原作"甘草炙各一两"六字。此处疑有缺文。王本校云："此方前半缺，以空缺难刻，如以《千金》一方补之，俟后更正，惟甘草、竹叶二味系原有"。王本据《千金要方》补入内容为"治痈疽……"其六十一字，今从。上"十三味"改为"十四味"。

连翘　漏芦　射干　白蔹　升麻　栀子擘　芍药　羚羊角屑　黄芩各三两　生地黄八两　寒水石五两，碎　甘草二两，炙

上一十二味，㕮咀，以水一斗，煮取四升，去滓，分四服。

治大虚，客热发背，上苦牵痛，微有肿，肿气来去，**黄芪汤**方。

黄芪　干姜　当归　桂心各二两　大枣二十枚，擘　麦门冬去心　芍药各三两　半夏四两，洗　生姜五两，切　人参　芎䓖　甘草炙，各一两

上一十二味，㕮咀，以水一斗二升，煮取四升，去滓，分五服，日三夜二。

治痈发背及在诸处，**竹叶黄芪汤**方。

竹叶切，四升　黄芪　芍药各三两　当归一两　大黄一两半　升麻　黄芩　前胡　知母　麦门冬去心　甘草炙，各二两

上一十一味，㕮咀，以水一斗七升，煮竹叶，取九升，去滓，下诸药，煮取二升八合，分三服。利两三行，佳也。

治痈发背，**内补芍药汤**方。

芍药　干地黄　桂心各二两　当归三两　生姜四两，切　黄芪五两　茯苓三两　人参　麦门冬去心　甘草炙，各一两

上一十味，㕮咀，以水一斗，煮取三升，分三服。

治发背肿即验，**前胡建中汤**方。

前胡三两　生姜切　茯苓　黄芩各五两　桂心一两　人参一两半　当归　芍药　半夏汤洗三十遍　甘草炙，各二两

上一十一味，㕮咀，以水一斗，煮取四升，分四服。

治痈发背，**漏芦汤**方。

漏芦　白蔹　黄芩　芍药　枳实炙　白薇　甘草炙，各二两　大黄别浸　麻黄去节　升麻各三两

上一十味，㕮咀，以水一斗，先煮麻黄，去上沫，然后下诸药，煮取三升，分三服。

治男子背上发肿，时觉牵痛，**内补黄芪汤**方。

黄芪　当归各二两　干地黄　麦门冬各三两　生姜五两，切　大枣十四枚，擘　芍药　芎䓖　人参　甘草炙，各一两

上一十味，㕮咀，以水一斗，煮取三升五合，分服七合，日三。

治发背，**黄芪汤**方。

黄芪　干地黄　茯苓各四两　大枣十五枚，擘　芍药三两　生姜二两，切　当归二两半　人参　甘草炙，各一两半

上九味，㕮咀，以水一斗二升，煮取四升，分四服，日三夜一。加黄芩二两，佳。

治肿疮发背，**芍药甘草汤**方。

芍药　干地黄　黄芪各三两　甘草炙，一两半　人参一两　茯苓　麦门冬去心　生姜各二两，切

上八味，㕮咀，以水八升，煮取二升五合，分三服。

治毒肿发背，**黄芪汤**方。

黄芪　白蔹　玄参　黄芩　大黄　甘草炙，各三两　竹叶切，一升

上七味，㕮咀，以水九升，煮取三升，分三取，一日令尽。忌猪肉。

治痈肿始觉即令消，其肿五色，并为发背痛欲死，肿上加灸，不瘥，腹内虚闷，**麦门冬汤**方。

麦门冬去心，二两　升麻　葛根各三两　丁香一两半　零陵香　藿香各一两

上六味，㕮咀，以水七升，煮取二升五合，分三服。

治发背，初欲作肿及痈，便服此方。

大黄别浸　黄芩　甘草炙，各三两　升麻二两　栀子一百枚，取仁

上五味，㕮咀，以水九升，煮取三升五合，去滓，分三服，得快下数行利便

止，不下，更作。

治发背肿如杏核，**鸡子青木香汤**方。

青木香　麻黄去节，各二两　升麻三两

上三味，㕮咀，以水六升，煮取二升，去滓，分三服，一日令尽。暖卧取微汗，避风，以粉粉身。

治痈发背，**升麻汤**方。

升麻三两

上一味，㕮咀，以水三升，煮取一升，分三服。昔何道静母在建安，夜得发背，至晓半臂墨，上热如火，嘘吸烦闷，时无三两升麻，惟一两，以水三升，煮得一升，如上法，一服觉如小宽，再服热瘥，乃得眠。至暮服尽转佳。明日视背色还复，遂愈也。

《千金翼方》卷第二十二

千金翼方卷第二十三　疮痈上

黄父相痈疽论第一

九江《黄父相痈疽论》黄帝问于岐伯曰：余闻肠胃受谷，上焦出气，以温分肉而养骨节通腠理。中焦出气如雾，上注溪谷而渗孙脉，津液和调，变化赤而为血，血和则孙脉先满，乃注于络脉，络脉皆盈，乃注于经脉。阴阳已张，因息乃行，行有纲纪，周有道理，与天合同，不得休止。切而调之，从虚去实，泻则不足，疾则气减，留之先后，从实去虚，补则有余，血气已调，形神乃持。余已知血气之平与不平，未知痈疽之所从生。成败之时，死生之期，或有远近，何以度之？可得闻乎？岐伯曰：经脉流行不止，与天同度，与地合纪，故天宿失度，日月薄蚀，地经失纪，水道流溢，草芦不成，五谷不植，径路不通，民不往来，巷聚邑居，别离异处。血气犹然，请言其故。夫血脉荣卫周流不休，上应星宿，上应经数，寒气客于经络之中则血泣。血泣则不通，不通则卫气归之不得复反，故痈肿也。寒气化为热，热胜则肉腐，肉腐则为脓，脓不泻则烂筋，筋烂则伤骨，骨伤则髓消。不当骨空，骨空不得泄泻，则筋骨枯虚，枯虚则筋骨肌肉不相营一作亲，经脉败漏，熏于五脏，脏伤故死矣。

诊痈疽发起处第二方一首

黄帝曰：愿尽闻痈疽之形与忌日名。岐伯曰：略说痈疽极者有十八种。

痈发于嗌中，名曰猛疽。不急治则化为脓，脓不泻塞咽，半日而死。其化为脓者，脓泻已，则含豕膏，无食三日，已。一云无冷食。

发于颈，名曰夭疽。其疽大而赤黑，不急治则热气下入渊腋，前伤任脉，内熏肝肺，则十余日而死。

阳气大发，消脑流项，名曰脑烁疽。其色不乐一作除，项痛如刺以针，心烦者，死不可治。

发于肩及臑，名曰疵疽。其状赤黑，不急治，此令人汗出至足，不害五脏，发四五日逆焫之逆一作逞。

发于腋下赤坚者，名曰朱疽。治之用砭石，欲细而长疏启之，涂以豕膏，六日已，勿衰衰，一作裹，其疽坚而不溃者，为马刀挟婴，急治之。

发于胸，名曰井疽。其状如大豆，三四日起不早治，下入腹中，不治七日死。

发于膺，名曰甘疽。其状如榖实、瓜楼，常苦寒热，急治之，去其寒热，不治十岁死，死后脓自出。

发于胁，名曰改訾。改訾者女子之病也，久之其状大痈，脓其中，乃有生肉，大如赤小豆，治之方。锉蔆翘草及根各一斗，以水一斗六升，煮取二升，即强饮。厚衣坐釜上，令汗出足已。

发于股胻，名曰股脱疽。其状不甚变色，痈脓内搏于骨，不急治，三十日死。

发于股阴，名曰赤弛。不急治六十日死。在两股内者，不治。六日死。

发于尻，名曰锐疽。其状赤坚大，急治之，不治三十日死。

发于膝，名曰疵疽。其状大，痈色不变，寒热而坚，勿石之，石之即死，须其色异柔，乃石之，生也。

诸痈发于节而相应者，不可治也。

发于阳者百日死。

发于阴者三十日死。一云四十日死。

发于胫，名曰兔啮。其状如赤豆，至骨不急治，杀人。

发于踝，名曰走缓。其状色不变，数石其输而止其寒热，不死。

发于足上下，名曰四淫。其状大痈，不急治，百日死。

发于足旁，名曰疠疽。其状不大，初从小指发，急治之，去其黑者，不消辄益，不治，百日死。

发于足指，名曰脱疽，其状赤黑则死，不赤黑不死，治之不衰，急斩去之，活也，不斩去者，死。

黄帝曰：夫子言痈疽，何以别之？岐伯曰：荣气稽留于经脉之中，则血泣而不行，不行则卫气归之，归之而不通，壅遏不得行，故曰热。大热不止，热胜则肉腐，肉腐则为脓。然不能陷肌肤于骨髓，骨髓不为焦枯，五脏不为伤，故命曰痈。何谓疽？答曰：热气纯盛，下陷肌肤筋髓骨肉，内连五脏，血气竭尽，当其痈下，筋骨良肉皆无余，故命曰疽。疽者，其上皮夭瘀以坚，如牛领之皮，痈者，其上皮薄以泽，此其候也。黄帝曰：善。

帝曰：有疽死者奈何？岐伯曰：身有五部，伏兔一，腓二一云膊，背三，五脏之输四，项五。五部有疽，死也。

帝曰：身形应九宫奈何？岐伯曰：请言身形应九野。

左足应立春，其日戊寅己丑。

左胸应春分，其日己卯。

左手应立夏，其日戊辰己巳。

膺喉头首应夏至，其日丙午。

右手应立秋，其日戊申己未。

右胸应秋分，其日辛酉。

右足应立冬，其日戊戌己亥。

腰尻下穷应冬至，其日壬子。

六腑及膈下二脏应中州，大禁太一所在之日及诸戊已也。

凡候此九者，善候八正所在之处，所主左右上下身体有痈肿者欲治之。无以其所值之日溃治之，是谓天忌日也。

凡五子日夜半　　五丑日鸡鸣

五寅日平旦　　五卯日日出

五辰日食时　　五巳日禺中

五午日日中　　五未日日昳

五申日晡时　　五酉日日入

五戌日黄昏　　五亥日人定

上以此日时遇疾发痈者，不起也。

候痈疽色法第三

论曰：夫痈疽初发如微，人多不以为急，此实奇患，惟宜速治之。治之不速，病成难救，以此致祸，能不痛哉！且述所怀，以悟后贤，谨按《黄父痈疽论》，论痈所著缓急之处，死生之期如下。

发皮肉浅肿高而赤，贴即消，不治亦愈。

发筋肉深肿下而坚，其色或青黄或白黑，或复微热而赤，宜急治之，成消中半。

发附骨者，或未觉肉色已殃，已殃者，痈疽之甚也。

发背外皮薄为痈，皮厚为疽，如此者多见先兆，宜急治之。皮坚甚大者，多致祸也。

夫痈坏后有恶肉者，当以猪蹄汤洗去秽，次敷食肉膏散，恶肉尽，乃敷生肉膏散，及摩四边，令善肉速生。当绝房室，慎风冷，勿自劳动，须筋脉平复乃可任意耳。不尔，新肉易伤，伤则重溃，发则祸至，慎之慎之。

诊知是痈疽法第四

痈疽之发，未辨是非，饥渴为始，始发之时，或发白疽，或似小疖，或复大痛，或复小痛，或发米粒大白脓子，皆是微候，宜善察之。欲知是非，重按其处，是即便隐痛，复按四边，比方得失审实之，是即灸。第一便灸其上二三百壮，又灸四边一二百壮，小者灸四边，中者灸六处，大者灸八处，壮数不虑多也。亦应即薄贴，令得即消。内须服解毒冷药，令毒气出外。外须薄贴热药，法当疮开其口，令泄热气故也。

诊痈疽有脓法第五

凡痈按之大坚者未有脓，半坚半软者半有脓，当上薄者都有脓。有脓便可破之，不尔，侵食筋骨也。

破之法，应在下逆上破之，令脓易出，用铍针，脓深难见，肉厚而生者用火针，若不别有脓者，可当其上数按之，内便隐痛，殃坚者未有脓泄去热气，不尔，长速则不良。

候人年得疽法第六

岐伯曰：赤疽发于额不泻，十余日死。可刺也。其脓赤多血死，未有脓，可治。人年二十五、三十一、六十、九十五，人神在额，不可见血，见者死。

杼疽发项，若两耳下不泻，十六日死。其六日可刺，其色黑见脓而痈者，死不可治。人年十九、二十三、三十五、四十九、五十一、五十五、六十一、八十七、九十九，神在两耳下，不可见血，见者死。

蜂疽发背，起心俞若肩髃，二十日不泻，死。其八日可刺也，其色赤黑脓见者，死不治。人年六岁、十八、二十四、三十五、五十六、六十七、七十二、九十八，神在肩，不可见血，见者死。

刺疽发肺俞，若肝俞不泻，二十日死。其八日可刺，发而赤，其上肉如椒子者，死不可治。人年十九、二十五、三十三、四十九、五十七、六十八、七十三、八十一、九十七，神在背，不可见血，见者死。

侠荣疽发胁，起若两肘头，二十五日不泻，死。其九日可刺，发赤白间，其脓多白而无赤，可治。年十六、二十六、三十二、四十八、五十八、六十四、八十、九十六，神在胁，不可见血，见者死。

勇疽发股，起太阴，若伏兔，二十五日不泻，死。其十日可刺，发青脓赤黑者死。白者尚可治。年十一、十五、二十、三十一、四十三、四十六、五十九、六十三、七十五、九十一，神在尻尾，不可见血，见者死。

标叔疽发热，同同耳聋，后六十日肿如水状，如此可刺之，但出水后乃有血，血出即除也。年五十七、六十五、七十三、八十、九十七，神在背，不可见血，见者死。

旁疽发足趺，若足下三十日不泻，死。其十二日可刺。发赤白脓而不大多，其上痒赤黑，死不可治。年十三、二十九、三十五、六十一、七十三、九十三，神在足，不可见血，见者死。

相五色疽死生法第七

禽疽发如疹者数十处，一云四日肿，食饮疼痛，其状若变，十日可刺，其内发方根寒，齿如噤，俞若坐，如是十五日死。俞若坐未详。

钉疽发两肩，此起有所逐恶血，结流内外，荣卫不通，发为钉疽，三日身肿痛甚，七日噤如痓状，十日可刺，不治，二十日死。

阴疽发髀，若阴股，始发腰，强内不能自止。数饮不能多，五日坚痛，如此不治，三岁死。

脉疽发环项一云颈，始痛，身随而热，不欲动，悁悁或不能食，此有所大畏，恐怖而不精，上气咳。其发引耳，不可以肿，二十日可刺，不刺八十日死。

龙疽发背，起胃俞若肾俞，二十日不泻死，其九日可刺，其上赤下黑，若青黑者死，发血脓者不死。

首疽发背，发热八十日，大热汗颈，引身尽如咳，身热同同如沸者，皮泽颇肿处浅刺之，不刺，入腹中，二十日死。

行疽发如肿，或复相往来，可要其所在刺之，即愈。

冲疽发小腹，痛而振寒热冒，五日悁悁，六日而变，十日死。

敦疽发两指头若五指头，十八日不泻，死。其四日可刺，其发而黑，痈不甚，赤过节，可治。

疥疽发腋下，若臂两掌中，振寒热而咽干者，饮多则呕，烦心悁悁，或卒胗反有合者，此则可汗，不汗当死。

筋疽发背，侠脊两边大筋，其色苍，八日可刺，其痈在肌腹中，九十日死。

陈干疽，发两臂，三四日痛不可动，五十日方身热而赤，六十日可刺，如刺脉无血，三四日死。一云病已。

蚤疽发手足五指头，起即色不变，十日之内可刺，过时不刺，后为食痈，在腋，三岁死。

仓疽发身痒后痛，此故伤寒气入脏，笃发为仓疽，九日可刺，九十日死。

赤疽发，身肿坚核而身热，不可以坐，不可以行，不可以屈伸，成脓刺之，即愈。

赤疽一云白疽发膊，若肘后痒，目痛伤精及身热多汗，五六日死。

赤疽发胸，可治。

赤疽发髀枢，六月可治，不治出岁死。

赤疽发阴股，坚死，濡可治。

赤疽发掌中者，可治。

赤疽发胫，死不可治。

黑疽发，肿在背大骨上，八日可刺，过时不刺为骨疽，脓出不可止，出碎骨，六十日死。

黑疽发渊腋，死。

黑疽发耳中，如米，此名文疽，死。

黑疽发肩，死。

黑疽发缺盆中，名曰伏痈，死。

黑疽发肘上下，不死可治。

黑疽发腓肠，死。

黑疽发膝膑，坚死，濡可治。

黑疽发趺上，坚死。足下久痈色赤，死。

手心主脉有肿痈在股胫，六日死；发脓血，六十日而死。

胁少阳脉有肿痈在颈，八日死；发脓血，十日死。

腰太阳脉有肿，交脉夹于阳明，痈在颈，十日而死；发脓血，七日死。

尻太阳脉有肿痈在足心少阳脉，八日死；发脓血，八十日死。

头阳明脉有肿痈在尻，六日死；发脓血，六十日死。

股太阳脉有肿痈在足太阳，七十日死；发脓血，百日死。

肩太阳太阴脉有肿痈在胫，八日死；发脓血，四百日死。

足少阳脉有肿痈在胁，八日死；发脓

血，六百日死。

手阳明脉有肿痈在腋渊，一岁死；发腋血，二岁死。

薄贴第八方三十一首

松脂贴 主痈疽肿方。炼松指、采松脂法附。

松脂二斤，成炼者 肶脂三两 细辛半两 黄柏 白芷 芎䓖 白蔹 芍药 莽草 白蜡 黄芪 黄芩 黄连 大黄 当归 防风各一两

上一十六味，切，先以火暖铜铛令热，以蜡拭铛使通湿，锉松脂令破纳铛中，次下肶脂。都消尽讫，乃纳药，以竹蓖搅令调，仍于微火一煎，急搅令勿息，十沸下之，沸止更上。预作十个湿土堆，一下置一堆上，遍十堆则成。及热以新幕生布上，四面又安火炙，作绞子绞澄去滓，挑取向火涂纸，依病处大小剪取贴之，周时易。此法稍难，好好用心作之，乃可成矣。

炼松脂法

取大麻仁三升，研之令细，水三升淘之，生布绞去滓，松脂二升，以水三升半，煮令消尽，及热，新布绞令脂出，纳麻汁中，待小冷，取松脂牵挽令白，乃依法秤取。

采松脂法

取深山大松本有露根，脂自流出白粘者佳，火烧黑强者不堪用。亦可五月六月大暑时破作痕，三五日待出取之。须多者，多破根取之。

升麻薄 主痈疽方。

升麻 大黄 黄芪 芎䓖 龙骨 白及各一两 黄芩六两 白蔹 牡蛎熬 甘草各半两

上一十味，捣筛为散，以蜜和之如泥，涂布薄痈上，干即易之。

痈微用此令消方

黄芪 青木香 栀子 干地黄 升麻 龙骨 大黄 黄柏 黄芩 麻黄 黄连 芎䓖 生犀取末 白蔹 羚羊角

上一十五味，等分，捣筛为散，以醋和之如泥，涂故布上。开口如小豆以泄热气，干则易之，瘥止。

白蔹薄 主痈疽方。

白蔹 大黄 黄芩并等分

上三味，捣筛为散，以鸡子白和如泥，涂布上，薄肿上，薄干则易之。亦可以三指撮药末，纳三升水中煮三沸，绵注汁拭肿上数十遍，以寒水石末和涂肿上，以纸覆之，干则易之，辄以煮汁拭之，日夜二十易。

食恶肉散方

真珠 藜芦各一分半 蔄茹半两 马齿矾烧 硫黄 雄黄 麝香各三分

上七味，捣筛为散，粉疮上，亦可膏和敷之，着兑疮孔中佳。

生肉膏 主痈疽金疮方。

大黄 黄芪 芍药 独活 当归 白芷各一两 薤白二两 生地黄三两，取汁

上八味，捣筛为散，切薤白，以地黄汁成煎猪膏三升，煎之三① 上三下，以绵布绞去滓，以敷疮，多少随人意。

升麻薄 主痈疽结核，种种色不异，时时牵痛，或经年肿势不消方。

升麻 青木香 白蔹 芒硝 射干 当归 黄芩 桂心 芍药 防风 大黄 芎䓖 干葛各二两 莽草一两

上一十四味，捣，以酒和令调，微火熬② 令黄，以薄肿上，日再易。干者添酒更捣之，随后薄肿上。

---

① 三：原作“二”，据文义改。
② 熬：原作“煞”，据王本改。

寒水石薄方

寒水石　黄柏　黄芪　黄连　大黄　石膏　栀子各二两　白蔹四两

上八味，捣筛为末，粉粥和如泥，涂故布上，薄肿上，干则易之。

当归贴　诸肿方。

当归一作当陆　黄芩　黄连　大黄　莽草　白芷　白蔹　白及各二两

上八味，捣筛为散，消胶汁稍稍和如泥，涂纸贴肿上，干则易之。

有患痈破下脓讫，著兑药塞，疮痛烦闷困极，有人为去兑药，以楸叶十重贴之，以布帛裹，令缓急得所，日再三易之，痛闷即止，肿消。此极甚大良无比，胜于众贴，此主痈疽溃后及冻疮有刺不出者，用之甚良。冬无楸叶，当早收之。临时以盐汤沃之令释，用之亦佳。薄削楸白皮用亦得，贴楸叶后不复烦闷，肿消减，脓血恶汁出，疮陷下渐瘥。

治脑瘘诸疖诸痈肿牢坚治之方

削附子令如棋子厚，正着肿上，以少唾湿附子，艾灸附子令热彻。附子欲干，辄令唾湿之，常令附子热彻，附子欲干，辄更气入肿中，无不愈者，此法绝妙不传。

治万种痈肿方

蒺藜蔓净洗三寸截之，取得一斗，以水三升，煮取二升，去滓纳铜器中，煮取一升，纳小器中，煎如稠糖，下取涂疮肿上，大良。

治痈肿方

伏龙肝以大醋和作泥，涂布上贴之，干即易之，消矣。又和蒜捣如泥涂之。

凡痈无问大小，亦觉即取胶一片如掌，水渍[①]令软纳纳然，心开一孔如钱孔大，贴肿上，若已溃者，脓当被胶急撮皆出尽，若未有，脓者当自消矣。

又方

烧鲤鱼作灰，醋和敷之。一切肿用之皆愈，以瘥为限，至良。

蛇衔生肉膏　主痈疽金疮败坏方。

蛇衔　当归各一两半　生地黄三两　黄连　黄芪　黄芩　大黄　续断　芍药　芎䓖　莽草　附子炮，去皮　细辛　蜀椒去目、闭口　白芷　白及一作白鲜皮　薤白　甘草炙，各一两

上一十八味，切，以大醋渍两宿，以腊月猪脂七升，煎三上三下，白芷色黄，下去滓，敷之。

又方

生地黄一斤　薤白五两　辛夷　芎䓖　独活　当归　黄芪　白芷　续断　芍药　黄芩　大黄各一两

上一十二味，切，以腊月猪脂四升，煎白芷黄色，下去滓，敷之。

野葛贴　主痈疽、痔瘘、恶疮、妇人妒乳疮方。

野葛　芍药　薤白　通草各半两　当归三分　附子一分

上六味，切之，醋浸半日，先煎猪脂八合令烟出，纳乳发半两，令消尽，下，令热定，乃纳松脂二两、蜡半两，更著火上令和，乃纳诸药令沸，三上三下，去滓，冷之，浣故帛去垢。涂贴肿上，干即易之，春去附子。其乱发净洗去垢，不尔，令疮痛。

又方

煎地黄汁如胶作饼贴之，日四易，三日瘥。《千金》云：食恶肉。

紫葛贴　痈肿方。

紫葛二两半　大黄五分　白蔹　玄参　黄连　黄芩　由跋　升麻　榆白皮各三分　青木香半两　赤小豆半合

上一十一味，捣筛为散，以生地黄汁和之如泥敷之，干即易之。大醋和亦得。

---

① 渍：原作“清”，据王本改。

治痈疽疮久不瘥方

松脂　薰陆香

上二味，等分，捣入少许盐为饼，贴疮上。恶汁出尽，即瘥。

诸卒肿方

取芥子细末，猪胆和如泥，涂病上，日三。

芫青子封痈肿方

取芫青子一升，捣作细末，大醋和如泥，封之，干则易之。芥子亦大佳。

又方

槐子半升，慎火草一把，捣细，水和涂之。

又方

捣蔚臭汁，服一鸡子，以滓封痈上，暖即易之，头面肿更良。

葱白疗痈疽，瘘有数孔，积年不瘥方。

葱白一斤，细切，捣如泥，净洗疮拭干，封涂之，厚一分，日三夜一，取瘥止。

八味黄芪薄方

黄芪　芎䓖　大黄　黄连　莽草　黄芩　栀子　芍药等分

上八味，为散，以鸡子白和如泥涂布上，随肿大小薄之，燥则易之，疮上开孔，令得泄气。

搨汤　主丹痈疽始发，焮热浸长进方。兼主小儿丹长，忌近阴。

升麻　黄连　大黄　芎䓖　羚羊角　当归　甘草各二两　黄芩三两

上八味，以水一斗，煮取五升，去滓，又还铛中，纳芒硝三两，上火令一沸，则帛搨肿上，数过，肿热便随手消尽，王练甘休秘之。

搨汤方

大黄　黄芩　白蔹各三两　芒硝一两半

上四味，以水六升，煮取二升，以故帛四重纳汁中，以搨肿上，暖复易，昼夜为之。

又方

凡痈以梁上尘灰、葵茎等分，醋和敷之，干则易之。

石痈坚如石，不作脓者方。

生商陆根贴软布帛贴之，数易之。亦可捣敷，燥即易，痈当消濡。

处疗痈疽第九论一首　方三十三首

论曰：诸痈状，多种不同，无问久近，皆五香连翘汤主之。先刺去热，小豆薄之，其间数数针去血。若已失疗溃烂者，犹常服五香漏芦等汤下之，当下大针入五分者则速愈。凡痈高而光者不大热，其肉正平，无尖而紫色者不须治，但以竹叶黄芪汤申其气耳。其肉正平为无脓也，痈卒痛，用八物黄芪薄，大痈七日，小痈五日。其有坚强者，诊宁生破发背及发乳。若热手不可得近者，内先服王不留行散，外摩发背膏。若背生破无苦在乳者，宜令极熟，熟之候，手按之随手即起者便熟，须针之，针法要得著脓，以意消息之，胸背不可过一寸，酌量。不得脓，以食肉膏散著兑头纳痈口中，如人身热气歇，服木占斯散。五日后痈欲瘥者，服排脓内塞散。凡破痈之后，病人便绵惙欲死。内寒外热，肿自有似痈而非者，当以手按肿上无所连，即是风毒耳，勿针，可服升麻汤。外摩膏破痈口，当令上留三分近下一分，针惟令极热，极热便不痛，破痈后败坏不瘥者，作猪蹄汤洗之，日再。夏汤二日可用，冬六七日，汤半剂亦可用。胸中痈短气者，当入暗中，以手中指按左眼，视若见光者，胸中有结痈，若不见光者，熛疽内发，针伤脉，血不出，实不泻，当成痈也。凡脉来细而沉，时直者，身有痈疽，脉来大渐小者，阴结，苦肌肉痹、痈疖，寻寸口，如此来大而渐小也。

漏芦汤方

漏芦　白蔹　黄芩　枳实炙　芍药　升麻　麻黄　甘草炙，各二两　大黄三两

上九味，㕮咀，以水一斗，煮取三升，分三服，无药处，单服大黄下之。一方白薇二两。

连翘五香汤方

连翘　青木香　薰陆香　麝香　沉香　射干　独活　桑寄生　通草　升麻各二两　丁香一两　大黄三两，别浸

上一十一味，㕮咀，以水九升，煮取减半，纳竹沥二升，煮取三升，分三服。未瘥，中间常服，佳。

王不留行散　主痈疽及诸杂肿已溃，皆服之方。

王不留行子一升　五色龙骨二两　野葛皮半分　栝楼六合　当归二两　干姜　桂心各一两

上七味，捣筛为散。食讫，温酒服方寸匕，日三。以四肢习习为度，不知，渐稍加之。此浩仲堪方，隋济阇梨所名为神散。痈肿即消，极安稳。《千金》云：治痈肿不能溃，困苦无聊赖。

黄芪竹叶汤　治胸背游热痈疽方。

黄芪三两　生地黄八两　甘草三两，炙　芍药三两　黄芩三两　人参二两　麦门冬去心，三两　石膏二两半　芎䓖二两　当归二两　生姜五两，切　大枣三十枚，擘　半夏四两，洗　淡竹叶切，一斤

上一十四味，以水一斗二升，先煮竹叶，取九升，去滓，纳诸药，煮取三升，分四服。相去如人行二十里间食，日三夜一服之。

黄芪汤　主痈肿热盛口干，除热止渴方。

黄芪　升麻　栝楼　干地黄　麦门冬去心，各三两　黄芩　芍药各一两　栀子二十枚，擘

上八味，㕮咀，以水一斗，煮取三升，分三服。

温中汤　主痈疽取冷过多，寒中下痢，食完出方。

甘草炙　干姜　附子炮，各一两半　蜀椒二百四十枚，汗

上四味，㕮咀，以水六升，煮取二升，分三服。

黄芪散　主痈疽撮脓方。

黄芪五分，脓多倍之　小豆一分，热，口干倍之　芎䓖半两，肉大，生倍之　芍药二分，痈不止，倍之　栝楼二分，渴，小便利倍之　白蔹三分，有脓不合倍之

上六味，捣筛为散，酒服方寸匕，日三。《广济》有甘草三分。

瞿麦散　主诸痈溃及未溃，疮中疼痛，脓血不绝，不可忍之方。

瞿麦　白芷　黄芪　当归　细辛　芍药　芎䓖　薏苡仁　赤小豆各一两

上九味，先以清酒渍豆，出于铜器中熬之。干复渍，渍熬五过止。然后治末之合下筛。温酒服方寸匕，日夜各五，三日后痛者肌肉生。一方以苦酒渍小豆，多痛，倍瞿麦，疮未开倍白芷，脓多倍黄芪、薏苡、芍药。

黄芪汤　主痈肿虚弱方。

黄芪四两　升麻三两　桂心冷用，二分　黄芩一两　竹叶切，一升　茯苓　生姜切　甘草各二两，炙

上八味，㕮咀，以水二斗，煮竹叶，减五升，去之，澄取九升，纳诸药，煮取三升，去滓，分三服，日三。

诸恶肿失治有脓者方

烧刺榆针作灰，水服之。经宿即头

出。服一针作一头，多针多头，无刺榆者烧蛇蜕皮灰水和封上。一日即孔出，仍别服五香汤，以筋作线任孔中，勿令合，使引脓血，若已成大疮，去血尽，煮小儿铺涂之，上著干姜末，以渐自消。

五利汤 主年四十已还强壮，常大患热，发痈疽无定处，大小便不通方。

大黄 升麻各三两 黄芩二两 栀子十五枚 芒硝一两

上五味，㕮咀，以水五升，煮取三升四合，去滓，下芒硝，分四服，快利即止。

痈疽溃脓大多里虚方

黄芪 麦门冬去心，各三两 生姜四两，切 五味子四两 桂心 芎䓖 茯苓 远志去心 当归 人参各二两 大枣二十两，去核 甘草六两，炙

上一十二味，㕮咀，以水一斗，煮取四升，分六服。

干地黄丸 主壮热。人长将服之，终身不发痈疽，令人肥悦耐劳苦方。

干地黄五两 天门冬去心，四两 大黄三两 巴戟天 肉苁蓉 栝楼 人参各一两 芍药 桂心 当归 黄芩 黄芪 远志去心 石斛 甘草炙，各二两

上一十五味，捣筛为末，炼蜜和丸如梧子，酒服十丸，日二，加至二十丸。

干地黄丸 主虚热，消疮疖方。

干地黄四两 大黄六两 芍药 茯苓各三两 远志去心 升麻 桂心 黄芩 麦门冬去心 人参 王不留行子 甘草各二两，炙

上一十二味，捣筛为末，炼蜜和丸如梧子，酒服十丸，日三。加至二十丸，长服，令人肥健。《千金》有枳实二两。

干地黄丸 主虚劳客热，数发痈肿疮疖，经年不除者，悉主之方。

干地黄四两 天门冬去心，五两 人参一两 黄芪 黄连 大黄 黄芩各三两 芍药 细辛 茯苓 泽泻 干漆熬 桂心 甘草炙，各二两

上一十四味，捣筛为散，炼蜜和丸如梧子，酒服十丸，日三夜一，加至二十丸，长服，延年益寿，终身不发痈疖。凡大黄皆薄切，五升米下蒸之，曝干，热多者倍大黄。

排脓内塞散 主大疮热已退，脓血不止，疮中肉虚疼痛方。

防风 茯苓 白芷 远志去心 芎䓖 桔梗 人参 当归 黄芪 甘草炙，各一两 厚朴炙 桂心各二两 附子炮，二枚 赤小豆三合，熬

上一十四味，捣筛为散，酒服方寸匕，日三夜一服。

瞿麦散 主排脓止痛，利小便方。

瞿麦 麦门冬去心 黄芪 当归 白蔹各一两 芎䓖 赤小豆米合 桂心半两 芍药二两

上九味，捣筛为散，先食，温酒服方寸匕，日三服。

薏苡仁散 主痈肿，令自溃，长肌肉方。

薏苡仁 干地黄 肉苁蓉 白蔹 当归 桂心各一两

上六味，捣筛为散，先食，以温酒服方寸匕，日三夜二服。

五香汤 主恶气毒肿方。

沉香 丁香 麝香汤成入 薰陆香 青木香各一两

上五味，切，以水五升，煮取二升，分三服，不瘥，更合服。以汤滓薄肿上。

兑疽膏方

当归 芎䓖 白芷 松脂 乌头各二两 巴豆三十枚，去皮 猪脂三升

上七味，切，纳膏中微火煎三沸。纳松脂耗令相得，以绵布绞去滓，以膏著绵

絮兑头尖作兑兑之，随病深浅兑之，脓自出，食恶肉尽即生好肉，疮浅者勿兑，著疮中日三，恶肉尽止。

干痈疮，凡是疮疡皆用之方。

雄黄　雌黄　硫黄　白矾烧　胡粉　松脂各二两　水银三两

上七味，细研如粉，以水银不见为度，纳后膏中，以十只箸搅之数千匝，冷密贮勿泄。

藜芦　漏芦　狼牙　羊蹄根　青葙　地榆　当归　萹蓄　蔺茹各二两　白蔹　蛇床子各一两半

上一十一味，捣筛为散，以醋浸一宿，以成煎猪膏四升，煎三上三下，膏成绞去滓，以极微火煎之。凡一切恶疮、癣、疽、瘘、病、疥患，悉敷之，勿令近目及阴，其石等研之如粉，膏欲凝，仍下搅，令匀。摩之逐手，瘥矣。

食恶肉散方

硫黄　雄黄　雌黄　漆头　蔺茹　麝香　矾石烧，各半两　马齿矾石烧，三分

上七味，细作散敷之，兑食恶肉令尽。《千金》有丹砂半两。

灭瘢膏　主百痈疽、恶疮、赤疽，皆先以布揩作疮，以涂之，鼻中息肉如大豆纳鼻中；痢血，酒服如枣核大；病痔，以绵裹梅子大纳下部中；中风涂摩取愈；妇人崩中，产后中风皆主之方。

乌头　矾石烧　女萎　狼毒　踯躅　附子　野葛　乌贼骨　皂荚炙　赤石脂　天雄　芍药　芎䓖　礜石烧　当归　石膏　莽草　地榆　鬼臼　续断　蜀椒　白术　巴豆去皮　大黄　细辛　白芷　干地黄

上二十七味，各一两，捣筛以成，煎猪脂四升和药，以此为率，三沸三下，纳三指撮盐其中下之，须服摩之。妊娠妇人勿服。其药绢筛猪膏，腊月当多合，用之神效。别取一升和鹰屎白三两，调和使熟敷之，灭瘢大验。

猪蹄汤　主痈疽及恶疮有息肉方。

猪蹄一具，治如食法　白蔹　白芷　狼牙　芍药各三两　黄连　黄芩　大黄　独活各二两

上九味，切，以水三斗煮猪蹄，取一斗二升，去蹄纳药，煮取五升，分洗疮，日三，良。

治疖肿方

生椒　曲末　釜月下土末之

上三味，末之，以大醋和敷之，干则易之。

禁痈方

咒曰：痈非痈，疖非疖，土块失，痈即灭。三七遍。取一土块摩肿上，敷与病人，男左女右。

割一切肿方

凡人身上有肿，肿在左割左，在右割右，足出少血即消，在足小指下横纹内畔棱上，此极良。

禁一切肿方

凡一切肿亦觉，阴咒曰：上有太山，下有大海，内有大鱼，主食痈疽，四岳使者，于我所须，痈疽小鬼，随手消除。急急如律令，七遍。

又方

取紫檀细研，大醋和之，涂，并治游肿。

疗身体手足卒肿方

取驴脂、盐末敷之。

又方

取大醋和蚯蚓矢敷之。

又方

捣苍耳敷之，冬用子，春用心。

又方

取大醋和土硝末敷之。

《千金翼方》卷第二十三

千金翼方卷第二十四　疮痈下

痈疽发背第一方九首

凡发背及痈疽，肿已溃未溃方。

取香豉三升，少与水和，熟捣成强泥，可肿作饼子，厚三分，已有孔，勿覆孔，可肿上布豉饼，以艾列其上，灸之使温，温热而已，勿令破肉也。其热痛，急易之。痈疽当便减，决得安，或一日二日灸之，若先有疮孔，孔中汁出即瘥。

痈肿发背肿并诸毒肿方

榆白皮　栝楼各五两　妇人月布洗取汁　胡燕窠土　猪鼠土各十两

上五味，捣和作泥封之，一日渐消，五日全瘥。若坏，封四畔，瘥。

诸痈肿无聊赖，发背及痈疖已疼痛方。

蒸糜谷，更递熨之即愈。一云蔷薇壳，更灸熨之。

痈疽发腹背阴隐处，通身有数十痈方。

取牛粪干者烧末，以鸡子白和涂，干则易，瘥止。

又方

以牡蛎粉，大醋和涂即愈。

占斯[①]散　主消肿，痈疽消脓方。

木占斯　人参　干姜一云干地黄　桂心　细辛　厚朴炙　败酱　防风　桔梗　栝楼　甘草炙，各一两

上一十一味，捣筛为散，酒服方寸匕。药入咽觉药流入疮中，若痈疽，灸之不能发坏者可服之。疮未坏者去败酱，已发脓者纳败酱，服药日七夜二，以多为善。若病在下，当脓血出，此为肠痈也。诸病在里，惟服此药即觉其力，痛者即不痛。长服，治诸疮及疽痔，疮已溃便早愈。医人不知用此药，发背无有不治者，惟服此耳。若始觉背上有不好而渴者，即勤服之，若药力行，觉渴止便消散。若虽已坏，但日夜服之，勿住也，服之肿自消散，不觉去时。欲长服者，当去败酱。妇人乳痈，宜速服之。一方无桂心。

痈疽溃漏，男发背，女发乳及五痔方。

猬皮烧　蜂房烧，各一具　蜀椒汗　干姜各一两　厚朴一两半　附子炮，去皮　桂心　当归　续断　藁本　地榆皮各五分

上十一味，捣筛为散，酒服方寸匕，日三。加斑蝥七枚，益良。

治骨疽百方治不瘥方

可于疮上以次[②]灸之，三日三夜，无不愈。

又方

久疮不愈，瘥而复发，骨从孔出者名为骨疽。取一死乌雌鸡，净去肉取骨，熬令成灰，取三家牛拘木刮取屑，三家炊单各一两，皆别熬成灰，合导疮中，碎骨当出数十片，愈。

鼠瘘第二

论一首　方二十一首　灸法三首

论曰：一切痈疽，皆是疮瘘根本所

① 斯：原作“期”，据王本改。

② 次：《外台秘要·卷二十四》作“艾”。

患，痈之后脓汁不止，得冷即是鼠瘘，是以漏方次之，大须急救之。

治鼠瘘方

马齿草五升，切　槲白皮一斤，水煮五升，取一升，澄清　麝香半脐，干之，研末　杏仁半升，曲煎令黑，捣如粉

上四味，以瓷器贮之，合和，以三四重帛密系口，病已成疮者，以泔清煎减半，洗，作贴子涂药贴著疮上，日三易之。若未作疮如瘰疬子者，以艾一升，熏黄如枣大，干膝如枣大，三味末之，和艾作炷灸之三七壮，止。

治诸漏方

取新生儿屎，一百日以来皆收置密器中五六日，取涂疮孔中。

又方

取鲤鱼肠切作五段，火上暖之，先洗疮拭干，以肠贴之，冷即易之，从旦至夜，干止觉痒，开看虫出，即瘥。

又方

取鸡子三颗，米下，蒸半日出，取黄，熬令黑，先拭疮汁令干，以药纳疮孔中，不过三度。

又方

以腊月猪脂，以纸纴沾取，纳疮孔中，日五度，夜三度。

风漏及鼠漏方

赤小豆　白蔹　牡蛎熬　黄芪

上四味，等分，捣筛为散，酒服方寸匕，日三。

蚁漏方

取陵鲤甲二七枚，烧为末，猪膏和敷之。

又方

取半夏一枚，屑之，以鸭膏和敷之。

漏方

煅铁屑　狗颊连齿骨　虎矢　鹿角甲取毛各二两。《千金》云：鹿皮合毛

上四味，捣筛为散，以猪膏和纳疮孔中，须臾易之，日五六。

治鼠漏方

死鼠一枚，中形者　乱发一鸡子大

上二味，以腊月猪膏才得没之，微火煎之。鼠发消尽膏成，以涂疮上，又以酒服半分许，鼠从疮中出。

寒热瘰疬方

连翘　黄连　苦参　栝楼　土瓜根　芍药　恒山各一两　龙胆二两　狸头骨一枚，炙

上九味，捣筛为散，酒服五分匕，日三。

治身体瘰疬及常有细疮，又口中有疮，**蔷薇丸**方。

蔷薇根　黄柏　黄芪　黄芩　芍药　苦参　白蔹　栝楼　防风　栀子　龙胆　鼠李根皮各一两　石龙芮二两

上一十三味，捣筛为末，炼蜜和丸如梧桐子，饮服十丸，日三。《千金》无黄柏。

颈漏

捣生商陆根作饼子如大钱，厚三分，贴漏上，以艾灸之，饼干热则易之，可灸三四升艾，便瘥。

一法

葶苈子二合　豉一升

上二味，合捣大烂，熟作饼子如上，以一饼子当孔上贴，以艾炷如小指大，灸上三壮一易，三饼九炷，日三，隔三日一灸。

一法

凡是一名瘰疬，有结核，欲作痈疖者，以独颗蒜去两头，灸之如前法，日灸三度，瘥。

一法

七月七日日未出时，采麻花；五月五日取艾，等分合作炷，灸漏上百壮。

治瘘方

马齿草阴干　腊月醇麻烛烬

上二味，等分，细筛，以腊月猪脂和

之，先以暖泔清洗疮，拭干涂之。

又方

槲木皮一尺，阔六寸，去黑皮细切，以水二斗，煮取五升，去滓，纳白糖十挺，煎取一升，分三服，以铜器中贮之。若吐，吐著器中看之。

又方

五月五日午时，取马齿草一石，以水一石，煮取三斗，去滓，纳白糖十挺，煎取九升，分三服，以铜器贮之。若吐，吐著器中看之。

人参散 主寒热瘰疬，在颈脉如杏李方。

人参 干姜 白芷 甘草各一两

上四味，捣筛为散，先食饮服方寸匕，日三，少小半匕，以意增加。

又方

狸骨五分，炙 乌头七分，炮，去皮 黄柏一两

上三味，捣筛为散，先食，酒服一钱匕，日三。

又方

连翘 黄连 芍药 苦参 土瓜根 龙胆 当归各半两

上七味，捣筛为散，先食，以温酒服钱五匕，日三，稍加至方寸匕。《千金》无当归，有栝楼、恒山，为八味。

又方

取桃枝上下落子，捣末，以大醋和敷之。

鼠乳方

常思根拭去土，勿洗，以附本系之，一日一夜便断消。

瘭疽第三方八首

瘭疽秘方 世所不传，神良无比。

升麻 干地黄 枳实炙，各二两 大黄二两半 前胡三分 犀角一两半 麝香 射干 甘草炙，各半两

上九味，以水九升，煮三升，分三服，以瘥为度，不限剂数。

猪蹄汤 主瘭疽诸疽，十指头焮赤痛痒已溃方。

猪蹄一具，治如食法 大黄 白芷 川芎 黄芩 黄连 细辛 当归 藁本 藜芦炙，一本无 莽草 甘草各一两

上一十二味，以水三斗煮猪蹄，取一斗，煮药，取五升洗渍疮。

搨汤 主瘭疽浸淫，欲作未成，或如桃李核，或如鸡子赤焮方。

黄芩 黄连 大黄 当归 芒硝 甘草各一两

上六味，以水六升，煮取三升，去滓还铛中，纳芒硝一沸，贴布帛中，以搨肿上数百遍。

瘭疽浸淫多日渐大方

胡粉一分，熬 黄连 蔺茹 甘草各二两

上四味，捣筛为散，以粉上，日三。

瘭疽著手足肩背，累累如米起色白，刮之汁出，愈而复发方。

黄芪一两 款冬花 升麻各一两 赤小豆 附子炮，去皮 苦参各一分

上六味，捣筛为散，酒服半钱匕，稍增至一钱匕，日三服。

又方

取虎矢白者，以马矢和之，曝干烧灰，以粉之。

又方

龙骨 胡粉烧 滑石各半两 青木香二两

上四味，捣筛为散，以米粉一升和之，稍稍粉之，日四五。

瘭疽方

灶室尘 灶突中墨 灶釜下土各一升

上三味，以水九升煮三沸，取汁，以洗疮，日三四度。

恶核第四论一首　方一十三首

论曰：凡恶核似射工，初得无定处，多恻恻然痛，时有不痛者，不痛便不忧，不忧则救迟，救迟则杀人，是以宜早防之，此尤忌牛肉、鸡、猪、鱼、驴、马等肉。初如粟或如麻子，在肉里而坚似疱，长甚速，初得多恶寒，须臾即短气，取茱萸五合作末，水一升和之，绞取汁，顿服之，以滓敷之。须臾，更服此汁，令毒气散，不入腹，入腹则致祸，切慎之。

江南毒气、恶核、射工、暴肿生疮，**五香散方**。

甲香　薰陆香　青木香　羚羊角　丁香　犀角　鳖甲炙　升麻　乌翣　黄芩　黄柏　黄连　甘草各四两　吴茱萸三分

上一十四味，捣筛为末，中射工毒及诸毒，皆水服方寸匕，日三，以鸡子白和涂肿上，干则易之，兼以水和少许洗肿上。疑少一香。

野葛膏　主射工恶核，卒中恶毒方。

野葛二升　巴豆去皮　乌头　蜀椒各五分　附子　丹砂　茵芋各一两　雄黄　大黄　踯躅各二两

上一十味，捣筛为散，以不中水猪膏十斤，煎三上三下，去滓，纳丹砂、雄黄末，搅至凝，以枣核大摩病上，勿近眼。凡合名膏，皆不用六畜、妇人、小儿见之。

麻子汤　主遍身流肿方。

麻子五升，炒[①]　赤小豆三升　防风三两　附子炮　当归各一两

上五味，先捣麻子令熟，以水三斗煮麻子，取一斗三升，去滓，纳药及豆，合煮取四升，去滓，食豆饮汁。

治恶毒肿或著阴卵，或偏著一边[②]，疼急挛痛，牵小腹不可忍，一宿杀人方。

取茴香草捣取汁，饮一升，日三四服，滓薄肿上，此外国方，神验。从永嘉以来用之，起死人神效无比。

凡风劳毒肿疼挛痛，或牵引小腹及腰髂痛方。

取桃仁一升，去尖皮、两仁者，熬令黑烟出，热研如脂，以好酒三升搅令相和，一服，覆取汗，不过两三度作之，瘥。

若从脚肿向上，稍进入腹杀人方。

取赤小豆一斗，以水三斗煮烂，出豆以汁渍膝以下，日一，数日则愈矣。若已入腹者，不须渍膝，但煮豆食之，断一切盐菜饮食米面，惟只食豆一物，渴饮豆汁，瘥乃止。

大麻子赤小豆汤　主毒肿无定处，或敇濇恶寒，或心腹刺痛烦闷者，此由毒气深重也。

大麻子熬　赤小豆各五升　生商陆二升，薄切之　升麻四两　附子炮　射干各三两

上六味，以水四斗煮诸药，取二斗五升，去滓，研麻子令破。以麻子汁煮豆令极熟，去滓可得六七升，一服一升，一日一夜令尽。小便当利，即毒除肿减，食兼此豆益佳，如汤沃雪。凡用麻子，皆不得用郁悒者，可拣择用之。

疔肿方

狗尿珠，一名龙葵，取汁敷之，拔出根，冬用干者，汤渍取汁用之。

又方

取苍耳烧灰，和醋泔淀作泥封之，干即涂，勿住。取拔根出乃止。

---

① 炒：原作“炊”，据王本改。
② 边：原作“遍”，据王本改。

又方

取黑牛垢封之。

又方

刮竹箭上取茹作炷，灸上二七壮，即消矣。

又方

末附子，醋和敷上，燥即涂。

又方

取生荠苨根汁一合，去滓，涂不过三度。

丹疹第五方二十八首

治丹毒肿，**升麻搨汤方。**

升麻　漏芦　芒硝各二两　蒴藋根五两　黄芩三两　栀子二十枚

上六味，切，以水一斗，煮取七升，冷，分用渍搨，常令湿为佳。

丹毒方　一名天火也，肉中忽有赤如朱涂，赤色大者如掌，剧者遍身，亦有痛痒微肿者方。

赤小豆二升，绢下筛，鸡子白和涂之，小干即涂，逐手消也。

复合**漏芦汤**以防其内，其方如下。

漏芦　白蔹　黄芩　白薇　枳实炙　升麻　芍药　麻黄去节　甘草炙，各二两　大黄二两

上一十味，㕮咀，以水一斗，煮取三升，分三服。

治五色丹，俗名油肿，若犯者多致死，不可轻之方。

缚母猪枕头卧即瘥。

又方

牛屎涂，干则易之。

又方

鸡子白和[1]蒲席灰涂之。

又方

捣麻子水和涂之。

又方

煎羊脂摩之，青羊尤佳。

又方

赤小豆五合，末，水和，取汁一合服，滓涂五心。

又方

以芸苔菜末，鸡子和涂之。一云芸苔叶汁服三合，滓涂丹上。

又方

榆根皮末，鸡子和敷之。

又方

烧苦竹叶筛灰，和腊月猪脂涂之，亦治油肿。

又方

捣芸苔菜封，即瘥止。

又方

捣慎火草封之，神良。

又方

鲫鱼五枚，五寸以上者去鳞，熟研朱砂一合，捣如泥，封病上，厚三分，干易之。

瘤病方

取獐、鹿二肉，治如厚脯，火炙令热，搨掩瘤上，冷更炙搨，可四炙四易，痛脓便愈，不除，更炙新肉用之。

白瘤方

先极搔刮，以绳缚之即愈。又取东向木空中水热刮疮上，洗之二三遍，即愈。

又方

硫黄　矾石烧

上二味，等分末，以醋和敷上。

麻游肿方

以生布一片搵油中，布入油出，以火燃之，持照病上。咒曰：日出游游不知羞，脂火燎你头。七遍，瘥。

---

① 和：原缺，据王本补。

白游肿方

熟捣生羊脾涂之。

青白赤游，手近微痛者方。

大黄　蒲黄　伏龙肝各二两

上三味，以水和如薄粥涂之。

治赤游方

以鹰矢水和涂之，二三瘥。

又方

胡燕巢灰醋和敷之，日二三。

又方

冷水射注之。

又方

大黄一两　紫檀一两　豉一合

上三味，捣，细筛为末，大醋和敷之。

又方

捣慎火草如泥涂之，此最大效。

火游肿方

大黄、慎火草和为末，涂之。

又方

胡粉一两，和醋一合煎涂之。

火游肿流遍身赤色入腹即死方

以生猪肉敷上，其肉虫鸟不食，臭恶故也。

㽿湿第六论二首　方三十八首

论曰：夫㽿湿之为病也，或热或寒，如病疟[①]状，或时下痢，或痢则断，或常痢不止，无有时节，或时睡眠，有时思食，而气力渐弱，日日羸瘦，腹背挛急，头项无力，嗜卧食少。试法先指琢其脊上两边，若逐指即起如粟者，即是㽿病，若不起者，非是㽿也。若起者可渐向上琢之，若起至颈骨两边者，即是虫已入脑矣，病难愈矣。疗十得二，终须多灸，若未入脑，医之可瘥。

先以绳拘项向心压头，令当齐骨下尖处，即插著转绳向背，背上当脊骨插头，横量病人口两吻头，作定于捉绳头，脊骨上点两处，灸，必须细意点处齐平即灸，初旦灸二壮，满一七日至第二七日，灸二七壮，第三七日旦暮灸七壮，第四七日[②]只三壮，第五七日日二壮。看初灸二三日，若灸疮发脓者易瘥，五六日乃发者难瘥。惟得食白饭、苜蓿、苦苣、蔓菁菜、香浆、少许烧盐，瘥后百日，乃可得依常食。又须灌药三遍，相去五日一灌。

葱白一握　豉一升　蜀椒三合　盐二合

上四味，又水一斗，煮取七升，去滓，暖灌之。取一升，乃灌也。

疗㽿湿食口齿及下部方

飞廉蒿蜀石

上一味，烧作灰，捣筛，以两钱匕著病处，甚痛，忍之。若不痛，则非㽿也。特忌油腻、蜜、鱼。有人患㽿，蚀口刺痛，穿着此得瘥，着下部中虫如马尾大，相续出无数，十日后瘥，二十日平复。

又方

取五叶紫花草末，和杏仁、苇花灰相和，吹下部中瘥。

㽿湿方

捣五叶紫花草熟，先病上拭干，纳着病上，瘥为限。所中㽿者，取汁五合服之，日三夜一。

下部痒如虫行方

真朱砂一铢　矾石二分，烧　芎䓖一两

上三味，捣末绵裹，纳下部中。

又方

取虾蟆末、兔矢末，用之如上法。

又方

以纸裹莨菪根煻火烧熟，以蜜涂，纳下部中，一切虫痔皆愈。

---

① 疟：原作“虎”，据王本改。

② 日：原作“目”，据王本改。

又方

黄连二两　蛇床子半两　黄柏　栀子各一两

上四味，捣筛为散，以腊月猪脂和涂，纳下部中，日再。

又方

大黄　黄芩　黄芪　玄参各一两　丹参三分　芍药半两　吴茱萸五分，炒

上七味，捣筛为散，酒服方寸匕，日三。

治䘌湿，久下痢赤白，百疗不瘥方。

兔头炙　狐骨皆腊月[①]采，炙　葶苈子熬　百草五月五日收　蛇头炙　虾蟆炙　蜣螂皆五月五日采，炙　石黛　晚蚕蛾熬　青矾熬　黄矾熬　丁香　麝香　菥蓂灰　故绯灰　苦参　柏皮　干姜　角蒿灰　丹砂　芒硝　铁衣　印成盐　救月木　蝎虫矢　桂心　床中桄木

上二十七味，等分，细研如粉，以筒子吹下部，日三，良。《千金》有倒挂草。

䘌湿下虫方。《千金》云：下黑。

熏黄　朱砂　石黛　石盐　麝香　丁香　矾石熬　栀子　铁衣　莨菪子熬　细辛熬　土瓜熬　干姜熬　蜀椒汗　葶苈子熬　菖蒲熬　虾蟆干者熬　故靴底炙　髑髅骨炙之，枯腐者佳，新者不任用

上一十九味，等分，捣筛为散，以筒子吹药杏仁大下部中。

所有患䘌疮，悉敷之，其丁香、麝香皆别细研，纳药中合之。一方有芥子，若病大重者，用**灌法**如下。

丁香　麝香　甘草各三分　犀角五分

上四味，细末如粉，别以盐三合、蜀椒三合、豉二升，以水三升，煮取一升，去滓，纳诸药合和，分再灌之，旦一酉一。

月蚀恶疮息肉方

硫黄一云雄黄　茼茹　斑蝥去足、翅，熬，各一两

上三味，捣筛为散，以粉疮上，干者以猪膏和涂，日三夜二。

治䘌蚀人诸处，凡是赤白痢久不瘥，秘之方。

五月五日虾蟆一枚，半熬半生，作末　金银土埚五分　麝香一分　人矢灰五分　银朱小豆大[②]

上五味，细研如粉，敷病上即瘥，三七日慎食甜物，痢者吹下部中。

凡人口中生疮，久不瘥，下至咽喉、胸中，有三年不瘥者，此亦是䘌蚀病，宜涂角蒿灰于病上，有汁咽之，不过一宿，瘥。

又方

蔷薇根浓煮汁含咽三宿，瘥。

又方

大麻子　胡麻各一升半，并熬，令焦赤

上二味，以三升瓦瓶，泥裹上厚一寸，待干，纳麻子等令满，以四五枚苇管插口中，密泥之，掘地作灶，立瓶灶口中，灶底着瓦器承之，密填灶孔与地平。聚炭瓶罐四面以墼垒之。日没，放火烧之，至明旦开取脂，适寒温灌下部中一合。寻觉咽有药气为佳，亦不得过多，多则伤人，隔日一灌，重者再三灌止。旦起灌，至日夕，极觉体中乏劳，勿怪也。非惟治䘌湿，凡百异同疮疥癣，并洗涂之。无不瘥。一云口含一丸。

䘌蚀下部生疮及日月蚀方

麝香　干姜　蠹虫屎　葵茎灰　矾石各三分，烧　五月五日虾蟆一枚，炙

上六味，捣筛为粉，以竹管吹下部入纳三寸，日再。

---

① 月：原作“曰”，据王本改。

② 大：原作“太”，据王本改。

又方

藋芦一两 狼牙三两 橘皮 萹蓄 青葙各半两

上五味，准前法用之。

疳湿方

取干羊屎一升，以暖水三升渍之一宿，绞取屎汁和末石黛一颗，纳汁中温之，灌下部，令药停腹一食久，病乃瘥。

又急疳，蚀鼻口，数日尽，欲死方。

蓝淀涂所蚀上令遍，日十度夜四，瘥止。

又方

细末没石子吹下部，立瘥。

又方

烧文蛤灰，腊月猪脂和涂。

又方

灌白马尿一升。

治痛疮方

细楸枝叶水煮稠可丸，以竹筒纳下部中，疳痔漏皆瘥。煎楸叶汁数洗之，良。

疳虫月蚀湿䘌等方

腊月兔头二枚，烧 五月五日虾蟆一枚，烧 青黛一两 地黄叶灰鸡子大 虎头八分，炙 贝齿七枚，烧 小蓟灰鸡子大

上七味，为散，绵裹如枣核大，纳下部中。亦筒吹半枣核大，成人者井华水旦服五分匕，隔日一服。

论曰：凡患湿䘌虫，多是热病后或久下不止[①]，或有客热结在腹中，或遇暑湿凉气者，多生此病。病亦有燥䘌，不甚泄痢，而下部疮痒，不问燥湿，久则杀人。为病诊齿无色，舌上尽白，甚者满口有疮，四肢沉重喜眠，如此者，此为虫蚀其肛，肛烂尽见五脏，即死矣。治之方。

黄连 生姜各十两，切 艾叶八两 苦参四两

上四味，㕮咀，以水一斗，煮取三升，为三服，日三，久者三剂良。

凡湿䘌，欲得冷而苦痢，单煮黄连及艾叶、苦参之属，皆可单用。

懊憹散 主湿䘌疮烂，杀虫除热方。

藋芦 青葙 女青 桃仁去皮尖、双仁，熬 雷丸各三两 萹蓄半两

上六味，捣筛为散，粥饮服方寸匕，日三，稍增至三匕，酒服亦得。

湿䘌神方

取生姜刮去上皮，断理切之，捣极熟，取汁一升五合，又以水一升五合和合相得，旦空腹服之。仍刮生姜二枚如指大，以楸叶、挑叶数重裹之，煻火中烧之令极热，纳下部，须臾若湿盛者，频三日作之，无有不瘥。

阴蚀疮方

蒲黄一升 水银一两

上二味，熟研令散，以粉疮上，五月、六月、七月，食特忌肥浓，慎之者即免此。

又方

肥猪肉三十斤，并得阴肉，杂用益良。以水二石煮取熟讫。去肉，以汤汁纳大盆中，以自洗，冷即易，不过四遍。

杀九虫散 主寒疝心痛及虫啮心痛方。

藋芦 贯众 干漆各二两，熬 狼牙一两

上四味，捣筛为散，以羊臛和服之一合，日三，二日下虫矣。

治热心中懊憹方

藋芦二两半 干膝熬 萹蓄各三分

上三味，捣筛为散，粥饮服方寸匕，日三。

治虫痛方

熬干漆末之，蜜和丸如梧子，饮服十丸，日三。

---

① 止：原作“上”，据文义改。

又方

烧槐木耳灰，水服枣大，瘥。不止，饮一盏热汤，立有虫出。

有人患心腹胀满，不能食饮，至于死，有人教取羊子肝搵蒜齑服之，遂转下五升如粉粥，寸寸皆是虫，即瘥。此人口中生疮，时人名曰干㿗，以此疗之得瘥，百日内必不得食酱，食酱即发，常食蒜齑。平旦服至日西即下，其齑须和调作，不同寻常食齑也。

肠痔第七 方三十六首　论一首

疗痔方

腊月牛脾一具，炙熟，食之令尽，即瘥。

又方

牛脾一具熟煮，空腹食之尽，勿与盐酱等。一具不瘥，更与一具，从旦至未令尽。

疗外痔方

麻子四升捣，生布袋盛，饭下蒸之，绞取脂，铜盘盛暖之，以绵作贴子，坐使正，当燕痔孔，须臾易之，更坐虫出。

又方

捣萹蓄，绞取汁，溲面作馎饦，空腹吃，日三顿，常食良。

疗痔方

桑耳切三升，水一斗五升[①]，煮取三升，旦服一斗，日三，三日服一剂。

又方

桑耳作羹臛，调和令美，空腹下饭取饱，不过三顿，瘥。

又方

猬皮一具，熬　干地黄五两　连翘子　槐子各三两　当归　干姜　附子炮　续断　矾石烧　黄芪各一两

上一十味，捣筛为末，炼蜜丸如梧子，饮服十丸，日二，稍加至三十丸，兼主漏。

又方

取生槐白皮十两，熟捣丸如弹丸，绵裹纳下部中，长吃萹蓄菜，及煮汁作羹粥食之，大佳。

治下部痒痛，纯缘肿起，内欲生肉突出方。

大豆三升，水七升，急火煮取四升　槐白皮切，六升　甘草三两，炙

上以大豆汁煮取二升，渍，故帛薄之，冷则易之，日三五。

槐白皮膏　主下部痒痛痔疮方。

槐白皮五两　赤小豆二合　楝实　桃仁各五十枚　当归三两　白芷　甘草各二两

上七味，以成煎猪膏一斤，微火煎，白芷色黄，去滓，摩病上，兼导下部中。

疗痔方

取故凿由一枚，烧作灰，以井华水，空腹服一分。

又方

取地黄末敷下部，日三夜一，良。

又方

干姜　芫花　蜀椒各一两半，汗　猪悬蹄十枚，烧　附子三枚，炮　芍药　白薇　白敛　大黄　牡蛎熬　桂心各半两　甘草一两，炙

上一十二味，捣筛为散，酒服方寸匕，日二。

疗痔下部出脓血，有虫，傍生孔方。

取槐白皮一担[②]，以水煮令极熟，出置木盆内，坐其中，欲大便状，虫悉出，冷复易之，不过二三度。

又方

煮槐根汁洗之。

---

① 升：原作“斗”，据王本改。

② 担：原作“檐”，据王本改。

又方

煮桃根汁洗之。

诸痔去血过多，气息惙惙，不下食，或腹痛牵引下部，**当归汤**。

当归　干姜　桂心　甘草各三两，炙　糖八两　牡丹　白芷　附子炮　芍药　人参各二两　干地黄四两

上一十一味，㕮咀，以水一斗，煮取三升二合，去滓，纳糖令消，分为四服。

诸大去血，积日虚乏，**内补汤**方。

人参　续断　白芷　芍药　附子炮　当归　甘草各三两，炙　桂心　茯苓　干姜　芎䓖　干地黄　五味子　麦门冬去心，各三两　大枣二十枚，去核

上一十五味，㕮咀，以水一斗，煮取四升，分四服。

诸痔下血，**蒲黄汤**方。

蒲黄一升　当归　白芷　白石脂各三两　黄连　芎䓖　干地黄　甘草各二两

上八味，㕮咀，以水一斗，煮服三升，分三服。

诸痔去血，大虚，**黄芪汤**方。

黄芪　当归　芎䓖各三两　龙骨一两　芍药　桂心各四两　糖一斤　附子炮，去皮　甘草各二两，炙

上九味，㕮咀，以水一斗，煮取三升二合，去滓，入糖令消，分五服。

槐子丸　主燥湿痔，痔有雄雌者主之方。

槐子　吴茱萸根皮　干漆各四两，熬　蒺藜三两　秦艽　黄芩　牡蛎熬　雷丸　白芷　龙骨　黄芪　桂心　丁香　青木香　八角附子炮，去皮，各二两

上一十五味，捣筛为末，炼蜜和丸如梧子，饮服二十丸，日三服。

小槐实丸　主五痔十年方。

槐子三斤　白糖二斤　矾石烧　硫黄各一斤　龙骨　大黄　干漆各十两，熬

上七味，捣筛四味，其矾石及糖并细切，纳铜器中一石米下蒸之，以绵绞取汁，以和药令作丸，并手丸之如梧子，阴干，酒服二十丸，日二，稍增至三十丸。

槐酒　主五痔，十年不瘥者方。

槐东南枝细锉，一石　槐东南根细锉，三石　槐白皮细锉，一石　槐子一斗

上四味，以大釜中安十六斛水，煮取五斛，澄取清，更煎取一石六斗，炊两斛黍米，上曲二斗酿之，搅令调封泥。七日酒熟，取清饮，适性，常令小小醉耳。合时更煮滓取汁，淘米洗器，不得用生水，作酒如此，药忌生水故也。

主痔神方

七月七日多采槐子熟捣取汁，重绵绞之，纳铜器中，著中庭高门上暴干之，二十日以上，煎成如鼠屎大，纳谷道中，日三。亦主瘘及百种疮。

又方

取三具鲤鱼肠，以火炙令香，以绵裹之，纳谷道中，一食顷，虫当出，鱼肠数数易之，尽三枚，便瘥。

又方

炙鱼肠令香，坐上虫即出。

又方

虎头骨炙　犀角末

上二味，各末之如鸡子大，以不中水猪膏和涂之。

治痔方

取八月槐子捣取汁，煎作丸涂之。

又方

取熊胆涂之。取瘥止，但发即涂。

又方

以纸裹小瓜以泥裹三四分，煻火埋烧之令大熟，经宿勿食，使大饥，开取承热任意饱食之，覆暖卧一炊久，其痔瘥。

五痔方

五月五日收苍耳茎叶捣为末，水服方

寸匕，日三，瘥。采时阴干。

又方

烧羊角䚡末，酒服方寸匕，日三。

又方

常服蒲黄方寸匕，日三，良。

论曰：凡人大便有血即是痔病，勿得慢之，慎干枣、油腻、猪、鱼。夫患痔在身，所服各药，皆不得力，徒弃功夫，一无所益。欲服饵者，当断之乃可服也。第一槐子仁丸，大有效验，方在前篇中，必须事之，勿致疑也。

治脱肛方

蒲黄二两

上一味，以猪肪和，敷肛门上纳之，日二三，愈。

又方

肠出不入，生栝楼取汁、猪脂等分，汤上温，涂纳之，瘥。

又方

以铁精粉上纳之，每出即粉，取瘥止。

疥癣第八

论一首　方三十四首　灸法一首

论曰：瘑疮疥癣之病，皆有诸虫，若不速愈，三年不瘥，便为恶疾，何者？诸虫族类极盛，药不能当，所以须防之，不可轻也。凡疗疥瘙，黄芪酒中加乌蛇脯一尺，乌头、附子、茵芋、石楠、莽草各等分，大秦艽散中加之，亦有大效。小小疥瘙，十六味小秦艽散亦相当。《千金》云：小秦艽散中加乌蛇二两。

香沥　主燥湿癣及瘑疥百疮方。

沉香　松节各一斤，一方更有柏节、松节各一斤

上二味，破之如指大，以布袋盛之，令置麻油中半食久，出取一口瓷坩穿底，令孔大如鸡子，以松叶一小把藉孔上，以坩安著白碗上，以黄土泥坩固济，令厚五分，以药纳坩中，以生炭著药上使燃。其沥当流入碗中，燃尽，乃开出坩取汁，以敷疮上，日再。并治白秃，疽恶疮皆瘥。当服小秦艽散，即瘥。

矾石沥　主干湿痒及恶疮白秃方。

矾石　硫黄　芒硝　大盐各三分　松脂六合　白糖八两

上六味，切，诸药令如指大，先取甑蔽仰铜器上，纳甑中以药安蔽上，以松脂、白糖布药上都讫，重以大蔽覆之，炊五升米，药汁流入器中，其汁密覆之，临用小温涂疮上，日再。

治癣秘方

捣羊蹄根分以白蜜和之，刮疮四边令伤，先以蜜和者敷之，如炊一石米顷，拭去，更以三年大醋和涂之，以敷癣上，燥便瘥。若刮疮处不伤，即不瘥。

治久疥癣方

丹砂　雄黄　雌黄各一两　蔄茹三两　乱发一两，洗净　松脂　白蜡各一两　巴豆十四枚，去皮　猪膏二斤

上九味，先煎发令消尽，纳松脂、蜡等三上三下，去滓，末蔄茹、石药等纳中更煎，一沸止，敷之三数度，瘥。

治久癣不瘥方

细研水银霜如粉，和腊月猪膏，先以泔清洗疮，拭干涂之，一涂即瘥，后时重发，更涂即永瘥，妙。涂时大须薄，慎勿厚。

又方

水银　矾石烧　蛇床子　黄连

上四味各一两，腊月猪膏七合，和搅不见水银为熟，敷之，治一切无问幼小诸疮。上方加漆头蔄茹一两。

治诸疮癣疗不瘥方

水银一斤　猪膏腊月者五斤

上二味，以铁器中垒灶马通火，七日

七夜勿住火炊之，停冷取猪膏，去水银不妨别用，以膏涂一切诸疮，无不应手即瘥。

又方

牸牛尿一升 羊蹄根切，五升

上二味，纳羊蹄渍一宿，日曝之，干则纳尿中渍一宿，尿尽止，捣作末，涂诸疮癣上，和猪脂用，更精。

又方

诸瘙疥，皆单用水银猪膏，研令极细涂之。

又方

取生乌头十枚，切，煮取汁洗之，即瘥。

治癣方

净洗疮取酱瓣，尿和涂之，瘥止。

又方

水银 芜荑末

上二味，酥和涂之，即瘥。

又方

正日中午时灸病处，影上三姓灸之。咒曰：癣中虫，毛茸茸，若欲疗，待日中。

又方

取酥、墨涂之。

凡诸疮癣初生时，或始痛痒，即以种种单方救之，或嚼盐涂之，妙。

又方

取鲤鱼鲊滲涂之。

又方

取姜黄涂之。

又方

取牛李子涂之。

治癣方

取黄蒿穗作末粉，敷之，日三夜二，一切湿癣，并瘥。

又方

取八月八日日出时，令病人正当东向户长跪，平举两手，持户两边，取肩头小垂际骨解宛宛中灸之，两火俱下，各三壮，若七壮，十日愈。

又方

捣刺蓟汁服之。

又方

服地黄汁，佳。

又方

服驴尿，良。

又方

烧蛇皮一具，酒服良。

又方

捣莨菪，蜜和封之，良。

又方

热搨煎饼，不限多少，日一遍薄之良。

又方

醋煎艾，涂之瘥。

又方

捣羊蹄根和乳涂之。

又方

大醋和雄黄粉，先以新布拭之令癣伤，敷之妙。

治病疥百疮经年不瘥方

楝实一升 地榆根五两 桃皮五两 苦参五两

上四味，以水一斗，煮取五升，稍温洗之，日一度。

治病疥湿疮浸淫，日痛痒不可堪，搔之黄水汁出，瘥复发方。

取羊蹄根，勿令妇女、小儿、猫、犬见之，净去土，细切熟熬，以大醋和，净洗敷疮上一时间，以冷水洗之，日一敷。凡方中用羊蹄根，皆以日未出前采者佳。

又方

作羊蹄根散，痒时搔汁出以粉之，又以生根揩之，神验。

疗渴利后发疮，坐处疮疥，及疵癣方。

蔷薇根三两 石龙芮三两 苦参二两

黄芪二两　黄连二两　芍药三两　雀李根三两　黄柏三两　黄芩三两　当归一两　续断一两　栝楼四两　大黄一两

上一十三味，捣筛炼蜜和以饮服之，丸如梧子大，一服十五丸，日三，加至三十丸，疮瘥乃止，所是痈疽皆须服之。《千金》云：蔷薇饮服之。

又方

赤小豆一升，熬，纳醋中，如此七遍　人参二两　甘草二两，炙　瞿麦二两　白蔹二两　当归二两　黄芩二两　猪苓二两　防风一两　黄芪三两　薏苡三两　升麻四两

上一十二味，捣为散，饮服方寸匕，日三夜一。

治疥疽诸疮方

水银　胡粉各一两半　黄连二两　黄柏七分　矾石三分，烧　附子三分　蛇床子半两　苦参一两

上八味，下筛六种，水银、胡粉别以猪脂研，令水银灭不见，乃以猪膏合研，令调如泥，以敷疮上，日三夜一。

代指第九方六首

治代指逆肿方

以毛杂黄土作泥，泥指上令厚五分，纳煻灰中令热，可忍之，泥干即易之，不过数反，即瘥。

又方

单煮地榆作汤渍之，半日便愈。

治代指方

麻沸汤纳指其中，即愈。

又方

先刺去脓，炙鲊鱼皮令温，以缠指周匝，痛止愈。

治指疼欲脱方

取猪脂和姜末稍令热，纳指甲中，食顷即瘥。

治指掣痛方

取酱清和蜜任多少，温涂之，即愈。

湿热疮第十方三十四首

治湿热诸恶疮方

狼牙五两　芍药五两　大黄三两　白芷五两　黄柏五两　丹参五两

上六味，切，以水四升，煮取一升半以洗之，日三度。

治湿热疮多汁，**粉散方。**

芎䓖　大黄　白蔹　芍药　黄连　槐皮　龙骨各一两

上七味，捣筛为散，以粉疮上，日三度。

又洗之方

茵芋三两　石楠三两　莽草三两　蛇床子二两　踯躅二两　矾石二两

上六味，切，以水一斗，煮取五升，洗疮，日再。

治恶疮三年不瘥方

巴豆去皮　甘草

上二味，等分细下为散，先别煮甘草汤洗疮讫，以药敷之，先从四面起向中心，日三夜一。

治恶疮似火烂洗汤方

取白马屎曝干，以水和煮十沸，绞取汁洗之，极佳。

治恶疮十年不瘥，似癞者方。

蛇蜕皮一枚

上一味，烧之，末下筛，以猪脂和敷之，良。

又方

苦瓠

上一味，㕮咀，煮取汁洗疮，日三度，洗煎以洗癣甚良，须先以泔清洗疮也。

治诸恶疮，**乌头膏方。**

乌头　雄黄　雌黄　芎䓖　升麻各半两　杏仁二七枚　胡粉一分　巴豆仁七枚，去皮　黄柏半两　乱发如鸡子大一枚　松脂如鸡子大一枚　防己三分　黄连半两

上一十三味，切，以猪膏三升急煎，令乱发消尽，去滓，停小冷，以真珠二钱匕投中，搅令相得，以敷之。凡用膏，皆令先温醋泔清洗疮，拭干乃敷之，讫，以赤石脂黄连散粉之。此治诸恶疮皆瘥。

栀子汤　主表里俱热，三焦热实，身体生疮，或发即大小便不利方。

芒硝二两　大黄四两　栀子仁二七枚，擘　黄芩三两　知母二两　甘草二两，炙

上六味，㕮咀，以水五升，煮减半，下大黄，煮取一升八合，绞去滓，纳芒硝，分为三服。

又方

矾石烧　蜡　松脂　乱发

上四味，各半两，猪脂四两，煎之令发焦，纳矾石令消，纳松脂，次纳蜡，去滓。先刮洗疮以涂之，日再三，不痛，久疮时愈，新疮迟愈，痒疮头秃皆即愈生发，此膏胜飞黄膏及诸名药。

治诸疮久不瘥，并疗六畜方。

枣膏三斤

上一味，以水三斗，煮取一斗五升，数洗，取瘥为度。

治身疮及头疮不止方

以菖蒲末敷之，日三夜一。

治湿热疮、恶疮，洗汤方。

槐子二升　蛇床子一两　黄连五两　当归　芍药　黄柏各三两

上六味，切，以水三斗，煮取一斗五升，去滓以洗疮，日三度。

治湿热疮方

生地榆二斤

上一味，以水三斗，煮取一斗五升以洗疮，日三度。

乌膏　主种种诸疮，治不愈方。

水银一两　黄连一两　经墨半两

上三味，末之，以不中水猪脂和敷之，不过三四度，愈，神效。欲多任人，惟不治金疮，其药惟须熟研。

恶疮黄水出流方

烧故鞍屉毡灰，和腊月猪脂封涂。

又方

藜芦　巴豆

上二味，等分，烧灰，和腊月猪脂封涂。

又方

松脂灰　薰陆香各五分　生地黄汁五合　白羊脂二分　石盐半两　乱发灰半两

上六味，以猪脂一升，煎取五合，纳地黄汁煎成膏，去滓，贴之，日再，瘥止。

治恶疮病疮方

杏仁去皮　巴豆各二两，去皮　藜芦　黄连各一两　水银一钱许

上五味，以青羊脂和研水银令灭，先以盐汤洗之，去上痂，敷疮日二。

时气病后得风，生疮疼痒，搔之黄汁出方。

皂荚炙　乌头　矾石各三两　黄连一升　牡蛎四两　藜芦　桂心各一两六铢

上七味，切，以水一斗，煮取七升，去滓，先搔疮令血出，温洗疮，缓浸良久，佳。

卒患发热疮方

取炭长二尺者二枚，烧令赤，置地中，以水二升灌之，取地上汁洗疮，即瘥。

疮中恶肉出方

取乌梅二七颗烧作灰，敷疮中，其疮中恶肉乃尽矣。

治恶疮方

取白及煮汁洗疮讫，敷膏。膏用桑东

向枝作末，以腊月猪膏和敷之，亦主狗疮。初大痛，一宿即愈。

疮初患似疖，后破无痂，疼痛难忍，名曰猪喙疮方。

烧猪鼻作灰敷之，瘥。

反花疮方

煎柳叶为煎，涂之瘥。

又方

烧马齿草灰敷之。

又方

烧盐末灰敷之。

又方

以蜘蛛幕裹之。

王不留行汤 主白秃及头面久疮，去虫止痛方。

王不留行五两 桃东南枝五两 茱萸根皮五两 蛇床子三升 牡荆三升 苦竹叶切，三斗 蒺藜三升 大麻仁一升

上八味，以水二斗，煮取一斗，洗疮日再，并治疽及月蚀疮烂。

治白秃方

三月三日桃花开者阴干 柏子 赤桑根各等分[①]

上三味，为末，猪脂和，先以灰汁净洗秃处，拭干涂之。

又方

细柳枝一握 水银 皂荚炙

上三味，以醋煎如饧，涂之。

松脂膏 主白秃及痈疽百疮方。

木兰皮一两 矾石 杜蘅 雄黄 附子 大黄 石楠 秦艽 真珠 苦参 水银各二两 松脂六两

上一十二味，以醋渍一宿，猪膏一斤半煎之，候附子黄，去滓，乃纳矾石、雄黄、水银。更着火煮三沸，还湿地待凝，以敷疮，瘥。

又方

以牛肉作五味脯，炙令香，及热，搨疮上，不过三四度，即瘥。

治头疮肿方

烧杏仁令黑磨涂，复取东柴葛蔓及干鱼头烧灰，和薰黄、腊月猪脂涂之。

《千金翼方》卷第二十四

① 各等分：原缺，据王本补。

千金翼方卷第二十五 色脉

诊气色法第一

夫为医者，虽善于脉候，而不知察于气色者，终为未尽要妙也。故曰：上医察色，次医听声，下医脉候。是知人有盛衰，其色先见于面部，所以善为医者，必须明于五色，乃可决生死，定狐疑。故立候气之法，冠其篇首焉。

肝受病色青；心受病色赤；脾受病色黄；肺受病色白；肾受病色黑。皆先视于本色。

春，面色青，目色赤，新病可疗，至夏愈。

夏，面色赤，目色黄，新病可疗，至季夏愈。

季夏，面色黄，目色白，新病可疗，至秋愈。

秋，面色白，目色黑，新病可疗，至冬愈。

冬，面色黑，目色青，新病可疗，至春愈。

论曰：此四时王相本色见，故疗之必愈。夫五脏应五行，若有病，则因其时色见于面目，亦犹灼龟于里，吉凶之兆形于表也。

扁鹊云：病人本色青，欲如青玉之泽，有光润者佳，面色不欲如青蓝之色。若面白目青是谓乱常，以饮酒过多当风，邪风入肺络于胆，胆气妄泄，故令目青。虽云夭，救不可复生矣。

病人本色赤，欲如鸡冠之泽，有光润者佳，面色不欲赤如赭土。若面赤目白，忧恚思虑，心气内索，面色反好，急求棺椁，不过十日死。

病人本色黄，欲如牛黄之泽，有光润者佳，面色不欲黄如灶中黄土。若面青目黄者，五日死。

病人著床，心痛气短，脾竭内伤，百日复愈，欲起彷徨，因坐于地，其亡倚床。能治此者，是谓神良。

病人本色白，欲如璧玉之泽，有光润者佳，面色不欲白如垩。若面白目黑，无复生理也。此谓酣饮过度，荣华已去，血脉已尽。虽遇岐伯，无如之何。

病人本色黑，欲如重漆之泽，有光润者佳，面色不欲黑如炭。若面黑目白，八日死，肾气内伤也。

病人色青如翠羽者生，青如草滋者死。

赤如鸡冠者生，赤如衃血者死。

黄如蟹腹者生，黄如枳实者死。

白如豕膏者生，白如枯骨者死。

黑如乌羽者生，黑如炲煤者死。

凡相五色，面黄目青，面黄目赤，面黄目白，面黄目黑，皆不死。

病人目无精光及齿黑者，不治。

病人面失精光，如土色，不饮食者，四日死。

病人及健人面色忽如马肝，望之如青，近之如黑，必卒死。

论曰：夫五色者，五脏之华也。故天晴明时，睹万物，辨白黑，审长短。若五色不分，长短乖错，此为错乱。故人亦然。

黄帝问伯高曰：察色知病，何如？伯

高曰：白色起于两眉间，薄泽者，病在皮肤；唇色青黄赤黑者，病在肉；荣气濡然者，病在血脉；目色青黄赤白黑者，病在筋；耳焦枯受尘垢者，病在骨。问曰：病状如是，取之奈何？伯高曰：皮有部，肉有柱，气血有输，筋有结，骨有属。经曰：皮部在于四肢；肉柱在于臂胻诸阳分肉之间及少阴分肉之间；气血之输在于诸经络脉，气血留居则盛而起；筋部无阴阳左右，唯疾之所在；骨之属骨空之间，所以受津液而溢脑髓。若取之者，必须候病间甚者也，间者，浅之少之，甚者，深之多之。随变而调之，故曰上工。经言：知一脏为下工；知二脏为中工；参而知之为上工。上工十全九，中工十全六，下工十全三，此之谓也。

雷公问曰：人有不病而卒死者，何以知之？黄帝曰：大气入于脏腑者，不病而卒死矣。

雷公问曰：病少愈而卒死者，何以知之？黄帝曰：赤色出于两颧上，大如拇指者，病虽少愈必卒死矣。黑色出于颜貌，大如拇指者，必卒死。颜貌者，面之首也。颜，当两目下也；貌，当两目上、眉下也。

扁鹊曰：察病气色，有赤白青黑四气，不问大小，在人年上者，病也，惟黄气得愈。年上在鼻上两目间。如下黑气细如绳在四墓，发及两颧骨上者，死。或冬三月远期至壬癸日，逢年衰者不可理，病者死。四墓当两眉坐直上至发际，左为父墓，右为母墓，从口吻下极颐名为下墓，于此四墓上观四时气。

春见青气节尽，死。

夏见赤气节尽，死。

夏秋见白气节尽，死。

春见白气至秋，死。

夏见白气，暴死，黑气至冬，死。

秋见赤气节尽，死，冬至后甲子日，死。

冬见赤气，暴死，见黄气至长夏，死。

论曰：凡病黄色入鼻，从口入井灶，百日死。井在鼻孔上曲中是。灶在口吻两旁上一寸是。若入者，丙丁日死。

凡人死色易验。但看年上有黑色横度者，此人不出百日死。若天中从发际两墓皆发黑色，此人三年死。天中，当鼻直上至发际是也。若颧骨上发黑色应之者，二百日死。

目下有黑色横度年上者，不出三十日死。黑色入口应天中者，不出一年死。

若天中发死色，年上命门上并黄色者，未好半恶也，以天中为主，五年内死。天中发黑色，法三年内死。所以然者，有二处得主，故五年内死。

凡天中发黑色，两颧上发赤色应之者，不出六十日兵死。若年上发赤色应之者，不出三十日死。若命门上发赤色应之者，不出百日市死、妇人产死、兵死。同气从命门入耳、年上，死。

赤色从眉冲下入目，五日死或丙丁日死。

黑色在左右眉上，一日死或壬癸日死。

若白色亦死，或庚辛日或二三日死。

赤色入口，三日死，远期丙丁日死。

黑色从天中及年上入目，三日死或壬癸日死，或二三日死，或百日半年死。

青色如针在目下，春死或甲乙日死。

黄色入目匝四边，戊己日死。

黑色准上行或入目，期壬癸日死，远期二十日死，若入耳鼻三日死。准上者，当鼻上也，行谓在寿上，年上下降接相次。

黄色横两颧入鼻，一年死。

黑色如拇指在眉上，不出一年暴死。一云三年。

赤色如马，黑马如乌，见面死。在口傍左右也，右名马，左名乌。

黑色从眉绕目，死。

赤色在口两旁，死。

黑色如深漆绕口，或白色，皆死。

黄帝问扁鹊曰：人久有病，何以别生死？愿闻其要。对曰：按《明堂》察色，有十部之气，知在何部，察四时五行王相，观其胜负之变色，入门户为凶，不入为吉。白色见冲眉上者，肺有病，入阙庭者，夏死。黄色见鼻上者，脾有病，入口者，春夏死。青色见人中者，肝有病，入目者，秋死。黑色见颧上者，肾有病，入耳者，六月死。赤色见颐者，心有病，入口者冬死。所谓门户者：阙庭，肺门户；目，肝门户；耳，肾门户；口，心脾门户。若有色气入者，皆死。黄帝曰：善。

问曰：病而辄死，其可伤也，宁可拯乎？对曰：脏实则腑虚，腑实则脏虚。以《明堂》视面色，以针补泻调之，百病即愈。鼻孔呼吸，气有出入，出为阳，入为阴，阳为腑，阴为脏，阳为卫，阴为荣。故曰：人一日一夜一万三千五百息，脉行五十周于其身，漏下二刻，荣卫之气行度亦周身也。

夫面青者虚，虚者实之，补虚泻实，神归其室，补实泻虚，神舍其墟，众邪并进，大命不居。黄帝曰：善。

五实未见

六虚者，皮虚则热，脉虚则惊，肉虚则重，骨虚则痛，肠虚则泄溏，髓虚则惰。

仲景曰：鼻头色青者，腹中冷，若痛者死。鼻头色微黑者有水气，色白者无血，色黄者胸上有寒，色赤者为风，色青者为痛，色鲜明者有留饮。

又仲景曰：病人语声寂然喜惊呼者，骨节间病，言声喑喑然不彻者，心膈间病，言声啾啾细而长者，头中病。一作痛。

诊脉大意第二

问曰：手足三阴三阳十二经皆有动脉，而独取寸口者，何也？扁鹊曰：昼夜漏水下百刻，凡一刻一百三十五息，十刻一千三百五十息，百刻一万三千五百息，脉行五十度周于身，漏下一百刻，荣卫行阳二十五度，行阴二十五度，合五十度为一周，而复会于手太阴。手太阴者，寸口也。寸口者，五脏六腑气血之所终始，故法取于寸口也。脉有尺寸者，从关至尺是尺内阴之所治，从关至鱼际是寸内阳之所治。寸口位八分，关上位三分，尺中位八分，合三部一寸九分。寸口关上为阳，阳脉常浮而速，尺中为阴，阴脉常沉而迟。初持脉如三菽之重，与皮毛相得者，肺脉也；如六菽之重，与血脉相得者，心脉也；如九菽之重，与肌肉相得者，脾脉也；如十二菽之重，与筋平者，肝脉也；按之至骨，举指来疾者，肾脉也。

凡诊脉，当视其人大小长短及性气缓急，称其形性则吉，与本性相乖则凶，何则？人大而脉细，人细而脉大，人乐而脉实，人苦而脉虚，性急而脉缓，性缓而脉躁，人壮而脉细，人羸而脉大，此皆为逆，逆则难治，反则为顺，则为易治。

凡妇人脉常欲濡弱于丈夫也，小儿四五岁者，脉自疾快，呼吸八至也。

凡春脉细弦而长，夏脉洪浮而长，来疾而去迟。

秋脉微浮而散，冬脉沉滑而实，季夏脉洪而迟。

凡心肺二脉大率俱浮，何以别之？浮而大者心也，浮而短者肺也。凡肝肾二脉俱沉，何以别之，牢而长者肝也，按之濡、举指来实者肾也，迟缓而长者脾也。

夫人受气于谷，谷入于胃，乃传于五脏六腑，五脏六腑皆受气于胃，其清者为荣，浊者为卫，荣行脉内，卫行脉外，阴阳相贯，如环之无端。故胃为水谷腑，主禀四方，皆以胃气为本也。

凡人病脉不病，名曰内虚。脉病人不病，名曰行尸，死不治。

夫平和之脉，不缓不急、不涩不滑、不存不亡、不长不短、不低不昂、不纵不横，此为平也，无病。尺欲小大，关欲小实，老人脉欲微，阳羸于阴者，平也。

夫按之不足，举之有余，名曰浮。浮，阳也。

按之去来促急，名曰数。数，阳也。

按之如琴瑟弦，三关通病，梗梗无有屈挠，名曰弦。弦，阳也。《玉[①]函经》为阴。

按之如动珠子，名曰滑。滑，阳也。

按之实强，其脉有似沉伏，名曰牢。牢，阳也。

按之浮大在指下而满，名曰洪。洪，阳也。

按之洪大牢强隐指，名曰实。实，阳也。

脉见于关上，无头尾，大如豆，厥厥摇，名曰动。动，阳也。

上件八条，皆阳脉也。

按之有余，举之不足，名曰沉。沉，阴也。

按之无，举之来，两旁实而中央空，名曰芤。芤，阴也。

按之迟小，名曰细。细，阴也。

按之短实而数，有似切绳状，名曰紧。紧，阴也。

按之依依，名曰缓。缓，阴也。

按之大而迟，名曰虚。虚，阴也。

按之短小不至，动摇若有若无，或复浮薄而细急，轻手乃得，重手不得，名曰微。微，阴也。

按之乃得，举之无有，濡而细，名曰弱。弱，阴也。

按之尽牢，举之无有，不前不却，但出不入，如鱼之接食动中，名曰迟。迟，阴也。

按之无有，举之有余，或如帛衣在水中，轻手与肌肉相得而软，名曰濡。濡，阴也。

按之促数浮短，如刮竹皮，轻手乃得，重手不离其处，或多入而少出，名曰涩。涩，阴也。

按之来，数时一止，名曰促。促，阴也。

脉来动而中止，按之小数，中能还者，举指则动，名曰结。结，阴也，不死。

脉动而止，不能自还，因而复动，名曰代。代，阴也，代者死。

上件一十四条，皆阴脉也。

脉有相薄者，寸口微，而尺中弦，此为相薄也，或但寸口微而弦，亦为相薄也。

沉与伏相类，濡与弱相类，弦与紧相类，浮与芤相类，牢与实相类，微与涩相类，迟与缓相类，滑与数相类。

凡脉出为阳，入为阴，来往之间为脾太阴也。

凡脉浮、滑、长皆为阳，沉、涩、短皆为阴也。

脉有一阴一阳者，脉来沉而滑也；一阴二阳者，脉来沉滑而长也；一阴三阳者，脉来浮滑而长，时一沉也。一阳一阴者，脉来浮而涩也；一阳二阴者，脉来长而沉涩也；一阳三阴者，脉来沉涩而短，

---

① 玉：原作“王”，据王本改。

时一浮也。

脉有伏匿者，谓阴阳更相乘伏也。若脉居阴部，反阳脉见，为阳乘阴也；虽阳脉，时沉涩而短者，此为阳中伏阴也。脉居阳部，反阴脉见，为阴乘阳也；虽阴脉，时浮滑而长者，此为阴中伏阳也。故重阴者癫，重阳者狂。

脉有太过，有不及，有阴阳相乘，有覆有溢，有关有格。关之前者，阳之动也。脉当见九分而浮过者，谓之太过，减者谓之不及。遂上鱼为溢，为外关内格，此阴乘之脉。关之后者，阴之动也，脉当见一寸而沉。过者谓之太过，减者谓之不及。遂入尺为覆，为内关外格，此阳乘之脉，是真脏之见也。得此诸脉，人不病自死。寸脉下不至关为阳绝，尺脉上不至关为阴绝，此皆死不治，欲决死生，当以月节期之。

脉有相乘，有纵有横，有逆有顺，何以知之？水行乘火，金行乘木，名曰纵。火行乘水，木行乘金，名曰横。水行乘金，火行乘木，名曰逆。金行乘水，木行乘火，名曰顺也。

夫欲知人病将愈，当诊其三部之脉，大小迟疾浮沉正等，虽有寒热不解，然阴阳已平，知当愈也。

夫病者发热身体疼痛，此为表有病，其脉当浮大，今脉反沉迟，故知当愈。病卒腹中急痛，此为里有病，其脉当沉细，今脉反浮大，故知当愈。然此二脉，其人不即愈者，必当死，以其病与脉相反也。

夫脉者，血之腑也，长则气治，短则气病，数则烦心，大则病进。上盛则气高，下盛则气胀；代则气衰，细则气少。短而急者，病在上；长而缓者，病在下；弦而沉者，病在内，脉虚者，病在外。滑而微浮病在肺，下坚上虚病在脾胃，长而弦者病在肝，脉小血少病在心，大而紧者病在肾。

凡脉，腑为阳，主热，脏为阴，主寒。阳微自汗，阴浮自下。阳数即口疮，阴数即恶寒。阳数出血，阴涩下血。脉与肌肉相得，久持之至者，可下之。

夫脉有三部，阴阳相乘，荣卫气血，任人体躬，呼吸出入，上下于中，因息游布，津液流通，随时动作，仿象形容，春弦秋浮，冬沉夏洪，察色观脉，大小不同，一时之间，变无经常，尺寸参差，或短或长，上下乖错，或存或亡，病辄改易，进退低昂，心迷意惑，动失纪纲，愿为具陈，令得分明。师曰：子之所问，道之根源，脉有三部，尺寸及关，荣卫流行，不失衡铨，肾沉心洪，肺浮肝弦，此自经常，不失铢分。出入升降，漏刻周旋，水下百刻，一周循环，当复寸口，虚实见焉，变化相乘，阴阳相干。风则浮虚，寒则牢坚。沉潜水蓄，支饮急弦，动则为痛，数即热烦，设有不应，知有所缘，三部不同，病各异端。太过可怪，不及亦然，邪不空见，终必有奸。审察表里，三焦别焉。知其所舍，消息诊看，料度脏腑，独见若神，为子条记，传与贤人。

凡疗病，当察其形气色泽，脉之盛衰，病之新故，乃可疗之。形气相得，色泽以浮，脉顺四时，此为易治。形气相失，色夭不泽，脉实坚甚，脉逆四时，此为难疗。

夫形盛脉细，少气不足以息者危。形瘦脉大，胸中气多者死。形气相得者生，三五不调者病。

夫关前为阳，关后为阴，阳出阴入，以关为界，阳数则吐，阴数则下，阳弦头痛，阴弦腹痛。

诊四时脉第三

春，肝木王，其脉弦细而长者，平脉也。反得微浮而短涩者，是肺之乘肝，金之克木，为贼邪大逆，十死不治。反得浮大而洪者，是心之乘肝。子之乘母，为实邪，不治自愈。反得沉濡而滑者，是肾之乘肝，母之归子，为虚邪，虽病自愈。反得大而缓者，是脾之乘肝，土之畏木，为微邪，虽病不死。

夏，心火王，其脉浮大而洪者，是平脉也。反得沉濡而滑者，是肾之乘心，水之克火，为贼邪大逆，十死不治。反得大而缓者，是脾之乘心，子之乘母，为实邪，不治自愈。反得弦细而长者，是肝之乘心，母之归子，为虚邪，虽病当愈。反得微浮而短涩者，是肺之乘心。金之畏火，为微邪，虽病不死。

季夏六月，脾土王，脉大穰穰而缓者，为平脉也。反得弦细而长者，是肝之乘脾，木之克土，为贼邪大逆，十死不治。反得微浮而短涩，是肺之乘脾，子之乘母，为实邪，不治自愈。反得浮大而洪者，是心之乘脾，母之归子，为虚邪，虽病自愈。反得沉濡而滑者，是肾之乘脾，水之畏土，为微邪，虽病不死。

凡脾脉，王则不见，衰时即见。

秋，肺金王，其脉微浮而短涩者，是平脉也。反得浮大而洪者，是心之乘肺，火之克金，为贼邪大逆，十死不治。反得沉濡而滑者，是肾之乘肺，子之乘母，为实邪，不治自愈。反得大而缓者，是脾之乘肺，母之归子，为虚邪，虽病自愈。反得弦细而长者，是肝之乘肺，木之畏金，为微邪，虽病不死。

冬，肾水王，其脉沉濡而滑者，是平脉也。反得大而缓者，是脾之乘肾，土之克水，为贼邪大逆，十死不治。反得弦细而长者，是肝之乘肾，子之乘母，为实邪，不治自愈。反得微浮而短涩者，是肺之乘肾，母之归子，为虚邪，虽病自愈。反得浮大而洪者，是心之乘肾，火之畏水，为微邪，虽病不死。

诊寸口脉第四

寸口紧者，中风，风头痛，亦为伤寒头痛。

寸口沉而横者，胁下有积，腹中有横积痛。

寸口浮大而实，宿食不消，浮滑亦然。

寸口沉而紧，寒结在心下痛。《千金》云：沉而紧，苦心下有寒，时时痛，有积邪。

寸口沉滑，胸中有水气，面目肿有微热，名为风水。

寸口沉而弱，寒热、疝瘕、少腹痛。

寸口微而弱，气血俱虚，男子吐血，妇人下血，呕汁出。

寸口弱而弦，胸中、胁下、腰背并痛。

寸口双弦，胁下拘急而痛，濇濇而寒。

寸口弦紧而细，痛在心下。

寸口洪而大，伤寒热病，并胸胁下满痛。

寸口细沉滑者，有积聚在胁下，左右皆满，背相引痛。

寸口细而数，数即发热，细即反吐。

寸口缓而数者中风。

寸口沉而喘则寒热。

寸口盛而紧者，伤于食也。

寸口急，疝瘕，少腹痛。

寸口浮大而疾者，名曰阳中之阳病，苦烦满、身热、头痛、腹中热。

寸口沉细者，名曰阳中之阴病，苦悲伤不乐，恶闻人声，少气时汗出，阴气不通，臂不能举。

寸口脉壮大，尺中无有，此为阳干阴病，苦腰背痛，阴中伤，足胫寒。

寸口偏绝者，则臂偏不用，其人两手俱绝者，不治。

寸口脉弱而迟，弱即卫气微，迟即荣中寒。荣为血，血寒即发热。卫为气，气微即心中饥，饥而虚满不能食。

寸口脉弱而缓，弱则阳气不足，缓即胃气有余，噫而吞酸，食卒不下，气填于膈上。一作下。

寸口脉微而弱，微即无气，弱即血不足，血不足即不能呼，气不足则不能吸，呼吸不足则胸满短气。

寸口脉微而涩，微即卫气不行，涩即荣气不逮，荣卫不能相将，三焦无所仰，身体痹不仁，荣气不足即疼而烦满，口即难言，卫气虚即恶寒而数欠。

寸口脉微而涩，微即卫气衰，涩即荣气不足，卫衰其色黄，荣不足其色青。荣为根，卫为叶，荣卫俱微即根叶枯槁，而寒慄，咳逆，唾腥，吐涎沫。

寸口脉微而缓，微即卫气疏，疏即其肤空，缓即胃气足，足即谷消而水化，谷入于胃，脉道乃行，水入于经，其血乃成，荣盛则其肤必疏，三焦绝，经名曰血崩。

寸口脉微而数，微即为风，数即为热，微为风，风即汗出，数为热，振而寒慄。

寸口脉微而迟，尺脉沉即为血，滑即为实，血实内结，入络胸臆，肺痿色薄，不能喘息，而心坚脱色，口不能言，肝举筋厥，四逆，不识人。

寸口脉微而濡，濡即为弱，微即为寒，濡即恶寒，弱即发热，濡即厥逆，微濡相薄，即为烦，其气在心。

寸口脉微，尺中紧，其人虚损多汗，知阴常在，绝不见阳。

寸口诸微为无阳，诸濡为无血，诸弱为发热，诸紧为寒，微濡为血不足。

诊关上脉第五

关上浮而数，胃中热。

关上浮大，风在胃中，腹胀急，心下澹澹然，羸瘦不能食。《千金》云：关上浮大，风在[①]胃中，张口肩息，心下澹澹，食欲呕。

关上细微而绝者，腹中癖，少气，不能食。

关上微而芤，唾血，亦吐血。

关上弦紧而细，癥在胃管。

关上紧而滑者，蛔虫动。

关上微浮，积热在胃中。

关上滑而大小不均，是为病方欲来，不出一二日内复欲发动，其人欲多饮，饮即注痢，如痢止者生，不止者死。

关上弦大，有痛在脐左右上下。《脉经》云：关脉弦长者，积在脐左右上下。

诊尺中脉第六

尺中紧数而弦，下痢病。

迟中浮数，小便不利，尿黄。

尺中微而滑，带下病。

尺中微而芤，尿血。

迟中弦而细，癥在脐下。

尺中细而急，筋挛疼痹，不能行。

尺中细而滑，妇人欲产。

尺中虚小者，足胫痿、寒痹、脚疼。

---

① 在：原作“有”，据《千金要方·卷二十八》改。

尺中虚者，漏血，小便不禁。

尺中沉细者，名曰阴中之阴病。苦两脚疼酸，不能久立，阴气衰，小便有余沥，阴下湿痒。

尺脉滑而浮大者，名曰阴中之阳病。苦少腹痛满不能尿，尿则阴中痛，大便亦热。

尺中牢长，关上无有，此为阴干阳病。苦两胫重，少腹引腰痛。

尺寸俱数，有热；俱迟，有寒。

尺寸俱濡，发热汗出。

尺寸俱浮直下，此为督脉，腰皆强痛，不得俯仰，大人癫病，小儿风痫。

尺寸俱微，血气不足，其人短气。

尺寸俱牢，直上直下，此为通冲脉，胸中有寒疝。

诊杂病脉第七

热病，大汗后，脉不安静者，死。

热病，脉盛大而快，不得汗，此热发也。

寒热瘈疭，脉绝代者，死。

热病，未得汗，脉盛大者生，细小者，死。

热病多汗，脉虚小者，生；紧实者，死。

热病得汗，脉常喘而热不退者，死。

汗出而衄，其脉小滑者生，大躁者，死。一云：微细为难治。

伤寒，脉浮而洪大者，易治；谵言妄语，身热脉洪大者，生；沉细而微，手足四逆者，死。

咳而尿血，羸瘦，脉大者，死。

咳而羸瘦，脉坚大者，死。

上气注液，脉虚、慢、伏匿者生，牢弦者，死。

寒疰上气，脉虚濡者，生；牢急而疾者，死。

上气喘息，脉滑手足温者，生；涩而四肢寒者，死。

上气面浮肿肩息，脉浮大者，死。

上气喘息，脉滑者，生；大而快者，死。

唾血，脉沉弱者，生。一云：紧强者死，滑者生。

吐血，脉牢实者，死。

吐血、鼻衄，脉沉细者，生，浮大而牢者，死。

中恶，腹大，脉紧实细者，生；浮大者，死。金疮出血不断，脉大而止者，七日死。

金疮出血太多，脉虚细者，生；大数者，死。

金疮所伤，在阳处者，去血四五升，脉弱微缓而迟者，生；急疾者，死。

人被笞榜[①]，内有结血，脉实大者，生；虚小者，死。

从高堕下及金疮内有瘀血、腹胀，脉牢大者，生；沉细者，死。

心腹痛，脉沉细者，生；浮大而长者，死。

腹胀，脉浮者，生；虚小者，死。

下痢，脉微细者，生；浮大者，死。

下痢，脉代绝者，不死，

肠澼便脓血，脉沉细虚迟者，生；疾大而有热者，死。

肠澼下白沫，脉沉者，生；浮者，死。肠澼下赤白，脉细微而迟、身体温暖，可治。

肠澼，其脉滑者，生；浮者，死；悬绝者，死。

泄痢，脉缓时小结者，生；浮大而数者，死。

---

① 笞榜：用竹板、荆条击打。

洞泄，或去脓血，食不化，者；脉微小者，生；实急者，死。

泄痢，脉细微而涩者，生；紧大而滑者，死。

泄痢，寸关脉不见，尺中时一见，此肾气见，为难治。

下痢脉绝，手足寒，晬时脉还，手足温者，生；脉不还，不温者，死。

霍乱，脉大可治，微细难治。

霍乱吐下，脉微迟，气息劣，口不欲言者，不治。

病手足厥逆，脉当沉细而涩，反得坚大而滑者，死。

水病，脉洪大者，生；微细者，死。

消渴，脉数大者，生；细小浮短者，死。

卒中风，四肢不收，唇口僻，语言不正，脉浮迟者，生。癫病卒忤，脉坚弦实大者，生；虚伏濡小者，死。

癫狂恍惚，脉实牢者，生；沉细者，死。

中风口噤不能言，四肢不收，其脉浮迟者，生；实大数急者，死。

病风痹不仁，痿厥，脉虚数者，生；牢急者，死。

目䀮䀮，脉大缓者，死。

闭目不欲见人，脉得肝脉者，生；反得肺脉者，死。

耳聋，脉大者，生；沉迟细者，难治。

坚积泄痢，脉微细者生，浮者死。

头痛，脉短涩者，死；浮滑者，生。

中毒药，阳脉洪大而速者，生；微细者，死。《脉经》"速"作"迟"。

暴病，脉微细者，生；大急洪直者，死。

大人得小人脉者，死。

脉但出不能入者，死。

将死之脉，如群鸟之聚，一马之驭，系木交紧一作驰之状，如悬石之落，出筋之上，藏筋之下，坚关之里，不在荣卫，伺候交射，不可知也。

困病脉，如虾之游、如鱼之翔者，死。虾游者，冉冉而起，寻复退没，不知所在，久而复起，起辄迟而没去，甚速是也。鱼翔者，似鱼不行而但掉尾动身，其动疏而住久是也。

脉病人不病，脉如屋漏、雀啄者，死。屋漏者，其脉既绝而止，时复一起，不相连属也。雀啄者，脉来甚数而急疾，绝止久已复顿来。

脉来如弹石，去如解索者，死。弹石，脉辟辟急也。解索，脉动数而随散乱无次绪也。

脉为涌涌不去者，死。

脉如转豆者，死。

脉如偃刀者，死。

脉怒来忽去，暂止复来者，死。

脉中移者，死。

脉久绝者，死。

脉有表无里者，死。

妇人尺脉按之不绝者，胎也。

产后寸口焱疾不调者，死；沉微附骨不绝者，生。新产后渴，热病，脉细而四脉冷者，死。

三部脉沉浮正等不断绝者，有娠也。

妊娠，脉滑疾重，手按之不散者，胎已三月也；但疾不滑者，五月也。妊娠七八月，脉实大牢强弦紧者，生；沉细者，死。欲产者，其脉细而滑也。

妇人欲产，其脉离经者，曰生也。

新产，脉小缓滑者，生；实大弦急者，死。

已产，脉沉虚小者，生；实牢坚者，死。

妇人月经不通，脉绝小实者，生；浮

虚者，死。

妇人脉寸关调如故，而尺脉绝不至者，月经不利，当患少腹引腰绞痛，气积聚上叉胸胁也。

漏下赤白，脉急疾者，死；迟滑者，生。

妇人脉迟寸俱微弱，则绝子不产也。

小儿脉沉者，浮不消也。

小儿弦急者，客忤气也。

凡按人脉五十至而不止者，五脏皆受气足，吉也；四十动而一止，一脏无气，四岁死；三十动而一止者，二脏无气，三岁死；二十动而一止者，三脏无气，二岁死；一十动而一止者，四脏无气，岁中死。

凡脉一动一止、或三动一止、或十动一止，投数无常，此死脉也。命虽未尽，正当小引日月耳。

凡脉一呼再至，一吸再至，呼吸定息，其脉五至，不大不小为平。若一呼三至，一吸三至，始为得病也。

夫脉前大后小，则为头痛目眩，前小后大，则为胸满短气。

问曰：何谓损至？答曰：脉有损至。谓一呼再至曰平，三至曰离经，四至曰夺精，五至曰死，六至曰命绝，此谓至脉也。一呼一至曰离经，二呼一至曰夺精，三呼一至曰死，四呼一至曰命绝，此谓损脉也。至脉从下上也，损脉从上下也。损脉之为病也，一损损于皮毛，皮聚而毛落。二损损于血脉，血脉虚少，不能荣于五脏。三损损于肌肉，肌肉消瘦，饮食不为肌肤。四损损于筋，筋缓不能自扶持。五损损于骨，骨痿不能起于床，反此者至于收病。从上下者，骨痿不能起于床者死。从下上者，皮聚而毛落者死。

损其肺者，益其气；损其心者，调其荣卫；损其脾者，调其饮食，适其寒温；损其肝者，缓其中；损其肾者，益其精气也。

凡脉一息再至为平，无病也。一息三至名离经。离，失也；经，常也。其人荣卫已亏，将欲病也。

一息四至为夺精，其人已病也。一息五至为绝命，有大有小为难治。一息六至为将灭。一息七至为命尽。一息八至为无魂。一息九至为无魄。一息十至为今死。

一息一至，其人虽行，当着床，其人血脉已病，诸气皆不足也。二息一至为危。三息一至为困。四息一至为行尸，将死。五息一至为定死终。

《千金翼方》卷第二十五

千金翼方卷第二十六　针灸上

取孔穴法第一

论曰：安康公李袭兴称，武德中出镇潞州，属随征士甄权以新撰《明堂》示余，余既暗昧，未之奇也。时有深州刺史成君绰，忽患颈肿如数升，喉中闭塞，水粒不下已三日矣，以状告余，余屈权救之，针其右手次指之端，如食顷，气息即通，明日饮啖如故。尔后缙绅之士，多写权图，略遍华裔。正观中入为少府，奉敕修《明堂》，与承务郎司马德逸、太医令谢季卿、太常丞甄立言等，校定经图，于后以所作呈示。甄权曰：人有七尺之躯，脏腑包其内，皮肤络其外，非有圣智，孰能辨之者乎？吾十有八而志学于医，今年过百岁，研综经方，推究孔穴，所疑更多矣。窃闻寻古人，伊尹《汤液》，依用炎农《本草》，扁鹊针灸，一准黄帝雷公，问难殷勤，对扬周密。去圣久远，愚人无知，道听途说，多有穿凿，起自胸臆。至如王遗乌衔之法，单行浅近，虽得其效偶然，即谓神妙，且事不师古，远涉必泥。夫欲行针者，必准轩辕正经；用药者，须依《神农本草》。自余《名医别录》，益多误耳。余退以《甲乙》校秦承祖图，有旁庭、脏会等一十九穴，按六百四十九穴有目无名，其角孙、景风一十七穴，三部针经具存焉。然其图缺漏，仍有四十九穴，上下倒错，前后易处，不合本经，所谓“失之毫厘，差之千里”也。至如石门、关元二穴，在带脉下相去一寸之间，针关元主妇人无子，针石门则终身绝嗣。神庭一穴在于额上，刺之主发狂，灸之则愈癫疾。其道幽隐，岂可轻侮之哉？人诚知惜命，罕通经方，抄写方书，专委下吏，承误即录，纰缪转多，近智之徒，不见正本，逢为经抄，以此而言，可为深诫。今所述针灸孔穴，一依甄公《明堂图》为定，学者可细详之。且夫当今医者，各承一业，未能综练众方，所以救疾多不全济，何哉？或有偏功针刺，或有偏解灸方，或有惟行药饵，或有专于禁咒，故以网罗诸疾，有愈于是。慨其如此，聊以养疾之暇，撰录灸经以贻后嗣，其于条例具之。医者，意也。善于用意，即为良医。良医之道，必先诊脉处方，次即针灸。内外相扶，病必当愈。何则？汤药攻其内，针灸攻其外。不能如此，虽时愈疾，兹为偶瘥，非医瘥也。又以孔穴难谙，非图莫可，虽复经本具述，自非硕学之士，造次未可卒知，所以先述取穴方法云尔。

仰人面二十六穴第一

神庭，在发际直鼻，不刺。一云入发际一分。

曲差，夹神庭一寸半，在发际。

攒竹，在眉头陷中。

睛明，在目内眦。

迎香，在禾髎上鼻下孔旁。一云在禾髎上一寸。

素髎，在鼻柱端。

水沟，在鼻柱下人中。

兑端，在唇上端。

龈交，在唇内齿上龈缝。

本神，在曲差旁一寸半。

阳白，在眉上一寸直瞳子。

承泣，在目下七分，直瞳子。不灸。

四白，在目下一寸。

巨[①]髎，夹鼻旁八分，直瞳子。

禾髎，直鼻孔下，夹水沟旁五分。

地仓，夹口旁四分。一云在口角一韭叶近下颏隙。

承浆，在颐前下唇之下。

廉泉，在颔下结喉上舌本。

头维，在额角发本神旁一寸半。不灸。

上关，在耳前上廉起骨，开口取之。

下关，在客主人下耳前动脉下空下廉，合口有穴，张口则闭。

颊车，在耳下曲颊端陷中。

大迎，在曲颔前一寸二分骨陷中动脉。

丝竹空，在眉后陷中。不灸。

瞳子髎，在目外，去眦五分。

颧髎，在面鼽骨下、下廉陷中。

头上第一行九穴第二

上星，在颅上直鼻中央，入发际一寸，陷容豆。

囟会，在上星后一寸陷中。

前顶，在囟会后一寸半骨陷中。

百会，在前顶后一寸半顶中心。

后顶，在百会后一寸半枕骨上。

强间，在后顶后一寸半，脑户前一寸半。

脑户，在枕骨上强间后一寸半。不灸。

风府，入发际一寸，大筋内宛宛中。不灸。一云在喑门上一寸。

喑门，在项后发际宛宛中，不灸。一云在脑户下三寸，又名哑门。

头上第二行六穴第三

五处，在头上，去上星一寸半。

承光，在五处后一寸。不灸。一云一寸半。

通天，在承光后一寸半。

络却，在通天后一寸半。

玉枕，在络却后七分半，夹脑户旁一寸三分起肉、枕骨上入发际三寸。

天柱，侠项后发际大筋外廉陷中。

头上第三行六穴第四

临泣，当目上眦，直入发际五分陷中。

目窗，在临泣后一寸。

正营，在目窗后一寸。

承录，在正营后一寸。

脑空，在承灵后一寸半，夹玉枕骨下陷中。

风池，在颞颥后发际陷中。

伏人耳后六穴第五

颅息，在耳后青脉间。

瘈脉，在耳本鸡足青脉。不灸。

完骨，在耳后入发际四分。

窍阴，在完骨上，枕骨下。

翳风，在耳后陷中，按之引耳中。

浮白，在耳后，入发际一寸。此穴在翳风前、窍阴后，写时请为用心看。

伏人脊中第一行十一穴第六

大椎，在第一椎上陷中。

陶道，在大椎下节间。

身柱，在第三椎下节间。

神道，在第五椎下节间。

至阳，在第七节椎下节间。

筋缩，在第九椎下节间。

脊中，在第十一椎下节间。不灸。

悬枢，在第十三椎下节间。

命门，在第十四椎下节间。

腰俞，在第二十一椎下节间。

长强，在脊骶端。

伏人脊中第二行二十一穴第七

大杼，在项第一椎下两旁各一寸半陷中。

风门热府，在第二椎下两旁各一寸半。

肺俞，在第三椎下两旁各一寸半。

心俞，在第五椎下两旁各一寸半。

---

① 巨：原作“臣”，据《千金要方·卷二十九》改。

膈俞，在第七椎下两旁各一寸半。

肝俞，在第九椎下两旁各一寸半。

胆俞，在第十椎下两旁各一寸半。

脾俞，在第十一椎下两旁各一寸半。

胃俞，在第十二椎下两旁各一寸半。

三焦俞，在第十三椎下两旁各一寸半。

肾俞，在第十四椎下两旁各一寸半。

大肠俞，在第十六椎下两旁各一寸半。

小肠俞，在第十八椎下两旁各一寸半。

膀胱俞，在第十九椎下两旁各一寸半。

中膂俞，在第二十椎下两旁各一寸半。

白环俞，在第二十一椎下两旁各一寸半。

上髎，在第一空腰果下一寸夹脊陷中。

次髎，在第二空夹脊陷中。

中髎，在第三空夹脊陷中。

下髎，在第四空夹脊陷中。

会阳，在阴尾骨两旁。

伏人脊中第三行十三穴第八

附分，在第二椎下附项内廉两旁各三寸。

魄户，在第三椎下两旁各三寸。

神堂，在第五椎下两旁各三寸。

譩譆，在肩膊内廉，夹第六椎下两旁各三寸。

膈关，在第七椎下两旁各三寸。

魂门，在第九椎下两旁各三寸。

阳纲，在第十椎下两旁各三寸。

意舍，在第十一椎下两旁各三寸。

胃仓，在第十二椎下两旁各三寸。

肓门，在第十三椎下两旁各三寸。

志室，在第十四椎下两旁各三寸。

胞肓，在第十九椎下两旁各三寸。

秩边，在第二十一椎下两旁各三寸。

侧人耳颈二十穴第九

颔厌，在曲周颞颥上廉。

悬颅，在曲周颞颥上廉中。

悬厘，在曲周颞颥下廉。

天冲，在耳上如前三寸。

曲鬓，在耳上发际曲隅陷中。

角孙，在耳郭中间上，开口有穴。

率谷，在耳上入发际一寸半。

和髎，在耳前兑发下动脉。

耳门，在耳前起肉当耳缺。

听会，在耳前陷中，张口得之。

天容，在耳下颊后。

听宫，在耳中珠子，大如赤小豆。

天牖，在颈筋、缺盆、天容后、天柱前、完骨下，发际上。一云在风池上一寸。

缺盆，在肩上横骨陷中。

天鼎，在颈缺盆，直扶突、气舍后一寸半。

天窗，在曲颊下，扶突后，动应手陷中。

扶突，在曲颊下一寸，人迎后。

人迎，在颈大筋，脉动应手，夹结喉旁，以候五脏气，不灸。

水突，在颈大筋前直人迎下、气舍上。

气舍，在颈直人迎夹天突陷中。

侧胁十穴第十

章门，一名长平，在大横外直脐季肋端。

京门，在监骨腰中季肋本夹脊。

带脉，在季肋下一寸八分。

五枢，在带脉下三寸。一云在水道下一寸半。

维道，在章门下五寸三分。

居髎，在长平下八寸三分，监骨上。

泉腋，在腋下三寸宛宛中，举臂取之。

大包，在泉腋下三寸。

辄筋，在腋下三寸，复前行一寸，著胁。

天池，在乳后一寸、腋下三寸，著胁直腋，掘肋间。

胸部中央直下第一行七穴第十一

天突，在颈结喉下五寸中央宛宛中。

璇玑，在天突下一寸陷中，仰头取之。

华盖，在璇玑下一寸陷中，仰而取之。

紫宫，在华盖下一寸六分陷中，仰而取之。

玉堂，在紫宫下一寸六分陷中。

膻中，在玉堂下一寸六分，直两乳间陷中。

中庭，在膻中下一寸六分陷中。

胸部第二行六穴第十二

俞府，在巨骨下去璇玑旁各二寸陷中，仰卧取之。

彧中，在俞府下一寸分陷中，仰卧取之。

神藏，在彧中下一寸六分陷中，仰卧取之。

灵墟，在神藏下一寸六分陷中，仰而取之。

神封，在灵墟下一寸六分。

步郎，在神封下一寸六分陷中，仰而取之。

胸部第三行六穴第十三

气户，在巨骨，夹俞府两旁各二寸陷中。

库房，在气户下一寸六分陷中。

屋翳，在库房下一寸六分陷中。

膺窗，在屋翳下一寸六分。

乳中，不灸刺。

乳根，在乳下一寸六分陷中。

胸部第四行六穴第十四

云门，在巨骨下、气户两旁各二寸陷中，动脉应手，举臂取之。

中府，在云门下一寸、乳上三肋间，动脉应手陷中。

周荣，在中府下一寸六分陷中。

胸乡，在周荣下一寸六分陷中。

天溪，在胸乡下一寸六分陷中。

食窦，在天溪下一寸六分陷中，举臂取之。

腹中央第一行十四穴第十五

鸠尾，在臆前蔽骨下五分。不灸刺。

巨阙，在鸠尾下一寸。

上脘，在巨阙下一寸、去蔽骨三寸。

中脘，在上管下一寸。

建里，在中管下一寸。

下脘，在建里下一寸。

水分，在下管下、脐上一寸。

脐中，不刺。

阴交，在脐下一寸。

气海，在脐下一寸半。

石门，在脐下二寸。女子不灸。

关元，在脐下三寸。

中极，在脐下四寸。

曲骨，在横骨上、中极下一寸毛际陷中。

腹第二行十一穴第十六

幽门，在巨阙旁半寸陷中。

通谷，在幽门下一寸陷中。

阴都，在通谷下一寸。

石关，在阴都下一寸。

商曲，在石关下一寸。

肓俞，在商曲下一寸，直脐旁五分。

中注，在肓俞下五分。

四满，在中注下一寸。

气穴，在四满下一寸。

大赫，在气穴下一寸。

横骨，在大赫下一寸。

腹第三行十二穴第十七

不容，在幽门旁一寸五分，去任脉二寸，直肋端相去四寸。

承满，在不容下一寸。

梁门，在承满下一寸。

关明，在梁门下、太一上一寸。《千金》云：梁门下五分。

太一，在关明下一寸。《千金》、《甲乙经》皆云：梁门下一寸。

滑肉门，在太一下一寸。

天枢，去肓俞一寸半，夹脐各二寸陷中。

外陵，在天枢下、大巨上。《千金》云：在天枢下半寸。

大巨，在长溪下二寸。《千金》云：在脐下一寸、两旁各二寸。

水道，在大巨下三寸。

归来，在水道下二寸。

气冲，在归来下、鼠鼷上一寸。

腹第四行七穴第十八

期门，在第二肋端，不容旁各一寸半，上直两乳。

日月，在期门下五分。

腹哀，在日月下一寸半。

大横，在腹哀下三寸，直脐旁。

肠结，在大横下一寸三分。一云腹结。

府舍，在肠结下三寸。

冲门，在去大横五寸，在府舍下横骨两端约中动脉。一云冲门。

手太阴肺经十穴第十九

少商，在手大指端内侧，去爪甲角如韭叶。

鱼际，在手大指本节后内侧散脉内。

太泉，在掌后陷中。

经渠，在寸口陷中。不灸。

列缺，在腕上一寸半。

孔最，在腕上七寸。

尺泽，在肘中约上动脉。

侠白，在天府下，去肘五寸动脉。

天府，在腋下三寸，臂臑内廉动脉。不灸。

臑会，在臂前廉，去肩头三寸。

手阳明大肠经二十穴第二十

商阳，在手大指次指内侧，去爪甲角如韭叶。

二间，在手大指次指本节前内侧陷中。

三间，在手大指次指本节后内侧陷中。

合谷，在大指歧骨间。

阳溪，在腕中上侧两筋间陷中。一云在合谷上三寸。

偏历，在腕后三寸。

温留，在腕后，小士五寸、大士六寸。

下廉，在辅骨下，去上廉一寸。

上廉，在三里下一寸。

三里，在曲池下二寸，按之肉起兑肉之端。

曲池，在肘外辅，屈肘曲骨之中。一云在肘上横纹中。

肘髎，在肘大骨外廉陷中。

五里，在肘上行马裹大脉中，不刺。《甲乙经》云：在肘上两寸。

臂臑，在肘上七寸䐃肉端。

肩髎，在肩端臑上，斜举臂取之。

秉风，在夹天髎外、肩上髃后，举臂有空。

肩井，在肩上陷解中，缺盆上大骨前。

天髎，在缺盆中，上毖骨之际陷中。

巨骨，在肩端上行，两叉骨间陷中。

肩髃，在肩端两骨间。

手少阴心经八穴第二十一

少冲，在手小指内廉之端，去爪甲角如韭叶。

少府，在手小指本节后陷中，直劳宫。

神门，在掌后兑骨之端陷中。

阴郄，在掌后脉中，去腕半寸。

通里，在腕后一寸。

灵道，在掌后一寸半。

少海，在肘内廉节后陷中。

极泉，在腋下筋间动脉，入胸。

手太阳小肠经九穴第二十二

少泽，在手小指之端，去爪甲一分陷中。

前谷，在手小指外侧，本节前陷中。

后溪，在手小指外侧，本节后陷中。

腕骨，在手外侧，腕前起骨下陷中。

阳谷，在手外侧，腕中兑骨之下陷中。

养老，在手踝骨上，一空[①]在后一寸陷中。

支正，在腕后五寸。

小海，在肘内大骨外，去肘端五分陷中。

肩贞，在肩曲甲下两骨解间、肩髃后陷中。

手厥阴心主经八穴第二十三

中冲，在手中指之端，去爪甲如韭叶陷中。

劳宫，在掌中央动脉。

内关，在掌后，去腕二寸。

大陵，在掌后两筋间陷中。

间使，在掌后三寸，两筋间陷中。

郄门，去腕五寸。

曲泽，在肘后内廉下陷中，屈肘得之。

天泉，在曲腋下，去臂二寸，举腋取之。

手少阳三焦经十七穴第二十四

关冲，在手小指次指之端，去爪甲角如韭叶。

腋门，在手小指次指间陷中。

中渚，在手小指次指后、本节后间陷中。

阳池，在手表腕上陷中。

外关，在腕后二寸陷中。

支沟，在腕后三寸两骨间陷中。一云在阳池上一寸。

会宗，在腕后三寸空中。

三阳络，在臂上大交脉，支沟上一寸。不刺。

四渎，在肘前五寸外廉陷中。

天井，在肘外大骨后一寸、两筋间陷中，屈肘得之。

清冷泉，在肘上三寸，伸肘举臂取之。

消泺，在肩下臂，外开曲腋斜肘分下行。

天宗，在秉风后大骨下陷中。

臑俞，夹肩髎后大骨下胛上廉陷中。

肩外俞，在肩胛上廉，去脊三寸陷中。

肩中俞，在肩胛内廉，去脊二寸陷中。

曲垣，在肩中央曲胛陷中，按之应手痛。

足太阴脾经十二穴第二十五

隐白，在足大指端内侧，去爪甲角如韭叶。

大都，在足大指本节后陷中。

太白，在足内侧核骨下陷中。

公孙，在足大指本节后一寸。

商丘，在足内踝下微前陷中。

三阴交，在足内踝上三寸骨下陷中。

漏谷，在足内踝上六寸骨下陷中。

地机，在膝下五寸。

阴陵泉，在膝下内侧辅骨下陷中，伸足得之。

血海，在膝膑上内廉白肉际二寸。

箕门，在鱼腹上越筋间，动应手阴市内。一云在阴股内起脉间。

气冲，在阴股内动脉。此穴已见上腹第三行中。

足阳明胃经十五穴第二十六

厉兑，在足大趾次趾之端，去爪甲角如韭叶。

内庭，在足大趾次趾外间陷中。

陷谷，在足大趾次趾外间本节后，去内庭二寸。

---

① 空：王本同，疑为“云”。

冲阳，在足趺上五寸，骨间去陷谷三寸。

解溪，在冲阳后一寸半腕上陷中。

丰隆，在外踝上八寸，下廉胻外廉陷中。

上廉，在三里下三寸。一名上巨虚。

下廉，在上廉下三寸。一名下巨虚。

条口，在下廉上一寸。

三里，在膝下三寸胻外廉。

犊鼻，在膝膑下骭上夹解大筋中。

阴市，在膝上三寸伏菟下，若拜而取之。

伏兔，在膝上六寸起肉。

髀关，在膝上伏菟后交分中。

梁丘，在膝上二寸两筋间。

足厥阴肝经十一穴第二十七

大敦，在足大趾端，去爪甲如韭叶及三毛中。

行间，在足大趾间动应手陷中。

太冲，在足大趾本节后二寸或一寸半陷中。

中封，在足内踝前一寸，仰足取之，伸足乃得。

蠡沟，在足内踝上五寸。

中郄，在足内踝上七寸胻骨中，与少阴相直。

膝关，在犊鼻下三寸陷中。《甲乙经》云：二寸。

曲泉，在膝内辅骨下大筋上、小筋下陷中，屈膝而得之。

阴包，在膝上四寸，股内廉两筋之间。

五里，在阴廉下二寸。《甲乙针经》云：在阴廉下，去气冲三寸，阴股中动脉。

阴廉，在羊矢下去气冲二寸动脉。

足少阳胆经十五穴第二十八

窍阴，在足小趾次趾之端，去爪甲角如韭叶。

侠溪，在足小趾次趾歧间本节前陷中。

地五会，在小趾次趾本节后陷中。不灸。

丘墟，在足外踝如前陷中，去临泣三寸。一云伸脚取之。

临泣，在小趾次趾本节后间，去侠溪一寸半。

付阳，在外踝上三寸，太阳前少阳后筋骨间。

悬钟一名绝谷，在外踝上三寸动者中。

光明，在足外踝五寸。

外丘，在足外踝上七寸。

阳辅，在足外踝上辅骨前绝骨端，如前三寸许，去丘墟七寸。

阳交，在足外踝上七寸，斜属三阳分肉间。

阳陵泉，在膝下一寸，外廉陷中。

阳关，在阳陵泉上五寸，犊鼻外陷中。

环跳，在髀枢中，侧卧伸下足，屈上取上足。一云髀枢中，外砚骨陷中。

中渎，在髀外膝上五寸，分肉间陷中。

足少阴肾经十一穴第二十九

涌泉，在足心陷中，屈足卷趾宛宛中。

然谷，在足内踝前，起大骨下陷中。

太溪，在足内踝后，跟骨上动脉陷中。

太钟，在足踝后。

水泉，去太溪下一寸，在内踝下。

照海，在足内踝下。

复溜，在足内踝上二寸陷中。

交信，在足内踝上二寸，少阴前太阴后廉筋骨间。

筑宾，在内踝上端分中。

阴谷，在膝内辅骨之后、大筋之下、

小筋之上，按之应手，屈膝得之。

会阴，在大便前、小便后两阴间。

足太阳膀胱经十七穴第三十

至阴，在足小趾外侧，去爪甲角如韭叶。

通谷，在足小趾外侧，本节前陷中。

束骨，在足小趾外侧，本节后陷中。

京骨，在足外侧大骨下赤白肉际陷中。

申脉，在足外踝下陷中，容爪甲。

金门，在足外踝下，名曰关梁。

仆参，在足跟骨下陷中。

昆仑，在足外踝后跟骨上陷中。一云在外踝，从地直上三寸两筋骨中。

承山，在兑腨肠下分肉间陷中。

飞扬，在外踝上七寸。

承筋，在腨中央陷中。不刺。《千金》云：在胫后，从脚跟上七寸腨中。

合阳，在膝约中央下二寸。

委中，在腘中约纹动脉。

委阳，在足太阳后，出于腘中外廉两筋间承扶下。

浮郄，在委阳上一寸，展足得之。

殷门，在肉郄下六寸。

扶承一名肉郄，在尻臀下股阴下纹中。

三阴三阳流注法

肺手太阴：少商　鱼际　太渊　列缺　经渠　尺泽。募：中府；俞：三椎。

大肠手阳明：商阳　二间　三间　合谷　阳溪　曲池。募：天枢；俞：十六椎。

心主手厥阴：中冲　劳宫　大陵　内关　间使　曲泽。募：巨阙；俞：五椎。

心手少阴：少冲　少府　神门　通里　灵道　少海

小肠手太阳：少泽　前谷　后溪　腕骨　阳溪　小海。募：关元；俞：十八椎。

脾足太阴：隐白　大都　太白　公孙　商丘　阴陵泉。募：章门；俞：十一椎。

胃足阳明：厉兑　内庭　陷谷　冲阳　解溪　三里。募：中管；俞：十二椎。

肝足厥阴：大敦　行间　太冲　中封　中郄　曲泉。募：期门；俞：第十九椎。

胆足少阳：窍阴　侠溪　临泣　丘墟　阳辅　阳陵泉。募：日月；俞：第十椎。

肾足少阴：涌泉　然谷　太溪　水泉　复溜　阴谷。募：京门；俞：十四椎。

膀胱足太阳：至阴　通谷　束骨　京骨　昆仑　委中。募：中极；俞：十九椎。

三焦手少阳：关冲　腋门　中渚　阳池　支沟　天井。募：石门；俞：十三椎。

上五脏六腑，三阴三阳，十二经脉，脏腑出井流荥，注俞过原，行经入合，募前后法。假令肺手太阴为脏，出于少商为井，流于鱼际为荥，注于大泉为俞，过于列缺为原，行于经渠为经，入于尺泽为合，募在中府，俞在第三椎。他皆仿此。

阳井为金，阴井为水；阳荥为水，阴荥为火；阳俞为木，阴俞为火；阳原为火，阴原为金；阳经为火，阴经为金；阳合为土，阴合为水。

妇人第二法四十五首

绝子，灸然谷五十壮，穴在内踝前直下一寸。

胞门闭塞绝子，灸关元三十壮，报之。

妊胎不成，若堕胎腹痛，漏胞见赤，灸胞门五十壮，关元左边二寸是也。右边名子户。

又灸气门穴，在关元旁三寸，各五十壮。《千金》云：百壮。

子脏闭塞不受精，灸胞门五十壮。

绝嗣不生，漏下赤白，灸泉门十壮，三报之。穴在横骨当阴上际，石门穴在气海下一寸，针入一分，留三呼，得气即泻，主妇人气痛坚硬，产后恶露不止，遂成结块，崩中断绪，日灸二七至一百止。

关元在石门下一寸，主断绪产道冷，针入八分，留三呼，泻五吸。灸亦佳，但不及针，日灸一百止。

崩中带下，因产恶露不止。中极穴在关元下一寸，妇人断绪最要穴，四度针即有子。若未有，更针入八分，留十呼，得气即泻。灸亦佳，但不及针，日灸三七至三百止。

白崩中，灸少腹横纹，当脐孔直下一百壮。

又灸内踝上三寸，左右各一百壮。

带下，灸间使三十壮。又淋、小便赤、尿道痛、脐下结块如覆杯，或因食得，或因产得，恶露不下，遂为疝瘕。或因月事不调，血结成块，皆针之如上。

妇人遗尿，不知时出，灸横骨，当阴门七壮。

妊不成，数堕落，灸玉泉五十壮，三报之中极是。

灸夹丹田两边相去各一寸，名四满，主月水不利，贲血上下并无子。灸三十壮，丹田在脐下二寸。

妇人胞落癞，灸脐中二百壮。

水泄痢，灸气海百壮，三报之。

胞落癞，灸身交五十壮，三报之，是脐下横纹中。

又灸背脊当脐五十壮。

又灸玉泉五十壮，三报之。

又灸龙门二十壮，三报之，是阴中上外际。

胞下垂注阴下脱，灸夹玉泉三寸，随年壮。三报之。

阴冷肿痛，灸归来三十壮，三报之，夹玉泉两旁五寸。

妇人无乳法

初针两手小指外侧近爪甲深一分，两手腋门深三分，两手天井深六分。若欲试之，先针一指即知之，神验不传。

妇人逆产足出，针足太阴入三分，足入乃出针，穴在内踝后白肉际陷骨宛宛中。

横产手出，针太冲入三分，急补百息，去足大指奇一寸。

胞衣不出，针足太阳入四寸，在外踝下后一寸宛宛中。

又针足阳跻入三分，在足外踝下白肉际。

产后脉绝不还，针合谷入三分，急补之。又主胎上抢心。

心一作阴中懊侬痛，针涌泉入三分。

心中懊侬痛，针劳宫入五分，补之。

产后出汗不止，针太冲，急补之。

产难、月水不禁、横生胎动，皆针三阴交。

胞衣不出，或腹中积聚，皆针胞门入一寸，先补后泻，去关元左二寸。

又针章门入一寸四分。

子死腹中及难产，皆针胞门。

胎动及崩中下痢，贲气上逆，针丹田入一寸四分，在脐下二寸。

凡难产，针两肩井一寸，泻之，须臾即生也。

漏胞下血不禁，灸关元两旁相去三寸，百壮。

妇人阴中痛引心下，少腹绞痛，灸膝外边上去一寸宛宛中。

妇人下血，泄痢赤白，漏血，灸足太阴五十壮，在内踝上三寸百壮，主腹中五寒。

妇人漏下赤白，月水不利，灸交仪穴，在内踝上五寸。

妇人下血，漏赤白，灸营池穴三十壮，在内踝前后两边池上脉，一名阴阳。

妇人漏下赤白，四肢酸削，灸漏阴三十壮，穴在内踝下五分微动脉上。

妇人下赤白漏，泄注，灸阴阳穴，随年壮，三报之，在足拇趾下屈里表头白肉际。

小儿惊痫第三法二十一首

曲泽，主心下澹澹喜惊。

阴交、气海、大巨，主惊不得卧。

阴跻，主卧惊，视如见星。

太钟、郄门，主惊恐畏人，神气不足。

然谷、阳陵泉，主心中怵惕，恐人将捕之。

解溪，主瘈疭而惊。

少冲，主太息烦满，少气悲惊。

行间，主心痛数惊，心悲不乐。

阳谷，主风眩惊手捲。

厉兑，主多卧好惊。

腋门，主喜惊，妄言面赤。

神门，主数噫，恐悸少气。

间使，主喜惊，喑不能言。

三间、合谷，主喜惊。

阳溪，主惊瘈。

通里，主心下悸。

大陵，主心中澹澹惊恐。

手少阴阴郄，主气惊心痛。

天井，主惊瘈。

后溪，主泪出而惊。

腕骨，主烦满惊。

鼻病第四法七首

鼻中壅塞，针手太阳入三分，在小指外侧后一寸，白肉际宛宛中。

囟一穴，主鼻塞不闻香气，日灸二七至七百壮。初灸时痛，五十壮已去不痛，七百壮还痛即止，至四百壮渐觉鼻轻。

治鼻中息肉，灸上星二百壮，入发际一寸。

又夹上星相去三寸各百壮。

衄时痒，便灸足大趾节横理三毛中十壮，剧者百壮，衄不止灸之，并主阴卵肿。

鼻衄不止，灸涌泉二穴百壮。

灸鼻两孔与柱七壮，主鼻涕出不止。

舌病第五法二十五首

重舌，灸行间，随年壮[①]，穴在足大趾歧中，二穴。

小儿重舌，灸左足踝上七壮。

又灸两足外踝上三壮。

紧唇，灸虎口，男左女右七壮。又灸承浆三壮。

牙齿疼，灸两手中指背第一节前有陷处七壮，下火方愈。

齿疼，灸外踝上高骨前交脉上七壮。

风牙疼逐左右，以绳量手中指头至掌后第一横纹，折为四分，以度横纹后，当臂两筋间，当度头灸三壮，随左右灸之。两相患，灸两臂至验。

耳聋鸣，客主人一名上关，在听会上一寸动脉宛宛中，针入一分，主耳聋鸣如蝉。

又，聤耳脓出，亦宜灸，日三壮至二

① 壮：原缺，据王本补。

百壮，侧卧张口取之。

又，听会在上关下一寸动脉宛宛中，一名耳门，针入三分，主耳聋，耳中如蝉鸣。通耳灸，日五壮至七壮止，十日后还依前灸之，慎生冷、醋、滑、酒、面、羊肉、蒜、鱼、热食。

又，合谷在虎口后纵纹头，立指取之宛宛中，主耳聋飕飕然如蝉鸣，宜针入四分，留三呼五吸。忌灸，慎洗手。凡针手足，皆三日勿洗也。

耳风聋雷鸣，灸阳维五十壮，在耳后引耳令前弦弦筋上是。

耳聋不得眠，针手小指外端近甲外角肉际，入一分半，补之。

又，针关冲，入一分半，补之。

又，针腋门，在手小指次指奇间，入三分，补之。

牙车失欠蹉跌，灸第五椎，日二七壮，满三百壮不瘥，灸气冲二百壮，胸前喉下寅骨中是。

又，灸足内踝上三寸宛宛中三百壮，三报之。

听会，主牙车急及脱臼相离二寸，在上关下一寸，一名耳门，侧卧张口乃得之，针入三分留三呼，得气即泻，不补宜灸，日五壮至七壮止，十日后还依前灸，慎生冷、醋、滑。

又法：下关在耳门下一寸宛宛中动脉际是也，主牙车脱关，不得嚼食。侧卧开口取之，针入四分，与上同法，灸数亦同。忌热食、酒、面。

颊车，在耳下二韭叶宛宛中，主牙车不开、口噤不言及牙疼不得食、牙颊肿。侧卧张口取之，针入四分，得气即泻，不补宜灸，日七壮至七七壮即止。

喉痹，针两小手指爪纹中出血三大豆许即愈，左刺左，右刺右。

又，手无名指甲后一韭叶名关冲，主喉痹，不得下食饮，心热噏噏，常以缪刺之，患左刺右，患右刺左，都患刺两畔。

咽喉酸辛，灸少冲七壮，雀矢大注。

神门、合谷，主喉痹心烦。

脚气第六 法三首　论一首

初灸风市，次伏兔，次犊鼻，次膝目，次三里，次上廉，次下廉，次绝骨。

凡八穴。风市穴：令病人起，正身平立，垂两手直下，舒十指掩著两髀，便点手中指头，髀大筋上灸百壮，逐轻重灸之。轻者不可减百壮，重者一穴五六百壮。伏兔穴：令病人累夫端坐，以病人手夫横掩膝上，夫下旁与曲膝头齐上旁侧，夫际当中央是，灸百壮，亦可五十壮。犊鼻穴：在膝头盖骨上际外角平处，以手按之，得节解是。一法云在膝头下近外三骨箕踵中，动脚，以手按之，得窟解是，灸五十壮，可至百壮。膝目穴：在膝头骨下两旁陷者宛宛中是，灸百壮。三里穴：在膝头骨节下一夫蹄胫骨外是；一法云在膝头骨节下三寸。人有长短大小，当以病人手夫度取。灸百壮。上廉穴：在三里下一夫，亦蹄胫骨外是，灸百壮。下廉穴：在上廉下一夫，亦蹄胫骨外是，灸百壮。绝骨穴：在足外踝上一夫，一云四寸是，灸百壮。凡此诸灸，不必一顿灸尽壮数，可日日报灸之，三日之中，令尽壮数为佳。凡病一脚灸一脚，病两脚便灸两脚也。凡脚弱病从着两脚。一方云：觉脚异便灸三里及绝骨各一处，两脚异者合四穴灸之，多少逐病轻重，大要虽病轻，不可减百壮，不瘥，速令以次灸之，多则佳。

脚疼，三阴交三百壮，神良。一云灸绝骨最要。论曰：有人得之不以为事，不觉忽然入腹，腹肿心热，其气大上，遂至绝命，当知微觉有异，即须大灸之，乃得应手即瘥。亦依旧支法存灸之，梁丘、犊鼻、三里、上廉、下廉、解溪、太冲、阳陵泉、绝骨、昆仑、阴陵泉、三阴交、足太阳、复溜、然谷、涌泉、承山、束骨等凡一十八穴，旧法多灸百会、风府、五脏六府俞募，顷来灸者悉觉引气向上，慎不得灸，以上大忌之。

又，灸足十趾奇端去奇一分，两足凡八穴，名曰八冲，极下气。足十趾端名曰气端。日灸三壮，其八冲可日灸七壮，气下即止，艾炷须小作之。

诸风第七 法六十九首　论一首

肺中风者，其人偃卧而胸满短气，冒闷汗出者，肺风之证也。视眼以下鼻上两边，下行至口，色白者尚可治，速灸肺俞百壮，小心减之。若色黄者，此为肺已伤，化为血矣，不可复治。其人当妄言，掇空指地，或自拈衣寻缝，如此数日死。若为急风所中，便迷妄恍惚，狂言妄语，或少气惙惙，或不能言，若不速治，宿昔而死。亦觉，便灸肺俞、膈俞、肝俞数十壮，急服续命汤可救也。若涎唾不止者，既灸，当与汤也。

肝中风者，但踞坐，不得低头，绕两眼连额微有青者，肝风之证也。若唇色青面黄尚可治，急灸肝俞百壮，急服续命汤。若色大青黑者，此为肝已伤，不可复治，数日而死。

心中风者，其人但得偃卧，不得倾侧，闷乱冒绝，汗出，心风之证也。若唇正赤尚可治，灸心俞百壮，急服续命汤。若或青或白，或黄或黑，此为心已坏为水，不可复治，旬日死。一云五六日死。

脾中风者，其人但踞坐而腹满，视身通黄，口吐咸汁，尚可治，灸脾俞百壮，急服续命汤。若目下青，手足青，不可复治。

肾中风者，其人踞坐腰痛，视胁左右，若未有黄色如饼粢大尚可治，灸肾俞百壮，急服续命汤。若齿黄赤，鬓发直，面土色，不可复治。

大肠中风者，卧而肠鸣不止，灸大肠俞百壮，服续命汤。

论曰：凡风病内外沉浮者，内是五脏，外是皮肤，沉是骨髓，浮是血脉。若在腠理，汤药所及。若在五脏，酒醪所至。若在血脉，针灸所中。深在骨髓，扁鹊自云不能如何。

风痱者，卒不以言，口噤，手不随而强直。灸法：度病者手小指内歧间至指端为度，以置脐上，直望心下丹注度上端毕，又作两度，续在注上合其下开其上，取其本度，横置其开上令三合其状，如倒作厶字形也，男度右手，女度左手，嫌不分明，故以丹注三处起火各百壮。

夫眼瞤动、口偏㖞、舌不转者，灸口吻边横纹赤白际左右，随年壮三报之。不瘥更报。

肝风占候，口不能言，灸鼻下人中，次大椎，次肝俞，各五十壮。

心风，灸心俞各五十壮。

脾风，灸脾俞各五十壮。

脾风占候，言声不出或手上下，灸手十指头，次灸人中、大椎，两耳门前脉去耳门上下行一寸，次两大指节上下六穴各七壮。

卒中风口㖞，以苇筒长五寸，以一头刺耳孔中，四畔以面密塞，勿令泄气，一头纳大豆一颗，并艾烧之令燃，灸七壮，瘥。患右灸左，患左灸右，《千金》不传。又灸手交脉三壮，左灸右，右灸左，其炷如鼠矢，横安之，两头放火烧之。

凡卒中风，口噤不得开，灸颊车二穴，穴在耳下八分小近前，灸五壮即得语。又随年壮，口僻，左右灸之。

治尸厥法

凡尸厥如死，脉动如故，针百会入二分补之，灸熨两胁。又针足中趾头去甲如韭叶。又针足大趾甲下内侧，去甲三分。

灸失喑不语法

先灸天窗五十壮讫，息火乃移灸百会五十壮毕，还灸天窗五十壮。若初发先灸百会，则风气不得泄，内攻五脏当闭伏，更失喑也，所以先灸天窗，次灸百会乃佳。一灸五十壮，息火泄气复灸之。视病轻重，重者各三百壮，轻者以意。一云次灸肩井得二百壮，即灸三里三壮若五壮，以下气也。鸠尾可灸百壮，灸至五十壮暂息火也。

又法

凡一切中风，服药益剧者，但是风穴，皆灸之三壮，神良。欲除根本，必须火艾，专恃汤药则不可瘥。

灸角弓反张法

唇青眼戴，角弓反张，始觉发动，即灸神庭七壮，穴在当鼻直上发际。

次灸曲差二穴各七壮。穴在神庭两旁各一寸半。

次灸上关二穴各七壮。在耳前上廉起骨陷中，一名客主人。

次灸下关二穴各七壮。在耳前动脉下空下廉陷中。

次灸颊车二穴各七壮。穴在耳下曲颊端陷中。

次灸廉泉一穴七壮。在当颐直下骨后陷中。

次灸囟会一穴七壮。在神庭上一寸。

次灸百会一穴七壮。在当顶上正中央。

次灸本神二穴各二壮。在耳直上入发际二分。

次灸天柱二穴各七壮。在项后大筋外入发际陷中。

次灸陶道一穴七壮。在大椎下间。

次灸风门二穴各七壮。在第二椎下两旁各一寸半。

次灸心俞二穴各七壮。在第五椎下两旁各一寸半。

次灸肝俞二穴各七壮。在第九椎下两旁各一寸半。

次灸肾俞二穴各七壮。在第十四椎下两旁各一寸半。

次灸膀胱俞二穴各七壮。在第十九椎下两旁各一寸半。

次灸曲池二穴各七壮。穴在肘外曲头陷中，屈肘取之。

次灸肩髃二穴各七壮。在两肩头之中，两骨间陷中。

次灸支沟二穴各七壮。在手腕后二寸两骨间陷中。

次灸合谷二穴各七壮。在手大指虎口两骨间陷中。

次灸间使二穴各七壮。在掌后三寸两筋间。

次灸阳陵泉二穴各七壮。在膝下骨前陷中。

次灸阳辅二穴各七壮。在外踝上绝骨陷中。

次灸昆仑二穴各七壮。在外踝后跟骨上陷中。

上以前主久风、卒风、缓急诸风，发动不自觉知，或心腹胀满，或半身不遂，或口噤不言，涎唾自出，目闭耳聋，或举身冷直，或烦闷恍惚，喜怒无常。凡有风，皆灸之，神验。鼻交頞中一穴，针入六分，得气即泻，留三呼，泻五吸，不补，亦宜灸，然不如针。此主癫风，角弓反张，羊鸣大风，青风，面风如虫行，卒风多睡，健忘，心中愦愦，口噤，闇[1]

---

[1] 闇：通“奄”。

倒不识人，黄疸，急黄，八种大风，此之一穴皆主之，莫不神验。慎酒、面、生冷、醋、滑、猪、鱼、荞麦、浆水。

杂灸法

凡风，灸上星二百壮，又前顶二百壮，百会一百壮，脑户三百壮，风府三百壮。

凡大风灸百会七百壮。

凡百诸风，灸大椎平处两相二寸三分，以病人指寸量之，各一百壮。

治风，耳后八分半有穴，灸一切风若狂者，亦瘥。耳门前灸百壮，治卒病恶风，欲死不言及肉痺不知人，灸第五椎名曰脏俞，各一百五十壮。

扁鹊曰：凡心风灸心俞各五十壮，第五节对心是也。

肝俞，主肝风腹胀，食不消化，吐血酸削，四肢羸露，不欲食，鼻衄，目晌䀮䀮，眉头胁下痛，少腹急，灸百壮。

大肠俞主风，腹中雷鸣，大肠灌沸，肠澼泄痢，食不消化，少腹绞痛，腰脊疼强，大小便难，不能饮食，灸百壮，三报之。

治卒中恶，闷热毒欲死，灸足大趾横纹，随年壮。若筋急不能行者，若内筋急，灸内踝上三十壮，外筋急，灸外踝上三十壮，愈。若戴睛上插者，灸两目后眦二七壮。

若不语，灸第三椎五百壮。

若不识人，灸季肋头七壮。

若眼反口噤，腹中切痛，灸阴囊下第一横理十四壮。

腋门二穴主风，灸五十壮，亦可九壮。

治风，身重心烦，足胫疼，灸绝骨百壮，在外踝上三寸。一云四十，又云一夫。

凡卒中风，口噤不开，灸机关二穴，在耳下八分近前，灸五壮即愈。一云随年壮。僻者，随左右灸之。

治头风摇动，灸脑后玉枕中间七壮。

治猥退风偏风半身不遂法

肩髃，主偏风半身不遂，热风，头风，刺风，手不上头，捉物不得，挽弓不开，臂冷酸疼无力，针入八分，留三呼，泻五吸，在膊骨头陷中平手取之，偏风不遂，可至二百壮，过多则臂强，慎酒、肉、五辛、热食、浆水。

又针曲池，入七分，得气即泻，然后补之，大宜灸，日十壮至一百壮止。十日更报之，少至二百壮。

又针列缺，入三分，留三呼，泻五吸。亦可灸之，日七壮至一百，总至三百壮。

阳池，上一夫两筋间陷中，主刺风热风，耳聋鸣，手不仁，冷风手战，偏风，半身不遂。阳池支沟，下一夫覆腕当纹宛宛中，亦主或因损后把捉不得，针入三分，留三呼，泻五吸，忌灸。

商丘，在内踝前陷中，主偏风痹，脚不得履地，刺风头风热风阴痹，针入三分，留三呼，泻五吸，疾出之。忌灸。

偏风半身不遂，脚重热风，疼不得履地，针入四分，留三呼，得气即泻，疾出针，于痕上灸之良，七壮。

灸猬退风半身不遂法

先灸天窗，次大门，脑后尖骨上一寸，次承浆，次风池，次曲池，次手髓孔，腕后尖骨头宛宛中，次手阳明大指奇后，次脚五册①，屈两脚膝腕纹，次脚髓孔足外踝后一寸，次足阳明足拇趾奇三寸，各灸百壮。若有手足患不遂，灸百会，次本神，次肩髃，次心俞，次手少阳，次足外踝下容爪处，并依左右百壮。

---

① 脚五册：疑即脚五里。经穴名，属足厥阴肝经。

面上游风如虫行，习习然起，则头旋眼暗，头中沟垄起，灸天窗，次两肩上一寸当瞳仁，次曲眉在两眉间，次手阳明，次足阳明，各灸二百壮。

时行法第八法四首

初得一日二日，但灸心下三处：第一去心下二寸，名巨阙。第二去心下二寸，名上管。第三去心下三寸，名胃管，各灸五十壮。然或人形小大不同，恐寸数有异，可以绳度之，随其长短寸数最佳。取绳从心骨鸠尾头少度至脐孔，中屈之取半，当绳头名胃管。又中屈更为二分，从胃管向上度是上管，上度取一分是巨阙。大人可五十壮，小儿可一七二七壮，随其年灸，以意量之。

若病者三四日以上，宜先灸囟上二十壮，以绳度鼻正上尽发际中，屈绳断去半，便从发际度入发中灸绳头名天窗。又灸两颞颥，又灸风池，又灸肝俞百壮，余处各二十壮。

又灸太冲三十壮，神验无比。

豌豆肉疮，灸两手腕研子骨尖上三壮，男左女右。

黄疸第九法一十一首

唇里正当承浆边，逼齿龈针三锃，治马黄黄疸。

颞颥在眉眼尾中间，上下有来去络脉是，针灸之。治疸气温病，夹人中火针，治马黄疸通身并黄，语音已不转者。

灸钱孔百壮，度乳至脐中，屈肋头骨是。灸百壮治黄疸。

夹承浆两边各一寸，治马黄急疫。

灸太冲七壮。又云针灸随便。

又灸风府、热府、肺俞、心俞、肝俞、脾俞、肾俞，男阴缝拨阴反向上，灸治马黄黄疸。若女人，玉门头是穴，针灸无在。

脚跟，在白肉后际针灸随便，治马黄黄疸。

臂石子头，还取病人手自捉臂，从腕中大渊纹向上一寸接白肉际，灸七壮，治马黄黄疸。

黄疸，灸第七椎七壮，黄汁出。

疟病第十法一十三首

疟，灸上星及大椎，至发时令满百壮。艾炷如黍火粒，俗人不解。务大炷也。

又觉小异，灸百会七壮。若更发，更七壮。极难瘥，不过三灸。

又灸风池二穴三壮。

又灸肾俞百壮。

又灸三间，在虎口第二指节下一寸，三年疟欲发，即下火。

治一切疟，无问处所，仰卧以绳量其两乳间，中屈，从乳向下灸度头，随年壮，男左女右。

治疟，刺足少阴，出血愈。

治诸疟而脉不见者，刺十指间见血，血去必已。先视身赤如小豆者，皆取之。

疟，日西发者，临泣主之。

疟，实则腰背痛，虚则鼻衄，飞扬主之。

疟，多汗，腰痛，不能俯仰，目如脱，项如拔，昆仑主之。

灸一切疟，尺泽主之。

凡疟有不可瘥者，从未发前灸大椎，至发时满百壮，无不瘥。

《千金翼方》卷第二十六

千金翼方卷第二十七　针灸中

肝病第一五十一法

治眼目法

攒竹，主目视不明䀮䀮，目中热痛及瞤，针入一分，留二呼，泻三吸，徐徐出之。忌灸。宜出血、涂盐。

肤翳白膜覆瞳仁，目暗及眯，雀目冷泪，目视不明，努肉出，皆针睛明，入一分半，留三呼，泻五吸。冷者先补后泻，复补之。雀目者，可久留十吸，然后速出。

视眼喎不正，口喎目瞤，面动叶叶然，眼赤痛，目䀮䀮，冷热泪，目睑赤，皆针承泣。在目下七分眶骨中，当瞳子直下陷中，入二分半，得气即泻。忌灸。

目暗不明，针中渚，入二分，留三呼，泻五吸。灸七壮。炷如雀矢大，在手小指次指本节后间。

眯目、偏风、眼喎、通睛、耳聋，针客主人，一名上关，入一分，久留之，得气即泻。亦宜灸，日三七壮至二百壮，炷如细竹箸大，侧卧张口取之。

眼暗灸大椎下第十节，正当脊中二百壮，惟多佳。可以明目，神良。灸满千日，不假汤药。

肝劳，邪气眼赤，灸当容一百壮，两边各尔。在眼后耳前三阴三阳之会处，以手按之有上下横脉，是与耳门相对也。

肝俞，主目不明，灸二百壮，小儿寸数甚斟酌，灸可一二七壮。

治目急痛，不可远视，灸当瞳子上入发际一寸，随年壮。

治风翳，灸手中指本节头骨上五壮，炷如小麦大，逐病左右灸之。

治风痒赤痛，灸人中、鼻柱二壮，仰卧灸之。

治目卒生翳，灸大指节横纹三壮，逐左右灸之。

治眼暗。若一眼暗，灸腕后节前陷中。两眼暗，两手俱灸，随年壮。

治温病后食五辛即不见物，遂成雀目，灸第九椎，名肝俞，二百壮，永瘥。

治脚转筋法

治脚转筋，针内昆仑穴，在内踝后陷中，入六分，气至泻之。

又灸承山，随年壮，神验。

第二十一椎主腰背不便，筋转痹，灸随年壮。

治筋挛转筋，十指筋挛急，不得屈伸，灸足外踝骨上七壮。

治失精筋挛，阴缩入腹相引痛，灸中封五十壮。又下满，灸五十壮，两脚一百壮，此二穴亦主喉肿厥逆，五脏所苦鼓胀悉主之。老人加之，五十以下及小儿并随年壮。

治转筋，胫骨痛不可忍，灸屈膝下廉横筋上三壮。

腹胀转筋，灸脐上一寸二七壮。

治癥瘕法

小腹坚大如盘盂，胸腹中胀满，饮食不消，妇人癥聚瘦瘠，灸三焦俞百壮，三报之。

灸内踝后宛宛中，随年壮。

灸气海百壮。

久冷及妇人癥瘕，肠鸣泄痢，绕脐绞痛，灸天枢百壮，三报之，勿针。脐两旁各二寸。

积聚坚满痛，灸脾募百壮，章门是也。

治瘕癖，患左灸左，患右灸右。第一屈肋头近第二肋下即是灸处，第二肋头近第三肋下向肉翅前亦是灸处。初日灸三，次日五，后七，周而复始，至十止。惟忌大蒜，余不忌。

又灸关元五十壮。

又灸脐上四指五十壮。

膏肓俞两穴主无病不疗方

先令病人正坐曲脊，伸两手以臂著膝前，令正直，手大指与膝头齐，以物支肘，勿令臂得动也。从胛骨上角摸索至胛骨下头，其间当有四肋三间，灸中间依胛骨之里，去胛骨容侧指许，摩胆去表肋间空处，按之自觉牵引肩中。灸两胛内各一处至六百壮，多至千壮，数百壮当气下，砻砻然如流水，当有所下，若停痰宿疾亦必下也。此灸无所不治，主诸羸弱瘦损虚劳，梦中失精，上气咳逆，及狂惑妄误，皆有大验。若病人已困，不能正坐，当令侧卧，挽上臂令前，索孔穴灸之，求穴大较，以右手从左肩上住指头表所不及者是也，左手亦然。及以前法灸。若不能久正坐伸两臂者，亦可伏衣幞上，伸两臂，令人挽两胛骨使相远，不尔，胛骨覆穴不可得也。所伏衣幞，当令大小有常，不尔，则前却，失其穴也。此穴灸讫后，令人阳气盛，当消息自养，令得平复。其穴近第五椎相准望求索。

治头重臂肘重法

头重风劳，灸脑户五壮，针入三分补之。

头重不能胜，灸脑户下一寸半。

身体重，四肢不能自持，灸脾俞，随年壮，针入五分补之。

身重，嗜眠不自觉，灸天府五十壮，针入三分补之。

身重，灸水分百壮，针入一寸补之。

体重，四肢不举，灸天枢五十壮。忌针。

身重肿，坐不欲起，风劳脚疼，灸三里五十壮，针入五分补之。

又，灸足太阳五十壮，针入三分补之。

臂重不举，灸肩井，随年壮，可至百壮，针入五分补之。

又，灸足泽三十壮，针入三分补之。

第一椎名大杼，无所不主，侠左右一寸半或一寸二分，主头项痛不得顾，胸中烦急，灸随年壮。

诸烦热，时气温病，灸大椎百壮，针入三分泻之，横三间寸灸之。

心烦上气，灸肺俞，针入五分。

心烦短气，灸小肠俞。

又，灸巨阙、期门各一百壮，针入五分。

又，灸心俞百壮，针入五分。

头身热，灸胃管百壮，勿针。

烦闷忧思，灸大仓百壮。

烦热头痛，针虎口入三分。

烦躁恍惚，灸间使三十壮，针入三分。

骨热烦，胸满气闷，针三里入五分。

身体烦热，针中府。

又，灸绝骨五十壮。

胆病第二一十二法

左手关上阳绝者，无胆脉也。苦口中无味一云苦眯目，恐畏，如见鬼，多惊少力，刺足厥阴治阴，在足大趾间，或刺三毛中。

左手关上阳实者，胆实也。苦腹中不安，身躯习习，刺足少阳治阳，在足第二趾本节后一寸。

侠胆俞旁行相去五寸，名浊浴。主胸中胆病，随年壮。

胆虚，灸足内踝上一寸，名三阴交，二十壮。

治吐血法

虚劳吐血，灸胃管三百壮。亦主呕逆吐血，少食多饱及多睡百病。

凡口鼻出血者，名曰脑衄，灸上星五十壮。

吐血、唾血，灸胸堂百壮，忌针。

吐血，腹痛雷鸣，灸天枢百壮。

吐血唾血，上气咳逆，灸肺俞，随年壮。

吐血酸削，灸肝俞百壮。

吐血呕逆，灸手心主五十壮，大陵是。

吐血，灸颈项上二七壮。

心病第三一十八法

心俞，各灸二七壮，主心病，老小减之。不能食，胸中满，膈上逆气，闷热，皆灸之。

卒心疝，暴痛汗出，刺大敦，左取右，右取左，男左女右，刺之出血立已。

侠巨阙两边，相去各半寸，名曰上门。主胸中痛引腰背，心下呕逆，面无滋润，各灸随年壮。

凡颜色焦枯，劳气失精，肩背痛，手不得上头，灸肩髃百壮。穴在肩外头近后，以手按之有解宛宛中。

当心下一寸，名巨阙。主心闷痛，上气，引少腹冷，灸二七壮。

脉不出，针不容两穴，在幽门两旁各一寸五分。

健忘忽忽，针间使入五分，掌后三寸。

心中懊侬，彻背痛，烦逆，灸心俞百壮。

心痛如锥刀刺，气结，灸膈俞七壮。

心痛，冷气上，鸠尾上二寸半，名龙颔，灸百壮，不针。

心痛，恶气上，胁痛急，灸通谷五十壮，在乳下二寸。

心痛，暴恶气叉心，灸巨阙百壮。

心痛，胸胁满，灸期门，随年壮。

心痛坚烦，气结，灸太仓百壮。

心痛暴，绞急欲绝，灸神府百壮。附：鸠尾正当心，有忌。

胸痹心痛，灸膻中百壮。忌针两乳间。

心痛，灸臂腕横纹三七壮。

心痛，灸两虎口白肉际七壮。

小肠病第四八十一法，诀二首

左手关前寸口阳绝者，无小肠脉也。苦脐痹，少腹中有疝瘕，主月即冷，上抢心，刺手心主治阴，在掌后横纹中，入一分。

左手关前寸口阳实者，小肠实也。苦心下急，热痹，小肠内热，小便赤黄，刺手太阳治阳，在手第二指本节后一寸动脉。

侠中管两边相去半寸，名曰阴都，灸随年壮，主小肠热病。

侠脐两边相去一寸，名魂舍，灸一百壮，主小肠泄痢脓血，小儿减之。又，灸小肠俞七壮。

灸风眩法

以绳横度口至两边，既得度口之寸数，便以绳一头更度鼻，尽其两边两孔间，得鼻度之寸数，中屈之取半合，于口之全度中屈之。先觅头上回发，当回发中灸之。以度度四边左右前后，当绳端而灸。前以面为正，并依年壮多少，一年凡三灸，皆须疮瘥，又更灸之，壮数如前。若速灸，火气引上。其数处回发者，则灸其近当鼻也。若回发近额者，亦宜灸。若指面为瘢，则阙其面处，然病重者，亦不得计此也。

治卒癫法

灸阴茎上宛宛中三壮，得小便通即瘥。当尿孔上是穴。

又，灸阴茎头三壮。

又，灸乳头三壮。

又，灸足大趾上聚毛中七壮。

又，灸督脉三十壮，在直鼻人中上，入发际，三报之。

又，灸天窗、百会，各渐灸三百壮，炷惟小作。

一法：灸耳上发际各五壮。

治卒中邪魅恍惚振噤法

鼻下人中及两手足大趾爪甲，令艾炷半在爪上，半在肉上，七炷不止，十四壮，炷如雀矢大，作之。

狂，鬼语，针其足大拇趾爪甲下，入少许即止。

治大人癫小儿惊痫法

灸背第二椎及下穷骨两处，以绳度中折，绳端一处是脊骨上也。凡三处毕，复断此绳作三折，令各等而参合如“厶”字，以一角注中央灸，下二角侠脊两边便灸之，凡五处也。以丹注所灸五处各百壮，削竹为度，胜绳也。

狂风骂詈，挝斫人，名为热阳风。灸口两吻边，燕口处赤白际各一壮。

又，灸阴囊缝三十壮，令人立，以笔正注，当下已卧却核卵令上，乃灸之，勿令近前中卵核，恐害于阳气也。

卒发狂言鬼语法

以甑带急合缚两手大指，便灸左右胁，当对屈肘头两处火，俱下各七壮。须臾，鬼语自道姓名乞去。徐徐语问，乃解其手。

狂痫不识人，癫病眩乱，灸百会九壮。

狂走瘈疭，灸玉枕上三寸。一法：顶后一寸百壮。

狂邪鬼语，灸天窗九壮。

又，灸口吻十五壮。

狂癫哭泣，灸手逆注三十壮，在手腕后六寸。

狂走惊痫，灸河口五十壮，在手腕后陷中动脉，此与阳明同也。

狂癫，风癫，吐舌，灸胃管百壮，不针。

又，灸大幽一百壮。

又，灸季肋端三十壮。《千金》云：治狂走癫痫。

狂言恍惚，灸天枢百壮。

又，灸间使三十壮。《千金》云：治狂言妄语。

狂走喜怒悲泣，灸巨觉，随年壮。在背上胛内侧反手所不及者，骨芒穴上六分，捻之痛是也。一云巨阙俞。

狂邪惊痫，灸承命三十壮，在内踝后上行三寸动脉上。

又，灸巨阳五十壮。《千金》云：治狂癫风惊，厥逆心烦。

又，灸足太阳五十壮。《千金》云：治狂，癫鬼语。

又，灸足少阳随年壮。《千金》云：治狂，癫痫，狂易。

又，灸足阳明三十壮。《千金》云：治狂走，惊，恍惚。

狂走癫厥如死人，灸足大敦九壮。《千金》云：灸足大趾三毛中。

狂走骂詈，灸八会随年壮，在阳明下五分。

狂癫惊走风恍惚，瞋喜骂笑，歌哭鬼

语，吐舌，悉灸上星、脑户、风池，手太阳、阳明、太阴，足太阳、阳明、阳跷、少阳、太阳、阴跷、足跟，悉随年壮。

惊怖心忪，少力，灸大横五十壮。

邪鬼妄语，灸悬命一十四壮，在口唇里中央弦弦是。一名鬼禄，一法以钢刀决断弦弦乃佳。

狂邪鬼语，灸伏兔百壮。

又，灸慈门五十壮。《千金》云：治悲泣邪语，鬼忙歌笑。

悲泣鬼语，灸天府五十壮。

狂邪发无常，披头大唤欲杀人，不避水火者，灸间使，男左女右，随年壮。

狂走刺人，或欲自死，骂詈不息，称鬼神语，灸口吻头赤白际一壮。

又，灸两肘内屈中，五壮。

又，灸背胛中间三壮，报之。

惊狂走，灸内踝上三寸，近后动脉上七壮。

邪病，四肢重痛，诸杂候，尺泽主之。一名鬼堂。

邪病语不止及诸杂候，人中主之。一名鬼市。《千金》云：一名鬼客厅，凡人中恶先掐鼻下是也。

邪病卧，冥冥不自知，风府主之。一名鬼穴。

邪病大唤骂詈走，十指端去爪一分主之。一名鬼城。

邪病鬼癫，胸上主之。一名鬼门，并主四肢重。

邪病大唤骂走，三里主之。一名鬼邪。

劳宫，一名鬼路。

阳泽，一名鬼臣。

耳前发际宛宛中，一名鬼床。

尺中动脉名鬼受。

足太阳名鬼路。

癫狂二三十年者，灸天窗，次肩井，次风门，次肝俞，次肾俞，次手心主，次曲池，次足五趾[①]，次涌泉，各五百壮，日七壮。

针邪鬼病图诀法

凡百邪之病，源起多途，其有种种形相，示表癫邪之端，而见其病，或者默然而不声，或复多言而谩语，或歌或哭，或笑或吟，或眠坐沟渠，啖食粪秽，或裸露形体，或昼夜游走，或嗔骂无度，或是飞虫精灵，手乱目急，如斯种类癫狂之人，今针灸与方药并主治之。

扁鹊曰：百邪所病者，针有十三穴。凡针之体，先从鬼宫起，次针鬼信，便至鬼垒，又至鬼心，未必须并针，止五六穴即可知矣。若是邪虫之精，便自言说，论其由来，往验有实，立得精灵，未必须尽其命，求去与之。男从左起针，女从右起针，若数处不言，便遍针也。依诀而行，针灸等处并备主之。

第一初下针，从人中名鬼宫，在鼻下人中左边下针，出右边。

第二次下针，手大指爪甲下三分，名鬼信。入肉三分。

第三次下针，足大趾爪甲下，入肉二分，名鬼垒，五指皆针。

第四次下针，在掌后横纹入半解，名鬼心。

第五次下针，在外踝下白肉际，火针七锃，锃三下，名鬼路。

第六次下针，入发际一寸，大椎以上，火针七锃，锃三下，名鬼枕。

第七次下针，去耳垂下五分，火针七锃，锃三下，名鬼床。

第八次下针，承浆从左刺出右，名鬼市。

第九次下针，从手横纹三寸两筋间针

① 趾：原作“册”，据文义改。

度之，名鬼路，此名间使。

第十次下针，入发际直鼻上一寸，火针七锃，锃三下，名鬼堂。

第十一次下针，阴下缝灸三壮，女人玉门头三壮，名鬼藏。

第十二次下针，尺泽横纹中内外两纹头接白肉际七锃，锃三下，名鬼臣，此名曲池。

第十三次下针，去舌头一寸，当舌中下缝，刺贯出舌上，仍以一板横口吻，安针头，令舌不得动，名鬼封。

上以前若是手足皆相对，针两穴。若是孤穴，即单针之。

治风邪法

灸间使随年壮。

又，灸承浆七壮，三报之。

又，灸心俞七壮。

又，灸三里七壮。

治鬼魅

灸入发际一寸百壮。

灸间使、手心各五十壮。

野狐魅

合手大指，急缚大指，灸合间二七壮，当狐鸣而愈。

脾病第五三十二法

脾俞，主四肢寒热，腰疼不得俯仰，身黄腹满，食呕，舌根直，并灸椎上三穴各七壮。

治老小大便失禁法

灸两脚大趾去甲一寸三壮。

又，灸大趾奇间各三壮。

大小便不通

灸脐下一寸三壮。

又，灸横纹百壮。

治大便难法

灸第七椎两旁各一寸，七壮。

灸侠玉泉相去二寸半，名肠遗，随年壮。一云二寸。

又，灸承筋二穴三壮。

又，灸大都随年壮。

又，灸大敦四壮。

腹中热闭，时大小便难，腰痛连胸，灸团冈百壮，在小肠俞下二寸横三间寸，灸之。

大便闭塞，气结，心坚满，灸石门百壮。

大小便不利，欲作腹痛，灸荣卫四穴各百壮，在背脊四面各一寸。

大小便不利，灸八髎百壮，在腰目下三寸，侠脊相去四寸，两边各四穴。

小儿大小便不通，灸口两吻各一壮。

小便不利，大便数泄注，灸屈骨端五十壮。

又，灸天枢百壮，在侠脐相去各二寸。魂魄之舍，不可下针。一云相去三寸。

治痢法

大便下血，灸第二十椎，随年壮。恐是中膂肉俞。

赤白下痢，灸穷骨头百壮，多多益佳。

食不消化，泄痢，不作肌肤，灸脾俞随年壮。

泄注五痢便脓血，重下腹痛，灸小肠俞百壮。

泄痢久下，失气劳冷，灸下腰百壮，三报之。在八魁正中脊骨上，灸多益佳，三宗骨是。忌针。

少腹绞痛，泄痢不止，灸丹田百壮，三报之。在脐下二寸，针入五分。

下痢不嗜食，食不消，灸长谷五十壮，三报之，在侠脐相去五寸，一名循际。

下痢赤白，灸足太阴五十壮，三报之。

久冷五痔便血，灸脊中百壮。

五痔便血失屎，灸回气百壮，在脊穷骨上。赤白下，灸穷骨，惟多益佳。

久痢，百治不瘥，灸足阳明下一寸高骨之上中，去大指奇间三寸，灸随年壮。

又，灸关元三百壮，十日灸，并治冷痢腹痛。

又，先屈竹，量正当两胯脊上点记，下量一寸点两旁各一寸，复下量一寸，当脊上合三处，一灸三十壮，灸百壮以上，一切痢皆瘥。亦主痟湿。脊上当胯点处不灸。

又，灸脐中稍稍至二三百壮。

胃病第六三十四法

治胃补胃，灸胃俞百壮，主胃中寒，不能食，食多身羸瘦，肠鸣腹满，胃胀。

灸三焦俞，主五脏六腑积聚，心腹满，腰背痛，饮食不消，吐逆，寒热往来，小便不利，羸瘦少气，随年壮。

又，灸心下二寸，名胃管，百壮至千壮，佳。

小肠俞，主三焦寒热，灸随年壮。

治胃中热病，膝下三寸名三里，灸三十壮。

反胃，食即吐出，上气，灸两乳下各一寸，以瘥为限。

又，灸脐上一寸二十壮。

又，灸内踝下三指稍斜向前有穴，三壮。《外台秘要》云：一指。

灸胸胁胀满法

胪胀胁腹满，灸膈俞百壮，三报之。

胀满水肿，灸脾俞随年壮，三报之。

胀满雷鸣，灸大肠俞百壮，三报之。

胀满气聚，寒冷，灸胃管，在心鸠尾下三寸，百壮，三报之。

胀满绕脐结痛，坚不能食，灸中守百壮，在脐上一寸，一名水分。

胀满瘕聚滞下疼，灸气海百壮，在脐下一寸，忌针。

胀满气如水肿状，少腹坚如石，灸膀胱募百壮，在中极脐下四寸。

胀满肾冷，瘕聚泄痢，灸天枢百壮。

胸满，心腹积聚痞疼痛，灸肝俞百壮。

灸干呕法

干呕不止，所食即吐不停，灸间使三十壮。若四厥，脉沉绝不至者，灸之便通，此法起死人。

又，灸心主尺泽，亦佳。

又，灸乳下一寸三十壮。

凡哕，令人惋恨，灸承浆，炷如麦大七壮。

又，灸脐下四指七壮。

治卒哕，灸膻中、中府、胃管各数十壮，灸尺泽、巨阙各七壮。

灸吐法

吐逆不得食，灸心俞百壮。

吐逆不得下食，今日食，明日吐，灸膈俞百壮。

卒吐逆，灸乳下一寸七壮。

吐变不下食，灸胸堂百壮。

又，灸巨阙五十壮。

又，灸胃管百壮，三报之。

又，灸脾募百壮，一名章门，在大横外直脐季肋端，三报之。

呕吐宿汁，吞酸，灸神光，一名胆募，百壮，三报之。《甲乙经》云：日月，胆募也，在期门下五分。

呕吐咳逆，霍乱吐血，灸手心主五十壮。

噫哕，膈中气闭塞，灸腋下聚毛下附肋宛宛中五十壮，神良。

噫哕呕逆，灸石关百壮。

肺病第七四十五法

肺胀，气抢胁下热痛，灸侠胃管两边相去一寸，名阴都，随年壮。

又，刺手太阴出血，主肺热气上咳嗽，寸口是也。

肺胀胁满，呕吐上气等，灸大椎并两乳上第三肋间各三壮。

凡肺风气痿绝，四肢胀满，喘逆胸满，灸肺俞各两壮，肺俞对乳引绳度之。

肺俞，主喉痹气逆咳嗽，口中涎唾，灸七壮，亦随年壮，可至百壮。

呕吐上气，灸尺泽，在肘中，不三则七。

腹中雷鸣相逐，食不化，逆气，灸上管下一寸，名太仓，七壮。

治奔豚上气法

章门，一名长平，二穴在大横外，直脐季肋端，主奔豚腹肿，灸百壮。

又，灸气海百壮，在脐下一寸半。

又，灸关元五十壮，亦可百壮，在脐下三寸。

中极，一名玉泉，在脐下四寸，主奔豚抢心不得息，灸五十壮。

心中烦热，奔豚，胃气胀满，不能食，针上管入八分，得气即泻。若心痛不能食，为冷气，宜先补后泻，神验，灸之亦佳，日二七至百一止，不瘥倍之。不忌房室。

奔豚冷气，心间伏梁，状如覆杯，冷结诸气，针中管入八分，留七呼，在上管下一寸，泻五吸，疾出针，须灸，日二七壮至四百止，慎忌房室。

又，中府二穴，主奔豚上下，腹中与腰相引痛，灸一百壮。

又，期门二穴，直乳下二肋端旁一寸五分，主奔豚，灸百壮。

又，四满侠丹田两旁相去三寸，灸百壮。一云三十壮。主奔豚气，上下抢心腹痛。

凡上气冷发，腹中雷鸣，转叫，呕逆不食，灸太冲，不限壮数，从痛至不痛止，炷如雀矢大。

第四椎名曰阙俞，主胸膈中气，灸随年壮。

太仓一穴，一名胃募，心下四寸，主心腹诸病，坚满烦痛，忧思结气，寒冷霍乱，心痛吐下，食饮不消，肠鸣泄痢，灸百壮。

肓募二穴，在乳头斜度至脐中，屈去半，从乳下行尽度头是，主结气囊裹，针药所不及，灸随年壮。

脐下结痛，流入阴中，发作无时，此冷气，灸关元百壮。

又，灸天井百壮。

气短不语，灸大椎随年壮。

又灸肺俞百壮。又灸肝俞百壮。又灸尺泽百壮。又灸小指第四指间交脉上七壮。又灸手十指头各十壮。

少年房多短气，灸鸠尾头五十壮。又灸脐孔中二七壮。

乏气，灸第五椎下随年壮。

下气，灸肺俞百壮。

又，灸太冲五十壮，此穴并主肺痿。

灸飞尸法

以绳量病人两乳间中屈，又从乳头向外量，使肋罅于绳头，灸随年壮，主一切注。《千金》云：三壮或七壮，男左女右。

胃管，主五毒注，不能食饮，百病，灸至千壮。

忤注，灸手肘尖，随年壮。尖，一作纹。

又，第七椎，灸随年壮。

又，灸心下一寸三百壮。

食注，灸手小指头，随年壮，男左女右。

水注，口中涌水出，经云肺来乘肾，食后吐水，灸肺俞及三阴交，随年壮，泻肺补肾。

灸一切注，无新久者，先仰卧，灸两乳两边斜下三寸，名注市，随年壮。

第二肋间名期门，灸随年壮。

凡中尸者，飞尸、遁尸、风尸、尸注也。今皆取一方治之，其状皆腹胀痛急，不得气息，上冲心胸两胁，或踝肿起，或挛引腰脊，灸乳后三寸，男左女右，可二七壮。不止者，多其壮数即愈。

又，两手大指头各灸七壮。

乳下一寸，逐病所在，灸之，病瘥止。

一切恶注，气急不得息，欲绝者，及积年不瘥者，男左手虎口纹，于左乳头并四指当小指节下间灸之，妇人以右手也。

大肠病第八二十二法　论一首

大肠俞，主肠中胪胀，食不消化，灸四十壮。

侠巨阙相去五寸，名承满，主肠中雷鸣相逐，痢下，两边一处，各灸五十壮。

治咳嗽法

肝咳，刺足太冲；心咳，刺手神门；脾咳，刺足太白；肺咳，刺手太泉；肾咳，刺足大溪；胆咳，刺阳陵泉；厥阴咳，刺手太阴。

嗽，灸两乳下黑白肉际各一百壮，即瘥。

又，以蒲当乳头周匝围身，令前后正平，当脊骨解中，灸十壮。

又，以绳横度口中，折绳从脊，灸绳两边各八十壮，三报之。三日毕，两边者口合度也。

又，灸大椎，下数下行，第五节下，第六节上，穴中间一处，随年壮。并主上气。

呀嗽，灸两屈肘裹大横纹下头，随年壮。

上气咳逆，短气气满，食不下，灸肺募五十壮。

上气咳逆，短气，风劳百病，灸肩井二百壮。

上气短气咳逆，胸背彻痛，灸风门、热府百壮。

上气咳逆，短气胸满多唾，唾血冷痰，灸肺俞随年壮。《千金》云：五十壮。

上气气闷咳逆，咽塞声坏，喉中猜猜，灸天瞿五十壮。一名天突。

上气，胸满短气，灸云门十壮。

上气咳逆，胸痹彻背痛，灸胸堂百壮，忌刺。

上气咳逆，灸膻中五十壮。

上气咳逆，胸满短气，牵背彻痛，灸巨阙、期门各五十壮。

灸咳，手屈，臂中有横纹，外骨捻头得痛处二七壮。

又，内踝上三寸，绝骨宛宛中，灸五十壮。主咳逆虚劳，寒损忧恚，筋骨挛痛。又主心中咳逆，泄注腹痛，喉痹，项颈满，肠痔逆气，痔血阴急，鼻衄骨疮，大小便涩，鼻中干燥，烦满，狂易走气。凡二十二种病，皆当灸之也。

论曰：凡上气，有服吐药得瘥，亦有针灸得除者，宜深体悟之。

治痰饮法

诸结积、留饮、澼囊、胸满，饮食不消，灸通谷五十壮。

又，灸胃管三百壮，三报之。

心下坚，积聚冷热，腹胀，灸上管百壮，三报之。

肾病第九二十四法

对脐当脊两边，相去各一寸五分，名

肾俞。主肾间风虚，各灸百壮。

治小便失精法

灸第七椎两旁三十壮。

又，灸第十椎两旁三十壮。

又，灸阳陵泉、阴陵泉，各随年壮。

灸第十九椎两旁各三十壮。

梦泄精，灸中封五十壮。

男女梦与人交，泄精，三阴交灸五壮，喜梦泄，神良。

丈夫梦失精，小便浊难，灸肾俞百壮。

男子阴中疼痛，尿血精出，灸列缺五十壮。

失精，五脏虚竭，灸屈骨端五十壮，阴上横骨中央宛曲如却月中央是也。一名横骨。

男子失精，阴上缩，茎中痛，灸大赫三十壮，在侠屈内端三寸。

男子腰脊冷疼，小便白浊，灸脾募百壮。

男子失精，膝胫疼冷，灸曲泉百壮。

男子失精阴缩，灸中封五十壮。

第二十二椎，主腰背不便，筋挛痹缩，虚热闭塞，灸随年壮，两旁各一寸五分。

小肠俞，主小便不利，少腹胀满虚乏，灸随年壮。

骨髓冷疼，灸上廉七十壮，三里下三寸。

治腰疼法

腰卒痛，去穷脊上一寸，灸七壮。

肾俞，主五脏虚劳，少腹弦急胀热，灸五十壮，老小损之。若虚冷，可至百壮，横三间寸灸之。

腰痛不得动者，令病人正立，以竹杖柱地度至脐，取杖度背脊，灸杖头处，随年壮，良。灸讫，藏竹杖，勿令人得之。丈夫痔下血脱肛，不食，常泄痢，妇人崩中去血，带下淋露，去赤白杂汁，皆灸之。此侠两旁各一寸横三间寸灸之。

腰痛，灸足跟上斜纹中白肉际十壮。

又，灸巨阳十壮，巨阳在外踝下。

又，灸腰目髎，在尻上约左右是。

又，灸八髎及外踝上骨约中。

膀胱病第十三十二法

灸转胞法

玉泉，主腰痛小便不利，若胞转，灸七壮。

第十七椎，灸五十壮。

又，灸脐下一寸。

又，灸脐下四寸，各随年壮。

第四椎名厥阴俞，主胸中膈气，积聚好吐，随年壮灸之。

侠屈骨相去五寸，名水道，主三焦、膀胱、肾中热气，随年壮。屈骨在脐下五寸，屈骨端水道侠两旁各二寸半。

侠脐旁相去两边各二寸半，名大横，主四肢不可举动，多汗洞痢，灸之随年壮。

第十五椎名下极俞，主腹中疾，腰痛，膀胱寒，澼饮注下，随年壮灸之。

小肠俞，主膀胱、三焦、津液下，大小肠寒热，赤白泄洞痢，腰脊痛。又主小便不利，妇人带下，灸之各五十壮。

小肠俞，主三焦寒热，一如灸肾法。

治霍乱法

凡霍乱，灸之或虽未即瘥，终无死忧，不可逆灸，或但先腹痛，或先下后吐，当随病状灸之。纳盐脐中灸二七壮。并主胀满。

治霍乱转筋，令病人正合面卧，伸两手着身，以绳横两肘尖头，依绳下侠脊骨两旁相去一寸半，灸一百壮，无不瘥者。《肘后》云：此华佗法。

若先心痛先吐，灸巨阙二七壮。不瘥，更二七壮。

若先腹痛，灸太仓二七壮。不瘥，更二七壮。

若先下痢，灸谷门，在脐旁二寸，男左女右，一名大肠募，灸二七壮，不止，更灸二七壮。

吐痢不禁，三阴三阳但数者，灸心蔽骨下三寸。

又，灸脐下三寸，各六七十壮。

霍乱，上下吐泻，灸脐下十四壮。

又，灸关元三七壮。

手足逆冷，灸三阴交各七壮。不瘥，更七壮。

转筋，灸涌泉三七壮，不止，灸足肿聚筋上白肉际七壮，立愈。

又，灸慈宫二七壮。

走哺转筋，灸肿踝白肉际左右各二十一壮。

又，灸少腹下横骨中央，随年壮。

转筋四厥，灸两乳根黑白际各一壮。

转筋在两臂及胸中，灸手掌白肉际七壮。

又，灸膻中、中府、巨阙、胃管、尺泽。

又，灸承筋五十壮。

又，灸承山一百壮。

下若不止，灸大都，在足大拇趾本节内侧白肉际各七壮。

若转筋入腹欲死，四人持其手足，灸脐上一寸十四壮，四五壮自不动，勿持之。

又，中管、建里二穴，皆主霍乱肠鸣，腹痛胀满，弦急上气，针入八分，留七呼，泻五吸，疾出针。可灸百壮，日二七壮。

《千金翼方》卷第二十七

千金翼方卷第二十八　针灸下

消渴第一一十二法　论一首

消渴，咽喉干，灸胃下俞三穴各百壮，在背第八椎下横三间寸灸之。

消渴，口干，不可忍，小肠俞百壮，横三间寸灸之。

消渴咳逆，灸手厥阴，随年壮。

消渴口干，灸胸堂五十壮。

又，灸足太阳五十壮。

消渴，口干烦闷，灸足厥阴百壮。

又，灸阳池五十壮。

建氏灸消渴法

初灸两手足小指头及项椎，随年壮。

又，灸膀胱俞横三间寸，灸之各三十壮，五日一报之。

又，灸背脾俞下四寸，侠脊梁一寸半二穴，随年壮。

论曰：灸上诸穴讫，当煮白狗肉作羹汁，饮食不用姜、酱、豉，可用葱、薤随意。当煮肉骨汁作淡羹，可食肉，当稍渐进，忌食猪肉，法须二百日乃善。

又，灸肾俞二穴并腰目，在肾俞下三寸，侠脊两旁各一寸半，以指按陷中。

又，关元侠两旁各二寸一处。

又，阴市二穴在膝上，当伏菟上三寸，临膝取之。

曲泉、阴谷、阴陵泉、复溜，凡此诸穴，断小便利大佳，不损阳气，亦云止遗尿也。太溪、中封、然谷、太白、大都、趺阳、行间、大敦、隐白、涌泉，凡此诸穴各一百壮，腹背两脚凡三十七穴，其肾俞、腰目、关元、水道可灸三十壮，五日一报之，各得一百五十壮，佳。涌泉可灸十壮。大敦、隐白、行间可灸三壮，余者悉七壮，皆五日一报之。满三灸可止[①]也。若灸诸阴不瘥，可灸诸阳，诸阳在脚表，宜审用之，无有不验，造次则并灸肺俞募，按流注孔穴，壮数如灸阴家法。

灸小便数而少且难，用力辄失精，此方万验也。令其人舒两手合掌并两大指令齐，急逼之，令两爪甲相近，以一炷灸两爪甲白肉际，肉[②]际方后自然有角，令炷当两角中小侵入爪上，此两指共当一炷也。亦灸脚大趾，与手同法，各三炷。经三日又灸之，此法甚验。

淋病第二二十三法

着盐脐中，灸三壮。

五淋，不得尿，灸悬泉二七壮，在内踝前一寸，斜行小脉间是，中封之别名。

五淋，灸大敦三十壮。

气淋，灸关元五十壮。

又，侠玉泉相去一寸半，灸三十壮。

劳淋，足太阴百壮，在内踝上三寸，三报之。

石淋，脐下三十六种疾，不得小便，灸关元三十壮。一云百壮。

血淋，灸丹田，随年壮。

血淋，灸复溜五十壮。

卒淋，灸外踝尖七壮。

失禁，尿不自觉知，针阴陵泉入五

---

① 止：原作“山”，据王本改。

② 肉：原缺，据王本补。

分，灸随年壮。

茎中痛，灸行间三十壮。

屈骨端，主腹中满，小便数，灸二七壮。小儿以意量之。

不得尿，灸太冲五十壮。

失尿不禁法

灸大敦七壮。

又，灸行间七壮。

小儿遗尿，灸脐下一寸半，随年壮。又大敦一壮。

尿床灸法

垂两手髀上，尽指头上陷处，灸七壮。

又，脐下横纹七壮。

遗尿，针遗道，入二寸补之，在侠玉泉五寸，灸随年壮。

又，灸阴陵泉，随年壮。

又，灸足阳明，随年壮，针入三分。

尿血第三七法

第七椎两边各五寸，主尿血。

又，灸大敦，各随年壮。

虚劳、尿血、白浊，灸脾俞百壮。

又，灸三焦俞百壮。

又，灸肾俞百壮。

又，灸章门百壮。

尿黄，灸石门五十壮。

水病第四一十五法

灸足第二趾上一寸，随年壮。

又，两手大指缝头各灸七壮。

虚劳、浮肿，灸太冲百壮。

灸肾俞百壮，主百病水肿。

灸胃仓，随年壮。

水肿，灸陷谷随年壮。

水肿，气上下，灸阴交百壮。

水肿胀，灸曲骨百壮。

大腹，灸阴市随年壮。

人中满，唇肿及水肿，大水，灸脐中、石门各百壮。

风水，灸上廉随年壮。

水肿不得卧，灸阴陵泉百壮。

石水，灸然谷、气冲、四满、章门。

水分，主水肿胀满，不能食，坚硬，灸，日七壮，至四百即止。忌针，针水出尽即死。水病灸至瘥止，在下管下一寸。

臌胀，灸中封二百壮。

痈疽第五七法　论一首

卒疽着五指，急不得屈伸，灸踝尖上数壮，亦可至百壮。

凡卒患腰肿，附骨肿，痈疽疖肿风，游毒热肿，此等诸疾，但初觉有异，即急灸之，立愈。遇之肿成，不须灸，从手掌后第一横纹后两筋间当度头，灸五壮立愈。患左灸右，患右灸左，当心胸中者灸两手，俱下火。

疔肿在左，灸左臂曲肘纹前，取病人三指外于臂上处中灸之，两筋间从不痛至痛，肿在右从右灸，不过三四日，瘥。

又，灸掌后横纹从五指，男左女右，七壮即验，已用得效。

论曰：疔肿灸法稍多，然此一法亦甚效验，出于意表也。

瘾疹，灸曲池二穴，随年壮，神良。

头痛，瘾疹，灸天窗七壮。

白癜、白驳、浸淫、疬疡着头及胸前，灸两乳间，随年壮，立瘥。

痔漏第六十八法

针漏法

少海，在臂曲侧肘内横纹头，屈手向

头取之。主腋下瘰疬漏臂疼，屈伸不得，风痹瘙漏，针入三分，留七呼，泻五吸。

针瘰疬，先拄针皮上三十六息，推针入内之，追核大少，勿出核，三上三下，乃拔出针。

灸漏法

颈漏，灸天池百壮，穴在乳后一寸，腋下著胁直腋屈肋间。

又，灸两耳后发际直脉七壮。

又，灸背后两边腋下后纹头，随年壮。

又，灸心鸠尾下宛宛中七十壮。

又，两胯内有患疬处宛宛中百壮。

又，灸章门、临泣、支沟、阳辅各百壮。

又，以艾炷绕四畔周匝，灸七壮即止。

又，灸肩井，随年壮。一云二百壮。

诸恶漏、中冷、息肉出，灸足内踝上各三壮，二年者六壮。

针痔法

长强，在穷脊骨下宛宛中，主下漏、五痔、疳虫蚀下部，针入三寸，伏地取之，以大痛为度。灸亦良，不及针。灸，日三十壮，至七日止，特忌房室。

针足太阴穴，在内踝上一夫，一名三[①]阴交。亦主大便不利，针入三分。

飞扬、商丘、复溜、劳宫、会阴、承筋、委阳、委阳、委中，并主之。

灸肠痈法

屈两肘正尖头骨，各灸百壮，则下脓血者愈。

灸乳痈、妒乳法

灸两手鱼际各二七壮，断痈脉也。

又，以绳横度口，以度从乳上行，灸度头二七壮。

指忽掣痛不可忍，灸指端七壮。

脱肛第七四十法

灸尾翠骨七壮，立愈。主脱肛，神良。

又，灸脐中，随年壮。

灸瘿法

灸风池，侠项两边两穴耳上发际百壮。又大椎百壮，大椎两边相去各一寸半，小垂下，各三十壮。又，颈冲在两伸手直向前，令臂著头对鼻所住处，一名臂臑，灸随年壮。凡五处，共九穴，又垂两手两腋上纹头，各灸三百壮，针亦良。

灸瘿，肩髃左右厢宛宛中，男左十八壮，右十七壮，女右十八壮，左十七壮。再三，以瘥止。

瘿，上气短气，灸肺俞一百壮。

瘿，上气胸满，灸云门五十壮。

瘿，恶气，灸胸堂百壮。

又，灸天府五十壮。

又，灸大椎，横三间寸灸之。

又，灸冲阳，随年壮，在肘外屈横纹外头。据此是曲池穴，冲阳在足趺上五寸。

瘿，灸天瞿三百壮，横三间寸灸之。

瘿气面肿，灸通天五十壮。

瘿，灸中封，随年壮。

灸癞卵法

以蒲横度口如横折之一倍增之，以布著少腹横理，令度中央上当脐勿令偏僻，灸度头及中央，合二处随年壮，好自养，勿劳动作役、大言、大怒、大笑。

又，牵阴头正上行，灸头所极牵向左右髀直，下行皆仿此，随年壮。

又，灸足厥阴，在右灸左，在左灸右，各三壮。厥阴在足大趾本节间。

男癞有肠癞、卵癞、气癞、水癞四种，肠癞、卵癞难瘥，气癞、水癞针灸易

---

① 三：原作“二”，据王本改。

瘥。卵偏大入腹，灸三阴交，随年壮，在内踝上八寸。

又，肩井、肩臂接处，灸随年壮。

又，灸关元百壮。

又，灸手小指端七壮，在左灸右，在右灸左。

㿗卵偏大，灸玉泉百壮报之。

又，灸泉阴百壮三报之，在横骨边三寸。

凡㿗病，阴卒肿者，令并足，合两拇趾爪甲相并，以一艾炷灸两爪端方角上七壮。

阴肿欲溃困，灸足大拇趾本节横纹中五壮。

又，灸足太阳五十壮报之。

又，灸足太阴五十壮，在内踝上一夫。

又，灸大敦，在足大趾三毛中，随年壮。

又，灸足大趾内侧去端一寸白肉际，随年壮，甚验。若双㿗，灸两处。

又，横骨两边二七壮，侠茎灸之。

又，足大趾下理中十壮，随肿边灸之，神验。

小儿㿗，先时将儿至碓头咒之曰：坐汝令儿某甲阴囊㿗，故灸汝三七二十一。灸讫，便牵儿令雀头向下，著囊缝当阴头灸缝上七壮，即消，已用有验，艾炷如帽[①]簪头大。

凡男㿗，当骑碓轴以茎中置轴上，齐阴茎头前灸轴木上，随年壮，即愈。

卵肿如瓜，入腹欲死，灸足大趾下横纹中，随年壮。

灸汗[②]法

多汗寒热，灸玉枕五十壮，针入三分。

多汗疟病，灸譩譆五十壮。

盗汗，寒热恶寒，灸肺俞随年壮，针入五分。

又，灸阴都各一百壮，针入八分补之，穴在侠胃管相去三寸。

多汗，四肢不举，少力，灸横纹五十壮，在侠脐相去七寸。

又，灸长平五十壮，在侠脐相去五寸，不针。

卒死第八十三法

针间使百息

又，灸人中。

灸魇不觉法

灸两足大趾聚毛中二十一壮。

治卒忤法

灸人中三十壮。

又，灸肩井百壮。

又，灸间使七壮。

又，灸巨阙百壮。

又，灸十指爪甲下各三壮。

治鬼击法

夫鬼击之为病，卒著人如刀刺状，胸胁及心腹绞切急痛不可按抑，或即吐血，或即鼻中出血，或下血，一名鬼排，灸人中一壮，立愈。若不止，更加灸脐上一寸七壮。又灸脐下一寸三壮。一云七壮。

中恶，灸胃管五十壮。

治蛇毒，灸毒上三七壮，无艾，以火头称疮孔大小爇之。

治热暍，灸两乳头七壮。

治狂犬咬人，令人吮去恶血尽，灸百壮。已后，日日灸，一百日乃止，瘥。血不出，慎酒、猪肉，一生慎之。

杂法第九

用针法

凡用针者，虚则实之，满则泄之，宛

① 帽：原作“猬”，据《外台秘要·卷二十六》改。
② 汗：原作“汁”，据王本改。

陈则除之，邪胜则虚之。大要：徐而疾则实，疾而徐则虚。言实与虚，若有若无。察其后先，若存若亡。为虚为实，若得若失。虚实之要，九针最妙。补泻之时，以针为之。重则为补，轻则为泻。虽有分寸，得气即止。明堂偃侧，针讫，皆无不灸。凡病，皆由血气壅滞，不得宣通，针以开导之，灸以温暖之。灸已，好须将护，生冷、醋、滑等，若不谨慎之，反增疾矣。

黄帝曰：五脏、五行、五时，病何以故？岐伯曰：假令春月和畅，条芳水绿，心荡意盈，神乱于内而形病于外，卒有西方飘风，凛然毛耸，因腠理开，不复得散，便居孙脉，孙脉满，流入络脉，络脉入大经，大经注腑，腑归脏，四时同然，故风病多归于心也。手心主灸，刺血出多，令人心惊，三里刺入四分，令人气上；涌泉刺深杀人；阴交灸多绝孕。

凡诸孔穴，名不徒设，皆有深意，故穴名近于木者属肝，穴名近于神者属心，穴名近于金玉者属肺，穴名近于水者属肾，是以神之所藏，亦各有所属。穴名府者，神之所集；穴名门户者，神之所出入；穴名宅舍者，神之所安；穴名台者，神所游观。穴名所主，皆有所况，以推百方，庶事皆然。穴名五脏，原缺脾。

凡孔穴者，是经络所行往来处，引气远入抽病也，故经云：灸三壮者，即为足数也。

禁忌法

凡灸头与四肢，皆不欲少，须熟，宜令灸，计壮满三百，足以愈病。头手足肉薄，若并灸，则血气绝于下，宜时歇。火气少时，令血气遂通，使火气流行，积数大足，自然邪除疾瘥也，乃止火耳。

本经多云刺入三分，灸三壮，兹乃举其大纲，未尽圣心，且手足皮薄，炷小数少；腹背肉厚，炷大壮多，斯皆以意商量也，背欲热即为佳也。凡灸生熟，候人盛衰、老少、肥盛灸之。

凡微数之脉及新得汗后，并忌灸。

凡孔穴，皆逐人形大小，取手中指第一节为寸，男左女右。一云三寸者，盖一中指也。人年三十以上，若灸头不灸三里穴，令人气上，眼暗，所以三里穴下气也。

一切病皆灸三里三壮，每日常灸下气，气止停也。

凡灸法，先发于上，后发于下；先发于阳，后发于阴。凡针刺大法，在午时后，不欲午时前。

治冷痹胫膝疼，腰脚挛急，足冷气上，不能久立。有时厌厌嗜卧，手脚沉重，日觉羸瘦，此名复连病，令人极无情地，常愁不乐，健忘嗔喜，有如此候即宜灸之。当灸悬钟穴，在足外踝上三指当骨上，各灸随年壮，一灸即愈，不得再灸也。取法以草从手指中纹横三指令至两畔齐，将度外踝从下骨头与度齐，向上当骨点之两脚令三姓人灸之。候天晴日，午后在门外四达道上灸之，神良。若年月久更发，依法更灸。若意便欲多者，七日外更灸七壮。

巨阙可百壮。

上管可二百壮。

中管可千壮，下至五百壮。

下管可一百壮。

中守可一百壮。

阴交可三百壮。

中极可五百壮。

大椎可三百壮。

风门可三百壮。

魂门可五壮。

阳纲可五壮。

意舍可百壮。

盲门、胞门可各一百壮。

悬枢可五壮。

命门可七壮。

白环俞可三壮。又云一壮。

心俞、肝俞、肺俞、脾俞、肾俞、小肠俞、胆俞、大肠俞、胃俞、膀胱俞、三焦俞、膈俞。

上五脏六腑俞，皆得满一百壮。

肺募中府、心募巨阙、肝募期门、胆募日月、脾募章门、肾募京门、小肠募关元、三焦募石门、大肠募天枢、膀胱募中极、胃募中管。

上五脏六腑募，亦得满百壮。

鸠尾三十壮，三报之，巨阙五十壮。上管、胃管、建里、下管、水分、脐中各五十壮，三报之；阴交、气海、石门、关元各五十壮，中极五十壮。

上从鸠尾下第一行皆得百壮，以此为大率。

自外诸穴，或中病乃止，或取随年壮，以意商量也。

头维、脑户、风府、丝竹空、下关、耳中、瘈脉、人迎、喑门、承泣、经渠、脊中、气冲、鸠尾、地五会、阴市、阳关、乳中、泉腋、伏兔、承光、天府、白环俞、石门。妇人忌灸。

上二十四处，禁不可灸，大忌。

上关、左角、乳中、鸠尾、五里、承筋、复溜、颅息、缺盆、脐中、神庭、云门、伏兔、三阳络、然谷。

上十五穴，禁不可刺，大凶。

玉枕、维角、睛明、舌根、结喉、胡脉、天窗、神符、巨览一作觉、血海、足太阴、丘墟。

上十二穴，无病不可灸刺。

针灸宜忌第十

论曰：凡欲针灸，必先诊脉，知医须看病者行年、本命、祸害、绝命、生气所在，又须看破除开日，人神取天医，若事急卒暴不得已者，则不拘此也。既得吉辰，当知忌穴，乃以绳量，依图朱点，并疏患穴及壮数，然后用心乃疗之，则无不愈矣。其分寸法，取病人男左女右，手中指第一节为寸，宜忌等列之如下。

治病服药针灸法诀

凡针灸服药，皆须审知病人生年月日，推其行年、游宫、生气、绝命讫，乃处断之。

旧法：男避除，女避破。又男忌戊，女忌己。

假令木命人行年又在木，则不宜针及服青色药。

火命人行年又在火，则不宜发汗及服赤色药。

土命人行年又在土，则不宜吐及服黄色药。

金命人行年又在金，则不宜灸及服白色药。

水命人行年又在水，则不宜下及服黑色药。

凡医者不知此法，下手即困；若遇病人年命厄会深者，下手即死矣。

凡入月六日、十五日、十八日、二十二日、二十四日、小尽日治病，令人长病。

戊午、甲午，此二日大忌。针刺出血、服药及灸，不出月，凶。

甲辰、庚寅、乙卯、丙辰、辛巳，此日灸刺大凶。

壬辰，此一日大忌针灸。

甲辰、己巳、丙午、丁巳，此日男子特忌针灸。

甲寅、乙卯、乙酉、乙巳，此日女人特忌针灸。

丙子、壬子、甲子、丙辰、丁巳、辛

卯、癸卯、乙亥，以上日切忌针灸。

立春、春分，脾，立夏、夏至，肺，立秋、秋分，肝，立冬、冬至，心，四季十二日后，肾。

上以前日，并不得治疗，凶。

凡五脏王时，不得治及针灸其经络，凶。

凡春左胁，秋右胁，夏脐，冬腰。以上人神，皆不宜针灸。

凡五辰、五酉、五未等日及八节先一日后一日，皆不得针灸。

建日申时头，除日酉时膝，满日戌时腹，平日亥时腰背，定日子时心，执日丑时手，破日寅时口，危日卯时鼻，成日辰时唇，收日巳时足，开日午时耳，闭日未时目。

上件其时并不得犯其处，杀人。

一日足大趾，二日外踝，三日股内及脚踹，四日腰及髀，五日口齿、舌根、咽、悬壅及足趾，六日手小指少阳及脐下，七日内踝，八日足腕一云脚，九日尻尾、手阳明，十日腰眼及足拇趾，十一日鼻柱及眉，十二日面发际，十三日牙齿，十四日胃管、咽喉、足阳明，十五日遍身，十六日胸乳，十七日气冲及胁，十八日股及腨肠，十九日足趺、足下及项，二十日膝以下一云内踝及膊，二十一日唇、舌、足小趾，二十二日伏菟、外踝一云胸臆中，二十三日肝俞、足趺两腋，二十四日足阳明、两胁及小肠，二十五日足阳明心腹一云膝足，二十六日手足胸，二十七日膝骨踝一云膝、肩、脐、膈下及两足并阴囊中，二十八日内踝、玉茎一云阴中及耳颊，二十九日膝头、颞颥、两手足，三十日关元下至足一云足趺上及颊膝头，又云遍身。

上人神并须依之，吉。

肝神丁卯，心神庚辰，肺神癸酉，肾神庚子，脾神戊己。此五神之日，特须避之，余日不假避讳也。余以此论为得之近矣，必须依而行之。余者猥碎，徒费辞难领，固非君子之言，诸忌之法以施俗士，通人达道，岂拘此哉？

月忌：正、二、三、四、五、六、七、八、九、十、十一、十二

血忌：丑、未、寅、申、卯、酉、辰、戌、巳、亥、午、子忌针灸

月厌：戌、酉、申、未、午、巳、辰、卯、寅、丑、子、亥忌针灸

四激：戌、戌、戌、丑、丑、丑、辰、辰、辰、未、未、未忌针灸

月杀：丑、戌、未、辰、丑、戌、未、辰、丑、戌、未、辰忌针灸，《千金》法不同

月刑：巳、子、辰、甲、午、丑、寅、酉、未、亥、卯、戌忌针灸

六害：巳、辰、卯、寅、丑、子、亥、戌、酉、申、未、午忌针灸

天医：卯、寅、丑、子、亥、戌、酉、申、未、午、巳、辰宜寻医取药呼师

上呼师宜天医上来疗病，吉；若刑害上来及针灸，大凶。

又行年天医法

人年至子丑寅卯辰巳午未申酉戌亥。

天医卯戌子未酉亥辰寅巳午丑申。

推岁天医法

常以传送加太岁太一下为天医。

推月天医法

阳月以大吉，阴月以小吉，加月建功曹，下为鬼道传送，下为天医。

避病法

以小吉加月建登明，下为天医。

疗病法

以月将加时，天医加病人年上疗之，瘥。

日天医法

甲乙丙丁戊己庚辛壬癸。天医卯亥丑

未巳。

行年人神所在法

年一岁，十三，二十五，三十七，四十九，六十一，七十三，八十五，神在心，辰。

年二岁，十四，二十六，三十八，五十，六十二，七十四，八十六，神在喉，卯。

年三岁，十五，二十七，三十九，五十一，六十三，七十五，八十七，神在头，寅。

年四岁，十六，二十八，四十，五十二，六十四，七十六，八十八，神在肩，丑。

年五岁，十七，二十九，四十一，五十三，六十五，七十七，八十九，神在背，子。

年六岁，十八，三十，四十二，五十四，六十六，七十八，九十，神在腰，亥。

年七岁，十九，三十一，四十三，五十五，六十七，七十九，九十一，神在腹，戌。

年八岁，二十，三十二，四十四，五十六，六十八，八十，九十二，神在头，酉。

年九岁，二十一，三十三，四十五，五十七，六十九，八十一，九十三，神在足，申。

年十岁，二十二，三十四，四十六，五十八，七十，八十二，九十四，神在膝，未。

年十一岁，二十三，三十五，四十七，五十九，七十一，八十三，九十五，神在阴，午。

年十二岁，二十四，三十六，四十八，六十，七十二，八十四，九十六，神在股，巳。

十日人神所在

甲日在头，乙日在项，丙日在肩臂，丁日在胸胁，戊日在腹，乙日在背，庚日在膝，辛日在脾，壬日在肾，癸日在足。

十二日人神所在

子日在目，丑日在耳，寅日在胸一云面及口，卯日在鼻一云在脾，辰日在腰，巳日在手一云在头口，午日在心腹，未日在足一云两足心，申日在头一云在肩额，又云在腰，酉日在背一云在胫，戌日在颈一云在咽喉，亥日在项一云在臂颈，又云两膝。

十二时人神所在

子时在踝，丑时在头，寅时在耳一云在目，卯时在面一云在耳，辰时在项一云在口，巳时在乳一云在肩，午时在胸胁，未时在腹，申时在心，酉时在膝一云在背脾，戌时在腰一云在阴左右，亥时在股。

上件人神所在血，不可针灸损伤，慎之慎之。

《千金翼方》卷第二十八

千金翼方卷第二十九　禁经上

论曰：夫清浊未分，无间昏晓，玄黄肇判，乃见温凉。四时攸分，降生寒暑，三光照烂，日景亏盈。人禀五常，腠理通塞，故老子曰：吾所以有大患者，为吾有身，及吾无身，吾有何患？由此观之，形质既著，则疴瘵兴焉。静言思之，惟无形者可得远于忧患矣。夫天地圣人尚不能无患，况如风烛者乎？古有调针切脉之君，尝药炼石之帝，忧劳庶类，不遑宁处者，亦以众矣。自时厥后，穷神极智之士，抽心尽思之贤，相与赞成其业者，不可胜纪。是以医方千卷，未尽其性，故有汤药焉、有针灸焉、有禁咒焉、有符印焉、有导引焉，斯之五法，皆救急之术也。何者？病起无端，医疗万品，闾阎之内，犹有夭枉之哀。朝野之中，尚致膏肓之疾，诚可悲夫！方今医者，学不稽古，识悟非深，各承家技，便为洞达，自负其长，竞称彼短。由斯对执，卒不得挹其源流也。余早慕方技，长崇医道，偶逢一法，岂吝千金！遂使名方异术，莫能隐秘。且此书也，人间皆有，而其文零叠，不成卷轴，纵令有者，不过三章两章，既不专精，探其至赜，终为难备。斯之一法，体是神秘，详其辞采，不近人情，故不可推而晓也。但按法施行，功效出于意表，不有所缉，将恐零落。今编为两卷，凡二十二篇，名曰《禁经》。其于条例，后科详悉。博雅君子，无或隐焉。

持禁斋戒法第一

《神仙经》曰：凡欲学禁，先持知五戒、十善、八忌、四归，皆能修治此者，万神扶助，禁法乃行。

五戒者：一曰不杀，二曰不盗，三曰不淫，四曰不妄语，五曰不饮酒、嫉妒。

十善者：一济扶苦难，二行道见死人及鸟兽死者皆埋之，三敬重鬼神，四不行杀害，起慈悯心，五不怜富憎贫，六心行平等，七不重贵轻贱，八不食酒、肉、五辛，九不淫声色，十调和心性，不乍嗔乍喜。

八忌者：一忌见死尸，二忌见斩血，三忌见产乳，四忌见六畜产，五忌见丧孝哭泣，六忌抱小儿，七忌共女人同床，八忌与杂人论法。

四归者：一不得著秽污不净洁衣服，即神通不行，二不得恶口咒诅骂詈，三不得共人语诈道称圣，四不得饮酒食肉、杀害无道。

又云：不得秽处诵禁文。又云：不得与不信人行禁。又不得向人说禁法。又云：不得秽污手执禁文，又不得与杂人喧戏，又不得轻说神明，又不得嗔打六畜及人，不得乘车马。

有犯此满三事，则禁道不行，能不犯者，其禁大验。

经曰：若履城邑污秽者，当用此方。

竹叶十两　桃白皮四两　柳白皮四两

上三味，以水一石二斗，煮之一沸，去滓，浴身，百秽消除。又辟温瘴、疮疡。此法，天仙下游既返之日，未尝不用此方解秽也。至于符水咒漱及外舍之近术，皆不及此方。若能常用此汤澡浴者益佳，惟不可洗目也。

紫微王夫人敕水洗目得清净法

咒曰：浊不秽形，死不妨生。摩掌蕤目三遍，令我长生。青龙在吾左，白虎在吾右，朱雀在吾前，玄武在吾后。神禁敕水除尘垢。急急如律令。

一法，解秽禁水曰：东流之水滑如苔，中有主君与三台，某甲污秽荡除。急急如律令。

受禁法第二

《神仙经》曰：阳道强坚而易歇，阴道微软而久长。圣人闭口，万物可藏。回转清白，改易阴阳。应言不言，神明相传。应语不语，神明相与。故万法闭口，藏身之禁法流行，五脏神明。众人游戏而我独默，众人浩浩而我独静，众人言说而我独默，此行禁之道毕矣。

《仙经》曰：凡受禁之法，当先斋戒百日，精心，不行淫欲。惟得清净水浴，著鲜净衣，口常不出恶言骂詈，精思静念，勿生异想，一如前章。仍更七日之中，闭口不共人语，乃可受之。

正月一日，三月三日，五月五日，七月七日，九月九日。三年之中三遍于此月日受之，并一心持斋戒，不犯则行禁，其验如神。

正月一日受法

正月一日平旦寅时，清净澡漱，在无人清净之处，著鲜净衣，不得令人辄见。烧众名香，正面向东，禹步三匝，勿回转，长跪读启度文曰：上启三师、神童玉女、天医卢医、一切诸师、太上老君、诸仙神王、日月五星、二十八宿、北斗三台、诸神仙官属、诸大神王咸知，弟子某甲受持符禁之法，愿济拔众生苦难，除毒消邪，辟却奸恶，万事如敕。急急如太上老君律令。

都受禁文曰

想东方木禁在吾肝中，想南方火禁在吾心中，想西方金禁在吾肺中，想北方水禁在吾肾中，想中央土禁在吾脾中。

想左青龙，右白虎，前朱雀，后玄武，天师禁驾，无事不苦，东王公、西王母，道吾禁有随当止。急急如太上老君律令。讫，还诵所得禁文各三遍，礼一十二拜，仍更七日，勿共人作一言及恶骂詈等语，七日勿洗手。

三月三日受法

三月三日平旦寅时，至东流水上，正面向东立，端心正意读前启度文如正月法，并启江河四渎、一切水官、四海大龙正，愿知弟子某甲受持禁法，愿大神王立契讫，诵所得禁文各六遍，礼九拜。

五月五日受法

五月五日正中午时，静处烧香，正面向南立，读启度文讫，诵所得禁文各三遍，礼十二拜。

七月七日受法

七月七日鸡鸣丑时，在静处烧香，正面向西立，读启度文讫，诵所得禁文各三遍，礼七拜。

九月九日受法

九月九日人定亥时，在静处正面向北立，盆盛水，口衔刀，读启度文，投香火长跪，诵所得禁文各三遍，礼九拜。此五日处法，用一如正月法。惟所向方及拜数不同耳。

太白仙人受法

四月一日，斋戒至八日，立道场，四面悬幡盖，烧香燃灯，启醮五方五帝、五方禁师、五方吞精啖毒，夜叉神王，愿知弟子某甲受持禁法咒讫，诵所得禁文各三遍，七日斋戒。

同力受禁法

候初雷时举目看雷，右手把刀以左手

摩之，咒曰：助我行禁，振声如雷吼，万毒伏闭气。待雷声尽讫，七日斋戒不出言。一本云：候初雷时，眼所见物，随便把取，唱言声如雷，万邪皆怖畏，待雷声尽乃弃之。一云口衔刀，手捉大斧摩之，言：口如毒，手如毒，声如雷吼，云云。

神仙王受禁法

候燕初来时，仰头看之，以手按地云：口如毒，以燕去不见乃止。此等洁净斋戒，一如正月不别，乃至七日不洗手。

天帝太一受禁法

初受禁时，在寂静无人之处敷坐，设案烧香，正面向北，闭口并足正立，左手持刀，依式思存，青龙在左，白虎在右，朱雀在前，玄武在后，北斗七星覆头上，柄指前，次思东治大禁师，愿持兵万石赵侯骠骑大将军苏平南公、八部将军、七十二禁师、陈师、赵师、直符小吏、直日童子护直今日，不得以左为右，以前为后，若有倒错，即依使者法律科罪之。急急如律令。如此阴念三遍，然后禹步三匝至香火前，叩齿三遍，咒曰：东方青龙衔水来，南方赤龙衔水来，西方白龙衔水来，北方黑龙衔水来，中央黄龙衔水来，悉投杯水三台，三台此水非常水，洗除天秽、地秽、三十六秽，某甲身秽净除之。急急如律令。三遍咒讫，以水洗目，并噀四方上下，余水自饮之，洗腹内令净想。又读前启度文，然后长跪，诵所得禁文各三遍讫，礼四方各再拜即成，神验。刀子、水盆，不得用曾经酒肉、五辛者。

又一法

正月一日东方明星出时洗浴，在清净无人之处，白茅为藉，置座设案烧香火，井花水洗面目，正面东向并足立，先举左手呼青龙，次举右手呼白虎，前行呼朱雀，后行呼玄武。讫，依前左手持刀，次第思神师，日符禁同法，更无别法也。若欲受符印者，以帛若袋子盛挂，著左手指钩之，而擎水盆闭气禹步，依法次第咒请有效也。

七星受咒法

正月一日，三月三日，五月五日，七月七日，九月九日。

先以香汤洗浴，取东流水未经用瓦器盛之，以诵所得禁文咒一遍，受人自洗浴于旷野无人之处，以净草为坐，以瓦器盛水七盏，作七星形，北向，云：谨启七圣真君，弟子某乙愿持禁法，禁断邪恶鬼毒之气，救理人民，伏愿降真气，流布臣身，令臣所行符禁应声除瘥，应手除愈。次第饮前件水各少许，余洗手，不得手捻不净之物，即有大验。一云七佛咒法，下又有观自存咒法，今并不取。

黄帝越禁受法

黄帝曰：凡受符禁者，皆清净斋洁百日，不得近死亡、产乳、房室，三年之中三度，正月一日，三月三日，五月五日，七月七日，九月九日，以夜众星之下，置神座设案烧香，盆盛水临刀北面叩齿捻三师目，次第思神讫，禹步三匝，长跪读启度文，又诵所得禁文各三遍，神验。水盆不得用曾盛酒、肉、五辛者，临欲越时朱书帛素上，左手持之捻目阴诵咒之；欲行禁时闭气朱书帛素上，右手持之捻目阴诵咒之。

杂受禁法第三

正月一日、日未出寅时，三月三日寅时，五月五日午时，七月七日丑时，九月九日寅时一云丑时。正月受，一年用；三月受，一春用；五月受，一夏用；七月受，一秋用；九月受，一冬用。

上年年常依此日受之法，不得饮酒、食肉、五辛、芸苔、乳酪、酥蜜，心如药王药上，愿救护一切众生，不作艰难，不求财物，但作此心，下口即瘥，万不失一。受法用前月日，先以清净井花水沐浴，上下衣服一切鲜净清斋七日，至其日，先以井花水澡浴漱口，烧香礼五方五帝各五拜讫。正面向东烧香，端立，净器盛井花水置旁，诵所得禁文各二七遍。讫，口含水仰噀五方，承取洗手面讫，向东方吸青气想入口中七吸，次向南方吸赤气，次向西方吸白气，次向北方吸黑气，次吸中央黄气，皆作七吸，入腹想讫，更礼五方，各五拜讫，后作两月持斋戒作得禁想，不得作一切诸恶行。受讫，即成禁法。器物不得用曾经盛酒、肉、五辛者。

受禁肿法

古冢北桑树阴内有艾者，五月五日平旦日未出时，从冢北向南步取五十四步，至艾作禹步北斗七星，讫，还闭气，将取艾叶，拭手使汁入手中，七日勿洗手，持斋过七日以外即成禁。五十四步之中标记使分明，一步七尺，登取艾时，面向西方咒。愿我此手，一切痈肿，一切诸毒，乃至一切病，手著即瘥，作法讫还，勿反顾，受时以五月四日作斋，标记步数，亦四日使记，先从艾东置魁，因北向为尾，向北五十四步作标记，五日旦从北向南步之作法了斋，至十一日上桑树，在冢北从地三尺于冢上生者佳，亦于四日在冢东宿，五日旦即作法禹步法，闭气握固。若治病时作想此手作热铁叉，想前人病如雪，手著病即散。又治病时常在病人生气上，若病人头面上有浮肿，不得顿治，使尽即伤人，必当留少许，明日更治。此法大业六年，琅邪郡莒县令梁阔送擅持山善寂道场灵法师所行，神验不传。

受禁疟法

候燕初来时，以纸一张，浓点笔于纸上，望燕与点，燕没乃止，后若疟病人来，向云我患疟，即语我与你治，你但去阴押取一点，塞壁孔中即愈。

又法：正月元日呼牛马时火下将笔闭气，多书纸上作鬼字，气尽乃止。疟病欲发时，押取一鬼字与，吞之即瘥。

受禁肿都禁法

正月元日东方动时，以净席一领于寂静无人之地，以井花水沐浴漱口三遍，手持香炷礼五方五帝君，咒愿曰：弟子某甲，今日受天神咒，愿救一切众生苦。四方各礼三拜讫，想取东方青气入口满七咽，南方赤气，西方白气，北方黑气，中央黄气等各七咽讫，向南东方闭气诵咒各七遍。七日持斋戒。咒曰：天之所圆，地之所方，受天神符，可以长生。二十八宿，其色亭亭，五色变化，与符合并。急急如律令。次咒曰：无根肉本，生无留停，大肿如山，小肿如粟，登高山，临海水，旦起生，向暮死。急急如律令。

须紫檀把刀子，以刀把按肿上，其肿疼痛，用前禁文，若不疼痛，用此禁禁之。然此二禁皆是正禁肿文，凡是恶肿，皆用此二文，其大肿日别四五度禁，五日瘥，小者当日瘥。

大总禁法

咒曰：朝日不良，为物所伤，上告天公，下告地皇。地皇夫人，教我禁疮；仙人持水，玉女持浆；一唾止毒，二唾止疮；三唾以后，平复如常。天雷马鸣，疮亦不惊；天雷地动，疮亦不恐。皮相连，肉相当，不疼不痛，不肿不脓。急急如律令。用法以刀子一枚，先吸一口水，捻盐著口中和水噀病上，若小儿惊恐，当噀地上二三过，快唾病上，以口附近病上诵禁，每一遍三唾，每七遍。一遍盐水漱口，三七遍成一禁也。若不瘥，多加遍数，取瘥为限。若百遍不瘥者，此病大重，不可救也，慎勿与治。

禁时气病法

头痛，以刀隐痛处，唾禁如前，缘但有患疼痛处，皆用刀背隐而禁之。若金疮从高堕下，六畜、狼、虎、毒蛇所伤，手足卒挛躄。凡百一切痛苦不如意处，并用此法禁咒之，悉得除愈，不可具载。男女并得受持。

论曰：此之杂法，由禁师不能具美[①]大法，所以须受轻法，易者约者。若受大法，此亦不须。

禁法大例第四

论曰：用禁大例，诵禁文必不得出声，令自耳闻声，若闻之咒，即禁法不行，行之无益，慎之慎之。受禁之时，不得令人畜等一切见之，见之即不成。受法时，刀及水盆，皆不得曾经酒、肉、五辛用者。

《神仙经》曰：对治禁，万病击同类。

逢水难，土王击之；逢土难，木王击之；逢刀难，阳精击之；逢鬼难，桃汤击之；逢虎难，五常气击之。万病击，同类对治，皆持刀、持桃、持火、持鉴、持水、持绳、持药、持符、持戟、持弓、持箭、持弩、持食、持坐、持粉、持意、持神、持想、持气、持书、持石、持土、持盐、持幡、持脂、持肉、持血、持面、持金、持玉、持印，故其法皆禁击之，所须用禁之法，有请有告、有祭有害善神即饮食祭之、住之，恶鬼即克之、却之、有杀有畏、有爱有喜、有恶有死、有走有住、有灭，是故对治用时，各各条例。

《仙经》曰：用禁有六法，一牙齿禁，意存气至牙齿；二营目禁，开一目闭一目；三意想禁，存意以去想诸疾以除；四捻目禁，谓手上有一十五日；五气道禁，谓吹呼呵嘘嘻呬；六存神禁，存诸神在，以食醮祭之，感天灵气至。又，鸣天鼓叩齿是也。

凡为人请疗疾，出门三步咒曰：天杀黄黄，地杀正方，千鬼万神，谁复敢藏？飞步一及，百鬼灭亡。急急如律令。

若至主人家，先当解秽，即作五龙水法，手持水碗咒曰：东方青龙含水来，南方赤龙含水来，西方白龙含水来，北方黑龙含水来，中央黄龙含水来。五方五龙吐水，没杀邪鬼。急急如律令。讫，叩齿三百遍。

咒曰：神水解天秽、地秽、生秽、死秽、人秽、鬼秽、身秽、病人之秽，速除去之，立令清净。急急如律令。三嘘三叱，以刀右搅三回，以右足跟蹴地三下，含水四方喷之，及喷病人上，尽令清洁，然后按法思神行禁。又存气至牙齿，令住闭一目，存意已去即捻目。然后用存七星在其顶上，存青龙、白虎、朱雀、玄武来护身，存大神在其前后五星，存之腹内，吐气存如云，击彼处令如徐行。行步法乾坤，如此行按，即外邪不入五脏，神明自通。仍皆须审之，万不失一。

又法：欲向病人家，当须存想，作白虎吐火，烧病人家屋舍，皆令荡尽。又作龙舐病人身肉令尽。还作充满悦泽，然后用气急治之。欲击物，一一皆如是，此令行禁神明万物，皆神效验，须精审之。若唾热病，以冷气吹之二七，然后禁之；若唾冷病，以热气呵之二七，然后禁之，三唾之后行禁，禁后三唾，乃放之。

《仙经》曰：受符禁同法，先当修身洁已，安魂定魄，口勿妄言，洁斋百日，可致神仙。避逆恶气，除灭灾祥，可以长生。

① 美：王本作“受”。

掌诀法第五

天师曰：若欲修之，先持斋戒，一如正月法，断口味，绝房室，先取龙骨、乌头、附子、犀角各一两，以水三斗，煮取二斗，遍身澡浴，有余者明日更洗手面。讫，以盆盛水烧香，禹步三匝，口衔刀，北面长跪，读前启度文，讫；诵所得禁文各三遍，一依正月戒忌即成，神验。

天师曰：得吾法者，上士升仙，下士迁官，庶人得之，益寿延年。父子兄弟，不得相传，传必贤人，非贤勿传，殃及子孙。

又受禁法

咒曰：女口噏艾，一日诵七遍，七日止。

凡禁病大例，禁一切病，先须口嚼杨枝，去口中秽气，讫，又嚼盐乃咒唾之。若犯一切口味者，即烧牛粪灰淋取汁饮漱服之，此除腹中诸秽，并作解秽符水法，还得清净。此是掌诀解秽法也。

凡游行人间，有所犯秽者，皆亦如之。

凡欲行禁者，皆须先捻鬼目，若与男禁捻左手目，若与女禁即捻右手目。一云：男子行禁捻左手目，女人行禁捻右手目，并逐四时王相，正面向月建正心定意闭气三捻目，左营目顺天道，即成禁法，用之神效。左营目者，开左目、闭右目；右营目者，开右目、闭左目。

凡禁讫，须解禁法。

假令禁虎，须存作师子，捻虎目，若欲解之，还存作虎。

一云：男番捻右手虎目，女番捻左手虎目。若欲禁狗存作虎，捻狗目，若欲解之，还存作狗。以此为例，触类长之，皆须仿此。

大指第一节是生人蛇虎头，若有恶人侵犯己身，骂詈不止者，缓即捻之，急即闭气押之。左营目，恶人即怒止也。若不止，则押喉。向官府门亦如之，一百步外预作之，乃入官，官见不瞋。欲禁虎蛇，亦依此法，即虎蛇避人入草，畏见人也。

大指第二节是生人蛇虎喉，若恶人骂詈不止，与人争者，闭气捻之，急即押之，左营目，令彼吃讷不能言也。

第二指第一节是蛇虎目，治蛇虎疮，闭气捻之，己身及他人同。若见蛇虎便捻之，急即嗔怒而押之。

第二指第二节是鬼目，欲见鬼、去鬼、击鬼皆捻之，急则闭气押之，左营目，九气则鬼神立至矣。呼即去，吸即来，治病捻之。

第二指第三节是生人目，欲藏身翳己，与人斗争，及在深山旷野皆须捻之，以伏众人之言，急则闭气押之，左营目，人不见己也。

第三指头甲下是蜂蝎及百鸟飞虫之目，若人被蜂蝎螫捻之，七左营目，五气则解之。若不瘥，押蝎目及人天二道并捻掌心即瘥。

第三指第一节是地狱治鬼目，若欲禁诸神不令来去，闭目向王，闭气五十息捻之，急即左营目押之。

第三指第二节下是天狱目，欲禁鬼、摄鬼、却鬼、杀鬼，皆向王闭气捻之，急则押之，左营目。若为鬼魅所著或恶梦魇押之。

第三指第三节是鼠目，一名天地狱，治鬼目。若住鬼、定鬼、住神，皆向王闭气五十息捻之，左营目。

第四指次甲下是蚊子蚤虱之目，欲除之，闭气捻之。

第四指第二节是都监目，一名神都目。都监者，监领一切诸神，都管一切诸鬼。欲召鬼神问其意，向王闭气五十息，捻之，左营目，鬼神立至矣。

第四指第三节是禁鬼目，一名蛇胎。欲行考鬼、令鬼、住鬼、问鬼，捻之闭气。若入山泽畏逢蛇蟒，当押蛇胎，令不来见人及已逢亦押之，蛇口禁不得开。

第五指头是天心，欲求天神，向王闭气押之，神自来奉赛，大佳。

第五指第一节是游师目。

第五指第二节是天师目。

第三节是三师目，此皆是初学符禁法时，向王闭气捻之九十息，左营目，启请即有神验。

掌中一理是鬼道，欲诛符、破圹、断鬼魍魉恶气、伐神树，皆向月建闭气五十息，押之左营目，神验。

凡欲咒敕符，皆须捻断鬼道，使鬼常敬之，掌中一理一名鬼舍，亦名地轴，亦名左都监鬼道目，欲诛符、破庙、除社公社地，或召诸鬼神，须有请问，及治病并欲解鬼，皆押左都监鬼道目，鬼神立至。若田野中浪宿押地轴，令鬼贼及神皆不敢近人。若入神屋止宿，恐怕不安，押鬼舍即不魇梦。

掌中一理斜纹名食地，食地上一纹名天纹，下一纹名人道。若入山泽畏逢虎狼，向王闭气押手虎口中，即不来。若已逢亦押之，令虎狼闭口不开。

第四指第一节名左金堂，若远行求财，押之万倍。

第三指第一节名玉堂，欲求官觅职，押之必随意。

第二指第一节亦名玉堂，欲求官押之。

论曰：此掌诀直用闭气左营目，捻之无咒文也。禁病则皆须禹步诵禁文，捻而用之，急则瞋而押之，缓则捻之。禁男用左手，禁女用右手。禁手之用，勿失左右也。

凡禹步法，移步左右脚，前后不同。

凡欲作法，必先取三光气，又禹步，然后作法验矣。三光者，日月星；禹步者，或三步、七步、九步，不定。若欲受三光气者，极晴明日向日两脚并立，先所愿事随意多少小咒之，然后取禹步三步也。所欲步时，先举头看日光剩开口吸取日光明，即闭口塞气至三步始得放气也。三步者，从立处两过移两脚始成一步，三步即是六过移脚也。向日光禹步时，左脚先移，右脚后移。若向月、星二光禹步时，并右脚先移，左脚在后也，但步数不同耳。若向星禹步时，须满九步也。九步者，向日中三步，更足六步耳，三三步合九步也。星者，即是北斗七星也。星中最须殷勤，所以须九步也。于日月中或用三步，或所用七步也。咒愿及闭气方法并如日中作也。受三光气时，日必须明亮好晴日也。日是阳，月与星是阴。又，左是阳，右是阴，是故受日气时左脚先移，受月星气时右脚先移也。又，向星禹步作九步时，既长久，若一气不得度，是以三步作一闭气，则九步即三过闭气也。咒愿亦须三过愿之，又须识北斗下三台星，男识免狱厄，女识免产厄。问曰：虽云两过移两脚成一步，犹未可好，其状云何？释曰：先两脚正并立，先举左脚进前往，次举右脚，就左脚处正齐并立，此犹未一步，次第又先举左脚进往，次举右脚就左脚住，方始成一步也。如此六过，双移两脚成三步，此是步法也。

禁鬼客忤气第六

咒曰：吾上太山府，谒拜皇老君，交吾却鬼，语我神方；上呼玉女，收摄不祥；登天左契，佩戴印章；头戴华盖，足蹑魁刚；左呼六甲，右呼六丁；前皇神，后越章。神师诛罚，不避豪强；先斩小鬼，后杀游光；何神敢住，何鬼敢当！一鬼不出，斩付魁刚。急急如律令。一云：吾上太山，道逢东王父，教吾杀鬼，语我有神禁，上帝王子，捕收飞祥，登天左契，佩戴印章，头戴华盖，足蹈天罡，先杀小鬼，后杀游光，何神敢往，何神敢当？缚汝正身，煮汝镬汤，三日一治，五日一量，门丞收缚，灶君上章，吾含天地之气，读咒杀鬼之方，唾天自裂，唾地自缺，唾山自崩，唾水自竭，唾痈自溃，唾火自灭，唾邪自走，唾鬼自杀。急急如律令。

又，吾为天师祭酒，为天地所使，身佩乾灵之兵百千万亿，在吾前后，罗列左右，何神敢住，何鬼敢当？正神当住，邪速鬼去。急急如律令。

又，六甲六乙，邪鬼自出；六丙六丁，邪鬼入冥；六戊六己，邪鬼自止；六庚六辛，邪鬼自分；六壬六癸，邪鬼自死。急急如律令。

又，神师所唾，严如雪霜。唾杀百鬼，不避豪强，当从十指自出，前出封候，后出斩头。急急如律令。七遍咒之，先咒水喷病人，然后咒之。欲杀鬼，然后下刀。不瘥，更咒，看之手十指头毛出。若咒病人时，当以单被笼病人头，更遣两人捉被单两头以遮前，病人洗手莫拭，合手胡跪，然后咒之。

禁温疫时行第七

禁时气温疫病法一日十禁，自防难为，人施无限也。

天封吾以德，地封吾以道。吾奉天威取地武，吾遇石石烂，按癥癥散。左达右贯，贯骨达体，追病所在，何邪敢进？进者斩死。北斗七星饮汝血，叱叱灭手下。急急如律令。

禁时气法亦禁水，沐浴身体令净，去[①]温疫恶鬼。

九真行道，邪气敢当；元气洞达，百邪消亡；伏羲女娲，五疸地主；流入四肢，主作千病万病；上气虚寒，皆以风邪鬼所为。急按急按，灭绝手下。急急如律令。

出病家门禁法

从病家门出，去门三步，衔禁闭气，左转而去，然后咒之曰。一画成湖，再画成海。斩汝黄奴老古头，不得迫吾。天师祭酒之后，急急如律令。便以左手画背后地，因去勿反顾。

禁疫鬼文

吾上知天文，下知地理，天地夫人，教吾禁名，能禁疫鬼，汝从东来名曰狗，入人身中倚于心口，神师咒汝汝自走。汝从南来名曰羊，入人身中倚于肝肠，神师咒汝汝自亡。汝从西来名曰鸡，入人身中倚于皮，神师咒汝汝自衰。汝从北来名曰蛇，入人身中倚于百脉，神师咒汝汝自厄。科斗七枚在吾目前，口是天门不得枉开，若唾东方甲乙木，木折；若唾南方丙丁火，火灭；若唾西方庚辛金，金缺；若唾北方壬癸水，水竭；若唾中央戊己土，土裂。六甲六乙，疫鬼自出；六丙六丁，知鬼姓名；六戊六己，疫鬼自死；六庚六辛，知鬼东西；六壬六癸，疫鬼自死；六亥六戌，百鬼速出。急急如律令。

禁时气温疫法

东方青温，吾肝中之气；南方赤温，吾心中之气；西方白温，吾肺中之气；北方黑温，吾肾中之气；中央黄温，吾脾中之气。五方五温，悉在吾身中，不得动作，即归在实。急急如律令。

度恶世禁法

东方青帝甲乙君，南方赤帝丙丁君，

---

① 去：原作“法”，据王本改。

西方白帝庚辛君，北方黑帝壬癸君，中央黄帝戊己君。千乘万骑护卫吾身，前有万石桃汤，后有万队将军，主斩黄奴之鬼。欲行我者吾祭酒，父长甲母奇仲，语我吾万厄之中不近我。急急如律令。一日十念，度恶世也。

禁时气却疫法一日十念，万恶不近人也。

吾是天师祭酒，当为天师驱使，头戴日月北斗五星，吾有乾灵之兵十万人，从吾左右前后。吾有太上老君、天地父母在吾身中，左手持节，右手持幢，何鬼不役，何神不走，何邪不去，何鬼敢住？急急如律令。

禁时气温疫法

吾头戴朱雀，足履玄武；左挟青龙，右挟白虎；前有万石镬汤，后有虎贲猛士；天驱甲卒，在吾前后，黄奴之鬼，去我万里。急急如律令。

又禁温疫法存青龙、白虎、朱雀、玄武，逐后禁之。

咄汝黄奴老古知吾否？吾初学道出于东方千城万仞上紫宫，灵钢百炼之剑，利如锋芒，斩杀凶咎，枭截不祥。叱汝黄奴老古，先出有礼，后出斩你。叱叱！急急如律令。

唾时行头痛法

南越太公还故乡，壬申之唾自有方。神师所唾，上白太一皇天使者，督察不祥，威若山海。唾若雪霜，当吾者死，值吾者亡。妖精魍魉，自受其殃。急急如律令。

敕水逐鬼法

习习详详，便生水光，直符使者，住立水旁，真正补虚，邪气消亡。吾左手捉鬼，右手持钺，斧斩鬼死。急急如律令。

禁唾恶鬼法禁住亦得

吾从狼毒山中来，饥食真珠，渴饮武都，戎盐一把，冷水一盂，口含五毒，常与唾居。但老君之唾，唾杀飞凫，唾河则竭，唾木则折，唾左彻右，唾表彻里，铜牙铁齿，嚼鬼两耳，速去千里，不得留止。急急如律令。

禁病敕粉大法禁住亦得

粉在纸中为神粉，举手以摩体，百鬼走出，精魅魍魉，应声散走出。天皇老教我唾粉，腹中跳踉，五脏安稳，录保三气，道保精神。急急如律令。

禁温鬼法

天门亭长外都使，欲得九卿缚鬼士非子法住，左手持刀，右手持斧，斫黄奴温病之鬼，何不走去？前出封侯，后出斫头。急急如律令。

禁疟病第八

咒疟鬼法

登高山，望海水，水中有一龙，三头九尾，不食诸物，惟食疟鬼。朝食三千，暮食八百。食之不足，差使来索。符药入五脏，疟鬼须屏迹。不伏去者，缚送与河伯。急急如律令。一云：登高山，望海水，天公下捕疟鬼，咄汝不疾去，吾家有贵客，子名破，头如东山，躯如东泽，不食五谷，但食百鬼。朝食三千，暮食八百，一食未足，摧促来索。急急如律令。

禁疟病法连年不瘥，治之即愈。

若治之，须在净处平地，以手小指画地作鬼字，口中阴道病人生时年月日姓名，以砖覆之，勿令知之。至三七日不开，永瘥。如三七日内开，其病还复发。若治，必须知发时，逆前预治，勿使患人知之，大良。若丈夫，左手画之；女人，右手画之。阴为之，勿使人知，静作大验。

禁疟病法

唾疟鬼，翁字园一作周，母字欲，大儿赢长癸，小儿如石；大女甂甑炊，小女鲁子因，玉道将军取疟鬼，不得留停，速出速去，不得停住。急急如律令。

禁疟鬼法

南山一神字铜柱，出门入户口有语，捉得疟鬼大镬煮。

南山一神字长丘，早起至门绕家游，捉得疟鬼斩却头。

南山一神字辟邪，铜作髑髅铁颔车，斧凿作齿，金钢作牙，生吞疟鬼三万车，北斗七星知汝姓字，不得住家。急急如律令。

禁疟鬼法

登高山，望海水，使螳螂，捕疟鬼，朝时来，暮时死，暮时来，朝时死。捕之不得与同罪。急急如律令。

禁疟鬼法

将狗上山，下使入海，中有一虫，不食五谷，只食疟鬼，朝食三千，暮食八百。一食不足，下符更索。速出速去，可得无殃。急急如律令。

禁疟病法

日正中时正南立，取西北桃枝结项，两手脚灰绕三匝，中心立刀曰：头上戴九天，两手把九弓，两脚履九江，腹安四神，皆出自然。吾生食天，育养四神。上得精禁，能转人身。蜈蚣蟒蛇，只杀汝身，并鬼子孙。急急如律令。

禁疟鬼法

先取一平砖，令病人在无人处，不得见人。大从月建向月破，以砖磨地令平，以手按砖四角使不动，还以手发砖立，在前可砖下书北斗，傍置三台，外尽孤虚，直取旬孤虚。其北斗中画作小鬼患人姓名年几，置下在斗柄中。咒曰：小鬼字某甲，年若干，你从台入斗，疟鬼断后，若患人时，头上先下，若非患人时，头下先下。若无逆顺，平下砖讫。若患人日一发，以手二七下打砖。若隔日发，三七下打砖。三日一发以上，四七下打砖。讫，取砖傍土拥砖，即复左手取一把土散砖上而去，慎勿反顾，大验。

又，以故笔画六尺方中，画作北斗形，皆以北斗，相应其魁衡，必令开门，以身左行向斗魁，闭气并足俱前而立，咒曰：小鬼吾令出天门，入地户，不得从我去住，遂出建上之门，急去不得反顾，即瘥。三七日不发，与人治患，还得此患，必用此治。欲令患人还发，二七日内发之法。

还取患人发，以足蹴砖，咒曰：小鬼尔从斗入台，疟疾还回，即发。

敕禁疟鬼法

书桃枝一尺，欲发即用。噀病人面，诵咒文二七遍，系著头底，天姓张，地姓皇，星月字长，日字紫光，南山有地，地中有虫，赤头黄尾，不食五谷，只食疟鬼。朝食三千，暮食八百，少一不足，下符请索，语你速去，即得无殃。汝若不去，缚送魁刚。急急如律令。

禁疮肿第九

咒曰：先奄肿上，闭右目，左目营之三匝，然后唾之，三乘车，四狱吏，载痈神，弃都市，登高山，临海水，吕河伯，捕痈鬼，大肿如斗，小肿如粟，吾唾一肿，百肿屏迹，唾汝三七，毒自出。急急如律令。

禁唾痈法

禁唾一遍一度刀割一二三四五六七，背阴向阳。吾朝晨行，女娲相逢，教我唾痈，从甲至乙，痈疽速去。从乙至丁，痈疽不生。从丁至癸，痈疽皆死。青痈、赤痈、白痈、黑痈、黄痈、血疽、肉疽兄弟八人，吾皆知汝姓名，徒忍割汝，汝须急去。急急如律令。

禁痈肿法正面向东，以手把刀，按其边令匝，以墨点头，重重围讫，然后急唾之，即愈。

日出东方，乍赤乍黄，牵牛织女，教我唾方。若是痈，应钾空，若是痤，应钾碎，若是疖，应钾灭，若是肿，应钾垄。不疼不痛，速去速去。急急如律令。

又法

取东壁土三丸，向井东置一丸，三咒曰：赫赫洞洞，日出东方，上有昆仑之山，下有清冷之泉。某甲患某处上有发痈，土入井中，天公当烂，石痈当散。七星北斗光，织女教我方，唾汝急出，不得留藏。急急如律令。又嘘三七遍，置土井中，三丸[①] 三禁三嘘之也。

禁五毒法禁蛇亦得

吸东方青毒，南方赤毒，西方白毒，北方黑毒，中央黄毒。天毒、地毒、水毒、火毒、雾毒、尘毒、死生毒，百毒之精，知汝姓名，天毒上升，地毒下藏，百毒止息，五毒灭亡。恶毒须出，毒脑破，毒腹出，毒肠止。不止不已，拘汝牙、折汝齿。吸吸叱叱。急急如律令。

禁肿法三七遍

骨肉皮肤，血气空虚，远入江海，急去无留。大肿如山，小肿如粟。唾一肿，千肿灭。急急如律令。灭，一作死。

禁肿法七重右回，一气朱书，皆以右手封之指，七过，周于五指，右手持禁如法。

咒：封山山没，封石石烂，封湖湖决，封火火灭。上白东王公、西王母，教我神方。白刃封汝，大肿如山，小肿如米，封一肿，万肿死。急急如律令。先以手按之，久令痛。次以金刀按之四边令散，以气七呵令热，然后急气，七吹令冷。阴阳气定，然后却唾之。

禁天下大肿法别室中以木屐相背，令以绳系定，上安一搠一禁一打搠令没以三七遍。

东方青帝 ，摄青精之毒气；南方赤帝，摄赤精之毒气；西方白帝，摄白精之毒气；北方黑帝，摄黑精之毒气；中央黄帝，摄黄精之毒气。五方毒气并及五精，纳吾腹中。天下最尊者，莫大于五帝。天下最神者，莫及于五精。天下大恶者，莫过于五毒。吾舍五帝五精五毒与禁共居，其声如雷，禁如风霜，经口即死，逢禁即亡。吾禁东方木，木折；禁南方火，火灭；禁西方金，金缺；禁北方水，水竭。吾上禁飞鸟落下，下禁井泉枯竭。吾禁一肿，百肿灭；吾禁盘石开，深涧契，天架摧，地柱折，晓停光，夜星灭，冬变雨，夏积雪，冷肿热肿速消灭。急急如律令。

禁水肿方

咒曰：天阳在上，人阳在中，阴阳在地，水从下流，唾肿消化。急急如律令。

太白仙人禁肿法

先向王方三嘘三吹，以刀约之，以手握之，讫，然后三喋之。禁曰：日出东方，雷起西南，虾蟆白兔，蚀月中心，营月带日，无所不通。大肿如山，小肿如珠。吾唾一肿，百肿自除。急急如律令。

又法

一二三四五六七，百肿皆疾出。急急如律令。

又法

日出东方，如悬鼓，似白虎，吾能唾肿散，唾毒烂。急急如律令。

又法

东方青帝，禁驾青毒，南方赤帝，禁驾赤毒，西方白帝，禁驾白毒，北方黑帝，禁驾黑毒，中央黄帝，禁驾黄毒。吾有苦口，唾十瘥九。急急如律令。

禁一切肿法

咒曰：吾口如天雷，唾山崩，唾木折，唾金缺，唾水竭，唾火灭，唾鬼杀，

---

① 丸：原作“九”，据王本改。

唾肿灭。池中大鱼化为鳖，雷起西南不闻音。大肿如山，小肿如气，浮游如米，吾唾一肿，百肿皆死。急急如律令。

又法

咒曰：生在木间，那得来人间。石盐一撮，清水一斗，故来治肿。南山石羊，其角如芒，左角抵肿，右角决肿；东海大鸟，飞来食肿，左翼掠肿，右翼裂肿。不疼不痛，不坏不脓。急急如律令。

禁痈肿法

先叩齿三七遍，急噀，左营目，即唾。咒曰：雷起地中，一听其音，月生东盛，蟾蜍白兔，蚀月中心，荣卫不通结成痈，大肿如山，小肿如粟，唾咒一肿，百肿散死。急急如律令。

又法

日出东方，赫赫煌煌，威威容容，天门亭长，来捕痈肿，山多石，海多龙。天门亭长来捕摩，得便斩杀莫闻罗，一唾当心，再唾都愈。急急如律令。

禁疔疮法。一云初得之时，逆以禁即除愈，当三七遍唾之讫。

咒曰：日出东方，乍赤乍黄，天上织女，教我唾方。疔公疔母，元出南方，疔公死，疔母亡。北斗真气，能治疔疮，吾口如天门，不可枉张。唾山崩，唾石裂，唾金缺，唾火灭，唾水竭。急急如律令。

禁疔疮法

用水一碗，置枣树南，令搏树，以刀子一枚安碗上，刀向树三指漫撮，临著刀刃上，胡跪。咒曰：上启伏奴将军，伏奴将军能治疔疮。今是某年月日，姓字某甲年若干，患某处，生疔疮，或是浮沤疔，或是麻子疔，或是雄疔，或是雌疔，或是羊角疔，或是蛇眼疔，或是烂疔，或是三十六疔，或是驱失疮，或是水洗疮，或是刀镰疮，三头著体，于人不量，清净七寸枣树下之水，洗之伏藏。急急如律令。

禁疔疮法先闭气三遍，叩齿三十六遍，闭气禁之，三七遍即瘥。

东海大神三女郎，疗疔有神方，以药涂此疮，必使疔公死，疔母亡，疔男疔女自受殃，星灭即愈大吉良，过时不去拨送北方。急急如律令。一云：东海大神三女郎，三万细米簸去糠，三称行捶灸疔疮，云云。

禁喉痹第十

吸！喉痹父，喉痹母，喉痹妇，喉痹孙，天生汝时，缘上百草露，谁使汝着人喉里？拘汝牙，折汝齿，破汝头，破汝胁，神不得动，不得留停，北斗知汝名。汲汲！急急如律令。

又法：吸！日出阳阳。吸！为喉痹，肿毒所伤，莫痈莫痛，吸吸！愈。急急如律令。

禁牙齿法

用桃板长一尺二寸，正面南向闭气，书曰：某州某县乡里女某甲，年若干，患口中左右若干齿痛，三读讫，埋三路头，以石子盖之，勿反顾。南山有一虫，名赤松子，不食五谷，但食口中齿，埋汝三路头，塞汝用石子，埋汝著树东，千年万岁不得起。急急如律令。

又，禁牙齿法

用一枚杖，长三握，复取两指团艾三柱，灸杖头止柱牙上。咒曰：登高水，望海水，中有一虫，黄头赤尾，不食五谷，专食牙齿，吾欲治之，握两指，神灸三壮，虫死矣。急急如律令。

禁哽法

南山大虎，北山狐狸，江中大獭，海中鸬鹚，某甲得哽，共来吞除。急急如律令。

又禁哽法

四海荡荡，滑如苔上，五虎、四獭、

三鸬鹚共来食，哽速消除。横者即入，顺者即出。急急如律令。

禁目痛法以呵之三七遍，然后禁之

日出东方，赤如紫阳，儿子目痛，父母心伤，吾口一唾，明见四方，百药千治，不如吾汤，若唾唾汝，汝眼毒消亡。急急如律令。

禁目痛法

神师所唾自有方，日出东方，右阴左阳，瞳子生肉，瞻视无光，吾能诛罚，不避镬汤。唾目二遍，还复故常。大吉神师，西岳灵方。急急如律令。

咒禁产运第十一

取蒜七瓣，正月一日正面向东，令妇人念之一遍，夫亦诵一遍，次第丈夫吞蒜一瓣，吞麻子七枚便止。丈夫正面向东行，诵满七遍，不得见秽恶。受持之法，不用见尸丧，见即无验。吾蹑天刚游九州，闻汝产难故来求，斩杀不祥众喜投，母子长生相见面，不得久停留。急急如律令。

唾运鬼法丈夫从妇人口中受取，妇人从男夫口中受取。

天无梁，地无柱，五骑三龙使，九虎押运鬼，汝身长少许，或在人心肝，或在人心肺，或在人心膂，吾受东海王禁，故来追捉汝。急急如律令。

禁运鬼法

先禹步三匝，左手持刀，右手持水，努目急气，然后禁之喷之曰：唾！东方青运鬼，字青姬，年七十；南方赤运鬼，字赤姬，年六十；西方白运鬼，字白姬，年五十；北方黑运鬼，字黑姬，年四十；中央黄运鬼，字黄姬，年三十。唾，天皇地皇，六律九章，是公运子之鬼，未嫁之女，头乱如筐，腹胀如莒，克害忠良，唾汝急出，不得留藏。汝若不去，吾遣张丞伯捉汝，缚送镬汤。急急如律令。一云运子之鬼，未嫁之女，头乱如筐，腹胀如莒，但行人间，不见运女，唾之还本主，速出速出，更不见汝，张丞伯王问驱杀运鬼数万千，速断因缘。东唾无辜，恶见运鬼来相呼；南。唾无极，恶见运鬼来相逼。唾三寸刀二寸刃，先治反支却治运，唾太山东门一把苇，举高十丈治运鬼，初来如辟蜂，不著余处，当眉聚一杯水唾运去。须臾不去当自死。急急如律令。

禁产难方

先禁水一杯与服之，乃禁曰：天有阴阳，地有五行，星辰列布，日月精明，四时变化，不失其常，骨肉已成，四体已强，毛发已就，今是生时，生迟何望？河伯在门，司命在庭，日月已满，何不早生？若男若女，司命须汝，促出无迟，并持胞衣。急急如律令。

《千金翼方》卷第二十九

千金翼方卷第三十　禁经下

禁金疮第十二

禁金疮法

咒曰：吾被百箭，疗无一疮，一人挽弓，万人惊张，一箭破于千阵，此禁亦是难当。急急如律令。

又法

正月一日日未出时，取四壁下土，和酒、井华水向东三拜，云言受神禁愿大神，如是四方各礼讫，口含酒水四方悉噀，至日中还复。如此七日之中鲜洁斋戒，不得恶言出口，禁金疮即定法，先[①]闭气嘘三遍，呵气七遍，唾之曰：

日出东方，惠惠皇皇，上告天公，下告地皇，地皇夫人，教我禁疮，吾行步不良，与刀相逢，断皮续皮，断肉续肉，断筋续筋，断骨续骨，皮皮相着，肉肉相当，筋筋相连，骨骨相承，今会百药，不如神师，一唾止痛，再唾愈疮，北斗七星，教我禁疮，南斗六星，使疮不疼不痛，不风不脓，北斗三台，转星证来。急急如律令。

唾疮法

日出东方，育育阳阳，上白天公，下白地王，地王有女，教我唾疮，皮皮相养，肉肉相当，令疮不疼不痛，不风不脓，连筋续骨，肌生肉实。急急如律令。用王气唾疮良，便有验，神吉。

禁血不止法三七遍

日出东方，乍赤乍黄，南斗主疮，北斗主血，一唾断血，再唾愈疮，青衣怒士，却血千里。急急如律令。

禁疮断血法

某甲不良，某甲不慎，为刀箭木石所伤，上告天公，下告地皇，地皇夫人，教我禁疮，一唾止血，再唾合疮，两皮相连，两骨相当，新疮莫痛，故疮莫脓。急急如律令。

禁金疮法

吾是天师之子，为师之所使，执天有纲，执地有纪，一百二十禁咒，吾以受之。吾禁此疮，金血须止。吾与天地同体，令疮合。急急如律令。

唾百种疮法

神师所唾，口为雷门，唾为霹雳，雷公主阴，霹雳主阳，残贼结气，唾下消亡。急急如律令。

禁唾恶疮毒法

先闭气三通，神师受告，大道最良。咒曰：百药之长，不如吾之膏唾。吾仰天唾杀飞鸟，唾南山之木，木为之折。唾北山之石，石为之裂。唾北方之水，水为之竭。唾百虫之毒，毒自消灭。唾百疮之毒，生肌断血，连筋续骨，肌生肉实。扁鹊卢医，教我禁方，三唾何疮不愈，何毒不去？天音神师，今在汝处。急急如律令。

禁水洗疮法

先左营目三周，开目视疮中，闭气一息欲止。然后禁之，无弱无强，为某所伤，清血无流，浊血无往，一青一黄，一柔一刚，皮皮相值，脉脉相当。南方止血，北方止疮。东流海水，寒热如汤。朝

---

① 先：原作“元”，据王本改。

令淹露，暮令复故。医王扁鹊，药术有神。还丧车，起死人，不脓不痛，知道为真，知水为神。急急如律令。

禁漆著人法

漆翼丹盈，漆翼丹盈，丹为兄，漆为弟，妆不漆杯以盂，乃漆人肌肤，刀来割汝，斧来伐汝，汝不疾去，咸盐苦醋唾杀汝。急急如律令。

禁漆著人法三七遍

一云烧故漆器当著漆急唾之，赤非非漆，贤丈夫著车移丙丁，使者收摄之，不得著人体，不得著人皮。急急如律令。一云妄移移漆，贤丈夫著车系以盂，何由得著人皮肤？保辜保辜，收摄漆，贤丈夫。急急如律令。

禁火烛疮法

浮阳浮阳，火烧东壁，东壁穷烂，上付河伯，还付壬癸，火精毒灭，入地千里。急急如律令。

禁蛊毒第十三

咒蛊毒文

毒父龙盘推，毒母龙盘脂。毒孙无度，毒子龙盘牙。若是蛆蛛蜣螂，还汝本乡，虾蟆蛇蜥，还汝槽枥。今日甲乙，蛊毒须出；今日甲寅，蛊毒不神；今日丙丁，蛊毒不行；今日丙午，还著本主。虽然不死，腰脊偻拒。急急如律令。

禁蛊毒法

取一赤雄鸡醇色者，左手持鸡，右手持刀，来至病人户前，去屋溜三步，便三声门尉户丞，某甲病蛊，当令速出。急急如律令。以鸡头柱病人口中，三遍毕，以苦酒二合，刺鸡冠上血纳苦酒中，便与病人服之愈。

咒魇蛊及解法

天无梁，地无柱，魇蛊我者，还著本主，一更魇蛊不能行，一午魇蛊不能语。太山昂昂，逐杀魅光。魅翁死，魅母亡。魇蛊大小，驱将入镬汤。急急如律令。

又咒曰：食鬼将军，摩牙利齿，不食余味，只食魅鬼；魅鬼九千九万户，少一不足，下符来取。魅鬼速还本主，不归本主，反缚送与。急急如律令。

又有将军字屈丘，牙形带剑持兜鉾，出门入户远地游，捉得魅鬼便斫头。又有一神字穷奇，头如破筐发强相，口如罗披恶神祇，不食五谷食魅皮，朝食一千，暮食九百，一口不足，使来便索。急急如律令。

禁五蛊时气悉用此

九真斗光，道气并行，大寒小热，当从内出，最巨夷忧，除烈水火之光，宅中凶殃，大神丈人，入某身形，恍惚无常，大道正教，真道常行，邪气急灭手下。急急如律令。

又法咒曰

东方青帝魇人鬼，南方赤帝魇人鬼，西方白帝魇人鬼，北方黑帝魇人鬼，中央黄帝魇人鬼。魇公字阿强，魇母字阿防。有人魇我者，还令著本乡，诵魇二七鬼走出，诵魇三九，魇鬼还向本主走。若当不走，吾语北斗。急急如律令。

禁遁注第十四

禁注法

吾从天南来至北，食盐三斛，饮水万千，经江量海，手捉丘山，口含百毒，心怀蚰蜒。唾天须转，唾地陷穿，唾石碎裂，唾火灭烟，唾鬼即死，唾水竭渊。

东方之注自名医，入人体中注心根，神师咒注注灭门；南方之注自名青，入人体中注百脉，神师咒注注即易；西方之注自名摇，入人体中注脊腰，神师咒注注即消；北方之注自名雉，入人体中注心脾，神师咒注注即移；中央之注自名雉，入人体中注十指，神师咒注注即死。四方之注尽已亡，惟我五脏永安强。急急如律令。

禁注出血法三七遍急噀之

东方之注自名羊，入人体中主腹肠，神师咒注注即亡。南方之注自名狗，入人体中主心口，神师咒注注即走。西方之注自名鸡，入人体中主心脐，神师咒注注即迷。北方之注自名鱼，入人体中主六府，神师咒注注即无。中央之注自名雉，入人体中主心里，神师咒注注自死。

谨告病人身中诸注殃，若在心腹及胸肠，或在四肢并中央。

谨告四方诸关节，急送血殃，三焦关元，下部膀胱，若有若无，不出者亡。速去百年毒，神符欲居汝处。急急如律令。

又法

注父张，注母杨，注兄靖，注弟强，注姊姬，注妹姜。知汝姓字，得汝宫商，何不远去，住何所望？前出封侯，后出斫头；前出与赏，后出与杖。汝今不去，住何所望？急急如律令。

又，禁注法

东方青帝食青色之注，南方赤帝[①]食赤色之注，西方白帝食白色之注，北方黑帝食黑色之注，中央黄帝食黄色之注。五帝之神食十二注，北斗七星食一百二十注，或食土公注，或食土母注，或食土子注，或食土妇注，或食土孙注，或食土孙妇注，或食生人注，或食死人注，或食飞尸遁注。大注消，小注灭。急急如律令。

又，禁注法三七遍

东方青注，南方赤注，西方白注，北方黑注，中央黄注。五方五注，何不速去？雷公霹雳，欲居汝处。吾唾山山崩，唾石石裂，唾火火灭，唾水水竭。吾唾五毒，逐口消灭。急急如律令。

咒注文

吾是太山之子，今为太山所使，口如天门，不可枉张。唾如毒药，气如秋霜，当吾者死，值吾者亡。五注之鬼，速出速去，不得留藏。急急如律令。此咒当晨朝日初出时，遣病人净洗手，面向东方，至心礼太山讫，更以水洗手，至心合掌正西立，师当在东，正当病人，面向南立，以此咒之七遍便愈。若不愈者，明晨更如是咒之。不过三朝，无不愈者。

禁唾飞尸入腹急切痛法

请天上飞龙，穷奇白虎，眼如明星，腹如建鼓，齐功叩齿，主食恶鬼，入食飞尸，出食殃魅。人生于天，吞气受道，身形之中，非汝所处。形中五部，各有所主。肝为青龙，肺为白虎，心为朱雀，肾为玄武，脾为中府，主御四方。上有真人，赤城童子；下有咸池，青腰玉女，各守部界，不得留住。方名道人，教来治汝，头则法天，身法北斗，手为魁刚，口为金斧，主授六甲，直神辅汝，何鬼不出，何尸不走。急急如律令。

按摩卒中注忤魍魉法

配阴脉十三，阳脉十五，二十八脉随手上下。一脉一通，知汝有苦。男祥女祥，客死不葬。骸骨消散，流离道旁。惊恐驰走，责人酒浆。南山有一人名穷奇，不食五谷，但食鬼皮。朝食鬼父，暮食鬼母。食正欲壮，复索鬼子。急急如律令。

禁邪病第十五

凡鬼邪著人，或啼或哭，或嗔或笑，或歌或咏，称先亡姓字，令人癫狂。有此状者，名曰鬼邪。惟须伏鬼，遣之乃瘥。治之法，正发时使两人捻左手鬼门、鬼

---

① 帝：原作“气”，据王本改。

市，两人捻右手如左手法。鬼门者，掌中心是；鬼市者，腕后厌处是，伸五指努手力则厌处是。腕后者，大指根两筋中间是。一捻之后，不得暂动，动鬼出去，不得伏鬼。又不得太急，若太急则捻人力尽，力尽即手动，手动即鬼出。亦不得太缓，若太缓复不能制鬼，惟须以意消息，令缓急得所，复使两人投棕子刺两肩井中，缓急如鬼门、鬼市法，以鬼伏为限。若不伏，稍稍急刺。若鬼伏即稍轻刺之。若病人是丈夫肥壮者，则急刺之。量人之强弱消息以意。若棕尖利以布物裹之，勿令人伤。亦须诵咒，必臣伏。如状貌中有似伏状，不复相骂，下情求首，叩头求去，遣一人捉，咒师自问鬼之姓名，住何州县乡里，年几贯属，伴侣几人。又问来意，有所须为何事来，一依病人口笔写之。若其臣伏，叩头求去，不敢更住者，且停刺肩井等，依其所须备觅发遣之，须食与食，须金银车马，即彩画人马像，金银缣帛，随其形貌悉尽作之。绢帛以白纸作，金以栀子染之。若是远来之鬼，须给过所者，亦即给之。即日早发遣，或待后发遣亦得。送鬼之时，须桃符一板，长七寸，阔三指，综线一条长七寸，以朱书板上，著年号，月朔日子，鬼之乡里，姓名年几，从人头数，告五道大神，何伯将军，上件鬼某甲等，在我家中作如此罪过，捉获正身，所索之物，并已具给发，遣速出去，不得久停，不得久住。急急如律令。

炬火禁邪法去百鬼，断万邪

敕粉火治邪，亦可以按摩病人。若欲断邪鬼，以敕粉火，以一炬火，著户外，令病人住外。又，师捉一炬[①]火，作禹步烧粉，令病人越火，入户还床，以向者一炬送大门外道上，去门百步弃之，勿反顾。师取一盆水，著病人户限内，以大刀横上。亦可燃灯置病人屋内，令昼夜不灭，至病瘥，师捉火炬燎病人身上，随多少治病。咒曰：粉良，天火赫赫，天火奕奕，千邪万恶，见火者避。急急如律令。

咒水喷病人法

先取净水一器，咒三吸气闭目，存鬼神怒五气击之。咒曰：持清持浊，持正持水，所为物，无不消化，怒石石裂，怒木木折，邪不干正，危不入身，大道流行，摄录邪精，神祇所怒，玉石皆化，何病不愈，何灾不断？速出速出。急急如律令。

咒水治百病法

先取净水，以器盛之。十咒曰：太一之水祖且良，举水向口续神光，大肠通膀胱，荡涤五脏入胞囊。脾肾太仓，耳目皆明，百病除瘥，邪精消亡。急急如律令。吃之遍身，然后用之。

禁恶兽虎狼第十六

夫草野山林，行见恶虫，但闭右目，以左目营之三匝，鬼神见之，伏而头胁著地也。

禁虎入山法

吾登行五岳，前置辟邪六驳，后从麒麟狮子，扬声哮吼，野兽猛虎，闻吾来声，伏地不语。若不避吾，檄虫杀汝。急急如律令。

敕禁虎法

天一太一，李耳伯阳，教我行符，厌伏虎狼，垂头塞耳，伏匿道旁，藏身缩气，疾走千里。舅氏之子，不得中伤。急急如律令。

禁蛇毒第十七

三月三日夜，向北烧香，闭气诵满三

① 炬：原作“拒”，据王本改。

七遍。咒曰：日出东方，赫赫煌煌，报你蛇虫，远逃深藏。你若不藏，鹳鹊步刚，食你蛇头，吞汝入肠。大蛇死，小蛇亡。急急如律令。

禁蛇法

押蛇头咒曰：寅加卯，寅加卯，三遍即愈。若欲发蛇毒，押蛇尾，倒诵之；卯加寅，卯加寅，蛇毒即发剧，一注螯右相押在手，自余皆同。

又法

庚寅卯，庚寅卯，三遍即愈。若欲令发，云：卯寅庚，卯寅庚，即发。

又法

辰生巳，辰生巳，蛇毒即止，三遍即愈。欲令发者，云：巳生辰，巳生辰，即发。

禁蛇法

一名蛇，二名蟾，三名螋，居近野泽，南山螋，蛇公青，蛇母黑，蛇公字麒麟，蛇母字接肋。犀牛角、麝香牙、鹳鹊嘴、野猪牙，啄蛇腹腹熟，啄蛇头头烂。蜈蚣头、鸩鸟羽，飞走鸣唤，何不急摄汝毒，还汝本乡江南畔。急急如律令。

禁蛇敛毒法

晖晖堂堂，日没亭光，姿擢之节，唾蛇万方。蛇公字蚰蜒，蛇母字弥勒。汝从江南来，江北言汝何失准则。汝当速敛毒，若不收毒，吾有鸩鸟舌、野猪牙、蜈蚣头、何咤[①]沙，吾集要药破汝，速出速出，敛毒还家。急急如律令。

一法

器朱书此符，左手把之，闭气唾禁，捻目向王为之。吾一唾开天门，再唾诸黄泉，天下有恶毒，皆来归吾前，吾今捉你，一唾得千千。急急如律令。

山鹊蛇、山蚱、山青蛇、泽青蛇、马蛇、蛟黑似蜥蜴。

上六种螫人不死，令人残病。咒曰：吾有一切之禁，山海倾崩，九种恶毒，原出南厢，令渡江北，专欲相伤。吾受百神之禁，恶毒原出南边，今来江北，截路伤人，吾一禁在后，你速摄毒，受命千年。急急如律令。

白朔蛇、蒿脊蛇、赤蛇、黄蛇、水蛇、青蛇。

上六种咬人不伤，直禁即瘥。

子蛇、尺八蛇、土蜡蛇、沙虱、毒到蛇、白蜴蛇、罔蛇、蟒蛇。

上八种蛇，人著者须药治。咒曰：道边一木，百尺无枝，凤凰嘴如丝，速去速去吾不知。急急如律令。

禁蝎蜂第十八

禁蛜法捻蛇目，闭气向王为之

蠕蛜神祇，八节九枝，兄字大节，弟字蝎儿，公字腐屋草，母字烂蒿枝。但自摄敛汝毒，不出去何为？急急如律令。

咒蝎法

蹀蹀移移，八节九枝，公字腐草，母字蒿枝。缘他篱落，蜇他妇儿，何不收毒，欲住何为？山鸡戴胜，食汝四肢，头破尾折，伏地莫移。急急如律令。一云山鸡头戴胜角，拉尔腰断，不得动尾云云。

又曰：蝎蜂毒止，速收你尾，河伯将军，铁钳铜指，押你腰断，不得动尾。急急如律令。

禁毒蝎螫人法

先二日斋戒正朝，一日日未出时，净澡浴洗手，北堂东头下诵之三七遍。咒曰：

天有八节，地有九枝，一非草木，二非蒿枝，上他床上，伤他妇儿，速去速去，戴胜来追，不痛不疼，不肿不脓。急

---

① 咤：原作“咤”，据王本改。

急如律令。

禁蜂毒捻蜂目，左营目，闭气向王为之。

东方青毒还东方，南方赤毒还南方，西方白毒还西方，北方黑毒还北方，中央黄毒还中央。

黄蜂扬扬，黑蜂奕奕，王有小女，嫁与何伯，吾有铜掌铁指，押汝便死，汝是小虫，何不速去毒阴，吾曰大鸟敷翅，三千八万里，不得张口，汝应是死。急急如律令。

禁蜂毒法捻蜂目，左营目，向王闭气为之。

兄弟三人走出野，大兄名蝮南山上下，中兄名蛇走田野，小弟名蜂看屋梁，坚如瓦，热如火，二七唾，毒当堕。急急如律令。

禁恶蚝螫人毒法

蛆似蜂，著山丛。蚝似蝎，著山腹，老蚝蚑，缘木枝，兄弟五人吾都知，摄汝五毒莫令移，汝不摄毒灭汝族。急急如律令。

禁恶蚝文。一云狐尿刺伤人肿，当急闭气治，唾之即愈。一七不愈，三七遍。

日出东方，乍赤乍黄，瓜熟离蔓，椹熟离桑，东家啮人狗，西家好妇娘，咒此小虫，雄狐毒死，雌狐毒亡。急急如律令。

禁狗鼠第十九

咒曰：日出东方何堂堂？狗不名狗名大黄，皇帝遣汝时，令啮猴与鼠，不令汝啮人伤。若啮人伤，白虎吞入汝肠。急急如律令。一云不令汝啮人伤，烂汝齿，腐汝牙，自不去，虎啖汝云云。

禁狗毒法

犬牙狗齿，天父李子，教我唾汝，毒出乃止。

皇帝之神，食汝脑髓；白虎之精，食汝之形。唾汝二七，狗毒便出。急急如律令。以气嘘呵之，捻狗目，左营目，向王为之。

禁狗令不咬人法捻狗目，向王闭气七息，七禁之，令不咬人。

吾口如天门，不可枉张，舌如拔剑，唾如秋霜。北斗照耀，列宿天苍。毕集声气，正其发扬。牵牛持形，织女侍旁。此之小狗，咒之灭亡。天狗地狗，何反不走？欲伤我者，牙折口哑。急急如律令。一法下文不同，今不取。

又法

取西厢屋檐下土，捣末绢罗之，和大苦酒渍，作团如鸡子，于疮上摩之。

咒曰：东方木为折，南方火为灭，西方金为缺，北方水为竭，中央土为绝。吾太上府逢西王母，教我禁者，语我神方。东句枝，西句枝，庶民狂狗，咬我天公儿，急出急出，汝若不出，莫使我怒。吾能唾山崩、唾石裂、唾火灭、唾海竭。速出速出，急急如律令。如此三咒，擘泥中，见随狗毛色有验。

又取灶中黄土，与水和作泥，丸如鸡子大，摩疮上，随犬毛色，毒随而出，擘破泥丸明视之。疮痛，则又以一盆水写屋上，以器盛取以洗疮，余水破落地，则和为泥封疮上，擘中必见犬毛色，疮不疾痛也。

禁狗文

咒曰：汝是小犬，恶兽之余，为物有幸，得与人居，汝命如泥，土精空虚。吾以西方白虎咬汝头，汝毒急收。急急如律令。

凡向人家，先以脚踏门右。

咒曰：主人某甲家，门丞户尉。篱落诸神，主人有狗，黄白不分，师来莫惊，师去莫瞋。急急如律令。

禁狗不吠人法

黄狗子，养你遣防贼捕鼠，你何以啮

他东家童男、西家童女？吾请黄帝、灶君、震宫社土，付与南山黄斑，北山黑虎，左脚踏汝头，右脚踏汝肚，向暮必来咬杀食汝。狼在汝前，虎在汝后，三家井底黄土塞汝口，吾禁你四脚蹉不得走，右掷不得，左掷搦草。吾来上床，汝亦莫惊。吾出十里，汝亦莫起。急急如律令。

禁鼠令出法

桃枝一枚，茅草索一条。

咒曰：天皇地皇，卯酉相当。天皇教我压鼠，群侣聚集一处。地皇教我压鼠，群侣聚集一处，速出速出，莫畏猫犬，莫畏咒咀。汝是猫之仇，又非猛兽之侣。东无明，南无明，西无明，北无明，教我压鼠失魂精，群阳相将南一作西目失明，呼唤尽集在于中庭。急急如律令。作此法时，于室中净扫地，穴前遍扫之，桃枝以茅草索结杖中腹，以三个穴立呼之矣。

初越集鼠法

初越时以香汤浴身，洒室中及庭前地，讫，用三盆三家浆粉，以刀子横著盆上，以灰匝之。以笔一管，去盆三尺著地，所有穴前皆安灰，广一尺，上作子字。一云穴上紫字。乃咒曰：

北斗三台，招摇所录，天李目形，必归所属，寄食附人，寄穴我屋，胡为杨时，饮食欲熟，急敕鼠王，召集眷属，大鼠小鼠，并须来食。侧立单行，洗荡心垢，伏罪勿走。汝父小奚，汝母幽方，汝兄阿特，汝弟阿当，汝妹仆姜。室家相将，归化坐旁，固告敕汝，莫以旧为常。急急如律令。

又，去鼠法

鼠必栗兜，牛必栗兜，蛾蛾必栗兜，犯犯必栗兜，母名必栗兜。三唤神来赴。

欲辟之法，悉在华上，勿得东西。

解放鼠法

日东向旷二里，西向旷二里，辟方八里。此广阔耐停止，鸡零星牵至厅，鸡零禄牵至狱。汝等此中行，勿得与人相牵触，当断汝手足。急急如律令。

禁鼠耗并食蚕法

咒曰：天生万虫，鼠最不良。食人五谷，啖人蚕桑。腹白背黑，毛短尾长。跳高三尺，自称土公之王。今差黄头奴子三百个，猫儿五千头，舍上穴中之鼠，此之妖精，咒之立死。随禁破灭，伏地不起。急急如律令。

越百怪法

乾坤定位，阴阳化成，门丞户尉，侍从交并。二十八宿，黑白赤青。千殃万怪，急收汝形。吾知汝姓，吾知汝名，急须屏迹，不得久停。违即斩杀，万不得生。急急如律令。

又咒曰：日出东方，赤如紫阳，百怪妄起，损害忠良，吾口咒之，辟除凶殃。怪闻我咒，速去他方。祸去福来，万恶潜藏。急急如律令。

护身禁法第二十

咒曰：诺诺罣罣，左带三星，右带三牢，天翻地覆，九道皆塞。使汝失心，从此迷惑。以东为西，以南为北。人追我者，终不可得。明星北斗，却闭千里。六甲反张，不避祸殃。乘车追我，折其辕轴。乘马追我，掩其两目。步行追我，肿其两足。扬兵追我，刀反自伏。明星北斗，却敌万里。追我者亡，觅我者死。牵牛织女，化为江海。急急如律令。

又法

太一神人曰：凡欲远行避难，若为恶人迫逐，危厄之中，出门禹步三咒乃去，可以消灾。追我者迷惑，五道旋转，到还恶人欲来侵己者，逆而却之。

咒曰：东方青毒，南方赤毒，西方白

毒，北方黑毒，中央黄毒。五毒之气，今有某甲无道，欲来侵，吾被太一神符，历行四海，乘风驾云，使有限会。某甲怀恶逆之心，残贼忠良，不肯休止。五毒之气，并力收摄，付与地官，莫令某甲，复怀恶心、贼害之意。应时了命，言切千二百等。急急如律令。

若逢怨家恶人法

先却三步捻生人喉，又以左足大趾蹑地。

咒曰：北斗神君，来灭恶人，斩截冤家某甲头，送上天门。急急如太上老君魁刚律令。

又法

恶人欲来侵害者，先闭气三嘘，窃咒勿令人闻。

咒曰：头戴朱雀，足履玄武，左佩青龙，右佩白虎，吾来到处，百恶悉走。吾有天丁力士，椎杀恶鬼，远迸千里。急急如律令。

自防身禁咒法

咄！某甲左青龙盖章甲寅，右白虎监兵甲申，头上朱雀陵光甲午，足下玄武执明甲子，脾为贵子中央甲辰甲戌。急急如律令。

上此一法，凡是学人，常以旦夕暗诵令熟，莫使声出。若有县官口舌，军阵危险厄难之处，四方兴功起土殃祸之气，或入他邦未习水土，及时行疫疠，但以晨夜数数存念，诵之勿忘。若吊丧问病临尸凶祸之家，入门一步诵一遍，出门三步诵二遍，皆先叩齿三通，并捻鬼目。

又法

凡行山泽，晨夜恐怖之处，使人鬼恶总不相忤。

咒曰：人皆浊，我独清；人皆去，我独停；人皆极，我独丁；人皆枯，我独荣；人皆破，我独成。天长地久我与并，依文昌，游心星，登太玄，星紫庭，饮甘露，食阳精，佩日月，体安宁，乘三凤，驾羽英，坚藏择，九天仙公以赴刑。急急如律令。

被人所禁解之法

先捻生人喉。

咒曰：炜炜煌煌，天有九柱，地有九梁。北斗七星，为我除殃。青龙在前，白虎在后。青龙饮汝血，白虎咬汝喉。头破脑裂，汝死不择日。急急如律令。

被人禁却解之法

喷之，行头及天公亦是吾师，坐头及天公亦是吾师，眠卧及天公亦是吾师。却看天师欲作禁，吾解千禁万恶，若有禁吾反自著。急急如律令。

禁令家和法

南无伽帝伽帝腻，伽帝收溜避，南无阿乾陀罗呵，弥陀罗灌陀沙婆呵。

上此法能令家内有不孝子、不顺妇女皆孝顺。用法取一把土，咒三七遍，置家大门下，又咒一把置中门下，又咒一把置堂门下，又咒一把撒在井中，又咒一把置灶额上。如是七日，内外自然和顺。但使行禁人精心咒之。

又，凡人行处不安稳，疑有恐怖之事，即以气噀之。便以拒禁咒之曰：急令辟恶鬼除制不祥，众邪消尽，魍魉逃亡，神符宣流，以知天[①]恶。当我者死，值我者亡。急急如律令。

又法

唾三十六鬼，大鬼打头，破作七分。如阿梨树枝沙呵。

凡行经神庙及断虎狼咒：

吾为天地祭酒，当为天地，头戴日月，身佩北斗。急急如律令。

---

① 天：王本作“妖”。

禁恶人鬼火法

咒曰：吾是元皇之孙，太上之子，口含圣真神气，付与东西百鬼，随吾驱使。吾东向一唾九木折，南向一唾八火灭，西向一唾金刚缺，北向一唾流水绝。道气流布，随吾所说。急急如律令。

禁贼盗第二十一

夫欲出行，先画地为坛，房中六尺，庭中六尺，野外六十步，置十二辰位，身居甲地，自呼名某乙，今欲出往某处，征讨时神，保佑于我，吉昌三言乾，大呼青龙下。咒曰：六甲九章，天圆地方；四时五行，青赤白黄；太一为师，日月为光。禹前开道，蚩尤辟兵。青龙侠举，白虎承衡。荧惑先引，辟除不祥。北斗诛罚，除凶去殃。五神导我，周游八方。当我者死，向我者亡。欲恶我者，先受其殃。吾受北斗之孙，今日出行，乘青龙，出天门，入地户，游阴中，履华盖，去寇贼，矛盾刀，戟戟弩。见我摧伏，莫取当御。急急如律令。

禁贼法

唾此恶贼，欲来狂图，某甲者，或从东方青帝来，或从南方赤帝来，或从西方白帝来，或从北方黑帝来，或从中央黄帝来。欲来伤害人者，令其作事莫成，拔刀自刺，拔箭自射。吾于四道开通，盗贼伏匿，五兵摧折，蜂蛇莫动大尾。辟侧百步，莫令相伤。吾禁五方，恶贼伏吾手下，不得浪行。急急如律令。

咒童子令说鬼姓字第二十二

太上老君禁神，三呼三吸，以取其真。

东方青帝木中精，南方赤帝朱雀形，西方白帝白虎神，北方黑帝乘船行，中央黄帝黄龙声。

吾有其禁知天神，盖不自发身归诚。日南施禁火精，日北施禁五帝动。经吾三禁，莫敢不来。神道神名，鬼道鬼字。蛊道蛊名，魅道魅字。偷道偷名，贼道贼字。高山腾蛇，下山腾蛇。高山之崎，下山之峻。或在天上，或在人间。河伯将军，五道修罗。十二神将，登明君、天魁君、传送君、小吉君、胜光君、太一君、天罡君、大冲君、功曹君、大吉君，速送速送，汝名不得久停。急急如律令。

[illegible]天仇　[illegible]使灵符　[illegible]法玉录　[illegible]一本如此

上，前件取清水半升，以刀子搅之。诵此咒三七遍，与小儿饮之。朱书前件录于小儿膊一作膝下，少时召鬼并来。小儿自见，一一问之。即道所作病、所作鬼，抄取姓名，发遣如治癫法，与过所遣之，如上说也。

度符启请神言曰

先上香咒笔曰，以笔指口鸣六鼓。

谨请东方青帝老君来下缠吾笔。

谨请南方赤帝老君来下缠吾笔。

谨请西方白帝老君来下缠吾笔。

谨请北方黑帝老君来下缠吾笔。

谨请中央黄帝老君来下缠吾笔。

指天天倾，指地地宁，指鬼鬼死，指人人生。急急一如太上老君律令。

请五方水度符言曰

谨请东方青龙真气入吾水中。

谨请南方赤龙真气入吾水中。

谨请北方黑龙真气入吾水中。

谨请中央黄龙真气入吾水中。

谨请五方五龙真气入吾水中。

吾水非常之水，煮桃作汤。吾刀非常之刀，七星侠旁。吾口非常之口，内含魁罡。水在江中，名曰江水。水在井中，名曰井水。水在吾碗中，名曰清净神水。水在吾口中，名曰太上老君解秽之水。吾水噀山山崩，噀地地裂，噀人人生，噀鬼鬼灭。急急如律令。

洒水言嘘，系天师阳平等二十四化真气，臣某弟子自称道号某狱真人、某先生，以今月今日今时，奉为某家弟子度某符，随符言之。神符度咒曰：

日出东方，光跃表里，行符敕水，出于老子。老子行符，从吾所使。东九夷从符行，南八蛮从符起，西六戎捉鬼军，北五狄破鬼营，中三秦从符所摄，急急收录。一鬼不去，斩付北岳。天有三皇，地有五黑。某所行符，自有法则。非当吾真，当符者死，值符者亡。一鬼不去，斩付魁刚。急急如律令。

又曰：符主东方木折，南方火灭，西方金缺，北方水竭，中央土裂，符主天清地裂，人生鬼灭。急急如律令。

噀水三口，度神符主符启请：

谨请虚无直符直事，三十六人从吾符行。

谨请太清直符直事，今岁直符直事，今月今日今时直符直事，各三十六人从吾符行。保其家，弟子三灾度脱。急急如律令。

噀水三口，又曰：天圆地方，六律六章，神符烧香，灾厄消亡。符到奉行，急急如律令。

《禁经》上下两卷，二十二篇，其间辞语鄙野，盖出俗传。思邈切于救人，实录其文，不加删润，今具有云，庶成一家之书。

《千金翼方》卷第三十

校正千金翼方后序

夫疾病之至急者有三：一曰伤寒，二曰中风，三曰疮痈。是三[1]种者，疗之不早，或治不对病，皆死不旋踵。孙氏撰《千金方》，其中风疮痈可谓精至，而伤寒一门，皆以汤散膏丸类聚成篇，疑未得其详矣。又著《千金翼》三十卷，辨论方法，见于《千金》者十五六。惟伤寒谓大医汤药虽行，百无一效，乃专取仲景之论，以太阳方证比类相附，三阴三阳宜忌霍乱发汗吐下后阴易劳复病为十六篇，分上下两卷，亦一时之新意。此于《千金》为辅翼之深者也。从而著之论曰：伤寒热病，自古有之，名贤睿哲，多所防御。至于仲景，特有神功，寻思旨趣，莫测其致。有以见孙氏尊而神之之心也。是二书者，表里相明，至纤至悉，无不赅备。世又传《千金髓》者，观其文意，殊非孙氏所作，乃好事者为之耳。王道[2]集《外台秘要方》，各载所出，亦未之见，似出于唐之末代[3]博雅者，勿谓其一家书也。至于合药生熟之宜，炮炙之制，分两升斗之剂，并载《千金》凡例中，此不著云尔。

大德丁未良月梅溪书院刻梓

① 三：原作“二”，据文义改。
② 王道：即王焘，唐代医学家。
③ 代：原作“伐”，据文义改。

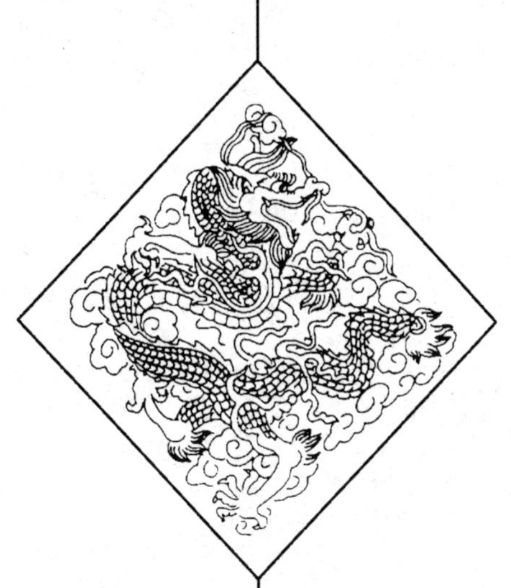

孙思邈医学学术思想研究

孙思邈医学学术思想研究

孙思邈是我国隋唐时期著名的医药学家，在我国医学史上享有崇高的声誉。由于成就卓著，千百年来，后人尊称他为“医圣”、“药王”。

一、生平

孙思邈（541～682年），自号孙真人。京兆华原（今陕西省耀县孙家塬）人。

孙氏出生于耀县县城东北，距城约十五华里的孙家塬村。该村地处黄土高原的腹心，周围有许多深沟大壑，土地瘠薄，天旱缺水，当地人民的生活非常艰苦。孙氏小时候，身体瘦弱而多病，因而“幼遭风冷，屡造医门，汤药之资，罄尽家产”。那时的中国大地，历经南北朝以来战乱的苦难，民不聊生，疫病流行，统治者争权逐利，置百姓生死于不顾。幼年的痛苦经历，使孙思邈看到了疾病对人们的严重危害，从而萌发了学医的愿望，立志以医为业，掌握治病救人的本领，为广大贫苦的人民群众解除病痛。

孙思邈自幼聪颖，喜好读书，刻苦用功，勤奋诚笃，“七岁就学，日诵千余言”。10多岁时就崇尚医学典籍，博涉经史知识。公元555年，北周大将军独孤信通过问答诵诗，非常佩服他的天资和才华，赞叹的说：“此圣童也”。20岁左右就谈论庄老、佛典及百家学说，拥有丰富的文史哲方面的知识。当时，由于科举盛行，医学地位低下，“朝野士庶，咸耻医术之名，多教子弟诵短文，构小策，以求出身之道，医治之术，阙而弗论”（《千金要方·序》），人们大多追求仕途，然思邈不为当时风气所囿，立志学医。他认真学习医学，尤能潜心领悟，终生未辍。正如他自己所说：“青衿之岁，高尚兹典；白首之年，未尝释卷”。他认为医学乃“至精至微之事”，不能以“至粗至浅之思”而草率从事，必须“精勤不倦”，方克有成。认真系统地学习了《黄帝内经》、《易经》、《神农本草经》以及唐以前的各代名医如扁鹊、张仲景、华佗、王叔和、葛洪、皇甫谧等人的医学论著，掌握了丰富的医学知识；同时他又涉猎了《周易》和诸子百家的典籍。他说：“不读五经，不知有仁义之道；不读五史，不知有古今之事；不读诸子，睹事则不能默而识之……”。“若能具而学之，则予医道无所滞碍，尽善尽美矣！”对医理的研探，强调医者须博览群书，增加知识，提高修养，指出：“凡欲为大医，必须谙《素问》、《甲乙》、《黄帝针经》、《明堂流注》、十二经脉、三部九候、表里孔穴、本草药对、张仲景、王叔和、阮河南、范东阳、张苗、靳邵等诸部经方……不尔者，如无目夜游，动致颠殒”。除此之外，他还学习了在当时盛行的“阴阳录命”、“诸家相法”、“灼龟五兆”、“周易六壬”即预测祸福、卜筮吉凶、符录消灾等方面的知识。

孙思邈除了学习书本知识以外，还十分重视吸取他人的学术思想，注重搜集流传于民间的医疗经验，只要得知某地有医术高明的人，不管有多远，他一定亲自登门拜访，虚心学习、请教，从诊候切脉到针灸药饵，无所不及。他曾说：“至于切脉诊候、采药合和、服饵节度、将息避慎，一事长于己者，不远千里，伏膺取决”。对有效方药也非常重视，往往为一方一药，不惜“弛百金而徇经方”。反对学医浅尝辄止，沾沾自喜的不良学风，认为愚者“读方三年，便谓天下无病可治，及治病三年，乃知天下无方可用”。由于得到名医指点，再加上自己的医疗实践，孙思邈的医疗水平进步飞快。到北周宣帝时，已经成为当时很有名气的博学青年。当时任周宣帝大将军的杨坚，请他进京，授他国子博士的要职，孙思邈称病不去，隐居到太白山中研医习药。在山上“学道练气养形，洞晓天文推步，精研医药，审察声色，常蕴仁慈。”平时，为山民行医看病，每到开山季节，便同山民一起，攀绝壁、登悬崖，采集药材，足迹遍及每个山头沟壑，察遍了山上的数百种药草。公元618年，孙思邈来到终南山深处的青华山隐居。在此，结识了净业寺的佛教高僧道宣大师。他们朝夕相处，谈经论佛，“互参宗旨，切磋学术”，结下了很深的友谊。道宣也精于医术，相传“天王补心丹”就是他创制的。孙氏在同道宣的交往中，借鉴和吸收了佛学有关静心养性的理论，大大丰富了他的医学知识和哲学思想。

孙氏在学术上禀承《内经》、《伤寒论》，并有创新，提倡脏腑辨证，以寒热虚实为纲，强调辨病与辨证相结合。治疗上往往医药、导引、针灸、按摩并重，处方用药，灵活变通，善用大方，且药味多而不杂，平正取胜，不拘常制，寒热补泻，谨严有序，具有较高的学术价值。在疾病防治中，不仅为百姓解除病痛，而且为达官贵人疗疾。据史书记载，唐太宗贞观初年（约627年），他治愈过几乎不治的虚痨病；贞观九年（635年），妙手回春，治愈了汉阳王的顽固性水肿病；唐高宗永徽元年（650年），用内服中药的方法治愈过顽症箭伤；治疗麻风病“六百余人，瘥者十分有一，其中颇有士大夫，乃至有异种名人。”表明不但为国人治病，还替外国人疗伤。并且孙氏治病主张防治结合，以防为主，重视“养性”、“食养”，对食养贡献颇大，后人称之为“食养之鼻祖”。孙思邈不仅医理深邃、医术高明，而且精通经书，知识渊博，在各方面都有自己的独到见解。《旧唐书》载“当时知名之士宋令文、孟诜、卢照邻等，执师资之礼以事焉”。卢照邻评价孙思邈是“学识渊博，道洽古今，天文推步，无所不精；高谈道家学问像古之大哲庄子，论及释佛经典像天竺大师维摩诘。”由于孙氏见多识广，熟悉南北朝及隋代的历史。唐太宗时，“魏征等受诏修齐、梁、陈、周、隋五代史，恐有遗漏，屡访之，思邈口以传授，有如目视”。太宗时任校书郎、高宗时做过著作员外郎、弘文馆学士、直到宰相的孙处约也曾向思邈请教。思邈还与当时擅长针灸的名医谢季卿，以医术、针灸著名的甄权和甄立言兄弟，对药性很有研究的韦慈藏等，经常相与往还，研讨学问，以博采众家之长。

贞观年间，他奉敕撰修明堂，与承务郎司马德逸、太医令谢季卿、太常丞甄立言等合作，共同“校定经图”。他对于医学家甄权非常敬重，虚心向其请教，著述《针灸经》；亲手绘成我国第一部彩色《明堂三人图》（即仰人、伏人、侧人三图）。这一创举对提高传授效果，统一取穴标准，提高针灸水平具有重要的作用（惜该图已佚）。

孙氏倡导医德，强调医乃仁术，“人命至重，贵于千金，一方济之，德逾于此”（《千金要方·序》）。他从青衿之岁到百多岁高龄，一直在孜孜不倦地读书，

“研编经方”、“推究孔穴”，专心行医，为乡邻亲友治病，每多良效，在群众中的声誉日著。隋唐统治者多次征召他做官，由于他性甘淡泊，不事仕进，多次拒绝高官厚禄，《旧唐书》说：“隋文帝辅政，征为国子博士，称病不起”，“及太宗即位，召请京师，将授以爵位，……固辞不受。显庆四年，高宗召见，拜谏议大夫，又固辞不受”。只是在显庆四年（659 年），接受了“承务郎”一职，在尚药局工作过半年。同时，孙氏利用在京的大好时机，搜集了大量的医药典籍专心研医。他不为利禄所惑，一心一意致力于钻研医学，替百姓解除疾病的痛苦。曾长期修隐于太白、终南、峨嵋诸山，奔波于川、陕、豫、鄂等地，进行考察和采药，行医于穷乡僻壤，挽救了无数人的生命。他“忘寝与食，讨幽探微”，研究总结他人和自己的经验。孙氏一生勇于求索，敢于创新，虽年过百岁，仍然手不释卷，勤于著述。他曾先后注释《老子》、《庄子》，撰《会三教论》等。永徽三年（652 年），已经是百多岁老人的孙思邈完成了他的第一部医药学巨著《备急千金要方》。公元 681 年，140 岁高龄的他又完成了他的另一部医药学巨著《千金翼方》，把我国的医药学又推向了一个新的高峰。《备急千金要方》和《千金翼方》两书，虽名为方书，实乃各科兼备、理法俱全的医药学巨著，较全面地总结了自上古至唐代的医疗经验和药物学知识。

孙思邈永醇元年（682 年），与世长辞，享年 141 岁。临终前嘱令薄葬，祭祀不要陪葬品，不要宰杀牲畜祭奠。由于他一生刻苦钻研医学，医德高尚，医术高超，不慕名利，以医药救人，受到人民的尊敬，被后世尊称为“药王”。因此，在他死后人民给他立碑修庙，以纪念他对人类做出的贡献。孙思邈作为一位伟大的医药学家，他的名字永远活在人民的心里。

注：这里需要说明一下孙思邈的生卒年代问题。孙思邈生于何时，从古到今，众说纷纭。对于他卒于公元 682 年，众无异议。而其生年，总括起来有三种意见：一是开皇元年（581 年）说；一是天监十四年（515 年）说；一是大统七年（541 年）说。对于这三种意见，笔者认为陕西中医学院医史博物馆原馆长张厚墉教授的看法是可取的。开皇元年（581 年）说，是依据《四库全书总目》为代表的推断方法，以孙思邈与卢照邻论医的“癸酉之岁”，即唐高宗咸亨四年（673 年）为座标，再依照《病梨赋序》中“思邈自云，开皇辛酉岁生，至今九十三矣”的话上推 93 年，正巧是开皇元年，岁在辛丑。这是把“辛酉”说成辛丑之误。天监十四年（515 年）说，是以黄竹斋的《医仙妙应孙真人传》中的意见，即把北魏大将贺拔岳在关中为候莫陈悦所害，其兄贺拔胜命令独孤信入关“抚岳余众”的中大通六年（534 年）作为座标年，以为这时孙思邈年已“弱冠”，向上推十九年得出孙氏生于 515 年的结论。这两种说法，都是不能成立的。大统七年（541 年）说，是以马伯英等人的《孙思邈生平略考》中的意见为代表。他以为孙思邈自云：“开皇辛酉”年生，是孙思邈对卢照邻说的一个“偈语”，意思是他与开皇皇帝出生的年代西魏大统七年辛酉，即 541 年一年生的。另据史籍记载：①孙氏少年好读，天资聪颖，曾被洛州总管独孤信誉为“圣童”，独孤信死于北周初年，因而孙思邈当是西魏大统年间出生；②北周宣帝时（579 年），他见国事多端，便隐居太白山中，潜心研究医学；③静帝时，杨坚掌朝政，曾召他任国子博士，他无意仕途功名，便称病不出；④唐太宗贞观初年，诏令编修梁、陈、齐、周、隋五代史书，魏征等人曾去访问孙思邈，请他讲述史实。这些记载都说明孙思邈并非生于开皇元年，而是出生于西魏大统七年（541 年）前后。此外，天津中医学院郭霭春教授亦主张公元 541 年之说。依此而论，孙思邈应该享年 141 岁。

二、主要著作

孙思邈的主要著作，根据史书、方志、典籍、道藏、医著、碑石等文献记载约有90余种，其中有近30种左右可以肯定为孙氏著述。

根据《旧唐书·经籍志》只在“五行”部分著录《龟经》一卷；该书“方技”孙传中列有：自注《老子》、《庄子》；撰《千金方》三十卷行于世，又撰《福禄论》三卷、《摄生真录》、《枕中素书》、《会三教论》各一卷。《新唐书·艺文志》著录孙氏著作24种，其中医术类有：《千金要方》三十卷、《千金髓方》二十卷、《千金翼方》三十卷、《神枕方》一卷、《医家要妙》五卷；神仙释道类有：注《老子》、《庄子》，撰《马阴二君内传》一卷、《太清真人炼云母诀》二卷、《养生要录》一卷、《摄生真录》一卷、《枕中素书》一卷、《气诀》一卷、《烧炼秘诀》一卷、《龙虎通元诀》一卷、《龙虎乱日篇》一卷、《幽传福寿论》一卷、《会三教论》一卷、《龙虎篇》一卷；农家类有《千金月令》三卷；五行类有《龟经》一卷、《五兆算经》一卷、《灶上五兆动摇经》一卷、《福禄论》三卷。

《宋史·艺文志》著录孙氏著作16种，其中医术类除《千金要方》三十卷、《千金髓方》二十卷、《千金翼方》三十卷、《神枕方》一卷4种与两《唐书》相同外，又列《孙思邈五脏旁通明鉴图》一卷，《针经》一卷、《玉函方》三卷、《孙思邈芝草图》二十卷、《太常分药格》一卷、《退居志》一卷。《宋史·艺文志》统计新著录6种，该书神仙释道类除《龙虎乱日篇》一卷与《新唐书》相同外，又新著录《真气铭》一卷、《九幽福寿论》一卷与《九天玄女坠金法》一卷；该书农家类列有《孙思邈齐人月令》三卷；五行类列有《孙思邈坐照论并五行法》一卷。

以上是唐、宋三部正史著录孙氏著作情况。应当注意的是还有其他重要史志典籍也著录有孙氏著作，如郑樵《通志·艺文略》著录者达23种，其中新著录有8种：《千金食治》一卷，《金巢子诀》一卷、《丹经诀要》一卷、《养生延命集》二卷、《养性杂录》二卷、《神仙修养法》一卷、《禁经》二卷、《黄帝神灶经》三卷。宋·绍兴《秘书省续编到四库阙书目》中新见《千金养生论》一卷、《云笈七签》中所列《脉经》一卷。其他如《道藏》、《千顷堂书目》、《耀州志》、药王山石刻等等，也见有题名孙思邈的著作数10种，如《银海精微》、《孙真人海上方》、《四言诗》、《保生铭》等等。在历代史籍文献题名的孙思邈著作中，虽然部分是依托、单刊、传抄遗存等之作，但或多或少，或点或面地表达了孙氏的学术思想，反映了一定的社会思潮，体现了其深远的影响。只可惜大多已佚失，惟有《备急千金要方》、《千金翼方》及部分著作广传于世。

孙思邈大约在唐高宗永徽三年（652年），撰成《备急千金要方》三十卷。该书分医学总论、妇人、少小婴孺、伤寒、解毒、养性、平脉、针灸等，计232门，共载方5300余首，有纲有目，分门别类，内容博深，晖丽万有，具有许多独到、精辟的论述。如强调妇产科独立设科的重要意义，故首列妇人方，以全书十分之一的篇幅论述妇人之胎、产、经、带诸病及围产期卫生和优生思想。对小儿科也给予了高度的重视，强调“无小不能成大”，在婴幼儿之卫生保健及选择乳母的具体条件上，都有很多科学论述。在医理方面，博采群经，辑录了《内经》和扁鹊、仲景、华佗、王叔和、巢元方等名家论述，是研究魏、晋、隋、唐医药的重要文献；在方药方面，广泛裒集了前代医家的大量方剂，以及当时流传民间的许多有效方药，并参以己说，总结了用药经验，内容丰富，资料翔实。宋代林亿曾赞之说："上极文字之初，下迄有隋之世，或经或方，无不采摭，集诸家之秘要，去众说之所未至……，厚德过于千金，遗法传于百代。"同时，还对医生道德方面的要求作了全面论述。

孙思邈在完成《备急千金要方》后的30年间，深感《备急千金要方》之不足，于唐永隆二年（681年），又写成《千金翼方》三十卷。《千金翼方》是《备急千金要方》的续篇，取名《千金翼方》，寓有两部书"相辅相济，比翼交飞，互为所补"之意。该书主要包括妇人、小儿、养性、补益、色脉、针灸、本草、伤寒、中风、杂病和疮疡等，凡189门，合方、论、法2900余首，收载药物800余种。体例与《备急千金要方》基本相同，有的内容虽有重复之处，但又新增了不少新的知识和资料，如采集了仲景《伤寒论》的大体内容，对传播和推广《伤寒论》的学术内容，起到了积极的历史作用。还增加了"药录纂要"和"本草"，突出强调了采药时节、道地药材、临证处方用药的原则和方法，是我们研究唐代药物学的珍贵资料。

《备急千金要方》和《千金翼方》合称为《千金方》，广闻博采，内容丰富，它是继张仲景《伤寒杂病论》之后，医药学的又一次大总结，是我国现存最早的一部临床实用的医学"百科全书"。《千金方》是孙思邈给后人留下的科学巨著，是他一生智慧的结晶和成果的总结，是对我国唐代以前的医药学、方剂学、养生学等全方位的概括。它不仅在我国的医学发展史上占有重要的地位，而且对日本、朝鲜等国的医学发展也有较大的影响。

孙氏在学术上继承唐以前我国医学和哲学的优秀成果，尊古不泥，勇于创新而自成一家。由于时代条件和认识的局限性，在他的著作中，还夹杂着某些鬼神报应和唯心主义的东西，某些观点也前后矛盾，但瑕不掩瑜。他的崇高品德和伟大贡献永垂史册。

三、版本源流

《千金方》是隋唐名医孙思邈所作，包括《备急千金要方》和《千金翼方》两部分，各三十卷。其主要内容是汇编了唐以前的医论和医方，收录广博，并在妇儿、养生等方面有不少的见解，是研究唐代和唐代以前医药知识的重要文献。该书自问世以来，据不完全统计，平均不到17年即有一次刻印本问世。由于宋代印刷术的进步，为书籍的刊印流传创造了有利的条件，所以，保存至今较完整的是宋代林亿等人校正后的《千金方》版本。另外，北宋时的郭思认为《千金方》是"医师之集大成者"，于是他从《千金方》中，选择了治疗各种疾病疗效显著的常用方及部分医家的验方900多首，编成《千金宝要》8卷，深受广大人民群众的欢迎，故后世遂有《千金宝要》的刻版、拓印本流传。历代医家对《千金方》的学习和研究都非常重视，因此传抄印行的版本繁多。现在能看到的主要是明清时期的《千金方》版本。这些版本是宋元刊本的继承，也有相当一部分是从日本的影印本翻刻刊印的。经校正医书局林亿等校勘刊行的孙氏《备急千金要方》（简称宋本千金方），是现存《千金要方》版本中最为通行的版本。从中国大陆到台湾，以至日本等国，对此本曾多次翻刻影印，流传甚广。

(一)《备急千金要方》

该书共三十卷，卷一~卷五依次为妇人方上、中、下，少小婴孺上、下；卷六~卷十依次为七窍病上、下，风毒脚风，诸风，伤寒方上、下；卷十一~卷十五依次为肝脏，胆腑，心脏，小肠腑，脾脏上、下；卷十六~卷二十为胃腑，肺脏，大肠腑，肾脏，膀胱腑；卷二十一~卷二十五为消渴，淋闭，尿血，水肿，疔肿痈疽，痔漏，解毒并杂治，备急；卷二十六~卷三十为食治，养性，平脉，针灸及孔穴主对法。

《备急千金要方》成书于公元652年，最初的写本早已佚失。手写抄录的传本却一直辗转流传。《千金方》流传到宋代，已是抄本纷糜，简编断缺，“不知者以异端见黜，好之者以阙疑辍功”（林亿等“新校《备急千金要方》序”语）。北宋校正医书局搜集当时流传的各种抄本，参考《道藏》所收集唐以前多种书籍，对《千金方》进行了一次其成书以来最大规模的整理校勘工作，“正其讹谬，补其遗佚。文之重复者削之，事之不伦者辑之……凡所流派，无不考理；互相质正，反复稽参”（林亿语），使遗文疑义，涣然恶明。之后，又由主持校定工作的高保衡、孙奇、林亿等人撰写“新校《备急千金要方》序”、“新校《备急千金要方》例”及“新校《备急千金要方》后序”等，于治平三年（1066年）四月二十六日镂板施行。这是《备急千金要方》的第一次刊刻。北宋后所传的各种版本，大抵皆以此为祖本。

1. 宋校本 《备急千金要方》版本甚多，大致可分为以下几个体系：

(1) 日藏宋本：《备急千金要方》成书不久即传到日本。据成书于公元897年的《日本国见在书目录》（藤原佐世编），九世纪以前，日本已有《备急千金要方》完整的抄本。现存日藏宋本三十卷，每卷有“金泽文库”印记，“实系北条显时旧藏原本”（丹波元坚“影宋本《备急千金要方》序”），说明此本12~13世纪初便传到日本，14世纪便已保存在日本“金泽文库”中。后来此本又移到上杉米泽（文库），并为公元1699年（日本原禄12年）《官库御书籍目录》所收录。丹波元坚“影宋本《备急千金要方·序》”称：“米泽大守上杉氏所藏宋椠一部，较诸元版，笔画端楷，更为清朗。检其缺讳，其为北宋刊本不疑，间有乾、醇间补刻，亦唯廖廖数纸，仍是为林亿等校正之旧，厘然可覆按也。”此本在19世纪为江户医学馆发现时，已非完本，其中第四卷仅存2页；第三卷缺第21页；第五卷上缺第4页；第二十五卷缺第21页；第二十七卷缺第23页、30页；第二十九卷缺第6页。此外，文字漫灭、空缺、讹舛之处，亦复不少（据多纪元坚“影宋本千金要考异”），此本1957年尚藏于米泽上杉神社里，现迁移到文化厅。

以日藏宋本《备急千金要方》为祖本的影刻、影印本，现知有以下几种：

①嘉永本：公元1849年（日本嘉永二年）日本江户医学馆根据日藏宋本影摹校勘后刊本。江户医学馆在刊行时，以元版补足了原本所缺卷四部分及其他十三卷缺页，对“原本漫灭及空缺处，亦皆据元本补填。其佳作住，及作反，火作大，臼作曰，升作外之类，讹字显然可知者，据元明诸本悉改之。”又对书中宜两义兼存者，取真本及元本、正德本、嘉靖本、万历本进行校勘。对文字之异同，语句之偶误，多纪氏往往以己意更订之（曼殊景嘉语）。对诸本异同之处，主校人奈须信德等还列出校注316条。可见嘉永本并非日

藏宋本原貌，已是经过校勘整理配补后的另一版本。

江户医学馆刊印的嘉永本《备急千金要方》，国内如北京图书馆、中国中医科学院图书馆等均有藏。

②嘉永本影印本：公元 1974 年，日本每日新闻开发公司据嘉永本原大精工影印 500 部，并附曼殊景嘉氏的《多纪氏本千金要方据北宋本重校》一册发行。此本日本政府曾赠送给我国驻日本大使符浩一部，现存于陕西耀县药王山博物馆。

③嘉永本中国重印本：公元 1878 年（清光绪 4 年）日本嘉永本《备急千金要方》原版及日本影刻之大德梅溪书院本《千金翼方》，一起由长洲费学熙带回中国，首先在上海印行，其扉页记有“光绪戊寅夏五购自东瀛”字样。(《宋以前医籍考》引《丛书书目汇编》此书时注云“光绪戊寅独山莫氏将版购回”。据考莫氏即莫绳孙，但现存诸本中尚未见有莫氏所印者）同年，此版先后为长州麟瑞堂、苏州崇德书业公所及苏州吴县徐敏甫所得并分别重印。以上四家重印本，今均有存。嘉永本原版的下落，19 世纪初日人岗西为人编《宋以前医籍考》时，尚云“现版存苏州孙氏”，然今已不知其详。

④嘉永本中国影印本：1955 年，人民卫生出版社将嘉永本《备急千金要方》加句读后，用四合一版面影印，1982 年再次重印。这就是当今《备急千金要方》通行本。此本影印时，除加句读外，对个别字形也进行了改动。如卷六下倒数第四行“慎五辛生菜”一句。其“慎”字在嘉永原本作缺笔“慎”，据信是避宋孝宗赵眘之讳。而人民卫生出版社影印本把“慎”的缺笔改全，反失本真。

1965 年及 1974 年，台北国立医药研究所先后两次影印《备急千金要方》，其所据底本仍为嘉永本。

1976 年，在日本还有日本语版出版。1989 年，日本大阪オエソント出版社将宋版（嘉永本）“重新摄影，忠实影印”，收入《东洋医学善本丛书》Ⅱ期中发行。

（2）元本：元本《备急千金要方》，《脉望馆书目》、《艺芸精舍宋元本书目》、《宋楼藏书志》、《古书经眼录》（长洲颂蔚蒿隐）以及日本《聿修堂藏书目录》（日·丹波元简）及《经籍访古志》（日·涩江全善）等有关书目均有著录。

国内目前尚可见到的元本《备急千金要方》有三部，两部完整者藏于北京图书馆；一部残本（存十一、二十九两卷）藏于中国中医科学院图书馆。北京图书馆所藏元本，均为每半页 12 行，行 22 字，黑口，左右双边，题曰“重刊孙真人备急千金要方”三十卷。其中一部计 32 册，卷首依次为“校正备急千金要方序”、“校正千金要方凡例”、孙氏“自序”、“重刊孙真人备急千金要方纲目”、“重刊孙真人备急千金要方目录”。目录终有墨图记七行：“医家之书，不为不多，独孙真人千金方决不可阙……近得前宋西蜀经进官本，不敢私秘，重加校正，□□绣梓，与世共之……”等语，此后为正文。另一部 24 册，卷首、正文均与 32 册本无异。惟每卷首有“伊泽氏酌源堂图书记”等钤记。其卷末有伊泽信恬氏文政癸未（1823 年）跋文。可知此本乃日本伊泽氏酌源堂旧藏，而后归中国。跋文称：“此本章句方法彰彰全整而笔势生动，盈满行界，钱氏(即钱桐，注《崇文总目》）所称原书是也……此本二十年前友人狩欲卿云为余购得之于书贾英平吉……”可见该本在日本流传已久。从上述两部元本目录后墨图记所云，知其均出自宋西蜀官本。

据元本之复刻本，国内现存者有明正

德十六年辛巳（1521 年）慎独斋桑刘洪（明·安陆人。字希范，成化进士，历官检都御史）影元刊本。其行款字数，全与元本同，浙江省图书馆有藏。此本日本聿修堂旧藏内阁文库藏 10 册，杏雨书屋藏 12 册。据《经籍访古志》记载德本后题有“江右金川复斋支善逸子余文达校誉”，其行款字数，全同元版，但版式狭小。日本现存的元刊《千金要方》，既知有两部。一部为多纪氏聿修堂旧藏，后归藏于宫内厅书陵部者，共 16 册；一部有静嘉堂文库所藏，6 册（有缺），该书即陆心源十万卷楼之旧藏本。

元本在日本的翻刻本，既知有以下两种：

①日本天明五年乙巳（1785 年）平安后藤敏校定，臬都书肆西宫圆再刊本，以及日本宽政 11 年（1799 年）京都书肆村喜兵卫藏版本 30 册。后藤敏序言称，此本是据浪速木村蒹葭堂所藏元刊本翻刻而成。宫下三郎认为其格式与元版不同，因而不是翻刻。也有认为其“字画及方药，品味次序，全与嘉靖本同，此据元本而补正嘉靖本者”。（元刊本伊泽氏跋）以上刊本中国中医科学院图书馆及上海图书馆均有藏。

②日本尚文馆翻元刻本三十卷。此本北京图书馆有藏。具体刊刻年代未详，但从其所据明代以后校本的情况看，约为 18 世纪以后刊本。此本不甚精美，然所出校记颇多。其中有据《灵》、《素》、《伤寒》、《外台》、《病源》、《肘后》者，有据宋、元、明诸本者。注均置于本页天头，颇便参阅。如卷九 9 页“屈绳即断之”，注云：“断，《肘后》作结。”；又如卷三十 35 页“寒而留之”，注云：“寒而留之，《素问》作寒则又留针”等。卷三十末附印尚文馆藏版目录，凡三页。其中医书有吉益著《东洞遗稿》全三册；《医家名数》全四册；《辨医断》全一册等。

（3）道藏本：《道藏》为道经汇集，始于六朝。唐开元中，已汇辑成“藏”。道藏刊印，始于宋徽宗政和间《万寿道藏》。宋臣“新校备急千金要方序”有“于是请内府之秘书，探道藏之别录，公私众本，搜访几遍”等语，知唐宋之际，《千金要方》已被收入《道藏》。早期《道藏》本早已佚失。现《道藏》，包括正统《道藏》和万历《续道藏》，计收道书 1476 种，占 5485 卷。《千金要方》收于“太平部”，题曰《孙真人备急千金要方》，内容与宋校本基本一致，惟卷数析为 93 卷。在现存的《正统道藏》、《道藏辑要》、《道藏举要》中，《千金要方》均有收藏。20 年代，商务印书馆借北京白云观所藏《道藏经》予以影印，是为涵芬楼影印《正统道藏》，1987 年文物出版社据以影印，《千金要方》收于第 26 册。

明代中期后，国内所流行的《千金要方》，多为《道藏》之复刊本，主要版本有：

①明·嘉靖二十三年甲辰（1544 年）乔世定小丘山房刊本：九十三卷，每半页 11 行，行 24 字，版心上为“小丘山房”，下为“乔氏世定刻行”。首为马理“新刻千金方序”，继为乔世定序，真人列传（即《唐书》本传）、孙真人备急千金要方序、本序、凡例、正文。乔氏序称：“千金方世罕传本……后得建宁本颇全，乃脱误不可读……建宁本类三十卷，今依道经定次，为九十三卷云。”建宁本更接近宋校本，今已佚。据乔氏序，嘉靖本的祖本是建宁本，只是按道藏本的卷数重新编次。此版本北京图书馆等均有馆藏。

②明·万历十六年戊子（1588 年）祝氏刊本：据该本陈文烛“新刊千金方序”

云："侍御祝（之衍）公梓千金方，命不佞校而序之。方为孙真人所传，本自关中，马伯循、乔景叔二先生序之详矣……"据《郑堂读书记》（清·周中孚）所记万历戊子版，是依明乔世定刊本为基础刊行的。此本今重庆市图书馆有藏。

③明·万历三十一年癸卯（1603年）新安方中声刊本：奈须信德《影北宋本千金方考异》及藤原佐世《经籍仿古志》，均认为此本系方中声据嘉靖本校刊者。然方氏序谓"真人家华原，书藏关中，再馋豫章藩邸……惜藩本豕鱼，且多脱漏，吴公概命刊正"。此重刊本是莆中吴公见旧版多有脱漏，让方中声校正后刊行的。知其所据底本为豫章藩本，豫章藩本则来自嘉靖本，今已无存。万历方氏刊本，中国医学科学院图书馆有藏。

④明抄本：题"孙真人备急千金要方"，六十卷，每半页11行，行22字，白棉纸抄，藏中国科学院图书馆。该本从卷一"医学诸篇论"起，到卷六十"肾脏"止，似属道藏本的前六十卷抄本。

此外尚有清·康熙二十八年（1689年）张喻二氏刊本（据万历本）、清·康熙三十年（1691年）喻正庵据乔世定刊本、四库全书本、清·同治七年（1868年）王培桢重刊本、清·光绪三年（1877年）刊本、民国十五年（1926年）刊本等，均属九十三卷《道藏》本系统。

日本复刊的道藏本《千金要方》，既知国内现存者为日本万治二年巳亥（1659年）敦贺屋久兵卫刊本，九十三卷。此本虽无日人序文，但有万历癸卯年方中声校跋，可知为万历本的复刊本。此本中国科学院图书馆、中国医学科学院图书馆均有藏。

2．新雕孙真人千金方

《新雕孙真人千金方》是刊于宋代而未经宋臣校改过的古本。一称《残本杂雕孙真人千金方》（《百宋一廛赋》）、《孙真人千金方》全书三十卷。卷一～卷五、卷十一～卷十五、卷二十一～卷三十皆为宋刊，每页28行，每行24字，首行题曰：新雕孙真人千金方，版心或题千金方几，或题千金几，无字数及刊工姓名。卷六～卷十、卷十六～卷十九为元刊，题曰"重刊孙真人备急千金要方"，每页少2行，每行22字，小黑口，版心题"金方几"。卷二十为明刊，题名行款与元刊同，系配补明正德十六年慎独斋刘洪氏影元刊本。《新雕孙真人千金方》藏于日本东京静嘉堂文库。

在文字内容方面，《新雕孙真人千金方》的篇目及篇目次序和宋校本大不相同。考究似乎更多地保存了唐代写本的旧貌。在具体内容上，则保存着更多的医药资料，较之宋校本，具有更高的历史价值和文献价值。

3．真本《千金要方》

真本《千金要方》是日本保存的《千金方》古本之一，现仅存卷一。此本第一页首行书"千金方第一并序·处士孙思邈撰"，后为孙氏自序、目录，随后为"大医习业第一"以下本文。每页8行，每行16字。行间多有日语训读或注释，间有眉批。卷末有日·正和四年（1315年）和气嗣成以至天正二年（1574年）历史题签。据该本卷首"吉氏家藏"朱印，日人宫下三郎认为它是日本室町时代御医吉田意安的旧藏本。

真本《千金要方》虽仅一卷，但其内容未经宋臣校改，保存了《千金要方》旧貌，亦足珍贵。此本原本日本昭和5年（1930年）从帝室博物馆移到宫内厅，现藏于书陵部。其影刻本国内几家图书馆均有藏。中国科学院图书馆藏本有"双流张骥藏书”签章，但无丹波元坚序及松本辛彦跋。中国中医科学院图书馆藏本前有清·光绪戊申（1908年）罗振玉题记，云“此本仅卷一一卷，乃天保壬辰松本辛彦据丹波氏所藏天正中抄本。上本前有丹波元坚序，后有松本辛彦跋，其文字体式，与宋林亿校宋本不合，而与《医心方》所引不殊，乃孙氏真面目也……。”

1982年，日本东京医圣社据松本辛彦影刻本再次影摹刊行。1989年，日本大阪オエソント出版社又将松本辛彦摹刻本影印，收入《东洋医学善本丛书》Ⅱ期中发行。

1940年，国人张骥曾根据公元1832年日本影刻本予以集注刊行，但其内容只有第六篇用药，第七篇合和，第八篇服饵凡三篇。

（二）《千金翼方》

《千金翼方》是孙思邈晚年为补充《备急千金要方》之未备而撰。约公元七世纪的中末期（682年）。孙氏自序称，他撰成《备急千金要方》后，“犹恐岱山临目，必昧秋毫之端；雷霆在耳，或遗玉石之响，所以更撰《千金翼方》三十卷，共成一家之学。譬輗軏之相济，运转如涯，等羽翼之交飞，转摇不测”故名。

《千金翼方》凡三十卷，卷一～卷四，论述本草学；卷五～卷八，为妇人（方）；卷九～卷十为伤寒；卷十一为小儿；卷十二～卷十五为养性、辟谷、退居、补益；卷十六～卷十七为中风；卷十八～卷二十为杂病；卷二十一～卷三十为万病、飞炼、疮痈、色脉、针灸及禁经。

《千金翼方》撰成后，传抄流行至宋，经宋臣林亿等校正后刊行全国。现存《千金翼方》的刻本及影印本约有20余种，其中藏在日本的中国版本有6种。此外，还有多种日本翻刻本。《千金翼方》的版本，大致可分为宋以前的早期传本、宋元刊本及宋元以后的复刊本两类。

1．宋以前的早期传本

《千金翼方》的早期传本今已无存，但其早期传本之一曾为唐代王焘撰的《外台秘要》所引用。据中国中医科学院医史文献研究所马继兴研究员考证，《外台秘要》一书引录《千金翼方》共249条。

2．宋元刊本及宋元以后的复刊本

宋仁宗嘉佑二年（1057年）设立的校正医书局，林亿等有鉴于《千金翼方》“其书之传于今，讹舛尤甚，虽洪儒硕学，不能辨之。”遂表请予以校正刊行。

《千金翼方》的宋刊本今已无存。据宋刊本复刻的刊本，主要有以下几种：

①元·大德十一年（1307年）梅溪书院刊本：据日人涩立善《经籍访古志》，此本原系日本医家白贞庵秘藏，后为丹波氏家族的聿修堂所得，文政十二年（1829年）曾摹刻。此本首载宋臣“校正《千金翼方》表”，次孙氏自序，末有校正后序，卷尾有“大德丁未良月梅溪书院刻梓”12字。每半版高6寸8分；幅4寸4分，13行，行22字。据《丛书书目汇编》（清·沈乾一）所记，光绪四年（1878年）独山莫绳孙氏购得日本江户医学馆元大德《千金翼方》的刊本，同年徐敏甫依其板影印刊苏州。1955年及1982年，人民卫生出版社先后两次据此本以四合一版面影印，即今国内《千金翼方》的主要通行本。1965年及1974年，台北中国医药研究所两次据灵芬阁重印本影印。1989年，日本大阪オエソント出版社又据元版原本影印，并收入《东洋医学善本丛书》Ⅱ期中发行。

②明·万历三十三年（1605年）王肯堂刊本：此书是王肯堂（明·金坛人。字宇泰，万历中进士）校刊本，书中有王氏

于万历乙巳（1605年）十月署名所撰写的诗。每卷首有“明翰林院检讨国史纂修官王肯堂重校”，孙云仍、王廷鉴同校字样。前有“念西居士”王肯堂的“重刻千金翼方序”。序云：“《千金方》收入《道藏》，今关中江右皆有刻。乃至宋元刻本，藏书家多有之，而独《翼方》不大传，《道藏》亦不载，后世多有不闻其名者……三从子廷鉴以母病，欲刻医书，冀获冥佑，请于余，余以此书授之。而表弟孙仲来助余校订尤力，苦无他本雠校，其乌焉帝虎之讹，灼然无疑者，然后改正。不然，宁仍其旧，以俟他日得宋刻善本而更之”。可知王氏所据乃源于宋本而非宋刻善本。《医籍考》（多纪元胤）也记有“按王宇泰刊本，较之家藏元板，不唯误文居多，甚至脱数十页”。《千金翼方》王氏刻本今中国中医科学院图书馆、陕西省中医药研究院图书馆、北京图书馆均有藏。日本内阁文库藏有原枫山文库旧藏本，24册，10行，每行20字。

③明·华氏刊本：《四库书目邵注》（清·邵懿辰）及《邵亭知见传本书目》等书均记载，今已罕见。

④清·乾隆年间刊本：有两种，一是乾隆十一年丙寅（1746年）刊印本（见《中医图书联合目录》），据考是王肯堂本之覆刻本；一是《聿修堂藏书目录》及《经籍仿古志》等书记载的乾隆二十八年癸未（1763年）刊本。但《中医图书联合目录》记载成“清乾隆三十八年癸未”，癸未年应是乾隆二十八年，可见此处记载有误。乾隆年两种刊本均属华希闳保元堂重刊。

⑤清·同治七年（1868年）扫叶山房刻本：即华希闳保元堂版而易其扉页。可见此版实属乾隆年刊本的翻印。国内多家图书馆均有藏。

⑥日本明和七年（1770年）东都书肆植村藤刻本：此本题唐·孙思邈著，宋·林亿等校正，明·王肯堂重校，孙云仍、王廷鉴同校，日本阿波医官汤浅荛明阅，明和七年望月三英翻刻，幽松堂藏版。有望月三英“刻千金翼方序”。据信此本是王肯堂本的日本翻刻本。

⑦民国刊本(《中医图书联合目录》)：1912年汉文局刊本；1912年湖南益元书局刊本；1915年江左书林石印本；1927年中原书局石印本。

⑧中华人民共和国成立后刊本：1955年人民卫生出版社据江户医学馆影印有《备急千金要方》和《千金翼方》，1982年又出版有《千金翼方》。

附：《千金方》合刊版本

合刊版本就是《备急千金要方》和《千金翼方》两部分内容一起刊印。这样的刊本，自光绪年以后才比较多见。基本上就是依光绪四年（1878年）影印江户医学馆影印的《千金要方》北宋本和《千金翼方》元·大德本的刊本刊行的。这些内容前边已有介绍，这里就不再详述。根据《中医图书联合目录》主要有光绪四年刊本；长洲麟瑞堂刊本；苏州崇德堂书喜业公所印本；光绪三十四年石印本；民国四年江左书林石印本和1955年人民卫生出版社据江户医学馆的影印本。

此外，与《千金方》有关而流传甚广，影响较大的一部书值得一提，即《千金宝要》。《千金宝要》是宋·郭思摘取《千金要方》有关内容及有效方药分类编纂而成。全书共八卷，初刻石于华州公署，后屡有翻刻。宋代石刻《千金宝要》早已毁坏，明·隆庆间（1572年）秦王守中复刻的《千金宝要》碑四通八面，至今仍完好地保存在陕西耀县药王山上。明代以后，《千金宝要》的刻本甚多，但大致均为隆庆石刻的翻刻本。1987 年，陕西省中医药研究院苏礼、杨承祖等据药王山隆庆石刻《千金宝要》碑为蓝本，对该书进行了全面点校，点校本已由人民卫生出版社正式出版发行。点校本《千金宝要》录方 900 余首，共分六卷。其中卷一为妇人，小儿，中毒，饮食中毒方；卷二为解百药毒，蛇蝎毒，喉痹，金疮，疮疽痈肿方；卷三为霍乱吐泻，虎犬马伤，耳舌心目及大小便病，中风，大风，水气病方；卷四为疟痢症，头风吐逆病方；卷五为疫瘴渴淋，头面手足瘰疬疮漏等方；卷六为《千金》论及耆婆万病丸，仙人玉壶丸等。《千金宝要》作为《千金要方》的一种择要改编本，介绍了《千金要方》中不少简单有效的方药及简易疗法，涉及内、外、妇、儿、骨、伤诸科，在普及医药知识，推广民间单方验方，宣扬孙思邈学术思想等方面，有其不可磨灭的贡献，至今仍有一定的实用及研究价值。

四、时代背景

（一）社会环境

孙思邈生活在隋唐统一后的初唐盛世时期，由于经济、文化的空前发展，政治相对稳定，这为他的医疗实践活动创造了良好的条件。

孙氏历隋唐两朝。隋于公元 589 年统一了中国，初期由于战乱结束、南北统一，经济上的破坏逐渐恢复，采取了一系列有利于生产发展的措施，诸如实行均田制度、兴修水利以及改进工具和耕作方法等，农业有了很大发展，特别是贯穿中国南北大运河的开通，排除了以往经济交流的障碍，促进了经济的繁荣和科学技术的发展。另外，商业、造船业的发展，促进了国内外物质和医药的交流；冶炼技术的提高，也为药物、医疗器具的生产和医学的发展创造了更为有利的条件。同时，由于魏晋南北朝时期，医学在临床实践方面积累了丰富的经验，例如炼丹术的研制，给许多外用药提供了冶炼方法。据《隋书·卷三十四》、《经籍志》及张鹏一的《隋书经籍志补·卷二》记载，当时医籍著录于史志者，医方有 256 部，合 4510 卷；医书 5 种。由此可见，隋朝时期科学技术和医学的发展，已为孙思邈学习医学，以及编纂医书在资料、印刷等方面提供了有利条件。

（二）科举制度

公元 618 年，唐王朝建立，整肃吏治，实行科举制度取士，让庶族地主逐渐进入各级政权，善于纳谏，并采取各种鼓励农业、发展生产的措施，在政治、经济方面形成了欣欣向荣的景象。唐太宗李世民、唐高宗李治执政时期，对医药较为重视。他们沿袭隋制，也设置了专门管理医药和专门培养医药人才的机构太医署。太医署即皇家的医疗机构，又是当时皇家的医科院校。唐太医署内分医学和药学两个部分，医学部又分为医、针、按摩、咒禁四部门，每部设博士教授学生，下设助教，辅助教学。医科中又分体疗（内科）、疮肿（外科）、少小（儿科）、耳、目、口、齿和角法（拔罐）等五科，学生还有实习，按月、季、年举行考试，成绩优异的，补授官职。药学部分附有药园等，还有行政和药工等各方面人员组成，设置相当完善。贞观三年（629 年）许多州还建立了地方性的医科学校和病坊，反映了当时医科的兴盛和发展。此外，广大民间医生的临证实践和师徒传授，也是当时医学教育的重要内容。它是医学史上最早建立的较为健全的高等医科学校，比意大利（846 年）创办的萨勒诺医学校早两个世纪，而且分科方面也较详细。尤其是《新

修本草》(即《唐本草》)等重要著作的问世，为医学的发展创造了良好的条件，也为孙氏进行医学大总结打下了坚实的基础。

(三) 对外交流

唐代是我国封建社会高度发展和经济繁荣的时期。唐朝国都长安，既是全国政治、经济、文化和军事中心，又是拥有百万人口的世界大都市，交通十分便利，为中外文化的交流创造了良好的条件。据《唐六典》记载，唐朝曾与当时300多个国家和地区建立了外交关系，在医药方面也进行了频繁的交流。在国都长安，设置了专门负责接待外宾的鸿胪寺、礼宾院。《新唐书》百官志记载："蕃客献药者，鸿胪寺验覆，少府益定价之高下。"另外，在市内还有外国人设的邸店、药行，进行药物贸易。我国医经、医方、本草、针灸曾先后被输入朝鲜、日本及波斯等国，相应地我国也吸收了印度、波斯及西域、阿拉伯等国家及民族医药的精华，丰富了我国医药的内容，促进了我国医学的发展。这些相互之间的交流，对发展和丰富中医药学，保障人民健康，发挥了十分重要的作用，同时对促进世界医学发展也做出了有益的贡献。

孙氏生活在这样一个政治和医学均日益稳定和发展的环境中，对其医疗活动的开展，医药资料的总结、积累，并创造性地发展医药事业，是十分有利的，也是他治学之所以有较大成就必不可少的客观条件。

五、学术渊源

(一) 博极医源，吸收整理

中医学理论体系的建立，大约在春秋战国时期。反映这一时期医学成就的书籍是《内经》，它是我国现存最早的一部古典医书。东汉名医张仲景，著《伤寒杂病论》一书，该书以六经论伤寒，以脏腑论杂病，确立了理、法、方、药完备的辨证论治原则，使中医学的基础理论和临床实践紧密地结合起来。到了晋代，医学家王叔和，对当时已散乱的《伤寒杂病论》进行了汇集、整理、补充和编次，还总结了公元3世纪以前的脉学知识，著成《脉经》一书。针灸学家皇甫谧的《针灸甲乙经》，是我国现存最早的针灸专著。医药炼丹家葛洪，精于炼丹术，在其所著《肘后方》中，广泛收集了民间的一些急救的单方、验方，以验、便、廉为特点。约成书于秦汉时期的《神农本草经》，是我国现存最早的药学专著，收载药物365种。南北朝时期，梁朝陶弘景著《本草经集注》，它在《神农本草经》的基础上，又增新药365种。唐朝政府颁布的《新修本草》，正是在《本草经集注》的基础上完成的。

孙思邈是在继承前代医家著述和经验的基础上完成《千金方》的。他继承了《内经》学术思想，在《内经》论述脏腑的基础上，第一次完整地提出了以脏腑寒热虚实为中心的杂病分类辨治方法。孙氏对《伤寒杂病论》曾进行过深入的钻研，《千金方》中有四卷专论伤寒，其中《备急千金要方》、《千金翼方》各有两卷。他用以方名证的方法研究伤寒论，以脏腑为纲论杂病，发挥了仲景之学。《千金方》中对针灸的论述，是在《针灸甲乙经》基础上的发挥，同时也收载了唐代针灸名家甄权的经验，以及民间灸法。孙氏对药物的论述，源于《本草经集注》和《新修本草》。《千金方》大量收集民间验方和对传染病的论述，与《肘后方》的影响不无关系，《千金翼方》中的飞炼一卷，显然是葛洪炼丹术的继承。此外，北齐徐之才提出的“十月养胎法”，在《备急千金要方》中也有较详细的引述。

（二）善谈庄老，兼好释典

孙思邈在《大医习业》和《大医精诚》这两篇医论中指出，要想成为一名好的医生，“须妙解阴阳禄命，诸家相法，及灼龟五兆，《周易》六壬，并须精熟，如此乃得为大医……。又须涉猎群书。何者？若不读五经，不知有仁义之道；不读三史，不知有古今之事；不读诸子，睹事则不能默而识之；不读《内经》，则不知有慈悲喜舍之德；不读庄老，不能任真体运，则吉凶拘忌，触涂而生”。这就是说，要做个高明的医生，不仅要具备丰富的医学知识，还要读诸子百家的书，甚至卜命、算卦、星相等都要精熟。即必须有坚实的文、史、哲知识，否则，是不可能成为大医的。

孙思邈“弱冠善谈庄老及百家之说，兼好释典”。可见他在青少年时期，就打下了坚实的文、史、哲方面知识的基础。这不但为他阅读历代医籍，从文、史、哲书籍中吸取朴素的唯物辩证法思想提供了条件，而且为他在编写《千金方》时，旁证博引、分析综合，以及编纂、写作铺平了道路。如《周易》中的哲学思想，就对孙氏有着深刻的影响。《千金翼方·卷二十六》说：“医者，意也，善于用意，即为良医。”在《千金翼方·序》中解释说：“若夫医道之为言，惟意也”。明代大医学家张介宾《类经附翼》中指出：“宾尝闻之孙真人曰：‘不知易，不足以言大医’。易者，易也，具阴阳动静之妙；医者，意也，合阴阳消长之机，……学医不学易，如目视有所不见，耳听者有所不闻……。然则医不可以无易，易不可以无医，设能与而有之，则……运一寻之木，转万斛之舟；拨一寸之机，发千钧之势。”张介宾的论述，阐明了医与易之间的密切关系，从而体会到孙氏指出的医（医学）与易（哲学）结合思想是何等的可贵，也看出《周易》的辩证思想对他的影响之深。

（三）唯物唯心，兼收并蓄

创始于春秋战国时期的儒家思想，是我国古代影响最大的思想体系，历来被封建统治者尊为正统。秦汉时期，道教逐渐兴起，晋朝葛洪和梁朝陶弘景都是道家的著名宣扬和传播者。葛洪著的《抱朴子》认为：“道者，儒之本也。”“儒者，道之末也。”佛教传入我国，西汉末始见记载，东汉、魏晋开始兴盛，到了唐代，不仅兴科举，考定《周易》、《尚书》，编修《五经正义》，出现了“儒学之盛，古昔未之有”的局面，且随着唐朝政府实行兼容并包的开放政策，还出现了道教及佛教再次传播的高潮。如范文澜先生所论“统治阶级对宗教信仰，基本上采取调和的态度，不仅道、佛两个宗教可以调和，而且宗教与儒学也可以调和”。因此，从晋至唐，由于统治者的需要与提倡，儒、佛、道三教合流，都有较大的发展。孙氏熟谙经史，兼通庄老释佛，又长期生活在这样的的文化氛围中受其影响。从《千金方》可以看出，我国传统文化源于《周易》的宇宙观及其渗透于中医学理论中的辨证论治观点，始终是孙氏学术思想的主体。

另一方面，一些唯物主义的思想家则一直在和唯心论作斗争。早在《内经》中，即反对鬼神致病之说。战国时期医学家扁鹊提出“信巫不信医，六不治也”。东汉的王充，在其所著《论衡》中，对天命鬼神进行了批判，提出“气”是万物的本源。南朝的范缜，用“神灭论”批驳了佛家的“轮回说”。唐代的嵇康、柳宗元、刘禹锡等，都有一些唯物论的思想，如柳宗元论证了物质“元气”的客观性，刘禹锡提出“天人交相胜”的理论。孙氏与一些道士、和尚有过交往，写过“会三教论”，道、儒、佛三家思想也就自然而然地反映在他的医德观念和学术思想中。《千金方》中随处可见道、儒、佛三家思想对孙氏的影响。在《大医精诚》这篇医德名篇中，就深深地打着三教思想的烙印，如道家的“无欲无求”、“普同一等”；儒家的“仁”和“忠恕”；佛家的“大慈恻隐之心”、“杀生求生，去生更远”等。在《养性》、《辟谷》、《退居》、《飞炼》、《禁经》等卷，则充满道、佛家思想的宣扬。同时，《千金方》中还夹杂有不少唯心论甚至神仙迷信之说。《备急千金要方·卷一》中提到“阴阳报施”的观点；“人行阳德，人自报之；人行阴德，鬼自报之。人行阳恶，人自报之；人行阴恶，鬼神害之。”《千金翼方》最末两卷的禁经篇，大量宣扬禁咒法治病，这些都是应该剔除的糟粕。

另外，还应该强调指出，在孙氏的思想体系中，还包含有许多朴素的唯物论成分，这是他哲学思想中闪光的部分，有来自唯物主义思想家的熏陶，如《千金方》中就有数处引用嵇康朴素唯物主义思想，还有《内经》、《伤寒杂病论》等古典医籍中蕴藏着的朴素唯物论和辩证法思想的影响；更主要的是来自他本人的医疗实践活动。为了解除患者的疾苦，他总是积极地探求治疗方法。《备急千金要方》卷中，记述了他自己治疗狂犬病的过程后说：“吾初学医，未以为业，有人遭此，将以问吾，吾了不知报答，以是经吾手而死者不一，自此锐意学之，一解以来，治者皆愈”。这里他既坦率地谈到自己治疗失误的教训，也总结出只有掌握了疾病的规律，才能进入“治者皆愈”的坦途。由于他实事求是，不断总结经验，使他的医术精进日精。孙思邈生活在三教并立的隋唐时代，必然深深地受着儒、佛、道三家思想的影响；同时，他也得到唯物主义思想的熏陶，从而，融唯物、唯心于一身。

上述可见，唐以前丰富的医学资料和医疗经验，是孙氏兼取各家之长的渊薮；涉猎诸子百家，广博的文、史、哲知识，给孙氏治学奠定了坚实的基础；三教汇通，唯心论与朴素唯物论并存的意识形态，影响着孙氏的思想体系，这就是他兼收并蓄，集唐之前医学之大成的学术思想的学术渊源。

六、治学思路

孙氏的治学思路，主要是靠自学成为一代名医。一方面他从前人的著作中汲取营养；“青衿之岁，高尚兹典，白首之年，未尝释卷”（《备急千金要方·序》）；另一方面他注重实践，虚心向同行学习，善于取长补短，“一事长于己者，不远千里，伏膺取决”（《备急千金要方·序》）。特殊的环境和条件，形成了孙氏独特的治学风格。

（一）博览群书，师而不泥

孙氏认为，要想成为一位“大医”，必须熟悉古代医学源流，“探赜方书，博览古今”，认真学习，继承前人的经验，主张读书要深入钻研，力求弄通弄懂，以为医学乃“至精至微之事”，不能以“至粗至浅之思”而草率从之，必须“精勤不倦”，方克有成。极力反对那种“读书三年，便谓天下无病可治”的妄自尊大、无所作为的观点，而要“学者必须博极医源，精勤不倦，不得道听途说，而言医道已了，深自误哉”（《备急千金要方·卷一》）。凡欲为大医，必须熟悉《素问》、《甲乙》、《黄帝针经》、《明堂》等经典著作，掌握“十二经脉、三部九候、五脏六腑、表里孔穴、本草药对”等基本内容，还必须对“张仲景、王淑和、阮河南、范东阳、张苗、靳邵”等人著作了如指掌，并熟悉“诸家相法及灼龟五兆、《周易》六壬”、“五经、三史、庄老”等书（《备急千金要方·大医习业》）。从孙氏的一系列论述来看，医生通过博览群书，要具备四方面的知识，一是谙医典医著，这是医学的源头，不学则医术难精。二是通诸子百家，以培养情操，开拓思路，“不读五经，不知有仁义之道；不读三史，不知有古今之事；不读诸子，睹事则不能默而识之。”（《备急千金要方·卷一》）。三是晓天文地理。四是知星占八卦。后者对拓宽习医的知识面，了解天人之间密切关系亦多裨益。然后是“寻思妙理，留意钻研”，认为这是“大医习业”的必修课。他勤奋刻苦，“白首之年，未尝释卷”。

孙氏在认真钻研前人学术经验的同时，虚心学习同时代人的经验，凡有“一事长于己者，不远千里，伏膺取决”。当时的医学家甄立言和针灸学家甄权兄弟与之交往甚厚，《千金翼方·卷二十六》中记载着甄立言治久心腹痛数日即愈的医疗经验，甄权针刺治疗颈肿喉塞水粒不下的奇效医案。在孙氏绘制“明堂彩色图”时，也参考了甄权的资料。他还注意“旁搜囊括”有效方剂，对民间单方、验方也非常重视，往往为一方、一药，不惜“弛百金而循经方”。在《千金方》所记载的6500余首方剂中，除了引用张仲景、华佗、陈延之、支法存等20余位医家外，还搜集了流传在人民群众、少数民族、文人学士、官僚、宗教界等各类人士中的医方。除了学习古人与当代人的医疗经验外，孙思邈还虚心学习外国医疗经验，特别是印度的医学思想和经验，对印度的“四大不调”学说多有引证。所谓“四大不调”，即地、水、风、火四种原质的不协调，如地大增，令身沉重；水大积，涕唾乖常；火大盛，头胸大热；风大动，气息激冲；四大各有101病，合成404病。孙氏治学师而不泥，反对盲从。他说：“夫处方者，常须加意，重复用药，药仍有力，苦学古人，徒自误耳。”他在《千金翼方·序》中盛赞华佗，“元化刳肠而湔胃，……极变深幽，精超绝代之巧”，但在《千金翼方·卷十七》“中风”中，又批评华佗为魏武帝针头风，“只由不灸，基本不除，……既不苦灸，安能拔本塞源”。他在撰写《千金方》时，选用了大量以往医学典籍的材料，选材的标准就是要经过自己临床实践的检验。如古方用治水肿的十水丸，经他试用，并不利小便，“所以不能述录也”。而通过实践肯定了橘皮汤治呕，槐子仁丸治疗肠痔下血的疗效，判定了大豆汁解毒作用不如甘草。在收载和赞扬某些国外传入方药的同时，也批评“胡云迦摩罗病，世医拱手，无法对治，名曰正极，非也。”

（二）身体力行，注重实践

孙思邈长期身体力行，注重医疗实践，从事医疗、采药活动。在他的医疗实践中，大部分时间跋涉四方，在巡诊考察、种采药物和科学实验中渡过，实现他精诚于苍生大医的初衷，即就是在京城逗留，也和朝野人士广泛接触，调查研究、坚持长期实践，在实践中总结经验，提高自己的医疗水平。

孙氏十分注重药物的采集和炮制，常常亲自上山采药，他熟悉药物的药用部分及采摘季节。还自己炮制合和、配制丸散，在《千金翼方·卷二十》“杂病”中，就记述了“大备急丸散”和“玉壶丸”的制作情形。《备急千金要方·卷十二》“胆腑”中，记述了他合和“太一神精丹”的过程，“余以大业年中，数以合和，而苦雄黄、曾青难得，后于蜀中遇雄黄大贱，又于飞鸟玄武大获曾青……遂于蜀县魏家，合成一釜，以之治病，神验不可论，宿症风气百日，服者，皆得痊愈，故叙而述焉”（附带提及，孙氏的太一神精丹，由丹砂、雄黄、曾青、雌黄、磁石、金牙6种药物组成。雄黄、雌黄是硫砷化物，与氧化剂磁石起化学反应后产生的三氧化二砷便是砒霜。为了防止砒霜中毒，他还改以枣泥合药，按病情渐次增服）。孙氏用此治温疟，比欧洲到18世纪下半叶才有英国医生使用砒霜治疟疾，早1100余年。同时，孙氏使炼丹术朝着实用的方向发展，实际他也是近代化学的先驱。

有些药剂，他还亲口尝服。对于询求的经方、买来的验方，无论匈奴方、蛮夷方、耆婆方、道人方、北平方、淮南方，还是他人或自己的处方，都很注重通过实践去进行验证。虽然没有根据说《千金方》每首方剂都经过他的验证，但有大量方子注明效果，如佳、有验、立瘥、神良、大验等不同程度效验，对某些药物的毒副作用或有其他因素可能引起的恶果也常注以警语或注意事项，这都是孙氏的实践结晶。

孙氏高尚的医德、高超的医术，赢得了人民的赞誉。请他看病不仅有乡邻百姓，也有达官贵人、僧道尼姑、外国客商，他从大量的医疗实践中不断总结经验，如《备急千金要方·卷二十一》记载着他治汉阳王之水肿；净明尼姑之霍乱；梓州刺使的消渴等，即可见一斑。他从衢州徐使君手里得到韩光专治疔肿的药方，此方“大神验”。“贞观中治得三十余人得瘥”。《千金方》中还4次记载了他自己患痈疖后的治疗经过。如《备急千金要方·卷十二》中写道：“余以贞观四年，忽口角上生疔肿，经治十日不瘥。余以此药（苍耳根茎苗子烧灰，醋泔淀，和如泥，外涂）得愈。”《备急千金要方·卷二十五》记载，贞观五年，七月十五日夜，他左手中指背触着庭树，至晓遂患病不可忍，经十日，痛日深，疮口高大，色如赤小豆色，尝闻长者之论，有此方，以蒲公英摘取根茎白汁涂之，试复为之，不过十日，寻得平复。”“痈疽”在古代为常见重笃疾患，因而致死者不鲜，孙氏长篇论述防治之法，并以自己数患痈疽的切身经验写道：“此皆躬身验之，故特论之也。”孙氏在《千金翼方》中收载了由波斯传入的“悖散汤”（由牛乳、荜茇组成），认为牛乳“此物胜肉远矣”，主张对老人“供之以为常食”，同时又载述他自己研制的“服牛乳方”。孙氏之所以能在世界上最早论述脚气病的有效预防方法，以及他在营养缺乏病方面诸多杰出贡献，正是他从长期实践观察和研究中，知道了那些疾病与饮食或其他因素的关系，才可能针对性地提出那些创造性的见解和成就。从这些治案中可以看出，孙氏十分重视医疗实践经验的积累。

（三）总结归纳，类书之端

孙思邈用总结归纳的方法，将基础医学和临床医学囊括一书，使《千金方》成为我国第一部集基础、临床俱全的医学类书。《备急千金要方》三十卷，分别以序列、妇人方、少小婴孺、七窍病、风毒脚气、诸风、伤寒、肝、胆、心、小肠、脾、胃、肺、大肠、肾、膀胱、消渴、淋闭、尿血、水肿、疔肿、痈疽、痔漏、解毒并杂治、备急、食治、养性、平脉、针灸等为目。可见书中将妇、儿、五官、内、外、痔漏、针灸已专门分类列出，体现了临床医学的分科论治已相当详细。内科又以五脏六腑分门别类。妇科病包括妊娠病、产后病、月经病和妇科杂病。解毒、备急、杂治为急救学，食治是最早的食疗学，养性为预防医学，平脉是诊断学。

《千金翼方》三十卷，分别以药录纂要、本草、妇人、伤寒、小儿、养性、辟谷、退居、补益、中风、杂治、万病、疮痈、色脉、针灸、禁经等为目。药录纂要和本草为药物学，内容包括采药时节，选列了65种病证常用药物，863种药物的性味、主治和功效。小儿卷兼论及五官病、眼病。养性、辟谷、退居、飞炼为预防医学，伤寒、补益、中风、杂病，均为内科病。

上述可见，《千金方》中将药物学、诊断学、临床医学、急救学、食疗学、预防医学等分门别类，总结归纳，依次列述，实开中医学类书之端。

(四) 方证同条，比类相附

孙思邈立足实践，按照“方证同条，比类相附”的研究方法，证以方名，方随证附，条理清楚，不仅易于检索，而且便于学习。孙氏的《千金方》，就是方证综合的专书，所以他对《伤寒论》的研究，虽以“六经”分病，如太阳病、阳明病……，但其方法，还是以法、方、证为主线的。因而其特点是以法、方类证，如桂枝汤法、麻黄汤法、柴胡汤法……，“方证同条，比类相附”，以桂枝汤与主证32条并列，以变证及桂枝汤加减比类相附。如太阳病首列桂枝汤五十七法，方5首。凡是有关桂枝汤使用的条文均归列桂枝汤方之下。如“太阳病，头痛发热，汗出恶风，桂枝汤主之”，与“太阳病，发热汗出，此为营弱卫强，故使汗出，欲救邪风者，桂枝汤主之”。“病人脏无他病，时发热自汗而不愈，此卫气不和也，先其时发汗则愈，宜桂枝汤”。孙氏将这三条归并一章，因为都有发热汗出的表虚症状，病机相同，所以都可用桂枝汤。相反，若发热无汗，便不是桂枝汤证了，所以《伤寒论》说：“桂枝本为解肌，若其人脉浮紧，发热汗不出者，不可与之也。常须识此。勿令误也。”这是讲桂枝汤的宜忌。这样便于“须有检讨，仓卒易知”，更有益于辨证时之比较，法方药运用的研究，是立足于实践和实用的研究方法。孙氏首创的这种研究方法，便于后人在学习经典时比较分析，领会其精神实质，有助于解决那种“令近智者迷，览之者造次难悟，中庸之士绝而不思”(《备急千金要方·卷九》)，有助于弘扬前人的学术思想，对后世伤寒学派在《伤寒论》的研究发展中有很大的启示。这种以方类证的方法，颇为唐以后名医如清代的柯琴、徐灵胎等赏识。

(五) 胆大心小，智圆行方

长期的医疗实践，使孙思邈总结出一句富有哲理的名言：“胆欲大而心欲小，智欲圆而行欲方。”这一大与小和圆与方的对立统一思想，完全符合辩证法的思想法则，成为孙氏的指导思想，并贯穿在他的治学和医疗实践活动中，为历代医家所重视。中医界老前辈刘炳凡研究员认为这是“孙思邈毕生行医的治学名言。”何谓胆大、心小、智圆、行方？孙氏为此八字赋予了特定的含义，推陈而出新。他指出形体有可愈之疾，天地有可消之灾《旧唐书·孙思邈传》，强调疾病是可认识的，可治愈的，这较当时许多医者动辄“不治”、“必死”的做法显然是进了一步。正因为疾病是可治的，故在疑难危证前不要缩手缩脚，处方用药，不要“瞻前顾后”，当用大方则大方，必须猛攻则猛攻，凡此等等，这便是“胆大”。还要做到细致，“详察形候，针毫勿失”，准确地“处判针药，无得参差”（《备急千金要方·卷一》），这就是“心小”。“心小”有两方面的含义：一是与“胆大”相对而言，处方用药要认真负责，谨慎从事，“不得于性命之上，率尔自逞俊快，邀射名誉”《备急千金要方·卷一》；二是不要粗心大意，医道“幽隐，岂可轻侮之哉”（《千金翼方·卷二十六》），他批评有的医生置四诊不顾，只重问诊，诊察病人丢三漏四，仅是“窥管而已”（《备急千金要方·卷一》），怎能对疾病有一个全面的了解呢？“智圆”，孙氏认为由于疾病有内同而外异，内异而外同之别，五脏六腑有盈虚，血脉营卫有通塞，禀赋有厚薄，病情有轻重之不同。因此，作为一名医生，最重要的是随机应变，圆机活法。“行方”，主要是讲行为道德。医生要有“大慈恻隐之心，誓愿救含灵之苦”，“不得持己所长，专心经略财物”（《备急千金要方·卷一》），“不淫声色”（《千金翼方·卷二十九》）。在行为举止上要庄重，“夫大医之体，欲得澄神内视，望之俨然，宽裕汪汪，不皎不昧”。“不得多语调笑，谈谑喧哗，道说是非，议论人物，炫耀声名，訾毁诸医，自矜己德”（《备急千金要方·卷一》）。此既是医德，亦是治学风范。一句话，只有行方，才可能在学术上不断提高，成为一名好的医生。

（六）旁搜囊括，取长补短

孙思邈除了认真学习前人经验外，还认真学习同时代人的经验，正如他在自序中所说，凡有“一事长于己者，不远千里，伏膺取决。”据《旧唐书·孙思邈传》记载，当时的知名人士，如书法家宋令文，医药学家、《补养方》的作者孟诜、“初唐四杰”之一的文学家卢照邻，都愿执弟子之礼以事奉他，相互研讨学问。他还和《古今录验方》的作者甄立言及对针灸有深刻研究的甄权有着深厚的友谊与交往。在《千金翼方·卷二十六》“针灸”门中，孙思邈还记述了甄权的针灸经验：“时有深州刺史成君绰，忽患颈肿如数升，喉中闭塞，水粒不下已三日矣，以状告余，余屈权救之。针其右手次指之端如食顷，气息即通，明日饮啖如故。”另外，《千金翼方》孙思邈自述：“今所述针灸孔穴，一依甄公明堂图而定。”孙思邈尝隐终南山，与宣律和尚交往，对他从佛经中吸取包含医学内容的东西肯定会有所帮助。孙思邈不仅向同时代的文人学士及有经验的医生学习，还“旁搜囊括”，到处搜集有效的方剂、单方、验方、向民间医生学习。他从“志学之岁”起，就不惜“驰百金而徇经方”，正如他在《千金翼方·卷二十九》“禁经”门中所说的“余早慕方技，长崇医道；偶逢一法，岂吝千金，遂使各方异术，莫能隐秘且此书也。”《备急千金要方》合方论 5300 余首，《千金翼方》合方论 2900 余首。这些方剂虽然没有注明出处，但除了引用张仲景、华佗、陈延之、支法存等 20 多位医家的医方外，还搜集了流传在人民群众、少数民族、文人学士、官僚、宗教界等各类人士中的医方。这些方剂和单、验方，在孙思邈搜集来之前，就已经在临床实践中被证明为行之有效的。如书中治疖肿一方，载明系齐州荣姥所传。鳖甲丸，是河内太守魏夫人所传。如《千金翼方·卷十六》的马灌酒就是从民间而来，并经验证是有效的方剂。“陇西韩府君，筋急两膝不得屈伸……兰田府君，背痛不能立”，“服之二十日，身轻目明。”孙氏搜采众方，注意精审、有实效，即便是名家的方剂，也不一概收入，须经过自己的精心筛选。如六朝的徐氏屡世名医，声誉震于当时，而孙氏则对其方书客观评价："齐有徐五者，亦有小儿方三卷，故今之学者颇相传授。然徐氏位望隆重，何暇留心于少小，详其方意，不甚深细，少有可采，未为至秘"(《备急千金要方·卷五》)。而对于治痢诸方，则谓："古今痢方千万首，不可俱载，此中但撮其效者七八而已"(《备急千金要方·卷十五》)。可见孙氏治学之谨严、求实。

此外，孙氏还虚心学习国外的医学经验，特别是印度的医学经验。例如，国外的药物乳香、丁香、沉香、槟榔、砂仁，在唐代已有进口。在孙思邈《备急千金要方》中，应用进口香料药物的方剂有55个，其中应用丁香的方剂28个，应用乳香的方剂17个，应用沉香的方剂10个。此外，《备急千金要方》中的耆婆万病丸、耆婆大士补益长生不老方，《千金翼方》中的服菖蒲方等，都是从印度传入的。其保健气功天竺国按摩法，也是从印度继承而来，属于瑜珈术的内容。

（七）高尚医德，普救众生

孙思邈之所以成为名医，还由于孙氏具有高尚的医德。在他看来，仅仅掌握了医术，如果没有高尚的医德，不但成不了名医，还可能成为"含灵巨贼"。孙氏常说："凡大医治病，必当安神定志，无欲无求，必先发大慈恻隐之心，誓愿普救含灵之苦。若有疾危来求救者，不得问其贵贱贫富，长幼妍蚩，怨亲善友，华夷愚智，普同一等，皆若至亲之想，亦不得瞻前顾后，自虑吉凶，护惜身命，见彼苦恼，若已有之，深心凄怆，勿避险巇，昼夜寒暑，饥渴疲劳，一心赴救，无作功夫形迹之心，如此可为苍生大医，反此，则是含灵巨贼。"孙思邈不但是这样说的，也是这样做的。他虽然学问渊博，医术高明，但从不慕名利，据《旧唐书·孙思邈传》讲："隋文帝辅政，征为国之博士，称疾不起。及太宗即位，……将授以爵位，固辞不受。显庆四年，高宗召见，拜谏议大夫，又固辞不受。"只是在高宗咸亨四年任过半年左右的承务郎职务，"直尚药局"。于上元元年就又"辞疾请归"了。孙思邈用自己的实际行动，做到了他自己所说的"无欲无求"，但他对病人的要求却做到有求必应。他曾说："其有患疮痍下痢，臭秽不可瞻视，人所恶见者，但发惭愧忧悯之意，不得起一念蒂芥之心，是吾之志也。"他几乎将高宗赐给他的鄱阳公主府第变成了一所名副其实的医院，他在那里曾治疗过麻风病患者。正如上文已指出的："予尝手疗六百余人，瘥者十分有一，莫不一一亲自抚养。"

（八）博极医源，精勤不倦

在孙思邈生活的时代，由于"朝野士庶，咸耻医术之名，多教子弟诵短文，构小策，以求出身之道，医治之术，阙而弗论"。就是有些医生，也不认真钻研业务。"方今医者，学不稽古，识悟非深，各承家技，便为通达……卒不得挹其源流也。愚医不通三部九候及四时之经，或用汤药倒错，针灸失度，顺方治病，更增他疾，遂致灭亡，哀哉，蒸民枉死者半，可为世无良医为其解释。"孙氏认为："夫经方之难精，由来尚矣。今病有内同而外异，亦有内异而外同。故五脏六腑之盈虚，血脉荣卫之通塞，故非耳目之所察，必先诊候以审之，而寸口关尺有浮沉弦紧之乱，俞穴流注有高下浅深之差，肌肤筋骨有厚薄刚柔之异，惟用心精微者，始可与言於兹矣。今以至精至微之事，求之于至粗至浅之思，其不殆哉。……世有愚者，读方三年便谓天下无病可治，及治病三年乃知天下无方可用，故学者必须博极医源，精勤不倦，不得道听途说而言医道已了，深自误哉。”二仪之内，阴阳之中，唯人最贵，人禀天地中和之气以生。所以医学问题必须上知天文，下知地理，中知人事，精勤不倦，才能语于此。孙氏自幼勤奋好学，7岁上学，“日诵千余言”，20岁时便精通诸子百家之说，学问渊博。但他从不自满，直到“白首之年，未尝释卷”。孙氏除了重视采制药物及临床实践外，还认真学习《素问》、《灵枢》、《甲乙》、《本草》以及张仲景的《伤寒论》、王叔和的《脉经》等医籍，同时又“涉猎群书”，旁通各门科学，丰富边缘知识，如儒教、道教、佛教、历史、天文、地理等方面的知识，吸取各家之长，为后世医家树立了“博极医源，精勤不倦”的榜样。

七、学术指导思想

孙思邈是继汉代张仲景之后，最负盛名的医药学家。他能取得诸多方面的成就，与他德、术并重，唯人最贵、删繁就简、主张普及等学术指导思想是分不开的。

（一）德术并重，推尚精诚

孙思邈在中国医学史上，是以德、术兼备著称的医药学家。他不仅从理论上阐明了“医学”和“医德”的关系，而且以自己的医疗实践活动，给人们作出了德才并重的榜样。

《备急千金要方·卷一》“序例”，以《大医习业》和《大医精诚》两篇著名的医论开篇。在《大医习业》篇中，强调在培养和造就医学人才时，必须进行医德教育。指出学医必须知“仁义之道”，“慈悲喜舍之德”，才能“任真体运”，“于医道无所滞碍，尽善尽美矣”。这也就是说，只有具备了高尚的医德修养，才能学好医学知识。在《大医精诚》篇中，则明确地阐明了“医学”与“医德”的辩证关系。所谓“精”，一是在医学上要专，要熟读各种医学典籍，熟知医学先贤的经方，“莫以粗解一两种方，即为知讫，极自误也！”二是在基础理论上要“博”，要有全面的知识结构，要读五经四史诸子百家以及天文、地理、人事等等。三是在方法上要辨证。所谓“诚”，就是要有高尚的医德修养和心系患者、诊治严谨、认真诚恳的医疗作风。值得特别提出的是，孙氏指出诊病是“至精至微”之事，必须“用心精微者”，具备“无欲无求”、“一心赴救”的高尚医德，才能掌握医疗技能。也就是说，“诚”是“精”的前提；另一方面，有了普救含灵之苦的誓愿，还必须“博及医源，精勤不倦”，才能成为“苍生大医”，这也就是说，“精”是“诚”的保证。

孙氏本人就是一位“诚”与“精”兼备的大医。多次辞官不就，甘愿走遍乡里，为救治人民疾病奉献终身。为人治病，从不计较报酬，对于贫苦患者，不但不收诊金，还免费供给药物。他对有强烈传染性的麻风病人亲自精心照管护理，如同家人一样。对于医疗技术他是精益求精，虽然在20岁时已知识渊博，医术高明，但从不自满，直到“耄及之年，竟三余而勤药饵”。当他百余岁时，还写成《千金翼方·三十卷》，在药物、妇人病、伤寒、补益、疮痈、针灸等方面，都对《备急千金要方》有所发挥。他深怕当时流传的针灸书中所载的孔穴有误，曾一一亲自校对。

（二）热爱人民，普救为任

孙思邈是我国古代第一位比较系统地、完整地提出医德规范和要求的伟大医药学家。热爱人民，普救为任，是他医德思想的核心。

孙氏认为，“二仪之内，阴阳之中，唯人最贵”。《备急千金要方·序》中，尖锐地批评了当时“末俗之人，多行诡诈”及“医治之术，阙而弗论”的状况，阐述了他著书的目的和决心，以为“人命至重，有贵千金，一方济之，德逾于此，故以为名也”，画龙点睛地指出该书的命名，就是着眼于“德”字。在《千金翼方·卷九》“伤寒”中写道：“又有仆隶卑下，冒犯风寒，天行疫疠，先被其毒，悯之酸心，聊述兹意，为之救法”。这里浸透着他对地位低下劳动人民的同情和热爱，这在封建社会里是何等的可贵！

孙氏指出，医生看病要“先发大慈恻隐之心”，就是说对人的生命要热爱和有同情心，把增进人类的健康看作是医生的神圣天职，这是最基本的医德。他强调医生要有“誓愿普救含灵之苦”的献身精神；要急病人之所急，“见彼苦恼，若己有之”；对病人要不分贵贱贫富，关系亲疏，“普同一等，皆如至亲”；要不怕苦，不怕脏，勿避昼夜寒暑、饥渴疲劳，勿恶疮痍下痢、臭秽之物，总之，要做到“无欲无求”，“一心普救”。不得瞻前顾后，自虑吉凶，护惜身命；不得持己所长，专心经略财物，坑害病家；不得以贫富贵贱悬殊，用心不一，使药有别；不得訾毁诸医，自矜己德，邀射名誉。可见孙氏所论，几乎涉及医德的各个方面。他是我国当之无愧的古代医学伦理学的伟大奠基人。

（三）删繁就简，自成一家

孙思邈在中国医学史上，自成一家，重视方药，博采群经，删繁就简，开拓创新。

《备急千金要方·序》中，孙氏阐明了他著书的动机。追述了唐以前中医学的发展和成就，鞭挞了当今之世不重视医术的弊端，得出“方药本草，不可不学”的结论。而“诸方部秩浩博，忽遇仓卒，求检至难”，“痛夭枉之幽厄，惜堕学之昏愚，乃博采群经，删裁繁重，务在简易，以为备急千金要方一部”。

《千金方》确实起到了集群书精粹、删繁就简的作用。就本草而言，《备急千金要方》卷二十和二十六分别载录《神农黄帝食禁》的药方 39 首和食物本草 51 条，《备急千金要方·卷二十六》还收录《本草经集注》154 条。就医经而论，《千金方》收录了《内经》、《伤寒杂病论》、《脉经》、《甲乙经》、《肘后方》、《集验方》、《删繁方》、《经心录》、《小品方》等古籍的精华。《千金方》共收载医方 6500 余首，包括前人的、流传于广大人民群众、文人学士、官僚、宗教界、少数民族之中及国外传入的医方。它使唐以前许多散佚的医籍得以传世，使唐以前的医疗成就及经验得以汇集。正如林亿在《新校备急千金要方·序》中所说：“上极文字之初，下迄有隋之世，或经或方，无不采摭，集诸家之所秘要，去众说之所未至”。《千金方》确实完成了集唐以前医药之大成的重任。

然而，孙氏的功绩不仅在于继承，更重要的是开拓创新。他遵古问俗而不拘于古，制于俗，博采众揽又能排众议，立新旨，自成一家一言，开唐之后一代医风。为了便于求检，他从经典的桎梏中解放出来，创造了“方证同条，比类相附”的编次方法；将药物学、诊断学、临床各科和预防医学编为一册，成为临床实用的百科全书，开中医学类书之端；他在仲景学说的研究、脏腑辨证、综合论治、方剂学、药物学、针灸学、养生防老等医学理论上颇多建树，在内、外、妇、儿、传染、五官、眼、口腔等临床各科的证治上积累了丰富的经验，对后世医家有深远的影响。同时，孙思邈论病的道理，不但根据《内经》，而且也根据《内经》以后的医学家的学说，应用的方剂，除了古方以外，还应用后来的方法。所用的药品，也并不完全根据《神农本草经》，而同时采取杂方和单方中常用而有效的药品；所以一种病有几种治疗方法，也有用一个方法可以治疗几种病的。这是对中国医学的重大建树，是我国医学史上的重大革新。清代医学专家徐灵胎不得不叹道：“医道之一大变也”！又称赞他“其用意之奇，用药之巧，亦自成一家，有不可磨灭之处”。

（四）主张普及，志在推广

孙思邈是一位人民的医学家，他本人勤勤恳恳地为劳苦大众的健康奋斗了一个多世纪，同时，又竭力主张医药普及，让人民群众掌握防病治病的本领。

孙氏“幼遭风冷，屡造医门，汤药之资，罄尽家产”。周围的穷苦百姓，也和他一样，深受病痛的折磨而贫困不堪，有的得不到及时治疗而悲惨死去，有的不了解医药知识而耽误病情治疗的最佳时机，这使他深深感到普及医药知识是多么的重要。他说：“凡不明医药者，拱手待毙，深可痛哉！”因此，他总想编写一部方便群众的医学科普知识，“欲使家家自学，人人自晓”，或遇仓卒，便可按病索方，依方觅药，救危亡于顷刻。他希望人民群众能掌握医药常识，“甘草解百药毒，实如汤沃雪，有同神妙；有人中乌头、巴豆毒，甘草入腹即定；中藜芦毒，葱汤下咽即定；中野葛毒，土浆饮讫即止，如此之事，其验如反掌，要使人皆知之”。孙氏特别重视妇女和儿童的医疗保健，他说：“产育者，妇人性命之长务，若不通明如此，则何以免于夭枉者哉！故传母之徒，亦不可不学，常宜缮写一本，怀挟随身，以防不虞也！”孙氏特别指出，对家贫的患者，可用贱价药代替贵价药，或用针灸治疗，以免“比行求之，转以失时”。他反对当时的医生，把方药知识秘而不传的做法，极力主张普及医药知识，“欲使家家悉解，人人自知”。

孙氏在对仲景《伤寒杂病论》研究之后，深感“旧法方证，意义幽微，乃令近智所迷，览之者造次难悟”，为了便于检索，推广应用，他重新整理编次，“今以方证同条，比类相附，须有检讨，仓卒易知”。对于其他各类病证，也都采用方证同条的编次方法。《千金方》还“广设备拟”，特别重视对民间多发病、常见病的治疗，其它书未记载的许多疾病，在《千金方》中差不多都可以找到。同时，简、便、廉、验的单方、验方在书中占到了很大的比例，衣、食、住、行各方面的保健知识在书中都有记载，急救、解毒等应急措施，针灸、按摩等方便疗法，应有尽有，充分体现了孙氏主张医药普及、志在推广应用的学术指导思想。

八、学术理论及重大贡献

（一）大医精诚论

孙氏医德医风高尚，一直是后世的楷模。在《备急千金要方》开头专门列出“大医习业”之后又列出“大医精诚”，较全面地论述了医者必须恪守的道德准则，被认为是世界医德典法的起源，是中国医史上又一新的里程碑。医德的核心思想就是“精诚”两字。他认为医道乃“至精至微之事”，告诫医生必须“博极医源，精勤不倦”。他说：“凡大医治病，必当安神定志，无欲无求，先发大慈恻隐之心，誓愿普救含灵之苦；若有疾厄来求救者，不得问其贵贱贫富，长幼妍蚩，怨亲善友，华夷愚智，普同一等，皆如至亲之想；亦不得瞻前顾后，自虑吉凶，护惜身命，见彼苦恼，若已有之，深心凄怆，勿避险巇，昼夜，寒暑，饥渴疲劳，一心赴救，无作功夫形迹之心，如此可为苍生大医，反此则是含灵巨贼。”这里说明对待病人，首先必须具有“大慈恻隐之心”，不分贵贱贫富、年龄老少、容貌美丑，聪明愚蠢，不计个人恩怨，不管何种民族，都要精诚诊治，把病人当做自己的至亲好友看待。其次，在救治过程中，须一心一意，无欲无求，不可因患者病情的险重，瞻前顾后，考虑自己的得失，亦不论白天黑夜，天寒盛暑，以及饥渴疲劳，一心赴救。这是对医者提出的严格要求，首先必须具有恻隐之心，对病人普同一等，把他们的痛苦当成自己或亲人的事情来对待。其次，救治必须一心一意，无欲无求。其著作以“千金”命名，正是他对“人命至重，有贵千金，一方济之，德逾于此”的深刻认识。他痛斥当时医界的不良风气，指出：“末俗小人，多行诡诈，倚傍圣教而为欺绐，遂令朝野之士庶，咸耻医术之名，多教子弟诵短文，构小策，以求出身之道，医治之术，阙而弗论。”这里的所谓“末俗小人”，是指那些医德败坏的渔利欺世者，他们的恶劣影响，使当时社会鄙弃医术，从而妨碍了医学的发展。

在医疗实践中，孙氏提出了一句珍贵的名言：“胆欲大而心欲小，智欲圆而行欲方。”强调医者治病，既须小心翼翼，周密谨慎，又要大胆果断，毅然能决。在具体治疗方面，须灵通圆活，随机应变，而在医者的行为上，又须品行端正，深思熟虑，一丝不苟地恪守医德准则，不可稍有偏离。他这一胆大心小，智圆行方的告诫，赢得后世医家的普遍推崇。在治病时，要做到“详查形候，纤毫勿失，处判针药，无得参差，虽曰病宜速救，要须临事不惑，唯当审谛覃思，不得于性命之上，率尔自逞俊快，邀射名誉，甚不仁矣”。强调医者须持严肃稳重的态度，“不得多语调笑，谈谑喧哗”；也不可任意诽谤其他医者，“道说是非，议论人物，炫耀声名，訾毁诸医”；同道之间要忠诚相待，反对那种抬高自己，打击同道的恶劣风气。当取得治疗效果后，更不能骄傲自满“而有自许之貌”，“昂首戴面”，自以为“天下无双”的庸医作风进行了严肃批评，认为这种人不可救药。他以“上智之才，抱康时之志”的精神，淡泊名利，精研医道。隋文帝辅政时征其为国之博士，托病不出。唐太宗即位后，又召于长安，要他出任官职，他丝毫不为名利所动，决意留在民间，致力医学研究，为群众疗疾治病。

孙氏所提倡的医德，全面阐述了医德规范，从医生的品德修养到具体的治学，从对患者的态度直到同行之间的关系，都做了精辟的论述。虽然产生于封建社会，但其总的医德思想规范，仍符合当今救死扶伤，实行革命的人道主义思想。对当今医务工作者的医德教育，推动社会主义医德建设，具有重要的现实意义。

（二）摄生养性论

孙思邈不仅是一位伟大的临床医药学家，而且又是一位著名的“摄生养性”学家。孙氏引经据典推崇历代贤人，诸如黄帝、岐伯之对话、扁鹊、抱朴子、嵇康等人之学说，摘其精华及养生长寿之实例，结合自己晚年的养生经验，对如何摄生养性作了全面的总结。他能颐养天年，度百岁乃去，是他“养性”理论成功的明证。

关于养性，孙氏提出：“夫养性者，欲所习以成性……性既自善，内外百病皆悉不生”《备急千金要方·养性序》。说明养性就是养成良好的习性，以期却病延年。他认为："神仙之道难致，养性之术易崇"《千金翼方·养性序》。孙氏继承和发展了《内经》摄生养性的观点，并依据自己的实践经验提出了不少新的见解和措施，使之更加具体和完善。"养性之术易崇"，说明养性之术就在人们的日常生活之中，只要留心观察，身体力行，每个人都是可以做到的。孙氏的摄生养性论概括起来有以下几个方面。

1．养生重德

孙思邈特别信奉孔子提出的"仁者寿"道理。他说："道德日全，不祈善而有福，不求寿而自延"。"德不足是以贫焉，心不足是以死焉"，"德行不克，纵服玉液金丹，未能延寿。"又说："故愚者抱病历年而不修一行，缠痾没齿终无悔心，此其所以岐和长逝，彭跗永归，良有以也。"孙思邈认为，德行和金丹玉液与养性的关系中，首重德行。养性要达到身体强健、益寿延年的目的，最重要的是先要具备养性者的精神素养。这种精神素养首要的一条，就是"去名利"。孙思邈在《备急千金要方·养生序》中批判了那些"驰骋六性，孜孜汲汲，追求名利，千诈万巧"的人，告戒人们"于名于利，若存若亡；于非名非利，亦若存若亡。所以没身不殆也"。第二条就是"除喜怒"。孙思邈以为"多喜则志错昏乱，多怒则百脉不定。第三条是"去声色"。孙思邈引用仲长统的话说："王候之宫，美女兼千；卿士之家，侍妾数百。昼则以醇酒淋其骨，夜则房室输其气血。耳听淫声，目乐邪色。"这种人一旦"会有一疾，莫能自免。"第四条是"绝滋味"。这里是指少吃那些肥腻的"厚味"。因为五味各有所补，过当则各有所伤。因此孙思邈主张："如食五味，必不得暴。"而且主张"每食不用重肉。少食肉，多食饭。"第五条是勿"神虑精散"。"神虑"是过度的思考，"精散"就是精神涣散而不专一。这里主要指养性者思虑太多，又不能专一坚持到底，以致失败无成。一个人如果没有高尚的道德情操，一天到晚总想算计别人，那是不可能长寿的。

2．调节七情

孙氏认为："不知养性之术，亦难以长生。"主张保持情绪稳定和精神愉快。"莫忧思，莫悲愁、莫大惧"，"勿汲汲于所欲、勿涓涓怀忿恨"。并根据前人的经验、自己的实践，总结出"十要"，"十二莫"、"十二少"，忌"十二多"。"十要"为养性之大要："一曰啬神，二曰爱气，三月养形，四曰导引、五曰言论、六曰饮食、七曰房室、八曰反俗、九曰医学、十曰禁忌"。十二莫是"莫强食、莫强酒、莫强举重、莫忧、莫思、莫大怒、莫悲愁、莫大惧、莫跳踉、莫多言。勿汲汲于所欲，勿涓涓怀忿恨，皆损寿命"。当然莫大怒、莫悲愁等，并不是说让人成为一个没有喜怒哀乐的枯木。只要求人能掌握分寸，"无多无少，几于道矣"，即不要过分地滥用感情，以不伤害身体为度，就接近于"道"了。"故善摄生者，常少思、少念、少事、少语、少笑、少愁、少乐、少喜、少怒、少好、少恶行。"这十二少是十分重要的。孙思邈说："十二少者，养性之都契也。""都契"就是总纲，即养性者精神素养的总纲。这十二少中的"少"，只是不多、适度的意思。"十二多"为丧生之本，即"多思则神殆，多念则志散，多欲则志昏，多事则形劳，多语则气乏，多笑则脏伤，多愁则心摄，多乐则意溢，多喜则忘错昏乱，多怒则百脉不定，多好则走迷不理，多恶则憔悴无欢，此十二多不除，则荣卫失度，血气妄行，丧生之本也”。此“十二少”与“十二多”亦是孙氏对心理因素和社会因素对人体不良影响的概括与总结。故他提出“惟无多无少者，几于道矣”，“欲所以习以成性”，“性既自善，内外百疾皆悉不生”。“如果不知其术，则纵服玉液金丹，未能延寿。”保持一个“于物平等”、“思无邪”的心态，也至关重要。孙氏认为，“既屏外缘，会须守五神、从四正，最不得浮思妄念。心想欲事，恶邪大起。”“凡心有所爱，不用深爱；心有所憎，不用深憎，并皆损性伤神。亦不用深赞，亦不用深毁，常须运心于物平等。如觉偏颇，寻改正之。”孙氏还指出，“居贫勿谓常贫，居富勿谓常富。居贫富之中，常须守道，勿以贫富易志。识达道理，似不能言，有大功德。”他要求人们，“勿自矜自伐。美药勿离手，善言勿离口，乱想勿经心。常以深心至诚，恭敬于物，慎勿诈善。以悦于人，终身为善。”有了这些精神素养的总纲还不够，而且要能把它付诸实践，习以为常，成为习惯，坚持下来。所以孙思邈在《备急千金要方·养性序》中说：“大养性者，欲所习以成性。性自为善，不习无不利也。性既自善，内外百病皆恶不生，祸乱灾害亦无由作。此养性之大经也。”这就是说，养性者要养成良好的习惯，习惯养成就是不注意也会自然做到。有了好的习惯，各种疾病与灾祸就不会发生了。这是坚持精神素养的素养，所以它就是“大经”。经者，道也。除了这条正道别无捷径可走。孙思邈提出这一套完整的养性素养理论，可以说，较之前人完备而新颖。

3. 提倡食治

孙氏十分重视“食治”，“食治”包括了“食养”和“食疗”。他认为“安身之本必资于食”，“食能排邪而安脏腑，悦神爽志以资血气”，强调了食物对养身和治病的重要作用。

首先，他认为养性之道当明饮食宜忌，“不知食宜者，不足以存生。”至于食宜，他主张“食不欲杂”，孙氏引述王叔和的话，“食不欲杂，杂则或有所犯。有所犯或有所伤，或当时虽无灾苦，积久为人作患。”“厨膳勿使脯肉丰盈，常令俭朴为佳”，其二主张“务令简少”，鱼肉果实，取益人者食之。凡常饮食，每令节俭。若贪味多餐，临盆大饱，食讫觉腹中膨脝，短气或致暴疾，仍为霍乱。”其三，素多荤少。“每食不用重肉”，“常须少食肉，多食饭及少菹菜，并勿食生菜、生米、小豆、陈臭物，勿饮浊酒”。这就是说，饮食不宜常进膏粱厚味，清淡俭朴即可。并认为肉食宜新鲜，腐烂发臭者忌用，“若得肉，必须新鲜，拟有气息，则不宜食，烂脏损气，切须慎之戒之。”又举例说明了饮食对寿养的影响，他说：“关中土地，俗好俭啬，厨膳肴馐，不过菹酱而已，其人少病而寿；江南岭表，其处饶足，海陆鲑肴，无所不备，土俗多疾而人早夭”。其四注意节令，孙氏认为，“夏至以后迄至秋分，必须慎肥腻并臛酥油之属，此物与酒浆瓜果理极相妨。夫在身所以多疾者，皆由春夏取冷太过，饮食不节故也。”“食养”对老年人尤为重要，孙氏称之为“长年饵老之奇法长生之术”。在食物中，如乳酪、酥、蜜等品，可经常适量温食。孙氏极推牛乳之功，曾说：“牛乳性平，补血脉，益心，长肌肉，令人身体康强润泽，面目光悦，志气不衰。故为人子者须供之以为常食。”孙氏还反对暴饮暴食，提倡少食多餐，细嚼慢咽。孙氏要求人们，“每学淡食，食当熟嚼。”“常宜轻清甜淡之物，大小麦面，粳米等为佳。”“食毕当漱口数过，令人牙齿不败口香。”孙氏认为，“人不得夜食，”“饱食即卧，乃生百病。”他还说：“善养性者，先饥而食，先渴而饮。食欲数而少，不欲顿而多，多则难消也。常欲令如饱中饥，饥中饱耳。”还告诫“夜勿过醉饱。食勿精思，为劳苦事”。否则致疾生灾，其害非浅。同时由于五味入口，各有所走，各有所病，故孙氏还以为欲以饮食养脏腑之气，必须在不同季节损益五味，即春省酸增甘，以养脾气；夏省苦增辛，以养肺气；秋省辛增酸，以养肝气；冬省咸增苦，以养心气，季月各十八日省甘增咸，以养肾气。这是根据五行相克之理，不使主时的脏气偏胜而害于他脏。

孙思邈要求人们无病要注意调节饮食，有病要先用食疗，食疗不愈，而后用药。他首列仲景之言“人体平和，惟须好将养，勿妄服药，药势偏有所助，令人脏气不平，易受外患。”孙氏通过丰富的临床实践，认识到张仲景所说的“药势偏有所助，令人脏气不平”实为至理名言，故积极提倡食疗。他说：“医者当须先晓病源，知其所犯，以食治之，食疗不愈，然后命药”，并称：“若能用食平疴，释情遣病者，可谓良工。”所以他在《备急千金要方》专列“食治”一门，详细介绍了果实、菜蔬、谷米、鸟兽等154种食物的治疗作用、副作用及与他药相杂而食的不良反映。如葱实，味辛温，无毒，宜肺，归头，明目，补中不足。其茎白平滑，可作汤，主伤寒寒热，骨肉碎痛；能出汗，治中风面目浮肿，喉痹不通，安胎杀桂。其青叶温辛，归目，除肝中邪气，安中利五脏，益目睛，发荒诞，杀百药毒。其根须平，主伤寒头痛。葱中涕及生葱汁平滑止尿血，解藜芦及桂毒。黄帝云：食生葱即啖蜜汁，变作下利；食烧葱并啖蜜，壅气而死。正月不得食生葱，令人面上起游风。同时，还有用含碘很丰富的动物甲状腺，治疗甲状腺肿；用动物肝（羊肝、牛肝）治疗夜盲症；用谷白皮煮粥常吃，以预防维生素B1缺乏的“脚气”病。

4．自慎节欲

孙思邈说：“天有盈虚，人有屯危，不自慎不能济也，故善养性必知足自慎”，慎以畏为本。忘乎所以恣情纵欲，则命同朝露。在《备急千金要方·养性》的“房中补益”篇中，讲了一些御女的“房中之术”，虽然，其中有不少糟粕，但是也有不少关于性卫生的好建议。比如，孙思邈排斥了前代养生家主张断绝房事的意见，他从人的生理要求出发，以为“男不可无女，女不可无男。男无女则意动，意动则神劳，神劳则损寿。若念真正无可思者，则大佳长生也，然而万无一有，强抑郁而闭之，难持易失，使人漏精尿浊，以致鬼交之病，损一而当百也。”孙氏特别反对纵欲，曾箴告一些纵欲泄精者云：“昼则以醇酒淋其骨髓，夜则以房室输其血气，耳听淫声，目乐邪色，宴内不出，游外不返……以致生产不时，子育过早，或童孺而擅气，或疾病而媾精，精气薄恶，血脉不充，既出胞藏，养护无法。”而是着重倡导“务存节欲，以广养生”，并指出：“能一月再泄（泄精两次），一岁二十四泄，皆得两百岁，有颜色，无疾病。若加以药，则可长生也。”同时，孙氏区别不同年龄层次，明确提出可供参考的泄精频率，宜为“人年二十者，四日一泄，三十者，八日一泄，四十者，十六日一泄。五十者，二十日一泄。六十者，闭精勿泄，若体力犹壮者，一月一泄。”对妊娠妇女谆嘱当戒房事，“不为力事，寝必安静”，“居必静处，男子勿劳”。孙氏在“房中补益”篇中还强调了房事禁忌，谓人有所怒，血气未定，因以交合，令人发痈疽。又不可忍小便交合，使人淋茎中痛，面无血色，及远行疲乏来入房，为五劳虚损，少子。妇人月事未绝而因为孕期纵欲，有伤肾气，可致真阴亏耗，任脉虚损，胎儿不固，殃及母子。如在“大风大雨大雾大寒大暑、雷电霹雳、天地晦暝、日月薄蚀、虹霓地动”之时交合，“损男百倍，令女得病，有子必癫痴顽愚、喑哑聋聩、挛跛盲眇、多病短寿、不孝不仁。”至于“生产不时”，“子育太早”则更不利女子阴精的固护，多易夭殒。男子若日则沉醇醉酒，夜则性事频仍，耳目淫邪，病中犹媾，则更难保精，何能延寿？孙氏认为：性欲无度，乃是养性之大戒。他还创制了“房室过度，精泄自出不禁，腰背不得屈伸，食不生肌，两脚苦弱方”、“梦泄失精方”、“虚劳尿精方”等方药，从而形成了一整套的养性科学理论体系。

5．常欲小劳

运动是摄生养性的重要方面，孙氏继承了华佗的养生思想，指出“流水不腐，户枢不蠹，以其运动故也。”他认为适当的运动对人体保持健康是必要的，如果运动太少或过度，均无益于健康，故说：“养性之道，常欲小劳，但莫大劳，及强所不能堪耳”。他所提倡的适当活动，包括华佗五禽戏、天竺国按摩法十八势、老子按摩法和黄帝内视法、调气法等。五禽戏根据虎、鹿、熊、猿、鸟的姿势进行活动锻炼；天竺国按摩法十八势、老子按摩法以导引、按摩相结合。孙氏认为天竺国按摩法十八势，“……老人，日别能以此三遍者，一月后百病除，行及奔马，补益延年，能食，眼明，轻健，不复疲乏。”黄帝内视法和调气法属气功范畴，也是一种健身运动。他要求人们，“当常习黄帝内视法，存想思念，令见五脏如悬磬，五色了了分明，勿辍也。仍可每旦早起面向午，展两手于膝上，心眼视之，上入顶下达涌泉，旦旦如此，名曰迎气。”“调气之时，则仰卧床，铺厚软枕，高下共身平。舒手展脚，两手握大拇指节，去身四五寸，两脚相去四五寸，数数叩齿，饮玉浆，引气从鼻入腹足，即停止。”这些方法不仅可施于平日，亦可用于患病时，“若患冷病，气即呼出；若热病，气即吹出；若肺病，即嘘出；若肝病，即呵出；若脾病，即唏出；若肾病，即呬出。”若如“小有不好，即按摩按捺，令百节通利，泄其邪气。”《千金翼方》又载单纯按摩之法：“清旦初，以左右手摩交耳，从头上挽两耳，则面气流通，如此者令人头不白，耳不聋；又摩掌令热，以摩面，从上向下二七过，去气，令人面有光，又令人胜风寒时气，寒热头痛，百疾皆除”。这是简易可行的方法。此外，孙氏还主张每于食讫，行步踌躇，并以手摩面及腹，使饮食易消，若“饱食即卧，乃生百病”。这些论述，体现了他主张“常欲小劳”的观点。适当的运动，可以增加全身各部分的活动，不仅促进气血的运行生化，也有助于疏治病邪。可见，“常欲小劳”与片面主静或主动的观点相比，显然更为合理和优越。

6．顺应四时

孙思邈主张在生活起居方面，春应养生，夏应养长，秋应养收，冬应养藏，注意人和自然的统一协调。春季充满着欣欣向荣的生意，精神意志应当是活泼而富有生机；夏季应适应自然界隆盛的阳气，有助于体内的阳气向外宣通开泄；秋季一片肃杀景象，人的意志应当保持安逸宁静，使神气收敛；冬季应该含蓄而不要过分外露，因为冬天应该是阳气潜藏于内而不能外泄的。能够做到以上这些，人就可以保养天真元气，使五脏安和。孙思邈说：“天有四时五行以生长收藏，以寒暑燥湿风，人有五脏，化为五气，以生喜怒悲忧恐，故喜怒伤气，寒暑伤形，暴怒伤阴，暴喜伤阳，故喜怒不节，寒暑失度，乃生不固，人能依时摄养，故得免其夭亡也。”又引述《素问·四气调神大论》说：“春三月，此谓发陈，天地俱生，万物以荣，夜卧早起，广步于庭，被发缓行，以使志生。……夏三月……秋三月……冬三月……”这些论述，充分说明若要养生长寿，必须依时摄养，否则，易罹患疾病而伤身。

“依时摄养”也是养性应遵行的一种方法。孙氏认为衣食寝处皆适，能顺时气者，始尽养生之道。他继承了《素问·四气调神论》的论说，并增加了许多具体内容。如说：“春冻未泮，衣欲上厚下薄，养阳收阴……冬时天地气闭，血气伏藏，人不可作劳出汗，发泄阴气，有损于人也。又云冬日冻脑，春秋脑足俱冻，此圣人之常法也。春欲晏卧欲早起；夏及秋欲侵夜乃卧，早起；冬欲早卧而晏起，皆益人。虽云早起，莫在鸡鸣前；虽言晏起，莫在日出后。凡冬月忽有大热之时，夏月忽有大凉之时，皆勿受之。人有患天行时气者，皆由犯此也。即须调气，使寒热平和，即免患也。”凡此等等，说明无论衣着、劳作、起卧，均须与季节特点相适应，并应重视预防四时不正之气的侵犯。《千金翼方》引《列子》的话说“一体之盈虚消息，皆通于天也，应于物类”。人居天地气交之中，自然界的变化与人体息息相关，故顺应自然，依时摄养，对于保持健康具有重要的意义。

7. 优化居住

孙思邈认为美好的自然环境是人的养生的重要条件，环境对人体健康有着密切的关系。那么住在什么样的地方最好呢？孙氏在《千金翼方·退居》中指出：“山林深处，固是佳境，独住则多阻，数人多喧杂，必在人野相近，心地偏远，背山临水，气候高爽，土地良沃，泉水清美”的地方，如果能够“左右映带，岗阜形盛，最为上地”。而且，孙思邈还讲过“问我居止处，大宅总邻村”。由此可见孙氏不主张脱离人群地到深山老林中去隐居，而主张在“大宅总邻村”的“人野相近”之处的风景优美的地方构屋。这是对中国古代隐居养生理论的重大发展。这虽说他是为退居的人们建议择居的地段，但是一般人如果能在这里，自然也是个极好的地方。所谓人野相近处，即相当于城市郊区，这里既不远离人口集中、生活便利、信息灵通的城市，又能避开闹市的繁杂，享受到大自然的优美宁静。在这里人们可以得到新鲜的空气、饮水、蔬菜、粮食，而且优美的风光，也能够使人的精神贻和平静。如果选择深山老林，固然安静，空气清新，但交通不便，单独前往，多有险阻，多人同去，喧哗杂乱，而又与世隔绝，大成问题。在房屋住宅方面，孙氏开宗明义“看地形向背择取好处”，就其故乡而言，多认为住宅，坐南朝北为佳。并对住房要求“但令雅素净洁，无风雨暑湿为佳”，反对讲究华丽，他说：“至于居处，不得绮靡华丽，令人贪婪无厌，乃患害之源”。这一见解，不无道理。并为退居者设计了一套住宅方案。这套住宅的特点是把寝室、客厅、厨房、仓库、药房、练功室，严格地分开，不能混用。无论从建筑学的角度，还是从卫生学的角度看，这套建筑不求华丽，但求卫生而实用。同时，人到老年要找一个适合自己居住的地方退居。如果只知进而不知退，只知得而不知失，“嗜欲煎其内，权位牵其外”，就会受到“过分内热之损”。因为这种原因“身灭覆宗之祸”的人不绝于世。所以，孙思邈晚年没有留在长安城的光德坊居住，而是选择了五台山隐居。由此可见，居住环境对养生也是非常重要的。

8. 防治未病

孙氏的养生立论，是反复强调“善养性者，则治未病之病，是其义也。”“是以至人消未起之患，治未病之疾，医之于无事之前，不追于既逝之后”（《备急千金要方·卷二十七》）。“每日必须调气补泻，按摩导引为佳，勿以康健为常然。常须安不忘危，预防诸疾”，凭此可以延年益寿。若“恣其性欲，则命同朝露。”批评那些“人年老有疾者不疗”的错误认识，并着重指出：“缅寻圣人之意，本为老人设方。何则，年少则阳气猛盛，食者皆甘，不假医药，悉得肥壮。”在防病消患方面，他强调养性，故云“虽常服饵，而不知养性之术，亦难以长生也”。还指出“凡居家常戒约内、外、长、幼，有不快须早道，勿使隐忍。……小有不好，即按摩按捺，令百节通利，泄其邪气”。防病延年的实践经验是籍运动治未病。在此治未病理论的指导下，除前述的调气补泻，按摩导引等具体措施外，还须“四时气候和畅之日，量其时节寒温，出门行三里、二里，及三百二百步为佳，量力行但勿令气乏气喘而已”（《千金翼方·卷十四》）。其他如“卧中导引”，“徐徐按揉肢节，口吐浊气，鼻引清气……嗔目张口，叩齿摩眼，押头拨耳，挽发放腰，咳嗽发阳……徐徐定心，作禅观之法。……则身体悦泽，面色光辉，眉毛润泽，耳目精明，令人食美，气力强健，百病皆去”（《备急千金要方·卷二十七》）。认为调气以引动五脏六腑的运动。特别是在针灸方面，指出用针灸法预防传染病。他说“凡入吴蜀地游官，体上常需三二处灸之，勿令疮差，则瘴疠瘟症毒气不能著人也，故吴蜀多行灸法。”这些防未病的措施，迄今仍有其指导和实践价值。

（三）脏腑虚实寒热辨证

孙思邈是继《脉经》后对脏腑辨证颇有建树的医家，他将多种病分属五脏六腑、虚实寒热进行论治，如坚癥积聚属肝、胸痹属心、痢疾属脾……。这种按脏腑系统归纳的疾病分类法，基本上是合理的。孙氏在《备急千金要方》中对内科杂病，是以五脏六腑为纲、寒热虚实为目，并包括五劳六极、坚癥积聚等，他以《黄帝内经》、《金匮要略》、《诸病源候论》等中医经典著作有关理论为基础，结合自己的临床经验，对每个脏腑的生理、病理、病证立法、方药进行了系统的阐述，“卷卷皆备述五脏六腑等血脉根源、循环流注，与九窍应会处所，并论五脏六腑等轻重、大小、长短、阔狭、受盛多少，仍列对治方法，丸、散、酒、煎、汤、膏、摩、熨及灸针孔穴，并穷于此矣”（《备急千金要方·卷十一》）。这种脏腑虚实寒热辨证法，比之《脉经》有了明显提高，对后世脏腑辨证的进一步发展有着深远的影响。

脏腑虚实寒热的辨证纲领，是每一脏、每一腑都有“实热”和“虚寒”证，而相为表里的脏腑又有“俱实”、“俱虚”或“俱实热”、“俱虚寒”的情况（实际上，也包括了脏腑虚热和寒实的证治内容），孙氏在此辨证纲领下，记载了许多具体症状和治疗方药。如举肝胆为例：

“肝实热。左手关上脉阴实……病苦心中坚满，常两胁痛，自忿忿如怒状；肝虚寒。左手关上脉阴虚……病苦胁下坚，寒热，腹满不欲饮食，腹胀，悒悒不乐，妇人月经不利，腰腹痛”；“胆实热。左手关上脉阳实……病苦腹中气满，饮食不下，咽干头痛，洒洒恶寒，胁痛”；“胆虚寒。左手关上脉阳虚……病苦眩厥痿，足指不能摇，躄不能起，僵仆，目黄失精”；“肝胆俱实。左手关上脉阴阳俱实……病苦胃胀，呕逆，食不消”；“肝胆俱虚。左手关上脉阴阳俱虚……病如恍惚，尸厥不知人，妄见，少气不能言，时时自惊”。

孙氏的脏腑虚实寒热辨证纲领，论说精炼简洁，罗列病证详细，治疗方药具体，如治肝实热，目痛胸满，气急塞，用泻肝前胡汤；治肝虚寒，胁下痛，胀满气急，目昏浊，视物不明，用槟榔汤；治胆腑实热，精神不守，用泻热半夏千里流水汤；治大病后虚烦不得眠，此胆虚寒故也，宜服温胆汤，凡此等等，其中不少方剂均为后人取法的典范。而在脏腑辨证中所论的“肝虚寒”、“胆虚寒”，以及“肺虚寒”；“肾实热”等证治，其中有很多内容为后世医家所忽略，故尤当引起我们的重视。孙氏的这种脏腑分类证治、明辨寒热虚实对后世脏腑辨证，特别是对宋金时期易水学派的创始人张元素的脏腑辨证学说的形成，起到了很大的影响，成为今天脏腑辨证理论的启蒙者之一。

（四）伤寒温病方论

1．研究仲景学说，搜集诸家方论

孙氏对伤寒的研究，颇有成就，他的观点和方法，亦富有启发性，大体而言，主要有两个方面，一是对广义伤寒有了更具体的内容；二是对仲景方书的传播。伤寒有广义、狭义之分，较著名的，盖以《难经》开始，五十八难云“伤寒有五，赅括中风、伤寒、湿温、热病、温病”。但没有更具体化，亦无治疗方药。且在唐初，“江南诸师秘仲景要方不传”，《伤寒杂病论》流传未广。因之，医者多难于获得仲景旨趣，其用药“极与仲景本意相反。”孙氏有鉴于此，遂在其晚年，辑集《伤寒论》要妙，在《千金翼方》中加以著录，对仲景著作的传播和研究，发挥了重要作用。

孙氏对仲景《伤寒论》有很高的评价，他说：“伤寒热病，自古有之，名医濬哲，多所防御，至于仲景，特有神功。”其研究《伤寒论》，采用了“方证同条，比类相附”的方法。将《伤寒论》所有条文，分别按方证比类归附，使之以类相从，条理清楚。改编的目的，是为了仓卒检用。并明确指出：“伤寒热病，自古有之”，伤寒就是热病。在此病的整个过程中，有六经变化，但孙氏并不强调六经的传变理论，似乎最重视的是太阳病，即病之初发期。通过分析，把太阳病分为桂枝汤法、麻黄汤法、青龙汤法、柴胡汤法、承气汤法、陷胸汤法，以及杂疗法等，各法之下，有证有方。他认为“寻方之大意，不过三种。一则桂枝，二则麻黄，三则青龙。此之三方，凡疗伤寒不出之也。其柴胡等诸方，皆是吐下发汗后不解之事，非是正对之法。”并以此为纲要，被后世医家发挥为“三纲鼎立”之说。说明了桂枝、麻黄、青龙是伤寒太阳病的治疗主方。其它阳明、少阳、太阴、少阴、厥阴诸病，无不如此类分。这种“以方类证”的研究方法，颇为后世医家如柯琴、徐大椿等所心折，而曾经效法。其麻、桂、青龙三方为纲之说，又对成无已、方中行以启示，喻嘉言则提出了“三纲鼎立”之说。可见其影响之大。

除仲景之外，汉、魏及晋唐医家，在外感热病治疗方面也积有丰富经验。孙氏《备急千金要方》精选了华佗、王叔和、陈延之等医家的有关理论和治疗方药，这对后世温病学的发展，有着深远的影响。如华佗论发斑，认为属于胃热，但有虚实两种，一由“热毒在外，未入于胃，而先下之，其热乘虚入胃……胃虚热入烂胃也。其热微者赤斑出……剧者黑斑出”；一因“病者过日，不以时下，则热不得泄，亦胃烂斑出”。上述“胃烂发斑”之说，为历代医家所沿袭，如清代温病学家叶天士亦继承此说。孙氏所采治疗伤寒、温热的方药，也很重要。如小品葳蕤汤，治冬温、风温及春月中风伤寒，而见发热、咽干、喉痛等症者；犀角地黄汤治伤寒、温病失汗所致的内蓄血，如吐衄、便黑、面黄，或喜忘、如狂等症。此外，治疗“天行时气、温疫热入脏腑”、“内入攻心”的紫雪和玄霜，经千百年来临床实践证明，是抢救温热病重危证的有效良方。从而可见，孙思邈研究伤寒，是学宗仲景而博采众方，仅从上列的医论和方剂来看，已早开后世“温病学派”之先河。

2．主用除热解毒，善于养阴生津

关于伤寒的治疗，孙氏认为本宜“逐日深浅，以施方治”，但因病变迅速，主张“临时消息制方”，并提出了“方虽是旧，弘之惟新”，处方用药重在化裁的论点。

《备急千金要方》对于伤寒（包括时气温疫）的治法有很大发展，其最为突出的是，治疗方药主用“除热解毒”，并重视养阴生津。因此，他所称伤寒，实包括后世所称的多种温病和温疫，其临床表现以热证为多，在病变过程中所出现的种种证候，也多因热毒所致。在具体用药方面，孙氏以汗、吐、下三法为祛邪大法。其发汗之法，广泛采用了汤剂、丸散；这些方剂，不但以清热者居多，且有不少创新。如治“时气，表里大热欲死方”，以麻黄、葛根、升麻，与大黄、芒硝、石膏、寒水石同用；治伤寒头痛壮热，用葱、豉、栀子，合大黄、黄连、黄柏。又如，治疗时行热毒，变生外证之漏芦连翘汤，用漏芦、连翘、黄芩、麻黄、白蔹、升麻、甘草、枳实、大黄，热盛加芒硝。上述诸方，说明晋唐医家早已不为“发表不远热”的旧说所囿，而开“表里双解”之法。

在着重清热解毒的同时，他还注意养阴生津。如“生地黄煎主热方”，用生地汁、麦冬汁、生地骨皮、生天门冬、瓜蒌、葳蕤、知母、石膏、竹叶、蜜、姜汁等味，养阴清热。后世治温热病诸方，多由此化裁而来。又如，下法之中的大柴胡加葳蕤知母汤，治伤寒七八日不解，默默心烦，腹中有干粪、谵语；生地黄汤治伤寒有热，虚羸少气，心下满，胃中有宿食，大便不利。均为后世医家开启了扶正攻下和滋阴润下的法门。后人治疗温病的许多方药，实多自孙思邈著作中承袭损益而成。

3．重视温疫，详论防治

孙氏《备急千金要方·伤寒》把温疫防治放在首要的位置。首先，他把温疫与其它热病区别开来。指出“时行温疫”乃是“毒病之气”所致，“而论治者，不判伤寒与时行温疫为异气耳，云伤寒是雅士之辞，天行温疫田舍间号耳，不说病之异同也。”为了预防“温疫转相染着”，孙氏首重“辟温”，他记载了前贤研制的屠苏酒、太乙流金散、雄黄散、辟温病粉身散、治瘴气方等。这些方药用以预防疫病，多在当时临床上流传使用。

对于时行温疫，孙氏希望病者及早治疗，“凡觉不佳，即须救疗。迄制至于病愈，汤食并进，折其毒势，自然而瘥。必不可令病气自在恣意攻人拱手待毙，斯为误矣。”孙氏在“伤寒例”一节最后又中肯地劝言：“凡人有少苦，似不如平常，即须早道。若隐忍不治，冀望自瘥，以成痼疾。小儿女子益以滋甚。若时气不和，当自戒勒。若小有不和，即须治疗，寻其根由。及在腠理，以时早治，鲜有不愈者？患人忍之数日乃说，邪气入脏，则难可制止，虽和缓亦无能为也。”

孙氏论温病，是继承唐前诸家之说，所以他认为温病发生的原因，是“寒毒藏于肌骨之中，至春变为温病”，不过他特别强调“毒”在温病中的致病作用。因此，他在引述《小品方》、华佗等论说时，不只一次地指出“热毒”、“寒毒”及论“五脏温病”下都点明“阴阳毒”三字，即可说明他对“毒”的重视了。在“时行温疫”的证治方面，孙氏详载了四时五脏阴阳毒的病名、病机及证治。如春三月的“青筋牵病”，属肝腑藏温病阴阳毒，以发热、项直、背强等为特点；夏三月的“赤脉攒病”，属心腑藏温病阴阳毒，以发热、战掉惊动、口开舌破为特点；秋三月的“白气狸病”，属肺腑藏温病阴阳毒，以体热生斑，或暴嗽呕逆、气喘引饮为特点；冬三月的“黑骨温病”，属肾腑藏温病阴阳毒，以里热外寒、恶寒引饮，及胸胁腰部疼痛等为特点；可发于四季的“黄肉随病”，属脾腑藏温病阴阳毒，以隐隐发热、不相断离、头重颈直、皮肉强痹、颈侧结核等为特点。其治疗方药基本上多采用石膏、大青叶、栀子、芒硝，或加生地、豆豉、黄芩、知母、升麻、羚羊角等品，总以清解热毒为主，结合养阴生津。由于宋代名医庞安常将上述内容载入《伤寒总病论》中，故后人多误认是庞氏发明。这也说明《备急千金要方》关于伤寒温疫的论治，对温病学的发展有着重大影响。然其诸多内容，竟被人们所忽视，这是深为可惜的。

（五）独到的妇儿科见解

孙氏关心妇女，珍视小儿，在《备急千金要方》中“先妇人、小儿而后丈夫、耆老”，次示“崇本之义”《备急千金要方·卷五》。他强调医师要注意妇女、儿科病的治疗，倡导为妇女、儿童设立专科。在他的著作《备急千金要方》卷二至卷四，《千金翼方》卷五至卷八专门讨论妇科疾病。从求嗣到调经，从妊娠到产后，各种妇科疾病的治疗方法都作了较详细的记述，列药方500多首。在《备急千金要方》卷五、卷二十五小儿痢，卷十、卷三十小儿病及《千金翼方》卷十一、卷二十六小儿惊痫等，共分九门小儿病，列药方371首。

1．完善了以子宫为病机定位的“子宫学说”

关于“子宫”发病的病因病机及证治理论，在《内经》、《伤寒论》就已萌芽，张仲景的“热入血室”，许多学者认为是指子宫。孙氏继承了《内经》、《伤寒论》的学术思想，在《千金方》中进一步完善了以子宫为病机定位的“子宫学说”。在书中，许多妇科病均是以子宫为病机定位而进行辨治的，如“胞中风冷”，“湿寒入胞”，还有的以子宫命名病情症状，如“胞中痛”、“胞落”。对子宫疾病的治疗，有灸法，有药物，有外洗，有内服，有汤剂，有丸剂，甚至有的方剂是以子宫命名的。进一步完善了“子宫学说”，使之成为中医妇科学的基本理论。

2．调经三要

孙氏认为引起月经失调的病因有风、寒、热、湿及情志所伤，以及饮食劳倦，从而使肝、脾、肾功能失调，气血虚弱，阴阳失调，并产生痰饮、瘀血等病理产物。因此治疗重在祛瘀、补虚、清热三法。

（1）祛瘀：①温经祛瘀。用于寒凝，胞脉瘀阻而“月经不调，或一月再来，或二、三月以来，或月经闭塞不通”及“时时见有物下如鼻涕或如鸡子白”，伴少腹冰冷、坚急刺痛等证，方用大黄朴硝汤。若寒不甚著者，可用杏仁汤或船茹（石灰、黄麻）煎服。②破瘀泄浊。用于痰浊瘀血搏结，胞脉窒塞之月经后期“腹中痛时自减”，呕恶痰多，神疲倦怠，带下色白或色青绿，方用抵挡汤或大豆汁酒方；若痰热蕴结上焦、瘀血阻滞下焦而见“手足烦热、腹满、默默不欲寐、心烦”者，当清热化痰、破瘀开结以宣通上下，方如七熬丸。

（2）补虚：①滋补气血。用于气血两亏，月经后期，量少色淡，伴面色不华、心悸气短等症，方如大补内黄芪汤或人乳汁汤。②益气温阳。适宜于阳虚，冲任不固。常见月经先期，量多色淡，或月经后期而量少，伴恶寒蜷卧，少腹隐痛，方如阳起石汤或艾灸照海穴。此外还有益精、滋阴等法，皆可据证选用。

（3）清热：①滋阴清热。用于水亏火旺，血热妄行之月经淋漓不断，量少色红，潮热盗汗，口燥咽干者，方如当归汤、醋煮知母地榆方。②清热凉血。用于热伏血分，迫血妄行之月经先期量多，方用地黄汁或地黄酒方。若血热夹瘀上冲而“往来寒热类疟疾”者，又当选用桃仁散清热凉血，祛瘀化浊。

3．产后宜温

妇人产后，气血不足，“百脉空虚”，并且阳气不足往往与之并存。因此，产后虚损的治疗原则是“产后宜温”。孙氏在张仲景“当归生姜羊肉汤”的基础上作了较大的发挥，灵活化裁，扩大了原方治疗范围，组成了产后温补的系列方剂。如用羊肉汤治疗产后虚羸，喘乏，自汗出，腹中绞痛；羊肉黄芪汤治疗产后虚乏；羊肉当归汤治疗产后心下切痛，不能食，往来寒热，若中风，乏力气；羊肉杜仲汤治疗产后腰腹疼，咳嗽；羊肉生地黄汤治疗产后三日，腹痛；羊肉桂心汤治疗产后虚冷心痛。他还用当归建中汤治疗产后虚羸不足，腹中疼痛不止，呼吸少气，或苦少腹拘急挛痛引腰背，不能饮食，用大补中当归汤治疗“产后虚损不足，腹中拘急”（《备急千金要方·卷三》）。这些方剂，为后世用温补药治疗产后虚损诸病树立了范例。

4．不孕症与男女有关

孙氏认为不孕症的原因在于夫妻双方，认为“夫妻共有五劳七伤，虚羸百病所致，故有绝嗣之殃”（《备急千金要方·卷二》）。这在封建社会妇女地位低下的情况下，能客观地指出不孕症与男女双方均有关系，确是难能可贵的。并为其后不孕症的治疗，从病因学上提出了正确的认识。对于不孕症的治疗，孙氏也有独特的见解，强调“男女同治”，只有“阴阳调和，二气相感，阳施阴化，方可有子”。还指出：“夫人求子者，服药须有次第，不得不知。其次第者，男服七子散，女服荡胞汤及坐药，并服紫石门冬丸，则无不见效矣”（《千金翼方·卷五》）。

5．首列绝育、引产之法

从现存资料来看，有关绝育、人工流产和引产等计划生育措施，不但载有药物，而且载有方者，要属《备急千金要方》最早。《备急千金要方》载有堕胎功能的药物至少有 22 种，如水银、代赭、牛膝、乌喙、天雄、附子、侧子、半夏、桂、麝香、蚱蝉、水蛭、蟹爪、石蚕、蜈蚣、斑蝥、芫菁、地胆、牡鼠等。《备急千金要方》还载有“妊娠有病须去胎方”，即引产四方：“以鸡子一枚，盐三指撮，和服立下；麦蘖一升末，和蜜一斤，服之立下；七月七日，神曲三升，醋一升三字，煮二沸，宿不食，旦顿服，即下；大麦曲五升，酒一斗，煮三沸，去滓，分五服令尽，当宿勿食”（《备急千金要方·卷二》)。《备急千金要方》还载有“妇人断产方”，即绝育方二首：蚕子故纸，方一尺，烧为末，酒服之，终身不产。油煎水银一日勿息，空腹服枣大一枚，永断，不损人。虽然，引产方和绝育方，尚未见到有效的记载和报道，可贵之处在于首列。

6. 创胚胎学，载逐月养胎法

孙氏详细地描述了胎儿在母胎十个月的变化，说：“凡儿在胎，一月胚，二月胎，三月有血脉，四月形体成，五月能动，六月诸骨具，七月毛发生，八月脏腑具，九月谷气入胃，十月神备则生矣”(《备急千金要方·卷十一》)。这种按照月龄从形态等方面较为详细具体的记载胚胎发育过程，与现代胚胎学的论述在许多方面较为接近，实为现代胚胎学之先声。

孙氏在北齐徐之才“逐月养胎法”的基础上，描述了妊娠十月中的情志、饮食、衣服、起居、洗浴、室外活动、娱乐等宜忌，并提出妊娠不同月份，由不同经脉滋养胎儿的观点和应服用的汤药。比如“妊娠一月明始胚。饮食精熟酸美受御。宜食大麦，无食腥辛。是谓才正。妊娠一月，足厥阴脉养。不可针灸其经。足厥阴内属于肝，肝主筋及血。一月之时，血行否涩，不为力事，寝必安静，无令恐畏。妊娠一月，阴阳新合为胎。寒多为痛，热多为惊。举重腰痛腹满胞急。卒有所下，当预安之。宜服乌雌鸡汤方。”(《备急千金要方·卷二》)。

7. 注重小儿护养，详于儿科治疗

在孙氏以前，小儿病虽然也有一定的记载，但“今之学者多不存意，良由婴儿在于襁褓之内，乳气腥臊，医者操行英雄，讵肯瞻视”，并且“六岁以下，经所不载，所以乳儿、婴儿，有病难治者，皆无所承据也”。因此，孙氏非常重视小儿的护养，认为“夫生民之道，莫不以养小为大”，由于小儿“气势微弱”，则尤重在护养、调理。

对于新生儿的处理，孙氏提出必须“先以绵囊指，拭儿口中及舌上清泥恶血”，并详细叙述了断脐和裹脐的方法。

对小儿的护养，孙氏指出：“勿用新棉”，穿衣不可太多，多晒太阳。小儿洗浴，浴汤要“冷热调和”，洗浴时间不宜过久，浴后应在腋下和阴部施粉等。“令母将儿于日中嬉戏，数见风日，则血凝气刚，肌肉牢密，堪耐风寒，不致疾病。”在小儿喂养上，首先提到节乳的重要性，对哺乳次数及乳量均有一定限量，必须“视儿饥饮节度，知一日中儿乳而足以为常”，指出哺乳不宜过饱以防止吐乳，乳量应随小儿的成长而增加，还谈到母乳的禁忌、哺乳技术及人工喂养的问题。对乳母的选择也是严格的，要性情平和，健康无病。对小儿副食品的增加也有总结，要求必须逐步增加，据情而行(《备急千金要方·卷五》)。

对儿科疾病的防治，也颇周详，有症有方。重点论述了痫、痉、咳嗽、痞结、胀满、腹泻、吐利、痈疽、瘰疬、丹毒、疱疹，以及各种头面疮症、先天营养不良、小儿寄生虫病，误吞针铁等疾病的治疗，基本上概括了唐代以前我国古代儿科学的成就。他把儿科分为序列、初生、惊痫、客忤、伤寒、咳嗽、痞结、胀满、痈疽、瘰疬、杂病9门，从而使儿科学有了独立的内容。其中许多病的治疗已体现了较高的水平，如对痫和痉的病因病机、鉴别诊断、辨证分型及治疗方法就已具有相当高的水平，至今仍有指导价值。其学说对北宋钱乙《小儿药证直诀》的撰述及清代儿科学的完善产生了深远的影响。

(六) 论治杂病成就卓著

孙氏对内伤杂病，从诊断到治疗都有

一定的成就。

首先是对五脏六腑杂病论治方面，孙氏在《备急千金要方》中，从十二卷到二十一卷，用了十卷的篇幅，把《内经》、华佗《中藏经》和六朝谢士泰《删繁论》的有关内容，并结合自己的论点和方法，系统地总结了五脏六腑的病机、诊断及虚实寒热不同证候的证治；在诊断上，五脏六腑各卷中均有脉论一节；在辨证上，各脏腑均有寒热虚实之分，并有五脏之劳、筋、脉、肉、气、精、骨等六极，以及髓、脉、肉、皮、骨等五种虚实病证；在疾病归类上，有坚癥积聚属肝，风虚、吐血属胆，心腹痛、胸痹、头面风属心，风眩、风癫、风惊悸、好忘属小肠，秘涩、热痢、冷痢、疳湿痢、小儿痢归脾，反胃、呕吐哕逆、噎塞、胀满、痼冷、积热归胃，积气、肺痿、肺痈、飞尸鬼疰归肺，咳嗽、痰饮、九虫归大肠，腰痛归肾，霍乱归三焦。每证之后详列方治。孙氏对五脏六腑杂病的诊断、辨证、分类和论治，虽与后世不同，但对易水学派的脏腑辨证论治产生了很大影响。

其次对霍乱、黄疸、消渴、淋病、水肿、痰饮、中风、虚损等数十个病证的证治作了详细阐发，至今仍有一定的临床意义。如中风证治，孙氏已分别从内、外两个方面进行认识。外则属“风中五脏六腑之俞，亦为脏腑之风。”即脏腑受外来之风而致。对外风的治疗，《备急千金要方·卷八》收载了以驱散风邪为主的古方如大、小续命汤等。孙氏称“小续命，治卒中风欲死，身体缓急，口目不正，舌强不能语，奄奄忽忽，神情闷乱，诸风服之皆验。”本方虽合麻黄、桂枝两方疏散外邪，但又因正虚，故用人参扶正，这是循“内虚邪中”之说而立方。孙氏又指出：“大续命汤，治肝历风，卒然喑痖。”并说明古法用大、小续命二汤，通治五脏偏枯贼风。大续命汤是在小续命汤中去参、附，加入石膏清热，荆沥涤痰，侧重外风而兼痰热者，与小续命汤有所不同。大、小续命汤，都被后世医家奉为治疗真中风的代表方剂。在内因方面指出“人不能用心谨慎，遂得风病，半身不遂，言语不正。”“瘥后仍须将慎”，“当须绝于思虑，省于言语，为于无事，乃可求愈。”把劳心烦神，嗜欲妄念，摄养不慎作为中风病证的内因。对后世“类风”、“内风”说的产生，有一定的影响。

（七）方剂学方面的成就和特色

1. 集方剂之大成

孙氏搜集、保存了大量古方和当时流行的验方，仅《备急千金要方》一书，已有方剂4500首之多，《千金翼方》中又有不少补充，有2000余首。可谓集唐以前方剂学的大成，给我们留下了一个极为丰富的医学遗产，对中医方剂学的发展，作出了重大贡献。

《千金方》引用和收集了华佗、陈延之、支法存等20余位著名医家的经验方，使之流传后世。此外，还搜集了当时流传在广大人民群众、兄弟民族、文人学士、宗教界和外国传入的很多医方，如齐州荣姥方、蛮夷酒方、巴郡太守奏三黄丸、苍梧道士陈元膏、耆婆方等。尽管这些医方，虽不是孙氏直接经验，而是吸收前人的间接经验，但无论直接间接，只要是曾经经过实践检验有效的方药，都是难能可贵的。其中许多名方，得以流传后世，如犀角地黄汤、大续命汤、小续命汤、紫雪丹、孔子枕中丹、肾沥汤、独活寄生汤、鲤鱼汤、苇茎汤、神曲丸（即磁朱丸）等，以及后世定名的苏子降气汤，又如以栝楼为主的治疗消渴的制方；以海藻、昆布为主的治瘿诸方；以葨菪子为主的“治积年上气不瘥，垂死者方”、“治水气肿、臌胀、小便不利”方、治癫痫方；外科疮痈方面的漏芦汤等等。也有许多方剂，被后人应用化裁而发展为新方，如“治男子五劳六绝”的“内补散”（干地黄、巴戟天、甘草、麦门冬、人参、苁蓉、石斛、五味子、桂心、茯苓、附子、菟丝子、山茱萸、远志、地麦），实为后世治疗喑痱的地黄饮子所本。又如生地黄煎（生地黄汁、生地骨皮、生天门冬、生麦门冬、白蜜、竹叶、生姜汁、石膏、栝楼、茯苓、葳蕤、知母），对清代温病学家们所习用的甘寒养液诸方，亦有很大影响。

2．化裁发展古方

《千金方》又善于化裁古方，以便更切合于实用。对于仲景方尤多研究，根据临床的实际需要，灵活加减，扩展成许多类方，如仲景当归生姜羊肉汤，《千金翼方·卷六》则衍变为羊肉汤、羊肉当归汤、羊肉杜仲汤、羊肉生地黄汤、羊肉桂心汤、羊肉黄芪汤等，都是根据妇女产后的不同病证，从仲景方损益发展成为新的方剂。

又如仲景小建中汤，《千金翼方·卷六》所载由此而衍变的类方有前胡建中汤，“治大劳虚羸劣，寒热呕逆，下焦虚热，小便赤痛，客热上熏头目及骨肉疼痛口干”；黄芪汤，“治虚劳不足，四肢烦疼不欲食，食即胀，汗出”；乐令黄芪汤，“治虚劳少气，心胸淡冷，时惊惕，心中悸动，手足逆冷，体常自汗，五脏六腑虚损，肠鸣，风温，荣卫不调百病，补诸不足，又治风里急。又将小建中汤施治于妇女产后诸病，如内补当归建中汤，治“产后虚羸不足，腹中痛不止，吸吸少气，或若小腹拘急、挛痛引腰背，不能饮食”；内补芎劳汤治“妇人产后虚羸，及崩伤过多，虚竭，腹中疞痛”；大补中当归汤“治产后虚损不足，腹中拘急……”等等。反映了孙氏重视实践及学古能化的精神。

3．组方配伍特色

《千金方》中有许多方剂组方繁杂，药味多至数十种，熔寒热补泻于一炉，乍看似多抵牾，实则其结构至为严密，俱根据临床较复杂的病情而用药。如以镇心丸为例，该方治“男子女子虚损，梦寐惊悸失精，女人赤白注泻，或月水不通，风邪鬼疰，寒热往来，腹中积聚，忧恚结气诸疾”，凡下寒上热之虚损惊悸失精，妇人虚羸而瘀血阻滞之干血劳，虚人受邪寒热往来，赤白痢下，癥瘕积聚诸症，“皆悉主之”。因上述病证之病机极为复杂，《千金方》针对这种病情，以寒热虚实为纲，井然不紊地展开治疗，治下虚寒有紫石英、苁蓉、桂心的温养，上火热用石膏、牛黄以凉泄，正虚以人参、地黄、薯蓣、当归等培补，瘀滞则用卷柏、大黄、䗪虫等推荡，又参入铁精、银屑以定惊安神，防风、乌头等疏散风寒。

又如孙氏收载的羚羊角汤一方，以寒凉的羚羊角与温热的乌头相配伍，治气阻不食之证。治心腹积聚的乌头汤方以人参、半夏、巴豆、大黄、乌头组成，其中大黄与巴豆寒热并用，半夏和乌头借相反之性以发挥攻邪之力，清代张璐称其为“反用”和“激用”法。

再如耆婆万病丸，能治癖块、癫病、蛊毒、黄病、疟疾、水肿、大风、痹证、喘嗽、积聚、宿食、疳痢、虫积、痰饮、瘀血等，方剂组成有兽类、石类、虫类药，作用有攻下、疏宣、益气、理血、温热、清凉等，虽为外来古方，却也代表了当时中医方剂丰富多彩、配伍灵活的特点。临床病情寒热、深浅、温凉轻重各有不同，孙氏均能把握病机，全面照顾，后人称为“大而有法，杂而有方”，实为切中肯綮的评价。其他类似的方剂，在其著作中屡见不鲜，如应用得当，皆卓有成效。这些都值得我们很好地学习和研究。

孙氏以后，直到晚近，由于历代各家学说的发展，以及近代学术流派的形成，总体上各种医学理论和治疗方法虽有所丰富，但是近代医家在辨证论治方面每有流于程式化的偏向，处方用药亦随之而趋向呆滞和狭隘，以致反不能正确地理解《千金方》中许多寒热补泻灵活结合的方剂，更少在临床应用，这是值得我们加以深思的。

（八）精通炼丹，发明火药

孙思邈在青年时期，博学诸子百家，兼通庄老，由于当时社会炼丹活动盛行，他把医学与炼丹紧密地结合起来，以炼丹为医之所用。他在《丹经》一书中谈到“硫黄伏火法”。他说：“硫黄、硝石各二两研细末，右用销银锅，或砂罐锅子入上件药在内。掘一地坑，放锅子在坑内与地面相平。四面却以泥土填实，将皂角子不蛀者三个烧令存性，以钤逐个入之。候出尽焰，即就口上着生熟炭三斤，簇煅之。候炭消三分之一，即去余火，不冷去之，即伏火矣。”详细地论述了炼丹的基本知识和技术，从而对炼丹的技术知识有了进一步发展和提高。他积极从事大量的炼丹活动，在炼丹生涯中，记录了“硫黄伏火法”。这里所讲的硫黄伏火，就是把硫黄、硝石和皂角搁在一起烧。“伏火”会使药物着火。硫黄、硝石和木炭的混合物，便是初期的火药。这是我国早期的“火药”配方，故发明“火药”，孙思邈应为先驱者。这种“硫黄伏火法”，便是我国古代制造火药的配方，也是世界上关于“火药”有关文字最早记载的书籍。至宋代用于兵器，中医学应用转移到军火兵器生产，这就有其更加重大的历史意义了。后来逐渐传人欧洲，直到14世纪中叶，英、法等国才应用火药和火器，我国则早于他们300~700多年。成为我国古代“四大”发明之一。孙思邈对火药的发明有着不可磨灭的贡献。孙思邈在《备急千金要方·卷十二》中记述的太乙神精丹，主要成分为三氧化二砷，其中的砷，对回归热和慢性疟疾、贫血、肝脾肿大等症，都有一定的疗效。较英国医师埃欧拉，于公元1786年用砒霜溶液治疟，早了1100多年。所以，人们称他不但是一位杰出的医药学家，而且是一位有名的炼丹家。

（九）医疗技术，大胆创新

孙思邈为要真正达到救死扶伤、治病救人的目的，从年轻时起就刻苦地钻研医术，不断地提高自己的医疗水平。他一方面从书本上学习，熟读了当时所能读到的所有医药学典籍；另一方面则从实践中学习，并善于从实践中总结经验，推陈出新。凡是有人在切脉、诊候、开方、采药等各个环节有一点点强于他的地方，他都要不远千里去请教学习。对于一些切实有效的民间秘方，他则不惜花重金去求取到手。通过理论结合实际的不断探索，孙思邈的医术水平越来越高，远近百姓来找他看病的也越来越多。孙氏不仅以药治病，而且敢于创新，很注重针药并用，综合治疗，“针而不药，药不针灸，尤非良。……知针知药，因为良医”。他十分重视针灸疗法除疾，而且研究颇深，不但撰写了《针灸》卷目，从理论上纠正了前人穴位混杂现象，统一了针灸腧穴，而且绘制了背、仰、侧彩色《明堂针灸图》，并在《备急千金要方》中记有孔穴349处。最重要的是他发明了“以痛取穴”，针刺治病，疗效显著，即沿用至今的“阿是穴”，从而为针灸学增添了新的内容。尤其是导尿术的发明创造，创始人则首推孙思邈，为了解除病人疾痛起到“胞胀大通”的速效作用，他首用葱叶导尿。他还第一个采用了烟熏疗法，即使药气借着烟气而达到病灶的方法；用薄纸或竹内膜平贴在患者胸背的疮口上，在明亮处观察病人的呼吸，以确定病情，这种“验透膈法”要算是世界上最早的透视诊断法了。孙思邈的压力灌肠、用药物治疗箭矢刺入肉中，以及咽喉异物剔除术等方法，都达到了当时的最高水平。

（十）讲究卫生，预防疾病

提倡讲究卫生，发展预防医学，治未病之病。孙思邈认为“上医医未病之病”，要把疾病消灭在发生之前，竭力主张把预防医学同医疗学紧密结合起来，必须提倡讲究卫生，锻炼身体。这是人类避疾防患、化凶趋吉、保健强体、延年益寿的重要手段。强调：“消未起之患，治未病之疾，医之于无事前，不追于既逝之后”。把“治未病，消未患”的观点，突出地具体地阐发于整个著作中。在《备急千金要方》、《千金翼方》中的这种思想观点、理论实践，至今仍有现实的指导意义。他认为讲卫生从个人方面要注意饮食卫生，吃饭时要细嚼缓咽，不要贪味而吃得过饱，饮酒不能过量。若临盘大饱腹胀难忍，就会引起疾病。肉要煮烂再吃，更不要吃腐败病死的禽兽肉。夜晚不要多吃，饭后要嗽口，冬夜睡觉不要蒙头，不要张口，睡姿应“屈膝侧卧，益人气力”。衣着要“下厚上薄，养阳收阴”，湿衣汗衣不可久着，定期换洗，否则就会“令人发疮及风痱”。沐浴要注意浴室、浴水、冷热、当风。房事要求“节宣适宜”，若“快情纵欲，极意房中，稍至年长，肾气虚竭，百病滋生”，甚而“若恣其情欲，则命同朝露”。“纵有金丹，亦不可救，深思慎之”。从公共卫生方面要注意良好的卫生习惯，要养成“常习不唾地”，并给人们介绍了许多预防传染病的病方，药品、用法，如“避温杀鬼丸”等。他用雄黄、雌黄等具有杀菌作用的药制成“太一流金散”，“逢大疫之年，中庭烧之”，用以预防疫病的流行；或者携带于身，在单宿、吊丧、问病和阴天大雾时，或内服或燃烧一丸，可以消灭病菌，辟疫入侵。还总结出多种佩饰腰带用以避疫、防病和内病外治的方法。时至今日药王故里和药王山周围群众所缝制的“药王仁寿裹肚”、“ 药王护身符”等防病驱疫，深受欢迎。消毒法采用悬挂、涂布、燃熏、放入井水等，还有口服药酒、丸、散、搐鼻剂等。其药法也传到了国外，至今日本民间仍用苍术、白芷等投入火中焚烧或煎煮以消毒住室，成为元旦前夕的风俗。在锻炼身体方面，他说，人一定要经常劳动，不要过度疲劳。告诫人们“勿以健康便为常然，常须安不忘危，预防诸病也。”又说：“人欲劳于形，百病不能成”。并给人们介绍了许多锻炼的功法。直至我们今天把疾病的预防仍提高到重要地位，从国家到地方都设有这方面的机构和设施，卫生工作方针就是“预防为主”。正体现了孙思邈“治未病，消未患”的思想观点。署名孙氏的“保生铭”和“孙真人卫生歌”，充分反映了孙真人的注重养生和健康长寿的经验。

九、治疗经验

（一）内科病

1．中风

关于中风的病因、病机和治疗，《千金方》分别从内、外因两个方面进行认识。

在外则属“风中五脏六腑之腧，亦为

脏腑之风”，即脏腑受外来之风而致病，并且将人体在四时各季节所受之风结合五脏而命名，所谓“以春甲乙伤于风者为肝风；以夏丙丁伤于风者为心风；以四季戊己伤于风者为脾风；以秋庚辛伤于风者为肺风；以冬壬癸伤于风者为肾风”。

《千金方》又在内因方面指出“人不能用心谨慎，遂得风病，半身不遂，言语不正，庶事皆废，此为猥退病，得者不出十年……当须绝于思虑，省于言语，为于无为，乃可求愈，若还同俗类，名利是务，财色为心者，幸勿苦事医药，徒劳为疗耳。”明确地把劳心烦神、嗜欲杂念、摄养不慎作为中风病证的重要内因。这对后世“类中”、“内风”说的产生，有一定影响。

对外风的治疗，《备急千金要方·卷八》收载了以驱散风邪为主的古方如大续命汤、小续命汤等。孙氏称“小续命，治卒中风欲死，身体缓急，口目不正，舌强不能语，奄奄忽忽，神情闷乱，诸风服之皆验。”本方虽合麻黄、桂枝两方疏散外邪，但又因正虚，故用人参扶正，这是循“内虚邪中”之说而立方。孙氏又记载：“大续命汤，治肝厉风，卒然喑症。”并说明古法用大续命、小续命二汤，通治五脏偏枯贼风。大续命汤是在小续命汤中去人参、附子，加入石膏清热、荆沥涤痰，侧重外风而兼痰热者，与小续命汤有所不同。上述两方，每被后世医家奉为治疗真中风的代表方剂。

除正虚引邪而为中风外，正虚亦可直接产生内风，这种由内风而造成的中风病证，皆呈本虚标实，本虚为精气之亏，标实为痰火之盛。由于阴液匮乏，痰火肆虐，故内风多见热证，孙氏所谓“凡患风人多热”、“凡中风多由热起”。对于这种中风的治疗，他主张初发病时以清热涤痰治标为先，宜竹沥汤（生葛汁、竹沥、生姜汁）、荆沥方（荆沥、竹沥、生姜汁），又宜接服羚羊、石膏、黄芩、芍药、升麻、地骨皮、地黄、天冬等，意在平肝熄风，清热养阴。虽然在当时不少有关方剂之中，尚杂有麻黄、防风、附子、独活等辛刚之品，这是受当时医界所盛行的外风论治影响的结果。然而在病因方面能认识到此证是由于“不用心谨慎”，将息失宜所引起；在症状方面，表现多呈痰火热证；治疗用药以羚羊、石膏、竹沥等为主，都是新见卓然，对发展中风论治具有一定贡献，但这些观点和治疗经验，每易为后人所忽略。

2．虚损

孙氏所称虚损，范围广泛。凡正气虚损，邪气留连者，多属本证范畴。他在《千金翼方·卷十五》“叙虚损论”中指出：“凡人不终眉寿，或致夭殒者，皆由不自爱惜，竭情尽意，邀名射利，聚毒攻神，内伤骨髓，外败筋肉，血气将亡，经络便壅，皮里空疏，惟招蠹疾，正气日衰，邪气日盛。”说明虚损的病因以内伤七情及房室不节为主，造成正气内虚而又易感外邪。《千金翼方·卷十五》把虚损分为五劳、六极、七伤。其内容与《诸病源候论》基本相同。纵览《千金翼方·卷十五》所述虚损，包括病证甚多，诸如积聚、大风、湿痹、偏枯、浮肿、寒热、惊悸、喘息、消渴、血衄、黄疸、痈肿等，凡正气虚怯，邪气留连者多属本证范围。

在治疗方面，《千金翼方·卷十五》十分重视心肾两脏，如称：“疾之所起，生自五劳，五劳既用，二脏先损，心肾受邪，腑脏俱病”。其补益心气，常用人参、甘草、茯苓、五味子、远志等；滋养肾脏则侧重在血肉补精和温润益精两法，前者用如牛髓、羊髓、羊肾、羊肚、羊肝、麋角胶、鹿茸、鹿角胶、白马茎等；后者用如地黄、菟丝子、山萸、杜仲、远志、巴戟、麦冬、五味、人参、苁蓉、石斛、茯苓、桂心、附子等药，方如补肾汤、肾气丸等。这些方药，对后世补肾益精类方剂的发展，有一定影响。

《千金方》所指虚损的病种很多，治疗也各有特点，其间还有一些重要的治疗法则，如“补剂兼泻”、“以泻为补”、“寒热互济”、“劳则补子”、“权衡病机，谨慎施补”等，对临床颇有指导意义。兹分述如下：

①补剂兼泻：《千金方》把许多疾病都归附在虚损门下，在病机方面多存在着各种正虚邪踞的情况，即使是虚象明显的疾病，在补益方中亦每兼以泻，使正气强盛而邪不得留，邪气祛除而正气得复。

在补益方中加入祛邪药物，以期正气得复，邪不得留。如黄芪丸治五劳、七伤诸虚不足，肾气虚损，目视，耳无所闻，在人参、黄芪、石斛、当归、地黄、苁蓉、羊肾等补药中参入防风、羌活、细辛等。又如治男子五劳、七伤的肾沥散中用干漆；治虚损羸瘦百病的大薯蓣丸中用干漆、大黄。此外，在补方中还配伍化痰、消滞诸药。

②以泻为补：在正虚邪盛，或邪恋而致正虚不复的情况下，此时暂不投补，常用泻剂来驱除外邪，以达到保存正气的目的，如治骨极虚热而见膀胱不通，大小便闭塞，颜色枯黑，耳鸣者，用三黄汤通利为先（大黄、黄芩、栀子、甘草、芒硝）；又如用西州续命汤治肉极虚热，津液开泄而用麻黄、防风、黄芩、石膏等药。这种不同一般的治法，值得后世医家重视和研究。

③寒温相济：在《千金方》所载诸多补益方中，常见寒凉药与温热药兼用，大致有如下几种情况。

温阳散寒为主，济以苦寒清火。如“治久病虚羸，脾气弱，食不消”的温脾丸，组方以吴萸、桂心、干姜、细辛、附子温阳逐寒为主，又加入苦寒的黄柏、黄连和大黄，这是因真火式微；脾虚不能腐熟水谷，但宿食停滞，蕴积不消，又郁而为热，所以“非用三黄之苦寒，标拨上盛，则萸、桂、姜、附入胃先助上热”，就不能起到达下焦暖补阳气的作用。

甘寒养液为主，济以辛温开滞。如地黄煎治疗“肺胃枯槁，不能滋其化源，而致烦渴便难”之证，方中以地黄汁、麦冬汁、栝楼根、知母、鲜骨皮等甘寒濡润之味为主，又佐入姜汁一味，取“辛以开结滞之气”。又如“治精极，五脏六腑俱损伤，虚热，遍身烦疼”之证，主以生地汁、麦冬汁、石膏、竹沥、黄芩等养液清热，同时参入桂心和麻黄二味辛温药物，以“发越怫郁”，宣通气机。其配伍寓有深意。

温补精气，济以养阴清热。如治男子风虚劳损方，方中有苁蓉、桂心、菟丝子、巴戟天温补肾阳，又用生地黄汁、生地骨皮、生麦门冬汁、石斛、白蜜等甘寒濡养阴液，适用于阴阳俱亏之证，使阳得阴助，生化无穷，阴得阳济，泉源不竭。

④劳则补子：在虚劳的治疗方面，《千金方》载有劳则补子之法，即“心劳补脾”、“脾劳补肺”、“肺劳补肾”、“肾劳补肝”、“肝劳补心”，其意是指凡母脏虚劳，须补益子气，子气充盛，必能上感于母，使母脏受益而恢复健康。如“白石英丸补养肺气方”中有白石英、阳起石、苁蓉、菟丝子、巴戟天、干地黄等补益肾气，俾肾气旺盛而上感于肺，肺气充复则虚劳自愈，体现了“劳则补子”的治疗原则。

劳则补子之法，原载于谢士泰《删繁方》中，是虚则补母之外的又一补虚途径，但临床上多拘囿于虚则补母之说，孙氏重视并采录其内容，可以开拓医家之思路。

⑤权衡病机，谨慎施补：孙氏对补法是很谨慎的，他在《千金要方·卷一》“治病略例”中指出：“凡病服利汤得瘥者，此后慎不中服补汤也，若得补汤，病势还复成也”。“夫常患之人，不妨行走，气力未衰，欲将补益，可先服利汤，泻除胸腹中壅积痰食，然后可服补药也。”孙氏认为，在邪恋正虚、邪不去而正气不能恢复的情况下，暂不施补，应先服利药，以驱除实邪，然后再补。如治骨极虚热而见膀胱不利、大小便不通、颜色枯黑、耳鸣者，就先用三黄汤（大黄、黄芩、栀子、甘草、芒硝）通利，然后施补，即体现了这一原则。

孙氏还强调，即便是“极虚劳应服补汤者，不过三剂即止”。这种反对滥用补药的学术观点，值得后世医家借鉴。

3．血证

《备急千金要方·卷十二》引陈廪丘之论认为：“吐血有三种，有内衄，有肺疽，有伤胃”。内衄“得之于劳倦饮食，过常所为”，其表现为血色深暗如豆羹汁，或有血凝块；肺疽常因酒毒血热举发，吐血量少，先呕吐后出血；伤胃每由“饮食大饱之后……不能消化”，食伤胃腑所致，表现为血色鲜红，腹痛绞痛，呕吐等。

对吐血的治疗，在消瘀、凉血、清热方面，《备急千金要方·卷十二》颇具特色，常用犀角、大黄、生地、丹皮、桃仁、芍药等药。如名方犀角地黄汤，即初载于此，原为《小品方》芍药地黄汤，“治伤寒及温病应发汗而不汗之内畜血及鼻衄、吐血不尽，内余瘀血，大便黑，面黄”，有凉血“消瘀”之功，如果瘀热甚而“喜忘如狂者”加大黄、黄芩。虚劳吐血方面，常用温中、补气两法。前者如千金黄土汤（伏龙肝、桂心、干姜、当归、芍药、白芷、甘草、阿胶、川芎、细辛、生地、吴茱萸）；后者如补气摄血方（黄芪、白芍、川芎、甘草、生姜）。

治疗尿血，注重清热、凉血、通淋。如治血淋石韦方（石韦、当归、芍药、蒲黄）；治小便血方（生地、柏叶、黄芩、阿胶）；治血淋小便碜痛方（鸡苏、滑石、生地、小蓟根、竹叶、通草）。

孙氏治疗血证，在止血、扶正的同时，亦重视消瘀。如“治吐血胸中塞痛方”，内有大黄、桃仁、虻虫、水蛭等；又如治“吐血虚劳胸腹烦满疼痛”的干地黄丸，也用干漆、大黄、虻虫、䗪虫等。胸腹疼痛则为用消瘀药物的重要指征。需要指出的是，古代许多药物的功效与今日的认识不尽相同，如《千金翼方·卷二》认为干地黄能“破恶血……通血脉”；生地黄“主妇人崩中血不止，及产后血上薄，心闷绝，伤身胎动，下血胎不落，堕坠踠折，瘀血、留血、衄鼻、吐血”诸症；芍药能“除血痹，破坚积寒热疝瘕……通顺血脉……散恶血，逐贼血”等，这些都是我们在学习分析《千金方》治疗方药时，所必须加以注意的。

在临床实践方面，《千金方》又记载了许多单方，如“吐血百治不瘥，疗十十差神验不传方”（地黄汁、大黄生末）；煮车前根、叶、子，治疗小便出血，疗效确切，已得到今日临床的验证。又如对某些血证服用大量桂心末，以及“荆芥叶汁”等，尚有待于进一步研究。

《千金方》治血证，虽然侧重在消瘀、凉血、清热，但俱以严格的辨证论治为基础，如温摄则用黄土汤，中虚则用坚中汤（糖、芍药、桂心、甘草、生姜、大枣、半夏），气血虚亏加入人参、阿胶，兼夹外邪则佐以宣泄等等。总之，《千金方》所载治血证的方法灵活而全面，对后世有重大指导意义。

4．解毒、备急

“解毒”、“备急”也是《千金方》的重要内容。古人为了救急，往往因陋就简，就地取材进行治疗。在《备急千金要方》卷二十四“解毒”和卷二十五“备急”中，列有许多治内科急症的方法，积有不少可贵的经验，可供我们临床参考。如治“食百物中毒”，服“生韭汁数升”或“含贝子一枚，须臾吐食物瘥”。治“食鱼中毒”，煮橘皮极冷，饮之立验。治食半夏中毒，用生姜或干姜煮汤饮之。误服诸毒物，见有毒性发作者，即以麦门冬、葱白、豆豉煎汤饮服。治疗毒蛇咬伤，用大豆叶咬烂敷患处，或把大蒜捣烂调胡椒外敷。对各种原因引起的“卒死”，外用“仓公散”（矾石、皂荚、雄黄、藜芦），取药如大豆，纳竹管中，吹鼻得嚏，则气通便活。内服还魂汤（麻黄、桂心、甘草、杏仁）时，若病人口不能开，可去齿下汤则活。同时，《千金方》中还列有许多针灸治疗内科急症的方法，如“凡卒心痛汗出，刺大敦出血立已”；“中极主腹中热痛”；“半隆主胸中如刺；腹若刀切痛”；“隐白主衄血剧不止”；“行间主短气呕血胸背痛”；对于卒死，采用刺间使、灸鼻下人中之法，一直沿用至今。在《千金翼方》卷二十六至卷二十八中，对“角弓反张、尸厥、半身不遂、吐血、霍乱”等病，分别列有针法和灸法，以供运用参考。“治卒忤”服盐汤取吐即愈；治“五绝”，取半夏末吹鼻中；救溺水不醒，灸脐中；治猘犬毒，服莨菪子、敷猘犬脑或用灸法。此外，如“甘草解百药毒，此实如汤沃雪，有同神妙”，又鸡子清治野葛毒；甘草汁、蓝青汁治“食莨菪，闷乱如卒中风，或拟热盛狂病”；蓝子汁解杏仁毒等等。此外，孙氏为救急症与危笃之中，常把药制成丸散，贮而备用，如备急丸（大黄、干姜、巴豆），供“心腹暴病，若中寒客忤心腹胀满刺痛口噤气急停尸卒死者”急救之用。在远行时，他也常随身带药，以备仓卒之急。这不仅是他高尚医德所在，也体现了他对内科急症防治的高度重视。

（二）妇科病

1．崩漏

崩漏是指月经周期、经期、经量严重失常的病症，经血非时而下，忽然大下谓之崩中或经崩，淋漓不断谓之漏下或经漏。崩与漏义虽不同，“然崩为漏之甚，漏为崩之渐”。《备急千金要方》称之为“崩中漏下”。孙氏在《内经》、《伤寒杂病论》、《诸病源候论》等前人对崩漏认识的基础上，加强了治疗的讨论，丰富了治疗方法，介绍方剂 40 多首，弥补了前人论多方少的缺陷。认为崩漏的病因一为“热病下血”，二为“寒热下血”，三为“经脉未断为房事则血漏”，四为“经来举重伤任脉下血”，五为“产后脏开经利”。病机在于“外实内虚”，冲任二脉虚损，不能制约经血所致。《千金方》对崩漏按病因分型及辨证论治，可归纳为七个方面。血热型：证见“妇人崩中”，方用白茅根、小蓟根煎服。证属热邪盛于内，热扰冲任，迫血妄行。方中白茅根、小蓟根凉血止血；或配知母、黄柏清热降火。血虚型：“妇人下血”，方用阿胶散。肾虚型：“妇人漏下”，方用慎火草散。气血两虚型：“产后崩中去血，逆气盈血，胸生疮，烦热”，方用甘草芍药汤。脾虚型：“妇人积冷崩中，去血不止，腰背痛；四肢沉重虚极”，方用大牛角中人散。脾肾阳虚型：“崩中赤白不绝”，方用禹余粮丸。肝郁脾虚型：“漏下血积月不止”，方用马通汤。

崩漏，证状繁多，虚实混淆，寒热错杂。《千金方》对崩漏治法甚多，孙氏多本着急则治其标，缓则治其本的原则，在出血量多时首先采用滋阴、凉血、止血法，药用白茅根、小蓟根、知母、地榆、牡蛎等，止血而不伤其阴，再审证以分虚、实、寒、热分别求治，这与治疗崩漏的大法塞流、澄源、复旧是一致的。孙氏在《千金方》中对崩漏病机提出了“伤任脉下血”的理论，从而开创了妇科奇经学说。

2. 外阴疾患

妇女外阴疾患比较多，也很痛苦。孙氏在治疗外阴疾患（阴肿、阴痛、阴疮、阴痒）时，除内服药物外，还创用了多种外治法。如阴中痛生疮（外阴痈肿）用绵裹羊脂、杏仁、当归、白芷、川芎诸药调和纳阴中；治阴痒如虫行（外阴瘙痒症）以绵裹矾石、川芎、丹砂纳阴中虫自死；治阴浊（外阴溃疡）用当归、芍药、甘草、蛇床子、地榆煎汤熏洗，每日5次；治阴疮用川芎、黄芩、甘草、矾石、雄黄、附子、白芷、黄连，以猪膏合煎外敷；治阴下挺出（子宫脱垂）用川椒、乌头、白及绵裹纳阴中。

（三）传染病

《伤寒论》是外感病（包括多种传染病）辨证论治的最早专著，是历代医学家治疗四时热病的圭臬。孙思邈对传染病的认识没有停留在《伤寒论》的水平上。他认为温疫属于广义伤寒之中，而麻桂、青龙所治为狭义伤寒，与天行温疫“考之众径，其实殊也，所宜不同，方说宜便”。在伤寒卷内列入了“辟温第二”一节，补入了“治时行壮热一二日水解散方”，“治时病表里大热欲死方”，以及黄疸、疟疾、痢疾、斑疹等病证的治方。这对温病学理论的产生具有一定的影响。对传染病原的认识，在承认寒邪致病的同时，又提出了“温疫者，乃天地变化之一气（疫气）”，及“瘴疠”、“温气”、“温风”、“热毒”、“毒气”等病因学概念。

重视温疫防治　孙氏《备急千金要方·伤寒》把温疫防治放在首要位置。首先，他把温疫与其他热病区别开来。指出“时行温疫”乃是“毒病之气”所致。为了预防“温疫转相染着”，孙氏首重“辟温”，记载了前贤研制的屠苏酒、太乙流金散、雄黄散、辟温病粉身散、治瘴气方等。在“时行温疫”的证治方面，孙氏详载了四时五脏阴阳毒的病名、病机及证治。如春三月的“青筋牵病”，属肝腑藏温病阴阳毒，以发热、项直、背强等为特点……；可发于四季的“黄肉随病”，属脾腑藏温病阴阳毒，以隐隐发热、不相断离、头重颈直、皮肉强痹、颈侧结核等为特点。治疗方药基本上多采用石膏、大青叶、栀子、芒硝，或加生地、豆豉、黄芩、知母、升麻、羚羊角等品，总以清解热毒为主，结合养阴生津。

提倡早期治疗　早期治疗对控制传染原和阻止传染病流行具有极其重要的作用，《千金方》强调“以时早治”是符合这一原则的，认为疫病始发“寻其邪由，及在腠理，能折其毒势自然而瘥，否则病气自在恣意攻人”，“邪气入脏，则难可制止，虽和缓亦不能为也”，他反对把疫病“谓之横病多不解治”等待“日满自瘥以此致枉者天下大半”、“拱手待毙”的消极态度，主张“凡人有少苦似不如平常即须早道”、“始觉不佳即须治疗，不可隐见不治，冀望自瘥，以成痼疾”。可见，孙氏已经认识到治疗的早晚，对于传染病的预后转归有着一定的影响。同时，孙氏还是治疗麻风病的专家，经他治疗的麻风病人就有600余例。他指出：此病有传染性，“一遇斯疾，即须断盐，常进松脂，一切公私物务，释然皆弃，犹如脱屣。……愈后终身慎房事。”治疗方药和方法很多，如初期投以阿魏雷丸散；中后期服天真百畏丸；顽痹不觉痛痒，以大白膏方摩之；若遍体溃坏，用大黑膏方摩之；还用苦参硝石酒饮之；浸汤方浸之等，体现了较高的治疗水平。

强调辨证论治 《千金翼方》继承和发展了他以前历代医家的辨证论治思想，在卷十五下热痢第七“凡痢有四种，谓冷热疳蛊、冷则白，热则赤，疳则赤白相杂，无复节度多眼涩，蛊则纯痢愈血，热多益黄连去其干姜，冷则加以热药，疳则以药以灌下部，蛊毒则以蛊法治之，药即主对相当，痢者复自勉励服饵，焉有不愈者也”。孙氏治疗痢疾广泛应用黄连、苦参、白头翁，在治疗痢疾58方中有31方用黄连。黄连的杀菌作用已为现代药理所证实。通过孙氏对痢疾的临床分型，证候描述，治则确立，方药的选择来看，显然已高出《伤寒论》的认识。而且，书中对于吐下热甚，心烦口渴，心胸欲裂脉急的热霍乱已认识到病因是时行热毒，并治以荠苨、知母、犀角、葛根、黄芩等寒凉药物。治黄方面，有用茵陈栀子大黄，也有用茵陈椒目附子的，充分体现了辨证论治的思想，值得一提的是，治时行急黄的茵陈丸（茵陈、栀子、芒硝、杏仁、巴豆、恒山、鳖甲、大黄、豉），当是最早的治疗肝昏迷的方剂。

注意护理调理 《千金方》还注意传染病人的护理和瘥后调理，如小儿“立夏后有病……令儿在凉处，勿禁水浆常以新水饮之”，疫病新瘥后“但得食糜粥，可少食令饥慎勿饱”，不可过食“猪肉及羊肉肥鱼油腻……坚实难消之物”，“慎勿劳事”，特别提到消化道传染病，尤须注意饮食调养，这与现代医学中注意护理调理，对促进疾病的康复，防止复发有一定意义的原则是一致的。

同时，孙氏还介绍了预防传染病的方法，如井水消毒、空气消毒和用雄黄、朱砂作消毒药品，预备成药以备仓卒急需等，在预防医学方面有一定的贡献。

十、学术思想流派及其对后世的影响

（一）学术思想流派

隋唐时期的医学大师孙思邈，以他“博极医源，精勤不倦”的努力，对中医学从基础理论到临床各科都进行了深入的研究和全面的总结。他所撰集的《备急千金要方》和《千金翼方》两部巨著，不但在汇总前人成就的基础上充实了新的内容，而且对中医流派的形成与发展产生了深远的影响。

1. 经验方学派的集大成之代表

经验方学派，是指从事经验方撰集、整理的医学流派。据文献记载，搜集经验的风气，起于六朝至唐代孙思邈，则集经验方之大成，囊括前代诸家，博采同代诸贤，并增入自己的创制，使《千金方》成为保存至今的最早的较完整的经验方书。

《千金方》中共收载医方6500余首，包括医家经验方、民间的单方、外来的医方，以及孙氏本人化裁的经方和自拟的良方。

①汇集经方：孙思邈认为“凡欲为大医，必须谙……张仲景、王淑和、阮河南、范东阳、张苗、靳邵等诸部经方。”孙思邈在“江南诸师秘仲景要方不传”的情况下，把尽力搜寻到的部分仲景方编辑

在《备急千金要方·第十卷》中，比如大小承气汤、抵当汤丸等便是。把《千金方》与王焘的《外台秘要》两相参照，《千金方》中许多方，与上述“诸部经方”同。如《外台秘要·卷十六》：“千金疗肾劳热，阴囊生疮，麻黄根粉方”条下，就写着：“删繁肘后同出”的字样，又如《外台秘要·卷四》：“仲景伤寒论诸黄，猪膏发煎主之方”条下就同样写有：“肘后备急、文仲、千金、古今录验、深师、范汪同……。”从这就可以清楚的看到，两部巨著都收集了葛洪的《肘后方》、宋侠《经心录》、姚僧垣《集验方》、谢士泰《删繁方》等书中的经验方。还有如治伤寒大病瘥后，小劳便鼻衄的牡蛎散及丸，出自《肘后方》；疗气极虚寒皮毛焦，津液不通，虚劳百病，气力损之黄芪汤，源于《删繁方》等。这说明孙氏广采博览，“幽术古今”、“弛百金而循经方”。

②广采单方：孙氏对流传于民间的单方、验方，“不远千里，伏膺取决”，虽然不少“俗说单方”是不为人们乐意使用的不文明卫生的偏方，但其中不少却是效如桴鼓之应，验如立竿之举的良方。如《备急千金要方·卷六》所载治积年口疮久不瘥方，孙氏在该方后语重心长地指出：“蔷薇根、角蒿为口疮之神药，人皆不知之。”其他如《千金翼方·卷六》所载以猬皮疗阴脱；《千金翼方·卷十一》所载含漱汤治小儿齿痛；以矾石、龙骨、黄连、乌贼骨治聤耳出脓汗；《千金翼方·卷十九》所载以白茅根治热淋，以车前子治石淋等，至今仍在民间广泛应用。

③收录外来方：《千金方》中收载古天竺名医耆婆的方子就有10多个，如耆婆万病丸、耆婆治恶病方、耆婆方、耆婆大士补益长生不老方等。还有天竺的阿加陀圆，大秦、波斯国的悖散汤（即牛乳补虚破气方），古天竺摩揭陀国服昌蒲方等。另如蛮夷酒、匈奴露宿丸，以及治百病的牛髓丸、治发鬓秃落的生发膏方，治妇人劳气食气的大下气方等，分别选用了牛、羊髓，豹、熊膏及酥等，也不难看出是少数民族的医疗经验。

④化裁经方：孙氏在收集、整理、运用古方的实践中，善于化裁古方，扩大其应用范围，使之更切合临床实用，对于仲景方尤多研究。如《千金方·妇人方》“心腹痛”中，他在张仲景当归生姜羊肉汤的基础上，按照方剂的组织配伍原则，灵活化裁为羊肉汤、羊肉当归汤、羊肉杜仲汤、羊肉生地黄汤等四个方剂，扩大了原方的治疗范围。又如《外台秘要·卷十七》所载，《古今录验·淮南八公石斛万病散》，孙思邈在原方二十二味药的基础上增入人参、山药、巴戟天、五味子、山茱萸为二十七味，加强益气、滋阴作用，用心良苦，显而易见。又如范汪方中主寒腹病的四味当归汤（当归、桂心、干姜、炙草），孙氏去甘草加附子。《小品方》中疗寒冷腹病的茱萸汤（吴茱萸、甘草、人参、桂心、生姜、半夏、小麦、当归），孙氏则将桂心加至二两、生姜切成一升。加强两方温阳散寒止痛之力。

⑤拟定效方：孙思邈在《千金翼方》中要求自己、告诫后学：“君臣相理、佐使相持、若不广通诸经，即不知有好有恶。或医自以意加减，不依方分，使诸草药石强弱相欺，入人腹中，不能治病，更加斗争。”如《备急千金要方·卷五》中之少小咳嗽八物生姜煎方（生姜、干姜、桂心、甘草、杏仁、款冬花、紫菀、蜜）。他不但指出须“使如饴脯，量其大小多少，与儿含咽之。百日小儿含如枣核许，日四五”，且指出此方“甚有验”。细玩此方，温中解表、润肺化痰、止咳平喘。法

度森严，并制成饴脯状，独具匠心。

总之，孙思邈在初唐之时，搜集前人已效之方和医论，汇于一帙，化裁经方，巧拟新方，广采单方，的确是经方学派中集大成之代表。

2．易水学派形成的先导

以张元素为代表的易水学派，是以脏腑证候的病机及治疗作为研究核心的学术流派。孙思邈在脏腑辨证和治疗方面，作了可贵的探索，对易水学派的形成有重要影响。在《备急千金要方》中，孙氏从十二卷到二十一卷，系统总结了五脏六腑的生理、病理、诊断及虚实寒热不同证候的论治。以“肝脏”为例，首先提出肝脏的正常解剖生理、部位、功能、特征等；其次列出肝脉不同的病理变化，按照脉之缓、急、大、小、滑、涩，以辨脏腑病证。本出于《灵枢·邪气脏腑病形篇》，孙氏亦以此为依据，但与《灵枢》并不完全相同，其中加入了自己的经验。再次叙述肝的虚、实、寒、热诸证候及治疗方法。最后指出肝病的演变和预后。从以上分析可以看出，孙思邈力图在前人的基础上，对脏腑的生理、病理、诊断、辨证分型和治疗进行一次总结性的探讨与尝试。特别是对脏腑病机的探索及治疗方剂的总结，已形成比较系统的脏腑辨证学说。和《中藏经》相比较，其可贵的地方，就是增添了当时一些理论的探讨和大量据虚实寒热分定的经验方。今人任应秋先生认为“元化失之略，思邈失之泛”，诚为恰如其分的论断。尽管张元素在总结脏腑辨证理论之时，基本抄录的是华氏《中藏经》的内容和钱乙《小儿药证直诀》的方剂。然而从探讨脏腑病机和治疗这一角度来说，孙思邈不失为易水学派形成之先导。

3．伤寒学派的中坚

伤寒学派，就是指从不同角度探讨《伤寒论》辨证论治原则的医学流派。这个医学流派，始于晋唐，成于宋金，争鸣于明清。名医睿哲，洋洋七百余家。而在晋唐之际，对张仲景《伤寒论》研究卓有成就，继王叔和之后，就要数孙思邈了。

孙氏生活的那个时期，伤寒热病，时时出现。“然此病也，俗人谓之横病，多不解疗，皆云日满当瘥。以此致枉者，天下大半。”然而当时的医生，“惟大青、知母等诸冷物投之”，“百无一效”。孙思邈细究其因，缘“极与仲景本意相反”。“伤其如此，遂披览《伤寒大论》，鸠集要妙，以为其方，行之以来，未有不验。”鉴于当时一般医生，多半遵循《素问·热论》的观点，囿于“未满三日者可汗而已，其满三日者可泄而已”的治疗原则，而往往造成“乱投汤药”，“恣意攻人，拱手待毙”。加之“江南诸师秘仲景要方不传。”孙思邈便将“特有神功”的《伤寒论》部分内容，并“博采群经以为上下两卷”，作为医生临诊的参考。这就是《备急千金要方》第九、十卷。其中不但载有张仲景的部分论述和方剂，还有孙氏自己撰集的方论，如百节疼痛汤、生芦根饮、百合汤等，到了孙思邈撰写《千金翼方》之时，他喜获《伤寒论》全本，便潜心研究，寻思皆趣，经过一番加工整理“比类相附”，收在《千金翼方》第九、十卷中。孙思邈对《伤寒论》的钻研主要有两个方面。

其一为以方类证。孙思邈以方类证的治学方法，是从张仲景著作中领悟出来的。比如34条“太阳病，桂枝证；医反之下，利遂不止，脉促者，表未解也；喘而汗出者，葛根黄芩黄连汤主之。”103条：“伤寒中风，有柴胡证，但见一证便是，不必悉具。”他如104、106、154条亦有类似记述。孙思邈根据这些条文的启示，把《伤寒论》所有的条文，分别按方证比附归类，这种各以类从，条理清楚，易于检索应用。他具体比附归类的方法如下：

太阳病：

用枝枝汤法五十七证，方五首。

用麻黄汤法一十六证，方四首。

用青龙汤法四证，方二首。

用柴胡汤法一十五证，方七首。

用承气汤法九证，方四首。

用陷胸汤法三十一证，方十六首。

杂疗法二十证，方十三首。

阳明病状七十五证，方十一首。

少阳病状九证。

太阳病状八证，方二首。

少阴病状四十五证，方十六首。

厥阴病状五十六证，方七首。

伤寒宜忌：

忌发汗，宜发汗。

忌吐，宜吐。

忌下，宜下。

宜温。

忌火，宜火。

忌灸，宜灸。

忌刺，宜刺。

忌水，宜水。

发汗吐下后病状三十证，方十五首。

霍乱病状十一证，方二首。

阴阳易病已后劳复七证，方四首，附方六首。

以方名证归类，是一种比较分析的方法，例如："太阳病，发热汗出，此为营弱卫强，故使汗出，欲救邪风者，桂枝汤主之。""太阳病，头痛，发热，汗出，恶风，桂枝汤主之。""病人脏无他病，时发热自汗出而不愈者，此卫气不和也，先其时发汗则愈，宜桂枝汤。"

尽管三条见症各有不同，但都有发热汗出共同的表虚症状，所以都可用桂枝汤。相反，发热无汗，便不是桂枝汤证了，所以《伤寒论》说："桂枝本为解肌，若其人脉浮紧，发热汗不出者，不可与之也。常须识此，勿令误也。"

这种"方证同条，比类相附"的结果，不仅易于检索，而且更便于学习研读。清代的柯韵伯和徐大椿对此备加赞赏，且步孙氏之后尘，又一次对《伤寒论》条文分别进行了"以方类证"的研究。

其二是以三方为纲。"风则伤卫，寒则伤营，营卫俱病，骨节烦疼。"孙思邈受王叔和的影响，提出了《伤寒论》以"麻桂青龙"为纲的观点，认为《伤寒论》的大意"不过三种：一则桂枝，二则麻黄，三则青龙，此之三方，凡疗伤寒，不出之也。其柴胡等诸方，皆是吐下发汗后不解之事，非正对之法。"也就是说《伤寒论》一书是以此三方为纲的，自此以后，经宋代成无已、许叔微，明季方有执，清初喻嘉言等的先后阐发，形成了"三纲鼎立"之说，丰富了研究《伤寒论》辨证论治规律的内容，孙氏之承先启后之功，显而易见矣。

从上述分析可以看出，孙思邈不但对《伤寒论》学术思想进一步系统化、理论化开创了先例，使《伤寒论》辨证论治精神得到广泛推广与普及，而且对自唐以降的历代医家研究探讨，提供了方法和借鉴。孙思邈对伤寒学派的形成，做出了一定的贡献，是伤寒学派形成中的中坚人物之一。

（二）学术思想流派形成的意义

孙思邈集唐以前医学之大成，特别是鸠集了东汉以来许多医论和医方，加入自拟方剂和个人的见解，著成《千金方》，这在当时医学界的影响甚大，其意义在于：

从中医学的发展史来看，汉代之前，以《内经》和《伤寒论》为代表，标志着中医学理论的初步形成。其后从晋至唐，特别是历经隋唐盛世，中国医药学得到了全面的发展，孙思邈的《千金方》应运而生，基本上反映了隋唐时期的医学盛况。

从《千金方》的内容来看，它不仅搜辑、保存了唐代以前的许多重要医籍、医方，而且采集了同时代医家的医疗经验及流传在民间的单方、验方，加上他本人创制的医方和对医学的发展，使《千金方》成为继《伤寒杂病论》之后又一部经典之作，6500 多首方剂是人类的宝贵财富，特别是他创制的许多名方，代代相传，1300 多年来一直为人类的健康和保健事业服务。

从《千金方》的影响来看，唐代之后，宋至金元时期，医学理论上出现了百家争鸣的繁荣景象，金元四大家各有创新，这显然是受孙思邈不单纯崇经尚古，而要开创新风、自成一家精神的影响；宋元时期临床各科空前发展，出现了一批著名的专科医家和专门著作，这是《千金方》开类书之端，分科论病的进一步发展；宋代大规模的整理古典医籍，《千金方》是重要的文献资料；《太平惠民和剂局方》、《圣济总录》和《证类本草》等方药书的编纂，是《千金方》集大成思想的继承。直到今天，《千金方》仍不愧为祖国医学宝库中的一颗明珠，放射着夺目的光彩。

从中外医药交流来看，孙氏的《千金方》代表了当时我国医学的最高水平，它吸收了国外医学的精华，丰富了中医学这一宝藏；它也很快流传到国外，将中医学贡献给全人类，推动了世界医学的发展。

《千金方》中记载了印度和阿拉伯医学的一些内容，如印度的“四大不调学说”，天竺国按摩法；收集了印度和阿拉伯等国传入的不少医方和药物，如乳香、丁香、沉香、槟榔等，仅《备急千金要方》中应用丁香的医方就有 28 个，乳香的医方 17 个，沉香的医方 10 个。

《千金方》成书后不久，日本的遣唐使者就将它带回日本，公元 808 年，日本医家编撰的《大同类聚方》100 卷，将《千金方》作为参考文献。《备急千金要方》在唐代，就传入朝鲜，公元 15 世纪，朝鲜医家金礼蒙等编写大型医学丛书《医方类聚》，就从《备急千金要方》中采撷了不少内容。可见，它对日本、朝鲜等国的医学发展，作出了有益的贡献。

（三）对后世的影响

孙思邈的代表著作《备急千金要方》和《千金翼方》，从名义上看是“方书”，实是我国最早的临床实用的百科全书，对祖国医药学的发展具有重大贡献和深远的影响。

孙思邈在隋唐时期就颇有盛名，大有影响。否则隋文帝、唐太宗、唐高宗三位皇帝就不会征诏赐官的。唐代著名的医学家王焘认为孙氏的医论甚详，并录辑于他的医著《外台秘要》诸疾的前面，收录了《千金方》许多有用的方剂，而且他还是我国最早研究孙思邈著作者之一。在孙思邈逝世 400 周年之际，即宋元丰四年举行了重大的纪念活动，刻石立碑。清代名医徐灵胎在《医学源流论》中评价《千金方》时说：“其所论者，未尝不依《内经》，而不无杂以后世臆度之说；其所用方，亦皆采择古方，不无兼取后世偏杂之法；其所用药，未必全本于神农，兼取杂方单方及通治之品。故有一病而立数方，亦有一方而治数病，其药品有多至数十味者，其中对症者故多，不对症者也不少，故治病亦有效有不效，大抵所重，在于药，而古圣制方之法不传矣。此医道之一变也。然其用意之奇，用药之巧，亦自成一家，有不可磨灭之处。”因此，从唐至今，我国的医药学著作大多数都引据《千金方》，对后世的影响是非常深远的。主要表现在以下几个方面：

1. 孙氏是经验方学派集大成的代表 在《千金方》的影响下，北宋时收集经验方达到空前的规模，迄元明清，仍兴未艾。其中宋代陈师文的《太平惠民和剂局方》、宋徽宗敕臣修纂的《圣济总录》，元代危亦林的《世医得效方》，明代周定王的《普济方》，清代陈梦雷的《图书集成医部全录》和陶东亭的《惠直堂经验方》等，都是有名的经验方代表著作，对促进中医学的发展，做出了巨大的贡献。

2. 孙氏对《伤寒杂病论》的收集、编次和发挥，促进了对伤寒学的研究

首先，孙氏编次的《伤寒论》的内容，被后世所采用。如日本掘川济氏复刊明代赵开美校本，其条文内容与之基本相同，至今仍是《伤寒论》的主要参考版本。

其次，孙氏以方类证的研究方法，颇为后世医家所赏识。清代柯琴《伤寒来苏集》，徐灵胎《伤寒类序》是以方类证的代表作，实是孙氏开端倪，柯氏、徐氏得启悟而畅其义也。

再次，孙氏研究《伤寒论》后，提出以“麻、桂、青龙”三方为纲的观点，后经宋代成无已、明代方有执、清初喻昌的先后阐发，形成了“三纲鼎立”之说，尽管目前临床上已不多采用，但也不失为研究《伤寒论》辨证施治规律的又一流派。

孙氏化裁仲景方剂，而取得奇效的范例，对后世医家也有很大启发。明代医家张介宾、清初喻昌等深思善悟，运用经方都非常灵活。如张氏尝治一壮年，素嗜辛热，因致热结三焦、二便俱闭之候，选以峻剂大承气汤加牙皂，获斩关夺隘之功。又如喻氏治两腰偻废，彻夜痛叫不休案，用桃仁承气汤加附子、肉桂而愈。

3. 孙氏是易水学派的先导 《备急千金要方》中类列脏腑虚实病证，凡数十篇，开脏腑辨证之先河；以脏腑为纲，将杂病归类于有关的脏腑下，对精气亏损的治疗，作了可贵的探讨和总结，对后世易水学派的形成有莫大的启迪。迄金代张元素，完善了以脏腑寒热虚实言病机辨证的学说，成为易水学派的开山鼻祖。张元素稍后，李杲创“脾胃论”和“内伤说”，罗天益详三焦辨证，逐渐形成了独具学术特色的易水学派。到明清，薛立斋、张介宾、李中梓、张璐等人又有所发挥。

4. 孙氏的高尚医德和精诚并重的学术思想，对后世有深远的影响 在他的医德思想影响下，历代医家都把高尚的医德作为医生首要的、不可缺少的品质，并且不断地予以充实和发展。诸如宋代寇宗奭《本草衍义》中的“医有八要”篇，明代徐春甫《古今医统》中的“慎疾慎医”、“论医”、“庸医速报”、“医业不精反为折”等篇，对医德问题都有阐发。明代龚廷贤《万病回春》中的“医家十要”，明代陈实功更归纳总结为“医家五戒十要”。特别是明代缪希雍在《本草经疏》中提到的“祝医五则”，从医德方面对医生提出了具体要求。清代医家喻昌在《医门法律》一书中，也有这方面的论述。这些医家，进一步补充和发展了孙思邈所创立的医德原则和体系，从而形成了我国医史上光辉的医德传统。

5.《千金方》在国外享有崇高的声誉 《千金方》的各种版本，在日本多次重刊，广为流传。据《医学译文选》记载，昭和四十九年（1974年），由《每日新闻》开发公司和《备急千金要方》发行委员会合作复刻刊行了《备急千金要方》，只印行了535册，每套价格为1200美元，很快就预售一空。1979年日本曾出版仿宋线刻本《千金方》500套，作为“人类至宝”赠送给各国元首。从公元1685年到1989年的三百多年间，孙思邈的著作在日本的翻刻版本就达二十多种。1974年日本还成立了《千金方》研究所。近百年来，日本研究《千金方》的医学家不断增多，如多纪元昕、多纪元坚、小岛尚质等著有宋本《备急千金要方·序》和《影宋本要方考异》，还有山田业雄的《九折堂读书记千金方》、松岗运达的《千金方药注》等，足见孙思邈著作影响之深远。此外，朝鲜的《医方类聚》、《东医宝鉴》等也是以《千金方》作为主要参考书而写成的。越南、新加波也有把孙思邈当作神医供奉的记载。

在美国有许多医学专家在医学杂志上撰文介绍孙思邈。美国韩茂堂博士认为预防接种和血清疗法，就是从孙思邈开始的。英国科学家李约瑟博士把《千金方》中的一些论点，写入他所撰写的《中国科学技术史》一书中；德国慕尼黑大学医史研究所所长文树德、弗克曼博士等许多医学专家，把孙思邈的著作译成德文广为传播。

孙思邈的不朽著作，已经成为世界人民共同的宝贵文化遗产，永远闪耀着灿烂的光辉！

孙思邈的一生，对我国医学的发展，有着突出的成就，在我国历史上是不可磨灭的，他永远为人们所尊崇，这是肯定的。但由于历史时代的局限和宗教思想的影响，在孙氏的学术思想中，也有一些消极的东西，如“因果报应”之说及“禁经”中的封建迷信色彩。在集诸家学术成就中也缺乏批判，有些兼容并蓄，前后矛盾，使后人有无所适从之苦，对注明引用材料的出处，也注意得不够。他研究《伤寒论》以“麻、桂、青龙”为纲的思想，也不免失之于偏。但瑕不掩玉，孙氏作为唐代有成就的医学家，对后世的影响是巨大的、深远的。

附1：纪念大唐药王孙思邈

孙思邈以高尚的医德和伟大的学术贡献，千百年来一直受到人民的崇敬，被尊为“药王”。用来纪念他的庙宇遍布全国各地，尤其在他的家乡耀县，兴建祠堂庙宇，塑像立碑，并多次刻印发行他的著作。现在的“孙真人祠”，自宋元以来“圮而修复者，已经数四”。孙氏曾经隐居过的耀县五台山，当地俗称“药王山”，山上有金、元时期的建筑，经历代增建，于郁郁翠柏之中，巍峨的殿宇以峭壁栉比鳞次，十分壮观。在药王大殿内有孙思邈彩色塑像，温厚端庄，栩栩如生，令人肃然起敬。唐太宗曾亲撰“赐真人孙思邈颂”说：“凿开径路，名魁大医。羽翼三圣，调和四时。降龙伏虎，拯衰救危。巍巍堂堂，百代之师。”北宋嘉祐四年（1059年），宋徽宗又敕封加号孙思邈为“妙应真人”。元朝皇后、太子又赐御香，颂祝词。大殿西侧有山石开凿之洗药池，相传是当年孙思邈洗药的地方，药王山保存有自北魏以来的宋、金、元、明等朝代的《千金宝要》、《海上方》等许多碑刻，颇具史料和艺术价值，是中外文明的纪念圣地。全国各地如河南、山西、四川、湖南、西藏和东北等地都有纪念“药王”的山、庙、桥、池等。这些中华文化的宝贵遗产，深受海内外炎黄子孙的珍爱。1952年人民卫生出版社出版了《备急千金要方》和《千金翼方》，1959年人民政府拨巨款对药王山主要文物古迹全面修缮，使其面貌焕然一新。1961年国务院将药王山石刻，列为国家第一批重点文物保护单位。邮电部于1962年发行了孙思邈头像和炼丹图邮票一套。山东、陕西编演和出版了《孙思邈》剧本，陕西、四川等地出版社出版了孙思邈的神话、传说故事。1982年在西安举行了全国性学术会议，纪念这位伟大的医药学家逝世1300周年。1985年3月，中华药王山孙思邈研究社正式成立，全国各地的专家学者云集耀县，发表学术论文，弘扬孙思邈精神。孙思邈研究社成立后，先后多次举办全国性的学术会议，出版了《孙思邈研究》刊物以及画册和多册论文汇编，举办了孙思邈生平展览。1999年在研究社和孙思邈故里研究会的基础上，成立了“陕西孙思邈研究会”。其后多次举办学术会议，还同中央电视台、陕西师范大学电教中心合作，摄制了“药王故里”、“药王山揽胜”、“中华药王山”和“大唐医圣孙思邈”等电视专题片，创作并演出了秦腔“药王魂”等等。同时，“孙思邈中医院”、“孙思邈制药厂”、“孙思邈研究所”、“孙思邈医科大学”等以孙思邈命名的科研、生产与医疗机构也相继成立。

孙思邈虽已离去1300多年，但人们从他去世的那一天起的祭祀活动从未停止过，而且规模越来越大，范围越来越广。到现在已经形成每年例行的大型庙会活动。从每年农历的二月二日开始到二月十五日，药王山上每天都会有数万群众到药王大殿祭祀孙思邈。在此期间，唱大戏、耍社火，非常热闹。在药王塑像前上香的群众更是络绎不绝。每年农历九月九日重阳保健节期间，是一年中第二个祭祀高潮。来自四面八方的群众特别是许许多多老人汇聚药王山上，通过社火、焰火、戏曲等形式，以表达对这位历史伟人的怀念之情和崇敬之心。正如田汉同志当年游药王山时留诗所云“岩上宫墙下戏场，山南山北柏枝香，千金方使万人活，箫鼓年年拜药王”。与此同时，在甘肃大象山药王洞，在四川峨眉山、三台，在陕西太白山……,还有宝岛台湾，每年的祭祀活动都很隆重。在新加波、在日本，在越南，在国内外许多建有药王庙的地方都要举行隆重的祭祀活动。“药王”孙思邈的医学著作和学术思想的广泛传播，在国内外产生了重大影响，将永远受到世界人民的崇敬和怀念。

附2：孙思邈活动年谱约编

唐代著名医药学家孙思邈的医事活动长达120多年。今仅根据孙思邈所著《备急千金要方》、《千金翼方》和《旧唐书·孙思邈传》等为主，并旁采史籍，按照时间顺序，编拟出其活动年谱。

541年　辛酉　西魏文帝元宝炬大统七年出生

孙思邈出生于京兆府华原（今陕西耀县孙家塬）。

“孙思邈，京兆华原人。”（《旧唐书·孙思邈传》）

548年　戊辰　西魏文帝元宝炬大统十四年　7岁

“7岁就学，日诵千余言。”（《旧唐书·孙思邈传》）

556年　丙子　西魏恭帝拓拨廓二年　15岁

“洛州总管独孤信见而叹曰：‘此圣童也。但恨其器大适小，难为用也。’”（《旧唐书·孙思邈传》）

“周洛州总管独孤信见其少，异之曰：‘圣童也，顾器大难为用尔。’”（《新唐书·

孙思邈传》）

559年　庚辰　北周明帝宇文毓武成元年　18岁

“吾十有八而志学于医。”（《千金翼方·针灸上》）

“青衿之岁，高尚兹典。”（《备急千金要方·序》）

“吾初学医，来以为业。有人遭此，将以问吾，吾了不知报答。以是经吾手而死者不一。自此锐意学之。一解以来；治者皆愈。方知世无良医，枉死者半。此言非虚。故将来学者，非止此法，余一方皆须沉思，留心作 意，殷勤学之，乃得通晓。莫以粗解一两种法，即谓知讫，极自误也。”（《备急千金要方·备急》）

562年　壬午　北周武帝宇文邕保定二年　20岁

“弱冠善谈老、庄及百家之说，兼好释典。”（《旧唐书·孙思邈传》）

“至于切脉诊候、采药合和、服饵节度、将息避慎，一事长于己者，不远千里，伏膺取决。至于弱冠，颇觉有悟。是以亲邻中外，有疾厄者，多所济益；在身之患，断绝医门。故知方药本草，不可不学。”（《备急千金要方·自序》）

“余立身以来，二遭热痢，一经冷痢。皆日夜百余行，移床就厕，其困笃如此。但率意自治者，寻手皆愈。乃知此疾天下易治。”（《备急千金要方·脾脏下》）

“余早慕方技，长崇医道。偶逢一法，岂惜千金。遂使名方异术，莫能隐秘。”（《千金翼方·禁经上》）

579年　己亥　北周宣帝宇文　大成元年　38岁

“周宣帝时，思邈以王室多故，乃隐居太白山。”（《旧唐书·孙思邈传》）

580年　庚子　北周静帝宇文衍大象二年　39岁

“隋文帝辅政，征为国子博士，称疾不起。尝谓所亲曰：‘过五十年，当有圣人出，吾方助之以济人。’”（《旧唐书·孙思邈传》）

“隋文帝辅政，以国子博士召，不拜。密与人曰：‘后五十年有圣人出，吾且助之。’”（《新唐书·孙思邈传》）

“吾尝服一两剂（指华佗云母圆），大得力。皆家贫不济乃止，又时无药，足缺十五味。乃得服之，此药大有气力，常须预求，使足服而勿缺。又香美易服，不比诸药。”（《千金翼方·养性》）

“余年三十八九，尝服五六两乳（指钟乳石）。自是以来，深深体悉。至于将息节度，颇识其性。……余自有识性以来，亲见朝野仕人，遭者不一。所以，宁食野葛，不服五石。明其大大有毒，不可不慎也。有识者遇此方，即须焚之。”（《备急千金要方·解毒并杂治》）

586年　丙午　隋文帝杨坚开皇六年　45岁

“治蛟龙病。开皇六年三月八日，有人食芹得之。其人病发似癫痫，面色青黄。因食寒食饧过多，吐出蛟龙，有头及尾。从兹有人患此疾，令服寒食饧三斗。大验。”（《备急千金要方·肝脏》）

610年　庚午　隋炀帝杨广大业六年　64岁

“此法（指受禁肿法）大业六年，琅邪郡莒县令梁阔送擅持山善寂道场灵法师所行。神验不传。”（《千金翼方·禁经上》）

“余以大业年中，数以合和，而苦雄黄、曾青难得。”（《备急千金要方》）

“暇览前古，莫睹此方。有高人李孝隆者，自云隋初受之于定州山僧惠通道人。此后用之，大有效验，秘而不传，但得其药，其方不可得而闻。始吾得之于静智道人，将之记于兹矣。时俗名医，未之许也。然比行之，极有效验。其用药殊不伦次，将服节度，大不近人情。至于救急，其验特异。方知神物效灵，不拘常制；至理关感不能知。亦犹龙吟云起、虎啸风生，此其不知所然而然，虽圣人莫之辨也故之篇末，以贻后嗣，好学君子详之。非止救物兼深，抑亦庶几于博览矣。”（《备急千金要方·胆腑》）

“释道宣，姓钱氏，丹徒人。……晦迹于终南山仿常之谷，……时号白泉寺，隋末徙崇义精舍，载迁丰德寺。……有处士孙思邈，常居终南山。与宣相接，结林下交。每往来，谈论终夕。”（《高僧传节要·唐西明寺道宣律师传》）

618～626年　戊寅～丙戌　唐高祖李渊武德元年～九年　77岁～85岁

“考诸经方，往往有脚弱之论，而古人少有此疾。自永嘉南渡，衣缨士人多有遭者。岭表江东，有支法存、仰道人等，并留意经方，偏善斯术。晋朝仕望多获全济，莫不由此二公。又宋齐之间，有释门深师、师道人、支法存等诸家方为三十卷。其脚弱一方，近百余首。魏周之代，盖无此病，所以（姚公集验）殊不殷勤；（徐王撰录）未以为意，特以三方鼎峙，风教未一，霜露不均，寒暑不等。是以关西、河北，不识此疾。自圣唐开辟，六合无外，南极之地，襟带是重，爪牙之寄，作镇于彼，不习水土，往者皆遭。近来，中国士大夫虽不涉江表，亦有居然而患之者。良由今代天下风气混同，物类齐等，所致之耳。”（《备急千金要方·风毒脚气》）

“世间大有病人亲朋、故旧交游来问疾，其人曾不经一事，未读一方，自骋了了，诈作明能，谈说异端。或言是虚、或道是实、或云是风、或云是蛊、或道是水、或云是痰，纷纭谬说，种种不同，破坏病人心意，不知孰是，迁延未定，时不待人，嘘然致祸，各自散走。是故大须好人及好名医，识病深浅，探赜方书，博览古今，是事明解者。看病不尔，大误人事。窃悲如此者众，故一一显析，具述病之由状，令来世病者读之，以自防备也。但有一状相应，则须依方急治，勿取外人言议，自贻忧悔，但详方意。人死不难，莫信他言以自娱（疑为误字）也。余尝为撰门冬煎（应为天门冬大煎），此方治脚气大有验，病者须用之。”（《备急千金要方·风毒脚气》）

“余以武德中合玉壶丸，时值天阴，其药成讫。后卒不中用，终弃之。”（《千金翼方·杂病下》）

“武德中，有贵高人师市奴谓之金石凌，非也。此方直用二硝、寒水石、石膏可也。即不劳金。有金者，贵高人所加也。”（《备急千金要方·胃腑》）

“武德中，有德行尼名净明，患此已久。或一月一发，或一月再发，发即至死。在朝大医蒋、许、甘、巢之徒，亦不能识。余以霍乱治之，处此方得愈，故疏记之。”（《备急千金要方·膀胱腑》）

“余尝见真人有得水仙者，不睹其方。武德中，龙赍此一卷（服水经）授余。乃披玩不舍昼夜，其书多有蠹坏，文字颇致残缺。因暇隙寻其义理，集成一篇。好道君子勤而修之，神仙可致焉。”（《千金翼方·辟谷》）

“佳山连疗韦司业得差。司业侄云表（疑为唐初大将军韦云起之误，武德三年间在关中平盗，后进川，武德七年死。其伯父韦澄，曾任隋国子酒。‘司业’是学职的泛称，韦司业即韦澄）所送，云数用神验。（《备急千金要方·消渴、淋闭、尿血、水肿》）

“余以武德中得此疾（指蠼螋尿疮），经五六日，觉心闷不佳，以他法治不愈。

有人教画地作蠼螋形，以刀子细细尽取蠼螋腹中土，就中以唾和成泥涂之，再涂即愈。将知天下万物相感，莫晓其由矣。”(《备急千金要方·备急》)

“天竺摩揭陀国王舍城邑陀寺三藏法师跋摩米帝，以大业八年与突厥使主，至武德六年七月二十三日，为洛州大德护法师、净土寺主师笔译出（指服菖蒲方)。”(《千金翼方·养性》)

“余平生数病痈疽，得效者，皆即记之。考其病源，多是药气所用；或有上世服石，遂令多有此疾。食中尤不宜食面及酒蒜，又慎温床厚被。能慎之者，可得终身无它。此皆躬自验之，故特论之也。”(《备急千金要方·疔肿、痈疽》)

627年　丁亥　唐太宗李世民贞观元年　86岁

“及太宗即位，召诣京师。嗟其容色甚少，谓曰：‘故知有道者，诚可尊重，羡门、广成，岂虚言哉！’将授以爵位，固辞不受。”(《旧唐书·孙思邈传》)

“太宗初，召诣京师，年已老，而视听聪了。帝叹曰：‘有道者。’欲官之，不受。”(《新唐书·孙思邈传》)

“正（应为贞字，下同）观初，衢州徐使君访得治疔肿人王山韩光方。……正观中，治得三十余人瘥，故录之。”(《备急千金要方·疔肿、痈疽》)

“贞观初，有人久患羸瘦殆死。余处方一剂则瘥，如汤沃雪，所以录记之。”(《备急千金要方·肾脏》)

“昔正观初，一野老，年七十余，诣余云：‘数日来，阳气益盛，思与家妪昼寝，春事皆成，未知垂老有此，为善恶耶？’余答之曰：‘是大不祥。子独不闻膏火乎？夫膏之火将竭也，必先暗而后明，明止则灭。今足下年迈桑榆，久当闭精息欲。兹忽春情猛发，岂非反常耶？窃为足下忧之，子其勉之。后四旬发病而死。”(《备急千金要方·养性》)

“初，魏征等受诏修齐、梁、陈、周、隋五代史，恐有遗漏，屡访之，思邈口以传授，有如目观。”(《旧唐书·孙思邈传》)

“正观三年七月十二日，忽得此热毒痢，至十五日，命将欲绝，处此方药，入口即定。”(《备急千金要方·脾脏下》)

630年　庚寅　唐太宗李世民贞观四年　89岁

“余以正观四年，忽口角上生疔肿，造甘子振母，为贴药，经十余日不瘥。余以此药（指苍耳根茎苗子）涂之得愈。已后，常作此药以救人，无有不差者，故特论之，以传后嗣也。疔肿方殆有千首，皆不及此方。齐州荣姥方亦不胜此物，造次易得也。”(《备急千金要方·疔肿、痈疽》)

631年　辛卯　唐太宗李世民贞观五年　90岁

“余以贞观五年七月十五日夜，左手中指皆触着庭树，至晓遂患痛不可忍，经十日痛日深，疮日高大，色如熟小豆色。尝闻长者之论，有此治方（指用蒲公英根茎白汁涂），试复为之，手下则愈，痛亦即除，疮亦即瘥，不过十日，寻得平复，此大神效。故疏之。蜀人名耳瘢菜，关中名苟乳。”(《备急千金要方·备急、消渴、淋闭、尿血、水肿》)

632年　壬辰　唐太宗李世民贞观六年　91岁

“昔庞伯宁、严君平、赵德凤、唐公房等，修道佐时也。世遭饥运，又避世隐峨嵋山中，饥穷欲死。适遇仙人高子良、五马都以此告之，皆如其言，尽共服之，卒赖其力，皆度厄。后以告道士进，同得其方，遂共记之。”(《千金翼方·辟谷》)

633年　癸巳　唐太宗李世民贞观七年　92岁

“余以贞观七年三月八日，于内江县饮多，至夜睡中，觉四体骨肉疼痛。比至晓，头痛目眩，额左角上如弹丸大，肿痛不得手近，至午时至于右角，至夜诸处皆到。其眼遂闭合不得开，几至殒毙。县令周公以种种药治不差。经七日，余自处此方，其验如神，故疏之，以传来世云耳。”(《备急千金要方·疗肿、痈疽》)

“湘东王（据《南史·湘东王传》载：‘湘东王淑平，字子廉，宣帝第二十子也。至德元年（583年）立，入隋，大业中为胡苏令）’至江州（今江津县），王在岭南病悉如此，极困笃。余作此汤令服，即得力。病似此者，服无不瘥。”（《备急千金要方·风毒脚气》）

635年 乙未 唐太宗贞观九年 94岁

“贞观九年，汉阳王（疑为汉王李元昌）患水，医所不治。余处此方（指治大腹水肿、气息不通、命在旦夕者方），日夜尿三斗，五六日即瘥。瘥后有他犯，因尔殂矣。记此即是神方。”（《备急千金要方·消渴、淋闭、尿血、水肿》）

636年 丙申 唐太宗李世民贞观十年 95岁

“贞观十年，梓州（今三台、中江等县地）刺史李文博先服白石英久，忽然房道强盛，经月余渐患渴。经数日，小便大利、日夜百行以来，百方治之，渐以增剧，四体羸惙，不能起止，精神恍惚，口舌焦干而卒。此病虽稀，甚可畏也。”(《备急千金要方·消渴、淋闭、尿血、水肿》)

“后于蜀中遇雄黄大贱，又于飞鸟（今中江县南蓬莱镇）玄武（今中江县）大获曾青。蜀人不识曾青。今须识者随其大小，但作蚯蚓屎者即是。如此千金可求。遂于蜀县（今成都市东郊）魏家合成一釜。以之治病，神验不可论，宿症风气百日，服者皆得痊愈，故叙而述焉。”(《备急千金要方·胆腑》)

“余尝手疗六百余人，瘥者十分有一，莫不亲自抚养，所以深细谙委之，且共语看。觉难共语不受人，即不须与疗，终有触损。病既不瘥，劳而无功也。又神仙传有数十人，皆因恶疾而致仙道，何者？皆因割弃尘累，怀颖阳之风，所以非止差病，乃因祸而取福也。故余所睹者，其中颇有士大夫，乃至有异种名人，及遇斯患，皆爱恋妻孥，系著心髓，不能割舍，直望药力，末肯近求诸身。若能绝其嗜欲，断其所好，非但愈疾，因兹亦可自致神仙。余尝问诸病人，皆云自作不仁之行，久久并为极猥之业，於中仍欲更作云。为虽有悔，言而无悔心，但能自新，受师教命，餐进药饵，何有不除？余以贞观年中，将一病士入山，教服松脂，欲至百日，须眉皆生。由是观之，惟须求之于已，不可一仰医药者也。（《备急千金要方·痔漏》）

643年 癸卯 唐太宗李世民贞观十七年 102岁

“吾十有八而志学于医，今年过百岁，研编经方，推究孔穴，所疑更多矣。窃闻寻古人，伊尹汤液依用神农本草，扁鹊针灸一准黄帝雷公，问难殷勤，对扬周密。去圣久远，愚人无知，道听途说，多有穿凿，起自胸臆。至如王遗乌衔之法，单行浅近，虽得其效偶然，即谓神妙。且事不师古，远涉必泥。夫欲行针者，必准轩辕；正经用药者，须依《神农本草》。自余（疑为至于之误）《名医别录》，益多误耳。余退以《甲乙》校秦承祖图，……今所述针灸孔穴，一依甄公《明堂图》为定，学者可细详之。”（《千金翼方·针灸上》）

“陇西韩府君（据《旧唐书·韩瑗传》载，当为贞，位至刑部尚书、秦州都督府长史韩仲良）筋急、两膝不得屈伸，手不得带衣，起居增剧，恶风寒冷，通身流肿生疮；蓝田府君背痛不能立，面目萎黄。服之二十日，身轻目明，房室盈壮。”（《千金翼方·中风上》）

650年　庚戌　唐高宗李治永徽元年　109岁

“正观中，有功臣远征，被流矢中其背上，矢入四寸。举天下名手出之不得，遂留在肉中，不妨行坐，而常有脓出不止。永徽元年秋，令余诊看，余为之处瞿麦丸方。”（《千金翼方·杂病下》）

“思邈自云，开皇辛酉岁生，至今九十三矣。询之乡里，咸云数百岁人，话周、齐间事，历历如眼见，以此参之，不啻百岁人矣。然犹视听不衰，神采甚茂，可谓古之聪明博达不死者也。（《旧唐书·孙思邈传》）

652年　壬子　唐高宗李治永徽三年　111岁

《千金要方》脱稿，共计三十卷。

659年　己未　唐高宗李治显庆四年　118岁

“显庆四年，高宗召见拜谏议大夫，又固辞不受。”（《旧唐书·孙思邈传》）

“显庆中，复召见，拜谏议大夫，固辞。”（《新唐书·孙思邈传》）

673年　癸酉　唐高宗李治咸亨四年　132岁

“思邈尝从幸九成宫（据《资治通鉴》高宗李治四月去九成宫），照邻留在其宅。时庭前有病梨树，照邻为之赋。其序曰：‘癸酉之岁，余卧疾长安光德坊之官舍，父老云：‘是鄱阳公主邑司，昔公主未嫁而卒，故其邑废。’时有孙思邈处士居之。”（《旧唐书·孙思邈传》）

674年　甲戌　唐高宗李治上元元年　133岁

“上元元年，辞疾请归，特赐良马及鄱阳公主邑司以居焉。当时知名之士宋令文、孟诜、卢照邻等，执师资之礼以事焉。”（《旧唐书·孙思邈传》）

681年　辛巳　唐高宗永隆二年　140岁

《千金翼方》撰成。该书成一家之学，譬锐轨之相济，运转无涯，等羽翼之交飞，转摇不测，是《备急千金要方》的姊妹篇。

682年　壬午　唐高宗李治永醇元年　141岁

“永醇元年卒。遗令薄葬，不藏冥器，祭祀无牲畜。卒后月余，颜貌不改，举尸就木，犹若空衣，时人异之，遂以真人目之。（《旧唐书·孙思邈传》）

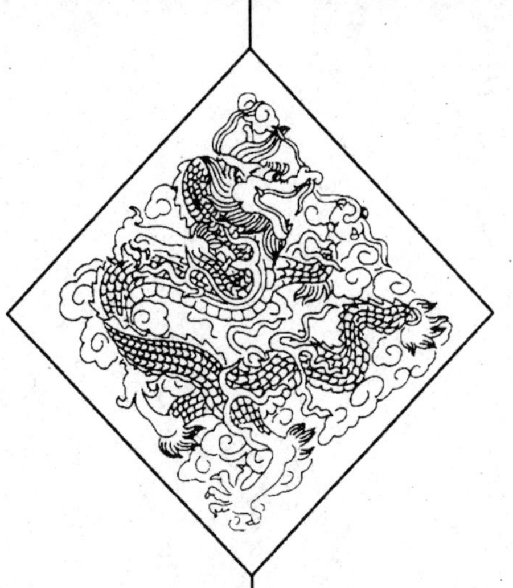

附录：孙思邈医学研究论文题录

附录：孙思邈医学研究论文题录

1．陶永昌．药王是谁．天津医药．1950，(2)：12～13

2．江静波．从千金要方来看唐代的针灸疗法．江苏中医杂志．1956，(1)：39

3．马堪温．唐代伟大的医学家孙思邈．大众医学．1956，(6)：236～238

4．李紫楠．千金十水丸对肝硬化的治验．江西中医药．1956，(10)：40

5．蔡惠群．“千金温胆汤”加减治疗重性精神病149例的疗效报告．浙江中医杂志．1958，(5)：197

6．许学授，等．千金苇茎汤治肺炎的初步体会．安徽医学院学报．1959，(2)：147

7．静修．中国麻疯专家孙思邈．福建中医药．1959，(3)：215

8．侯生哲．唐代大医学家——孙思邈．山西卫生．1960，(1)：30

9．李经纬．古代名医孙思邈．中医杂志．1960，(5)：封3

10．朱颜．纪念孙思邈诞生1380周年．中医杂志．1962，(1)：9

11．李经纬．孙思邈在医学发展上的伟大贡献．中医杂志．1962，(2)：34～36

12．李翼农．读《千金方·肝脏篇》书后．浙江中医杂志．1964，(6)：139

13．才挹青．以温胆汤加减治疗失眠症．上海中医杂志．1964，(9)：10

14．李敬，等．千金苇茎汤为主治疗54例大叶性肺炎的疗效分析．浙江中医杂志．1964，(10)：241

15．张凤郊，等．温胆汤的临床应用经验．中医杂志．1964，(10)：27

16．张墨溪．加味温胆汤治疗癫狂的临床经验．中医杂志．1964，(10)：30

17．林洪畴．十味温胆汤治疗精神痴呆症．上海中医杂志．1965，(4)：114

18．王殿祥，等．温脾汤加减治愈幽门梗阻一例．新医药学杂志．1974，(9)：432

19．王琦．孙思邈和他的《千金方》．新中医．1976，(增刊)：6～9

20．孙溥泉．试论孙思邈的学术思想和医学成就．新医药资料．1979，(3)：60～67

21．许子建．隋唐年间杰出的医学家:孙思邈．云南中医学院学报．1979，(4)：48～52

22．王海洲．温胆汤的临床应用体会．河南中医学院学报．1979，(4)：34

23．杨扶国．温胆汤及其临床应用．江西中医药杂志．1980，(1)：69

24．张彩玲．孙思邈论采药．陕西中医学院学报．1980，(3)：29

25．魏长春．《千金方》探要．浙江中医学院学报．1980，(3)：29

26．盛亦如．德高术精的孙思邈．北京中医学院学报．1981，(1)：40～41

27．柯新桥．孙思邈和他的《千金方》．吉林中医药．1981，(3)：58～60

28．孙溥泉．历代关于孙思邈方剂的应用．中医药学报．1981，(4) 16

29．郑家铿．唐代名医孙思邈及其《千金方》．福建中医药．1981，12 (4)：58～59

30．谢文宗．孙思邈对祖国医学的重要贡献．西北大学学报·自然科学版．1981，(4)：87～96

31．姚远．中国历史上一位伟大的医学家．西北大学学报·自然科学版 1981，(4)：81～86

32．陈克勤．试论孙思邈在针灸学术上的贡献．西北大学学报．1981，(4)：92

33．孙溥泉．孙思邈的医学鳞爪．江苏中医杂志．1981，2 (6)：64

34．谢英彪．试论孙思邈对中医护理学的贡献．中华医史杂志．1982，(2)：68

35．孙溥泉．《周易》对孙思邈《千金方》学术思想的影响．陕西中医学院学报．1982，5 (3)：4～6

36．张登本．孙思邈与"部位三焦"说．陕西中医学院学报．1982，3 (3)：11

37．张文阁．孙思邈对妇产科学的贡献．陕西中医学院学报．1982，(3)：14

38．徐廷素．略谈孙思邈在外科临床中的创见．陕西中医学院学报．1982，(3)：27

39．张学文．略论《千金方》的瘀血证治．陕西中医学院学报．1982，(3)：35

40．邵生宽．孙思邈对血证的治疗．陕西中医学院学报．1982，(3)：37

41．杨培君．孙思邈继承发扬仲景学说漫话．陕西中医学院学报．1982，(3)：41

42．张文阁．孙思邈对妇儿科的几点贡献．陕西中医．1982，(4)：1

43．薛盟．探求广嗣注意养胎．陕西中医．1982，3 (4)：1～2

44．南征．孙思邈与内科．吉林中医药．1982，(4)：59

45．邹培．思邈摄生思想述要．云南中医学院学报．1982，(4)：61

46．王小平．试论孙思邈的"优生学"．江苏中医杂志．1982，(5)：4

47．徐敬才，等．略谈千金温脾汤及其临床应用．陕西中医．1982，(5)：5

48．魏稼．略论孙思邈对针灸学的贡献．中医杂志．1982，(5)：46

49．王国强．博采群经治病救人．开卷有益．1982，(6)：38～39

50．陈宜根．孙思邈学术思想初探．福建中医药．1982，13 (6)：50～51

51．吴熙．略谈孙思邈对妇人病学的贡献．福建中医药．1982，(6)：52

52．陈大舜．孙思邈到底是何时见到《伤寒论》的．中医杂志．1982，(6)：479

53．杨进．试论孙思邈对温病学的贡献．中医杂志．1982，(7)：488

54．张觉人．孙思邈摄生思想探讨．辽宁中医杂志．1982，6 (10)：19～20

55．陈亦人．孙思邈与《伤寒论》．新中医．1982，(10)：53

56．王永谦．孙思邈研究《伤寒论》的贡献．辽宁中医杂志．1982，(11)：28

57．马伯英．孙思邈所见到的《伤寒论》．中医杂志．1982，(11)：878

58．刘海洲．纪念伟大的医学家孙思邈逝世 1300 周年．药学通报．1982，17 (12)：37～38

59．李济仁．孙思邈食疗探赜．江苏中医杂志．1982，(12)：42

60．鲁之俊．纪念孙思邈逝世 1300 周年学术会议开幕词．中华医史杂志．1983，13 (1)：1～2

61．张文．孙思邈的哲学思想和他的医学成就．中华医史杂志．1983，13 (1)：11～15

62．李倩苗．药王孙思邈谈饮食．祝您健康．1983，(1)：28

63．赵璞珊．孙思邈《千金》两方在妇儿科方面的成就．中华医史杂志．1983，13 (1)：30～33

64．陈可冀．略论孙思邈对老年医学的贡献．中华医史杂志．1983，(1)：38

65．宋之琪．孙思邈对药材的贡献．药学通报．1983，(1)：40

66．顾云伍．孙思邈对骨伤科的贡献．中华医史杂志．1983，(1)：42

67．郭成圩．孙思邈的预防医学思想及其实践．中华医史杂志．1983，(1)：45

68．沈敏南．孙思邈对伤寒学说的贡献．中华医史杂志．1983，(2)：65

69．朱良春，等．论《千金方》的学术成就．江苏中医杂志．1983，4 (3)：1～4

70．何绍奇．孙思邈与《伤寒论》．北京中医学院学报．1983，(3)：16

71．左言富．略谈孙思邈的医学著作．南京中医学院学报．1983，(3)：57～60

72．俞景茂．略论孙思邈对儿科学的贡献．湖北中医杂志．1983，(5)：88

73．田代华，等．孙思邈苦心著《千金方》．山东中医杂志．1983，(6)：62～64

74．耿繁河．苇茎汤加味治疗鼻渊．中医杂志．1983，(8)：623

75．张学文．中医内科急症发展简况及主要治法浅谈．陕西中医．1984，5 (1)：1

76．王志新，等．《千金方》在传染病学方面的贡献．安徽中医学院学报．1984，(1)：5

77．吴润秋．孙思邈在药物与方剂学上的成就．贵阳中医学院学报．1984，(1)：12

78．张志远．唐代集方二家传（上）．山东中医学院学报．1984，8 (1)：60

79．郭世余．试论《千金方》、《千金翼方》之针灸特点．天津中医学院学报．1984，(1)：42～45

80．杨国华．孙思邈热证用灸的探讨．中医杂志．1984，25 (1)：53

81．吴润秋．孙思邈对《伤寒论》的研究和发展．河南中医．1984，(2)：6

82．甘均权．孙思邈的医学成就及其对后世的影响．广西中医药．1984，7 (2)：7～9

83．孙福生，等．孙思邈与“阿是穴”．陕西中医学院学报．1984，7 (2)：7～8

84．刘玉璞．略谈孙思邈对妇科学的贡献．吉林中医药．1984，(2)：11

85．张奇文．从《千金方》看儿科剂型的改革．浙江中医学院学报．1984，(2)：43

86．朱广仁，等．孙思邈的传染病学思想和成就．陕西中医．1984，(3)：27

87．袁立道．孙思邈治疗思想浅探．湖北中医学院学报．1984 (4)：26

88．张如清．孙思邈与“阿是穴”质疑．陕西中医学院学报．1984，(4)：128

89．上海中医学院．试论孙思邈的学术思想及其对医学的贡献．上海中医药杂志．1984，(5)：39

90．宋知行．论《千金》儿科的若干学术特点．黑龙江中医药．1984，(5)：51

91．汪明德．试论孙思邈对妇科学的贡献．浙江中医学院学报．1984，8 (6)：4

92．裘沛然．《千金方》的临床价值—温病治法和制方特色．中医杂志．1984，25 (11)：4

93．丁光迪．孙思邈对伤寒学说的贡献．贵阳中医学院学报．1985，(2)：1

94．吕家祥．孙思邈论房中保健与优生．新疆中医药．1985，(2)：4

95．姜德有．《金匮玉函经、证治总例》与孙思邈《千金要方》的关系．中医药学报．1985，(2)：13

96．刘炳凡．孙思邈养生十法注评．新中医．1985，(2)：52

97．张谷才．试谈孙思邈的崩漏治法．浙江中医学院学报．1985，9（3）：1
98．何绍奇．论《千金方》的学术思想．吉林中医药．1985，（3）：6～7
99．张柏林．浅谈孙思邈在妇产科的学术思想．天津中医药．1985，（3）：22
100．张仁．孙思邈对针灸急证学的贡献．新疆中医药．1985，（3）：30
101．刘懿．孙思邈治学刍论．福建中医药．1985，16（3）：50～51
102．郭冰能．孙思邈与保健功．气功杂志．1985，6（6）：283～284
103．常敏毅．对《千金翼方》中美容方药的分析．中成药研究．1985，（12）：33
104．许占民．孙思邈对祖国医药的贡献．河北中医学院学报．1986，1（1）：25～26
105．王小平．孙思邈婴儿护养法浅述．浙江中医杂志．1986，（1）：33
106．丁光迪．探讨孙思邈的中风论．新中医．1986，（2）：7
107．孟庆益．孙思邈和胎教．湖北中医杂志．1986，（2）：56
108．程聚生．试论《千金方》的药物外治法．陕西中医．1986，（4）：176
109．黄鹤岭．《大医精诚》释译．陕西中医函授．1986，（5）：1
110．刘志彬．孙思邈与《千金方》．开卷有益．1986，（6）：40
111．宋天彬．论孙思邈的气功养生思想．北京中医学院学报．1986，（6）：15
112．韩永安．孙思邈"百邪所病十三针"位置探讨．上海针灸杂志．1987，6（1）：34～35
113．长青．孙思邈．山西中医．1987，3（2）：45
114．陈修源．《千金要方》中鬼督邮不是徐长卿．江苏中医．1988，9（2）：70～71
115．靳云鹏．《千金要方》消渴证治探幽．陕西中医．1987，（2）：87
116．王小平．试析孙思邈的美容剂．陕西中医．1987，（3）：105～106
117．龚纯．孙思邈在药物学上的成就和特点．陕西中医．1987，（3）：111～112
118．王志义．孙思邈延年益寿方药配伍探讨．陕西中医．1987，（3）：113～114
119．顿宝生．孙思邈养生理论初讨．陕西中医．1987，（3）：117
120．刘学锋．孙思邈养生方剂初讨．陕西中医．1987，（3）：119
121．任慕霞．《千金》用药特点和方法初探．陕西中医．1987，（3）：124～125
122．王永谦．试论《千金要方》的脏腑温病．陕西中医．1987，（3）：126～127
123．张学文．《千金》清热解毒法初探．陕西中医．1987，（3）：128
124．刘锐．浅谈《千金要方》水肿病的治法．陕西中医．1987，（3）：130
125．孙培林，等．孙思邈治疗毛发病八法探要．陕西中医．1987，（3）：136
126．李培旭，等．杜雨茂老师运用《千金方》验案选介．陕西中医．1987，（3）：137
127．郑怀林．孙思邈对国外医方的兼收与应用．陕西中医．1987，（3）：140～141
128．文翖．《千金》古籍放异彩——孙思邈药剂学专题学术讨论会述要．陕西中医．1987，（3）：142～143
129．赵龙庄．《千金方》调经十法．陕西中医．1987，（11）：520
130．潘澄濂．温胆汤的考证、方义和应用．光明中医：1988，（2）：4～5
131．沈霖，等．《千金方》的骨伤科学成就．河南中医．1988，8（3）：39～41

132. 李仁述．唐真人孙思邈的食疗与养生．贵阳中医学院学报．1988，(4)：10~12

133. 彭清华，等．孙思邈眼病外治法初探．湖北中医杂志．1988，(4)：11~12

134. 洪文旭．孙思邈养性论初探．陕西中医学院学报．1988，11 (4)：51~52，47

135. 焦新民．孙真人“十三鬼穴”的临床应用．陕西中医．1988，9 (5)：202-203

136. 于福江．对通关散等四首古方方源的探讨．中成药．1988，(9)：36~37

137. 张浩良．《千金要方》版本及有关方书简介．江苏中医．1988，9 (12)：556~557

138. 丁光迪．略论孙思邈的几点用药经验．南京中医学院学报．1989，(1)：1~4

139. 刘爱芳．论孙思邈对药学的贡献．湖北中医杂志．1989，(1)：28~29

140. 卢文章．对孙思邈房事论述之探讨．安徽中医学院学报．1989，8 (2)：13~14

141. 孔庆玺．论孙思邈养性篇学术思想．云南中医学院学报．1989，12 (2)：13~15

142. 陈家畅，等．孙思邈养生名方“千金酥”延缓小鼠中枢神经系统衰老的形态学研究．中医研究 1989，2 (2)：19~20

143. 彭清华．《千金》眼病治法的研讨．福建中医药．1989，20 (3)：31~33

145. 耿建国，等．孙思邈对《伤寒论》学术思想的继承与发展．国医论坛．1989，4 (5)：11~13

146. 王三虎．孙思邈对张仲景医德思想的继承和发展．国医论坛．1989，4 (5)：26~27

147. 贾春华，等．孙思邈饵药抗衰探析．中医函授通讯．1989，8 (5)：12~13

148. 张崇泉．试论孙思邈医德思想形成的历史背景．湖南中医杂志．1989，(6)：44~45

149. 张浩良．孙思邈撰《千金要方》时已见《伤寒论》说．浙江中医杂志．1989，24 (7)：317~318

150. 蔡贵生．试谈《备急千金要方》对针灸学的贡献．陕西中医．1989，(10)：476

151. 杜雨茂．浅谈《内经》至《千金方》的伤寒学说．《孙思邈研究》．1990，(1)：25

152. 张慰民．孙思邈的针灸学成就．黑龙江中医药．1990，(1)：38~40

153. 魏醇．《千金方》在中医眼科学的成就．《孙思邈研究》．1990，(1)：39

154. 刘靖宇，等．试探孙思邈对小儿护养学的贡献．新疆中医药．1991，(2)：7~9

155. 李正安．中印医学汇通之尝试者—孙思邈．中医药信息．1990，7 (2)：13~15

156. 洪贯之．《千金翼方》引用当代历史文献质疑．中华医史杂志．1990，20 (2)：95

157. 邬家林，等．孙思邈与峨嵋山．中华医史杂志．1990，20 (2)：99~101

158. 户传坚．《千金方》版本源流疏理．广州中医学院学报．1990，7 (3)：188~190

159. 杨越明．千金附子汤浅析与临床应用体会．贵阳中医学院学报．1990，(4)：21~23

160. 茅晓．论孙思邈温阳补虚治法用方的特点．辽宁中医杂志．1990，14 (4)：6~7

161．张金黎．孙思邈的饮食与食疗学说．陕西中医学院学报．1990，13（4）：39～40

162．陶晓华．《千金要方》六腑虚实证初探．江西中医药．1990，21（6）：4～5

163．史广宇．略论唐代的针灸学成就．中华医史杂志．1991，21（1）：6～9

164．王传航．孙思邈男科学术思想探讨．陕西中医学院学报．1992，15（1）：18～19

165．高树中，等．论孙思邈对灸法的贡献．山东中医杂志．1991，10（2）：2～3

166．郭君双．孙思邈医学社会思想析略．山东中医学院学报．1991，15（2）：6～8

167．郭谦亨．论孙思邈编纂《伤寒论》的贡献．陕西中医函授．1991，（3）：5～8

168．小杨．孙思邈和《千金方》．中老年保健．1991，（3）：45

169．韩学杰，等．孙思邈养生五法．陕西中医学院学报．1992，15（4）：37～39

170．刘毅．孙思邈首创中风内伤主热说．上海中医药杂志．1991，（4）：39～41

171．刘学峰．简述孙思邈的老年医学思想．陕西中医函授．1991，（4）：48～封3

172．郑少祥．孙思邈灸法特点初探．浙江中医杂志．1991，26（5）：221～222

173．汪文娟．《千金方》五脏病治法初探．上海中医药杂志．1991，（8）：31～33

174．海波．北方民族成药——匈奴露宿丸．内蒙古中医药．1992，11（1）：39

175．徐昭玉．紫雪方的出处．中华医史杂志．1992，22（2）：114

176．蒋士生．试论孙思邈对脏腑辨证的贡献．湖南中医杂志．1992，8（3）：14～15

177．俞慎初．孙思邈与印度医学．中医函授通讯．1992，11（3）：47

178．李成武．孙思邈食疗思想初探．成都中医学院学报．1992，15（3）：160～161

179．黄斌．《外台秘要》与《千金翼方》“采药时节”异同考．中国药学杂志．1992，27（增）：49～50

180．李万瑶．略论孙思邈对腧穴学的贡献．中医药研究．1993，（1）：11～13

181．苏礼．《千金》保健方剂述要．陕西中医．1993，14（1）：16～17

182．夏明．从《千金要方》看孙思邈小儿养护观．浙江中医杂志．1993，28（2）：70

183．任娟莉．关于《千金翼方》本草出源的补订．陕西中医．1993，14（3）：141

184．万芳，等．论《千金要方》、《千金翼方》食治特色．中国医药学报．1993，8（4）：209～211

185．张青山，等．孙思邈与急救医学．中华医史杂志．1993，23（4）：217～219

186．蒋士生．孙思邈养生思想述评．湖南中医杂志．1993，9（6）：22～23，25

187．刘祖贻，等．孙思邈之温病观探讨．湖南中医杂志．1993，9（6）：26～27

188．刘学锋．《千金方》温病病因及治法探要．陕西中医．1993，14（10）：447～448

189．孙守才，等．孙思邈《千金方》心系病辨治特点初探．陕西中医学院学报．1994，17（1）：1～3

190．张喜奎，等．浅论孙思邈对伤寒学说的贡献．江西中医药．1994，25（1）：53～54

191．罗再琼，等．孙思邈对中医美容学发展的贡献．河南中医．1994，14（5）：277～279

192．李玲莉，等．略论孙思邈对针灸学的贡献．中国针灸．1994，4（增）：265～267

193．刘本善，等．《千金方》对日本医学的影响．中医文献杂志．1995，(1)：14~16

194．黄作阵．试述《千金翼方》的几个文献学问题．北京中医药大学学报．1995，18 (2)：17~19

195．罗再琼，等．试述孙思邈的治疗特点．新疆中医药．1995，(3)：10~12

196．杨轶．孙思邈对老年养生保健学的贡献．陕西中医函授．1995，(3)：11~13

197．王晓鹤．孙思邈及其代表作《备急千金要方》．山西中医．1995，11 (3)：53~55

198．郭丽娃，等．孙思邈中医美容学术成就初探．北京中医．1995，(4)：52~54

199．徐光星．《千金要方》"按摩法"疑义考释．浙江中医杂志．1995，30 (4)：184~185

200．高亚菲，等．孙思邈对老年病学的贡献．陕西中医．1995，16 (9)：429~430

201．许亦群．《伤寒论》"《千金翼方》收录本"渊源初考．中医文献杂志．1996，(1)：1~2

202．李洪涛．试论孙思邈对外感病学的贡献．安徽中医学院学报．1996，15 (1)：2~4

203．王效菊．《备急千金要方》、《千金翼方》传染病证治析要．河南中医．1996，16 (1)：23~25

204．孙中堂，等．读《孙思邈研究》．中华医史杂志．1996，26 (1)：60~62

205．马俊．浅谈孙思邈的医德观．四川中医．1996，14 (2)：6

206．张纾难，等．从"瓜蒌散"组方看孙思邈的治疗思想．中国中医基础医学杂志．1996，2 (2)：47

207．高亚菲．试论孙思邈《千金方》治疗下痢的特点．中医杂志．1996，37 (2)：72~74

208．刘学峰．孙思邈《大医习业》对后世的影响兼论陈言的《大医习业》．陕西中医 1996，17 (2)：93~94

209．李明俊．孙思邈对消渴病的贡献．陕西中医．1996，17 (3)：142

210．谢明村，等．定志丸对东莨菪碱诱发大鼠被动回避反应的影响．中国中药杂志．1996，21 (8)：490~493

211．郁忠新．《千金要方》"逐月养胎法"浅析．中医文献杂志．1997，(2)：17

212．高亚菲，等．孙思邈对中医治痢理论与方法的贡献．中华医史杂志．1997，27 (2)：91~92

213．魏连海，等．略论《千金要方》对灸法的贡献．针刺研究．1997，22 (3)：239~240

214．李良松．略论孙思邈的知识结构和学术研究方法．医古文知识．1997，(4)：4~7

215．任春荣．孙思邈活动年谱约编．陕西中医学院学报．1997，20 (4)：40~43

216．黄霏莉．孙思邈对中医美容的贡献．江苏中医．1997，18 (7)：41~42

217．谢华．孙思邈与佛学．上海中医药杂志．1997，(10)：6~9

218．干祖望．《千金》析疑——土气．江苏中医．1997，18 (11)：25

219. 张文. 深化孙思邈研究的必由之路评《120首千金方研究》. 中华医史杂志. 1998, 28 (2): 127~128

220. 王玉川. 关于"江南诸师秘仲景要方不传"之我见. 北京中医药大学学报. 1998, 21 (4): 2~3

221. 李永立, 等. 孙思邈对消渴病的辨治方法述要. 中医函授通讯. 1999, 18 (4): 9~10

222. 朱建平. 孙思邈《千金方》中的佛教影响. 中华医史杂志. 1999, 29 (4): 220~222

223. 胡俊鸿, 等. 浅议孙思邈对男科学的认识. 陕西中医学院学报. 1999, 22 (5): 7

224. 严忠, 等. 略论孙思邈对预防医学的贡献. 江苏中医. 1999, 20 (8): 5~6

225. 胡玲香, 等. 孙思邈针灸治疗黄疸症的归纳分析. 针灸临床杂志. 1999, 15 (11): 4~6

226. 张守杰, 等. 论《千金方》对诊治七窍病的贡献. 中国中西医结合耳鼻咽喉科杂志. 2000, 8 (1): 23~25

227. 曹瑛.《千金要方·食治》与《食疗本草》. 辽宁中医学院学报. 2000, 2 (2): 87~88

228. 王欣, 等. 孙思邈治"好忘"方特点浅析. 山东中医药大学学报. 2000, 24 (2): 93~94

229. 严善余. 试论孙思邈针灸学术思想. 中国针灸. 2000, 20 (2): 121~122

230. 李永峰, 等. 孙思邈预防医学思想初探. 陕西中医函授. 2000, (4): 8~9

231. 黄幼民, 等. 宋代校正医书局改编《千金要方》的新证据. 中华医史杂志. 2001, 31 (2): 78~80

232. 陈华章.《千金方》制方中寒温并用的探讨. 中医研究. 2001, 14 (3): 3~5

233. 李二台, 等. 孙思邈对中医男科治疗学的贡献. 陕西中医函授. 2001, (3): 7~8

234. 黄兆. 孙思邈《千金方》的治虚特点. 浙江中医学院学报. 2001, 25 (3): 24~25

235. 李永峰, 等. 论孙思邈预防医学思想. 陕西中医学院学报. 2001, 24 (4): 7~8

236. 袁泉, 等. 孙思邈针灸治风特色浅析. 针灸临床杂志. 2001, 17 (5): 5~6

237. 王存芬, 等.《千金方》用脏器疗法治疗消渴特色举萃. 中国中医基础医学杂志. 2001, 7 (7): 70~71

238. 李建国, 等. 试析孙思邈养性之道. 陕西中医学院学报. 2001, 24 (6): 9~10

239. 陈竹林, 等. 孙思邈心痛证治探略. 陕西中医. 2001, 22 (8): 503~504

240. 徐卫东, 等. 浅论孙思邈心理治疗. 陕西中医. 2002, 23 (2): 173~174

241. 胡玲. 药王孙思邈对妊娠期养护的认识. 陕西中医. 2002, 23 (7): 670

242. 汪碧涛. 孙思邈养生保健思想谈. 中国民间疗法. 2002, 10 (5): 58~59

243. 王兴远. 浅议孙思邈妇科学术思想. 泸州医学院学报. 2002, 25 (4): 305~306

244．泰爱玲，等．孙思邈与预测医学．陕西中医．2002，23（9）：849

245．方春阳．孙思邈生卒考辨．浙江中医杂志．2002，37（9）：369～371

246．魏淑敏，等．浅谈孙思邈《千金》两方在妇科上的贡献．陕西中医．2002，23（12）：1136～1137

247．陈明华．关于孙思邈生命观的辨证思考．现代中西医结合杂志．2002，11（23）：2327～2329

248．孟国栋，等．孙思邈“以毒攻毒”疗法学术思想探讨．陕西中医药研究．2002，6（1）：46～47

249．周至．从《千金要方》看孙思邈的养生之道．河南中医．2002，22（6）：11～12

250．韩红．大医家孙思邈对针灸学的贡献．辽宁中医学院学报．2003，5（1）：42～43

251．杨利侠．孙思邈治疗妇科病用酒特色探析．山西中医．2003，19（1）：3～4

252．陈明华．孙思邈精诚合一的医德观及其现实意义．现代中西医结合杂志．2003，12（4）：352～353

253．吕直．孙思邈论养性摄生及五脏情志病治．天津中医药．2003，20（1）：62～64

254．安贺军．孙思邈对外科灸法的贡献．上海针灸杂志．2003，22（2）：46～47

255．李玉清．孙思邈小儿护养法的启示．中医研究．2003，16（3）：59～60

256．秦仁生．孙思邈治小儿咳嗽心法探要．江苏中医药．2003，24（8）：10～11

257．刘宁，等．孙思邈学术思想对金元医家的影响．北京中医．2003，22（3）：50～51

258．安贺军．孙思邈对麻风病的临床实践．中医文献杂志．2003，21（3）：30

259．谢晓丽．略述孙思邈对小儿摄护与保健的认识．陕西中医．2003，24（10）：947～948

260．卓廉士，等．孙思邈对急症的认识和处治．中国中医急症．2003，12（5）：460～461

261．蒋力生，等．孙思邈精神养生思想论析．江西中医学院学报．2003，15（3）：25～26

262．安贺军．孙思邈对中医皮肤病学的贡献．浙江中医学院学报．2003，27（5）：22～23

263．金惠兰．孙思邈对方剂学的贡献及学术成就．现代中医药．2003，（5）：4～5

264．卓廉士．孙思邈“五脏极证”浅析．实用中医药杂志．2003，19（12）：662～663

265．安贺军．孙思邈中医美容外治法概述．中国医药学报．2003，18（10）：595～597

266．白恒慧．孙思邈及其对温病的贡献．内蒙古中医药．2003，22（6）：30～31